スタンフォード
神経生物学
Principles of Neurobiology

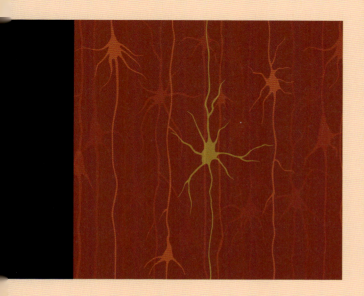

著
Liqun Luo
Professor, Department of Biology, Stanford University
Investigator, Howard Hughes Medical Institute

監訳
柚﨑通介
慶應義塾大学医学部生理学教室 教授

岡部繁男
東京大学大学院医学系研究科神経細胞生物学分野 教授

メディカル・サイエンス・インターナショナル

To my Parents, Chongxin Zhong and Kailian Luo,
who have granted me both nature and nurture.

氏と育ちの両方を私に授けてくれた両親,
Chongxin Zhong と Kailian Luo へ捧げる。

Authorized translation from English language edition,
"Principles of Neurobiology", First Edition by Liqun Luo,
published by Garland Science, part of Taylor & Francis Group, LLC.

Copyright © 2016 by Garland Science, Taylor & Francis Group, LLC
All rights reserved.

© First Japanese Edition 2017 by Medical Sciences International, Ltd., Tokyo

Printed and Bound in Japan

監訳者・訳者 一覧

■ 監訳者
柚﨑通介 慶應義塾大学医学部生理学教室 教授
岡部繁男 東京大学大学院医学系研究科神経細胞生物学分野 教授

■ 訳者
1章, 11章	幸田和久	聖マリアンナ医科大学生理学教室 教授
2章	掛川　渉	慶應義塾大学医学部生理学教室 准教授
3章	松田信爾	電気通信大学大学院情報理工学研究科基盤理工学専攻 准教授
4章	金田　誠	日本医科大学大学院感覚情報科学分野 大学院教授
5章	田川義晃	鹿児島大学大学院医歯学総合研究科神経筋生理学分野 教授
6章	千原崇裕	広島大学大学院理学研究科生物科学専攻細胞生物学研究室 教授
7章	田渕克彦	信州大学学術研究院医学系分子細胞生理学教室 教授
8章	渡部文子	東京慈恵会医科大学総合医科学研究センター臨床医学研究所 教授
9章	西　真弓	奈良県立医科大学第一解剖学講座 教授
10章	坂場武史	同志社大学大学院脳科学研究科 部門長
12章	竹田　扇	山梨大学医学部解剖学講座細胞生物学教室 教授
13章	松井　広	東北大学大学院生命科学研究科超回路脳機能分野 教授

日本語版監訳者の序

神経科学は面白い

　神経科学とは，神経系に関する研究を行う自然科学の一分野である．神経科学の究極の目的の1つは，ヒトの脳がいったいどのような基本原理によって形成されて機能するのか，という問いに答えることである．これは，宇宙がどのように成り立っているのか，という問題と同等な，**人類にとって根源的な問いといえる**．また，近年増加の一途をたどっている自閉症・注意欠乏多動症候群などの発達障害やパーキンソン病，認知症などの神経変性疾患，統合失調症やうつ病などの精神疾患に対する効果的な予防法や治療法を確立するためにも，神経科学の重要性はますます高まっている．

　神経科学の最大の特徴は，カバーすべき領域や技術が生命科学の中でも極めて広範であり，分子生物学，遺伝学，生化学，生理学，薬理学，心理学，コンピュータ科学，統計学，物理学，病理学，臨床医学（神経内科・脳外科・小児科・整形外科・精神科）など多岐にわたる点である．このような学際性に対応するために米国では1969年，日本では1974年に神経科学学会がそれぞれ組織された．引き続いて米国では1976年のKuffler & Nicholls "*From Neuron to Brain*"，1981年のKandel & Schwartz "*Principles of Neural Science*" 以来，神経科学の教科書が次々と出版され，多くの大学に神経科学学部が創設された．一方，日本ではこれらのレベルに匹敵する教科書は未だに存在しない．また神経科学学部をもつ大学もなく，神経科学は医学部，薬学部，心理学部，工学部，理学部，情報学部などさまざまな学部に分かれて教育されているのが現状であり，日本人の初学者にとっては大きなハンディキャップがある．私たちが本書を翻訳しようとした最大の動機はここにある．本書を通じて神経科学分野に進もうとする日本人学生が一人でも増えれば，翻訳者たちにとって望外の喜びである．

　教科書として，本書がもつ大きな特徴は2つある．まず何より面白い．教科書は，しばしば事実の羅列になりがちである．本書では，どのようにして個々の知見を得ることができたか，また得られた知見を総合することによってどのような原理を見いだすことができるか，といった点に重点が置かれている．ほとんどの章において，まず興味深いエピソードや疑問点が読者に提示される．引き続いて，この疑問点を解決するためにどのように問題点を整理したり，モデル動物を用いた実験が行われたかが紹介される．例えば，第5章では，脳には1,000億個のニューロンが，それぞれ1,000以上ものシナプスを整然と形成することによって神経回路が形成されていることが紹介される．しかし2万個しかない遺伝子が，いったいどのような戦略によってこのような課題を達成しているのだろうか？著者は，ハエやマウスの視覚経路や嗅覚経路について判明してきた実験結果を次々と解説しながら，第7章にてこの問いに対する一般原理を提唱する．

　本書の2つめの特徴は，これだけ広範な範囲を扱う神経科学の教科書としては稀有なことであるが，単独著者により執筆されたことである．そのために各章の記載が見事に連動し，全体としての一貫性が極めて高い教科書となっている．過去18年間にわたってスタンフォード大学で著者が行ってきた授業をもとにしているとはいえ，現役のトップ神経科学研究者の一人である著者が，多忙の中でこれほどの教科書を書き上げたことに心から敬服する．

　本書の各章の翻訳はそれぞれの分野の第一線で活躍している研究者の熱意と努力によっ

て達成された。関係各位に深く感謝する次第である。近年の概念的・技術的進歩によって，神経科学における発見のスピードは加速し続けている。しかし「根源的な問い」についてのわれわれの理解はまだまだ満足にほど遠く，見通しすらついていない。是非，多くの若手研究者がこの刺激的な分野に参入してくれることを期待する。

2017年7月
柚﨑通介
岡部繁男

序文

　神経生物学はかつてないほど心躍る時期を迎えている。脳は体の中で最も複雑な臓器で，知覚や思考，記憶，行動といった能力をわれわれに与えてくれる。近年の概念的・技術的進歩により，神経生物学における発見のスピードは加速し続けている。新しい，刺激的な発見が毎月のように報告されている。分子生物学，細胞生物学，システム生物学，行動生物学といった伝統的な学問の境界は，神経生物学では崩壊した。神経系の発生と機能の研究の結び付きは，これまでになく強いものになっている。神経生物学での基礎的な発見に対して，物理学者や技術者の貢献は拡大している。けれども，脳がどのように働くかについてわれわれの理解はまだまだ満足にほど遠く，脳の障害に対して効果的な治療を行うために役立てることもできていない。私は神経生物学の興奮を学生に伝え，読者がこの領域を理解するための土台を築き，将来刺激的な発見をする手助けをしたいと考えている。

　本書には，スタンフォード大学で私が行った過去18年間の授業が反映されている。私の生徒たち（そして，本書の読者とも想定されるのだが）には，学部上級生と大学院生の初学者が含まれ，神経生物学の深い知識と理解を得たいと望んでいる。本書の読者の大部分は生物学の背景をもつと思うが，一部は物理学や工学分野の出身かもしれない。私は生徒の背景にかかわらず，現在の知識を教えるよりも，知識の取得の仕方を教える方がより効果的である（そして面白い）ことに気づいた。これが，教室でも教科書でも，私が発見にもとづく教え方をする理由である。

　各章は1つの大きなテーマ，あるいは一連のテーマに沿って進む。これらのテーマは大きな節の見出しに分けられる。見出しは疑問の形で提示することが多く，その答えをつづく一連の小見出しによって述べ，本文と図で解説した。重要語句は太字で強調し，巻末の用語解説でもさらに説明した。本文は鍵となるオリジナルの実験を古典から最新のものまで並べて構成し，現在の理解がどのようにして得られたのかがわかるように解説している。大半の図はオリジナルの論文の図にもとづいており，その結果，読者を原著論文へと導くものになっている。本書では，今日の神経生物学を構成する膨大な知識を単に取り上げるのではなく，発見の過程や明らかになった原理を説明するようなテーマをじっくりと選び，これらについて掘り下げた学習をできるよう焦点を絞っている。選ばれたテーマは神経生物学のすべての領域にわたり，分子・細胞レベルからシステムや行動レベルまでを含む。分量が比較的コンパクトなので，学生は本書の大部分あるいはすべてを1学期の期間で学習して，現代の神経生物学の全体像を把握することができるだろう。

　この本では分子，細胞，システム，発生というパートに分けるという，神経科学の伝統的な区分けを意図的に行っていない。むしろ，ほとんどの章ではこれらすべてのアプローチが一体化している。例えば，「視覚」の章では，ヒトの桿体という視細胞が1個の光子でも反応できることを示す心理物理学的実験と，1光子に対する桿体の電気的応答を調べる生理学的実験からはじまる。それに引き続き，視細胞内での分子イベント，網膜や視覚野の細胞および回路の性質，視覚を理解するためのシステム論的アプローチ，といったテーマが並ぶ。同様に「記憶，学習，シナプス可塑性」の章では，記憶とは何か，そして記憶とシナプス可塑性がどうかかわっているのかを知るという共通の目標のために，分子レベル，細胞レベル，神経回路，システム，行動，理論的アプローチが組み合わせられている。発生に関する2つの章は運動系と感覚系を扱った3つの章と結び付いており，発生と神経系の機能が深く結び付いていることを知るのに役立つだろう。また，すべての章は本文中で相互参照されることでも結び付いている。このような相互参照があることは，神経生物学

におけるテーマ群は一直線に並んでいるというよりは高度に結び付いたネットワークのような関係であるという見方を強めるものである．最後に重要なこととして，第13章「研究の手法」は神経生物学の研究における重要な手法を述べるための章であり，それ以外のすべての章から広く参照されている．読者には前の第1〜12章で出てきた手法を第13章で学習することを推奨する．

　この本は私の師であり，同僚であり，親友であるLubert Stryerの助けなしでは完成できなかっただろう．始まりから終わりまで，Lubertはかけがえのないサポートとアドバイスをしてくれた．彼は1章ずつすべてを（ほとんどの章は2回以上）読み通し，全体的な構成から語句の選択に至るまで，いつも励ましと批判をバランスよくしてくれた．Lubertの名著"Biochemistry"は学部時代に受けた教育で最高のものであり，本書の執筆中も，常に刺激を受けつづけた．

　Lubertの他にも，Howard Schulman, Kang Shen, Tom Clandininに感謝の言葉を述べたい．彼らはスタンフォード大学の神経生物学の授業でともに講師を務めた仲間だ．この授業で私は，科学と教えることについてとても多くのことを学んだ．私のクラスの学生は貴重なフィードバックをしてくれて，授業を改善するのに役立ったし，この本に取り入れることもできた．私の研究室の過去と現在のメンバーにも非常に感謝している．彼らは私が教える以上のことを，私に教えてくれた．そして，彼らの発見はいつもひらめきと喜びの源だ．National Institutes of HealthおよびHoward Hughes Medical Instituteには，私の研究室を惜しみなく支援してくれたことに深く感謝したい．

　この本は単著ではあるが，Garland Science社とのチームワークの結果としてできたものといえる．Denise Schanckは長い道のりを通じて思慮深いリーダーシップを発揮してくれた．最初はJanet Foltinが，そして，その後の大半はMonica Toledoが，例えば草案について有益な考察をしてくれたり，教員向け・学生向けリソースを編集するなど，多くのサポートと助言を行ってくれた．Kathleen Vickersによる熟練の編集にもお世話になった．細部に至るまでの気くばりと明解さの追求によって，私のもとの文章は大幅によいものとなった．本書の図は，芸術の才能と科学への理解を併せもつNigel Ormeの貢献によるもので，本文が説明する概念について命を吹き込んでくれた．そして，Georgina Lucasの素晴らしいページレイアウトによって本文と図が見事に一体となった．また，充実したムービーの作成についてMichael Moralesに，読者とのコンタクトについてAdam Sendroffと彼のスタッフにお礼を述べたい．Garland Science社とともに仕事をすることは素晴らしい経験だった．私をGarland Science社に紹介してくれたBruce Albertsに感謝したい．

　最後に，妻のCharlene Liaoと二人の娘，ConnieとJessicaのサポートと愛情に心から感謝したい．本書の執筆にはこの2,3年，私の時間の大部分を費やしてきた．実際，この本は我が家の生活のかなりの部分を占めるようになり，たびたび夕食の席の話題となった．Jessicaは新しいアイディアや話の展開の聞き役に何度もなってくれた．高校の必修授業と課外活動に加えて，神経生物学もいやがらずに学んでくれたことをとてもうれしく思う．

　本書について，学生や読者からの意見および批評は大歓迎である！

2015年4月
Liqun Luo

遺伝子およびタンパク質の表記について

　本書では，遺伝子の名称については Alberts ら著 *"Molecular Biology of the Cell"* 第6版（Garland Science, 2015）の表記法におもにしたがった．種名，遺伝子名とその略称はイタリック体とし，最初の文字を大文字で，それ以外を小文字で表記した．すべてのタンパク質名は立体とし，大文字・小文字の表記は文献で使われているものに合わせた．通常，生化学的な手法で同定されたタンパク質はすべて小文字で表記される．遺伝学的な手法によって，あるいは他の遺伝子との相同性によって同定されたタンパク質は最初の文字が大文字で表記される．頭字語（複数の単語の頭文字による略語）はすべて大文字で表記される．正式名称中（ハイフンを含む）と略称中の，英文字と数字の間の空白はすべて削除した．

　次の表は，各生物での慣例にもとづく表記と，本書で統一して用いる表記をまとめたものである

生物種	各生物種での固有の表記		本書で統一して用いる表記	
	遺伝子	タンパク質	遺伝子	タンパク質
マウス	*Syt1*	synaptotagmin I	*Syt1*	Synaptotagmin-1（日本語版ではシナプトタグミン1）
	Mecp2	MeCP2	*Mecp2*	MeCP2
ヒト	*MECP2*	MeCP2	*Mecp2*	MeCP2
Caenorhabditis	*unc-6*	UNC-6	*Unc6*	Unc6
Drosophila	*sevenless*（劣性の表現型にもとづく命名）	Sevenless	*Sevenless*	Sevenless
	Notch（優性の変異体にもとづく命名）	Notch	*Notch*	Notch
他の生物（例：クラゲ）		緑色蛍光タンパク質（GFP）	*Gfp*	GFP

教員および学生のためのリソース（英文のみ）

　教員および学生のための教材リソースがウェブサイトで提供されている。ホームワークプラットフォームは誰でもアクセス可能だが，ダッシュボードを使って生徒達の課題の進行状況を把握できるようにするには，生徒用アクセス権をセットアップする必要がある。Garland Scienceのウェブサイト上の教員向けリソースはパスワードで保護されており，本書（原書 "Principles of Neurobiology"）を教科書として利用する教員のみが利用可能である。Garland Scienceのウェブサイト上の学生向けリソースは誰でも利用できる。これらのリソースが学生の学習効果を高め，教員が講義の準備と授業での活動をしやすくすることを期待している。

学生向けリソース（英文のみ）

　学生向けのリソースはGarland Science - Student Resource Centerのウェブサイトのwww.garlandscience.com/garlandscience_student/student_home.jsfから利用可能である。

Journal Club

　Journal Clubでは，本書のテーマを補足し，研究内容を批判的にみることや研究過程をよりよく理解するための文献を紹介している。Journal Clubの各記述は紹介している文献の背景を紹介し，教室内でのディスカッションを刺激するような質問と議論のポイントを提供している。解答は教員だけに提供されている。Journal ClubはCasey Guenthner（Stanford UniversityのLuo研究室の博士課程の学生）によって構築された。

Animations and Videos

　40以上のナレーションつきムービーがあり（本文中でも**ムービー**と示している），重要な概念を復習するものから，実験の過程をわかりやすく示すものまで，神経生物学における広範なテーマをカバーしている。

Flashcards

　各章の重要語句がフラッシュカードになってウェブサイトに掲載されている。重要語句の復習に役立つ。

Glossary

　本書の用語解説はウェブサイトにも掲載されており，検索をかけることもできる。

謝辞

"*Principles of Neurobiology*"の著者ならびに発行者は，Journal ClubとQuizzesを作成してくれたCasey Guenthner（Stanford University），Question Bankを作成してくれたMelissa Coleman（Claremont McKenna, Pitzer and Scripps Colleges）とLisa Marin（Bucknell College），Tutorialsを作成してくれたAndrea Nicholas（University of California, Irvine）に，特に感謝の気持ちを表したい。

"*Principles of Neurobiology*"の著者ならびに発行者は，助言と批評によって本書の発展に貢献してくれたことに対し，以下に示す科学者と教員の皆さまに深く感謝する。

第1章：Peter Bergold (SUNY-Downstate Medical Center), Katja Brose (Cell Press), Catherine Dulac (Harvard University), Joachim Hallmayer (Stanford University), Mark Horowitz (Stanford University), Josh Huang (Cold Spring Harbor Laboratory), Eric Knudsen (Stanford University), Eve Marder (Brandeis University), Mike McCloskey (Iowa State University), Kazunari Miyamichi (University of Tokyo), Tim Mosca (Stanford University), Chris Potter (Johns Hopkins University), Annemarie Shibata (Creighton University), Larry Swanson (University of Southern California), Bosiljka Tasic (Allen Institute for Brain Science), Joy Wan (Stanford University), Jian Yang (Columbia University).

第2章：Ben Barres (Stanford University), Peter Bergold (SUNY-Downstate Medical Center), Katja Brose (Cell Press), Laura DeNardo Wilke (Stanford University), Shaul Hestrin (Stanford University), Josh Huang (Cold Spring Harbor Laboratory), Lily Jan (University of California, San Francisco), William Joo (Harvard University), Yulong Li (Peking University), Eve Marder (Brandeis University), Mike McCloskey (Iowa State University), Jing Ren (Stanford University), Tom Schwarz (Harvard University), Kang Shen (Stanford University), Annemarie Shibata (Creighton University), Chuck Stevens (Salk Institute), Tom Südhof (Stanford University), Rachel Wilson (Harvard University), Jian Yang (Columbia University).

第3章：Peter Bergold (SUNY-Downstate Medical Center), Tobias Bonhoeffer (Max Planck Institute of Neurobiology), Katja Brose (Cell Press), Tom Clandinin (Stanford University); Laura DeNardo Wilke (Stanford University), Gord Fishell (New York University), Shaul Hestrin (Stanford University), Josh Huang (Cold Spring Harbor Laboratory), Lily Jan (University of California, San Francisco), William Joo (Harvard University), Yulong Li (Peking University), Eve Marder (Brandeis University), Mike McCloskey (Iowa State University), Jing Ren (Stanford University), Tom Schwarz (Harvard University), Idan Segev (Hebrew University), Kang Shen (Stanford University), Annemarie Shibata (Creighton University), Chuck Stevens (Salk Institute), Tom Südhof (Stanford University), Jian Yang (Columbia University).

第4章：Steve Baccus (Stanford University), Nic Berns (Stanford University), Tobias Bonhoeffer (Max Planck Institute of Neurobiology), Katja Brose (Cell Press), Tom Clandinin (Stanford University), Yang Dan (University of California, Berkeley), Marla Feller (University of California, Berkeley), Andy Huberman (University of California, San Diego), Adi Mizrahi (Hebrew University), Jeremy Nathans (Johns Hopkins University), Bill Newsome (Stanford University), John Pizzey (King's College London), Michael Rosbash (Brandeis University), Botond Roska (Friedrich Miescher Institute), Eric Warrant (University of Lund).

第5章：Nic Berns (Stanford University), Tobias Bonhoeffer (Max Planck Institute of Neurobiology), Tom Clandinin (Stanford University), Claude Desplan (New York University), Dave Feldheim (University of California, Santa Cruz), Josh Huang (Cold Spring Harbor Laboratory), Andy Huberman (University of California, San Diego), Haig Keshishian (Yale University), Alex Kolodkin (Johns Hopkins University), Susan McConnell (Stanford University), Michael Rosbash (Brandeis University), Ed Ruthazer (McGill University), Carla Shatz (Stanford University).

第6章：Katja Brose (Cell Press), Linda Buck (Fred Hutchison Cancer Research Center), John Carlson (Yale University), Xiaoke Chen (Stanford University), Xinzhong Dong (Johns Hopkins University), Catherine Dulac (Harvard University), David Ginty (Harvard University), Casey Guenthner (Stanford University), David Julius (University of California, San Francisco), Eric Knudsen (Stanford University), Kazunari Miyamichi (University of Tokyo), Adi Mizrahi (Hebrew University), Tim Mosca (Stanford University), John Ngai (University of California, Berkeley), Ardem Patapoutian (Scripps Research Institute), John Pizzey (King's College London), Jing Ren (Stanford University), Greg Scherrer (Stanford University), Bosiljka Tasic (Allen Institute for Brain Science), Fan Wang (Duke University), Eric Warrant (University of Lund), Rachel Wilson (Harvard University), Haiqing Zhao (Johns Hopkins University).

第7章：Silvia Arber (University of Basel), Tom Clandinin (Stanford University), Gord Fishell (New York University), Simon Hippenmeyer (Institute of Science & Technology, Austria), Weizhe Hong (Caltech), Josh Huang (Cold Spring Harbor Laboratory), Yuh-Nung Jan (University of California, San Francisco), William Joo (Harvard University), Haig Keshishian (Yale University), Alex Kolodkin (Johns Hopkins University), Jeff Lichtman (Harvard University), Susan McConnell (Stanford University), Ed Ruthazer (McGill University), Kang Shen (Stanford University), Weimin Zhong

(Yale University).

第8章：Silvia Arber (University of Basel), Melissa Coleman (Claremont McKenna, Pitzer and Scripps Colleges), Joe Fetcho (Cornell University), Casey Guenthner (Stanford University), Craig Heller (Stanford University), Takaki Komiyama (University of California, San Diego), Richard Levine (University of Arizona), Eve Marder (Brandeis University), Emmanuel Mignot (Stanford University), Jennifer Raymond (Stanford University), Michael Rosbash (Brandeis University), Krishna Shenoy (Stanford University), Scott Sternson (Howard Hughes Medical Institute Janelia Farm Research Campus), Larry Swanson (University of Southern California), Mark Wagner (Stanford University).

第9章：Bruce Baker (Howard Hughes Medical Institute Janelia Farm Research Campus), Michael Baum (Boston University), Tom Clandinin (Stanford University), Melissa Coleman (Claremont McKenna, Pitzer and Scripps Colleges), Catherine Dulac (Harvard University), Greg Jefferis (Medical Research Council Laboratory of Molecular Biology), William Joo (Harvard), Dev Manoli (University of California, San Francisco), Nirao Shah (University of California, San Francisco), Bosiljka Tasic (Allen Institute for Brain Science), Daisuke Yamamoto (Tohoku University), Larry Young (Emory University).

第10章：Tobias Bonhoeffer (Max Planck Institute of Neurobiology), Tom Clandinin (Stanford University), Laura DeNardo Wilke (Stanford University), Serena Dudek (National Institute of Environmental Health Sciences), Surya Ganguli (Stanford University), Lisa Giocomo (Stanford University), Casey Guenthner (Stanford University), Hadley Wilson Horch (Bowdoin College), Patricia Janak (Johns Hopkins University), Rob Malenka (Stanford University), Karen Parfitt (Pomona College), Mu-ming Poo (University of California, Berkeley), Geert Ramakers (UMC Utrecht), Alcino Silva (University of California, Los Angeles), Malathi Srivatsan (Arkansas State University), Karl Wah Keung Tsim (Hong Kong University of Science and Technology), Charles Yanofsky (Stanford University).

第11章：Sam Gandy (Mt. Sinai Medical School), Aaron Gitler (Stanford University), Casey Guenthner (Stanford University), Wei-Hsiang Huang (Stanford University), Steve Hyman (Harvard University), William Joo (Harvard University), Charlene Liao (Genentech), Rob Malenka (Stanford University), Bill Mobley (University of California, San Diego), Lisa Olson (University of Redlands), Josef Parvizi (Stanford University), David Prince (Stanford University), Martin Raff (University College London), Malathi Srivatsan (Arkansas State University), Karl Wah Keung Tsim (Hong Kong University of Science and Technology), Xinnan Wang (Stanford University), Ryan Watts (Denali Therapeutics), Marius Wernig (Stanford University), Huda Zoghbi (Baylor College of Medicine).

第12章：Richard Benton (University of Lausanne), Nic Berns (Stanford University), Tobias Bonhoeffer (Max Planck Institute of Neurobiology), Sidi Chen (MIT), Tom Clandinin (Stanford University), Hunter Fraser (Stanford University), Josh Huang (Cold Spring Harbor Laboratory), Manyuan Long (University of Chicago), Chris Lowe (Stanford University), Jan Lui (Stanford University), Lisa Marin (Bucknell College), Jeremy Nathans (Johns Hopkins University), Dmitri Petrov (Stanford University), Matthew Scott (Carnegie Institution for Science), Brady Weissbourd (Stanford University), Boon-Seng Wong (National University of Singapore).

第13章：Will Allen (Stanford University), Tobias Bonhoeffer (Max Planck Institute of Neurobiology), Tom Clandinin (Stanford University), Karl Deisseroth (Stanford University), Hongwei Dong (University of Southern California), Guoping Feng (MIT), Xiaojing Gao (Caltech), Casey Guenthner (Stanford University), Shaul Hestrin (Stanford University), Josh Huang (Cold Spring Harbor Laboratory), Mark Schnitzer (Stanford University), Mehrdad Shamloo (Stanford University), Krishna Shenoy (Stanford University), Karl Svoboda (Howard Hughes Medical Institute Janelia Farm Research Campus), Larry Swanson (University of Southern California).

目次

第1章
神経生物学への招待 …… 1

脳の機能と行動の遺伝要因と環境要因 …… 1
1.1 双生児研究で遺伝要因と環境要因の寄与を明らかにすることができる …… 2
1.2 遺伝要因の例：動物は本能行動を行う …… 3
1.3 環境要因の例：メンフクロウは視覚地図の変化に整合するように聴覚地図を適応させる …… 4

神経系はどのように構築されているのだろうか …… 6
1.4 神経系はニューロンとグリア細胞から構成されている …… 6
1.5 19世紀末に，ゴルジ染色によって個々のニューロンがはじめて可視化された …… 8
1.6 20世紀の科学技術によってニューロン説が確認された …… 11
1.7 脊椎動物のニューロンでは，情報は一般に，樹状突起から細胞体そして軸索へと伝わる …… 12
1.8 ニューロンは情報を伝えるために膜電位の変化や神経伝達物質の放出を利用している …… 14
1.9 ニューロンは特定の神経回路に組み込まれて機能している …… 15
1.10 特定の脳領域が特定の機能を遂行する …… 18
1.11 脳は情報を組織化するために地図を用いている …… 20
1.12 脳は超並列処理計算機である …… 22

一般的方法論 …… 24
1.13 観察と測定が発見の出発点である …… 24
1.14 介入実験が原因とメカニズムを確立する …… 25

まとめ …… 26

参考文献 …… 26

第2章
神経細胞内の信号伝達 …… 27

神経細胞の細胞生物学的性質と電気的性質 …… 28
2.1 神経細胞は分子生物学のセントラルドグマと細胞内小胞輸送のルールに従う …… 28
2.2 樹状突起や軸索に局在するタンパク質のいくつかは局所でmRNAから合成されるが，ほとんどは細胞体から能動的に輸送される …… 30
2.3 細胞骨格は神経細胞極性の基盤となって細胞内輸送を管理する …… 32
2.4 溶質はチャネルや輸送体を介して受動的または能動的に神経細胞膜を通過する …… 36
2.5 静止時の神経細胞は細胞内外のイオン濃度差とイオン透過性の違いによって電気的に分極している …… 38
2.6 神経細胞膜は電気回路として表現できる …… 41
2.7 電気回路モデルはグリア細胞や神経細胞の細胞膜を通過するイオンの流れを解析するために使われる …… 44
2.8 神経細胞の受動的電気特性：電気信号は経時的に変化し，距離に応じて減衰する …… 45
2.9 神経細胞の能動的電気特性：閾値を超える脱分極は活動電位を発生させる …… 48

電気信号はどのようにして神経細胞の細胞体から軸索終末まで伝播するのだろうか …… 49
2.10 活動電位は脱分極依存的な内向きNa^+電流によって発生する …… 49
2.11 Na^+およびK^+コンダクタンスの逐次的な電位依存性変化が活動電位をもたらす …… 50
2.12 活動電位は全か無かの法則に従い，再生的で，軸索を一方向性に伝播する …… 53
2.13 太い軸索や有髄軸索では活動電位がより速く伝播する …… 54
2.14 パッチクランプ記録法は個々のイオンチャネルを介する電流の解析を可能にする …… 58
2.15 イオンチャネルをコードする遺伝子のクローニングによって構造—機能相関研究が可能となった …… 59

2.16	結晶構造はイオンチャネルの性質を原子レベルで教えてくれる … 62		3.16	シナプス後肥厚は足場タンパク質により構築されている … 96

まとめ … 66

参考文献 … 67

第3章
シナプスを介したシグナル伝達 … 69

シナプス前終末ではどのように神経伝達物質の放出が制御されているのだろうか … 69

- 3.1 シナプス前終末に到達した活動電位は神経伝達物質の放出を引き起こす … 69
- 3.2 神経伝達物質は独立した離散的パケットとして放出される … 71
- 3.3 神経伝達物質はシナプス小胞がシナプス前膜と融合して放出される … 72
- 3.4 神経伝達物質の放出はシナプス前終末に流入するCa^{2+}によって制御される … 74
- 3.5 SNAREタンパク質とSMタンパク質によりシナプス小胞の融合が行われる … 76
- 3.6 シナプトタグミンはシナプス小胞の融合を引き起こすCa^{2+}センサーとして機能する … 78
- 3.7 シナプス前部の活性帯は高度に組織化された構造である … 79
- 3.8 神経伝達物質は酵素による分解またはシナプス前細胞やグリア細胞への取り込みにより速やかにシナプス間隙から除去される … 81
- 3.9 エンドサイトーシスによるシナプス小胞のリサイクルは継続的なシナプス伝達に必須である … 82
- 3.10 シナプスは促通あるいは抑圧されうる … 84
- 3.11 神経系は多くの神経伝達物質を利用している … 86

神経伝達物質はどのようにシナプス後細胞に働きかけるのだろうか … 88

- 3.12 アセチルコリンは神経筋接合部において非選択的陽イオンチャネルを開口させる … 88
- 3.13 骨格筋のアセチルコリン受容体はリガンド依存性イオンチャネルである … 90
- 3.14 神経伝達物質受容体はイオンチャネル型あるいは代謝調節型である … 92
- 3.15 AMPA型とNMDA型のグルタミン酸受容体は異なる条件下でグルタミン酸により活性化される … 94
- 3.16 シナプス後肥厚は足場タンパク質により構築されている … 96
- 3.17 イオンチャネル型GABA受容体とグリシン受容体は抑制を引き起こすCl^-チャネルである … 97
- 3.18 すべての代謝調節型神経伝達物質受容体はGタンパク質カスケードを活性化させる … 100
- 3.19 GPCRシグナル伝達のパラダイム：βアドレナリン受容体はセカンドメッセンジャーとしてcAMPを活性化させる … 102
- 3.20 Gタンパク質のαおよび$\beta\gamma$サブユニットは広範なシグナル伝達経路を活性化させて細胞膜のコンダクタンスを変化させる … 104
- 3.21 代謝調節型受容体はシナプス前終末で神経伝達物質の放出に作用しうる … 106
- 3.22 GPCRシグナルは多くの機構により増幅され，また終結させられる … 107
- 3.23 シナプス後部の脱分極は新たな遺伝子発現を誘導しうる … 110
- 3.24 樹状突起は精巧な統合装置である … 112
- 3.25 シナプスはシナプス後細胞上の特定の領域に戦略的に配置されている … 115

まとめ … 116

参考文献 … 119

第4章
視覚 … 121

桿体と錐体はどのようにして光信号を検出するのだろうか … 121

- 4.1 心理物理学的研究によりヒト桿体が1個の光子を検出できることが明らかになった … 122
- 4.2 電気生理学的研究により桿体の単一光子応答が証明された：光は脊椎動物の視細胞を過分極させる … 123
- 4.3 光は典型的なGタンパク質共役受容体のロドプシンを活性化させる … 124
- 4.4 光子の吸収によって誘発される信号は変換機構で大きく増幅される … 125
- 4.5 光で誘発されたcGMPレベルの低下は陽イオンチャネルの閉鎖を直接引き起こす … 127
- 4.6 回復は視覚系が光に持続的に応答することを可能にする … 128
- 4.7 順応は視覚系が幅広い光レベルにわたってコントラストを検出することを可能にする … 129

- 4.8 錐体は高解像度の視覚のために中心窩に集積している ... 131
- 4.9 錐体は桿体よりも感度は低いが応答が速い ... 132
- 4.10 スペクトル感度の異なる視細胞が色の受容には必要である ... 133
- 4.11 ヒトは3種類の錐体をもっている ... 134
- 4.12 錐体オプシンのクローニングは色検知の分子基盤を明らかにした ... 135
- 4.13 錐体オプシン遺伝子の欠損はヒトの色覚異常を引き起こす ... 136

桿体と錐体からの信号は網膜でどのようにして分析されるのだろうか ... 137

- 4.14 網膜神経節細胞はコントラストの解析に中心周辺拮抗型受容野を使う ... 137
- 4.15 双極細胞は発現しているグルタミン酸受容体に応じて脱分極したり過分極したりする ... 138
- 4.16 水平細胞からの側方抑制が中心周辺拮抗型受容野を形成する ... 140
- 4.17 多様な網膜細胞とその精密な結合が並列的な情報処理を可能にする ... 141
- 4.18 網膜神経節細胞の方向選択性はアマクリン細胞の非対称な抑制で生じる ... 143
- 4.19 色はスペクトル感度の異なる錐体からの信号を比較することで感知される ... 145
- 4.20 同じ網膜細胞と網膜神経回路が異なる目的で使われうる ... 147

視覚野では情報はどのように処理されるのだろうか ... 147

- 4.21 網膜の情報は外側膝状体と視覚野で空間的に表象されている ... 149
- 4.22 外側膝状体ニューロンの受容野は網膜神経節細胞の受容野と類似している ... 150
- 4.23 一次視覚野のニューロンは線分や端に応答する ... 150
- 4.24 視覚野のニューロンはどのようにして受容野を獲得するのだろうか ... 152
- 4.25 視覚野では特性の類似した細胞が垂直に並んでいる ... 153
- 4.26 新皮質では一般に情報は第4層から第2/3層に流れ，それから第5/6層に流れる ... 155
- 4.27 視覚情報は並列的に処理される ... 158
- 4.28 顔認識細胞は霊長類の側頭葉で特別なネットワークを形成する ... 160
- 4.29 認知と意思決定や行動を結び付ける：MTニューロンへの微小刺激は動きの選択を偏らせる ... 162

まとめ ... 164

参考文献 ... 166

第5章 視覚系神経回路の配線 ... 169

網膜神経節細胞はどのようにして標的に到達するのだろうか ... 169

- 5.1 視神経の再生実験から網膜神経節細胞軸索の配線はあらかじめ決められていることが示された ... 170
- 5.2 網膜と視蓋の間の1対1対応の結合は化学的親和性によって生じる ... 172
- 5.3 視蓋後方は耳側の網膜神経節細胞軸索を忌避する ... 173
- 5.4 エフリンとEph受容体の濃度勾配によって網膜−視蓋投射地図がつくられる ... 174
- 5.5 単一の分子の発現勾配だけでは軸に沿った特異的投射パターンの形成に不十分である ... 176
- 5.6 交差するか，交差しないか，それが問題だ ... 180

経験と神経活動はどのように配線にかかわるのだろうか ... 183

- 5.7 片眼遮蔽は視覚野の発達を大きく障害する ... 183
- 5.8 入力の競合があれば標的組織における投射の分離が起こる ... 185
- 5.9 一次視覚野の眼球優位コラムと外側膝状体の眼特異的な層は，眼特異的な入力が徐々に分離することによって形成される ... 186
- 5.10 網膜神経細胞は視覚開始の前から自発活動の波を示す ... 187
- 5.11 網膜神経活動波と同期活動が眼特異的な入力の分離を誘導する ... 188
- 5.12 ヘブ則：同期した神経活動はシナプス結合を強化する ... 191
- 5.13 ヘブ則分子：NMDA受容体が同時性検出器として機能する ... 192

分子的な決定因子と神経活動はどのようにして協調して働くのだろうか ... 196

- 5.14 エフリンと網膜神経活動波がともに働いて網膜−上丘間の正確な地図が形成される ... 196

- 5.15 エフリンと網膜神経活動波は視覚野における網膜部位再現地図の形成でも協調して働く …… 197
- 5.16 手がかりとなる分子と神経活動が配線に寄与する割合は，視覚系のそれぞれの神経回路によって異なる …… 199

ショウジョウバエにおける視覚系神経回路の発達：細胞の運命決定と配線の特異性をつなぐ仕組み …… 201

- 5.17 細胞間相互作用が視細胞の運命を決める：R7細胞を例に …… 203
- 5.18 R8細胞とR7細胞の層特異的な軸索投射には多数の並行した経路がかかわる …… 205

まとめ …… 208

参考文献 …… 209

第6章 嗅覚，味覚，聴覚，体性感覚 …… 211

われわれはどのようにして匂いを感じるのだろうか …… 211

- 6.1 嗅覚受容ニューロンでは匂い物質の結合がCNGチャネルの開口を誘導する …… 212
- 6.2 Ca^{2+}が嗅覚の回復と順応を協調させる …… 214
- 6.3 匂い物質は嗅覚受容ニューロンの活性化の組み合わせによって符号化される …… 214
- 6.4 哺乳類の嗅覚受容体は何百種類もの遺伝子にコードされている …… 216
- 6.5 嗅覚受容体遺伝子の多型は嗅覚の個人差に関与する …… 217
- 6.6 個々の嗅覚受容ニューロンは1種類の嗅覚受容体を発現する …… 218
- 6.7 特定の嗅覚受容体を発現する嗅覚受容ニューロンは鼻腔に散在している …… 219
- 6.8 同じ嗅覚受容体を発現する嗅覚受容ニューロンの軸索は同一の糸球体に投射する …… 220
- 6.9 嗅球神経回路は側方抑制によって匂い信号を変換する …… 221
- 6.10 嗅覚入力はそれぞれの皮質領域において異なった様式で整理されている …… 223

線虫とハエはどのように匂い物質を感知するのだろうか …… 227

- 6.11 C. elegansは感覚ニューロンレベルで嗅覚行動の決定を行う …… 227
- 6.12 C. elegansの感覚ニューロンは匂い物質の除去によって活性化され，オン経路とオフ経路に関与している …… 229
- 6.13 昆虫と哺乳類の嗅覚系には多くの類似点がある …… 230
- 6.14 触角葉は嗅覚受容ニューロンからの入力情報を，投射ニューロンを介してより効果的に表現する …… 232
- 6.15 重要な生得的行動に関連した匂いは専用の嗅覚処理チャネルを利用している …… 234
- 6.16 高次中枢での匂いの表現が定型的か確率的かは，そこが生得的行動と習得的行動のどちらの中枢であるかに依存する …… 236

味覚：食べるべきか，食べざるべきか …… 237

- 6.17 哺乳類は5つの基本味をもつ：甘味，うま味，苦味，酸味，塩味 …… 237
- 6.18 甘味とうま味はT1R Gタンパク質共役受容体ファミリーのヘテロ二量体によって感知される …… 238
- 6.19 苦味は約30種類のT2R Gタンパク質共役受容体ファミリーによって感知される …… 240
- 6.20 酸味と塩味には特殊なイオンチャネルがかかわる …… 241
- 6.21 特定の味覚受容細胞の活性化が特定の味覚認知を実現する …… 241

聴覚：われわれはどのようにして音を聴き，その場所を知るのだろうか …… 243

- 6.22 有毛細胞の不動毛における機械刺激作動性イオンチャネルによって，音は電気信号に変換される …… 244
- 6.23 音周波数は蝸牛内に周波数地図として提示される …… 246
- 6.24 外有毛細胞の運動特性は聴覚信号を増幅し，周波数同調を可能にする …… 249
- 6.25 聴覚信号は皮質に到達する前に複数の脳幹神経核によって処理される …… 250
- 6.26 メンフクロウは2つの耳に届く音のタイミングと大きさを比べることで音源の位置を特定している …… 252
- 6.27 哺乳類の音源定位機構はメンフクロウのものとは異なる …… 254
- 6.28 聴覚野は複雑で生物学的に重要な音を分析する …… 256

体性感覚：われわれはどのように身体の動き，接触，温度，痛みを感じるのだろうか …… 261

- 6.29 さまざまな体性感覚刺激を符号化するために，多くのタイプの感覚ニューロンが用いられている ……262
- 6.30 メルケル細胞といくつかの接触感覚ニューロンは，機械変換チャネルとしてピエゾ2を用いる ……265
- 6.31 TRPチャネルは，温度，化学物質，および痛みの感覚に大きく寄与する ……267
- 6.32 中枢における統合により感覚が生み出されることもある：痒みと痛みの区別を例として ……269
- 6.33 接触と痛みのシグナルは脳への並行経路によって伝達される ……271
- 6.34 痛みは末梢および中枢からの調節を受ける ……273
- 6.35 神経活動と触覚知覚のつながり：感覚線維から皮質へ ……275

まとめ ……278

参考文献 ……279

第7章
神経系の回路形成 ……281

神経回路形成の特異性は発生過程でどのように作り出されるのだろうか ……282

- 7.1 神経系は初期発生で起こるイベントにより高度にパターン化される ……282
- 7.2 順序だったニューロン新生と細胞移動により，部位特異的なさまざまな種類のニューロンが生み出される ……284
- 7.3 細胞の運命は非対称細胞分裂と細胞間相互作用によって分かれていく ……286
- 7.4 軸索ガイダンス分子の転写調節が，細胞運命と神経回路形成の特異性決定とを結びつける ……288
- 7.5 正中線の交差：活性化される軸索ガイダンス受容体の組み合わせにより軸索経路の選択性が決定される ……291
- 7.6 正中線の交差：中間標的での軸索のガイダンスキューに対する反応の変化 ……293
- 7.7 ニューロンの突起が軸索になるのか樹状突起になるのかの決定に，細胞極性経路が関与している ……295
- 7.8 樹状突起の形態形成と微小管の構築に必須となる局所の分泌機構 ……297
- 7.9 ホモフィリックな反発により，軸索と樹状突起の枝の自己回避が起こる ……298
- 7.10 シナプス形成の際の標的部位の選択には，誘引と反発の両方のメカニズムが関与している ……301
- 7.11 シナプス間の両方向性の情報交換がシナプスの会合を誘導する ……302
- 7.12 アストログリアはシナプス形成および成熟を刺激する ……304
- 7.13 活動と競合が神経筋結合を調整する ……305
- 7.14 発生過程における軸索の除去が神経回路形成の特異性を高める ……307
- 7.15 標的細胞からのニューロトロフィンが，感覚，運動，交感神経ニューロンの生存を支える ……309

嗅覚系神経回路の構築：神経地図はどのように形成されるのか ……312

- 7.16 神経地図は，連続型，分散型，またはこれらの混合型に分けられる ……312
- 7.17 マウスでは嗅覚受容体が軸索ガイダンス分子の発現を制御することにより，嗅覚受容ニューロンの軸索投射を誘導している ……313
- 7.18 嗅覚受容ニューロンの軸索は反発性の相互作用により，標的にたどりつくまでに互いに選別を行う ……316
- 7.19 活動依存的な接着と反発の制御が，糸球体への投射を調整する ……317
- 7.20 ショウジョウバエの投射ニューロンでは，細胞系譜と生まれる順序が，樹状突起が標的とする糸球体を決定する ……319
- 7.21 決定因子の勾配と分散型の分枝標識が，投射ニューロンの樹状突起の標的認識を制御する ……320
- 7.22 嗅覚受容ニューロンの軸索間の段階的相互作用が，標的選択を制御する ……321
- 7.23 ホモフィリックなマッチング分子が，シナプスの結合相手との特異性を規定している ……322

約2万個の遺伝子がどのようにして10^{14}の結合の特異性を決定するのだろうか ……324

- 7.24 遺伝子には数多くのタンパク質バリアントを産生できるものがある ……324
- 7.25 タンパク質の濃度勾配が結合の特異性を決定する ……326
- 7.26 同じ分子が複数の機能を担っている ……326
- 7.27 同じ分子が異なる時間や場所で何度も用いられる ……326
- 7.28 神経回路形成分子を組み合わせて使うことで，必要な分子の数を減らすことができる ……327

- 7.29 神経回路形成の決定を複数のステップに分けることにより，分子の数を節約すると同時に正確性を増すことができる ……… 328
- 7.30 多くの場合，個々のシナプスやニューロンレベルで特異性が決定される必要はない ……… 328
- 7.31 神経回路の形成は，神経活動や経験によって誘導される ……… 329

まとめ ……… 329

参考文献 ……… 331

第8章 運動系と制御系 ……… 333

運動はどのように制御されるのだろうか ……… 334

- 8.1 筋肉の収縮は細胞内 Ca^{2+} を介したアクチン線維とミオシン線維のスライディングにより制御される ……… 334
- 8.2 運動プール内の運動単位は小さいものから大きいものへと順番に動員される ……… 337
- 8.3 運動ニューロンは多様で複雑な入力を受けている ……… 338
- 8.4 中枢パターン発生器が歩行運動中のリズミカルな筋収縮を協調させる ……… 340
- 8.5 モデル中枢パターン発生器を用いた実験では神経細胞の内在的特性と神経結合パターンとによってリズミカルな出力が作り出される ……… 342
- 8.6 脊髄は複数の中枢パターン発生器を利用することで歩行運動を制御する ……… 344
- 8.7 脳幹には特定の運動制御神経核がある ……… 346
- 8.8 小脳は精緻な動きの制御に必須である ……… 348
- 8.9 大脳基底核は運動プログラムの開始と選択に関与する ……… 351
- 8.10 随意運動は運動皮質ニューロンのダイナミカルシステムにおける集団活動により制御される ……… 354
- 8.11 運動皮質ニューロンの集団活動を応用して神経機能代替デバイスを制御することができる ……… 357

脳はどのように内臓の機能を制御するのだろうか ……… 359

- 8.12 交感神経系と副交感神経系は生理機能の制御において相補的な役割を担う ……… 359
- 8.13 自律神経系は多層的な制御システムである ……… 361
- 8.14 視床下部はホメオスタシスとホルモン分泌を介してさまざまな身体機能を制御する ……… 362

摂食行動はどのように制御されるのだろうか ……… 364

- 8.15 視床下部の破壊と並体結合実験から，摂食行動は身体からの負のフィードバックシグナルによって抑制されることが示唆された ……… 364
- 8.16 変異マウスを用いた研究から，脂肪細胞からのレプチンによるフィードバックシグナルが発見された ……… 365
- 8.17 弓状核のPOMCニューロンとAgRPニューロンは摂食行動制御の中枢である ……… 367
- 8.18 摂食行動はさまざまなフィードバックシグナルと神経回路とが協調的に作用することで制御される ……… 369

概日リズムと睡眠はどのように制御されるのだろうか ……… 371

- 8.19 概日リズムはショウジョウバエから哺乳類まで保存された転写因子の自己抑制的フィードバックループ機構によって制御される ……… 371
- 8.20 ショウジョウバエにおいて概日リズム調節因子を光によって分解するとエントレインメントが起こる ……… 374
- 8.21 哺乳類の視交叉上核のペースメーカ細胞は入力を統合し出力を調整する ……… 375
- 8.22 睡眠は動物界に広くみられ，哺乳類では共通の特徴的な脳波パターンを示す ……… 377
- 8.23 哺乳類の睡眠–覚醒サイクルはさまざまな神経伝達物質や神経ペプチドによって制御されている ……… 378
- 8.24 われわれは，なぜ眠るのだろうか ……… 382

まとめ ……… 384

参考文献 ……… 385

第9章 性行動 ……… 387

ハエにおいて遺伝子はどのようにして性行動を特定化するのだろうか ……… 388

- 9.1 ショウジョウバエの求愛行動は本能による型にはまった儀式に従う ……… 388
- 9.2 *Fruitless* (*Fru*) は性行動の多くの場面で必須である ……… 389

9.3　性決定の階層構造が*Fru*の性特異的スプライシングを規定し，雄特異的Fru^Mを産生する ……… 389

9.4　雌におけるFru^Mの発現は雄の求愛行動のほとんどすべての側面を引き起こすのに十分である ……… 390

9.5　Fru^Mニューロンの活動は雄の求愛行動を促進する ……… 391

9.6　Fru^M感覚ニューロンは交尾に関連する感覚の手がかりを調整する ……… 393

9.7　中枢のFru^Mニューロンは感覚情報を統合して行動を調整する ……… 394

9.8　腹側神経索におけるFru^Mニューロンは交尾関連行動の出力を制御する ……… 396

9.9　雌におけるFru^Mと同等なニューロンは求愛に対する雌の受容性を促進する ……… 397

9.10　Fru^MおよびDoublesex（Dsx）は性的二型性プログラム細胞死を制御する ……… 398

9.11　DsxとFru^Mは性的二型性の回路形成を制御する ……… 399

9.12　生得的な行動でさえも経験によって修飾されうる ……… 400

哺乳類の性行動はどのように制御されるのだろうか ……… 403

9.13　Y染色体上の*Sry*遺伝子はテストステロンの産生によって雄への分化を決定する ……… 403

9.14　主要な性ホルモンはテストステロンとエストラジオールである ……… 404

9.15　初期にテストステロンに曝露すると雌が雄特有な性行動を示す ……… 405

9.16　齧歯類においてテストステロンは主としてエストロゲン受容体によってその形成作用を発揮する ……… 406

9.17　脳と生殖腺の対話は思春期における性的成熟と成体における性的活動を開始させる ……… 407

9.18　性ホルモンはプログラム細胞死を制御することによってニューロンの数の性的二型性を特定する ……… 409

9.19　性ホルモンはニューロンの結合における性的二型性も制御する ……… 410

9.20　性的二型核は嗅覚系から視床下部への神経回路を決定する ……… 411

9.21　マウスにおいて主嗅覚系は交尾に必要であり，副嗅覚系は交尾の相手を識別するのに必要である ……… 412

9.22　同一のニューロン集団が雌と雄における複数の行動を制御しうる ……… 413

9.23　親の行動は交尾によって活性化され，視床下部ニューロンの特定の集団によって制御される ……… 416

9.24　神経ペプチドのオキシトシンとバソプレッシンはつがい形成と子育て行動を制御する ……… 418

まとめ ……… 422

参考文献 ……… 423

第10章 記憶，学習，シナプス可塑性 ……… 425

序説：記憶とは何か，それは学習によってどのように獲得されるのだろうか ……… 425

10.1　記憶は顕在的/潜在的あるいは短期/長期の形をとる：健忘症の患者からの洞察 ……… 426

10.2　仮説Ⅰ：記憶は神経回路内のシナプス結合の強さとして保持される ……… 428

10.3　仮説Ⅱ：学習がシナプス結合の強さを変化させる ……… 430

シナプス可塑性はどのようにして形成されるのだろうか ……… 431

10.4　シナプス効率の長期増強は，高頻度刺激によって引き起こすことができる ……… 431

10.5　海馬CA3→CA1シナプスでのLTPは，入力特異性，協同性，連合性をもつ ……… 432

10.6　NMDA受容体はLTPを引き起こす際の同時性検出器である ……… 433

10.7　シナプス後膜表面へのAMPA受容体の動員が，LTP発現のおもな原因である ……… 434

10.8　CaMKⅡの自己リン酸化は，LTPの誘導と発現をつなぐ分子的な記憶を形成する ……… 435

10.9　長期抑圧はシナプス効率を弱める ……… 437

10.10　スパイクタイミング依存性可塑性は，シナプス効率を双方向的に調節する ……… 438

10.11　シナプス後細胞の樹状突起における信号の統合も，シナプス可塑性に貢献している ……… 439

10.12　シナプス後細胞は，シナプス前細胞からの神経伝達物質放出を制御する逆向性メッセンジャーを産生できる ……… 440

10.13　長期に及ぶ結合強度の変化は新たなシナプス形成を伴う ……… 442

学習とシナプス可塑性の間にはどのような関係があるのだろうか 445

- 10.14 動物は多様な学習をみせる 445
- 10.15 アメフラシにおける馴化と感作はシナプス強度の変化によって起こる 448
- 10.16 アメフラシの短期，長期記憶はcAMPシグナルを必要とする 450
- 10.17 ショウジョウバエの嗅覚条件づけはcAMPシグナル伝達を必要とする 452
- 10.18 ショウジョウバエのキノコ体ニューロンが，嗅覚条件づけにおいて条件刺激と無条件刺激の情報が収束する部位である 453
- 10.19 齧歯類における空間学習，空間記憶は海馬依存性である 458
- 10.20 海馬長期増強を操作する方法を用いると，空間記憶も変化する 459
- 10.21 相関関係から因果関係へ：シナプス重み行列仮説の再検討 460

脳のどこで学習が起こり，どこに記憶が貯蔵されるのだろうか 463

- 10.22 新皮質が顕在記憶の長期の貯蔵に寄与する 463
- 10.23 扁桃体が恐怖条件づけに中心的な役割を果たす 465
- 10.24 ドパミンは報酬学習に重要な役割をもつ 467
- 10.25 初期経験は，発達後の学習を促進させるような記憶痕跡を残すことがある 470

まとめ 474

参考文献 475

第11章 脳の疾患 477

アルツハイマー病とその他の神経変性疾患 ... 477

- 11.1 アルツハイマー病は，脳において数多くのアミロイド斑と神経原線維変化の沈着がみられることによって特徴づけられる 478
- 11.2 アミロイド斑は主として，アミロイド前駆体タンパク質（APP）の分解断片の凝集体からつくられている 479
- 11.3 ヒトのAPPやγセクレターゼの変異は，若年発症の家族性アルツハイマー病を引き起こす 480
- 11.4 動物モデルは病態形成メカニズムを研究するための重要なツールである 482
- 11.5 アポリポタンパク質E（ApoE）のバリアントの1つはアルツハイマー病の主要なリスク因子である 484
- 11.6 ミクログリアの機能異常が晩発性アルツハイマー病に関与している 485
- 11.7 アルツハイマー病はどのように治療できるだろうか 486
- 11.8 プリオン病は，タンパク質によって引き起こされるタンパク質のコンホメーションの変化が伝播することによって生じる 488
- 11.9 ミスフォールドしたタンパク質の凝集が，多くの神経変性疾患に関連している 490
- 11.10 パーキンソン病は黒質ドパミン作動性ニューロンの死によって起こる 491
- 11.11 αシヌクレインの凝集とその広がりがパーキンソン病の病理の際立った特徴である 492
- 11.12 ミトコンドリアの機能異常がパーキンソン病の病態形成の中核である 494
- 11.13 パーキンソン病を治療する：L-ドパ，深部脳刺激，細胞移植治療 495
- 11.14 さまざまな神経変性疾患は共通のテーマを有しているが，それぞれが独自の特徴を示す 497

精神疾患 499

- 11.15 統合失調症はドパミンの機能を阻害する薬物によって部分的に回復しうる 500
- 11.16 気分障害はモノアミン神経伝達物質の代謝を操作することによって治療されてきた 502
- 11.17 GABA作動性の抑制を調節することで，不安障害の症状を緩和できる 504
- 11.18 依存性のある薬物は，VTAドパミン作動性ニューロンの活動を亢進させることによって脳の報酬系を乗っとる 506
- 11.19 ヒトの遺伝学的研究によって，精神疾患には多くの遺伝子が関与することが示唆されている 508

神経発達障害 512

- 11.20 知的障害と自閉スペクトラム症は多くの遺伝子における変異によって生じる 512
- 11.21 レット症候群は，全般的な遺伝子発現の制御因子であるMeCP2の障害によって生じる 514
- 11.22 MeCP2は主として分裂後ニューロンにおいて働き，その成熟と機能を制御している 515
- 11.23 成体期にMeCP2の発現を回復させると，レット症候群のマウスモデルの症状が軽快する 516

- 11.24 脆弱X症候群は翻訳調節を行うRNA結合タンパク質の喪失によって生じる ……… 518
- 11.25 動物モデルでは，mGluRのシグナル伝達を減弱させると脆弱X症候群の症状が軽快する ……… 519
- 11.26 シナプスの機能異常が，神経発達障害や精神疾患の共通した細胞レベルの病態メカニズムである ……… 520
- 11.27 脳の疾患研究と基礎的な神経生物学的研究は，互いを進歩させる ……… 522

まとめ …… 524

参考文献 …… 526

第12章 神経系の進化 …… 529

進化研究における基本概念と方法論 …… 530

- 12.1 系統樹は全生物を歴史的に結び付ける …… 531
- 12.2 分岐成分分析によって進化による変化の過程を見分けられる …… 533
- 12.3 遺伝子の重複や多様化，喪失，シャッフリングが自然選択の豊かな土壌となる …… 535
- 12.4 遺伝子の発現パターンの変化は進化の重要なメカニズムである …… 536
- 12.5 適応度を高める自然選択は発生中から成人の神経系のいずれにも働きうる …… 538

神経伝達網の進化 …… 539

- 12.6 各種のイオンチャネルは電気信号伝達のために段階的に出現した …… 539
- 12.7 髄鞘は脊椎動物と大型無脊椎動物でそれぞれ独立に進化した …… 541
- 12.8 シナプスの起源はおそらく後生動物初期の細胞接着構造にさかのぼる …… 542
- 12.9 神経伝達分子の放出機構は分泌現象の仕組みを取り入れた …… 543

感覚系の進化 …… 544

- 12.10 Gタンパク質共役受容体（GPCR）は真核生物に古くから存在する …… 547
- 12.11 動物の化学感覚受容体は大部分がGPCRである …… 549
- 12.12 昆虫の嗅覚系では2つの独立したリガンド依存性イオンチャネルファミリーが協働する …… 549
- 12.13 レチナールとオプシンをそなえた光感受性受容器はそれぞれ独立して少なくとも2度にわたって進化した …… 551
- 12.14 光受容するニューロンは2つの独立した過程を通じて進化した …… 552
- 12.15 細胞種が多様化することが網膜の神経回路の進化にとって重要である …… 555
- 12.16 霊長類でみられる3色の色覚は錐体に発現するオプシン遺伝子の多様性と重複による …… 557
- 12.17 2色覚動物に追加の錐体オプシンを導入することでスペクトル識別能が向上する …… 559

神経系の構造と発生の進化 …… 561

- 12.18 すべての左右相称動物は共通のボディプランをもち，種間で保存された発生制御機構により決定される …… 561
- 12.19 眼の発生は進化上保存された転写因子により制御される …… 563
- 12.20 哺乳類の新皮質は最近急激に膨張した …… 565
- 12.21 神経発生の仕組みを調節することで新皮質の大きさは変えられる …… 565
- 12.22 入力情報により大脳皮質の領域特化が起こる …… 567

まとめ …… 571

参考文献 …… 572

第13章 研究の手法 …… 575

神経生物学研究における動物モデル …… 575

- 13.1 無脊椎動物：大型で同定可能な神経細胞を利用した電気生理学的研究が可能 …… 576
- 13.2 ショウジョウバエと線虫：精密な遺伝子操作が可能 …… 576
- 13.3 多様な脊椎動物：実験手技が容易で特有の能力をもつ …… 577
- 13.4 マウス，ラット，ヒト以外の霊長類：哺乳類の神経生物学研究に重要なモデル …… 578
- 13.5 ヒトにおける研究には医学および実験心理学の長い歴史を通じた蓄積があり，近年のゲノム革命がそれを促進している …… 579

遺伝学的手法と分子生物学的手法 …… 579

- 13.6 順遺伝学的スクリーニングではランダム突然変異誘発を利用して複雑な生物学的過程を制御している遺伝子を同定する …… 580

- 13.7 逆遺伝学では既知の遺伝子を破壊してその機能を探る ………………………………………… 581
- 13.8 RNA干渉を利用したノックダウンも遺伝子の機能を探るために利用できる ……………… 586
- 13.9 遺伝的モザイク解析によって遺伝子の機能を担う細胞を特定できる ……………………… 587
- 13.10 遺伝子改変動物における導入遺伝子の発現は時空間的な制御が可能である …………… 588
- 13.11 導入遺伝子の一過性の発現はウイルスによる形質導入などの方法で実現可能である ……… 591
- 13.12 特定の神経細胞種のみを操作することで神経回路の機能解析が容易になる …………… 592
- 13.13 遺伝子発現パターンを同定するための多くの強力な手法がある ………………………… 593
- 13.14 ゲノム配列決定により生物種間の関係や疾患に関係する遺伝的多様性を同定することが可能になった …………………………………… 595

解剖学的手法 ………………………………… 596

- 13.15 組織学的解析により神経系の大まかな構成を明らかにできる …………………………… 596
- 13.16 個々の神経細胞を可視化することで神経系の理解に新しい展望が開ける ……………… 599
- 13.17 微細形態学的研究により神経細胞の分子構成を明らかにできる ………………………… 602
- 13.18 神経投射を調べれば異なる脳領域間を伝わる情報の流れを追跡できる ………………… 604
- 13.19 シナプス結合をマップすれば神経回路を解明できる ………………………………………… 607

神経活動を記録し，操作する方法 ………… 610

- 13.20 細胞外記録法によって個々の神経細胞の発火を検出する ………………………………… 610
- 13.21 細胞内記録法およびホールセルパッチ記録法を用いれば，活動電位の発火パターンを記録するだけでなくシナプス入力も計測できる ……… 612
- 13.22 光学イメージングでは数多くの神経細胞の活動を同時に記録できる …………………… 615
- 13.23 神経活動を不活性化させる手法で，神経回路の機能と動物行動に重要な役割を果たす神経細胞を特定する …………………………… 618
- 13.24 神経活動を活性化させる手法は，神経回路の機能や動物行動にとって，その神経活動が十分かどうかを検証する手段となる ………… 624
- 13.25 光遺伝学を使えば，遺伝学的に標識した神経細胞の活動をミリ秒単位の精度で制御できる ……… 626
- 13.26 シナプス接続を生理学的・光遺伝学的方法でマッピングする ……………………………… 628

行動学的解析 ………………………………… 630

- 13.27 自然環境下での動物行動を観察することで，行動のパターンを明らかにし，動物が環境に適応するうえで各行動のもつ意義を明らかにできる …………………………………… 631
- 13.28 厳密に統制された条件での行動解析を通して，行動の神経基盤を解明することができる ……… 632
- 13.29 行動的な評価方法は，遺伝子や神経細胞の機能を調べるのに使えるとともに，ヒトの脳疾患のモデルをつくるのにも使える ……………… 635

まとめと今後の展望 ………………………… 638

参考文献 ……………………………………… 639

BOX目次

BOX 1-1	Ramón y CajalとGolgiの論争：科学者はなぜ間違いを犯すのだろうか	10
BOX 1-2	よくみられる神経回路モチーフ	17
BOX 2-1	キネシンはどのようにして発見されたのだろうか	35
BOX 2-2	*R-C*回路を詳しくみてみよう	43
BOX 2-3	軸索-グリア細胞相互作用と健康および疾患	55
BOX 2-4	さまざまな機能を担うさまざまなイオンチャネル	63
BOX 3-1	二項分布，ポアソン分布および神経伝達物質放出確率の計算	72
BOX 3-2	毒から薬へ	77
BOX 3-3	分子スイッチとしてのGタンパク質	102
BOX 3-4	シグナル伝達と受容体型チロシンキナーゼ	108
BOX 3-5	電気シナプス	117
BOX 4-1	視覚研究は多様な動物モデルを使う	123
BOX 4-2	ipRGCは多様な機能をもつ	148
BOX 4-3	新皮質の微小回路を解き明かす	156
BOX 5-1	軸索ガイダンスの分子生物学	177
BOX 5-2	成長円錐の細胞生物学とシグナル伝達	182
BOX 5-3	齧歯類のヒゲとバレルをつなぐ神経回路の神経活動依存的な配線はNMDA受容体に依存する	193
BOX 6-1	哺乳類の副嗅覚系はフェロモンと天敵の匂いを感知するのに特化している	225
BOX 6-2	前庭系は頭部の動きと向きを感知する	258
BOX 6-3	線虫とハエの機械変換チャネル	265
BOX 8-1	神経修飾系	379
BOX 9-1	鳥の歌：氏と育ちと性的二型性	401
BOX 9-2	単性のトカゲの求愛行動	414
BOX 9-3	性行動におけるオキシトシン/バソプレッシン様神経ペプチドの祖先の機能	420
BOX 10-1	シナプスタグ：新たな遺伝子発現に関する入力特異性の維持	443
BOX 10-2	場所細胞，格子細胞，空間表象	456
BOX 10-3	記憶痕跡の探索法	461
BOX 10-4	扁桃体中心核の局所回路	467
BOX 10-5	記憶は，皮質ニューロン集団のランダムな活性化によって形成できる	470
BOX 11-1	脳の疾患を治療する薬物の合理的な開発法	487
BOX 11-2	胚性幹細胞，人工多能性幹細胞，線維芽細胞からニューロンをつくる	497
BOX 11-3	脳疾患についてのヒトの遺伝学的データを収集し，解釈する方法	510
BOX 11-4	てんかんはニューロンネットワークの興奮性の障害である	522
BOX 12-1	最初に神経系が現れたのはいつか	533
BOX 12-2	走化性：細菌から動物へ	545
BOX 12-3	Darwinと眼の進化	554
BOX 12-4	転写因子FoxP2と言語の進化	569
BOX 13-1	CRISPR-Cas9システムによるゲノム工学	584
BOX 13-2	パッチクランプ記録法はさまざまな用途に使える	614
BOX 13-3	試験管内標本から覚醒して行動中の動物まで：記録方法の比較	619

第1章

神経生物学への招待

> 脳はいくつもの未探検の大陸と未知の領域の大いなる広がりからなる世界である。
>
> Santiago Ramón y Cajal

　行動はどのように脳で制御されるのだろうか。発達の段階で，神経はどのように結び付けられるのだろうか。われわれはいかにして自分の周囲の状況を感知するのだろうか。何か新たなものを学ぶときに，脳の中で何が変化するのだろうか。われわれの脳の機能や行動のどれだけが遺伝子によって形づくられ，そしてどれだけが，われわれが育った環境を反映しているのだろうか。サル，マウス，カエル，ショウジョウバエといった動物では，脳の機能や行動への遺伝子と環境の寄与は，どのようになっているのだろうか。神経系はどのように進化してきたのだろうか。脳の障害では何が障害されているのだろうか。

　われわれは，今まさにこれらの疑問に対する解答を探索する旅に船出しようとしている。これらの疑問は，何千年にもわたって人類を魅了してきたものなのである。われわれが実験的にこれらの問題を研究し，解答を得られるようになったのは，比較的最近のことである。例えば，遺伝子の概念が生まれてからまだ1世紀しかたっていない。これらの疑問に対する解答についてわれわれが現在知っていることの大半は，ここ50年の間に明らかにされた知見によっている。これからの50年間に，われわれは脳と脳による行動の制御について，過去の人類の歴史のいかなる時代よりも多くのことを知る可能性が高い。神経生物学，すなわち神経系がいかにわれわれの感覚，行動，思考，記憶を可能にさせるかを研究する学問を学ぶものとして，われわれは刺激に満ちた時代に生きているのである。本書の多くの読者が，将来なされるであろう画期的な発見の最前線に立っていることを私は望んでいる。

脳の機能と行動の遺伝要因と環境要因

　この旅のはじめに，上に掲げた疑問の1つである，脳の機能や行動に対する遺伝子や環境の寄与について検討してみよう。遺伝要因と環境要因が，ともに重要な役割を果たしていることをわれわれは経験的に知っている。しかし，それぞれが，どれくらい寄与しているのだろうか。このような複雑な問題に，われわれはどのように取り組んでいけばよいのだろうか。科学的な研究において，正しい問を発することが正しい解答を得るための決定的な第一歩であることがしばしばある。進化遺伝学者であるTheodosius Dobzhanskyはこういっている。「ヒトの発達・成長における遺伝子型と環境の役割に関する問題は，以下のように問われなければならない。遺伝子型が異なる人々の間に，どれほどの違いがみられるのだろうか。そしてまた，誕生して，成長し，生育した環境が異なる人々の間に，どれほどの違いがみられるのだろうか」。

1.1 双生児研究で遺伝要因と環境要因の寄与を明らかにすることができる

19世紀，Francis Galtonがはじめて「氏か育ちか(nature versus nurture)」という表現を作り出した。彼はまた，双生児の統計学的解析という，この問題を研究するための強力な方法を導入した。**一卵性双生児**(monozygotic/identical twins；**図1-1**)は同一の受精卵(接合子)に由来しているので，遺伝子の100%が一致している。何千もの一卵性双生児のペアの間で特定の形質を比較すれば，それぞれの双生児ペアでその形質がどれほど相関しているかがわかる。例えば，一般的な知能を推定する知能指数(intelligence quotient：IQ)を集団から無作為に抽出した2人の間で比べると，その相関は0である(相関とは，ここでは，似ていることを示す統計量で，まったく似ていないことを意味する0から完全に同一であるという1までの値をとる)。一卵性双生児間のIQの相関は0.86であり(**図1-2**)，きわめてよく似ている。しかしながら，一卵性双生児は通常，同じ環境で生育するので，この相関だけでは遺伝子と環境の寄与を弁別するには役立たない。

幸運なことに，ヒトの母集団には，遺伝要因と環境要因の影響をときほぐすために研究者が利用できる第2の集団が存在する。多くのヒトの集団において，**二卵性双生児**(dizygotic/non-identical twins)は一卵性双生児よりも頻繁に生まれてくる。二卵性双生児と呼ばれるのは，彼らが別々の精子によって受精した2つの別々の受精卵に由来するからである。同じ両親から生まれた同胞として，メンデルの遺伝の法則に従い，二卵性双生児どうしは遺伝子の50%が一致している。しかし，一卵性双生児の場合のように，二卵性双生児も通常，出生前および出生後の環境はほとんど同じである。したがって，一卵性双生児と二卵性双生児の示す形質の差は50%の遺伝子の違いから生じているはずである。ここで取り上げる例では，二卵性双生児間のIQの相関は0.60である(図1-2)。

行動遺伝学者たちは，遺伝的な差異が形質の差異にどれだけ寄与するかを記述するために，**遺伝率**(heritability)という用語を用いる。遺伝率は，一卵性双生児間と二卵性双生児間の相関の差に2をかけて算出される(一卵性双生児と二卵性双生児の間の遺伝的な違いは50%なので2をかける)。したがって，IQの遺伝率＝$(0.86 - 0.60) \times 2 = 0.52$となる。つまり，大まかにいって，ヒトの集団内でのIQの変動のほぼ半分は遺伝的差異，すなわち「氏」に由来している。伝統的に，非遺伝的な要因は環境要因，すなわち「育ち」によると考えられてきた。しかし，双生児研究から算出される「環境要因」は，両親のDNAから受け継がれるもの以外のすべてを含んでいる。これには，われわれが「育ち」として一般的に考える出生後の環境だけでなく，出生前の環境，発達過程における偶然性，体細胞変異(受

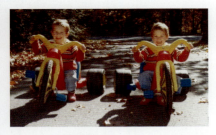

図1-1　一卵性双生児　一卵性双生児は同一の受精卵に由来しているので，遺伝子の100%が一致している。多くの一卵性双生児では，小児期の生育環境も類似している。(Christopher J. Potterの厚意による)

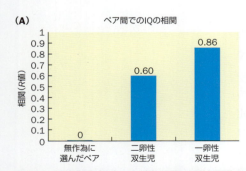

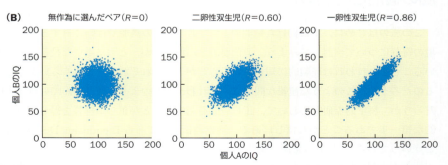

図1-2　知能指数(IQ)への遺伝要因と環境要因の寄与を決定するための双生児研究　(**A**)一卵性双生児4,672ペアと二卵性双生児5,546ペアのIQの相関(R値)。無作為に選んだ2人の間の相関は0である。遺伝的に100%同一な一卵性双生児におけるある形質の相関と，50%同一な二卵性双生児での相関の差を使って，形質の遺伝率が計算される。サンプルサイズが大きい場合，この推定は非常に正確である。(**B**)IQ相関プロットのシミュレーション。無作為に選んだ個人のペア($R=0$)，二卵性双生児($R=0.60$)，一卵性双生児($R=0.86$)，それぞれ5,000ペアのプロット。グラフ中の1つの点の横軸および縦軸の値は，個々のペアのIQをそれぞれ表している。IQが正規分布(平均=100，標準偏差=15)に従うとして，シミュレーションを行っている。(A：データはBouchard TJ, McGue M [1981] *Science* 212: 1055-1059より)

精後に生じるDNAの変化)，**エピジェネティックな修飾**(epigenetic modification)による遺伝子発現の変化も含まれる(エピジェネティックな修飾とは，DNA配列の変化を伴わずに遺伝子発現を変化させるDNAやクロマチンの変化のことで，典型的にはDNAのメチル化や，クロマチンの構成タンパク質であるヒストンに対するさまざまな形の翻訳後修飾である)。本書の後の章で学ぶように，これらのすべての要因が脳の機能と行動を最終的に決定づける神経系の結合に寄与している。

双生児研究は，身長(約90%)から統合失調症の発症の確率(60〜80%)に至るまで，ヒトの多くの形質の遺伝率を推定するために利用されてきた。これらの推定に関して注意すべき重要な点は，ヒトの形質の大半は，遺伝子と環境の複雑な相互作用の帰結であり，遺伝率自身が環境とともに変化しうることである。それでもなお，双生児研究は，ある環境下での脳の機能やその異常のさまざまな側面について，遺伝子と非遺伝要因が相対的にどの程度寄与しているのか，重要な洞察を与えてくれる。ヒトゲノム計画の完了とゲノム配列データの詳細な分析を可能にするツールの開発が，ヒトを対象とする医学的および心理学的な研究の長い歴史と組み合わさった結果，神経生物学の研究においてヒトが研究対象となることが増えてきている。しかし，脳の発達，機能，行動に遺伝子や環境がどのように影響を与えるかの仕組みを理解するためには実験的操作が必要で，それはしばしば動物モデルにおいてのみ行うことができる。モデルとして脊椎動物や無脊椎動物を研究に用いることにより(13.1〜13.4節)，今日われわれが脳や行動について知っていることの大半が解明されてきた。特定の動物モデルを用いた実験から導かれた神経生物学の原理の多くは，ヒトを含むあらゆる生物に普遍的に適用できることが明らかになってきている。

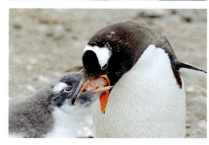

図1-3　ペンギンの給餌行動　2009年に南極大陸で撮影された親ペンギンと仔ペンギンの本能行動。上：仔ペンギンは嘴を親ペンギンの嘴にぶつけて食物を要求する。下：親ペンギンは仔ペンギンの口の中に食物を流し込む。(Lubert Stryerの厚意による)

1.2　遺伝要因の例：動物は本能行動を行う

餌の発見，危険の回避，交配相手の探索，仔の養育などに寄与する，さまざまな驚くべき本能行動を動物はみせる。例えば，餌を求める本能によって，仔ペンギンはその嘴を親の嘴に打ちあてて，餌をくれるように促す。それに反応して，親ペンギンは仔のために海で探しまわってきた餌を本能的に仔に与える(**図1-3**)。

本能行動は，非常に特異性の高い感覚刺激によって誘発される。例えば，翼が頭-尾軸の一方に偏した位置についている，飛翔中の鳥に似せた物体を用いて，ヒヨコの反応を調べる実験が行われた。ある方向にこの物体を動かすと首が短く尾の長いタカのようにみえるが，その逆方向の動きでは首が長く尾の短いガンのような姿にみえる。この物体が頭上にみえた際に，ヒヨコはその動きの方向によって異なる反応を起こす。タカのようにみえるときは逃避行動を起こすが，ガンに似ているときには逃げようとはしない(**図1-4**)。この逃避行動は**生得的**(innate)，つまり，生まれながらにしてそなわっている，遺伝的にプ

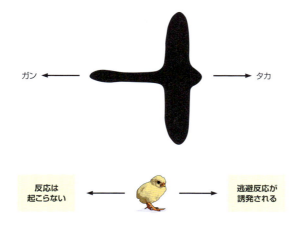

図1-4　ヒヨコのタカに対する生得的な逃避反応　ヒヨコは首の短いタカのような物体が頭上を動くと，本能的な逃避行動を起こす。この本能行動は図中の物体が左から右に動くときに引き起こされる。物体が右から左へ動いて，首の長いガンのようにみえる場合には，ヒヨコの逃避行動は誘発されない。(Tinbergen N [1951] The Study of Instinct. Oxford University Pressによる)

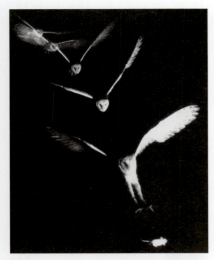

図1-5 メンフクロウは聴覚系を使って，完全な暗闇の中で獲物の位置を特定する
図は赤外線カメラで撮影した連続写真を重ねて構成した。(小西正一の厚意による)

ログラムされた行動と考えられる。この行動はまた**紋切り型**(stereotype)で，どのヒヨコも同じ逃避行動を示し，その刺激特異性も類似している。いったんこの行動がはじまると，それはさらなる感覚のフィードバックなしに持続する。**神経行動学**(neuroethology)とは自然な環境において動物がとる行動の研究に重きを置く科学の一分野であるが，そこではこのような本能行動は**固定的動作パターン**(fixed action pattern)に従うといわれる。また，固定的動作パターンを誘発する刺激に不可欠な特徴を，**解発要因**(releaser)と呼んでいる。

遺伝子や発達のプログラムが，こうした特定の本能行動をどのように決定しているのだろうか。第9章では生殖行動を例にとり，この問題を探求する。例えば，ショウジョウバエの*fruitless*と呼ばれる1つの遺伝子が，交尾行動の多くの側面をどのように深く制御しているのかを学ぶ。

1.3 環境要因の例：メンフクロウは視覚地図の変化に整合するように聴覚地図を適応させる

動物はまた，変化する外界に適応するために顕著な学習能力を示す。この能力の好例として，メンフクロウが外界のみえ方の変化にあわせて聴覚地図を適応させる能力を取り上げる。

メンフクロウは驚くべき聴覚系と視覚系を有しており，夜行性の齧歯類が活動する夜間に獲物を捕獲することを可能にしている。実際，メンフクロウは完全な暗闇の中でも，聴覚系のみを用いて獲物を捕まえることができる(**図1-5**)。左右の耳に音が到達するために要する時間のわずかな差にもとづいて，彼らは獲物が発する音の場所を正確に位置づけることができる。この時間差を利用してメンフクロウの脳には空間地図がつくられており，この脳内地図の特定の位置にある個々の神経細胞の活動が，外部空間での獲物の物理的な位置情報をメンフクロウにもたらしている。

メンフクロウの両眼にプリズムを装着する実験(**図1-6**A)によって，聴覚地図と視覚地図が矛盾する情報をもたらすときに，メンフクロウがどのように反応するかが明らかに

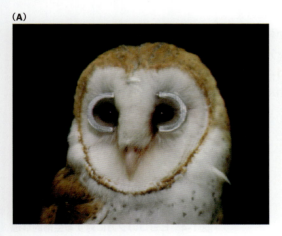
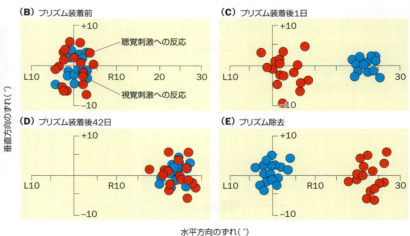

図1-6 幼若メンフクロウはプリズムの装着でずれを生じた視覚地図に聴覚地図を調整して合致させる (**A**)視覚地図をシフトさせるプリズムを装着したメンフクロウ。(**B**)プリズムを装着する前は，メンフクロウの視覚地図(青の点)と聴覚地図(赤の点)は0°付近で一致している。各点は，暗闇の中で提示された聴覚刺激あるいは視覚刺激に反応してメンフクロウの頭部が最終的に向いた方向を，実験的に測定して得られたものである。(**C**)プリズムを装着して1日後，視覚地図は聴覚地図に対して右(R)方向に23°ずれている。(**D**)プリズムを装着して42日後，聴覚地図は適応して，シフトした視覚地図と合致するようになっている。(**E**)プリズムをはずすと視覚地図は直ちにもとの状態に戻るので，聴覚地図との一時的な不一致が生じる。この不一致は，聴覚地図がほどなく復元することで是正される(図には示していない)。(A：Eric Knudsenの厚意による；B～E：Knudsen EI [2002] *Nature* 417:322–328よりMacmillan Publishersの許諾を得て掲載)

なった．正常な状態では聴覚地図は視覚地図と一致しているので，聴覚情報と視覚情報はメンフクロウを同一の場所へ向かわせる（図1-6B）．プリズムはメンフクロウの視覚地図を右方向へ23°シフトさせる．幼若期のメンフクロウにプリズムを装着した第1日目には，メンフクロウの視覚地図と聴覚地図との間に不一致が生じた（図1-6C）．つまり，視覚と聴覚が獲物の場所について異なる情報をもたらしたので，位置情報の混乱をきたしたのである．しかしながら，幼若メンフクロウはこの状況に適応し，プリズム装着をはじめて42日目までに聴覚地図を完全に適応させ，変化した視覚地図に合致させた（図1-6D）．プリズムをはずすと，ふたたび視覚地図と聴覚地図の不一致が発生した（図1-6E）が，その後は短期間で聴覚地図は元来の状態へと戻った．

　このようなメンフクロウの話は，変化する外界に対応するために神経系がどのように学習をするかという，**神経可塑性**（neural plasticity）と呼ばれる現象の一例である．すなわち，神経可塑性とは，経験や学習によって生じる神経系の変化のことである．しかし，話はこれで終わりではない．研究によると，可塑性は年齢とともに生じにくくなることが示されている．幼若メンフクロウは23°シフトした視覚地図に合致させるべく，聴覚地図を適応させるのに必要な可塑性を有しているが，成体メンフクロウは性的な成熟を迎える時期までに，その能力を喪失してしまう（図1-7A）．外国語を習得する能力のように，ヒトでも年齢とともに低下する能力がある．それゆえ，成体メンフクロウの神経可塑性を改善させる実験により，成人の学習能力を向上させるための方策を明らかにできる可能性がある．

　成体メンフクロウにおいて，聴覚地図をシフトさせる可塑的能力が限定的であることを克服する方法がいくつか知られている．プリズムによる視覚地図の23°のシフトに対する聴覚地図の適応を幼若期に経験していると，メンフクロウは成体になった後でも同じプリズムによる視覚地図のシフトにずっと容易に再適応することができる（図1-7B）．また，23°のシフトに一気に適応できない成体メンフクロウであっても，視野のずれを少しずつ増やしていけば，聴覚地図をシフトさせることが可能である．つまり，「赤ちゃんのように少しずつ前進する」ことによって，成体メンフクロウでも最終的には幼若メンフクロウ

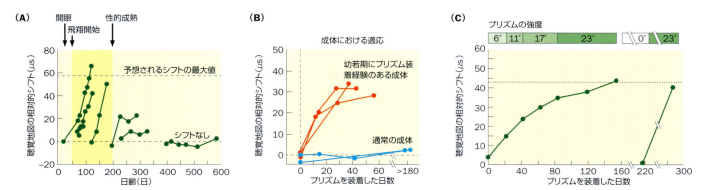

図1-7　成体メンフクロウが聴覚地図を適応させる能力を向上させる方法　(A) メンフクロウにおいて，ずれを生じた視覚地図に合致するように聴覚地図を調整する能力は，日齢とともに低下する．縦軸は聴覚地図をシフトさせる能力を定量化したもので，メンフクロウが対象物の定位に用いる，音が左右の耳に到達するまでの時間差（μs）である．それぞれのトレースは個々のメンフクロウから得られた結果であり，各点は，プリズムをある一定期間装着した時点での聴覚地図のシフトの平均値を示している．影のついた領域は感受期を示し，この期間内ではメンフクロウは視覚地図のずれに応じて聴覚地図を容易に適応させることができる．生後200日を超えるメンフクロウでは，聴覚地図をシフトさせる能力は限定的でしかない．(B) 幼若期にプリズムを装着して聴覚地図を適応させたことのある3羽のメンフクロウは，成体になってからも聴覚地図のシフトが可能である（赤のトレース）．幼若期にその経験のない2羽のメンフクロウは，成体では地図をシフトさせることができない（青のトレース）．(C) 左側のトレースにみられるように，プリズムによるずれを段階的に増やしていけば，成体メンフクロウであっても聴覚地図をシフトさせていくことができる．この漸増訓練を経験していれば，プリズムをはずして一定期間を経た後に，23°という最大の視野のずれを一気に与えても，成体メンフクロウは対応可能となる（右側のトレース）．43 μsの点線は，1段階で与えられた23°のプリズムによるずれに応じて幼若メンフクロウが示すシフトの中央値を表している．(A，B：Knudsen EI [2002] *Nature* 417:322–328よりMacmillan Publishersの許諾を得て掲載；C：Linkenhoker BA, Knudsen EI [2002] *Nature* 419:293–296よりMacmillan Publishersの許諾を得て掲載）

とほぼ同じ程度の聴覚地図のシフトを達成することができるのである。いったん少しずつ補正することを学習すれば，正常な状態に戻して数カ月後にテストをしても，成体メンフクロウでも1段階の大きな聴覚地図のシフトが可能になる（図1-7C）。

このような非常に興味深い可塑的現象をもたらす神経生物学的なメカニズムはどのようなものなのだろうか。第4章と第6章で，われわれは視覚地図と聴覚地図の性質を探求する。第5章と第7章では，これらの神経地図が発達段階でどのように形成され，また経験によってどのように修飾されるのかを学ぶ。そして，第10章で記憶と学習を学ぶ際に，ふたたびこの問題に戻ってくる。しかし，これらの概念に取り組む前に，脳とその構成要素についての基本事項をさらに学んでおく必要がある。この章の残りの部分で，神経系を概観し，重要な歴史的発見が現代の神経科学の概念的枠組みを形成するのに，どのように貢献したのかを調べておこう。

神経系はどのように構築されているのだろうか

すべての脊椎動物と多くの無脊椎動物において，神経系は**中枢神経系**（central nervous system）と**末梢神経系**（peripheral nervous system）に大別される。脊椎動物の中枢神経系は**脳**（brain）と**脊髄**（spinal cord）からなる（**図1-8**A，B）。これらの構造はいずれも左右対称であり，脳の吻側部の左右2つの部分はそれぞれ**半球**（hemisphere）と呼ばれる。哺乳類の脳は形態的にも機能的にも別個の構造から構成されており，それらには**大脳皮質**（cerebral cortex），**大脳基底核**（basal ganglia），**海馬**（hippocampus），**扁桃体**（amygdala），**視床**（thalamus），**視床下部**（hypothalamus），**小脳**（cerebellum），**中脳**（midbrain/mesencephalon），**橋**（pons），**延髄**（medulla）などが含まれる。最後の3者はあわせて**脳幹**（brain stem）と呼ばれている。脳はまた，それぞれの領域の発生的起源から，**前脳**（forebrain），**中脳**（midbrain），**後脳**（hindbrain）に分けられる。脊髄は髄節と呼ばれる構造の繰り返しからなり，頸髄，胸髄，腰髄，仙髄に分けられている。それぞれの髄節から1対の脊髄神経が出る。末梢神経系は，中枢神経系の脳幹や脊髄と身体および内臓とを結んでいる**神経線維**（nerve；軸索の束）と，脳および脊髄の外に位置する個々の**神経節**（ganglion；ニューロンの細胞体の集合）からなる。後の章で，これらすべての神経系の構造について，その構成と機能を学ぶ。

神経系の内部構造は，伝統的に組織学的切片を用いて調べられてきた。よく用いられる切断面には3つあり，組織学の慣例に従って命名されている。**冠状断**（coronal section）は，前頭断（frontal section）あるいは横断面（transverse/cross section）ともいわれ，動物の**前後軸**（antero-posterior axis）に垂直な切断面である（前後軸は吻尾軸〔rostro-caudal axis〕ともいわれ，鼻先から尾の方向の体軸をいう）。**矢状断**（sagittal section）は**正中側面軸**（medio-lateral axis）に垂直な切断面である（正中側面軸は内外軸ともいわれ，正中から側面の方向の体軸をいう）。**水平断**（horizontal section）では，切断面が**背腹軸**（dorso-ventral axis；背から腹の方向の体軸）に垂直になる（図1-8C）。中枢神経系の構築が湾曲している動物では，前後軸の定義は通常，体軸よりもむしろ**神経軸**（neuraxis；図1-8A，左下）に従う。第7章で学ぶように，脊椎動物の神経系を生むのは胚にみられる神経管であるが，その湾曲によって神経軸が決定する。

1.4　神経系はニューロンとグリア細胞から構成されている

神経系は神経細胞（nerve cell）すなわち**ニューロン**（neuron）と，**グリア細胞**（glial cell）という，2つの主要な細胞種から構成されている。典型的なニューロンは，細胞質が伸長した部分である**神経突起**（neuronal process）を2種類もっている。細く長い突起は**軸索**

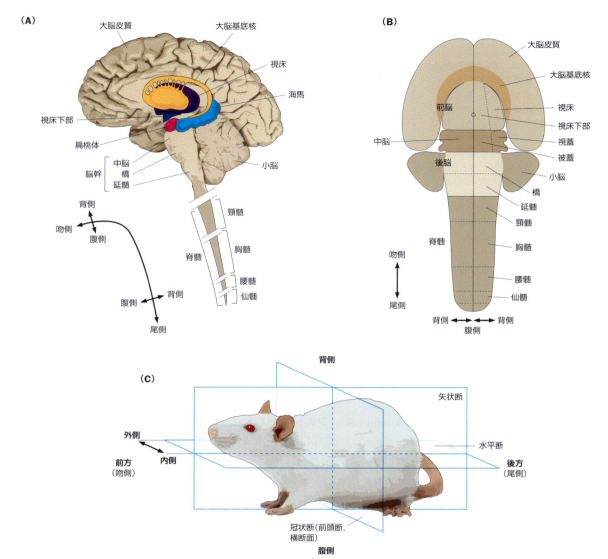

図1-8 哺乳類の中枢神経系の構成 (A)ヒトの中枢神経系の矢状断(側面図)。左半球の大脳基底核(橙色),視床(紫色),視床下部(暗青色),海馬(明青色),扁桃体(赤色)を中枢神経系の正中矢状断(黄褐色の背景)上に重ねて示してある。左半球の上記以外の中枢神経系は,右半球の構造がみえるように取り除いてある(切断面についての詳しい説明はパネルCを参照)。脳の主要な構造を示してあるが,それらの詳細は本書の後の部分で学ぶ。脳幹は,吻側から尾側方向に,中脳,橋,延髄に分けられる。脊髄の髄節は,頸髄,胸髄,腰髄,仙髄の4つのグループに分けられる。左下:吻側-尾側方向に走る神経軸の図。矢状断における神経軸上の任意の点で,背腹軸は前後軸に垂直である。(B)ラットの中枢神経系のフラットマップから脳の主要な構造の内部区分がわかる。このフラットマップは,神経系の前駆細胞を二次元面に配列させることで得られた神経系のある発生段階の二次元的表示である。これは,正中矢状面に沿って中枢神経系を背側から切開して,腹側の正中線を軸として切断面を開いたものに近い。したがって,最も腹側にある構造物は中央に,また背側にある構造物ほど側方に位置することになる(本の背――腹側の正中線――を下にしてページを開いているところを想像するとよい)。フラットマップの左半分には中枢神経系の主要な区分が,右側にはそのおもな下位区分が示されている。例えば,視床下部は視床の腹側に位置し,また,中脳は背側-腹側方向に視蓋と被蓋に分けられる。(C)体軸によって規定される主要な3つの切断面の模式図。冠状断は前後軸に垂直,矢状断は正中側面軸に垂直,水平断は背腹軸に垂直である。(B:Swanson LW [2012] Brain Architecture, 2nd ed. Oxford University Pressより)

(axon)と呼ばれ,**細胞体**(cell body, soma)からはるか遠くまで伸びていることがしばしばである。対照的に,**樹状突起**(dendrite)と呼ばれる太く分岐の多い突起は,通常,細胞体の近傍に存在している(**図1-9**A)。軸索の終末には,ニューロン間の情報伝達に関与する特殊化した構造である,**シナプス前終末**(presynaptic terminal)が存在する。多くの脊椎動物におけるニューロンの樹状突起は,**樹状突起棘**(dendritic spine;棘突起)という小さな突起に覆われ,シナプス前終末と同様にニューロン間の情報伝達のために機能している。本書の中で,特徴的な形をしたさまざまなタイプのニューロンに,われわれは今後出会うことになるだろう。これらのニューロンの大半は,よく分化した軸索と樹状突起を有

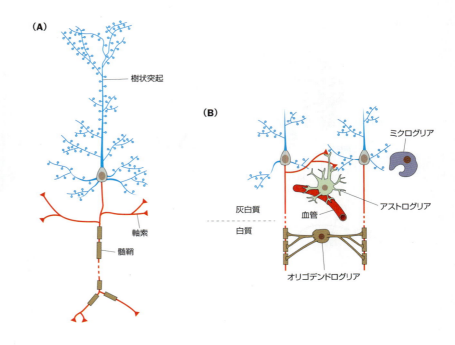

図1-9 ニューロンとグリア細胞 (A)哺乳類の中枢神経系における典型的なニューロンの模式図。樹状突起は青色，軸索は赤色で示してある。軸索の部分にある破線は，軸索が細胞体から出て長い距離を走行することを表している。軸索の周りを取り巻いている茶色の構造物は，グリア細胞が形づくる髄鞘である。軸索の枝の末端にある三角形はシナプス前終末を，樹状突起に沿って存在する突出した部分は樹状突起棘を表しており，次節で両者について論じる。**(B)** 中枢神経系におけるグリア細胞の模式図。オリゴデンドログリアは軸索を巻き包んでいる（シュワン細胞はここには示していないが，末梢神経系においてオリゴデンドログリアと同様の機能を果たしている）。アストログリアは精巧な突起を有し，その終足は血管に巻きつくのと同時に，ニューロン間の結合部を包みこんでいる。ミクログリアは免疫系の細胞で，侵襲によって活性化されたときや，発達期におけるリモデリングの際に，損傷を受けた細胞や細胞の破片を貪食する。(B : Allen NJ, Barres BA [2009] Nature 457:675–677)

しており，それらは1.7節で学ぶように，それぞれ別個の機能を担っている。

脊椎動物の神経系には4つの主要なタイプのグリア細胞がある。すなわち，**オリゴデンドログリア**(oligodendroglia；オリゴデンドロサイト〔oligodendrocyte〕)，**シュワン細胞**(Schwann cell)，**アストログリア**(astroglia；アストロサイト〔astrocyte〕)，**ミクログリア**(microglia)である（図1-9B）。オリゴデンドログリアとシュワン細胞は，それぞれ中枢神経系と末梢神経系で類似した働きをしている。それらは**髄鞘**(myelin sheath)と呼ばれる細胞質の伸長した部分で軸索を巻き包み，軸索に沿って情報が伝播する速度を増加させる。オリゴデンドログリアと有髄線維が，中枢神経系における**白質**(white matter)を形成する（髄鞘の成分であるミエリンが脂質を多く含むため白くみえる）。アストログリアは発達やニューロンの情報伝達の制御に多くの役割を果たしており，ニューロンの細胞体，樹状突起，軸索終末や，ニューロン間の結合部が豊富な中枢神経系の**灰白質**(gray matter)に存在している。ミクログリアは神経系に常在する免疫系の細胞で，損傷を受けた細胞やその破片を貪食し，ニューロンの結合の再構築を行う。無脊椎動物の神経系でも，グリア細胞のタイプは異なるが，同様の機能分担がみられる。

1.5　19世紀末に，ゴルジ染色によって個々のニューロンがはじめて可視化された

神経生物学以外の分野の生物学者たちは，細胞が生命の根本的単位であるとずっと以前に受け入れていたにもかかわらず，神経系の細胞構築については20世紀の初頭に至っても統一的な見解が得られていなかったと知ると，神経生物学を学ぶ現代の学生は驚くかもしれない。Robert Hookeは，新たに開発した顕微鏡という装置によってコルクの薄い切片の中にみつけた繰り返しの単位を，1665年にはじめて「細胞(cell)」という語を用いて記載した（図1-10）。科学者たちはその後，顕微鏡を使ってさまざまな生物標本を観察し，細胞が普遍的な構造であることをみいだした。1839年にはMatthias SchleidenとTheodor Schwannが，すべての生物は細胞を基本的な単位として構成されているという，**細胞説**(cell theory)を公式に提唱した。この細胞説は，19世紀後半までに，神経学の研究者以外，ほとんどすべての生物学の分野で受け入れられていた。神経組織において細胞体は観察されていたが，神経細胞はその精巧な突起によって互いにつながっていて，神経の

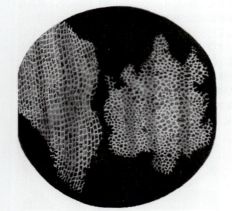

図1-10　細胞を記載した最初の図　Robert Hookeは初期の顕微鏡を使って，コルクの薄い切片の中にみえた繰り返しの単位を描いた。彼はこの単位が小さな部屋に似ていると思い，その記載のために「細胞」という言葉を用いた。(Hooke R [1665] Micrographia. J. Martyn and J. Allestryより)

巨大な網（細網）を形成していると当時の神経生物学者の多くは信じていた。**網状説**（reticular theory）の支持者たちは，個々の細胞よりもむしろ，それらが構成する細網が全体として神経系の機能単位を構成していると考えていたのである。

ゴルジ体（細胞表面あるいは細胞内の膜小器官へ輸送されるタンパク質や，細胞外に分泌されるタンパク質を処理する細胞小器官）の発見など，科学に対して多くの重要な貢献をなした Camillo Golgi も，神経系の網状説を支持する神経科学者に属していた。Golgi の最も偉大な貢献は**ゴルジ染色**（Golgi staining）を開発したことである。神経組織片を硝酸銀と二クロム酸カリウムの溶液に遮光して数週間浸しておくと，黒色の沈着物（クロム酸銀の微細な結晶）が少数の神経細胞に確率論的に形成されるため，これらの神経細胞は染色されていない組織を背景として可視化される。重要なことは，細胞内にいったん黒色の沈着物が形成されると自己触媒反応が起こり，ほとんどないしはすべての精緻な突起を含め，細胞全体が，それがもともとある組織の中で可視化されるということである（**図1-11**）。ゴルジ染色によってはじめて，個々のニューロンの全体的な形態を観察することができるようになった。しかし，このニューロンを可視化する鍵となる方法を開発したにもかかわらず，Golgi自身は網状説の信奉者であり続けた（**BOX 1-1**）。

網状説を激しく論駁したのは，もう1人の偉大な神経科学者である Santiago Ramón y Cajal であった。Ramón y Cajal といく人かの同時代の神経科学者たちの研究成果は，**ニューロン説**（neuron doctrine）を支持していた。ニューロンの突起が融合して細網を形成するのではなく，ニューロンどうしが互いに近接した接触点を形成し，その接触点において個々のニューロン間で情報が交換されるとする説である（BOX 1-1）。**シナプス**（synapse）という用語は，信号が一方のニューロンから他のニューロンへ伝えられるこれらの部位を記載するために，Charles Sherrington によって後につくられた。ゴルジ染色を用いて，昆虫からヒトにわたるさまざまな生物種の，さまざまな発達段階にある，さまざまな神経系の部位の組織を系統的に研究した結果，Ramón y Cajal は個々のニューロン

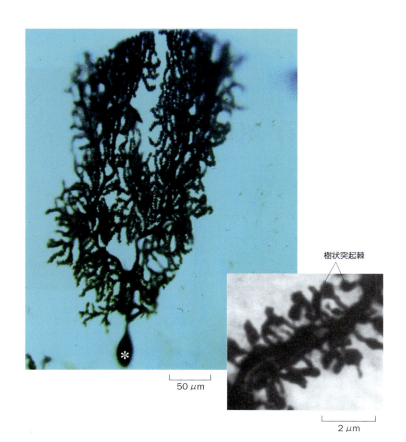

図1-11　ゴルジ染色　マウス小脳のプルキンエ細胞がクロム酸銀の沈着によって黒色に染色され，その複雑な形をした樹状突起が可視化されている。軸索は，この図には含まれていないが，アステリスク（*）で示された細胞体から下方に向かって投射している。挿入図は樹状突起の一部を拡大した図で，樹状突起から突出する樹状突起棘と呼ばれる構造が際立っている。(Luo L, Hensch TK, Ackerman L et al. [1996] Nature 379:837-840 より Macmillan Publishers の許諾を得て掲載)

が，発生学的に，構造的に，そして機能的に独立した，神経系の単位であると結論したのである。

BOX 1-1　Ramón y CajalとGolgiの論争：科学者はなぜ間違いを犯すのだろうか

　Camillo GolgiとSantiago Ramón y Cajalは，彼らが生きた時代で最も影響力のある神経生物学者であった。彼らは1906年に，神経生物学者にはじめて授与されたノーベル生理学・医学賞をともに受賞した。しかしながら，神経細胞がいかに神経系を構築しているかについての彼らの論争，すなわち，神経系は網状のネットワークでできているのか，あるいはシナプス結合を通して互いに情報を伝達する個々のニューロンで構築されているのかについての論争は，彼らのノーベル賞受賞講演の間も続いた（図1-12A，B）。今日，われわれはRamón y Cajalの考えが正しく，Golgiの見解は大部分が誤りであることを知っている。例えば，ブレインボウ法（詳細については13.18節参照）を使うと，ニューロンが標識される個別の色によって，個々のニューロン，その樹状突起，そして軸索終末に至るまで，明確に判別することができる（図1-12C）。興味深いことに，Ramón y CajalはGolgiの理論に反駁するためにGolgiの染色法を用いたのであった。なぜGolgiは，彼自身が開発した染色法を用いたにもかかわらず，正しい結論に至らなかったのだろうか。彼は注意深い観察者ではなかったのだろうか。いや，Golgiは彼の名を冠したゴルジ体（タンパク質を処理する小器官）など，多くの偉大な発見をしているのである。

　Ramón y Cajalの分析によれば，「Golgiがこの結論に到達したのは，正確な観察と先入観の尋常ならざる混合の結果であった。……Golgiの業績は実際，2つの別個の部分からなっている。一方には彼の染色法があって，この方法を用いて莫大な数の観察が行われ，そして，その正しさが熱狂的に支持された。しかし他方には彼の解釈があり，それらは疑問視され，受け入れられなかったのである」。

　ゴルジ染色法が開発される前は，神経生物学者たちは個々の神経細胞に由来する神経突起を弁別することができなかったので，このため，神経突起は融合して巨大な網をつくっていると信じていた。Golgiは，この網状説が神経系の構築についての解釈として優勢であった科学的環境で訓練を受けた。Golgiは彼の観察結果を既存の理論にあわせようとしたのであった。例えば，Golgiは彼の染色法を用いて，樹状突起が自由終末で終わっていることをはじめて発見したにもかかわらず（図1-12A，上），樹状突起は神経細胞にとって栄養を集めるために利用されているのであって，分かつことのできない巨大な網を構成しているようにみえた軸索こそが（図1-12A，下），神経系の特別な機能のすべてを行っていると考えたのであった。

　この物語はわれわれに大切な教訓を与える。科学者は観察者であることが必要であるが，同時に，みずからの観察結果を解釈する際には，可能な限り客観的でなければならず，かつ先入観をもってはならない。

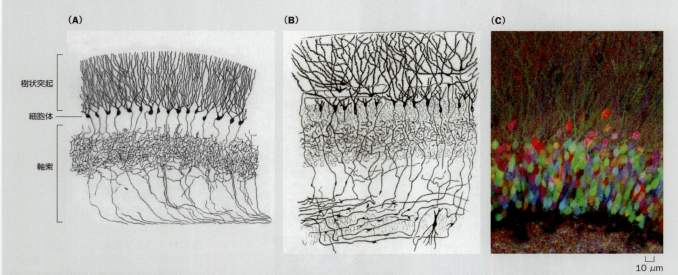

図1-12　海馬顆粒細胞の3種類の図　(A) Golgiが描いた海馬顆粒細胞の図。左側に，樹状突起，細胞体，軸索の層の位置を示した。Golgiの図では，軸索はすべて融合して巨大な網をつくっている。**(B)** Ramón y Cajalが描いた同じ海馬顆粒細胞の図。細胞体の下方の軸索には明確な終末が存在することに注意。**(C)** ブレインボウ法で標識された海馬顆粒細胞。ブレインボウ法では，それぞれのニューロンが異なる割合で青色，黄色，赤色の蛍光タンパク質を発現するために，個々のニューロンを色のスペクトルで分離することができる。細胞体のみならず，樹状突起をその上方に，軸索終末をその下方に，異なる色で見分けることができる。（A：Golgi C［1906］Nobel Lectureより；B：Ramón y Cajal S［1911］Histology of the Nervous System of Man and Vertebrates. Oxford University Pressより；C：Livet J, Weissman TA, Kang H et al.［2007］Nature 450:56–62よりMacmillan Publishersの許諾を得て掲載）

1.6 20世紀の科学技術によってニューロン説が確認された

　Ramón y CajalはGolgiに網状説を放棄させることはできなかったが，GolgiとRamón y Cajalの論争（BOX 1-1）以来，多くの証拠がニューロン説を強く支持してきた．例えば，胚の発生においてニューロンは，はじめは細胞体のみからなる．やがて軸索が細胞体からその最終到達点へ向けて伸びていく．このことは，*in vitro*での軸索伸長を観察する実験で証明されたが（**図1-13**），この実験が可能となったのは，神経突起の成長を可視化するための組織培養の技術が開発されたためであった．軸索は，その形態をダイナミックに変化させる**成長円錐**（growth cone）と呼ばれる構造に導かれて伸びていく．軸索伸長における成長円錐の機能については，第5章で詳しく学ぶ．

　神経突起が互いに融合してはいないということの最終的な証明が得られたのは，ナノメートル単位の解像度で構造を可視化できる**電子顕微鏡**（electron microscope）が開発されて可能になった観察からであった．Hooke以来，科学者が生物試料を観察する際に用いてきた通常の**光学顕微鏡**（light microscope）では，光の物理的性質のために200 nm未満の構造は通常見分けることができない．電子顕微鏡を用いて**化学シナプス**（chemical synapse；細胞間の情報伝達が**神経伝達物質**〔neurotransmitter〕と呼ばれる化学物質の放出によって行われるため，このように名づけられている）を調べると，20〜100 nmの間隙，すなわち**シナプス間隙**（synaptic cleft）によって，ニューロンとその標的である別のニューロンあるいは筋細胞が互いに隔てられていることが明らかとなった（**図1-14**A）．シナプスは対称ではない．ニューロンのシナプス前終末は，神経伝達物質を含んだ**シナプス小胞**（synaptic vesicle）を有し，刺激によってシナプス小胞は細胞膜と融合して，神経伝達物質をシナプス間隙に放出する．シナプス後部の標的細胞は**シナプス後肥厚**（postsynaptic density/specialization）を形成し，その細胞膜表面には受容体が集積していて神経伝達物質を受容する．化学シナプスはシナプスの主要なタイプで，ニューロンどうし，あるいはニューロンと筋細胞との間で情報伝達を行っている．その詳細については第3章で学ぶ．

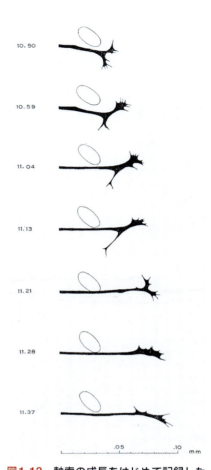

図1-13　軸索の成長をはじめて記録したタイムラプス描像　カエルの胚の脊髄組織を*in vitro*で培養し，1本の軸索の成長をカメラ・ルシダを用いて左に示した時刻（時．分）にスケッチしたもの．血管（図中の卵円形）は動かないので，成長円錐と呼ばれる軸索の先端の成長の目印になっている．成長円錐は，伸長と退縮，双方のダイナミックな形態変化をした．長さのスケール（mm単位）が図の下に示してある．（Harrison RG [1910] *J Exp Zool* 9:787–846より）

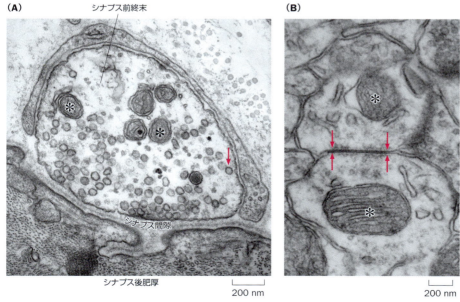

図1-14　化学シナプスと電気シナプス　双方の電子顕微鏡像において，アステリスク（＊）はミトコンドリアを示している．**(A)** 運動ニューロンのシナプス前終末とその標的である筋細胞のシナプス後肥厚との間の化学シナプスの電子顕微鏡像．シナプス間隙が2つの細胞を隔てている．矢印はシナプス小胞を指している．**(B)** マウス大脳皮質ニューロンの樹状突起間につくられた電気シナプス（ギャップ結合）の電子顕微鏡像．2つの相対する矢印は，電気シナプスの境界を示している．（A：Jack McMahanの厚意による；B：Josef Spacek, Kristen M. Harris, Synapse Webの厚意による）

ニューロンは別の方法，すなわちニューロン間の**ギャップ結合**(gap junction)を介した**電気シナプス**(electrical synapse)で互いに情報伝達を行うこともできる(図1-14B)。この場合，パートナーとなるニューロンそれぞれが提供するサブユニットによってギャップ結合チャネルが形成され，隣接するニューロンの細胞質は直接つながることになるので，イオンや小さな分子が細胞間を移動することが可能になる。ギャップ結合は，網状説で個別のニューロンの融合と考えているものに，おそらく非常に近い。しかしながら，大きな分子はギャップ結合を通過できず，ニューロンは依然として高度に制御された情報伝達を行う2つの別個の細胞である。ギャップ結合の存在は，それゆえ，個々のニューロンが神経系を構築する単位であるという前提に反してはいないのである。

1.7 脊椎動物のニューロンでは，情報は一般に，樹状突起から細胞体そして軸索へと伝わる

1.4節で紹介したように，ニューロンは2種類の突起，すなわち樹状突起と軸索とを有している。樹状突起の張り方と軸索の投射パターンは，ニューロンのタイプごとに特徴的であり，しばしば，ニューロンの分類のために用いられる。例えば，哺乳類の大脳皮質や海馬で最もよく出会うニューロンのタイプである**錐体細胞**(pyramidal cell；錐体ニューロン〔pyramidal neuron〕)は，ピラミッド様の形をした細胞体に，1本の尖端樹状突起(apical dendrite)と分岐の多い複数の基底樹状突起(basal dendrite)とを有している(**図1-15**A)。

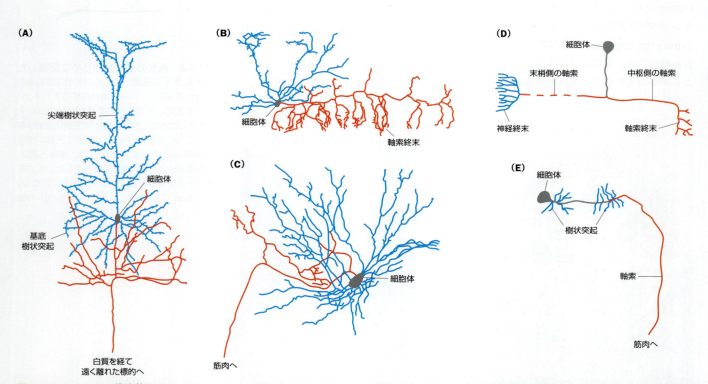

図1-15　いくつかの代表的なニューロン　(**A**)ウサギの大脳皮質の錐体細胞。典型的な錐体細胞は，上行中に分枝する1本の尖端樹状突起(青色)と複数の基底樹状突起(青色)を細胞体から伸ばし，1本の軸索(赤色)は局所的に枝を出しつつ，離れた標的に投射する。(**B**)マウスの小脳のかご細胞。かご細胞の軸索(赤色)はプルキンエ細胞の細胞体(図には示していない)を「かご」のように包む神経終末をいくつかつくっている。(**C**)ネコの脊髄の運動ニューロン。よく分岐した樹状突起(青色)は脊髄内で入力を受け，軸索(赤色)は局所的に分岐をしつつ，脊髄を出て筋肉へ伸びている。(**D**)哺乳類の後根神経節の感覚ニューロン。細胞体から出る1本の突起が2つに分かれて，皮膚において神経終末(感覚情報を集める樹状突起に等価)をつくる末梢側の軸索と，脊髄に投射する中枢側の軸索になる。(**E**)ショウジョウバエの腹側神経索(脊椎動物の脊髄に相当)の運動ニューロン。無脊椎動物の中枢神経系のニューロンの大半は単極性で，つまり細胞体から1本の突起しか出ない。この1本の突起は，樹状突起の枝(青色)と軸索(赤色)とを形成する。(A〜D：Ramón y Cajal S [1911] Histology of the Nervous System of Man and Vertebrates. Oxford University Pressより；E：Lee T, Luo L [1999] Neuron 22:451–461による)

樹状突起の大部分は樹状突起棘(図1-11の挿入図を参照)に覆われていて,そこにはシナプス後肥厚が存在し,パートナーであるニューロンのシナプス前終末と近接している。また,**かご細胞**(basket cell)という広くみられる別のタイプのニューロンでは,その軸索終末が錐体細胞や小脳の**プルキンエ細胞**(Purkinje cell;図1-11)の細胞体に巻きついている(図1-15B)。脊髄の**運動ニューロン**(motor neuron)は,脊髄内では分岐する樹状突起を伸ばし(図1-15C),軸索は脊髄を出て筋肉に投射する。身体の感覚を伝える**体性感覚系**(somatosensory system)を担う**感覚ニューロン**(sensory neuron)の細胞体は,脊髄の外側に隣接する**後根神経節**(dorsal root ganglion)にある。感覚ニューロンが伸ばす1本の神経突起は2つに分岐し,末梢方向へ伸びる軸索は枝分かれして神経終末を形成する一方,中枢方向へ伸びる軸索は脊髄に投射する(図1-15D)。脊椎動物のニューロンの多くは,細胞体から1本の軸索と複数の樹状突起が出ており,**多極性**(multipolar)であるといわれる。1本の軸索と樹状突起が1本のみ出ている場合は**双極性**(bipolar)であるといわれる。体性感覚ニューロンでは,細胞体から出ている突起は1本のみであるが,それが直ちに末梢の枝と中枢の枝に分かれるので,**偽単極性**(pseudounipolar)と呼ばれる。

個々のニューロンの内部では,情報はどのように伝わるのだろうか。神経系のいろいろな部分に存在するさまざまなタイプのニューロンを系統的に観察して,Ramón y Cajalはニューロンの信号は,樹状突起から細胞体を経て軸索へ伝導していくという**動的極性化説**(theory of dynamic polarization)を提唱した。したがって,それぞれのニューロンは,(1)受容のための構造(細胞体と樹状突起),(2)信号の伝導のための構造(軸索),(3)エフェクターとしての構造(軸索終末)を有することになる。わずかな例外(体性感覚ニューロンはその1つである)を除いて,この重要な原則は,それが1世紀前に提唱されて以来,数多くの観察と実験によって検証され,また脊椎動物の複雑な中枢神経系における情報の流れの方向を推測するために広く用いられてきた。ニューロンの極性化に関する生物学的基盤については,第2章で論じる。

個々のニューロンの形態の観察から,どのようにしてこの原則の発見に至ったのだろうか。Ramón y Cajalは,感覚系において,情報は一般に感覚器から脳へと伝わるという事実を利用した。例えば,視覚伝導路に沿っていろいろなニューロンを調べてみると(**図1-16**),それぞれの接合部において,樹状突起は入力を受ける側にあって外界に向いているが,軸索は,ときにはそれが出る細胞体から遠く離れた場所で,中枢側の標的に情報を供給するように向いている。このことは,他の感覚系のニューロンにも同様にあてはまる。他方,運動系においては,情報は一般に中枢神経系から末梢へと外向きに伝わっていくはずである。運動ニューロンの形態は確かにこの考えを支持していて,その分岐した樹状突起は脊髄内で入力を受け,その長い軸索は筋肉に投射して出力を与えるのである(図1-15C)。

無脊椎動物の神経突起もまた,その機能によって樹状突起や軸索を定義することが可能で,樹状突起は情報を受容するように,軸索はそれを送るように配置している。しかしながら,無脊椎動物の軸索や樹状突起の多くは,特に中枢神経系において,形態的な分化が脊椎動物のニューロンの場合のようには明確ではない。無脊椎動物のニューロンは**単極性**(unipolar)で,1本の突起が分岐して樹状突起の枝と軸索の枝を形成していることが,非常によくみられる(図1-15E)。樹状突起の枝は,常にではないが,しばしば細胞体の近傍に存在する。多くの場合,同じ枝が情報を受け,また情報を送ることが可能である。第4章と第6章で学ぶように,ある種の脊椎動物のニューロンでも,このようなことはみられる。逆説的であるが,より単純な無脊椎動物の神経系のほうが,個々のニューロンの形態から情報が流れる方向を推測するのは,より困難なのである。

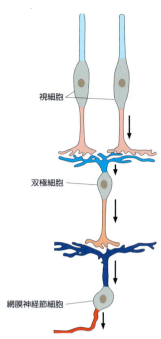

図1-16 脊椎動物の網膜のニューロンと情報の流れ 視覚情報は網膜の視細胞で集められる。情報は双極細胞,そして網膜神経節細胞へと伝えられ,神経節細胞が長い軸索を脳に投射する。双極細胞と網膜神経節細胞では,情報はその樹状突起(青色)で受容され,軸索(赤色)を経由して送られることに注意。視細胞の突起はまた,光を感知する樹状突起に相当する部位(青色)と双極細胞へ出力を行う軸索とに分けられる。これらの細胞とその結合については,第4章で詳しく学ぶ。矢印は情報の流れる方向を示す。(Ramón y Cajal S [1911] Histology of the Nervous System of Man and Vertebrates. Oxford University Pressより)

1.8 ニューロンは情報を伝えるために膜電位の変化や神経伝達物質の放出を利用している

ニューロン内での情報の流れの物理的基盤は何だろうか。われわれは今では，神経系が情報を伝播させるために電気信号を用いていることを知っている。このことについての最初の科学的な証拠は，電流を流すとカエルの筋肉が収縮するという，18世紀末のLuigi Galvaniの発見から得られた。20世紀のはじめには，ニューロンでは電気信号は**膜電位**（membrane potential）の一過性の変化によって伝えられることが知られていた。膜電位とは，細胞膜のそれぞれの側にある，正および負の電荷の分布によって生じる細胞内外の電位差のことである。第2章で詳しく学ぶように，静止状態のニューロンでは，細胞外に対して細胞内は負の電位をもつ。ニューロンが興奮すると，その膜電位は一過性に変化して，軸索を伝播する**神経インパルス**（nerve impulse）を発生させる。では，神経インパルスによって情報はどのように運ばれるのだろうか。強さの異なる感覚刺激がどのように神経インパルスを誘発するかについての定量的な研究から，重要な手がかりが得られた。

運動神経を電気刺激することによる筋収縮の研究は，刺激強度を変化させても，基本となる同一の神経インパルスが生じることを示唆していた。1920年代に電気信号の増幅器が実験装置に組み入れられて，感覚刺激に反応する1本の神経線維から神経インパルスを記録することが可能になると，全か無かの伝導の原則がより明確になった。Edgar Adrianらは，触覚，圧覚，痛覚の情報を脊髄に伝える体性感覚ニューロン（図1-15D）から神経インパルスを系統的に測定した。彼らは，個々の神経インパルスの大きさと形が，感覚刺激の強度によらず一様であることをみいだした。刺激強度を強めると，神経インパルスの頻度が増加したが，それぞれのインパルスに内在する特徴に変化はみられなかった（**図1-17**）。

これらの実験から，現代の神経科学における重要な2つの概念がもたらされた。第1に，軸索が長い距離にわたって情報を伝えるために利用する神経インパルスには，基本的な単位が存在し，現在では，この基本単位を**活動電位**（action potential）と呼んでいる。第2章で，活動電位の分子基盤について，なぜ活動電位が全か無かの性質を示すのかを含め，より詳細に学ぶ。第2に，ニューロンは信号の強さを伝えるために活動電位の発火頻度を利用している。活動電位の発火頻度は，信号の強さを伝えるために神経系全般で最も広く用いられている性質であるが，活動電位のタイミングもまた，重要な情報を運びうる。

長い距離にわたって信号を送るために，個々のニューロンの軸索で活動電位を用いていることに加え，もう1つの重要なニューロン内の情報伝達の様式が，**段階的電位**（graded potential；局所電位〔local potential〕とも呼ばれる）である。これは全か無かではなく，連続的な値をとって変化しうる膜電位である。段階的電位の一種である**シナプス電位**（synaptic potential）は，シナプス前のパートナーからの神経伝達物質の放出に反応して，シナプス後部で発生する。段階的電位はまた，上述したAdrianの実験で用いられた趾への圧力のような感覚刺激によって，感覚ニューロンの末梢の神経終末でも誘発され，これ

図1-17 刺激強度はサイズが一様な神経インパルスの頻度によってコードされている （A）ネコの趾に特定の大きさの圧を加え，この刺激に関連した感覚神経から神経インパルスを記録する実験装置。（B）ネコの趾に加えられた圧が大きくなると，測定している感覚神経のインパルスの頻度が増加するが，各インパルスの振幅と形はほとんど同じままである。この神経インパルスは，現在では活動電位と呼ばれている。横軸は秒（s）を単位としたタイムスケール。（Adrian ED, Zotterman Y〔1926〕*J Physiol* 61:465-483より）

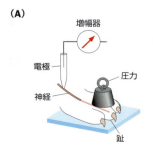
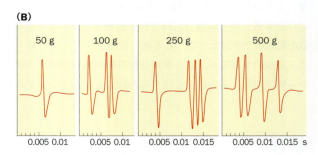

は**受容器電位**(receptor potential)と呼ばれている。段階的電位は活動電位と異なり、入力刺激の強度や入力刺激に対するシナプス後ニューロンあるいは感覚ニューロンの感度に依存して、大きさが変化する。脊椎動物の網膜のほとんどのニューロンを含め、活動電位をまったく発生しないニューロンも存在する。これらの**非発火ニューロン**(non-spiking neuron)は、情報を伝えるために、軸索であっても段階的電位を利用している。

シナプス電位は通常、ニューロンの樹状突起棘や樹状突起、細胞体で発生する。典型的な哺乳類のニューロンには、樹状突起上に何千というシナプス後部があり、多くの個々のシナプス前パートナーから入力を集めることができる(**図1-18**)。興奮性の入力はシナプス後ニューロンでの活動電位の発生を促進するが、抑制性の入力はそれを抑える。たいていのニューロンにおいて、これらのすべての興奮性あるいは抑制性のシナプス電位の最終目的は、その軸索からシナプス後部の標的ニューロンに情報を伝えるために、活動電位を発生させるか否か、発生させるならば、いつ、どれくらいの頻度で発生させるかを、決定することである。活動電位が発生する場所は、典型的には、細胞体に隣接する**軸索初節**(initial segment of the axon)である。このため、樹状突起で生じたシナプス電位は、その声を聞かせるために、細胞体まで旅をして来なければならない。

活動電位が軸索初節で発生するという原則には例外がある。例えば、図1-15Dに示した感覚ニューロンでは、活動電位は神経終末と末梢側の軸索との接合部で生じ、感覚情報は末梢側と中枢側の軸索によって長い距離を脊髄へと伝えられる。大半が単極性である無脊椎動物のニューロンでは、活動電位は樹状突起と軸索の部分の接合部で発生すると考えられている。

ニューロンとニューロンの間では情報はどのように伝達されるのだろうか。電気シナプスでは、膜電位の変化がギャップ結合を通るイオンの流れによって、あるニューロンから隣接するニューロンへと直接伝えられる。化学シナプスの場合、シナプス前終末に活動電位(非発火ニューロンでは段階的電位)が到来することによって、神経伝達物質の放出が引き起こされる。神経伝達物質はシナプス間隙を拡散し、シナプス後ニューロンにある受容体に結合することによって、シナプス電位を引き起こす(図1-18)。シナプス前ニューロンからの神経伝達物質の放出とシナプス後ニューロンでの神経伝達物質の受容の過程をあわせて、**シナプス伝達**(synaptic transmission)という。ニューロンの内部での情報伝達は段階的電位や活動電位という形の膜電位の変化で行われるが、化学シナプスにおけるニューロン間の情報伝達は神経伝達物質の放出とその受容によっている。ニューロンの情報伝達に関するこれらの基本的ステップについては、第2章と第3章で詳しく学ぶ。

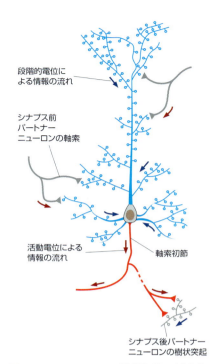

図1-18 ニューロンの情報伝達の基本的なステップ 哺乳類の中枢神経系の典型的なニューロンは、何千もの入力を樹状突起や樹状突起棘(青色)に受ける。そこでは、このニューロンが、シナプス前のパートナーに対してシナプス後部である。入力はシナプス電位として集められ、細胞体(青矢印)に伝わる。それらが軸索(赤色)の初節で統合されて活動電位を発生させる。活動電位は軸索終末へと伝播し(赤矢印)、神経伝達物質の放出を引き起こして、シナプス後部となる多くのパートナーニューロンに情報を伝える。

1.9 ニューロンは特定の神経回路に組み込まれて機能している

ニューロンは**神経回路**(neural circuit)に組み込まれて機能している。神経回路とは、特定の機能を遂行するために一緒に活動する、互いに結合したニューロンの集団である。脊椎動物の神経回路で最も単純なものは脊髄反射を担う回路で、外界からの感覚刺激を受容する感覚ニューロンと筋肉の収縮を制御する運動ニューロンという、2つのニューロンの結合だけから構成されている。こうした単純な神経回路の研究から、多くの神経生物学の基本原理が解明されてきたのである。

神経内科医が神経学的診察を行う際、患者の膝をハンマーで軽く叩打すると下腿が不随意的に蹴り出される(**図1-19**)。この**膝蓋腱反射**(knee-jerk reflex)を起こす神経回路のメカニズムはすでに明らかになっている。感覚ニューロンの神経終末は伸筋(膝関節を伸展させるために収縮する筋)内の**筋紡錘**(muscle spindle)と呼ばれる特殊な装置の中にある。この感覚ニューロンが、ハンマーの物理的打撃による筋紡錘の伸展を検知することによって、物理的刺激が電気信号、すなわち感覚ニューロンの終末に生じる受容器電位へと変換される。つぎに、感覚ニューロンの末梢側と中枢側の軸索が、この電気信号を活動電位と

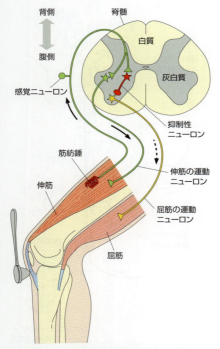

図1-19 膝蓋腱反射の神経回路 ヒトの膝の前面をハンマーで叩くと起こる膝蓋腱反射は、単純な神経回路から生じる。この単純化した模式図では、同じ作用をするニューロンの集団を1つのニューロンで表している。感覚ニューロンはその末梢側の軸索を伸筋内の筋紡錘に、中枢側の軸索を脊髄へと伸ばしている。感覚ニューロンには脊髄にシナプス後部の標的が2つある。1つは伸筋を支配する緑色で示した運動ニューロン、もう1つは赤色で示した抑制性介在ニューロンである。後者は脊髄内にあって、屈筋を支配する黄色の運動ニューロンとシナプスを形成している。ハンマーで膝を叩くと、機械的な力によって感覚ニューロンが興奮し、この結果、伸筋の運動ニューロンが興奮して伸筋が収縮する（実線の矢印の経路）。また、感覚ニューロンの興奮は、屈筋の運動ニューロンを抑制し、屈筋を弛緩させる（破線の矢印の経路）。脊髄は横断面で描かれている。中央部にある灰白質に、脊髄ニューロンの細胞体、樹状突起、シナプス結合が存在する。辺縁の白質は長い距離を投射する軸索から構成されている。感覚ニューロンの細胞体は、脊髄に隣接する後根神経節内にある。

して脊髄へと伝える。感覚ニューロンの中枢側の軸索は、脊髄内で運動ニューロンの樹状突起と直接シナプス結合をつくり、運動ニューロンはその軸索を脊髄の外へ伸ばして、感覚ニューロンの神経終末があるのと同じ伸筋に軸索を終止させる。感覚ニューロンの軸索は、末梢組織から中枢神経系に投射する軸索を意味する、**求心性線維**(afferent fiber)とも呼ばれる。一方、運動ニューロンの軸索は、中枢神経系から末梢の標的に投射する軸索を指す、**遠心性線維**(efferent fiber)といわれる。この回路の感覚ニューロンと運動ニューロンはともに、**興奮性ニューロン**(excitatory neuron)である。興奮性ニューロンが活性化、つまり活動電位を発し、神経伝達物質を放出すると、そのニューロンのシナプス後部の標的細胞が活動電位を発生しやすくなる。したがって、機械刺激が感覚ニューロンを活性化させ、この興奮が今度は感覚ニューロンのシナプス後ニューロンである運動ニューロンを活性化させて、活動電位を発生させる。運動ニューロンの活動電位は、筋肉内にあるその軸索終末において神経伝達物質の放出を引き起こし、神経支配している伸筋を収縮させるのである。

　膝蓋腱反射には複数の筋肉の協調が関与している。伸筋に対して拮抗的に作用する屈筋は、膝蓋腱反射が起きる際には、伸筋と同時に収縮してはならない（第8章で学ぶように、伸筋の収縮は膝関節の角度を広げ、屈筋の収縮はそれを小さくする）。したがって、感覚ニューロンの軸索は、伸筋の収縮を引き起こすことに加え、収縮する伸筋に対応する屈筋の収縮を抑制する必要がある。この抑制は、感覚ニューロンの軸索が標的とする第2のシナプス後ニューロンである、脊髄の**抑制性介在ニューロン**(inhibitory interneuron)を介して行われる（神経生物学者は介在ニューロンという用語を2つの異なる文脈で用いている。広義には、感覚ニューロンでも運動ニューロンでもないニューロンはすべて、介在ニューロンである。狭義には、その軸索が神経系の異なる2つの領域を結んでいる**投射ニューロン**〔projection neuron〕に対して、介在ニューロンは軸索を特定の領域内に限局させているニューロンを指す。脊髄の介在ニューロンは、この両方の定義を満たしていることになる）。感覚ニューロンの活性化は、これらの抑制性介在ニューロンを興奮させ、結果的に屈筋を支配する運動ニューロンを抑制する。抑制によって屈筋の運動ニューロンは活動電位を発生しにくくなり、屈筋を弛緩させる。伸筋の収縮が屈筋の弛緩と協調することで、下腿の蹴り出しが起きるのである。抑制については、1890年代にCharles Sherringtonが行った脊髄反射の研究ではじめて解析されたが、神経系全般においても、ニューロンが協調して機能するために、抑制が非常に重要な役割を果たしている。

　このように、膝蓋腱反射には最も単純な神経回路の1つが関与している。そこでは興奮と抑制の協調した活動が、感覚ニューロンと運動ニューロンの間の単シナプス結合と、抑制性ニューロンを介した、感覚ニューロンと他の運動ニューロンとの間の2シナプス結合によって行われている。神経系が機能するには、膝蓋腱反射の神経回路でみたように、数多くの神経回路においてニューロン間に適切な結合をつくることが必要である。神経系が発達の過程において、どのようにして正確な結合をつくるのかについては、第5章と第7章で焦点をあてる。

　神経回路の大半は、脊髄反射の回路よりも桁違いに複雑である。**BOX 1-2**では、読者が本書で出会うであろう、神経系でよくみられる回路モチーフについて論じている。例えば、ハンマーが膝にあたったと被験者が気づくのは、感覚ニューロンが脊髄を上行する軸索の枝を伸ばし、脳幹や視床にある中継ニューロンを経て、感覚情報が最終的に、身体からの体性感覚情報を最初に受容する大脳皮質領域である**一次体性感覚皮質**(primary somatosensory cortex)へ到達するからである（図1-20）。感覚入力の皮質での処理によって、膝にあたったという知覚が生じる。このような情報はまた、**一次運動皮質**(primary motor cortex)を含む他の皮質領域にも伝えられる。不随意的である膝蓋腱反射とは対照的に、随意的に脚を動かそうとする場合、一次運動皮質は下行性の出力を直接的に、あるいは間接的に脊髄運動ニューロンへ送り、筋肉の収縮を制御する（図1-20）。これらの感

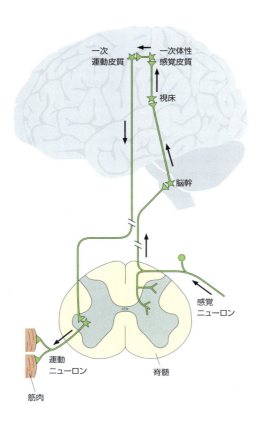

図1-20 脊髄と大脳皮質の間にある感覚経路と運動経路の模式図　感覚ニューロンは，脊髄反射の回路に組み込まれていることに加え，その軸索の枝を上行性に伸ばし，脳幹と視床の中継ニューロンに結合して，情報を一次体性感覚皮質のニューロンへ送っている。皮質間の結合を通して，情報は一次運動皮質のニューロンにも伝わり，これらのニューロンは，随意的な筋の制御のために，運動ニューロンへ直接的にあるいは間接的に下行性の出力を送る。図に描かれているのは，これらの上行性および下行性の経路のうち，最も直接的な経路である。脊髄は横断面で描かれている。背景にある脳は側面からみた図である（脊髄とは異なる縮尺）。矢印は情報の流れの方向を示す。

覚経路および運動経路の詳細については第6章と第8章で学ぶが，脊髄における反射回路に比べて，上行性，皮質内，下行性の回路の動作機構については，一般にわかっていることがずっとわずかである。知覚や運動の制御を行う複雑な神経回路による情報処理の原理を解き明かすことは，現代の神経科学における最もエキサイティングかつ挑戦的な到達目標の1つである。

BOX 1-2　よくみられる神経回路モチーフ

　最も単純な神経回路は，膝蓋腱反射における感覚ニューロンと伸筋運動ニューロンの結合のように，シナプス結合した2つのニューロンから構成される。3つ以上のニューロンからなる回路では，個々のニューロンが複数のパートナーから入力を受け，またそれらに出力を送ることが可能になる。回路内に興奮性ニューロンと抑制性ニューロンがある場合には，さらに複雑さは増すことになる。神経系は多くの回路モチーフを用いている。回路モチーフとは，回路のいろいろな設計のことで，個々のニューロンの結合のパターンが特定の機能を実行するために組み合わさっている。以下に最もよく用いられている回路モチーフを紹介する（図1-21）。

　まず，興奮性ニューロンのみから構成される回路を考えてみよう。複数のニューロンが同一のシナプス後ニューロンにシナプスを形成している場合，収束する興奮の回路モチーフがつくられる（図1-21A）。逆に，1つのニューロンが軸索を分岐させて（これらの軸索の枝を**側枝**〔collateral〕という）多数のシナプス後部の標的にシナプスをつくるとき，発散する興奮の回路モチーフと呼ばれる（図1-21B）。収束や発散の結合によって，個々のニューロンは多数のシナプス前ニューロンからの入力を統合し，多数のシナプス後ニューロンへ出力を送ることが可能になる。直列に結合した興奮性ニューロンは**フィードフォワード興奮**（feedforward excitation）のモチーフを構成し（図1-21C），体性感覚刺激が中継されて一次体性感覚皮質に至る場合のように，脳の複数の領域に情報を伝播させる（図1-20）。シナプス後ニューロンがみずからのシナプス前部のパートナーにシナプスをつくる場合は，フィードバック興奮のモチーフとなる（図1-21D）。並行して情報を伝達するニューロンが互いに他を興奮させるような場合，反回性（側方）興奮のモチーフを形成する（図1-21E）。

　ほとんどの回路でみられるように，1つの神経回路の中で興奮性ニューロンと抑制性ニューロンが相互に作用すると，多くの興味深い

（つづく）

BOX 1-2　よくみられる神経回路モチーフ　（つづき）

回路モチーフがつくられ，さまざまな目的に利用できる。抑制性ニューロンを含んだこれらのモチーフは，通常，抑制の性質が強調された名前をもっている。**フィードフォワード抑制**（feedforward inhibition；図1-21F）では興奮性ニューロンが興奮性と抑制性のシナプス後ニューロンにシナプスをつくり，この抑制性ニューロンがさらに興奮性のシナプス後ニューロンにシナプスをつくっている。**フィードバック抑制**（feedback inhibition；図1-21G）では，興奮性のシナプス後ニューロンが抑制性ニューロンとシナプスを形成し，その抑制性ニューロンがもとの興奮性シナプス後ニューロンに戻ってシナプスをつくっている。この両者においては，この抑制性の入力によって，興奮性のシナプス後ニューロンの興奮の持続と大きさを制御することが可能である。**反回抑制**（recurrent inhibition；交差抑制〔cross inhibition〕；図1-21H）は，2つの並行して走る興奮性の経路が，抑制性介在ニューロンを介して互いに他を抑制するもので，1.9節で論じた膝蓋腱反射における屈筋運動ニューロンの抑制がその例である。**側方抑制**（lateral inhibition；図1-21I）とは，抑制性ニューロンが，1つあるいは複数の並行して走る経路の興奮性ニューロンからの入力を受け，抑制性の出力をその興奮性ニューロンの多数のシナプス後標的へ送るものである。側方抑制は感覚情報の処理に広く用いられており，第4章と第6章で詳しく学ぶ。最後に，抑制性ニューロンがもう1つの抑制性ニューロンにシナプスをつくる場合，1番目の抑制性ニューロンが興奮すると，2番目の抑制性ニューロンの出力が減弱し，2番目の抑制性ニューロンの標的が**脱抑制**（disinhibition）される（図1-21J）。

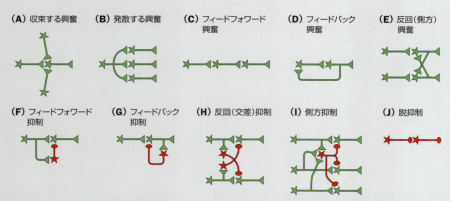

図1-21　よく用いられている回路モチーフ　いずれのパネルも情報は左から右へ流れる。(A〜E) 興奮性ニューロンで構成される回路モチーフ。これには，(A)多数のニューロンが1つのニューロンにシナプスをつくる，収束する興奮，(B) 1つのニューロンが多数のニューロンにシナプスをつくる，発散する興奮，(C)ニューロンが直列に結合しているフィードフォワード興奮，(D)シナプス後ニューロンがそのシナプス前のパートナーにシナプスをつくるフィードバック興奮，(E) 2つの並行して走る経路が互いに他を交差性に興奮させる反回興奮などがある。(F〜J)抑制性ニューロンを含む回路モチーフ。フィードフォワード抑制(F)では，抑制性ニューロンがシナプス前の興奮性ニューロンから入力を受け，興奮性シナプス後ニューロンへ出力を送るが，フィードバック抑制(G)の場合は，抑制性ニューロンがシナプス後部の興奮性ニューロンから入力を受け，そしてそのニューロンに向かって出力を送る。反回抑制(H)と側方抑制(I)には，フィードフォワードのモードのみが描かれている。これらのモチーフでフィードバックモードの場合は（図には示していない），抑制性ニューロンは，並行に走る経路のシナプス前の興奮性ニューロンからではなく，シナプス後部のニューロンから入力を受ける。脱抑制のモチーフ(J)では，2番目の抑制性ニューロンの標的（図には示していない）は興奮性，抑制性のどちらもありうる。最初の抑制性ニューロンが興奮すると，2番目の抑制性ニューロンの活動が低下するため，その標的は脱抑制される。

興奮性と抑制性のニューロンを有する回路モチーフは，しばしば組み合わせて用いられ，複雑な神経系におけるさまざまな情報処理の方法を作り出している。第3章で，われわれは**調節性ニューロン**（modulatory neuron）と呼ばれる，これまでとは別の種類のニューロンに出会う。このニューロンは興奮性ニューロン，抑制性ニューロンのいずれにも作用し，それらの興奮性やシナプス伝達を促進あるいは抑制する制御を行う。これにより，神経回路の情報処理機能にさらなる複雑さと豊かさが付与される。

1.10　特定の脳領域が特定の機能を遂行する

神経系の特定の機能が，脳の特定の部位で遂行されることは，今日では十分に確立している。しかしながら，何世紀もの間，哲学者たちは，脳の特定の領域が特定の精神活動を行っているのかどうかはもちろんのこと，脳の働きが心のもとになっているのかどうか，議論を戦わせてきた。20世紀の初頭になってもなお，いかなる精神活動も大脳皮質の多くの領域にわたるニューロン群によって遂行されているという考えが広くいきわたっていた。Franz Joseph Gallは19世紀のはじめに**骨相学**（phrenology）と呼ばれる学問分野を打ち立てた。特定の脳領域が特定の機能を制御することで，脳からすべての行動が生まれてくると彼は信じていた。Gallによれば，それぞれの精神機能の中枢は，その機能を使うことによって大きくなり，頭蓋骨に隆起や稜をつくる。この考えをもとに，Gallとその信奉者

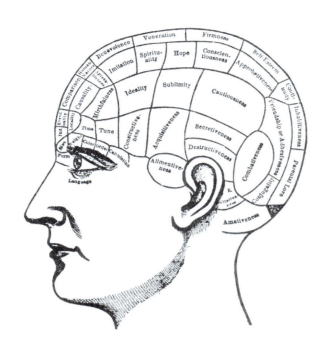

図1-22 骨相学者が描いた脳の構成
骨相学によれば，脳は特定の精神機能のために特化した個々の領域に分けられる。おのおのの領域の大きさはその利用の度合いによって変化する。例えば，注意深い人間では，注意深さに対応する領域が大きくなっている。

たちはヒトの精神機能を皮質の特定の部分にマッピングすることを試み，ヒトの頭蓋骨の隆起や稜の形や大きさを才能や人格特性に関係づけた（図1-22）。現在では，骨相学の導いた個々の結論は大方誤りであったことがわかっているが，脳の機能局在というGallの考えは，当時としてはきわめて先進的であった。

　ヒトの大脳皮質の特定の領域が特定の機能を遂行していることの最初の手がかりは，脳の病変の研究から得られた。それぞれの半球の大脳皮質は深い陥入（**溝**〔sulcus〕または**裂**〔fissure〕）によって，4つの葉，すなわち，**前頭葉**（frontal lobe），**頭頂葉**（parietal lobe），**側頭葉**（temporal lobe），**後頭葉**（occipital lobe）に分けられる（図1-23A）。1860年代にPaul Brocaは，話すことのできない患者たちには，左前頭葉の特定の領域に病変があることを発見した（図1-23B）。この領域は後に，**ブローカ野**（Broca area）と名づけられた（図1-23A）。Karl Wernickeはその後，左側頭葉の，現在では**ウェルニッケ野**（Wernicke area）と呼ばれる特定の領域の病変も（図1-23A），言語の障害と関連していることをみいだした。興味深いことに，ブローカ野とウェルニッケ野の病変はそれぞれ異なる症状を示す。ブローカ野に病変をもつ患者は発話であれ，書字であれ，言語の生成に多大な困難を示す。しかし言語の理解はおおむね正常である。一方，ウェルニッケ野に病変をもつ患者

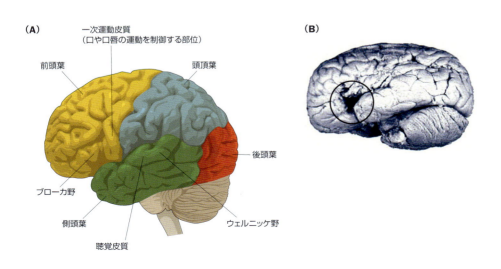

図1-23　ヒトの言語中枢は病変によって最初に特定された　(**A**) 主要な裂や溝が大脳半球の皮質領域を前頭葉，頭頂葉，側頭葉，後頭葉に分けている。ブローカ野は左前頭葉に位置し，一次運動皮質の口や口唇の運動を制御する部分に隣接している（図1-25）。ウェルニッケ野は左側頭葉の聴覚皮質に隣接する部位にある。(**B**) Brocaの患者の1人であったLeborgneの脳の写真。彼は"tan"という1音節しか発することができなかった。病変部位は円で囲んで示している。Leborgneと同様の言語の障害を呈する他の患者が，類似した部位に病変をもっていることを観察して，Brocaはこの脳の部位が言語の生成に必須であると提唱した。(B：Rorden C, Karnath H [2004] *Nat Rev Neurosci* 5: 813–819よりMacmillan Publishersの許諾を得て掲載)

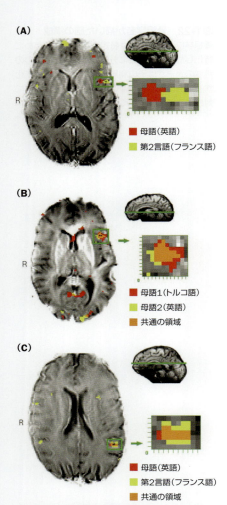

図1-24　機能的磁気共鳴画像法（fMRI）によって明らかになった母語と第2言語の脳内の表象　脳の活動と相関する血流の信号をfMRIを用いて測定すれば，母語や第2言語が処理されている脳の部位のイメージングが可能である。図の左側に示した脳のスキャン画像で，緑色の矩形は左半球内の言語の処理を行う領域を示し，右側がその拡大像である。右上に示した小さな脳の図において，緑色の直線はスキャン画像において可視化された断面を表す。R，右半球。**(A)** 後期バイリンガルでは，2つの言語はブローカ野内において分離しているが隣接した部位に表象されている。**(B)** 両方の言語を幼少時から修得した早期バイリンガルでは，言語表象がブローカ野内で重なっている。**(C)** ウェルニッケ野では，いつ第2言語を習得したかにはかかわりなく，母語の表象と第2言語の表象は重なっている。パネルAとCは同一の被験者の結果である。（Kim KH, Relkin NR, Lee K-M et al. [1997] *Nature* 388:171–174よりMacmillan Publishersの許諾を得て掲載）

は，言語の理解に大きな困難を有し，発話は流暢であるものの，しばしば理解不能で支離滅裂である。これらの所見から，ブローカ野は言語の生成の，ウェルニッケ野は言語の理解の責任領域であると提唱されるに至った。それぞれの機能は，ブローカ野が運動皮質の近くに，ウェルニッケ野が**聴覚皮質**（auditory cortex；聴覚性の感覚入力を受容する大脳皮質領域）の近くに位置することとも辻褄が合っている（図1-23A）。

20世紀になって，脳の刺激とイメージングという2つの重要な技術により，病変研究から得られた所見が確認，拡張され，特定の機能を遂行する特定の脳領域がより詳細に明らかにされた。脳の刺激は，特定の領域をマッピングする標準的な方法であり，難治性の**てんかん**（epilepsy）の治療において，軸索経路を切断するような脳外科手術をガイドするために用いられる（てんかんは反復するてんかん発作によって特徴づけられる医学的状態で，脳の一部あるいは全体を侵す異常な電気的活動の強い高まりである。てんかんについては第11章で詳しく学ぶ）。このような脳外科手術は，しばしば全身麻酔なしに行われ（脳には痛みの受容体がないため），脳刺激に対する患者の反応を評価することができる。例えば，ブローカ野への刺激によって，患者の会話が一時的に中断する。このような脳刺激を用いた研究により，言語の生成に関与しているブローカ野以外の領域が同定された。

20世紀終わりの最も顕著な技術的進歩の1つは，健常な被験者が特定の課題を遂行中に，非侵襲的な脳機能イメージングが行えるようになったことである。最も広く用いられている技術は，**機能的磁気共鳴画像法**（functional magnetic resonance imaging：fMRI）で，局所の神経活動に密接に関連している血流の変化による信号をモニターする。被験者が，集中的な課題（例えば，言語に関係する課題）を行っている間，研究者は脳全体の活動をバイアスなしに観察することができるようになり，fMRIは特定の機能に関与する特定の脳領域についての理解を革命的に進歩させた。fMRIによる研究によって，ブローカ野とウェルニッケ野がそれぞれ，言語の生成とその理解に関与していることが確認されたのである。

fMRIは病変研究よりも空間解像度が高く，そのため研究者はより特異性の高い問いを発することができるようになった。例えば，バイリンガルの人は母語を話すときと第2言語を話すときとで同じ皮質の領域を使っているのだろうか。この疑問に対する解答は，問題とする皮質の領域と第2言語を獲得した年齢によって異なってくる。10歳以降になって第2言語にはじめて触れた後期バイリンガルでは，母語と第2言語のブローカ野における表象は，隣接しているが明確に異なる部位にマッピングされる（図1-24A）。一方，幼児期から両方の言語を習得した早期バイリンガルでは，2つの言語はブローカ野の同一の部位にマッピングされる（図1-24B）。したがって，言語を獲得した年齢が，その言語がブローカ野内でどのように表象されるかを決定するようにみえる。発達の臨界期の後では，母語がブローカ野をすでに固定化していて，後から獲得した第2言語は別の（隣接した）皮質領域を利用しなければならないのかもしれない。ブローカ野の場合とは対照的に，2つの言語がウェルニッケ野で表象される部位は，後期バイリンガルであっても，fMRIによって分離することはできなかった（図1-24C）。

1.11　脳は情報を組織化するために地図を用いている

ヒトを被験者とした解剖学的，生理学的，機能的，病理学的な研究を統合したおかげで，現在では，ヒトの神経系の肉眼的構築が詳細にわかっている（図1-8A）。この知見は肉眼的構築が共通している哺乳類のモデル動物（図1-8B）を用いた実験的研究によって補完される。神経系における多くの領域がどのように構築されていて，どのように機能するかについては，後の章で詳細に学ぶ。

まずはじめに強調するに値する重要な脳の組織化の原則は，神経系が情報を表現するために地図（マップ）を用いていることである。メンフクロウが獲物をねらうときに用いてい

る聴覚や視覚の地図について前に論じた際に，われわれはこの現象にすでに出会っている。ヒトの脳における地図の顕著な2つの例は，**運動ホムンクルス**（motor homunculus）と**感覚ホムンクルス**（sensory homunculus）である（図1-25）。これらのホムンクルス（小人）は，1.10節で述べたように，てんかん治療のための脳外科手術中に電気刺激を行ったことから発見された。例えば，一次運動皮質の特定の場所にある皮質ニューロンを刺激すると，対側の特定の身体部位に運動が誘発される（身体の左側の運動は右側の脳で制御され，逆もまた同様である）。電気刺激による系統的な研究から，身体の各部位の運動に対応する大脳皮質の**トポグラフィックマップ**（topographic map）が明らかとなった。運動ホムンクルスの中で，互いに近くに位置するニューロンは，身体でも近接した部位の運動を制御している。この地図は，ゆがんでいてバランスが崩れている。手，特に親指は非常に広い領域を占め，同様に口の周囲の筋も，食べたり話したりすることができるように，広い領域を占める（図1-25，左下）。このゆがみは，それぞれの筋の使用の不均衡さを反映している。第8章で学ぶように，運動ホムンクルスは運動を制御する運動皮質の，より複

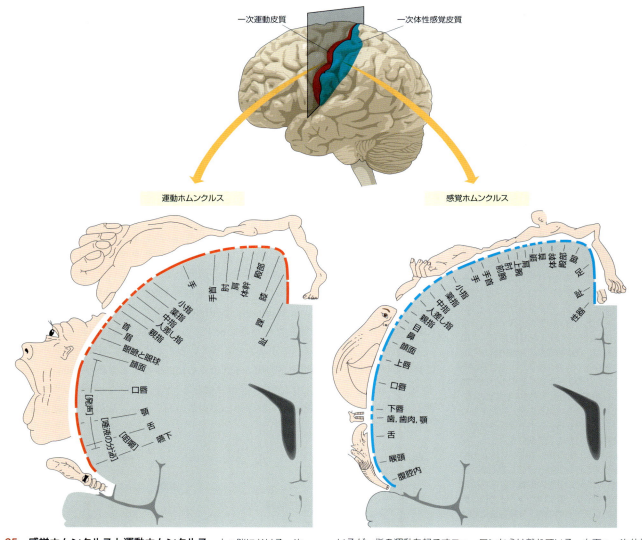

図1-25 感覚ホムンクルスと運動ホムンクルス 上：脳における一次運動皮質と一次体性感覚皮質の場所。矢印は，切断面を90°回転すると，下のパネルのホムンクルスが得られることを示す。左下：一次運動皮質のニューロンが，トポグラフィックマップに示すように，特定の身体の部位の運動を制御する。例えば，口唇と顎の運動を制御するニューロンは互いに近接しているが，指の運動を起こすニューロンからは離れている。右下：一次体性感覚皮質のニューロンが，身体のトポグラフィックマップを表現している。例えば，口唇，顎，舌の触覚刺激を表現するニューロンは隣接する領域にあり，指の触覚刺激を表現するニューロンからは離れている。（Penfield W, Rasmussen T [1950] The Cerebral Cortex of Man. Macmillanより）

雑な構築を単純化して表したものである。

運動皮質に隣接する一次体性感覚皮質にも，まったく同様の感覚ホムンクルスが存在する。一次体性感覚皮質の特定の場所を刺激すると，対側の身体の特定の部位に感覚を生じる（図1-25，右下）。ここでもまた，隣り合う領域の皮質ニューロンは隣り合う身体部位を表象し，一次体性感覚皮質にトポグラフィックマップを形成している。皮質ニューロンが，それらが表象する感覚世界から，少なくとも3つのシナプスを介するほどに離れていることを考慮すると（図1-20），身体の空間的情報が皮質内で保存されていることは，よりいっそう驚嘆するに値する。ここにも明らかなゆがみが存在し，身体のある領域（例えば手，特に親指）は，そのほかの身体の部位（例えば体幹）に比べて，皮質のより広い領域で表現されている。このゆがみは，身体の部位によって，触覚のような感覚刺激に対する感度が異なることの現れである。興味深いことに，感覚ホムンクルスと運動ホムンクルスで，身体の同じ部位を表象する皮質ニューロンどうしは物理的にも近くに位置しており，2つの皮質領域が密接にリンクして感覚を運動に協調させていることを反映している。

神経地図は脳のいたるところに存在している。視覚系の地図については第4章，嗅覚，味覚，聴覚，体性感覚系については第6章，運動系については第8章で詳しく学ぶ。海馬と**嗅内皮質**（entorhinal cortex；海馬の上に横たわる側頭皮質の一部）には外界の空間情報を表現する地図があるが，この地図については第10章で詳しく学ぶ。また，神経地図が発達の段階でどのように形成されるかについて，第5章と第7章で学ぶ。

1.12 脳は超並列処理計算機である

脳は，ずば抜けた問題解決能力をもつ，もう1つの複雑なシステムであるコンピュータとしばしば比較される。脳もコンピュータも数多くの基本素子，すなわち，ニューロンとトランジスタをそれぞれ有し，それらが複雑な回路を構成して情報処理を行っている。脳とコンピュータの全体的な構築は互いに類似していて，入力，出力，中央処理，メモリから構成されている（**図1-26**）。実際，脳とコンピュータの比較は，神経生物学者とコンピュータ技術者の双方にとって有益なものであった。

コンピュータはその基本的な演算の速度と正確さでは，脳をはるかに凌駕している（**表1-1**）。今日，パーソナルコンピュータは足し算などの基本的演算を1秒間に10^{10}回行うことが可能である。一方，脳における基本的演算の速度は，それを活動電位の発火頻度や化学シナプスの伝達速度で測るにしても，せいぜい1秒間に10^{3}回である。さらに，コンピュータは割りあてるビット数（bit；binary digitの略で，二進数，すなわち0か1かのこと）に応じて，情報量（数）を望むだけ正確に表すことが可能である。例えば，32ビットの数は2^{32}分の1（4×10^{9}分の1）の正確さをもっていることになる。経験的証拠から，神経系における情報量の大半は生物学的なノイズのために，少なくとも数パーセントの変動性をもつ。すなわち，せいぜい10^{2}分の1の正確さである。それでは，なぜ脳のほうがコンピュータよりも多くの複雑な課題においてまさっているのだろうか。しかも，エネルギー消費が

図1-26　コンピュータと神経系の構成
(A) コンピュータの古典的な5つのコンポーネントの模式図。入力（例えば，キーボードやマウス），出力（例えば，スクリーンやプリンタ），メモリ（プログラムが動作しているときに，データやプログラムが保存されている場所），データパス（算術演算を行う），コントロール（プログラムの指示に従って，何をするかをデータパス，メモリ，入力，出力のデバイスに伝える）。コントロールとデータパスをあわせて，プロセッサともいう。**(B)** 神経系の機能的区分にはいくつかの異なるやり方があるが，ここではその1つを示す。この4システムモデルでは，運動システムは神経系の出力（行動）を制御する。運動システムは他の3つのシステムで制御される。すなわち，外界からの入力を受ける感覚システム，随意的な行動を担う認知システム，覚醒／睡眠のような，他のすべてのシステムの動作に影響を与える行動状態システムである。矢印は，4つのシステムの間の広範で，ときに双方向性の結合を示す。第10章で学ぶように，記憶はこれらのシステムの中の，神経回路におけるシナプス結合の強度という形で貯蔵されている。(A：Patterson DA, Hennessy JL〔2012〕Computer Organization and Design, 4th ed. Elsevierより；B：Swanson LW〔2012〕Brain Architecture, 2nd ed. Oxford University Pressより)

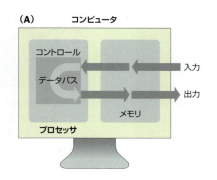
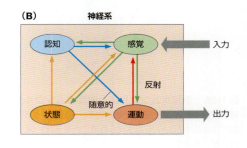

表1-1　コンピュータと脳の比較

特性	コンピュータ[1]	ヒトの脳
基本素子の数	最大10^9個のトランジスタ[2]	約10^{11}個のニューロン；約10^{14}個のシナプス
基本的演算の速度	10^{10}/s	$<10^3$/s
正確さ	32ビット数で$4×10^9$分の1	約10^2分の1
エネルギー消費	10^2ワット	約10ワット
情報処理の方法	ほとんど逐次処理	逐次処理と超並列処理
各素子あたりの入力/出力	1〜3	約10^3
信号伝達のモード	デジタル	デジタルとアナログ

[1] 2008年時点のパーソナルコンピュータにもとづく。
[2] 集積回路1つあたりのトランジスタの数は，過去数十年間，18〜24カ月ごとに2倍になってきた。近年では，このトランジスタの数の増加によるコンピュータの動作の向上は，エネルギー消費と熱放散による制約のために鈍化してきている。
（データはvon Neumann J [1958] The Computer and the Brain, 1st ed. Yale University Press；Patterson DA, Hennessy JL [2012] Computer Organization and Design, 4th ed. Elsevierより）

より少なく，驚くべき速さと正確さで，それが行えるのはなぜなのだろうか。例えば，72 m/s（およそ時速260 km）もの速さでサーブされたテニスボールの軌道を追いかけ，コートの中の最適な場所へ移動し，腕の位置を決め，相手のコートにボールを打ち返そうとラケットを振る。しかもこれらを脳は，数百ミリ秒以内で行うことができるのである。

　コンピュータと脳との注目すべき違いは，それぞれのシステム内での情報を処理する方法である。コンピュータの課題は，おおむね**逐次処理**(serial processing)のステップによって進められる。このことは，技術者が命令の一連の流れをつくることでコンピュータをプログラムすることや，基本素子であるトランジスタそれぞれの演算では少数（1〜3個）の入力しか受け付けないという事実に，みてとれる。こうした演算の連続的な流れがうまく進むためには，一連のステップの中で誤差が蓄積し，増幅してしまわないように，各ステップでの高度な正確さが要求される。脳もまた，情報処理に逐次的なステップを用いている。例えば，上記のテニスボールを打ち返す例では，情報は眼から脳へ，そして脊髄へと流れ，脚や腕の筋肉を制御する。しかしながら，多数のニューロンがあることとそれぞれのニューロンの間には多数の結合があることの利を生かして，神経系では**超並列処理**(massively parallel processing)も行っている。例えば，動いているテニスボールは，眼の多くの視細胞を活性化させ，情報をさまざまなタイプの双極細胞や網膜神経節細胞へと送り（図1-16），また同時に，第4章で学ぶように，網膜の抑制性介在ニューロンへも情報を送る。ボールの位置，動く方向，速さに関連する情報が，2つないし3つのシナプス結合を経るうちに，並行する複数の神経回路で抽出され，いくつかの異なる種類の網膜神経節細胞によって，並行して脳へと伝えられる。同様に，運動皮質も運動ニューロンに並行して命令を送ってその活動を制御し，脚や体幹，腕の筋肉の収縮を制御する。その結果，向かってくるボールに対して，胴体と腕が同時に適切な位置に来るようにできるのである。

　超並列処理の戦略が可能であるのは，おのおののニューロンが多数のニューロンから入力を受け，また多数のニューロンへと出力しているためである。その数は，入力，出力ともに平均して，それぞれ哺乳類のニューロン1個あたり10^3個にもなっている。BOX 1-2で論じた発散する投射モチーフを使うと，情報は中心となる1つのニューロンから並行する多くの下流の経路に伝わる。また同時に，収束する投射モチーフ（図1-21A）は，同じ情報を処理している多くのニューロンから1つのシナプス後ニューロンへ出力を送らせることができる。情報が個々のシナプス前ニューロンによって表現されているときにはノイズが大きいかもしれないが，多くのシナプス前ニューロンの入力が平均されることによって，シナプス後ニューロンは同じ情報をはるかに正確に表すことができるのである。

コンピュータと脳では，その基本素子が扱う信号の様式にもまた，類似点と相違点がある。トランジスタは，情報を表現するのに0と1という離散的な値を用いる**デジタル信号伝達**(digital signaling)を利用している。ニューロンの軸索の活動電位もまた，全か無かの性質をもつのでデジタル信号であり，これによって長い距離の確実な情報伝播が可能になっている。しかし，ニューロンは，情報を表現するのに連続的な値を用いる**アナログ信号伝達**(analog signaling)をも利用している。非発火ニューロンでは，出力が段階的電位で行われているので，活動電位よりも多くの情報を伝えることができる（この点についての詳細は第4章で論じる）。ニューロンの樹状突起もまた，アナログ信号を使って何千にものぼる入力を統合している。さらに，ニューロン間の情報伝達は，シナプス強度が連続的な値をとるので，ほとんどアナログ的に行われる。

テニスボールを打ち返す例で働いている，もう1つの神経系の重要な性質は，シナプス前部と後部のパートナー間のシナプス伝達の強度が，活動と経験に応じて変化しうるということであり，その詳細は第10章で学ぶ。繰り返し訓練すると，神経回路が課題遂行のためにより適切に設定され，ボールを打ち返すスピードと正確さが大きく改善することになるのである。

過去何十年間にもわたり，より優れたコンピュータを設計するために，技術者たちは脳からインスピレーションを得てきた。例えば，並列処理や使用頻度に依存した回路の修飾の仕組みは，両者とも現代のコンピュータに導入されている。同時に，工学的視点から脳をみることによって，神経生物学者たちは，神経系の働きや複雑な問題を解くために神経系が用いているかもしれない戦略について，理解を深めることができるのである。

一般的方法論

適切な科学的方法論の確立とその利用は，神経生物学の進歩のために必須のものである。本書の最終章（第13章）は，脳研究で用いられる重要な実験手法を論じることにあてている。第1章から第12章の中で，これらの方法がはじめて紹介されたり言及されたりする場合には，第13章の関連する節を学ぶことを読者には強くすすめたい。この章のしめくくりとして，本書のいたるところでいき合うことになる，いくつかの一般的な方法論的原則に焦点をあてる。

1.13 観察と測定が発見の出発点である

この章の冒頭で，正しい問を発することが，しばしば，重要な発見に至る決定的な第一歩となることを指摘した。よい質問は通常，十分に具体的であるため，既存の知識の枠組みの中で明確に解答を出すことができる。同時にその解答は，より広い意義をももつはずである。

通常，問に答えるための第一歩は，注意深く観察することである。日々進歩する技術を利用することで，観察の解像度を上げていくことができる。この章における神経系の構築についての議論が，そのよい例である。光学顕微鏡の発明によって，細胞がまず最初に発見された。ニューロンの精緻な形状はゴルジ染色法の開発によって，はじめて明らかにされた。ニューロン説と網状説との論争は，電子顕微鏡の出現によって最終決着をみた。観察のための新たな方法の開発は，神経系に関するわれわれの理解に革命的な変化をもたらしうるのである。

観察によって定性的な印象が得られるが，定量的な測定によってのみ答えられる問もある。例えば，感覚刺激がどのように神経の信号にコードされているかという問に答えるためには，研究者たちはさまざまな強度の刺激で誘発させた活動電位の大きさ，形，頻度を

測定する必要があった。この研究は，刺激の強度は活動電位の発火頻度によってコードされており，活動電位の大きさや持続時間ではないという根本的な発見につながった。新たな測定機器の開発が，しばしば偉大な発見をもたらすのである。

観察と測定とは手を携えて進んでいく。観察は定量的に行うこともでき，しばしば測定のための基礎をつくる。例えば，電子顕微鏡によってはじめてシナプス間隙の可視化が可能になった。同時にこのことにより，化学シナプスにおいて神経伝達物質が拡散しなければならないおおよその距離を測定し，また，化学シナプスの両側を架橋するのに必要な膜タンパク質の物理的サイズを推定することが可能になったのである。

1.14 介入実験が原因とメカニズムを確立する

観察と測定は興味深い現象の発見をもたらしうるが，その根底にあるメカニズムを研究するには適切ではないことがしばしばある。より深い洞察は，生物学的システムにおいて鍵となるパラメータを変化させ，その帰結を研究することから得られる。このような研究を**介入実験**(perturbation experiment)と呼ぶ。メンフクロウにプリズムを装着する実験は，介入実験の一例である。視覚地図を人為的にずらすことで，変化した視覚地図に一致するように聴覚地図を調整するメンフクロウの能力を測定することができた。本書の中で，読者は数多くの介入実験に出会うことになるだろう。

介入実験の大半は，「機能喪失」および「機能獲得」と呼ばれる大きな2つのカテゴリーの一方に位置づけられる。**機能喪失実験**(loss-of-function experiment)では，特定の要素がシステムから取り除かれる。このタイプの実験は，システムが機能するために欠けた要素が必要であるかどうかを調べる。例えば，Brocaの症例において脳の特定の部位の病変によって発話の障害をきたしたということは，発話のためにブローカ野が必要であることを示唆している。**機能獲得実験**(gain-of-function experiment)は，特定の要素をシステムに付け加える。このタイプの実験は，ある要素が，システムが特定の文脈で機能するために十分であるかどうかを調べる。例えば，てんかん患者に電気刺激を与える研究で，特定の運動皮質ニューロンの活性化が特定の筋を収縮させるのに十分であることが示された。機能喪失実験と機能獲得実験の双方を利用することで，生物学的過程における要素間の因果関係を推論することが可能である。

「機能喪失」あるいは「機能獲得」という用語は遺伝学に由来し，ある生物学的過程における特定の遺伝子の機能を調べるために，その遺伝子を欠失させる，あるいは誤発現させることをそれぞれ意味する。遺伝子は神経生物学的過程を含む，多くの生物学的過程の基本的な単位なので，これらの実験はきわめて強力である。さらに，遺伝学的介入は多くのモデル生物において，非常に精密に行うことが可能である(13.6～13.11節)。さまざまな神経生物学的過程の根底にあるメカニズムを解明した遺伝学的介入実験の多くの例を，これから紹介することになるだろう。

上述した脳病変や電気刺激の例が示しているように，機能喪失や機能獲得による介入実験の考え方は，遺伝学的実験の枠を超えて広く拡張することができる。現代の神経科学における中心的課題は，知覚や行動における神経回路機能を解析することである。神経回路においては，個々のニューロンあるいは特定のタイプのニューロンの集団が回路を構築する単位であり，回路動作の単位である。回路の動作における特定のニューロンあるいはニューロン集団の機能を評価するために，高い時間空間解像度をもって，ある条件下でニューロンの活動を停止させたり(機能喪失)，人為的にそれらを活動させたりする(機能獲得)技術が開発されている(13.10～13.12，13.23～13.25節)。ニューロンは実にさまざまな仕方で神経回路を構成することができるので(BOX 1-2)，研究の対象としている神経生物学的過程を神経回路が動作させ，制御するメカニズムを明らかにするためには，精密な介入実験を行うことがきわめて重要になる。こうした実験はまた，特定のニューロンの

活動とそれらが制御する神経生物学的過程との因果関係を確立するのに役立つのである。

　ここまでに述べてきた基本的概念と一般的方法論を手に，われわれの旅をはじめることにしよう！

まとめ

　この章では，神経系の一般的構築と神経生物学におけるいくつかの基本的概念を，歴史的な視点から構成して紹介した。ニューロンは神経系を構成する基本的な単位である。脊椎動物のニューロンの大半では，情報は膜電位の変化として，樹状突起から細胞体，軸索へと流れていく。樹状突起の段階的電位は細胞体と軸索の接合部で加算されて，全か無かの性質をもった活動電位を発生させ，軸索終末へと伝播する。ニューロンはシナプスを介して互いに情報伝達を行っている。化学シナプスでは，シナプス前ニューロンの終末が，活動電位の到来に応じて神経伝達物質を放出し，シナプス後ニューロンでは，神経伝達物質の受容体への結合によって膜電位が変化する。電気シナプスの場合，イオンがギャップ結合を通って一方のニューロンから他方へと直接流れ，膜電位の変化が広がっていく。ニューロンは神経回路の文脈の中で活動する。ニューロンはそのシナプスのパートナーと正しく結合し，回路の中で情報を処理し，伝えていく。脳の異なる場所にある神経回路は，それぞれ異なる機能を営んでおり，それは感覚刺激の知覚から運動の制御にまで及ぶ。そして，神経系は超並列処理という戦略をとることで，情報処理の速度と正確さを高めている。本書ではこれから，これらの神経系の構築と動作についての基本的な概念を，さらに深く学んでいく。

参考文献

単行本と総説

Adrian ED (1947) Physical Background of Perception. Clarendon.

Bouchard TJ Jr & McGue M (1981) Familial studies of intelligence: a review. *Science* 212:1055–1059.

Knudsen EI (2002) Instructed learning in the auditory localization pathway of the barn owl. *Nature* 417:322–328.

Penfield W & Rasmussen T (1950) The Cerebral Cortex of Man. Macmillan.

Plomin R, DeFries JC, McClearn GE et al. (2008) Behavioral Genetics, 5th ed. Worth Publishers.

Ramón y Cajal S (1995) Histology of the Nervous System of Man and Vertebrates (1995 translation of the 1911 French version). Oxford University Press.

Swanson LW (2012) Brain Architecture: Understanding the Basic Plan, 2nd ed. Oxford University Press.

Tinbergen N (1951) The Study of Instinct. Oxford University Press.

von Neumann J (1958) The Computer & the Brain, 1st ed. Yale University Press.

原著論文

Adrian ED & Zotterman Y (1926) The impulses produced by sensory nerve endings: Part 3. Impulses set up by touch and pressure. *J Physiol* 61:465–483.

Harrison RG (1910) The outgrowth of the nerve fibers as a mode of protoplasmic movement. *J Exp Zool* 9:787–846.

Kim KH, Relkin NR, Lee KM et al. (1997) Distinct cortical areas associated with native and second languages. *Nature* 388:171–174.

Linkenhoker BA & Knudsen EI (2002) Incremental training increases the plasticity of the auditory space map in adult barn owls. *Nature* 419:293–296.

Merolla PA, Arthur JV, Alvarez-Icaza R et al. (2014) A million spiking-neuron integrated circuit with a scalable communication network and interface. *Science* 345:668–673.

第2章

神経細胞内の信号伝達

動物学者は動物種間の相違に興味をもつのに対し，生理学者はすべての動物種が基本的に同じように機能していてほしいと考える。

Alan Hodgkin（1992），
Chance and Design: Reminiscences of Science in Peace and War

　神経系は感覚刺激に対して迅速に反応することができる。例えば，生後5日目のゼブラフィッシュの幼生は，水の振動（潜在的脅威）に対して3 ms以内に最初の応答を示し，12 ms以内には泳ぐ向きを完全に変え，危険から離れようと前進する（図2-1）。この逃避行動は，感覚ニューロンによる機械的な力の検出，介在ニューロンを介した運動ニューロンへの感覚情報の伝達，そして，適切な筋肉の収縮および弛緩によってもたらされ，すべては数ミリ秒で行われる。これらの逃避行動は，捕食動物からの逃避（ムービー2-1）といった動物の生存過程にはきわめて重要であるため，神経細胞間の情報連絡速度は強い進化的選択圧の影響を受けている。

　第1章で紹介したように，神経系は神経細胞内の情報を伝えるために電気信号を用いる。個々の神経細胞は，膜電位変化を介して信号の受容，統合，伝播，そしてつぎの細胞への伝達を担う神経系の基本単位である（図1-18）。典型的な神経細胞は，シナプス前細胞からの入力をシナプス電位という形で樹状突起や細胞体で受容する。神経細胞はこれらのシナプス電位を統合し，軸索初節で活動電位を発生させる。発生した活動電位は軸索に沿ってシナプス前終末へと伝播し，神経伝達物質を放出させる。そして，神経伝達物質はシナプス後細胞に発現する受容体に作用し，シナプス電位を引き起こす。このようにして，神経細胞間の一連の連絡が完結する。

　この章と第3章では，神経細胞間の情報連絡に関する基本的メカニズムを理解するために，(1)活動電位の発生と伝播，(2)シナプス前細胞による神経伝達物質の放出，(3)シナプス後細胞による神経伝達物質の受容，の3つの重要なステップに注目する。神経細胞間の情報連絡の鍵となる上記のステップを詳しくみていく前に，まず，神経細胞の特徴的な性質，すなわち，複雑な細胞質の突起を有する巨大細胞としての性質，そして電気信号の導体としての性質について学ぼう。なぜなら，これらの性質を理解することは，神経細胞間の情報連絡を学ぶ上で必須だからである。

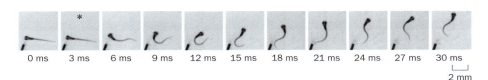

図2-1　ゼブラフィッシュ幼生の素早い逃避反応　左下のチューブから与えられる水圧に反応して逃避行動を示すゼブラフィッシュ幼生の連続写真。＊の写真は刺激後3 msで検出された最初の応答をとらえており，ここに示した連続写真ではわかりにくいが，動画で観察すると，その動きがはっきりとわかる。（Liu KS, Fetcho JR［1999］*Neuron* 23:325–335 よりElsevierの許諾を得て掲載）

神経細胞の細胞生物学的性質と電気的性質

神経細胞は動物の生体内で最も大きい細胞である。例えば，足のつま先に投射する感覚ニューロンの細胞体は，腰の高さくらいにある後根神経節に存在するが，その末梢軸索枝は足のつま先まで下方へ伸び，中枢性軸索の上行枝は脳幹にまで広がる（図1-20）。そのため，この感覚ニューロンの長さは長身の人で約2 m，キリンでは約5 mにまで及ぶ。多くの神経細胞は複雑な樹状突起を有する。例えば，小脳プルキンエ細胞（図1-11）の樹状突起は，数百本もの枝をもち，何万もの数のシナプス前細胞からシナプス入力を受ける。通常，軸索や樹状突起は，細胞体に比べて，表面積や容積が桁違いに大きい。このようなユニークな構造は，長距離にわたる電気信号伝達を迅速にし，また，多くの細胞からの情報を統合するのに適している。

神経細胞が電気信号の発生，統合，伝播，伝達を担うためには，各過程に必要なタンパク質をたえず合成し，細胞内の適切な場所へ輸送しなければならない。それゆえ，神経細胞内の情報連絡は2つの輸送手段によってもたらされている。1つは，長い突起に沿った適切な場所へのタンパク質および細胞小器官の輸送，もう1つは，それらの突起に沿って伝播する電気信号である。これら2つはそれぞれ，荷物を郵送するのと（物体が送られる必要がある），インターネットで文書や電子メールを送るのと（ここでは情報のみが伝えられる）にたとえることができる。神経系においては両者ともに重要であるが，それぞれきわめて特異的なメカニズムを要する。以下の節では，これらのメカニズムを理解するために，まず，神経細胞の分子生物学的基礎について学んでいこう。

2.1 神経細胞は分子生物学のセントラルドグマと細胞内小胞輸送のルールに従う

すべての細胞と共通するように，神経細胞内での高分子合成は，DNA→RNA→タンパク質の順に情報が流れるという分子生物学の**セントラルドグマ**（central dogma）に従う（**図2-2**，左）。**遺伝子**（gene）とは，特定のRNAやタンパク質をいつ，どのように産生するかという命令を伝える遺伝物質であり，核内の**DNA**分子上に存在する。DNAは糖の一種であるデオキシリボース，リン酸基，そして，アデニン（A），シトシン（C），グアニン（G），チミン（T）の4種類の窒素含有塩基のうちの1つを含むヌクレオチドの重合体で，長い2本鎖を形成している。**転写**（transcription）はRNAポリメラーゼがDNAを鋳型として1本鎖RNA（リボースを含有するヌクレオチド鎖で，Tの代わりにウラシル〔U〕が用いられる）を合成する過程であり，RNA合成の鋳型として働く遺伝子部分は遺伝子の**転写単位**（transcription unit）と呼ばれる。転写によって産生された**メッセンジャーRNA**（messenger RNA：mRNA）前駆体は，特定のリボヌクレオチド配列（転写単位のデオキシリボヌクレオチド配列に対応する）として情報を運ぶ。mRNA前駆体は一連のRNAプロセシングを受ける。これらには，**キャップ形成**（capping；RNAの5′末端に修飾グアニンヌクレオチドが付加される過程），**RNAスプライシング**（RNA splicing；タンパク質をコードしていない**イントロン**〔intron〕と呼ばれるRNA配列が取り除かれ，**エクソン**〔exon〕と呼ばれる残りの配列がつながれる過程），そして，**ポリアデニル化**（polyadenylation；RNAの3′末端にアデニンヌクレオチドの長鎖配列が付加される過程）が含まれる。結果的に生じた成熟mRNAは核から細胞質へ移行し，リボソームによって情報が解読されることでタンパク質が合成される（**翻訳**〔translation〕）。その際，mRNAの情報は，新規に合成されるポリペプチド，すなわち**タンパク質**（protein）のアミノ酸配列を決定づける。翻訳は，タンパク質産物の行き先のちがいによって，2つの異なる場所の一方で行われる。細胞質や核で働くタンパク質は細胞質内の遊離リボソームで合成される。それに対し，細胞から分泌される**分**

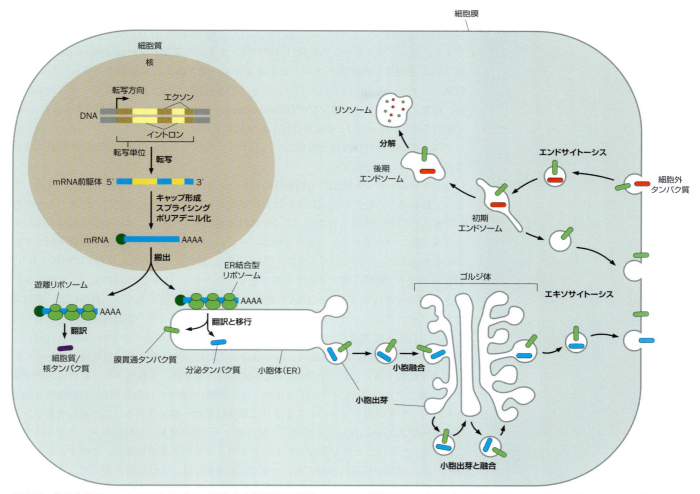

図2-2 分子生物学のセントラルドグマと細胞内小胞輸送の概要
左：核内において，2本鎖DNAは転写のための鋳型として働き，mRNA前駆体を産生させる。mRNA前駆体は，3′末端側にヌクレオチドが付加されることで伸長する。mRNA前駆体は，5′末端のキャップ形成，イントロンを除去しエクソンどうしを結合させるスプライシング，3′末端のポリアデニル化を受けて，成熟mRNAとなり細胞質に搬出される。細胞質タンパク質や核タンパク質（紫色）をコードするmRNAは，細胞質中の遊離リボソーム上で翻訳される（左矢印）。分泌タンパク質（青色）や膜貫通タンパク質（緑色）をコードするmRNAは，小胞体（ER）と結合したリボソーム（ER結合型リボソーム）上で翻訳される。**右下**：合成された分泌タンパク質や膜貫通タンパク質は，ER膜を通過した後，小胞出芽を介してERから脱出する。その後，一連の小胞融合と出芽の過程を経てゴルジ体を通過し，最終的に細胞膜へ輸送される。細胞膜への小胞融合（エキソサイトーシス）は，細胞外空間への分泌タンパク質放出，細胞膜への膜貫通タンパク質輸送を促す。**右上**：細胞外タンパク質（赤色）や細胞膜上の膜貫通タンパク質は，細胞膜から初期エンドソームへの小胞出芽を介して細胞内に取り込まれる（エンドサイトーシス）。取り込まれたタンパク質はエキソサイトーシスを介して細胞膜へリサイクルされるか，後期エンドソームやリソソームへ移行して分解される。

泌タンパク質（secreted protein）や膜の脂質二重層に局在する**膜貫通タンパク質**（transmembrane protein）は，**小胞体**（endoplasmic reticulum：ER；真核細胞内に存在する膜で囲まれた区画網）と結合したリボソームによって合成される（図2-2，左）。

　分泌タンパク質や膜貫通タンパク質のほとんどは，それらの配列の全部もしくは一部が翻訳されつつ，ER内へ移行する。完全に翻訳されたタンパク質は，**細胞内小胞**（intracellular vesicle；真核細胞の細胞質に存在する膜で囲まれた小さな細胞小器官）を利用した一連の輸送ステップへと進む。分泌タンパク質や膜貫通タンパク質はER膜から出芽する小胞に乗ってERを脱出し，小胞融合と出芽の過程を経てゴルジ体を通過する。最終的に，これらのタンパク質を運ぶ小胞は，**エキソサイトーシス**（exocytosis）と呼ばれる過程で細胞膜と融合し，分泌タンパク質は細胞外空間へ放出され，また，膜貫通タンパク質は細胞膜上にとどまる（図2-2，右下）。

　エキソサイトーシスに加えて，神経細胞では（他の多くの細胞と同様に），**エンドサイ**

トーシス(endocytosis)と呼ばれる過程も起こる。このエンドサイトーシスを介して，細胞は細胞外から液体やタンパク質を取り込んだり，細胞膜から膜貫通タンパク質を回収したりする。エンドサイトーシスを受けた産物は，まず初期**エンドソーム**(endosome；新たに取り込んだ物質や膜貫通タンパク質を輸送する，膜で囲まれた細胞小器官)へ送られる。初期エンドソーム内のタンパク質はエキソサイトーシスを経て細胞膜にリサイクルされるか，後期エンドソームや**リソソーム**(lysosome；タンパク質分解に必要な酵素を含む)へ輸送される(図2-2，右上)。第3章では，エキソサイトーシスおよびエンドサイトーシスがシナプス前部からの神経伝達物質放出や，シナプス後部での神経伝達物質受容体制御に関わる具体例について紹介する。

　セントラルドグマや細胞内小胞輸送のルールに従う一方で，神経細胞はまた，その大きさと，細胞体から軸索の終末あるいは樹状突起の先端までのきわめて長い距離をもつ形態に対応した特別な性質も有する。ここで単純な疑問が1つある。神経伝達物質受容体やシナプス前膜に会合する分子のような特定のタンパク質は，どのようにして樹状突起の先端や軸索終末にたどりつくのだろうか。この「単純な」疑問に対する答えは非常に複雑であり，われわれはその疑問に対する完全な答えをもちあわせていない。原理的には，局所でタンパク質が合成されるようにmRNAを輸送する方法がまず考えられる。あるいは，細胞体で合成されたタンパク質が最終目的地まで受動的に拡散するか，能動的に輸送されることも考えられる。膜貫通タンパク質の輸送には，つぎの経路のうちいずれかが用いられる。(1)タンパク質を輸送する細胞内小胞が細胞体上の細胞膜に融合し，目的地に向かって細胞膜上を拡散する。(2)小胞が樹状突起や軸索の内部を通って輸送され，最終目的地で細胞膜に融合する。(3)タンパク質は最初，ある領域(軸索または樹状突起)の細胞膜へ輸送され，そこでエンドサイトーシスを受けて最終目的地へ輸送される。この過程を**トランスサイトーシス**(transcytosis)と呼ぶ。上記のタンパク質合成および輸送のメカニズムはすべて観察されている。どの経路が用いられるかは，タンパク質の種類と，そのタンパク質が輸送される領域の両者に依存する。つぎの2つの節では，これらのメカニズムについて学ぼう。

2.2　樹状突起や軸索に局在するタンパク質のいくつかは局所でmRNAから合成されるが，ほとんどは細胞体から能動的に輸送される

　一部のタンパク質をコードするmRNAについては樹状突起部へ輸送され，そこで**局所タンパク質合成**(local protein synthesis)が行われるということを示す多くの証拠がある。電子顕微鏡を用いた研究では，樹状突起においてポリリボソーム(リボソームの集積)が存在し，mRNAが樹状突起へ輸送されていることが示唆されている(図2-3A)。また，組織中のmRNAの局在を観察できる*in situ*ハイブリダイゼーション(*in situ* hybridization；13.13節)でも，樹状突起に存在するmRNAが同定されている(図2-3B)。樹状突起に局在するmRNAの例として，Ca^{2+}/カルモジュリン依存性プロテインキナーゼII(CaMK II)のαサブユニット(図2-3B，左)や，アクチン，微小管関連タンパク質2(MAP2)などの細胞骨格成分，そして神経伝達物質受容体など，樹状突起やシナプス後部で働くことが知られているさまざまなタンパク質のmRNAが観察されている。これらのタンパク質については，のちほど，この章と第3章で触れる。樹状突起に局在するmRNAのリストは，ハイスループットRNAシークエンス解析のような高感度のmRNA検出手法を用いることで，近年飛躍的に拡大してきている(13.13節)。ポリリボソームやmRNAに加えて，ERやゴルジ体様の膜性細胞小器官も遠位樹状突起で観察されており，細胞体と同様，局所的に合成された膜貫通タンパク質や分泌タンパク質を樹状突起上で分泌経路に乗せることも可能である(図2-2)。樹状突起での局所タンパク質合成は，*in vitro*標本を用いた多くの実験でも実証されている。

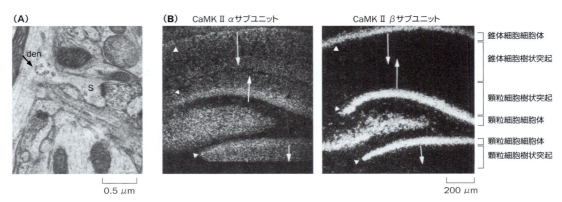

図2-3　樹状突起上でのタンパク質合成を裏づける証拠　(A) ラット海馬顆粒細胞（図1-12）の一部分の電子顕微鏡像。画像の左側には，右側に分岐する樹状突起棘(S)をもつ樹状突起部位(den)がみられる。樹状突起幹と樹状突起棘の結合部に，リボソームの集積（矢印）が観察される。**(B)** in situ ハイブリダイゼーションで検出した，Ca^{2+}/カルモジュリン依存性プロテインキナーゼⅡ(CaMKⅡ)のαサブユニットおよびβサブユニットmRNAのラット海馬切片での局在。βサブユニットmRNAは顆粒細胞や錐体細胞の細胞体を含む層に限局しているのに対し，αサブユニットmRNAは細胞体（矢じり）と樹状突起（細胞体層から出た矢印によって示されている）に局在している。海馬の概略図については図10-6参照。(A：Steward O, Levy WB ［1982］*J Neurosci* 2:284-291よりSociety for Neuroscienceの許諾を得て掲載；B：Burgin KE, Waxham MN, Rickling S et al. ［1990］*J Neurosci* 10:1788-1798よりSociety for Neuroscienceの許諾を得て掲載)

　樹状突起における局所タンパク質合成は，神経細胞が抱えるいくつかの問題を解決してくれる。例えば，樹状突起で必要なタンパク質を，細胞体で合成してから長い距離を運ぶ必要なしに直接産生できたり，あるタンパク質が最も必要とされるところで合成できたり，そして最も興味深いことに，あるタンパク質が樹状突起の微小領域でつくられることでその場所を局所的に制御することができたりする。後の章で述べるように，神経細胞の樹状突起での局所タンパク質合成は，シナプスの信号伝達に応答して迅速にタンパク質を合成することを可能にする。新たに合成されたタンパク質はシナプス信号を修飾し，シナプス活動に応じた樹状突起やシナプスの局所的な再構成をもたらしうる。樹状突起でのタンパク質合成ほど研究は進んでいないが，伸長中の軸索や成熟軸索でも，局所タンパク質合成はみつかっている。伸長中の軸索で局所合成されたタンパク質は，標的物質に向かって軸索を誘導する際に重要な役割を担っているかもしれない。なお，この現象については，第5章および第7章で詳しく紹介する。

　樹状突起で合成されることが知られているタンパク質でも，そのmRNAは細胞体により豊富に存在することから（図2-3B，左），細胞体でも合成されていることがわかる。また，多くのタンパク質では細胞体でのみmRNAが検出される（例えば，図2-3B，右）。では，これらのタンパク質は，どのようにして樹状突起や軸索にある最終目的地にたどりつくのだろうか。この問いは，細胞体から遠く離れているために単離が容易な軸索をおもに使って追究されている。例えば，遠く離れた場所に軸索を伸ばす感覚ニューロンや運動ニューロンを用い，細胞体が集まる領域に放射標識したアミノ酸を注入し，標識アミノ酸を含む新規合成されたタンパク質を，注入後の時間と細胞体からの距離に応じて単離する。そして，ゲル電気泳動のような生化学的手法で解析を行い，各タンパク質を同定する（図2-4）。これらの研究により，軸索を移動する速度にもとづいてタンパク質は2つの大きなグループに分けられた。速い成分は50〜400 mm/日（約0.6〜5 μm/s）の速度で移動し，膜貫通タンパク質や分泌タンパク質がおもに含まれる。遅い成分は0.2〜8 mm/日の速度で移動し，細胞質タンパク質や細胞骨格成分がおもに含まれる。これら2つの様式は，それぞれ，**速い軸索輸送**（fast axonal transport）および**遅い軸索輸送**（slow axonal transport）と呼ばれる。細胞体から軸索終末に向かう**順行性**（anterograde）の輸送に加え，エンドサイトーシスを経て運ばれるタンパク質のいくつかは，軸索終末から細胞体に向かう**逆行性**（retrograde）の方向に輸送されるが，その速度は速い順行性軸索輸送と同程度である。

　さまざまな軸索輸送様式は，どのようなメカニズムによってもたらされるのだろうか。

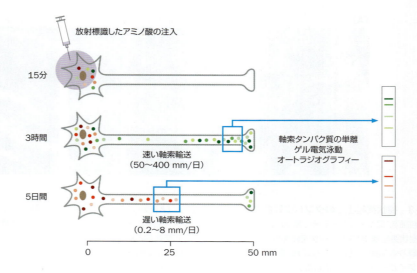

図2-4　放射標識したタンパク質の追跡による軸索輸送研究　上段：放射標識したアミノ酸を神経細胞の細胞体付近に注入すると，注入直後に新規タンパク質合成に使われるか，または代謝される。中段と下段：注入後の時間が異なる2つのサンプルを用い（3時間と5日間），軸索の特定部位（青枠で囲まれた部位）からタンパク質を単離し，ゲル電気泳動での分離とオートラジオグラフィーによる可視化によって，各タンパク質の同定を行った。(Roy S [2014] *Neuroscientist* 20:71-81よりSAGEの許諾を得て掲載)

理論的な研究によると，軸索内拡散はあまりにも遅く，遅い軸索輸送でさえ説明することはできない。すなわち，これらすべての輸送様式は能動的過程であることが示唆される。樹状突起でのタンパク質やmRNAの輸送に関しては，十分に研究されていないが，同様の能動的過程を用いていると思われる。それではつぎに，能動輸送を担うメカニズムを理解するために，そして，なぜ，あるタンパク質は樹状突起へ輸送され，あるタンパク質は軸索へ輸送されるのかを知るために，神経細胞の細胞骨格系を調べていこう。

2.3　細胞骨格は神経細胞極性の基盤となって細胞内輸送を管理する

すべての真核細胞と同様に，神経細胞の構造的完全性と運動性は，2つの主要な細胞骨格成分，すなわち，**Fアクチン**（F-actin；線維状アクチン〔filamentous actin〕，ミクロフィラメント〔microfilament〕とも呼ばれる）と**微小管**（microtubule）によってもたらされる。Fアクチンは，2本のアクチン重合体から構成され，それらが二重らせん構造を形成している。微小管は，αおよびβチューブリンサブユニットからなる13本のプロトフィラメントによって構成され，それらが集まって中空の円筒状構造を形成している（**図2-5**）。また，ほとんどの細胞内には，Fアクチン（約7 nm）と微小管（約25 nm）の間の直径をもつ中間径フィラメントも存在する。脊椎動物の神経細胞で代表的な中間径フィラメントは**ニューロフィラメント**（neurofilament）であり，軸索内に集積してその安定性に寄与している。

Fアクチンと微小管はともに，性質の異なる＋端と－端を有する極性フィラメントである。すべての細胞と同じように，Fアクチンは神経細胞の末梢（軸索や樹状突起）の細胞膜近傍に集積しており，成熟神経細胞ではシナプス前終末やシナプス後部の樹状突起棘などに，そして発生途中の神経細胞では軸索の成長円錐や樹状突起に局在する。アクチンサブユニットは細胞膜に近いFアクチンの＋端側に付加されるアクチン重合によって，細胞の形態変化や移動に必要な膜の突出を引き起こす。Fアクチンは樹状突起や軸索に沿った長距離輸送にはかかわっていない。一方，微小管は軸索や樹状突起の中心部を満たし，神経細胞突起における長距離輸送に必要な細胞骨格成分として働く。多くの非神経細胞において，微小管の＋端は外側に向けられて動的であるのに対し，－端は細胞の中心部で微小管形成中心に集まって安定化されている。しかし，神経細胞での微小管の配向は複雑であり，実際，その配向の違いが樹状突起と軸索の差異に寄与している。

第1章で紹介したように，神経細胞内の情報は通常，樹状突起から軸索へ伝えられる。Ramón y Cajalによる提唱から1世紀以上たった今，**神経細胞極性**（neuronal polarity）の細胞生物学的基盤の理解が飛躍的に進み，軸索と樹状突起の間にみられる差異に関心が向

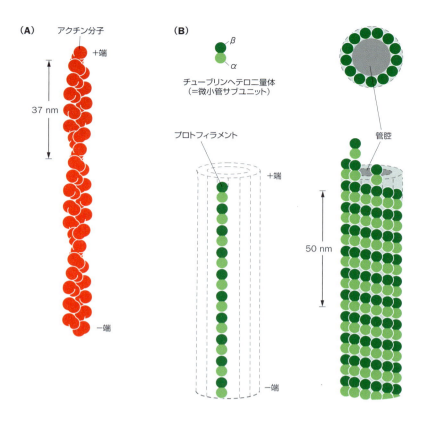

図2-5 Fアクチンと微小管は主要な細胞骨格成分である (A) Fアクチン（線維状アクチン）の概略図。37 nmの繰り返し単位をもつ二重らせん構造を形成している。(B) 微小管の概略図。左：αチューブリンとβチューブリンのヘテロ二量体が縦一列に会合しプロトフィラメントを形成している。右：微小管は，平行に並んだ13本のプロトフィラメントが中空の円筒状構造を形成している（上に断面図を示す）。（Alberts B, Johnson A, Lewis J et al. [2015] Molecular Biology of the Cell, 6th ed. Garland Scienceより）

けられている。一般的には，神経伝達物質受容体のように，情報の受容にかかわる細胞内構造物やタンパク質は，樹状突起へ輸送される。一方，シナプス小胞のように，情報の伝達に関連する細胞内構造物やタンパク質は，軸索へ輸送される。これらはおもに，神経細胞内の非対称的な細胞骨格の構成によってもたらされ，ATPの加水分解から得たエネルギーを利用して細胞骨格上を移動する**モータータンパク質**（motor protein）が，特定のカーゴ（積み荷）を決められた目的地へ輸送することを可能にしている。

　微小管の構成は軸索と樹状突起とで異なる。軸索では，＋端を外側に向ける"plus-end-out"ルールに従い，平行に配列した微小管は＋端を軸索終末側に向けて配向している。一方，樹状突起の微小管は混在しており，近位樹状突起では＋端が外側のものと－端が外側のものがほぼ同程度に存在する（図2-6）。この法則は，これまでに培養系や生体内で調べられたすべての脊椎動物神経細胞で成立している。1.7節で述べたように，無脊椎動物の神経細胞のほとんどは，細胞体から1本の神経突起が突出し，そこから分岐して樹状突起と軸索を形成している。しかし，線虫やショウジョウバエの感覚ニューロンおよび運動ニューロンのいくつかは，（脊椎動物の双極ニューロンと同様に）はっきりと区別できる軸索と樹状突起をもつ。これまで調べられている無脊椎動物の双極ニューロンは，通常，樹状突起には－端が外側の微小管をもち，軸索には＋端が外側の微小管をもつ。したがって，詳細は異なるが，樹状突起と軸索で微小管の配向が異なるという法則は，脊椎動物と無脊椎動物の神経細胞間で共通している。

　2種類のモータータンパク質が微小管に沿ってカーゴを運ぶ。**キネシン**（kinesin）ファミリータンパク質と細胞質タンパク質の**ダイニン**（dynein）である。ダイニンは－端に向かって動くことから，軸索ではカーゴを軸索終末から細胞体へ運ぶ。一方，キネシンのほとんどは＋端に向かって動くモーターであり，カーゴを細胞体から軸索終末へ運ぶ。樹状突起では，ダイニンもキネシンもともに両方向の輸送を担う。実際，局所タンパク質合成のために樹状突起に局在するmRNAは，ダイニンといくつかのキネシンを使ってmRNA-タンパク質複合体の形で微小管上を輸送される（図2-6）。

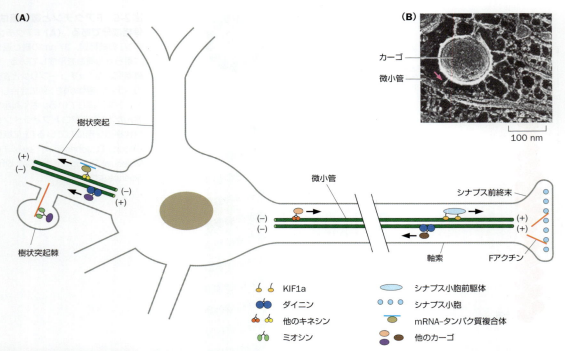

図2-6　軸索および樹状突起における細胞骨格の構成とモータータンパク質　(A) 脊椎動物の典型的な神経細胞の軸索では，微小管（緑色）は軸索終末側に＋端（＋）を向けて配向している。一方，樹状突起では，＋端が外側の微小管と－端が外側の微小管が混在している。シナプス小胞前駆体（水色）などの軸索終末に向かうカーゴは，KIF1a（橙色）のような＋端に向かって動くキネシンに乗って優先的に運ばれる。ダイニン（微小管の－端に向かって動く）や，軸索および樹状突起に局在する他のキネシンによって輸送されるカーゴもある。例えば，mRNA（水色の線）と結合タンパク質（薄茶色）の複合体は，キネシンを使って樹状突起へ運ばれる。ダイニンとキネシンのほとんどは2つの頭部（モータードメイン）をもつ二量体であるが，KIF1aは単量体として働く。Fアクチン（赤色）は軸索や樹状突起に沿って細胞膜付近に分布し（図には示していない），特に樹状突起棘やシナプス前終末に豊富に存在する。カーゴは微小管から離れた後，ミオシンを使ってFアクチン上を動き，局所的な目的地へとさらに輸送される。**(B)** 急速凍結ディープエッチ電子顕微鏡法による軸索の細胞骨格構造。矢印は微小管に沿ってカーゴを動かすキネシンタンパク質に合致する構造を指している。(B：Hirokawa N, Niwa S, Tanaka Y [2010] *Neuron* 68:610–638よりElsevierの許諾を得て掲載)

　ダイニンとキネシンは，結合タンパク質を介して特定のカーゴを選択的に積むが，キネシンのいくつかはカーゴに直接結合しうる。例えば，シナプス小胞前駆体は，キネシン-3サブファミリーのKIF1aと呼ばれるキネシンに直接結合し，細胞体から軸索終末へ運ばれる（図2-6）。いくつかのキネシン（例えば，KIF1a）は軸索内に豊富に存在するのに対し，樹状突起に多く存在するキネシンもある。これにより，神経細胞のどの領域にどのカーゴが輸送されるかという特異性が生み出される。微小管細胞骨格の非対称性やモーター–カーゴ間の特異的な相互作用は，神経細胞極性の確立と維持に重要な役割を果たしている。神経細胞極性に寄与する他の要因として，細胞質タンパク質および膜タンパク質の軸索初節での拡散障壁がある。第7章では，発生途中の神経細胞において細胞極性がどのように形成されるのかについて学ぶ。

　*in vitro*での運動性分析によると，ダイニンとキネシンは速い軸索輸送を担う。例えば，キネシンは約2 μm/sの速度で微小管上を動く（**BOX 2-1，ムービー2-2**）。これは速い順行性軸索輸送と同程度の速さである（図2-4）。近年の研究によると，遅い順行性軸索輸送もまたキネシンによって担われている。しかし，遅い輸送の場合，走行の合間に観察される長い静止時間も加味されている。その一方で，速い軸索輸送は走行時間が長く，静止時間が短いという特徴を有する。すなわち，遅い輸送も走行中の速度は速い輸送に匹敵する。

　微小管は，樹状突起幹や軸索の重要な構造要素であり，神経細胞内の長距離輸送を担う「高速道路」と考えることができる。しかし，微小管は通常，樹状突起棘やシナプス前終末には存在しない。樹状突起分岐部のような目的地付近でカーゴが微小管の高速道路を降りると，今度は**ミオシン**（myosin）タンパク質ファミリーが分子モーターとしてFアクチン上

BOX 2-1　キネシンはどのようにして発見されたのだろうか

　生物学におけるブレイクスルーは，しばしば新しい技術と，重要かつ未解決な問題を追究するために適した実験標本の使用によってもたらされる。キネシンの同定は，これらの要因の組み合わせがいかに新発見をもたらすかを示したよい例である。1980年代初頭，ビデオ強化型微分干渉コントラスト（video-enhanced differential interference contrast：VE-DIC）顕微鏡と呼ばれる新技術の発明が，染色されていない生きた細胞組織中の細胞小器官の可視化を可能にした。ヤリイカの直径1 mmにも及ぶ特別な巨大軸索（この軸索は，のちほど，この章の活動電位研究のところでふたたび登場する）を用いると，細胞小器官が軸索の細胞膜内部にあるフィラメント様構造に沿って動いているようすが観察された（図2-7A）。さらに，軸索の細胞質（軸索原形質）を軸索から押し出して実験に使うと，細胞小器官は軸索膜がなくても軸索原形質内のフィラメント上を動くようすがVE-DIC顕微鏡により同様に観察された。

　軸索から押し出された軸索原形質が細胞小器官の動きをもたらすという発見は，多くの実験操作の扉を開けた。例えば，研究者たちは軸索原形質を希釈することで，単一フィラメントに沿った細胞小器官の動きを経時的に追跡したり，また，その速度を測定したりすることができた（ムービー2-2）。その速度は，小型の細胞小器官の輸送では約2 μm/sであり，これは放射標識したタンパク質の追跡により決定さ

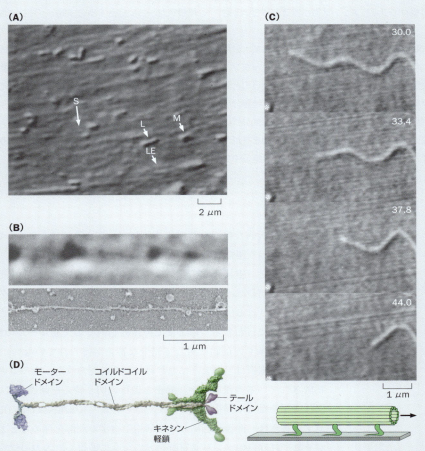

図2-7　キネシンの発見　**(A)** 傷ついていないイカ巨大軸索の一部分を，ビデオ強化型微分干渉コントラスト（VE-DIC）顕微鏡で撮影した写真。水平な線形の構造（LE，微小管）が軸索に沿って平行に走る。ビデオ記録では，多くの小型（S），中型（M），大型（L）の細胞小器官が線形の構造に沿って移動するようすがみられる。**(B)** 上段：イカ巨大軸索から押し出された原形質において，細胞小器官が1本の輸送フィラメントとみられる構造上を平行移動しているようすを撮影したVE-DIC画像。下段：VE-DIC顕微鏡で撮影した後，同視野を電子顕微鏡下で撮影し，1本の微小管の存在を確認している。光学顕微鏡下で撮影した輸送フィラメントの太さは，回折の影響のために実際の太さの約10倍に膨張してみえる。**(C)** 上段：イカ巨大軸索原形質から抽出した可溶性画分をスライドガラス上に固定し，ATP存在下で1本の微小管が右方向へ移動するようすを経時的に撮影した動画（右上に示した時間は小数点以下第1位までの秒単位）。左下にある*で示した物体は位置の目印としている。下段：動画の解釈図。イカ巨大軸索原形質中にあるモータータンパク質と思われるタンパク質がスライドガラスと微小管に接着する。同じ方向を向いた複数のモータータンパク質によるATPの加水分解が，スライドガラスに対して微小管を移動させる。**(D)** イカ巨大軸索から得られたキネシン-1の分子構造。（A：Allen RD, Metuzals J, Tasaki I et al. [1982] *Science* 218:1127–1129よりAAASの許諾を得て掲載；B：Schnapp BJ, Vale RD, Sheetz MP et al. [1985] *Cell* 40:455–462よりElsevierの許諾を得て掲載；C：Vale RD, Schnapp BJ, Reese TS et al. [1985] *Cell* 40:559–569よりElsevierの許諾を得て掲載；D：Vale RD [2003] *Cell* 112:467–480よりElsevierの許諾を得て掲載）

（つづく）

BOX 2-1　キネシンはどのようにして発見されたのだろうか　（つづき）

れた，生体内の脊椎動物神経細胞における速い軸索輸送と同程度であることがわかった（図2-4）。また，さまざまな化学物質や薬物が軸索原形質に加えられ，その動きへの効果についても調べることができた。1980年代初頭，アクチン依存性のモータータンパク質であるミオシンが，ATPの加水分解から得たエネルギーを利用してFアクチン上を動くことはすでに知られていた。そこで，研究者たちはATPの加水分解が軸索輸送においても必要であるかどうかを検証した。その結果，ATPが軸索原形質から枯渇すると，あるいは，加水分解されないATP類似物質が加えられると，その動きが阻害されることをみいだした。最終的に，VE-DIC顕微鏡で単一輸送フィラメント上の動きを観察した直後に，同フィラメントの電子顕微鏡解析（図2-7B）を行った結果，細胞小器官の動きを担う個々のフィラメントは微小管であるという動かぬ証拠が得られた。

　上記の研究はイカ巨大軸索の軸索原形質において，ATPの加水分解から得たエネルギーを利用して細胞小器官を動かす，モータータンパク質の存在を示した。実際，微小管が細胞小器官の動きを担うのと同様に，モータータンパク質を含むイカ巨大軸索原形質の可溶性画分をガラス上に固定すると，個々の微小管も同様にATP存在下で動いた（図2-7C）。この機能アッセイをもとに，ガラス上の微小管の動きを担うタンパク質複合体が，イカ巨大軸索原形質の精製タンパク質群の中から同定された。同様なタンパク質複合体は，ウシやヒヨコの脳からも精製され，イカ巨大軸索原形質から得られたタンパク質複合体と同じ性質を示すことが明らかになった。このタンパク質ファミリーのメンバーはキネシン（ギリシャ語で「動く」を意味するkineinに由来）と名づけられた。

　現在，われわれは，キネシンがすべての真核生物に存在し，進化的に保存された分子モーターであることを知っている。イカ巨大軸索原形質から最初に精製されたキネシン複合体は，2本の重鎖と2本の軽鎖からなるキネシン-1サブファミリーに属する。それぞれの重鎖は，微小管結合部位およびATPアーゼを含むN末端の球状ドメインと，重鎖どうしで二量体を形成する長いコイルドコイルドメイン，そして，軽鎖やカーゴに結合するC末端ドメインをもつ（図2-7D）。キネシンがどのようにして微小管上を動くかについての詳細なメカニズムが，生化学的ならびに生物物理学的な研究で明らかになりつつある（ムービー2-3）。哺乳動物のゲノムには約45種類のキネシンをコードする遺伝子があり，それらの多くは神経細胞に発現し，神経細胞内のそれぞれ決められた区分へのカーゴの輸送に寄与している（図2-6）。キネシンの重要性を示す証拠として，ヒトにおけるキネシンおよびキネシンに結合するタンパク質（およびダイニン）の変異が，さまざまな神経疾患の原因となっている。

を動き，局所的な輸送を管理する（図2-6）。8.1節では，ミオシン-アクチン相互作用が筋収縮にかかわる運動性を生むメカニズムについて学ぶ。

　まとめると，樹状突起あるいは軸索に向かう膜タンパク質（細胞内小胞の膜に結合している）や細胞質タンパク質は，それぞれ特定のモータータンパク質と結合することで目的地まで輸送される。その際，長距離輸送は微小管に沿って，また，局所的な輸送はFアクチンに沿って行われる。ここまで神経細胞内での交通ルールの概要についてみてきたが，依然として多くの疑問に対して完全な答えが得られていない。例えば，カーゴに合ったモーターの選択はどのようになされているのだろうか。カーゴの積みおろしはどのように制御されているのだろうか。静止と走行の切り替えを制御しているのは何なのだろうか。樹状突起や軸索に局在するモーターはどのように集積されるのだろうか。これらの疑問に対する答えは，神経細胞における細胞生物学の理解を深めるとともに，神経細胞の各区画がそれぞれ独自のタンパク質群をどのように獲得し，入力の受容，出力の伝達，電気信号の伝播といった機能を実行するのかについて明らかにしてくれるであろう。

2.4　溶質はチャネルや輸送体を介して受動的または能動的に神経細胞膜を通過する

　これまで学んできたメカニズムは，細胞内のタンパク質や細胞小器官がどのように動き回るかについてであったが，細胞外に存在する重要分子がどのように細胞膜を通過して細胞内に入ってくるのかという疑問には答えていない。この現象には，脂質二重層を通過するという，これまでとは異なる輸送様式が必要とされる。細胞質や細胞外環境などの水溶液に溶解しているほとんどの荷電分子や極性分子は，細胞膜や細胞内小胞膜の脂質二重層

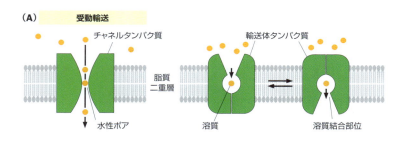
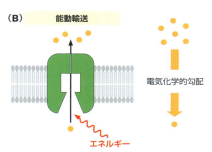

をほとんど透過できない。脂質二重層は，細胞，および小胞体，ゴルジ体，シナプス小胞などの細胞小器官を形づくるための大事な区画境界として働く。無機イオン，栄養素，代謝物，神経伝達物質などの水溶性分子はまとめて，**溶質**（solute）と呼ばれるが，溶質は脂質二重層を越えて拡散することができず，脂質二重層を通過するためには特別な輸送機構が必要となる。脂質二重層を通過する輸送は，以下の節で詳しく述べる神経細胞による電気信号伝達など，多くの細胞機能に必須である。

ある種の膜貫通タンパク質は，溶質が神経細胞や他の細胞の膜を通過できるように働いている。これらの膜輸送タンパク質は，2つの主要なクラス，すなわち**チャネル**（channel）と**輸送体**（transporter）に大別される。チャネルは水性ポア（細孔）をもち，開口時に特定の溶質のみを直接通過させる。この章の後の節で，1種ないし複数種のイオンを選択的に通過させる，さまざまな**イオンチャネル**（ion channel）を紹介する。輸送体は，溶質を膜の一方から他方へ移動させられるように，開閉が順次起こる2つの独立したゲートをもつ（**図2-8**A）。一般的に，溶質は輸送体を介するよりもチャネルを介したほうがずっと速く移動できる。

すべてのチャネルおよび多くの輸送体は，溶質を膜の内外に対して一方向へ移動させる。電荷を帯びていない溶質は高濃度側から低濃度側へ移動し，その溶質の**化学的勾配**（chemical gradient）を低下させる。もし，溶質がイオンのように電荷を帯びている場合，膜の内外に対するそれらの移動は，**電気的勾配**（electrical gradient），すなわち膜内外の電位差を作り出す。化学的勾配と電気的勾配を組み合わせた**電気化学的勾配**（electrochemical gradient）は，溶質が移動する向きと程度を決める（**図2-9**）。電気的勾配と化学的勾配が同じ向きの場合，溶質の移動は促進される（図2-9，中央）。一方，これらの勾配が逆向きの場合，それぞれの効果は部分的に（図2-9，右），あるいは，ときには完全に相殺し合う。電気化学的勾配を低下させる向きへの溶質の輸送は，外部からのエネルギーを必要としないことから，**受動輸送**（passive transport）と呼ばれる（図2-8A）。

いくつかの輸送体は，外部エネルギーを利用して，電気化学的勾配に逆らった溶質の輸送を引き起こす。この過程は**能動輸送**（active transport）と呼ばれる（図2-8B）。能動輸送のためのエネルギーは，つぎの供給源から得られる。(1)化学反応：最も多いのはATPの加水分解で，輸送体はATPアーゼとして働き，ATPの加水分解で得た化学エネルギーを

図2-8 チャネルや輸送体は受動輸送および能動輸送を担う （**A**）チャネルタンパク質は，チャネルが開口したときに溶質が直接通過できる水性ポアをもつ。一方，輸送体タンパク質は，少なくとも2つのゲートを順次開閉させて，溶質に膜を通過させる。エネルギー入力がない場合，溶質はチャネルや輸送体を介して電気化学的勾配（図2-9）を低下させる向きに移動する。これは受動輸送と呼ばれる。（**B**）輸送体タンパク質はまた，外部のエネルギーを使って，電気化学的勾配に逆らった向きに溶質を能動的に輸送する（能動輸送）。(Alberts B, Johnson A, Lewis J et al.〔2015〕Molecular Biology of the Cell, 6th ed. Garland Scienceより)

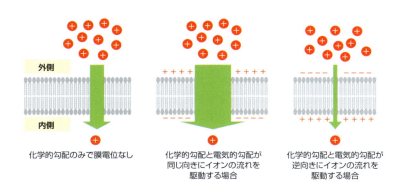

図2-9 イオンのような荷電した溶質の電気化学的勾配 膜内外の電位差がないとき，化学的勾配のみがイオンの流れの向き（高濃度側から低濃度側へ流れる）を決定する（左）。膜内外に電位差があるとき，化学的勾配と電気的勾配がともに作用し，イオンの流れを制御する力の大きさと向きが決定される。電気化学的勾配の2つの成分は同じ向きに働くか（中央），または逆向きに働く（右）。矢印の太さは，イオンの流れを駆動する力の大きさを表している。(Alberts B, Johnson A, Lewis J et al.〔2015〕Molecular Biology of the Cell, 6th ed. Garland Scienceより)

図2-10 3つのタイプの能動輸送 能動輸送体の1つは，ATPの加水分解から得たエネルギーを利用して，電気化学的勾配に逆らった向きに溶質を動かすATP駆動ポンプである（左）。2つ目は，光子吸収で得たエネルギーを利用して働く光駆動ポンプである（中央）。3つ目は，他のイオン種を電気化学的勾配に従って輸送することによって得たエネルギーを利用して駆動される，共役輸送体である（右）。共役輸送体は，2つの溶質を同じ向きに輸送する共輸送体と，逆向きに輸送する対向輸送体（交換輸送体）に分けられる。一番右のイラストではいくつかの溶質の電気化学的勾配をまとめて示しているが，それぞれの図形の数が多いほうが電気化学的勾配の高い側を表している。下向きの灰色矢印は，黄色の丸で表された溶質の電気化学的勾配を示す。(Alberts B, Johnson A, Lewis J et al. [2015] Molecular Biology of the Cell, 6th ed. Garland Scienceより)

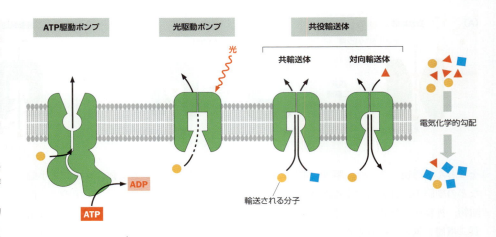

利用してタンパク質の構造変化をもたらす。(2)光：この場合，エネルギーは光子吸収によって生じる。ATPの加水分解や光によって駆動される輸送体は**ポンプ**(pump)とも呼ばれる。第12章では，視覚の進化にかかわる光駆動ポンプについて述べる。(3)共役輸送：この場合，輸送体は2種類（あるいはそれ以上）の溶質を一緒に動かし，一方の溶質を電気化学的勾配に従って輸送することによって得たエネルギーを利用して，他方の溶質を勾配に逆らった向きに移動させる。これらの分子は**共役輸送体**(cotransporter)と呼ばれ，複数の溶質を同じ向きに輸送する**共輸送体**(symporter)と，複数の溶質をそれぞれ逆の向きに輸送する**対向輸送体**(antiporter；または交換輸送体〔exchanger〕)の2種類に分類される（**図2-10**，ムービー2-4）。1種類のみの溶質を輸送する輸送体は，共役輸送体に対応して単輸送体(uniporter)とも呼ばれる。つぎの節では，細胞内外の電気化学的勾配の確立に重要な役割を担う，ATP駆動ポンプと共役輸送体について紹介する。この勾配は神経細胞における電気信号伝達の基盤を形成する。

2.5 静止時の神経細胞は細胞内外のイオン濃度差とイオン透過性の違いによって電気的に分極している

　神経細胞における電気信号は，他の**興奮性細胞**(excitable cell；筋細胞など，活動電位を発生する細胞)と同様，細胞内外の電位差に依存する。細胞内外の電位差を，その細胞の**膜電位**(membrane potential)と呼ぶ。微小電極を細胞に刺入し，**細胞内記録法**(intracellular recording)と呼ばれる方法を使うと，膜電位を直接測定することができる。細胞内記録用の微小電極には，通常，先端が非常に細いガラス製の電極が用いられる。電極の内部には，細胞内の電気信号を伝えられるように，導電性の高い塩溶液が充填されている。そして，電極の反対側には増幅器やオシロスコープが接続される（他の神経活動記録法については図13-31，および13.20，13.21節を参照）。静止状態にある神経細胞の膜電位(**静止電位**；resting potential)は，細胞の種類によって異なるが，一般的に－50〜－80 mV程度である（**図2-11**）。したがって，神経細胞膜は電気的に分極している。細胞内の電位が正の値側に変化する現象は，**脱分極**(depolarization)と呼ばれる。逆に，細胞内の電位が負の値側に変化する現象は，**過分極**(hyperpolarization)と呼ばれる。

　神経細胞が電気的に分極している理由として，(1)細胞膜で隔てられた2つの領域，すなわち細胞内と細胞外の環境において，イオン濃度が異なること，(2)細胞内に存在する，3種類の主要なイオン(K^+，Na^+，Cl^-)の細胞膜に対する**透過性**(permeability)がそれぞれ異なること（後に学ぶように，イオンの透過性はそのイオンを選択的に通過させるイオンチャネルがどれだけ開口しているかによって決定される）があげられる。神経細胞や動物の種類によって値は異なるが，典型的な神経細胞の場合，細胞外のNa^+とCl^-の濃度は細

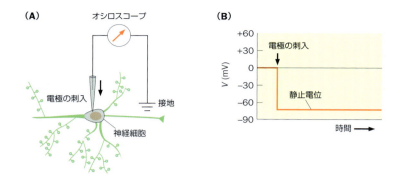

図2-11 神経細胞の静止電位の測定
(A) 静止状態にある神経細胞からの膜電位記録を示した模式図。接地（細胞外環境の電位）と電極先端との間の電位差（V；単位はmV）をオシロスコープで計測している。(B) 細胞内に電極の先端を刺入する前は，Vは0 mVであるが，電極を刺入すると，Vはわれわれのモデル神経細胞の静止電位である−75 mVまで低下する。

胞内に比べ10〜20倍高い。それに対して，細胞内のK$^+$濃度は細胞外に比べ30倍も高い（図2-12A）。静止状態における神経細胞膜は，Na$^+$やCl$^-$に対する透過性が低く，K$^+$に対する透過性が高い（すなわち，K$^+$はNa$^+$やCl$^-$よりも容易に神経細胞膜を通過できる）。2種類の**陽イオン**（cation；K$^+$やNa$^+$のように正電荷を帯びたイオン）と1種類の**陰イオン**（anion；Cl$^-$のように負電荷を帯びたイオン）に加えて，細胞内には他の有機陰イオンが豊富に存在するが，神経細胞膜は通常，これらの有機陰イオンは通過させない。

神経細胞内外のイオン濃度は能動輸送によって維持されている。その主要な輸送体は**Na$^+$, K$^+$-ATPアーゼ**（Na$^+$,K$^+$-ATPase）と呼ばれるポンプである。このイオンポンプは，ATPの加水分解から得たエネルギーを利用して，電気化学的勾配に逆らってNa$^+$を細胞外に汲み出し，K$^+$を細胞内に汲み入れる（図2-12B，ムービー2-5）。それにより，Na$^+$とK$^+$の細胞内外における濃度差は維持されている。Cl$^-$の勾配は，K$^+$とCl$^-$をともに細胞外に汲み出す**K$^+$/Cl$^-$共輸送体**（K$^+$/Cl$^-$ symporter）など，いくつかの共輸送体によって維持されている（図2-12B）。

化学的勾配と膜電位がどのようにイオンの流れに影響するかを理解するために，まず，K$^+$のみに透過性のある膜を想定した仮想的な状況を考えてみよう（この状況はグリア細胞によくあてはまる）。膜内外のK$^+$の濃度差は，化学的勾配に従ってK$^+$を細胞外に拡散させる。K$^+$が細胞外に流出するにつれて，細胞内領域はより負電荷を帯び，膜内外の電位

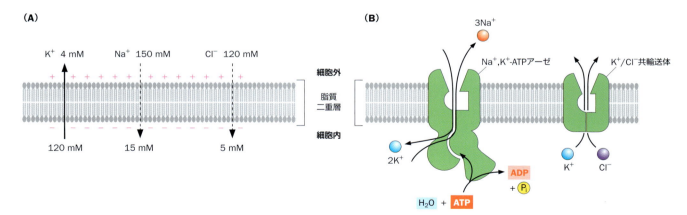

図2-12 静止電位のイオン的基盤 (A) 数値は，典型的な哺乳類神経細胞の細胞内外におけるK$^+$，Na$^+$，Cl$^-$のモル濃度（mM）を表している。静止状態では，細胞膜はK$^+$に対する透過性があり（矢印は電気化学的勾配に従った向きを示す），Na$^+$やCl$^-$はほとんど通過させない（破線矢印）。静止膜電位はおもに，K$^+$を細胞外に汲み出そうとする化学的勾配と，K$^+$を細胞内に汲み入れようとする電気的勾配のバランスによって決定される。膜の内外に記された＋記号と−記号は，細胞内電位が細胞外環境よりも負電荷を帯びていることを表している。(B) 左：Na$^+$,K$^+$-ATPアーゼは，ATPの加水分解から得たエネルギーを利用して，1サイクルで3個のNa$^+$を細胞外に汲み出し，2個のK$^+$を細胞内に汲み入れる。各イオンは電気化学的勾配に逆らって輸送される。Na$^+$,K$^+$-ATPアーゼの活性は，Na$^+$とK$^+$の細胞内濃度を維持し，静止状態の膜を介したNa$^+$とK$^+$の漏洩を妨げることで活動電位の発生に寄与する。右：K$^+$/Cl$^-$共輸送体は，電気化学的勾配に従ったK$^+$の移動から得たエネルギーを利用して，電気化学的勾配に逆らったCl$^-$の移動を引き起こす。これにより，膜内外におけるCl$^-$の濃度勾配を維持している。

差を増加させる．これにより，正電荷を帯びたK^+のさらなる細胞外流出が阻止される．最終的に，化学的駆動力と電気的駆動力とが平衡に達したとき（すなわち，化学的勾配と電気的勾配とがつりあい，K^+の正味の移動がなくなったとき），K^+の**平衡電位**（equilibrium potential；化学的駆動力と電気的駆動力とがつりあったときの膜電位）E_Kは，つぎの**ネルンストの式**（Nernst equation）に従う．

$$E_K = \frac{RT}{zF} \ln \frac{[K^+]_o}{[K^+]_i}$$

ここで$[K^+]_o$と$[K^+]_i$はそれぞれ細胞外と細胞内のK^+濃度，Rは気体定数，Fはファラデー定数，zはイオンの価数（K^+の場合は＋1），$\ln$は自然対数である．RT/Fは室温で約25 mVである．われわれのモデル神経細胞（図2-12A）のK^+濃度差を用いて計算すると，E_Kは約－85 mVとなり，静止電位に近い値を示す．

ネルンストの式を用いてCl^-やNa^+の平衡電位も計算することができる．モデル神経細胞内外の濃度差（図2-12A）から計算すると，$E_{Cl}=-79$ mV，$E_{Na}=+58$ mVとなる．ここで留意すべき点は，Cl^-はK^+と反対の化学的勾配をもつにもかかわらず，1価の陰イオン（$z=-1$）であるために，平衡電位はK^+と同程度の値を示すということである．Na^+の場合，平衡電位は＋側になるが，このことは，もし細胞膜がNa^+のみに透過性があるならば，細胞内の膜電位は細胞外環境に比べて＋側になることを意味している．この章の後半に出てくる活動電位のイオン的基盤を学ぶ際，その重要性がわかるだろう．

実際には，ほとんどの神経細胞ではNa^+やCl^-も多少細胞膜を通過するので，静止電位はE_Kよりもわずかに脱分極側になる．細胞膜が複数のイオンを同時に通過させるときには，平衡時（すなわち，正味のイオンの流れがないとき）における静止電位V_mは，つぎの**ゴールドマン・ホジキン・カッツの式**（Goldman-Hodgkin-Katz equation）を使って計算することができる（訳注：正確には，ゴールドマン・ホジキン・カッツの式は定常状態における不平衡状態を表す式であり，平衡状態を表す式ではない）．

$$V_m = \frac{RT}{zF} \ln \frac{p_K[K^+]_o + p_{Na}[Na^+]_o + p_{Cl}[Cl^-]_i}{p_K[K^+]_i + p_{Na}[Na^+]_i + p_{Cl}[Cl^-]_o}$$

ここでp_K，p_{Na}，p_{Cl}は各イオンの透過性を示す．本質的に，ゴールドマン・ホジキン・カッツの式は静止電位に対して各イオンがそれぞれ独立に寄与し，静止電位は静止状態における各イオンの透過性に依存していることを表している．

一般的には，膜電位はどの単一イオンの平衡電位とも同じではないので，細胞内外の各イオンを動かそうとする力が働く．これは各イオンに対する**駆動力**（driving force）と呼ばれ，膜電位と各イオンの平衡電位の差に等しい．例えば，E_{Cl}は通常，静止電位に非常に近いので，たとえ細胞膜がCl^-を通過させたとしても駆動力は小さく，静止状態におけるCl^-の流れは小さい．もし，細胞膜がK^+のみに透過性がある場合（すなわち，$p_{Na}=0$，$p_{Cl}=0$），ゴールドマン・ホジキン・カッツの式に従うと$V_m=E_K$となり，K^+に対する駆動力がなくなる．つまり，K^+に対して高い透過性を有するが，正味の電流はゼロとなる．しかし，実際にはp_{Na}は無視できるほど小さいわけではなく，化学的勾配および電気的勾配ともにNa^+を細胞内に流入させる向きに働くので，Na^+の内向きへの流れが生じる．この現象は，膜電位をE_Kよりもわずかに上昇させ，K^+に対する駆動力をつくり，K^+を細胞外に流出させる．もし，K^+によるこの漏洩電流が続けば，$[K^+]_i$はたえず低下し，$[Na^+]_i$は上昇することになる．しかし，Na^+，K^+-ATPアーゼによる能動輸送（Na^+を細胞外に汲み出し，K^+を細胞内に汲み入れる：図2-12B）によって両者の濃度は互いにつりあっている．Na^+，K^+-ATPアーゼは$[K^+]_i$および$[Na^+]_i$を規定値に戻すことにより，神経細胞の静止電位維持に寄与している．

2.6 神経細胞膜は電気回路として表現できる

イオンは神経細胞膜の脂質二重層を通過することができないのに対し，細胞内や細胞外の水溶液環境では自由に動くことができる。**電気回路**(electrical circuit)，すなわち，少なくとも1つの閉回路を形成するように配線された電子素子の専門用語を使って，神経細胞がどのように機能しているかをモデル化することができる。この節では，以下の節で登場する神経細胞の信号伝達を論じるうえで有用な，電気回路の基本的概念について説明する。

最も単純な電気回路は，電池と抵抗器の2つの電子素子から構成される。**電池**(battery)は，両極間の電位差(電圧)を一定に保ち，エネルギー供給源として働く。**抵抗器**(resistor)は電気抵抗をもたらし(つまり，電流の通過を制限する)，電流が流れる際に両極間に電位差を生じさせる(**図2-13**A，左)。抵抗器を通過する電流(I; 単位時間あたりに流れる電荷)はつぎの**オームの法則**(Ohm's law)に従う。

$$I = \frac{V}{R}$$

ここでVは抵抗器にかかる電圧，Rは抵抗器の**抵抗**(resistance)を示す。電池と抵抗器を接続する導線の抵抗はゼロと仮定されているので，抵抗器にかかる電圧は電池の電圧に等しい。電流，電圧，抵抗の単位は，それぞれ，アンペア(A)，ボルト(V)，オーム(Ω)である。

2つの抵抗器が直列につながれたとき(図2-13A，中央)，個々の抵抗器を通過する電流は等しい。両方の抵抗器にかかる電圧は個々の抵抗器にかかる電圧の和($V = V_1 + V_2$)として表され，また，合成抵抗は$R = R_1 + R_2$として表される。電気生理学において抵抗を表現する際，抵抗の逆数である**コンダクタンス**(conductance：g)のほうがよく用いられる($g = 1/R$)。したがって，2つの抵抗器が直列につながれたとき，$1/g = 1/g_1 + 1/g_2$となる。つぎに，2つの抵抗器が並列につながれたとき(図2-13A，右)，両方の抵抗器にかかる電圧は等しく，合成電流は個々の抵抗器を通過する電流の和($I = I_1 + I_2$)となる。また，合成抵抗は$1/R = 1/R_1 + 1/R_2$，合成コンダクタンスは$g = g_1 + g_2$として表される。コンダクタンスの単位はシーメンス(S)である。コンダクタンスの定義を考えると，オームの法則はつぎの式で表すこともできる。

$$I = gV$$

ここで留意すべき点は，抵抗器は同時に電流の**導体**(conductor)でもあるということであり，これら2つの用語は文脈に応じて区別されずに用いられる。つまり，高い抵抗をもつ抵抗器は導電性の低い導体であり，低い抵抗をもつ抵抗器は導電性の高い導体といえる。

上記の単純な電気回路は，神経細胞についてこれまでわれわれが学んできた事項に関連

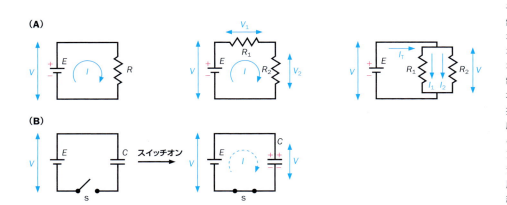

図2-13 抵抗器とコンデンサのみからなる電気回路 (**A**)左：図の電気回路は，電圧がVの電池(E)とRの抵抗をもつ抵抗器の2つの電子素子からなる。電流(I, 矢印)は正極(＋極，電池の長いほうの線)から負極(－極)へ電池外を流れる。中央：2つの抵抗器(R_1とR_2の抵抗をもつ)が直列につながれている。2つの抵抗器を流れる電流は同じである。各抵抗器にかかる電圧の合計($V_1 + V_2$)は電池の電圧と等しい。右：2つの抵抗器が並列につながれている。各抵抗器にかかる電圧は電池の電圧と等しい。合成電流(I_T)は各抵抗器を通る電流の合計($I_1 + I_2$)と等しい。(**B**)図の電気回路は，電池(E)とコンデンサ(Cの静電容量をもつ)，そしてスイッチ(s)からなる。スイッチが入ると，電池の電圧と等しくなるまでコンデンサに過渡電流(破線矢印)がチャージされる。

付けられる。脂質二重層は**絶縁体**(insulator)であり，無限大の抵抗をもつ抵抗器として働くことで電流が流れないようにしている。2.5節で述べたように，細胞膜は完全な絶縁体ではなく，静止状態であっても，あるイオンは特定のチャネルを介して膜を通過する。これらのイオンチャネルは，特定の抵抗をもつ抵抗器とイオンの平衡電位に相当する電池から構成される並列回路としてモデル化することができる。このモデルについては，2.7節でさらに触れる。また，2.8節で神経細胞線維（樹状突起や軸索）を伝播する電気信号について学ぶ際，直列につながれた抵抗器を目にするだろう。

もう1つの重要な電子素子は**コンデンサ**(capacitor)で，平行に置かれた2つの導体が絶縁体の層をはさむように構成されている。コンデンサは，絶縁体の層があるため電流を通さず，電荷を蓄える装置として働く。細胞外と細胞内領域を隔てる細胞膜の脂質二重層は，コンデンサのよい例である。電池とコンデンサからなる単純な回路（図2-13B）では，スイッチが入ったとき，電池からの電流はコンデンサが電池と同じ電圧にチャージされるまでコンデンサへと流れる。正電荷は片方の導体に貯まり，負電荷はもう片側にチャージされることで，電荷が蓄えられる。**静電容量**(capacitance：C)，すなわちコンデンサが電荷を蓄える能力は，$C = Q/V$で定義される（Qはコンデンサにかかる電圧がVであるときに蓄えられる電荷）。静電容量の単位はファラド(F)，電荷の単位はクーロン(C)である。2つのコンデンサが直列につながれたとき，合成静電容量(C)は$1/C = 1/C_1 + 1/C_2$で表される。また，2つのコンデンサが並列につながれたとき，合成静電容量は$C = C_1 + C_2$で表される。

理論的に，回路が抵抗をもたないとき（図2-13B），コンデンサはスイッチが入った瞬間にチャージされる。しかし実際には，回路は常に抵抗をもつ。抵抗器とコンデンサの両方を含む回路（**R-C回路**〔R-C circuit〕)では，抵抗器やコンデンサに流れる電流は，スイッチが入った後，経時的に変化する。抵抗と静電容量の積は時間の単位をもち，この値を**時定数**(time constant：τ)と呼ぶ。時定数は，例えば（チャネルの開口に伴う）急激な電流変化のような外部信号に応じて，どれくらい早く（細胞膜のような）コンデンサが経時的に電荷を蓄積または放出するのかを定義している。時定数が大きければ大きいほど，コンデンサがチャージされるのに時間がかかり，電気信号は経時的により広がる。

時定数の重要な概念をより明らかにするために，2つのR-C回路について調べてみよう（この課題の定量的な取り扱いについては**BOX 2-2**を参照）。抵抗器とコンデンサが電池とともに直列につながれたR-C回路（**図2-14**A，左）の場合，スイッチが入ると電流は最初の値から指数関数的に減衰し（図2-14A，中央），また，コンデンサにかかる電圧は指数関数的に増加しながら電池の電圧に近づく（図2-14A，右）。それに対し，抵抗器とコンデンサを並列につなげてR-C回路に定電流を流した場合（図2-14B，左），合成電流(I_T)は一定のままであるが，抵抗器を流れる電流(I_R)と電圧($V = I_R R$)は経時的に増加し（図2-14B，中央），コンデンサを流れる電流(I_C)は経時的に減少する（図2-14B，右）。

2つの回路ともに，時定数RCが時間軸（横軸）の単位として用いられ，電気信号がどれくらい早く経時的に変化するかを定義している。例えば，R-C直列回路の場合，電流は時定数の1倍，2倍，3倍に相当する時間で，それぞれ最大値の37％，14％，5％まで減衰する（図2-14A，中央）。同様に，R-C並列回路の場合，電圧は時定数の1倍，2倍，3倍に相当する時間で，それぞれ最大値の63％，86％，95％まで増加する（図2-14B，中央；これらの値の導き方についてはBOX 2-2を参照）。

電子工学の分野ではR-C直列回路がよく用いられるが，神経生物学の分野においては，神経細胞膜の性質をうまく表現できるR-C並列回路がより広く使われている。イオンチャネルが抵抗器として働き，細胞内外の環境を隔てる脂質二重層がコンデンサとして働くことで，膜表面付近に集まるイオンを介して電荷を蓄積する（訳注：イオン以外に電子も蓄積する）。単位面積あたりの膜容量はほぼ一定（約$1\,\mu F/cm^2$）であるのに対し，膜抵抗は膜電位と時間に伴ってかなり変化しうる。それでは，これらの概念を適用して，神経細胞膜を通過するイオンの流れを調べてみよう。

BOX 2-2　R-C回路を詳しくみてみよう

2.6節において，われわれはR-C直列回路と並列回路について学んだ（図2-14A）。ここでは，微分方程式を知る学生たちに対して，これらの回路の時間的ダイナミクスがどのようにして導かれるのかを論じる。

R-C直列回路（図2-14A）では，コンデンサと抵抗器にかかる電圧の合計は，電池の電圧と等しい。すなわち，$V = V_C + V_R$である。電流は，スイッチが入った後はいつでも時間(t)あたりに流れる電荷(Q)なので，$I(t) = dQ/dt$と表せる。$Q = CV_C$を代入すると，$I(t) = C\, dV_C/dt = C\, dV/dt - C\, dV_R/dt$となる。$V$は時間に応じて変化しないので$dV/dt = 0$であり，オームの法則より$V_R = I(t)R$であるから，$I(t) = -RC\, dI(t)/dt$という微分方程式が得られる。この微分方程式を解くと，

$$I(t) = I_0 e^{-\frac{t}{RC}}$$

ここで$I(t)$は時間tにおける電流，I_0はスイッチが入ったとき($t=0$)の電流($e^0 = 1$なので，$I_0 = V/R$)，eは自然対数の底，RCは時定数(2.6節)である。この式は電流の指数関数的減衰(図2-14A，中央)の基盤である。電流は時定数の1倍，2倍，3倍に相当する時間で，それぞれ最初の電流I_0の37%($1/e$)，14%($1/e^2$)，5%($1/e^3$)まで減衰する。また，コンデンサがチャージされる際の経時変化(図2-14A，右)も，つぎの式で決定される。

$$V_C = V - V_R = V - RI(t) = V\left(1 - e^{-\frac{t}{RC}}\right)$$

定電流装置につながれたR-C並列回路（図2-14B，左）では，スイッチが入るとコンデンサ経路を流れる電流(I_C)から抵抗器経路を流れる電流(I_R)への電流の再分配が起きるが，その合計(I_T)は一定である。また，抵抗器とコンデンサにかかる電圧(V)は同じで，$V = I_R R$である。これらのことから，$I_R(t) = I_T - I_C(t) = I_T - dQ/dt = I_T - C\, dV/dt = I_T - RC\, dI_R(t)/dt$となる。この微分方程式を解くと，

$$I_R(t) = I_T\left(1 - e^{-\frac{t}{RC}}\right)$$
$$V(t) = I_T R\left(1 - e^{-\frac{t}{RC}}\right)$$
$$I_C(t) = I_T e^{-\frac{t}{RC}}$$

この2番目と3番目の関係は，図2-14Bの中央と右のパネルにそれぞれグラフとして示してある。$V(t)$は時定数の1倍，2倍，3倍に相当する時間で，それぞれ最大電圧Vの63%($1-e^{-1}$)，86%($1-e^{-2}$)，95%($1-e^{-3}$)まで増加する。

ここで留意すべき点は，定電圧の電池ではなく定電流装置にR-C並列回路をつなげることである。なぜならば，そのほうが電気信号伝達の際に神経細胞膜で起こっていること（電流をもたらすイオンチャネルの開口）のよいモデルとなるからである。図2-13Aに示したように，R-C並列回路に定電圧の電池をつなげても，コンデンサは瞬時にチャージされて抵抗器のみの回路になってしまうため，あまり面白くはない。

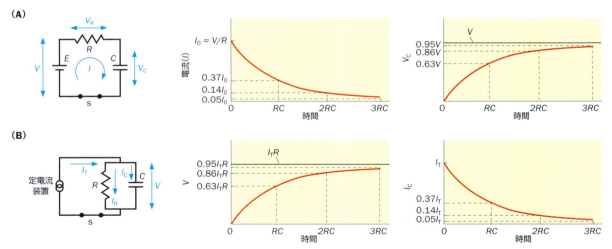

図2-14　抵抗器とコンデンサからなる電気回路（R-C回路）は時間的ダイナミクスを示す　(A)左：抵抗器(Rの抵抗をもつ)とコンデンサ(Cの静電容量をもつ)，そして電池(E)が直列につながれている。中央：スイッチ(s)が入ると，電流(I，矢印の方向に流れる)は指数関数的に減衰するが，このときの時定数はRCの値に等しい。時間(t)がRC，$2RC$，$3RC$となるときのIの値をそれぞれ示してある。右：コンデンサにかかる電圧(V_C)は徐々に電池の電圧(V)に近づく。ここでも，$t = RC$，$2RC$，$3RC$となるときのV_Cの値をそれぞれ示してある。(B)左：抵抗器とコンデンサが並列につながれた回路で，定電流装置(合成電流はI_Tで一定)がついている。中央と右：スイッチ(s)が入ると，Vは徐々に増加して最大値$I_T R$に近づく(中央)。一方，I_Cは指数関数的に減衰する(右)。$t = RC$，$2RC$，$3RC$となるときのVとI_Tの値をそれぞれ示してある。

2.7 電気回路モデルはグリア細胞や神経細胞の細胞膜を通過するイオンの流れを解析するために使われる

前の節で紹介した電気回路モデルが，細胞膜を通過する電流を理解するうえでどのように役立つかを2つの例を用いて説明したい。

まず，K^+のみに透過性がある細胞膜を考えてみよう（これはグリア細胞の細胞膜に近い性質である）。これはK^+が透過する経路と膜容量の経路が並列につながれた回路と等価である（図2-15A）。膜容量経路はコンデンサ（C_m）で表されている。一方，K^+の透過経路には2つの電子素子，すなわち，抵抗器とK^+の平衡電位（E_K）に相当する電池が含まれている。抵抗はコンダクタンスの逆数なので，K^+経路のコンダクタンスをg_Kとすると，抵抗器は$1/g_K$で表される。電池は，K^+の移動を駆動する電気化学的勾配，すなわちE_Kで表されている。K^+経路からの膜電位V_mは，抵抗器にかかる電圧（オームの法則よりI_K/g_K）と電池の電圧の和であり，$V_m = I_K/g_K + E_K$となる。静止状態では，K^+の流入と流出はつりあっており，$I_K = 0$である。したがって，$V_m = E_K$となり，静止膜電位はE_Kと等しい。

つぎに，神経細胞にとってより現実的な状況，すなわち，細胞膜がK^+に加えてCl^-やNa^+にも透過性がある状況について考えてみよう。図2-15Aの回路に2つの並列回路（Cl^-経路とNa^+経路）を加えると（図2-15B），V_mは，以下のとおり，各イオンに対するコンダクタンスや平衡電位にもとづいて決定される。この並列回路の場合，各経路での電圧V_mはつぎの3つの式で表される。

$$V_m = \frac{I_K}{g_K} + E_K \tag{1}$$

$$V_m = \frac{I_{CL}}{g_{CL}} + E_{CL} \tag{2}$$

$$V_m = \frac{I_{Na}}{g_{Na}} + E_{Na} \tag{3}$$

この3つの式から，$V_m(g_K + g_{Cl} + g_{Na}) = E_K g_K + E_{Cl} g_{Cl} + E_{Na} g_{Na} + I_K + I_{Cl} + I_{Na}$の関係が得られる。静止状態では膜を流れる正味の電流はゼロである。膜電位は一定なので，静電容量側の電流もゼロである。このことから，

$$I_K + I_{Cl} + I_{Na} = 0 \tag{4}$$

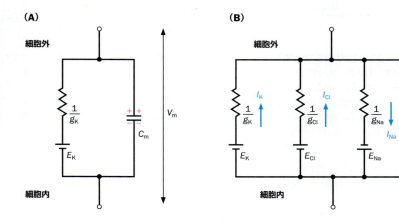

図2-15 神経細胞の細胞膜に等価な電気回路モデル (**A**) 細胞膜がK^+のみに透過性があるような単純化したモデルでは，細胞膜はK^+が透過する経路と膜容量（C_m）の経路が並列につながれた回路と等価である。抵抗器の抵抗はコンダクタンスの逆数である$1/g_K$で表される。K^+の透過経路にはK^+の平衡電位（E_K）に相当する電池も含まれている。E_Kは細胞内側が負であるため，電池は細胞外側が正極となる。V_mは膜電位を示す。静止状態では正味の電流はゼロであるため，$V_m = E_K$である。(**B**) より現実的な神経細胞モデルでは，細胞膜は4つの並列回路として考えられ，膜容量経路に加えて，K^+，Cl^-，Na^+のそれぞれに対する透過経路がある。矢印の向きは，図2-12のモデル神経細胞で示したように，各経路におけるイオンの平衡電位と静止電位に従って決定される電流の向きを表している。ここで留意すべき点は，Cl^-の流れは内向き（静止電位がモデル神経細胞におけるCl^-の平衡電位より正の側にあるため）であるのに対し，Cl^-によって生じる電流が外向きとして示されていることである。これは，電気回路図では慣例的に，電流を正電荷の流れとして示すためである。結果として，Cl^-のような負電荷をもつイオンによって生じる電流は，イオンが実際に動く向きとは逆向きに発生するものとして示される。(B: Hodgkin AL, Huxley AF [1952] *J Physiol* 117:500-544より)

したがって，

$$V_\mathrm{m} = \frac{E_\mathrm{K} g_\mathrm{K} + E_\mathrm{Cl} g_\mathrm{Cl} + E_\mathrm{Na} g_\mathrm{Na}}{g_\mathrm{K} + g_\mathrm{Cl} + g_\mathrm{Na}}$$

ここでgは各イオンのコンダクタンス，Eは各イオンの平衡電位を示す。実はこの式は，2.5節で説明したゴールドマン・ホジキン・カッツの式を回路モデルで表現したもので，コンダクタンスと平衡電位は，2.5節の式で用いている透過性や絶対イオン濃度よりも実験的に決定しやすいため，より有用な式である。ここで留意すべき点は，コンダクタンスと透過性はともに，イオンがどれくらい容易に細胞膜を通過するかを表すことから，しばしば同じ意味で使われているということである。しかし，両者にはわずかな違いがある。透過性は細胞膜に固有の性質であり（後に学ぶように，開口チャネルの数を反映する），通過するイオンの有無には依存しない。一方，コンダクタンスは透過性だけでなくイオンの存在にも依存する。

V_mが決まると，各並列経路内を流れる電流も下記の式で求められる。

$$I_\mathrm{K} = g_\mathrm{K}(V_\mathrm{m} - E_\mathrm{K})$$

$$I_\mathrm{Cl} = g_\mathrm{Cl}(V_\mathrm{m} - E_\mathrm{Cl})$$

$$I_\mathrm{Na} = g_\mathrm{Na}(V_\mathrm{m} - E_\mathrm{Na})$$

ここで留意すべき点は，括弧内の値が2.5節で定義した各イオンの駆動力を表していることである。それゆえ，各イオンが担う電流はコンダクタンスとそのイオンの駆動力の積で示されることになる。この章でのちほど学ぶように，g_Naとg_Kは膜電位に応じて変化し，この変化が活動電位発生の基盤となる。また，第3章では，シナプス前終末からの神経伝達物質放出に応答したシナプス後膜のコンダクタンス変化によって，シナプス伝達がもたらされることを学ぶ。

2.8　神経細胞の受動的電気特性：電気信号は経時的に変化し，距離に応じて減衰する

　静止電位のイオン的基盤と神経細胞膜の電気回路モデルを紹介したところで，電気信号伝達に関する2つの重要な疑問，すなわち，神経細胞はどのように電気刺激に応答するのか，そして，電気信号はどのように神経細胞内を伝播するのか，について考えてみたい。まず，神経線維（樹状突起あるいは軸索）に関する理想実験の観察からはじめよう。この観察は，さまざまな標本を用いた多くの実験結果をまとめ，神経細胞の樹状突起の性質を推察させる。この実験では，電流装置に接続した電極を神経線維に刺入し，実験者の指令で神経線維に電流を注入する。この電極は**刺激電極**(stimulating electrode)と呼ばれる。刺激電極のすぐ近くの細胞膜に，増幅器やオシロスコープに接続した**記録電極**(recording electrode)を刺入すると(a)，刺激電極からの電流注入に応答した電位変化が記録される。さらに2本の記録電極(bとc)を，刺激電極からそれぞれ異なる距離で線維に刺入すると，遠位まで広がった膜電位を記録することができる（**図2-16**A，**ムービー2-6**）。

　まず，小さな脱分極性電流（すなわち，正電荷）をパルス波として神経細胞に注入すると（図2-16B，左），注入された電流は電極を介して神経線維の内部へと流れる。記録電極aで観察される膜電位は，電流パルスのはじまりにおいて「徐々に」脱分極し，電流パルスの終わりにおいて「徐々に」戻ってくる。より遠位に刺入した電極bやcからの記録でも，膜電位は同様に緩やかな変化を示す。しかし，膜電位変化の大きさは距離に応じて減衰する

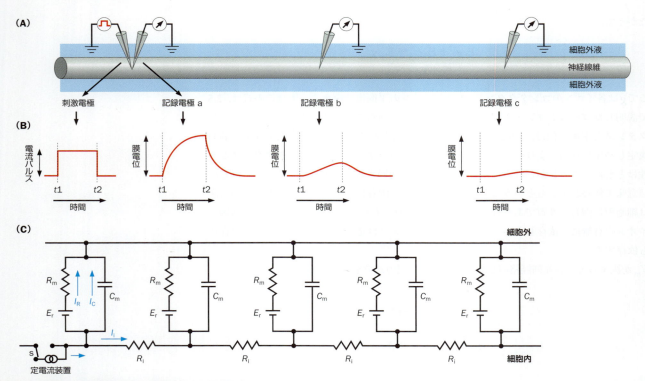

図2-16　理想実験から観察される神経細胞の受動的電気特性
(A) 実験標本の図。刺激電極からパルス波として電気信号が与えられる。3本の記録電極は，刺激電極からそれぞれ異なる距離で神経線維に刺入されている。**(B)** 刺激電極から脱分極性のパルス波刺激が与えられると（左），3本の記録電極がそれぞれ刺入されている箇所において，図のような膜電位変化が観察される（右）。破線は電流パルスの開始時間（t_1）と終了時間（t_2）。3つの膜電位波形の縦軸は同一スケールで表している。これらの波形から，つぎの2つの性質がわかる。(1)電流パルスに対する膜電位の変化は緩やかに起こる。(2)膜電位変化の大きさは距離に応じて減衰する。**(C)** 神経線維の電気回路モデル。膜の各セグメントはR-C並列回路として近似され，回路の中には，膜容量（C_m）と，K^+，Cl^-，Na^+コンダクタンスを統合した膜抵抗（R_m），そして静止膜電位（E_r）を表す電池がそなわっている。これらのセグメントは抵抗器（R_iの抵抗をもつ）によって内部でつながっており，神経線維の内部抵抗（軸抵抗）を反映している。細胞外液の抵抗はゼロとして近似されている。細胞の内側には，スイッチ（s）を介して定電流装置がつながっており，電流の注入を模倣している。矢印は，電流装置からの正電荷注入によって生じる電流の向きを表しており，膜における抵抗器経路とコンデンサ経路を流れる電流（それぞれI_RとI_C），神経線維内部を流れる電流（I_i）が示されている。（Katz B［1966］Nerve, Muscle, and SynapseよりMcGraw-Hillの許諾を得て掲載）

（図2-16B，中央および右）。

　これらの結果を説明するために，神経線維の電気回路モデル（図2-16C）を使ってみよう。膜の各セグメントは，図2-15に示した複数のイオンの膜コンダクタンス（ここでは膜抵抗R_mとして統合している），電池としての静止膜電位E_r，膜容量C_mを有するR-C並列回路（図2-15B）として単純化できる。そして，神経線維の各セグメントは，線維の長軸に沿ったイオンの流れに対する内部抵抗（R_i）につながれたR-C並列回路と考えることができる。イオンは広い細胞外環境を自由に流れることができるため，外部抵抗はしばしばゼロとして扱われる。

　それでは，最初の観察，「膜電位は電流パルス注入に対して緩やかに変化する」ことについて考えてみよう。回路図ではI_Rで表される膜を通過するイオンの流れに加え，注入された電流の一部は膜容量経路に流れ，膜コンデンサに蓄積される（I_C）。2.6節やBOX 2-2で論じたように，I_Rは膜電位変化（オームの法則より$I_R R_m$に等しい；図2-14B）と同様，R_mとC_mの積を時定数とした指数曲線を描く。時定数が小さければ小さいほど，電流注入に応答して膜電位がより早く変化する。この実験は神経細胞における電気信号伝達の一般的な性質を示している。定電流を流すと，電気信号は膜容量の存在により経時的に変化するが，その時間的ダイナミクスの重要なパラメータの1つが$R_m C_m$である。この性質は電気信号の時間分解能を制限する一方で，時間的統合をもたらす。すなわち，2つの個別の信号が短い時間間隔で伝えられたとき，それらは個別の信号として分離されず，むしろ統合

信号として検出される可能性がある．このことについては，樹状突起におけるシナプス入力の統合に関連して，第3章でさらに論じたい．

つぎに，2番目の観察，「膜電位変化の大きさは電流注入部位からの距離に応じて減衰する」ことについて考えよう．電流注入に伴う電極aでの最大膜電位変化をV_0とすると，この膜電位変化は，線維内を内部電流（軸電流）によって運ばれる過程で，膜コンダクタンスによる持続的な電流の漏洩のために減衰する．この現象を理解するためには，図2-16Cの回路をコンダクタンス経路のみで考えてみるとよい（**図2-17**A）．この単純化は膜容量がチャージされた後，膜電位変化の最大値を考えることに等しい．内部電流（I_i）の大きさは，電流の一部が膜コンダクタンスによって外部に漏洩してしまうため，しだいに小さくなる．電極aから距離xだけ離れた箇所での膜電位変化V_xは，つぎの式で算出される．

$$V_x = V_0 e^{-\frac{x}{\sqrt{dR_m/4R_i}}}$$

ここでR_mは膜表面の単位面積あたりの膜抵抗，R_iは神経細胞質の体積あたりの内部抵抗（軸抵抗），dは線維の直径を示す．この式は，距離に応じた電気信号の指数関数的減衰を表し（図2-17B），2.6節やBOX 2-2で議論したR-C回路における電流の経時的な指数関数的減衰に似ている．

$\sqrt{dR_m/4R_i}$は，**長さ定数**（length constant：λ）あるいは空間定数（space constant）と呼ばれ，長さの単位で表される．1 λは，記録した膜電位変化の最大振幅が，最初の値の約37%（1/e）まで減衰する距離に相当する．具体例として，われわれの理想実験（図2-16A）で設定した電極bおよび電極cは，電極aからそれぞれ1.5 λおよび3 λ離れたところに置かれている．長さ定数の値が大きければ大きいほど，電気信号が初期値の1/eまで減衰する前に，より遠くまで伝導することができる．上の式が示しているように，神経線維の直径および膜抵抗が大きくなれば，長さ定数の値も大きくなる．逆に，軸抵抗の値が大きくなれば長さ定数の値は小さくなる．実際，動物は電気信号を長い距離にわたって伝えられるように，イカ巨大軸索のように軸索を太くしたり，髄鞘形成のように単位面積あたりの膜抵抗を増加させたりと，さまざまな戦略を展開している．この戦略については2.13節で詳しく述べる．

電気信号の時間的拡散や距離に応じた減衰は，つぎの節で学ぶ能動的特性に相反する特性として，しばしば神経細胞の**受動的電気特性**（passive electrical property）と呼ばれる．

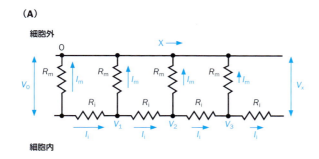

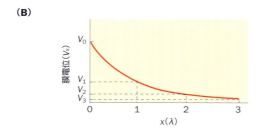

図2-17　神経線維の距離に応じた電気信号の減衰を示す単純化回路モデル

(**A**) 図2-16Cを単純化したモデル．ここでは膜電位変化のみを考えるため，静止電位を表す電池は省いてある．また，最大膜電位変化のみを考えるため，コンデンサも省いてある．0地点で電流を注入すると，最大膜電位変化V_0が引き起こされる．注入された電流は，膜を通過する方向（I_m）に加え，一部は内部電流（I_i）として神経線維に沿って両方向に広がる（図には右方向のみ示している）．I_iは距離に応じて減衰するが，これは細胞膜の漏洩電流（I_m）による影響である．(**B**) 結果として，膜電位変化もまた距離に応じた指数関数的な減衰曲線を描く．横軸の単位は神経線維の長さ定数（λ）である．縦軸には距離（x）が1 λ, 2 λ, 3 λのときの膜電位の値（V_1, V_2, V_3）を示してあり，それぞれ$0.37V_0$, $0.14V_0$, $0.05V_0$に相当する．（Katz B [1966] Nerve, Muscle, and SynapseよりMcGraw-Hillの許諾を得て掲載）

表2-1 軸索，樹状突起，筋細胞の長さ定数と時定数

線維	直径（μm）	長さ定数（mm）	時定数（ms）
イカ巨大軸索[1]	500	5	0.7
ザリガニ神経[1]	75	2.5	2
カエル筋肉[1]	75	2	24
哺乳類大脳皮質錐体細胞の尖端樹状突起[2]	3	1	約20

[1] データはKatz B (1966) Nerve, Muscle, and Synapse. McGraw-Hillより。長さ定数は広い細胞外環境下で測定されたもの。

[2] データはStuart G, Spruston N, Hausser M (1999) Dendrites. Oxford University Pressより。

この特性はまた，外部の海水と内部の導線を絶縁体で隔てることで電気信号を伝える海洋ケーブルに似ていることから，神経線維の**ケーブル特性**（cable property）とも呼ばれる。電気信号の時間的拡散を表す時定数，そして，距離に応じた減衰を表す長さ定数は，神経細胞の受動的電気特性を規定する重要な2つのパラメータである。神経生理学の歴史に重要な役割を果たした，さまざまな実験標本における細胞の時定数と長さ定数の値を**表2-1**に示した。それぞれの標本については，後の節や章で学ぶであろう。

2.9 神経細胞の能動的電気特性：閾値を超える脱分極は活動電位を発生させる

表2-1から明らかなように，もし神経細胞が受動的電気特性のみを有しているとしたら，電気信号は距離に応じてかなり減衰してしまう。直径や長さ定数の値が大きな線維でさえも，1λはたかだか数mm程度で，信号は短い距離で最初の振幅の37％まで減衰してしまうだろう。では，電気信号はどのようにしてもっと長い距離を確実に伝播できるのだろうか。具体的にいうならば，信号はどのようにして長さが約1mもあるヒトの運動ニューロン内を確実に伝播し，足のつま先の筋肉を制御できるのだろうか。

この疑問に答えるために，図2-16Aの設定を使って実験を続けよう。大きさや向きを変えた電流パルスを，刺激電極により神経線維内（今回は軸索）に注入する（**図2-18**，上段）。負電流を注入すると膜電位は過分極する。電極aで測定されるように（図2-18，下段），膜電位変化の大きさは，注入された負電流の大きさに比例する。つぎに，軸索に正電流を流すと，膜電位は過分極ではなく脱分極する。脱分極の大きさもまた，小さな正電流を与えた場合には，注入された正電流の大きさに比例する。しかし，注入された電流がある大きさを超えたとき，もっと大きくかつ一過性の上昇を示す膜電位が，ある割合で産生される。さらに注入電流の大きさを上げると，各電流パルスは大きくかつ一過性の上昇を示す膜電位を必ず発生させるようになる。この応答は**活動電位**（action potential），あるいはスパイ

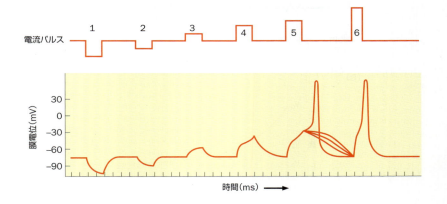

図2-18 閾値を超える脱分極は活動電位を発生させる 図2-16Aに示した実験標本を用いて，一連の電流パルスが刺激電極から与えられた（上段）。各刺激に対応した膜電位変化は，電極aより記録された（下段）。横軸の1目盛は1msである。最初の2つの過分極性パルスとつぎの2つの脱分極性パルス（1〜4番目の電流パルス）では，膜電位変化は電流パルスにあわせて起こり，その大きさは電流パルスの大きさに比例する。5番目の電流パルスでは，膜電位変化が不安定になり，その波形は試行ごとにさまざまである（多重の曲線で示している）。ときおり，刺激は非常に大きな脱分極，すなわち活動電位を引き起こす。6番目の電流パルスでは，常に同じ大きさの活動電位が発生する。（Katz B [1966] Nerve, Muscle, and SynapseよりMcGraw-Hillの許諾を得て掲載）

ク(spike)と呼ばれ，ある大きさの正電流を注入することで，膜電位がある特定のレベル，すなわち**閾値**(threshold)を超えるほど脱分極すると誘発される(ムービー2-6)。神経細胞に活動電位を生じさせることができる刺激は**閾上刺激**(supra-threshold stimulus)と呼ばれ，神経細胞に活動電位を生じさせるのに不十分な刺激は**閾下刺激**(sub-threshold stimulus)と呼ばれる。

　ここで留意すべき点は，活動電位のサイズは，閾値に達してしまえば，刺激による脱分極の大きさに関係なく一定だということである。さらに，活動電位が電極aで記録された場合には，同じ大きさと形の活動電位が電極b，そして電極cにおいても記録される(図2-16A)。言い換えれば，活動電位はほとんど，あるいはまったく減衰せずに伝播する。2.8節で論じた電気信号の受動的な広がりとは対照的に，活動電位は神経細胞の**能動的電気特性**(active electrical property)によってもたらされる。この章の後半で学ぶように，神経細胞の能動的電気特性は，電位依存性のイオンコンダクタンス変化にもとづく。

　必ずしもすべての神経細胞が活動電位を発生するわけではない。ある神経細胞では，軸索でさえも段階的電位のみを使って電気信号を伝える。長さ定数に関する議論からわかるように，そのような細胞は必然的に短い軸索をもつ神経細胞ということになる。第4章では，その例として脊椎動物の網膜神経細胞を紹介する。また，能動的電気特性は軸索に限った性質ではないことにも注意すべきである。ある神経細胞は樹状突起でも同様に能動的特性を示す。これらの性質については第3章で論じる。

　活動電位はどのように発生するのだろうか。そして，活動電位はどのように軸索を伝播するのだろうか。つぎのパートでは，神経細胞の信号伝達における根本的な問題について追究したい。

電気信号はどのようにして神経細胞の細胞体から軸索終末まで伝播するのだろうか

　このパートでは，活動電位の発生機構と伝播機構に関する現在の理解をもたらした発見の経緯をみていきたい。これらの研究は，神経細胞間の情報連絡における重要な疑問，すなわち，電気信号はどのように細胞体から軸索終末まで伝播するのかという疑問に答えるとともに，イオンチャネルの概念を確立し，その機能メカニズムを明らかにした。

2.10　活動電位は脱分極依存的な内向きNa^+電流によって発生する

　活動電位のイオン的基盤の発見は，新しい手法，新しいモデル器官，そして新しい解析ツールの導入がいかに科学におけるブレイクスルーをもたらすかを示したよい例である。ヤリイカ属(*Loligo*)のイカは直径1 mmにも及ぶ巨大な軸索をもち，これは近傍の軸索や典型的な哺乳類神経細胞の軸索に比べて何倍も太い(**図2-19**A)。イカは，巨大軸索を使って活動電位をきわめて迅速に伝えることでジェット推進システムを制御し，危険からいち早く回避することができる。巨大軸索の太さのおかげで，研究者は電極を軸索に刺入し，活動電位を以前より正確に測定することが可能になった(図2-19B)。そのような測定の中で，活動電位の上昇相を示す膜電位がゼロをはるかに超えることが明らかになった(図2-19C)。それゆえ，これらの実験が行われる以前には一般的であった，「活動電位は静止電位がゼロになるような膜の一時的な破綻によって引き起こされる」という考えは正しくないことがわかった。

　活動電位のピークでは，膜電位がE_{Na}に近づくことが観察された(図2-12のモデル神経細胞では$E_{Na} = +58$ mVであったことを思い出してほしい)。この発見は，細胞膜が活動電位のピークで優先的にNa^+を通過させ，内向きのNa^+電流が活動電位の上昇相に関与し

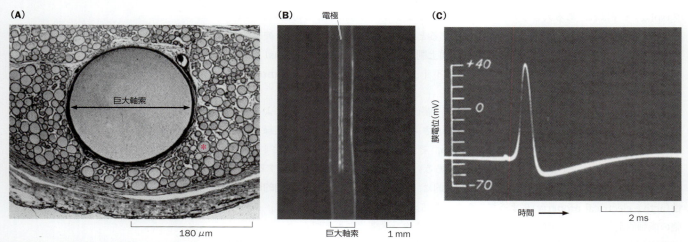

図 2-19　イカ巨大軸索を用いた活動電位の研究　(A)イカ巨大軸索の断面を撮影した電子顕微鏡写真。非常に太い（この標本では直径が約180 μm）ことは，近傍の軸索（例えば，＊で示した軸索）と比較するとよくわかる。**(B)**直径1 mmほどの巨大軸索に刺入された電極の写真。**(C)**イカ巨大軸索から記録された活動電位。(A：Kay Cooper, Roger Hanlonの厚意による；B：Hodgkin AL, Keyes RD [1956] *J Physiol* 131:592–616より；C：Hodgkin AL, Huxley AF [1939] *Nature* 144:710–711よりMacmillan Publishersの許諾を得て掲載)

ていることを示唆するものであった。この仮説を検証するために，細胞外Na^+濃度を人為的に減らして実験が行われた。もし，Na^+が活動電位の上昇相に関与しているのであれば，活動電位の大きさは細胞外Na^+濃度を下げると小さくなるであろうことが，ネルンストの式から予想される。実際，この仮説は正しかった（**図2-20**）。

しかし，どうしてNa^+に対する透過性が上がるのだろうか。重要な発想のブレイクスルーは，脱分極が膜のNa^+透過性を亢進させ，それによるNa^+の流入がさらなる脱分極を引き起こすのではないかという仮説によってもたらされた。そのような自己強化的な過程（正のフィードバックループ）が存在するとすれば，活動電位の上昇相の間に観察される迅速な膜電位の変化を説明できる。

2.11　Na^+およびK^+コンダクタンスの逐次的な電位依存性変化が活動電位をもたらす

軸索膜のNa^+透過性が脱分極によって亢進するかどうかを確かめるためには，活動電位によく似た条件下で，細胞膜を通過するイオンの流れを定量的に測定することが重要であった。しかし，膜を通過するイオンの流れは膜電位を変化させ，イオンの透過性に影響を及ぼすので，その測定は難しい。**電位固定法**（voltage clamp）と呼ばれる新しい手法は，これらの現象を区別するために導入された（**図2-21**）。電位固定法では，細胞内の膜電位と実験者によって設定されたコマンド電位とを比較する。両電位の差は自動的にフィードバック電流を生み，それを細胞内に注入することで，細胞内の膜電位を瞬時にコマンド電位の値まで変化させる。最初の刺激後（通常，コマンド電位をステップ状に変化させる），膜電位変化の結果として膜を通過するイオンの流れは，膜電位をある規定値に保つために，どれくらいの電流が細胞内に注入されたかを記録することで測定される。

1950年前後にAlan HodgkinとAndrew Huxleyは電位固定法を利用した一連の古典的な実験を行い，活動電位のイオン的基盤を明らかにした。イカ巨大軸索に脱分極電位を与えることで，彼らは活動電位を担うイオンの流れを制御することができた。重要なことに，膜電位を一定値に固定すると容量性電流（電位変化に応じて膜が蓄積する電流で，図2-16CのI_Cに相当する）は取り除かれ，膜を通過するイオン電流（図2-16CのI_Rに相当する）のみを測定することができる。その結果として，イオン電流が経時的にどれだけ変化したかを

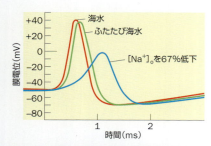

図 2-20　活動電位の上昇相はNa^+流入によってもたらされるという仮説の検証
通常の細胞外液（海水，赤い波形）を33%の海水と67%の等張グルコース液を混ぜた溶液に置換すると（細胞外Na^+濃度〔$[Na^+]_o$〕が67%低下する），活動電位の大きさと立ち上がりの速度は低下した（青い波形）。その後，ふたたび海水に置換すると，活動電位の大きさと立ち上がりの速度は回復した（緑色の波形）。(Hodgkin AL, Katz B [1949] *J Physiol* 108:37–77より)

図2-21　電位固定法の概略図　膜電位（V_m）は，軸索外の接地導線を基準として，イカ巨大軸索に刺入された水色の導線によって計測される。計測されたV_mは電位固定フィードバック増幅器（大きな三角形）に入力され，他の入力からのコマンド電位（V_{CMD}）と比較される。両入力の電位差（$V_{CMD} - V_m$）が増幅器から出力されてフィードバック電流を発生させ，この電流が軸索に刺入された2本目の導線（赤色）から注入される。$V_{CMD} = V_m$の場合，フィードバック電流は生じない。V_{CMD}をステップ状に変化させた場合，V_mが新しいV_{CMD}と等しくなるようにフィードバック電流が（マイクロ秒以内に）変化して注入される。したがって，電位固定法を用いることにより，軸索のV_mを制御し，また同時に，V_mをV_{CMD}の値に保持するために必要なフィードバック電流量を，オシロスコープを使って計測することも可能となる。このフィードバック電流量は，軸索の細胞膜を横切って流れる電流の量（赤い平行矢印）に等しい。また，フィードバック電流は，V_mとV_{CMD}の相対的な値によって，どちらの方向にも流れうる（赤い矢印は逆方向にもなりうる）。

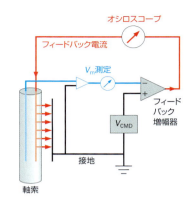

観察できる。例えば，56 mVの脱分極性パルスを与えると，最初に内向き電流を発生させ，その後に外向き電流が続いた（**図2-22**，緑色の波形）。細胞外のNa^+を同じ1価の正電荷をもつが細胞膜を通過できない有機イオンのコリンに置換すると，内向き電流は抑制された（図2-22，青色の波形）。この発見は，最初の内向き電流が実際にNa^+の流入によってもたらされていることを示唆している。コリンへの置換によっても残存した電流は，K^+の細胞外への流出によってもたらされていることが，他の実験から示された。したがって，Na^+電流はこれら2つの異なる条件で得られた電流の差として計算できる（図2-22，赤色の波形）。

電位固定法はまた，一連の異なる電位下でのNa^+とK^+のコンダクタンスを系統的に測定できる。2.7節で紹介したように，コンダクタンスは細胞膜を通過する電流と駆動力（膜電位と平衡電位の差）の比として表される。すなわち，Na^+とK^+のコンダクタンスは，つぎの式で表される。

$$g_{Na} = \frac{I_{Na}}{V_m - E_{Na}}$$

$$g_K = \frac{I_K}{V_m - E_K}$$

ここでI_{Na}とI_Kは図2-22で測定されたNa^+電流とK^+電流，V_mは膜電位，E_{Na}とE_KはNa^+とK^+の平衡電位である。電位固定実験で，V_m（V_{CMD}と同じ）を変えて電流を測定することによって，HodgkinとHuxleyは異なる膜電位下でのg_{Na}とg_Kを実験的に決定した。彼らは，細胞内の膜電位が脱分極したときに，Na^+およびK^+ともにコンダクタンスが上昇することを明らかにした（**図2-23**）。

HodgkinとHuxleyはこれらの実験からいくつかの重要な発見をした。1つ目は，活動電位の上昇相がNa^+の流入によって引き起こされることを確かめ，そのNa^+流入が膜の脱分極に伴うNa^+コンダクタンスの迅速な上昇によってもたらされることを実証した。2つ目は，Na^+コンダクタンスは最初の脱分極に伴って上昇するが，その後に脱分極が持続していて

図2-22　電位固定法によるNa^+電流とK^+電流の分離　上段：＋56 mVの電圧ステップ刺激がイカ巨大軸索に与えられた。中段：脱分極性の電圧ステップ刺激に応じたイオンの流れ（軸索膜の単位面積あたりの値）は，実験者によって設定されたコマンド電位の値（ここでは，＋56 mV）に膜電位を保持するために必要な注入電流量から計測される。緑色の波形は生理的条件下での電流であり，最初の内向き電流（波形が下降している部分）の後に外向き電流（波形が上昇している部分）が流れている。破線は正味の電流がゼロになる境界を示す。青色の波形は，細胞外のNa^+のほとんどをコリン（細胞膜を通過できない）に置換した条件下での電流であり，この波形はK^+電流のみを示している。下段：赤色の波形は緑色と青色の波形の差であり，Na^+電流と推定される。（Hodgkin AL, Huxley AF [1952] *J Physiol* 116:449–472より）

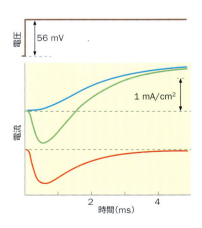

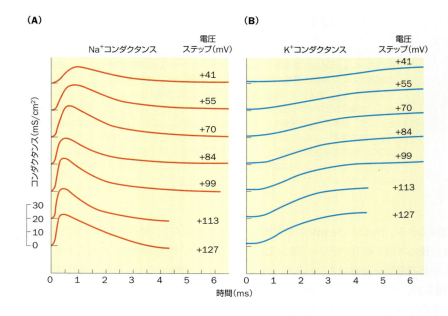

図2-23 Na⁺およびK⁺コンダクタンスの電位依存性変化 静止電位の状態から脱分極性の電圧ステップ刺激を与えたときの，Na⁺(A)およびK⁺(B)コンダクタンス(縦軸)の経時的な変化。電圧刺激の大きさ(各波形の上に示してある)を変えて一連の測定を行った。Na⁺コンダクタンスは最初に上昇し，その後，減少する。一方，K⁺コンダクタンスは上昇し続けるが，Na⁺コンダクタンスよりも最初の立ち上がりが遅い。電圧ステップが大きければ大きいほど，両イオンのコンダクタンスはより早く上昇する。(Hodgkin AL, Huxley AF [1952] J Physiol 116:449–472より)

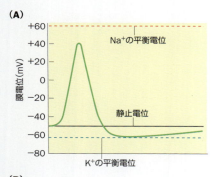

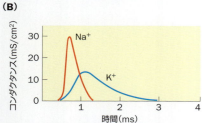

図2-24 活動電位のイオン的基盤
(A)活動電位の模式図。静止電位およびNa⁺とK⁺の平衡電位も比較のために示してある(イカ巨大軸索におけるK⁺の平衡電位と静止電位は，図2-12のモデル神経細胞よりも脱分極側にある)。(B)活動電位発生の間に生じるNa⁺およびK⁺コンダクタンスの逐次的な変化(図2-23のデータにもとづいて計算したもの)。活動電位の上昇相では，Na⁺コンダクタンスが上昇してNa⁺の流入を促す。また，活動電位の下降相では，Na⁺コンダクタンスの不活性化によりNa⁺の流入が停止するとともに，K⁺コンダクタンスの上昇によるK⁺の流出が促進される。活動電位の上昇相から下降相への移行は，上昇相がNa⁺の平衡電位に到達する前に生じる。下降相は静止電位を通り越してK⁺の平衡電位に到達し，その後，K⁺の平衡電位よりわずかに脱分極側にある静止電位(2.5節)へとゆっくり戻る。(Hodgkin AL, Huxley AF [1952] J Physiol 116:449–472より)

も必ず低下し(図2-23A)，Na⁺電流の下降相をもたらすことである(図2-22，赤色の波形を参照)。この現象は，Na⁺コンダクタンスの**不活性化**(inactivation)と名づけられた。3つ目として，脱分極はK⁺コンダクタンスも上昇させ，K⁺の流出を引き起こした。重要なことに，K⁺コンダクタンスの変化はNa⁺コンダクタンスの変化よりも遅れて生じた(図2-23B)。4つ目として，Na⁺コンダクタンスとK⁺コンダクタンスは互いに独立しているようにみえるが，両者はともに膜電位に依存している。これらの発見は，膜輸送の分子機構が知られるよりかなり前に，あるイオンを選択的に通過させる膜貫通タンパク質，すなわちイオンチャネルという新しい概念への道を開いた(2.4節)。イカ巨大軸索にはNa⁺およびK⁺にそれぞれ選択的なチャネルが存在し，これらのイオンは細胞膜を選択的に通過することができる。Na⁺およびK⁺チャネルのコンダクタンスは，軸索が脱分極すると上昇する。これらのチャネルは膜電位に応じてコンダクタンスが変化することから，現在では**電位依存性イオンチャネル**(voltage-gated ion channel)と呼ばれている。

まとめると，活動電位はNa⁺およびK⁺コンダクタンスの逐次的な変化によって発生し(図2-24，ムービー2-7)，それらは電位依存性のNa⁺およびK⁺チャネルの開閉によってもたらされる。静止状態では，電位依存性のNa⁺およびK⁺チャネルはともに閉じている(静止状態におけるK⁺透過性は別のタイプのK⁺チャネルが担っている)。活動電位の上昇相では，細胞膜が脱分極すると電位依存性Na⁺チャネルが開口し，電気化学的勾配に従って細胞外のNa⁺が細胞内に流入する。脱分極はまた，(静止状態で働くK⁺チャネルを介して)K⁺の流出を増加させる。これは新しく形成された電気的勾配由来の駆動力が，化学的勾配由来の駆動力より小さくなるためである。Na⁺の流入がK⁺の流出を上回ると，神経細胞は閾値を超え，活動電位を発生する(多くの興奮性細胞において，閾値は静止電位よりもおよそ10～20 mVほど高い)。脱分極がさらに進むと，より多くの電位依存性Na⁺チャネルが開口し，さらなる脱分極を引き起こす。この正のフィードバックループは活動電位の急速な上昇相をもたらす。

活動電位の下降相の間，最初に開口したNa⁺チャネルは不活性化され，さらなるNa⁺流入が抑制される。同時に，電位依存性K⁺チャネルが開口し，K⁺の流出を引き起こす。これら2つの現象によって活動電位の下降相がもたらされ，その後，細胞は静止電位まで再分極して，つぎの活動電位にそなえる(図2-24)。重要なことに，イカ巨大軸索で最初に発見された活動電位のイオン的基盤は，ヒトを含む大部分の動物における神経細胞やその他の興奮性細胞にも適用されている。

2.12 活動電位は全か無かの法則に従い，再生的で，軸索を一方向性に伝播する

細胞体から軸索終末への確実な情報伝播を担う活動電位の性質のいくつかは，Hodgkin-Huxleyのモデルを使って説明することができる。

1つ目の性質として，活動電位は**全か無か**(all-or-none)の法則に従う。刺激によって誘導された膜電位の脱分極が閾値を下回るとき，活動電位は生じない。脱分極が閾値を超えた場合，活動電位の波形はNa^+とK^+の細胞内外における相対濃度によって決定される。これらの濃度は神経細胞にとってみると，ほぼ一定の状態である(活動電位発生の間のNa^+流出およびK^+流入によってもたらされる両イオンの濃度変化は，細胞外はもちろんのこと，細胞内においてもきわめて小さい。例えば，イカ巨大軸索の活動電位は軸索1 mmあたり約10^{-13} molのNa^+を細胞内に流入させるが，同じ長さの軸索内には約10^{-7} molのNa^+が存在している。つまり，Na^+流入に伴う細胞内Na^+濃度の変化はおよそ100万分の1であり，E_{Na}への寄与は無視できる)。したがって，活動電位はいかなる閾上刺激に対してもほぼ同じ形で誘発される。

2つ目の性質として，活動電位は**再生的**(regenerative)である。すなわち，振幅が減衰せずに伝播する。軸索のある部位で活動電位が発生したとしよう。上昇相は相当な膜電位の脱分極を引き起こし，軸索中を広がって隣接する領域でも閾値を超えさせる。その隣の領域でも同様に閾値を超える脱分極が起こり，つぎつぎと伝播していく(図2-25)。この方法により，活動電位は軸索終末に向かって連続的かつ確実に，同じ形で伝播する。

3つ目の性質として，軸索の活動電位は一方向性に，すなわち細胞体から軸索終末に向かって伝播する。軸索のある部位(例えば，図2-25の部位A)で活動電位が発生したとき，原理的に考えれば，脱分極は軸索終末に向かって伝播する(図2-25の部位B)のと同時に，細胞体に向かっても広がるはずである(図2-25の部位Z)。しかし実際には，活動電位が生じた直後，Na^+チャネルの不活性化とK^+チャネルの遅延活性化がともに**不応期**(refractory period)をもたらし，その期間は活動電位が発生しなくなる。活動電位は通常，軸索初節で発生し，部位Aに達する前に部位Zを通過しているので，活動電位は部位Aから部位Zにすぐに逆伝播することはできない。この不応期があるおかげで，活動電位は通常，細胞体から軸索終末の方向にのみ伝播し，反対方向への伝播は抑制される。

ほとんどの投射ニューロン(軸索が離れた標的ニューロンとシナプスを形成する神経細胞)において，活動電位は最初，軸索初節(単位膜面積あたりの電位依存性Na^+チャネルの密度が最も高い部位)で発生する。軸索初節での高いチャネル密度は活動電位発生の閾値を最も低くする。軸索初節は，樹状突起や細胞体からの脱分極性シナプス電位や過分極性シナプス電位の統合に必須の部位であり，この統合過程については3.24節で詳しく論じる。発生後，活動電位は軸索内を終末に向かって一方向性に伝播する。しかし，原理的には，軸索初節で発生した活動電位は双方向性に伝播しうる。実際，いくつかの哺乳類神経細胞

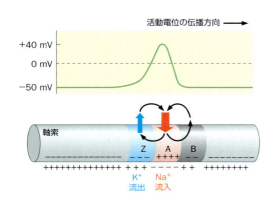

図2-25 軸索に沿った活動電位の伝播
活動電位が軸索内を通過する際の，ある瞬間の電気信号伝達を示した模式図。活動電位は部位Aを通過中で，電位依存性Na^+チャネルが開口して細胞膜を脱分極させている。部位Aにおける軸索内の正電荷は，部位Bへ拡散し，閾値を超える脱分極を引き起こす。したがって，つぎの瞬間には，活動電位は部位Bに到達することになる。活動電位が通りすぎた部位Zは，Na^+チャネルの不活性化とK^+チャネルの遅延活性化が起きている間，不応期の状態になり，部位Aから部位Zに活動電位が逆伝播することを防いでいる。赤と青の矢印は，それぞれNa^+の流入とK^+の流出を表している。ループ状の矢印は電流を表しており，Na^+流入の結果として左右の回路が成立する。軸索の下側に記した電荷は，各部位における膜電位を示している。

で観察される活動電位は，軸索と同様に電位依存性のNa^+チャネルやK^+チャネルを含む樹状突起に向かって逆伝播することができる。また，実験者が人為的に軸索やその終末を電気的に刺激すると，活動電位は軸索終末から細胞体に向かって逆方向に伝播することができる。このときに細胞体から記録される活動電位は，**逆行性スパイク**(antidromic spike)と呼ばれる。しかし，そのような現象は生体内の生理的条件下では起こらない。

　まとめると，上記の3つの性質により，活動電位は細胞体から遠く離れた軸索終末まで的確に情報を伝える理想的な手段として機能している。しかし，活動電位は全か無かの法則に従い，その大きさは刺激に関する情報をコードすることができない。むしろ，情報として担っているのは，活動電位の発火頻度(単位時間あたりの活動電位の数)や，刺激に応じた活動電位のタイミングなどである(1.8節)。活動電位の発火頻度は不応期によって制限されている。ある種の神経細胞，例えば哺乳類の大脳皮質に存在する高頻度発火型抑制性ニューロン(fast-spiking inhibitory neuron)は，1,000 Hz（1 msに1回）の頻度で活動電位を発生することができる。これは多くの神経細胞で観察される不応期よりも短い周期である。この性質を得るためには，活動電位発生後に細胞を急速に再分極させ，つぎの活動電位が来る前に不応期を完了させてしまう，特別なイオンチャネルが必要となる。進化の過程で（Na^+チャネル不活性化やK^+チャネル遅延活性化といった）イオンチャネルの性質が選択されたことで，高頻度発火と同時に一方向性の伝播様式も確保されてきたのだろう。個々の神経細胞が，さまざまな頻度で発火することが，情報をコードする能力の拡大を可能にする。

2.13 太い軸索や有髄軸索では活動電位がより速く伝播する

　活動電位が伝播する速度はすべての神経細胞で同じではなく，軸索の性質に依存している。これは脱分極が軸索を伝播(図2-25)する速度が，軸索のケーブル特性によって決定されるためである。神経細胞膜の回路モデル(図2-16C，2-17A)を振り返ってみると，伝播速度は，いかに早く膜電位変化に応じて膜コンデンサがチャージされるかに加え，細胞外環境に漏洩する電流と前方に流れる電流との比率に依存していることがわかる。仮に他の性質がすべて同じであるとすれば，これらの値は軸索の直径に依存する。すなわち，軸索が太ければ太いほど，軸抵抗は小さく，また前方に流れる電流の割合も大きくなるだろう。このことは長さ定数($\lambda = \sqrt{dR_m/4R_i}$；2.8節)から考えても理解できる。すなわち，直径(d)が大きければ大きいほどλは大きくなり，脱分極が閾値を超える値をもったまま伝播し，より離れた部位でつぎの活動電位を発生させることができることになる。このような理由で，イカは危険に対して迅速に反応できるように巨大軸索を進化させた。

　原理的には，単位面積あたりの膜抵抗(R_m)の増加によっても，λを大きくできる。しかしながら，R_mが増加すると時定数($R_m C_m$；2.8節)も大きくなり，経路に沿った膜のチャージに影響を及ぼすため，活動電位の伝播を遅らせてしまう。これを代償する1つの方法は，膜容量(C_m)を小さくすることである。実際，**軸索髄鞘形成**(axon myelination)の利点はここにある。脊椎動物の軸索の多くは，グリア細胞の細胞質が伸長した部分である**髄鞘**(myelin sheath)で覆われている。この髄鞘は末梢神経系ではシュワン細胞，中枢神経系ではオリゴデンドログリアが形成している(詳細は**BOX 2-3**を参照)。第12章で説明するように，大型の無脊椎動物でも髄鞘形成している軸索がみいだされている。グリア細胞の細胞質が伸長した部分は有髄軸索を何重にも巻き包み，グリア細胞の細胞膜で密に覆われた**コンパクトミエリン**(compact myelin)を形成する(図2-26A)。電気回路の視点からすると，コンパクトミエリンは直列につながれた多くの抵抗と等価であり，合成膜抵抗R_TはnR_m(nはグリア細胞膜の層の数)で表せる。一方，直列回路の合成膜容量C_TはC_m/nで表せる(2.6節で学んだように，直列につながれた2つのコンデンサの合成静電容量は$1/C_T = 1/C_1 + 1/C_2$で表され，n個の同じコンデンサが直列につながれたときの合成静電容量は

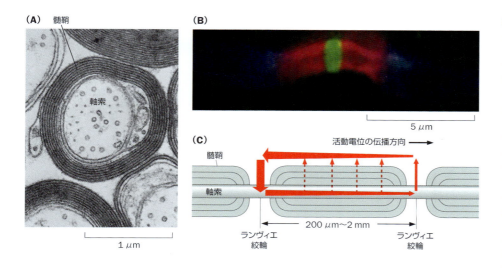

図2-26 軸索髄鞘形成は活動電位の伝導速度を上昇させる (A) オリゴデンドログリアの膜で包まれた脊髄軸索の断面を撮影した電子顕微鏡写真。中央にある1本の軸索が髄鞘で覆われている。(B) 3種類のタンパク質を可視化するために免疫染色されたラット視神経の蛍光顕微鏡画像（免疫染色法についての詳細は13.13節を参照）。Na^+チャネル（緑色）はランヴィエ絞輪の中心部に集積している。K^+チャネル（青色）は絞輪の周辺部に分布している。それらの間にはCasper（赤色）と呼ばれる膜貫通タンパク質が発現しており、絞輪におけるチャネル分布の調節に働いている。(C) ランヴィエ絞輪間を「跳躍」する活動電位の模式図。左側のランヴィエ絞輪で活動電位が発生した後、正電荷は隣接する右側のランヴィエ絞輪へ素早く流れる。これは、軸索が髄鞘に覆われているためであり、絞輪間の細胞膜の静電容量は小さく、チャージされる電荷も少なく、また、高い抵抗をもつために漏洩電流（破線矢印）が小さいためである。右側のランヴィエ絞輪への正電荷の到着は閾値を超える脱分極を迅速に引き起こし、その場で活動電位が再生される。赤い矢印は電流の向きを表し、左側のランヴィエ絞輪でNa^+流入が起きた結果として回路が成立する。左側のランヴィエ絞輪から左方向へ広がる回路は、簡略化のために省略してある。(A: Cedric Raineの厚意による；B: Rasband MN, Shrager P [2000] J Physiol 525:63-73より)

$1/C_T = n/C$、つまり$C_T = C/n$で表される）。したがって、髄鞘形成は時定数を増加させることなく（R_TとC_Tの積はもともとのR_mC_mと変わらない）、膜抵抗や長さ定数を大幅に増加させる。このことは、活動電位が軸索のある場所で発生すると、その脱分極は長い距離にわたって広がり、遠く離れた軸索膜でも活動電位を発生させられることを意味している。

有髄軸索では膜抵抗が増加しているにもかかわらず、依然として少量の電流が漏洩する。それゆえ、通常は200μmないし2mmの等間隔で存在する**ランヴィエ絞輪**（node of Ranvier）では、軸索表面が細胞外のイオン環境に露出しており、そこには電位依存性のNa^+チャネルとK^+チャネルが密集している（図2-26B）。結果として、脱分極性電流はすばやく絞輪間を伝播し、活動電位はランヴィエ絞輪でのみ「再生」される（図2-26C）。つまり、有髄軸索での活動電位は、絞輪から絞輪へと跳ぶように伝播する。無髄軸索での連続的な伝播様式（図2-25）とは異なるこの様式は、**跳躍伝導**（saltatory conduction；ラテン語でsaltareは「ジャンプする」を意味する）と名づけられている。

髄鞘形成は活動電位の伝導速度や高頻度発火の能力を飛躍的に増大させる。活動電位の伝導速度は無髄軸索では2 m/s未満であるが、有髄軸索では最大120 m/sである。無髄軸索は一般に有髄軸索と比べて細いが（BOX 2-3）、太さの違いのみが伝導速度の大きな違い

BOX 2-3 軸索-グリア細胞相互作用と健康および疾患

軸索髄鞘形成は、神経細胞とグリア細胞の間の密接な相互作用を表す顕著な例である。中枢神経系の白質では典型的に、オリゴデンドログリアが複数の軸索に対して突起を伸ばし、髄鞘を形成する（図1-9）。末梢神経系では、**シュワン細胞**（Schwann cell）が、通常、1本の軸索の一部を巻き包む。発達過程あるいは髄鞘再形成の際、オリゴデンドログリアやシュワン細胞の伸長突起は、軸索を渦巻き状に幾重となく巻き包み、層の間にある細胞質を圧縮して髄鞘を形成する（図2-27A）。

神経系の軸索-グリア細胞相互作用には大きな多様性が存在する。例えば、第6章で論じるように、体性感覚系は、軸索の太さ、髄鞘形成の程度、活動電位の伝導速度などの点で性質の異なる、さまざまなタイプの感覚ニューロンを含む。髄鞘の厚さは軸索のサイズに対応しており、例えば、筋肉に投射して動きへの迅速なフィードバック制御を行う感覚ニューロンは、太い軸索とともに厚い髄鞘を有することから、活動電位をより速く伝えることができる。触覚を担う感覚ニューロンの軸索は、中程度の太さと伝導速度を有する。温度や痛みを感じる多くの感覚ニューロンの軸索は、無髄であり、活動電位の伝導速度も遅い。無髄の軸索は、個々の軸索間に細胞質を伸長させる**レマク・シュワン細胞**（Remak Schwann cell）とともに、レマク束を形成する（図2-27B）。ここでのグリア細胞の役割は、跳躍伝導を支えるというよりも、単に個々の軸索を隔離することである。

ある軸索に対して髄鞘形成が起こるかどうかは、何が決定し、そして、どの程度、制御されているのだろうか。これらの疑問に対する答えは末梢神経系で明らかにされている。**III型ニューレグリン1**（type

（つづく）

BOX 2-3　軸索-グリア細胞相互作用と健康および疾患 （つづき）

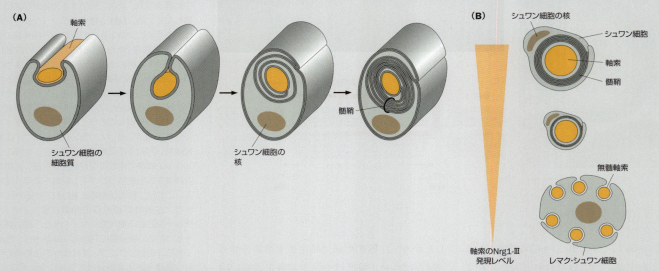

図2-27　シュワン細胞による軸索の包囲とニューレグリンシグナル伝達によるその制御 (A)シュワン細胞が軸索を巻き包む過程を段階的に示した模式図。軸索を巻き包むシュワン細胞は渦巻き状に伸展し，層の間にある細胞質を圧縮して髄鞘を形成する。(B)上段：太い軸索はⅢ型ニューレグリン1（Nrg1-Ⅲ）の発現レベルが高く，厚い髄鞘が形成される。中段：中間的な太さの軸索はNrg1-Ⅲの発現レベルも中間的であり，やや薄い髄鞘が形成される。下段：細い無髄軸索はNrg1-Ⅲの発現レベルが低く，それによってレマク・シュワン細胞との相互作用が誘導され，レマク束を形成する。（Nave KA, Salzer JL［2006］*Curr Opin Neurobiol* 16:492–500よりElsevierの許諾を得て掲載）

Ⅲ neuregulin-1：Nrg1-Ⅲ）と呼ばれる軸索表面タンパク質が重要な役割を担っている。Nrg1-Ⅲの発現レベルが高い軸索には厚い髄鞘が形成され，逆にNrg1-Ⅲの発現レベルが低い軸索にはレマク束が形成される（図2-27B）。Nrg1-Ⅲは，シュワン細胞に発現するerbB2/B3受容体複合体に作用し，ミエリン結合タンパク質の発現や軸索の包囲など，シュワン細胞の分化および機能を促進させる。このNrg1/erbBシグナル伝達はオリゴデンドログリアによる髄鞘形成には必要でないことから，中枢神経系では別の軸索-グリア細胞相互作用がかかわっていることが示唆される。シュワン細胞やオリゴデンドログリアもまた，軸索にシグナルを返し，軸索が長期にわたって正常に機能できるよう支持している。

ヒトの健康における髄鞘形成の重要性は，**脱髄疾患**（demyelinating disease）によって実証されている。この種の疾患では，髄鞘の損傷がランヴィエ絞輪間の抵抗を低下させ，絞輪部に発現するイオンチャネルの破綻をもたらす（図2-26）。その結果，活動電位の伝播が遅延したり停止したりすることで，感覚，運動，認知に異常をきたす。脱髄疾患は，グリア細胞を攻撃する自己免疫応答や，髄鞘の機能に必須なタンパク質の変異など，いくつかの要因で引き起こされる。

中枢神経系の脱髄疾患として最も一般的なものは，**多発性硬化症**（multiple sclerosis）である。成人期に発症する炎症性疾患の1つであり，世界的にみて3,000人に1人の割合で発症する。多発性硬化症の特徴は，免疫細胞がミエリンを攻撃することで白質に生じる炎症性沈着物の存在である。患者の大部分は再発寛解型多発性硬化症の段階から発症し，神経症状を伴う炎症性脱髄と髄鞘再形成による回復を繰り返す。つぎの段階では，持続的かつ進行性の神経症状の悪化を伴い，しばしば不可逆的となる。多発性硬化症の発症には異常な免疫応答が主要な役割を果たしているが，その全貌はほとんどわかっていない。主要組織適合遺伝子複合体のバリアントが発症のリスクを高めることが知られているが，環境要因の寄与も大きいようである。中枢神経系のミエリンに対する自己免疫応答を抑える薬物が新たに開発されたおかげで，多発性硬化症と診断された患者の生命予後は，数十年前と比べてかなり改善されている。

末梢神経系の脱髄疾患のメカニズムについては，その多くが特定の遺伝子の遺伝性変異によって引き起こされるため，多発性硬化症に比べて多くのことがわかっている。**シャルコー・マリー・トゥース病**（Charcot-Marie-Tooth disease）は最も一般的な末梢神経系の遺伝性疾患であり，2,500人に1人の割合で発症する。この疾患は1886年にJ. M. Charcot, P. Marie, H. H. Toothによってはじめて報告された。患者は進行性の感覚・運動障害を呈し，軸索の長さに依存して影響が出てくる（つまり，四肢遠位部が最も重篤な障害を呈する）。約30種類の遺伝子変異が，シャルコー・マリー・トゥース病の各病型として類似の症状を引き起こす。これらのうち，ある遺伝子はシュワン細胞や髄鞘形成に影響を与え，また，ある遺伝子は軸索に影響を及ぼす（例えば，軸索輸送を制御するキネシン；2.3節）。異なる遺伝子の変異がどのようにして同じ結果（髄鞘形成の障害）に達するのかを説明するため，以下に3つの例を示す。

最も頻度の高いシャルコー・マリー・トゥース病（CMT1A）の原因は，*Pmp22*遺伝子を含む染色体領域の重複であり，これはコンパクトミエリンに豊富に存在する末梢ミエリンタンパク質22（peripheral myelin protein 22）の過剰発現を引き起こす。興味深いことに，

（つづく）

BOX 2-3　軸索-グリア細胞相互作用と健康および疾患　（つづき）

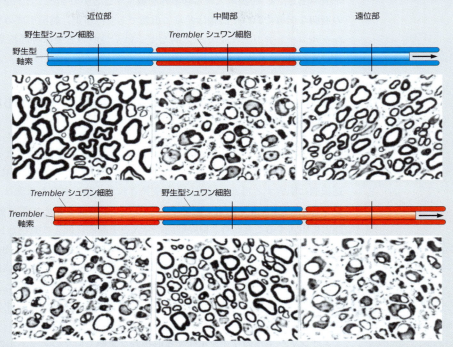

図2-28　Trembler遺伝子の産物はシュワン細胞で軸索髄鞘形成を制御する　これらの移植実験では，坐骨神経の中間部を除去してドナー由来の坐骨神経に置き換えている。ドナー由来の軸索は細胞体から分離されるため変性するが，周りを覆うシュワン細胞は生き残る。遠位部にもともとあったホストの軸索も，細胞体から分離されるため変性する。再生過程において，ホストの軸索近位部（細胞体につながったままの部位）は，ドナーおよびホストのシュワン細胞がつくる環境下で，中間部から遠位部へとふたたび伸長する（矢印）。**上段**：野生型マウスの軸索がTremblerマウス由来のシュワン細胞がつくる環境下で再生すると，軸索は中間部においてTremblerマウスと同様な低髄鞘形成を示した。顕微鏡写真は坐骨神経の断面（図中の縦線の箇所）を撮影したものであり，黒い輪が髄鞘を示している。中間部の薄い髄鞘と，近位部および遠位部の厚い髄鞘とを比較せよ。**下段**：Tremblerマウスの軸索が野生型マウス由来のシュワン細胞がつくる環境下で再生すると，中間部の軸索は近位部や遠位部に比べて厚い髄鞘が形成された。すなわち，シュワン細胞の遺伝子型が軸索髄鞘形成の程度を決定している。（Aguayo AJ, Attiwell M, Trecarten J et al.［1977］Nature 265:73–75よりMacmillan Publishersの許諾を得て掲載）

Pmp22遺伝子の自然発生変異体であるTremblerマウスは，神経学的異常の表現型を示すことから，Pmp22遺伝子との関連が明らかにされる以前から末梢神経系の脱髄疾患のモデルとして何十年もの間，研究されてきた。ある実験において，Tremblerマウスのシュワン細胞を野生型マウスに移植すると，その細胞は再生中の**坐骨神経**（sciatic nerve；脚に投射する感覚ニューロンおよび運動ニューロンから構成されている）の一部を巻き包んだ。しかし，意外なことに，移植したTremblerマウスのシュワン細胞で覆われた軸索部位でのみ，低髄鞘形成が認められた。逆に，Tremblerマウスに野生型マウスのシュワン細胞を移植すると，Tremblerマウスの軸索にみられる低髄鞘形成が，移植した場所でのみ回復した（**図2-28**）。これらの実験から，Tremblerマウスで異常を起こしている遺伝子産物（後にPmp22と判明した）が，シュワン細胞に作用して髄鞘形成を制御していることが示唆された。

シャルコー・マリー・トゥース病の別の病型もまた，髄鞘形成の機構を知る上で興味深い知見をもたらしている。例えば，CMT1Bはミエリンタンパク質ゼロ（myelin protein zero）をコードするMpz遺伝子の変異によって引き起こされる。Mpzはシュワン細胞に豊富な膜貫通タンパク質であり，ホモフィリックな結合をする（すなわち，並置する細胞膜上に発現するMpzタンパク質が互いに結合することで膜どうしを寄せ合う）。Mpzに異常のあるマウスは，コンパクトミエリンの形成不全，髄鞘および軸索の変性を呈した。このことから，Mpzは隣接する髄鞘膜間の密接な相互作用に寄与し，適切な髄鞘形成と軸索の完全性に必須であることがわかった。

CMTX1はギャップ結合チャネルをコードするGjb1遺伝子の変異によって引き起こされる。髄鞘が核の近傍から軸索に最も近い層まで渦巻き状に展開する構造物であることを考えると（図2-27A），細胞内輸送の経路はとてつもなく長い。隣接する髄鞘膜間にあるギャップ結合は細胞内輸送の近道となるが，高性能な抵抗器として働く髄鞘の機能に影響を与えない程度にまばらに存在している。Gjb1遺伝子の変異は，髄鞘形成を担うシュワン細胞の適切な機能発現に，ギャップ結合チャネルが重要であることを強調している。

以上の議論は，神経生物学の基礎研究と神経疾患の研究が密接に関連し，互いに有益な影響を与え合うことをよく示している。脳の疾患を扱う第11章を中心に，本書のいたるところでこうしたケースに出会うことだろう。

をもたらしているわけではない。跳躍伝導はエネルギーの節約にも貢献している。すなわち、ランヴィエ絞輪以外では膜貫通電流がほとんどないので、Na^+,K^+-ATPアーゼがNa^+を汲み出し、K^+を汲み入れる必要性を減らすことができる。ヒトを含む脊椎動物の軸索での適切な伝導において髄鞘は非常に重要であり、事実、髄鞘形成の異常が多発性硬化症やシャルコー・マリー・トゥース病など、いくつかの主要な神経疾患の原因とされている（BOX 2-3）。

2.14 パッチクランプ記録法は個々のイオンチャネルを介する電流の解析を可能にする

イカ巨大軸索を用いた活動電位の研究により、Na^+およびK^+にそれぞれ選択的なイオンチャネルの存在が示唆された。この考えはのちに、Na^+およびK^+チャネルをそれぞれ選択的に阻害する毒素の同定により支持された。最も有名な毒素はフグ毒の**テトロドトキシン**（tetrodotoxin：TTX；図2-29）であり、生物種を超えて電位依存性Na^+チャネルを強力に阻害することから、神経細胞の発火を実験的に抑える薬物として広く使われている。例えば、イカ巨大軸索からの記録では、TTX投与はHodgkinとHuxleyの当初の実験（図2-22）でNa^+をコリンに置換した操作と同じ効果を示す。また、電位依存性K^+チャネルは、例えば**テトラエチルアンモニウム**（tetraethylammonium：TEA）によって選択的に阻害される。このような実験は、特定のイオンを選択的に通過させるイオンチャネルの概念を確立する一助となった。

イオンチャネルの存在を示唆する直接的な証拠や個々のチャネルの特性評価は、1970年代後半の重要な技術革新である**パッチクランプ記録法**（patch clamp recording）によってもたらされた（詳細については13.21節、BOX 13-2を参照）。現在では**セルアタッチドパッチ記録法**（cell-attached patch recording）と呼ばれている最初のパッチクランプ記録法では、**パッチピペット**（patch pipette；パッチ電極とも呼ばれ、先端に小さな穴の開いた特殊なガラス電極）を生きた細胞の細胞膜にあてて高抵抗のシールを形成させる。この高抵抗のシールは、その値が$10^9\,\Omega$を超えるためギガシールと呼ばれ、ピペットと膜の間のイオンの流れを妨げる。前述の電位固定法と同様、実験者はパッチピペットを使って電位を固定することができ、これはピペット直下の小さな膜パッチにおける細胞外電位に相当する。小さな膜パッチ（単一イオンチャネルのみしか含まないこともある）を介したイオンの流れを、膜の他の部分から分離し独立した状態で研究できる（図2-30A）。

例えば、ラットの培養筋細胞からセルアタッチドパッチ記録を行うと、単一チャネルの開閉は離散的事象として検出される。パッチの脱分極によって単一チャネルが開口したとき、約1.6 pAの単一チャネル由来の内向き電流が観察された（図2-30Bの○で囲まれた応答）。こうした単一チャネル記録で得られた波形を何百も合計し、経時的に平均化すると、HodgkinとHuxleyによる電位固定記録で得られた波形によく似た、電位依存性の開口とそれに続く不活性化といった性質を有する「巨視的な」Na^+電流が再構成される（図2-30B，下段；図2-22下段の波形と比較せよ）。この実験は、Na^+コンダクタンスの電位依存性変化の生物物理学的基盤を、単一分子レベルで明らかにした。個々の電位依存性Na^+チャネルが開口して電流を流しうる時間の割合、すなわちチャネルの**開口確率**（open probability）は、脱分極によって増加し、その後に続く不活性化によって減少する。

上記の実験で留意すべき点は、個々のチャネルの開口を示す波形がパルス状の形をしていることであり、これはチャネルが基本的に非伝導状態（閉じた状態）と伝導状態（開いた状態）の間を中間体なしで遷移していることを意味している。また、個々のチャネルは即座に開口するとしても、すべてのチャネルが膜電位変化後すぐに開口するわけではないという点にも注意すべきである。実際、脱分極に伴うNa^+チャネルおよびK^+チャネルの開口確率の増加の遅れの相違が、活動電位発生の間にNa^+およびK^+コンダクタンスが上昇す

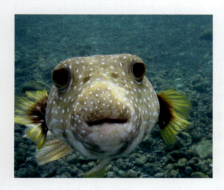

図2-29　フグ由来のテトロドトキシン（TTX）　フグ（上）の常在共生細菌がTTX（下）を産生する。適切に調理された日本のフグ料理は珍味である。TTXは多くの生物種に発現する電位依存性Na^+チャネルの強力な阻害薬である。（画像はBrocken Inaglory/Wikipediaの厚意による）

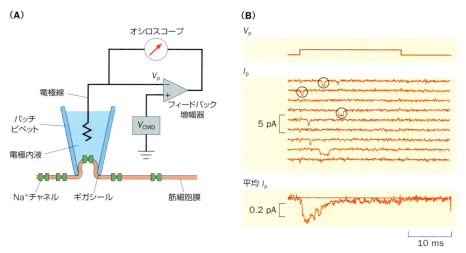

図2-30　パッチクランプを用いた単一Na$^+$チャネル電流の研究　(A) セルアタッチドパッチ記録法により，筋細胞膜のパッチ部分におけるイオンの流れを記録することができる。装置の概要は，図2-21に示した電位固定法の場合と同様である。パッチピペットは2つの機能を果たしており，電極の電位(V_p)を測定すると同時に，V_pをコマンド電位(V_{CMD})にあわせるためにフィードバック回路を介して電流を注入する。オシロスコープは，V_pをV_{CMD}にあわせるために必要な電流量を計測する。この電流量はパッチピペットの中にあるイオンチャネルを流れる電流量(I_p)に相当する。**(B)** パッチピペットに与えた脱分極性のステップ刺激(V_p，上段)に応じて電流(I_p)が流れる。ここでは，個々に測定した9回分の電流波形を示している(中段)。正電荷をもつNa$^+$は記録電極から細胞内へ流入するため，Na$^+$チャネルの開口は下向きのパルスのようにみえる(例えば，1, 2, 4回目の波形における○印)。300回測定したI_pを平均化した波形(下段)は，電位依存的な活性化および不活性化の過程も含め，通常の電位固定法(図2-22，赤色の波形を参照)で計測した巨視的なNa$^+$電流に似ている。パッチピペットの内液には，パッチ部分でのK$^+$チャネルを介したイオンの流れを抑制するため，K$^+$チャネル阻害薬が含まれている。(B : Sigworth FJ, Neher E [1980] *Nature* 287:447–449より Macmillan Publishersの許諾を得て掲載)

るタイミングの違いを生み出している(図2-24B)。

　一般に，神経細胞膜の一部を通過する特定のイオン種によってもたらされる電流(I)は，つぎの式のように単一チャネルの性質によって決まる。

$$I = NP_o \gamma (V_m - E)$$

ここでNは存在するチャネルの総数，P_oは個々のチャネルの開口確率，V_mは膜電位，Eはそのイオンの平衡電位(したがって，$V_m - E$は駆動力)，γは**単一チャネルコンダクタンス**(single channel conductance)である。2.7節で学んだ電流と駆動力との関係と比較してみると，$NP_o\gamma$は巨視的なコンダクタンスに相当することがわかる。つまり，神経細胞膜を通過するイオンのコンダクタンスは，(1)細胞膜上に存在するチャネルの数，(2)個々のチャネルの開口確率，(3)単一チャネルコンダクタンス，の積である。上で論じたように，開口確率P_oは膜電位と時間の関数である。それに対して，単一チャネルコンダクタンスγはチャネルタンパク質の物理的性質であるが，イオン環境の変化によって変わりうる。

2.15　イオンチャネルをコードする遺伝子のクローニングによって構造-機能相関研究が可能となった

　1980年代，神経科学分野に分子生物学の革命が広がり，イオンチャネルをコードする遺伝子がつぎつぎとクローニングされた結果，タンパク質としてのイオンチャネルの分子構造が決定された。遺伝子をクローニングするためには，つぎのアプローチのうち1つ以上が必要となる。(1)目的タンパク質を精製し，そのアミノ酸配列から塩基配列を推定し，

cDNAライブラリー（cDNA library；特定の組織に由来するmRNA鋳型から合成された，クローン化された相補的DNA〔cDNA〕の集合体）のスクリーニング用プローブを設計する。(2)遺伝子産物の欠損変異体を同定し，分子遺伝学的手法により原因遺伝子を探索する。(3)候補遺伝子産物を(cDNAライブラリーの分割により)宿主細胞で発現させ，機能アッセイにより遺伝子産物の存在を同定する。十分な量のタンパク質が得られる試料があり，生化学的画分の中からそのタンパク質を検出できる機能アッセイ（高親和性リガンドなど）が利用できるならば，タンパク質を精製するアプローチをとることができる。実際，最初のNa^+チャネルのクローニングはこの方法により成功した。

電位依存性Na^+チャネルタンパク質は，Na^+チャネルが発電器官に密集しているデンキウナギ（*Electrophorus electricus*）からはじめて精製された（デンキウナギは発電器官を使って獲物に大きな電流を与えて麻痺させる）。デンキウナギの精製Na^+チャネルタンパク質のアミノ酸配列から，これらのタンパク質をコードするcDNAが同定され，哺乳類を含む他の生物種の相同遺伝子の同定に使われた。これらの研究により，生物種間で一次構造が高度に保存されていることがわかった（図2-31A）。電位依存性Na^+チャネルは，無脊椎動物から脊椎動物に至るまで広く発現し，4つの繰り返しモジュールによって構成され，それぞれが6つの膜貫通領域を有する。この構造の高い保存性は，TTXのような毒素がなぜ生物種を超えてNa^+チャネルを阻害するのかを頷かせる。S4と名づけられた4番目の膜貫通領域は多くの正荷電アミノ酸を含み，チャネルの開閉に必要な電位変化を検出する部位であると考えられている。また，5番目と6番目の膜貫通領域(S5とS6)を結ぶ疎水性アミノ酸の多いポリペプチド鎖は，膜内でさらにポアループを形成する。2.16節で詳しく学ぶように，イオンが通過するための中心ポアは，ポアループとS5およびS6が集まって形成される。

電位依存性Na^+チャネルの研究はデンキウナギの発電器官によって進んだが，K^+チャネルの場合，K^+チャネルを豊富に発現する標本が存在しなかったことと，K^+チャネルの多様性の問題から，Na^+チャネルと同様な生化学的手法での研究は困難であった。しかし

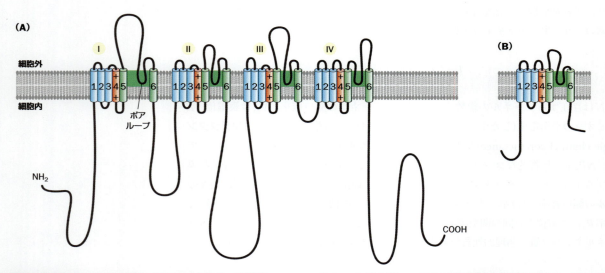

図2-31　電位依存性のNa＋チャネルとK＋チャネルの一次構造

(A) 電位依存性Na^+チャネルは4つの繰り返しモジュールから構成される。各モジュールは，6本のヘリックスをもつ膜貫通領域からなり，特に4番目の膜貫通領域（赤色）は，電位を感知するうえで重要な役割を担う正電荷をもつアミノ酸を含んでいる。ポアループと隣接する5，6番目の膜貫通領域はともに，イオンが通過するポアを構成する（緑色）。この構造は，デンキウナギから得られた電位依存性Na^+チャネルによってはじめて明らかにされた(Noda M, Shimizu S, Tanabe T et al. [1984] *Nature* 312:121-127参照)。**(B)** 電位依存性K^+チャネルは，電位依存性Na^+チャネルの4つの繰り返しモジュールの1つに似ており，4番目の膜貫通領域には正電荷をもつアミノ酸があり，5，6番目の膜貫通領域の間にはポアループが存在する。このサブユニットが4つ会合して機能的なチャネルが形成される。この構造は，*Shaker*遺伝子のポジショナルクローニングの後にショウジョウバエで同定されたK^+チャネルによってはじめて明らかにされた(Papazian DM, Schwarz TL, Tempel BL et al. [1987] *Science* 237:749-753；Tempel BL, Papazian DM, Schwarz TL et al. [1987] *Science* 237:770-775参照)。(Yu FH, Catterall WA [2004] *Sci STKE* 253:re15よりAAASの許諾を得て掲載；Sato C, Ueno Y, Asai K et al. [2001] *Nature* 409:1047-1051より)

幸運なことに，ショウジョウバエの分子遺伝学的研究がK^+チャネルをコードする遺伝子をクローニングするための新たな戦略を与えてくれた。エーテル麻酔によって四肢を振わせることから**Shaker**と名づけられた変異型ショウジョウバエは，筋細胞や神経細胞において，速い一過性のK^+電流と活動電位の再分極に異常を示した。これらの発見は，Shaker変異ハエにおいてK^+チャネルが障害されているという仮説を導いた。Shaker変異に対応するDNAの**ポジショナルクローニング**(positional cloning；詳細については13.6節を参照)により，最初の電位依存性K^+チャネルが同定された(図2-31B)。興味深いことに，このK^+チャネルタンパク質はNa^+チャネルの4つの繰り返しモジュールの1つに類似しており，正電荷を帯びたS4セグメントとポアループを含む6つの膜貫通領域を有している。そのようなポリペプチド(サブユニット)が4つ集まることで，1つの機能的なK^+チャネルが形成されることが，後の研究により明らかにされた。

イオンチャネルのクローニングは構造-機能相関研究を可能にし，その結果として，さまざまなチャネル特性にかかわる分子機構が追究された。1つの具体例として，活動電位の再分極相に寄与し，不応期に伴う活動電位の一方向性伝播をもたらす電位依存性Na^+チャネルの不活性化があげられる(2.10, 2.11節)。1970年代に行われた生物物理学研究により，不活性化に関する**ボールとチェーンモデル**(ball-and-chain model)が提唱された。このモデルでは，ポリペプチド鎖によってチャネルタンパク質につながれた細胞質側の部位(「ボール」)が，チャネル開口後にチャネルポアを閉塞する。さらに，脱分極は，チャネルを開口させるばかりでなく，内部のチャネルポアが負電荷を帯びるような荷電アミノ酸

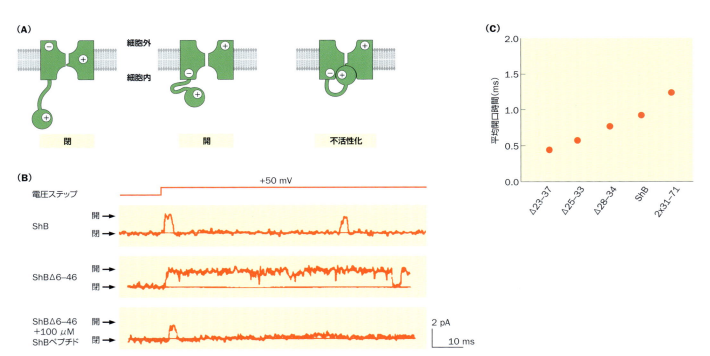

図2-32　電位依存性イオンチャネル不活性化の分子機構　(**A**)電位依存性Na^+チャネル不活性化のボールとチェーンモデル。脱分極はチャネルの開口をもたらすと同時に，チャネル内部のポアがより負電荷を帯びるように荷電アミノ酸を移動させる。これによりチャネルの細胞内ドメインの一部(正電荷を帯びた「ボール」)が結合する場所がつくられる。「ボール」がチャネル内部のポアに結合することでチャネルは不活性化する。(**B**) Shaker K^+チャネル(ShBアイソフォーム)の突然変異誘発研究は，ボールとチェーンモデルを支持する。パッチクランプ実験において，野生型ShB (上段)は，脱分極によってチャネルが開口した直後に不活性化し，その後，＋50 mVの脱分極状態が継続してもチャネルは閉じたままとなる。一方，ShBの6～46番目のアミノ酸残基を欠失させた場合(中段)，チャネルは不活性化の異常を示し，脱分極で開口したチャネルはその後も開いたままである。この変異チャネルの不活性化の異常は，細胞内ドメインの末端側の20アミノ酸残基を含む可溶性「ボール」ペプチドの投与によって回復する(下段)。(**C**)「ボール」とチャネル部分を結ぶ「チェーン」からアミノ酸を15, 9, 7残基欠失させたそれぞれの変異体(左から3番目まで)では，野生型チャネル(左から4番目)と比較して，チャネルの平均開口時間は短い。また，「チェーン」にアミノ酸を41残基付加すると(31～71番目の残基が重複している)，平均開口時間は延長する(左から5番目)。(A: Armstrong CM, Bezanilla F [1977] *J Gen Physiol* 70:567–590より; B, C: Hoshi T, Zagotta WN, Aldrich RW [1990] *Science* 250:533–538; Zagotta WN, Hoshi T, Aldrich RW [1990] *Science* 250:568–571より)

の動きを引き起こし，それによって正電荷を帯びた「ボール」のチャネルポアへの結合を促進する（図2-32A）。

　このボールとチェーンモデルは，電位依存性Na^+チャネルと同様な不活性化を示す電位依存性Shaker K^+チャネルできれいに実証された。クローニングされたShaker遺伝子のDNA配列を人為的に変えるin vitro突然変異誘発法（in vitro mutagenesis）と呼ばれる分子生物学的技術を利用して，研究者たちは特定の部位のアミノ酸が欠失，挿入，置換された，変異型Shakerタンパク質を発現させることができた。この研究により，Shaker K^+チャネルの細胞内N末端ドメインがその不活性化に必須であることがわかった。このドメインを形成するアミノ酸鎖を欠失させると，脱分極に伴うチャネル開口後の不活性化が起きない変異型K^+チャネルが産生された。ここで細胞内ドメインの最初の20アミノ酸残基を含むペプチドを投与すると，変異型K^+チャネルの不活性化は十分に回復した（図2-32B）。このことから，最初の20アミノ酸残基が「ボール」として機能していることがわかった。ボールとチェーンモデルから推察されるように，最初の20アミノ酸残基に含まれる正電荷をもつアミノ酸のいくつかが，不活性化に重要であることがみいだされた。さらに，最初の20アミノ酸残基とチャネルとを結ぶポリペプチド鎖を短くすると，不活性化に入るまでの開口時間が短くなった。一方，ポリペプチド鎖を長くすると，チャネルの開口時間は遷延した。これらの結果は，「ボール」が開口チャネルを「みつける」までの時間に，このポリペプチド鎖の長さが影響していることを示唆している（図2-32C）。上記の研究は，分子生物学と電気生理学の融合がイオンチャネルの機能メカニズムを理解するうえで大きな力になることを示したよい例といえる。

2.16　結晶構造はイオンチャネルの性質を原子レベルで教えてくれる

　イオンチャネルは優れた分子機械である。電位依存性K^+チャネルは，Na^+よりも約1万倍も高いK^+選択性を維持しながら，K^+の拡散速度に近い毎秒10^8個ものK^+透過性をもたらすことができる。チャネルのイオン透過性と選択性において中心的な役割を果たしているのはポアループである（図2-31B）。in vitro突然変異誘発法を用いた研究により，ポアループにおける変異がイオンの選択性に影響を与えることがわかった。後のX線結晶構造解析による原子レベルの分解能での構造研究により，イオン透過性と選択性の詳細な機構が明らかにされた。

　K^+チャネルポアループのアミノ酸残基は，細菌からヒトまで，さまざまな生物種で高度に保存されている。このことから，細菌由来のK^+チャネルであるKcsAの結晶構造が，K^+チャネルに普遍的なイオン透過性と選択性のメカニズムの解明をもたらした。KcsAチャネルの開閉は電位依存的ではないが，電位依存性K^+チャネルの一部に類似している。4つのKcsAサブユニットのそれぞれは，2本の膜貫通ヘリックス（電位依存性K^+チャネルサブユニットの膜貫通領域S5およびS6に相当する）と，その間に存在するポアループ，そして1本のポアヘリックスを形成する部位のみを含んでいる（図2-33A）。横からみると，チャネルは漏斗のようにみえ（図2-33B），水和したK^+を受け入れるためにチャネルの中心に空洞をもつ（水溶液中のイオンは通常，K^+もNa^+も水和した状態で存在する）。4本のポアヘリックスの負電荷を帯びたC末端はこの空洞に面し，K^+が安定してポアを通過できるように配置されている。チャネルが開口すると，細胞内の水和したK^+は空洞内に自由に入り込む。空洞と細胞外の間には**選択性フィルタ**（selectivity filter）があり，K^+は水和していない形で通過する。これを達成しているのは，K^+チャネルの中で最も保存されたアミノ酸残基が形成するポリペプチド主鎖の電気陰性カルボニル基とK^+との相互作用である。これらカルボニル基による密接な相互作用は，水溶液中のK^+を囲む水分子を解離させるが，相互作用に必要な距離は，より小さなNa^+のサイズではなくK^+のサイズに完全に一致している。この相互作用がK^+チャネルの高いイオン選択性と，エネルギー的に有利なK^+透

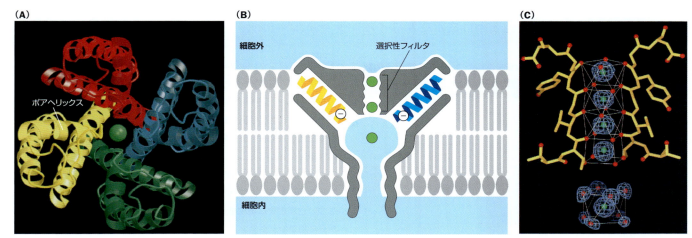

図2-33 細菌由来のK$^+$チャネル，KcsAの原子構造 (A) 細胞外側からみたKcsAチャネル。4つのサブユニット（異なる色で示している）は，それぞれ2本の膜貫通ヘリックスと1本の短いポアヘリックス（黄色のサブユニット中に示している）からなる。緑色で示されたK$^+$は中心にあるポアを通過している。(B) 側面からみると，Kcsチャネルは漏斗に似ている。水性の領域が細胞内側から脂質二重層の中にある中央の空洞までを占める。3つのK$^+$が示されているが，1つは空洞の中にあり，2つが空洞の上部の選択性フィルタの中にある。濃い灰色の影は，側面からみたチャネルタンパク質を表している。ここでは，ポアを形成する4本のヘリックスのうち2本だけを示している。負電荷を帯びたC末端が空洞側を向くことで，空洞中にある正電荷を帯びたK$^+$は安定な状態となる。(C) 選択性フィルタの原子構造。主鎖となるポリペプチド鎖のカルボニル基は，酸素原子（赤色）を介して，選択性フィルタの中に4つのK$^+$結合部位を形成する。各結合部位において，K$^+$は8つの酸素原子に取り囲まれる（赤い点）。この状態は，下段に示した空洞中で水和したK$^+$が水分子の酸素原子8つに取り囲まれる状態と同様である。この模倣がK$^+$の通過をエネルギー的に優位にしており（より小さなNa$^+$の通過が起こらない），イオン選択性をもたらす。(A，B：Doyle DA, Cabral JM, Pfuetzner RA et al.［1998］*Science* 280:69–77よりAAASの許諾を得て掲載；C：Zhou Y, Morais-Cabral JH, Kaufman A et al.［2001］*Nature* 414:43–48よりMacmillan Publishersの許諾を得て掲載）

過様式をもたらす（図2-33C，**ムービー2-8**）。選択性フィルタの内部にはK$^+$が局在しうる4つの場所が存在するが，通常，2つのK$^+$が間隔をあけて占拠している。2つのK$^+$間の反発は，細胞内外の電気化学的勾配とともに，チャネル開口時にK$^+$が選択性フィルタを迅速に通過する駆動力となる。

KcsA K$^+$チャネルの先駆的研究に続いて，電位依存性Shaker K$^+$チャネルの哺乳類ホモログの開口状態など，多くのイオンチャネル（**BOX 2-4**）の構造が決定されている。では，チャネルはどのようにして電位感知し開口するのだろうか。電位依存性のNa$^+$チャネルやK$^+$チャネルのクローニングから，正電荷をもつアミノ酸を有するS4セグメント（図2-31）が，電位センサーとして重要な役割を果たしていると推定されている。続く構造-機能相関研究では，S4セグメントの電位センサーとしての重要性とともに，S1〜S4セグメントが集まって電位センサーユニットを構築していることが示された。X線結晶構造解析では，イオンを通過させるポアを構成するS5，S6セグメントと，ポアループに対するS1〜S4へ

BOX 2-4 さまざまな機能を担うさまざまなイオンチャネル

活動電位に関して論じてきた電位依存性のNa$^+$チャネルとK$^+$チャネルは，数あるイオンチャネルの中の2種類にすぎない。ヒトゲノムにはイオンチャネルをコードする遺伝子が200以上もある（表2-2）。イオンチャネルは通常，通過させるイオン種とチャネルの開口機構にもとづいて分類される。多くのイオンチャネルは互いによく似た配列を有しており，これはイオンチャネルが共通の進化の歴史をたどってきたことを反映している（詳細については第12章を参照）。図2-34は，構造的に関連性のある143種類のイオンチャネルの系統樹を描いたものであり，ヒトゲノムにコードされているイオンチャネルの大多数が含まれている。143種類のイオンチャネルすべてが，2本の膜貫通ヘリックスと1つのポアループからなるポア構造を共通にもつ。2種類のK$^+$チャネルファミリーを除く他のイオンチャネルすべてが，電位依存性のNa$^+$チャネルやK$^+$チャネルに似た6本の膜貫通ヘリックスをもつ（図2-31）。

（つづく）

BOX 2-4　さまざまな機能を担うさまざまなイオンチャネル　（つづき）

表2-2　ヒトゲノムにおいてイオンチャネルをコードする遺伝子の数

チャネルのタイプ	遺伝子数
K^+チャネル	78
電位依存性K^+チャネル	40
内向き整流性K^+チャネル	15
2ポアK^+チャネル	15
Ca^{2+}依存性K^+チャネル	8
Na^+/Ca^{2+}チャネル	27
電位依存性Na^+チャネル	9
電位依存性Ca^{2+}チャネル	10
その他のCa^{2+}チャネル	8
Cl^-チャネル	9
TRPチャネル	28
CNGチャネルとHCNチャネル	10
神経伝達物質依存性チャネル	70

データはIUPHAR (International Union of Basic and Clinical Pharmacology)データベース(www.iuphar-db.org)より。
TRPチャネル，一過性受容器電位チャネル；CNGチャネル，サイクリックヌクレオチド依存性チャネル；HCNチャネル，過分極活性化CNGチャネル。
この表は発見されたすべてのイオンチャネルを含んでいるわけではない。

K^+チャネル（K^+ channel）は，チャネルファミリーの中で最も多様性があり，少なくとも78の遺伝子によってコードされ，その多くが選択的スプライシングを受けたさまざまなアイソフォームをもつ。K^+チャネルは，静止電位，活動電位発生後の再分極，ペースメーカ細胞の自発的な周期性発火といった，興奮性細胞がもつさまざまな機能において重要な役割を果たしている。多くのK^+チャネルは脱分極により活性化されるが，その活性化と不活性化のキネティクスはそれぞれ異なり，さまざまな発火頻度をもつ神経細胞に適応する。K^+チャネルの中には細胞内Ca^{2+}濃度の上昇や，ATP濃度の低下によって活性化され，細胞内Ca^{2+}濃度やエネルギー状態の変化に対応して細胞の膜電位を変化させるものがある。また，**内向き整流性K^+チャネル**（inward-rectifier K^+ channel）サブファミリーに属するK^+チャネルは，K^+の平衡電位（E_K）よりも過分極側にある膜電位において内向きの電流を選択的に生じ，E_Kより脱分極側にある膜電位においては外向きの電流をほとんど生じない。これは，脱分極した状態における内向き整流性K^+チャネルが，正電荷をもつポリアミンやMg^{2+}によって細胞内側から阻害されるためである。他の機能として，内向き整流性K^+チャネルは，静止膜電位をE_Kに近い値に維持するのに役立っている。K^+チャネルは多くの非興奮性細胞にも存在する。例えば，グリア細胞ではK^+チャネルが主要なイオンチャネルとして働いている。

K^+チャネルと同様に，**Cl^-チャネル**（Cl^- channel）は，E_KとE_{Cl}の両者が静止膜電位の値に近いため，一般的に静止膜電位を安定化させている。Cl^-チャネルもまた，さまざまな細胞種においていろいろな役割を担っており，中には細胞内小胞に発現するものもある。Cl^-チャネルの構造は，他のチャネルの構造とは異なっている（それゆえ図2-34には示していない）。Cl^-チャネルは2つのサブユニットからなり，それぞれのサブユニットは膜に埋め込まれた18本のヘリックスとイオンが通過するポア構造を1つもつ。実際，真核生物のCl^-チャネルは，細菌のもつCl^-/H^+交換輸送体と同一のファミリーに属しており，このことはイオンチャネルと輸送体が構造的類似性をもつことを示唆している。

電位依存性Ca^{2+}チャネル（voltage-gated Ca^{2+} channel）は，興奮性細胞においてもう1つの重要なタンパク質群である。電位依存性Ca^{2+}チャネルの一次構造は電位依存性Na^+チャネルに似ており，それぞれが6本の膜貫通ヘリックスを含む4つの繰り返しモジュールをもつ。さまざまな電位依存性Ca^{2+}チャネルは，活性化の閾値，単一チャネルコンダクタンス，不活性化の速度などの点でそれぞれ異なる。神経細胞は通常，細胞内Ca^{2+}濃度を約$0.1\mu M$という非常に低い濃度で維持しており，これは細胞外Ca^{2+}濃度（約1.2 mM）の1万分の1以下の低い値である。この細胞内外の濃度差が，約+120 mVという非常に大きなE_{Ca}を生み出す。電位依存性Ca^{2+}チャネルの開口は，化学的勾配と電気的勾配の両者によって駆動されるCa^{2+}流入を介して脱分極をもたらす。実際，ある種の神経細胞の活動電位は，電位依存性Na^+チャネルの代わりに電位依存性Ca^{2+}チャネルを介して起こる。後の章でも扱うが，電位依存性Ca^{2+}チャネルは軸索終末での神経伝達物質放出において重要な役割を担う。他にも，筋肉の興奮収縮連関，哺乳類の神経細胞における樹状突起の統合，神経活動に応じた遺伝子発現制御や神経細胞分化においても，電位依存性Ca^{2+}チャネルは不可欠である。Ca^{2+}チャネルの中には，細胞内Ca^{2+}ストアの膜に存在するものもあり，細胞内メッセンジャーによって開口する。

Na^+チャネル，K^+チャネル，Cl^-チャネル，Ca^{2+}チャネルが，イオンの選択性によって名づけられている一方で，これらと同等なイオン選択性を示さないチャネルがある。例えば，ほとんどの**TRPチャネル**（transient receptor potential channel；一過性受容器電位チャネル；一過性受容器電位タンパク質群として最初にみつかった，視覚情報の伝達に必要なショウジョウバエのタンパク質から名づけられた）や**CNGチャネル**（cyclic nucleotide-gated channel；サイクリックヌクレオチド依存性チャネル）は非選択的な陽イオンチャネルであり，Na^+とK^+をともに通過させ，中にはCa^{2+}を通過させるものもある。一般的に，Na^+の駆動力はK^+の駆動力よりも大きいため，これらのイオンチャネルが開口するとK^+の流出よりもNa^+の流入が多く起こり，脱分極状態を引き起こす。第4章と第6章で学ぶように，CNGチャネルとTRPチャネルは，感覚ニューロンにおいて重要な役割を担っており，光，匂い，フェロモン，温度，有毒物質などの環境刺激を膜電位変化に変換する。また，TRPチャネルはショウジョウバエや線虫の機械感覚にも寄与している。**HCNチャネル**（hyperpolarization-activated cyclic nucleotide-gated channel；過分極活性化CNGチャネル）は，構造的にCNGチャネルと関連がある。HCNチャネルは通常，-55 mVよりも深い過分極やサイクリックヌクレオチドによって活性化される。HCNチャネルは過分極状態で開口して陽イオンを通過させ，細胞を脱分極させるため，神経細胞の周期性発火や心臓の拍動リズムにおいて特に重要である。

（つづく）

BOX 2-4　さまざまな機能を担うさまざまなイオンチャネル　（つづき）

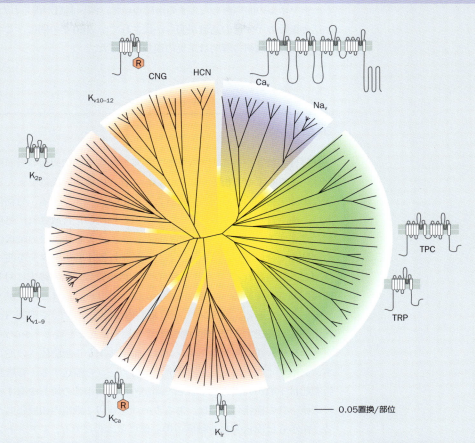

図2-34　143種類のイオンチャネルの系統樹　構造的に関連した143種類のイオンチャネルを対象として，保存されているポア領域のアミノ酸配列の類似性に従って構築した系統樹。表2-2にあげたイオンチャネルの大半が含まれている（ただし，神経伝達物質依存性チャネルとCl⁻チャネルは示していない）。スケールバーは系統樹上の距離を表し，配列部位において0.05回のアミノ酸置換が起こったことを意味する。背景の色はイオンチャネルを関連するグループにそれぞれ分けている。青色には電位依存性Na⁺チャネル（Na$_V$）と電位依存性Ca²⁺チャネル（Ca$_V$）が含まれる。緑色にはTRPチャネルと，その関連チャネルである2ポアチャネル（TPC）などが含まれる。赤色には内向き整流性K⁺チャネル（K$_{ir}$），Ca²⁺依存性K⁺チャネル（K$_{Ca}$），9種類の電位依存性K⁺チャネルサブファミリー（K$_{V1\sim9}$），2ポアK⁺チャネル（K$_{2p}$）などのK⁺チャネルのほとんどが含まれる。橙色にはCNGチャネル，その関連チャネルであるHCNチャネル，3種類の電位依存性K⁺チャネルサブファミリー（K$_{V10\sim12}$）が含まれる。系統樹の周囲にある図は，チャネルタンパク質の膜トポロジーを描いたものであり，ポアループ構造を濃い灰色で示している。Rと記した赤い六角形は，サイクリックヌクレオチド結合ドメインやCa²⁺結合ドメインを有する細胞内ドメインを表している。（Yu FH, Catterall WA [2004] *Sci STKE* 253:re15よりAAASの許諾を得て掲載）

　ヒトゲノムでは少なくとも70の遺伝子が神経伝達物質によって開口するイオンチャネルをコードしている（表2-2）。これらのチャネルは図2-34に描かれた遺伝子ファミリーとは異なるファミリーに属する。神経伝達物質依存性チャネルの多くは非選択的な陽イオンチャネルであり，開口することで脱分極が起こり，シナプス後細胞の興奮を引き起こす。神経伝達物質依存性チャネルの中には，Cl⁻を選択的に通過させるチャネルがあり，通常，その開口はシナプス後細胞の抑制をもたらす。これらの神経伝達物質依存性チャネルの構造と機能については，第3章で詳しく説明する。

　ヒトゲノムの解読から10年以上たってもなお，新たなイオンチャネルが発見されている。第6章でも扱うが，例えば，機械刺激によって開口するイオンチャネルは，聴覚や触覚にかかわる。哺乳類において，機械感受性イオンチャネルの分子的特性は，現在もなお盛んに研究されており，前述のイオンチャネルファミリーのいずれにも属さないようである。例えば，触覚にかかわる機械感受性イオンチャネルの一群は，**ピエゾ**（Piezo）と呼ばれる進化的に保存されたタンパク質ファミリーに属する。ピエゾは，既知のイオンチャネルと配列が類似しておらず，1サブユニットあたり30以上もの膜貫通領域を有する。将来，このイオンチャネルのリスト（表2-2）の中に，新たなチャネルが追加されることを予想する。最後に，ヒトのイオンチャネルにおける変異は，てんかん（BOX 11-4），統合失調症，自閉症（11.26節），片頭痛，痛覚感受性の異常など，さまざまな神経系の異常を引き起こしたり，あるいはその疾患感受性を高めたりすることからも，ヒトの健康におけるイオンチャネルの重要性がうかがえる。

リックスの詳細な配置関係が決定された。さらに，状態の異なる電位依存性チャネルの構造研究では，脱分極に応じて電位センサーがどのように動き，そして，その動きがどのようにチャネルの開口をもたらすのかについて，深い洞察が得られた。

活動電位のイオン的基盤が明らかにされてから60年の間に，この最も基本的な神経細胞間の情報連絡機構の解明は長足の進歩を遂げた。

まとめ

神経細胞はきわめて大きな細胞である。軸索や樹状突起の表面積や体積は，しばしば細胞体のそれらよりも桁違いに大きい。これらの構造と機能を支えるために，神経細胞は特別な細胞生物学的性質を有してきた。mRNA，リボソーム，分泌経路を担うコンポーネントは，細胞質タンパク質や膜タンパク質が局所的に合成され，処理されるように，樹状突起に存在する。局所タンパク質合成は，少なくとも伸長中の軸索でも起こる。細胞小器官や細胞体で合成されたタンパク質は，特別な微小管モーターを使って，能動的に軸索や樹状突起へ輸送される。軸索内に存在する微小管は，軸索終末に対して＋端が向くように一様に配向されている。大きなキネシンファミリーは，ほとんどが＋端に向かって動く微小管モーターである。膜タンパク質（細胞内小胞を介して）や細胞内タンパク質を細胞体から軸索終末へ輸送する際，速い輸送および遅い輸送ともにキネシンが使われる。それに対し，ダイニンや－端に向かうキネシンは，軸索終末から細胞体への逆行性輸送に使われる。キネシンやダイニンはまた，樹状突起にもカーゴを輸送する。脊椎動物の神経細胞では，樹状突起は＋端が外側の微小管と－端が外側の微小管の両方を有する。軸索と樹状突起における微小管の極性の違いは，あるカーゴを適切な細胞内領域に向かわせるために重要である。微小管は樹状突起や軸索の中心部に並ぶのに対し，Fアクチンは樹状突起棘やシナプス前終末を含む周辺部に豊富に存在する。いくつかのカーゴは，微小管の高速道路を降りた後，ミオシンに運ばれてFアクチン上を移動することで最終目的地に到達する。

興奮性細胞の電気信号伝達は，脂質二重層の性質と，輸送体やイオンチャネルなどの細胞膜上に発現する特別な膜タンパク質の働きによってもたらされる。Na^+,K^+-ATPアーゼのような能動輸送体は，電気化学的勾配に逆らってイオンを膜内外に輸送する際にエネルギーを消費する。この輸送体の働きによって，Na^+，K^+，Cl^-の細胞内外の濃度差が維持されている。ほとんどの神経細胞や筋細胞において，その細胞内領域は細胞外環境に比べ，K^+濃度が高く，Na^+，Ca^{2+}，Cl^-の濃度は低い。静止時の細胞膜は他のイオンに比べてK^+に対する透過性が高いので，静止膜電位は通常，$-50\sim-80$ mVといったK^+の平衡電位に近い値を示す。

神経細胞の細胞膜は，あるチャネルを介してイオンが流れる透過経路と脂質二重層を示す膜容量経路をもつR-C並列回路としてうまく表現される。R-C回路がもつ固有の性質により，電流注入に伴う膜電位変化のような電気信号は時間とともに変化し，1時定数（1RC）で最大振幅の63％まで達する。電気信号が神経線維を受動的に伝播するとき，漏洩しやすい膜コンダクタンスでは距離に応じて信号が減衰する。例えば，膜電位変化は1長さ定数（1λ）で本来の振幅の37％まで減衰する。電気信号が長距離を確実に伝導するために，軸索は活動電位のような能動的特性を利用している。

活動電位は閾値を超える脱分極によって発生する。脱分極はまず，電位依存性Na^+チャネルを開口させ，さらなる脱分極をもたらすことで，迅速な上昇相を構成する。活動電位の下降相は，Na^+チャネルの不活性化と遅延整流性をもつ電位依存性K^+チャネルの開口によって引き起こされる。これらの過程は，活動電位が全か無かの性質で発生し，細胞体から軸索終末へ一方向性に伝播する，再生的な現象を可能にする。過去数十年の間，パッ

チクランプ記録法，分子クローニング，膜タンパク質結晶学などの重要な技術が発展し，それらを用いた研究が，なぜイオンチャネルが優れたイオン選択性を有しているのか，どのようにチャネルの開口が電位によって制御されるのか，どのように不活性化は起こるのか，そして，個々のイオンチャネルの性質がどのように膜電位変化に応じた巨視的な電流をもたらすのかなど，分子基盤やそのメカニズムを明らかにしてきた。

活動電位の発生に加え，イオンチャネルはさまざまな機能を担う。この後の章でこれらの機能を詳しく学んでいくが，まずは，つぎの章で，シナプス前部からの神経伝達物質放出とシナプス後部での神経伝達物質受容についてみていこう。

参考文献

単行本と総説

Alberts B, Johnson A, Lewis J et al. (2015) Molecular Biology of the Cell, 6th ed. Garland Science.

Hille B (2001) Ion Channels of Excitable Membranes, 3rd ed. Sinauer.

Hirokawa N, Niwa S & Tanaka Y (2010) Molecular motors in neurons: transport mechanisms and roles in brain function, development, and disease. *Neuron* 68:610–638.

Holt CE & Schuman EM (2013) The central dogma decentralized: new perspectives on RNA function and local translation in neurons. *Neuron* 80:648–657.

Katz B (1966) Nerve, Muscle, and Synapse. McGraw-Hill.

Miller C (2006) ClC chloride channels viewed through a transporter lens. *Nature* 440:484–489.

Yu FH & Catterall WA (2004) The VGL-chanome: a protein superfamily specialized for electrical signaling and ionic homeostasis. *Sci STKE* 2004:re15.

神経細胞の細胞生物学的性質

Allen RD, Metuzals J, Tasaki I et al. (1982) Fast axonal transport in squid giant axon. *Science* 218:1127–1129.

Burgin KE, Waxham MN, Rickling S et al. (1990) *In situ* hybridization histochemistry of Ca^{2+}/calmodulin-dependent protein kinase in developing rat brain. *J Neurosci* 10:1788–1798.

Lasek R (1968) Axoplasmic transport in cat dorsal root ganglion cells: as studied with [^{3}H]-L-leucine. *Brain Res* 7:360–377.

Park HY, Lim H, Yoon YJ et al. (2014) Visualization of dynamics of single endogenous mRNA labeled in live mouse. *Science* 343:422–424.

Steward O & Levy WB (1982) Preferential localization of polyribosomes under the base of dendritic spines in granule cells of the dentate gyrus. *J Neurosci* 2:284–291.

Vale RD, Reese TS & Sheetz MP (1985) Identification of a novel force-generating protein, kinesin, involved in microtubule-based motility. *Cell* 42:39–50.

Vale RD, Schnapp BJ, Reese TS et al. (1985) Organelle, bead, and microtubule translocations promoted by soluble factors from the squid giant axon. *Cell* 40:559–569.

神経細胞の電気的性質，活動電位，イオンチャネル

Aguayo AJ, Attiwell M, Trecarten J et al. (1977) Abnormal myelination in transplanted Trembler mouse Schwann cells. *Nature* 265:73–75.

Armstrong CM & Bezanilla F (1977) Inactivation of the sodium channel. II. Gating current experiments. *J Gen Physiol* 70:567–590.

Doyle DA, Morais Cabral J, Pfuetzner RA et al. (1998) The structure of the potassium channel: molecular basis of K^+ conduction and selectivity. *Science* 280:69–77.

Hodgkin AL & Huxley AF (1952) Currents carried by sodium and potassium ions through the membrane of the giant axon of *Loligo*. *J Physiol* 116:449–472.

Hodgkin AL & Huxley AF (1952) A quantitative description of membrane current and its application to conduction and excitation in nerve. *J Physiol* 117:500–544.

Hodgkin AL & Katz B (1949) The effect of sodium ions on the electrical activity of giant axon of the squid. *J Physiol* 108:37–77.

Hoshi T, Zagotta WN & Aldrich RW (1990) Biophysical and molecular mechanisms of Shaker potassium channel inactivation. *Science* 250:533–538.

Noda M, Shimizu S, Tanabe T et al. (1984) Primary structure of *Electrophorus electricus* sodium channel deduced from cDNA sequence. *Nature* 312:121–127.

Papazian DM, Schwarz TL, Tempel BL et al. (1987) Cloning of genomic and complementary DNA from Shaker, a putative potassium channel gene from *Drosophila*. *Science* 237:749–753.

Patel PI, Roa BB, Welcher AA et al. (1992) The gene for the peripheral myelin protein PMP-22 is a candidate for Charcot-Marie-Tooth disease type 1A. *Nat Genet* 1:159–165.

Payandeh J, Scheuer T, Zheng N et al. (2011) The crystal structure of a voltage-gated sodium channel. *Nature* 475:353–358.

Schwarz TL, Tempel BL, Papazian DM et al. (1988) Multiple potassium-channel components are produced by alternative splicing at the Shaker locus in *Drosophila*. *Nature* 331:137–142.

Sigworth FJ & Neher E (1980) Single Na^+ channel currents observed in cultured rat muscle cells. *Nature* 287:447–449.

Taveggia C, Zanazzi G, Petrylak A et al. (2005) Neuregulin-1 type III determines the ensheathment fate of axons. *Neuron* 47:681–694.

Zagotta WN, Hoshi T & Aldrich RW (1990) Restoration of inactivation in mutants of Shaker potassium channels by a peptide derived from ShB. *Science* 250:568–571.

Zhou Y, Morais-Cabral JH, Kaufman A et al. (2001) Chemistry of ion coordination and hydration revealed by a K^+ channel-Fab complex at 2.0 Å resolution. *Nature* 414:43–48.

第3章

シナプスを介したシグナル伝達

神経系を通る情報はデジタルからアナログへ，そしてまたデジタルへと何度も変換される。

John von Neumann（1958），
The Computer & the Brain

　この章では第2章に引き続き，神経細胞間の情報伝達について考える。まず，シナプス前終末に到達した活動電位がどのようにシナプス小胞からの神経伝達物質の放出を引き起こすのかを述べ，その後，神経伝達物質がどのようにシナプス後細胞へ影響を与えるのかを述べる。これらの過程はまとめて**シナプス伝達**（synaptic transmission）と呼ばれ，化学シナプスにおいては，このシナプス伝達によって情報がシナプス前細胞からシナプス後細胞へと伝えられるのである。シナプス後部における情報受容に関してはシグナル伝達の基礎を紹介し，シナプス入力がどのようにシナプス後細胞で統合されるのかを述べる。最後に化学シナプスと同様，神経細胞間の情報伝達形態の1つである，電気シナプスについても述べる。

シナプス前終末ではどのように神経伝達物質の放出が制御されているのだろうか

　第2章では，神経細胞の細胞生物学的ならびに電気生理学的な特性を学び，どのように分子，細胞小器官，そして活動電位が軸索終末まで届けられるのかを理解した。ここでは，これらの輸送によって可能となる，シナプス後細胞(別の神経細胞もしくは筋細胞)への情報伝達について学んでいく。

3.1　シナプス前終末に到達した活動電位は神経伝達物質の放出を引き起こす

　脊椎動物の**神経筋接合部**（neuromuscular junction；運動ニューロンの軸索終末と骨格筋との間のシナプス）は，シナプス伝達の基本特性を調べるためのモデルシナプスとして使われてきており，またその特性は他のシナプスにも広く適用できることが知られている。**神経伝達物質**（neurotransmitter）はシナプス前細胞から放出される分子であり，シナプス間隙を越えてシナプス後細胞に作用する。脊椎動物の神経筋接合部の神経伝達物質は1930年代に**アセチルコリン**（acetylcholine：ACh；図3-1A）であることが明らかになった。神経筋シナプス研究の利点は，シナプス後部の筋細胞(筋線維とも呼ばれる)が巨大な細胞であり，容易に微小電極を刺入して細胞内から記録をとることができる点である(13.21節)。このために筋線維の膜電位や電流を測定してシナプス伝達を鋭敏かつ定量的に評価することができるのである。また，神経筋接合部は1本の運動ニューロンの軸索が多くの枝分かれした終末を形成することで，1つの標的筋線維に対して数百もの神経伝達物質放出部位をもっている特殊なシナプスである。このため運動ニューロンの活動電位が確実に筋線維

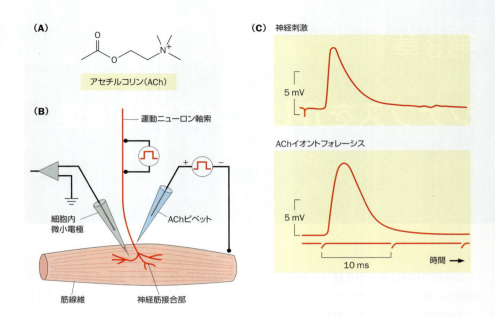

図3-1 脊椎動物の神経筋接合部の研究
(A) 最初に同定された神経伝達物質であるアセチルコリン(ACh)の構造。(B) 運動ニューロンの軸索への刺激または神経筋接合部へのACh投与により引き起こされる筋線維の脱分極の測定法。運動ニューロンの軸索への刺激あるいは神経筋接合部付近の筋肉表面への局所的なACh投与によって引き起こされる終板電位(EPP)を記録するため，神経筋接合部付近の筋線維内に細胞内電極が刺入されている。運動ニューロンの軸索上のパルス波は軸索を脱分極させるために与えた電流を示す。これにより活動電位が生じる。AChピペット上のパルス波は正に帯電したAChを微小ピペットから放出するための電流を示す。(C) 運動ニューロンの軸索への刺激によって引き起こされたEPP(上段)とAChの局所投与により得られたEPP(下段)の波形は似通っている。上段の波形の最初の下向きの波は軸索刺激を与えた時間を示す。(C：Krnjevic K, Miledi R [1958] *Nature* 182:805–806より Macmillan Publishersの許諾を得て掲載)

の活動電位を誘発して筋収縮を引き起こすのである(第8章で詳しく述べる)。実際，以下に述べる実験では，筋肉の活動電位の発生および筋収縮が起きないように設定した条件で研究が行われている。

神経筋接合部におけるシナプス伝達を研究するには，骨格筋を運動神経の付着した状態で単離し，生理的条件に調整した溶液中で行うのが一般的である。この状態で運動神経を刺激して活動電位を発生させ，筋線維の膜電位を細胞内電極で記録するのである(図3-1B)。運動神経を刺激すると数ミリ秒以内に，一過性の脱分極がシナプス後部の筋細胞に発生する(図3-1C，上段)。筋線維のシナプス後部の領域が終板と呼ばれるため，この一過性の脱分極は**終板電位**(end-plate potential：EPP)と呼ばれる。EPPを発生させるシナプス後部の機構についてはこの章の2番目のパートで詳しく学ぶ。ここではシナプス前部からの，神経伝達物質放出機構を解析するための指標としてEPPを用いる。

運動神経への刺激はどのようにしてEPPを発生させるのだろうか。運動ニューロンの軸索終末と筋との接合部に微小ピペットからアセチルコリンを投与すると，運動神経刺激と同様の効果があることが明らかにされている(図3-1C，下段)。この方法は**イオントフォレーシス**(iontophoresis)と呼ばれ，ここでは正に帯電したアセチルコリンを正の電流を与えることで微小ピペットから放出させる。電位依存性Na^+チャネルを阻害して運動ニューロン軸索の活動電位の発生を抑えるフグ毒テトロドトキシン(TTX；図2-29)を溶液中に加えると，運動神経を刺激してもEPPは発生しなくなる。しかし，TTX存在下であってもアセチルコリンを投与するとEPPを誘発することができる。また軸索を完全に除去した場合でも同様に，アセチルコリンの投与によりEPPが誘発される。これらのことから，運動ニューロン軸索の活動電位は最終的に軸索終末からのアセチルコリンの放出を引き起こすものであり，筋細胞の細胞膜へのアセチルコリンの結合がEPPという形で筋線維の脱分極を誘発するということが明らかになった。

第1章で紹介したように，アセチルコリンの放出はシナプス小胞がシナプス前膜と融合することで引き起こされるため，小胞に含まれるひとまとまりのアセチルコリンがシナプス間隙に放出されるということをわれわれはすでに知っている。しかし，この離散的パケット(ひとかたまりの小さな単位)として神経伝達物質が放出されるという考えは，シナプス小胞の発見以前から推定されていたことである。

3.2 神経伝達物質は独立した離散的パケットとして放出される

1950年代初頭，Bernard Katzらは新たに開発された細胞内記録法を用いて神経筋シナプスのシナプス伝達機構を研究した。カエルの神経筋接合部を用いて神経刺激によって誘発されるEPPを研究しているとき，刺激を与えていないときでも小さなEPPがみられることを発見した。このEPPは**微小終板電位**(miniature end-plate potential：mEPP)と呼ばれている。mEPPは興味深い特性をもっている。単離した神経筋標本ではEPPのサイズは決まった大きさの単位量，あるいはその単位量の整数倍の大きさをもつようにみえた。運動ニューロンの軸索終末からの自発的なアセチルコリンの放出と考えられるmEPPの振幅は通常，EPPの振幅よりも2桁小さい。しかし，細胞外液がごく低濃度のCa^{2+}および高濃度のMg^{2+}を含む場合は(3.4節で述べるように，これらは神経伝達物質の放出を阻害する条件である)，神経刺激を与えてもほとんどEPPは引き起こされなくなる。この条件で，神経刺激がEPPを引き起こす場合にはそのEPPの振幅はmEPPと同じ大きさになる(**図3-2**A)。Ca^{2+}濃度をさらに下げるとEPPが引き起こされる頻度は低下するが，振幅はそれ以上は減少しない。これらの観察結果から，mEPPは神経刺激により引き起こされるEPPの基本単位であり，通常条件下のEPPは多数のmEPPが同時に発生したものであると考えられる。さらにほとんどのアセチルコリンの放出は，それが自発的なものであれ，神経刺激により引き起こされたものであれ，限られた量子サイズをもつ基本単位量，ときには基本単位量の2倍，3倍で起こることも示唆された。これらの観察結果から，神経伝達物質は比較的量のそろった離散的パケットとして放出されるという神経伝達物質放出の**量子仮説**(quantal hypothesis)が導き出された。

もし量子仮説が正しければ，神経刺激に対して0個，1個，あるいは複数個の量子単位が放出される頻度は統計学的手法を用いて予測することができる(詳細については**BOX 3-1**を参照)。放出確率が低いとき，つまり神経筋接合部が低Ca^{2+}濃度，高Mg^{2+}濃度の溶液中にある場合，一度の神経刺激によりk個の量子単位が放出される頻度fは，つぎのような**ポアソン分布**(Poisson distribution)で計算することができる。

$$f = \frac{m^k}{k!} e^{-m}$$

ここでmは個々の刺激に反応する量子数の平均を表す。個々の自発的な神経伝達物質放出によるmEPPは1単位量に相当するので，mはEPPの平均振幅をmEPPの平均振幅で割ったものとして実験的に求めることができる。実際，上記の式から計算したEPPの度数分布

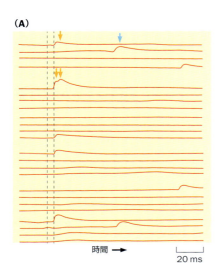

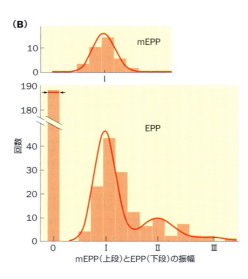

図3-2 微小終板電位(mEPP)と神経伝達物質の量子的放出の統計学的解析 (**A**) 低Ca^{2+}濃度では，神経刺激(与えた時間は最初の垂直の破線で示されている)は終板電位(EPP)をめったに誘発せず，ある一定の間隔をおいて2度目の刺激(2番目の垂直の破線)を与えている。ここに示した24回の実験(それぞれ平行なトレースで示されている)中，5回のEPPが誘発されている(最初のものを黄色の矢印で示した。5番目のトレースの黄色の矢印2つは2つの量子単位が放出されたことを示している)。神経刺激とは無関係に起きている4回の脱分極にも注意。これらのmEPPの大きさは刺激によって誘発されたEPPとほぼ同じである(2番目のトレースにみられるmEPPを水色の矢印で示した)。(**B**) mEPP(上段)を単位量として，誘発されたEPPの度数分布をポアソン分布によって予測したものを下段に曲線として示している。EPPの起きた回数を縦軸にEPPの振幅を横軸にとっている。これはヒストグラムとしてプロットした実験データとよく一致している。mEPPの振幅(上段)は，ローマ数字Iで示したmEPPの平均値(0.875 mV)をピークとして連続的に変化していることに注意(個々の神経伝達物質小胞のサイズは完全に同じではない)。同様にEPPの振幅(下段)も連続的に変化している。ローマ数字のI，II，IIIはそれぞれmEPPの平均振幅の1倍，2倍，3倍を示している。失敗したシナプス伝達(振幅0)の頻度も，ポアソン分布からの予測(2本の矢印ではさまれた赤い線)によく一致している。(Del Castillo J, Katz B [1954] *J Physiol* 124:560–573より)

BOX 3-1　二項分布，ポアソン分布および神経伝達物質放出確率の計算

ポアソン分布およびそれに関連する**二項分布**(binomial distribution)はどちらも，独立に起きる離散的な事象の頻度を記述する確率分布である。まず二項分布から考えてみよう。コイントスの結果，表が出るというような個々の事象が起きる確率をpとする。二項分布では，n回の独立した試行のうちk回の事象(コイントスの結果，k回表が出る)が起きる頻度fを以下のように記述する。

$$f(k; n, p) = \frac{n!}{k!(n-k)!} p^k (1-p)^{n-k}$$

ここで$k = 0, 1, 2, \cdots\cdots n$，!は階乗(例えば，4! = 4×3×2×1 = 24)であり，$n!/[k!(n-k)!]$を二項係数と呼ぶ。4回コインを投げて何度表が出るかを知りたいとしよう。それぞれの試行において表が出る確率pは0.5である。$k = 0, 1, 2, 3, 4$に対する二項係数は上式により，それぞれ1, 4, 6, 4, 1である(注：0! = 1)。したがって，k回表が出る頻度は$k = 0, 1, 2, 3, 4$に対して，それぞれ0.0625, 0.25, 0.375, 0.25, 0.0625である。つまり，4回のコイントスの結果，1回だけ(あるいは3回)表が出る確率は25%，2回表が出る確率は37.5%，4回(あるいは0回)表が出る確率は6.25%である。

神経伝達物質が離散的パケットとして放出されるならば，そしてそれぞれのパケットの放出が確率pで起きるならば，全部でn個のパケットのうちk個のパケットが放出される確率分布をコイントスの例のように二項分布で計算できる。しかしnの値(最大でいくつの量子単位が放出されうるか)およびpの値(個々の量子単位が放出される確率)を実際に知ることはできないため，二項分布を用いることは不可能である。幸運なことに確率論によると，nが大きく(>20) pが小さい(<5)とき二項分布はポアソン分布で近似できる。この分布では，k回の事象が起きる頻度fは1つの媒介変数λ (λは二項分布のnとpの積に等しい)を用いて以下の式で記述できる。

$$f(k; \lambda) = \frac{\lambda^k}{k!} e^{-\lambda}$$

λは刺激によって放出されるパケットの数の平均に等しく，誘発されるEPPとmEPP(素量単位と考えられる)の比に相当するため，実験的に推定できる(3.2節のmに等しい)。それゆえ，神経刺激により引き起こされる放出確率を計算できる。つまり放出が起こらない場合($k = 0$)，1個のパケットが放出される場合($k = 1$)，2個のパケットが放出される場合($k = 2$)などの確率を推定し，図3-2Bに示したように実際の実験データと計算値を比較することができる。

ポアソン分布を適用する場合には，放出確率pがλの測定中に変化しない必要があるため，pは十分に小さく，放出されうるパケットの数nは十分に大きい必要がある。nは自然によって決められており人為的に制御できないが(幸いにも脊椎動物の神経筋接合部には何百もの神経伝達物質放出部位があり，nは十分に大きい)，pは低Ca^{2+}濃度，高Mg^{2+}濃度の溶液を用いて神経伝達物質放出を研究することで低く設定することができる。神経筋接合部のシナプス伝達はポアソン分布の適用に必要な他の条件も満たしている。つまり，それぞれの量子が独立に放出され(放出部位が数多く存在するため)，量子が集団として均一であり(pの値がすべての量子で同じ)，パケットのサイズが比較的そろっている(それぞれのパケットがほぼ同じ量の神経伝達物質を含んでいる)。多くの中枢神経系のシナプスではこれらの仮定を満たさないか(例えば，nはしばしば非常に小さい)，あるいは適切に調べることができない。これらのシナプスでは神経伝達物質放出の確率はポアソン分布に従わないかもしれない。

は実験値とよく一致する。**失敗したシナプス伝達**(synaptic failure)，すなわち神経刺激がEPPをまったく発生させない頻度は統計学的予測と完全に一致する。またmEPPと同じ大きさの位置に大きなピークがあり，mEPPの振幅の2倍のところに小さなピークがある(図3-2B)。それゆえこの統計解析は神経伝達物質が独立した離散的パケットとして放出されることを強く支持する。

3.3　神経伝達物質はシナプス小胞がシナプス前膜と融合して放出される

神経科学における発見は，生理学的な研究と解剖学的な研究がしばしば互いに補完しあうことによって進展する。神経伝達物質が量子的に放出されることの物理的基盤は，1950年代なかばに電子顕微鏡が神経系の解析にはじめて使われたときに明らかになった。神経終末部の超薄切片を解析したところ，そこには直径40 nm程度の小胞が多数含まれていたのである。神経筋接合部ではこのような小胞の多くが筋細胞膜に接合するシナプス前膜付近に集積しているようすが観察された(**図3-3**A)。これらの**シナプス小胞**(synaptic vesicle)は直ちに神経伝達物質が詰まった小胞であると考えられた。シナプス小胞のサイズが比較的均一であることから，神経伝達物質放出が一定の量子サイズをもつ理由が説明

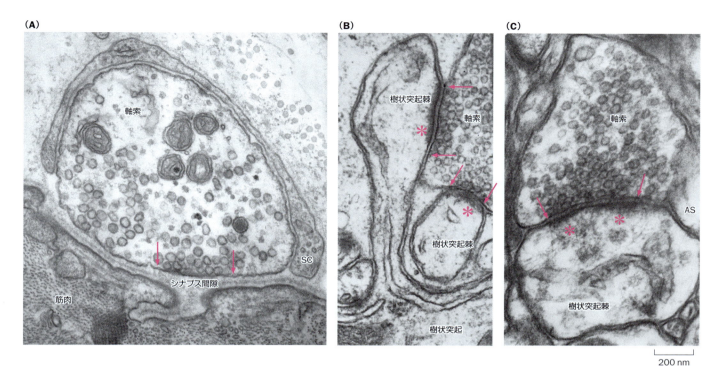

図3-3 シナプスの構造の電子顕微鏡写真 すべての写真の倍率は共通である。赤いアステリスク（*）はシナプス後肥厚，一対の矢印はシナプス前終末の活性帯の幅を示す。それぞれのシナプス前終末に直径40 nm程度のシナプス小胞が多数存在することに注意。これらのうちのいくつかはすぐに放出できるように活性帯に付着している。**(A)**カエルの神経筋接合部。シナプス間隙の幅は他の2つの写真に示すような中枢神経系のシナプスに比べて明らかに広い。SCは運動ニューロンの軸索を包むシュワン細胞の突起。典型的な運動ニューロンの軸索はこのようなシナプス前終末を1つの筋線維上に数百個形成する。**(B)**ラット小脳皮質中の1本の軸索とプルキンエ細胞の2つの樹状突起棘間に形成された2つのシナプス。**(C)**ヒト大脳皮質のシナプス。ASは中枢神経系のシナプスを包むアストログリアの突起。(A：Jack McMahanの厚意による；B，C：Josef Spacek, Kristen M. Harris, Synapse Webの厚意による)

できた（カエルの神経筋接合部の量子サイズは約7,000のアセチルコリン分子に相当すると推定されている）。1個のシナプス小胞が細胞膜と融合したとき単位量の神経伝達物質がシナプス間隙に放出され，筋細胞でmEPPが誘発される。低Ca^{2+}でない通常の条件における神経刺激は1つの神経筋接合部あたり数百のシナプス小胞の融合を引き起こすため，誘発されるEPPの大きさは単一のシナプス小胞が融合する場合に比べて2桁大きい。それゆえ神経筋接合部は**量子収率**（quantal yield）の高い（1つの活動電位に対して多くのシナプス小胞が放出される）シナプスである。これに対して多くの中枢神経系のシナプスは，1つの活動電位に対して数個あるいは1個のシナプス小胞が放出されるような量子収率の低いシナプスである。

化学シナプスの基本構造は異なる動物種間の神経系全体にわたって非常に類似している（図3-3B, C）。すべてのケースでシナプス前終末は電子密度の高い**活性帯**（active zone）と呼ばれる領域をもっており，そこではシナプス小胞群がシナプス前膜と融合して直ちに内容物を放出できるようになっている。シナプス間隙をはさんだ活性帯の反対側のシナプス後膜下には同じく電子密度の高い**シナプス後肥厚**（postsynaptic density）と呼ばれる構造がある。これらの活性帯とシナプス後肥厚の分子構成については後の章で学ぶ。

電子顕微鏡による研究は多くの小胞がシナプス前終末に存在することを明らかにしたが，シナプス小胞説を確立するためには小胞が細胞膜に融合している瞬間を観察する必要がある。シナプス小胞のシナプス前膜との融合は神経伝達物質の放出に必要なステップであるが，瞬間的にしか起きないため定常状態の神経系を電子顕微鏡で観察したのでは検出が難しい。そこで，この融合現象を観察できる可能性を最大にするため，神経刺激の直後に神経筋接合部を固定できるように実験系が設定された。触れた瞬間に組織を凍結させる

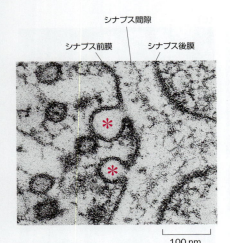

図3-4 とらえられたシナプス小胞の融合の瞬間 神経刺激から3〜5ms後のカエル神経筋接合部の電子顕微鏡写真。赤いアステリスク（＊）で示した2つのシナプス小胞がシナプス前膜と融合している。（John Heuserの厚意による。Heuser JE, Reese TS [1981] *J Cell Biol* 88:564–580も参照）

冷却ブロックへ標本が落下しているところで神経筋接合部を刺激するのである。これにより固定の数ミリ秒前に神経を刺激することが可能となった。実際，シナプス小胞とシナプス前膜の融合の瞬間がとらえられている（図3-4）。これらの研究により，神経伝達物質の放出はシナプス小胞がシナプス前膜と融合することにより引き起こされているということを示す決定的な証拠が得られた。

3.4 神経伝達物質の放出はシナプス前終末に流入するCa^{2+}によって制御される

活動電位がシナプス前終末に到達することでシナプス小胞の細胞膜への融合が引き起こされる機構はどのようなものだろうか。3.2節で述べたように，細胞外のCa^{2+}が活動電位に誘発される神経伝達物質の放出に必須である。神経筋接合部が入っている溶液のCa^{2+}濃度を徐々に下げていくと，それに伴い運動ニューロンの軸索に与える刺激によるEPPの発生がみられなくなっていくのである。イオントフォレーシスにより神経筋シナプスに局所的にCa^{2+}を投与することで，活動電位により引き起こされるシナプス伝達のどの段階でCa^{2+}が必要なのかを解析することができる。その結果，活動電位が誘発する刺激の直前に細胞外に短時間Ca^{2+}を与えると神経伝達物質の放出が起きる一方，活動電位の発生後に与えた場合は効果がないことが明らかになった。このことから活動電位が発生しているごく短い期間中に，細胞外にCa^{2+}が存在していることが必要であり，おそらく神経伝達物質の放出自体にかかわっているものと考えられた。

それでは細胞外Ca^{2+}がどのように神経伝達物質放出に関与しているのだろうか。この疑問に対する答えはイカの巨大シナプス（シナプス前部および後部が電極を刺入できるほど大きく，シナプスの両側から細胞内記録をとることができる）を用いた研究から得られた（シナプス後部の標的細胞の1つは，第2章で示した巨大軸索を伸ばす神経細胞である）。この研究の結果，活動電位はシナプス前膜の電位依存性Ca^{2+}チャネル（BOX 2-4）を開口させるような脱分極で置き換えることができることが明らかになった。このチャネルを通ってCa^{2+}が細胞内に流入し，神経伝達物質の放出を引き起こすのである。

それではCa^{2+}依存的な神経伝達物質の放出と，神経伝達物質放出の個々のステップが起きるタイミングを示した研究についてもう少し詳しくみてみよう（図3-5）。この実験では，細胞膜を通過するイオンがCa^{2+}だけになるよう，Na^+チャネルとK^+チャネルを阻害した状態で，巨大シナプスの前部と後部の両方を電位固定法により解析している。膜電位を−70 mVの静止電位から−25 mVへと脱分極させると（図3-5A，上段），Ca^{2+}が流入し

図3-5 イカの巨大シナプス前部へのCa^{2+}流入の電位固定法による研究 電位固定法によりシナプス前終末に電位パルス（上段）が与えられている（図2-21）。これらの実験はNa^+チャネルとK^+チャネルの阻害薬存在下で行われているため，固定された膜電位を保つために注入された電流は，シナプス前終末を流れるCa^{2+}電流に相当する（中段）。神経伝達物質の放出を測定するためシナプス後電流も同時に電位固定法により測定されている（下段）。**(A)** シナプス前終末の脱分極により電位依存性Ca^{2+}チャネルが開口してCa^{2+}が流入し，それによってシナプス後部の反応が引き起こされる。**(B)** シナプス前部の膜電位をCa^{2+}の平衡電位付近まで大きく脱分極させると，駆動力が生じないためCa^{2+}は細胞内に流入せず，シナプス後部の反応も生じない。シナプス前部の膜電位を−70 mVに戻したときにCa^{2+}の流入によるテール電流が生じ，それによってシナプス後部の反応が引き起こされる。2本の破線はシナプス前終末への電圧刺激の開始時（左）とシナプス後部の反応のはじまった時間（右）を示している。(B)のほうが時間間隔が短いことに注意。(Augustine GJ, Charlton MP, Smith SJ [1985] *J Physiol* 367:163–181 より。Llinás RR [1982] *Sci Am* 247:56–65も参照)

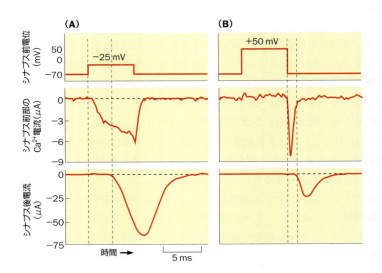

てシナプス前部の電流として計測される(図3-5A, 中段)。それに続いてシナプス伝達の結果としてシナプス後部の内向き電流が計測される(図3-5A, 下段；このシナプス後電流については後の節で学ぶ)。一方，脱分極を$+50\,\mathrm{mV}$とすると，シナプス前部へのCa^{2+}の流入およびシナプス後電流はみられない(図3-5B, 左側)。これはおそらく$+50\,\mathrm{mV}$という膜電位が，この実験条件下のシナプス前終末におけるCa^{2+}の平衡電位に近く，たとえ電位依存性Ca^{2+}チャネルが開口してもCa^{2+}流入を引き起こす駆動力がないためと考えられる(2.5節)。ところが，シナプス前部の膜電位を$+50\,\mathrm{mV}$から$-70\,\mathrm{mV}$に戻すと，シナプス前部に「テール電流(tail current)」が計測される(図3-5B, 中段)。これは膜電位の変化が電位依存性Ca^{2+}チャネルが閉じる速度よりも速いため，Ca^{2+}チャネルが開口している間に駆動力が得られる瞬間があるためである。シナプス前部のテール電流の原因であるCa^{2+}流入は，それに対応するシナプス後電流を誘発する(図3-5B, 下段)。興味深いことに，Ca^{2+}テール電流はシナプス前部の脱分極に比べてより速くシナプス後部の反応を引き起こす(2本の破線で示された時間間隔を図3-5Aと図3-5Bとで比較してみてほしい)。このことは，通常のシナプス遅延(シナプス前部の脱分極が起きてからシナプス後部の反応が起きるまでの時間)は2つの要因からなることを示唆している。1つ目は脱分極から電位依存性Ca^{2+}チャネルが開口するまでの時間(テール電流の条件ではすでにチャネルは開口しているため，これは無視できる)であり，2つ目はCa^{2+}が流入してから神経伝達物質によるシナプス後部の反応が起きるまでの時間である。

神経伝達物質放出のCa^{2+}仮説は他の方法によっても検証されている。その1つは，ある種の色素をCa^{2+}濃度変化の指示薬(詳細については13.22節を参照)としてイカの巨大シナプス前終末へ導入するというものである。この実験により神経刺激がシナプス前終末の細胞内Ca^{2+}濃度の上昇を引き起こすことが明らかになった(図3-6)。Ca^{2+}濃度はシナプス前部の特定の領域で最も高くなっている。3.7節で述べるように，この原因は電位依存性Ca^{2+}チャネルが，シナプス小胞がシナプス前膜に融合する部分である活性帯に最も強く集積しているためである。これとは別に，Ca^{2+}を閉じ込めてその効果を防ぐケージのような働きをもつ化合物を用いる実験もある。ケージは光を照射するとCa^{2+}を放出するようになっている。ケージドCa^{2+}がイカの巨大シナプス前部に導入されていれば，活動電位や細胞外からのCa^{2+}の流入なしに光によって神経伝達物質の放出が引き起こされるのである。

これらの実験事実により，活動電位から神経伝達物質の放出に至る過程はつぎのような順番で起こることが証明された。

軸索の活動電位→シナプス前終末の脱分極→電位依存性Ca^{2+}チャネルの開口→シナプス前終末へのCa^{2+}の流入→シナプス小胞のシナプス前膜への融合→神経伝達物質放出

この流れは最初，カエルの神経筋接合部とイカの巨大シナプスで発見されたが，後にシナプスのタイプや神経伝達物質の種類にかかわらず，すべての動物の化学シナプスで共通していることが明らかになった。

シナプス前終末へのCa^{2+}の流入とシナプス後部の反応の間にわずかな時間差しかないということは(図3-5Bでは約2 msだが，さらに短い場合もしばしばある)，細胞内Ca^{2+}濃度が上昇した際，すぐにシナプス前膜と融合できるようにシナプス小胞が準備されていることを意味している。これは電子顕微鏡による観察結果(図3-3)とよく一致する。さらに膜融合の過程では，2つの膜をいったん破ってからふたたびつなぎ合わせるには疎水性の断面を水に露出させる必要があり，エネルギー的に不利である。それゆえ，ATPの分解といった外部からのエネルギーを必要とする。ところがシナプス小胞融合の最後のステップは非常に速く，ATPの分解過程を含んでいるとは考えにくい。実際には，この後すぐに学ぶように，シナプス小胞は前もって高エネルギー状態に置かれている特定のタンパク質複

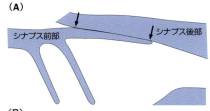

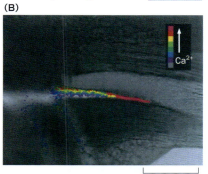

500 μm

図3-6　神経刺激はイカ巨大軸索のシナプス前終末へのCa^{2+}流入を引き起こす
(A)(B)に示したイカ巨大シナプスの模式図。指のように伸びたシナプス前終末がシナプス後細胞(1つだけが描かれている)と接触している。シナプスの範囲が2つの矢印で示されている。(B)活動電位により引き起こされるシナプス前終末のCa^{2+}濃度の上昇を，細胞内に注入したCa^{2+}指示薬fura-2の蛍光変化で測定している(13.22節)。Ca^{2+}濃度の上昇は寒色から暖色への変化として表されている。(Smith SJ, Buchanan J, Osses LR et al. [1993] *J Physiol* 472:573–593より Physiological Societyの許諾を得て掲載)

合体によって融合の準備が整えられており，Ca^{2+}が流入するとすぐに構造変化が起こり，融合するようになっている。

3.5 SNAREタンパク質とSMタンパク質によりシナプス小胞の融合が行われる

　ここで，シナプス小胞の細胞膜への融合（神経伝達物質の開口放出とも呼ばれる；図2-2）を仲介する分子機構に話を移そう。この現象に関するわれわれの現在の知識は，さまざまなアプローチの研究結果を組み合わせて得られたものである。第1のアプローチは，シナプス前部のタンパク質成分を同定しようとする生化学的な研究である。シナプス小胞はサイズが均一でかつ浮遊しており，また量が多いため，高度に精製することができ，鍵となる構成成分を同定することが可能である。実際，シナプス小胞は最もよく特性の解明された細胞小器官で，タンパク質や脂質の定量的な情報が得られている（図3-7，ムービー3-1）。この節と以下の節で，いくつかのシナプス小胞タンパク質に出会うだろう。

　2つ目は，分泌に必要なタンパク質を同定する酵母の遺伝学と，哺乳類の小胞融合反応を試験管内で生化学的に再構成する実験を組み合わせたアプローチである。この研究から，基本的な機構は高度に保存されており，神経伝達物質の開口放出はすべての細胞の多くの領域で起こっている膜融合（図2-2）の特別な形であることが明らかになった。このことについては第12章で神経細胞間のコミュニケーションの進化的起源を考える際にふたたび取り上げる。この研究から，以下に述べるように多くの進化的に保存された小胞融合の構成要素とその制御因子が同定された。3つ目は，線虫，ショウジョウバエ，マウスの生体内で，これらの進化的に保存されたタンパク質がシナプス伝達においてどのような機能を果たしているかを解析する遺伝子破壊技術によるアプローチである。4つ目は，神経伝達物質の放出の特定の段階を阻害する毒素とその標的タンパク質の同定によるアプローチである。これらのアプローチからの研究結果をあわせて，以下に示すような機構により神経伝達物質放出が引き起こされるものと現在では理解されている。

　小胞融合で中心となるのは3種類の**SNARE**（soluble NSF attachment protein receptor）タンパク質，および**SMタンパク質**（SM protein）である。NSFとは*N*-エチルマレイミド感受性因子（*N*-ethylmaleimide-sensitive factor）のことで，*N*-エチルマレイミドは*in vitro*での小胞融合反応を阻害する化学物質である。また，SMタンパク質はSec1/Munc18-like proteinという意味から命名されており，Sec1は酵母の遺伝学的スクリーニングから同定された分泌（secretion）に必須のタンパク質，Munc18は協調運動に欠陥のある（uncoordinated）線虫の遺伝学的スクリーニングから同定されたUnc18の哺乳類ホモログである。3種類のSNAREのうち，まず1つ目はシナプス小胞上の膜貫通タンパク質である**シナプトブレビン**（synaptobrevin；vesicle-associated membrane proteinを意味するVAMPとも呼ばれる）で，シナプス小胞に最も多く含まれるタンパク質である。シナプトブレビンは小胞（vesicle）のタンパク質なので，**v-SNARE**と呼ばれる。2つ目は細胞膜上の膜貫通タンパク質である**シンタキシン**（syntaxin）である。小胞輸送の標的（target）となる膜上に存在しているので，**t-SNARE**と呼ばれる。3つ目は脂質修飾により細胞膜表面に結合した**SNAP-25**（synaptosomal-associated protein with a molecular weight of 25 kDa）と呼ばれるタンパク質で，これもt-SNAREである。シナプス小胞がシナプス前膜に近接すると，シナプトブレビン，シンタキシン，SNAP-25の細胞内ドメインが非常に強固な複合体を形成する。このSNARE複合体がどのように膜融合を引き起こすのかは，現在も盛んに研究されている分野である。これまでのデータが示すところでは，SNARE複合体は膜から離れた領域から膜付近の領域に向けて，ジッパーを閉めるように会合していく。この会合から生み出される力によりシナプス小胞膜がさらに細胞膜と近接して融合し，シナプス小胞の内容物が細胞外へと放出される（図3-8A，ムービー3-2）。

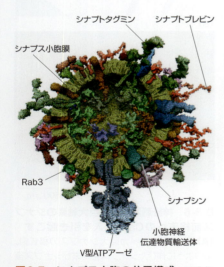

図3-7　シナプス小胞の分子構成　このシナプス小胞の断面図は，シナプス小胞に付随するタンパク質成分の定量的解析にもとづいたものである。色のついた個々の構造はシナプス小胞タンパク質を示す。シナプス小胞膜と，この節と以下の節で機能について述べる6種類のシナプス小胞タンパク質が示されている（表3-1も参照）。（Takamori S, Holt M, Stenius K et al. [2006] *Cell* 127:831-846よりElsevierの許諾を得て掲載）

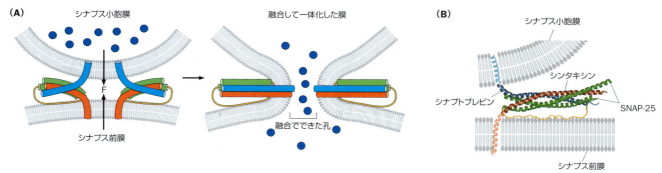

図3-8　シナプス小胞融合のモデルと構造的基盤　(A)膜融合前後のSNARE複合体の模式図。融合前(左)はv-SNAREとt-SNAREは別々の膜(それぞれシナプス小胞膜とシナプス前膜)に存在している。SNAREタンパク質の細胞内ドメインが互いに強く結合して，両側から真ん中に向かってジッパーのように徐々に閉じていき，それにより生み出される力(F)が小胞と標的膜を融合させる(右)。色つきの円柱はSNAREタンパク質由来のヘリックスであり，(B)に詳細を示す。(B)小胞融合をつかさどるSNARE複合体のX線結晶解析により決定された構造。青色，赤色，緑色は，それぞれシナプトブレビン，シンタキシン，SNAP-25の細胞内ドメインのαヘリックスを示している。薄い青色と薄い赤色はシナプトブレビンとシンタキシンの膜貫通ドメインを示している。この部分は決定された構造には含まれていない。黄色はSNAP-25の2本のヘリックスをつなぐ領域で，脂質修飾によりシナプス前膜に接着している。この部分も決定された構造には含まれていない。(A: Südhof TC, Rothman JE [2009] *Science* 323:474–477より；B: Sutton RB, Fasshauer D, Jahn R et al. [1998] *Nature* 395:347–353よりMacmillan Publishersの許諾を得て掲載)

　SNARE複合体の構造はX線結晶解析により原子レベルで決定されている。3つのSNAREタンパク質が4本のヘリックスの束を形成しており，これはシナプトブレビンとシンタキシン由来のそれぞれ1本のヘリックス，SNAP-25由来の2本のヘリックスからなっている(図3-8B)。神経伝達を阻害するプロテアーゼ毒素の多くがこれら3種類のSNARE

BOX 3-2　毒から薬へ

　神経生物学の研究は神経伝達の特定のステップを阻害するように進化してきた毒素に非常に助けられてきた。毒素は細菌，原生生物，植物，カビ，そして動物と，さまざまな生物によりつくられる。毒素の産生にはエネルギーを使わなければならないが，草食動物に食べられることを防いだり，捕食者から逃れたり，餌を動けなくさせるなどの進化的に有利な点がある。科学者はこれらの毒素をその標的タンパク質の作動機構や生物学的機能を解析するために用いてきた。これらの毒素のいくつかは治療薬としても用いられるようになった。

　実質的には神経伝達のすべてのステップが毒素の標的となる。活動電位は，フグの共生細菌やサメハダイモリ，ある種のタコによってつくられる電位依存性Na^+チャネル阻害薬であるテトロドトキシン(TTX；図2-29)により強力に阻害される。シナプス伝達は，破傷風菌(*Clostridium tetani*)やボツリヌス菌(*Clostridium botulinum*)といった細菌によってつくられるいくつかのプロテアーゼで阻害される。**破傷風毒素**(tetanus toxin)や**ボツリヌス毒素**(botulinum toxin)はSNAREタンパク質を特異的に切断する。それぞれの毒素が特定のSNAREを特定のアミノ酸の位置で切断して，シナプス小胞のシナプス前膜への融合(図3-8)を阻害する。実際，破傷風毒素とボツリヌス毒素の標的タンパク質の同定により，SNAREタンパク質がシナプス小胞の融合に中心的な役割を果たしていることが証明された。海生巻貝のもつペプチドである**ωコノトキシン**(ω-conotoxin)は，神経伝達物質放出に必須であるシナプス前膜の電位依存性Ca^{2+}チャネルを特異的に阻害する。神経伝達物質受容体を標的とするような他の毒素はこの章で後に紹介する。例えば，アメリカ先住民の毒矢に使われた植物毒の**クラーレ**(curare)や，ヘビ毒の**αブンガロトキシン**(α-bungarotoxin)やコブラトキシンは，脊椎動物神経筋接合部のアセチルコリン受容体の強力な競合阻害薬であり，運動ニューロンによって誘発される筋収縮を阻害する。**ピクロトキシン**(picrotoxin)などの植物毒は，脊椎動物および無脊椎動物でニューロンの速い抑制に関与する$GABA_A$受容体の強力な阻害薬である。毒キノコ由来の**ムシモール**(muscimol)は$GABA_A$受容体の強力な活性化薬である。ヘビ，サソリ，イモガイ，クモのような捕食者の毒液は，神経伝達を研究するための豊富なツール源となってきた。ほとんどの毒素がさまざまな動物種で作用を示すことから，神経伝達の分子機構は動物界で広く保存されていることが示唆される。

　神経毒とその誘導体は医学領域でも広く利用されてきた。チャネルの阻害薬はてんかんや難治性の疼痛の治療に使われている。シナプス伝達の阻害薬は筋弛緩薬として使われている。例えば，一般にボトックスとして知られるA型ボツリヌス毒素は斜視(両眼の視線がずれること)の治療に使われる。また，ボトックスの注入は一時的に皺を取り除く美容手術としても有名である。

タンパク質の特定のアミノ酸残基を標的としている(BOX 3-2)。これらのプロテアーゼによる切断のためにヘリックス束が膜に接着できなくなり，神経伝達物質の放出が阻害されると考えられている。

　このSNAREにもとづく膜融合機構は，細胞内小胞輸送における多くの膜融合反応においても使われている。その他の特異的な融合反応(例えば小胞体由来の小胞がゴルジ体の膜に融合する場合など；図2-2)で働くv-SNAREおよびt-SNAREも，シナプス小胞の開口放出のものとよく似ている。これらの知見は，シナプス小胞の開口放出機構は一般的な小胞輸送から流用されたものであることを示唆している。一方，シナプス小胞の融合を含むこれらすべての反応において，SNAREタンパク質だけでは融合を引き起こすのに十分ではないということもわかっている。すべての融合反応においてSNAREタンパク質のパートナーとして働いているのは，哺乳類のシナプスではMunc18と呼ばれているSMタンパク質である。このタンパク質は融合反応の間，SNAREに結合して融合に必須の働きをしている。SMタンパク質の正確な機能ははっきりとはわかっていないが，SNARE依存的な膜融合を触媒しているという考えが有力である。

3.6　シナプトタグミンはシナプス小胞の融合を引き起こすCa^{2+}センサーとして機能する

　Ca^{2+}の流入はどのように神経伝達物質の開口放出を制御するのだろうか。これらの2つのイベントをつなぐ役割を果たすと考えられているのが**シナプトタグミン**(synaptotagmin)というシナプス小胞上の膜貫通タンパク質であり(図3-7)，最大5個のCa^{2+}結合部位を細胞内ドメインにもっている。シナプトタグミンのシナプス伝達における機能を解析するために，前脳で発現するおもなシナプトタグミンであるシナプトタグミン1を欠損した**ノックアウト**(knockout)マウスが，胚性幹細胞(ES細胞)を用いた標的遺伝子組換え法により作製された(ノックアウト法の詳細については13.7節を参照)。シナプス伝達を解析するためにノックアウトマウスと対照マウスの胎仔由来の海馬神経細胞を培養し，シナプスを形成した2つの神経細胞を**ホールセルパッチ記録法**(whole-cell patch recording)により解析した(ホールセルパッチ記録法はパッチクランプ法の一種で，ピペット直下の膜を破裂させ，ピペットが神経細胞と連絡するようにして記録する方法。詳細については13.21節，BOX 13-2を参照)。野生型のシナプス前細胞に脱分極刺激を与えて活動電位を発生させると，シナプス後細胞で内向き電流が計測される。このことからシナプス伝達が正常に起きていることがわかる。一方，シナプトタグミン1をノックアウトした神経細胞では，シナプス後細胞において非常に小さな応答しか計測されなかった。このことからシナプトタグミン1が正常なシナプス伝達のために必須であることがわかる(図3-9A)。ショウジョウバエや線虫を用いたそれ以前の研究でも，シナプトタグミンのホモログを欠損させるとシナプス伝達に異常が生じることが報告されている。

　ノックアウト実験からはシナプトタグミンがCa^{2+}センサーであることは証明できない。なぜなら，v-SNAREであるシナプトブレビンのようなシナプス伝達に必須な他のタンパク質をコードする遺伝子を破壊しても，同様にシナプス伝達が阻害されるからである。しかし，その後の実験により，シナプトタグミンが神経伝達物質の放出を制御するおもなCa^{2+}センサーであることが強く示唆された。例えば，1残基のアミノ酸の変異がシナプトタグミン1のCa^{2+}結合性を50%低下させることが生化学的な実験からわかった。この変異シナプトタグミン1で内在性のシナプトタグミン1を置き換えた**ノックイン**(knock-in)マウス(13.7節)由来の神経細胞では，神経伝達物質放出のCa^{2+}感受性が50%低下する(図3-9B)。神経伝達物質放出に必要なもう1つのタンパク質はコンプレキシン(complexin)である。このタンパク質はSNARE複合体を活性化させ，それを小胞融合反応の途中のステップで止めておくという複雑な機能をもっている。1つのモデルでは，シナプトタグミンは

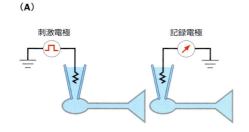
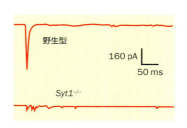
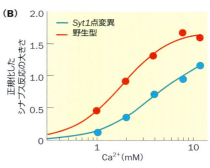

図3-9　シナプス伝達におけるCa²⁺センサーとしてのシナプトタグミン　(A)左：シナプス伝達におけるシナプトタグミン1の機能を解析するための実験系。ホールセルパッチ記録法により両方の培養海馬神経細胞が解析されている。シナプス前細胞に脱分極刺激が与えられると活動電位が誘発され，シナプス後細胞の膜電位が−70 mVに固定されている場合には，シナプス後部の反応が内向き電流として記録される。右：野生型の神経細胞間のシナプス伝達により引き起こされるシナプス後細胞の内向き電流(上段)。Syt1ノックアウトマウス(Syt1遺伝子の両方のコピーが破壊されてシナプトタグミン1が欠損したマウス)の神経細胞間のシナプス伝達では，野生型に比べてシナプス後細胞の反応は著しく小さい(下段)。(B)Ca²⁺結合性を50%低下させるようなSyt1点変異をもつ培養海馬神経細胞のシナプス伝達の大きさをCa²⁺濃度に対してプロットすると，変異神経細胞からの記録は野生型に比べて下方向にずれている。このことからCa²⁺結合性が50%低下すると，神経伝達物質放出のCa²⁺感受性も約50%低下することがわかる。この結果はシナプトタグミン1が海馬神経細胞においてシナプス小胞融合のCa²⁺センサーであることを強く支持する。(A：Geppert M, Goda Y, Hammer RE et al. [1994] *Cell* 79:717-727よりElsevierの許諾を得て掲載；B：Fernández-Chacón R, Königstorfer A, Gerber SH et al. [2001] *Nature* 410:41-49よりMacmillan Publishersの許諾を得て掲載)

コンプレキシンによる抑制的な固定をCa²⁺依存的に解除し，SNAREが小胞融合反応を完遂させると考えられている。

　生理的な温度において哺乳類の速いシナプス伝達では，活動電位が到達してからわずか150 μs以内に神経伝達物質が放出され，シナプス後部の脱分極が計測される。この間隔の内訳は，約90 μsかかってCa²⁺を流入させるための電位依存性Ca²⁺チャネルが開口し，その後，Ca²⁺により小胞融合が誘導されて神経伝達物質が放出され，それがシナプス間隙を通ってシナプス後細胞に影響を与えるまでの一連の段階に60 μsかかる。この素早い反応が可能なのは，シナプス小胞が活性帯に付着してすぐに神経伝達物質を放出できるように準備している(図3-3)ためと考えられている。つまりシナプス小胞にはSNAREタンパク質がすでに一部会合して高エネルギー状態で固定され，シナプトタグミンのようなCa²⁺センサーの働きでこの固定が解除されてSNAREの会合が完了し，膜融合が起きるようになっているのである。

　シナプス前終末は2度目の活動電位が来たときに，これに反応して神経伝達物質をさらに放出することができる。これを可能にするためには，Ca²⁺流入によるシナプス小胞からの神経伝達物質放出が素早く起こるだけでなく，一過性のものであることが重要である。それには流入した遊離Ca²⁺が速やかに除去されること，そしてCa²⁺センサーのCa²⁺結合性が低いことが必要となる。実際，Ca²⁺結合タンパク質やCa²⁺ポンプの働きで，流入した遊離Ca²⁺はすぐに隔離されてしまうことが知られている。さらにシナプトタグミンは複数の低結合性Ca²⁺結合部位を有しており，Ca²⁺は協調的に結合する(つまり，1つの結合部位にCa²⁺が結合すると，2つ目の部位にCa²⁺が結合しやすくなる)。そして複数の部位にCa²⁺が結合したときにのみ，神経伝達物質放出が引き起こされる。これらの機構があわさってCa²⁺が流入した部位でのみ一過性に神経伝達物質の放出が起きるのである。

3.7　シナプス前部の活性帯は高度に組織化された構造である

　Ca²⁺で誘発される神経伝達物質放出が素早く一過性の反応であるのは，活性帯に付着したシナプス小胞と電位依存性Ca²⁺チャネルとが近接しているためである。実際，シナプス前終末のCa²⁺イメージング(例えば，図3-6)により，脱分極に誘発された細胞内Ca²⁺濃度の上昇が起きるのは活性帯付近の非常に限局された微小領域であることが示唆されてい

る。通常，細胞内のCa²⁺濃度は非常に低い（約0.1μM）が，微小領域内では一過性に数十ないし数百μMまで上昇する。このことによりシナプトタグミンの複数のCa²⁺結合部位にCa²⁺が協調的に結合して，小胞融合を引き起こすために必要なシナプトタグミンの構造変化が起きる。

　脊椎動物の神経細胞における活性帯を構成する分子については非常によく解明されており（**図3-10**），また構成分子の多くは無脊椎動物でも保存されている。電位依存性Ca²⁺チャネルの細胞内ドメインは，活性帯の2つの中心要素であるRIM（Rab3-interacting molecule）とRIM結合タンパク質（RIM-BP）に結合する。RIMはシナプス小胞関連タンパク質であるRab3（Rabスーパーファミリーの低分子量GTPアーゼ）に結合し，シナプス小胞をCa²⁺チャネルの近傍に引き寄せる。さらに，RIMとRIM-BPは他の活性帯タンパク質とも結合することで，アクチン細胞骨格とも相互作用する。アクチン細胞骨格はシナプス前終末を構造的に安定化させ，また，シナプス前終末へさまざまな分子を輸送している（図2-6）。活性帯のタンパク質群はシナプス接着分子とも相互作用する。そのような接着分子には，シナプスの前膜と後膜に存在して互いに結合する**カドヘリン**（cadherin；Ca²⁺依存性細胞接着タンパク質）や，シナプス前膜の**ニューレキシン**（neurexin）とそれが結合するシナプス後膜の**ニューロリギン**（neuroligin）が含まれる。カドヘリンのような結合様式は**ホモフィリックな結合**（homophilic binding），ニューレキシンとニューロリギンのような結合様式は**ヘテロフィリックな結合**（heterophilic binding）と呼ばれる。これらの細胞接着分子はシナプス前膜と後膜を連結し，神経伝達物質受容体に富むシナプス後膜と活性帯とを対向させ，神経伝達物質の放出部と受容体との間の距離を最小にしている（図3-10）。

　超解像蛍光顕微鏡法（詳細については13.17節を参照）を用いた近年の研究により，活性帯におけるそれぞれの分子の相対的な配置が明らかになりつつある。例えば，ショウジョウバエの神経筋接合部の超解像画像をもとに提唱されたモデルによると，活性帯のシナプス前膜ではRIM-BPが電位依存性Ca²⁺チャネルの集合体を取り囲むようにリング状に存在している（図3-11）。Bruchpilotと呼ばれる活性帯の足場タンパク質（哺乳類のELKSと呼ばれるタンパク質に対応する）が，活性帯の中心から外側に向かって伸びるように存在している。また，シナプス前部の活性帯に対向するシナプス後肥厚にはグルタミン酸受容体が集積している（3.11節で述べるように，グルタミン酸はショウジョウバエの神経筋接

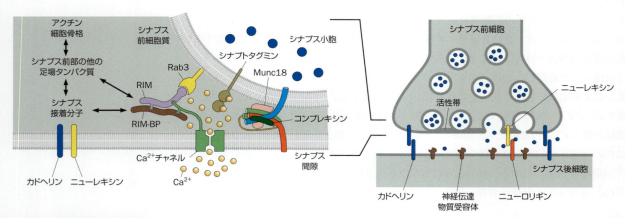

図3-10　シナプス前終末の分子構成　左：シナプス前細胞の活性帯を拡大したモデル。RIM-RIM結合タンパク質（RIM-BP）複合体は，電位依存性Ca²⁺チャネルには直接，シナプス小胞にはRab3を介して結合している。このことにより，流入したCa²⁺はわずかな距離を拡散しただけでシナプトタグミンを活性化させることができる。これによりSNARE-SMタンパク質複合体に対するコンプレキシンの阻害が解除され，神経伝達物質の放出が引き起こされる（SNARE複合体は図3-8Aと同じ色で示している。Munc18は哺乳類シナプスにおけるSMタンパク質）。RIMとRIM-BPはシナプス前部の他の足場タンパク質とも結合することで，アクチン細胞骨格やシナプス接着分子とも相互作用している。右：化学シナプスの低拡大モデルで，シナプス前細胞とシナプス後細胞を示している。シナプス接着分子（青色はカドヘリン間のホモフィリックな結合，黄色と赤色はシナプス前部のニューレキシンとシナプス後部のニューロリギン間のヘテロフィリックな結合）が神経伝達物質受容体に富むシナプス後肥厚と活性帯とを対向させることで，神経伝達物質の迅速な作用が促進されている。（Südhof TC [2012] *Neuron* 75:11–25よりElsevierの許諾を得て掲載）

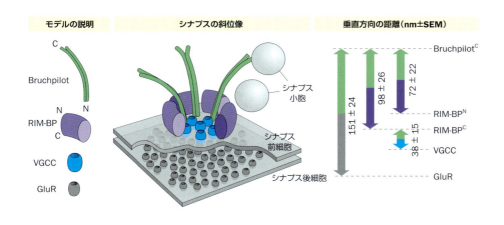

図3-11 ショウジョウバエの神経筋接合部における主要なタンパク質構成のモデル
このモデルは，右に示すように2色で標識した1対のタンパク質間の距離を，約50 nmの解像度をもつSTED（stimulated emission depletion microscopy）と呼ばれる技術（詳細については13.17節を参照）を用いて測定した結果をもとにしている。例えばBruchpilotのC末端領域とグルタミン酸受容体との間の距離（151±24 nm）が，それぞれに対する蛍光標識抗体の発する蛍光間の距離を測定することで見積もられている。RIM-BP, Rab3-interacting molecule結合タンパク質；VGCC, 電位依存性Ca^{2+}チャネル；GluR, グルタミン酸受容体；N, N末端；C, C末端；SEM, 標準誤差。(Liu KSY, Siebert M, Mertel S et al. [2011] *Science* 334:1565–1569よりAAASの許諾を得て掲載)

合部で神経伝達物質として用いられている）。中枢神経系あるいは他の生物種のシナプスの研究が進めば，すべてのシナプスが類似の構造をしているのかどうか，またシナプスが異なればどのような違いがあるのが明らかになってくると思われる。

3.8 神経伝達物質は酵素による分解またはシナプス前細胞やグリア細胞への取り込みにより速やかにシナプス間隙から除去される

シナプス後細胞がシナプス前細胞の活動に反応し続けるためには，シナプス前部の活動電位に反応して放出された神経伝達物質が効果的にシナプス間隙から除去されなければならない。シナプス間隙からの拡散がおもな神経伝達物質の除去機構であるが，神経伝達物質系によって異なる補足的な機構も使われている（さまざまな神経伝達物質系については3.11節で詳しく紹介する）。

神経筋接合部でアセチルコリンはシナプス間隙に多く存在する**アセチルコリンエステラーゼ**（acetylcholinesterase）により急速に分解される。実際，この酵素の活性は非常に高いので，運動ニューロンの軸索終末から放出されたアセチルコリン分子のほとんどがシナプス間隙のわずかな距離を拡散している間に分解されてしまう。以前の節で紹介したmEPPを測定するいくつかの生理学的実験では，mEPPの振幅を増大させるためにアセチルコリンエステラーゼ阻害薬を加えている。

他のほとんどの神経伝達物質系では，シナプス間隙中の余剰の神経伝達物質分子は再利用される。神経伝達物質の**再取り込み**（reuptake）と呼ばれる過程で，余剰の神経伝達物質はまず，**細胞膜神経伝達物質輸送体**（plasma membrane neurotransmitter transporter）によりシナプス前細胞質へと戻される。そのためのエネルギーはNa^+を電気化学的勾配に従ってシナプス前細胞へ共輸送することで得られる（図3-12，ムービー3-1）。いったん細胞質に取り込まれた神経伝達物質は，シナプス小胞上に存在する第2の輸送体，**小胞神経伝達物質輸送体**（vesicular neurotransmitter transporter）により，新しいあるいはリサイクルされたシナプス小胞（3.9節）へと充填される（図3-7も参照）。小胞神経伝達物質輸送体はこのためのエネルギーをH^+を逆方向へ電気化学的勾配に従って輸送することで得ている。H^+の勾配（小胞内で高く細胞質で低い）は，シナプス小胞上に存在する最大の分子である**V型ATPアーゼ**（V-ATPase）によって形成される（図3-7）。このタンパク質はATPの加水分解から得たエネルギーを利用してH^+を電気化学的勾配に逆らってシナプス小胞内に取り込んでいる。いくつかの神経伝達物質系では，余剰の神経伝達物質のほとんどがシナプスの周りを取り囲むグリア細胞膜上の神経伝達物質輸送体によって取り込まれる（図3-3）。第11章では神経伝達物質の再取り込み機構について詳しく学んでいく。この機構を変化させる薬物は広く精神疾患の治療に用いられているからである。

図3-12 神経伝達物質の除去とリサイクル シナプス小胞のシナプス前膜との融合によりシナプス間隙に放出された後,余剰の神経伝達物質はシナプス前膜や近傍のグリア細胞の細胞膜に存在する細胞膜神経伝達物質輸送体(PMT)によって取り込まれる。これらはどちらも共輸送体であり,電気化学的勾配に従ったNa^+の流入からエネルギーを得ている。シナプス前細胞質において神経伝達物質は,シナプス小胞内へ小胞神経伝達物質輸送体(VT)によって輸送される。これは交換輸送体であり,電気化学的勾配に従ってH^+をシナプス小胞外へ輸送する際のエネルギーを利用している。シナプス小胞上のV型ATPアーゼはATPの加水分解から得たエネルギーを利用してH^+の濃度勾配を形成している。(Blakely RD, Edwards RH [2012] *Cold Spring Harb Perspect Biol* 4:a005595参照)

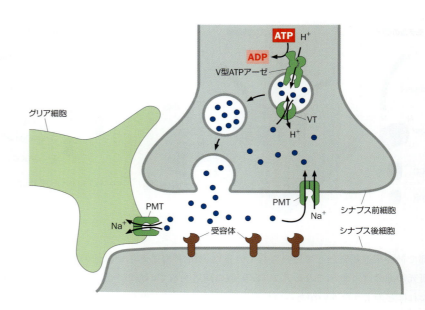

3.9 エンドサイトーシスによるシナプス小胞のリサイクルは継続的なシナプス伝達に必須である

　継続的な神経活動に反応し続けることができるように,シナプス前終末は神経伝達物質の充填されたシナプス小胞を補充する必要がある。シナプス小胞の膜やタンパク質はほとんどが細胞体で合成される(2.2, 2.3節)。一方,シナプス小胞はシナプス前終末で迅速にリサイクルされている。シナプス前終末と細胞体との間の距離を考えれば,リサイクルによるシナプス小胞の補充はシナプス伝達を続けていくために必須である。

　シナプス小胞がシナプス前膜と融合して神経伝達物質を放出した後に,シナプス小胞をシナプス前細胞質に戻す機構が,少なくとも2つ考えられている。1つは"kiss and run"と呼ばれる機構で,シナプス小胞がごく短時間のみシナプス前膜と融合して神経伝達物質を放出した後,すぐに小胞に戻るというものである。この機構では小胞のタンパク質や脂質成分とシナプス前膜とはほとんど混じり合わないと考えられる。もう1つの機構は,シナプス小胞膜はシナプス前膜と完全に融合してその一部となり,クラスリン依存性のエンドサイトーシスによってシナプス前終末に小胞として戻ってくるというものである(クラスリンは膜の細胞質側に集積してかご状の被覆ピットを形成するタンパク質で,被覆ピットはクラスリン被覆小胞として細胞膜から遊離する)。ほとんどのシナプス小胞のリサイクル過程では後者の機構が使われていると考えられているが,"kiss and run"の機構がどの程度使われているかが議論の的となっている。どちらの場合でも,SNARE複合体はNSFによってATP依存的に解離させられる(3.5節で述べたようにSNAREという名前はNSFに由来することを思い出そう)。シナプトブレビンはシナプス小胞に戻り,シンタキシンとSNAP-25はシナプス前膜に残される。小胞内部はその後,H^+ポンプであるV型ATPアーゼによって酸性化させられ,神経伝達物質が充填される(図3-12)。神経伝達物質が充填された小胞はシナプス小胞の**貯蔵プール**(reserve pool)に加えられる。シナプシン(synapsin)と呼ばれるタンパク質は,シナプスを同定する際のマーカーとしてよく使われるが,シナプス小胞の貯蔵量を制御するために働いている。シナプス小胞の一部は,ATPのエネルギーを利用して高エネルギー状態のSNARE複合体を形成して活性帯に付着し,脱分極によってCa^{2+}が流入した際,すぐに神経伝達物質を放出できる**即時放出可能プール**(readily releasable pool)に組み込まれる(図3-13)。

　シナプス伝達および神経細胞間の連絡が継続的に行われるためにシナプス小胞の回収が重要であることを示す例を紹介したい。神経伝達に必要な遺伝子を同定するため,ショウ

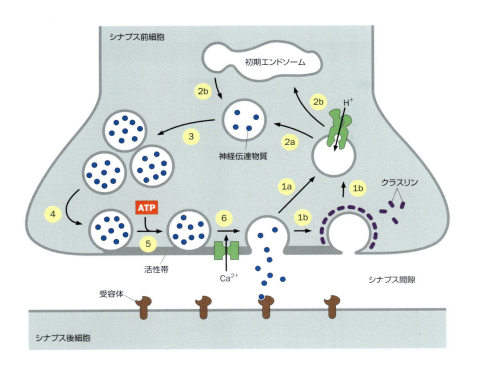

図3-13 シナプス小胞サイクル シナプス前膜との融合により神経伝達物質をシナプス間隙に放出したシナプス小胞は，2つの機構でリサイクルされうる。"kiss and run"の機構では，シナプス小胞はごく短時間のみシナプス前膜と融合し，タンパク質や脂質の交換はほとんど起こらずにシナプス小胞が再形成される（1a）。クラスリン依存性エンドサイトーシスの機構では，シナプス小胞は完全にシナプス前膜と融合し，その後回収される（1b）。小胞の内部は小胞膜上のV型ATPアーゼがH^+を取り込むことにより酸性化する。これによりシナプス小胞はH^+の流出と共役した小胞神経伝達物質輸送体により神経伝達物質を内部に取り込むことができる（2a；図3-12も参照）。酸性化された小胞の一部は初期エンドソームを経てこのステップにたどりつく（2b）。神経伝達物質を充填されたシナプス小胞は貯蔵プールに加えられる（3）。一部の小胞は活性帯に付着して（4），ATP依存的な過程で即時放出可能プールとなり（5），活性帯の電位依存性Ca^{2+}チャネルからCa^{2+}が流入すると直ちにエキソサイトーシスによる小胞融合を起こせるようになっている（6）。(Südhof TC [2004] *Annu Rev Neurosci* 27:509-547より)

ショウジョウバエの順遺伝学的スクリーニング（13.6節）が行われ，温度を上昇させたときに麻痺を起こす変異体が単離された。このことにより温度感受性の変異である*Shibire*[ts]が発見された。*Shibire*[ts]を有するショウジョウバエは室温（約20℃）における行動は正常であるが，温度が29℃以上になるとすぐに麻痺を起こす。このハエの行動は温度を20℃に戻すと数分以内に正常に戻る。分子遺伝学的解析により，*Shibire*遺伝子はダイナミン（dynamin）と呼ばれるタンパク質をコードしていることが明らかになった。このタンパク質はシナプス小胞のクラスリン依存性エンドサイトーシスに必須の働きをしている。*Shibire*[ts]変異は温

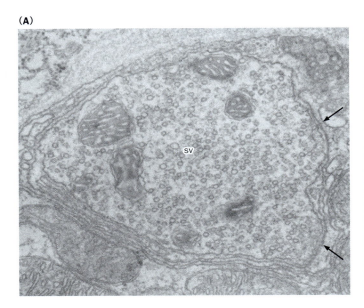
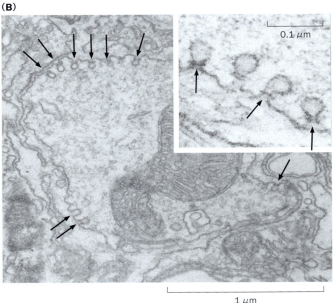

図3-14 温度感受性変異ショウジョウバエ*Shibire*[ts]のシナプスの電子顕微鏡写真 (A)19℃で固定した*Shibire*[ts]変異ショウジョウバエの神経筋接合部。シナプス前終末には多くのシナプス小胞（sv）が含まれている。矢印は活性帯を示す。(B)温度を29℃に上昇させてから8分後の神経筋接合部。(A)に比べてシナプス前終末に含まれるシナプス小胞の数が減少し，エンドサイトーシスの最終段階が阻害されていることを示す「襟のついた」小胞（矢印，挿入図は強拡大）も存在している。(Koenig JH, Ikeda K [1989] *J Neurosci* 9:3844-3860よりSociety for Neuroscienceの許諾を得て掲載

表3-1 神経伝達物質の放出にかかわる分子

分子	局在	機能
シナプス小胞のシナプス前膜との融合		
シナプトブレビン/VAMP	シナプス小胞	小胞の融合を仲介(v-SNARE)
シンタキシン	シナプス前膜	小胞の融合を仲介(t-SNARE)
SNAP-25	シナプス前膜	小胞の融合を仲介(t-SNARE)
Sec1/Munc18(SMタンパク質)	シナプス前細胞質	SNAREによる小胞融合を触媒している可能性
Ca^{2+}を介したシナプス伝達の制御		
電位依存性Ca^{2+}チャネル	シナプス前膜の活性帯	活動電位により引き起こされる脱分極に反応してCa^{2+}を流入させる
Ca^{2+}	細胞外からシナプス前部の細胞質に流入	シナプス小胞融合を引き起こす
シナプトタグミン	シナプス小胞	小胞融合を引き起こすCa^{2+}を感知
コンプレキシン	シナプス前細胞質	SNAREに結合して小胞融合を制御
シナプス前終末の構築(およびシナプス後肥厚との対向)		
RIM	活性帯	シナプス前部の足場を構築
RIM結合タンパク質	活性帯	シナプス前部の足場を構築
ELKS/Bruchpilot	活性帯	シナプス前部の足場を構築
Rab3	シナプス小胞	活性帯の構成要素と相互作用
カドヘリン	シナプス前膜と後膜	シナプス接着
ニューレキシン	シナプス前膜	シナプス接着
ニューロリギン	シナプス後膜	シナプス接着
神経伝達物質と小胞のリサイクル		
アセチルコリンエステラーゼ	シナプス間隙	神経伝達物質アセチルコリンの分解
細胞膜神経伝達物質輸送体	シナプス前膜,グリア細胞膜	余剰の神経伝達物質をシナプス前細胞質や近傍のグリア細胞へ輸送
小胞神経伝達物質輸送体	シナプス小胞	神経伝達物質をシナプス前細胞質からシナプス小胞へ輸送
V型ATPアーゼ	シナプス小胞	シナプス小胞のH^+勾配を形成
シナプシン	シナプス小胞	貯蔵プールのサイズを制御
クラスリン	シナプス前細胞質	エンドサイトーシスによってシナプス前膜から小胞を回収
Shibire/ダイナミン	シナプス前細胞質	エンドサイトーシスによってシナプス前膜から小胞を回収
NSF	シナプス前細胞質	膜融合後にSNARE複合体を解離させる

度上昇に伴いダイナミンの可逆的な不安定化を引き起こす。小胞のリサイクルがなければ,シナプス前終末は放出可能プールを使い切った後,急速にシナプス小胞が枯渇し(図3-14),活動電位に反応して神経伝達物質を放出できなくなり,麻痺が起こる。*Shibire*[ts]変異は生体内で急速かつ可逆的に特定の神経細胞の機能を阻害することから,その神経細胞が神経回路内の情報処理過程でどのような役割を果たしているのかを解析するための有用なツールとなる(13.23節)。

これまでに学んだことのまとめとして,**表3-1**に神経伝達物質の放出に必要な一連の過程を引き起こす,あるいは制御する主要な分子のリストを示した。

3.10 シナプスは促通あるいは抑圧されうる

シナプス伝達は神経細胞間の連絡の鍵となる機構であるため,その効率,すなわち**シナプス効率**(synaptic efficacy;シナプス前部の刺激に対するシナプス後部の反応の大きさで測定される)はさまざまな形で制御されている。シナプス伝達の効率を変化させうること,つまり**シナプス可塑性**(synaptic plasticity)は神経系の非常に重要な特性である。時間ス

ケールによって，シナプス可塑性は通常，数ミリ秒から分の単位で起きる**短期シナプス可塑性**(short-term synaptic plasticity)と，数時間から一生続きうる**長期シナプス可塑性**(long-term synaptic plasticity)に分けられる。以下では神経伝達物質の放出特性の変化を含む2つの単純な形の短期シナプス可塑性について考える。長期シナプス可塑性については記憶や学習との関連において第10章で取り上げる。

Ca^{2+}依存的なシナプス小胞の融合により活動電位の到達と神経伝達物質の放出は結び付けられているが，すべての活動電位が同じ量の神経伝達物質の放出を引き起こすわけではない。前に述べたように，中枢神経系のシナプスの量子収率は，シナプス前細胞の軸索がシナプス後細胞上に2〜3のあるいは1つの活性帯しか形成しないため，神経筋接合部のものに比べてはるかに低い。いくつかの哺乳類の中枢神経系では，平均的な**放出確率**(release probability；シナプス前終末の活性帯が活動電位到達後に少なくとも1つのシナプス小胞に含まれる神経伝達物質を放出する確率として定義される)は1よりはるかに低いと見積もられている。もし脊椎動物の神経筋接合部のように多くの活性帯がシナプス前部と後部の細胞間に存在していれば，少なくとも1つの活性帯が小胞を放出する確率は1に近づくことになる。しかしその場合でも，シナプス後細胞の反応の大きさは個々の活性帯の放出確率に依存することになる。

放出確率はシナプスの使用歴によって変化しうる。**促通**(facilitation)されたシナプスでは，それ以降に到達する活動電位は，より大きなシナプス後部の反応を引き起こす。逆に**抑圧**(depression)されたシナプスでは，それ以降に到達する活動電位は，より小さな反応を引き起こす(図3-15)。これらの変化は，この章の以降と第10章で述べるように，放出された同量の神経伝達物質に対する感受性を変化させるといったシナプス後部の機構によっても引き起こされうる。しかし迅速な促通や抑圧は，神経伝達物質の放出量を変化させるといったシナプス前部の機構によって引き起こされる場合のほうが多い。同じシナプスであっても，その内在的特性や使用歴に依存して，促通されることも抑圧されることもありうる。

最も単純な場合では，促通されたシナプスははじめは放出確率が低い。繰り返し活動電位が発生すると，活性帯のCa^{2+}濃度の上昇が積み重なり，放出量が増大する。一方，抑圧されたシナプスは通常，はじめから放出確率が高いという性質をもっている。このため，一連の刺激の最初に多量の神経伝達物質を放出することで即時放出可能なシナプス小胞の多くを使い切ってしまい，刺激が続くと放出量が減少していく。一般的には貯蔵プールには多量の小胞があり，即時放出可能プールの減少分を補充することができるため，この種の抑圧は秒単位で回復する。本書では今後，さまざまな時間スケールでシナプス強度を調整する多くの機構を紹介していく。

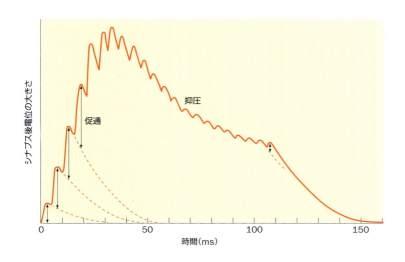

図3-15 シナプスの促通と抑圧 シナプス後電位の大きさは，縦軸に平行な両矢印によって示すように一連の活動電位に反応して変化する。波形の前半は，連続するそれぞれの活動電位に対する反応が大きくなっていく促通を示している。後半は，連続する活動電位に対する反応が小さくなっていく抑圧を示している。破線はつぎの活動電位がなかった場合のシナプス後電位の減衰を示しており，連続する活動電位に反応して引き起こされるシナプス後電位の大きさを決めるための基線として使われている。(Katz B [1966] Nerve, Muscle, and SynapseよりMcGraw-Hillの許諾を得て掲載)

3.11 神経系は多くの神経伝達物質を利用している

シナプス伝達の基本原理を説明するため，はじめにアセチルコリンを神経伝達物質として用いている脊椎動物の神経筋接合部に着目した．これまでに学んだ原理は，使用される神経伝達物質にかかわらず，すべての化学シナプスに適用できる（図3-16，表3-2）．脊椎動物の中枢神経系で用いられる2つの主要な神経伝達物質は，アミノ酸の1つである**グルタミン酸**（glutamate）と，グルタミン酸から**グルタミン酸デカルボキシラーゼ**（glutamic acid decarboxylase：GAD）によってつくられる**GABA**（γ-aminobutyric acid）である．グルタミン酸は脊椎動物の中枢神経系における主要な**興奮性神経伝達物質**（excitatory neurotransmitter）であり，放出されるとシナプス後細胞の脱分極を誘発し，活動電位を発生しやすくさせる機能をもっている．一方，GABAは主要な**抑制性神経伝達物質**（inhibitory neurotransmitter）であり，放出されると通常はシナプス後細胞に活動電位を発生しにくくさせる機能をもつ．アミノ酸である**グリシン**（glycine）はもう1つの抑制性神経伝達物質であり，中枢神経系のうち脳幹や脊髄の抑制性ニューロンで用いられている．

GABAは線虫，ショウジョウバエ，甲殻類（GABAの阻害効果はカニで最初に確認された）など，多くの無脊椎動物を含むさまざまな生物種で主要な抑制性神経伝達物質として用いられている．線虫では脊椎動物と同様にグルタミン酸を主要な興奮性神経伝達物質として，そしてアセチルコリンを神経筋接合部の伝達物質として用いている．興味深いことに，ショウジョウバエではアセチルコリンを中枢神経系の主要な興奮性神経伝達物質として，グルタミン酸を神経筋接合部の伝達物質として用いている（図3-11）．神経伝達物質を興奮性と抑制性に分類するのは多くの場合に便利であるが，以降で学ぶように同じ神経伝達物質が受容体の性質やシナプス後細胞のイオン組成によって興奮性にも抑制性にも働きうるということには注意すべきである．

もう1つの重要な神経伝達物質のグループは，おもに調節作用を果たしている．すなわち**調節性神経伝達物質**（modulatory neurotransmitter）は**神経修飾物質**（neuromodulator）とも呼ばれ，膜電位や**興奮性**（excitability；どれだけ活動電位を発生しやすいか），あるいはシナプス後細胞による神経伝達物質の放出を，増加あるいは減少させる働きをする．これらの作用はシナプス後細胞に発現する受容体の種類とその細胞内分布に依存している．古典的な調節性神経伝達物質には5-ヒドロキシトリプタミン（5-hydroxytryptamine：5-HT）とも呼ばれる**セロトニン**（serotonin），**ドパミン**（dopamine），**ノルアドレナリン**（noradrenaline），**ヒスタミン**（histamine）が含まれる（図3-16）．これらはすべて芳香族アミノ酸誘導体で，総称して**モノアミン神経伝達物質**（monoamine neurotransmitter）と呼

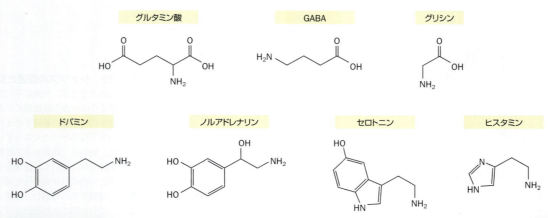

図3-16　小分子神経伝達物質の構造　グルタミン酸とグリシンはアミノ酸である．GABAはグルタミン酸から合成される．ドパミンはチロシンからつくられる．ノルアドレナリンはドパミンから産生され，ホルモンであるアドレナリンの前駆体でもある．セロトニンはトリプトファン由来である．ヒスタミンはヒスチジンからつくられる．アセチルコリンの構造については図3-1A参照．

表3-2 一般的な神経伝達物質

神経伝達物質	脊椎動物の神経系におけるおもな利用[1]
アセチルコリン	筋肉を興奮させる運動ニューロン，自律神経系[2]のニューロン，中枢神経系の興奮性および調節性ニューロン
グルタミン酸	中枢神経系の興奮性ニューロンのほとんど，感覚ニューロンのほとんど
GABA	中枢神経系の抑制性ニューロンのほとんど
グリシン	中枢神経系の抑制性ニューロンの一部（ほとんどが脳幹と脊髄のニューロン）
セロトニン(5-HT)	中枢神経系の調節性ニューロン
ドパミン	中枢神経系の調節性ニューロン
ノルアドレナリン	中枢神経系の調節性ニューロン，自律神経系[2]のニューロン
ヒスタミン	中枢神経系の調節性ニューロン
神経ペプチド	通常，興奮性，抑制性，調節性のニューロンから共放出される；神経内分泌細胞

[1] 無脊椎動物の神経系については本文参照．
[2] 第8章で詳細に議論するように，アセチルコリンとノルアドレナリンを利用する自律神経系ニューロンのタイプはそれぞれ異なる．

ばれる．これらの神経伝達物質はシナプス間隙に放出されるのに加えて，形態学的に定義されるシナプスの境界外の細胞外領域にも分泌されて近傍の細胞に影響を与える．この効果は**拡散性伝達**（volume transmission）と呼ばれている．脊椎動物ではモノアミン神経伝達物質を合成する神経細胞の細胞体はほとんどの場合，脳幹や視床下部中で核として集団を形成している．これらの神経細胞は神経系の広範な部位へ軸索を集団的に投射している（BOX 8-1）．ドパミンとセロトニンは動物界全体で調節性神経伝達物質として働いている．いくつかの無脊椎動物の神経系では，ノルアドレナリンの代わりに化学的によく似た物質である**オクトパミン**（octopamine）が用いられている．

神経伝達物質には神経系の部位によって複数の機能を有しているものがある（表3-2）．アセチルコリンは神経筋接合部の運動ニューロンでは骨格筋の収縮を制御する興奮性神経伝達物質として利用されているが，他方では**自律神経系**（autonomic nervous system）で用いられている2種類の神経伝達物質の1つとして，心拍数や呼吸あるいは消化といった内臓機能の制御にも使われている．脳においては，アセチルコリンは興奮性神経伝達物質としても，またモノアミン神経伝達物質のように調節性神経伝達物質としても働いている．同様にノルアドレナリンは自律神経系のもう1つの神経伝達物質として使われているが，脳においては調節性神経伝達物質として働いている．

利用している神経伝達物質のタイプはしばしば神経細胞の分類の基準として用いられる．神経細胞は興奮性，抑制性，調節性に大きく分けられる．あるいはさらに細かくグルタミン作動性，GABA作動性，コリン作動性，ドパミン作動性のように分類される．ある神経伝達物質を利用する神経細胞は，その神経伝達物質に関連する一群の遺伝子，つまり，その神経伝達物質を合成する酵素（群），シナプス小胞へと汲み入れる小胞神経伝達物質輸送体，そして多くの場合，神経伝達物質放出後にシナプス間隙から回収する細胞膜神経伝達物質輸送体を発現している（図3-12）．神経細胞には上述の神経伝達物質を2つ以上利用しているものがある．例えば，ある種の哺乳類の中枢神経細胞は，調節性神経伝達物質と興奮性神経伝達物質のグルタミン酸を，あるいは調節性神経伝達物質と抑制性神経伝達物質のGABAを，共放出する．

これまで述べてきた小分子の神経伝達物質に加えて，**神経ペプチド**（neuropeptide）を分泌する神経細胞もある．神経ペプチドもまたシナプス後細胞との連絡を担う神経伝達物質として機能しうる．哺乳類の神経系では数十の神経ペプチドが使われており，その長さは数アミノ酸から数十アミノ酸である．第8章と第9章で学ぶように，神経ペプチドは摂食，睡眠，生殖行動といった多様かつ必須の生理機能を制御している．神経ペプチドは通常，

分泌過程において前駆体タンパク質からタンパク質切断により産生される（図2-2）。これらのペプチドは，シナプス小胞よりも大型で，電子密度の高い物質を含んでいる**有芯小胞**（dense-core vesicle）に充填されている。神経ペプチドを含む小胞はゴルジ体から出芽し，速い軸索輸送によりシナプス前終末へと運ばれる。神経ペプチドは局所的には合成されず，また放出されたあとも回収されないにもかかわらず細胞体から軸索終末まで長距離を運ばれる必要があるため，使用頻度は低い。神経ペプチドの放出確率は，小分子の神経伝達物質に比べて，同じ軸索終末に存在している場合でもはるかに低い。有芯小胞からの神経ペプチドの放出制御機構については，小分子の神経伝達物質を放出するシナプス小胞と比べて，わかっていることははるかに少ない。ほとんどの場合，神経ペプチドは調節的な役割を果たしており，小分子の神経伝達物質も放出する神経細胞から放出される。第8章で学ぶように，血液中に神経ペプチドを放出する神経細胞も存在する。この場合，神経ペプチドはホルモンとして働き，離れた部位から受容する細胞の生理機能に影響を与える。

　異なる神経伝達物質が異なる効果を有する理由は，シナプス後膜に存在する受容体の特性が異なるからである。ここで神経細胞間の情報伝達のつぎのステップに進む。すなわち神経伝達物質がどのようにシナプス後細胞に働きかけるかを学んでいく。

神経伝達物質はどのようにシナプス後細胞に働きかけるのだろうか

　この章の最初に，EPP（図3-1）やシナプス後部の内向き電流（図3-5, 3-9）のようなシナプス後部の反応を，シナプス前部の神経伝達物質放出機構を研究するための解析系として用いた。以下の節では，これらの反応がシナプス後細胞で引き起こされる機構について考えていく。まず最初に，イオンコンダクタンスの直接的な変化のような数ミリ秒以内に起きる反応について述べる。その後，細胞内シグナル伝達経路を含む数十ミリ秒で起きる反応について学んでいく。さらに数時間から数日単位で起きる遺伝子発現といった反応についても述べる。最後にシナプス後細胞がどのようにシナプス前部からの複数の入力を統合し，活動電位の発生パターンや神経伝達物質の放出を決定しているのかについて述べ，一連の神経伝達経路の全貌を概観する。

3.12　アセチルコリンは神経筋接合部において非選択的陽イオンチャネルを開口させる

　まずは脊椎動物の神経筋接合部に立ち戻り，シナプス間隙を渡ってシナプス後部へと向かう旅をはじめよう。3.1節では運動ニューロンの軸索終末から放出されたアセチルコリンが筋細胞膜を脱分極させること，そしてシナプス前終末からのアセチルコリン放出とイオントフォレーシスによるアセチルコリン投与とが同様の効果をもつことを学んだ（図3-1）。アセチルコリンはどのようにしてこの機能を果たすのだろうか。筋線維のさまざまな領域に局所的にアセチルコリンを投与する実験を行ったところ，運動ニューロンの軸索終末付近に投与した際，最も効果的に脱分極を引き起こした。この結果は，筋細胞の細胞膜上にアセチルコリンに対する受容体があり，さらにそれは神経筋接合部に集中していることを示している。アセチルコリンの結合によりアセチルコリン受容体は筋細胞膜のイオンコンダクタンスを変化させるのである。

　この分子機構を調べるため，イカ巨大軸索に対して行われたような電位固定法による実験（2.10節）を筋線維に対して行い，運動神経に対する刺激によって引き起こされたアセチルコリンの放出が，どのように筋細胞膜を通過するイオンの流れを変化させるかが解析された（図3-17A）。2本の電極を筋細胞に刺入する。1本は膜電位（V_m）を測定して任意のコ

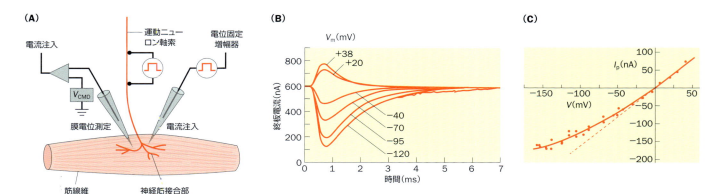

図3-17 電位固定法により測定されたアセチルコリン（ACh）誘発電流の特性 (A) 実験系。2本の細胞内電極がカエル神経筋接合部の筋細胞に刺入されている。1本目の電極（左）は膜電位（V_m）を測定し，実験者が指定したコマンド電位（V_{CMD}）と比較する。2本目の電極（右）はV_mをV_{CMD}の値に保持するために必要なフィードバック電流を筋細胞に注入する。運動ニューロンの軸索への刺激により放出されたAChに反応して生じた終板電流の値は，V_mをV_{CMD}の値に保持するために筋細胞に注入されたフィードバック電流の値として決定できる。(B) 1本の運動ニューロンの軸索を刺激して得られた終板電流。6つの異なる膜電位で測定されたものを示している。膜電位が負のときは終板電流は内向き（陽イオンが筋細胞内に流入）であり，正のときは外向きになっている。(C) 終板電流のピーク値（I_p, 縦軸）と筋細胞の膜電位（V, 横軸）との関係。実験データ（それぞれの点）が破線で示した直線に近い電流-電圧曲線（I-V曲線）上に並ぶことから，コンダクタンス（I-V曲線の傾きとして表される）は電位の影響をほとんど受けないことがわかる。AChによって開口するチャネルの逆転電位，つまり0 mVを境に，電流の符号が負（内向き）から正（外向き）に変わることに注意。(B, C: Magleby KL, Stevens CF[1972] J Physiol 223:173–197 より)

マンド電位（V_{CMD}）と比較するための電極，もう1本はV_mをV_{CMD}と同じに保持するために必要なフィードバック電流を筋細胞に注入するための電極である。筋細胞に注入された電流は実験的に計測でき，その値はアセチルコリンの放出に反応して筋細胞膜を通過する電流，つまり**終板電流**（end-plate current）に等しい（生理的条件で筋細胞が電位固定されていない場合は，終板電流は膜電位を変化させ，これが3.1節で神経伝達物質の放出測定に用いたEPPとなる）。アセチルコリンの放出は膜電位が負の場合は内向き，正の場合は外向きの電流を引き起こすことがわかった（図3-17B）。電流と電圧の関係，つまり**電流-電圧曲線**（I-V curve）はほぼ直線である。電流の向きが逆転する膜電位は**逆転電位**（reversal potential：E_{rev}）と呼ばれ，ほぼ0 mVであった（図3-17C）。

もしアセチルコリンに誘発される電流が1種類のイオンによって担われているならば，逆転電位はそのイオンの平衡電位と等しくなるはずである。というのは，逆転電位も平衡電位も全体としての電流値がゼロになる状態として定義されているからである。ところが，アセチルコリン誘発電流の逆転電位は，2.5節で紹介したNa^+，K^+，Cl^-の平衡電位（それぞれ+58 mV，-85 mV，-79 mV）のいずれとも異なっている。実際，Na^+，K^+，Cl^-の細胞外濃度を変化させて逆転電位を測定する実験が行われた結果，アセチルコリンはNa^+，K^+などの陽イオンを通過させるが，Cl^-のような陰イオンは通過させないチャネルを開口させることが明らかになった。アセチルコリンはNa^+とK^+の両者を通過させる1種類のチャネルに働きかけることも明らかになっている。膜電位が正のときは，K^+流出の駆動力がNa^+流入の駆動力よりも大きく（Na^+の平衡電位E_{Na}よりK^+の平衡電位E_KのほうがV_mと離れているため），K^+の流出がNa^+の流入を上回り，全体としては外向き電流となる。膜電位が負のときには，Na^+流入の駆動力がK^+流出の駆動力を上回るため，全体としては内向き電流が生じる。重要な点は，逆転電位の0 mVは筋細胞膜の静止電位（-75 mV付近）や，活動電位を生じる閾値（通常，静止電位から10～20 mV脱分極した値）よりもはるかに高い値で，終板電流は生理的条件下ではK^+の流出をNa^+の流入が上回り，必ず内向き電流となることである（図3-18A）。このため筋細胞膜は脱分極し，3.1節で紹介したようなEPPが生じる。

アセチルコリン誘発電流は筋細胞膜の電気回路モデルで表すことができる。ここではアセチルコリン誘発電流は静止状態の筋細胞膜につけ加わった分岐回路と考えることができ

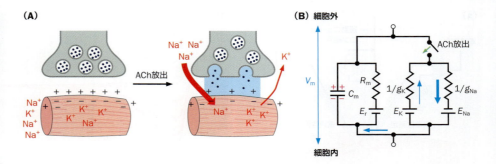

図3-18 アセチルコリン（ACh）は筋細胞膜上の非選択的陽イオンチャネルを開口させる (A) ACh放出がどのように筋細胞膜の脱分極を引き起こすかを示す模式図。静止状態（左）の筋細胞の膜電位は，細胞内のK^+濃度が高く細胞外のNa^+濃度が高い状態では（図2-12A），多くの神経細胞の静止膜電位と同程度で-75 mV付近である。AChが結合すると筋細胞膜上の陽イオンチャネルが開口する。このチャネルはNa^+とK^+の両方を通過させる。これにより，Na^+に対する駆動力のほうが大きいため，流出するK^+よりも多くのNa^+が流入し，筋細胞膜は脱分極する。(B) 電気回路モデル。左側の分岐回路は静止状態の筋細胞膜を表す。静止電位を示す電池（E_r）とともに膜容量（C_m）と膜抵抗（R_m）を含んでいる（2.7，2.8節）。右側の分岐回路はACh誘発性の電流を表す。K^+経路とNa^+経路（それぞれの抵抗が$1/g_K$と$1/g_{Na}$）が並列につながっている。AChの放出によりスイッチがつながったとき（緑色の矢印），Na^+に対する駆動力（$=E_{Na}-V_m$；E_{Na}はNa^+の平衡電位，V_mは膜電位；2.5節）がK^+に対する駆動力（$=V_m-E_K$；E_KはK^+の平衡電位）よりはるかに大きいため，Na^+経路を通る電流がK^+経路を通る電流よりもはるかに大きい。このため，正の電流が細胞内に流入してコンデンサが放電し，膜電位は脱分極する。

る（図3-18B）。スイッチが入った直後（アセチルコリンの放出にあたる）は，$I_{Na}=g_{Na}(V_m-E_{Na})$，$I_K=g_K(V_m-E_K)$である。静止状態では$V_m$は-75 mV程度なので，$|V_m-E_{Na}|$の値は$|V_m-E_K|$よりはるかに大きい。アセチルコリンによって活性化されるチャネルがNa^+とK^+に対して同等のコンダクタンスをもっているとすれば（以下参照），Na^+分岐回路からの内向き電流はK^+分岐回路からの外向き電流よりはるかに大きくなる。そのためアセチルコリンの放出は内向き電流を発生させる。

逆転電位（E_{rev}）は複数種のイオンを通過させるチャネルにとって重要な特性となる。逆転電位はそれぞれのイオンに対する相対的なコンダクタンスと平衡電位によって決定される。図3-18Bの電気回路モデルを用いると，この関係はつぎのように表すことができる。逆転電位では（$V_m=E_{rev}$），Na^+の流入とK^+の流出は等しく，$I_{Na}=I_K$である。$I_{Na}=g_{Na}(V_m-E_{Na})$，$I_K=g_K(V_m-E_K)$なので，

$$E_{rev}=\frac{g_{Na}E_{Na}+g_K E_K}{g_{Na}+g_K}=\frac{\frac{g_{Na}}{g_K}E_{Na}+E_K}{\frac{g_{Na}}{g_K}+1}$$

上記の式より，Na^+とK^+に対するコンダクタンスが等しければ（$g_{Na}/g_K=1$），E_{rev}は単純にE_{Na}とE_Kの平均値となる。筋細胞内外のイオン濃度を図2-12Aの神経モデルと同じく$E_K=-85$ mV，$E_{Na}=+58$ mVとすれば，E_{rev}は-13.5 mVとなるはずである。しかし実際は図3-17Cで求めたように$E_{rev}=0$ mVなので，g_{Na}/g_Kは約1.5となる。言い換えれば，アセチルコリンの結合によって開口するチャネルは，K^+に対するコンダクタンスよりもNa^+に対するコンダクタンスのほうが大きいといえる。

3.13 骨格筋のアセチルコリン受容体はリガンド依存性イオンチャネルである

アセチルコリンによって誘発されるコンダクタンスの変化をより深く理解するためには，シナプス後部の**アセチルコリン受容体**（acetylcholine receptor：AChR）とアセチルコリン結合によりコンダクタンスが変化するイオンチャネルを同定する必要がある。研究の結果，筋細胞のAChRはそれ自体がイオンチャネルであることが明らかになった。ちょうど神経筋接合部が研究のしやすさからモデルシナプスとして使われたように，AChRは神経伝達物質受容体のモデルとなった。その理由は骨格筋のAChRと類似の受容体がシビレエイ（*Torpedo*）の発電器官に多量に存在したからである。シビレエイのAChRの生化学的な精製とそれに続くクローニングにより，AChRはαサブユニットが2つとβ，γ，δサブユニットがそれぞれ1つからなる五量体であることが明らかになった（図3-19A）。1つのAChRには2つのアセチルコリン結合部位が存在し，それらはαとγ，αとδの間にあることが明らかになった。チャネルが開口するには両方の結合部位にアセチルコリンが結合することが必要である。このAChRチャネルがヘテロ五量体であるという証拠は，ツメガエル（*Xenopus*）卵母細胞での再構成実験から得られた。AChRサブユニットをコードする4種

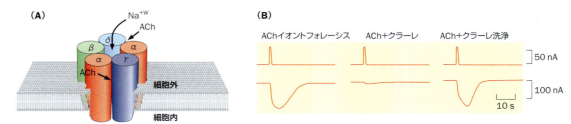

図3-19 アセチルコリン受容体（AChR）の組成 (A)AChRのサブユニット構成の模式図。2つのアセチルコリン（ACh）結合部位がα-γ間とα-δ間に存在する。(B)機能的なAChRはツメガエル卵母細胞に4種類のサブユニットをコードするmRNAを注入することで発現させることができる。上のトレースはイオントフォレーシスによるAChの投与のために用いられた電流で、下のトレースは投与されたAChに反応して生じた内向き電流を電位固定法で測定したものである。ACh投与は内向き電流を発生させ（左）、この電流はクラーレによって阻害される（中）。しかしクラーレを洗浄すると内向き電流は回復する（右）。膜電位は－60 mVに固定されている。（B：Mishina M, Kurosaki T, Tobimatsu T et al.［1984］*Nature* 307:604–608よりMacmillan Publishersの許諾を得て掲載）

類すべてのmRNAを卵母細胞に注入すると、通常はアセチルコリンに反応しない卵母細胞が、電位固定法による実験においてイオントフォレーシスにより投与したアセチルコリンに対して内向き電流を発生するようになった。このアセチルコリン誘発性の内向き電流は、AChRの**拮抗薬**（antagonist；内在性の分子と反対の働きをする薬物）であるクラーレ（クラーレの詳細についてはBOX 3-2を参照）によって可逆的に阻害され、クラーレを洗い流すと内向き電流は復活した（図3-19B）。どれか1つでもAChRサブユニットのmRNAが欠けていると、卵母細胞の系ではアセチルコリン誘発性の内向き電流は生じなくなった。

シビレエイのAChRの三次元構造は高解像度電子顕微鏡により決定された（**図3-20**）。すべてのAChRサブユニットは4本の膜貫通ヘリックスをもち、そのうちのM2ヘリックスがイオンの通過するポア（細孔）を構成している。AChRが閉じているときは、この膜貫通ヘリックスが疎水性のバリア、つまり「ゲート」を形成して、イオンの流れを止めている。アセチルコリンが結合すると、αサブユニットが回転してM2ヘリックスの構造が変化し、ゲートが開いて陽イオンが通過できるようになる。

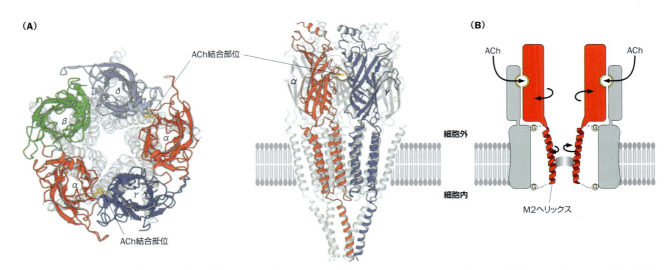

図3-20 アセチルコリン受容体（AChR）の構造と開口モデル (A)電子顕微鏡によって4Åの解像度で決定された、閉じた状態のシビレエイAChRの構造。左：細胞外からみた構造。アセチルコリン（ACh）の結合に関係するαサブユニットのトリプトファン残基を黄色で示している。細胞外領域のみ色をつけてある。右：膜貫通ヘリックスを示す側面からみた構造。手前のαおよびγサブユニットに色をつけてある。(B)AChRの活性化モデル。AChが結合すると、αサブユニットの細胞外ドメインの一部（赤色）が回転し、イオンが通過するポアを構成する膜貫通ヘリックスM2の構造が変化してゲートが開く。破線と丸囲みのGの文字（グリシン残基）は、M2が可動性のあるループにより残りのタンパク質領域に結合していることを示している。（A：Unwin N［2005］*J Mol Biol* 346:967–989よりElsevierの許諾を得て掲載；B：Miyazawa A, Fujiyoshi Y, Unwin N［2003］*Nature* 423:949–955よりMacmillan Publishersの許諾を得て掲載）

脊椎動物の神経筋接合部におけるシナプス伝達をまとめると以下のようになる。活動電位によって運動ニューロンの軸索終末からのアセチルコリン放出が誘発される。AChRは運動ニューロンの軸索終末直下に高密度に集積しており，アセチルコリン分子はシナプス間隙を拡散してAChRに結合する。アセチルコリンの結合により，筋肉のAChRに陽イオンに対する非選択的なコンダクタンスが生じ，流出するK^+よりも多くのNa^+が流入し，EPPという形で脱分極が生じる。この脱分極が閾値を超えると筋細胞に活動電位が生じて筋収縮が起きる。筋収縮の機構については8.1節で学ぶ。

第2章で学んだ電位依存性のNa^+チャネルやK^+チャネルの開口確率は脱分極により増大したが，骨格筋のAChRチャネルの開口確率は膜電位の変化ではなくアセチルコリンの結合により増大する。コンダクタンス(I/V)は電圧によらずほぼ一定であり，電流-電圧曲線は図3-17Cにみられるように直線に近い。骨格筋のAChRはそれゆえ，**リガンド依存性イオンチャネル**（ligand-gated ion channel）と呼ばれ，リガンド依存性イオンチャネルファミリーという大きなタンパク質ファミリー（表2-2）の原型となっている。リガンド依存性イオンチャネルのリガンドのほとんどはアセチルコリンのような細胞外の神経伝達物質であるが，細胞内のシグナルによって開口するものもあり，そのうちのいくつかは後の節で紹介する。

3.14 神経伝達物質受容体はイオンチャネル型あるいは代謝調節型である

脊椎動物の骨格筋におけるAChRの先駆的な研究に続いて，他のいくつかの神経伝達物質受容体もイオンチャネルであることが発見された。脊椎動物のすべての神経伝達物質依存性イオンチャネルは3つのサブファミリーのいずれかに属する。GABA，グリシン，セロトニン依存性イオンチャネルは骨格筋のAChRと同じサブファミリーに属し，4つの膜貫通領域をもつサブユニットが5つ集まって形成されるチャネルである（**図3-21**，左）。グルタミン酸依存性イオンチャネルは2つ目のサブファミリーを形成する。これらは3つの膜貫通領域をもつサブユニットが4つ集まって形成されるチャネルである（図3-21，中央）。最後がATP依存性イオンチャネルである。ATPは一部のニューロンで神経伝達物質として用いられており，このチャネルはたった2つの膜貫通領域をもつサブユニットが3つ集

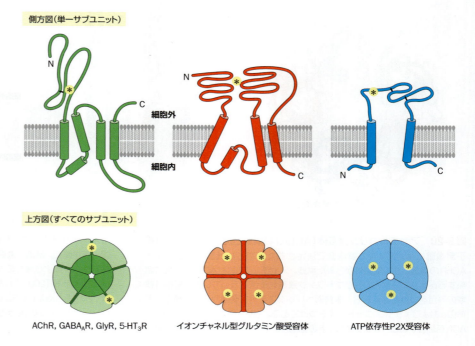

図3-21 脊椎動物イオンチャネル型受容体の3つのファミリー 左：イオンチャネル型アセチルコリン受容体（AChR；図3-20）と同様に，GABA受容体（GABA$_A$R），グリシン受容体（GlyR），セロトニン受容体（5-HT$_3$R）のサブユニットは膜を4回貫通している。5つのサブユニットが，アステリスク（∗）で示す2つのリガンド結合部位をもつ機能的な受容体を形成している。中央：イオンチャネル型グルタミン酸受容体は4つのサブユニットからなり，4つのリガンド結合部位をもっている。それぞれのサブユニットは膜を3回貫通している。右：イオンチャネル型P2X受容体は3つのサブユニットからなり，それぞれがATP結合部位をもち，膜を2回貫通している。（Hille [2001] Ion Channels of Excitable MembranesよりSinauerの許諾を得て掲載）

まって形成されている(図3-21，右)。

イオンチャネルとして機能する神経伝達物質受容体は，シナプスを介した素早い連絡を可能にし，**イオンチャネル型受容体**(ionotropic receptor)とも呼ばれる(**図3-22**A)。例えば，アセチルコリンにより筋細胞のAChRが直接開かれると数ミリ秒以内にシナプス前細胞からシナプス後部の筋細胞へと電気信号が伝わる(図3-1C，3-17B)。イオンチャネル型受容体と前の節で紹介したリガンド依存性イオンチャネルはほぼ同義である。どちらもリガンド(神経伝達物質)によりゲートが開き，イオンに細胞膜を通過させる受容体である。どちらの語を使うかは受容体としての特性を強調するかチャネルとしての特性を強調するかによる。

素早く機能するイオンチャネル型受容体と比べて，**代謝調節型受容体**(metabotropic receptor；図3-22B)は，神経伝達物質の結合により活性化されると細胞内のシグナル伝達カスケードを活性化させてイオンチャネルのコンダクタンスを制御し，間接的に膜電位を調節する(細胞外リガンドがファーストメッセンジャー〔first messenger〕と呼ばれるのに対し，細胞内のシグナル分子はセカンドメッセンジャー〔second messenger〕と呼ばれる)。したがって，代謝調節型受容体は数十ミリ秒から秒単位の時間スケールで作動する。さらに，シナプス後肥厚に集積してシナプス間隙を隔てたシナプス前部の活性帯直下におもに存在するイオンチャネル型受容体とは異なり，多くの場合，シナプス前部の活性帯と直下のシナプス後膜には集積しておらず，シナプス外受容体(extrasynaptic receptor)と呼ばれる。

多くの神経伝達物質にはイオンチャネル型と代謝調節型の受容体をもつ(**表3-3**)。例えば，アセチルコリンはたった今紹介したばかりのイオンチャネル型のAChRに加えて，代謝調節型受容体にも作用する。2つの種類の受容体を区別するため，その受容体に特異的な**作動薬**(agonist；神経伝達物質のような内在性の物質と似た働きをする薬物)の名をつけて呼ばれている。すなわち，イオンチャネル型のAChRはニコチンによって強力に活性化されるため，**ニコチン性アセチルコリン受容体**(nicotinic acetylcholine receptor：nAChR)と呼ばれる。nAChRは筋肉だけでなく脳の多くのニューロンに発現している。このため，ニコチンは依存性をもつ。代謝調節型のAChRはある種のキノコに多く含まれるムスカリンによって活性化されるため，**ムスカリン性アセチルコリン受容体**(muscarinic acetylcholine receptor：mAChR)と呼ばれる。

以下の節では中枢神経系のおもな神経伝達物質に対する主要なイオンチャネル型と代謝調節型の受容体の働きに注目していく(表3-3)。

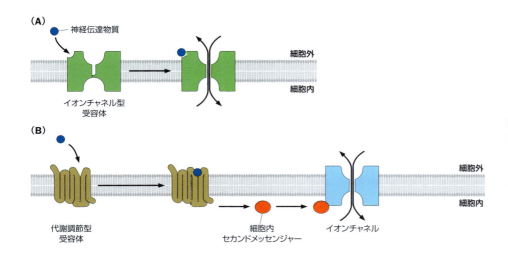

図3-22　イオンチャネル型および代謝調節型の神経伝達物質受容体　(A)イオンチャネル型受容体は神経伝達物質によって開口するイオンチャネルである。神経伝達物質の結合により数ミリ秒以内に膜電位が変化する。(B)代謝調節型受容体は細胞内セカンドメッセンジャー系を介してイオンチャネルのコンダクタンスを制御する。神経伝達物質の結合から数十ミリ秒ないし数秒で膜電位が変化する。

表3-3　ヒトゲノムにコードされているイオンチャネル型および代謝調節型の神経伝達物質受容体

神経伝達物質	イオンチャネル型		代謝調節型	
	名称	遺伝子数	名称	遺伝子数
アセチルコリン	ニコチン性ACh受容体	16	ムスカリン性ACh受容体	5
グルタミン酸	NMDA受容体	7	代謝調節型グルタミン酸受容体	8
	AMPA受容体	4		
	その他	7		
GABA	$GABA_A$受容体	19	$GABA_B$受容体	2
グリシン	グリシン受容体	5		
ATP	P2X受容体	7	P2Y受容体	8
セロトニン(5-HT)	$5\text{-}HT_3$受容体	5	$5\text{-}HT_{1,2,4,6,7}$受容体	13
ドパミン			ドパミン受容体	5
ノルアドレナリン(アドレナリン)			αアドレナリン受容体	6
			βアドレナリン受容体	3
ヒスタミン			ヒスタミン受容体	4
アデノシン			アデノシン受容体	3
神経ペプチド			神経ペプチド受容体	数十

GABA, γ-アミノ酪酸；P2X受容体, ATP依存性イオンチャネル型受容体；P2Y受容体, ATP依存性代謝調節型受容体；$5\text{-}HT_\#$受容体, #型セロトニン受容体；ACh, アセチルコリン；NMDA, *N*-methyl-D-aspartate；AMPA, 2-amino-3-hydroxy-5-methylisoxazol-4-propanoic acid.
データはIUPHAR (International Union of Basic and Clinical Pharmacology)データベース（www.iuphar-db.org）より．

3.15　AMPA型とNMDA型のグルタミン酸受容体は異なる条件下でグルタミン酸により活性化される

イオンチャネル型グルタミン酸受容体は，脊椎動物の中枢神経系における主要な興奮性神経伝達物質であるグルタミン酸の速い伝達効果を仲介している．実際，脊椎動物の中枢神経系におけるシナプスのほとんどはグルタミン作動性の興奮性シナプスである．興奮性，抑制性，調節性のいずれであっても，事実上すべてのニューロンはイオンチャネル型グルタミン酸受容体を発現しており，グルタミン酸により興奮する．

骨格筋のAChRと同様に，イオンチャネル型グルタミン酸受容体はNa^+とK^+に非選択的な陽イオンチャネルであり，逆転電位は0 mV付近である．生理的条件下では，イオンチャネル型グルタミン酸受容体にグルタミン酸が結合すると，**興奮性シナプス後電流**（excitatory postsynaptic current：EPSC）と呼ばれる内向き電流が発生する（**図3-23**，上）．これは細胞内に流れ込む正電荷が流れ出す正電荷よりも多いからであり，神経筋接合部でみられる終板電流（図3-17）と類似の現象である．内向き電流は**興奮性シナプス後電位**（excitatory postsynaptic potential：EPSP；図3-23，下）と呼ばれる，神経筋接合部のEPPと類似した一過性の脱分極をシナプス後細胞に発生させる．図3-23の記録は急性**脳スライス標本**（brain slice）（数百μmの厚さの「新鮮な」脳組織切片）から得られたものである．この標本では局所的な三次元構造と神経結合は維持されており，またホールセルパッチ記録法などにより個々の神経細胞から記録をとり，また細胞外培養液を制御することができる．

イオンチャネル型グルタミン酸受容体は歴史的に3つのサブタイプに分けられ，それぞれ選択的な3つの作動薬の名をつけて呼ばれている．すなわち，**AMPA受容体**（2-amino-3-hydroxy-5-methylisoxazol-4-propanoic acid receptor），**カイニン酸受容体**（kainate receptor），**NMDA受容体**（*N*-methyl-D-aspartate receptor）である．これらの受容体の遺伝子をクローニングした結果，異なるグループのイオンチャネル型グルタミン酸受容体遺伝子サブファミリーにコードされていることが明らかになった（表3-3）．AMPA受容体とカイニン酸受容体の性質は似ているため，まとめて非NMDA受容体とも呼ばれる．一方，

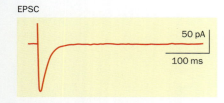

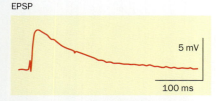

図3-23　グルタミン酸作動性シナプスにおける興奮性シナプス後電流（EPSC）と興奮性シナプス後電位（EPSP）　ホールセルパッチ記録法により海馬の*in vitro*スライス中の錐体細胞から記録されたEPSC（上）とEPSP（下）．グルタミン酸作動性の軸索に電気刺激を与えて得られたもの．EPSCは膜電位を-90 mVに固定した状態で，EPSPは電流を固定した状態で記録したものである（詳細についてはBOX 13-2を参照）．EPSCとEPSPの前に現れている垂直方向への動きは電気刺激によるアーティファクトである．（Hestrin S, Nicoll RA, Perkel DJ et al. [1990] *J Physiol* 422:203-225より）

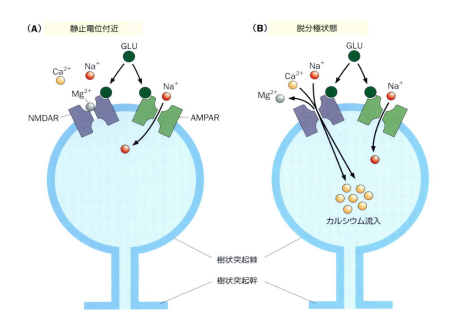

図3-24 イオンチャネル型グルタミン酸受容体であるAMPA受容体とNMDA受容体の特性 (A)シナプス後細胞(樹状突起棘を示してある)が静止電位付近の場合は,シナプス前細胞から放出されたグルタミン酸(GLU)によりAMPA受容体チャネル(AMPAR)のみが開き,Na^+が流入し興奮性シナプス後電位(EPSP)を発生させる。NMDA受容体チャネル(NMDAR)は細胞外のMg^{2+}により閉塞されているためGLUの結合だけでは開口できない。(B)シナプス後細胞が脱分極するとMg^{2+}による閉塞が解除される。この状態ではNMDARもAMPARもGLUの結合により開口しうる。NMDARはCa^{2+}に対する透過性が高い。単純化のため,開口したAMPARやNMDARから流出するわずかなK^+は省略してある。(Cowan WM, Südhof TC, Stevens CF [2001] Synapses. Johns Hopkins University Pressより)

NMDA受容体は特有の性質をもっている。以下ではこの違いをAMPA受容体とNMDA受容体を用いて説明する。

　AMPA受容体はグルタミン酸に対して素早く反応するイオンチャネルで,Na^+とK^+を通過させる。サブユニット構成により,いくつかのAMPA受容体はNa^+とK^+に加えてCa^{2+}も通過させる(以下参照)。この受容体はグルタミン酸作動性シナプスにおいて,シナプス後細胞が静止膜電位付近にあるときにシナプス伝達をつかさどる。静止膜電位付近ではNa^+に対する駆動力はK^+に対する駆動力に比べて十分大きいため,AMPA受容体が開口すると全体としては正電荷をもったイオンが流入し,シナプス後細胞は脱分極する(図3-24A)。

　NMDA受容体はその開口がグルタミン酸によるだけでなく膜電位にも影響を受けるという特性をもっている。またグリシンも共作動薬として活性化に必要である。一方,膜電位がNMDA受容体のコンダクタンスに影響を与える機構は,第2章で紹介した電位依存性のNa^+チャネルやK^+チャネルとは異なる。負の膜電位では,NMDA受容体の細胞外に面した入り口がMg^{2+}によって塞がれているため,グルタミン酸が結合してもチャネルは閉じたままとなる(図3-24A)。しかし,シナプス後膜が脱分極するとMg^{2+}による閉塞が解除される(図3-24B)。細胞外にMg^{2+}が存在しない条件では,NMDA受容体のコンダクタンスは膜電位による影響を受けず,AChR(図3-17C)と同様に,ほぼ直線の電流-電圧曲線がみられる(図3-25,青い線)。これに対して,生理的な濃度のMg^{2+}が存在する条件では,コンダクタンスは膜電位が負の値のとき顕著に減少する(図3-25,赤い線)。それゆえ,NMDA受容体は**同時性検出器**(coincidence detector)として働き,シナプス前部からのグルタミン酸の放出とシナプス後部の脱分極が同時に起こったときにのみ反応する。この特性はシナプス可塑性や学習とともに,活動依存的な神経系の回路形成に非常に重要となる。これらの点については第5章と第10章でふたたび紹介する。NMDA受容体はいったん開口すると高いCa^{2+}コンダクタンスを示す。AMPA受容体は最初の脱分極を誘発し,近傍のNMDA受容体のMg^{2+}による閉塞を解除し(これら2つのグルタミン酸受容体はしばしば同じシナプス後部に存在する),NMDA受容体はさらなる脱分極を引き起こす。NMDA受容体からのCa^{2+}流入が多くの生化学的な変化をシナプス後細胞に引き起こすことは重要な点である。このことについてはのちの章で述べる。

　構造解析により,どのようにグルタミン酸受容体のサブユニットが配置されており,リ

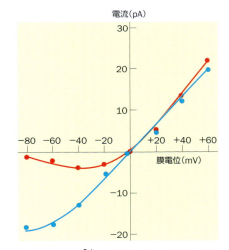

図3-25 Mg^{2+}存在下と非存在下におけるNMDA受容体の電流-電圧曲線 Mg^{2+}非存在下では,NMDA受容体のコンダクタンスは-60 mVと+60 mVの間で一定であり,電流-電圧曲線(青色)はほぼ直線である。このことはNMDA受容体はニコチン性アセチルコリン受容体(図3-17C)と同様に,本質的には電位に依存して開口しないことを示している。一方,生理的な濃度の細胞外Mg^{2+}存在下では,膜電位が負の値のとき内向き電流が顕著に減少する(赤色)。これはMg^{2+}が陽イオンの流入を遮断するためである。データはホールセルパッチ記録法によりマウス胎仔の培養神経細胞から得られたものである。(Nowak L, Bregestovski P, Ascher P [1984] *Nature* 307:462-465より Macmillan Publishersの許諾を得て掲載)

ガンドの結合がどのようにチャネルの開口を引き起こすのかが明らかになってきた。すべてのイオンチャネル型グルタミン酸受容体は4つのサブユニットからなっている(図3-21)。それぞれのサブユニットはいくつかのドメインが集合して形成されている(図3-26)。それらはN末端ドメイン，リガンド結合ドメイン，3本の膜貫通ヘリックス(M1, M3, M4)とポアを構成するループ(M2)からなる膜貫通ドメイン，そしてC末端の細胞内ドメインである。AMPA受容体は機能的なホモ四量体(4つの同種のサブユニットからなる)を形成しうるが，生体内では通常はGluA1, GluA2, GluA3, GluA4のうちの2種類以上のサブユニットが組み合わさったヘテロ四量体として存在している。GluA2の四量体の結晶構造から，グルタミン酸の結合によりリガンド結合ドメインの大規模な構造変化が引き起こされ，それによって隣接する膜貫通ドメインの構造変化が起こり，イオンを通過させるポアが開口することが示唆されている。一方，NMDA受容体は必ず，共作動薬であるグリシンの結合部位をもつ**GluN1**(NR1とも呼ばれる)サブユニットを2つと，グルタミン酸結合部位をもつ**GluN2**(NR2とも呼ばれる)サブユニットを2つもつヘテロ四量体である。GluN1は単一の遺伝子によりコードされているが，GluN2にはそれぞれ別個の遺伝子にコードされるGluN2A, GluN2B, GluN2C, GluN2Dという4つのバリアントが存在する。

　AMPA受容体とNMDA受容体のサブユニット構成はその機能に重要な影響を与える。例えば，ほとんどのAMPA受容体はGluA2サブユニットを含んでいるが，GluA2サブユニットを含むAMPA受容体のほとんどは，ポアの形成に重要な残基をコードするGluA2サブユニットのmRNA配列が**RNA編集**(RNA editing)と呼ばれる転写後修飾により変更されるため，Ca^{2+}を通過させなくなっている。GluA2サブユニットを含まないAMPA受容体や編集されていないGluA2サブユニットを含むAMPA受容体は，(NMDA受容体ほどではないが)Ca^{2+}を通過させる。GluA2サブユニットを含まないAMPA受容体はまた，細胞内ポリアミンによる電位依存的な阻害に対する感受性があり，神経細胞が脱分極した際のNa^+流入が阻害される。これらのAMPA受容体はそれゆえ，BOX 2-4で述べた内向き整流性K^+チャネルと同様に，内向き整流性である。GluN2サブユニット構成の異なるNMDA受容体は，チャネルのコンダクタンスや細胞内のシグナル伝達特性，さらにシナプス後部の足場タンパク質への結合(つぎの節参照)にも違いがある。AMPA受容体，NMDA受容体ともに，サブユニットの組み合わせにより機能や制御特性に多くのレパートリーが生じる。実際，AMPA受容体，NMDA受容体のサブユニット構成は，神経細胞のタイプや，あるいは同じタイプの神経細胞でも発生段階によって異なり，またシナプス活動によっても変化しうる。

3.16 シナプス後肥厚は足場タンパク質により構築されている

　活性帯の足場タンパク質によりシナプス前終末が構築されているように(3.7節)，シナプス後肥厚はシナプス後部のタンパク質により高度に組織化されている。例えば，グルタミン酸作動性シナプスでは，シナプス後肥厚にはグルタミン酸受容体だけでなく多数の関連タンパク質が存在する(図3-27)。これには(1)活性帯とシナプス後肥厚を対向させるトランスシナプス接着タンパク質(3.7節も参照)，(2)シグナル伝達カスケードに関与するタンパク質，(3)グルタミン酸受容体やシナプス接着タンパク質をシグナル分子や細胞骨格成分に連結させる多種多様な足場タンパク質，が含まれている。形成されたタンパク質ネットワークがグルタミン酸受容体の局在，密度，輸送，そしてシグナル伝達を制御する。これらはすべてシナプス伝達やシナプス可塑性に影響を与える。シナプスの足場はGABA作動性シナプスの後部にも存在し，ここで使われている足場タンパク質のグルタミン作動性シナプスのものとの共通性はわずかしかない。発生やシナプス可塑性に関連するシナプス後肥厚のタンパク質ネットワークについては第7章と第10章で，そしてその異常がどのように脳の疾患に関与するかについては第11章で述べる。

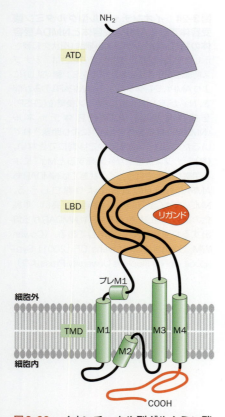

図3-26　イオンチャネル型グルタミン酸受容体の構成　イオンチャネル型グルタミン酸受容体の4つのサブユニット(ここでは1つだけ示している)は，N末端ドメイン(ATD)，リガンド結合ドメイン(LBD)，膜貫通ドメイン(TMD)，そしてC末端の細胞内ドメイン(赤色)からなっている。曲線は細胞外のN末端(NH_2)から細胞内のC末端(COOH)までのポリペプチド鎖を示している。M1〜M4の円柱は細胞膜を貫通するヘリックス(M1, M3, M4)あるいはループ(M2)を示している。図はGluA2のホモ四量体の結晶構造にもとづいている。(Sobolevsky AI, Rosconi MP, Gouaux E [2009] Nature 462:745–756よりMacmillan Publishersの許諾を得て掲載)

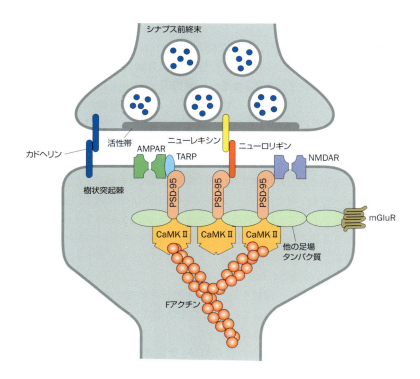

図3-27 **グルタミン作動性シナプスのシナプス後肥厚の構成** 成熟したグルタミン作動性シナプスの細胞表面には，カドヘリンやニューロリギン（それぞれシナプス前部のカドヘリンおよびニューレキシンと結合する；図3-10）といったシナプス接着分子とともに，AMPA受容体（AMPAR）とNMDA受容体（NMDAR）が数多く存在している。シナプス後肥厚（postsynaptic density）に存在していることとその分子量（95 kDa）から名づけられた足場タンパク質PSD-95ファミリーのタンパク質は，多くのタンパク質と結合する。例えば，NMDARのGluN2サブユニット，TARP（transmembrane AMPA receptor regulatory protein）と呼ばれるAMPAR結合タンパク質，シナプス接着分子であるニューロリギン，シグナル伝達系の酵素であるCa^{2+}/カルモジュリン依存性プロテインキナーゼⅡ（CaMKⅡ），そして代謝調節型グルタミン酸受容体（mGluR）やさまざまなシナプス後肥厚のタンパク質と結合する他の足場タンパク質（図には示していない）などである。図には既知の構成成分と相互作用のうち，一部のみを示している。（Sheng M, Kim E [2011] *Cold Spring Harb Perspect Biol* 3:a005678より）

　ここではグルタミン作動性シナプスで最も多量に存在する足場タンパク質の1つである**PSD-95**（postsynaptic density protein of 95 kilodalton）を例に用いて，グルタミン作動性シナプスが通常形成される樹状突起棘において足場タンパク質が組織化に果たす役割について説明していく（図3-27）。PSD-95は3つの**PDZドメイン**（PDZ domain）を含め，複数のタンパク質間相互作用部位を有している（PDZというのは，このドメインをもつ3つのタンパク質，すなわちシナプス後肥厚の生化学的解析により同定されたPSD-95，ショウジョウバエの細胞増殖を制御しシナプス後肥厚に結合もするDiscs large，上皮の密着結合タンパク質ZO-1の頭文字である）。PDZドメインはタンパク質のC末端領域の特定のアミノ酸配列（多くの膜貫通受容体がこの配列をもっている）に結合する。これらのタンパク質間相互作用ドメインを介して，PSD-95は直接にNMDA受容体のGluN2サブユニット，TARP（transmembrane AMPA receptor regulatory protein）と呼ばれるAMPA受容体結合タンパク質，シナプス接着分子であるニューロリギン，そしてCa^{2+}/カルモジュリン依存性プロテインキナーゼⅡ（CaMKⅡ；シナプス後部に集積しているタンパク質で，そのシグナル伝達に果たす機能については3.20節で紹介する）に結合する。PSD-95はまた，PDZドメインをもつ他の足場タンパク質と結合することで，代謝調節型グルタミン酸受容体やアクチン細胞骨格など，シナプス後部の他のタンパク質とも結合する。このようにして足場タンパク質のネットワークは，活性帯と向き合って存在するシナプス接着分子複合体（図3-10）に近接して神経伝達物質受容体を配置することでシナプス間隙に安定化させ，酵素（例えばCaMKⅡ）を上流の活性化因子（例えばNMDA受容体から流入するCa^{2+}）や下流の基質に近接させ，シナプス接着分子複合体を裏打ちのアクチン細胞骨格に結合させることで樹状突起棘の構造を形成する。

3.17 イオンチャネル型GABA受容体とグリシン受容体は抑制を引き起こすCl^-チャネルである

　神経系における抑制の役割は脊髄反射の研究を通じて1世紀以上前に明らかにされた（1.9節）。1950年代に細胞内記録法の技術が脊髄運動ニューロンの研究に用いられるよう

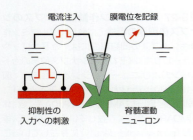

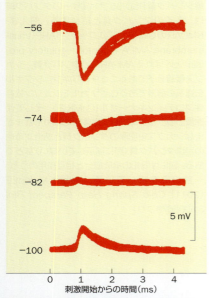

図3-28　抑制性シナプス後電位（IPSP）
上段：実験系。2本の電極が脊髄運動ニューロンに刺入されている。1つは膜電位を変化させるために電流を注入する電極，もう1つは抑制性の入力への電気刺激によって引き起こされる膜電位変化を記録するための電極である。下段：4種類の膜電位で測定されたIPSP。個々の記録は40回分のトレースを重ね合わせたものである。膜電位が－74 mV以上の場合，抑制性の入力への刺激は過分極性のIPSPを生じさせ，膜電位が脱分極側になるほど振幅は大きくなる。膜電位が－82 mV以下の場合，抑制性の入力への刺激は脱分極性のIPSPを生じさせ，膜電位が過分極側になるほど振幅は大きくなる。（グラフはCoombs JS, Eccles JC, Fatt P [1955] J Physiol 130:326–373より）

になった。その結果，運動ニューロンに入力する抑制性の軸索を刺激すると，運動ニューロンの細胞膜を通って電流が流れ，急速な膜電位の変化が起きることが明らかになった。この電流と膜電位変化はそれぞれ，**抑制性シナプス後電流**（inhibitory postsynaptic current：IPSC）および**抑制性シナプス後電位**（inhibitory postsynaptic potential：IPSP）と呼ばれる。図3-28に示した実験では，電流を注入することで運動ニューロンの膜電位をさまざまな初期値に設定しておき，抑制性の軸索への刺激によって引き起こされる膜電位変化を記録している。膜電位の初期値が静止電位と同程度かそれより脱分極した状態の－70 mV程度の場合，抑制性の入力を刺激すると過分極を引き起こす。これに対して，初期値が－80 mVより過分極した状態であれば，抑制性の入力を刺激すると脱分極を引き起こす。逆転電位は－80 mV付近で，これはCl$^-$の平衡電位（E_{Cl}）に近く，IPSCはCl$^-$によって担われていることが示唆された。実際，細胞内のCl$^-$濃度を上昇させると，逆転電位はネルンストの式から予想されるE_{Cl}の変化と同様に，より正の方向に変化した。この実験により，脊髄運動ニューロンの抑制は運動ニューロンのCl$^-$コンダクタンスの上昇によって引き起こされることが示唆された。

その後の研究により，素早い抑制性の応答は神経伝達物質であるグリシン（脊髄や脳幹の一部の抑制性ニューロンで使われている）とGABA（ほとんどの抑制性ニューロンで使われている）により担われていることがわかった。これらはそれぞれ，イオンチャネル型の**グリシン受容体**（glycine receptor）または**GABA$_A$受容体**（GABA$_A$ receptor）に作用する。GABA$_A$受容体の構造はAChR（図3-20）に類似しており，2つのαサブユニット，2つのβサブユニット，1つのγサブユニットから構成されている。それぞれのサブユニットにはいくつかの遺伝子によりコードされる複数のアイソフォームがあり（表3-3），γサブユニットの代わりにδあるいはεといった他のサブユニットも使われうる。GABA$_A$受容体に作用して脳の抑制性作用を調節する多くの医薬品がある。第11章で学ぶように，最も広く使われている抗てんかん薬，抗不安薬，睡眠導入薬はGABA$_A$受容体に結合してその機能を増強させる。グリシン受容体も2つのαサブユニットを含む五量体からなる。GABA$_A$受容体とグリシン受容体は，いずれも陰イオン，おもにCl$^-$に選択性をもつリガンド依存性イオンチャネルである。

シナプス後細胞のGABA$_A$受容体（あるいはグリシン受容体）の開口によるCl$^-$コンダクタンスの上昇は，どのように抑制効果を発揮するのだろうか。ほとんどの神経細胞ではたった今学んだ脊髄運動ニューロンの場合と同様に，E_{Cl}は静止電位よりわずかに過分極側にある。それゆえ，Cl$^-$コンダクタンスの上昇はCl$^-$の流入をもたらし（Cl$^-$は負電荷をもっていることから，これは外向き電流と同等である），わずかに過分極を引き起こす（図3-29A，左）。EPSPを生じさせる興奮性の入力（例えばグルタミン酸受容体チャネルの開口）を神経細胞が同時に受け取ると，脱分極がCl$^-$流入の駆動力を増大させる。これによりGABAによって引き起こされる外向き電流が増大し，EPSPを生じさせる内向き電流に対抗する。このため細胞膜が活動電位を発生させる閾値に到達しにくくなる（図3-29A，中央と右）。

興奮性と抑制性の入力の相互作用は神経回路モデルでもみることができる。ここではいずれの入力も，スイッチ（神経伝達物質の放出を表す），コンダクタンス（EPSCのコンダクタンスg_eまたはIPSCのコンダクタンスg_i），そして電池（興奮性グルタミン酸受容体の逆転電位E_{e-rev}，あるいはGABA$_A$受容体の逆転電位に等しいE_{Cl}を表す）からなる分岐回路として示されている。抑制性の入力だけがオンになったとき，E_{Cl}は静止電位（E_r）より過分極側にあるため小さな外向き電流がg_i分岐から生じ，小さな過分極性IPSP（図3-29B，左）が生じる。一方，興奮性の入力だけがオンになったとき，E_{e-rev}はE_rよりもはるかに脱分極側にあるため大きな内向き電流がg_e分岐から生じ，大きな脱分極性EPSPが生じる（図3-29B，中央）。また，興奮性と抑制性の入力が両方ともオンになったときは，g_e分岐の内向き電流の一部がg_i分岐から流出する（図3-29B，右）。これによりg_e分岐だけが活性化した場合に

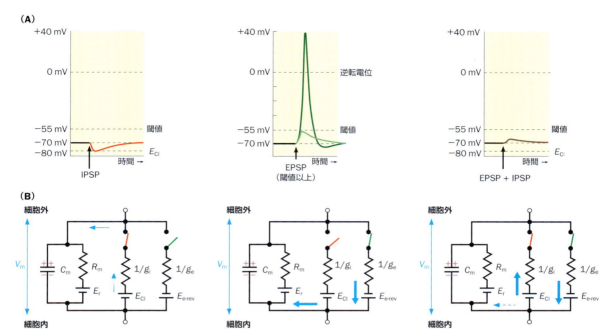

図3-29 GABA$_A$受容体を介したCl$^-$コンダクタンスによる抑制効果 **(A)** この神経細胞ではCl$^-$の平衡電位（E_{Cl}）は静止電位よりも過分極側にある．左：GABA$_A$受容体由来の抑制性シナプス後電位（IPSP）は，このシナプス後細胞をE_{Cl}に向けて過分極させる．中央：グルタミン酸受容体由来の興奮性シナプス後電位（EPSP）は，その逆転電位は0 mV程度と静止電位よりはるかに高いため，シナプス後細胞に脱分極を引き起こす．EPSPの脱分極が閾値を超えると活動電位が発生する．右：IPSPは興奮性と抑制性の入力が同時に入ったときにはEPSPの効果を打ち消しうる．それゆえシナプス後細胞の活動電位発生を防ぐ．**(B)** (A)に示した3つの状況を表す回路モデル．静止状態の神経モデルは膜容量（C_m），膜抵抗（R_m），静止電位（E_r）で表される．2つの分岐回路が付加されており，抑制性と興奮性の神経伝達物質受容体を表している．神経伝達物質の結合によって開口したときのコンダクタンスは，それぞれg_iとg_eである．左：抑制性の分岐回路のスイッチだけが入った状態（GABAの放出によりGABA$_A$受容体が活性化された状態）では，E_{Cl}はE_rよりも過分極側にあるため，小さな外向き電流（上向きの矢印）が生じる．これによりC_mにさらに電荷が付加され，膜電位（V_m）は過分極する．中央：興奮性の分岐回路のスイッチだけが入った状態（グルタミン酸の放出によりグルタミン酸受容体が活性化された状態）では，興奮性イオンチャネル型グルタミン酸受容体の逆転電位（E_{e-rev}）はE_rよりもはるかに脱分極側にあるため大きな内向き電流（下向きの矢印）が生じる．これによりC_mは放電し，V_mは脱分極する．右：抑制性と興奮性の両方の分岐回路のスイッチが入ったとき（GABAとグルタミン酸が同時に放出されたとき），興奮性分岐回路の内向き電流の大部分は，抑制性分岐回路の外向き電流に転用される．これによりC_mを放電させる電流（破線矢印）は小さくなる．より脱分極したV_mではCl$^-$に対する駆動力が大きくなるため，より大きな外向き電流が流れることに注意．

比べて脱分極は小さくなる．実際，回路モデルからわかるように，E_{Cl}がE_rに等しい場合（静止状態では全体としてはCl$^-$の流入も流出も起きないことを意味する）であっても，GABA$_A$受容体の開口は膜電位をE_{Cl}付近に止める付加回路を形成し，興奮性の入力によりつくられる内向き電流に対抗して膜電位の変化を減少させる．このいわゆる「シャント」現象はGABAの強力な抑制効果に寄与している．

　GABAの抑制効果に対する注目すべき例外が発生途中の神経細胞でみられる．発生途中の多くの神経細胞ではCl$^-$共輸送体（図2-12B）の発現が十分ではなく，細胞内Cl$^-$濃度が高い．細胞内Cl$^-$濃度が十分に高ければ，E_{Cl}はそれに伴って静止電位よりも脱分極側の値をとり，Cl$^-$コンダクタンスが上昇すればCl$^-$が流出して脱分極が生じ，活動電位が発生する閾値を超えうる．このような環境下ではGABAは興奮性神経伝達物質として機能しうる．

　すぐ後で学ぶように，GABAのもう1つの抑制効果は細胞内シグナル伝達経路を介してK$^+$チャネルを開口させる代謝調節型の**GABA$_B$受容体**（GABA$_B$ receptor）によって担われている．E_Kは常に静止電位よりも過分極側の値をとるため，K$^+$チャネルの開口は過分極を引き起こし，興奮性の入力に反応して活動電位を発生させる閾値に達しにくくなる．GABA$_B$受容体は開口するチャネルがGABA$_A$受容体と異なるだけでなく，代謝調節型受容体として働き，作用の仕方も異なる．

3.18 すべての代謝調節型神経伝達物質受容体はGタンパク質カスケードを活性化させる

ここからは代謝調節型受容体に話を移そう。この受容体はイオン透過性を直接的に変化させるのではなく，細胞内シグナル伝達経路を介して作用する（図3-22B）。代謝調節型受容体はすべて**Gタンパク質共役受容体**（G-protein-coupled receptor：GPCR）スーパーファミリーに属しており，GPCRはグアニンヌクレオチド結合タンパク質（**三量体GTP結合タンパク質**〔trimeric GTP-binding protein〕，あるいは単に**Gタンパク質**〔G protein〕とも呼ばれる）を含むシグナル伝達カスケードに関与する。アセチルコリン，グルタミン酸，GABAは，それぞれに特異的な代謝調節型受容体，すなわちmAChR，代謝調節型グルタミン酸受容体（mGluR），GABA_B受容体に結合する。これらの受容体にはそれぞれいくつかのバリアントが存在する。これらに加えて，ドパミン受容体，アドレナリン受容体，セロトニン受容体（ほとんどのサブタイプ），ATP（P2Y）受容体，アデノシン受容体，すべての神経ペプチド受容体（表3-3），さらには視覚，味覚，嗅覚といった第4章，第6章で学ぶ感覚受容体もGPCRである。実際，GPCRをコードする遺伝子は哺乳類最大の遺伝子ファミリーを形成しており，広範な機能を果たす受容体が含まれる（図3-30）。GPCRは神経細胞間の情報伝達，外界からの刺激に対する反応や，その他の多くの生理学的過程の制御に必須である。現在使われている多くの医薬品がGPCRを標的にしており，このことはGPCRがヒトの生理や健康に重要であることを示している。

すべてのGPCRの構造は7本の膜貫通ヘリックスをもつという点で共通している（図3-31A）。ほとんどすべてのGPCRは細胞外リガンドの結合によって活性化される。有名な例外は視細胞のロドプシンであり，この受容体は第4章で詳しく述べるように光吸収により活性化される。リガンドが結合すると膜貫通ヘリックスの構造が変化し，**Gα**，**Gβ**，**Gγ**という3つのサブユニットからなる三量体Gタンパク質に細胞内ドメインが結合できるようになる（図3-31B）。

GPCRが活性化されるまでは三量体Gタンパク質は会合しており，またGαのヌクレオチド結合部位にはGDPが結合している（図3-31C，休止状態）。GαとGγは脂質により修飾されているため，この三量体は細胞膜に結合している。リガンドによるGRCRの活性化はその細胞内ドメインとGαとの結合を引き起こす。この結合によりGαのヌクレオチドの結合していない構造が安定化し，それによりGDPからGTPへの交換反応が触媒される（図3-31C，ステップ1と2）。つぎにGTPの結合がGαとGβγの解離を引き起こす。細胞の状況に依存して，GTP結合型Gα，Gβγ，あるいはその両方が下流のシグナル伝達経路を活性化させる（図3-31C，ステップ3）。GαはGDPやGTPに結合するだけでなく，

図3-30 ヒトゲノム中のGタンパク質共役受容体（GPCR）スーパーファミリー ヒトゲノムには700以上のGPCR遺伝子が含まれており，それらは膜貫通ドメインの配列の相同性から5つの主要なグループに分けられる。黒いドットは分子系統樹の根（root）を示す。括弧内の数字はそれぞれの枝に含まれる遺伝子の数を示す。それぞれの分岐中に含まれる，本書で述べたいくつかの代表的なGPCRの名称を示してある。グルタミン酸分岐には甘味と苦味の味覚受容体や，代謝調節型グルタミン酸受容体（mGluR），GABA_B受容体が含まれる。FRIZZLED/TAS2分岐には苦味受容体が含まれる。セクレチン分岐にはストレス応答に関与する神経ペプチドである副腎皮質刺激ホルモン放出ホルモン（CRH）の受容体が含まれる。ADHESION分岐にはシナプス間隙を介してシグナルを伝えるいくつかの受容体が含まれる。最も大きな分岐であるロドプシン分岐は，さらに4つのグループに分けられる。これらの中には神経生物学で重要な多くのGPCRが含まれており，αグループには視覚をつかさどるオプシン，メラノプシン，アセチルコリン（ムスカリン性），ドパミン，セロトニン，アドレナリン／ノルアドレナリンに対する受容体が含まれており，βおよびγグループには多くの神経ペプチド受容体，δグループには甲状腺刺激ホルモン（TSH），卵胞刺激ホルモン（FSH）に対する受容体や嗅覚受容体（OR）が含まれている。(Fredriksson R, Lagerström MC, Lundin LG et al. [2003] *Mol Pharmacol* 63:1256–1272による)

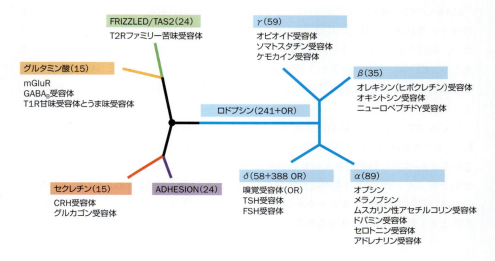

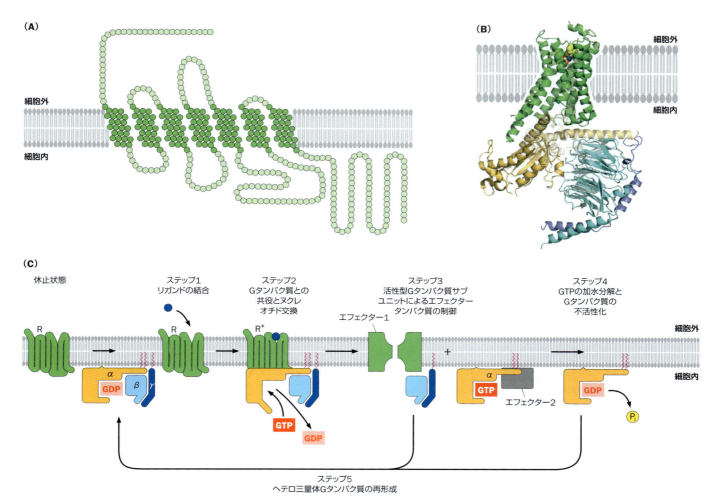

図3-31 Gタンパク質共役受容体（GPCR）の構造とシグナル伝達カスケード (**A**) 最初にクローニングされたリガンド依存性GPCRであるβ_2アドレナリン受容体の一次構造。丸はアミノ酸を示す。すべてのGPCRは脂質二重膜を7回貫通し，N末端が細胞外にC末端は細胞内に位置する。(**B**) 三量体Gタンパク質と結合したβ_2アドレナリン受容体の結晶構造。緑色がβ_2アドレナリン受容体で，7本の膜貫通ヘリックスをもつ。黄色は結合ポケットに入り込んだ作動薬，橙色はGα，水色はGβ，青色はGγを示す。Gαは手前側にGDP/GTPおよびGβ，β_2アドレナリン受容体の結合部位をもっている。Gαの奥側は手前側に比べて構造的なゆらぎがあり，そのためGDPからGTPへの交換反応が可能となっている（図C参照）。(**C**) GPCRのシグナル伝達カスケードの模式図。休止状態：会合した三量体Gタンパク質はGDP結合型で，GαとGγに共有結合している脂質（赤いジグザグの線）を介して細胞膜に結合している。ステップ1：リガンドの結合。ステップ2：リガンドの結合によりGPCRの構造が変化して（R→R*），Gαの結合部位が生じる。R*（活性型GPCR）はGαにおけるGDPからGTPへの交換反応を触媒する。ステップ3：GTP結合型のGαはR*から解離する。三量体Gタンパク質はGα-GTPとG$\beta\gamma$に分かれ，それぞれのエフェクターを活性化させてシグナルの伝達と増幅を行う。エフェクター1はG$\beta\gamma$の結合によって開口するイオンチャネル，エフェクター2はGα-GTPの結合によって活性化される酵素である。ステップ4：内在性のGTPアーゼ活性によりGα-GTPはGα-GDPになる。ステップ5：Gα-GDPはふたたびG$\beta\gamma$と結合し，休止状態に戻る。（A：Dohlman HG, Caron MG, Lefkowitz RJ [1987] *Biochemistry* 26:2657-2668より；B, C：Rasmussen SG, DeVree BT, Zou Y et al. [2011] *Nature* 477:549-555よりMacmillan Publishersの許諾を得て掲載）

内在性の**GTPアーゼ**（GTPase）活性を有しており，GTPをGDPに加水分解する。このGTPアーゼ活性によりGPCRシグナル伝達系には終結機構が内在していることになり（図3-31C，ステップ4），またGTPアーゼ活性はしばしば付加的なタンパク質により促進される（**BOX 3-3**）。GDP結合型のGαはG$\beta\gamma$に強い親和性をもつため，三量体の再会合を引き起こし，休止状態に戻る（図3-31C，ステップ5）。これにより三量体Gタンパク質は次回のGPCR活性化サイクルにそなえることができる（ムービー3-3）。GPCRはGDP結合型とGTP結合型の間を行き来して細胞シグナルを伝達するGタンパク質スーパーファミリーの最も主要なサブファミリーである（BOX 3-3）。

BOX 3-3　分子スイッチとしてのGタンパク質

　図3-31Cに概略を示したGタンパク質の活性化サイクルは，多くの生命現象で広く用いられているGPCRの一般的なシグナル伝達機構である。実際，GDP結合型とGTP結合型との間のスイッチがGタンパク質スーパーファミリーの定義である。このスーパーファミリーには三量体Gタンパク質だけでなく，**Rab，Ras，Rho** ファミリーといった低分子量GTPアーゼ(small GTPase)も含まれる。これらの低分子量GTPアーゼは部分的には三量体Gタンパク質のGαに類似している。Rabファミリーの低分子量GTPアーゼはそれぞれ異なる細胞内小胞輸送を制御している(2.1節)。Rabファミリータンパク質のRab3は，シナプス小胞とシナプス前部の活性帯の足場タンパク質をつなぐタンパク質として，すでに紹介した(図3-10)。Rasファミリーのタンパク質は細胞の増殖と分化において鍵となるシグナル分子である。BOX 3-4で紹介するように，Ras GTPアーゼは細胞表面から核へのシグナル伝達に必須の役割を果たしている。Rho GTPアーゼは細胞骨格の中心的な制御因子である。神経系におけるこれらのタンパク質の機能は第5章で学ぶ。

　Gタンパク質スーパーファミリーのメンバーはすべて分子スイッチである。RasやRhoファミリーのタンパク質も三量体Gタンパク質と同様に，GDP結合型は不活性型で，GTP結合型は下流のシグナル伝達経路を活性化させる。通常，GTP結合型とGDP結合型との間の移行は，2つのタイプのタンパク質によって促進される。1つは**グアニンヌクレオチド交換因子**(guanine nucleotide exchange factor：GEF)であり，GDPをGTPに交換する反応を触媒する。もう1つは**GTPアーゼ活性化タンパク質**(GTPase activating protein：GAP)で，内在性のGTPアーゼ活性を促進して，GTPをGDPに変換し，Gタンパク質の機能をオフにする(図3-32，ムービー3-4)。3.22節で紹介するように，適切なシグナル停止はシグナル伝達の重要な側面である。

　3.18節で紹介したように，三量体Gタンパク質ではリガンドの結合したGPCRがGEFとして機能する。Gαのヌクレオチドの結合していない遷移構造を安定化させることで(図3-31B)，GPCRはGDPからGTPへの交換反応を触媒する(図3-31C，ステップ2)。Gα-GTPはGPCRおよびGβγから解離するため，この反応はGα-GTPを産生する方向へと進む。GAPについては第4章で視覚との関連において詳しく学ぶ。

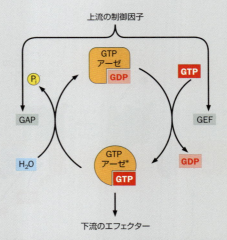

図3-32　GTPアーゼサイクル　GDP結合型とGTP結合型との間のサイクル。三量体Gタンパク質や，Ras，Rhoのような低分子量GTPアーゼのシグナル伝達においては，GTP結合型がエフェクターに結合して下流のシグナル伝達経路を活性化させる。グアニンヌクレオチド交換因子(GEF)はGDPからGTPへの交換反応を触媒し，Gタンパク質を活性化させる。GTPアーゼ活性化タンパク質(GAP)はGタンパク質に内在性のGTPアーゼ活性によるGTPの加水分解を促進し，Gタンパク質を不活性化させる。GEFとGAPは上流のシグナルによる制御を受ける。

3.19　GPCRシグナル伝達のパラダイム：βアドレナリン受容体はセカンドメッセンジャーとしてcAMPを活性化させる

　βアドレナリン受容体(図3-31A，B)は最もよく研究されているリガンド依存性GPCRである。この受容体はアドレナリンまたはノルアドレナリンによって活性化される(エピネフリン，ノルエピネフリンとも呼ばれていた)。ノルアドレナリンは神経細胞によって合成され，中枢神経系および自律神経系の両方で神経伝達物質として用いられている(3.11節)。一方，**アドレナリン**(adrenaline)はおもに副腎のクロマフィン細胞で産生され，血流に乗って全身を循環し，極限状況に対する全身反応，いわゆる「闘争か逃走か」反応を引き起こすホルモンとして作用する(中枢神経系の一部の神経細胞もアドレナリンを調節性神経伝達物質として産生する)。古典的な生化学的研究により，アドレナリンはβアドレナリン受容体を活性化させ，**サイクリックAMP**(cyclic AMP：cAMP)と呼ばれる細胞内セカンドメッセンジャーを産生させることが示された。cAMPは**アデニル酸シクラーゼ**(adenylate cyclase)と呼ばれる膜結合型の酵素によってATPから産生される(図3-33)。実際，βア

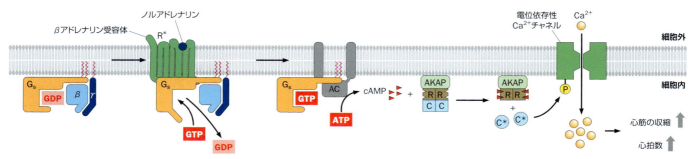

図3-33 ノルアドレナリンが心拍数を増大させる：サイクリックAMP(cAMP)とプロテインキナーゼA(PKA)を介したGPCRシグナル伝達 左から右へ：ノルアドレナリンがβアドレナリン受容体に結合して、心筋細胞のGαの一種であるG$_s$を活性化させる。G$_s$-GTPは膜結合型のアデニル酸シクラーゼ(AC)を活性化させる。ACはATPからのcAMP産生を触媒する。cAMPはPKAを活性化させる。PKAは2つの調節サブユニット(R)と2つの触媒サブユニット(C)からなる。それぞれの調節サブユニットには2つのcAMP結合部位があり、またAキナーゼアンカータンパク質(AKAP)と結合している。調節サブユニットの4つすべての結合部位にcAMPが結合すると、触媒サブユニットが複合体から解離し、活性型(C*)となって基質をリン酸化する。心筋細胞では鍵となるPKAの基質は電位依存性Ca^{2+}チャネルであり、PKAによりリン酸化されると開口確率が上昇し、Ca^{2+}の流入が促進される。細胞内Ca^{2+}濃度が上昇すると心筋の収縮が亢進し、心拍数が増大する。G$_s$からPKA活性化に至る経路は多くの他の細胞でも使われている。

アドレナリン受容体がアデニル酸シクラーゼを活性化させる機構の研究は、ロドプシン活性化の下流のシグナル伝達経路(4.4節で述べる)に関する研究とともに、GPCRシグナル伝達に三量体Gタンパク質による仲介が必須であることを最初に示した研究である。

当初はアドレナリンの作用を仲介するセカンドメッセンジャーとして同定されたcAMPであるが、実際には多くのGPCRの共通の下流シグナルとして働いている。第4章と第6章でcAMPとその関連物質である**サイクリックGMP**(cyclic GMP：cGMP)が視覚や嗅覚の系で直接イオンチャネルを開口させることを学ぶ。しかし、最も広く使われているエフェクターは**プロテインキナーゼA**(protein kinase A：PKA)である。**サイクリックAMP依存性プロテインキナーゼ**(cAMP-dependent protein kinase)、Aキナーゼ(A-kinase)とも呼ばれるPKAは**セリン／トレオニンキナーゼ**(serine/threonine kinase)であり、標的タンパク質の特定のセリン残基あるいはトレオニン残基にリン酸基を付加して、標的タンパク質の特性を変化させる。PKAは2つの調節サブユニットと2つの触媒サブユニットからなる。cAMPが存在しない状態では、これらのサブユニットは不活性の四量体を形成して、細胞の特定の領域に存在するさまざまな**Aキナーゼアンカータンパク質**(A-kinase anchoring protein：AKAP)と結合している場合が多い。cAMPが調節サブユニットに結合すると、触媒サブユニットが調節サブユニットから解離し、触媒サブユニットは基質をリン酸化できるようになる(図3-33、ムービー3-5)。PKAは多くの基質をリン酸化して神経の興奮性に短期的あるいは長期的な効果をもたらす。

1つの例として、**交感神経系**(sympathetic nervous system)の神経細胞の軸索終末から放出されたノルアドレナリンが、心筋の収縮を亢進させ、心拍数を増大させる機構について紹介する。ノルアドレナリンは心筋のβアドレナリン受容体に結合してこれを活性化させ、Gαの一種である**G$_s$**(刺激性Gタンパク質〔stimulatory G protein〕)と相互作用させる。GTP結合型のG$_s$はアデニル酸シクラーゼに結合してこれを活性化させることによりcAMPの合成を引き起こす。cAMP濃度が上昇するとPKAの活性化が起こり、活性化されたPKAは心筋細胞膜上の電位依存性Ca^{2+}チャネルをリン酸化して開口確率を増大させる。Ca^{2+}チャネルからのCa^{2+}流入が増大すると、心筋細胞の収縮が亢進し、心拍数が増大する(図3-33)。このシグナル伝達カスケードは、神経伝達物質(ノルアドレナリン)がセカンドメッセンジャー(cAMP)とその下流のエフェクター(PKAと電位依存性Ca^{2+}チャネル)を介して生理的反応(心拍数の増大)を誘発する機構の概念を示してくれる。

3.20 Gタンパク質のαおよびβγサブユニットは広範なシグナル伝達経路を活性化させて細胞膜のコンダクタンスを変化させる

ヒトゲノムには20種類のGα，6種類のGβ，3種類のGγがコードされている。これらの組み合わせにより多くの種類の三量体Gタンパク質が形成され，それぞれ異なるGPCRと共役して広範なシグナル伝達経路を活性化させることができる。例えば直前に紹介したG_sに加えて，G_i（抑制性Gタンパク質〔inhibitory G protein〕）と呼ばれる別の種類のGαは，G_sと同様にアデニル酸シクラーゼに結合するが，その活性を阻害して細胞内cAMP濃度を低下させる。異なる種類のGαは異なる受容体と相互作用して別々の下流シグナルを制御する。シナプス後細胞の機能制御に関しては，最終的なエフェクターは通常，膜電位や神経伝達物質の放出を制御するK^+チャネルやCa^{2+}チャネルなどのイオンチャネルである（BOX 2-4）。前の節ではどのようにノルアドレナリンがcAMPとPKAを介してCa^{2+}チャネルを活性化させ，心筋の収縮を亢進させるかという古典的な例を説明した。つぎの2つの節では，さらなる例をあげてGPCRシグナル伝達の広範な機能をみていく。

多くの代謝調節型受容体（例えばアセチルコリン，グルタミン酸，セロトニン受容体）の主要なGタンパク質エフェクターは，膜結合型の酵素である**ホスホリパーゼC**（phospholipase C：PLC）である（図3-34，ムービー3-6）。PLCはGαの一種であるG_qによって活性化される。活性化されたPLCは膜に結合しているリン脂質であるホスファチジルイノシトール 4,5-ビスリン酸（phosphatidylinositol 4,5-bisphosphate：PIP_2）を分解して，重要なセカンドメッセンジャーである**ジアシルグリセロール**（diacylglycerol：DAG）と**イノシトール 1,4,5-トリスリン酸**（inositol 1,4,5-trisphosphate：IP_3）を産生する。DAGはセリン/トレオニンキナーゼである**プロテインキナーゼC**（protein kinase C：PKC）に結合してこれを活性化させる。PKCの活性化には細胞内Ca^{2+}濃度の上昇が必要である。このCa^{2+}濃度の上昇は，小胞体膜上のIP_3依存性Ca^{2+}チャネル（**IP_3受容体**〔IP_3 receptor〕）にIP_3が結合して，小胞体に蓄えられたCa^{2+}を細胞質に放出させることで引き起こされる。PKCの活性化に加えて，Ca^{2+}は他の多くのエフェクターに作用する。鍵となるエフェクターの1つは**カルモジュリン**（calmodulin：CaM）と呼ばれるタンパク質である。Ca^{2+}/CaM複合体は，もう1つの重要なセリン/トレオニンキナーゼであるCa^{2+}/カ

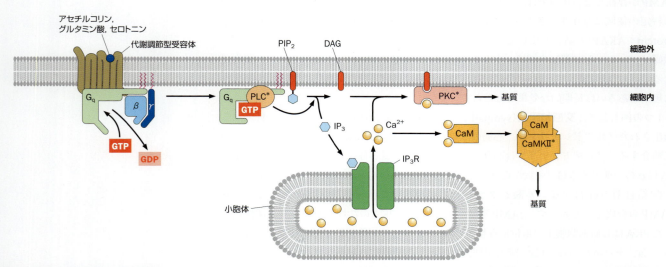

図3-34　ホスホリパーゼC（PLC）とCa^{2+}を介したGPCRシグナル伝達　左から右へ：さまざまな神経伝達物質（例えばアセチルコリン，グルタミン酸，セロトニン）による代謝調節型受容体の活性化は，Gαの一種であるG_qの活性化を引き起こす。G_q-GTPはPLCを活性化させ，ホスファチジルイノシトール 4,5-ビスリン酸（PIP_2）からジアシルグリセロール（DAG）とイノシトール 1,4,5-トリスリン酸（IP_3）を産生する。IP_3は小胞体膜上のIP_3依存性Ca^{2+}チャネルであるIP_3受容体（IP_3R）を活性化させ，小胞体から細胞質へのCa^{2+}の放出を引き起こす。DAGとCa^{2+}はともにプロテインキナーゼC（PKC）を活性化させる。Ca^{2+}はまたカルモジュリン（CaM）に結合して，Ca^{2+}/カルモジュリン依存性プロテインキナーゼⅡ（CaMKⅡ）やその他のCaMKを活性化させる。*は活性型を示す。

ルモジュリン依存性プロテインキナーゼ（Ca^{2+}/calmodulin-dependent protein kinase：CaMK）の活性化をはじめとする広範なシグナル伝達経路を制御する。PKAと同様に，PKCやCaMKもイオンチャネルや受容体を含む多くの下流の標的タンパク質をリン酸化し，その活性を調節する。CaMKの一種である**Ca^{2+}/カルモジュリン依存性プロテインキナーゼⅡ**（Ca^{2+}/calmodulin-dependent protein kinase Ⅱ：CaMK Ⅱ）は，シナプス後肥厚に最も多量に含まれるタンパク質の1つである（3.16節）。Ca^{2+}はまたCa^{2+}依存性K^+チャネル（BOX 2-4）の開口確率を直接増加させうる。それゆえ，PLCの活性化はPKCの活性化と同時に細胞内Ca^{2+}の上昇を引き起こし，そのいずれもが神経の興奮性を変化させうる（図3-34）。

歴史的にはGαが最初にGPCRとエフェクター間のシグナル伝達を仲介する機能をもつことが明らかにされた。しかし，Gβγもシグナル伝達を仲介しうる。このことはまず最初にアセチルコリンによる心拍制御に関して明らかになった。実際，化学物質による神経伝達という概念は1921年にOtto Loewiの行った古典的な実験によって確立された。脳幹と内臓をつなぐ脳神経である**迷走神経**（vagus nerve）を刺激すると，心拍数が低下することが知られていた。Loewiは迷走神経を刺激したカエルの心臓から体液を回収し，それを刺激していないカエルの心臓に投与するとその投与を受けた心臓の拍動が低下することをみいだした。この実験から，迷走神経の刺激により情報伝達物質（後にその化学物質はアセチルコリンと同定された）が放出され，心拍数を低下させることが示された（Loewiによると，この実験の最初のアイディアは真夜中にみた夢から思いついたものだということである。彼はそのアイディアを紙片に書きつけてからふたたび眠ったと述べている。つぎの朝，彼は何か重要な夢をみたことは覚えていたが，その内容は覚えておらず，また書いたメモも判読できなかったそうである。がっかりして1日を過ごしたが，つぎの夜中に目覚めたとき夢の内容を思い出し，すぐに研究室に向かい，実験を行ったという）。

その後の研究により，アセチルコリンはmAChRに結合し，三量体Gタンパク質の解離を引き起こすことが明らかになった。βγサブユニットはGタンパク質共役型内向き整流性K^+チャネル（G-protein-coupled inward rectifier K^+ channel：GIRK）に結合してこれを活性化させ，それによりK^+の流出を引き起こして心筋細胞を過分極させて心拍数を低下させる（図3-35）。

これまで，ノルアドレナリンとアセチルコリンという2つの神経伝達物質をみてきた。これらは異なる受容体，Gタンパク質，エフェクターに作用し，それぞれ心拍数を増大もしくは低下させる（図3-33と3-35を比較せよ）。実際，mAChRによって活性化されるGαはアデニル酸シクラーゼを阻害するG_iであり，βアドレナリン受容体の効果とは逆である。これらの神経伝達物質は互いに拮抗的な作用をもつ自律神経系の2つの系統で用いられている。すなわち交感神経系ではノルアドレナリンが，**副交感神経系**（parasympathetic nervous system）ではアセチルコリンが神経伝達物質として用いられており，通常は相反する機能を有している（詳細については8.12節を参照）。

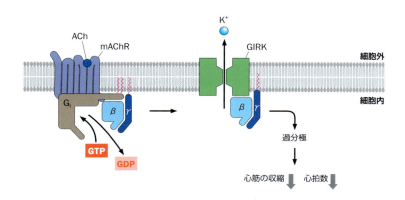

図3-35　アセチルコリン（ACh）は心拍数を低下させる：Gβγの心筋K^+チャネルに対する直接作用　左から右へ：AChが心筋のムスカリン性ACh受容体（mAChR）を活性化させると，Gβγが解離してGタンパク質共役型内向き整流性K^+チャネル（GIRK）に結合し，心筋細胞からのK^+流出を引き起こして細胞を過分極させる。この過分極により心筋の収縮が抑制され，心拍数が低下する。

3.21 代謝調節型受容体はシナプス前終末で神経伝達物質の放出に作用しうる

細胞体や樹状突起での作用に加えて，代謝調節型受容体はシナプス前終末においてシナプス後部の標的細胞への神経伝達物質放出を調節しうる。最も単純な形式では，神経細胞は代謝調節型受容体によって自身の神経伝達物質放出を制御する。この形式はノルアドレナリンを放出する交感神経細胞でみられる（図3-36A）。これらの神経細胞のシナプス前終末はαアドレナリン受容体を発現しており，シナプス間隙に放出されたノルアドレナリンと結合しうる。これらのシナプス前部のαアドレナリン受容体が活性化されると，活性帯に存在する電位依存性Ca^{2+}チャネルが速やかに阻害され，神経伝達物質の放出に必要な脱分極依存性のCa^{2+}流入が低下する。この負のフィードバックループにより神経伝達物質の放出が減少し，シナプス前部の抑圧が起きる。3.10節で述べたように，これらの短期可塑性機構の多くは神経伝達物質の放出確率を変化させることでシナプス前細胞に作用する。

ノルアドレナリンがシナプス前部のCa^{2+}チャネルを阻害する機構をさらに解析するため，さまざまな条件下でセルアタッチドパッチ記録が行われた。ノルアドレナリンが投与されない対照条件では，脱分極刺激を与えると，パッチピペット下の細胞膜に存在する電位依存性Ca^{2+}チャネル由来と思われる内向き電流が観測された（図3-36B，左）。ノルアドレナリンをパッチピペットから投与すると，脱分極刺激により誘発される内向き電流が顕著に減少した（図3-36B，中央）。ノルアドレナリンをピペット外の培養液に添加した場合は，脱分極刺激により誘発される内向き電流は対照と同等であった（図3-36B，右）。パッチピペット外のαアドレナリン受容体の活性化は，ピペット下の電位依存性Ca^{2+}チャネル

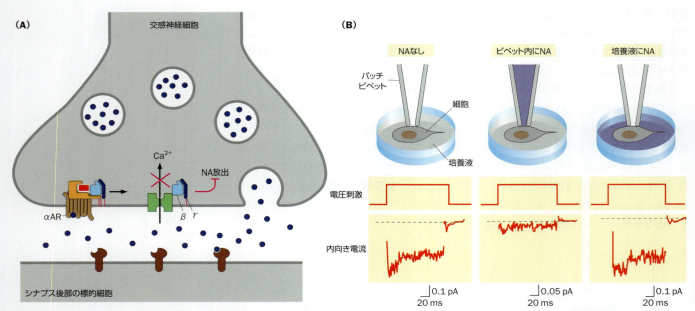

図3-36 ノルアドレナリン（NA）のシナプス前部Ca^{2+}チャネルへの局所的効果　(A) 左から右へ：放出されたNA（青色）は，シナプス前部のαアドレナリン受容体（αAR）に結合してこれを活性化させる。活性化したG$\beta\gamma$はシナプス前部の電位依存性Ca^{2+}チャネルを阻害し，脱分極によるCa^{2+}流入を減少させることで，神経伝達物質の放出を阻害する。**(B)** パッチピペットを用いて，セルアタッチドパッチ記録法（図2-30A）により，カエルの培養交感神経細胞の細胞膜の一部を流れる電流が測定できる。脱分極刺激（−80 mVから−10 mVへ）を与えて電極下の細胞膜上の電位依存性Ca^{2+}チャネルを活性化させる（Na^+チャネルとK^+チャネルは，ピペット内の溶液に含まれる阻害薬により阻害されている）。左：NAが存在しない条件では，脱分極によりパッチ上のCa^{2+}チャネルが開口し，内向き電流が観測される。中央：パッチピペット内にNAを加えておくと，脱分極刺激により誘発されるCa^{2+}電流がほとんどみられなくなる。右：ピペット内ではなくピペット外の培養液にNAを添加した場合は，脱分極刺激により誘発される内向きCa^{2+}電流がみられる。これらの実験結果を考え合わせると，NAのCa^{2+}チャネルに対する効果はピペット下の膜に限定されていることがわかる。（B：Lipscombe D, Kongsamut S, Tsien RW）[1989] *Nature* 340:639–642よりMacmillan Publishersの許諾を得て掲載）

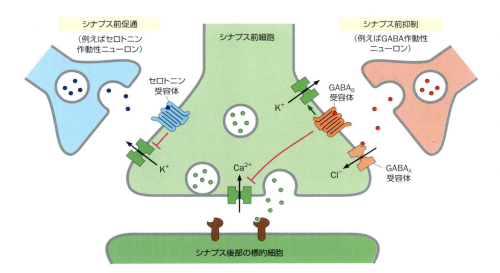

図3-37 シナプス前促通とシナプス前抑制　左：セロトニン受容体のような代謝調節型受容体の活性化によるシナプス前促通の例。促通はK^+コンダクタンスの減少（赤い阻害の記号）により引き起こされる。右：GABAによるシナプス前抑制の例。$GABA_A$受容体の活性化によりCl^-コンダクタンスが上昇し，脱分極を相殺する。$GABA_B$受容体の活性化は，K^+コンダクタンスの上昇（緑の矢印）またはCa^{2+}コンダクタンスの減少（赤い阻害の記号）を介して作用する。

を阻害しなかったことから，この阻害機構には細胞質中を拡散するようなセカンドメッセンジャーは関与しておらず，αアドレナリン受容体は局所的に電位依存性Ca^{2+}チャネルに作用すると考えられる。実際その後の実験により，この阻害はアセチルコリンによるGIRKの活性化と同様に，Gβγが直接Ca^{2+}チャネルに結合することで引き起こされることが明らかになった（図3-36A）。

　神経細胞のシナプス前終末は，他の神経細胞によって産生された神経伝達物質に対する代謝調節型受容体を含むこともある。この場合，シナプス前終末は他の神経細胞にとってシナプス後部のように働くことになる（図3-37）。その受容体の最終的な効果は，神経伝達物質の特性や受容体のタイプ，シグナル伝達経路，最終エフェクターによって，神経伝達物質放出の促通，抑圧のどちらにもなりうる。これらの効果はそれぞれ**シナプス前促通**（presynaptic facilitation）あるいは**シナプス前抑制**（presynaptic inhibition）と呼ばれる。シナプス前促通はK^+チャネルの閉鎖により引き起こすことができる。K^+チャネルが閉じるとシナプス前膜が脱分極し，電位依存性Ca^{2+}チャネルが活性化されやすくなり，そのために流入したCa^{2+}により神経伝達物質の放出が引き起こされる。この例として，第10章でアメフラシ（*Aplysia*）の侵害刺激に対する反射を増強させるセロトニンによるシナプス前促通について学ぶ。一方，シナプス前抑制はK^+チャネルの開口あるいは電位依存性Ca^{2+}チャネルの閉鎖により引き起こすことができる。これらはどちらも神経伝達物質の放出を阻害する。例えば，第6章で学ぶように，ショウジョウバエの嗅覚受容ニューロン（olfactory receptor neuron：ORN）はGABA作動性の局所介在ニューロンを活性化させる。この局所介在ニューロンはORNの軸索終末にシナプスを形成しており，$GABA_B$受容体を介してORNの神経伝達物質放出に対する負のフィードバック制御を行っている。シナプス前抑制は，ある種の神経細胞のシナプス前終末に存在するイオンチャネル型の$GABA_A$受容体にGABAが作用することでも引き起こされうる。シナプス前促通およびシナプス前抑制は脊椎動物の神経系においても広く使われている。

3.22 GPCRシグナルは多くの機構により増幅され，また終結させられる

　以前の節でみてきたように，代謝調節型の神経伝達物質受容体はその分布と共役するGタンパク質，シグナル伝達経路，エフェクターによってさまざまな機能を発揮する。これらの効果はイオンチャネル型受容体の素早いイオンの通過に比べて，ゆっくりと作用する。しかし，セカンドメッセンジャーが用いられるため，シグナルが増幅されるという重要な

特性をもっている。例えば，活性化された1つのアドレナリン受容体は複数のGタンパク質を活性化させ，この活性化されたGタンパク質のそれぞれがアデニル酸シクラーゼを活性化させ，多数のcAMP分子が産生される。そしてそのcAMPのそれぞれがPKAを活性化させ，多くの基質分子がリン酸化される。

　細胞がつぎの刺激に反応することができるように，シグナルは適正に終結される必要がある。実際，これまでみてきたシグナル伝達現象は終結機構と一体化している。例えばGPCRはリガンドが解離したとき不活性化される。$G\alpha$-GTPは内在性のGTPアーゼ活性により不活性化される。この不活性化はしばしばGTPアーゼ活性化タンパク質（GAP）によって促進される。$G\beta\gamma$は$G\alpha$-GDPと再結合することで不活性化される。アデニル酸シクラーゼは$G\alpha$-GTPが存在しないと不活性化される。アデニル酸シクラーゼによって産生されたcAMPは**ホスホジエステラーゼ**（phosphodiesterase：PDE）と呼ばれる酵素により代謝されてAMPとなる。PKAの触媒サブユニットはcAMP濃度が低下したとき，調節サブユニットと再結合して不活性化される。**プロテインホスファターゼ**（protein phosphatase）はリン酸化されたタンパク質からリン酸基を除去することで，キナーゼの効果を相殺する。これらの終結機構の一部は常時機能しているが，一部はシグナルによって制御されている。

　シグナルの増幅と終結はシグナル伝達経路一般に適用される（BOX 3-4）。第4章では光がどのように電気信号に変換されるかを学ぶ過程で，顕著なシグナル増幅と終結の例をみることになる。

BOX 3-4　シグナル伝達と受容体型チロシンキナーゼ

　細胞は多くの経路を用いて細胞外シグナルをさまざまなエフェクターへと伝え，特定の生物学的効果を発生させる。この過程は一般的に**シグナル伝達**（signal transduction）と呼ばれる。シナプス伝達を学ぶにあたって，シナプス後細胞の膜電位を変化させるイオンチャネル型と代謝調節型の受容体に注目してきた。ここでは，神経伝達物質受容体によるシグナル伝達を一般的なシグナル伝達の枠でとらえなおし，神経系の発生と機能の両方に重要な受容体型チロシンキナーゼのシグナル伝達経路を学ぶことで，理解を深めていく。

　典型的なシグナル伝達経路では（図3-38A），細胞外シグナルである**リガンド**（ligand）が受け手側の**細胞表面受容体**（cell-surface receptor）によって検出される（その例外として，第9章で学ぶように，ステロイドホルモンは細胞膜を通って拡散し，細胞内の受容体に結合する）。続いて，シグナルは単一あるいは一連の細胞内シグナルタンパク質を介してエフェクターに伝わり，細胞外シグナルに対する細胞応答を引き起こす。最終的なエフェクターはさまざまであるが，通常以下のカテゴリーのいずれかに含まれる。(1)細胞の代謝を変化させる酵素，(2)クロマチン構造，遺伝子転写，mRNA代謝，あるいはタンパク質の翻訳と分解を変化させる制御因子，(3)細胞形態，細胞運動，細胞内輸送を制御する細胞骨格タンパク質，(4)細胞の膜電位や興奮性を変化させるイオンチャネル。実際，イオンチャネル型と代謝調節型の受容体のシグナル伝達についてこれまでに学んできた内容は，一般的なシグナル伝達のスキームにあてはめることができる（図3-38B）。

　細胞外シグナルの供給源はさまざまである。もし，シグナルが受け手の細胞自身によって産生されている場合（シナプス前部のノルアドレナリンなど；図3-36），**オートクリン**（autocrine）シグナルと呼ばれる。シグナルが近接した細胞に由来する場合，**パラクリン**（paracrine）シグナルと呼ばれる。神経伝達物質は標的細胞がシナプス後細胞に限定される特別なパラクリンシグナルと考えられる。離れた細胞に由来するシグナルが血流に乗って伝えられる場合（アドレナリンなど）は，**内分泌**（endocrine）シグナルあるいはホルモン（hormone）と呼ばれる。シグナルが近接した細胞由来の場合は，神経伝達物質や分泌タンパク質のように拡散性の分子である場合も，細胞どうしが接触してシグナルを伝達する膜結合型のタンパク質の場合もある。分泌型と膜結合型のタンパク質リガンドは発生段階の細胞間情報伝達に広く用いられている。このことについては第5章と第7章で詳しく述べる。

　イオンチャネル型と代謝調節型の受容体と並ぶ，主要な細胞表面の受容体は受容体の細胞内ドメインに酵素活性をもつ酵素共役受容体である。ここでは例として，生物界で広く使われている**受容体型チロシンキナーゼ**（receptor tyrosine kinase：RTK）を紹介する。これは膜貫通タンパク質で，N末端側の細胞外リガンド結合領域と，チロシンキナーゼドメインとチロシンリン酸化部位を含むC末端側の細胞内領域をもっている（図3-39A）。ヒトゲノムにはRTKをコードする約60の遺伝子が含まれている。以下ではニューロトロフィン受容体によるRTKシグナルに注目するが，原理は他のRTKシグナル伝達にも適用できる。**ニューロトロフィン**（neurotrophin）は分泌タンパク質ファミ

（つづく）

BOX 3-4　シグナル伝達と受容体型チロシンキナーゼ （つづき）

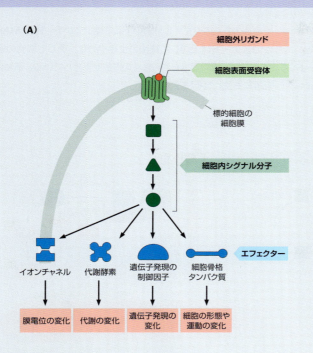
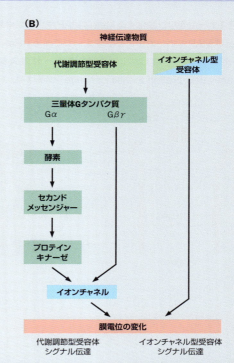

図3-38　シグナル伝達経路　(A) 一般的なシグナル伝達経路の模式図。細胞表面の受容体に細胞外リガンドが結合すると，細胞内のシグナルタンパク質により代謝を調節する酵素，遺伝子発現を変化させる遺伝子制御タンパク質，細胞の形態や運動を変化させる細胞骨格タンパク質，あるいは膜電位に影響を与えるイオンチャネルのようなさまざまなエフェクターへ伝達されるシグナルが発生する。**(B)** 代謝調節型とイオンチャネル型の受容体のシグナル伝達経路は(A)に示した一般的なシグナル伝達経路にあてはめることができる。シグナル伝達経路の同一の因子は同じ色で示している。イオンチャネル型受容体のシグナル伝達では，イオンチャネル型受容体は受容体であると同時に，膜電位を変化させるエフェクターでもあることに注意。それゆえ最短で最速（数ミリ秒以下）のシグナル伝達経路となっている。（A：Alberts B, Johnson A, Lewis J et al. [2015] Molecular Biology of the Cell, 6th ed. Garland Scienceより）

リーの一種であり，標的細胞の生存，形態，生理を制御する（このタンパク質の生物学的な効果については7.15節で紹介する）。ニューロトロフィンはRTKファミリーのタンパク質である**Trk受容体**（Trk receptor）に結合してこれを活性化させる。

Trkにニューロトロフィンが結合すると，どのようにしてシグナル伝達が活性化されるのだろうか。ニューロトロフィンはみずから二量体を形成している。二量体のニューロトロフィンがTrk受容体に結合すると，2つのTrk受容体が近接し，一方のTrk受容体のチロシンキナーゼが他方のTrk受容体のチロシン残基を相互にリン酸化する。鍵となるチロシン残基がリン酸化されると，特定のアダプタータンパク質の結合部位が形成される。アダプタータンパク質は**SH2ドメイン**（src homology 2 domain）かPTBドメイン（phosphotyrosine-binding domain）をもっており，特定のアミノ酸配列中のリン酸化チロシンに結合して，下流のシグナル伝達経路を活性化させる。Trk受容体中の2つの鍵となるチロシン残基は数種類の特定のアダプタータンパク質と結合でき，それぞれ別々のシグナル伝達経路を活性化させ，またそれらが互いにクロストークしうる（図3-39A）。

このようなシグナル伝達経路の1つはアダプタータンパク質であるShcの結合によって開始される（図3-39B）。このタンパク質はチロシンリン酸化を受けたTrkにPTBドメインを介して結合し，Trkによってチロシン残基のリン酸化を受ける。このShcのリン酸化は，SH2ドメインをもつアダプタータンパク質であるGrb2の結合を引き起こす。Grb2は低分子量GTPアーゼであるRasのグアニンヌクレオチド交換因子（GEF）であるSosと結合する（BOX 3-3）。RasはGαのように脂質修飾を受けているため，通常は膜に結合している。それゆえ，Trkの活性化はSosを細胞膜に動員し，Rasに結合しているGDPのGTPへの変換を触媒する。GTP結合型のRasはRafと呼ばれる下流のエフェクターに結合する。このRafはセリン/トレオニンキナーゼであり，別のセリン/トレオニンキナーゼであるMekをリン酸化して活性化させる。活性化されたMekは3つ目のセリン/トレオニンキナーゼであるErkをリン酸化して活性化させる。活性化されたErkは多くの**転写因子**（transcription factor；標的遺伝子の転写を活性化または抑制するDNA結合タンパク質）をリン酸化して活性化させる。これが特定の遺伝子の転写につながり，発生におけるニューロトロフィンの主要な2つの機能，すなわち細胞の生存と分化が引き起こされる。

ErkはMAPキナーゼ（mitogen-activated protein kinase）とも呼

（つづく）

BOX 3-4　シグナル伝達と受容体型チロシンキナーゼ　（つづき）

ばれ，MAPキナーゼをリン酸化するMekはMAPキナーゼキナーゼである。RafはMAPキナーゼキナーゼキナーゼである。Raf-Mek-ErkキナーゼカスケードはしばしばMAPキナーゼカスケード（mitogen-activated protein kinase cascade）と呼ばれ，Rasやその他の多くのシグナル分子の下流で働いている。Ras-MAPキナーゼカスケードは上述した細胞の生存や分化，そして細胞の運命決定（5.17節），細胞増殖を含む多くの機能を果たしている。活動依存的な転写にも使われる（3.23節）。

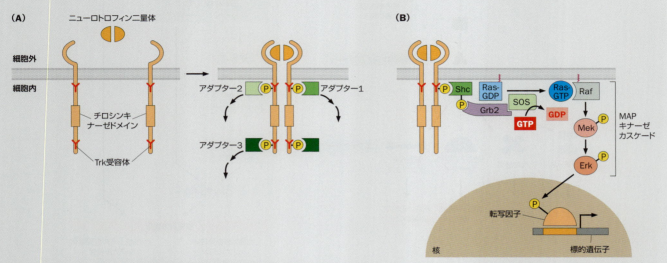

図3-39　ニューロトロフィン受容体：受容体型チロシンキナーゼ（RTK）シグナル伝達の一例　(A)ニューロトロフィンが存在しない状態ではTrk受容体は単量体として存在しており，チロシン残基(Y)はリン酸化されていない。二量体のニューロトロフィンの結合により，2つのTrk受容体が近接し，一方のチロシンキナーゼドメインが他方のチロシン残基を相互にリン酸化する。チロシンのリン酸化により特定のアダプタータンパク質の結合が引き起こされ，それぞれのアダプタータンパク質が下流のシグナル伝達経路を活性化させる。異なるアダプタータンパク質が（アダプター1とアダプター2のように）同じリン酸化チロシンに結合しうる。(B)アダプター経路の詳細。Shcは膜近傍のリン酸化チロシンに結合し，Shcのチロシンリン酸化が引き起こされる。これにより，Grb2-Sos複合体の結合が誘導される。Sosはグアニンヌクレオチド交換因子（GEF）として機能し，Ras-GDPをRas-GTPに変換する（赤いジグザグの線はRasの脂質修飾を表す）。Ras-GTPはRafに結合し，RafはMekをリン酸化して活性化させる。活性化されたMekはErkをリン酸化して活性化させる。活性化されたErkは直接または間接的に多くの転写因子をリン酸化し，それにより標的遺伝子の転写を活性化あるいは抑制する。Raf，Mek，Erk（MAPキナーゼとも呼ばれる）はMAPキナーゼカスケードを構成する。

3.23　シナプス後部の脱分極は新たな遺伝子発現を誘導しうる

神経伝達物質は，ミリ秒（イオンチャネル型受容体を介する場合），あるいは数十ミリ秒から数秒（代謝調節型受容体を介する場合）の単位でシナプス後細胞の膜電位と興奮性を変化させるだけでなく，新しい遺伝子の発現を誘導することで生理的条件下のシナプス後細胞に長期（数時間から数日）の変化も誘導しうる。例えば***Fos***はイオンチャネル型のnAChRによりニコチン投与後5分以内に発現が誘導される（図3-40）。*Fos*は転写因子をコードしており，一過性に活性化されると多くの下流の標的遺伝子の発現を変化させる。

*Fos*は**最初期遺伝子**（immediate early gene）と呼ばれる一群の遺伝子の原型であり，この遺伝子群の転写は，タンパク質合成阻害薬の存在下でも，細胞外からの刺激により急速に誘導される。このことは最初期遺伝子を活性化させるのに新規のタンパク質合成は必要ないことを意味している。神経細胞では，シナプス前部からの神経伝達物質の放出に対して起きるシナプス後細胞の活動によって，最初期遺伝子の発現が誘導される。*Fos*や*Egr1*といった最初期遺伝子は転写因子をコードしており，他の遺伝子の発現を制御する。細胞間情報伝達のより直接的な制御因子をコードする最初期遺伝子もある。その中の**脳由来神経**

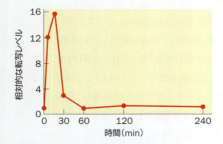

図3-40　ニコチン性アセチルコリン受容体の活性化は最初期遺伝子*Fos*の転写を誘導する　培養神経細胞株に時間0でニコチンを投与して，新たに合成された*Fos* RNAを定量すると，急速で一過性の*Fos*の転写が誘導されることがわかる。（Greenberg ME, Ziff EB, Greene LA [1986] *Science* 234:80–83よりAAASの許諾を得て掲載）

栄養因子(brain-derived neurotrophic factor：BDNF)は分泌型のニューロトロフィンであり，標的細胞の形態や生理機能を制御する(BOX 3-4)。**Arc**(activity regulated cytoskeleton-associated protein)はシナプス後肥厚に存在する細胞骨格タンパク質であり，グルタミン酸受容体の細胞内輸送を制御してシナプス可塑性に関与する。後の章で述べるように，**活動依存的な転写**(activity-dependent transcription；神経活動により制御される遺伝子発現)は，発生過程のシナプスや神経回路の成熟，ならびに成熟後の経験によるそれらの調節に主要な役割を果たしている。最初期遺伝子の発現は神経活動によって急速に誘導されるため，特定の経験や行動エピソードによって脳内で活性化された神経細胞を同定する手段としても広く用いられている(BOX 13-3)。

神経伝達物質の受容と転写とを結ぶ多くのシグナル伝達経路が同定されてきた。細胞内Ca^{2+}濃度($[Ca^{2+}]_i$)の上昇が多くの場合鍵となる。$[Ca^{2+}]_i$が上昇する過程にはいくつかある。すなわち，樹状突起棘のシナプス後肥厚に存在するNMDA受容体を通ってCa^{2+}が細胞外から流入する場合(図3-24)，樹状突起幹や細胞体に豊富に存在する電位依存性Ca^{2+}チャネルから流入する場合，小胞体膜上のIP_3受容体(図3-34)や類似の**リアノジン受容体**(ryanodine receptor)を介する場合である。リアノジン受容体はIP_3により活性化されるのではなく，$[Ca^{2+}]_i$の上昇により活性化され，したがってCa^{2+}シグナルを増幅させる(リアノジンは植物由来の，この小胞体に存在するCa^{2+}チャネルの作動薬である)。遊離Ca^{2+}は通常，細胞質への流入部から遠くまでは拡散しないが，CaMを代表例とするさまざまなCa^{2+}結合タンパク質と相互作用することができ(図3-34)，核へと伝わるシグナルを開始させる機能をもつ(**図3-41**)。例えばCa^{2+}/CaMはシナプス後肥厚に豊富に含まれるCaMK IIや核に多く存在するCaMK IVを含むいくつかのCaMKを活性化させる。CaMK IIの一種であるγCaMK IIは，Ca^{2+}/CaMを電位依存性Ca^{2+}チャネル近傍の細胞膜から核へと輸送し，CaMK IVのような核内のエフェクターを活性化できるようにする機能をもつことが近年明らかにされた。さらにCa^{2+}/CaMはアデニル酸シクラーゼの数種類のサブタイプを活性化させ，cAMPの産生とPKAの活性化を引き起こす。Ras-MAPキナーゼカスケード(BOX 3-4)もまた，Ca^{2+}/CaMにより活性化されうるシグナル伝達経路の1つである。

1つの例として，これらの経路がどのようにして**CRE結合タンパク質**(CRE-binding protein：CREB)と呼ばれる転写因子の活性化につながるかを考える。CREBはもともと，神経ペプチドである**ソマトスタチン**(somatostatin)をコードする遺伝子のプロモーター領

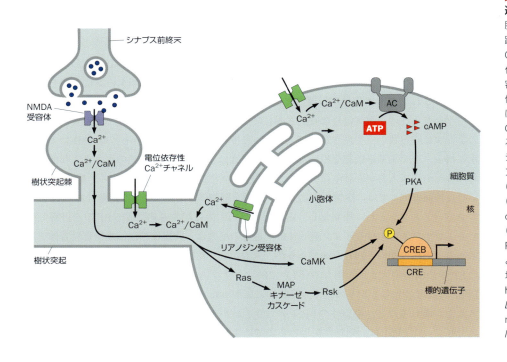

図3-41　シナプスから核へのシグナル伝達経路　シナプス後部と細胞体樹状突起の細胞膜から核へのCa^{2+}依存的なシグナル伝達経路を示している。この経路では転写因子であるCRE結合タンパク質(CREB)のリン酸化と活性化が引き起こされる。樹状突起棘のNMDA受容体や細胞体樹状突起の細胞膜に存在する電位依存性Ca^{2+}チャネルからのCa^{2+}流入，あるいはリアノジン受容体を介した小胞体からのCa^{2+}放出により，細胞内のCa^{2+}濃度が上昇する。Ca^{2+}はその結合タンパク質であるカルモジュリン(CaM)とともにCa^{2+}/カルモジュリン依存性プロテインキナーゼ(CaMK)を，(Ras-MAPキナーゼ経路を介して)Rskを，(Ca^{2+}依存性アデニル酸シクラーゼ[AC]とcAMPの産生を介して)プロテインキナーゼA(PKA)をそれぞれ活性化させる。CaMK，Rsk，PKAはすべてCREBをリン酸化しうる。それにより，cAMP応答配列(CRE)をプロモーター領域にもつ標的遺伝子の転写が誘導される。(Cohen S, Greenberg ME [2008] *Annu Rev Cell Dev Biol* 24:183–209；Deisseroth K, Mermelstein PG, Xia H et al. [2003] *Curr Opin Neurobiol* 13:354–365による)

域中のDNA配列，**cAMP応答配列**(cAMP-responsive element：CRE)に結合するタンパク質として同定された。このDNA配列はソマトスタチンの転写がcAMPによる制御を受ける原因となる配列である。その後CREは*Fos*を含む多くの最初期遺伝子のプロモーター中にも発見された。転写因子としてのCREBの活性化には，133番目のセリン残基のリン酸化が必須である。生化学的な実験により，セリン133はPKAやCaMKⅡ，そしてRsk(ribosomal protein S6 kinase)と呼ばれるプロテインキナーゼを含む数種類のキナーゼによってリン酸化されることが知られている。RskはMAPキナーゼのリン酸化により活性化される。これらすべてのキナーゼはCa^{2+}により活性化されるが(図3-41)，それぞれの経路には特性がある。例えば，CaMK依存性の経路は，より速効性があり，神経細胞の一過性の脱分極が起きてから数分以内にCREBのリン酸化がピークとなる。一方MAPキナーゼ経路は，神経細胞の脱分極が起きてから60分以上かけて徐々にCREBのリン酸化を増加させる。

　さまざまな最初期遺伝子のプロモーター領域に結合するCREB以外のCa^{2+}応答性転写因子も知られている。このように神経活動は核へとつながる多くの経路を有しており，シナプス後細胞の転写プログラムを変化させる。さらに，神経活動とCa^{2+}はまた，DNAのメチル化やクロマチンの構成タンパク質であるヒストンの翻訳後修飾(例えば，メチル化，脱メチル化，アセチル化，脱アセチル化)を制御する酵素を介してクロマチン構造も変化させうる。これらの**エピジェネティックな修飾**(epigenetic modification)もまた，クロマチン構造と特定の転写因子のプロモーターへの到達しやすさを制御することで，遺伝子発現のパターンを変化させる。第11章で述べるように，シナプスから核へのシグナル伝達経路に含まれる多くの構成タンパク質の変異はヒトの脳疾患を引き起こすことが知られている。このことは活動依存的な転写が正常な脳機能に重要であることを示している。

3.24　樹状突起は精巧な統合装置である

　遺伝子発現の制御は別にして，シナプス伝達の主要な機能はシナプス後細胞の発火パターンを制御することである。これにより，ある神経細胞から神経回路内のつぎの神経細胞へと情報を伝播させることができる。第2章とこの章で神経細胞間の情報伝達について学んだことのまとめとして，最後の2つの節ではシナプスへの入力がシナプス後細胞中でどのように統合されて発火パターンを生み出し，神経情報伝達を完了させるのかをみていく(図1-18)。この節では興奮性の入力について述べることからはじめる。

　神経細胞に対する興奮性の入力のほとんどは，樹状突起上における一過性のコンダクタンスの変化(例えば，イオンチャネル型グルタミン酸受容体の開口)を介して行われ，これによりEPSCが発生し，続いてEPSPが誘発される(図3-23)。発火パターンに影響を与えるには，これらの電気信号が伝導して軸索初節の脱分極に寄与しなければならない。2.8節で学んだように，電気信号は時間とともに変化し，距離が離れるに従って減衰する。そのようすは時定数(τ)や長さ定数(λ)といった神経線維の受動的(ケーブル)特性により規定される。モデル神経細胞を用いた理論的な研究により，樹状突起上のさまざまな部位におけるシナプス入力が細胞体に引き起こすEPSPの大きさが計算されている。<u>図3-42</u>Aに示した神経モデルでは，複雑な樹状突起の形態を細胞体からさまざまな距離にある10個のコンパートメントとして簡略化し，樹状突起への入力に対する細胞体のEPSPを計算している。シナプスにおけるイオン透過性の一過性の増大は，興奮性神経伝達物質受容体チャネルの一過性の開口と同じ意味であるが，入力があった樹状突起上の位置によって細胞体のEPSPの波形や大きさが異なる(図3-42B)。シナプス入力の位置が遠ければ，細胞体のEPSPの波形の立ち上がりは遅く，時間的に広がったブロードな形になる。さらにシナプス入力が離れるほど，細胞体のEPSPの大きさは小さくなる。これは，より離れたシナプスで起こったEPSPは，細胞体に伝わるまでにより長い距離を伝わる必要があるため，よ

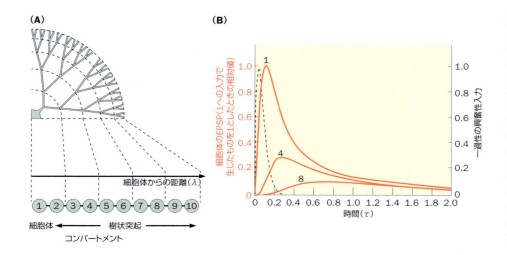

図3-42　モデル神経細胞において樹状突起への入力により誘発される細胞体の興奮性シナプス後電位（EPSP）　(A) 数理モデルをつくるため，神経細胞の細胞体と樹状突起は10個のコンパートメントとして簡略化されている。コンパートメント1は細胞体を示している。コンパートメント2～10は樹状突起で，細胞体からの距離が離れるほど数字が大きくなり，数字の単位は長さ定数（λ）である。破線はコンパートメント2つ分を示している。(B) 大きさや波形が同一の一過性の興奮性入力（破線；右側の縦軸）がコンパートメント1，4，8に加えられると，それぞれ形状の異なるEPSPが細胞体でみられる。細胞体（コンパートメント1）への入力で生じた細胞体のEPSPは最も大きく，立ち上がりと減衰が最も速い。コンパートメント8への入力で生じた細胞体のEPSPは最も小さく，立ち上がりと減衰が遅くなっている。コンパートメント4への入力で生じた細胞体のEPSPは中間のサイズと時間経過をとる。時間は時定数（τ）の単位で示している。（Rall W [1967] *J Neurophysiol* 30:1138–1168より）

り大幅に減衰するからである。このモデル神経細胞では，コンパートメント4あるいは8に入力があった場合の細胞体のEPSPの大きさは，同じ入力が細胞体に与えられた場合の29%あるいは10%である（図3-42B）。

　哺乳類の中枢神経系の神経細胞は平均して数千の興奮性入力を樹状突起上に受けている。1つのシナプスに対する一度のEPSPは，軸索初節に到達するときには小さくなっているため，通常それだけでは閾値を超える脱分極を誘発するには不十分である。実際，シナプス後細胞は常に多くの興奮性入力を統合して，活動電位を発生させている。このような統合には2種類ある。**空間的統合**（spatial integration）では，異なる領域でほとんど同時に活性化されたシナプスの興奮性シナプス後電流が，細胞体へと収斂する間に合算され，大きなEPSPが発生する（図3-43A）。**時間的統合**（temporal integration）では，特定の時間内に活性化されたシナプス（同じシナプスの連続的な活性化も含む）のシナプス後電流が合算され，大きなEPSPが発生する（図3-43B）。

　図3-42のモデル神経細胞でみたように，近位シナプスからの入力は減衰の度合いがより小さいため，より大きく神経の興奮に寄与する。いくつかの哺乳類の神経細胞では，このような距離による減衰を代償するためにシナプスが強化されている。遠位のシナプスからの入力はまた，時間的統合に対して寄与する時間が長いことは重要な点である（図3-43B）。興奮性の入力特性だけからみても，典型的な哺乳類の中枢神経細胞が複雑な形態をもち多量の興奮性の入力を受けることから，その樹状突起が精巧な統合装置として機能していることが理解できる。神経細胞は時々刻々と入ってくるアナログ信号を統合して活動電位を

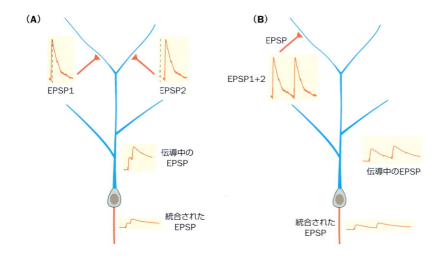

図3-43　シナプス入力の時間的，空間的統合の模式図　(A) 空間的統合。わずかな時間差で生じた（興奮性シナプス後電位〔EPSP〕のトレースの垂直の破線は同時刻を示す），2本の枝分かれした樹状突起分岐からのEPSPが収斂して合算され，それぞれが単独で生じた場合よりも大きな脱分極を軸索初節に生じさせる（1番目と2番目のピークの高さを比較せよ）。(B) 時間的統合。同じシナプスに生じた2つの別個のEPSP（左上）が，遠位樹状突起から細胞体に向かって伝わる間に電気信号の時間的拡散（図3-42B）により徐々に統合される。軸索初節では，統合されたEPSP（2番目のピーク）は単独のEPSP（最初のピーク）に比べて大きくなる。

発生するか否かというデジタル信号に変換している。

これまで学んできた神経細胞膜の受動的特性は，シナプスへの入力がどのようにシナプス後細胞の活動電位の発生に寄与するかを理解するための基礎となるが，一方で近年の研究により樹状突起の統合はより複雑で精密なものであることがわかってきた。電位依存性のNa^+，Ca^{2+}，K^+チャネルは多くの哺乳類中枢神経細胞の樹状突起に存在しており，樹状突起膜の能動的特性（コンダクタンスの電位依存的な変化）に寄与している。例えば電位依存性のNa^+チャネルあるいはCa^{2+}チャネルがEPSPによって開口すると，樹状突起はより脱分極し，EPSPシグナルを増幅させる。樹状突起分岐の近傍のシナプスを同時に活性化させると，樹状突起の活動電位が発生しうる。これは第2章で学んだ活動電位と概念的には類似した機構により樹状突起を伝播する。これらの樹状突起の活動電位は細胞体まで伝播するとは限らない（軸索に比べて樹状突起では電位依存性チャネルの密度が低いため）が，それでもシナプス入力を増幅し，受動的減衰に比べて膜電位変化の減弱が少なくなり，より遠くまで伝播できる。最後に，軸索初節で発生した活動電位の逆行性伝播が，樹状突起に電位依存性チャネルをもつ神経細胞では起こりうる。この逆行性伝播は興味深い機構でEPSPと相互作用することがある。

1つの例として，脳切片を作製し，大脳皮質錐体細胞の細胞体と尖端樹状突起の両方から二重パッチクランプ法により記録した実験をみてみよう（図3-44A）。この細胞に入力する軸索を刺激するとシナプス電位が発生するが，その電位は細胞体では大きく減弱しており，活動電位を発生させる閾値以下である（図3-44B）。しかし，軸索を刺激する5 ms前に電流を注入して活動電位を誘発しておくと，逆行性伝播が樹状突起のシナプス電位とあわさって樹状突起の活動電位発生の閾値を超え，それによりシナプス電位は大きく増幅される。これにより，さらに2つの活動電位が発生し，標的の神経細胞に伝えられる（図3-44C）。生理的条件下で錐体細胞が近位樹状突起への入力に反応して活動電位を発生させた状態を想定しよう。この近位樹状突起への入力とほぼ同時に遠位樹状突起への入力があれば，上記の統合機構により，それぞれ単独では発生しないような群発性の活動電位が発生し，これら2つの同時入力が増幅される。

多くの哺乳類の中枢神経細胞は能動的な特性をもっていることが明らかになっているが，その特性は神経細胞ごとに，あるいは同じ神経細胞でも領域ごとに異なっている。これは電位依存性チャネルの分布や密度が異なっているからである。これらの能動的特性を考えた場合にはシナプス電位がどのように統合されるかはあまりわかっておらず，現在も

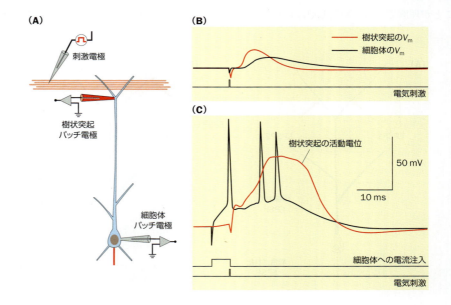

図3-44　シナプス入力と逆行性伝播する活動電位との相互作用　(A)実験系。パッチ電極により，脳切片中の大脳皮質錐体細胞の尖端樹状突起（赤色の電極）および細胞体（灰色の電極）からどちらもホールセルモードで記録をとった。刺激電極によりこの細胞に入力している軸索に電気刺激を与えた。**(B)**電気刺激（最下段のトレース）により，樹状突起のパッチ電極から計測される樹状突起の興奮性シナプス後電位（EPSP）と，細胞体のパッチ電極により計測される減弱した細胞体のEPSPが誘発される。細胞体のEPSPは活動電位の発生する閾値以下である。**(C)**電気刺激の前に細胞体に与えた5 msの脱分極電流パルスにより活動電位（最初の黒スパイク）が発生する。この活動電位は樹状突起を逆行性に伝播し，電気刺激によって生じた樹状突起のEPSPと統合され，樹状突起に活動電位を発生させるための閾値を超える（赤色のトレース）。樹状突起の活動電位が細胞体に伝わり，2つの活動電位がつけ加わる（2番目と3番目の黒スパイク）。このように，逆行性の活動電位は樹状突起のEPSPとあわさって，さらなる活動電位を発生させる。(Larkum ME, Zhu JJ, Sakmann B [1999] *Nature* 398:338–341よりMacmillan Publishersの許諾を得て掲載）

活発な研究が続いている。

3.25 シナプスはシナプス後細胞上の特定の領域に戦略的に配置されている

神経細胞は，前の節で述べたような興奮性の入力だけでなく，抑制性ニューロンや調節性ニューロンからも入力を受けている。これらの入力がどのようにシナプス後細胞の出力に影響するかは，これらのシナプスがシナプス後細胞のどの部位に入力するかに依存している。

一般的には，ほとんどの興奮性のシナプスは樹状突起全体にわたって存在する樹状突起棘上に形成される(図3-45)。あるシナプス後細胞に入力するシナプス前終末は多くの異なる神経細胞に由来するが，個々の樹状突起棘は典型的には単一の興奮性シナプス前終末から入力を受ける。樹状突起棘の頸部が細いため，それぞれのシナプスは化学的そして電気的に区切られており，近傍のシナプスから独立して調節されるようになっている。これらの独立性の高いコンパートメントのため，神経細胞は異なる神経細胞からのシナプスの入力強度の情報を符号化できるのである。それゆえ，神経細胞は経験に応じて，異なる神経細胞との結合の強さを独立に制御することができる。この特性は第10章で詳しく述べるように，記憶に必須の働きをしている。

ほとんどが樹状突起棘上に形成される興奮性シナプスとは対照的に，抑制性のシナプスは樹状突起幹，樹状突起棘，細胞体，軸索初節といった領域の膜上に広く形成される。それゆえ，抑制性のシナプスはEPSPの効果に対抗すため，その通り道となる戦略的に重要な位置にIPSPを発生させることができる(図3-29)。大脳皮質の典型的な錐体細胞を用いて，3つのタイプのGABA作動性神経細胞から入力される抑制性シナプスを説明しよう(図3-46A)。**マルティノッティ細胞**(Martinotti cell)はそのシナプス前終末を錐体細胞の遠位樹状突起に入力しており，それゆえ特定の樹状突起分岐におけるシナプス電位の統合に影響を与える。例えば，マルティノッティ細胞の活性化は前の節で述べた樹状突起活動電位

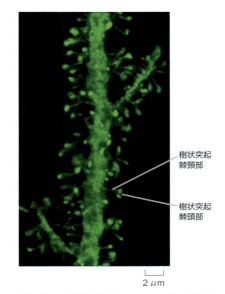

図3-45　樹状突起棘　ヒトの大脳皮質錐体細胞の細胞体から約100 μm離れた樹状突起領域。長い頸部をもつ樹状突起棘が示されている。細胞内に蛍光色素を注入して可視化した画像。(Yuste, Rafael. Dendritic Spines, Cover Image, ©2010 Massachusetts Institute of Technology, by permission of The MIT Press)

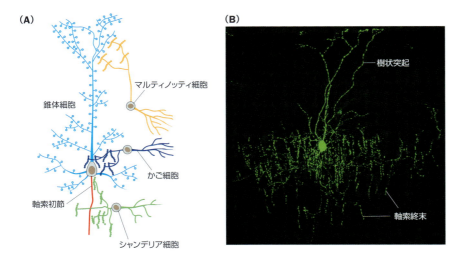

図3-46　大脳皮質錐体細胞への抑制性の入力　(A)3種類のタイプの異なるGABA作動性抑制性神経細胞から錐体細胞へ入力するシナプス前終末(一連のビーズで示されている)の模式図。錐体細胞の樹状突起は水色，軸索は赤色で示している。マルティノッティ細胞(黄色)，かご細胞(青色)，シャンデリア細胞(緑色)は，それぞれ遠位樹状突起，細胞体と近位樹状突起，軸索初節にシナプスを形成している。他の錐体細胞は示していない。(B)マウス大脳皮質のシャンデリア細胞。旧式のシャンデリアのロウソクのようにみえる多数のシナプス前終末が錐体細胞の軸索初節を取り囲んでいる。それゆえ，個々のシャンデリア細胞は多くの錐体細胞の発火を調節する。(B：Z. Josh Huangの厚意による。Taniguchi H, Lu J, Huang ZJ [2013] *Science* 339:70–74も参照)

の発生や伝播を阻害しうる。**かご細胞**(basket cell)はシナプス前終末を錐体細胞の細胞体周辺に入力しており，すべての樹状突起分岐からのシナプス入力の全体的な統合に影響を与える。**シャンデリア細胞**(chandelier cell)はシナプス前終末を多くの錐体細胞の軸索初節に特異的に入力しており(図3-46B)，そのためこの細胞からの錐体細胞への入力は活動電位の発生に最も直接的な影響を与える。

シナプス後細胞は3.21節で述べたようにシナプス前終末に入力を受けることもありうる。この場合，入力は活動電位の発生率を制御するのではなく，むしろシナプス後細胞における活動電位が神経伝達物質放出を引き起こす効率を制御している。このような場合のシナプス前細胞はほとんどの場合，神経伝達物質としてアセチルコリン，ドパミン，セロトニン，ノルアドレナリンを放出する調節性ニューロンである。ある種のGABA作動性神経細胞もまた，標的細胞のシナプス前終末に効果を及ぼす(図3-37)。

まとめると，個々の神経細胞は複雑で高度に組織化された統合装置である。個々の神経細胞は多数のシナプス前細胞からの入力を，その複雑な樹状突起や細胞体，軸索初節，そしてシナプス前終末に受けている(図3-47)。興奮性，抑制性，調節性の入力が相互作用して神経細胞の出力パターンを形成する。そして活動電位の発火頻度，タイミング，活動電位に誘発される神経伝達物質の放出確率により，シナプス後部の標的細胞へと情報を伝える。いくつかの神経細胞は電気シナプス(**BOX 3-5**)を介して入力を受ける(また出力する)。より高次のレベルでは，個々の神経細胞は感覚の受容から行動制御にわたるさまざまな情報処理機能を果たす神経回路の一部である。ここまで，神経情報伝達の基本的な概念と原理を学んできたが，続く章では，それらを興味深い神経生物学の問題に適用していく。

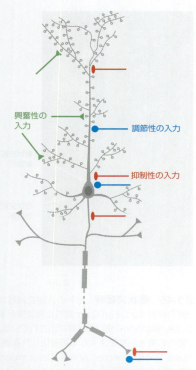

図3-47　シナプス入力の細胞内分布　典型的な哺乳類の神経細胞では，興奮性の入力のほとんどを樹状突起棘(樹状突起棘のない神経細胞の場合は樹状突起)に受けている。抑制性の入力は樹状突起棘，樹状突起幹，細胞体，軸索初節，シナプス前終末に入力している。調節性の入力は樹状突起，細胞体，シナプス前終末に入力している。

まとめ

神経細胞は電気シナプスや化学シナプスにより互いに連絡している。電気シナプスはギャップ結合チャネルを介して神経細胞間での素早い双方向性の電気信号伝達を可能にする。化学シナプスほど一般的ではないが，無脊椎動物と脊椎動物の両方において，例えば素早い情報の伝播や同期が必要な神経回路で広く用いられている。化学シナプスは一方向性である。シナプス前細胞の電気信号はシナプス後細胞や筋細胞に神経伝達物質という化学物質の放出により伝えられる。

シナプス前終末では神経伝達物質の放出はシナプス小胞がシナプス前膜と融合することにより引き起こされる。活動電位によりシナプス前終末が脱分極すると，活性帯に存在する電位依存性Ca^{2+}チャネルが開口する。流入したCa^{2+}はシナプス小胞に結合したCa^{2+}センサーであるシナプトタグミンに作用し，部分会合の状態で止められていたSNARE複合体の形成が引き起こされる。完全に会合したSNARE複合体は，シナプス小胞膜上の1つのv-SNAREとシナプス前膜上の2つのt-SNAREからなっている。SNARE複合体はこれらの膜の融合を引き起こしてシナプス小胞からシナプス間隙へ神経伝達物質を放出させる。余剰の神経伝達物質分子は急速に分解されるか，再取り込み機構によりリサイクルされる。神経伝達物質の放出後，シナプス小胞は急速にリサイクルされてふたたび神経伝達物質を充填されることで，つぎの活動電位により引き起こされる連続的なシナプス伝達が可能になる。

あらゆる動物の神経系は共通の神経伝達物質を用いている。脊椎動物の中枢神経系ではグルタミン酸が主要な興奮性神経伝達物質であり，GABAやグリシンがおもな抑制性神経伝達物質である。アセチルコリンは脊椎動物の神経筋接合部(そしてある種の中枢神経細胞)の興奮性神経伝達物質であるが，中枢神経系の調節性神経伝達物質としても働く。そ

BOX 3-5　電気シナプス

　神経細胞間の情報伝達の主要な形式は化学シナプスであるが，電気シナプスもまた脊椎動物および無脊椎動物のどちらにもみられる。電気シナプスの形態学的な実体は**ギャップ結合**（gap junction）である。ギャップ結合は通常，数百の密集したチャネルからなり，2つの細胞の細胞膜が近接した構造をもち（図1-14B），そのためイオンや小分子が2つの細胞間を行き来することができる。哺乳類の神経細胞では，電気シナプスは通常，2つの細胞の細胞体や樹状突起の間で形成される。

　脊椎動物ではギャップ結合はおもに**コネキシン**（connexin）というタンパク質ファミリーにより形成されている。哺乳類ゲノム中にはコネキシンファミリーをコードする約20の遺伝子がある。個々のギャップ結合チャネルは，2つの細胞の細胞膜にそれぞれ6つのコネキシンサブユニットからなるチャネルの半分（ヘミチャネル）が形成され，それが2つあわさって12のサブユニットを含むチャネルとなっている。それぞれのコネキシンサブユニットには4つの膜貫通ドメインと膜に埋まったN末端ドメインが含まれている。コネキシン-26の結晶構造（図3-48）からわかるように，ヘミチャネルの細胞外ループ間の広範囲な相互作用により，対向した2つの細胞膜が4 nm以下の距離まで近接し，2つのヘミチャネルが結合して直径が1.4 nmのポアを形成する。無脊椎動物のギャップ結合は**イネキシン**（innexin；invertabrate connexinの意味）と呼ばれる異なるファミリーのタンパク質から形成されている。パンネキシン（pannexin）と呼ばれる第3のファミリータンパク質が，脊椎動物と無脊椎動物の両方でギャップ結合の形成に寄与している可能性がある。

　電気シナプスはいくつかの重要な点で化学シナプスとは異なっている。第1に，化学シナプスはシナプス前終末の脱分極からシナプス後細胞のシナプス電位発生までのシグナル伝達の間にミリ秒単位で遅延が生じる。電気シナプスにおける電気信号伝達には実質的な遅延はない。第2に，化学シナプスは脱分極信号のみ（活動電位を発生する神経細胞の場合は，閾値を超える脱分極信号のみ）を伝えるが，電気シナプスは脱分極信号も過分極信号も伝える。第3に，化学シナプスは一方向性である（シナプス前細胞の膜電位変化はシナプス後細胞の膜電位変化を引き起こすが逆は起こらない）のに対し，電気シナプスでは電気信号はどちらの向きにも伝わる。しかし，これには例外もあり，ある種の電気シナプスではある方向への伝達のほうが逆方向への伝達に比べて起こりやすい。このようなシナプスは整流電気シナプス（rectifying electrical synapse）と呼ばれる。最後に，多くの電気シナプスはペプチドやセカンドメッセンジャーといった小分子を通過させる。実際，低分子量の色素は1つの細胞から別の細胞へと拡散していく。**ダイカップリング**（dye-coupling）と呼ばれるこの現象は，2つの細胞間にギャップ結合が存在することを示す証拠として用いられている。電気シナプスのコンダクタンスは，膜電位やトランスジャンクショナル電位（電気シナプスを介した細胞間の膜電位の差），そしてリン酸化やpH，Ca^{2+}濃度といった化学因子によって調節されうる。

　上で述べたような電気シナプスの特性は脊椎動物および無脊椎動物の多くの神経回路で利用されている。電気シナプスは，例えば，物体の動きを処理する脊椎動物の網膜（ここでは活動電位を発生させない神経細胞間でアナログ信号を伝達する）や，捕食者からの逃避回路のような素早い伝達が必要な回路でみられる。実際，電気シナプスは1950年代にザリガニの逃避回路の巨大軸索と運動ニューロンの間で最初に発見された。電気シナプスのもう1つの有用性は，電気的に共役した神経細胞（つまり電気シナプスを形成している神経細胞）間での同期した発火を促すことである。1つの例として，以下では哺乳類の大脳皮質の電気シナプスをみてみたい。

　ホールセルパッチ記録法（詳細についてはBOX 13-2，13.21節を参照）により，大脳切片の2つの急速発火（FS）抑制性神経細胞（図3-46Aのかご細胞におおむね対応する）から同時に記録をとっている際に，一方の細胞に電流を注入すると両方の細胞で，ほとんど同時に膜電位が変化した。また注入する電流の向きにより脱分極も過分極も引き起こされた（図3-49A）ことから，これら2つの細胞は電気シナプスを形成していることが示された。多くの種類の細胞からペアで記録したところ，電気シナプスは細胞種特異的に形成されることが示された。例えば，低閾値発火（LTS）抑制性神経細胞（図3-46Aのマルティノッティ細胞におおむね対応する）も高い確率で互いに電気

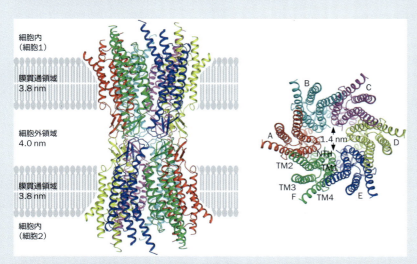

図3-48　ギャップ結合チャネルの構造　3.5Åの解像度で決定されたコネキシン-26の結晶構造。左：側面からみた構造。個々のヘミチャネルは異なる色で示されている6つのサブユニットからなる。それぞれのサブユニットは4本の膜貫通ヘリックスと膜に埋まった1本のN末端ヘリックス（NTH）をもつ。右：上面からみた構造。サブユニットFの膜貫通ヘリックス（TM1～4）とNTHにラベルを付してある。直径1.4 nm以下の分子は中央のポアを通って2つの細胞間を行き来できる。（Maeda S, Nakagawa S, Suga M et al. [2009] *Nature* 458:597–602よりMacmillan Publishersの許諾を得て掲載）

（つづく）

BOX 3-5　電気シナプス　（つづき）

シナプスを形成しているが，これらの細胞はFS神経細胞とはほとんど電気シナプスを形成しない。正規発火（RS）神経細胞として同定される興奮性の錐体細胞は，自身ともFS細胞ともLTS神経細胞とも電気シナプスを形成しない（図3-49B）。さらに電気的に共役した2つのFS細胞の一方に閾値以下の脱分極電流を注入した場合は，活動電位は発生しない。しかし，両方のFS細胞に同じ閾値以下の脱分極電流を注入すると，同期した活動電位が誘発された（図3-49C）。このことから，FS細胞のネットワークは同期した活動の検出器であり，またFS細胞の同期した発火により皮質活動の同期性がさらに強められると考えられた。その後の研究により，FS細胞とLTS細胞に加えて，他の特定のタイプの抑制性神経細胞も細胞種特異的な電気シナプスネットワークを形成し，大脳皮質で電気活動を同期させる基盤となっていることが明らかにされた。

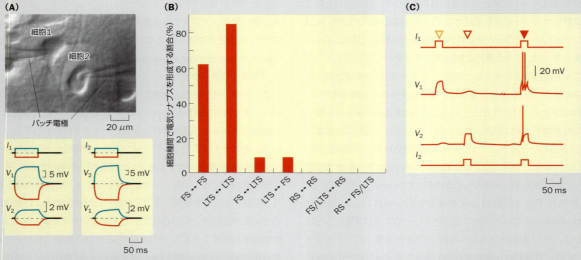

図3-49　ラット大脳皮質における抑制性神経細胞間の電気シナプス　(A)上：微分干渉顕微鏡を用いて撮影したラット大脳切片。2つの細胞と2本の電極が写っている。左下：正（青色）あるいは負（赤色）の電流（I_1）を細胞1に注入したとき，細胞1の膜電位はそれぞれ脱分極あるいは過分極する（V_1の上側と下側のトレース）。同時に細胞2も脱分極あるいは過分極する（V_2の上側と下側のトレース）。ギャップ結合を介するために振幅は減弱し，細胞2の膜容量をチャージするため立ち上がりに時間がかかっていることに注意。右下：正あるいは負の電流（I_2）を細胞2に注入したときも，同様に両方の細胞に脱分極と過分極が発生する。このことから，これらの2つの細胞が電気シナプスを形成していることがわかる。(B)(A)のペア記録により定量された，細胞種間で電気シナプスを形成する割合。細胞は発火パターンによって急速発火（FS）型，低閾値発火（LTS）型，正規発火（RS）型に分類されている。これらはかご細胞，マルティノッティ細胞，錐体細胞にそれぞれおおむね対応する。(C)最上段と最下段のトレースは細胞1（最上段）と細胞2（最下段）に注入された小さな脱分極電流を示している。1つの細胞にのみ電流を注入した場合（中空の矢じり），どちらの細胞にも発火はみられない。同じ大きさの電流を両方の細胞に同時に注入した場合（赤い矢じり），両方の細胞に活動電位が発生する。（Galarreta M, Hestrin S [1999] *Nature* 402:72–75よりMacmillan Publishersの許諾を得て掲載。Gibson JR, Beierlein M, Connors BW [1999] *Nature* 402:75–79も参照）

の他の調節性神経伝達物質にはドパミン，セロトニン，ノルアドレナリン，神経ペプチドが含まれる。神経伝達物質の特異的な機能はシナプス後細胞の受容体の特性によって決定される。

　神経伝達物質受容体はイオンチャネル型か代謝調節型かのどちらかである。イオンチャネル型受容体は神経伝達物質の結合によって開口するチャネルであり，シナプス前部に活動電位が到達してから数ミリ秒以内にシナプス電位を発生させる。イオンチャネル型のアセチルコリン受容体とグルタミン酸受容体は逆転電位が0 mV付近にある非選択的陽イオンチャネルであり，神経伝達物質の結合により，これらの受容体は興奮性シナプス後電位（EPSP）という脱分極を発生させる。NMDA受容体チャネルの開口は，シナプス前部からのグルタミン酸の放出とシナプス後細胞の脱分極状態の両方に依存しており，同時性検出器として機能する。イオンチャネル型のGABA受容体とグリシン受容体は静止電位付近か

それ以下の逆転電位をもつCl^-チャネルである。このチャネルが開口すると通常はCl^-の流入を引き起こし，EPSPを相殺して活動電位を発生する閾値に到達しないようにし，シナプス後細胞を抑制する。

アセチルコリン，グルタミン酸，GABA，モノアミン類，神経ペプチドを受容する代謝調節型受容体はすべてGタンパク質共役受容体（GPCR）である。神経伝達物質の結合により代謝調節型受容体は三量体Gタンパク質と相互作用して，GDPからGTPへの交換反応を引き起こし，その結果，Gα-GTPとGβγが分かれ，さらに受容体からも解離する。Gα-GTPとGβγはGタンパク質の種類や細胞の状況に応じて，それぞれ異なるエフェクターを活性化させうる。GβγはK^+チャネルやCa^{2+}チャネルに直接作用しうるが，Gαは通常cAMPやCa^{2+}といったセカンドメッセンジャーを介してプロテインキナーゼを活性化させ，イオンチャネルをリン酸化してシナプス後細胞の膜電位や興奮性を変化させる。代謝調節型グルタミン酸受容体の活性化は数十ミリ秒から数秒以内に膜電位の変化を引き起こす。神経伝達物質の放出や神経活動に対応するシナプス後細胞の長期的な変化には，シナプスから核への情報伝達と遺伝子発現の変化が含まれる。

化学シナプスは高度に組織化された構造である。シナプス前終末では活性帯のタンパク質複合体によりシナプス小胞が電位依存性Ca^{2+}チャネルのごく近傍に配置され，Ca^{2+}の流入がすぐに神経伝達物質の放出を引き起こすことができるようになっている。トランスシナプス接着タンパク質はシナプス前部の活性帯とシナプス後肥厚の両方の足場タンパク質と相互作用することにより，活性帯と高密度の神経伝達物質受容体とをシナプス間隙をはさんで対向させている。シナプス後肥厚の足場タンパク質はさらに，神経伝達物質受容体をその制御因子やエフェクターに連結し，効果的にシナプス伝達やシナプス可塑性の制御が行われるようにしている。

シナプス後細胞の樹状突起，細胞体，軸索初節への興奮性，抑制性，調節性の入力は統合され，活動電位の発生パターンを決定している。シナプス後細胞の軸索終末への入力は活動電位が神経伝達物質の放出を引き起こす効率を制御している。続く章で学ぶ感覚や行動を制御する神経系では，これらすべての機構が広く使われている。

参考文献

単行本と総説

Cohen S & Greenberg ME (2008) Communication between the synapse and the nucleus in neuronal development, plasticity, and disease. *Annu Rev Cell Dev Biol* 24:183–209.

Hille B (2001) Ion Channels of Excitable Membranes, 3rd ed. Sinauer Associates Inc.

Huang EJ & Reichardt LF (2003) Trk receptors: roles in neuronal signal transduction. *Annu Rev Biochem* 72:609–642.

Isaac JT, Ashby MC & McBain CJ (2007) The role of the GluR2 subunit in AMPA receptor function and synaptic plasticity. *Neuron* 54:859–871.

Katz B (1966) Nerve, Muscle, and Synapse. McGraw-Hill.

Llinas RR (1982) Calcium in synaptic transmission. *Sci Am* 247:56–65.

Sheng M, Sabatini BL & Südhof TC (2012) Cold Spring Harbor Perspectives in Biology: The Synapse. Cold Spring Harbor Laboratory Press.

Südhof TC & Rothman JE (2009) Membrane fusion: grappling with SNARE and SM proteins. *Science* 323:474–477.

Unwin N (2013) Nicotinic acetylcholine receptor and the structural basis of neuromuscular transmission: insights from *Torpedo* postsynaptic membranes. *Q Rev Biophys* 46:283–322.

シナプス前部の機構

Augustine GJ, Charlton MP & Smith SJ (1985) Calcium entry and transmitter release at voltage-clamped nerve terminals of squid. *J Physiol* 367:163–181.

Bennett MK, Calakos N & Scheller RH (1992) Syntaxin: a synaptic protein implicated in docking of synaptic vesicles at presynaptic active zones. *Science* 257:255–259.

Del Castillo J & Katz B (1954) Quantal components of the end-plate potential. *J Physiol* 124:560–573.

Fernandez-Chacon R, Konigstorfer A, Gerber SH et al. (2001) Synaptotagmin I functions as a calcium regulator of release probability. *Nature* 410:41–49.

Geppert M, Goda Y, Hammer RE et al. (1994) Synaptotagmin I: a major Ca^{2+} sensor for transmitter release at a central synapse. *Cell* 79:717–727.

Heuser JE & Reese TS (1981) Structural changes after transmitter release at the frog neuromuscular junction. *J Cell Biol* 88:564–580.

Ichtchenko K, Hata Y, Nguyen T et al. (1995) Neuroligin 1: a splice site-specific ligand for β-neurexins. *Cell* 81:435–443.

Katz B & Miledi R (1967) The timing of calcium action during neuromuscular transmission. *J Physiol* 189:535–544.

Koenig JH & Ikeda K (1989) Disappearance and reformation of synaptic vesicle membrane upon transmitter release observed under reversible blockage of membrane retrieval. *J Neurosci* 9:3844–3860.

Krnjevic K & Miledi R (1958) Acetylcholine in mammalian neuromuscular transmission. *Nature* 182:805–806.

Kuffler SW & Yoshikami D (1975) The number of transmitter molecules in a quantum: an estimate from iontophoretic application of acetylcholine at the neuromuscular synapse. *J Physiol* 251:465–482.

Liu KS, Siebert M, Mertel S et al. (2011) RIM-binding protein, a central part of the active zone, is essential for neurotransmitter release. *Science* 334:1565–1569.

Llinas R, Sugimori M, Silber RB (1992) Microdomains of high calcium concentration in a presynaptic terminal. *Science* 256:677–679.

Sabatini BL & Regehr WG (1996) Timing of neurotransmission at fast synapses in the mammalian brain. *Nature* 384:170–172.

Schiavo G, Benefenati F, Poulain B et al. (1992) Tetanus and botulinum-B neurotoxin block neurotransmitter release by proteolytic cleavage of synaptobrevin. *Nature* 359:832–835.

Schneggenburger R & Neher E (2000) Intracellular calcium dependence of transmitter release rates at a fast central synapse. *Nature* 406:889–893.

Söllner T, Whiteheart SW, Brunner M et al. (1993) SNAP receptors implicated in vesicle targeting and fusion. *Nature* 362:318–324.

Sutton RB, Fasshauer D, Jahn R et al. (1998) Crystal structure of a SNARE complex involved in synaptic exocytosis at 2.4 Å resolution. *Nature* 395:347–353.

Takamori S, Holt M, Stenius K et al. (2006) Molecular anatomy of a trafficking organelle. *Cell* 127:831–846.

Watanabe S, Trimbuch T, Camacho–Perez et al. (2014) Clathrin regenerates synaptic vesicles from endosomes. *Nature* 515:228–233.

シナプス後部の機構

Coombs JS, Eccles JC & Fatt P (1955) The specific ionic conductances and the ionic movements across the motoneuronal membrane that produce the inhibitory post-synaptic potential. *J Physiol* 130:326–374.

Fredriksson R, Lagerstrom MC, Lundin LG et al. (2003) The G-protein-coupled receptors in the human genome form five main families. Phylogenetic analysis, paralogon groups, and fingerprints. *Mol Pharmacol* 63:1256–1272.

Galarreta M & Hestrin S (1999) A network of fast-spiking cells in the neocortex connected by electrical synapses. *Nature* 402:72–75.

Greenberg ME, Ziff EB & Greene LA (1986) Stimulation of neuronal acetylcholine receptors induces rapid gene transcription. *Science* 234:80–83.

Hestrin S, Nicoll RA, Perkel DJ et al. (1990) Analysis of excitatory synaptic action in pyramidal cells using whole-cell recording from rat hippocampal slices. *J Physiol* 422:203–225.

Larkum ME, Zhu JJ & Sakmann B (1999) A new cellular mechanism for coupling inputs arriving at different cortical layers. *Nature* 398:338–341.

Lipscombe D, Kongsamut S & Tsien RW (1989) α-Adrenergic inhibition of sympathetic neurotransmitter release mediated by modulation of N-type calcium-channel gating. *Nature* 340:639–642.

Ma H, Groth RD, Cohen SM et al. (2014) γ CaMK II shuttles Ca^{2+}/CaM to the nucleus to trigger CREB phosphorylation and gene expression. *Cell* 159:281–294.

Magee JC & Cook EP (2000) Somatic EPSP amplitude is independent of synapse location in hippocampal pyramidal neurons. *Nat Neurosci* 3:895–903.

Magleby KL & Stevens CF (1972) A quantitative description of end-plate currents. *J Physiol* 223:173–197.

Mishina M, Kurosaki T, Tobimatsu T et al. (1984) Expression of functional acetylcholine receptor from cloned cDNAs. *Nature* 307:604–608.

Miyazawa A, Fujiyoshi Y & Unwin N (2003) Structure and gating mechanism of the acetylcholine receptor pore. *Nature* 423:949–955.

Montminy MR, Sevarino KA, Wagner JA et al. (1986) Identification of a cyclic-AMP-responsive element within the rat somatostatin gene. *Proc Natl Acad Sci U S A* 83:6682–6686.

Nowak L, Bregestovski P, Ascher P et al. (1984) Magnesium gates glutamate-activated channels in mouse central neurones. *Nature* 307:462–465.

Rall W (1967) Distinguishing theoretical synaptic potentials computed for different soma-dendritic distributions of synaptic input. *J Neurophysiol* 30:1138–1168.

Rasmussen SG, DeVree BT, Zou Y et al. (2011) Crystal structure of the β_2 adrenergic receptor-Gs protein complex. *Nature* 477:549–555.

Sheng M, Thompson MA & Greenberg ME (1991) CREB: A Ca^{2+}-regulated transcription factor phosphorylated by calmodulin-dependent kinases. *Science* 252:1427–1430.

Sobolevsky AI, Rosconi MP & Gouaux E (2009) X-ray structure, symmetry and mechanism of an AMPA-subtype glutamate receptor. *Nature* 462:745–756.

Takeuchi A & Takeuchi N (1960) On the permeability of end-plate membrane during the action of transmitter. *J Physiol* 154:52–67.

Taniguchi H, Lu J & Huang ZJ (2013) The spatial and temporal origin of chandelier cells in mouse neocortex. *Science* 339:70–74.

第4章

視　覚

百聞は一見に如かず

作者不明，昔からのことわざ

　動物にとって神経系の基本的役割は，外界を認知して的確に反応することである。感覚系は動物個体と動物種の生存に最も重要なものである。感覚系の研究によって神経系の多様な動作原理も明らかになってきた。この章と第6章では感覚系がどのように働くかについて述べる。

　視覚は，この章の冒頭の言葉からもわかるように，われわれが最も頼りにしている感覚である。視覚はクラゲからヒトまで多くの多細胞生物で使われている（視覚系の進化の詳細については第12章を参照）。多くの動物にとって，視覚の究極の目的は，食物をみつけ，配偶者を捜し，捕食者などの危険を避けることである。すべての視覚系は，空間的ならびに時間的なパターンをもって光子が視細胞にぶつかるという普遍的な入力を用いている。視覚系の役割は，光情報から有用な特徴を抽出し，生存と繁殖の機会を最適化するように動物の行動を導くことである。視覚系の行うおもな仕事には，背景からの物体の識別，関心のある物体の位置決定，動きの検出，外界環境中での（行動の）道案内が含まれる。

　この章は，視覚の成立に必要な事象の順序に沿って構成されている。われわれは視覚経路を，視細胞から網膜神経回路，そして視覚野（視覚皮質）の順に追っていく。視覚系そのものの複雑さとこれまでに得られてきた知見の複雑さのため，その詳細は理解が難しいかもしれない。しかしどの解析の段階においても，環境に適応し生存を最適化するという視覚の究極の目的を心に刻んでおくことは有用である。

桿体と錐体はどのようにして光信号を検出するのだろうか

　ヒトや多くの動物は光を感知する唯一の手段として眼を使う（図4-1）。光は虹彩の中心

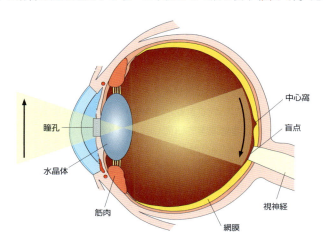

図4-1　ヒト眼球の断面図　光は瞳孔を通過し，水晶体の働きで網膜上に焦点を結ぶ。外界の物体（矢印）は網膜上に倒立像として投影される。視覚信号は視神経を通じて脳へ送られる。盲点は視神経乳頭によって形成される。網膜の中心部では，中心窩に高解像度の視覚と色覚に関係する錐体が最も高い密度で存在する（詳細については4.8節を参照）。

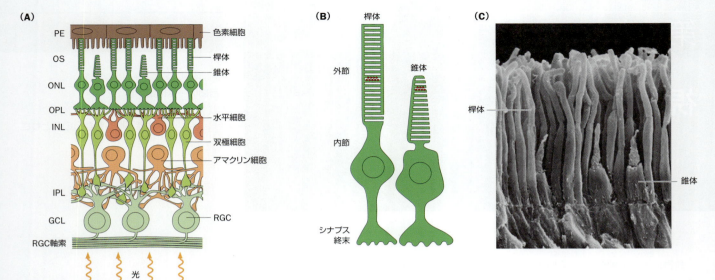

図4-2　網膜構造と視細胞　(A) 網膜の層構造。この図では，光は下側から網膜に入る。PE，色素上皮；OS，視細胞外節；ONL，外顆粒層（桿体と錐体の細胞体を含む）；OPL，外網状層（桿体および錐体が双極細胞および水平細胞とシナプスを形成する）；INL，内顆粒層（双極細胞，水平細胞，大部分のアマクリン細胞の細胞体を含む）；IPL，内網状層（双極細胞，アマクリン細胞，網膜神経節細胞〔RGC〕がシナプスを形成する）；GCL，神経節細胞層（RGCと一部のアマクリン細胞の細胞体を含む）。主要な細胞タイプは右に示してある。視細胞（桿体，錐体），双極細胞，RGCはすべてグルタミン酸作動性の興奮性ニューロンであるのに対し，水平細胞とアマクリン細胞は大部分が抑制性ニューロンである。われわれはこの章でさまざまなサブタイプに出会うことになる。**(B)** 桿体と錐体の模式図。外節内で，光感受性分子（ドットで示す）は規則正しく積み重なっている膜に高度に集積している。これらの膜は，桿体では細胞内の円盤膜であり，錐体では細胞膜と連続している。ドットは光受容の起こる膜を示すために，一部の光感受性分子の分布を示したものである。**(C)** 多くの桿体の前にみえる3つの錐体の走査型電子顕微鏡写真。(B：Baylor DA [1987] *Invest Ophthalmol Vis Sci* 28:34-49 より；C：William Millerの厚意による)

にある開口部である瞳孔を通って眼に入り，水晶体を通して焦点を結ぶ。瞳孔径は光の強さに応じて自動的に決まり，水晶体の曲率も眼が物体の距離のあたりに焦点を結べるよう自動的に調節される。外界は，神経生物学者にとって眼の最も重要な部位である**網膜**（retina）と呼ばれる，眼の後方にある薄い細胞層上に画像として投影される。網膜は，視覚入力を光子の時空間的パターンとして受容し，電気信号に変換された後に，きわめて精巧な網膜神経回路で処理されて，**視神経**（optic nerve）を通じて脳へ送られる場である。

脊椎動物の網膜は，5種類の主要なニューロンで形成される層状構造である（図4-2A）。入力層は網膜の後方にあり，光子を検出して電気信号に変換する**視細胞**（photoreceptor）からなる。電気信号は，第2章で学んだように視細胞以外の神経系が解読できる一般的な情報形態である。出力層は，その軸索を通じて眼から脳への情報伝達をつかさどる**網膜神経節細胞**（retinal ganglion cell：RGC）からなり，その軸索は集まって視神経を形成している。両者の間には，視細胞からRGCへの情報伝達を行う**双極細胞**（bipolar cell），視細胞から双極細胞を経てRGCへ送られる信号を修飾する働きのある**水平細胞**（horizontal cell）および**アマクリン細胞**（amacrine cell）がある。

視覚系をめぐる旅を視細胞からはじめよう。脊椎動物では，その形態から命名された**桿体**（rod）および**錐体**（cone）と呼ばれる2種類の視細胞がある（図4-2B，C）。以下で詳しく述べるように，錐体は高解像度の視覚（high-acuity vision）と色覚に関係しており，霊長類では**中心窩**（fovea）と呼ばれる網膜中心部に集中している（図4-1）。桿体はより数が多く，暗所視に特化したより高感度の視細胞で，われわれの物語はここからはじまる。

4.1　心理物理学的研究によりヒト桿体が1個の光子を検出できることが明らかになった

われわれの桿体はどのくらい感度がいいのだろうか。光の量子性を考えることで，「生物学的な効果を引き起こすには桿体に何個の光子が吸収される必要があるか」という，より正確な形でこの問題を問うことができる。物理的刺激とその結果引き起こされる感覚や行動の関係を調べるヒトの**心理物理学的研究**（psychophysical study）により，Selig Hechtらはこの問題に対する決定的な解答を得た。

視覚の物理学と生物学から得られていた知見を考慮して，彼らはヒト網膜の感度が最大となる（最小量の光刺激を検出できる）実験条件を設定した。すなわち，被験者（研究者たち自身であった）は実験開始の30分以上前から完全な暗室に入って暗黒に順応し（暗順応についてはこの章で後述する），ヒト桿体の感受性が最も高い波長の光（510 nm）の短時間照

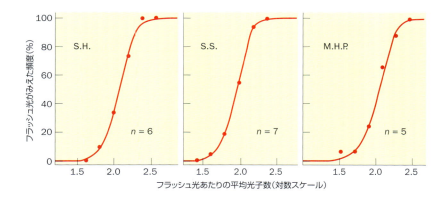

図4-3　3人の被験者の心理測定関数プロット　被験者にフラッシュ光がみえた頻度（縦軸）をフラッシュ光あたりの平均光子数（横軸，対数スケール；特に断らない限り本書では対数の底は10）に対してプロットしたもの。各点は独立した35～50回の測定の平均。データはポアソン分布でフィットしてあり，nはフラッシュ光を感知するのに必要な光子数である。各被験者（イニシャルで表示）の最適フィット（曲線）はそれぞれ $n=6,7,5$ であった。(Hecht S, Shaler S, Pirenne MH [1942] *J Gen Physiol* 25:819–840よりRockefeller University Pressの許諾を得て掲載)

射（1 ms）を用いて，桿体の密度の最も高い周辺部網膜を照射する。このときフラッシュ光中の光子の数を変え，被験者がフラッシュ光をみたと答えたかどうかを記録した。

　物理学的計測とフラッシュ光がみえた頻度の統計学的解析のプロット（相対的光強度に対してフラッシュ光がみえた頻度を定量化した**心理測定関数**〔psychometric function〕）は被験者間で同様の結果を与えた（図4-3）。確実にフラッシュ光を感知するには，500個の桿体がある領域に対して平均5～7回の独立した事象（光子の吸収）が起こらなければならない。この条件で2個の光子が同じ桿体に吸収される確率はきわめて低いので，それぞれの桿体は1個の光子の吸収を検出することができなければならないことになる。

4.2　電気生理学的研究により桿体の単一光子応答が証明された：光は脊椎動物の視細胞を過分極させる

　桿体は両側に細胞質の突出した部分をもつ（図4-2B）。他の神経細胞と同様に，桿体の出力端はシナプス前終末であり，そこでは桿体のシナプス後細胞である双極細胞や水平細胞に情報が伝達される。入力端は光感受性分子に富む円盤膜が密に重なった，**外節**（outer segment）と呼ばれる高度に特殊化した光検出装置である。

　ヒトの心理物理学的研究から，個々の桿体が1個の光子を検出できるということが予想

BOX 4-1　視覚研究は多様な動物モデルを使う

　動物モデルはそれぞれに固有の実験上の利点と特長があるので，研究者はさまざまな動物モデルを視覚の研究に使う（全般的な議論は13.1～13.5節を参照）。例えば，両生類（図4-4）や爬虫類（図4-12）の網膜標本は*in vitro*で比較的簡単に維持できるので，研究者が精密な実験条件下で視細胞やその他の網膜細胞の電気生理学的特性を明らかにすることを可能にしている。ウシの網膜はタンパク質抽出に必要な大量の外節を提供できるので，ロドプシンの構造解析（図4-6B）や光変換機構の生化学的解析（図4-8）に好都合である。マウスは，特定の遺伝子を正確に欠損させたり（図4-13），特定の神経細胞群とその軸索を標識したり（図4-36），特定のタイプの細胞の活動性を制御したり（図4-47）することができるので，視覚研究に使われる機会が増えている。ネコ（例えば，図4-24）とサル（例えば，図4-43）は優れた視覚機能をもっているので，網膜，視床，大脳皮質における視覚情報の処理の研究に幅広く使われる。アカゲザルも，研究者が視覚認知の神経機構を調べる目的で洗練された行動ができるように訓練することが可能で（例えば，図4-52），またすべてのモデル動物の中でその視覚系がヒトに最も近い。最後にヒトもまた，心理物理学的研究においてみたものを直接答えることができ（図4-1），遺伝的変異から視覚系がどのように機能するかの情報が得られる（図4-23）ことから，視覚研究の被験体となりうる。第5章と第12章では，無脊椎動物の視覚系を利用した視覚系の発達と機能の研究について述べる。

　各動物モデルがもつ実験上の利点に加えて，多様な視覚系の間の比較研究は，視覚系がどのように形づくられたのか，なぜ多様な解決法が共通の問題への取り組みに用いられたのか，という疑問の解決に役立つ知見も与えてくれる。この視覚系の進化的な側面については第12章で取り上げる。

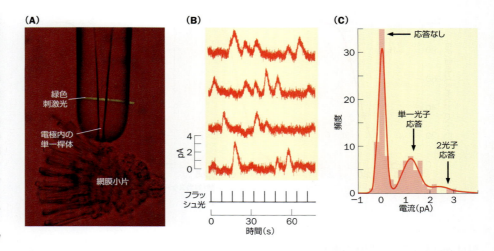

図4-4 桿体の単一光子応答 (A)細い緑色光刺激に対する電気応答を測定するため，吸引電極でとらえたカエル網膜小片の単一桿体外節。(B)電流（単位はpA）として測定された，フラッシュ光（下段，縦線で表示）に対する単一桿体の応答（上段）。電流は上向きのピークで表示される外向き電流からなる。各段は10回のフラッシュ光に対する応答を示し，全部で40回分の応答を表示している。この光強度では大半のフラッシュ光に対しては無応答で，一部の刺激が単位応答を生じる。フラッシュ光刺激のタイムスケールは最下段に示す。(C)ポアソン分布（赤い実線）でフィットした光誘発電流のヒストグラム。単一光子応答の振幅が明らかにわかる。（A：Denis Baylorの厚意による；B，C：Baylor DA, Lamb TD, Yau KW [1979] *J Physiol* 288:613-634よりPhysiological Societyの許諾を得て掲載）

されたので，単一桿体の光感受性を測定する実験が立案された。カエル網膜から単離した単一桿体の外節（BOX 4-1「視覚研究は多様な動物モデルを使う」参照）を，電極（吸引電極）内に陰圧をかけて吸引し，電極先端部と桿体の間にしっかりしたシールを形成させる。この状態になると，桿体外節の細胞膜のイオンチャネルを通過する電流を，外節に照射した光に対する応答として計測することができる（図4-4A）。この実験系では，桿体外節の狭い領域に照射された光刺激に対する単一桿体の応答を計測することができる。

光強度を徐々に減少させると，大部分の光照射が何の応答も引き起こさない条件に到達する。ときどき観察される応答はほぼ同じ大きさであった（図4-4B）。応答の振幅の確率分布は，神経伝達物質の量子的放出のところでみたポアソン分布によく一致した（BOX 3-1）。このことは応答の大部分は1個の光子の吸収で引き起こされたものであり，ときどき2個の光子が吸収されて起こっていることを示している（図4-4C）。

光に応答して桿体から外向き電流が流れるという単一桿体での計測は，光子の吸収が桿体の「過分極」を引き起こすという従来の研究成果を裏づけるものであった（図4-4B）。これは感覚刺激を伝える方法としては一般的ではない。つまり，感覚刺激は神経細胞を脱分極させてそれを興奮させると考えるのがふつうで，過分極させて抑制するというのは異例である。実際，無脊椎動物の視細胞や大部分の感覚系（第12章）では脱分極が用いられている。しかし脊椎動物の桿体と錐体は光刺激を伝える際に過分極するのである。

単一光子応答は，ヒトの心理物理学的研究の結果についての満足できる生理学的説明となっただけでなく，1個の光子が桿体で実際に行っていることについての定量的計測ももたらした。各光子は桿体の膜を横切って流れる約1 pAの外向き電流を惹起する（図4-4C）。これは何もなければ細胞内に流れ込む陽イオン（おもにNa^+）約10^7個を阻害するのに匹敵する（図4-5）。どのようにしてこれが行われるのだろうか。この疑問に答えるため，桿体の生化学に目を向けることにする。

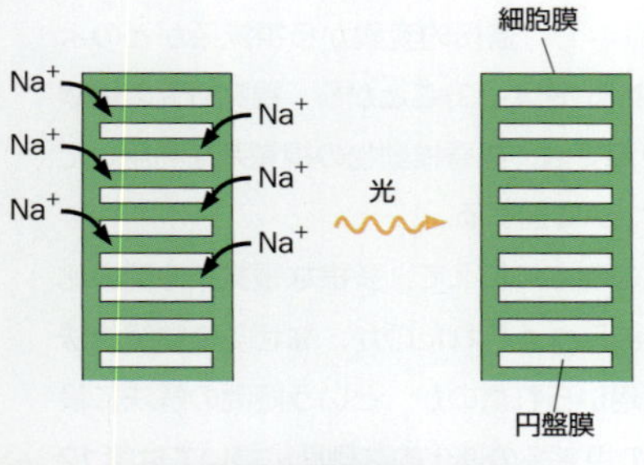

4.3 光は典型的なGタンパク質共役受容体のロドプシンを活性化させる

桿体外節の重層した円盤膜（図4-2B）に豊富に存在する光感受性分子は**ロドプシン**（rhodopsin）である。ロドプシンは**オプシン**（opsin；ギリシャ語で「視覚」を意味する*opsis*に由来）と呼ばれるタンパク質と，ビタミンAと構造がきわめてよく似た誘導体の**レチナール**（retinal）と呼ばれる小分子からなる。レチナールはオプシンのリシン残基と共有結合している。

レチナールはロドプシンのバラ色のもととなっている**発色団**（chromophore；分子の光吸収部位）で（ギリシャ語で*rhodo*はバラを意味する），視細胞内では11-*cis*型と全*trans*型

図4-5 光は桿体を過分極させる 桿体外節の模式図。1個の光子の吸収で10^7個の陽イオンの流入が阻害される。

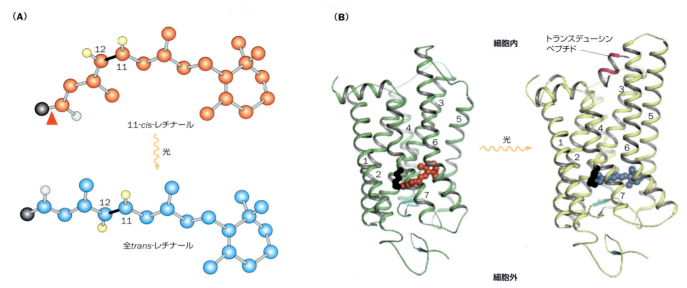

図4-6 ロドプシンの構造　(A) 光は発色団であるレチナールを11-cis型から全trans型に異性化させる。11位と12位の間の黒線で示す結合より左の部分の違いに注意。赤い矢じりはレチナールとオプシンの間の結合を示す（黒丸はオプシンのリシン残基）。**(B)** 11-cis-レチナール（赤色）を含む不活性型のロドプシン（左）と，全trans-レチナール（青色）を含み，細胞内側でGタンパク質であるトランスデューシンと複合体を形成した活性型ロドプシン（右）の結晶構造。レチナールと結合したオプシンのリシン残基（黒丸）は空間充填モデルで示してある。レチナールの光による異性化は，1〜7の番号をつけた膜貫通ヘリックスの構造変化を引き起こし，トランスデューシンの結合部位を形成する。(A：構造はWald G [1968] *Science* 162:230–239にもとづく；B：Choe HW, Kim YJ, Park JH et al. [2011] *Nature* 471:651–656よりMacmillan Publishersの許諾を得て掲載)

の2つの異性体として存在する。ロドプシンによる光子の吸収は，レチナールの11-cis型から全trans型への異性化を引き起こす（図4-6A）。このレチナールの大規模な構造変化は，結合タンパク質であるオプシンの構造変化を引き起こす。

オプシンは典型的なGタンパク質共役受容体（G-protein-coupled receptor：GPCR）である。7本の膜貫通ヘリックスをもっており，そのような構造は感覚刺激，ホルモン（ノルアドレナリンなど），一部の神経伝達物質（3.18節）の受容体で共通に使われている。ロドプシンははじめて単離して精製され一次構造が決定されたGPCRであり，またはじめてX線結晶解析により原子レベルで構造が決定されたGPCRでもある。11-cis型から全trans型へのレチナールの異性化は，膜貫通ヘリックスの構造変化を引き起こし（図4-6B），トランスデューシンと呼ばれるヘテロ三量体Gタンパク質のαサブユニットの結合部位を細胞質側に形成する。トランスデューシンについては以下で詳しく述べる。

4.4 光子の吸収によって誘発される信号は変換機構で大きく増幅される

ロドプシンの研究は，桿体外節にロドプシンタンパク質が大量に存在すること，ウシの網膜から大量の桿体外節が容易に得られたことによって大いに進んだ。実際，桿体外節は *in vitro* で光によって活性化できるので，光子の吸収によって開始される生化学反応である**光変換機構**（phototransduction）の詳しい研究を可能にした。

サイクリックGMP（cyclic GMP：cGMP）は，アドレナリン受容体のシグナル伝達（3.19節）のところで学んだセカンドメッセンジャーのcAMPと同様なサイクリックヌクレオチドである。生化学的な研究から，光がcGMPレベルを低下させることがはじめて明らかになった。cGMPは**グアニル酸シクラーゼ**（guanylate cyclase）という酵素によってGTPから合成され，**ホスホジエステラーゼ**（phosphodiesterase：PDE）という第2の酵素によって加水分解される（図4-7A）。大事な点は，桿体外節へcGMPを直接注入すると暗時を模倣した桿体の脱分極が起こるということである。つまり，cGMPレベルの低下は光で誘発される桿体の過分極に関係があり，光がPDEを活性化させているのではないかということであ

図4-7 **光はcGMPを加水分解するホスホジエステラーゼを活性化させる** グアニル酸シクラーゼはGTPからのcGMP合成を触媒する。ホスホジエステラーゼ(PDE)はcGMPの加水分解を触媒する。どちらの酵素も膜結合型である。**(A)** 暗時にはPDEは不活性(破線矢印)で,cGMPが大量に存在する(大きい文字)。**(B)** 光はPDEを活性化させ(*印は活性型を示す),cGMPが加水分解される(小さい文字)。

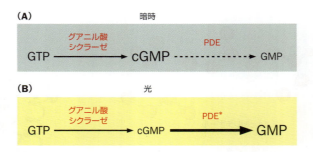

る(図4-7B)。ではどのようにしてこれが起こるのだろうか。

生化学的な実験から,光で活性化された桿体外節のロドプシンが,GDPからGTPへの交換反応を触媒していることが明らかになった。光によるロドプシン活性化とPDE活性化に伴って生じるcGMPレベルの低下との間をつなぐ中間体として,**トランスデューシン**(transducin)と呼ばれる三量体Gタンパク質が同定された。特記すべきこととして,単離したロドプシンと単離したトランスデューシン(Tα,Tβ,Tγサブユニットからなる)を一緒にしておくと,PDEがなくても光で誘発されるGDP-GTP交換系を再構成できた(図4-8,ステップ1とステップ2)。さらに,単離したTαは,GTPが結合していると光刺激なしでPDEを活性化できた(図4-8,ステップ3)。Tαは内在性のGTPアーゼ活性によりGDP結合型に戻り,ふたたびTβγと会合してつぎの活性化サイクルに必要な三量体を形成する(図4-8,ステップ4)。この機構は,三量体Gタンパク質を介したβアドレナリン受容体によるアデニル酸シクラーゼの活性化と非常によく似ている(図3-31,3-33,ムービー3-3)。実際,トランスデューシンは三量体Gタンパク質であり,Tαはβアドレナリン受容体を介したシグナル伝達のG_sと等価なものである。このように並行して行われた研究によって,GPCRと呼ばれる普遍的に存在する受容体クラスが,どのようにシグナル伝達を行うかについての一般的な概念を確立されたのである。

光変換機構(図4-8)においては,1個の光子で活性化されたロドプシン(R*)が20分子以

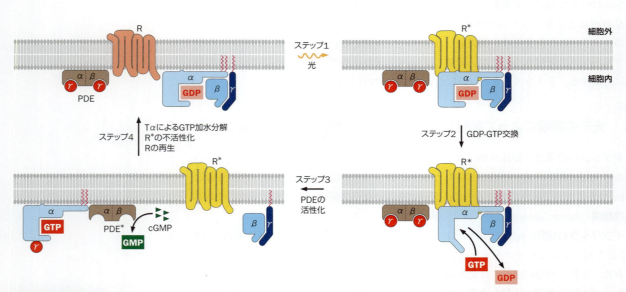

図4-8 **光変換機構の模式図** ステップ1:光がロドプシンを活性化させる(R→R*)。ステップ2:活性型ロドプシン(R*)がトランスデューシン(T)に結合しているGDPをGTPに交換する。その結果,Tα-GTPがTβγおよびR*から分離する。ステップ3:Tα-GTPはホスホジエステラーゼ(PDE)から抑制性のγサブユニット(PDEγ)を解離させ,PDEに結合してこれを活性化(PDE*)させる(1分子のTα-GTPが1分子のPDEγと結合するが,わかりやすくするために1分子のTα-GTP-PDEγ複合体のみ示してある)。その結果,cGMPからGMPへの加水分解が起こる。ステップ4:Tαの内在性のGTPアーゼ活性によりTα-GTPが加水分解されてTα-GDPに戻り,ふたたびTβγと会合してつぎの光変換機構サイクルに入れる状態になる。R*の不活性化とRの再生については4.6節で論じる。(Stryer L [1983] *Cold Spring Harb Symp Quant Biol* 48:841–852より)

上のトランスデューシンの活性化を触媒し，活性化された各トランスデューシン分子がPDEを活性化させる。その結果，毎秒数万分子のcGMPの加水分解が起こる。この生化学的過程における信号の増幅が，なぜ1個の光子がcGMPレベルの大きな低下を引き起こすのかを説明する起点となる。

4.5　光で誘発されたcGMPレベルの低下は陽イオンチャネルの閉鎖を直接引き起こす

　cGMPの加水分解は桿体の膜を横切って流れる電流の変化をどのようにして引き起こすのだろうか。cGMPは有名な類似分子のcAMPと同様に，プロテインキナーゼを活性化させるセカンドメッセンジャーとして働くと考えられてきた(図3-33)。しかし光変換機構の場合には，cGMPは陽イオンチャネルの細胞質側に直接結合し，コンダクタンスを上昇させる。この作用機構はパッチクランプ法によって明らかにされた(図4-9A，BOX 13-2)。チャネルを含んだ桿体外節の細胞膜を，濃度を上げたcGMPを含む溶液で細胞質側から灌流すると，チャネルのコンダクタンスがcGMP濃度に応じて上昇した(図4-9B)。この効果はATPに依存しないことから，プロテインキナーゼの関与は除外できた。このcGMPの効果は特異的であり，cGMPよりもはるかに高濃度のcAMPでもチャネルは開口しなかった。このcGMPによるイオンチャネルの直接の活性化は，光に対してcGMPレベルの変化により桿体の膜電位が素早く変化することを可能にしている。

　cGMPによって開口する桿体のイオンチャネルは，**CNGチャネル**(cyclic nucleotide-gated channel；サイクリックヌクレオチド依存性チャネル)ファミリーの一員である。その後に行われたチャネルをコードする遺伝子のクローニングにより，その一次構造が，第2章で述べた6つの膜貫通領域S1〜S6をもち，S5とS6の間にポアループをもつ電位依存性K^+チャネルと似ていることが明らかとなった(図2-34，BOX 2-4)。すべてのCNGチャネルのC末端には，サイクリックヌクレオチド結合部位がある。K^+チャネルと同様に，機能的なCNGチャネルは4つのサブユニットからなり，4つのサイクリックヌクレオチド結合部位をもつ。チャネルの開閉は膜電位ではなくサイクリックヌクレオチドの直接の結合で制御される。3.13節で述べたニコチン性アセチルコリン受容体(nAChR)と同様に，桿体CNGチャネルは非選択的陽イオンチャネルである。すなわち暗時でチャネルが開口しているときはNa^+とCa^{2+}が流入し，K^+が流出する。桿体CNGチャネルの逆転電位は0 mV付近(この点もnAChRと同様)なので，Na^+の流入がK^+の流出をはるかに上回っており，チャネルが開口すると脱分極が起こる(図3-18)。以下で簡単に論じるが，暗時のCa^{2+}流入は応答の回復と順応に重要である。

　cGMPによって開口する陽イオンチャネルの同定は，桿体でどのようにして光が電気信号に変換されるかというわれわれの話をしめくくる最後の部分である(図4-10)。光で誘発されたロドプシンの構造変化がトランスデューシンを活性化させ，それに引き続いてPDEが活性化させて，最終的にcGMPが分解される。細膜内cGMP濃度の低下によってcGMPで開口する陽イオンチャネルが閉じ，定常的な陽イオンの流入が減少する。この一

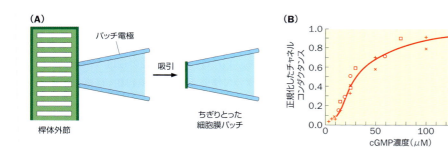

図4-9　cGMPは陽イオンチャネルを直接活性化させる　(**A**)パッチクランプ用電極で桿体外節の細胞膜パッチをちぎりとり，in vitroでその性質を調べることができる。(**B**)桿体外節からちぎりとった膜をある組成の溶液内に置くと，溶液中のcGMP濃度(膜パッチの細胞内側に相当)の上昇に従ってコンダクタンスが上昇する。異なる記号は異なるカルシウム濃度で行われた測定を示す。カルシウム濃度はコンダクタンスに影響しない。(B：Fesenko EE, Kolesnikov SS, Lyubarsky AL [1985] Nature 313:310–313よりMacmillan Publishersの許諾を得て掲載)

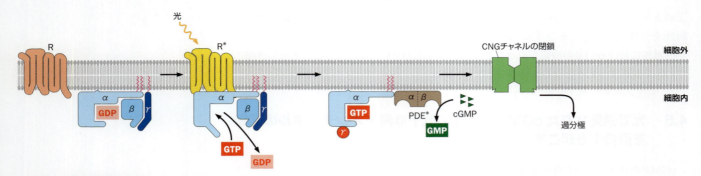

図4-10 光受容機構のまとめ *は活性化された成分を示す。右向き矢印はシグナル伝達の連続的段階を示す。R, ロドプシン；PDE, ホスホジエステラーゼ。

連の現象は桿体の過分極を引き起こし，桿体と双極細胞，桿体と水平細胞が形成するシナプスでのグルタミン酸(桿体と錐体の神経伝達物質)の放出が減少する。

4.6 回復は視覚系が光に持続的に応答することを可能にする

桿体の感度について強調してきたが，最適化された感覚系は反応の速度，ダイナミックレンジ，選択性，信頼性など，多くの特徴も兼ねそなえている。優れた単一視細胞の電気生理学的研究と桿体の生化学的研究の組み合わせは，こうした特徴の精密な測定と機序の理解を可能にした。以下の2つの節で，回復と順応という2つの関連する過程を学ぶ。

　回復(recovery)とは，光で活性化された視細胞が暗時の状態に戻る過程をいう(3.22節の信号の終結についての一般論を参照)。回復はそれぞれの視覚刺激が一過性の信号を生じることを保証するとともに，同じ視細胞が秒単位でつぎの刺激を受容できるようにしている。光変換機構で活性化されたすべての桿体構成成分は，桿体が光を受容し変換できる暗時の状態に速やかに戻らなければならない。これにはいくつかの並列的な分子経路の働きが必要である。

　cGMP濃度は，桿体を脱分極させるCNGチャネルをふたたび開口させるために，回復中に上昇しなければならない。これはcGMPのGTPからの合成を触媒する酵素であるグアニル酸シクラーゼの活性化によって行われる(図4-7)。グアニル酸シクラーゼの活性は細胞内Ca^{2+}濃度($[Ca^{2+}]_i$)にきわめて敏感である。$[Ca^{2+}]_i$が100 nM以上ではほぼ不活性だが，60 nM以下になると高度に活性化する(図4-11A)。暗時の$[Ca^{2+}]_i$は，CNGチャネルを介した流入と細胞膜上のNa^+/Ca^{2+}交換機構を介した流出がつりあっており，およそ400 nMである。光でcGMPレベルが低下してCNGチャネルが閉じると，交換機構のタンパク質は活性化されたままなので，$[Ca^{2+}]_i$は50 nM以下まで低下する。$[Ca^{2+}]_i$の低下は，**グアニル酸シクラーゼ活性化タンパク質**(guanylate cyclase activating protein：GCAP)と呼ばれる中間タンパク質を介してグアニル酸シクラーゼを活性化させる。GCAPはCa^{2+}と結合していない状態でグアニル酸シクラーゼに結合してこれを活性化させるCa^{2+}結合タンパク質である。このようにして，cGMPによって開口するチャネルの光による閉鎖は，cGMPレベルを上昇させる負のフィードバック回路を活性化させ，チャネルをふたたび開いて暗時の状態に戻す(図4-11B，経路1)。

　Tα-GTPも不活性化しなければならない。今まで論じてきたように，Tα-GTPは内在性のGTPアーゼ活性をもっており，自身をGDP結合状態に変換することができる。Tα-GDPはPDEから解離し，PDEを不活性化させる。Tα-GTPの内在性のGTPアーゼ活性は，**RGS**(regulator of G protein signaling) 9によって増強される(図4-11B，経路2)。RGS9はTα-GTPに対してGTPアーゼ活性化タンパク質(GTPase activating protein：GAP)として働く(図3-32)。

　活性型ロドプシン(R^*)は変換機構のさらなる活性化を防ぐために不活性化しなければな

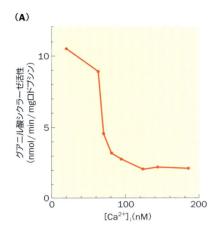
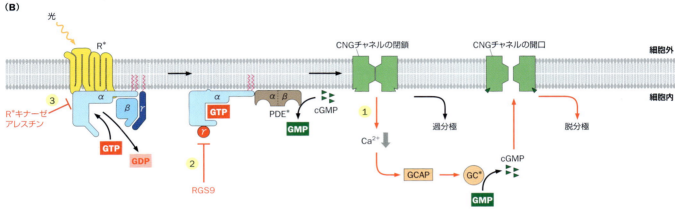

図4-11 回復の機構 (A)グアニル酸シクラーゼの活性は細胞内Ca^{2+}濃度（$[Ca^{2+}]_i$）に対する感受性が非常に高く，$[Ca^{2+}]_i$が低下すると活性が上昇する。(B)図4-10で示した光変換機構の経路上（黒色）に重ね書きした3つのおもな回復機構（赤色）。(1)CNGチャネルが閉じて$[Ca^{2+}]_i$が低下すると，グアニル酸シクラーゼ活性化タンパク質（GCAP）がグアニル酸シクラーゼを活性化させ（GC*），cGMPレベルの上昇を引き起こす。cGMPがCNGチャネルに結合するとチャネルは開口し，膜が脱分極する。(2)RGS9はTαに結合したGTPの加水分解を促進し，PDEを不活性化させる。(3)ロドプシンキナーゼ（R*キナーゼ）は活性型ロドプシン（R*）を特異的にリン酸化する。リン酸化されたR*はアレスチンと結合する。R*のリン酸化とアレスチンの結合はR*を不活性化させる。（A：Koch KW, Stryer L [1988] *Nature* 334:64-66よりMacmillan Publishersの許諾を得て掲載）

らない。ロドプシンの反応を停止させるため，ロドプシンキナーゼはR*の細胞質側末端に結合してこれをリン酸化する（活性化されていないRの細胞質側末端では起こらない）。このリン酸化はR*へのアレスチンの結合をうながし，R*へのTαの結合と競合することにより，R*によるさらなるトランスデューシン分子の活性化を妨げることになる（図4-11B，経路3；ムービー3-3）。

最後に，ロドプシンが暗時の状態に戻るために全*trans*-レチナールは11-*cis*-レチナールに再変換されなければならない。この過程は色素上皮の**色素細胞**（pigment cell）で起こり（図4-2），桿体と色素細胞間でレチナール分子の交換が必要なので分単位と遅い（一方，錐体での全*trans*-レチナールから11-*cis*-レチナールへの変換は，**ミュラー細胞**〔Müller cell〕と呼ばれる網膜内の特別な細胞で行われる）。しかし弱い光で桿体ロドプシン分子のごく一部が活性化された場合などには，ロドプシンキナーゼとアレスチンの活性で，桿体は同じ桿体中にある残りのロドプシン分子を使って数秒以内にふたたび視覚刺激に反応できる状態になる。

4.7　順応は視覚系が幅広い光レベルにわたってコントラストを検出することを可能にする

　物体の認識には物体を背景から分離する必要がある。明暗コントラストは物体認識の基本的な手段である（色のコントラストという別の基本的な手段については後の節で述べる）。われわれの視覚系の**ダイナミックレンジ**（dynamic range；光強度の最大値と最小値の比で定義される）はきわめて幅広く，真っ暗な状況で1個の光子を検出することも，光の強さが10^{11}倍の背景光の中で物体を認識することもできる。桿体はダイナミックレンジの

下側の領域に関与しており，背景光レベルの10^4倍の範囲で明暗コントラストを検出する。桿体はどのようにして1個の光子を検出できるのと同時に明暗コントラストを検出できるのだろうか。そしてなぜ10^4倍も強い光によって飽和しないのだろうか。これは背景光の強度に応じて視細胞の感度を調節する**順応**(adaptation)によって達成されている。

順応は感覚生物学の領域で普遍的にみられる現象で，Ernst Weberによって1820年代に記載された，現在は**ウェーバーの法則**(Weber's law；あるいはウェーバー・フェヒナーの法則〔Weber-Fechner law〕)と呼ばれている観測結果が起源である。この法則は，すべての刺激条件にあてはまるものではないが，かろうじて弁別できる2つの刺激の差は刺激の大きさに比例するというものである。例えば，被験者は100 gと105 gを区別できるが(かろうじて区別できる重さが全体の重さの5%として，この場合は5 g)，1,000 gと1,005 gは区別できない。1,000 g付近の重さをはっきりと区別するには50 g(全体の重さの5%)の違いが必要である。

視覚系における光への順応は，背景光が強いときには視細胞が同じ刺激の強さに対して感受性が低下することを意味する。言い換えるなら，より強い背景光のもとで同じ大きさの過分極を引き起こすには，より強い光刺激が必要だということである。このことは**図4-12**の実験で定量的に示されている。1 mVの過分極(図中の破線)を引き起こすには，暗順応している桿体ではおよそ$10^{-6.5}$倍の強さの光刺激が適当である。背景光の強度が増すに従って，同じ1 mVの過分極を引き起こすのに必要な光強度も増大する。弱い背景光のときには，光応答が弱い光強度で飽和していることにも注目してほしい。つまり光強度をさらに増加させても光電流はそれ以上増加しないということであり，光応答の飽和は応答曲線の平坦化として現れる。しかし背景光が強くなると，飽和点は曲線上を右に移動する。つまり順応は，桿体が背景と物体の光強度の違いを識別できる光強度のダイナミックレンジを拡大する。

視覚の順応の基盤は何なのだろうか。興味深いことに，回復(図4-11B)と同じく，順応でもCa^{2+}が鍵となるシグナルである。強い背景光はcGMPによって開口するチャネルの一部を閉じ，その結果$[Ca^{2+}]_i$が低下する。この$[Ca^{2+}]_i$低下は，GCAPの活性化を介してグアニル酸シクラーゼの基底状態(光刺激がないときの状態)における活性を上昇させる。この上昇したグアニル酸シクラーゼの活性に対抗するため，cGMPレベルを低下させて効果的な過分極を引き起こすには，より強力な光による強力なPDE活性化が必要となる。

GCAPノックアウトマウスの解析により，回復と順応における，このタンパク質の基本的な機能とグアニル酸シクラーゼ活性のCa^{2+}制御の役割が明らかになった。野生型マウスと比べ，GCAPノックアウトマウスは光刺激に対してより高い感度を示した(**図4-13**A)。

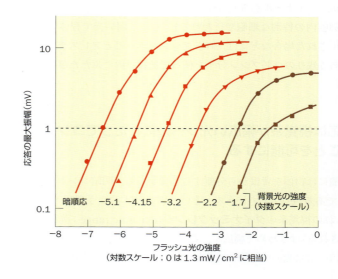

図4-12 ヤモリ桿体の光への順応 各点は各光強度(横軸)の0.1秒のフラッシュ光に対する，細胞内記録法で測定した過分極の最大振幅(縦軸)を示す。対数スケールの0に相当する光強度は，フラッシュ光および背景光ともに1.3 mW/cm²に相当する。実験は曲線の下に示した背景光の強度ごとに曲線としてグループ化してある。左の4つのグループ(赤色)と右の2つのグループ(茶色)は，異なる2つの視細胞から記録したものである。背景光が強くなるに従って，同じ振幅の応答(例えば破線で示した1 mVの過分極)を引き起こすのに必要な光刺激の強度も増大する。(Kleinschmidt J, Dowling JE [1975] *J Gen Physiol* 66:617–648よりRockefeller University Pressの許諾を得て掲載)

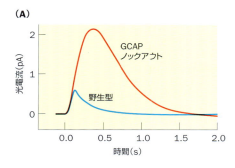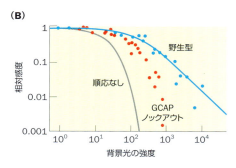

図4-13 グアニル酸シクラーゼ活性化タンパク質（GCAP）ノックアウトマウスにおける回復と順応の障害　(A) 野生型マウスとGCAPノックアウトマウスの暗順応時におけるフラッシュ光に対する応答。光電流（単位はpA）は吸引電極を用いて単一桿体から測定したもの（図4-4A）。GCAPの欠損は応答の振幅を増大させ，回復の時間経過を遅くする。(B) 野生型マウス（青色）とGCAPノックアウトマウス（赤色）の光への順応の時間経過。縦軸の値は，ある強度の背景光（横軸；暗黒状態は横軸の10^0，すなわち1に相当）のもとで与えたフラッシュ光刺激への桿体応答の，暗順応下に与えた同じ強度の光刺激への応答に対する相対値。背景光の強度が増すに従って，同じ強度のフラッシュ光に対する応答は小さくなる。ノックアウトマウスの曲線は野生型に比べて低下がより急速で，野生型の10^{-2}倍の光強度で飽和する。灰色の曲線は順応がないときのフラッシュ光に対する応答の理論曲線。(Mendez A, Burns ME, Sokal I et al. [2001] *Proc Natl Acad Sci USA* 98:9948–9953より)

これはGCAPによるグアニル酸シクラーゼの活性化がないので，わずかなPDEの活性化がcGMPレベルを低下させてCNGチャネルを閉じ，過分極を引き起こすからである。しかしノックアウトマウスでは，グアニル酸シクラーゼがCa^{2+}の低下によって新しいcGMP合成のために活性化されないので，基底状態に戻るのに時間がかかる（図4-11B）。このように，GCAPによって可能となるグアニル酸シクラーゼ活性のCa^{2+}制御は，光応答を短縮するのに必須であり，また速やかな回復を保証している。

GCAP変異マウスもまた光への順応に重篤な障害を示す。野生型マウスでは，背景光の強度が増すに従って，暗順応状態と比べてフラッシュ光への感度が減弱する（ウェーバーの法則に従う）。GCAP変異マウスでは感度の減弱がより急であり，野生型よりも10^{-2}倍の光強度で応答曲線が飽和する（図4-13B）。GCAP変異マウスはある程度の順応を示すことができるので，順応にはその他の機序も関与していることが示唆される。その他の機序のうちの2つでもCa^{2+}が関係している。すなわち，(1)カルモジュリンと結合して，Ca^{2+}がcGMPに対するCNGチャネルの親和性を低下させる，(2)Ca^{2+}の上昇がR^*のリン酸化を抑制する。このようにCa^{2+}は順応の中心的な調整役である。

まとめると，精緻な生化学的機序は，桿体に光刺激を電気信号に変換する優れた感度を提供するだけでなく，いったん活性化した光変換機構を抑制的に制御するようにも進化してきた。この機構は，光で誘発された信号が一過性でありかつ広いダイナミックレンジをもつことを保証している。

4.8　錐体は高解像度の視覚のために中心窩に集積している

ここで2種類目の視細胞である錐体に話を移そう（図4-2B）。錐体における光から電気信号への変換経路は，桿体におけるものと類似している。しかしその相違点が，錐体が桿体の補完的な機能を提供することを可能にしている。それは明所視，高い空間解像度をもつ視覚機能，動体視の幅広さ，色覚である。実際，ヒトの日常生活においては，錐体が桿体より重要である。

読者が高解像度の視覚と色覚を試すことのできる実験がある。まず正面を固視し，目の高さで片腕を側方に伸ばし，さまざまな色と形の物体をつかむ。そして伸ばした腕をゆっくりと正面に動かす。物体がかなり正面近くに来ないと，その色と形を正確に答えることができないことに気づくだろう。この実験結果は，高解像度の視覚と色覚に関与する錐体が，網膜の中心部分の中心窩に集中しているためである（図4-14A）。**視野**（visual field；ある瞬間にみることのできるすべての外界）内の特定の空間に相当する網膜上の場所を定義するのに，偏心度が用いられる。これは網膜上の特定の場所を照らす光と網膜の中心（図4-14Bの0°）を照らす光が，焦点で形成する角度（°表示）として測定される。錐体は偏心度で数度以内に高度に集積している。一方，桿体は中心窩の周辺領域に高い密度で存在する（図4-14B）。このため夜空の暗い星は，星のわきに視線を向けるとみえやすいのである。

霊長類の高解像度の視覚は中心窩に高い密度で詰まった錐体で支えられている。中心窩

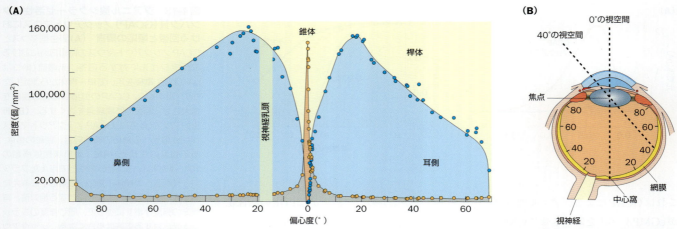

図4-14　ヒト網膜における桿体と錐体の分布　(A) 錐体（橙色）は霊長類網膜の中心部にある中心窩に高度に集積している。桿体（青色）は中心窩の周辺領域に高い密度で存在する。視神経乳頭には視細胞はなく、信号を脳へ送る視神経が網膜を出る場所として盲点を形成している。**(B)** 網膜中心部からの離れ具合を示す偏心度の模式図。偏心度は網膜上の特定の場所を照らす光と網膜の中心を照らす光が、焦点で形成する角度（°表示）として測定される。
(A：Rodieck RW [1998] The First Steps in Seeing. Sinauer. Österberg G [1935] *Acta Opthalmol* [Suppl] 6:1–103より)

近傍の錐体は、視細胞の密度の低い周辺部網膜と比べて、より小さなスポット光を弁別することができる。霊長類の網膜は中心窩にその処理能力のかなりの部分を割いている。中心窩は網膜全体の1％の面積にすぎないが、中心窩から脳への情報はRGCの軸索の約半数を使って伝達される。さらに、中心窩以外の網膜では光が視細胞に到達する前に細胞とシナプスの層を通過しなければならない（図4-2A）のに対し、中心窩では細胞とシナプスの層が辺縁に変位しており（図4-15）、また中心窩には血管もない。こうした特性が、光が最小の障害で錐体に到達することを可能にし、高解像度の視覚をより高めている。中心窩の視細胞が死滅する疾患である**黄斑変性**（macular degeneration）の患者では、高解像度の視覚が優先的に障害される。

4.9　錐体は桿体よりも感度は低いが応答が速い

単一桿体と単一錐体の光に対する応答を比較すると、その感度と応答速度に重要な違いがあることがわかる（図4-16）。錐体は桿体より感度が低い。錐体が桿体で生じる電流と同等の電流を発生するのには、2桁ほど強いフラッシュ光が必要である。しかし錐体は桿体より光応答が速い。錐体はフラッシュ光による刺激後50 msで最大応答に達する。一方、桿体では150 msかかる。さらに、錐体は桿体より早く基底状態に戻ることができるので、繰り返しの光刺激に対して桿体より早く反応できるようになる。このため動きの検出に重要な空間解像度が高い。こうした違いは桿体と錐体の間の形態学的な違いだけでなく、光受容機構や回復機構の違いを反映している（図4-11B）。例えば、錐体に発現しているオプシンキナーゼの錐体オプシンに対する比活性は、ロドプシンキナーゼのロドプシンに対する比活性よりもはるかに高い。Tα-GTPの加水分解を促進し桿体の回復の律速因子であるRGS9は、錐体でより強く発現している。最後に、細胞膜の表面積と体積の比が桿体に比べて大きい錐体（図4-2B）は、光刺激に対する応答としての$[Ca^{2+}]_i$の低下とフィードバックを素早く引き起こす。こうしたすべての要因が、錐体に桿体と比べて低い感度と速やかな回復をもたらしている。

錐体はまた、桿体よりも広い範囲の光強度に順応することができる。4.7節で論じたように、桿体はほぼ完全な暗黒から背景光レベルの10^4倍の範囲で明暗コントラストを検出する。錐体はこの範囲をさらに10^7倍拡大し、背景光レベルの10^{11}倍の範囲でものをみることを可能にしている。上で述べた桿体と錐体の違いがこの守備範囲の違いに関与している。

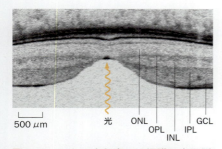

図4-15　ヒトの中心窩では網膜の内層側は変位している　光干渉断層画像法で撮像した、生きているヒトの眼の中心窩付近の網膜。中心窩では網状層と網膜内層側の細胞層が、光が錐体に直接到達できるように変位している（図4-2Aと比較せよ）。ONL、外顆粒層；OPL、外網状層；INL、内顆粒層；IPL、内網状層；GCL、神経節細胞層。（Cucu RG, Podoleanu AG, Rogers JA et al. [2006] *Opt Lett* 31:1684–1686より）

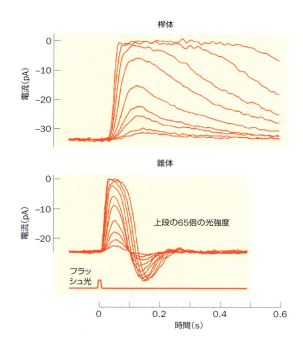

図4-16 アカゲザルの単一桿体および単一錐体のフラッシュ光応答 フラッシュ光の強度を増大させた際に,桿体と錐体に生じる電流の重ね書き曲線。各応答曲線は,その直下の曲線の2倍の強さのフラッシュ光に対する応答を示す。錐体のいちばん下の曲線の光強度は,桿体のいちばん下の曲線の光強度の65倍であり,これは錐体が桿体より感度が低いことを示している。錐体は桿体より回復が早い。錐体はまた回復の過程で「アンダーシュート」を示す。(Baylor DA [1987] *Invest Ophthalmol Vis Sci* 28:34–49 より Association for Research in Vision and Ophthalmology の許諾を得て掲載)

さらに,明るい光はかなりの割合の錐体オプシンのレチナールの異性化を引き起こす(色素の脱色と呼ばれる)。色素の脱色は光に応答することができる錐体オプシンの有効濃度を減少させ,錐体が同じ大きさの光電流を発生するのにより強い光が必要になるため,順応にも寄与している。

4.10 スペクトル感度の異なる視細胞が色の受容には必要である

原則として,これまで述べてきた錐体の機能は,その密度,分布,外節の形態,光変換機構のパラメータが桿体と異なる新しい視細胞によって達成することができる。しかしながら,この仮想的な視細胞が桿体と同じやり方で波長の関数として光に応答するならば(すなわち**スペクトル感度**〔spectral sensitivity〕が桿体と同じであるならば),錐体の重要な機能である色覚を提供することはできない。

色覚は波長の異なる光の検出と比較に依存している。可視光は約370 nm(紫色)から約700 nm(赤色)の範囲の波長に相当する。異なる波長が混ざり合った太陽からの白色光が物体を照らすと,ある波長(スペクトル成分のうちの一部)はそれ以外のものより強く吸収され,吸収されなかったスペクトル成分が物体特有の色を作り出す。色覚は物体が反射したり,屈折させたり,透過させたり,蛍光を発したりして生じる光の波長にもとづいて,物体を区別することを可能にしている。

ロドプシンのスペクトル感度は,最大感度を500 nm付近にもち幅広い領域の可視光をカバーするものである(図4-17)。それゆえHechtらは510 nmの光を彼らの心理物理学的実験に用いた(4.1節)。しかしながらロドプシンだけでは,ある強さの500 nmの光とその10倍の強さの570 nmの光を区別することはできない。これはどちらの光も桿体に同じ大きさの応答を引き起こすからである(図4-17)。スペクトル感度の異なる複数の視細胞の存在は,2種類の視細胞間の相対的な興奮を比較することで色の情報を抽出することを可能にする。Ewald Heringによって1870年代に提唱された**反対色説**(color-opponency hypothesis)では,ヒトの色覚は相互に干渉しあう3組の反対色受容体(黒-白,青-黄,緑-赤)によって達成されているとしている。以下の数節で学ぶこととは一見あわないようだが,反対色説は視覚の背景が色認知に及ぼす影響といった多くの現象をうまく説明できる

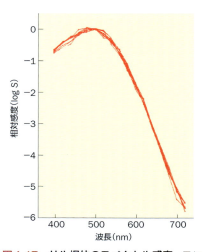

図4-17 サル桿体のスペクトル感度 異なる波長(λ)のフラッシュ光に対する単一桿体の感度を,501 nmの波長のフラッシュ光に対する感度との比として対数スケールで表示したもの($\log S = \log_{10}[S_\lambda/S_{501}]$)。10個の桿体のスペクトル感度曲線を重ね書きしてある。(Baylor DA, Nunn BJ, Schnapf JL [1984] *J Physiol* 357:575 より Physiological Society の許諾を得て掲載)

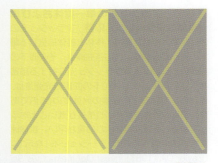

図4-18 色の認知は背景によって影響される 画像中の2つのX印は同じ色である（上端の両者の結合部に注目）。しかし，左のX印は黄色の背景に対して灰色にみえ，右のX印は灰色の背景に対して黄色にみえる。(Albers J [1975] Interaction of Color. Yale University Pressより)

（例えば，図4-18）。反対色説については4.19節でふたたび取り上げ，その神経回路的な基盤について考える。

4.11 ヒトは3種類の錐体をもっている

多くの哺乳類は桿体の他にスペクトル感度の異なる2種類の錐体をもっている。短波長の光に対する感度が高いS錐体と長波長の光に対する感度が高い錐体である。ヒト，類人猿（尾なしザル），旧世界ザルからなる狭鼻猿類は，幸せなことにS錐体（S-cone），M錐体（M-cone），L錐体（L-cone）の3種類の錐体をもち（それぞれ青錐体，緑錐体，赤錐体とも俗称される），それゆえ**3色覚**（trichromatism）と呼ばれる。3色覚は霊長類が，緑の葉の中の赤いリンゴのように，同じような明るさだが色が異なる物体をより簡単に同定することを可能にしている。3色覚の考え方は博学者のThomas Youngによって1802年に提唱された。「網膜上の各感覚受容点が，すべての波動に完全に調和して振動する粒子を無限に含むことは考えにくいので，数は限られていると考える必要がある。神経の感覚線維が，それぞれが原色に対応する3つの部分からなるのかもしれない。」と彼は書いている。

1960年代以降の研究でYoungの仮説が確認され，スペクトル感度の異なる3種類のヒト錐体が同定された。吸引電極を使った単一視細胞の電気生理学的記録というなじみ深い実験（図4-4）に立ち返って，こうした発見を総括してみよう。体系的に波長を変化させた単色フラッシュ光刺激に対する応答から，アカゲザル（旧世界ザル）の単一錐体は，スペクトル感度の異なる3種類の錐体（S，M，L）のうちのどれか1つに属することがわかった（図4-19A）。スペクトル感度のばらつきは同一タイプの錐体内ではきわめて小さく，それぞれの錐体を間違いなく3種類のうちの1つに割り振ることができた。正常な色覚をもったヒトの網膜を用いた実験は，サルの網膜の実験と同じようなスペクトル感度を示した（図4-19B）。

3種類の錐体はどのように網膜に分布しているのだろうか。これは視細胞色素褪色計（retinal densitometry）と呼ばれる技術を用いて，生きているヒトの眼で決定された。特定波長の飽和量の光を負荷する前後の網膜からの反射を比較することで，「脱色素」された網膜像から単一錐体の解像度で各色素の分布を明らかにできた（図4-20）。中心窩では，S錐体はM錐体やL錐体と比べてまばらで，全錐体の5%未満である。このことはなぜわれわれが青色に対して高い空間解像度をもっていないのかを説明するものである。実際，われわれが眼の前方にもっている単玉レンズを通ると，光は波長によって異なる屈折をするので，波長の異なる光は同じ鮮明さで網膜上に結像しない。この特性は**色収差**（chromatic aberration）といわれる。われわれは長波長の光に対して鮮明な焦点を結ぶように進化してきた。それゆえ，もしS錐体（青錐体）の密度を高くしたとしても，青色光の解像度をよく

図4-19 サルとヒトの錐体のスペクトル感度 **(A)** 波長の異なるフラッシュ光に対する個々の錐体の光電流記録から決定された，アカゲザルの3種類の錐体のスペクトル感度。縦軸は図4-17と同じくピーク値に対する相対感度（対数スケール）である。**(B)** 可視光スペクトル上に重ね書きしたヒト錐体のスペクトル感度。眼科手術中に顕微分光光度計を用いて，波長の異なる光に対する個々の錐体の吸光度を測定したもの。(A: Baylor DA, Nunn BJ, Schnapf JL [1987] J Physiol 390:145–160よりPhysiological Societyの許諾を得て掲載；B: Nathans J [1989] Sci Am 260:42–49よりMacmillan Publishersの許諾を得て掲載)

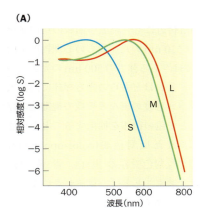
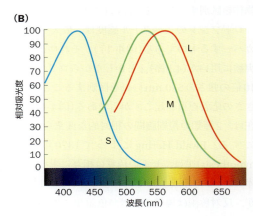

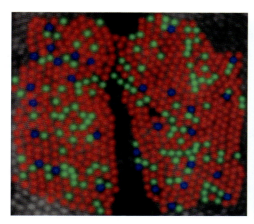
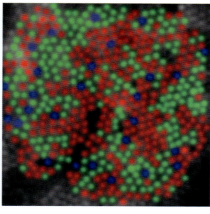

図4-20 **ヒト網膜における3種類の錐体の空間的分布** 特定の短波長，中波長，長波長の飽和量の光による処理前後の網膜像を比較することで決定された，2人のヒトの中心窩における3種類の錐体のモザイク状の分布を示す疑似カラー表示。青，緑，赤のドットはそれぞれS，M，Lの錐体を示す。（Roorda A, Williams DR [1999] *Nature* 397:520–522 より Macmillan Publishersの許諾を得て掲載）

することができない。M錐体とL錐体の比には個人差があり，M錐体とL錐体の空間的分布はランダムである。第12章では進化がどのようにしてこうした特性を作り出したかを学ぶ。

4.12 錐体オプシンのクローニングは色検知の分子基盤を明らかにした

1980年代初頭までに得られた実験的証拠により，スペクトル感度の異なる3種類の錐体が一部の霊長類に存在することは強く支持された（図4-19）。しかしその分子基盤は何なのだろうか。単純な仮説は，3種類の別々の錐体オプシン遺伝子があり，それぞれの錐体が特定のスペクトル感度をもった1種類のオプシンを発現しているというものであった。さらなる仮説として，錐体と桿体は共通の祖先に由来しているであろうから，錐体オプシンをコードする遺伝子は桿体オプシン遺伝子と類似しているというものであった。錐体オプシン遺伝子が単離されて，これらの仮説が裏づけられた。

桿体外節にロドプシンが大量に存在することにより（4.3節），ウシの桿体オプシンタンパク質の部分的なアミノ酸配列の抽出と決定が可能となり，アミノ酸配列に相当する桿体オプシン遺伝子が同定された。そしてウシ桿体オプシンをコードするDNAをプローブとして，配列が同一ではないが類似しているDNAを単離できるローストリンジェンシーハイブリダイゼーション（low-stringency hybridization）と呼ばれる手法によって，ヒトオプシン遺伝子が同定された。ヒトオプシンをコードする4つの遺伝子がみつかり，それらは最初の仮説で予見されたように，桿体オプシンとS，M，Lの3つの錐体オプシンをコードす

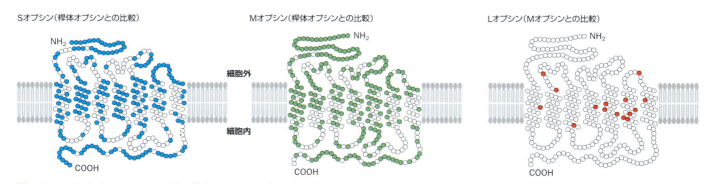

図4-21 **ヒトオプシンタンパク質の模式図とアミノ酸配列のペアワイズ比較** 一般的な7回膜貫通型のGタンパク質共役受容体（GPCR）構造（図4-6B）をとる，桿体オプシン（ロドプシンのタンパク質成分）および3種類の錐体オプシン（S，M，L）のアミノ酸配列のペアワイズ比較。N末端領域は円盤膜内腔側または細胞外側に，C末端領域は細胞質側にある。ペアワイズ比較において，白丸は同一アミノ酸，塗りつぶした丸は異なるアミノ酸を示す。（Nathans J, Thomas D, Hogness DS [1986] *Science* 232:193–202 より AAASの許諾を得て掲載）

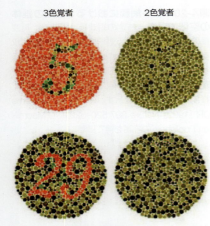

図4-22 色覚異常検査表 石原式色覚異常検査表（Ishihara color plates）で赤緑色覚異常を調べることができる。3色覚者には5と29がみえるが（左），M錐体を欠損している人にはみえにくい。

る遺伝子であった（図4-21）。

3つの錐体オプシンのアミノ酸配列は，桿体オプシンの配列とそれぞれ約40％の類似性がある。SオプシンはMオプシンやLオプシンとも約40％の類似性がある。しかしMオプシンとLオプシンは配列の96％が相同である（図4-21）。配列の相違はレチナールと相互作用する膜貫通領域の荷電アミノ酸である。この違いがレチナールと結合したときの異なるオプシンの異なるスペクトル感度を説明する。

MオプシンとLオプシンの遺伝子はX染色体上の近接した座位に存在する。この事実，およびMオプシンとLオプシンの非常に高い配列相同性は，両オプシンが比較的最近になって共通の祖先から進化したことを示唆するものである。このことは霊長類の進化の過程で約3,500万年前に3色覚が発達したという考えと合致する。旧世界ザルが新世界ザルから分かれた後，旧世界ザル，類人猿，ヒトの共通の祖先に起こった遺伝子重複の結果なのであろう（この問題については12.16節で詳しく議論する）。

4.13 錐体オプシン遺伝子の欠失はヒトの色覚異常を引き起こす

赤緑色覚異常（赤と緑を区別できないこと；図4-22）が青色覚異常より多くみられ，かつ女性より男性に頻度が高いこと（米国人男性の約7％，女性の0.4％）はよく知られている。オプシン遺伝子がクローニングされる以前から，赤色覚異常と緑色覚異常の原因遺伝子がX染色体上の近隣領域にあることは遺伝子マッピングにより指摘されていた。それゆえ，X染色体を2本もつ女性よりも1本しかもたない男性に色覚異常が多いことが説明できていた。MオプシンとLオプシンがクローニングされた後，これらの遺伝子の分子レベルの変異が，検査された色覚異常の男性の大部分でみつかった（図4-23A）。Mオプシン遺伝子とLオプシン遺伝子の配列相同性がきわめて高く，両座位が近接していることから，減数分裂組換えの際に非相同的組換えが高頻度で起こり，その結果，いずれかの遺伝子が失われたり変異したりする（図4-23B）。

このように，ヒト錐体オプシン遺伝子の同定と解析は，色検知のみならずヒトの色覚異常を含めた色覚の多様性の分子遺伝学的基盤に対する満足できる説明をもたらした。

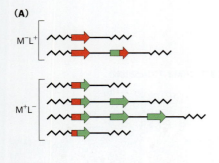
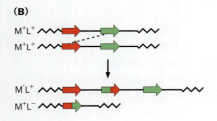

図4-23 Mオプシン遺伝子とLオプシン遺伝子の組換えが最も一般的なヒトの色覚異常をもたらす原因である (A)上段：正常なL錐体をもちM錐体の感受性を欠くヒト（M⁻L⁺）は，矢印で示すようにLオプシン遺伝子（赤色）は正常だが，Mオプシン遺伝子（緑色）が変異もしくは欠損している。下段：逆に正常なM錐体をもちL錐体の感受性を欠くヒト（M⁺L⁻）は，Mオプシン遺伝子は正常だが，Lオプシン遺伝子が変異もしくは欠損している。スペクトル感度を決めるアミノ酸配列は，オプシンタンパク質のC末端側の半分に集中しており，LオプシンのN末端側とMオプシンのC末端側からなる融合タンパク質は，Mオプシンの感受性をもっていることに注意）。(B)Mオプシン遺伝子とLオプシン遺伝子の減数分裂組換えが，色覚の多様性をもたらす。Mオプシン遺伝子とLオプシン遺伝子の配列相同性がきわめて高く，両座位が近接していることから，母親の胚細胞の2つのX染色体の間で非相同的組換え（破線）がしばしば起こる。その結果，1つの配偶子では遺伝子の重複が，もう1つの配偶子では遺伝子の欠損が生じる。図に示したように，場合によっては組換えが遺伝子内で起こり，正常なMオプシンやLオプシンとは感受性の異なる錐体オプシンをコードする融合遺伝子がつくられる（例えば，M'はM錐体の感受性を変化させる変異を示す）。男性はX染色体を1本しかもたないので，母親から変異型のX染色体を受け継いだ男児は，残りのオプシン遺伝子の数と性質に応じて多様な色覚を示す。（Nathans J, Thomas D, Hogness DS ［1986］ Science 232:203–210よりAAASの許諾を得て掲載）

桿体と錐体からの信号は網膜でどのようにして分析されるのだろうか

　画像を検知している間，視細胞は光強度を，それぞれが経時的に変化する二次元配列のマス目のような形で伝える。しかし視覚系は単に外界を正確に表象しているわけではない。視覚系の目的は，動物の生存と繁殖を助けるために，奥行き，色，物体の大きさといった有用な情報を光信号から抽出することである。さらに動物はさまざまな生物学的制約によって，視覚に振り向けることができる神経リソースに限りがある。例えばヒトは約1億個の視細胞をもっているが，網膜から脳へすべての視覚情報を送るためのRGCは約100万個しかない。それゆえ視覚系はできるだけ多くの重要でない情報を割愛し，残りの行動的に重要な情報をできるだけ効率よく符号化している。

　この章の残りの部分では，網膜と脳は視覚刺激からどのようにして行動にとって重要な情報を抽出しているのか，という重要な問題を取り扱う。具体的には，視細胞からの二次元配列の電気信号をどのようにして，何がみえているのかという形で脳に伝えているのか，こうした特徴抽出はどこでどのように行われるのだろうか，という問題である。

4.14　網膜神経節細胞はコントラストの解析に中心周辺拮抗型受容野を使う

　第1章で強調したように，正しい問を発することが正しい解答を得るための決定的な第一歩であることがしばしばある。上で述べた漠然とした疑問は，明らかに視覚の理解に重要であるが，必ずしも一歩目の手助けとはならない。より決定的な実験で明確に答えることのできる疑問が必要である。視覚情報処理の理解を促進する1つの鍵となる疑問は，「視覚情報処理経路の特定の段階で，どのような視覚刺激が目的とする細胞を最もよく興奮させるだろうか」というものである。

　この疑問に答える前に，感覚生理学の重要な概念である**受容野**(receptive field)について紹介しなければならない。この概念は体性感覚系に由来するもので，体性感覚経路において刺激がニューロンの発火に影響する体の領域を指す。視覚系ニューロンの受容野は，光によって神経活動が影響される視野の領域（またはそれに相当する網膜領域；図4-14B）を指す。ニューロンの受容野を測定するため，ニューロンに隣接する細胞外空間に電極を置き，その発火パターン（活動電位）を測定することができる。これは**単一ユニット記録法**(single-unit recording)と呼ばれる技術である（詳細については13.20節を参照）。実験者は網膜が受け取る視覚刺激を体系的に変えながら，記録しているニューロンの発火パターンに影響を及ぼす刺激パターンを同定することができる。このように，ニューロンの受容野を決定することは，そのニューロンを興奮（または抑制）する最適な視覚刺激を同定することを意味する。視覚信号を処理する神経経路に沿って学んでいくことで，受容野が思いもよらない興味深いやり方で変化するということを知るだろう。まず網膜から脳へ視覚情報を送る網膜神経節細胞(RGC)から出発しよう。

　Stephen Kufflerは，単一ユニット記録用の電極が開発された直後の1950年代初頭に，哺乳類RGCの受容野を決定する古典的な実験を行った。電極は麻酔されたネコの眼球の側方から網膜に刺入され，RGCに隣接して置かれた。そして，発火頻度の変化を指標として，記録しているRGCの支配する領域を同定するため，スポット光を網膜上で動かした。スポットの大きさとパターンは，これらの変化がRGCの発火パターンをどのように変化させるかを決定するため体系的に変えられた。

　Kufflerが同定した2種類の細胞を**図4-24**に示す。それぞれの細胞で受容野は，小さな丸い中心と中心を取り囲む周辺と呼ばれる幅広いリングからなる二重の同心円として記述

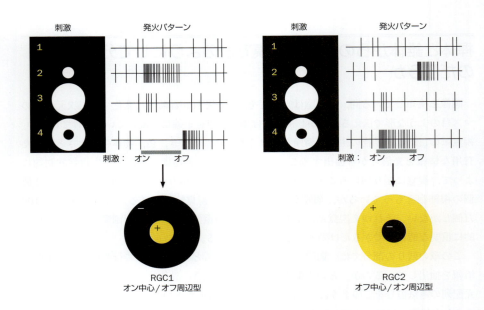

図4-24 網膜神経節細胞（RGC）の2つの主要なタイプの受容野 網膜に一連の刺激（1～4）を与え，これらの刺激に対する活動電位（垂直の線）として，タイプの異なる2種類のRGCの発火パターンを記録した。刺激の提示期間は4段目の活動電位記録の下に水平のバーで示してある。2種類の細胞の受容野は，中心と周辺を示す2つの同心円で特徴を示してある。＋，光で興奮；－，光で抑制。（Hubel DH［1995］Eye, Brain, and Vision［Scientific American Library, No 22］, W.H. Freemanより。Kuffler SW［1953］*J Neurophysiol* 16:37-68 も参照）

することができる。どちらの細胞も視覚刺激がない状態で基礎的発火があった（最上段の記録）。細胞1は刺激中の活動電位発火頻度で計測すると，中心部への明るい光の小さなスポットで最もよく興奮した（2段目の記録）。スポットの直径を大きくすると発火頻度は減少した（3段目の記録）。スポットがある大きさに達すると，それ以上の直径の増加はもはや発火頻度を変化させなかった。これは細胞1の受容野中心部の小さな丸への光刺激が細胞を興奮させるのに対し，周辺部への刺激は細胞を抑制するからである。抑制の効果は4段目の刺激で最もよく示されている。光で囲まれた中心部が暗いスポットは活動電位を引き起こさず，その代わりにRGCの基礎発火を減少させた。一方，細胞2は反対の性質をもつ。この細胞は細胞1を最も抑制した4段目の刺激で最もよく興奮し，細胞1を最もよく興奮させた2段目の刺激で最も抑制された。光刺激の開始への応答に加えて，どちらの細胞も光刺激の終了にも応答した。例えば，細胞1の4段目の刺激や細胞2の2段目の刺激に対する抑制性の応答では，光刺激の終了直後，本来の発火パターンに戻る前に発火頻度の増加が認められた。

Kufflerは，刺激条件を変えても細胞のタイプを変えることはできないことをみいだした。図4-24の細胞1と細胞2はタイプの異なる2種類のRGCを示している。光刺激開始の際の応答を分類の指標として，細胞1はオン中心/オフ周辺型，細胞2はオフ中心/オン周辺型と命名されている。現在では，この主要な2種類の中に多くのRGCサブタイプが存在することがわかっている（図4-28）。

RGCが**中心周辺拮抗型受容野**（center-surround receptive field）をもつことは，視覚情報処理にとって重要な意味がある。RGCは単純に光に応答するのではなく，網膜内の狭い領域の明暗の対比を行うことで空間パターンを分析している。視覚系ニューロンが光の変化に反応するという同様の性質は，脊椎動物や下等脊椎動物の先行研究でも発見されていた。しかしRGCはどのようにして中心周辺拮抗型受容野を獲得するのだろうか。

4.15 双極細胞は発現しているグルタミン酸受容体に応じて脱分極したり過分極したりする

RGCがその受容野をどのようにして獲得するのかを理解するためには，網膜神経回路内での細胞から細胞への情報の流れをさらに深く理解しておくことが必要である（図4-2）。網膜神経回路の大部分が錐体からの情報の処理に充てられているので，われわれは例とし

て錐体からはじまる情報伝達経路を用いる。

話をはじめる前に，網膜における情報処理の重要な特徴を強調しておきたい。1.8節で論じたように神経細胞は，全か無かの性質をもった活動電位と連続的な値をとって変化しうる段階的電位(局所電位)という2種類の電気信号を用いている。脊椎動物網膜では大部分の電気信号が段階的電位を用いている。RGCと一部のアマクリン細胞だけが活動電位を発生する。活動電位と比較して段階的電位は，(1)伝導速度が遅い，(2)伝導の間に減衰する，という2つの不利な点がある。しかし，RGCを除けば，網膜ニューロンは網膜内の標的細胞とシナプス結合しており，段階的電位が伝わる距離が短いので，伝導による減衰は重要ではない。一方で，段階的電位は活動電位より多くの情報を伝達できる。これは段階的電位による情報伝達の単位がシナプス小胞単位であり，単位が個々のスパイクである活動電位とは違うからである。段階的電位は，活動電位が単位時間に伝達できる活動電位の数よりも多くの小胞を単位時間に伝達できる。それゆえ網膜ニューロンは，RGCの軸索によって行動的に重要な情報が選択されて脳へ送られる前の段階では，情報伝達に段階的電位を使っている。

神経回路内での情報の流れを追跡する際に有用なもう1つの概念は，信号の**符号**(sign)である。どのような神経細胞にも符号を与えることができる(例えば，感覚刺激によって脱分極する場合を正とする)。二次ニューロンがあるニューロンによって活性化される場合，もとのニューロンの信号符号は保持される(感覚刺激によって脱分極する)。逆に二次ニューロンがあるニューロンによって抑制される場合，このときはもとのニューロンの信号符号が反転する(感覚刺激によって過分極する)。こうした準備をしたうえで，錐体が光刺激を受けたときに双極細胞に何が起こるかを調べてみよう。

錐体は興奮性神経伝達物質であるグルタミン酸を放出して，双極細胞および水平細胞という2種類のシナプス後細胞を直接活性化させる(図4-2A)。双極細胞それ自身はグルタミン酸作動性の興奮性ニューロンであり，RGCと直接シナプス結合する。双極細胞には**オフ型双極細胞**(OFF bipolar cell)および**オン型双極細胞**(ON bipolar cell)という2つの大きなサブタイプがあり，それぞれ内網状層内の異なる亜層に軸索を投射している(**図4-25**)。オフ型双極細胞はイオンチャネル型グルタミン酸受容体(3.15節)を発現しており，視細胞から放出されるグルタミン酸によって脱分極する。それゆえ，オフ型双極細胞は視細胞の符号を保持し，光によって過分極する。一方，オン型双極細胞では，グルタミン酸は代謝調

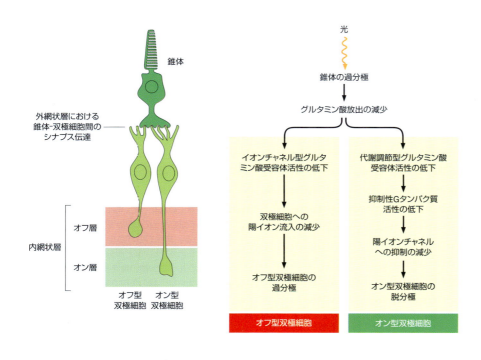

図4-25 オフ型とオン型の双極細胞は光に対する応答が逆である 左：錐体からオフ型とオン型の双極細胞までの模式図。2つの錐体が内網状層のそれぞれオフ層とオン層に軸索を投射している。右：錐体からオフ型とオン型の双極細胞までの，光刺激に対する応答の流れ。オフ型双極細胞は，イオンチャネル型グルタミン酸受容体を使うことで視細胞の信号符号を保持する。オン型双極細胞は，活性化すると陽イオンチャネルを閉鎖させる，抑制性Gタンパク質と共役している代謝調節型グルタミン酸受容体を使うことで視細胞の信号符号を反転させる。

節型グルタミン酸受容体とGPCRシグナル伝達系(3.18節)を活性化させ、陽イオンチャネルの閉鎖を引き起こす。それゆえ、視細胞とオン型双極細胞の間で信号符号の反転が起こる。オン型双極細胞は視細胞から放出されるグルタミン酸によって抑制され、光によって脱分極する。

　これらタイプの異なる2種類の双極細胞は、視覚系が暗から明、明から暗への変化を並列的に分析することを可能にしている。情報の並列処理は、この章の後半と第6章で議論する感覚生物学において基本的な戦略である(1.12節も参照)。

4.16 水平細胞からの側方抑制が中心周辺拮抗型受容野を形成する

　錐体から直接グルタミン酸入力を受ける2つ目のタイプの細胞は水平細胞である。水平細胞はその突起を横方向に伸ばして多くの視細胞をつなぐ抑制性ニューロンである(図4-2A)。それぞれの水平細胞の樹状突起は、視細胞から興奮性入力を受け、同時に視細胞のシナプス前終末にグルタミン酸放出を減らすための抑制性の出力を返す(水平細胞はこれから述べるアマクリン細胞とともに、1.7節で述べた樹状突起で情報を受け取り軸索で

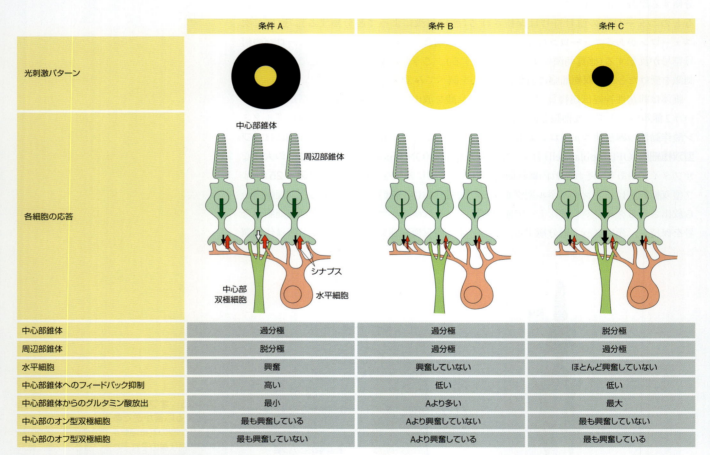

図4-26　双極細胞は水平細胞の側方抑制を通じて中心周辺拮抗型受容野を獲得する　条件A：小さなスポット光が中心部の錐体にあたっている。中心部錐体は過分極し、周辺部の多くの錐体(ここでは簡略化して2つだけ示してある)は脱分極する。錐体から入力を受け、多くの錐体に抑制性のフィードバックをかける水平細胞は最大に興奮している。光と水平細胞の複合作用は中心部錐体からのグルタミン酸放出を最小にする。条件B：大きなスポット光が中心部と周辺部の錐体にあたっている。すべての錐体は過分極し、その結果、水平細胞が過分極して抑制性の出力は減少する。中心部錐体は条件Aのときよりも多くのグルタミン酸を放出する。条件C：光は周辺部錐体にあたっているが、中心部錐体にはあたっていない。中心部錐体はそれ自身が脱分極状態にあり、また水平細胞からの抑制が最小になっているため、グルタミン酸を最大に放出している。すべてのパネルで緑の矢印の太さは、光応答による錐体の脱分極の程度を示す(太いほど脱分極も大きい)。赤の矢印の太さは、水平細胞が受け取るグルタミン酸の量を反映した水平細胞からの抑制の程度を示す。黒の矢印の太さは、緑の矢印で増加方向に、赤の矢印で減少方向に調整される、錐体から放出されるグルタミン酸の量を示す。条件Aの白抜きの矢印は、中心部錐体から放出されるグルタミン酸の量が最小であることを示す。

情報を送るという一般的なルールの重要な例外であり、樹状突起が情報を受け取り、同時に情報を送ることができることに注意)。さらに、抑制性の出力は隣接する視細胞のシナプス前終末にも広がる(図4-26)。この**側方抑制**(lateral inhibition；図1-21I)と呼ばれる抑制の広がりは、光刺激を受けている視細胞と受けていない周辺の視細胞の間の相違を強調し、視細胞の下流に位置する双極細胞が中心周辺拮抗型受容野を獲得する機構となっている。実際、側方抑制は並列的な入力間の違いを際立たせ、情報が神経回路を伝達していく際のS/N比(信号とノイズの比)を向上させるために、神経系全般で使われている。

側方抑制がどのようにして中心周辺拮抗型受容野を形成するのかを学ぶために、3種類の光入力条件を検討してみよう。まず、下流の双極細胞とシナプス結合している中心部の錐体に、小さなスポット光があたっているとする(図4-26、条件A)。光は中心部錐体を過分極させ、グルタミン酸の放出を減少させる。同じときに光入力を受けない周辺部の錐体は脱分極しており、多くのグルタミン酸を放出する。それぞれの水平細胞は多くの錐体から入力を受けているのでほぼ最大に興奮しており、中心部錐体も含めて結合しているすべての錐体を抑制する。このように、光による自分自身の過分極と水平細胞からの抑制とにより、中心部錐体は最小量のグルタミン酸を放出することになる。つぎに、光のスポットが大きくなると(図4-26、条件B)、周辺部錐体もまた過分極する。水平細胞は興奮しなくなり、その抑制効果は消失する。中心部錐体の抑制からの解放、すなわち**脱抑制**(disinhibition)は、条件Aと比べてより多くのグルタミン酸放出を中心部錐体に引き起こす。最後に、中心部錐体ではなく周辺部錐体のみが光入力を受けたとき(図4-26、条件C)、水平細胞は中心部錐体よりも周辺部錐体からより多くの入力を受けるため、ほぼ最大に過分極している。中心部錐体はほぼ完全に脱抑制されており、また光入力を受けていないので自分自身で脱分極している。それゆえ中心部錐体は最大にグルタミン酸を放出している。中心部錐体のシナプス後部の双極細胞がオン型双極細胞であれば、その細胞はKufflerが記述したオン中心/オフ周辺型のRGCと同じような受容野をもつことになる。また、中心部錐体のシナプス後部の双極細胞がオフ型双極細胞であれば、その細胞はオフ中心/オン周辺型のRGCと同じような受容野をもつことになる(図4-26、下段；図4-24も参照)。

まとめると、水平細胞の抑制作用と横方向に伸びる結合は、タイプの異なる2種類の双極細胞が存在することと相まって、オン中心/オフ周辺型とオフ中心/オン周辺型の双極細胞を生み出している(**ムービー4-1**)。これらの双極細胞はシナプス後部のRGCに同じ受容野を伝えることができる。RGCのさらなる周辺部機構はアマクリン細胞によって仲介される。

側方抑制によって形成される中心周辺拮抗型受容野は、いくつかの印象的な錯視の基礎となっている。例えばヘルマン格子(Hermann grid；図4-27A)では、黒い四角の間の白線の交点に灰色のぼやけた点がみえる。マッハバンド(Mach bands；図4-27B)では、2つの隣接する灰色のバンドの間の境界が、それぞれの灰色の実際の濃さの違いよりも明確な境界を形成しているようにみえる。演習として、ヘルマン格子とマッハバンドの異なる位置で同心円状の受容野を比較し、これらの錯視の満足できる説明が可能かどうか考えてみよう。マッハバンドは端を検出するという側方抑制の有益な機能も示している。

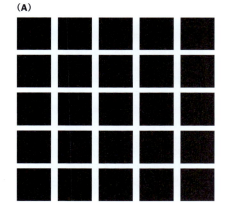

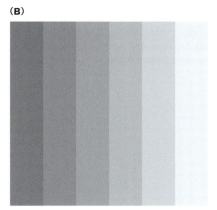

図4-27　側方抑制による錯視　**(A)** ヘルマン格子は垂直方向と水平方向の白いバンドで区切られた黒い四角からなる。存在しないはずの灰色のぼやけた点が白いバンドの交点にみえる。**(B)** マッハバンドは並べて置かれた灰色のバンドからなる。各境界部で、暗い側の端はより暗く、明るい側の端はより明るくというようにコントラストが強調されてみえる。

4.17　多様な網膜細胞とその精密な結合が並列的な情報処理を可能にする

網膜は間違いなく、それを構成する細胞のタイプとその結合、またその機能の理解といった点から、脊椎動物の神経組織の中で最もよく研究された部位である。オン型とオフ型の双極細胞に中心周辺拮抗型受容野を形成するという水平細胞の機能は、網膜神経回路が行っている多くの機能のうちの1つでしかない。実際、およそ10種類にも及ぶ双極細胞がある(図4-28)。このうちただ1種類のオン型双極細胞だけが桿体からの情報を受け取り、残りは錐体からの入力を受ける。錐体からの入力を受けるオン型とオフ型の双極細胞は、

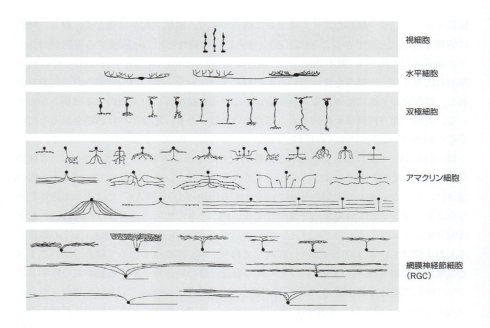

図4-28　哺乳類の網膜細胞の種類　網膜細胞は形態学的特徴と生理学的特性とを組み合わせて分類された。視細胞は，桿体と，スペクトル感度の異なる2種類または3種類の錐体からなる。水平細胞は，側方抑制により双極細胞と網膜神経節細胞（RGC）の中心周辺拮抗型受容野を形成する。水平細胞の1つのタイプ（右）は，細胞体からの距離が大きく異なる独立した軸索と樹状突起をもち，それぞれが桿体および錐体と双方向性のシナプスを形成する。各種の双極細胞は受容野の大きさが異なっており，内網状層内の特定の亜層に終止する軸索で特定の種類のRGCと結合する。アマクリン細胞とRGCは最も種類が多い。多くの種類のアマクリン細胞やRGCの樹状突起は，投射する層や受容野のサイズを変えて同一のタイプが網膜の全領域を正確に一度だけ覆う。（Masland RH［2001］*Nat Neurosci* 4:877–886よりMacmillan Publishersの許諾を得て掲載）

錐体からのシナプス入力の変化に対して異なる時間特性の情報を表象できるように，あるものは一過性に応答し，あるものは持続的に応答する。各種の双極細胞は受容野の大きさも異なっており，したがって入力を受ける視細胞が支配している空間の広さも異なる。

各種の双極細胞によって運ばれる並列的な情報の流れは，網膜神経回路内の精密な結合を通じてそれぞれ異なるタイプのRGCへ送られる。例えば，オン型とオフ型の双極細胞は，内網状層内の異なる亜層で，それぞれオン型とオフ型のRGCとシナプスを形成する（図4-25，左）。ある種のRGC（二層性RGCまたはオン−オフ型RGC）はその樹状突起を2つの別々の亜層に伸ばし，オン型とオフ型の双極細胞の両方から入力を受ける（例えば，図4-28の下から2段目の右側のRGC）。双極細胞からRGCへのシナプスは，アマクリン細胞の働きでさらに修飾される。アマクリン細胞は内網状層に樹状突起を伸ばしている30種類にも及ぶニューロンで，その大部分がGABA作動性またはグリシン作動性である（先に紹介した水平細胞と同様に，アマクリン細胞の樹状突起は入力を受け，同時に出力を送る。大部分のアマクリン細胞は軸索をもたない。実際，アマクリンという名称は「長い突起をもたない」，つまり軸索をもたないという意味である）。アマクリン細胞による修飾の結果，

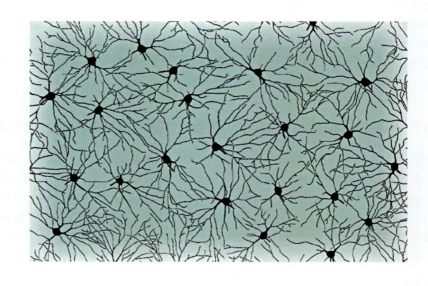

図4-29　あるタイプのネコ網膜神経節細胞（RGC）でみられた樹状突起のタイリング　RGCの細胞体は一定間隔で分布している。隣接する細胞の樹状突起どうしの重なりは最小になっており，均一に網膜を覆っている。（Wässle H［2004］*Nat Rev Neurosci* 5:1–11よりMacmillan Publishersの許諾を得て掲載）

異なるRGCは，コントラスト，大きさ，動き，色といった異なる視覚情報を脳へ送る。

興味深いことに，多くの種類のRGCやアマクリン細胞の樹状突起は，台所の床にタイルが敷き詰められているように，網膜の全領域を正確に一度だけ覆っている（図4-29）。**樹状突起のタイリング**（dendritic tiling）という適切な名前で呼ばれているこの特性は，特定のタイプの網膜ニューロンが，重複なく全視覚世界から情報をとることを可能にしている。最近の分子遺伝学の新しい手法を導入することで（13.10，13.12節），多くの種類のRGCやアマクリン細胞が同定され，その網膜情報処理における機能が決定された。具体的な例として，網膜神経回路がどのようにして動きや色の情報を，特定の網膜細胞の働きとその結合パターンを通じて抽出しているのかを，以下の2つの節で論じることにする。

4.18　網膜神経節細胞の方向選択性はアマクリン細胞の非対称な抑制で生じる

方向選択性網膜神経節細胞（direction-selective retinal ganglion cell：DSGC）は，ウサギRGCの単一ユニット記録から1960年代にはじめて発見された。DSGCの発火頻度はスポット光が受容野に入ってくる方向に依存する。最も高頻度の発火は**preferred方向**（preferred direction）からの光の動きで誘発され，最も低頻度の発火は**null方向**（null direction）からの光の動きで誘発される（図4-30）。最も数が多く研究が進んでいるのはオン-オフ型DSGC（ON-OFF DSGC）である。このタイプのDSGCは内網状層のオン層とオフ層の特定の層に樹状突起を送り，それぞれオン型とオフ型の双極細胞から入力を受ける（図4-31A）。

これらDSGCの方向選択性の形成に重要な細胞は**スターバーストアマクリン細胞**（starburst amacrine cell：SAC）である。SACはアセチルコリンも放出するGABA作動性抑制性ニューロンであり，2種類のSACがオン-オフ型DSGCと同じオン層とオフ層に樹状突起を送り，そこで広範なシナプスを形成する（図4-31B）。SACはその樹状突起上のすべての位置で双極細胞から興奮性入力を受け，その樹状突起の遠位側3分の1からDSGCに出力を送る。SACを除去するとDSGCの方向選択性の応答は消失する。興味深いことに，SACの樹状突起からの出力は，遠心性の方向の光刺激（細胞体から樹状突起先端に向かう方向の興奮の広がり）に応答する場合に最も強い。それではSACはDSGCの方向選択性をどのように制御しているのだろうか。

SACとDSGCの関係を示すため，**ホールセルパッチ記録法**（whole-cell patch recording）による同時記録実験を紹介する。ホールセルパッチ記録法は，DSGCからの出力を活動電位の形で測定できるだけでなく，興奮性と抑制性のシナプス入力も別々に同時に測定できる。このため神経出力を生み出すシナプス機構を調べるのに用いることができる（詳細については13.21節，BOX 13-2を参照）。SACを刺激してDSGCからの同時記録を行ったと

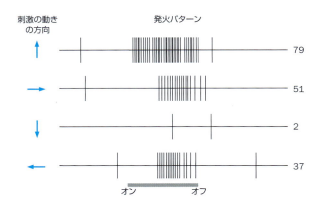

図4-30　方向選択性網膜神経節細胞（DSGC） ウサギ網膜神経節細胞（RGC）の単一ユニット記録。受容野内を上方向に動くスポット光に最もよく応答し，受容野内を下方向に動くスポット光に最も応答しない。記録の左側の矢印は光の動く方向を示す。数字は動き刺激の提示中（下のバー）のスパイク数を示す。（Barlow HB, Hill RM, Levick WR［1964］*J Physiol* 173:377–407より）

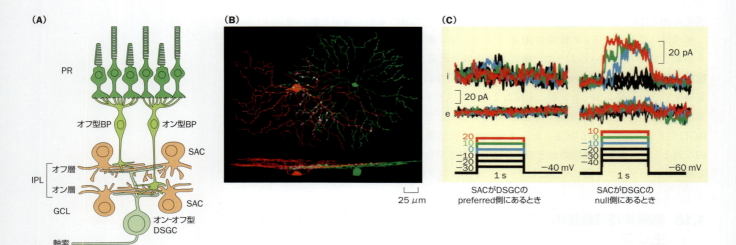

図4-31　スターバーストアマクリン細胞（SAC）によるオン-オフ型方向選択性網膜神経節細胞（DSGC）の非対称な抑制　(A) オン-オフ型DSGCへの入力の模式図。BP，双極細胞；PR，視細胞；IPL，内網状層；GCL，神経節細胞層。**(B)** オン-オフ型DSGC（赤色）と隣接するSAC（緑色）の蛍光色素注入による可視化。上の画像は網膜表面からの撮像，下の画像は（A）のような網膜横断像。白い点は2つの細胞間のシナプスと思われる結合を示す。**(C)** SAC/DSGCペアのパッチクランプ記録。SACへの一連の脱分極刺激（下段）に対して，DSGCで別々に記録された興奮性入力（e）と抑制性入力（i）（上の2段のトレース）。SACがDSGCのnull側にあるときには強い抑制が起こるが（右），preferred側にあるときは抑制が起こらない（左）。どちらの方向でも興奮性の入力は検出されない。（B：Wei W, Feller MB [2011] *Trends Neurosci* 34:638–645よりElsevierの許諾を得て掲載；C：Fried SI, Münch TA, Werblin FS [2002] *Nature* 420:411–414よりMacmillan Publishersの許諾を得て掲載）

ころ，SACの脱分極（図4-31C，下段）がDSGCに興奮性シナプス後電流（図4-31C，中段）を発生させないことから，SACはDSGCへの検出可能な興奮性入力を生み出さないことがわかった。網膜上の位置に依存して，SACはDSGCへの抑制性入力を生み出す（図4-31C，上段）。すなわち，SACがDSGCのnull側に位置しているときにのみ強力な抑制が起こり，preferred側に位置しているときには抑制は起こらなかった（null側とpreferred側については図4-32Bを参照）。

SACとDSGCの樹状突起領域はいずれも対称的な形をしているのに（図4-31B），なぜ非対称な抑制を実現できるのだろうか。この疑問は**レーザー走査型2光子顕微鏡法**（laser-scanning two-photon microscopy）によるCa^{2+}シグナルの観察と，それに引き続く**連続電子顕微鏡再構成法**（serial electron microscopic reconstruction）により検討された（これらの手法の詳細については，それぞれ13.22，13.19節を参照）。網膜標本を用いたCa^{2+}シグナルの2光子イメージングにより，多くのDSGCの方向選択性を決定することができた。これらのDSGCとSACのシナプス結合が連続電子顕微鏡切片で再構成された。その結果，SACは他の方向でDSGCの樹状突起の近くに位置しているにもかかわらず，DSGCのnull側で選択的にシナプスを形成していることが明らかになった（**図4-32**A）。この非対称な結合が，SACによるDSGCの非対称な抑制の解剖学的基盤となっている。この非対称な抑制が確立される機序はまだ解明されていない。

こうした異なる系列の情報を使って，DSGCの方向選択性を説明するモデルを組み上げることができる（図4-32B）。DSGCのオン応答を説明のための例として取り上げよう。光がnull方向へ動くと，DSGCのnull側に位置するSACがオン型双極細胞によって最初に興奮する。SACの樹状突起の遠心性の興奮はGABAの放出を引き起こし，DSGCとの選択的な結合が，DSGCが双極細胞から興奮性入力を受ける直前に強力な抑制を引き起こす。これにより光で誘発される興奮が効率的に打ち消される。一方，光がpreferred方向へ動くと，preferred側に位置するSACは強力な抑制性入力を生み出さないので，DSGCはSACからのGABA性の入力を受ける前に双極細胞からの興奮性入力を受ける。これによりDSGCは最大の興奮を引き起こす。

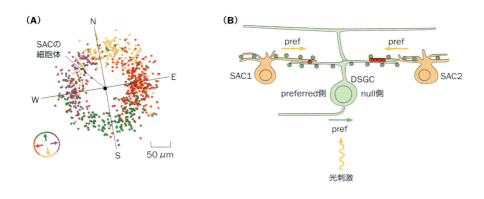

図4-32 スターバーストアマクリン細胞（SAC）と方向選択性網膜神経節細胞（DSGC）間の非対称なシナプス結合と方向選択性のモデル (A) 24個のSAC出力シナプスのそれぞれの細胞体（中央）に対する相対位置の分布を示す集積図。シナプスはDSGCの方向選択性（左下）に従って色分けしてある。SACの出力シナプスは樹状突起遠位部に多く，DSGCのpreferred方向とは逆の方向に分布している。例えば，紫色のシナプス（東側がpreferred方向のDSGCに結合）はSACの細胞体の西側にある。DSGC側からいえば，SACからの入力シナプスはDSGCのnull方向の樹状突起に選択的に形成されていることになる。(B) DSGCの方向選択性を説明するモデル。DSGCのpreferred方向（pref）を緑の矢印で示してある。それぞれのDSGCは多くのSACから入力を受けるが，ここでは簡略化して，DSGCのpreferred側の樹状突起とシナプスを形成するSAC1と，null側の樹状突起とシナプスを形成するSAC2の2つのみ示す。オン応答のみをモデル化している。DSGCとSACはオン型双極細胞から興奮性入力を受ける（緑の点）。また，DSGCはnull側で選択的にSACから抑制性入力を受ける（赤の点）。SACのシナプス出力の遠心性のpreferred方向も橙色の矢印で示してある。光刺激が左から右へ動くと，SAC1がまず興奮し，続いてDSGC，SAC2の順に興奮する。SAC1の樹状突起は最大に興奮しているが，SAC1からDSGCへのシナプス結合は弱いので，DSGCへの抑制性入力は最小である。SAC2からDSGCへの抑制性入力はDSGCが興奮した後に入ることになり，また抑制性入力それ自体もSAC2の樹状突起出力のpreferred方向とは逆の方向なので減弱する。したがってDSGCは最大に活性化する。一方，光刺激が右から左へ動く場合は，SAC2がまず興奮し，光刺激の方向がpreferred方向と合っているので樹状突起は大量のGABAを放出する。SAC2からDSGCへのシナプス結合は強いので，DSGCは双極細胞から興奮性入力を受ける直前にSAC2から強い抑制性入力を受ける。抑制が興奮を打ち消し（図3-29），DSGCの興奮は最小となる。(A: Briggman KL, Helmstaedter M, Denk W [2011] *Nature* 471:183-188より Macmillan Publishersの許諾を得て掲載；B: Wei W, Feller MB [2011] *Trends Neurosci* 34:638-645よりElsevierの許諾を得て掲載)

4.19 色はスペクトル感度の異なる錐体からの信号を比較することで感知される

4.11節で論じたように，ヒトと一部の霊長類はS，M，Lという3種類の錐体をもっている（図4-19，4-20）。波長の異なる光は3種類の錐体を異なる程度に活性化させる。この異なる活性化がどのようにして異なる色の受容を引き起こすのだろうか。

色対立型網膜神経節細胞（color-opponent retinal ganglion cell）によって脳へ送られる出力情報である，スペクトル感度の異なる錐体の興奮の程度の違いの比較には，中心周辺拮抗型受容野が明暗コントラストの検出を助けるのと同様な機構が使われる。1世紀以上前のHeringの反対色説（4.10節）で予見された，青-黄，緑-赤という2つの主要なタイプの色対立型RGCが同定された（4.14節で論じた明暗コントラストを検出するRGCは，中心と周辺のいずれも混ざり合った色入力を受けており，反対色説における黒-白対立システムと等価である）。青-黄対立システムは，短波長の光と長波長の光を比較するために，すべての哺乳類で使われている。一方，緑-赤対立システムは，2つの長波長の色を区別するために3色覚の霊長類で用いられている。以下ではまずどのようにして青-黄対立システムが確立したかを説明し，続いて緑-赤対立システムについて述べる。

S錐体からのグルタミン酸の放出はすでに「色対立性」である。つまり，これはS錐体の内在的な光変換機構と，先に述べた中心周辺拮抗型受容野の形成（図4-26）と同様な機構を用いた水平細胞による抑制の組み合わせで起こる。特にS，M，Lの錐体をモザイク状に含む網膜領域が純粋な短波長の光（青色光）の入力を受けると（図4-33A），S錐体は過分極してグルタミン酸の放出が減少する。さらに錐体の大部分を占めるM錐体とL錐体（4.11節）は，最小の光入力を受けているため脱分極しており，水平細胞は活性化している。この活性化した水平細胞がS錐体からのさらなるグルタミン酸放出を抑制する。長波長の光（緑色光，赤色光，またはその混合でできる黄色光）が短波長の光に加わると，水平細胞の興奮が減少し，S錐体はその内在的な光変換機構が変化しなくとも脱抑制され，より多くのグルタミン酸を放出する。網膜受容野が長波長の光だけを受け取ると，S錐体は脱分極し，また水平細胞からの抑制がなくなるので，最大量のグルタミン酸を放出する。このようにS錐体の出力は，短波長の光（青色光）と長波長の光（黄色光）によって拮抗的な影響を受ける。つまり青-黄対立型である（図4-33A）。

S錐体の出力は，選択的にS錐体と結合する**青オン型双極細胞**（blue-ON bipolar cell）という特殊なタイプの双極細胞によって受け取られる（図4-33B）。青オン型双極細胞は，錐体からオン型双極細胞へのシナプスで信号符号の反転が起こるので青色光で興奮し黄色光で抑制されるという点を除けば，S錐体の色対立性を引き継いでいる（図4-25）。青-黄対立システムの主要な標的は，青オン/黄オフ（B+/Y-）型の**小型二層性網膜神経節細胞**（small bistratified retinal ganglion cell）である。この細胞はオン層の樹状突起を青オン型双極細胞からの入力を受けるのに使い，オフ層の樹状突起をオフ型双極細胞からの入力を

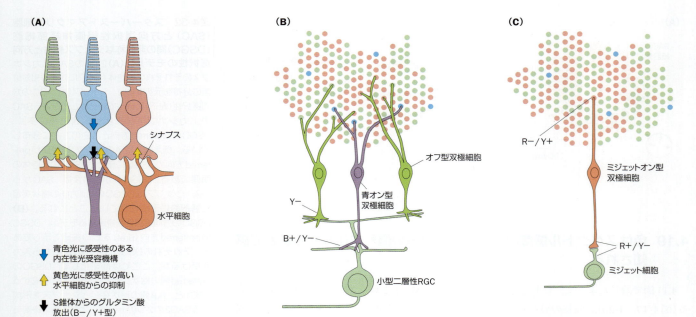

図4-33 青-黄および緑-赤の色対立システム (A) S錐体の出力は，細胞自身の内在性の光変換機構と水平細胞由来の側方抑制の組み合わせ効果によって色対立型である。この錐体は短波長の光（青色光）に対して反応する。周辺部は大部分がM錐体とL錐体なので，水平細胞からの抑制性の信号は長波長の光（黄色光）の信号を運ぶ。このため，S錐体の出力は光が錐体のグルタミン酸放出を増やしたか（+）減らしたか（−）という点において青オフ/黄オン（B−/Y+）型となる。(B) S錐体から青オン/黄オフ（B+/Y−）型の小型二層性網膜神経節細胞（RGC）に情報を伝達する網膜神経回路。青オン型双極細胞はS錐体からのみ情報を受け取る。この細胞は興奮性の入力を小型二層性RGCへ送るが，その出力はS錐体の信号符号を反転させるのでB+/Y−型である。小型二層性RGCはY−の信号を伝えるオフ型双極細胞からも興奮性入力を受ける。(C) 3色覚者の中心窩での緑-赤対立システムの例。L錐体の出力はR−/Y+型である。ミジェットオン型双極細胞は信号符号を反転させ，その結果，ミジェット細胞は長波長の光（赤色光）で興奮し，中波長の光（緑色光）で抑制される。(Mollon JD [1999] *Proc Natl Acad Sci U S A* 96:4743-4745 より。Dacey DM, Lee BB [1994] *Nature* 367:731-735；Verweij J, Hornstein EP, Schnapf JL [2003] *J Neurosci* 23:10249-10257；Packer OS, Verweij J, Li PH et al. [2010] *J Neurosci* 30:568-572 も参照)

受けるのに使う。このように小型二層性RGCは，青オン型双極細胞からの入力のみにもとづいて，青色光で興奮し黄色光で抑制される。この色対立性は，運ぶ信号の大部分が黄色光のものであるオフ型双極細胞からの入力を加えることでさらに増強される（図4-33B）。

B+/Y−型RGCに加えて，黄色光で興奮し青色光で抑制される青オフ/黄オン（B−/Y+）型RGCも生理学的研究により同定された。この細胞の色対立性も，双極細胞とRGCの間にグリシン作動性抑制性アマクリン細胞が介在して信号符号を反転させるという点を除けばB+/Y−型RGCと同様に，青オン型双極細胞に由来することが最近の研究から示唆されている。

3色覚の霊長類網膜における緑-赤対立型の信号は，**ミジェット細胞**（midget ganglion cell）と呼ばれるRGCで解読される。最も錐体密度の高い中心窩では，単一のM錐体またはL錐体から入力を受ける単一のミジェット双極細胞によって，それぞれのミジェット細胞が興奮する（図4-33C）。S錐体（図4-33A）と同様にM錐体やL錐体でも，緑色または赤色の光刺激を選択的に伝えるそれ自身の光受容カスケードと，緑色と赤色の混合刺激（少しは青色も寄与する）からの情報を伝える水平細胞からの抑制の結果として，視細胞が色対立型の出力を作り出す。このように少なくとも中心窩においては，緑-赤対立システムはさらなる特別な網膜神経回路や網膜細胞を必要とせず，双極細胞とRGCは錐体出力の色対立性を引き継いでいる。12.17節で論じるように，この特性のため，正常では1種類の長波長オプシンしかもたないマウスに第2の長波長オプシンを発現させると，長波長領域におけるスペクトル弁別能が増強されるのだろう。

4.20 同じ網膜細胞と網膜神経回路が異なる目的で使われうる

われわれが論じてきた色対立型RGCは，いずれも色覚だけに使われているのではない。緑-赤対立システムは，網膜中心部では高解像度の視覚にも使われている。中心窩のミジェット細胞は単一錐体から情報を受け取っており，RGCは究極の空間解像度をもつ（図4-33C）。3色覚の霊長類は進化の過程で新しい錐体を獲得した後，既存の緑-赤対立システムを他の用途にも転用するようになったのである。

より古典的なB＋/Y－型RGCでさえも他の機能をもっている。B＋/Y－型RGCは暗時には桿体から情報を集める。桿体の数は錐体に比べてはるかに多いが，専用のRGCをもっていないため，オン型双極細胞である桿体入力型双極細胞（rod bipolar cell）を通じて信号を送る。桿体入力型双極細胞は**AⅡアマクリン細胞**（AⅡ amacrine cell）を興奮させ，その脱分極はギャップ結合を介して青オン型双極細胞に広がる。桿体からの光信号は，こうしてB＋/Y－型RGCを興奮させる（**図4-34**）。この経路は，薄暗いところでは視界が青っぽい色相をもつという心理物理学的観察の神経基盤である。

驚くべきことに，桿体が飽和するような強い光のレベルでも，刺激されている範囲が十分広ければ，桿体経路は信号符号を反転させて活性化しうる。光が錐体を過分極させるため，水平細胞からの側方抑制が減少し，その結果，桿体が脱分極するのである。符号が反転した桿体経路は錐体信号のために周辺部抑制を行う。

まとめると，網膜神経回路とその出力であるRGCは，視覚情報が分かれて並列的に流れている間，異なる光条件のもとで特性の異なる情報を処理して脳へ送るうえでさまざまな働きをしている。**BOX 4-2**は網膜細胞の機能の多様性を示す魅力的なもう1つの例である。

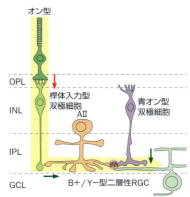

図4-34 桿体は錐体経路に便乗している
桿体の信号は1種類の桿体入力型双極細胞（オン型）へ送られる。光が桿体にあたると桿体は過分極する。桿体から桿体入力型双極細胞への符号反転型シナプス（赤矢印）は，桿体入力型双極細胞を興奮させ，興奮性シナプス（水平方向の緑矢印）を介してAⅡアマクリン細胞（AⅡ）を興奮させる。AⅡアマクリン細胞の脱分極はギャップ結合（ジグザグの線）を介して青オン型双極細胞に広がる。青オン型双極細胞の脱分極は，興奮性シナプス（垂直方向の緑矢印）を介して二層性のものも含めたオン中心型網膜神経節細胞（RGC）を興奮させる。桿体からの光信号は，こうして青オン/黄オフ（B＋/Y－）型RGCを興奮させる。OPL，外網状層；INL，内顆粒層；IPL，内網状層；GCL，神経節細胞層。(Kolb H, Famiglietti EV [1974] *Science* 186:47–49より。Field GD, Greschner M, Gauthier JL et al. [2009] *Nat Neurosci* 12:1159–1166も参照)

視覚野では情報はどのように処理されるのだろうか

ここからは眼から脳に向かう視覚経路を旅しよう。網膜からの視覚情報のすべての出力を集めたRGCの軸索は，視神経を形成する（**図4-35**A）。右眼と左眼の視神経が集まる**視交叉**（optic chiasm）では，**鼻側**（nasal；鼻に近い側）のRGCの軸索は**対側**（contralateral）

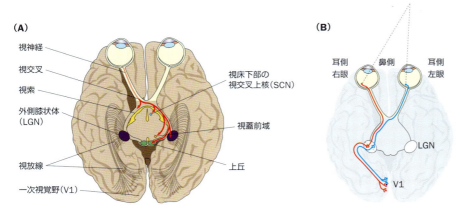

図4-35 眼から脳までの視覚経路 （**A**）脳底部からみた視覚経路。網膜神経節細胞（RGC）の軸索（赤い線）は集まって視神経を形成し，視交叉を通過して視索に沿って進み，脳の標的部位に到達する。こうした標的部位には，概日リズムの調節にかかわる視床下部の視交叉上核（SCN），瞳孔と水晶体の反射調節を行う視蓋前域，頭位と眼球運動の制御にかかわる上丘視覚野への情報を中継する視床の外側膝状体（LGN）がある。わかりやすくするために，右眼からのRGCの軸索のみを描いてある。視交叉を通過しても脳の右半球にとどまるRGCの軸索は途中までしか描いていない。灰色の線は一次視覚野（V1）に投射するLGNの軸索で，視放線を形成している。（**B**）2つの眼からの視覚情報がどのように統合されるかの模式図。空間内の同じ点をみている左眼と右眼のRGCは，その軸索をLGNの異なる層（破線で分けられた2つの層として示してある）の同じ位置に投射する。両眼からの視覚情報は皮質ニューロンではじめて収束する。両眼からの入力に相当するLGN軸索が，直接同じ皮質ニューロン（紫色）に収束する場合と，片眼からの入力のみを受ける皮質ニューロン（赤色，青色）の入力が収束する場合がある。

BOX 4-2　ipRGCは多様な機能をもつ

　内因性光感受性網膜神経節細胞(intrinsically photosensitive retinal ganglion cell：ipRGC)は，4.20節で論じた網膜細胞と網膜神経回路の機能の多様性を示す極端な例である．他のRGCと同様に，ipRGCも樹状突起を内網状層に伸ばし，双極細胞を介して桿体と錐体から入力を受ける．また，視覚野へ情報を中継する外側膝状体(LGN；4.21節)など，多くのRGCの標準的な標的となっている領域へ軸索を送っている．このようにipRGCは，他のRGCと同様に網膜の画像解析機能のさまざまな側面に関与している．しかしこの細胞には珍しい特性がある．

　他のRGCからipRGCを区別している特性は，ipRGCが直接光で活性化されるということである．言い換えるなら，ipRGCも視細胞である．この驚くべき発見は，いくつかの知見の集積から2002年になされた．光は網膜上に像を結ぶのに加え，第8章で詳しく述べるが，視床下部の**視交叉上核**(suprachiasmatic nucleus：SCN)へのRGCの軸索投射を通じて，概日リズムの調節に重要な役割を果たしている．眼はこの機能に必須であるが，桿体と錐体が変性した盲目のマウスも光を感知し概日リズムを調節できる．一部のRGCが，無脊椎動物の視覚系(詳細については12.14節を参照)で使われる**メラノプシン**(melanopsin)と呼ばれるオプシンに似た特殊なGタンパク質共役受容体(GPCR)を発現していることが(図4-36A)，はじめカエルで，ついでマウスで発見された．メラノプシンを発現するRGCの軸索が特異的に標識されるように遺伝子改変したマウスを用いて，研究者たちはその軸索終末がSCNにきわめて豊富なことをみいだした(図4-36B)．最後に，メラノプシンを発現するRGCと，SCNに軸索投射するRGCは，桿体と錐体からの信号伝達が完全に遮断されても光で強く脱分極することから(図4-36C)，メラノプシンを発現するRGCが内因性に感受性であることがわかった．その後，メラノプシンノックアウトマウスの解析で，概日リズムの調節におけるipRGCの機能が確認された．ipRGCはさらに，光強度に応じた瞳孔径の自動的な調節を可能にする瞳孔反射にも必須の役割を果たしている．ipRGCが視覚系において果たす新しい役割を発見するために，現在も研究が続けられている．

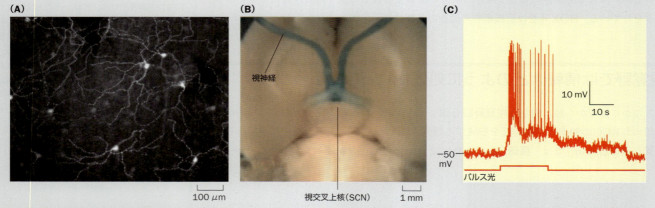

図4-36　内因性光感受性網膜神経節細胞(ipRGC)　**(A)** 抗メラノプシン抗体で染色したマウス網膜．メラノプシンはipRGCの樹状突起全体に分布している．**(B)** メラノプシンを発現する座位にノックインしたβ-ガラクトシダーゼ遺伝子を発現させて可視化(青色)した視神経(ノックインの手法については13.7節を参照)．ipRGCの軸索投射が標識されている．メラノプシンを発現するipRGCの軸索は視交叉上核(SCN)に投射する．**(C)** SCNに蛍光ビーズを注入して逆行性標識したipRGCからのホールセルパッチ記録．パルス光(下段のトレース)はipRGCを脱分極させ，活動電位を引き起こす(上段のトレース)．この応答はシナプス伝達が遮断された後も持続する(図には示していない)．すなわちipRGCが直接光によって脱分極していることを示している．(A：Provencio I, Rollag MD, Castrucci A [2002] *Nature* 415:493–494よりMacmillan Publishersの許諾を得て掲載；B：Hattar S, Kumar M, Park A et al. [2002] *Science* 295:1065-1070よりAAASの許諾を得て掲載；C：Berson DM, Dunn FA, Takao M [2002] *Science* 295:1070–1073よりAAASの許諾を得て掲載)

に投射し(正中線を越えて細胞体とは反対側に終止する)，**耳側**(temporal；こめかみに近い側)の軸索は**同側**(ipsilateral)に投射する(細胞体と同じ側に終止する)．5.6節で論じるように，正中線を越えて対側に投射する軸索の割合は生物種によって異なる．視交叉を通過したRGCの軸索は**視索**(optic tract)に沿って進みながら，異なる機能を遂行する中枢のいくつかの標的部位に終止する分枝を出す．こうした標的部位には，概日リズムの調節にかかわる視床下部の視交叉上核(BOX 4-2)，瞳孔と水晶体の反射の制御や反射性眼球運動にかかわる脳幹の**視蓋前域**(optic pretectum)，頭位と眼球運動の制御にかかわる**上丘**

（superior colliculus）が含まれる。1つの重要な中枢の標的部位，視床の**外側膝状体**（lateral geniculate nucleus：LGN）に焦点をあてて議論を進めよう。LGNは意識下の視覚において**視覚野**（視覚皮質，visual cortex）へ送られる情報の処理センターとして働く。

4.21　網膜の情報は外側膝状体と視覚野で空間的に表象されている

RGCの軸索は，視覚野に軸索を投射するLGNのニューロンとシナプスを形成する（図4-35B）。これらの軸索投射には部位再現性がある。すなわち網膜で隣接するRGCは隣接するLGNニューロンに投射し，隣接するLGNニューロンは線条皮質（striate cortex）とも呼ばれる**一次視覚野**（一次視覚皮質，primary visual cortex：V1）の隣接するニューロンと結合する。その細胞に情報を送るRGCの位置に応じた視覚経路内の細胞の空間配置は**網膜部位再現**（retinotopy）と呼ばれ，網膜における空間情報を脳で正確に表象することを可能にする，視覚系の基本的な構成原理である。これがどのようにして達成されているかについては，第5章で詳しく学ぶ。

鼻側のRGCの軸索は対側に，耳側のRGCの軸索は同側に投射するので，脳の右半球のLGNは，視野の左半分に相当する右眼網膜の耳側と左眼網膜の鼻側から入力を受ける（図4-35B）。このように脳の右半球のLGNと視覚野は視野の左半分から入力を受け，左半球のLGNと視覚野は視野の右半分から入力を受ける。

網膜部位再現に加えて，霊長類のLGNは細胞染色の濃さで可視化することのできる6層からなる（**図4-37**）。第1層と第2層は大型の細胞体をもち（大細胞層〔magnocellular layer〕と呼ばれる），広い受容野をもつRGCから入力を受ける。第3〜6層は小型の細胞体をもち（小細胞層〔parvocellular layer〕と呼ばれる），狭い受容野をもつRGCから入力を受ける。さらに各層はそれぞれどちらか片方の眼から入力を受けている。第1，4，6層は対側の入力を，第2，3，5層は同側の入力を受ける。このように，LGNの層は，RGCの軸索の入力を，その細胞のタイプと由来する眼によって分離するのを助けている。LGNの層の数が少ない哺乳類（ネコやフェレット）や，解剖学的に明らかな層構造をもたない哺乳類

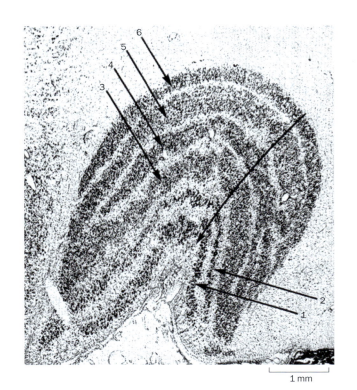

図4-37　サル外側膝状体（LGN）の細胞層
細胞体を染めるニッスル染色（詳細については13.15節を参照）で，サルのLGNは6層からなることがわかる。第1層と第2層は大型の細胞体をもち大細胞層と呼ばれる。第3〜6層は小型の細胞体をもち小細胞層と呼ばれる。第1, 4, 6層は対側の入力を，第2, 3, 5層は同側の入力を受ける。視野の6枚の地図は正確に重なり合っている。例えば中央の矢印は，視野の同じ位置に相当する異なる層のLGNニューロンを貫いている。（Hubel DH, Wiesel TN〔1977〕*Proc R Soc Lond B Biol Sci* 198:1-59よりRoyal Societyの許諾を得て掲載）

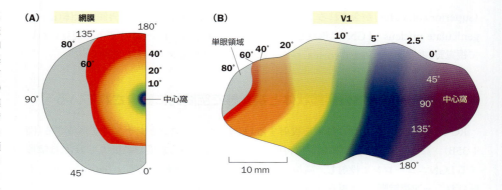

図4-38 アカゲザルの一次視覚野（V1）における網膜部位再現 （A）網膜の極座標系表示。半径が偏心度（太字），周線が背側-腹側方向の位置（0°が腹側）を示す。（B）V1の直交座標系表示。横軸が偏心度（太字），縦軸が背側-腹側方向の位置の位置を示す。V1の地図の色は網膜の地図の同じ色の部位に相当する。例えば，網膜上の小さな領域を占める中心窩（紫色）は，V1では大きく拡大している。偏心度が増えるに従って，網膜の単位面積あたりに相当するV1上の領域は狭くなる。灰色の領域は左眼（図に示した眼）だけが視覚刺激を受け取る単眼領域である。V1の網膜部位再現は，網膜の異なる領域に与えた刺激に対する応答の，麻酔したサルのV1での細胞外単一ユニット記録法によって決定された。記録部位は組織学的に決定され，V1は三次元の皮質中の空間を保持した二次元マップとして表現された。(Van Essen DC, Newsome WT, Maunsell JHR [1984] *Vision Res* 24:429–448 より Elsevier の許諾を得て掲載）

（齧歯類など）においても，細胞のタイプと由来する眼の異なるRGCからの入力はLGNで分離されることから，これが一般的な構築原理であることが示唆される。重要なことは，個々のLGNニューロンが1つの眼から受け取る情報のみを表象しているということである。左眼と右眼からの情報はV1ではじめて統合される（図4-35B）。

霊長類では，V1において中心窩は非常に拡大されている。偏心度が大きくなる（視野の周辺部に移動することに相当する；図4-14）に従って，網膜の単位面積あたりに相当するV1の領域は狭くなる（図4-38）。1.11節で論じた運動ホムンクルスや感覚ホムンクルスと同じように，視覚野も網膜の面積に比例して表象しているわけではない。視野の中心部からの視覚刺激は視覚野の広い面積で処理される。

4.22 外側膝状体ニューロンの受容野は網膜神経節細胞の受容野と類似している

どのような刺激が最もよくLGNニューロンを興奮させるだろうか。David HubelとTorsten Wieselは，師匠であるStephen KufflerがRGCに適用した単一ユニット記録法を，LGNニューロンに適用してこの問題を研究した。視覚刺激を精密に制御するため，彼らは被験体（ネコ）を麻酔して眼球運動を最小限に抑え，正面のスクリーン上の視覚刺激の位置を変えることで受容野を体系的にマッピングした。LGNニューロンはRGCと同じ応答特性をもっていることがわかった。LGNニューロンは中心周辺拮抗型の同心円状の受容野をもち，それはオン中心/オフ周辺型またはその逆であった（図4-24）。このようにLGNニューロンはRGCとほぼ同様の方法で視覚情報を表象している。

LGNニューロンは，眼から視覚野への情報の単なる中継核として働いているだけではないようである。実際，LGNニューロンのシナプスのうち，RGCに由来するものは約10％で，残りは大脳皮質，脳幹のニューロン，視床の抑制性ニューロンに由来する。LGNニューロンの活動は，大脳皮質からのフィードバックと脳の状態によって修飾され，LGNが大脳皮質への情報の流れを制御することを可能にしている。大脳皮質に入る前に嗅覚以外のすべての感覚情報が視床の特定の核を通過するので，視床は複数の感覚を統合するのに最も適した場所でもある。視床のこうした機能を調べるより多くの研究が必要である。

4.23 一次視覚野のニューロンは線分や端に応答する

LGNニューロンの受容野はRGCの受容野と似ているが，HubelとWieselはLGNの軸索が終止するV1に単一ユニット記録法を適用したとき，まったく違ったものに出くわした。図4-39とムービー4-2は，V1ニューロンの受容野のマッピングの手順を示したものである。ネコの大脳皮質に微小電極を刺入し，視野の全域を再現したスクリーン上に視覚刺激を投影することで，電極先端の近傍にある皮質ニューロンを興奮させる領域が同定さ

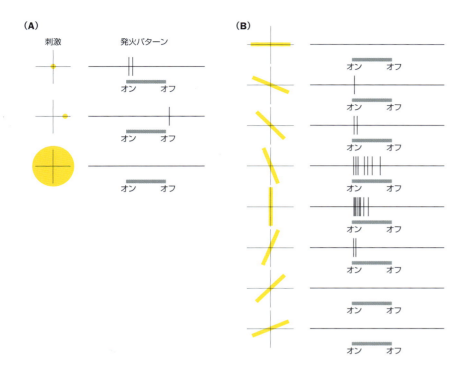
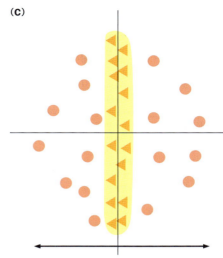

図4-39 ネコ一次視覚野(V1)の単純型細胞の受容野 (**A**) 視覚刺激(左)に対する活動電位応答(右,垂直の線)を細胞外記録法で記録した。活動電位記録の下の水平のバーは刺激の提示期間(1 s)を示す。さまざまな大きさのスポット光はV1の単純型細胞に最小の応答しか引き起こさない。(**B**) 単純型細胞は特定の方位をもつスリット光に最もよく反応する。この例では,垂直方向のスリット光が刺激の提示中に最も強い活動電位のバースト発火を引き起こす。応答の表記は(A)と同じである。(**C**) (B)の皮質ニューロンの受容野。三角形は興奮,丸は抑制を示す。(Hubel DH, Wiesel TN [1959] *J Physiol* 148:574-591より)

れた。つぎに,記録中のニューロンの発火パターンを最も効率的に変化させる刺激をみつける目的で,刺激の形,大きさ,位置を系統的に変化させた。円形のスポット光は,それがどこにあろうとどのような大きさであろうと,最適の刺激ではなかった(図4-39A)。最適の刺激は特定の方位をもつスリット光であった。例えば図4-39のニューロンは,垂直方向のスリット光に対して最もよく反応する(図4-39B)。スリット光がある長さに達すると,さらに長くしても効果が増すことはない。しかしスリット光の幅を広くすると発火頻度は減少する。この細胞の受容野は,図4-39Cに示すように,中心のオン領域の両側にオフ領域があるものと考えられる。こうした受容野をもつV1の細胞は**単純型細胞**(simple cell)と呼ばれる。

　単純型細胞の方位選択性とオン／オフ領域の大きさはさまざまである。オン領域のわきのオフ領域は必ずしも対称ではなく,片側だけオフの周辺領域をもつ細胞もある。こうした多様性にもかかわらず,単純型細胞の受容野は共通の性質をもっている。(1)視野の狭い領域に空間的に限局している。(2)スリット光によって最もよく刺激される。(3)方位にきわめて感度が高い。(4)オン-オフの対立型である。オンとオフの両方の領域をカバーするような光は単純型細胞を興奮させない。単純型細胞はそれゆえ視野の特定領域の線分や端の検出器と考えられる。

　V1には**複雑型細胞**(complex cell)と呼ばれる別の種類の細胞もある。複雑型細胞は単純型細胞より複雑で多様な受容野をもつ(例えば,図4-40)。一般に複雑型細胞は,単純型細胞のような相互に対立するオンとオフの領域をもたない。しかし単純型細胞と同様に高度な方位選択性があり,暗い背景上の明るいスリット光や明るい背景上の暗いスリットに反応する複雑型細胞は平均して単純型細胞より広い受容野をもち,特定の方位をもつスリット光が受容野のどこに照射されても反応する。このように,複雑型細胞は受容野内のどこであっても線分や端にオンやオフで応じることができるので,単純型細胞よりも抽象的な線分や端の検出器と考えられる。

図4-40 複雑型細胞の受容野 この複雑型細胞は135°の方位をもつスリット光に最もよく反応する。かなり広い範囲内でスリット光の位置に対する感受性は低く(**A〜D**)，方位選択性が高く(**E〜G**)，受容野内の135°の方位をもつスリット光の動きに反応する(**H**)。各発火パターンの下の水平のバーは刺激の提示期間を示す。(Hubel DH, Wiesel TN [1962] *J Physiol* 160:106–154 より)

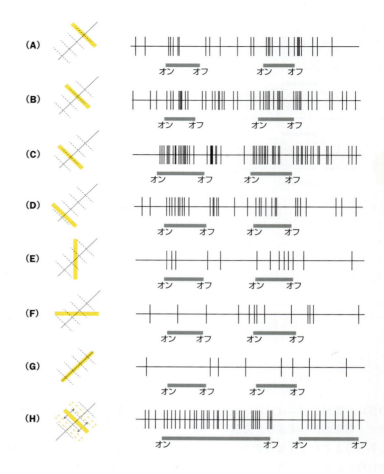

4.24 視覚野のニューロンはどのようにして受容野を獲得するのだろうか

単純型細胞の受容野は，LGNニューロン群の受容野が，その特定の結合パターンの結果として一列に並び，それらが融合することで形成されるとHubelとWieselは提唱した(**図4-41**A)。同様に，複雑型細胞の受容野は，隣接する領域に局在する同じ方位選択性をもつ単純型細胞群の受容野の融合によって構築されうる(図4-41B)。この提案は，ニューロンの受容野が，より初期の視覚処理段階のニューロンによって基本的に決定されるのでフィードフォワードモデル(feed-forward model)と呼ばれる。つまり視覚路に沿ったニューロンの受容野は，光強度の検出(視細胞)にはじまり，コントラストの検出(RGC，LGN)を経て，線分と端の検出(V1の単純型細胞と複雑型細胞)に至るというように，階層的に構築されている。階層が進むにつれ，光情報は，この章の冒頭で強調した視覚の究極の目的(光情報から有用な特徴を抽出し，生存に必要な動物の行動を導く)に近づいてくる。個々のV1ニューロンが線分や端を符号化することで，こうした情報を，以下で論じる顔の認識や動きの検出といった特定の機能をつかさどる高次視覚皮質領野へ送ることがより有効となる。

こうした古典的研究から半世紀以上過ぎたが，実験データは単純型細胞の受容野特性の大部分がLGNニューロンからのフィードフォワード投射に由来することを示しているにもかかわらず，視覚野におけるフィードフォワードモデルの神経回路的な基盤はまだ完全には解明されていない。この受容野が発達の過程でどのように形成されるかも明らかでない。皮質抑制の役割やV1ニューロン間の結合の寄与を強調する別のモデルも提唱されている。こうしたモデルの解明には，4.18節で論じたDSGCの研究例で示したように，生理学と神経回路の追跡の組み合わせが必要である。しかし皮質ではこうしたアプローチは技術的な

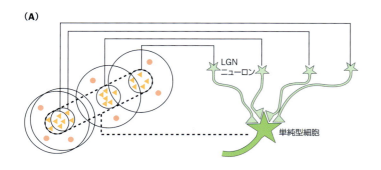
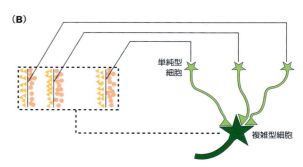

図4-41 単純型細胞と複雑型細胞の受容野構築のモデル (**A**) 単純型細胞の受容野は，外側膝状体(LGN)ニューロン群の一列に並んだ円形の受容野の融合によって形成されうる。(**B**) 複雑型細胞の受容野は，空間に並んだ同じ方位選択性をもつ単純型細胞群の受容野の融合によって形成されうる。この仮説はまだ証明されていない。(Hubel DH, Wiesel TN [1962] *J Physiol* 160:106–154よりPhysiological Societyの許諾を得て掲載)

点から依然として困難である。最終的な答はともかくとして，皮質ニューロンの応答は神経回路の特性(個々のニューロンの生理学的特性と視覚野内での精密な結合パターン)を反映していることは明らかである。

4.25 視覚野では特性の類似した細胞が垂直に並んでいる

第1章で紹介したように，大脳皮質は別々の機能をつかさどる異なる領域から構築されている。V1における第1段の構造化は網膜部位再現によりなされている。視覚野の特定の領域は網膜の特定の領域から情報を受け取り，したがって視野の特定の領域を表象する(図4-38)。2段目の構造化は，**機能的構築**(functional architecture)と呼ばれている。特定の網膜部位再現領域では，特性の類似したニューロンが大脳皮質の表面に垂直な軸に沿って並んでいる。

HubelとWieselによる単一ユニット記録法を用いた研究では，彼らは個々の細胞の視覚応答を記録していただけではなく，その細胞の皮質内の位置も記録していた。典型的な実験では，皮質表面から反応する細胞に遭遇するまで電極を刺入し，その受容野と方位選択性を調べた。それからつぎの細胞に遭遇するまで電極をさらに進めて記録するということを繰り返した。記録の終わりに，電極の終点を目印するために大電流を流して傷害領域をつくり，後で脳を組織学的切片にして調べた(図4-42A)。電極の通り道に沿った個々の細胞の方位選択性をプロットすると，驚くべき細胞構築が明らかになった。電極を大脳皮質の表面に垂直に刺入した場合，細胞は表面からの深さにかかわらず似たような方位選択性を示した。しかし，表面に対して斜めの角度で刺入した場合には，記録された細胞の方位選択性は深さによって徐々に変化した(図4-42A)。体性感覚野に関する初期の発見とあわせて考えると，これらの研究は，大脳皮質は表面からその下の白質まで垂直方向のコラムで構築されており，同じコラム内の細胞は特性が類似していることを示唆するものである。

現代のイメージング実験は，方位選択性コラム(orientation-selective column)を観察する際の解像度を格段に改善した。単一ユニット記録法では1回に1個の細胞しか記録できないのに対し，光学イメージング(optical imaging)は多くのニューロンの活動を同時に記録できる(詳細については13.22節を参照)。例えば，**内因性信号イメージング**(intrinsic signal imaging)では，神経活動のマーカーとして血流量や血中酸素飽和度を含む代謝活性を利用する。内因性信号イメージングを異なる方位刺激に対する視覚野の応答に応用したところ，ネコやサルの方位選択性コラムは風車のような構築をしていることが明らかになった。異なる方位の移り変わりは，異なる方位が1点に集中している風車の中心を除いて(HubelとWieselが当初，離散的だと想像していたのと異なり)連続的である(図4-42B)。単一細胞レベルの解像度でニューロンの活動を記録できる細胞内Ca^{2+}濃度変化の2光子蛍光イメージングにより，方位選択性コラムと風車の中心は個々のニューロンレベルで高度に構造化されていることも明らかになった(図4-42C)。この風車状の構築の意味や，どのようにしてこの精密な構築がなされるかについてはまだわかっていない。

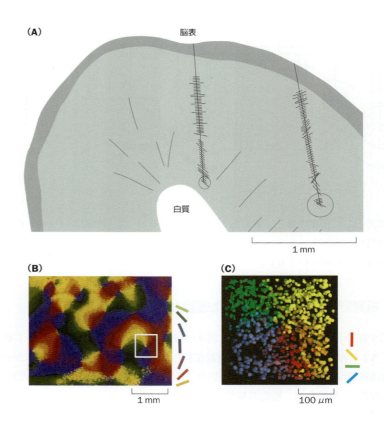

図4-42　3種類の方法で示されたネコ視覚野の方位選択性コラム　(A)単一ユニット記録と電極の刺入経路を組織学的にトレースした2つの例。電極の経路を横切る線は至適方位を示す。長い線は個々の皮質ニューロンの至適方位を，短い線は原因不明の背景活動がある領域の至適方位を示す。左の電極の刺入経路は皮質の表面に対して垂直に近く，細胞の方位選択性は深さによってほとんど変化しない。右の電極の刺入経路は斜めになっており，方位選択性は深さによって大きく変化する。(B)内因性信号イメージングによって可視化した方位選択性コラムの平面像。方位の異なる視覚刺激(右はカラーコード)は異なる小領域の細胞群を活性化させる。白い四角形は風車構造を示し，四角形の中心が風車の中心にあたる。(C)2光子Ca^{2+}イメージングで可視化した，風車の中心付近の方位選択性コラムの平面像。方位の異なるスリット光(右)による視覚刺激は，Ca^{2+}指示薬の蛍光を増加させ，特定の方位選択性をもつ個々の細胞のマッピングを可能にした。この画像は，一次視覚野(V1)の第2層と第3層に相当する，表面から130μmから290μmまでの深さで記録された細胞を重ね書きしたものである。これらの層の意義については4.26節で述べる。
(A: Hubel DH, Wiesel TN [1962] *J Physiol* 160:106-154よりPhysiological Societyの許諾を得て掲載；B: Bonhoeffer T, Grinvald A [1991] *Nature* 353:429-431よりMacmillan Publishersの許諾を得て掲載；C: Ohki K, Chung S, Kara P et al. [2006] *Nature* 442:925-928よりMacmillan Publishersの許諾を得て掲載)

V1で左眼と右眼に対する皮質ニューロンの応答を調べたときにも垂直な構造化がみつかった。個々のLGNニューロンは一方の眼からの刺激に応じるのに対し，視覚野の個々のニューロンは空間内の同じ位置に対応する両眼からの入力に応答することができ，奥行きの認知に必要な**両眼視**(binocular vision)を形成する(図4-35B)。しかしながら，入力層である第4層(つぎの節参照)にある多くの皮質ニューロンは，まだ左眼または右眼からの入力を強く選択する**眼球優位性**(ocular dominance)と呼ばれる特性がある。HubelとWieselが電極の通り道を調べたとき，彼らは同じ眼球優位性をもつ細胞がコラム構造を形成していると想像し，今でも使われる眼球優位コラム(ocular dominance column)として言及した。トランスシナプス標識法(trans-synaptic tracing)と呼ばれる技術を使った研究

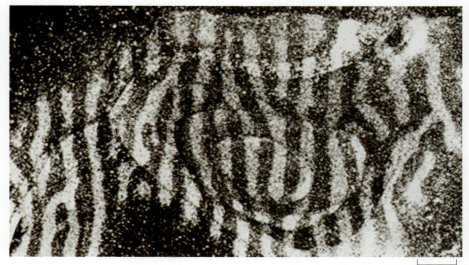

図4-43　一次視覚野(V1)の眼球優位コラム　放射標識したアミノ酸を片眼に注入したサルの，V1第4c層のオートラジオグラフィー。注入された眼から入力を受けるニューロン群(白い縞)と注入されていない眼から入力を受けるニューロン群(黒い縞)が交互に並んでいる。
(Hubel DH, Wiesel TN [1977] *Proc R Soc Lond B Biol Sci* 198:1-59よりRoyal Societyの許諾を得て掲載)

により、同じような応答をする領域はコラムのように狭いものではなく、より幅の広い横方向に広がる構造であることが明らかになった。放射標識したアミノ酸を片眼に注入すると、取り込まれたアミノ酸は網膜ニューロンのタンパク質に組み込まれ、RGCの軸索によって輸送されて、さらにRGCからLGNへのシナプスとLGNニューロンの軸索を通ってV1へ輸送された。最終的に、注入された眼と連絡をもつLGNニューロンの軸索と皮質ニューロンが選択的に放射標識された。V1の切片をフィルムに感光させて放射標識の空間的分布が調べられた（図4-43）。その結果得られたのは、強く標識された縞（注入眼からの入力を示す）とほとんど標識されていない縞（非注入眼からの入力を示す）が交互に並んだ驚くべき画像であった。

すべての哺乳類が解剖学的に認識できる方位選択性コラムや眼球優位コラムをもっているわけではない。眼球優位コラムは一部の霊長類でさえ明らかではない。齧歯類では多くの細胞が方位選択性をもつが、明らかなコラム構造は認められない。同じ方位選択性をもったニューロンは集積しておらず、隣接するニューロンはしばしば異なる方位選択性を示す（例として、図4-44と図4-42Cを比較せよ）。現時点では研究者はこの種差の理由について推測することしかできない。第1の仮説は、同じような性質をもったニューロンのグループ化は、ネコがラットより優れているように、方位弁別の鋭敏さを増強させるというものである。第2の仮説は、視覚野が十分に大きくなると、その間をつなぐ軸索の長さを節約するために、同じような性質をもったニューロンどうしが集積するようになるというものである。第3の仮説は、コラムは特別な生理機能を提供するものではなく、単に大きな皮質の発生学的な副産物にすぎないというものである。こうした議論の結論はどうであれ、同じような性質をもったニューロンの垂直方向の構造化は、それが集積してコラムを形成しているかどうかはともかくとして、皮質構築の1つのモチーフのようである。この垂直方向に構造化された皮質ニューロンの間を信号がどう流れるかに目を向けることにする。

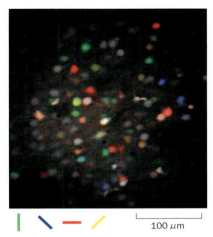

図4-44　ラット一次視覚野（V1）の方位選択性細胞　細胞は方位選択性（下）に応じて色分けしてある。ラットでは方位選択性が同じ細胞は構造化したコラムを形成せずに分散している。(Ohki K, Chung S, Ch'ng YH et al. [2005] *Nature* 433:597–603よりMacmillan Publishersの許諾を得て掲載)

4.26　新皮質では一般に情報は第4層から第2/3層に流れ、それから第5/6層に流れる

哺乳類の新皮質（視覚野も含めた大脳皮質の最も大きな部位）は、組織学的な染色で可視化できる細胞密度の違いにもとづいて、典型的には6層に分けることができる（図4-45A）。

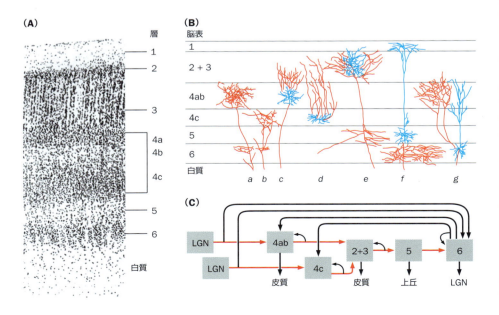

図4-45　一次視覚野（V1）における情報の流れ　(A)ヒトV1のニッスル染色。皮質ニューロンは細胞の大きさ、形、密度によって異なる層に配列している。(B)細胞内記録中のトレーサー注入によって明らかになった、V1に入力を送るネコの外側膝状体（LGN）ニューロンの軸索（*a, b*）、第4ab層（*c*）、第4c層（*d*）、第2/3層（*e*）、第5層（*f*）、第6層（*g*）のV1ニューロンの軸索（赤色）と樹状突起（青色）の形態もあわせて示す。軸索と樹状突起は形態学的特徴からそれぞれ区別された。(C)同じ皮質層内で重なり合う軸索と樹状突起がシナプスを形成すると仮定したときの情報の流れの模式図。(B)の細胞は、それぞれの真下に示した(C)の細胞に対応している。V1内でのフィードフォワードの情報の流れを赤い矢印で強調してある。(A: Brodmann K [1909] Vergleichende Lokalisationslehre der Grosshirnrinde in ihren Prinzipien dargestellt auf Grund des Zellenbaues. Barth, Leipzigより；B, C: Gilbert CD [1983] *Annu Rev Neurosci* 6:217–247よりAnnual Reviewsの許諾を得て掲載)

生体内での細胞内記録法（詳細については13.21節を参照）を用いた視覚野の研究により，新皮質の異なる層間をどのように情報が流れるかについての一般的な基本原理が明らかになった。細胞内記録法は単一ユニット記録法で行ったような受容野のマッピングだけではなく，組織化学的トレーサーを記録ニューロンに注入して，その樹状突起や軸索の投射を再構築することもできる。そのような実験により，V1の異なる層に存在するニューロンは，樹状突起や軸索の投射パターンが異なることが明らかになった（図4-45B）。このパターンにより情報の流れのモデルを推論することができる（図4-45C）。

LGNから視覚野への入力をまず考えてみよう。視床に由来するLGNニューロンの軸索は，V1の第4層におもに終止する。LGNニューロンのタイプに応じて，その軸索は第4層内の異なる亜層に終止する（図4-45Bの細胞aとbの軸索）。第4層の皮質ニューロン（例えば細胞cとd）はLGNからの入力を受けるため，その樹状突起の大部分を第4層内に限局させている。これらのニューロンは，その軸索を主として細胞体のある第4層内と第2/3層へ送る。第2/3層のニューロン（例えば細胞e）は，その軸索を第2/3層内と第5層へ送り，また白質を通して他の視覚皮質領域へ送る。第5層のニューロン（例えば細胞f）は，その軸

BOX 4-3　新皮質の微小回路を解き明かす

V1における視覚情報の流れが，視床→第4層→第2/3層→第5/6層という一般的方向に従うことを学んだ。哺乳類の新皮質は6層構造なので，このパターンの情報の流れは新皮質全般の特性なのだろうか。他の皮質領域での研究はこの考えをある程度支持するものである。例えば，個々のヒゲを表象しているマウスの体性感覚野（詳細についてはBOX 5-3を参照）では，異なる層のニューロン間の興奮性の結合が，脳スライス標本でのホールセルパッチ記録法を用いたペア記録で決定された。図4-46にまとめたように，ニューロンペア間のシナプス結合の方向と強さから決定された信号の流れは，第4層→第2/3層→第5/6層という一般的な方向に従うものであった。体性感覚野における第4層から第5/6層への直接結合（図4-46）や，視覚野における第6層から第4層への結合（図4-45C）といった，それ以外の特徴的な結合も特定の皮質領域には存在するが，V1と体性感覚野の比較は新皮質内での情報の流れにあてはまる「普遍的な微小回路」という概念を支持するものである。皮質領域への特定の入力とその皮質からの特定の出力に応じて，新皮質の部位によりこの普遍的な微小回路にかなりの多様性が存在するのだろう。例えば一次体性感覚野は，視床からの感覚入力の受け取りと処理という役割を反映して，よく発達した第4層をもっている。一方，一次運動野では，第4層はそれほど明らかではなく，運動制御のための皮質下投射の重要性を反映してより著明な第5層を

もっている（第8章）。

皮質ニューロンのおよそ80％を占め，これまでの論点の中心であった興奮性グルタミン酸作動性ニューロンに加えて，残りの20％の大部分を占めるGABA作動性ニューロンも皮質活動の形成に多くの必須の役割を果たしている。皮質のGABA作動性ニューロンの大部分は局所性に働く。これらのニューロンは局所または遠く離れた部位からの興奮性入力と，別のGABA作動性ニューロンからの局所性の抑制性入力を受け，近傍のグルタミン酸作動性またはGABA作動性ニューロンに抑制性の出力を送る。皮質のGABA作動性ニューロンは，その形態，電気生理学的特性，細胞体やシナプスが存在する層の分布，発現している分子マーカーによって多くのサブタイプに分けられる（図3-46）。

マウスのV1における視覚情報処理の研究（図4-47A）を具体例として取り上げ，これまでに学んだいくつかの概念を統合するとともに，回路機能のマッピングのための新しい手法を紹介しよう。回路内の特定のタイプの神経細胞の機能を調べる強力な手法により，その神経細胞の活動を選択的に亢進させたり抑制したりして，その結果を定量的に調べることができる。特定の神経細胞集団が特異的にCreリコンビナーゼを発現する多くのトランスジェニックマウスを研究者たちは作製してきた。こうした遺伝子改変動物を使って，Creリコンビナーゼ依存的にエフェクタータンパク質を発現させることができる（13.10～

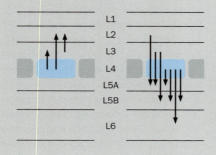

図4-46　マウスの一次体性感覚野における興奮性ニューロン間の結合　矢印はホールセルパッチ記録法を用いたペア記録（13.26節）で決定された，直接結合の起点と終点を示す。第4層（L4）の長方形は，個々のヒゲを表象している体性感覚野内の解剖学的に独立した領域を示す。ヒゲを表象する体性感覚野の構築に関する詳しい議論はBOX 5-3を参照。第5層（L5）はL5AとL5Bに分けられる。（Lefort S, Tomm C, Floyd Sarria JC et al. [2009] Neuron 61:301–316よりElsevierの許諾を得て掲載）

（つづく）

BOX 4-3　新皮質の微小回路を解き明かす　（つづき）

13.12，13.23〜13.25節）。最も強力なエフェクタータンパク質の1つは光で活性化される，単細胞真核生物や原核生物由来のイオンチャネルとポンプであり（12.13節），それを発現させたニューロンに光をあてることで神経活動を制御することができる。例えば，単細胞の緑藻由来の光感受性陽イオンチャネルである**チャネルロドプシン2**（channelrhodopsin-2：ChR2）をエフェクタータンパク質として発現させたニューロンは，青色光を照射して活性化させることができる。古細菌由来のH⁺ポンプである**アーキロドプシン**（archaerhodopsin）やCl⁻ポンプである**ハロロドプシン**（halorhodopsin）を発現させたニューロンは，橙色光で抑制することができる。こうしたエフェクタータンパク質を対象とした遺伝子ターゲティング技術は，光刺激により特定のニューロン集団の活動を制御する**光遺伝学**（オプトジェネティクス，optogenetics）と呼ばれる手法を可能にした（13.25節）。

ChR2が発現するように遺伝子操作したV1の第6層の錐体ニューロンを青色光で活性化させると，他の層のV1ニューロンの視覚応答は青色光の照射中は減弱した（図4-47B，上段）。アーキロドプシンやハロロドプシンが発現するように遺伝子操作した第6層の錐体ニューロンを橙色光で抑制すると，他の層のV1ニューロンの視覚応答は増強した（図4-47C，上段）。興味深いことに，第6層ニューロンの活動を操作しても，振幅の違い以外は同調曲線が同じであることからわかるように，他の皮質ニューロンの方位選択性は変化しなかった（図4-47，下段）。このように，機能獲得実験（ニューロンの活性化）および機能喪失実験（ニューロンの抑制）により，第6層は他の層のニューロンの発火頻度が興奮性出力の増加に応じて増える割合を調節していることが示唆された。この機能は**ゲイン調節**（gain control）と呼ばれ，6.9節で詳しく議論する。他の皮質領域の第6層のニューロンにも同様の機能があるのかどうかはまだわかっていない。

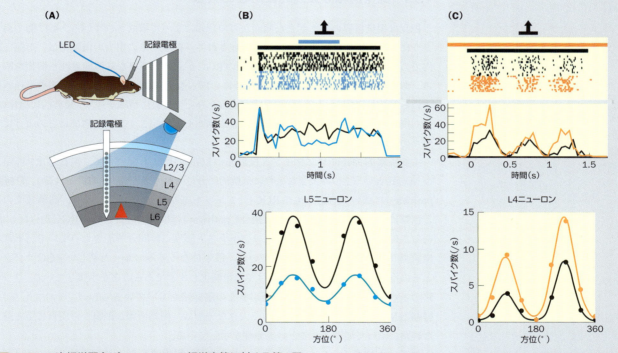

図4-47　一次視覚野（V1）ニューロンの視覚応答に対する第6層（L6）錐体ニューロンの活性化と抑制の効果　(A) 実験系。L6錐体ニューロンにCreリコンビナーゼを発現している麻酔したトランスジェニックマウスに，スクリーン上を移動する縞模様の視覚刺激を与える。V1に細胞外記録用のマルチ電極アレイを刺入して，さまざまな層（L2/3〜L6；ドットは記録部位を示す）のニューロンの視覚応答を記録した。LEDの青色光でチャネルロドプシン2（ChR2）を光刺激したり，別の実験（図には示していない）では橙色光でアーキロドプシンとハロロドプシンを光刺激したりした。光遺伝学で利用されるこれらのエフェクタータンパク質は，L6錐体ニューロン（赤い三角形）のみに発現するように，Creリコンビナーゼ依存的にウイルスベクターで発現させた。(B) マウスV1のL5ニューロンが，上向きに流れる縞模様（図の上の矢印で示す）に対して興奮している。黒い水平のバーは視覚刺激の提示期間を示す。その下には個々のスパイクを縦の線で示してあり，各行は試行ごとの神経活動である。青色の行は，青色光による刺激が与えられ（上段の青色の水平バーの期間），ChR2を発現しているL6ニューロンを脱分極させたときの試行を示す。その下のプロットはスパイク頻度を定量化したものである。図から明らかなように，L5ニューロンのスパイク頻度は，L6ニューロンを青色光で活性化させたときに減少している。最下段のプロットは，方位の異なる（90°は上向き，270°は下向きの動き）流れる縞模様の刺激によって得られたL5ニューロンの同調曲線である。このように，L6ニューロンの光遺伝学的な活性化は，L5ニューロンの方位選択性は変えずに応答の振幅を減少させる。(C) (B)と同様の実験で，視覚刺激の提示期間中は常にアーキロドプシンとハロロドプシンを発現するL6ニューロンの活動を橙色光で抑制したときの，L4ニューロンの視覚応答を記録したもの。L6ニューロンの光遺伝学的な抑制は，L4ニューロンの方位選択性は変えずに応答の振幅を増大させる。（Olsen SR, Bortone DS, Adesnik H et al. [2012] Nature 483:47–54よりMacmillan Publishersの許諾を得て掲載）

索を第6層と，他の皮質領域や大脳基底核などの皮質下領域へ送るほか，眼球運動の皮質性制御のために上丘へも送る。第6層のニューロン(例えば細胞g)は，その軸索を第4層やLGNへ送り，LGNからの入力に対するフィードバック制御を行う。このように，一般に皮質内で情報は第4層から第2/3層に流れ，それから第5/6層に流れる。生理学的なデータは情報の流れの一般的な方向を示すこのモデルを支持している。例えば，単純型細胞は第4層に多いが，これはLGNからの入力の直接の受け取り手であることと合致する。複雑型細胞は通常は第4層にはみられず，第2/3層や第5/6層に存在するが，これは単純型細胞から入力を受けていることと合致する。

同一層内でのニューロン間の結合(反回性結合；BOX 1-2)が非常に多いこと，多くの層に広がるニューロンの複雑な樹状突起，さまざまな種類の抑制性ニューロンの関与といったことを考えると，実際はLGN→第4層→第2/3層→第5層→第6層というフィードフォワードモデルよりはるかに複雑であることを心にとどめておくことが有益である。それにもかかわらず，V1ではじめてその概要が明らかにされた新皮質内での情報の流れは，他の感覚皮質領域にもあてはまるように思われる(**BOX 4-3**)。大脳皮質における情報処理の原理を解き明かすことは，現代の神経科学における最も重要な課題の1つである。

4.27　視覚情報は並列的に処理される

視覚は視覚世界のさまざまな側面からの認知によって構成されている。4.17節で論じたように，視覚情報は網膜で並列的に処理される。網膜からの出力の段階では，形態と網膜内での結合が異なる少なくとも20種類のRGCが，種類の異なる処理された情報を脳へ送る。ある種のRGCは，その軸索を意識にのぼらない機能のために視床下部や上丘へ送っているが(図4-35A)，大部分のRGCはLGNを介して皮質に情報を送り，最終的に物体の色，形，奥行き，動きといった，意識にのぼる認知を引き起こす。視覚情報はどのようにして別々の流れに振り分けられるのだろうか。

主要な網膜神経節サブタイプと投射先のLGNの層にもとづいて，視覚路はP経路およびM経路という2つの大きな流れに伝統的に分けられてきた(**図4-48**；4.21節)。**P経路**(P pathway)は狭い受容野をもつRGC(ミジェット細胞など)からはじまり，高解像度の視覚と色覚に関する情報を運ぶ。**M経路**(M pathway)は広い受容野をもつRGCからはじまり，明るさの情報を運び，また優れたコントラスト感度と時間分解能をもっている。それゆえM経路は動きの計算に特に適している。最近になってみつかった新しいRGCサブタイプとその投射は，この2つの経路だけでは単純化しすぎであることを示唆している。2つの経路のそれぞれが，異なる情報を運ぶ多くの副経路をもっているらしい。それでもなお，P経路とM経路という役割にもとづく大きな分類は，視覚情報が網膜から皮質に至る並列的な経路に沿って処理されるという原理を示している。

並列的な情報がV1に達すると，それらは第4層内の異なる亜層に終止する(図4-45)。V1を出る情報はふたたび2つの大きな流れに分かれる(図4-48A)。**腹側経路**(ventral stream；しばしば"what"経路と呼ばれる)は形や色を処理する側頭葉に至るのに対し，**背側経路**(dorsal stream；しばしば"where"経路と呼ばれる)は動きや奥行きを処理する頭頂葉に至る。P経路もM経路も腹側経路と背側経路の両方に関与する。背側経路はおもにM経路からの入力を受けるが，腹側経路はP経路とM経路からほぼ等しい入力を受ける。

4.26節とBOX 4-3で論じた，ある領域内の皮質層間の情報の流れの一般的な方向は，異なる皮質領域間の情報の流れの推論にも拡張することができる。例えば，V1と隣接する二次視覚野(二次視覚皮質，secondary visual cortex：V2)との結合を**順行性**(anterograde；細胞体から軸索終末へ向かう方向)または**逆行性**(retrograde；軸索終末から細胞体へ向かう方向)のトレーシング法(13.18節)で調べると，V1からV2への軸索投射はおもにV2の第4層に終止するのに対し，V2からV1への軸索投射は第4層を避け，より浅い層か深い

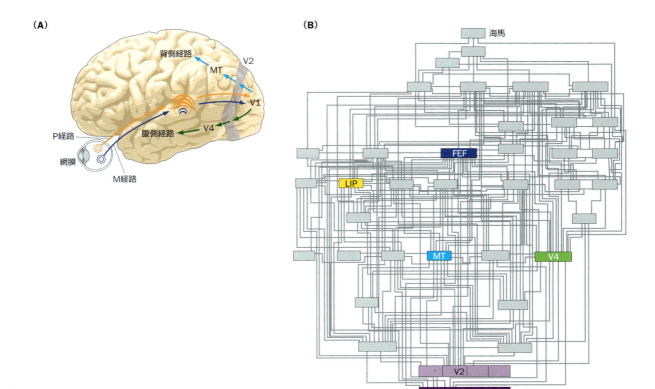

図4-48　視覚経路の並列的な構築　（A）霊長類の眼から皮質までの主要な2つの経路の模式図。P経路とM経路は、それぞれ狭い受容野（P）と広い受容野（M）をもつ網膜神経節細胞（RGC）からはじまり、外側膝状体（LGN）と一次視覚野（V1）第4層内の異なる亜層につながっている。V1以降、情報は背側経路と腹側経路に分かれる。背側経路はおもにM経路からの情報が流れ、動きと奥行きの解析に関与する。腹側経路はP経路とM経路からの情報がほぼ等しく流れ、形と色を解析する。二次視覚野（V2；灰色の帯）はV1と隣接し、情報を背側経路と腹側経路へ中継する。四次視覚野（V4）は腹側経路の主要な情報解析センターである。MT野は動きの信号を分析するのに特化している（詳細については4.29節を参照）。**（B）**アカゲザルの解剖学的トレーシング実験で明らかにされた異なる視覚皮質領野間の結合ダイアグラムにもとづく階層処理モデル。30以上の領域が300以上の結合を形成し、その多くは双方向性であり、お互いが高度に絡み合った皮質の処理の流れを形成している。頭頂葉に向かう背側経路は左側、側頭葉に向かう腹側経路は右側。FEF、前頭眼野；LIP、外側頭頂間溝野（詳細については4.29節を参照）。（B：Felleman DJ, Van Essen DC [1991] *Cereb Cortex* 1:1–47 より Oxford University Press の許諾を得て掲載）

層に終止する。皮質の視覚情報はV1に由来して高次の皮質領域に広がるので、これらの実験は、フィードフォワード投射（例えばV1からV2へ）は第4層に終止し、フィードバック投射（例えばV2からV1へ）は第4層を避けるという、皮質間の一般的な結合ルールを示唆するものである。

上記のルールにもとづいた網羅的な解剖学的トレーシング実験により、アカゲザルの視覚野は大ざっぱに30以上の領域に分割された（図4-48B）。これらの皮質領域は、例えばV1→V2、V2→V1のような双方向性の結合をしばしば介して、密接に結合しあっている。しかしこれらの皮質は階層構造に従っており、V1からの視覚情報は、お互いが高度に絡み合った多数の独立した処理の流れをもつ皮質領域を経て、およそ10段階にも及ぶ処理を受ける（図4-48B）。

これらの結合の困惑するような複雑さは、どのレベルでどのようにして視覚認知が成立するのかという重要な疑問を提起する。並列処理の流れに関して、より具体的な疑問を提起することもできる。黄色いチーズ片に近づこうとしている黒いネズミを白いネコが追いかけているところをみているとしよう。これまでに学んだことからすると、これら3つの物体の動き、色、形は異なる皮質領域に向かう別々の流れとして処理される。観察者はど

のようにして「白」と「素早い動き」を「ネコ」と，「黄色」と「動かない」を「チーズ」と正しく結び付けるのだろうか。この疑問は，視覚系は同じ物体の異なる特徴をどのようにして結び付けるのかという，**バインディング問題**(binding problem)と呼ばれるものを提起している。

今のところ，われわれはこの問題に対する満足すべき解答をもっていない。このバインディング問題の解決に寄与するかもしれない1つの性質は視覚注意である。**注意**(attention)とは，重要でない情報を犠牲にすることで，行動的に重要な感覚情報をさらなる処理のため選び出す認知機能である。覚醒して活動しているサルを用いた電気生理学的実験(4.29節でこのアプローチについて詳しく論じる)は，注意を向けている物体に対する視覚応答は，注意を向けていない物体に対する応答に比べて，発火頻度および刺激選択性の増加と試行ごとのばらつきの減少で特徴づけられることを示している。この注意による調節に関係しているとされる領域の1つは，運動皮質の前方にあって高次の認知機能にかかわるとされる前頭新皮質領域，すなわち**前頭前皮質**(prefrontal cortex)の**前頭眼野**(frontal eye field：FEF；図4-48B)である。FEFは背側経路と腹側経路の両方の視覚領野から大量のフィードフォワード結合を受けており，多数の視覚皮質領野にフィードバック投射を送っている。FEFは，視覚野の特定の領域で，発火頻度や刺激選択性といった信号処理の注意による修飾にかかわっているという証拠がある。

大脳皮質がどのようにして情報処理をしているかについてはまだほとんどわかっていない。これは科学における重要な未解決問題であり，視覚の研究はその最前線へわれわれを導いてくれている。この章の最後の2つの節では，高次視覚皮質領野の機能を解明するための2つの研究を例として取り上げる。

4.28 顔認識細胞は霊長類の側頭葉で特別なネットワークを形成する

1970年代以来，サルの単一ユニット記録により，側頭葉の視覚処理の腹側経路には，顔を含めた特別な物体を認識するニューロンが存在することがわかってきた(図4-49)。**機能的磁気共鳴画像法**(functional magnetic resonance imaging：fMRI；1.10節)の進歩は，**紡錘状顔領域**(fusiform face area)と呼ばれるヒト側頭葉の特定の領域が，ヒトの顔の画像によって選択的に活性化されるという発見をもたらした。その後，fMRIを使ってアカゲザルでも顔を認識する領域がみつかった。fMRIは多くのニューロンの平均的な活動を収集するので，この発見は顔認識領域に**顔認識細胞**(face recognition cell)が集積していることを示している可能性が考えられた。この仮説はアカゲザルを用いてfMRIと単一ユニッ

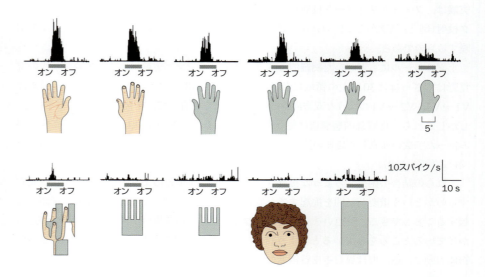

図4-49　物体選択性をもつ側頭皮質のニューロン　麻酔したサルの単一ユニット記録により，下側頭皮質には特定の物体に選択的に反応するニューロンが含まれていることが明らかになった。ここに示した例では，ニューロンはヒトの手(上段，左の4つの絵)とサルの手(上段，左から5つ目の絵)で活性化される(発火頻度が増加する)。指どうしをつなげたサルの手(上段，左から6つ目の絵)や下段に示した絵は，あまり効果的にニューロンを刺激しなかった。活動電位記録の下の水平のバーは刺激の提示期間を示す。顔に選択的に反応するニューロンもみつかった(図には示していない)。(Desimone R, Albright TD, Gross CG et al. [1984] J Neurosci 8:2051–2062よりSociety for Neuroscienceの許諾を得て掲載)

ト記録法の組み合わせで検証された．fMRIを使用することで，顔認識領域に微小電極を正確に誘導することができる．驚くべきことに，サル側頭葉の特定の領域で記録されたニューロンの大部分が，顔に対して選択的に反応するようであった（図4-50）．

アカゲザルの下側頭皮質では，顔認識細胞の豊富な6つの小領域（相対的な解剖学的位置からPL，ML，MF，AF，AL，AMと命名されている）が同定されている（図4-51A）．これらの小領域の正確な位置は個体ごとに違っているが，その相対的な位置関係は個々の小領域をそれぞれ認識できるほど画一的である．この画一的な配置のおかげで，記録電極付近のニューロンに電流を与えて活性化させる微小刺激法（microstimulation；この方法の詳細については4.29節を参照）を用いて，これら顔認識小領域間の関係を研究することができた．fMRIを用いて，ある顔認識小領域への微小刺激によりどの脳領域が反応して活性化するかが決定された．興味深いことに，1つの顔認識小領域への刺激は，他の顔認識小領域を選択的に活性化させたが（図4-51A），顔認識小領域に隣接する部位への刺激は，顔認識領域ではない小領域を活性化させた（図4-51B）．これらの実験は，顔認識小領域は互いに選択的に結合し合っていることを示唆している．

さらなる研究により顔認識の階層処理モデルが示唆されている．中央小領域（MLとMF）のニューロンは，特定の角度からみた顔を認識する．前方外側小領域（AL）のニューロンは，特定の角度からみた顔を認識するだけでなく，その顔の鏡像も認識する．前方内側小領域（AM）のニューロンはすべての角度からみた顔に反応する．したがって，情報の流れにはML/MF→AL→AMという一般的な方向があり，AM小領域でのより抽象的な顔認識（みる角度によらない顔認識）を成立させているようである．顔刺激に対する応答の潜時（時間遅延）はこのモデルを支持するものである．つまりALニューロンに先立ってML/MFニューロンが，AMニューロンに先立ってALニューロンが活性化する．

顔認識細胞と顔認識小領域の研究は，今後研究がなされるべき視覚認知における多くの興味深い問題を提示した．腹側経路（図4-48）上のニューロンの受容野では，V1での線分や端の検出を下側頭皮質での顔認識に，どのようにして連続的に変換しているのだろうか．なぜ顔認識領域は独立した複数の小領域を形成しているのだろうか．これらの顔認識小領域の間にある皮質の機能は何なのだろうか．1つの領域の異なる顔認識細胞は異なる顔を認識するのだろうか．霊長類が顔認識のために特別に皮質領域を割いているという事実は，霊長類にとって社会的交流の機会が多くまた重要であることを反映しているのかもしれない．進化的な意味はともかくとして，顔認識は視覚認知の一般的課題をさらに究明するためには格好の研究課題である．

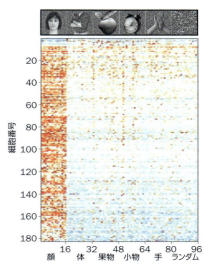

図4-50　顔認識領域には顔認識細胞がきわめて豊富に存在する　機能的磁気共鳴画像法（fMRI）を使用して電極を誘導した単一ユニット記録により，顔認識細胞がサル側頭皮質の中央顔認識小領域に高度に集積していることが明らかになった．顔，体，果物，小物，手，ランダム画像，それぞれ16枚ずつに対する182個の細胞の発火パターン．橙色のピクセルは活動電位を示す．（Tsao DY, Freiwald WA, Tootell RBH et al. [2006] Science 311:670–674 よりAAASの許諾を得て掲載）

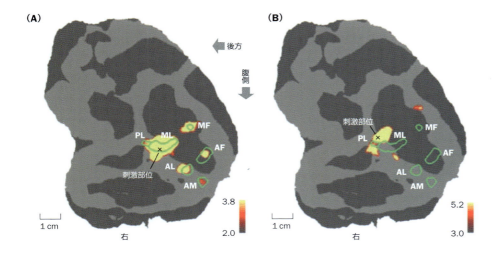

図4-51　顔認識小領域は互いに選択的に結合し合っている　機能的磁気共鳴画像法（fMRI）により顔認識小領域を同定した．同定された小領域は「平面マップ」（皮質表面を二次元表示したもの）上に緑でふちどったPL, ML, MF, AF, AL, AMとして示してある．（A）微小電極をMLに刺入し（×印），記録しているニューロンが顔選択性であることをまず確認した．つぎに同じ電極を使ってその領域を刺激した．活性化された他の脳領域を，顔認識小領域に重ねて疑似カラー（右下はカラーコード）で表示してある．fMRIで同定された顔認識小領域と微小電極で活性化される顔認識小領域が一致していることに注意．（B）対照として刺激電極を顔認識小領域の外に刺入した．微小刺激により刺激小領域以外の2つの小領域が活性化されたが，これらの小領域は顔認識領域とは重なっていない．（Moeller S, Freiwald WA, Tsao DY [2008] Science 320:1355–1359 よりAAASの許諾を得て掲載）

4.29 認知と意思決定や行動を結び付ける：MTニューロンへの微小刺激は動きの選択を偏らせる

視覚認知の究極の目的は，動物の行動を導くことである。それではどこでどのように感覚が行動に変換されるのだろうか。どのようにすればそれを研究できるだろうか。ここまでは，どのような刺激が視覚経路のニューロンを最も興奮させるかという研究から得られた視覚情報処理に関する知見について論じてきた。しかし特定のニューロンの活動が動物の行動に寄与するかどうかは，どのようにすればわかるだろうか。1つのアプローチは，これらのニューロンの活動と関係する行動評価系を設計し，そのうえで神経活動を操作したときの機能の変化を調べることである。

霊長類の高次視覚皮質の背側経路には**MT野**（middle temporal visual area）と呼ばれる領域がある（図4-48）。MTニューロンは特に動きの方向に感度が高い。個々のニューロンは特定方向の動きに対して発火し，同じ方向の動きに同調するニューロンは垂直方向のコラムに集積している。動きの認知におけるこれらのニューロンの機能を調べるため，研究者たちはサルをスクリーン上のランダムドット表示の動きの方向を答えるように訓練した（図4-52A）。サルはまず，動くドットが提示されるスクリーン上を固視する。提示終了後，スクリーン上の動きの方向とその反対方向に2つの指示灯が選択肢として提示される。サルは動きの方向と判断したほうに向かって**衝動性眼球運動**（サッケード，saccade；眼の固視点を急速に動かすこと）を起こし（図4-52B，C），正解すれば報酬としてジュースをもらうことができる。相関した動きをするドット（図4-52Aの塗りつぶしたドット）とランダムな方向に動くドット（図4-52Aの塗りつぶしてないドット）が混ざって提示される。ドットの100%や50%が相関した動きをするのであれば課題は簡単であるが，10%だけが相関した動きをするときは判断が難しく，相関した動きをするドットが0%であれば判断は不可能である。訓練を重ねれば，約10%のドットが相関した動きをしていれば，サルは偶然より高いレベルで正しい選択ができるようになる。この行動評価系を用いて研究者たちは，MT野の障害が，サルが正しい選択をするのに必要な相関の割合を著明に上げることをみいだした。この結果はMT野が動きの認知に必要であることを示唆するものである。

その基盤となる神経機構をさらに詳しく調べるため，MT野に電極を刺入してニューロンの受容野とpreferred方向を決定した。そして，記録されたニューロンのpreferred方向

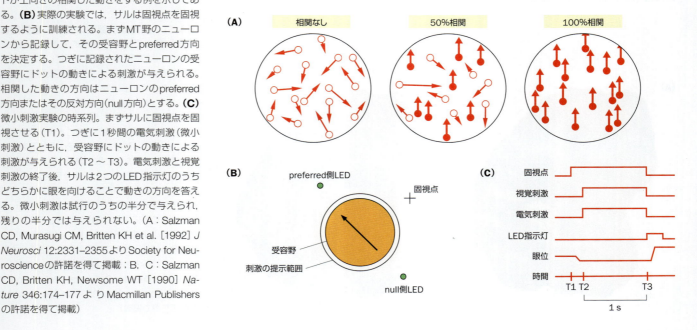

図4-52 サルにおける動きの認知を調べるための実験例　(A) ランダムドット表示の模式図。ドットの動きの方向（矢印で表示）と，ドットの動きの相関の度合いは実験者によって調整される。ここには0%，50%，100%のドットが上向きの相関した動きをする例を示してある。**(B)** 実際の実験では，サルは固視点を固視するように訓練される。まずMT野のニューロンから記録して，その受容野とpreferred方向を決定する。つぎに記録されたニューロンの受容野にドットの動きによる刺激が与えられる。相関した動きの方向はニューロンのpreferred方向またはその反対方向（null方向）とする。**(C)** 微小刺激実験の時系列。まずサルに固視点を固視させる（T1）。つぎに1秒間の電気刺激（微小刺激）とともに，受容野にドットの動きによる刺激が与えられる（T2～T3）。電気刺激と視覚刺激の終了後，サルは2つのLED指示灯のうちどちらかに眼を向けることで動きの方向を答える。微小刺激は試行のうちの半分で与えられ，残りの半分では与えられない。（A：Salzman CD, Murasugi CM, Britten KH et al. [1992] *J Neurosci* 12:2331-2355よりSociety for Neuroscienceの許諾を得て掲載；B，C：Salzman CD, Britten KH, Newsome WT [1990] *Nature* 346:174-177よりMacmillan Publishersの許諾を得て掲載）

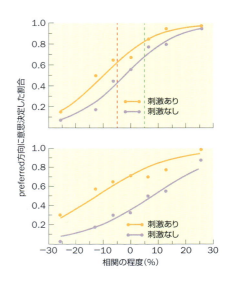

図4-53　MTニューロンへの微小刺激は動きの認知を偏らせる　図4-52の実験系を用いて，相関した動きをするドットの割合に対して，2匹のサル（上段および下段）がニューロンのpreferred方向に眼を動かした割合をプロットした心理測定関数曲線。横軸の正の値は，ドットの相関した動きの方向がニューロンのpreferred方向であることを示す。横軸の負の値は，それがnull方向であることを示す。微小電気刺激を与えないとき，2匹のサルは異なる偏りをもっていた。偏りがなければ相関が0%のときpreferred方向と答える割合は50%となるはずであるが，上段のサルはpreferred方向に小さな偏りを示し（相関が0%のとき約56%），下段のサルはnull方向に大きな偏りを示した（相関が0%のとき約33%）。どちらの場合も，微小刺激は曲線を左にシフトさせた。例えば，上段のサルは相関が5%のpreferred方向に動くドット（緑の破線）をみた後，微小刺激がないときはpreferred方向を約70%の割合で選ぶが，微小刺激を与えると正しい選択が約80%に増える。一方，相関が5%のnull方向に動くドット（赤の破線）をみた後に間違えてpreferred方向を選ぶ割合は，微小刺激がないときは約40%であるが，微小刺激を与えると約65%に増える。このように微小刺激は常に意思決定をニューロンのpreferred方向に偏らせる。(Salzman CD, Britten KH, Newsome WT [1990] *Nature* 346:174–177よりMacmillan Publishersの許諾を得て掲載)

またはその反対方向（null方向）を，行動実験で用いられた動くドットの相関した動きの方向とした。相関した動きをするドットの割合に対して，サルがpreferred方向に眼を動かした割合をプロットすることで，心理測定関数が求められた（図4-53，紫色の線）。つぎに試行のうちランダムな半分で，サルが動くドットをみている間，同じ電極を使って微小刺激を行い近傍のニューロンを活性化させた（図4-52C）。微小刺激は心理測定関数を左にシフトさせた（図4-53，橙色の線）。言い換えれば，微小刺激は相関した動きの方向が刺激されたニューロンのpreferred方向であればサルが正しい選択をするのを助け，逆にnull方向であれば微小刺激はサルにより多くの間違いを起こさせる。これら2つの例は，微小刺激にはサルの選択を刺激されたニューロンのpreferred方向に偏らせる効果があるという考えを支持するものである。

これは概念的な進歩といえる。というのは，相関関係から因果関係に進むことができたからである。MTニューロンの活動は動きの方向を伝えるだけではない。MTニューロンの活性化は，動物の行動を変化させるのにも十分なのである。動きの方向によって影響されるニューロンがMT野やその他の部位に多数あることを考えると，小領域への微小刺激で行動を偏らせることができるという効果は注目に値する。1つの可能性として，同じような性質の（つまり，動きの方向の選択性が類似した）MTニューロンは，V1ニューロンでみたようにコラムを形成しているので，微小刺激により同じような情報を符号化する多数の近傍のニューロンが活性化され，まとまった効果として動物の認知の選択に影響を与えることができるのかもしれない。

その後の研究により，動きに関するMT野からの情報は，眼球運動を制御する前頭葉（FEFなど）や上丘へ送られる前に，頭頂葉の**外側頭頂間溝野**（lateral intraparietal area：LIP）で処理されることがわかった。LIPニューロンは，感覚情報を分析した後の特定方向への衝動性眼球運動を起こすという意思決定に特に重要なようである。ドットの動きの方向を認知したサルの意思決定に先立って，LIPニューロンの発火頻度から眼が動こうとする方向を予測することができた。サルの最終的な選択の方向（応答方向）に向かう眼球運動に対応するLIPニューロンは，まるでLIPニューロンが証拠を集めているかのように，サルが動くドットをみている間と衝動性眼球運動開始前の潜時の間，徐々に発火頻度が増加した。衝動性眼球運動の方向を予測するLIPニューロンの能力は，時間経過と刺激の強さに応じて向上した（図4-54）。意思決定過程でのLIPニューロンへの微小刺激は，応答方向に向かう眼球運動の反応時間を短縮させ，LIPニューロンの活動と意思決定過程の因果関係を示している。

このように，明確かつ定量的な行動課題を設定して，電気生理学的記録と神経活動の操作によって関係するニューロンを同定することで，研究者たちは動きの認知と意思決定過

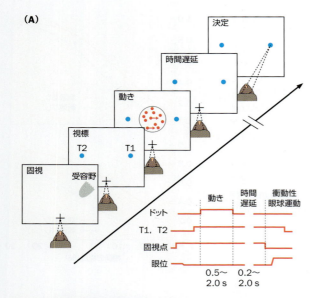
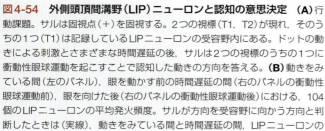
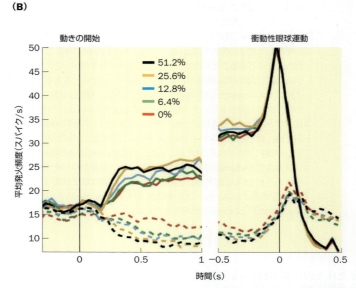

図4-54　外側頭頂間溝野（LIP）ニューロンと認知の意思決定　(A) 行動課題。サルは固視点（+）を固視する。2つの視標（T1，T2）が現れ，そのうちの1つ（T1）は記録しているLIPニューロンの受容野内にある。ドットの動きによる刺激とさまざまな時間遅延の後，サルは2つの視標のうちの1つに衝動性眼球運動を起こすことで認知した動きの方向を答える。**(B)** 動きをみている間（左のパネル），眼を動かす前の時間遅延の間（右のパネルの衝動性眼球運動前），眼を向けた後（右のパネルの衝動性眼球運動後）における，104個のLIPニューロンの平均発火頻度。サルが方向を受容野に向かう方向と判断したときは（実線），動きをみている間と時間遅延の間，LIPニューロンの発火頻度は徐々に増加した。カラーコードの数字はドットの動きの相関の度合いを示す。刺激の強さ（相関した動きをするドットの割合）は，動きをみている間にLIPニューロンの発火頻度が増加する速度と大きさに影響する。サルが方向を受容野から離れる方向と判断したときは（破線），LIPニューロンの発火頻度は徐々に減少する。ここには示していないが，反対側の脳半球のLIPニューロン（T2に相当する受容野をもつ）は反対の応答を示す。すなわち，T2を選択するときには徐々に増加し，T1を選択するときには徐々に減少する。(Shadlen MN, Newsome WT [2001] *J Neurophysiol* 86:1916–1936よりAmerican Physiological Societyの許諾を得て掲載)

程の神経基盤についての重要な知見を得てきた。行動課題中の微小刺激は，神経活動とその機能の因果関係を調べることができるので，神経活動の電気生理学的記録を補完する強力な手法となった。重要なことは，このように神経活動と動物の行動を結び付けるためには，覚醒状態で行動している動物で実験を行う必要があるということである。実際，LIPのような**連合皮質**（association cortex；多数の感覚領域からの情報を連合させ，運動出力につなげる皮質領域）のニューロンは，麻酔された動物ではほとんど活動していないが，覚醒して行動している動物では高度に活動的である。

近年の目覚しい新技術の発展により，記録電極を用いた微小刺激法よりも精密に神経活動を操作することが可能になった。例えばBOX 4-3で紹介したように，チャネルロドプシン2（ChR2）をニューロンに発現させて適切な波長の光を照射することにより，ミリ秒単位の正確さで脱分極を誘発し活動電位を発生させることができる（13.25節）。遺伝学的手法により特定のニューロン集団にChR2を発現させることができ，そのニューロン集団の活動と回路または行動出力との因果関係を確立することが可能になった。

まとめ

すべての感覚系は環境刺激を電気信号に変換する。これらの信号は脳へ送られ，生存および繁殖という究極の目的のために感覚刺激の内的表象，すなわち認知が形成される。視覚においては，感覚刺激は二次元の網膜上に投射される光の時空間的パターンであり，そこから動物は行動にとって意味のある，外界の物体の正体，物体の位置，物体の動きの情報を抽出する。

視覚の第1段階は光刺激を検出して電気信号に変換することである。これは非常に幅広い光強度をカバーする桿体および錐体という視細胞で行われる。桿体と錐体では，光子の吸収がレチナールの異性化を引き起こし，その結果，共有結合しているGタンパク質共役受容体(GPCR)であるオプシンの構造変化が起こる。光で活性化されたオプシンは三量体Gタンパク質であるトランスデューシンを活性化させ，トランスデューシンがホスホジエステラーゼを活性化させてcGMPの加水分解が起こる。cGMPレベルの低下はcGMP依存性の陽イオンチャネルを直接閉じ，桿体と錐体を過分極させる。cGMP依存性チャネルの閉鎖は細胞内Ca^{2+}濃度の低下も引き起こし，一連の生化学反応を介して光変換機構を暗時の状態へ回復させるとともに，光変換機構の効率を調節して異なる背景光レベルへの順応を引き起こす。

　光変換機構の構成成分とその特性の多様性は，桿体と錐体に異なる機能を与えている。桿体は光変換機構の増幅率が高いため光に対する感度が高く，おもに暗所視に用いられる。錐体は回復が早く，順応範囲が広いため，明所視や運動視に用いられる。霊長類の中心窩に高い密度で存在する錐体は，高解像度の視覚を提供する。ヒトを含めた3色覚の霊長類には短波長，中波長，長波長の異なるスペクトル感度のオプシンをもつ異なる錐体が存在し，色覚をもたらしている。

　桿体と錐体の信号は，情報が網膜神経節細胞(RGC)の軸索によって脳へ送られる前に，きわめて精巧な網膜神経回路によって分析される。2種類の双極細胞が視細胞からシナプス入力を受け，興奮性の出力をRGCへ送る。オフ型双極細胞は視細胞の信号符号を保持するので，光によって過分極する。オン型双極細胞は信号符号を反転させるので，光によって脱分極する。水平細胞は視細胞によって興奮し，多くの視細胞に側方方向に抑制性のフィードバックをかける。この側方抑制は，グルタミン酸の放出という視細胞の出力に，その視細胞自身の光受容だけでなく周辺の視細胞の活動も反映させる。この中心周辺拮抗により，双極細胞とRGCには明暗コントラストを検出する同心円状の受容野が形成される。側方抑制はまた，スペクトル感度の異なる錐体からの光信号の比較という形で色の検出にも関与する。

　明暗と色のコントラストの検出に加えて，網膜神経回路はタイプの異なる双極細胞，アマクリン細胞，RGCの並列的な活動を通じて，それ以外の多くの種類の信号も抽出する。例えば，スターバーストアマクリン細胞(SAC)による非対称な抑制は，ある種のRGCを動きの方向に対して鋭敏にする。同時に網膜細胞と網膜神経回路の多くは，状況によって多くの異なる機能を発揮できる。例えば内因性光感受性網膜神経節細胞(ipRGC)は，桿体と錐体から入力を受けるだけでなく，メラノプシンを介して光で直接脱分極させることができる。ipRGCの多くの機能のうちの1つは，概日時計を直接的に調節することである。

　RGC軸索の脳の標的で鍵となるのは視床の外側膝状体(LGN)であり，ここから情報は形，色，動きのさらなる処理のために視覚野へ中継される。LGNと視覚皮質領野の基本的構築は，隣接するニューロンが視空間内の隣接する点を整然と表象するという網膜部位再現である。しかし個々のニューロンの視覚受容野は，視覚路を通る間に変形される。LGNニューロンの受容野はRGCと同じであり，コントラストの情報を皮質へ中継する。一次視覚野(V1)の単純型細胞と複雑型細胞の受容野は特定の方位をもつ棒状になり，V1の細胞が線分や端を検出していることを示唆している。MT野の細胞は特定方向の動きに高度に同調しており，下側頭皮質の小領域の細胞は顔に高度に同調している。このことは高次視覚皮質領野における，より特化した機能を示唆している。

　視覚野の研究を通じて哺乳類新皮質の機能の解明が進んだ。V1では情報は一般に，LGNの軸索→第4層→第2/3層→第5/6層と垂直に流れる。皮質領域間では一般に，フィードフォワード入力は受け取る領域の第4層に終止し，フィードバック入力は受け取る領域の第4層を避ける。これらのルールはV1以降の視覚情報の流れに対する階層モデルの構築を可能にしてきた。新皮質における情報処理の一般原理，特に1つの視覚領野における

視覚応答特性がどのように他の領野の視覚応答特性に変換されるのか，についてのわれわれの理解はまだ初歩の段階である．新皮質の機能の複雑さに立ち向かうためには，電気生理学的記録，神経回路のトレーシング，神経活動の操作，コンピュータモデリング，行動の定量的研究を組み合わせて研究を進める必要がある．

参考文献

単行本と総説

Baylor DA (1987) Photoreceptor signals and vision. Proctor lecture. *Invest Ophthalmol Vis Sci* 28:34–49.

Hubel DH & Wiesel TN (2004) Brain and Visual Perception: The Story of a 25-Year Collaboration. Oxford University Press.

Luo DG, Xue T & Yau KW (2008) How vision begins: an odyssey. *Proc Natl Acad Sci U S A* 105:9855–9862.

Nathans J (1989) The genes for color vision. *Sci Am* 260:42–49.

Reynolds & Desimone (1999) The role of neural mechanisms of attention in solving the binding problem. *Neuron* 24:19–29.

Rodieck RW (1998) The First Steps in Seeing. Sinauer.

Stryer L (1988) Molecular basis of visual excitation. *Cold Spring Harb Symp Quant Biol* 53 Pt 1:283–294.

Wässle H (2004) Parallel processing in the mammalian retina. *Nat Rev Neurosci* 5:747–757.

Wei W & Feller MB (2011) Organization and development of direction-selective circuits in the retina. *Trends Neurosci* 34:638–645.

桿体と錐体における光検知

Baylor DA, Lamb TD & Yau KW (1979) Responses of retinal rods to single photons. *J Physiol* 288:613–634.

Baylor DA, Nunn BJ & Schnapf JL (1987) Spectral sensitivity of cones of the monkey *Macaca fascicularis*. *J Physiol* 390:145–160.

Choe HW, Kim YJ, Park JH et al. (2011) Crystal structure of metarhodopsin II. *Nature* 471:651–655.

Fesenko EE, Kolesnikov SS & Lyubarsky AL (1985) Induction by cyclic GMP of cationic conductance in plasma membrane of retinal rod outer segment. *Nature* 313:310–313.

Fung BK, Hurley JB & Stryer L (1981) Flow of information in the light-triggered cyclic nucleotide cascade of vision. *Proc Natl Acad Sci U S A* 78:152–156.

Hecht S, Shlaer S & Pirenne MH (1942) Energy, quanta, and vision. *J Gen Physiol* 25:819–840.

Kleinschmidt J & Dowling JE (1975) Intracellular recordings from gecko photoreceptors during light and dark adaptation. *J Gen Physiol* 66:617–648.

Koch KW & Stryer L (1988) Highly cooperative feedback control of retinal rod guanylate cyclase by calcium ions. *Nature* 334:64–66.

Mendez A, Burns ME, Sokal I et al. (2001) Role of guanylate cyclase-activating proteins (GCAPs) in setting the flash sensitivity of rod photoreceptors. *Proc Natl Acad Sci U S A* 98:9948–9953.

Nathans J, Piantanida TP, Eddy RL et al. (1986) Molecular genetics of inherited variation in human color vision. *Science* 232:203–210.

Nathans J, Thomas D & Hogness DS (1986) Molecular genetics of human color vision: the genes encoding blue, green, and red pigments. *Science* 232:193–202.

Palczewski K, Kumasaka T, Hori T et al. (2000) Crystal structure of rhodopsin: A G protein-coupled receptor. *Science* 289:739–745.

Roorda A & Williams DR (1999) The arrangement of the three cone classes in the living human eye. *Nature* 397:520–522.

網膜における信号解析

Barlow HB, Hill RM & Levick WR (1964) Retinal ganglion cells responding selectively to direction and speed of image motion in the rabbit. *J Physiol* 173:377–407.

Berson DM, Dunn FA & Takao M (2002) Phototransduction by retinal ganglion cells that set the circadian clock. *Science* 295:1070–1073.

Briggman KL, Helmstaedter M & Denk W (2011) Wiring specificity in the direction-selectivity circuit of the retina. *Nature* 471:183–188.

Dacey DM & Lee BB (1994) The 'blue-on' opponent pathway in primate retina originates from a distinct bistratified ganglion cell type. *Nature* 367:731–735.

Euler T, Detwiler PB & Denk W (2002) Directionally selective calcium signals in dendrites of starburst amacrine cells. *Nature* 418:845–852.

Field GD, Greschner M, Gauthier JL et al. (2009) High-sensitivity rod photoreceptor input to the blue-yellow color opponent pathway in macaque retina. *Nat Neurosci* 12:1159–1164.

Fried SI, Munch TA & Werblin FS (2002) Mechanisms and circuitry underlying directional selectivity in the retina. *Nature* 420:411–414.

Hattar S, Liao HW, Takao M et al. (2002) Melanopsin-containing retinal ganglion cells: architecture, projections, and intrinsic photosensitivity. *Science* 295:1065–1070.

Kolb H & Famiglietti EV (1974) Rod and cone pathways in the inner plexiform layer of cat retina. *Science* 186:47–49.

Kuffler SW (1953) Discharge patterns and functional organization of mammalian retina. *J Neurophysiol* 16:37–68.

Packer OS, Verweij J, Li PH et al. (2010) Blue-yellow opponency in primate S cone photoreceptors. *J Neurosci* 30:568–572.

Szikra T, Trenholm S, Drinnerberg A et al. (2014) Rods in daylight act as relay cells for cone-driven horizontal cell-mediated surround inhibition. *Nat Neurosci* 17:1728-1735.

Verweij J, Hornstein EP & Schnapf JL (2003) Surround antagonism in macaque cone photoreceptors. *J Neurosci* 23:10249–10257.

視覚野における情報処理

Bonhoeffer T & Grinvald A (1991) Iso-orientation domains in cat visual cortex are arranged in pinwheel-like patterns. *Nature* 353:429–431.

Desimone R, Albright TD, Gross CG et al. (1984) Stimulus-selective properties of inferior temporal neurons in the macaque. *J Neurosci* 4:2051–2062.

Felleman DJ & Van Essen DC (1991) Distributed hierarchical processing in the primate cerebral cortex. *Cereb Cortex* 1:1–47.

Ferrera VP, Nealey TA & Maunsell JH (1992) Mixed parvocellular and magnocellular geniculate signals in visual area V4. *Nature* 358:756–761.

Gilbert CD & Wiesel TN (1979) Morphology and intracortical projections of functionally characterised neurones in the cat visual cortex. *Nature* 280:120–125.

Hanks TD, Ditterich J & Shadlen MN (2006) Microstimulation of macaque area LIP affects decision-making in a motion discrimination task. *Nat Neurosci* 9:682–689.

Hubel DH & Wiesel TN (1959) Receptive fields of single neurones in the cat's striate cortex. *J Physiol* 148:574–591.

Hubel DH & Wiesel TN (1962) Receptive fields, binocular interaction and functional architecture in the cat's visual cortex. *J Physiol* 160:106–154.

Moeller S, Freiwald WA & Tsao DY (2008) Patches with links: a uni-

fied system for processing faces in the macaque temporal lobe. *Science* 320:1355–1359.
Newsome WT, Britten KH & Movshon JA (1989) Neuronal correlates of a perceptual decision. *Nature* 341:52–54.
Ohki K, Chung S, Ch'ng YH et al. (2005) Functional imaging with cellular resolution reveals precise micro-architecture in visual cortex. *Nature* 433:597–603.
Olsen SR, Bortone DS, Adesnik H et al. (2012) Gain control by layer six in cortical circuits of vision. *Nature* 483:47–52.
Rockland KS & Pandya DN (1979) Laminar origins and terminations of cortical connections of the occipital lobe in the rhesus monkey. *Brain Res* 179:3–20.
Salzman CD, Britten KH & Newsome WT (1990) Cortical microstimulation influences perceptual judgements of motion direction. *Nature* 346:174–177.
Shadlen MN & Newsome WT (2001) Neural basis of a perceptual decision in the parietal cortex (area LIP) of the rhesus monkey. *J Neurophysiol* 86:1916–1936.

第5章

視覚系神経回路の配線

> われわれの脳には何十億個もの神経細胞がある。神経細胞とは何なのだろうか。単なる細胞である。脳は，神経細胞どうしがつながれない限り，なんの機能ももたない。われわれが知っているすべてのこと，われわれの存在そのものは，神経細胞のつながり方から生まれる。
>
> Tim Berners-Lee（2000），
> *Weaving the Web: The Original Design and Ultimate Destiny of the World Wide Web*

　ヒトの脳にはおよそ10^{11}個の神経細胞があり，それぞれの神経細胞は他の神経細胞と平均10^3個のシナプスをつくっている。つまり，脳にはおよそ10^{14}個のシナプス結合があって，それがわれわれの，感じたり，考えたり，記憶したり，行動したりする能力を生み出している。発達過程において，こんなにものすごい数の結合はどのようにして正しくつくられるのだろうか。

　脳は，すばらしい問題解決能力をもつもう1つの複雑なシステム，コンピュータとしばしば比較される（1.12節）。脳もコンピュータも，その機能は，より単純なユニット（つまり神経細胞とトランジスタ）から構築される配線図によって規定される。重要な違いは，その配線の過程である。コンピュータチップの接続は技術者によってなされる。一方，脳は，発達過程で1個の細胞からスタートして，みずから接続を行う。脳はそれ自身が技術者なのである。脳の配線を含むすべての発生過程に関する指示は，生命体のDNA配列の中にある。実際のところ，ヒトゲノムの配列に含まれる情報（DNAは3×10^9個のヌクレオチドからなり，それぞれのヌクレオチドには4つの塩基の可能性があることを考慮すると，750メガバイトに相当する）は，1枚のDVDに十分おさまる。DNAに含まれる情報はどのようにして脳の配線を指示しているのだろうか。その情報で十分なのだろうか。

　神経科学者，心理学者，そして哲学者をも巻き込んで続いてきた議論の1つに，脳の配線を形づくるのは「氏」（遺伝）か「育ち」（経験）かというものがある。第1章で議論したように，どちらの要因も貢献することからすると，より意味のある問は以下のようなものとなる。遺伝子と環境はどのようにして脳の配線を規定するのだろうか。神経系の部位が違うと，発達時期が違うと，また動物種が違うと，両者の貢献の度合いは異なるのだろうか。

　この章と第7章では，神経系の発達機構を，特に脳の配線機構に重きをおいてみていくことにする。脳の配線に関する基本的な知見の多くは視覚系神経回路から得られたものであり，この章ではそれをみていくことにする。第7章では，神経系の他の部位の配線に視野を広げ，そして一般原理を総括することにする。

網膜神経節細胞はどのようにして標的に到達するのだろうか

　あなたが，ヒトの網膜の中心近くにあるおよそ100万個の網膜神経節細胞（retinal ganglion cell：RGC）の1つ，例えば，左眼の中心窩にある赤オン中心型の受容野をもつミジェット細胞（図4-33C）だと想像してみよう（図5-1）。あなたの機能は，自分の受容野内に長波長の光が入ったのを脳に伝えることである。この機能を遂行するには，あなたの樹状突起と軸索が正しく配線されることが必須である。あなたの樹状突起は中心周辺拮抗型受容野を形成するために，正しいタイプの双極細胞やアマクリン細胞とつながらなければ

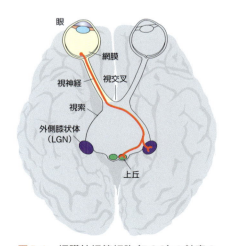

図5-1　網膜神経節細胞（RGC）の軸索の旅　RGCの軸索は，発達の過程でつぎつぎと選択をしなければならない。眼を出て視神経として合流し，視交叉において正中交差し（もしくは交差せず），正しい標的部位（例えば外側膝状体や上丘）で終末分枝を形成し，そしてRGCの種類と網膜内における位置に従い，標的部位内の正しい層と位置で終止する。

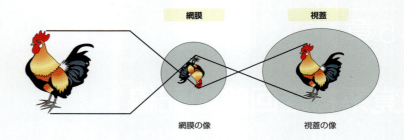

図5-2 網膜部位再現地図 網膜は外部にある物体の二次元の視覚像をつくる。この像は、標的組織である視蓋において、網膜神経節細胞（RGC）の軸索の点と点を正確につなぐ空間的投射によって再構成される。哺乳類以外の脊椎動物の視蓋は、哺乳類の上丘にあたる。

ならないし、あなたの長い軸索は眼球を出て、左側の視神経を通り、視交叉において左半球にとどまるか正中交差するかを決め、視索を通り、上丘と外側膝状体（lateral geniculate nucleus：LGN）に枝を送らなければならない。第4章で学んだように、網膜の視覚情報は脳において、網膜部位再現地図（retinotopic map）として表象されている。視覚像の網膜上の空間的関係が保たれるように、あなたの軸索は上丘、LGNの中で、網膜上での位置に照らして適切な地図上の位置で終止しなければならない。最後に、あなたは上丘、LGN内の特定の層から、あなたの赤オン中心型ミジェット細胞としての特性に照らして正しいシナプス結合の相手を選ばなければならない。

この例が示すように、1つの神経細胞は配線過程で多くの決定を行う。発達中の神経系において、何百万個もの神経細胞がこんなにたくさんの決定を同時に行っていると考えれば、これは驚くべきことである。この章のはじめの部分では、視覚系神経回路の配線の1つの特徴に焦点をあてよう。それはすなわち、RGCの軸索が、網膜上の二次元の視覚像を脳で正しく表象するために、どのようにして標的領域の適切な位置で終止するのかという問題である（図5-2）。この特定の問題について研究することで、脳の配線の一般則に関する重要な知見が得られてきた。

5.1 視神経の再生実験から網膜神経節細胞軸索の配線はあらかじめ決められていることが示された

歴史的にみると、神経細胞が標的細胞とどのようにつながるかについて、大きく2つの機構が提案されていた。1つ目の機構では、軸索ははじめ多くの異なった標的とつながり、このはじめの**余剰な結合**（exuberant connection）、つまり発達過程で形成されるが大人の

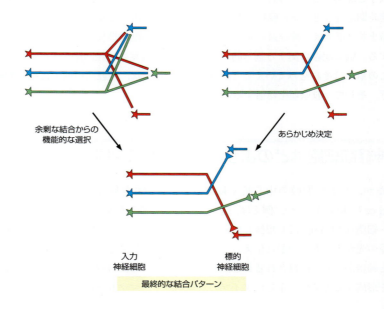

図5-3 軸索投射に関する2つの対照的な機構 1つ目の機構（左）では、軸索は初期に余分に枝を出し、余剰な結合をつくる。その後、機能的に正しい結合が選択され、必要のない結合は取り除かれる。2つ目の機構（右）では、軸索は自身の標的をみつけるようにあらかじめ決められている。

時期までは維持されない余分な結合が機能的に選択を受けて，最終的な結合のパターンが確立する(図5-3，左)．2つ目の機構では，軸索は自身の標的をみつけるようにあらかじめ決められており，機能的な選択は受けない(図5-3，右)．20世紀初頭に優勢だった考え方は，神経結合の確立には機能的な選択が重要な役割を果たしているというものであった．しかし，Roger Sperryによってなされた視神経再生に関する決定的な実験により，神経細胞は自身の標的を選ぶようあらかじめ決められていることが強く示唆されたのである．

両生類には，神経が損傷した際に切れた軸索がふたたびもとの標的まで伸びることによって神経結合を再生(regeneration)するすばらしい能力がそなわっている．眼と脳をつなぐRGCの軸索からなる視神経は，切断されても再生が可能で，視覚は完全に元通りになる．この特性を利用してSperryは以下の実験を行った．彼はまず，イモリの片方の眼を180°回転させる外科手術を行い，視界の上下前後を反転させた．このイモリの眼では，個々のRGCが手術前に比べて180°ずれた位置をみていることになる．つぎに視神経を切断して，RGCの軸索が回転させた眼から脳にふたたび伸長して標的とつながるようにした(図5-4A)．十分再生するのを待った後，そのイモリが操作された眼で何をみているかをテストする行動実験を行った．

この実験の結果としては3つの可能性が予想された．1つ目は，視覚が完全に元通りになることであった．この結果になれば，機能的な選択が起こるという仮説が強く支持される．2つ目は，視覚が不鮮明になることであった．この結果は，回転させた眼から再生した軸索が部分的にしか標的とつながらなかったということを意味するものと考えられる．3つ目は，視覚が反転した形で再建されるという結果であり，これはRGCの軸索が，眼を回転させる前と後で同じ標的とつながったことを意味する．視神経再生後の行動実験でSperryが観察したのは，まさにこの3番目の結果であった．餌を水面，つまりイモリの頭

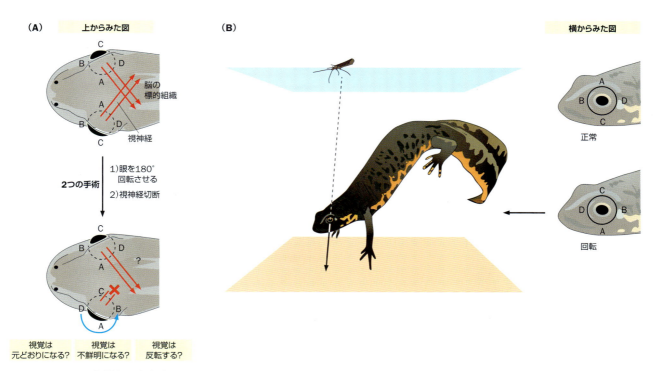

図5-4　Sperryによる視神経再生実験 (**A**)実験の模式図．左眼を180°回転させた後，神経を切断した．眼の周りに書かれた文字(A，B，C，D)はもとの位置に対するもの．赤い線と赤い矢印は網膜神経節細胞(RGC)の軸索とその標的の方向を示す．再生する軸索の標的の位置にあるクエスチョンマーク(?)は，実験でテストされた3つの可能性を表したものであり，この3つの可能性は下に示している．RGCの軸索がほぼすべて対側の標的に投射することに注意．これについては5.6節で議論する．(**B**)操作された眼からの反転した視覚にもとづくイモリの行動を表した図．餌が頭上に与えられると，イモリは下に潜ってそれをとろうとした(回転させられた眼のみを使って行動するように，行動実験の前にもう1つの眼は除去した)．右に，正常な眼と回転させられた眼を横からみた図を示す．(Sperry RW [1943] *J Comp Neurol* 79:33–55より)

の上にもっていくと，イモリはそれをとろうとして下に向かい，水槽の底に衝突したのであった（図5-4B）。

　この実験から強く示唆されたのは，RGCの軸索は眼の中の「もとの位置」に関する特別な情報をもっており，その情報を使って脳の中で標的をみつけているということであった。眼が回転させられたにもかかわらず，RGCの軸索はその位置情報によって脳の中のもとの標的細胞とつながったため，視覚が反転したのである。

5.2　網膜と視蓋の間の1対1対応の結合は化学的親和性によって生じる

　それ以降の20年間にわたり，Sperryらは再生するRGCの軸索がどのようにして**視蓋**（optic tectum）へと伸長するかに関する知見を蓄積した（視蓋は両生類などの下等脊椎動物の脳においてRGCの主要な標的組織であり，哺乳類の上丘に相当する）。彼らは視神経を切断し，RGCの半分を除去して，残ったRGCの軸索終末が視蓋においてどう分布するかを調べた。**図5-5**に彼らの重要な発見をまとめる。腹側のRGCは視蓋の内側領域に投射し，背側のRGCは視蓋の外側領域に投射した。**鼻側**（nasal；鼻に近い側）とも呼ばれる前方のRGCは視蓋後方に投射し，**耳側**（temporal；こめかみに近い側）とも呼ばれる後方のRGCは視蓋前方に投射した。このように，網膜と視蓋の間の1対1対応の地図は，RGC軸索の整然とした投射によって成り立っている。特に，前方（鼻側）のRGCの視蓋後方への軸索投射は注目に値する。この軸索は視蓋の空の領域（この領域に投射するはずの後方〔耳側〕のRGCが除去されているため）を通り抜けて，みずからの領域に投射する。このことは，少なくとも軸索再生においては，RGCの軸索が脳の中の特定の標的とつながるようにあらかじめ決められていることの決定的な証拠である。

　この証拠をもってSperryは，1963年につぎのような**化学親和性仮説**（chemoaffinity hypothesis）を提唱した。すなわち，「これらの結果から得られる必然の結論として，脳と

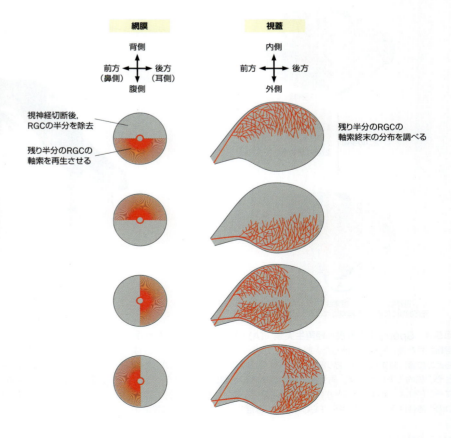

図5-5　再生した網膜神経節細胞（RGC）軸索の視蓋における整然とした投射　4組の絵は，視神経を切断し，RGCの半分を除去して，残ったRGCの軸索が再生した際の，網膜の各部分から視蓋への軸索投射を示す。例えば最上段の組の絵は，腹側のRGCが視蓋の内側領域へ軸索投射すること，2段目の組の絵は，背側のRGCが視蓋の外側領域へ軸索投射することを示している。後方（耳側）のRGCは視蓋前方へ軸索投射し（3段目の組の絵），前方（鼻側）のRGCは後方へ軸索投射する（4段目の組の絵）。灰色の領域は網膜上の除去されたRGC，視蓋の空の標的領域を表している。（Sperry RW［1963］*Proc Natl Acad Sci U S A* 50: 703–710より）

脊髄の細胞と軸索は何らかの, おそらく細胞化学的な, 個別の識別タグをもっており, それによって多くの領域において, ほとんど1つの細胞のレベルで区別されているようである。伸長中の軸索がシナプスを形成する際は特に興味深く, それぞれの軸索はそれぞれの相手細胞とのみ, 特別な化学的親和性をもって選択的に接触してつながるようである」と述べたのである。

化学親和性仮説の問題点は, われわれのゲノムには, 神経細胞や結合の数に比べて, タグ, つまり軸索を誘導する細胞表面認識タンパク質をコードするに足るだけの情報がないことである。1つ1つの神経細胞が他のいかなる細胞からも区別されるような個別の識別タグをもつとするなら, なおさらである。この問題点にはSperryも気がついており, 特に網膜-視蓋投射地図において, タンパク質の濃度勾配が網膜と視蓋の位置情報の提供に一役買っているのではないかと提案した。これはつまり, 1つのタンパク質の異なった濃度によって, 多くの異なった神経細胞の正確な軸索投射が特定されうることを意味している(この予想が実際そうであることを以下で述べるとともに, この問題を解決するのに使われている別の機構について第7章で議論する)。

5.3 視蓋後方は耳側の網膜神経節細胞軸索を忌避する

化学親和性仮説は研究者たちを刺激し, 伸長中の軸索を標的に向けて誘導する細胞化学的なタグの探索に向かわせた。網膜-視蓋投射地図は, この研究において先導的なモデル系の1つとなった。このモデル系において化学親和性仮説から予想されるのは, RGC軸索が標的選択できるよう, 視蓋の異なった部分の神経細胞には分子的に違いがあることである。同様に, 網膜の異なった部分に由来するRGC軸索の間には分子的に違いがあり, そのため, 視蓋上の手がかりとなる分子に対して異なった反応をすることになる。

実際, ニワトリの視蓋後方から調製した膜タンパク質が, 前方から調製したものとは異なっていることが生化学的な実験から示された(ニワトリの視蓋は大きいため, 生化学的解析の原材料として最適である)。この結果は, ストライプアッセイ(stripe assay)という実験によりきれいに示された(図5-6)。細胞表面にある認識タンパク質を含むと考えられる視蓋前方と後方の膜を50μm幅で交互に並べ, その上でRGCの軸索が in vitro で伸長できるようにした。その結果, 耳側のRGC軸索は視蓋前方由来の膜上を選んで伸長したが, 鼻側のRGC軸索は選択性を示さなかった(膜を交互に置かない条件では, 耳側のRGC軸索であっても視蓋後方由来の膜上を伸長できる。この結果から, 軸索伸長の選択性を明らかにするには, 条件の違う選択肢を提示することが重要であることがわかる)。

上の観察結果の原因として, 2つの可能性が考えられる。1つは, 耳側のRGC軸索が視蓋前方由来の膜に誘引される可能性, もう1つは, それが視蓋後方由来の膜から反発(忌避)される可能性である。この2つの可能性を見分けるために, 1つの簡単な実験が行われた。この仮想の誘引因子または忌避因子はおそらくタンパク質であり, タンパク質の活性は通常加熱によって消失することから, 膜を交互に並べる前に片方のみを加熱して不活性化させた。結果は, 視蓋前方の膜でなく, 後方の膜を不活性化させると, 耳側のRGC軸索に対する選択性が失われた。つまり, 耳側の軸索は視蓋後方の膜上の活性に反応するものと考えられ, 耳側の軸索が通常は視蓋前方に投射するのは, それが後方の膜上に存在するタンパク質成分によって反発を受けるためである。

さらなる実験により, **グリコシルホスファチジルイノシトール**(glycosylphosphatidylinositol: GPI)アンカーによって膜につなぎ止められている膜タンパク質を切り離す酵素, ホスファチジルイノシトール特異的ホスホリパーゼC(phosphatidylinositol-specific phospholipase C：PI-PLC)で視蓋後方の膜を処理すると, 後方の膜の反発作用が消失することが示された。この実験から, 反発作用は視蓋の膜にGPIアンカーによってつなぎ止められているタンパク質に由来することが示唆された。

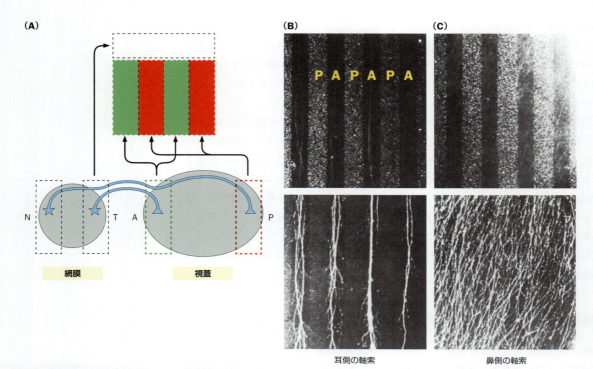

図5-6 耳側の網膜神経節細胞（RGC）の軸索は視蓋後方の膜から反発される　(A)実験の模式図。視蓋前方（A）と後方（P）の膜を50 μm幅で交互に並べた。耳側（T）または鼻側（N）の網膜組織片をその上に置き，RGCの軸索が視蓋の膜の縞上で伸長できるようにした。(B)耳側の軸索（下段）は視蓋前方の膜タンパク質を含む縞（上段のA）の上を伸長し，後方の膜（P）を避ける。(C)鼻側の軸索は両者の縞を選択せずに伸長する。(B)と(C)の上下両段の図は，視蓋前方の膜（上段），RGC軸索（下段）を蛍光マーカー分子で二重標識した同一試料から得たものである。(B，C：Walter J, Kern-Veits B, Huf J et al.［1987］*Development* 101:685–696よりCompany of Biologistsの許諾を得て掲載）

5.4　エフリンとEph受容体の濃度勾配によって網膜‒視蓋投射地図がつくられる

　つぎにこの視蓋後方の膜の反発作用を用いて，反発作用を担うタンパク質を生化学的に精製する実験が行われ，**エフリン**（ephrin）と呼ばれるタンパク質（この場合，エフリンA5）が同定された。このタンパク質のアミノ酸配列から，先に議論したPI-PLCの実験から予想されたとおり，エフリンA5がGPIアンカーによって細胞膜につなぎ止められている細胞外タンパク質であることが示された。さらに配列情報の解析から，エフリンA5が，神経系で高発現している**受容体型チロシンキナーゼ**（receptor tyrosine kinase：RTK）である**Eph受容体**（Eph receptor）のリガンドとして働く可能性が示唆された（RTKは細胞内チロシンキナーゼドメインをもつ膜貫通タンパク質である；BOX 3-4）。重要なことに，精製されたエフリンA5はストライプアッセイにおいて，耳側のRGC軸索を寄せつけないという点で視蓋後方の膜と同様の活性を示した。

　忌避因子が視蓋後方の膜にあるという以前の知見に一致して，エフリンA5は視蓋において後方＞前方の勾配をもって発現している（つまり，視蓋後方に多く前方に少ない）。注目すべきは，エフリンA5の受容体であるEphA3は，網膜において耳側＞鼻側の勾配をもって発現していることである（図5-7A）。ここから，軸索投射における選択性を説明する1つのシナリオが描かれた。網膜の最も耳側に由来するRGCの軸索は，最も多くのEphA3を発現しており，したがって，標的である視蓋において後方＞前方の勾配をもって分布しているそのリガンドであるエフリンA5による反発の影響を最も受けやすい。したがって，最も耳側のRGCは，視蓋の最も前方の領域に投射する。網膜のより鼻側のRGCは，より少ないEphA3を発現し，したがって，エフリンA5による反発の影響を受けにくい。結果

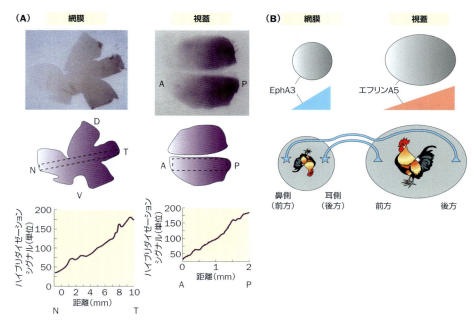

図5-7 視蓋におけるエフリン，網膜における Eph 受容体の勾配をもった発現 (A)左：網膜において，EphA3のmRNAが耳側＞鼻側の勾配をもって分布していることが in situ ハイブリダイゼーション（13.13節）によって示されている（上段）。中段の図に破線で示した領域のハイブリダイゼーションシグナルを，定量化して下段に示してある。球形のカップのような形をした網膜に切れ目を入れ，クローバーの葉のように平らに置いて画像取得と定量を行った。N，鼻側；T，耳側；D，背側；V，腹側。右：視蓋において，エフリンA5のmRNAが後方＞前方の勾配をもって分布していることが in situ ハイブリダイゼーションによって示されている（上段）。中段の図に破線で示した領域のハイブリダイゼーションシグナルを，定量化して下段に示してある。(B)網膜‒視蓋投射地図形成のモデル。耳側の網膜神経節細胞（RGC）はEphA3を高発現しており，忌避因子であるエフリンA5の発現が低い視蓋前方へしか軸索を投射できない。鼻側のRGCはEphA3の発現が低く，高レベルのエフリンA5にあまり影響を受けないため視蓋後方へ軸索を投射できる。(A：Cheng H, Nakamoto M, Bergemann AD et al.［1995］*Cell* 82:371–381よりElsevierの許諾を得て掲載。Drescher U, Kremoser C, Handwerker C et al.［1995］*Cell* 82:359–370も参照；B：Tessier-Lavigne M［1995］*Cell* 82:345–348よりElsevierの許諾を得て掲載）

として，網膜のより鼻側のRGCは視蓋のより後方の領域に投射する（図5-7B，**ムービー5-1**）。

　RGCの軸索投射におけるエフリンの機能は，ニワトリにおけるウイルスを用いた異所性発現の実験と，マウスのノックアウト実験によって確かめられた。マウスでは，エフリンA5とその類似分子であるエフリンA2が上丘（視蓋に相当する哺乳類の部位）において後方＞前方の勾配をもって発現している。エフリンA5とエフリンA2の両方を欠損させたマウスでは，耳側の軸索はもはや上丘前方への選択的な投射を示さず，前後軸に沿って広く投射した（**図5-8**）。興味深いことに，鼻側の軸索も正常ではなく，異常な投射を示す鼻側と耳側の軸索は塊をつくった。この観察結果については，この章の後の部分で触れる。エフリンA5とエフリンA2の両方を欠損させたマウスの実験から，確かにエフリンA5とエフリンA2が *in vivo* において，RGC軸索が上丘の前後軸に沿った選択的な投射をするのに必須の役割を担っていることが示された。

　エフリンとEph受容体が，視蓋／上丘とRGC軸索において相補的な勾配をもって発現するリガンドおよび受容体として同定されたことは，30年前に提唱されたSperryの化学親和性仮説の重要な一側面に十分な証明を与えるものであった。さらには，同様の機構が神経系一般の配線において働いていることを示唆するものでもあった。以上の発見は，1990年代に同定された他のいくつかの軸索ガイダンス分子とともに，軸索ガイダンスの分子生物学に新しい時代を開いた（**BOX 5-1**）。

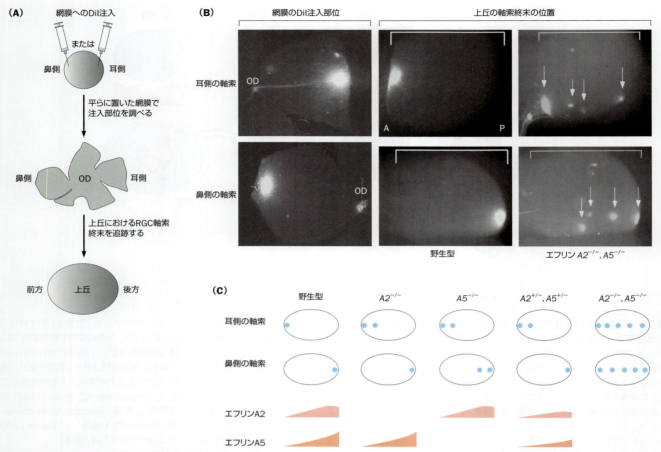

図5-8　in vivoにおけるエフリンAの機能の遺伝学的手法による確認　(A) 実験手順。上段：蛍光標識したDiI（脂質二重層に沿って拡散し軸索トレーサーとなる脂溶性色素）を耳側または鼻側の網膜に注入した。中段：DiIを注入した部位を確かめるために，網膜に切れ目を入れて平らに置いた。OD，視神経乳頭（網膜神経節細胞〔RGC〕の軸索が脳に投射するために網膜から出る場所）。下段：DiIで標識された軸索終末の位置を上丘で調べた。(B) 野生型マウスとエフリンA2/A5二重欠損マウスにおける網膜–視蓋投射の解析。左は耳側と鼻側の網膜のDiI注入部位。右は上丘におけるRGC軸索の終止パターン。野生型マウスでは，耳側または鼻側の軸索は，それぞれ上丘の前方（A）または後方（P）に投射する。エフリンA2/A5二重欠損マウスでは，耳側と鼻側の軸索はともに上丘の前後軸に沿って広く投射する（白い矢印）。(C) つぎの5つの遺伝子型のマウスにおける軸索投射をまとめた図。野生型，エフリンAの単独欠損マウス（$A2^{-/-}$と$A5^{-/-}$），二重ヘテロ型マウス（$A2^{+/-}$，$A5^{+/-}$），二重欠損マウス（$A2^{-/-}$，$A5^{-/-}$）。水色のドットは耳側または鼻側の軸索の終末を示す。下段はエフリンA2とエフリンA5のタンパク質の濃度勾配。エフリン遺伝子の欠損の度合いが増すにつれて，軸索投射の異常の度合いも大きくなる。(Feldheim DA, Kim Y, Bergemann AD et al. [2000] *Neuron* 25:563–574よりElsevierの許諾を得て掲載)

5.5　単一の分子の発現勾配だけでは軸に沿った特異的投射パターンの形成に不十分である

　視蓋におけるエフリンAの後方＞前方の濃度勾配，および網膜におけるEphAの濃度勾配によって，耳側の軸索が視蓋前方に投射することは十分に説明できる。なぜなら，耳側の軸索は，忌避因子であるエフリンAに対する受容体EphAを高発現しているからである。しかし，鼻側の軸索も低いとはいえEphAを発現している。なぜ鼻側の軸索はエフリンAの濃度勾配によって排除されることなく，高い反発活性がある視蓋後方に投射するのだろうか。この疑問を説明できる別の機構が働いているはずである。

　1つの可能性はRGC軸索どうしの競合であり，それによって標的部位の空間が埋められるというものである。視蓋前方はすでに，後方に発現する忌避因子に対する受容体を高発現する耳側の軸索に占拠されているため，軸索どうしの競合の結果，鼻側の軸索はより後方の視蓋へと押しやられる。一部のRGCにEphAを過剰発現させたトランスジェニックマウスを用いた研究から，この仮説を支持する強い証拠が得られた。網膜全体にわたって広

BOX 5-1　軸索ガイダンスの分子生物学

　1990年代なかば，哺乳類における生化学的研究，バッタ胚における細胞生物学的研究，線虫とショウジョウバエにおける遺伝学的研究によって，典型的な**軸索ガイダンス分子**（axon guidance molecule）がひととおり同定された。これらの軸索ガイダンス分子の研究から，軸索が標的へ誘導される機構の標準的な枠組みが明らかになった（図5-9A）。

　軸索は，**忌避因子**（repellent；軸索を遠ざける作用をもつ分子）から遠ざかるように，あるいは**誘引因子**（attractant；軸索を引きつける作用をもつ分子）のほうへ向かうように誘導される。これら2種類の因子にはそれぞれ**長距離作用分子**（long-range cue）と**短距離作用分子**（short-range cue）がある。前者は分泌タンパク質で，それが由来する細胞から離れた場所で作用できる。一方，後者は細胞表面結合タンパク質で，それを産生する細胞とそれが作用する軸索とが接触する必要がある。これらの軸索ガイダンス分子は**リガンド**（ligand）として働き，軸索の成長円錐の表面に発現する**受容体**（receptor）を活性化させる（図5-9B；成長円錐に関するさらなる議論はBOX 5-2を参照）。例えばエフリンAは，GPIアンカーによって細胞膜につなぎ止められており，EphAを発現するRGC軸索を遠ざけるため，接触型反発性リガンドである。軸索ガイダンス分子のいくつかのファミリーは，分泌型と膜結合型のタンパク質を両方含む。**セマフォリン**（semaphorin）はその一例であり，バッタ胚の特定の軸索束に発現する抗原に対するモノクローナル抗体と，脊椎動物の神経細胞において軸索反発活性を有する分子の生化学的精製によって独立に同定された。いくつかの軸索ガイダンス分子は，ある状況では誘引因子，別の状況では忌避因子として働く。重要な接触型誘引分子の1つとして一群の**細胞接着分子**（cell adhesion molecule）があり，これは細胞を他の細胞や細胞外マトリックスと接着させる作用をもつ分子群として以前から知られていた。このような分子には，**免疫グロブリンスーパーファミリー細胞接着分子**（immunoglobulin superfamily cell adhesion molecule：IgCAM）や**カドヘリン**（cadherin；Ca^{2+}依存性細胞接着タンパク質）がある。これらの細胞接着分子は軸索ガイダンスにおいても重要な役割を果たしている。驚くべきことに，これら軸索ガイダンス分子の多くは，その作用機構のみならず制御対象となる生物学的過程の点においてもしばしば，線虫，ハエ，哺乳類に至るまで進化的に保存されている。

　ここでは**ネトリン/Unc6**（netrin/Unc6）を例として，軸索ガイダンスの進化的に保存された機構を示す。哺乳類の脊髄では，**交連ニューロン**（commissural neuron）は背側にあり，**底板**（floor plate）と呼ばれる腹側正中部の構造に向かって軸索を伸ばす。底板は軸索が脳へ感覚情報を伝えるために正中交差する前の中間標的として機能する（交連ニューロンの機能については第7章で議論する）。交連軸索を腹側正中部へ誘導する活性を有する分子を生化学的に精製することにより，ネトリンと呼ばれる2つの関連タンパク質が同定された。ネトリンは通常，底板に発現しており，通常とは違う細胞に発現させると，脊髄組織片からネトリン発現組織への交連軸索の方向転換を誘導する（図5-10A）。この実験から，ネトリンは交連軸索を底板へと誘導する拡散性誘引因子として働くことが示された（図5-10B，左）。

　遺伝子の塩基配列の解析から，ネトリンは線虫のUnc6タンパク質と高い相同性のある分泌タンパク質であることが示された。*Unc6*遺伝子はもともと，協調運動に欠陥のある（uncoordinated）表現型を示す線虫から同定された（そのためUncと名づけられた）。Unc6は線虫において，背腹軸に沿った周縁状の軸索ガイダンスに必要なことが示された。野生型の線虫では，背側にある感覚ニューロンは腹側に軸索を投射し，腹側にある運動ニューロンは背側に軸索を投射する（図5-10B，右）。*Unc6*に変異のある線虫では，感覚ニューロンの軸索は腹側誘導に障害を示し，運動ニューロンの軸索は背側誘導に障害を示した。このようにUnc6が2つの機能をもつことから，研究者たちは，哺乳類のネトリンも交連ニューロンの軸索を腹側へ誘引するだけでなく，通常は背側に投射する軸索を排除するのではないかと考えて調べてみた。すると実際，底板に由来するネトリン1が，滑車神経が脳幹

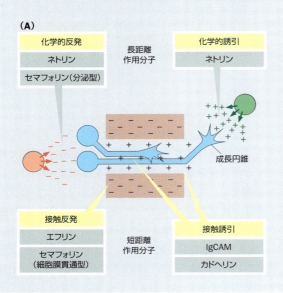

図5-9　軸索ガイダンスの分子機構
(A) 軸索は反発または誘引によって誘導される。忌避因子または誘引因子には，（赤色の細胞または緑色の細胞から）分泌されて長い距離で作用できるものもあれば，細胞表面に結合していて効果の発現には軸索（青色）と接触する必要があるものもある。IgCAM，免疫グロブリンスーパーファミリー細胞接着分子。**(B)** 軸索ガイダンス分子（リガンド）とその受容体のリスト。いくつかの分子はリガンドとしても受容体としても作用できることに注意。これらのタンパク質の多くがこの章ならびに第7章で登場する。（A：Tessier-Lavagne M, Goodman CS [1996] *Science* 274:1123–1133よりAAASの許諾を得て掲載）

（つづく）

BOX 5-1　軸索ガイダンスの分子生物学　(つづき)

の腹側正中部から遠ざかるように投射することに関係していることが示された（図9-10B，左）。

　つまり，Unc6とネトリンは腹側正中部に発現し，軸索によって誘引因子としても忌避因子としても働き，線虫と哺乳類を含む脊椎動物の両方において，背腹軸に沿った同様の軸索ガイダンスを制御する（図5-10B）。さらなる研究から，受け手である軸索に発現している異なった受容体（図5-9B）が異なった応答（つまり誘引か反発か）を説明することが示されており，この性質もまた線虫から哺乳類まで保存されている。例えば，線虫の**Unc40**と哺乳類におけるその相同分子**DCC**（deleted in colon cancer）は，単独で作用するときはUnc6/ネトリンに対する誘引性を発揮する。一方，線虫から哺乳類までUnc6/ネトリンに対するUnc40/DCCの共受容体として働く膜貫通タンパク質の**Unc5**がある条件下では，軸索はUnc6/ネトリンから遠ざかる。

　軸索ガイダンス分子が1990年代なかばにはじめて同定されて以来，分子のリストは大幅に拡大してきた。これらの軸索ガイダンス分子のほとんどについては受容体も同定されている（図5-9B）。興味深いことに，これらのリガンドと受容体のペアのいくつかは，より初期の発生過程でも細胞，組織，体軸のパターン形成や，神経細胞を含む細胞の移動に用いられている。これらの軸索ガイダンス分子は，神経系の数多くの部位間の配線や，より後期に起こる標的選択の過程でも広く使われている。一部の分子はシナプス発達においても使われている。これらの分子はこの章の後半ならびに第7章でふたたび登場する。

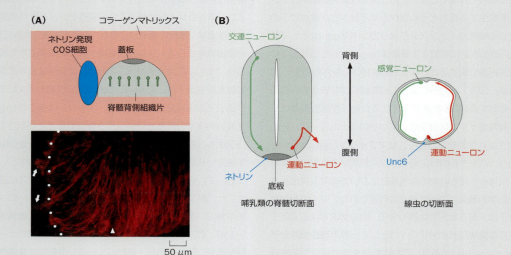

図5-10　ネトリンと線虫から哺乳類まで進化的に保存された軸索ガイダンス機構　(**A**) 上段：交連ニューロンの軸索に対するネトリンの作用を調べる実験標本の模式図。最も背側にある蓋板（roof plate）と交連ニューロン（丸印）を含む脊髄背側部の組織片を in vitro で培養した。交連ニューロンの軸索は，図に示すように正常状態では腹側へ伸びる。下段：脊髄背側組織片の左の点線部に沿ってネトリンを発現するCOS細胞を置くと，側端に近い交連ニューロンの軸索（赤色で染色）はCOS細胞に向かって左に曲がり，一部は組織片からはみ出す（矢印）。つまり，COS細胞に発現するネトリンは，交連ニューロンの軸索に対して離れた距離から誘引作用を示す。矢じりはネトリンが交連ニューロンの軸索に対する誘引作用を示している境界である。(**B**) 進化的に保存されたネトリンの機能をまとめた模式図。ネトリンとUnc6は腹側正中部で産生され，脊椎動物の交連ニューロンや線虫の感覚ニューロンの軸索を腹側方向へ誘導する誘引因子として働く。同時に，脊椎動物と線虫の両方において，運動ニューロンの軸索を背側方向へ誘導する忌避因子としても働く。(A：画像はKennedy TE, Serafini T, de la Torre JR et al. [1994] *Cell* 78:425–435よりElsevierの許諾を得て掲載：B：Serafini T, Kennedy TE, Galko MJ et al. [1994] *Cell* 78:409–424；Colamarino SA, Tessier-Lavigne M [1995] *Cell* 81:621–629；Hedgecock EM, Culotti JG, Hall DH [1990] *Neuron* 2:61–85)

　く分布するRGCのうち約40％が，Islet2と呼ばれる転写因子を発現している。ノックイン法（13.7節）を用いて，*Islet2*のプロモーター領域の制御下に一定レベルのEphAが追加で発現するようにした。その結果，もともとの濃度勾配でEphAを発現するRGCの中で，約40％のRGCは*Islet2*プロモーターの制御下に一定量のEphA3を発現するようになる。つまり，EphAの濃度勾配が異なる2種類のRGCが入り交じって存在することになる（図5-11A，上）。このノックインマウスの網膜部位再現地図はどのように変化しただろうか。

　網膜と標的組織で1対1の結合が形成される野生型と異なり，ノックインマウスの上丘には重複した地図が形成された。網膜の1カ所に局所的な色素注入を行ったところ，上丘の前後軸に沿って2つの離れた標的領域が標識され（図5-11A，下），両方の標的領域で網

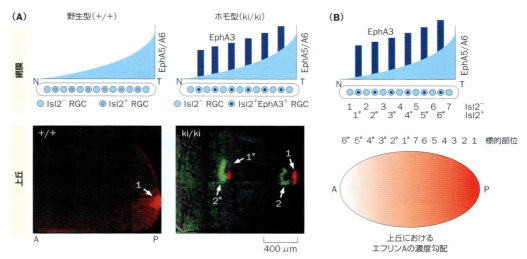

図5-11 網膜神経節細胞（RGC）におけるEph受容体の相対的な発現レベルが軸索投射位置を決める （A）上段：野生型またはホモ型ノックイン（ki/ki）マウスのRGCにおけるEph受容体発現レベルの模式図。約40%のRGC（二重の丸印）が転写因子Islet2（Isl2）を発現し，Isl2⁺細胞は網膜全体にわたってIsl2⁻細胞の間に入り交じって存在する。ki/kiマウスでは，Isl2⁺細胞（中心が濃い青色の丸印）は*Isl2*のプロモーター領域の制御下にさらにEphA3を発現する。このEphA3の過剰発現（青色）が，おもにEphA5とEphA6からなる内在性のEphAの濃度勾配（水色）の上にのることになる。N，鼻側；T，耳側。下段：鼻側網膜の（B）の数字で示した位置に色素注入を行った後の，それぞれの遺伝子型のマウスの上丘におけるRGC軸索の投射位置（A，前方；P，後方）。野生型マウスでは，赤色の色素を網膜の領域1へ注入した。ki/kiマウスでは，赤色の色素を網膜の領域1＋1*へ注入し，緑色の色素を領域2＋2*へ注入した。ki/kiマウスの上丘には重複した地図がみられ，それぞれIsl2⁻のRGC（1，2）とIsl2⁺のRGC（1*，2*）の軸索終末に相当する。（B）ki/kiマウスの結果をまとめた模式図。Isl2⁺のRGC軸索（1*〜6*）は，Isl2⁻のRGC軸索を上丘後方へ押しやる。例えば，最も耳側のRGC 7番（Isl2⁻）は，通常はEphAを最も多く発現しているため，上丘の最も前方に軸索を投射する。しかしki/kiマウスでは，RGC 7番はどのIsl2⁺細胞よりもEph受容体の発現レベルが低いため，その軸索は上丘の中央域へと押しやられる。Eph受容体も投射標的のエフリンも発現レベルは変わっていないにもかかわらず，RGC 7番の軸索の投射は軸索どうしの競合によって変えられる。（Brown A, Yates PA, Burrola P et al. [2000] *Cell* 102:77–88よりElsevierの許諾を得て掲載）

膜部位再現が維持されていた（図5-11B）。この結果の最も素直な解釈は，このノックインマウスでは，Islet2を発現していないRGCが内在性のEphA発現レベルに従って1つの地図を上丘に形成すると同時に，Islet2を発現しているRGCが，濃度勾配をもった内在性のEphAと*Islet2*プロモーターから追加で発現する一定量のEphA3の合計に相当するEphA発現レベルに従って，もう1つの地図を形成したというものである。この実験からEphA-エフリンAの相互作用に関して重要な特徴が明らかになった。つまり，上丘におけるRGC軸索の投射位置は，EphAの絶対的な発現レベルではなく相対的な発現レベルによって左右されるということである。例えば，Islet2を発現していない耳側のRGC（図5-11Bの番号7）は，EphAの発現レベルが高いため通常は上丘の最も前方に投射する。しかし，このノックインマウスでは，EphAの発現レベルはまったく変わっていないにもかかわらず，軸索は上丘の中央域へ異なった投射をする。こうなる理由は，Islet2を発現しているEphA3高発現RGCのほうがEphAの発現レベルが高くなるためである。したがってRGCの軸索は，投射の標的を選ぶため，互いに（直接または間接的に）情報交換しているはずである。この情報交換が行われる仕組みはわかっていない。

前後軸に沿った軸索投射には，軸索どうしの競合以外の機構も寄与している。その1つは，エフリンAとEphAの間で行われる双方向性のシグナル伝達である。RGC軸索にはエフリンAの鼻側＞耳側の発現勾配とともに，EphAの耳側＞鼻側の発現勾配がある。同様に，視蓋（上丘）にはエフリンAの後方＞前方の発現勾配に加えて，EphAの前方＞後方の発現勾配がある（図5-12A）。はじめにみつかったため**順向性シグナル伝達**（forward signaling）と呼ばれるエフリンAからEphAへのシグナル伝達に加えて，EphAはエフリンAを発現する成長円錐に対して反発性のリガンドとなることがあり，これは**逆向性シグナル伝達**（reverse signaling）と呼ばれる（図5-12B）。この逆向性シグナル伝達により，なぜ鼻側の

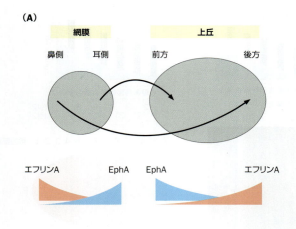
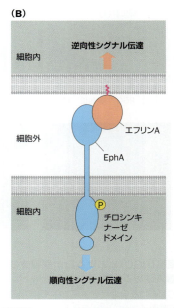

図5-12 エフリンAとEphAの相補的な濃度勾配と双方向性シグナル伝達 （A）網膜と上丘においてエフリンAとEphAが相補的な濃度勾配をもって発現することを示した模式図。上丘に発現するエフリンAからEphAを発現する網膜神経節細胞（RGC）への順向性シグナル伝達により，耳側の軸索は上丘後方を避けて投射する。一方，上丘に発現するEphAからエフリンAを発現するRGCへの逆向性シグナル伝達により，鼻側の軸索は上丘前方を避けて投射する。矢印はRGC軸索の投射を示したもので，シグナル伝達の方向を示したものではない。（B）エフリンA，EphAを介した順向性および逆向性のシグナル伝達の模式図。順向性シグナル伝達では，エフリンAはリガンドとして機能してEphAを発現する成長円錐に情報を伝える。この際，EphAの細胞内チロシンキナーゼドメインが重要な働きをする。逆向性シグナル伝達では，EphAがリガンドとして機能してエフリンAを発現する成長円錐に情報を伝える。エフリンAはグリコシルホスファチジルイノシトール（GPI）アンカー（赤いジグザグの線）によって膜につなぎ止められており，細胞内ドメインをもたないため，成長円錐に情報を伝えるためには共受容体を必要とする。（A：Rashid T, Upton L, Blentic A et al. [2005] *Neuron* 47:57-69よりElsevierの許諾を得て掲載；B：Egea J, Klein R [2007] *Trends Cell Biol* 17:230-238よりElsevierの許諾を得て掲載）

軸索が上丘後方に好んで投射するのかを説明できる。つまり，鼻側の軸索はエフリンAを高発現しており，EphAを最も低く発現する領域に投射せざるをえない。エフリンAをすべての領域でノックアウトすると，鼻側のRGCには上丘のEphAの発現勾配を検知する受容体がないことになり，選択的な軸索投射ができなくなる。

軸索ガイダンス分子の勾配をもった発現は，発達期にどのように形成されるのだろうか。この疑問はニワトリの視蓋におけるエフリンAの発現勾配の例を用いて調べられてきた。Engrailed2という転写調節因子が同じように後方＞前方の勾配をもって発現しており，その発現を異常にするとエフリンAの発現も異常になることから，エフリンAの発現がEngrailed2によって正に制御されていることがわかっている。そして，Engrailed2の勾配をもった発現は，**線維芽細胞増殖因子**（fibroblast growth factor：FGF）ファミリーの分泌タンパク質によって制御されている。初期発生の段階で，FGFのmRNAは上丘の後縁にあたる中脳-後脳の境界で産生されるため，分泌されたFGFタンパク質は上丘において後方＞前方の濃度勾配をつくる。上丘の培養組織切片において，FGFはEngrailed2とエフリンAの発現を上昇させ，EphAの発現を低下させる。つまり，FGFのようなパターン形成分子が，転写調節を介して軸索ガイダンス分子の勾配をもった発現の手助けをしている。この点については第7章でふたたび取り扱う。

5.6 交差するか，交差しないか，それが問題だ

すべての脊椎動物では，多数のRGC軸索が正中部で脳の対側へと交差して**視交叉**（optic chiasm）が形成される（図5-13；図5-1も参照）。魚類，鳥類，オタマジャクシではすべてのRGC軸索が交差することから，これはおそらく進化的に古い現象である。これらの動

図5-13　網膜神経節細胞（RGC）軸索の正中交差　RGCの軸索が同側に（眼と同じ側の半球へ）投射する割合は動物種ごとに異なる。同側投射の割合（赤い矢印の太さで表されている）が増えるほど、両眼視の度合いが増加する。魚類、鳥類、オタマジャクシ（最上段）では両眼視はなく、霊長類（最下段）では高度に発達している。N, 鼻側；T, 耳側；D, 背側；V, 腹側。(Petros TJ, Rebsam A, Mason CA [2008] *Annu Rev Neurosci* 31:295–315 より Annual Reviewsの許諾を得て掲載)

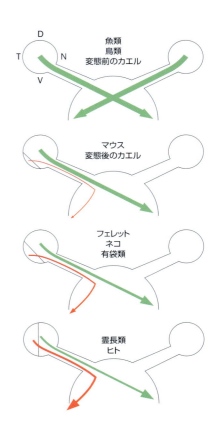

　物種の眼は頭の側方にあって、それぞれの眼は視空間の重ならない領域の情報を得ている。したがって、視覚情報は左眼からは脳の右半球へ、右眼からは左半球へ送られる。しかし、ヒトのように両眼の視野に重なりがある動物では、右眼と左眼は部分的に重なった視空間領域をみることで両眼立体視を行う。つまり、それぞれの眼からの情報は右半球と左半球の両方へ送られ、一次視覚野（一次視覚皮質，primary visual cortex：V1）で統合される（図4-35）。この両眼視によってわれわれは視野にある物体の奥行きを計算することができる。

　異なる動物種における両眼視の度合いは、眼の位置とともに、視交叉において正中交差するRGC軸索の割合によって決まる（図5-13）。ヒトでは、鼻側網膜（RGC全体の約60%）に由来する軸索が正中交差して**対側**（contralateral）に投射する一方、耳側網膜（RGC全体の約40%）に由来する軸索は正中線の同じ側、すなわち**同側**（ipsilateral）に投射する。このため、同一の視空間をみている同側の眼の耳側のRGCと対側の眼の鼻側のRGCが、同じ脳半球の近い場所に投射を収束させることになって両眼視が可能となる（図4-35）。ネコやフェレットなどの肉食動物では、15〜30%の軸索が同側に投射する。マウスでは、同側に投射するのは網膜の腹側耳側領域にあるたった3〜5%のRGCのみであり、両眼視の度合いはわずかである。視交叉に到達したRGC軸索は交差するか否かをどのように決めるのだろうか。

　マウス胎仔の視交叉近くを進むRGC軸索の成長円錐を可視化することで多くの知見が得られた（図5-14）。いずれの眼に由来するRGC軸索の成長円錐も、視交叉のところで著しく伸長が遅くなる。ここでは成長円錐先端部のアクチンに富む構造である糸状仮足（フィロポディア，filopodia）が伸長と退縮を繰り返す。糸状仮足は細い突起様構造で、水かきのような膜状の構造である葉状仮足（ラメリポディア，lamellipodia）に囲まれている。この糸状仮足の伸長と退縮は、アクチンの重合と脱重合、そしてモータータンパク質であるミオシンによって引き起こされる（これに関するより深い議論は**BOX 5-2**を参照）。そして、対側に投射する軸索が突然前方に進み、その一方で同側に投射する軸索は伸長と退縮を繰り返し、やがて同側方向へ伸びた糸状仮足が固定されて新しい成長円錐が生じる。

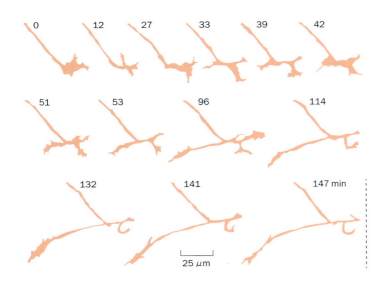

図5-14　視交叉における成長円錐の動き　マウス胎仔の網膜と視交叉をつなげた組織片における、同側投射する網膜神経節細胞（RGC）軸索の成長円錐のタイムラプス描像。正中交差しないようすがとらえられている（正中線を最後の画像の右側に破線で示す）。min, 分。(Godement P, Wang L, Mason CA [1994] *J Neurosci* 14:7024–7039 より Society for Neuroscienceの許諾を得て掲載)

BOX 5-2　成長円錐の細胞生物学とシグナル伝達

　軸索ガイダンス分子はどのようにして軸索の投射に効果を及ぼすのだろうか。その秘密は，伸長する軸索の先端部，**成長円錐**（growth cone）にある。成長円錐はもともと，発達過程の神経組織をゴルジ染色で調べていたSantiago Ramón y Cajalによって発見され，その後，培養組織のライブイメージングによる研究が進んだ（図1-13，ムービー5-2）。成長円錐はおもにFアクチン（線維状アクチン；図2-5A）からなる2つの特徴的な構造を含む。細く突き出した**糸状仮足**（フィロポディア，filopodia）は束になったFアクチンからなり，膜状の**葉状仮足**（ラメリポディア，lamellipodia）は枝分かれした網目構造のFアクチンからなる（図5-15A）。Fアクチンの素早い重合と脱重合が，ミオシンによる成長円錐の周縁部から中心部へのFアクチンの**逆行性の流れ**（retrograde flow）と相まって，成長円錐の伸長，退縮，転回を含むダイナミックな形態変化を引き起こす。成長円錐の中心部には微小管が豊富にあり（図2-5B），これが成長円錐の構造を支えて安定化させている。微小管はFアクチンと同様，非常に動きに富み，一部の微小管は成長円錐の先端へと突き出し，アクチン細胞骨格と密に相互作用する。

　成長円錐による軸索ガイダンスの本質は，細胞外にある手がかりを感知して，それを細胞内骨格系の変化へと変換することにある。図5-15Bの軸索が，下方にある誘引性の目印，上方にある反発性の目印，あるいはその両方に反応して，下向きに転回することを想定してみよう。下向きに伸びる糸状仮足を優先的に安定化させるか，上向きに伸びる糸状仮足を不安定化させるか，または両者の同時進行によって転回を起こすことができる。そしてこの偏りは，安定化された糸状仮足に向かって伸びるダイナミックな微小管の安定化による微小管細胞骨格と，微小管モーターを介して伸長中の糸状仮足を補給する膜性細胞小器官と小胞の輸送によって強化される（2.3節）。伸長中の軸索は周囲の環境に存在する誘引性と反発性の目印の違いをより鋭敏に感知するために，長い糸状仮足をさまざまな方向に伸ばす。これによって成長円錐は周囲の環境に関する情報を最大限に感知し比較して，つぎにどの方向へ伸びるかを決めることができる。

　軸索ガイダンス分子は結局のところ，その受容体と下流の細胞内シグナル伝達経路を介してアクチン細胞骨格を調節することで，その機能を果たす。多様な軸索ガイダンス受容体から細胞骨格の制御までの間をつなぐ，多くの細胞内シグナル伝達経路が明らかにされてきた。例えば，Rhoファミリーの低分子量GTPアーゼ分子群は重要な役割を果たす。Rho，Rac，Cdc42を含むRho GTPアーゼは，アクチンの重合および脱重合と，アクチンとミオシンの相互作用を制御する。

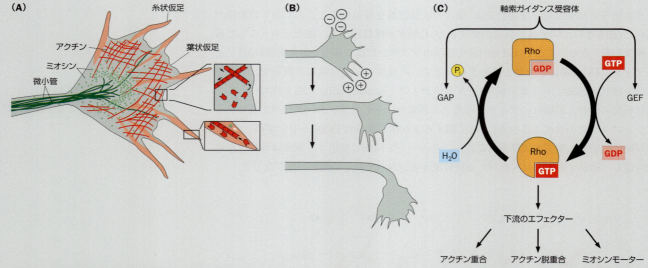

図5-15　成長円錐の細胞生物学とシグナル伝達　(**A**) 典型的な成長円錐は，中心部に微小管をもち，周縁部にFアクチンを含む。Fアクチンは2つの主要な形態をとる。葉状仮足（ラメリポディア）を形成する枝分かれした網目構造と，糸状仮足（フィロポディア）を形成する線維束構造である。拡大図は葉状仮足と糸状仮足の両方の先端で起こるアクチンの重合を示している。アクチン重合の際，＋端（矢じりの形をした単量体のくぼんだ側）は細胞の先端に近い膜のほうを向く。ミオシンは成長円錐の全体に分布するが，アクチンと微小管に富む領域の間に最も密に存在する。周縁部ではミオシンモーターがFアクチンの逆行性の流れにかかわる（下の拡大図の白い矢印）。一部の微小管は先端部に突き出しており，そこでアクチン骨格と密に相互作用する。(**B**) 誘引性の軸索ガイダンス分子（＋）は糸状仮足を安定化させ，反発性の軸索ガイダンス分子（－）は糸状仮足を不安定化させる。これらの効果があわさって成長円錐は曲がる。(**C**) 成長円錐における多くのシグナル伝達機構のうちの1つは，Rhoファミリーの低分子量GTPアーゼがかかわるものである。軸索ガイダンス分子を検知した受容体は，Rho GTPアーゼを介してシグナルを下流のエフェクターへ送り，それが細胞骨格の活性を調節する。グアニンヌクレオチド交換因子（GEF）は，Rhoを活性型（GTP結合型）に変化させる。GTPアーゼ活性化タンパク質（GAP）は，Rhoに結合しているGTPをGDPに加水分解することでRhoを不活性型にする。軸索ガイダンス受容体は，GEFとGAPを制御することでRhoの活性型と不活性型の間の切り替えを制御する。（Luo L [2002] *Annu Rev Cell Dev Biol* 18:601–635より。Dent EW, Gupton SL, Gertler FB [2011] *Cold Spring Harb Perspect Biol* 3:a001800も参照）

（つづく）

BOX 5-2 成長円錐の細胞生物学とシグナル伝達 （つづき）

BOX 3-3で議論したように，これらの低分子量GTPアーゼはグアニンヌクレオチド交換因子（guanine nucleotide exchange factor：GEF）によって活性化され，GTPアーゼ活性化タンパク質（GTPase activating protein：GAP）によって不活性化されることで，活性の厳密な調節を受ける分子スイッチである．そしてGEFとGAPの活性と局在は，軸索ガイダンス受容体によって直接または間接的に制御される（図5-15C）．例えば，エフリンAからEphAへの順向性シグナル伝達では，エフェキシン（ephexin）と呼ばれるGEFがEphAの結合相手として同定された．細胞外でエフリンAの結合によってEphAが活性化されると，低分子量GTPアーゼのRhoAに対するエフェキシンのヌクレオチド交換活性が促進され，RhoAの活性化が成長円錐の崩壊を引き起こしてエフリンAの反発作用につながる．ある軸索ガイダンス受容体は，別の細胞内シグナル伝達経路を介して細胞骨格を制御したり，アクチンの重合と脱重合を制御する因子をより直接的に調節したりする．また別の軸索ガイダンス受容体は，微小管細胞骨格の制御因子に作用したり，アクチン系と微小管系の細胞骨格をつなぐタンパク質に作用したりする．

同側に投射する軸索と対側に投射する軸索が異なった動きをする機構の分子基盤がマウスで明らかにされている（図5-16）．RGC軸索が脳に投射する特定の発達時期の間，EphB1（先の議論で出てきたものとは別のEph受容体ファミリーメンバー）が網膜の腹側耳側領域に特異的に発現し，これはちょうど同側に投射するRGC軸索が由来する領域と重なる．視交叉のグリア細胞はエフリンB2を発現し，これがEphB1を発現するRGC軸索を近づかせず，軸索の正中交差を妨げる．EphB1の限局した発現は，転写因子Zic2が網膜の腹側耳側領域に特異的に発現することによる．Zic2を他の網膜領域で発現させると，EphB1の発現が異常になり，対側に投射するはずの軸索が同側に投射するようになる．興味深いことに，異なる動物種におけるZic2の発現をみれば，同側に投射する軸索の割合，したがって両眼視の度合いを正確に予測できる．つまり，眼の位置の変化と相まって，Zic2の発現様式の進化が両眼視の進化に重要な影響を与えたらしい．

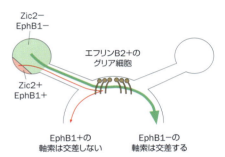

図5-16　マウスにおける網膜神経節細胞（RGC）軸索の正中交差の機構　網膜の腹側耳側領域には転写因子Zic2が特異的に発現し，このZic2はEphB1を発現させる．視交叉では，EphB1を発現するRGC軸索は同側投射の道筋を選ぶ．これはエフリンB2を発現するグリア細胞のために，正中部に近づくことができないためである．（Petros TJ, Rebsam A, Mason CA [2008] *Annu Rev Neurosci* 31:295–315より）

経験と神経活動はどのように配線にかかわるのだろうか

RGC軸索が脳の標的をどのように選択して投射するかについてここまで学んできたことは，視覚系神経回路の配線が先天的に規定されており変化しないものであることを示唆しているように思われる．つまり，軸索がどのように標的を選ぶかについて，ほぼすべての面を分子どうしの識別によって説明してきた．しかし，Sperryが化学親和性仮説を提唱したのと同じ時期に，David HubelとTorsten Wieselは視覚野の神経細胞に関する一連の研究を行い，視覚系神経回路の配線にかかわる別の重要な要因の存在を示唆した．この一連の実験は，化学親和性仮説と同じくらい，後の神経科学者に大きな影響を与えるものであった．

5.7　片眼遮蔽は視覚野の発達を大きく障害する

第4章で学んだことを振り返ってみよう．V1神経細胞の一部は，LGN神経細胞からの入力を統合することにより両方の眼に応答を示す．個々のLGN神経細胞はどちらか一方の眼からの入力を受け，異なった眼から入力を受ける神経細胞は眼ごとの特異的な層に分かれて分布している．RGC軸索は視交叉で交差するため（図5-13），一部のLGN神経細胞は同側の眼の耳側部から入力を受け，一方，別のLGN神経細胞は対側の眼の鼻側部から入力を受ける．つまり，それぞれの側のLGNにおいて，異なった細胞が同じ視空間をみ

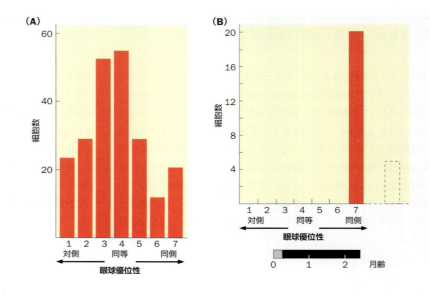

図5-17 正常条件と片眼遮蔽条件での皮質神経細胞の視覚応答 (A) ネコの一次視覚野(V1)の神経細胞を，同側と対側の眼に対する視覚刺激への応答にもとづいて7つに分類している。対側または同側の刺激のみに応答する細胞はそれぞれ1と7であり，それぞれの眼に同等に反応する細胞は4である。2，3，5，6は対側または同側の眼にそれぞれの度合いで偏った応答を示す細胞である。図は正常条件下で育てたネコのV1から記録した233個の神経細胞のスコアの分布を示している。(B) 黒いバーで示した期間まぶたを縫うことで対側の眼を入力遮蔽すると，遮蔽解除後，ほとんどすべての細胞が同側の眼に対する刺激にのみ応答するようになった。5つの細胞（破線のバーで示した）はどちらの眼にも応答しなかった。(Wiesel TN, Hubel DH [1963] *J Neurophysiol* 26:1003–1017 より American Physiological Society の許諾を得て掲載)

ているそれぞれの眼から情報を受けている。右眼もしくは左眼からのLGNの情報は個々の皮質神経細胞のところで最終的に集約され，両眼視が生まれる（図4-35B）。

ネコV1の個々の神経細胞の受容野をマッピングする実験で（4.25節），HubelとWieselは，個々の神経細胞が同側の眼，対側の眼，または両方の眼の同じ視野の刺激に選択的に応答することをみつけた。彼らはこれらの応答を**眼球優位性**(ocular dominance)の尺度（スコア1～7）にもとづいて分類した（図5-17A）。1または7のスコアに分類された神経細胞は，それぞれ対側または同側の眼のみに視覚応答を示した。4のスコアは神経細胞が両方の眼に等しく応答したことを示し，2，3，5，6のスコアは，対側または同側に対してそれぞれの度合いで偏りをもって応答したことを示した。同じ眼球優位性を示す神経細胞が大脳皮質の垂直軸に沿って並んでいることがわかり，**眼球優位コラム**(ocular dominance column)と名づけられた。

皮質神経細胞の受容野の発達に視覚経験が影響するかを調べるため，HubelとWieselはネコの片方のまぶたを出生直後に縫って閉じ，視覚入力のほとんどを遮蔽した。そしてネコが数カ月の月齢に成長してから閉じた目を開いて，視覚経路に沿って視覚応答を記録した。閉じられていた眼と開いていた眼の網膜細胞とLGN神経細胞からの記録に大きな差はみられなかったが，V1神経細胞には大きな差がみられた。大多数の神経細胞が正常だった眼に対する刺激に応答し，閉じられていた眼に対する刺激に正しく応答した細胞はほとんどなかった（図5-17B）。後に行われたサルを使った実験でもほぼ同じ結果が得られた。大脳皮質における電気生理学的記録の結果に一致して，行動の面でもこれらの動物は閉じられていた眼の視覚機能を失っていた。

HubelとWieselはさらに一連の経時的な実験を行い，発達段階のどの期間の片眼遮蔽による影響が最も大きいかを明らかにした。彼らはネコにおいて，生後4週頃（目が開く時期と重なる）に突然はじまり12週頃に徐々に終わる，遮蔽による影響が大きい期間をみつけ，これを**臨界期**(critical period)と名づけた。臨界期よりも後の片眼遮蔽は，臨界期の大きな効果に比べると，ほとんど影響を与えなかった。例えば，生後4～5週のほんの数日間片眼を遮蔽するだけでも視覚機能と遮蔽された眼に対する大脳皮質の応答は劇的な影響を受けるのに対して，それ以後の時期にははるかに長い期間遮蔽を行っても，有意な効果を及ぼすことはなかった。臨界期の片眼遮蔽による視覚系の障害は大部分，不可逆的であった。

視覚遮蔽の劇的な効果は，放射標識したアミノ酸を片眼に注入し，トランスシナプス標識法（4.25節）によってV1の第4層の眼球優位コラムを可視化する実験でも示された。正常な動物では，放射標識された縞とされていない縞は同じ幅で，V1の第4層において右眼

図5-18　オートラジオグラフィーで可視化した片眼遮蔽条件と正常条件の眼球優位コラム　上段：臨界期にサルの片眼を外科的に遮蔽し，その後，開いていた眼に放射標識したアミノ酸を注入した。標識アミノ酸はタンパク質に取り込まれ，網膜神経節細胞（RGC）の軸索から外側膝状体（LGN）のシナプス後細胞を経て，最終的には一次視覚野（V1）の第4層のLGN神経細胞の軸索終末へと輸送され，オートラジオグラフィーで可視化された。白い縞（標識アミノ酸を注入した開いていた眼からの皮質への入力に相当）は黒い縞（閉じられていた眼からの入力に相当）よりはるかに幅が広いことに注意。下段：正常条件下で育てたサルで同じ標識実験を行うと，標識アミノ酸を注入した眼と注入していない眼から入力を受ける眼球優位コラムは同じ幅を示した。(Hubel DH, Wiesel TN, LeVay S [1977] *Philos Trans R Soc Lond B Biol Sci* 278:377–409よりRoyal Societyの許諾を得て掲載)

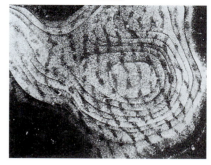

片眼遮蔽

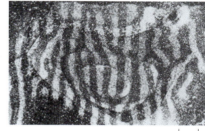

正常

1 mm

と左眼からの入力が同等であることがわかる（図5-18，下）。一方，片眼遮蔽したサルとネコでは，V1の第4層はほとんどが遮蔽しなかった眼からの入力で占められるようになった（図5-18，上）。

　これらの実験は，神経科学，発達心理学から眼科学にわたる学問分野に大きな示唆を与えた。発達中の脳の形成における「育ち」（経験）の大きな影響力が明らかになったのである。さらに，化学親和性仮説が脳の配線を規定する唯一の要因ではないことも示された。では，脳の配線は経験によってどのように形づくられるのだろうか。

5.8　入力の競合があれば標的組織における投射の分離が起こる

　HubelとWieselが行った対照実験から，1つの重要な手がかりが得られた。両目のまぶたを縫うことで臨界期のすべての視覚入力を遮蔽すると，皮質神経細胞の視覚応答は異常になったが，片眼遮蔽ほどの劇的な影響は示さなかったのである。つまり，視覚遮蔽の効果は，使わないことによる単なる萎縮ではない。これらの実験結果を説明する1つの案は，右眼と左眼からの入力は，LGNの眼特異的な層に由来する視床皮質軸索（thalamocortical axon：TCA；図4-35B）を介して，視覚野の領域をとり合っているというものである。視覚経験は同期した神経活動（5.11，5.12節）という形で，遮蔽していない眼に有利な状況を与えているのかもしれない。両眼遮蔽の条件では両方の眼からの入力が弱められ，その影響は片眼遮蔽のときほどのものではない。

　どのようにすれば，2つの眼からの競合的入力と眼球優位コラム形成の間の因果関係を実験的に確かめられるだろうか。1.14節で述べたように，2つの現象の間の因果関係を調べるためには，機能喪失実験および機能獲得実験という2つの介入実験がよく用いられる。ここまでに記した実験は機能喪失実験にあたるものであり，眼に由来する視覚経験，または眼に由来する神経活動が，V1の眼球優位コラムの発達に必要かどうかを調べるものであった。競合入力と眼球優位コラムの間の因果関係を強く示す，十分性を示すような機能獲得実験を計画することは可能だろうか。

　鍵は，2つの眼からの入力に競合がほとんど存在しないような正常条件をみつけることにある。このような条件は自然の中ですぐにみつかる。脊椎動物は動物種により両眼視の度合いが異なることを思い出してほしい（図5-13）。カエルは同側に投射するRGCをほとんどもたず，視蓋はほとんどが対側の眼からの入力を受け，両方の眼からの入力が競合する機会がほとんどない。すばらしいことに，研究者たちは最高の胚操作技術をカエルに適用して，そのような競合状態に新しい状況を作り出した。正常なカエル胚で適切な時期に適切な場所に眼の原基を移植することによって，3つ目の眼を作り出したのである（図5-19A）。3つ目の眼からのRGC軸索は2つの視蓋のうちの1つに到達し，この章のはじめの部分で議論した手がかりとなる分子に従って，網膜部位再現地図上の適切な場所に投射した。そこで3つ目の眼からの軸索は，正常な眼からの軸索と領域をとり合うことになった。3つ目の眼と同じ視蓋に投射する正常な眼に放射標識したアミノ酸を注入すると，同

図5-19 3つ目の眼からの入力の競合は視蓋において網膜神経節細胞（RGC）軸索の分離を引き起こす **(A)** 適切な時期の胚に眼の原基を移植すると，3つの眼をもつカエルを作製できる。**(B)** 3つ目の眼からの軸索入力が一方の正常な眼からの軸索入力と視蓋の標的領域をとり合うと，軸索の分離が起こる。これは正常な眼に放射標識したアミノ酸を注入し，トランスシナプス標識法によって可視化できる。拡大図は黒色の背景で軸索入力の分離を示す（標識された軸索終末は白色にみえる）。(Constantine-Paton M, Law MI [1978] *Science* 202:639–641よりAAASの許諾を得て掲載)

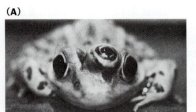
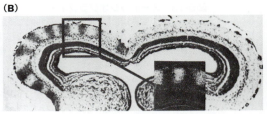

じ視蓋に投射する2つの眼からの入力は特徴的な縞をつくって分離した（図5-19B）。これはまさに，正常なネコとサルのV1にある眼球優位コラムにそっくりであった。

この実験は，入力の競合があればシナプス後部組織に分離した縞ができることを鮮やかに示したものであった。続く実験では，神経細胞の発火を抑制すると（テトロドトキシン〔TTX〕を眼に注入して電位依存性Na^+チャネルを阻害し，活動電位の伝播を妨げる），3つ眼のカエルの視蓋における眼特異的な入力の分離が阻害されることが示された。この発見は，それぞれの眼からの視蓋への入力の分離とその維持における神経活動の役割を支持するものであり，以下で述べる視覚野における眼球優位コラムの発達における神経活動の役割と似ている。

5.9 一次視覚野の眼球優位コラムと外側膝状体の眼特異的な層は，眼特異的な入力が徐々に分離することによって形成される

ネコとサルのV1の第4層にみられる眼球優位コラムの鮮やかさ，そして臨界期の片眼遮蔽によるその障害（図5-17, 5-18）から，研究者たちはコラムが発達の過程でどのように形成されるのかに興味をもった。この疑問を探るため，オートラジオグラフィーによる眼球優位コラムの可視化が行われた。その結果，発達の初期には，標識アミノ酸をどちらの眼に注入してもV1の第4層には途切れのない帯がみられることがわかった。この帯は発達が進むにつれて，しだいに途切れ途切れになり，やがて成体でみられるのと同じ分離したパターンを示すようになった。同様に，電気生理学的記録から，発達の初期にはほとんどの皮質神経細胞が弱いながらも両方の眼からの入力に応答することがわかった。しかし，その後の実験で，標識アミノ酸は若年期の脳では側方拡散（もしくは漏出）しやすいことがわかり，発達の初期にみられる分離のない余剰な投射は過大評価であることが示された。内因性信号イメージングとLGN軸索の順行性トレーシングの実験から，眼球優位コラムは，オートラジオグラフィーで示されたのよりも早い時期から形成されていることが示唆された。技術的な限界のため，眼球優位性の形成が正確にいつ起こるのかはまだ完全にはわかっていない。しかし，眼球優位性は発達の早い時期に形成され（後述），発達が進むにつれてコラムの境界がより鮮明になるという点では研究者たちの意見が一致している。

眼からの入力はLGNを介して大脳皮質へ伝えられる（図4-35）。眼特異的な入力の分離の過程は，LGNにおいてより正確に明らかにされている。オートラジオグラフィーを用いた方法により，両眼からのRGCの軸索投射は，発達の初期にはLGNにおいて混在していることが示唆された。この入力はしだいに精緻化され，やがて眼特異的な層に分離した。これらの観察は，個々のRGC軸索の終末分枝を可視化することによって確認された。例えば，LGNに終末を形成する1本のRGC軸索は，はじめはLGNをまたぐ全行程で分枝を出す。層特異的な分離が起こるに従って，将来眼特異的な層になる場所の分枝が密になるとともに，将来もう一方の眼によって占められる層になる場所の分枝は退縮する（図5-20）。

つまり，LGNの眼特異的な層とV1の眼球優位コラムは，余剰な結合形成と，それに続いて起こる退縮の過程を経て形成されるらしい。眼球優位コラムが形成される時期と片眼遮蔽の臨界期を比較すると，臨界期の開始よりずっと早くに眼球優位コラムは形成される。

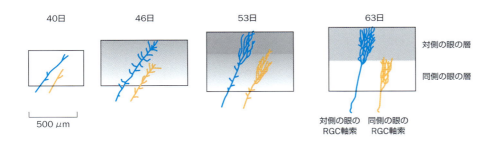

図5-20 ネコの外側膝状体（LGN）における網膜神経節細胞（RGC）軸索の眼特異的な層の形成　ネコのLGNにおける眼特異的な層は発達が進むにつれて徐々に形成される（片方の眼に放射性アミノ酸を注入して可視化した。灰色の領域と白色の領域の分離）。軸索の分枝は正しくない層では退縮し、正しい層では密になる。受精後の胎生日数を上に示してある。(Sretavan DW, Shatz CJ [1986] *J Neurosci* 6:234-251 より)

これが示唆するところは、眼球優位コラムは臨界期の視覚経験と神経活動によって強化されるが、初期のコラム形成には、より早い時期の何らかの過程がかかわっているということである。そのような、より初期の過程とは何なのだろうか。

5.10　網膜神経細胞は視覚開始の前から自発活動の波を示す

　サルでは眼球優位コラムは出生前の目がまだ開いていない時期に形成される。LGNにおける眼特異的な層の分離は、さらに早く、視覚がはじまるよりずっと早い時期に起こる。もし2つの眼からの入力の競合が、LGNにおけるRGC軸索の眼特異的な分離やV1における眼球優位コラムの初期の発達に重要だとすれば、そのような競合の実体は何なのだろうか。
　TTXを注入して神経活動を阻害した実験から、眼球優位コラムの発達における**自発神経活動**（spontaneous neuronal activity）の重要性が示唆された。TTXの両眼への注入により、暗闇での飼育や両眼遮蔽よりもはるかに強くV1における眼球優位コラムの形成が阻害されたという結果は、暗闇飼育や両眼遮蔽によって遮断されるような通常の視覚刺激に加えて、網膜の自発活動がコラムの形成に重要な役割を担っていることを示している。同様に、出生前の網膜の自発活動を阻害すると、LGNにおけるRGC軸索の眼特異的な分離が阻害された。自発活動はどのようにして競合を作り出すのだろうか。
　網膜では視覚がはじまる前の時期、近隣に位置するRGCが同期しながら自発神経活動を示すことがわかってきた。これは出生前のラットではじめて示され、やがてフェレットでより詳細に調べられた。フェレットは齧歯類よりも発達した両眼視を示し（図5-13）、しかもネコやサルに比べてかなり未熟な状態で生まれてくるため、視覚系の発達を調べる実験を生後の動物を用いて行うことが可能である。RGCの同期した神経活動は、幼若フェレットから単離した網膜からのマルチ電極記録によって観察できる。50〜500μmずつ離れた細胞外記録電極により、近隣の網膜神経細胞からつぎつぎに発生する活動電位が記録された（図5-21A）。この網膜神経細胞（RGCとアマクリン細胞）の自発的な興奮の伝播は**網膜神経活動波**（retinal wave）と呼ばれている。
　このような網膜神経活動波は、Ca^{2+}イメージング実験によってよりはっきりと示された（図5-21B、**ムービー5-3**）。Ca^{2+}イメージング実験では、細胞内Ca^{2+}濃度の上昇に伴う蛍光強度の変化をイメージングすることによって、同時に多数の神経細胞の活動をみることができる（13.22節）。神経活動の波が網膜上を伝播していくにつれて、近くに位置する同じ網膜上のRGCはほぼ同時に活性化される（図5-21C）。逆に、異なった網膜上のRGCの活動は同期しない。5.12節で学ぶように、同じ眼に由来する同期した神経活動はシナプス結合を強化し、同期しない神経活動はシナプス結合を弱める。つまり、網膜神経活動波による同じ眼の中の神経活動パターンの同期によって、RGC軸索がLGNで眼特異的な層へ分離することが説明できる。
　網膜神経活動波のさらなる研究から、開眼前の時期に、神経活動の波の伝播にいくつかの段階があることがみつかった。最も特徴的な段階は、コリン作動性アマクリン細胞からRGCへの神経結合がかかわるコリン作動性網膜神経活動波が現れる時期であり、RGCの

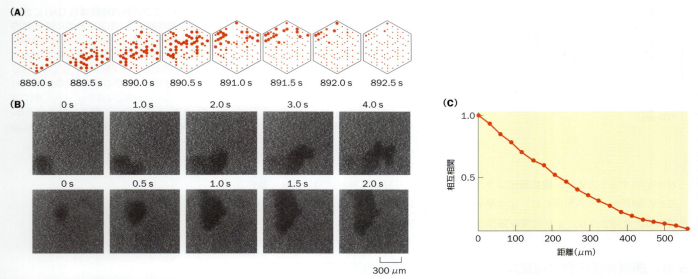

図5-21　網膜神経細胞は自発神経発火の波を示す　(A)網膜の右下から左上へ3秒間にわたって伝播した網膜神経活動波。生後5日目のフェレットの網膜組織片をマルチ電極アレイ上に置いて記録したもの。1つ1つの点は1本の電極を示し，点の大きさは網膜神経節細胞(RGC)の発火頻度を表す。(B)網膜神経活動波は幼若フェレットの網膜組織片のCa^{2+}イメージングによっても観察できる。濃い色のシグナルは細胞内Ca^{2+}濃度の上昇を示し，神経活動の上昇を反映している。発生場所と伝播方向の異なる別々の2つの波を示す（上段と下段）。(C)Ca^{2+}イメージング実験から得られた，2つの神経細胞間の距離と網膜神経活動の相互相関との関係。相互相関は2つの神経細胞が同期して活動する頻度の指標で，相互相関が1であれば常に同期して活動する。図から明らかなように，距離が近いほど2つの神経細胞が同期して活動する頻度は高い。(A：Meister M, Wong ROL, Baylor DA et al.［1991］*Science* 252:939–943よりAAASの許諾を得て掲載；B：Feller MB, Wellis DP, Stellwagen D et al.［1996］*Science* 272:1182–1187よりAAASの許諾を得て掲載；C：Feller MB, Butts DA, Aaron HL et al.［1997］*Neuron* 19: 293–306よりElsevierの許諾を得て掲載）

軸索がLGNおよび上丘で標的選択をする時期と一致する。この時期には，桿体と錐体はまだ生まれておらず，双極細胞からRGCへの神経結合もまだ形成されていない。これは網膜神経活動波が視覚経験によって誘発されるものではなく，RGCで自発的に発生するものであることと合致する。コリン作動性アマクリン細胞からRGCへのコリン作動性のシナプス伝達を阻害すると，コリン作動性網膜神経活動波が発生しなくなる。このことを利用して，視覚系神経回路の配線における網膜神経活動波の役割を調べることができた。

5.11　網膜神経活動波と同期活動が眼特異的な入力の分離を誘導する

ヤドクガエル科の絶滅危惧種の皮膚からみつかったアルカロイドであるエピバチジン(epibatidine)は，長時間作用型のコリン作動薬であり，RGCとアマクリン細胞に発現するニコチン性アセチルコリン受容体(nAChR)に強く結合して受容体を脱感作させることで，網膜神経活動波を阻害する。つまり，エピバチジンはシナプス伝達の阻害を介してコリン作動性網膜神経活動波を阻害する。したがって，エピバチジンを眼に注入することで，視覚系神経回路の配線における網膜神経活動波の生理的役割を調べる機能喪失実験が可能となる。RGC軸索の眼特異的な分離が出生前に起こるネコとは異なり（図5-20），フェレットのLGNでは生後10日の間に分離が起こるため，このような介入実験が可能である。右眼と左眼に異なる軸索トレーサーを注入し，それぞれのRGC軸索を違う色で標識することで眼特異的な分離を可視化した（図5-22A）。生後1日目には，LGNの両眼性領域において右眼と左眼のRGC軸索は完全に混じり合っていた（図5-22B）。9日後，同側の眼と対側の眼からの軸索は正常に分離していた（図5-22C）。しかし，エピバチジンを両眼に注入することで眼特異的な入力の分離は阻害され（図5-22D），コリン作動性網膜神経活動波がLGNにおけるRGC軸索の眼特異的な分離に必須であることが示唆された。

興味深いことに，片眼にのみエピバチジンを注入すると，注入側のRGC軸索は注入し

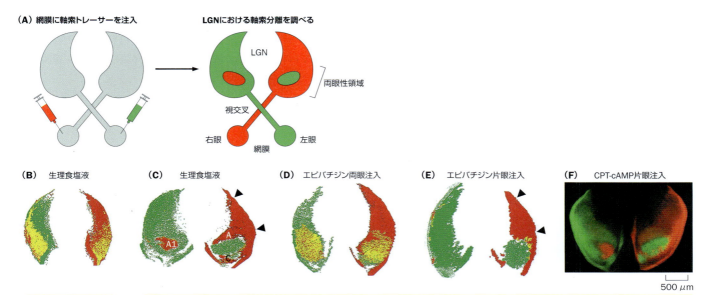

図5-22 網膜神経活動波は外側膝状体（LGN）における網膜神経節細胞（RGC）軸索の眼特異的な分離を制御する （**A**）実験の模式図。フェレットの右眼と左眼の網膜に異なる軸索トレーサーを注入して，それぞれのRGC軸索を区別できるように標識し（ここでは赤色と緑色で示す），1日後にLGNにおける軸索終末の分布を調べた。図には生後10日目に調べた対照実験を示す。眼特異的な入力が異なった層に分離する両眼性領域を角括弧で示してある。（B）～（F）は各実験条件下でのLGNにおけるRGCの軸索終末を示す。（**B**）生後1日目の対照フェレット（生理食塩液を注入）ではRGC軸索は分離していない。これは将来両眼性領域になる領域に，黄色の区画として観察される。（**C**）対照フェレットでは，生後10日目までに両眼性領域が分離したパターンになる。同側軸索が占めるA1層は，対側軸索のA層とC層にはさまれている。矢じりの間は対側の眼のみの単眼性領域である。（**D**）両眼にエピバチジンを注入して網膜神経活動波を阻害すると，眼特異的な分離が起こらなくなった。両眼性領域は生後1日目と同じく，ほぼ全体が黄色である。（**E**）エピバチジンを右眼にのみ注入すると，両側のLGNにおいて，左眼からの軸索（緑色）が両眼性領域全体を占めるようになる。（**F**）cAMP作動薬であるCPT-cAMPは網膜神経活動波の頻度を上昇させる。CPT-cAMPの左眼への注入により，両側のLGNの両眼性領域において，左眼からの軸索終末の支配領域（緑色）が拡大する。（B～E：Penn AA, Riquelme PA, Feller MB et al. [1998] Science 279:2108–2112よりAAASの許諾を得て掲載；F：Stellwagen D, Shatz CJ [2002] Neuron 33:357–367よりElsevierの許諾を得て掲載）

ていない側の軸索に比べて支配領域を失うことになった（図5-22E）。一方，網膜神経活動波の頻度を上昇させる作用が知られるcAMP作動薬を片眼に注入する機能獲得実験では，注入側のRGC軸索は注入していない側の軸索に比べて支配領域を広げる結果となった（図5-22F）。これらの実験結果から，網膜神経活動波によって引き起こされる自発活動に依存した2つの眼からの入力の競合が，LGNにおける眼特異的な軸索の正しい分離に重要な役割を担っていることが示された。

5.10節で議論したように，網膜神経活動波はおそらく，同じ眼の中の神経活動パターンの同期という形で眼特異的な分離にかかわっている。光遺伝学（オプトジェネティクス）の手法を使って，マウス上丘におけるRGC軸索の眼特異的な分離に対する同期した神経活動の役割を直接調べる実験が行われた。正常な発達過程では，マウス上丘の小さな両眼性領域において，同側と対側のRGC軸索は視覚開始前の生後5日目から9日目の間に異なった層に分離する。ウイルスベクターの利用とマウス遺伝学を組み合わせて，光感受性のチャネルロドプシン2（ChR2；BOX 4-3，13.25節）をマウスのRGCに発現させ，生後5日目以降に同期的または非同期的なパターンで両眼にChR2を活性化させる青色光を照射した。両眼のRGCの同期的な活性化は上丘における入力の眼特異的な分離を抑制し，非同期的な活性化は分離を促進した（図5-23）。この結果の最も素直な解釈は，同じ眼の中の網膜神経活動波による自然な同期活動であれ，2つの眼に対する光遺伝学による人工的な同期的刺激であれ，神経活動パターンの同期は軸索の同じ層への投射を安定化させるというものである。逆に，両眼の間で同期しない網膜神経活動波による自然の非同期的な神経活動パターン，あるいは光遺伝学を利用した非同期的刺激による人工的な同期しない神経活動パターンは，軸索の分離を促進する。

出生直後で開眼前のマウスを用いた最近のin vivoイメージング実験(図5-24A)により，上丘，V1，高次視覚皮質領野といった視覚系経路の多くの領域で，自発活動の波が発生していることが示された。上丘とV1の自発活動の波は，時間的な同期のみならず網膜部位

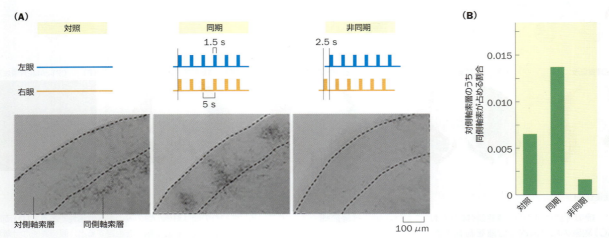

図5-23 発火パターンの同期性と眼特異的な軸索の分離 (**A**)上段：実験の模式図。チャネルロドプシン2(ChR2)をトランスジェニックマウスの両眼の網膜に発現させた。2つの実験群に対して，生後5日目から7日目にかけて，両眼に同期的な光照射（中央：垂直のバーは両眼への5秒ごとの1.5秒間の同期的刺激を示す），または右眼と左眼への非同期的な光照射（右：同じく5秒ごとの1.5秒間の刺激だが，それぞれの眼への照射は2.5秒ずれている）をした。左に示す対照マウスでは光は照射しなかった。下段：黒色で標識された同側軸索が，2本の破線の間にある対側軸索層で観察された。画像は生後9日目に取得した。対照マウスでは対側軸索層には同側軸索はほとんどない。対側軸索層における同側軸索は，光遺伝学を介した両眼への同期的な刺激によって増加し，右眼と左眼への非同期的な刺激によって消失する。(**B**) この効果の定量。(Zhang J, Ackman JB, Xu H et al.［2012］*Nat Neurosci* 15:298–309よりMacmillan Publishersの許諾を得て掲載)

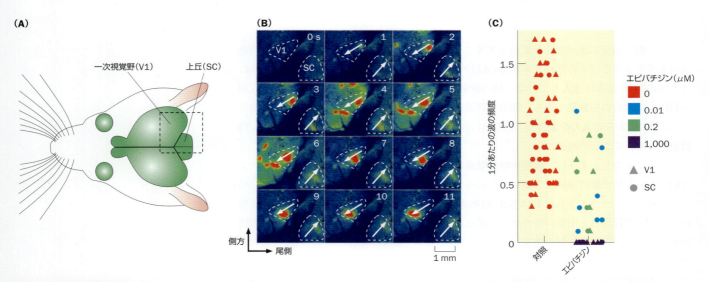

図5-24 網膜神経活動波は上丘（SC）と一次視覚野（V1）に伝播する
(**A**) 実験条件。Cre/*loxP*2成分発現システム（13.10節）を利用して，遺伝学的にコードされたCa^{2+}指示タンパク質GCaMP3（13.22節）をマウスの網膜神経節細胞（RGC）と皮質神経細胞に発現させる（緑色）。SC（RGC軸索が投射する）とV1（外側膝状体〔LGN〕の中継ニューロンを介してRGCからの入力を受ける）を含む，破線で囲った領域でCa^{2+}イメージングを行った。(**B**) 経時的イメージング（各画像の右上に時間を示す）により，SCの吻側正中側から尾側側方側へと移動する神経活動の波を示す。この波はRGC軸索終末で観察される網膜神経活動波を反映している。同時に，V1の尾側側方側から吻側正中側へ向けて神経活動の波が移動している。SCとV1の矢印は波の伝播の方向を示し，網膜部位再現の同じ向きに相当する（図5-31）。このことは，V1における波が，網膜神経活動波が大脳皮質に伝播してきた結果であることを示唆する。(**C**) SCとV1で観察される自発活動の波の頻度は，対側の眼に低濃度または高濃度のエピバチジンを投与すると，減少または消失する。1つ1つの丸や三角は，1つの動画から計測されたSCまたはV1の1分あたりの波の頻度を示す。この実験におけるSCの神経活動の波の消失は，SCイメージングで観察されるCa^{2+}シグナルがRGC軸索に由来するものであることを反映している。一方，V1の神経活動の波の消失は，V1の自発活動の波のほとんどが大脳皮質に伝播するコリン作動性網膜神経活動波に由来することを示唆している。(Ackman JB, Burbridge TJ, Crair MC［2012］*Nature* 490:219–227よりMacmillan Publishersの許諾を得て掲載)

再現の点でも相関がみられ(図5-24B)，網膜に由来していることが示唆される。実際，対側の眼にエピバチジンを注入すると(マウスではRGCの95%以上が対側に投射することを思い出してほしい)，V1における自発活動の波はかなり消失した(図5-24C)。この結果は，V1における自発活動の波が，コリン作動性網膜神経活動波が引き金となって視覚経路に沿って上行して伝播したものであるという考えを支持する。

5.12 ヘブ則：同期した神経活動はシナプス結合を強化する

　同期した神経活動，または同期しない神経活動は，どのようにして神経回路の配線に影響するのだろうか。この疑問に答えるために，Donald Hebbという名の心理学者から話をはじめよう。1949年に出版された"*The Organization of Behavior*(行動の機構)"という著書で，学習が長期間続く記憶へと変化する仕組みを説明するために，Hebbはつぎのような「神経生理学的な仮説」を立てた。「細胞Aの軸索が細胞Bを興奮させるのに十分なほど近く，繰り返しまたは常にその発火に関係するとき，何らかの成長過程または代謝的な変化が片方もしくは両方の細胞で起こり，その結果，Bを発火させる細胞としてのAの効率は増大する」。

　Hebbはこの仮説を支持する生物学的データをもっておらず，そのような法則がもしあるなら，記憶を説明する構造的基盤になるだろうと考えたにすぎない。彼は自分の仮説が，記憶と学習の研究だけでなく(これについては第10章で詳細に議論する)，脳の神経活動依存的な配線の研究にまで末永く影響するとは想像していなかった。現在では**ヘブ則**(Hebb's rule)と呼ばれている彼の仮説(**図5-25**A)は，その後，実験による支持を繰り返し得てきた。そして，つぎのような重要な逆方向への発展型(図5-25B)についても，実験による支持が同様に得られた。「細胞Aのシナプス前軸索が繰り返し，かつ常にシナプス後細胞Bを興奮させることができず，一方，細胞Bが他のシナプス前軸索の影響下に発火するとき，代謝的な変化が片方もしくは両方の細胞で起こり，その結果，細胞Aが細胞Bを発火させる効率は減少する」。発達過程の神経活動依存的な配線に特にあてはまったヘブ則の発展則は，「弱いシナプス結合を強化すると，一時的な結合をより安定した結合へと変化させることができ，一方で，すでにあるシナプスを繰り返し弱めると，やがて結合が除去される」というものである。

　具体的な例として，ヘブ則とその発展則により，LGNの両眼性領域における眼特異的な層へのRGC軸索の分離をどのように説明できるか考えてみよう(**図5-26**)。発達の初期には，右眼と左眼の網膜からのRGC軸索は，やがて眼特異的な層へと発達する領域にあるシナプス後細胞と結合をつくる(図5-20)。例として，左眼に特異的な層にある1個のLGN神経細胞を考えてみる。その細胞は右眼と左眼のRGCから入力を受けるが，おそらく手がかりとなる分子に反応して，左眼のRGCからのシナプス入力をより多く受ける(図5-26，上)。上丘で学んだ網膜部位再現地図はLGNにもあるため(5.15節)，網膜上で物理的に近い位置にあるRGCどうしに由来する入力は，同じ網膜神経活動波によって同期して活性化される(図5-21C)。この協調した入力は，LGNの標的細胞を脱分極させるのに十分であり，活動電位を発生させる。ヘブ則によれば，左眼のRGCとLGN神経細胞の間のシナプスは結果として強化される。一方，右眼に由来するRGCは，網膜神経活動波が左右の眼で同期しないために，異なったパターンで活動電位を発生する。はじめの結合が比較的弱いことを考慮すると，右眼のRGCは標的細胞を発火に至るほど十分には脱分極させられないことが多く，ヘブ則の発展則に従って結合がさらに弱められる。繰り返し発生する網膜神経活動波によってこのような過程が繰り返されると，左眼のRGCがこのLGN神経細胞との結合をめぐる戦いに勝つことになり，右眼のRGCは結合を失う(図5-26，下)。LGNの別の場所では，右眼のRGCははじめの結合から優位性をもち，左眼のRGCを打ち負かす。このように説明すると，シナプス後細胞に発火をもたらす2つの眼の入力間の競

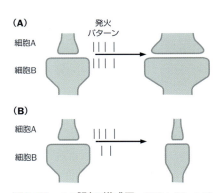

図5-25　ヘブ則の模式図　細胞Aのシナプス前終末と細胞Bのシナプス後部を示す。(**A**) ヘブ則によれば，細胞Aが繰り返しまたは常に細胞Bの発火にかかわり，したがって両者の神経活動パターンがここに示すように同期するならば，両者の間のシナプス結合は強化される。(**B**) ヘブ則はつぎのように逆方向に発展させられた。細胞Aが繰り返し，かつ常に細胞Bを興奮させることができず，したがって両者の神経活動パターンが同期しないならば，両者の間のシナプス結合は弱められる。ここではシナプス結合の強さの変化をシナプスの大きさの変化として描いてあるが，発達中の神経系におけるシナプス結合の強さの変化は，一時的な接触からの新しいシナプスの形成や，存在していたシナプスの消失として表れることもある。(Hebb DO [1949] The Organization of Behavior. LEA Inc；Stent GS [1973] *Proc Natl Acad Sci U S A* 70:997–1001参照)

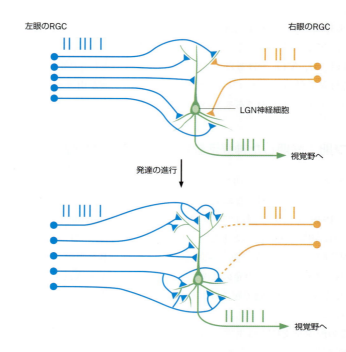

図5-26 ヘブ則を網膜神経節細胞(RGC)と外側膝状体(LGN)神経細胞の間の眼特異的な結合に適用する 発達の初期には，LGN神経細胞(緑色)は両方の眼から入力を受ける(上段)。LGN神経細胞に結合しているRGCは，左眼のもの(青色)のほうが右眼のもの(橙色)より多く，したがってLGN神経細胞は左眼のRGCの発火パターンに従って発火しやすい(青色と緑色の縦棒のパターンが似ていることで示している)。シナプス前とシナプス後の神経細胞の同期発火は，左眼のRGCとLGN神経細胞の間のシナプス結合を強化する。右眼のRGCとLGN神経細胞の同期しない発火は，その間のシナプス結合を弱める。発達が進むと，右眼のRGCのシナプスは消失し，左眼のRGCの軸索とLGN神経細胞の樹状突起は新しい枝や結合を形成する。やがて，LGN神経細胞は左眼とだけつながることになる(下段)。眼特異的な層は動物間でよく保存されていることから，おそらく手がかりとなる分子が，LGN神経細胞と左眼もしくは右眼のRGC軸索との結合の最初の偏りをつくっている。

合が，なぜ眼特異的な層の分離に必須であるかがわかる。この現象はしばしば「同時に発火すればつながりが強くなり，そうでなければつながりを失う」とわかりやすく表現される。

同様の原則がV1の第4層にみられる眼球優位コラムの形成にもあてはまる。この場合，関与する神経細胞が異なり，シナプス前のLGN神経細胞がシナプス後のV1の第4層神経細胞に投射する。発達期において，LGNにおけるRGC軸索の眼特異的な分離が，V1におけるLGN軸索の眼特異的な分離に先行して起こることには意味がある。というのは，これによりLGN軸索はV1において標的選択をする時期までに眼球優位性を確立していることになり，近くのLGN軸索はすでに同様の発火パターンを獲得している可能性があるからである。そうであれば，RGC軸索の発火パターンがLGN神経細胞の発火パターンを左右したのと同様に，LGN軸索はみずからの発火パターンによってV1の第4層神経細胞の発火パターンを左右できることになる。

同じ論理を用いて，臨界期にV1で起こる眼特異的な結合の変化を説明することもできる。眼球優位コラムは完成するまでに時間がかかる。そのため，網膜神経活動波が消退し，網膜において光と細胞に由来する活動が優勢になった後には，視覚に由来するRGCとLGN神経細胞の活動がコラムの形成にかかわってくる。ヘブ則とその発展則に従えば，この活動が遮断されると，開いている眼の結合は強化され，閉じた眼の結合は弱まることになる。

5.13 ヘブ則分子：NMDA受容体が同時性検出器として機能する

ヘブ則を支える機構はどのようなものなのだろうか。より具体的にいうと，シナプス前とシナプス後の活動の同期は，どのようにして検出されるのだろうか。シナプス前細胞と後細胞の同期した発火は，どのようにして軸索，樹状突起，シナプスの成長を促すのだろうか。同期した神経活動が起こらないとき，シナプスの結合を弱めるのはどのような機構なのだろうか。ヘブ則は，発達過程の神経系の中でどのくらい広く使われているのだろうか。

第3章で，脊椎動物の中枢神経系のほとんどの興奮性神経伝達は神経伝達物質のグルタミン酸によって担われていることを学んだ。これはRGCやLGN神経細胞からそのシナプス後神経細胞へのシナプス伝達にもあてはまる。3.15節で学んだイオンチャネル型グルタミン酸受容体の1つ**NMDA受容体**(NMDA receptor)は，興味深い特性をもっている。NMDA受容体のチャネルポア(細孔)は，通常はMg^{2+}によって塞がれており，細胞外のグ

ルタミン酸だけではチャネルを開口させるのに十分ではない(図3-24)。Mg^{2+}による閉塞はシナプス後細胞の脱分極によって解除される。したがって、NMDA受容体は本質的に同時性検出分子であり、それが活性化されるのは(1)シナプス前細胞が神経伝達物質のグルタミン酸を放出し、それと同時に(2)シナプス後細胞がMg^{2+}による閉塞の解除に十分な程度まで脱分極したときだけである。重要なことは、NMDA受容体だけがシナプス後細胞のグルタミン酸受容体ではないということである。グルタミン酸はAMPA受容体も活性化させ、それにより脱分極を引き起こす。

　NMDA受容体がどのようにしてヘブ則を実行するのかを、図5-26を用いて説明することができる。網膜神経活動波や視覚刺激を反映したRGCの一連の活動電位が、LGN神経細胞とシナプス結合したその軸索終末に到達すると想定してみよう。はじめの活動電位群によって放出されたグルタミン酸は、LGN神経細胞に、NMDA受容体のMg^{2+}による閉塞を解除するのに十分な程度の脱分極をもたらす。するとつぎの活動電位群は、NMDA受容体を開口させることができる状況にある。シナプス後細胞を脱分極させることはできるがCa^{2+}を通過させることのできないほとんどのAMPA受容体とは異なり、NMDA受容体はCa^{2+}を通すことができ、それによって一連の生化学反応がシナプス後細胞で引き起こされる。その中には、シナプスにおける局所的な変化もあれば、核における遺伝子発現の変化も含まれる(3.23節)。これらの変化は、LGN神経細胞の樹状突起とRGC軸索の間のシナプスに安定化と成長をもたらす。

　薬理学的な実験から、視覚系の神経活動依存的な配線におけるNMDA受容体の役割が明らかにされてきた。これには3つ眼のカエルにおける眼特異的な分離や、片眼遮蔽による眼球優位コラムの変化などが含まれる。さらに、最近のライブイメージング実験からは、発達過程のカエル視蓋での、同期した視覚刺激に応じたRGC軸索の分枝の安定化におけるNMDA受容体の役割も示唆されている。発達期にNMDA受容体の活性化がシナプス結合を強化し、同期発火の欠如がシナプス結合を弱める分子機構については、まだよくわかっていない。この話題は第10章でふたたび取り上げ、そこではシナプス可塑性と学習におけるNMDA受容体の役割について詳しく議論する。

　ある生物学的過程における、ある分子の必要性を明らかにするための強力な手法の1つに、遺伝子ノックアウト実験がある。しかし技術的な限界のため、眼特異的な層や眼球優位コラムの正常な発達におけるNMDA受容体の役割は、ノックアウト実験では調べられていない。ヘブ則は、神経系の他の多くの部位における神経活動依存的な配線に重要な役割を担っている。1つの顕著な例は、マウスのヒゲとバレルをつなぐ神経回路の発達であり、NMDA受容体の役割を特によく示している(**BOX 5-3**)。

BOX 5-3　齧歯類のヒゲとバレルをつなぐ神経回路の神経活動依存的な配線はNMDA受容体に依存する

　齧歯類は、物体の性質や距離を触覚を使って確かめるなど、多くの行動にヒゲを用いる。ヒゲからの感覚情報は、マウスの体性感覚野第4層で、**バレル**(樽状構造, barrel)と呼ばれる区分けされた単位構造として表象されている。ヒゲからの情報を処理する齧歯類の体性感覚領野のことを**バレル皮質**(barrel cortex)と呼ぶ。1つ1つのバレルは、基本的に1本のヒゲからの入力に対応している(図5-27)。個々のヒゲに対応する単位構造は、ヒゲからバレル皮質に至る上行性経路に沿って、他にも存在する。ヒゲを支配する感覚ニューロンは軸索を脳幹に投射するが、そこには**バレレット**(barrelette)と呼ばれる区分けされた単位構造があって、個々のバレレットは基本的に1本のヒゲを支配する感覚ニューロンに由来する軸索終末から構成されている。脳幹の神経細胞はつぎに、ヒゲに特異的な情報を視床へ伝えるが、そこでも軸索終末は**バレロイド**(barreloid)と呼ばれる区分けされた単位構造をつくり、やはり個々のバレロイドは基本的に1本のヒゲからの感覚情報を担当する。最後に、視床の神経細胞は軸索投射を介して、体性感覚野にあるそれぞれのバレルへと情報を伝える(図5-27)。

　体性感覚野第4層のバレル形成は、マウスでは生後1週間で起こる。出生直後(生後0日目)には、大脳皮質に投射する視床ニューロンの軸索である**視床皮質軸索**(thalamocortical axon:TCA)は体性感覚野に到達するが、TCAの終末とその主要なシナプス後細胞である星状細

(つづく)

BOX 5-3　齧歯類のヒゲとバレルをつなぐ神経回路の神経活動依存的な配線はNMDA受容体に依存する　（つづき）

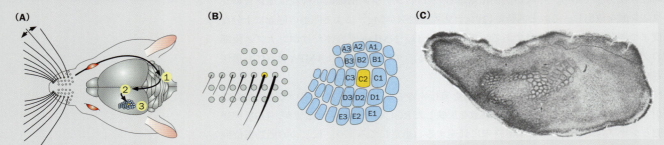

図5-27　マウスのヒゲとバレルをつなぐ神経回路　(A)マウスを上からみた図に，ヒゲからバレル皮質への情報の流れを示す。1本1本のヒゲを支配する感覚ニューロンは，軸索を脳幹のバレレットに投射する（①）。脳幹の神経細胞は軸索を対側の視床の体性感覚領域に投射し，バレロイドを形成する（②）。視床皮質軸索（TCA）は一次体性感覚野に投射し，バレルを形成する（③）。(B)1本1本のヒゲとバレルの対応関係。C2のヒゲとそれに対応するバレルを黄色で示す。(C)マウス脳切片のニッスル染色で，体性感覚野のバレル構造を観察することができる。ニッスル染色は細胞体を染める（13.15節）。(A，B：Petersen CCH [2007] Neuron 56:339–355よりElsevierの許諾を得て掲載；C：Woolsey TA, van der Loos H [1970] Brain Res 17:205–242よりElsevierの許諾を得て掲載)

胞(stellate cell)は，第4層において均等に分布している（図5-28，左）。バレルは生後7日目までに鮮明になり（図5-28，右），1本のヒゲに対応するTCAは1つのバレルの中央部に局限する。第4層の星状細胞の細胞体はほとんどがバレルの周辺部にかたまっており，それぞれの星状細胞は樹状突起を1つのバレルへと伸ばす。このように，TCAのそれぞれのバレルへの分離は，視覚系における眼特異的な層の分離や眼球優位コラムの形成に似ている。

生後1週間で起こるバレル皮質のパターン形成はどのように行われるのだろうか。視覚系と同様，感覚経験がTCAの個々のバレルへの分離に必須である。生まれた直後のマウスにはすでに，よく発達したヒゲがそなわっている。出生直後のマウスのヒゲの毛根を除去して感覚入力を遮断すると，TCAと星状細胞の分離は起こらなかった。1列に並んだヒゲの毛根をすべて除去すると，特に興味深い結果が得られた。除去されたヒゲに対応するTCAは，バレルに分離することはなかった。隣接する正常なヒゲに対応する皮質領域に比べて，除去されたヒゲに対応するTCAははるかに小さい皮質領域を占めるようになった（図5-29A）。実際，この実験によってどのヒゲがどのバレルに対応するのかが明らかにされたのである。

NMDA受容体はヒゲとバレルをつなぐ神経回路の形成の複数の段階に必須の役割を担う。NMDA受容体の必須のサブユニットであるGluN1をノックアウトしたマウスは，出生時点で死んでしまい，バレル皮質の発達を調べることができなかった。ふつう，脳幹のバレレットは出生前に形成されるが，GluN1ノックアウトマウスではそれが形成されていなかったことから，バレレット形成にNMDA受容体の機能が必須であることが示された。別の実験では，コンディショナルノックアウト技術（13.7節）を用いてGluN1を皮質神経細胞のみでノックアウトし，ノックアウトマウスを生後1週を超えて成長させた。すると，体性感覚野第4層のバレルは分離がみられなくなった。TCAは密なかたまりをつくらず，星状細胞はバレルの周辺部に限局しなくなった（図5-29B）。NMDA受容体の機能を大脳皮質でのみ失わせたこのマウスでは，脳幹のバレレットと視床のバレロイドは正常に形成されていた。つまり，この実験から，皮質神経細胞のNMDA受容体がTCA終末と星状細胞の分離に必須であることが示された。

大脳皮質のほぼすべての神経細胞がNMDA受容体を発現することから，すべての皮質神経細胞でNMDA受容体をノックアウトしても，バレル皮質のパターン形成におけるNMDA受容体の真の機能を解明することは難しい。個々の細胞におけるNMDA受容体の機能を調べるため，発達の期間に重要な役割を果たすNMDA受容体のサブユニッ

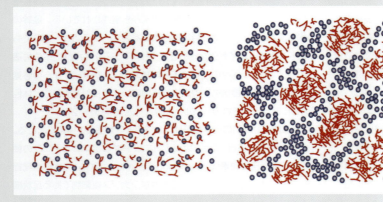

図5-28　生後1週間で起こるバレル皮質のパターン形成　生後0日目（左）には，体性感覚野第4層の視床皮質軸索（TCA，赤色）と星状細胞（青色）は均等に分布している。1週間後（右），TCAはヒゲに対応するそれぞれのバレルへと分離し，星状細胞はバレルの周辺部に移動する。(Molnár Z, Molnár E [2006] Neuron 49:639–651よりElsevierの許諾を得て掲載)

（つづく）

BOX 5-3　齧歯類のヒゲとバレルをつなぐ神経回路の神経活動依存的な配線はNMDA受容体に依存する　（つづき）

トGluN2Bを個別の細胞においてノックアウトした。これには遺伝子をモザイク状にノックアウトし、ノックアウトの起きた細胞を特異的に標識する遺伝学的手法（詳細については13.16節を参照）が用いられた。これにより、NMDA受容体の機能を個々の細胞で評価することが可能になった。ほんの少数の細胞がGluN2Bを失っただけなので、バレル皮質のパターン形成は正常であった。しかし、対照の星状細胞の樹状突起は1つのバレルに限局していたのに対し、GluN2Bを失った星状細胞は樹状突起を近接する複数のバレルへ伸ばした（図5-29C）。この結果は、個々の星状細胞において、それが発現するNMDA受容体が樹状突起のパターン形成に必要であり、TCAの入力が1本のヒゲからの感覚情報を正しく表象するのに寄与していることを示すものである。以上の実験結果は、個々の神経細胞の樹状突起が受け取る入力に応じてパターン形成をする過程にはNMDA受容体の機能が必要であり（図5-29D）、眼特異的な層への軸索の分離や眼球優位コラムの形成と同様に（図5-27）、おそらくそこにはヘブ則に即した機構が働いているという考えを支持している。

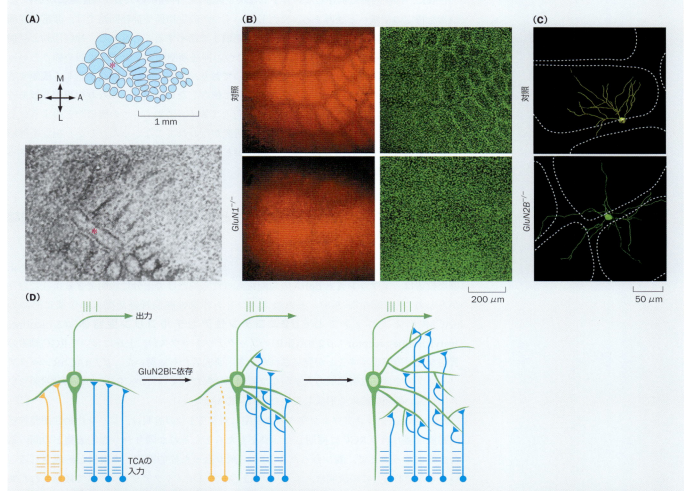

図5-29　感覚経験とNMDA受容体がバレル皮質と個々の神経細胞の樹状突起のパターン形成を制御する　(A)出生直後のマウスのヒゲを1列除去すると、そのヒゲに対応するバレルが融合した。模式図（上段）とニッスル染色した脳切片（下段）の両方において、アステリスク（*）は融合したバレルを示す。A, 前方；P, 後方；M, 内側；L, 外側。(B)対照マウス（上段）に比べて、皮質神経細胞でNMDA受容体のサブユニットGluN1を欠損させたノックアウトマウス（下段）では、視床皮質軸索（TCA）と星状細胞が正しく分離しなくなる。左列の図では、軸索トレーサーDiIを視床に大量注入してTCAを標識している。右列の図では、核染色によって星状細胞を緑色に標識している。(C)バレルを破線で囲って示してある。対照の星状細胞は樹状突起を1つのバレルへ伸ばす（上段）。それに対して、NMDA受容体のサブユニットGluN2Bを個々の星状細胞でノックアウトすると、細胞は樹状突起を複数のバレルへ伸ばす（下段）。(D)(C)の結果のヘブ則にもとづく解釈。発達の初期には、星状細胞の樹状突起（緑色）は複数のヒゲに対応するTCAとつながっている。ある1本のヒゲに対応するTCA（青色）が、別のヒゲに対応するTCA（橙色）より多く入力するなら、星状細胞は青色のTCAの発火パターンに従って活動電位を発生する確率が高い（発火パターンを軸索に垂直なバーで示す）。時間の経過とともに、同期した発火は青色のヒゲに対応するシナプスの強化と樹状突起分枝の成長を誘導し、他の樹状突起の枝における同期しない発火は、他のヒゲに対応するシナプスの不安定化と樹状突起の退縮を誘導する。(A：van der Loos H, Woolsey TA [1973] Science 179:395–398よりAAASの許諾を得て掲載；B：Datwani A, Iwasato T, Itohara S et al. [2002] Mol Cell Neurosci 21:477–492よりElsevierの許諾を得て掲載；C, D：Espinosa JS, Wheeler DG, Tsien RW et al. [2009] Neuron 62:205–217よりElsevierの許諾を得て掲載)

分子的な決定因子と神経活動はどのようにして協調して働くのだろうか

　この章のはじめの部分ではRGCの網膜部位再現的な投射を例に，伸長中の軸索がどのようにして神経回路を規定する分子を使って標的細胞に正しく到達するかを示した。続く部分では，眼球優位コラムとRGC軸索の層特異的な分離を例に，経験と自発的な神経活動がどのようにして最終的な回路を形づくるかを示した。もし神経活動に依存しない機構と依存する機構が両方とも神経系の発達に必須であるなら，それぞれの機構はいつ，どこで使われ，両者はどのようにして協調して働くのだろうか。

　一般に，神経活動に依存しない分子的な決定因子は，神経系の大まかな配線にかかわり，軸索を特定の領域へと誘導する。ただし，いくつかの生物種や神経回路では，非常に詳細な神経の結合，単一の細胞や特定の細胞内領域まで指示することもある。神経活動と経験は，大まかな配線をより正確なものにし，2つの神経細胞間のシナプスの数や強さといった量的な性質を決めるのに重要な役割を担っており，おそらく神経回路が正しく機能するよう最適化するのに役立っている。神経活動に依存しない機構は，かなりの重なりはあるが，概して神経活動に依存する機構より先行して働く。これら2つの機構がどのようにして協調して働くのかについては，系統的な研究が行われてこなかった。しかし視覚系神経回路の配線は数少ない例外の1つで，両者がどのようにして協調して働くかを概観できる程度には詳細な研究がなされてきた。

5.14　エフリンと網膜神経活動波がともに働いて網膜−上丘間の正確な地図が形成される

　この章の最初のパートで学んだことから，上丘におけるRGC軸索の前後軸に沿った正確な投射は，エフリンAとEphAの勾配をもった発現だけで十分に説明できるように思うかもしれない（図5-7，5-8）。それゆえ，コリン作動性網膜神経活動波の伝播に必須のnAChRサブユニットである**β2ニコチン性アセチルコリン受容体**（β2 nicotinic acetylcholine receptor：β2 nAChR）のノックアウトマウスが，上丘においてRGC軸索の著明な投射障害を示すことが発見されたとき，研究者たちは驚いた。β2 nAChRノックアウトマウスでは，投射領域の大まかな位置関係は保たれていたが，RGCの軸索は対照マウスより広い範囲に終末を形成していた（図5-30A）。

　β2 nAChRノックアウトマウスの表現型に対する1つの説明は，コリン作動性網膜神経活動波は隣り合うRGCに同期した活動をもたらし，それが隣り合う標的細胞との間の結合を強化することで，隣り合ったRGCから隣り合った標的細胞への投射が形成されるというものである。この説明は，エフリンA2/A5ダブルノックアウトマウスで観察された興味深い表現型ともよく合致する。このダブルノックアウトマウスは，前後軸に沿って完全に広がった投射を示すのでなく，近くに位置するRGCの軸索終末が正しくない位置で塊をつくるような表現型を示した（図5-8）。これはおそらく，この変異マウスの正常な網膜神経活動波が，近くに位置するRGC軸索が近くに位置する標的細胞に投射するのを助けるために起こったものと考えられた。エフリンと網膜神経活動波の関係を調べるため，エフリンA2，エフリンA5，β2 nAChRの3つを欠損させたトリプルノックアウトマウスが作製された。このマウスでは，網膜の鼻側由来であろうと耳側由来であろうと，RGC軸索は前後軸に沿って広く投射した（図5-30B）。これはエフリンA2/A5ダブルノックアウトマウス（図5-8）やβ2 nAChRノックアウトマウスよりも異常の度合いがはるかに大きい表現型であり，エフリンと網膜神経活動波が協調して働くことが示された。つまり，エフリンは上丘においてRGC軸索が大まかな地図に沿って投射するのを指示し，網膜神経活動波

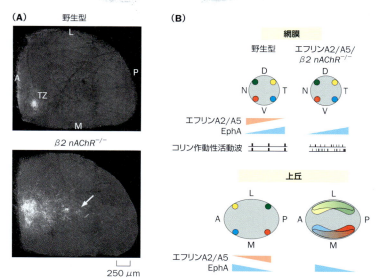

図5-30　エフリンと網膜神経活動波がともに働いて網膜-上丘間の地図が形成される **(A)** 野生型マウス（上段）では，耳側網膜に蛍光標識した軸索トレーサーDiIを局所注入すると，上丘前方に軸索終末部位（TZ）がみられた．A, 前方; P, 後方; L, 外側; M, 内側．β2ニコチン性アセチルコリン受容体を欠損したマウス（*β2 nAChR*$^{-/-}$；生後1週のコリン作動性網膜神経活動波が障害され，網膜神経節細胞〔RGC〕がばらばらに発火する）の耳側網膜にDiIを局所注入すると，正常な軸索終末部位から逸脱して，より広く分布する終末部位がみられた（下段の図の矢印）．これはRGC軸索の正確な投射が障害されていることを示す．**(B)** RGCの軸索投射における，エフリン/Eph受容体と網膜神経活動波の協調した働きを調べた実験のまとめ．組織におけるエフリンA（水色）とEphA（桃色）の相対的な濃度を図の下に示してある（くさび形で濃度勾配を表現）．網膜上の4つの位置にあるRGCを色つきの丸印で示す．野生型マウス（左列）では，これら4カ所に位置するRGC軸索は，上丘のそれぞれの場所へ整然とした投射を行う．一方，エフリンA2，エフリンA5，コリン作動性網膜神経活動波が障害されたノックアウトマウス（右列）では，鼻側から耳側の軸上の特定の場所に由来するRGC軸索は，上丘の前後軸に沿って広く投射する．興味深いことに，背腹軸に沿ったRGCの軸索投射は影響を受けず，異なった機構によっていることが示唆される．N, 鼻側; T, 耳側; D, 背側; V, 腹側．（A：McLaughlin T, Torborg CL, Feller MB et al. [2003] *Neuron* 40:1174-1160よりElsevierの許諾を得て掲載；B：Pfeiffenberger C, Yamada J, Feldheim DA [2006] *J Neurosci* 26:12873-12884より）

は隣り合った局所の軸索どうしの関係を精緻化し，維持する．

5.15　エフリンと網膜神経活動波は視覚野における網膜部位再現地図の形成でも協調して働く

　第4章で学んだように，視覚系神経回路は一連の網膜部位再現地図として組織化されており，網膜の空間情報がLGN，V1，高次視覚皮質領野においてみごとに再現される．われわれはまた自発的な網膜神経活動波がV1へ伝播することも学んだ（図5-24）．では，ここまで注目してきた上丘や視蓋への網膜部位再現的な投射の機構は，その他の領域における網膜部位再現地図の形成にも関与しているのだろうか．実際そのとおりで，LGNやV1においてもエフリンAとEphAの発現勾配がみられる（図5-31）．順向性および逆向性のシグナル伝達（図5-12B）を介して，これらの発現勾配は複数の視覚領域における網膜部位再現地図の形成に寄与する．また，複数の視覚地図のすりあわせにも関与している．例えば，上丘の情報は眼球運動反射の制御に用いられ，LGNの情報はV1へ伝えられて視覚認知の際の視覚特性の詳細な解析に使われる．V1はまた，上丘に下行性の入力を送る．V1からの下行性入力の網膜部位再現地図とRGCから上丘への上行性投射の網膜部位再現地図は，互いにすりあわせがなされる（図5-31）．

　V1の網膜部位再現地図形成におけるエフリンと網膜神経活動波の役割を調べるために，縞模様の視覚刺激に応答する皮質神経細胞の受容野が，ノックアウトマウスの内因性信号イメージング（図4-42，BOX 13-3）で検討された（図5-32）．野生型マウスのV1には整然とした連続的な網膜部位再現地図がみられる．この地図はエフリンA2/A5やβ2 nAChRのノックアウトマウスでは乱れており，トリプルノックアウトマウスではみられなかった．

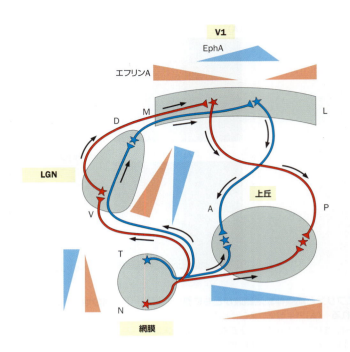

図5-31 **視覚系の複数の領域におけるエフリンAとEphAの発現勾配** エフリンAとEphAの相補的な発現勾配が，網膜，上丘，外側膝状体（LGN），一次視覚野（V1）など，発達期の哺乳類の視覚系神経回路の各部位でみられる。これらの発現勾配が位置情報を与えることで，鼻側（赤色）と耳側（青色）の網膜神経節細胞（RGC）からの入力が，中枢の標的のそれぞれ正しい位置へとつながる。矢印は情報の流れの方向を示す。N，鼻側；T，耳側；A，前方；P，後方；D，背側；V，腹側；M，内側；L，外側。(Cang J, Feldheim DA [2013] *Annu Rev Neurosci* 36:51–77 より）

　この結果は，上丘における地図形成と同様に，V1における地図形成でもエフリンAと網膜神経活動波が協調して働くことを示している。V1における網膜部位再現地図の異常は，RGCからLGNへの投射の異常と，LGNからV1への投射の異常の両方に起因しうる。

　これらの研究から一般的な以下の結論を導くことができる。エフリンAとEphAの相互作用によって，RGCの大まかな地図上の投射位置が規定され，網膜神経活動波によって，同期活動を示す神経細胞が近くの標的細胞に投射するという追加ルールの適用を受ける。実際，もしエフリンAとEphAのような分子の発現勾配のみが正確な投射位置を規定していると仮定すると，となり合ったRGCに由来する軸索は，標的領域における非常に小さな分子的な差を検出するために，受容体レベルのわずかな差を利用しなくてはならなくなる。そのような機構は成立しがたいだろう。分子的な決定因子と神経活動が協調して働くおかげで，前後軸に沿った網膜上の位置が複数の視覚領域に正確に表象されることになる。それに直交する背腹軸に沿った網膜部位再現地図の形成には，別の分子と機構が働いているはずであるが，前後軸に沿った網膜部位再現的な投射に関する知識に比べて，その機構の正体はよくわかっていない。

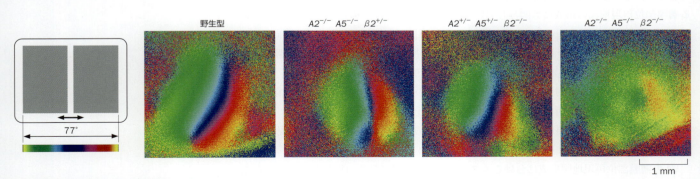

図5-32 **エフリンAと網膜神経活動波は視覚野の網膜部位再現地図形成に必要である** マウスに対して鼻側から耳側の方向に動く縞模様を視覚刺激として用い（左），大脳皮質の反応を内因性信号イメージング（4.25節）で測定した。色は左の図に示す77°の視空間のそれぞれの位置に対応している。野生型マウスの整然とした網膜部位再現地図に比較して，エフリンA2/A5ダブルノックアウトマウスやβ2ニコチン性アセチルコリン受容体（β2 nAChR）ノックアウトマウスの地図は乱れている。トリプルノックアウトマウスでは地図は完全に崩壊している。(Cang J, Niell CM, Liu X et al. [2008] *Neuron* 57:511–523 より Elsevier の許諾を得て掲載）

5.16 手がかりとなる分子と神経活動が配線に寄与する割合は，視覚系のそれぞれの神経回路によって異なる

　手がかりとなる分子と神経活動による機構は，神経系のどの部位の配線でも同じ割合で働いているのだろうか。哺乳類の視覚系に関するこの最後の節では，2，3の例を用いて，これら2つの配線機構が寄与する割合の違いをみてみよう。

　第4章で学んだように，網膜の内網状層において，RGCはその種類によって決まった種類の双極細胞やアマクリン細胞と結合し，異なった層を形成する。ほとんどのRGCやアマクリン細胞の樹状突起は1つか2つの特定の層に限局しており(図5-33A)，これはすべての型の双極細胞の軸索でも同様である。層特異的な樹状突起形成や軸索伸長に，神経活動と競合が関与しているかどうかを調べるため，トランスジェニックマウスを用いてオン型双極細胞の神経伝達を特異的に阻害した。この条件は概念的には2つの眼の間の競合関係を調べるための片眼遮蔽に似た操作であり，オン経路にとっては競合関係において不利である。驚いたことに，結合の特異性に変化はみられなかった。つまりオン型双極細胞は，シナプスの数は減ったものの，オン型RGCと正しい層で結合を形成した。2つの異なる層で樹状突起の枝を広げて，オン型およびオフ型の双極細胞の両方とシナプス形成するオン-オフ型RGCですら，オン型双極細胞を選択的に抑制したにもかかわらず，正しい回路を形成した(図5-33A)。この実験から，網膜における層特異的な樹状突起形成や軸索伸長は，眼特異的な層の形成や眼球優位コラムの形成に比べ，回路が先天的に強く規定されていることが示唆された。

　実際，網膜神経細胞の層特異性を規定する分子的な決定因子がいくつかみつかってきている。ニワトリでは，Sidekickおよび**Dscam**という免疫グロブリンスーパーファミリーのホモフィリックな細胞接着タンパク質に属する2種類の分子が，同じ層に枝を伸ばすRGCと双極細胞やアマクリン細胞に発現している(図5-33B)。Sidekickという名前は，視細胞の分化において機能するショウジョウバエの相同タンパク質にちなんでつけられた。Dscamはヒトの相同タンパク質であるダウン症候群関連細胞接着分子(Down syndrome cell adhesion molecule)にちなんで命名された(ダウン症候群関連細胞接着分子は，ダウン症候群でコピー数が余剰となるヒト21番染色体上の遺伝子によってコードされているが，その過剰な発現がダウン症候群の症候に関係しているかどうかは不明である)。別々の細胞に発現するホモフィリックな細胞接着タンパク質は，細胞外ドメインを介して互いに結合し，細胞接着を促進する。SidekickとDscamの異常発現やRNA干渉(RNA interference：RNAi)によるノックダウンの実験から，これらのタンパク質がニワトリ網膜神経細胞の層特異的な枝の形成を制御していることが示唆される。

　進化的に保存された反発性の軸索ガイダンス分子セマフォリン(semaphorin；BOX 5-1)とその受容体である**プレキシン**(plexin)も，層特異的な枝の形成に重要な役割を果たす。例えば，マウスにおいてPlexA4はオフ層に枝を伸ばす網膜神経細胞に発現する一方，その反発性のリガンドであるSema6Aはオン層に枝を伸ばす網膜神経細胞に発現している(図5-33C)。PlexA4またはSema6Aを欠損させたマウスでは，オフ層に枝を伸ばすはずのアマクリン細胞とRGCの樹状突起がオン層へ伸びた(図5-33D)。別のセマフォリンとプレキシンの関与により，内網状層に枝を伸ばす網膜神経細胞は外網状層に枝を伸ばさないように制限を受けている。このように，誘引性(接着性)と反発性の両方の分子間相互作用がかかわることで，層や亜層に特異的な網膜神経細胞の枝形成が進む。

　RGCは，網膜の内網状層内の特定の亜層に樹状突起を伸ばして情報を受け取るだけでなく，情報を送るために上丘やLGNといった中枢標的組織の特定の層へ軸索を投射する。ある特定のサブタイプのRGCを標識したトランスジェニックマウスで軸索投射をトレースした実験から，RGCの軸索終末が上丘において層特異的な投射をするとともに，横方向にコラム様の構造をつくっていることが明らかになった。興味深いことに，コリン作動性網

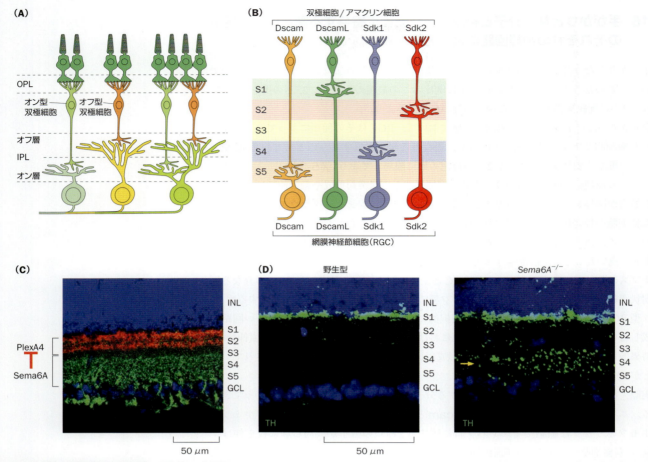

図5-33 網膜内の層特異的な回路は誘引性と反発性の分子間相互作用によって形成される (A)野生型マウスでは，オン型双極細胞は内網状層（IPL）のオン層において，オン型RGC（左）の樹状突起およびオン-オフ型RGC（右）の一部の樹状突起と結合する。オフ型双極細胞はオフ層において，オフ型RGC（中央）の樹状突起およびオン-オフ型RGC（右）の一部の樹状突起と結合する。破傷風毒素の遺伝子を発現させてオン型双極細胞からの神経伝達を特異的に阻害すると，オン層とオフ層への入力に大きな差が生じるにもかかわらず，特異的な結合に変化はみられない。OPL，外網状層。(B)IPLは5つの亜層（S1〜S5）に分けられる（異なった色で示す）。4つのニワトリ免疫グロブリンスーパーファミリー細胞接着分子，Dscam，Dscam-like (DscamL)，Sidekick1(Sdk1)，Sidekick2(Sdk2)はそれぞれ，同じ種類の分子とは結合できるが他の3つとは結合できない。それぞれは，同じ層で枝を張る双極細胞/アマクリン細胞とRGCに発現している。これらの分子はおそらく，シナプスを形成する相手との選択的な接着によって層特異的な枝の形成を制御している。(C)Sema6A(緑色)はオン層に枝を伸ばすマウス網膜神経細胞に発現し，その反発性の受容体であるPlexA4(赤色)はオフ層のS1とS2に枝を伸ばす網膜神経細胞に発現している。反発性の相互作用により，PlexA4を発現する神経細胞の枝はオフ層に限局する。INL，内顆粒層；GCL，神経節細胞層。(D)野生型マウスでは，チロシンヒドロキシラーゼ（TH）を発現するアマクリン細胞は枝をS1層に伸ばす。THに対する抗体染色により可視化している（緑色）。Sema6Aの変異マウスでは，TH陽性の枝はS3〜S5層に異常な伸びを示す（黄色の矢印）。(C)と(D)における青色は核染色でINLとGCLを標識している。（A：Kerschensteriner D, Morgan JL, Parker ED et al. [2009] *Nature* 460:1016–1022よりMacmillan Publishersの許諾を得て掲載；B：Yamagata M, Sanes JR [2008] *Nature* 451:465–471よりMacmillan Publishersの許諾を得て掲載；C，D：Matsuoka RL, Nguyen-Ba-Charvet KT, Parray A et al. [2011] *Nature* 470:259–264よりMacmillan Publishersの許諾を得て掲載）

膜神経活動波を阻害すると，コラム構造の精緻化は障害されたが，軸索終末の層特異的な投射は障害されなかった（図5-34）。このように，神経活動は1種類の神経細胞の一部の配線特性のみに選択的に影響を与えることがある。

　これまでに述べた研究は，視覚野の配線が自発神経活動と視覚経験に，より大きく依存することを示唆している。例えば，V1の際立った特徴の1つである方位選択性(4.23節)も，眼球優位性ほど可塑的ではないにせよ，開眼前の自発神経活動と開眼後の視覚経験に影響を受ける。皮質神経細胞の一部が示す方向選択性は，開眼後の遅い時期に現れる。方向選択性コラムの正常な発達には視覚経験が必要である。例えば，特定方向の動きのみをみせて育てた幼若フェレットでは，皮質神経細胞の方向選択性とコラム構造が訓練された方向へと強化される。

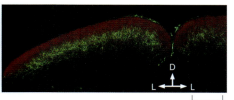

図5-34 網膜神経活動波は網膜神経節細胞（RGC）軸索がコラムへ精緻化する過程には必要だが，層特異的な投射には必要ない　左：β2 nAChR遺伝子を片方のみ欠損した対照マウスでは，遺伝学的に標識した一部のRGCが軸索（緑色）を上丘の特定の層に投射する。さらに，軸索は集積してコラム構造を形成する。すべてのRGC軸索を順行性トレーサーによって赤色で標識している。右：コリン作動性網膜神経活動波が阻害されたβ2 nAChRノックアウトマウスでは，コラム構造は形成されないが，層特異的な投射は正常なままである。D，背側；L，外側；GFP；緑色蛍光タンパク質。(Huberman AD, Manu M, Koch SM et al. [2008] Neuron 59:425–438よりElsevierの許諾を得て掲載)

　これらの例が示しているように，神経活動に依存しない分子的な決定因子，自発活動，視覚経験の相対的な寄与の度合いは，それぞれの視覚系回路の配線によって異なっている。使われるのが神経活動に依存しない機構か，神経活動に依存する機構かを決める重要な要因の1つは，結合の特異性が異なった細胞種間の質的な違いによるものか，同じ細胞種間の量的な違いによるものか，であるのかもしれない。異なった細胞種（例えば，網膜のオン型やオフ型の双極細胞，アマクリン細胞，RGCなど）を区別する結合特異性は，分子的な決定因子によって規定されることが多い。一方，同じ細胞種間の量的な違いがかかわる結合特異性，例えば右眼もしくは左眼の同じ種類のRGCとLGN神経細胞の結合や，右もしくは左のLGNにある同じ種類の投射細胞とV1神経細胞の結合では，神経活動に依存した機構が使われることが多いのかもしれない。現時点では，網膜のほうが大脳皮質よりも細胞種の分類が進んでいるため，先天的に規定された神経回路は網膜においてより多くみつかっている。今後，大脳皮質においても細胞種の分類が進んだとき，大脳皮質でも先天的に規定された神経回路が同様に一般的であるのか，またそれが神経活動依存的な機構とどのように関係しているのかを明らかにしていくことは，興味深い課題である。

　配線の特異性について議論する際に細胞種が重要であることを考えると，細胞種が発達過程でどのように決定されるかは重要な問題である。この問題はショウジョウバエの視覚系神経回路で特によく研究されてきており，この章の最後の話題として取り上げる。

ショウジョウバエにおける視覚系神経回路の発達：細胞の運命決定と配線の特異性をつなぐ仕組み

　ここまでは脊椎動物の視覚系に焦点をあててきた。しかし，昆虫のような多くの無脊椎動物も立派な視覚をもっている。いらいらさせられるハエを叩くことの難しさを思い出してみよう。強力な分子遺伝学的手法のおかげで，ショウジョウバエの視覚系神経回路は，細胞の運命決定と配線の特異性に関する一般則を導き出すモデル実験系として利用されてきた。

　ショウジョウバエの複眼（図5-35A）は，**個眼**（ommatidium）と呼ばれる800個ほどの繰り返し単位からできている。それぞれの個眼には8個の視細胞が含まれ，R1〜R6が周辺部に，R7とR8が中央部の異なった深さにある（図5-35B）。R1〜R6は動きの感知にかかわり，軸索を**視葉板**（lamina）という網膜の下にある最初の**神経網**（neuropil）へ伸ばし，そこで視葉板神経細胞とシナプスをつくる（図5-35C，D）（神経網は，無脊椎動物の神経系において，ほとんどが軸索と樹状突起の間のシナプスからなる構造である）。R7とR8は色覚に関与し，軸索を視葉板の下にある神経網である**視髄**（medulla）のM6層とM3層にそれぞれ投射する。視葉板の神経細胞も視髄の特定の層へ軸索を投射する（図5-35D）。視髄間神経細胞（transmedullary neuron）はそれぞれ，樹状突起を視髄の特定の層へ伸ばし，R7，R8，視葉板の神経細胞からの入力を受ける。そして軸索を**視小葉複合体**（lobula complex）にある高次視覚中枢へ送る。このように，ショウジョウバエの**視葉**（optic lobe；網膜，視

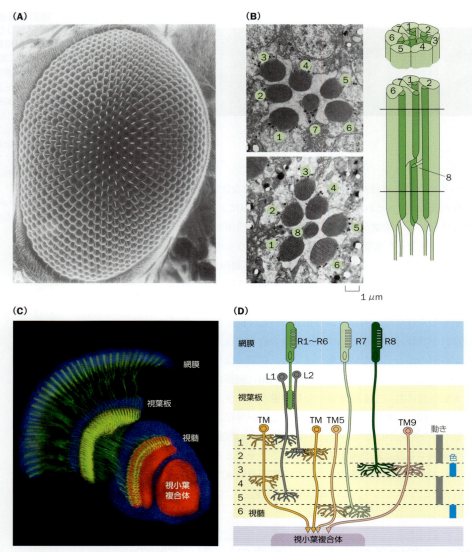

図5-35　ショウジョウバエの眼と視覚系神経回路　(**A**)ショウジョウバエの複眼の走査型電子顕微鏡像。およそ800個の個眼からなる。(**B**)個眼の切断面の電子顕微鏡像。右の模式図に線で示した上側の切断面と下側の切断面を示す。電子密度の高い構造はロドプシンに富む感桿分体(rhabdomere)であり、脊椎動物視細胞の外節に相当する(12.14節)。数字をふったそれぞれの視細胞(R1～R8)の感桿分体は、個眼において固有の位置をとる。上側の切断面の中心にある視細胞はR7であり、下側の切断面のものはR8であることに注意。(**C**)ショウジョウバエの視葉の構造を示す切断画像。視細胞は緑色に染められている。その細胞体は最も外側の層である網膜にある。細胞の種類によって(D参照)、軸索を2つの神経網である視葉板または視髄に投射する(シナプスマーカーによって赤色に染められているが、視細胞の軸索とシナプスマーカーの染色が重なるため、視葉板は黄色にみえる)。視小葉複合体は視髄神経細胞から入力を受ける。青色は核染色で細胞体の位置を示す。(**D**)ショウジョウバエの視覚系神経回路の配線を模式的に示したもの。R1～R6の視細胞は動きの情報の解析にかかわる。軸索を視葉板に投射し、そこでL1およびL2神経細胞とシナプスをつくり、これらは視髄の特定の層へ軸索を投射する。R7とR8は軸索を視髄のM6層とM3層へ直接送り、色覚の解析にかかわる。この層特異的な投射は脊椎動物網膜のアマクリン細胞、双極細胞、網膜神経節細胞(RGC)のものに似ている(図5-33A)。TM、視髄間神経細胞。視髄には図には示していない他の層(M7層～M10層)もある。ここに描かれた視細胞以外のすべての細胞は単極性であり、樹状突起と軸索が1本の枝から生じることに注意。これはほとんどの無脊椎動物神経細胞の特徴である(1.7節)。(A：Ready DF, Hanson TE, Benzer S [1976] *Dev Biol* 53:217–240よりElsevierの許諾を得て掲載；B：Reinke R, Zipursky SL [1988] *Cell* 55:321–330よりElsevierの許諾を得て掲載；C：Williamson WR, Wang D, Haberman AS et al. [2010] *J Cell Biol* 189:885–899よりRockefeller University Pressの許諾を得て掲載；D：Sanes JR, Zipursky SL [2010] *Neuron* 66:15–36よりElsevierの許諾を得て掲載)

葉板、視髄、視小葉複合体からなる)における神経細胞の枝の層特異的構造は、脊椎動物の網膜のものに似ている(図5-33A)。ショウジョウバエの視覚系神経回路において、光受容、活動電位の伝播、シナプス伝達が阻害される変異体に明らかな配線異常がみられないことから、この回路はほぼ先天的に規定されたものであると考えられる。

5.17 細胞間相互作用が視細胞の運命を決める：R7細胞を例に

　神経系には多くの種類の神経細胞とグリア細胞がある。例えば，脊椎動物の網膜には60種類以上の神経細胞があり（図4-28），それぞれが固有の形態，結合パターン，神経伝達物質特性をもっている。1つの神経細胞やグリア細胞がどのようにしてその**細胞運命**（cell fate），つまりなるべき細胞の種類を獲得するかは発生神経生物学の根本的な問題であり，ショウジョウバエの視細胞の運命決定に関する研究は多くの基本原理を明らかにしてきた。

　細胞運命は2つの異なった機構で決められる。1つ目は**非対称細胞分裂**（asymmetric cell division）であり，細胞周期において内在的な決定因子が非対称に分配されるため，1つの細胞がもう1つの細胞とは異なった運命をもって生み出される。この場合，細胞運命は**細胞系譜**（cell lineage），つまりその細胞の発生履歴によって左右される。2つ目の機構は**誘導**（induction），つまり細胞間相互作用であり，1つの細胞は同類の細胞（兄弟またはいとこ細胞）と同じ潜在能力をもって生まれ，周囲の細胞から誘導シグナルを受けることによって最終的な運命が獲得される。それぞれの個眼の中でR1～R8が固有の場所にあること（図5-35B），および多くの分子マーカーを利用できることから，研究者たちは特定のR細胞がいつ神経細胞になるのか，またR細胞の運命は生まれながらのものなのかを調べることができた。

　すべての神経細胞を染めるマーカーを使って発達過程の個眼を染めた実験から，R細胞が決まった順番に神経細胞に分化することがわかった。はじめにR8が神経細胞になり，ついでR2とR5のペア，R3とR4のペア，R1とR6のペア，最後にR7が神経細胞になる（図5-36A）。細胞の系譜関係を調べるため，**クローン解析**（clonal analysis）と呼ばれる方法を用いることができる。これは，初期の1つの前駆細胞をランダムに標識して，その細胞由来の子孫細胞すべてを標識する方法である（詳細については13.16節を参照）。もし個眼内の特定のR細胞が常に同時に標識されるとすれば，それらのR細胞は直近の共通の前駆細胞に由来すると推測できる。驚いたことに，そのような関係性はどのR細胞どうしのペアについてもみられなかった。つまり，R細胞の運命は，細胞系譜ではなく，細胞間相互作用によって獲得されていることが示唆された。実際，R細胞の運命決定における誘導機構は，発生生物学の中で最も研究が進んでいるテーマの1つである。以下では，R7細胞の運命決定を例としてあげる。

　ショウジョウバエの2つの変異体，*Sevenless*と**Boss**（*Bride of sevenless*）の解析からは特に多くの示唆が得られてきた。これらの遺伝子のどちらかを欠失したショウジョウバエは，すべての個眼でR7が欠損するという，非常に特徴的な表現型を示す。R7になるはずの細胞は，誘導を受けないため非神経系の支持細胞に変化する。**モザイク解析**（mosaic analysis）を用いて，個眼でR7が発生するためにはどの細胞で*Sevenless*や*Boss*が必要なのかが調べられた。標識された特定の細胞群は変異をもち，残りの細胞は野生型という，遺伝的にモザイクなショウジョウバエが作製された（詳細については13.9節を参照）。正常な場合いくつかのR細胞で*Sevenless*が発現しているが，R7になるはずの細胞に野生型の*Sevenless*遺伝子がありさえすれば，個眼にはR7が発生する。R7以外のどのR細胞に*Sevenless*遺伝子がなくても，個眼でのR7の発生には影響が出ない（図5-36B）。つまり，*Sevenless*は**細胞自律的**（cell autonomous）に働く。R7が発生するためには，R7になるはずの細胞でのみ*Sevenless*の機能が必要だということである。これとは対照的に，*Boss*に関してモザイクになっている個眼の解析から，個眼のR8に野生型の*Boss*遺伝子がありさえすれば，R7は発生した（図5-36C）。つまり，*Boss*の働きは**細胞非自律的**（cell nonautonomous）であり，R7の発生のためにはR8での*Boss*の機能が必要ということである。遺伝子クローニングと生化学的解析により，*Sevenless*はRTKをコードしており，R7において誘導シグナルを受け取るために働く分子であること，また*Boss*は複数の膜貫通ドメインをもつリガンドをコードしており，R8でのみ発現していることが示された。

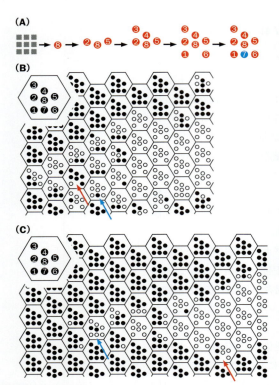
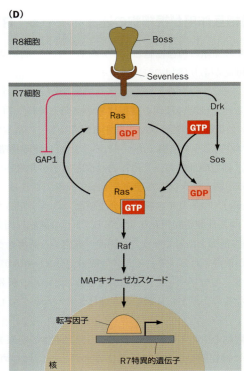

図5-36　R7細胞の運命決定　**(A)** 1つの個眼において，未分化な細胞群（灰色）から，最初にR8が神経細胞に分化する（赤色）．つぎにR2/R5，R3/R4，R1/R6が続き，最後にR7が分化する（青色）．**(B)** *Sevenless* のモザイク解析．この模式図は多くの個眼を含む切断面を表す．1つ1つの個眼は六角形で示され，R1〜R8は左上に示した凡例のように並ぶ．白丸は細胞マーカー *White* の欠損によって標識された *Sevenless* 変異細胞を示す．これは1つの前駆細胞から生じたクローンである．黒丸は野生型細胞を示す．このモザイククローンを使うことで，個眼にR7（それぞれの個眼の中の下中央）が発生するためには，どの細胞が野生型でなければならないかを決めることができる．赤い矢印で示す個眼では，R2〜R6とR8は野生型だが，R7が欠損している．青い矢印で示す個眼では，R7を除くすべての細胞が変異細胞だが，R7は存在している．あわせて考えると，R7の運命決定には，R7になるはずの細胞でのみ *Sevenless* が必要であることが示されている．**(C)** *Boss* に関するモザイク解析．(B)で示した模式図と同様だが，白丸は *White* を欠損した *Boss* 変異細胞を示す．青い矢印で示す個眼では，R2とR8のみが野生型で，R7は存在する．赤い矢印で示す個眼では，R2は野生型だがR8が変異細胞で，R7は欠損している．あわせて考えると，R7の運命決定には，R8で *Boss* が必要であることが示されている．**(D)** R7の運命決定にかかわるシグナル伝達経路のまとめ．BossがSevenlessに結合するとSevenlessでチロシンのリン酸化が起こり，DrkとSos（Son of Sevenless）が細胞膜に結合する．Sosは低分子量GTPアーゼRasのグアニンヌクレオチド交換因子（GEF）として働く．GTP結合型のRasはRafおよびMAPキナーゼカスケードを活性化させ，それが転写因子を活性化させてR7に特異的な転写を開始させる．また，活性化されたSevenlessは，Rasを不活性化させるGTPアーゼ活性化タンパク質GAP1を阻害する．(B：Tomlinson A, Ready DF [1987] *Dev Biol* 123:264-275よりElsevierの許諾を得て掲載；C：Reinke R, Zipursky SL [1988] *Cell* 55:321-330よりElsevierの許諾を得て掲載；D：Simon MA, Bowtell DD, Dodson GS et al. [1991] *Cell* 67:701；Zipursky SL, Rubin GM [1994] *Annu Rev Neurosci* 17:373-397)

　Bossタンパク質はR8の細胞膜に局在しており，となりにあるR7になるはずの細胞のSevenlessタンパク質に結合して，それを活性化させる（図5-36D）．

　さらに遺伝学的な研究から，SevenlessからR7の運命決定の制御に至る細胞内シグナル伝達経路の詳細が明らかになった（図5-36D）．ニューロトロフィン受容体（図3-39）のような多くのRTKと同様に，活性化されたSevenlessタンパク質は二量体を形成し，互いのチロシン残基をリン酸化しあう．Sevenlessのリン酸化されたチロシンはDrkと呼ばれるアダプタータンパク質の結合を誘導し，それによってDrkの結合相手であるSos（Son of Sevenless）を細胞膜へと引き寄せる．Sosは低分子量GTPアーゼRasのグアニンヌクレオチド交換因子（guanine nucleotide exchange factor：GEF）として働く．これが契機となってRasはGTPと結合した活性型となる．リン酸化されたSosは同時にGTPアーゼ活性化タンパク質GAP1を阻害し，RasがGTP結合型を維持するのを助ける．RasはRafおよびMAPキナーゼカスケードを活性化させ，特定の転写因子を活性化させることで，R7に特異的な遺伝子発現プログラムを実行する．驚くべきことに，RTKからRasおよびMAPキナーゼカスケードへとつながるこのシグナル伝達経路は，動物種を超えた多くの細胞運命

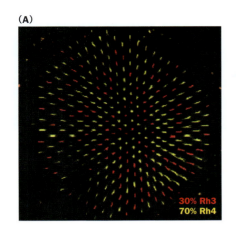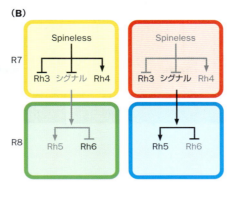

図5-37 **異なった波長応答性を示すロドプシン（Rh）を発現するR7細胞とR8細胞のサブタイプの決定**　(A)およそ30％のR7がRh3を発現し，70％がRh4を発現する。図に示すように，Rh3を発現するR7とRh4を発現するR7の網膜分布はランダムにみえる（図の色表示はR7の波長応答性を反映したものではない）。(B)およそ70％のR7におけるSpinelessの確率的発現によりRh4の発現が活性化され，Rh3の発現が抑制される。Spinelessはまた，R7からR8へのシグナルを抑制し，それがR8においてRh5の発現を活性化させ，Rh6の発現を抑制する。このようにして，R7におけるSpinelessの発現が，R7におけるRh4の発現と協調したR8におけるRh6の発現を生じさせる（左）。もしR7におけるSpinelessの発現がなければ，それによるR7におけるRh3の発現とともにR8ではRh5の発現がみられることになる（右）。黒色，活性化されている因子；灰色，不活性化されている因子。(B：Johnston RJ, Desplan C [2010] Annu Rev Neurosci 26: 689–719より)

決定プロセスにおいて高度に保存されている(BOX 3-4)。また，神経活動で誘導される遺伝子発現においても用いられている(図3-41)。さらには，主要な細胞増殖経路の1つでもあり，RasやRafといった構成分子の多くは，異常に活性化されるとがんを引き起こす。

第4章で学んだように，色覚には，異なった波長に反応する視細胞をもつことが必要である。ショウジョウバエのR7とR8はそれぞれ，紫外域と青色から緑色の光を感知できるロドプシン(Rh)タンパク質を発現している。Rhの発現が開始するのは，視細胞がR7やR8の細胞運命を獲得した後である。実際，R7とR8にはそれぞれ2つの種類がある。R7のおよそ30％はRh3を発現し，残りの70％はRh4を発現する。Rh3を発現するR7とRh4を発現するR7の分布は確率的らしく(図5-37A)，これはヒトの網膜におけるL錐体とM錐体の分布(図4-20)と似ている。R7におけるRhの発現分布はSpinelessと呼ばれる転写因子の確率的発現に由来し，SpinelessはRh4の発現を活性化させ，Rh3の発現を抑制する(図5-37B)。R8にも2つの種類があり，R8の30％はRh5を発現し，70％はRh6を発現する。興味深いことに，R7とR8におけるRhの発現はそれぞれの個眼の中で協調して調節されており，Rh3を発現するR7は常にRh5を発現するR8とペアになり，Rh4を発現するR7は常にRh6を発現するR8とペアになる。R7が欠損する*Sevenless*や*Boss*のショウジョウバエ変異体ではすべてのR8がRh6を発現することから，R8においてRh5の発現を誘導するためには，Rh3を発現するR7が必要であることがわかる。*Spineless*変異体では，すべてのR8がRh5を発現する。つまり，SpinelessはR7においてRhの発現を制御するとともに，それぞれの個眼の中でR7とR8のサブタイプどうしの組み合わせを協調させるR7からR8へのシグナルを阻害している(図5-37B)。

まとめると，ショウジョウバエの視細胞の運命は，一連の細胞間相互作用によって決定される。運命決定のあるものは，R8になるかR7になるかのように，細胞が発生した直後になされる。R7がRh3を発現するかRh4を発現するかのように，細胞が発生して時間がたってからなされる運命決定もある。R7はR7の運命を獲得するために，R8から誘導シグナルを受け取る。その後，R7の一部がR8に誘導シグナルを送り返して，特定のサブタイプになるよう指示する。同様の細胞間相互作用が発達中の神経系全体で起こることで，多くの細胞の種類やサブタイプが決定される。

5.18 R8細胞とR7細胞の層特異的な軸索投射には多数の並行した経路がかかわる

正しい相手とシナプスでつながるということは，神経細胞の運命の最も重要な局面の1つである。神経細胞の運命決定に伴って一群の固有の軸索ガイダンス受容体が発現することで，その細胞の成長円錐は周囲の環境に存在する手がかりとなる分子に対して，他の種

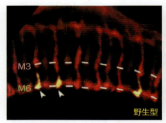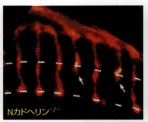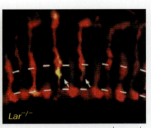

図 5-38　いくつかの細胞表面タンパク質がR7軸索の層特異的な投射を制御する
すべての視細胞の軸索を赤色で標識している。緑色の標識（赤色と重なったときは黄色にみえる）は、遺伝学的モザイク動物における個別の野生型R7軸索（左）、Nカドヘリンに変異のあるR7軸索（中央）、Larに変異のあるR7軸索（右）を示す（標識方法の詳細については13.16節を参照）。野生型のR7軸索（矢じり）は成長円錐をM6層へ伸ばすのに対して（下側の破線）、NカドヘリンやLarの発現に変異のあるそれぞれのR7軸索（矢印）は、他の環境は正常であるにもかかわらず、M3層の近くに投射する（上側の破線）。M3層は正常状態ではR8の軸索が投射する層である。つまり、NカドヘリンとLarは、R7軸索の層特異的な投射に細胞自律的に必要とされる。(Clandinin TR, Lee C-H, Herman T et al. [2001] Neuron 32:237–248 より Elsevierの許諾を得て掲載）

類の神経細胞の成長円錐とは異なる反応をする。ショウジョウバエの視細胞を用いて、投射の特異性を制御する分子と機構が明らかにされてきた。R7とR8の層特異的な投射を例に、その一部を紹介する。

野生型のショウジョウバエでは、R7の軸索は視髄のM6層に投射し、R8の軸索はM3層に投射する（図5-35D）。R7とR8の軸索の正しい投射に必要な遺伝子が、順遺伝学的スクリーニング（詳細については13.6節を参照）を用いて明らかにされた。例えば、神経系で高発現するCa^{2+}依存性のホモフィリックな細胞接着タンパク質であるNカドヘリン（N-cadherin；BOX 5-1）は、R7がM6層に投射するのに必須である。モザイク解析により、Nカドヘリンを個別の単一のR7から除去すると、軸索がM3層へと異常な投射をすることが示された（図5-38）。この結果は、R7軸索の層選択において、R7のNカドヘリンが細胞自律的に働くことを示している。しかし、NカドヘリンはすべてのR細胞とほとんどの標的細胞にも発現している。したがってNカドヘリンはおそらく、R7の投射を規定する他の分子とともに働いている。実際、受容体型チロシンホスファターゼであるLarを含む他のいくつかのタンパク質をコードする遺伝子を破壊しても、R7軸索はM3層へと異常な投射を示した（図5-38）。これら他の因子、およびこれら細胞表面タンパク質の発現時期によって、Nカドヘリンのような広く発現しているタンパク質の消失による変異体の表現型の現れ方が影響される。

R8軸索のM3層への投射はNカドヘリンやLarの欠損による影響を受けず、R8投射を特異的に制御する別の機構があることが明らかになった。例えば、よく知られた軸索誘引因子であるネトリン（netrin；BOX 5-1）は、M3層へ枝を伸ばす特定の視葉板神経細胞によってM3層に発現している。R8はショウジョウバエのネトリン受容体である**Frazzled**（DCC/Unc40の相同分子）を発現し、ネトリンとFrazzledの相互作用を介した誘引作用によって、R8軸索投射の層特異性が生じる（図5-39A）。個別に標識したR8においてFrazzledを除去したモザイクショウジョウバエでは、変異のあるR8の軸索は、より表層に投射した（図5-39B）。ネトリンをM1層とM2層に異常発現させると、R8軸索はこれらの層へ異常な投射を示した（図5-39C）。ネトリン/Frazzledのシグナル伝達系に加えて、ロイシンに富む反復配列を細胞外にもつ膜貫通タンパク質である**Capricious**がR8には特異的に発現しているが、R7にはその発現がない。Capriciousを除去するとR8の軸索投射が障害される一方、CapriciousをR7に異常発現させると、正常ではR8軸索が投射するM3層にR7軸索が投射した（図5-39A）。これらの機能喪失実験と機能獲得実験、およびその細胞種特異的な発現から、ネトリン/FrazzledとCapriciousは層特異的な軸索投射において指示的な役割を果たす、つまり、これら軸索ガイダンス分子の特異的な発現の指示のもと、軸索の特異的な投射が決定されることが示されている。また、これらの分子の1つを除去するとR8軸索の一部が異常な投射を示すことから、複数のリガンドと受容体のシステムが並行して働くことで、野生型の動物の軸索投射の正確性が担保されていることをこれらの研究は示唆しており、これは軸索投射と標的選択に共通するテーマである。

Capriciousは、R8特異的な発現パターンをどのように獲得するのだろうか。これは軸索投射の特異性を決める重要な要因と思われる。研究者たちは、Capriciousの発現が転写因

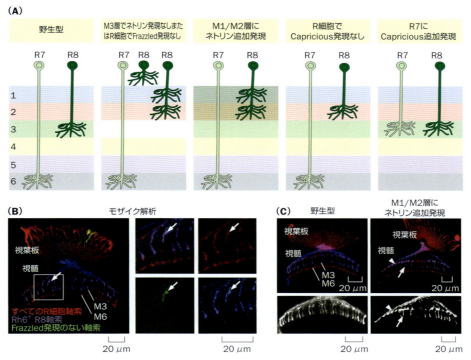

図5-39 R8軸索の層特異的な投射を制御する細胞表面タンパク質
(A) 野生型ではR8軸索はM3層に投射する。M3層に投射する視葉板神経細胞に発現するネトリンの除去，モザイク動物の視細胞におけるネトリン受容体Frazzledの除去により，R8軸索は視髄の境界部で止まるか，またはM1層やM2層への異常な投射を示す。M1層やM2層にネトリンを異常発現させると，R8軸索はM1層とM2層へ異常な投射を行う。ロイシンに富む反復配列をもつ膜貫通タンパク質であるCapriciousを欠損させると，R8軸索は異常な投射を示す（ほとんどの場合M2層へ）。以上のすべての条件で，R7の軸索投射には変化がないことに注意。R7にCapriciousを異常発現させると，R7軸索はM3層に投射してそこで軸索終末を形成する。これらの実験から，ネトリンとCapriciousの両方がR8の軸索投射において指示的な役割を果たすことがわかる。(B) この遺伝学的にモザイクのショウジョウバエでは，ほとんどの細胞が野生型であり，緑色に標識された細胞でのみFrazzledが除去されている。すべてのR細胞とその軸索は赤色に標識されており，視葉板におけるR1～R6の軸索終末や視髄におけるR7とR8の軸索終末をみることができる。Rh6ロドプシンを発現する一部のR8の軸索は青色に標識されており，M3層での終末形成をみることができる。四角で囲った部分にはFrazzledに変異のある1本の軸索（矢印）があり，より表層に軸索終末を形成することがわかる。右の図は四角で囲った部分の拡大図で，緑色，赤色，青色の標識を別々に表示したもの。(C) 左：野生型ではRh6を発現するR8軸索はすべてM3層に投射する。右：M1層とM2層に投射する標的神経細胞にネトリンを異所性に発現させると，Rh6を発現するR8軸索（青色）の多くはM1層（矢じり）またはM2層（矢印）の境界部に投射する。赤色はすべてのR細胞の軸索。下の図は視髄においてRh6を発現するR8軸索のみを示している。これらの結果を模式的にまとめたものが(A)である。（A：Sanes, Zipursky [2010] Neuron 66:15–36よりElsevierの許諾を得て掲載；Shinza-Kameda M, Takasu E, Sakurai K et al. [2006] Neuron 49:205–213も参照；B, C：Timofeev K, Holy W, Hadjieconomou D et al. [2012] Neuron 75:80–93よりElsevierの許諾を得て掲載）

子Senselessによって活性化され，そのSenselessはR8に特異的に発現し，R8の重要な運命決定因子として働いていることをみつけた。さらに，SenselessはR8特異的なRhの発現を促進し，R7特異的なRhの発現を抑制する。軸索投射にかかわる受容体とRhの発現をともに制御することは，配線の特異性が波長応答性と密接に関連することになる（図5-40）。R7は特異的な転写因子Prosperoを発現し，ProsperoはR8特異的なRhの発現を

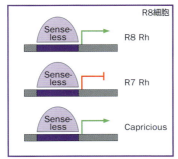 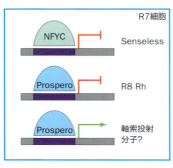

図5-40 細胞の運命決定と軸索投射の特異性をつなぐ機構 R8細胞（左）において，R8特異的な転写因子SenselessはCapriciousの発現を活性化させ，同時にR8特異的なロドプシン（R8 Rh）の発現を活性化させ，R7特異的なロドプシン（R7 Rh）の発現を抑制することで，R8 Rhの発現を促す。R7細胞（右）においては，NFYCがSenselessの発現を抑制し，R7特異的な転写因子ProsperoがR8 Rhの発現を抑制する。Prosperoから軸索投射にかかわる分子への経路はまだよくわかっていない。（Morey M, Yee SK, Herman T et al. [2008] Nature 456:795–799よりMacmillan Publishersの許諾を得て掲載）

抑制する。R7におけるSenselessの発現は，NFYC（脊椎動物のnuclear factor Y complex subunitのショウジョウバエ相同分子）という転写抑制因子の活性によって抑制されている（図5-40）。R7でNFYCを除去すると，Senselessが異常発現してCapriciousの発現を誘導し，R7軸索のM3層への異常投射を引き起こす。

R7とR8の層特異的な軸索投射の研究から，以下のような一般則が得られる。細胞の運命決定によってそれぞれの細胞種は特有の軸索ガイダンス分子群を発現し，それによって軸索は配線において特定の選択をする。この話題は第7章でふたたび取り上げ，そこでは視覚系神経回路の研究から得た知見を，脳の配線一般へと発展させる。

まとめ

神経系の配線には2つの主要な機構が使われている。1つ目は，細胞外の手がかりとなる分子と成長円錐上の受容体との特異的な分子認識がかかわるものであり，もともと化学親和性仮説として提唱されたものである。細胞外の手がかりとなる分子には誘引性のものと反発性のものがあり，分泌されて離れたところから作用するものもあれば，細胞表面に結合していて，成長円錐と手がかりとなる分子を発現する細胞との接触が必要なものもある。軸索ガイダンス受容体は誘引と反発を仲介するため，成長円錐内の細胞骨格の変化を調節するように働く。ネトリンやセマフォリンのシステムのような多くの軸索ガイダンス機構は，進化的に高度に保存されている。

視覚系の網膜部位再現地図の形成は，手がかりとなる分子が結合特異性を制御する機構を明らかにするための非常によい実験系である。網膜神経節細胞（RGC）の軸索には，EphAが耳側＞鼻側の勾配をもって発現している。RGC軸索の主要な標的組織である視蓋／上丘では，忌避因子のエフリンAが後方＞前方の勾配をもって発現している。エフリンAとEphAの相互作用は，RGC軸索が，網膜上の細胞体の位置に従って標的組織の前後軸に沿ったどの領域に投射するかを決めるのに主要な役割を果たしている。手がかりとなる分子は，RGC軸索が視交叉において交差するか否かを決める過程や，網膜内においてRGC，アマクリン細胞，双極細胞が樹状突起や軸索をどの層へ伸ばすかを決める過程など，視覚系の他の多くの配線過程においても必須の役割を担っている。

神経活動に依存した配線は，神経回路形成における2つ目の主要な機構である。これは，一次視覚野（V1）の眼球優位コラムと外側膝状体（LGN）におけるRGC軸索の眼特異的な投射で特によく研究されている。網膜神経活動波という自発神経活動は，LGNとV1における眼特異的な分離を誘導するのに重要な役割を果たす。臨界期の視覚経験は眼球優位コラムを強化する。「同期すればつながりが強くなる」というヘブ則が，神経活動が配線の特異性に影響を与える細胞レベルの機構として働く。NMDA受容体は同期した発火を検出する分子機構（同時性検出器）として働く。ヒゲとバレルをつなぐ神経回路の研究から，神経活動依存的な配線の過程において，NMDA受容体がヘブ則を実行する機能を有することが強く示唆されてきた。

分子的な決定因子のみでも非常に正確な配線が可能であることが，ショウジョウバエの視覚系神経回路の配線によって示されている。しかし，脊椎動物では多くの視覚系配線で，分子的な決定因子と神経活動依存的な配線が協調して働く。これは，エフリン／Eph受容体と網膜神経活動波の協調した働きで，網膜部位再現地図の大まかな位置が規定され，局所の近隣の関係性が精緻化される例にみることができる。それぞれの神経回路によって，手がかりとなる分子と神経活動依存的な機構が配線に寄与する割合は異なっている。神経系のそれぞれの部位の配線において，いつ，どのくらい，なぜ，それぞれの機構が使われるかを明らかにすることは，今後の研究の興味深い課題である。

神経細胞の配線は細胞運命決定の重要な最終局面である。運命決定因子はしばしば転写因子であり，軸索ガイダンス受容体の発現を制御することで，それぞれの細胞種が同じ環境下においてみずからの経路をたどることを可能にする。このような例として，ショウジョウバエ視細胞の層特異的な軸索投射と，脊椎動物のRGCの視交叉における正中交差をみてきた。第7章では，これらの原則の多くについて，一般的な神経発達の研究の中でふたたび取り上げ，さらに発展させることにする。

参考文献

単行本と総説

Cang J & Feldheim DA (2013) Developmental mechanisms of topographic map formation and alignment. *Annu Rev Neurosci* 36:51–77.

Debb DO (1949) The Organization of Behavior: A Neuropsychological Theory. John Wiley & Sons Inc.

Dent EW, Gupton SL & Gertler FB (2011) The growth cone cytoskeleton in axon outgrowth and guidance. *Cold Spring Harb Perspect Biol* 3:a001800.

Huberman AD, Feller MB & Chapman B (2008) Mechanisms underlying development of visual maps and receptive fields. *Annu Rev Neurosci* 31:479–509.

Petros TJ, Rebsam A & Mason CA (2008) Retinal axon growth at the optic chiasm: to cross or not to cross. *Annu Rev Neurosci* 31:295–315.

Sanes JR & Zipursky SL (2010) Design principles of insect and vertebrate visual systems. *Neuron* 66:15–36.

Sperry RW (1963) Chemoaffinity in the orderly growth of nerve fiber patterns and connections. *Proc Natl Acad Sci U S A* 50:703–710.

Tessier-Lavigne M & Goodman CS (1996) The molecular biology of axon guidance. *Science* 274:1123–1133.

網膜神経節細胞の軸索ガイダンス

Brown A, Yates PA, Burrola P et al. (2000) Topographic mapping from the retina to the midbrain is controlled by relative but not absolute levels of EphA receptor signaling. *Cell* 102:77–88.

Cheng HJ, Nakamoto M, Bergemann AD et al. (1995) Complementary gradients in expression and binding of ELF-1 and Mek4 in development of the topographic retinotectal projection map. *Cell* 82:371–381.

Drescher U, Kremoser C, Handwerker C et al. (1995) *In vitro* guidance of retinal ganglion cell axons by RAGS, a 25 kDa tectal protein related to ligands for Eph receptor tyrosine kinases. *Cell* 82:359–370.

Feldheim DA, Kim YI, Bergemann AD et al. (2000) Genetic analysis of ephrin-A2 and ephrin-A5 shows their requirement in multiple aspects of retinocollicular mapping. *Neuron* 25:563–574.

Godement P, Wang LC & Mason CA (1994) Retinal axon divergence in the optic chiasm: dynamics of growth cone behavior at the midline. *J Neurosci* 14:7024–7039.

Sperry RW (1943) Visuomotor coordination in the newt (*Triturus viridescens*) after regeneration of the optic nerve. *J Comp Neurol* 79:33–55.

Walter J, Kern-Veits B, Huf J et al. (1987) Recognition of position-specific properties of tectal cell membranes by retinal axons *in vitro*. *Development* 101:685–696.

視覚系における神経活動依存的な配線

Constantine-Paton M & Law MI (1978) Eye-specific termination bands in tecta of three-eyed frogs. *Science* 202:639–641.

Feller MB, Wellis DP, Stellwagen D et al. (1996) Requirement for cholinergic synaptic transmission in the propagation of spontaneous retinal waves. *Science* 272:1182–1187.

Hubel DH, Wiesel TN & LeVay S (1977) Plasticity of ocular dominance columns in monkey striate cortex. *Philos Trans R Soc Lond B Biol Sci* 278:377–409.

Meister M, Wong RO, Baylor DA et al. (1991) Synchronous bursts of action potentials in ganglion cells of the developing mammalian retina. *Science* 252:939–943.

Munz M, Gobert D, Schohl A et al. (2014) Rapid Hebbian axonal remodeling mediated by visual stimulation. *Science* 344:904–909.

Penn AA, Riquelme PA, Feller MB et al. (1998) Competition in retinogeniculate patterning driven by spontaneous activity. *Science* 279:2108–2112.

Sretavan DW & Shatz CJ (1986) Prenatal development of retinal ganglion cell axons: segregation into eye-specific layers within the cat's lateral geniculate nucleus. *J Neurosci* 6:234–251.

Stryker MP & Harris WA (1986) Binocular impulse blockade prevents the formation of ocular dominance columns in cat visual cortex. *J Neurosci* 6:2117–2133.

Wiesel TN & Hubel DH (1963) Single-cell responses in striate cortex of kittens deprived of vision in one eye. *J Neurophysiol* 26:1003–1017.

Zhang J, Ackman JB, Xu HP et al. (2012) Visual map development depends on the temporal pattern of binocular activity in mice. *Nat Neurosci* 15:298–307.

視覚系における神経活動依存的ならびに非依存的な配線の協調

Cang J, Niell CM, Liu X et al. (2008) Selective disruption of one Cartesian axis of cortical maps and receptive fields by deficiency in ephrin-As and structured activity. *Neuron* 57:511–523.

Huberman AD, Manu M, Koch SM et al. (2008) Architecture and activity-mediated refinement of axonal projections from a mosaic of genetically identified retinal ganglion cells. *Neuron* 59:425–438.

Kerschensteiner D, Morgan JL, Parker ED et al. (2009) Neurotransmission selectively regulates synapse formation in parallel circuits *in vivo*. *Nature* 460:1016–1020.

Li Y, Van Hooser SD, Mazurek M et al. (2008) Experience with moving visual stimuli drives the early development of cortical direction selectivity. *Nature* 456:952–956.

Matsuoka RL, Nguyen-Ba-Charvet KT, Parray A et al. (2011) Transmembrane semaphorin signalling controls laminar stratification in the mammalian retina. *Nature* 470:259–263.

McLaughlin T, Torborg CL, Feller MB et al. (2003) Retinotopic map refinement requires spontaneous retinal waves during a brief critical period of development. *Neuron* 40:1147–1160.

Pfeiffenberger C, Yamada J & Feldheim DA (2006) Ephrin-As and patterned retinal activity act together in the development of topographic maps in the primary visual system. *J Neurosci* 26:12873–12884.

Yamagata M & Sanes JR (2008) Dscam and Sidekick proteins direct lamina-specific synaptic connections in vertebrate retina. *Nature* 451:465–469.

ショウジョウバエにおける視覚系の発達

Clandinin TR, Lee CH, Herman T et al. (2001) *Drosophila* LAR regulates R1-R6 and R7 target specificity in the visual system. *Neuron*

32:237–248.
Hiesinger PR, Zhai RG, Zhou Y et al. (2006) Activity-independent pre-specification of synaptic partners in the visual map of *Drosophila*. *Curr Biol* 16:1835–1843.
Morey M, Yee SK, Herman T et al. (2008) Coordinate control of synaptic-layer specificity and rhodopsins in photoreceptor neurons. *Nature* 456:795–799.
Ready DF, Hanson TE & Benzer S (1976) Development of the *Drosophila* retina, a neurocrystalline lattice. *Dev Biol* 53:217–240.
Reinke R & Zipursky SL (1988) Cell-cell interaction in the *Drosophila* retina: the *bride of sevenless* gene is required in photoreceptor cell R8 for R7 cell development. *Cell* 55:321–330.
Simon MA, Bowtell DD, Dodson GS et al. (1991) Ras1 and a putative guanine nucleotide exchange factor perform crucial steps in signaling by the sevenless protein tyrosine kinase. *Cell* 67:701–716.
Timofeev K, Joly W, Hadjieconomou D et al. (2012) Localized netrins act as positional cues to control layer-specific targeting of photoreceptor axons in *Drosophila*. *Neuron* 75:80–93.
Tomlinson A & Ready DF (1987) Cell fate in the *Drosophila* ommatidium. *Dev Biol* 123:264–275.
Wernet MF, Mazzoni EO, Celik A et al. (2006) Stochastic spineless expression creates the retinal mosaic for colour vision. *Nature* 440:174–180.

その他のシステムにおける軸索ガイダンスと神経活動依存的な配線

Colamarino SA & Tessier-Lavigne M (1995) The axonal chemoattractant netrin-1 is also a chemorepellent for trochlear motor axons. *Cell* 81:621–629.
Datwani A, Iwasato T, Itohara S et al. (2002) NMDA receptor-dependent pattern transfer from afferents to postsynaptic cells and dendritic differentiation in the barrel cortex. *Mol Cell Neurosci* 21:477–492.
Espinosa JS, Wheeler DG, Tsien RW et al. (2009) Uncoupling dendrite growth and patterning: single-cell knockout analysis of NMDA receptor 2B. *Neuron* 62:205–217.
Hedgecock EM, Culotti JG & Hall DH (1990) The *unc-5*, *unc-6*, and *unc-40* genes guide circumferential migrations of pioneer axons and mesodermal cells on the epidermis in *C. elegans*. *Neuron* 4:61-85.
Serafini T, Kennedy TE, Galko MJ et al. (1994) The netrins define a family of axon outgrowth-promoting proteins homologous to *C. elegans* UNC-6. *Cell* 78:409–424.
Van der Loos H & Woolsey TA (1973) Somatosensory cortex: structural alterations following early injury to sense organs. *Science* 179:395–398.

第6章

嗅覚，味覚，聴覚，体性感覚

> 「匂い」を完全に理解するのにかかる時間を予測することで，われわれは生物科学の未来がどのようなものであるか，ある程度見きわめることができるかもしれない。それはすべての生命科学に影響を与えるほどの重要な問題ではないかもしれない。しかし，その1つ1つは間違いなくすべての謎とかかわっているだろう。
>
> Lewis Thomas（1983），*Late Night Thoughts on Listening to Mahler's Ninth Symphony*

すべての感覚系は，感覚刺激の電気信号への変換，感覚の強度・特異性・速度・信頼性の適正化，そして感覚特徴の抽出という共通の役割を果たしており，これらは動物が生存し繁殖していくために必要なことである。同時に，それぞれの感覚系は感覚刺激の物理的性質が異なり，また感覚がどのように生物の役に立つのかということに関連した固有の特徴をもっている。第4章では視覚系について詳細に検討したが，それをもとに，ここでは他の主だった感覚系として嗅覚系，味覚系，聴覚系，体性感覚系について紹介する。まずはじめに嗅覚系について詳細に紹介する。なぜなら，嗅覚受容体の数が膨大であること，嗅覚刺激が皮質に直接伝えられることなど，いくつかの重要な点において他の感覚系とは異なっているからである。まずはサケの母川回帰から話をはじめよう。

われわれはどのようにして匂いを感じるのだろうか

サケのライフサイクルは興味深い。淡水で生まれ，そこで最初の1, 2年を過ごした後，豊富な餌を求めて海洋へ泳ぎ出て，成長し，脂肪を蓄える。そして性成熟した後に，たとえ数千マイル離れていても多くの障害物を乗り越え，他の川と間違えることなく，自分が生まれた川へ泳ぎ戻っていく（図6-1）。その故郷の川に産卵し，その後すぐに死に至ることで一生を終える。

このようなサケの驚くべき回帰行動はおもに嗅覚によるものである。各地における土壌や植生の違いが，各河川における特徴的な化学物質の組成や匂いに反映される。これらの匂いに関する記憶は，若いサケが生まれ育った川を離れて海洋へ泳ぎ出るときに刷り込まれる。成魚となったサケは故郷の川を探す旅の過程でこの匂い記憶を頼りにする。

野外実験では，ウィスコンシン州の養魚場で孵化して育った若いギンザケに対して，自然界には存在しない2種類の化学物質（モルホリンもしくはフェネチルアルコール）のうちのどちらかにごく微量だけ曝露させた。その後，本来，生まれ育った川を離れる年齢になったサケをミシガン湖に放流した。18ヵ月後，サケが産卵のため故郷の川に帰ってくる時期に，1つの川にはモルホリン，もう1つの川にはフェネチルアルコールを用いて匂いづけをした。その結果，若いときにモルホリンにさらされたサケの90%以上がモルホリンの匂いがする川で，フェネチルアルコールにさらされたサケの90%以上がフェネチルアルコールの匂いのついた川で捕まえられた（図6-2）。この驚くべき特異性は匂い刷り込み仮説を強く支持する。

サケの母川回帰は，嗅覚がいかに動物の一生に影響を与えているかを示す一例にすぎない。霊長類の嗅覚系は進化の過程でいくぶん退化しているので，われわれ人類はその重要性をあまり認識していないかもしれない。しかし，多くの動物にとって匂いの感覚は，個

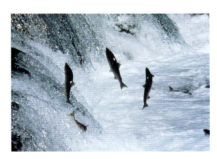

図6-1 **サケの母川回帰** 繁殖行動を行うため，成体のサケは海洋から生まれ育った河川へ泳ぎ戻る。（Marvina Munch/USFWSの厚意による）

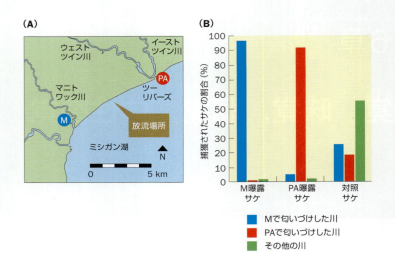

図6-2 サケの母川回帰は嗅覚に依存している (A)サケの母川回帰を追跡した野外実験の地図。養魚場で生まれた若いサケを微量のモルホリン(M)もしくはフェネチルアルコール(PA)に曝露し，放流後，性成熟して産卵のために遡上してきた川で捕獲して計数した。地図には標識した若いサケの3つの群(M曝露，PA曝露，曝露なし)を放流した場所を示してある。性成熟したサケが産卵に戻ってくる時期に，M，PAと記した川には，それぞれM，PAで匂いづけをした。ミシガン湖沿岸の(地図外の)20以上の川でも捕獲したサケを計数した。(B)M曝露，PA曝露，曝露なしのサケの捕獲数。それぞれの群のサケが，どの川で捕獲されたかを百分率で示す。M曝露サケのほとんどはMで匂いづけをした川で，PA曝露サケもほとんどがPAで匂いづけをした川で捕獲された。曝露なしサケ(対照群)のほとんどは匂いづけをしていない他の川で捕獲された。(Scholz AT, Horrall RM, Cooper JC et al. [1976] Science 192:1247–1249より)

体の生存と種の繁栄に必須な，食物の発見，捕食者の回避，交配相手の探索のための最も重要な手段となっている。

6.1 嗅覚受容ニューロンでは匂い物質の結合がCNGチャネルの開口を誘導する

匂い物質(odorant)，すなわち嗅覚反応を誘発する分子は，一般的には揮発性で空気によって運ばれる(サケのような水棲生物を除く)。空気中を拡散して鼻腔へ侵入した匂い物質は，粘液層を通過して**嗅繊毛**(olfactory cilium)の表面に到達する。それぞれの繊毛は，**嗅上皮**(olfactory epithelium)内にある**嗅覚受容ニューロン**(olfactory receptor neuron：ORN)の樹状突起である。嗅覚は嗅繊毛上の**嗅覚受容体**(odorant receptor)に匂い物質が結合することによって引き起こされる。これはORNの脱分極を引き起こし，その軸索を介して脳内の一次嗅覚中枢である**嗅球**(olfactory bulb)へ活動電位が伝えられる。ORNの軸索は嗅球内の**糸球体**(glomerulus)と呼ばれる球状の構造に投射している。糸球体でORNの軸索はシナプス後標的ニューロンの樹状突起とシナプスを形成している(図6-3)。

感覚系において1つの重要な研究課題となるのは，どのようにして感覚刺激がニューロンにおける情報伝達の普遍的な形態である電気信号に変換されるかである。これは嗅覚系においては，匂い物質の嗅覚受容体への結合によって，どのようにして電気信号が発生するのかという課題になる。嗅覚受容体が同定される以前から，嗅覚受容体は視細胞のロドプシンと同じく**Gタンパク質共役受容体**(G-protein-coupled receptor：GPCR)であるという証拠がすでに示されていた。これら2つの系における重要な違いは引き金である。すなわち，

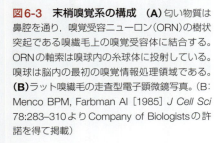

図6-3 末梢嗅覚系の構成 (A)匂い物質は鼻腔を通り，嗅覚受容ニューロン(ORN)の樹状突起である嗅繊毛上の嗅覚受容体に結合する。ORNの軸索は嗅球内の糸球体に投射している。嗅球は脳内の最初の嗅覚情報処理領域である。(B)ラット嗅繊毛の走査型電子顕微鏡写真。(B: Menco BPM, Farbman AI [1985] J Cell Sci 78:283–310よりCompany of Biologistsの許諾を得て掲載)

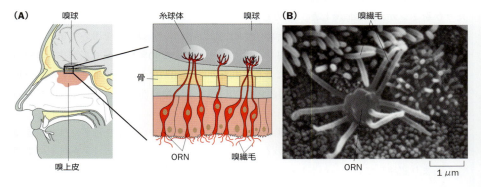

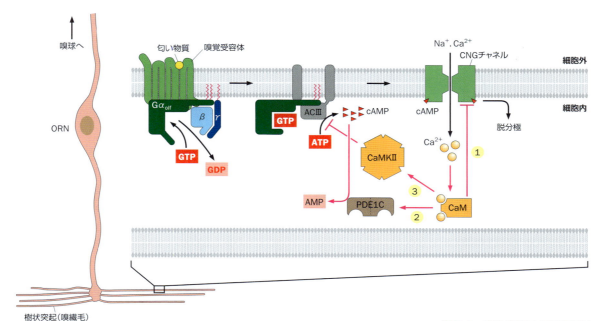

嗅覚受容体は匂い物質の結合によって，ロドプシンは光子の吸収によって活性化される。

嗅覚受容体の活性化が電気信号を生み出すシグナル伝達経路に関しては詳しく解明されている（図6-4）。匂い物質の嗅覚受容体への結合により，特殊なGαであるGα$_{olf}$が活性化され，サイクリックAMP（cAMP）の濃度が上昇する。cAMPはCNGチャネル（cyclic nucleotide-gated channel；サイクリックヌクレオチド依存性チャネル）に結合することでその開口を促し，結果的に陽イオン（Na$^+$，Ca^{2+}）が流入して，ORNの電気的勾配を低下させ脱分極を引き起こす。Ca^{2+}依存性Cl$^-$チャネルの開口による増幅のステップもまた脱分極に寄与している（Cl$^-$は細胞外よりもORN内での濃度が高く，Cl$^-$チャネルの開口はCl$^-$の流出を引き起こす）。このようにORNは匂い物質の結合と受容体活性化の結果として脱分極する。

嗅覚におけるシグナル伝達経路の重要性は変異マウスの解析によって示されている。例えば，CNGチャネルのノックアウトマウスは匂い物質の結合を電気信号に変換できないため，**無嗅覚**（anosmic），すなわち匂いを感知することができない（図6-5）。Gα$_{olf}$もしくはⅢ型アデニル酸シクラーゼ（ACⅢ）をもたないマウスもまた無嗅覚である。

図6-4 嗅覚情報の伝達経路とその制御
左：嗅覚受容ニューロン（ORN）。右：ORNの樹状突起である嗅繊毛の拡大図。ここで匂い物質が嗅覚受容体に結合する。匂い物質が嗅覚受容体に結合すると，特殊なGα（Gα$_{olf}$）とⅢ型アデニル酸シクラーゼ（ACⅢ）を含むGタンパク質カスケードが活性化される。ACⅢによって産生されたサイクリックAMP（cAMP）はCNGチャネルに結合してこれを活性化させ，Na$^+$およびCa^{2+}の流入とORNの脱分極を引き起こす。赤色で示した抑制性調節経路（6.2節）は，(1) Ca^{2+}/カルモジュリン（CaM）複合体によるCNGチャネルの抑制，(2) Ca^{2+}/CaM複合体によるホスホジエステラーゼ1C（PDE1C）の活性化，(3) ACⅢを阻害するCa^{2+}/カルモジュリン依存性プロテインキナーゼⅡ（CaMKⅡ）の活性化，を含む。（Haiqing Zhaoの厚意による。Firestein S [2001] *Nature* 413:211-218も参照）

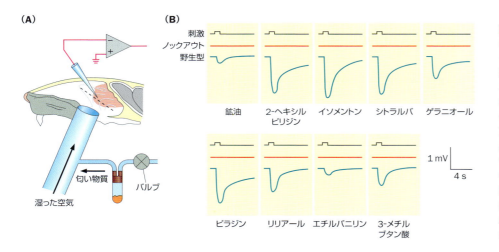

図6-5 CNGチャネルは嗅覚に必須である (A) マウス嗅覚系の側面からみた嗅電図（electroolfactogram：EOG）測定の模式図。鼻腔へ送られた匂い物質に反応する嗅覚受容ニューロン（ORN）全体の活動を測定するために，嗅上皮（桃色）に細胞外電極を刺入している。(B) 嗅上皮に発現するCNGチャネルのノックアウトマウスは，どの匂い物質に対してもEOG反応がない（赤色のトレース）。一方，野生型マウスのEOG（青色のトレース）では，（ORN脱分極の結果としての）細胞外電位の低下とそれに続く回復期が示されている。匂い刺激は黒色で示す。(B：Brunet LJ, Gold GH, Ngai J [1996] *Neuron* 17:681-693よりElsevierの許諾を得て掲載)

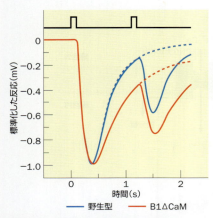

図6-6　カルモジュリン（CaM）のCNGチャネルへの結合は嗅覚の回復を制御する
CNGチャネルのCaM結合部位に変異をもつB1ΔCaMマウスの嗅電図は，野生型のものに比べて嗅覚反応からの戻りが遅い，すなわち回復に異常がある。実線と破線の差分の比較からわかるように，2回目の匂い刺激に対するB1ΔCaMマウスの反応は比較的ふつうであることから，順応に対する影響は少ないことが示唆されている。2回の匂い刺激（100 μMの酢酸ペンチルをそれぞれ100 msずつ）は黒色で示す。破線はPDE1C欠損マウスの嗅電図を示す。(Song Y, Cygnar KD, Sagdullaev B et al. [2008] Neuron 58:374–386よりElsevierの許諾を得て掲載)

6.2　Ca^{2+}が嗅覚の回復と順応を協調させる

視覚系の場合と同様に，嗅覚反応はつぎの嗅覚刺激にそなえるために，匂い物質がなくなった後には適切に終結しなければならない。この過程は嗅覚の回復（recovery）と呼ばれる。嗅覚刺激に対する反応は同じ匂い物質による刺激経験によっても修飾され，この現象は嗅覚の順応（adaptation）と呼ばれる。嗅覚の回復と順応は視覚の回復と順応とは異なる生物学的現象であるが，ともに同じ分子経路を用いている（4.6，4.7節）。実際，CNGチャネルを介したCa^{2+}の流入が両方の系で重要な役割を果たしているが，作用を受けるエフェクター分子は嗅覚系と視覚系で異なる（図6-4と図4-11を比較せよ）。

細胞内Ca^{2+}はCa^{2+}結合タンパク質であるカルモジュリン（calmodulin：CaM）と複合体を形成し，嗅覚の回復と順応を制御するうえで少なくとも3つの独立した機能をもっている。第1に，Ca^{2+}/CaM複合体はCNGチャネルに結合して直接これを阻害する。第2に，Ca^{2+}/CaM複合体はcAMPの加水分解を促進するホスホジエステラーゼ1C（phosphodiesterase 1C：PDE1C）を活性化させる。第3に，Ca^{2+}/CaM複合体はAC IIIをリン酸化して阻害するCa^{2+}/カルモジュリン依存性プロテインキナーゼII（Ca^{2+}/calmodulin-dependent protein kinase II：CaMK II）を活性化させ，結果的にcAMPの新しい産生を負に制御する。これらすべての負のフィードバックループによってcAMPの濃度をもとの状態に戻し，CNGチャネルを閉じることによってつぎの嗅覚刺激にそなえている（図6-4）。

嗅覚の回復と順応に対するそれぞれの負のフィードバック機構の相対的な寄与の度合いが，トランスジェニックマウスの匂い物質に対する反応を測定することによって調べられた。例えば，ノックイン法（13.7節）を用いることでCNGチャネルのCaM結合部位に変異のあるマウスが作製され，このチャネルはCaMによる制御を受けない。このようなマウスを使って，匂い刺激に対する反応遅延（回復の指標）や，2回目の匂い刺激に対する反応強度（順応の指標）が調べられた。これらの研究は，Ca^{2+}/CaM複合体によるCNGチャネルの制御は，順応よりも回復において重要な役割を果たしていることを示唆していた（図6-6）。さらにノックアウトマウスを用いた研究により，PDE1Cの欠損は回復よりも順応に対する影響のほうが強いことが明らかになった。

6.3　匂い物質は嗅覚受容ニューロンの活性化の組み合わせによって符号化される

ここで嗅覚系における中心的な問題に戻ろう。すなわち，匂い物質は嗅覚系によってどのように認識されるのだろうか。匂い物質はきわめて多様な構造と性質をもった揮発性化学物質である（図6-7）。哺乳類の嗅覚系は莫大な種類の匂い物質を感知して，しかも区別することができる。このような離れ業はどのようにして達成されているのだろうか。

匂い物質に対する個々のORNの反応性を調べた生理学的研究によると，匂い物質の認識は複雑な過程であることが示唆されている。一連の異なる化学物質に対するORNそれぞれの反応性を調べると（図6-8），個々の匂い物質は多くのORNを活性化させること，そして個々のORNは複数の匂い物質によって活性化されることが明らかになった。つまり，匂い物質は単一のORNによって符号化されるのではなく，多くの異なるORNの出力によって符号化される。言い換えれば，匂い物質はORNのレベルで組み合わせとして符号化されるのである。これは第4章で学んだ色の符号化と似ている。すなわち，色の情報はスペクトル感度の異なる複数のオプシンを発現するそれぞれの錐体の活動を比較することで抽出される。しかし，色覚がわずか2種類ないし3種類の入力チャネルを利用しているのに対し，嗅覚は何百種類ものチャネルを同時に利用しているのである。

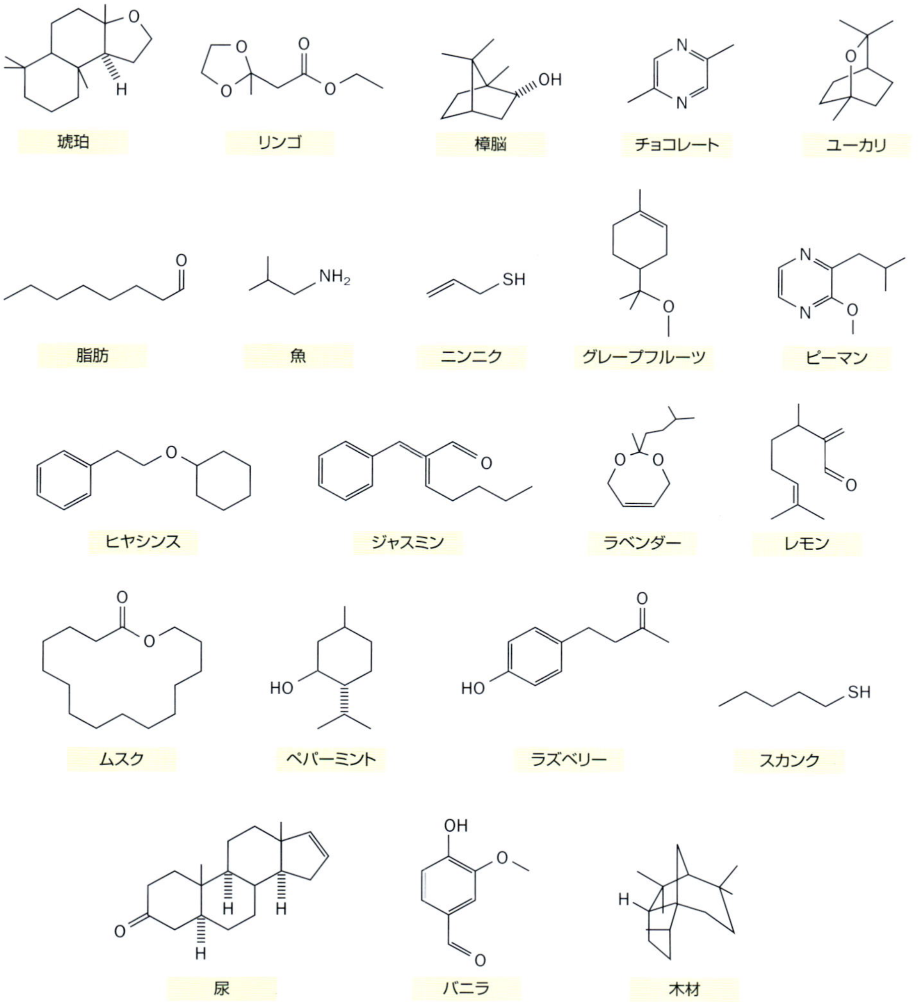

図6-7 いくつかの匂い物質の化学構造式

匂い物質の化学構造は多様である。特徴的な匂いをもつ化合物を示す。（Linda Buckの厚意による）

琥珀 リンゴ 樟脳 チョコレート ユーカリ

脂肪 魚 ニンニク グレープフルーツ ピーマン

ヒヤシンス ジャスミン ラベンダー レモン

ムスク ペパーミント ラズベリー スカンク

尿 バニラ 木材

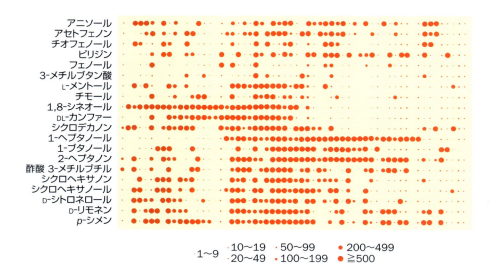

図6-8 嗅覚受容ニューロン（ORN）の組み合わせによる匂い物質の符号化

20種類の匂い物質（行）に対する60個のカエルORN（列）それぞれの反応。多様な構造の匂い物質を高濃度で与えた。ドットのサイズは1分あたりの活動電位の数に対応している（凡例を図の下に示す）。それぞれの匂い物質は多くのORNを活性化させており，反応の強度はORNと匂い物質の種類の両方に依存している。（Sicard G, Holley A [1984] *Brain Res* 292:283–296より Elsevierの許諾を得て掲載）

6.4 哺乳類の嗅覚受容体は何百種類もの遺伝子にコードされている

錐体オプシン遺伝子の同定が色検知の分子基盤を明らかにしたように、嗅覚受容体をコードする遺伝子の同定が匂い物質感知の分子基盤の理解につながった。さらにそれは嗅覚系の構成原理を理解するうえでも大いに役に立った（6.6～6.8節）。

4.12節で述べたように、オプシン遺伝子のクローニングでは精製ウシロドプシン由来のアミノ酸配列が使用された。一方、嗅覚受容体は精製されていないため、遺伝子クローニングのために必要なアミノ酸配列情報を得ることはできなかった。嗅覚受容体の相補的DNA（cDNA）を単離する際、嗅覚受容体はGPCRであると仮定された（図6-9A）。これはそれまでに得られていた知見、すなわち嗅覚刺激の伝達にGタンパク質、アデニル酸シクラーゼ、CNGチャネルが関与しているという事実にもとづいている（6.2節）。1991年、当時最新の分子生物学的手法であった**ポリメラーゼ連鎖反応**（polymerase chain reaction：PCR）と呼ばれる高感度DNA増幅技術を利用して、研究者たちはまず既存のGタンパク質の膜貫通ドメイン内にある高度に保存されたアミノ酸配列に対応したオリゴヌクレオチドプライマーを設計した。これらのプライマーを用いて、ラットの嗅上皮由来のmRNAから作製されたcDNAを増幅した。このようにして増幅されたcDNAプローブは、嗅上皮特異的に発現しているmRNAとハイブリッド形成したことから（図6-9B）、これらのcDNAは

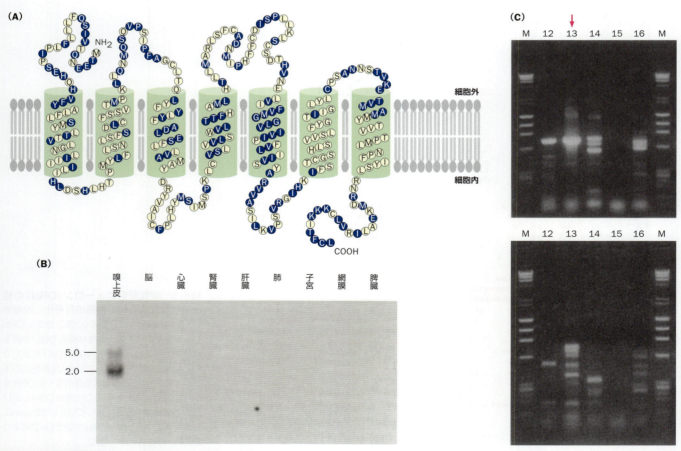

図6-9　嗅覚受容体をコードする遺伝子の同定　(A) 嗅覚受容体の一次構造。7つの円錐は膜貫通ヘリックスを示す。黄色の丸は進化的に保存されたアミノ酸を示す。青い丸は嗅覚受容体それぞれで大きく異なるアミノ酸を示しており、その多くは匂い物質が結合する膜貫通ヘリックスに位置している。**(B)** 嗅覚受容体mRNAが嗅上皮特異的に発現していることを示すノーザンブロット（13.13節）。左側に分子量マーカー（kb）を示す。**(C)** PCR産物（上段）とそれらの制限酵素消化パターン（下段）。レーン13（矢印）では、制限酵素消化したもののサイズの総和がPCR産物そのもののサイズを大きく超えている。これはレーン13のPCR産物が複数の異なったDNAの混合物であることを示唆している。Mは分子量マーカー。(Buck L, Axel R [1991] *Cell* 65:175–187よりElsevierの許諾を得て掲載)

嗅覚受容体に対応していると考えられた。PCR増幅産物を解析した結果，ラットゲノムは約1,000種類もの嗅覚受容体をコードしていると予測された（図6-9C）。

ポストゲノム時代に入り，哺乳類の嗅覚受容体遺伝子の際だった多様性が確認されている（図6-10）。マウスは嗅覚受容体をコードする遺伝子を約1,400個もっており，そのうち1,063個は機能的であるが，残りの328個は終止コドンなどの変異をもつことで機能しなくなってしまった**偽遺伝子**（pseudogene）であることが知られている。これは，マウスのタンパク質をコードする遺伝子（約2万3,000個）のうちの4%以上が機能的な嗅覚受容体の遺伝子であることを意味する。実際，嗅覚受容体は哺乳類ゲノムの中で最も大きな遺伝子ファミリーを構成していることが知られている。

ヒトゲノムには嗅覚受容体をコードする遺伝子が約800個あるが，そのうち388個だけが機能的である。すなわち，およそ半分は偽遺伝子になっている。このように，ある遺伝子ファミリーの中で偽遺伝子になっているものの割合が高い場合，一般的にはそれらの遺伝子が選択圧にさらされておらず，現在も排除されつつあることを示している。したがって，われわれの嗅覚は，機能的な嗅覚受容体を1,000種類以上ももつマウス，ラット，ブタのようには発達していないといえるかもしれない（図6-10）。

6.5　嗅覚受容体遺伝子の多型は嗅覚の個人差に関与する

嗅覚に大きな個人差があることはよく知られている。例えば，アスパラガスを食べた後の尿に強い匂いを感じる人と，そうでない人がいる。また，哺乳類の社会性匂い物質であるアンドロステノンは雌ブタの交配行動を誘発するために畜産で使われているが，その匂

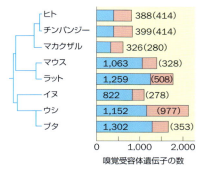

図6-10　嗅覚受容体遺伝子は哺乳類ゲノムの中で最も大きな遺伝子ファミリーを構成する　哺乳類のゲノム中には数百の機能的な嗅覚受容体遺伝子（青色）とその偽遺伝子（赤色，数は括弧内）が同定されている。左側にこれら哺乳類の系統樹を示す（詳細については第12章を参照）。(Nei M, Niimura Y, Nozawa M [2008] *Nat Rev Genet* 9:951–963 より Macmillan Publishersの許諾を得て掲載。ブタのデータはGroenen MA, Archibald AL, Uenishi H et al. [2012] *Nature* 491:393–398より)

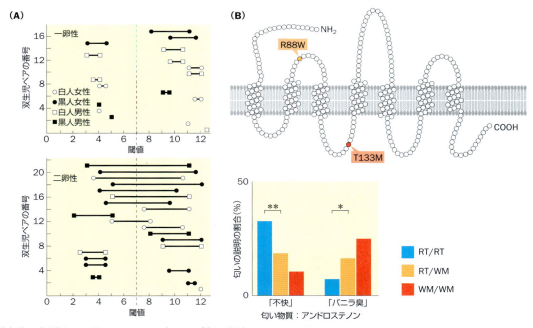

図6-11　嗅覚受容体の多型はアンドロステノンの匂いの感知の個人差に関与する　(A)双生児を用いた研究により，アンドロステノンの匂いを感知できる閾値に遺伝要因が大きく寄与していることが示された。それぞれの双生児ペアの結果は横線で結んである。1つしか点がないものは双生児ペアの匂いに対する閾値がまったく同じであることを意味する。横軸ではアンドロステノン濃度を2倍ずつ変化させてあり，1は1.79 µM，12は3.67 mMに相当する。垂直の破線で示した濃度で，対象をアンドロステノン感受性（線の左側）とアンドロステノン非感受性（線の右側）の2群に分けることができる。人種や性別にかかわらず，二卵性双生児ペアよりも一卵性双生児ペアのほうが閾値濃度の違いは明らかに小さい。(B)上段：ヒト嗅覚受容体OR7D4の構造。多型のあるアミノ酸の位置を示してある。下段：異なったOR7D4アレルをもつ人は，アンドロステノンの匂いの感じ方が異なる。WM型アレルを1コピーまたは2コピーもつ人は，アンドロステノンの匂いをバニラのように感じる確率が統計的に有意に上昇していた（*, $P<0.05$；**, $P<0.01$；カイ2乗検定，Bonferroni法）。(A：Wysocki CJ, Beauchamp GK [1984] *Proc Natl Acad Sci U S A* 81:4899–4902より著者らの許諾を得て掲載；B：Keller A, Zhuang H, Chi Q et al. [2007] *Nature* 449:468–472よりMacmillan Publishersの許諾を得て掲載)

いを好む(バニラのように感じる)人，感じない人，そして不快に感じる人がいる。匂いに関する個人差はどのように説明できるのだろうか。双生児を用いた研究により遺伝要因の大きな寄与が示されている。例えば，一卵性双生児のペアは二卵性双生児のペアに比べてアンドロステノンの匂いを感知できる閾値の相関が高い(**図6-11**A)。アンドロステノンはヒト嗅覚受容体OR7D4(図6-11B)を強く活性化させ，それをコードする遺伝子における**多型**(polymorphism)，すなわちDNA配列の個人間の違いがアンドロステノンの感知に違いを生み出していることが知られている。約16％の人は，OR7D4の88番目と133番目のアミノ酸がアルギニンとトレオニン(RT)から，トリプトファンとメチオニン(WM)へと置換されたアレルをもっている。WM型OR7D4はアンドロステノンに対する親和性がRT型OR7D4よりもずっと低いことが生化学的に示された。心理学的試験では，RT型アレルを2コピーもつ人はアンドロステノンに対して敏感であり，その匂いを不快に感じる傾向があった。一方，WM型アレルを1コピーまたは2コピーもつ人はアンドロステノンの匂いをバニラのように感じる傾向があった(図6-11B)。このように，単一の嗅覚受容体におけるアミノ酸の変化が嗅覚の個人差に寄与しうる。

6.6　個々の嗅覚受容ニューロンは1種類の嗅覚受容体を発現する

ここまでは，どのように匂い物質の結合が個々のORNの活性化を引き起こすのか，そしてどのように匂い分子が1,000種類もの異なった受容体によって感知されるのかを述べてきた。では，脳はどのようにして匂い物質を特定の感知対象，すなわち**知覚内容**(percept)として認識するのだろうか。動物はどのようにして異なる匂いを区別し，食物，仲間，もしくは敵の匂いに対して異なる反応を実現しているのだろうか。嗅覚系の構成がこれらの疑問に答えるための洞察を与えてくれる。

マウスの嗅上皮には約500万個のORNが存在している。1,000種類の異なった嗅覚受容体は，この500万個のORNにおいてどのように発現しているのだろうか。ORNの生理機能を調べた過去の研究で，個々のORNは多くの匂い物質に反応できることが示されている(図6-8)。これらのデータは，嗅覚系の構成に関して以下の2つの可能性を示唆している。すなわち，(1)個々のORNは多くの種類の嗅覚受容体を発現する，もしくは(2)個々のORNは多くの匂い物質に結合できる1種類の嗅覚受容体を発現する，という可能性が考えられる。

嗅覚受容体の同定と発現解析がこの問題に対する明快な解答を与えてくれた。核酸プローブを用いて組織内の遺伝子発現を可視化する**in situハイブリダイゼーション**(in situ hybridization；13.13節)によって，特定の嗅覚受容体のmRNAを発現する細胞が嗅上皮においてどのように分布しているかが明らかになった(**図6-12**)。平均して，それぞれの嗅覚受容体はORNの約0.1％に発現していることがわかった。この発現頻度は，個々のORNがたった1種類の嗅覚受容体を発現するという仮説に合致する。実際，特定のORN内では，機能的な嗅覚受容体のmRNAは相同染色体の一方からのみ転写されており，この現象は**アレル排除**(allelic exclusion)と呼ばれる。近年の研究により，嗅覚受容体の遺伝子が存在する染色体領域は複雑なヒストン修飾を受けており，転写装置が近寄れないことがわかっている。ヒストン修飾酵素の一過性の活性により，たった1つの嗅覚受容体遺伝子の発現が可能となる。そしてつぎにフィードバック機構が続く。いったんORNに機能的な嗅覚受容体が発現すると，活性型のアデニル酸シクラーゼがかかわる負のフィードバック機構が発動し，同じORNに他の嗅覚受容体が発現できなくなるのである。

個々のORNは1種類の嗅覚受容体を発現するので，マウスORNは発現する嗅覚受容体の種類にもとづいて約1,000種類に分類される。個々のORNは多くの匂いに反応できるので，それぞれの嗅覚受容体もまた多くの匂い物質によって活性化されるはずである。これは同定済みの嗅覚受容体を発現するORNを単離し，さまざまな匂い物質による活性化を

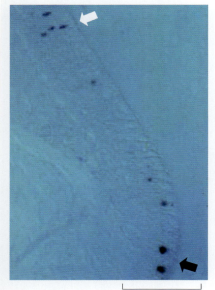

250 μm

図6-12　それぞれの嗅覚受容体遺伝子は少数の嗅覚受容ニューロン(ORN)に発現している　嗅覚受容体に特異的なプローブを用いたマウス嗅上皮のin situハイブリダイゼーション。薄いシグナル(白い矢印)と濃いシグナル(黒い矢印)は，それぞれ2つの異なった嗅覚受容体遺伝子を認識するプローブによるものである。それぞれのスポットは，1つのORN細胞体を示している。ここには嗅上皮の一部を示してある。ほとんどのORNはこれらのプローブで認識されないことから，これらの2つの嗅覚受容体はごく限られたORNにのみ発現していることがわかる。(Vassar R, Ngai J, Axel R [1993] Cell 74:309–318よりElsevierの許諾を得て掲載)

Ca²⁺イメージングによって解析することで証明された。すなわち，それぞれの嗅覚受容体は複数の匂い物質によって活性化され，そしてそれぞれの匂い物質は複数の嗅覚受容体を活性化させていた。これは個々のORNを調べた結果とよく似ている(図6-8)。すなわち，匂い物質の特性は受容体の組み合わせによって符号化されるのである。このような組み合わせ符号化の効果は非常に大きい。例えば，それぞれの匂い物質が2種類の受容体を活性化できると仮定すると，任意に選ばれた2種類の受容体活性化の組み合わせのそれぞれがユニークな匂いの感知につながる。1,000種類の受容体レパートリー(そして受容体を発現するORN)がある場合，原理的には50万種類もの異なる匂いの感知が可能になる(1,000個の中から2個を選び出す組み合わせの種類は1,000×999/2である)。2種類よりも多くの受容体が活性化される可能性，活性化の程度やタイミングによって匂いの感知に違いが生じる可能性などを考慮すると，この50万種類という数はさらに大きくなるだろう。嗅覚系は原則としてこのような仕組みによって莫大な数の匂い物質を認識し，符号化し，区別しているのである。

6.7 特定の嗅覚受容体を発現する嗅覚受容ニューロンは鼻腔に散在している

脳は鼻腔内で混ざり合っている匂い物質をどのようにして読みとっているのだろうか。ORNの軸索は，嗅球内の糸球体と呼ばれる球状の構造体内に終止する(図6-3A)。それぞれの糸球体内で，ORNの軸索は嗅球からの2種類の出力神経細胞である**僧帽細胞**(mitral cell)と**房飾細胞**(tufted cell)の樹状突起とシナプスを形成する。僧帽細胞と房飾細胞は多くの類似性をもっている。両方ともグルタミン酸作動性ニューロンであり，尖端樹状突起を1つの糸球体へ伸長し，長い軸索を投射して嗅覚情報を**嗅皮質**(olfactory cortex)内の複数の領域へ中継している。嗅皮質では嗅覚情報がさらに分析されることになる。しかしこれら2種類の細胞は，細胞体の位置，応答特性，軸索投射パターンという点において異なっている(図6-19)。これ以降の議論では簡略化のため，僧帽細胞を嗅球からの出力神経細胞として扱うことにする。

動物周囲に存在する匂い物質を知るために，脳はどのような仕組みを利用しているのだろうか。少なくとも3つの可能性が考えられる(図6-13)。まず第1の可能性として，同じ種類の嗅覚受容体を発現するORNの細胞体が嗅上皮上で集合体を形成しており，それらが嗅球内の同じ糸球体へ軸索を投射することが考えられる。第2の可能性としては，異なっ

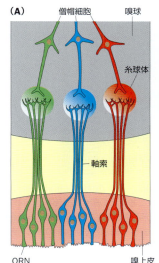
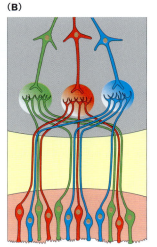
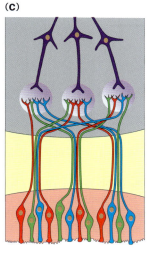

図6-13 嗅覚系の構成に関して考えられる3つのモデル 同じ色の嗅覚受容ニューロン(ORN)は同じ色の嗅覚受容体を発現しており，同じ嗅覚情報を伝達する。**(A)** 同じ嗅覚受容体を発現するORNの細胞体は集合体を形成しており，同じ糸球体へ軸索を投射する。**(B)** 同じ嗅覚受容体を発現するORNの細胞体は散在しているが，軸索は同じ糸球体へ収束する。**(C)** 同じ嗅覚受容体を発現するORNの細胞体は散在しており，それらの軸索も異なった糸球体に投射する。すなわち，それぞれの糸球体は異なった嗅覚受容体を発現する多くの種類のORNから軸索投射を受ける。(Axel R [1995] *Sci Am* 273:154–159よりMacmillan Publishersの許諾を得て掲載)

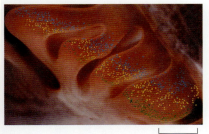

図6-14 特定の受容体を発現する嗅覚受容ニューロン(ORN)の嗅上皮における分布 異なる嗅覚受容体を発現する3種類のORNをそれぞれ青色,黄色,緑色で示す。3種類のORNは嗅上皮の長軸方向には広く分散している一方,短軸方向では異なった領域に分布しており,それぞれほぼ分離している。*in situ* ハイブリダイゼーションのデータからまとめたもの。(Vassar R, Ngai J, Axel R [1993] *Cell* 74:309–318よりElsevierの許諾を得て掲載)

た嗅覚受容体を発現するORNの細胞体が嗅上皮上に散在しているが,それらの軸索は投射する過程で選別され,結果的に同じ嗅覚受容体を発現するORNは同じ糸球体に投射するということが考えられる。これらいずれの場合も,それぞれの僧帽細胞は1つの種類のORNから直接入力を受ける。第3の可能性は,異なった嗅覚受容体によって受容された嗅覚情報はそれぞれの糸球体のレベルでも混ざり合っているというものである。この場合,それぞれの僧帽細胞は多くの種類のORNから直接入力を受け,ORN活性化のパターンの解読は嗅皮質に任せることになるだろう。

　マウスとラットのORN mRNAに対する特異的プローブを用いた *in situ* ハイブリダイゼーションでは,特定の種類のORN細胞体は嗅上皮の長軸方向には広く分散しており,明らかな空間分布パターンはみられなかった。一方,短軸方向には分布パターンがいくぶん認められ,それぞれの種類のORNは軸長の約4分の1の幅の帯の中に分布していた(**図6-14**)。すなわち,異なった受容体を発現する異なったORNは長軸方向には完全に混ざり合っており,短軸方向においても相当に混ざり合っている。これらの知見から,同じ嗅覚受容体を発現するORNの細胞体は空間的に集合体を形成していないことがわかり,図6-13Aに示した可能性は排除された。特定のORNが散在していることは,嗅上皮の表面に広がった匂い物質を検知することを可能にし,結果的に匂い物質を感知する感度を上昇させているのかもしれない。

6.8　同じ嗅覚受容体を発現する嗅覚受容ニューロンの軸索は同一の糸球体に投射する

　興味深いことに,*in situ* ハイブリダイゼーションでは嗅球内の特定の場所に位置する糸球体内に,特定の嗅覚受容体のmRNAが検出された。この結果を単純に解釈すると,特定の嗅覚受容体を発現するORNの細胞体は嗅上皮上に広く分散している一方で,その軸索は同じ糸球体に投射するということになる(図6-13B)。結果として,嗅覚受容体のmRNAが嗅球内に濃縮したスポットとして可視化されるというわけである。このORNの軸索の収束性投射は,みごとな遺伝学的標識法によってマウスで直接可視化された。ノックイン法(13.7節)を用いることで,特定の嗅覚受容体遺伝子が軸索トレーサータンパク質

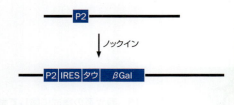
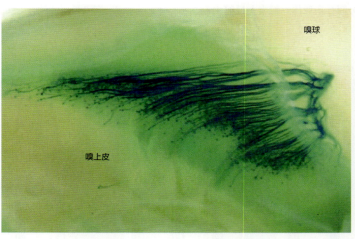

図6-15　嗅覚受容ニューロン(ORN)の軸索の収束を可視化する 左:胚性幹細胞(ES細胞)において,嗅覚受容体P2をコードする遺伝子(四角はコード領域を示す)にDNA断片を挿入することによって,P2を発現するORNを可視化した。IRES(internal ribosome entry site)は,改変されたP2 mRNAから軸索トレーサータンパク質タウ-βGalを翻訳できるようにするための配列である。タウは微小管結合タンパク質で,軸索を効率よく標識する。βGalは細菌由来のβ-ガラクトシダーゼを示す。右:β-ガラクトシダーゼ活性の存在を示す基質の発色により,嗅上皮におけるORNの細胞体と,嗅球内の1つの糸球体へ収束するその軸索投射が可視化されている。(Mombaerts P, Wang F, Dulac C et al. [1996] *Cell* 87:675–686よりElsevierの許諾を得て掲載)

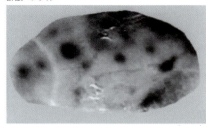

図6-16　マウス嗅球における匂い物質に対する反応の内因性信号イメージング　それぞれの黒い斑点は，図の左上に示した匂い物質によって活性化された糸球体を示している。それぞれの匂い物質は特定の糸球体活性化パターンを引き起こす。（Rubin BD, Katz LC［1999］*Neuron* 23:499-511よりElsevierの許諾を得て掲載）

を共発現するように操作された。軸索トレーサータンパク質としては，軸索に濃縮する微小管結合タンパク質**タウ**（tau）とβ-ガラクトシダーゼとの融合タンパク質が用いられた。β-ガラクトシダーゼの作用により青く発色した基質を検出することで，操作された嗅覚受容体を発現するORNの細胞体から嗅上皮に終止するその軸索終末までを追跡することが可能になった（図6-15）。

　これまでこの手法によって多くのORNが標識されてきた。これらの結果から，同じ嗅覚受容体を発現するORNの軸索は嗅球内の中央領域と側方領域のそれぞれに1つずつ位置する特定の糸球体に収束することが明らかになっている。さらに，異なる個体においても（同じ嗅覚受容体を発現する）同じORNが投射する糸球体の位置は**紋切り型**（stereotype），すなわち，個体差がほとんどないことが知られている。

　したがって，嗅覚情報は嗅球内における糸球体活性化の空間地図によって表現される。周囲の環境にどのような匂い物質があるかを同定することは，どの糸球体が活性化しているかを読みとることと同等である。第4章（図4-42B）で述べた内因性信号イメージングのような神経活動測定技術によって，特定の匂い物質は糸球体を特定の組み合わせで活性化させることが示されている（図6-16）。

　これらの重要な発見は神経系の構成における一般原理を例示している。それは情報を表現するための地図の利用である。視覚系を学ぶ上で，脳が網膜上に集められた情報を表現するために空間地図を利用するのは直感的に予想しやすい。視覚はそもそも本質的に外界の空間情報を表現するものだからである。対照的に，匂い物質が脳の中にどのように表現されるのかは直感的にはわからない。感覚情報を表現するために神経地図を利用することは似ているが，匂い物質の糸球体地図は視覚地図とは質的に異なる。糸球体地図は外界の空間に対応するのではなく，むしろ存在する化合物の性質に対応しているのである。

6.9　嗅球神経回路は側方抑制によって匂い信号を変換する

　嗅覚の第1段階はよく理解されている。嗅覚情報は嗅球内の糸球体活性化パターンによって表現されており，それは同じ嗅覚受容体を発現するORNの軸索の収束性投射によって実現されている。では，匂いの認識や匂い依存的な行動を引き起こすために，糸球体活性化パターンはどのように高次嗅覚中枢へ伝えられるのだろうか。今日まで，これらの疑問に答える十分な解答は得られていない。以下の2つの節では，この分野の研究における進展と挑戦につき，特に嗅球と嗅皮質のそれぞれに関して説明する。

　嗅球における神経回路は網膜の神経回路と似ている（図6-17）。それぞれの糸球体内で，ORNの軸索は僧帽細胞の尖端樹状突起とグルタミン酸作動性シナプスを形成する。それぞれの僧帽細胞は尖端樹状突起を1つの糸球体へ伸ばしている。ORNから僧帽細胞への連絡は興奮性の経路であり，網膜における視神経，双極細胞，網膜神経節細胞への経路と似ている。それぞれの糸球体は同じ嗅覚受容体を発現するORNから入力を受け，それぞれの僧帽細胞は尖端樹状突起を1つの糸球体へ伸ばしていることから，それぞれの僧帽細胞は1つの嗅覚受容体と同義にとらえることができる。このように整った構造から，それぞれの糸球体は異なった**嗅覚処理チャネル**（olfactory processing channel）と考えることができる。それぞれの糸球体は平均して数千個のORNから入力を受け，出力は数十個の僧帽細胞によって伝えられる。すなわち，それぞれの僧帽細胞は数百個のORNからの入力を受けるという情報の収束が起きている。これにより僧帽細胞が嗅覚情報を感知する際の感

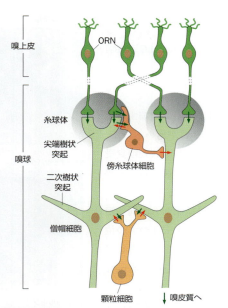
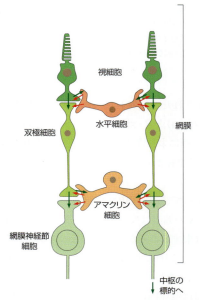

図6-17　嗅球と網膜における神経回路の比較　嗅球（左）および網膜（右；詳細については4.16～4.20節を参照）におけるニューロンとその接続パターン。細い線は軸索，太い線は樹状突起，緑色は興奮性ニューロン，橙色は抑制性ニューロンを示す。嗅球神経回路では，嗅覚受容ニューロン（ORN）と僧帽細胞が興奮性経路を構成している。嗅覚情報は異なる嗅覚処理チャネル（ここではそのうちの2つを示す）を通り，この興奮性経路によって鼻から脳へ伝達されている。このような伝達は，糸球体のそれぞれが同じ嗅覚受容体を発現するORNから軸索投射を受け，さらに僧帽細胞はその尖端樹状突起を1つの糸球体だけに投射することから可能になる。顆粒細胞と傍糸球体細胞はGABA作動性であり，異なる糸球体間での側方抑制効果を示す。これらの細胞間での興奮性シナプス結合と抑制性シナプス結合を，それぞれ緑色と赤色の矢印で示す。ORNの軸索の破線は，その細胞体から糸球体までの距離が，図に示してあるよりもはるかに長いことを示している。図には示していないが，嗅球における多くの種類の局所介在ニューロンは，傍糸球体細胞や顆粒細胞よりも広い領域へ突起を伸ばし，神経伝達物質としてドパミンやグルタミン酸を用いるものもある。僧帽細胞，顆粒細胞，傍糸球体細胞，水平細胞，アマクリン細胞の樹状突起は，神経情報を受けるだけではなく送ることもできる。事実，多くのGABA作動性ニューロンが軸索をもっておらず，1.7節で議論した動的極性化説の例外となっている。明らかな類似性にもかかわらず，これら2つの神経回路の間には顕著な違いがある。嗅覚神経回路は網膜神経回路に比べて興奮性ニューロンが1つ少ない。水平細胞はおもに視細胞のシナプス前終末を抑制する（双極細胞を直接抑制することもできる）。一方，傍糸球体細胞はおもに僧帽細胞の樹状突起を抑制する。（Shepherd GM [ed] [2004] The Synaptic Organization of the Brain, 6th ed. Oxford University Pressより）

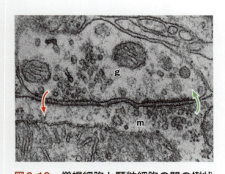

図6-18　僧帽細胞と顆粒細胞の間の樹状突起間シナプス　顆粒細胞突起（g）と僧帽細胞突起（m）の間の隣接した相互シナプスの電子顕微鏡写真。矢印は情報の流れの向きを示す。（Rall W, Shepherd GM, Reese TS et al. [1966] *Exp Neurol* 14:44–56よりElsevierの許諾を得て掲載）

度が上昇し，ノイズは減少する（BOX 1-2，1.12節）。

　嗅球は単に情報を集積する以上の役割を果たしている。網膜と同様に，嗅球には神経突起が嗅球内だけにあるような局所介在ニューロンが多く存在している。それらの大部分はGABA作動性の抑制性ニューロンであるが，グルタミン酸やドパミンを神経伝達物質として用いる局所介在ニューロンも含まれている。哺乳類の嗅球において，これらの局所介在ニューロンの数は，僧帽細胞（と房飾細胞）の数の約100倍である。**傍糸球体細胞**（periglomerular cell）は介在ニューロンの中の大きなグループであり，糸球体内で直接ORNの軸索もしくは僧帽細胞の尖端樹状突起から入力を受け，近傍の糸球体を抑制する（図6-17）。**顆粒細胞**（granule cell）はもう1つの大きなグループで，ORNからは入力を受けず僧帽細胞から入力を受ける。僧帽細胞は，尖端樹状突起を1つの糸球体に伸ばすのに加えて，嗅球内のかなりの部分を占める**二次樹状突起**（secondary dendrite）も伸ばしている。顆粒細胞の樹状突起と僧帽細胞の二次樹状突起は相互性の**樹状突起間シナプス**（dendrodendritic synapse）を形成する。僧帽細胞が顆粒細胞を活性化させると，顆粒細胞は「その僧帽細胞」と「近傍に二次樹状突起をもつ僧帽細胞」の両方を抑制する（図6-17A，6-18）。このように，嗅球神経回路内の傍糸球体細胞と顆粒細胞は，網膜内の水平細胞とアマクリン細胞に似ている（図6-17）。

　嗅球と網膜の神経回路の類似性から，嗅球のGABA作動性ニューロンは側方抑制の役割を果たすことが予想される（4.16節）。例えば，僧帽細胞は対応する糸球体内においてシナプス前細胞であるORNの軸索から興奮性入力をその尖端樹状突起で受け取り，一方，別

の嗅覚処理チャネルである近傍の糸球体からの抑制性入力をその尖端樹状突起と二次樹状突起で受け取る。これは網膜神経節細胞の中心周辺拮抗型受容野とよく似ている。すなわち，それぞれの嗅覚処理チャネル（糸球体）のために，嗅球の介在ニューロンはORNから入力された「受容野」情報を，出力先の僧帽細胞用の「受容野」情報に変換しているのである（嗅覚系における受容野とは，嗅覚系神経細胞の発火パターンに影響する匂い物質レパートリーと定義することができる）。しかし，近傍の視神経の活性化の程度を比較することでコントラスト，色，動きを解析することが明らかになっている中心周辺拮抗型受容野とは異なり，嗅球における側方抑制の正確な役割はあまり明らかになっていない。側方抑制には似た匂い物質どうしの違いを明確に際立たせる役割があるとする単純なモデルが提唱されている。しかし，近傍の糸球体が化学的に類似した匂い物質を表現する必要性はないので，このモデルは一般的に適用できるものとはなりえないだろう。さらに，「匂い空間」（匂い物質のレパートリー全体）は多次元である。世の中には数多くの化学的に異なった匂い物質が存在しており，それぞれの匂い物質は複数のORNと糸球体を活性化させることのできる複数の官能基をもっている。このように匂い物質は多次元性をもつため，通常の方法で匂い物質の特性を二次元の嗅球表面上に整然と表現することは困難である。

側方抑制のその他の役割として僧帽細胞の**ゲイン調節**（gain control）が考えられ，この場合は周囲の糸球体からの抑制が非選択的であっても問題ない（ゲイン調節とは，システムへの入力と出力の関係を調整することによって出力強度を一定の範囲内に保つことを意味する；BOX 4-3も参照）。例えば，多くのORNが活性化してしまうような強い匂いに満たされた環境に出くわした場合，多くのGABA作動性抑制性ニューロンが活性化して，すべての嗅覚処理チャネルの活性化の程度を減弱させ，神経発火頻度が上限に達してしまうのを防ぐことができる。もしゲイン調節が，弱い反応を選択的に減弱させることができれば，最も強く活性化される嗅覚処理チャネルを際立たせることができるようになる。他の可能性として，側方抑制はおもに僧帽細胞の活性化のタイミングを制御していることが考えられる。僧帽細胞発火のタイミングは匂い物質ごとに異なることが知られているので，このタイミングは匂い物質の特性に関する情報をもっているかもしれない。

6.10 嗅覚入力はそれぞれの皮質領域において異なった様式で整理されている

すべての感覚系の中で，嗅覚経路は唯一，視床を介さない経路である。僧帽細胞と房飾細胞はORNから入力を受け，さまざまな嗅皮質領域へ直接軸索を投射している（図6-19）。このように嗅皮質ニューロンは外部環境からたった2つのシナプスしか離れておらず，嗅覚は他の感覚よりも直接に皮質へ連絡していることがわかる。同じ種類のORNから同じ糸球体への収束性の軸索投射は，嗅覚情報を嗅球における空間地図として表現することを可能にしている。ではつぎに，この糸球体地図はどのように嗅皮質へ表現される

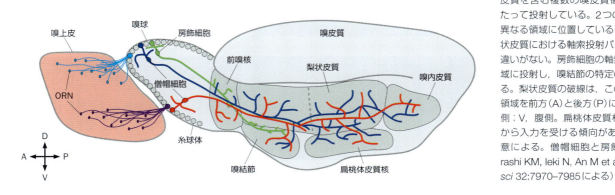

図6-19 マウスの中枢嗅覚系の模式図 マウス脳の側面図に嗅上皮から嗅皮質への嗅覚回路の構成を示す。2種類の嗅覚受容ニューロン（ORN）から2つの異なった糸球体へ軸索が収束性に投射している。嗅球においては，僧帽細胞（青色と赤色）と房飾細胞（緑色）は，それぞれ尖端樹状突起を1つの糸球体へ，二次樹状突起を側方へ伸ばしている。僧帽細胞はその軸索を前嗅核，梨状皮質，嗅結節，扁桃体皮質核，嗅内皮質を含む複数の嗅皮質領域へ長い距離にわたって投射している。2つの僧帽細胞は嗅球の異なる領域に位置しているにもかかわらず，梨状皮質における軸索投射パターンにはほとんど違いがない。房飾細胞の軸索は嗅皮質の前方領域に投射し，嗅結節の特定の部位に終止している。梨状皮質の破線は，この最も大きい嗅皮質領域を前方（A）と後方（P）に分けている。D，背側；V，腹側。扁桃体皮質核は嗅球の背側領域から入力を受ける傾向がある。（宮道和成の厚意による。僧帽細胞と房飾細胞の原図はIgarashi KM, Ieki N, An M et al. [2012] J Neurosci 32:7970–7985による）

のだろうか。

最も大きな嗅皮質領域である**梨状皮質**(piriform cortex)には秩序だった空間配置がないことが，電気生理学的手法および光学イメージングを用いた研究によって明らかになった。例えば，2光子Ca^{2+}イメージング(13.22節，図4-42C)を用いて梨状皮質を解析したところ，特定の匂い物質に反応する皮質ニューロンは梨状皮質に広く分布しており，識別可能な空間配置はみいだせなかった(図6-20)。これらの生理学的研究の結果は解剖学的な研究の結果ともよく合致することから，それぞれの僧帽細胞の軸索は梨状皮質全体にわたって広く投射していることがわかる(図6-19)。これは第4章で述べた一次視覚野における様式，つまり網膜部位再現やいくつかの種では眼球優位性や方位選択性にも対応して皮質ニューロンが配置される様式とは対照的である。

なぜ梨状皮質は嗅球からの空間配置情報を捨てたのだろうか。1つの可能性として，僧帽細胞と梨状皮質ニューロンの間の無秩序な配線によって，梨状皮質ニューロンに白紙状態を作り出しており，それによって嗅球から来る莫大な数の嗅覚処理チャネルの組み合わせを一括して受け取ることが可能になっているのかもしれない。この確率的な神経結合マトリックスは，嗅覚にもとづいた経験による神経結合の強化や排除，またはその強度調節を行うための基盤となることができ，これにより各個体の経験を反映した梨状皮質への嗅覚情報の表現が可能になる。これらの概念については第10章で詳しく議論する。

嗅覚情報の表現において，すべての皮質領域(図6-19)が梨状皮質と似ているわけではない。僧帽細胞の軸索トレーシング実験により，異なった糸球体由来の僧帽細胞の軸索も梨状皮質において同様の投射パターンを示しており，これは前述の生理学的実験の結果と合致する。一方，僧帽細胞から直接入力を受ける嗅覚扁桃体複合体の一部分，**扁桃体皮質核**(cortical amygdala)への軸索投射は，より秩序だったパターンを示した。これらの発見は特定のニューロンのシナプス前パートナーを標識できる**逆行性トランスシナプス標識法**(retrograde trans-synaptic tracing)を用いた研究によっても確認された(13.19節)。嗅皮

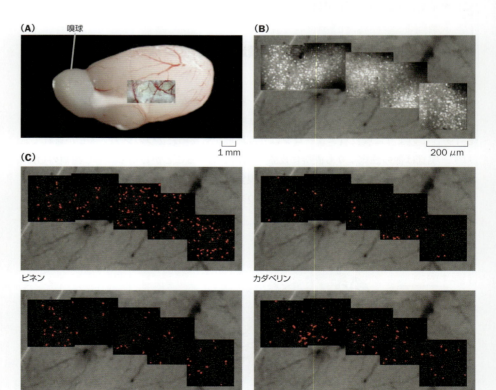

図6-20　特定の匂い刺激によって活性化される梨状皮質のニューロンはランダムに広く分布している　(A)マウス梨状皮質の生体内イメージング。嗅球は左側。**(B)**細胞内Ca^{2+}濃度の変化を検出できる蛍光指示薬を用いることで，麻酔下の同一個体から1,000個以上の細胞をイメージングすることができる。**(C)**4種類の匂い物質(ピネン，カダベリン，酪酸，オクタナール)に反応する梨状皮質の細胞は，イメージング領域内で混ざり合って広く分散している。これは嗅球における糸球体ごとの空間地図は，梨状皮質では維持されていないことを示している。(Stettler DD, Axel R [2009] Neuron 63:854–864 よりElsevierの許諾を得て掲載)

図6-21　嗅球情報は異なった様式で梨状皮質と扁桃体皮質核に入力する **(A)** 逆行性トランスシナプス標識法に用いるウイルスを梨状皮質の異なる小領域へ注入する。皮質ニューロンと機能的なシナプスを形成する僧帽細胞と，それらに対応する嗅球内の糸球体が標識される。**(B)** 梨状皮質の2つの部位に別々にウイルスを注入すると，標識された糸球体は嗅球全体に分布していた（紫色と赤色）。一方，扁桃体皮質核への注入では，嗅球の背側領域にある糸球体が効率よく標識された（緑色；3回の注入実験の総和）。それぞれの実験で標識された糸球体は，標準化された嗅球モデルの上に投影されている。A，前方；P，後方；D，背側；V，腹側。（Miyamichi K, Amat F, Moussavi F et al. [2011] Nature 472:191–196よりMacmillan Publishersの許諾を得て掲載）

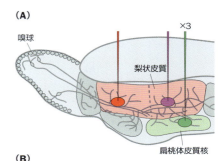
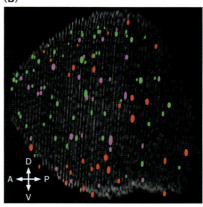

質の異なる領域におけるそれぞれのニューロンは，嗅球内に広く分布している糸球体に対応する複数の僧帽細胞から直接入力を受けており，これにより皮質ニューロンは糸球体の組み合わせという符号を復号化できるようになっている。梨状皮質における皮質ニューロンは嗅球全体の糸球体から直接入力を受けており，これは確率的に接続されるという仮説と一致する。しかし，扁桃体皮質核の多くの皮質ニューロンは，嗅球の背側領域にある糸球体から入力を受ける傾向が強かった（図6-21）。

　嗅球の背側領域は何が特別なのだろうか。嗅球の背側領域に投射するORNを選択的に除去したマウスは，腐敗した食物やキツネの尿に含まれる化学物質など，正常なマウスが生得的な忌避行動をとるような匂い物質を避けることがなくなった。これらの観察結果は，嗅球の背側領域にある一部の嗅覚処理チャネルが，特別な匂い物質の感知を生得的な忌避行動に変換するのに特に重要である可能性を示唆している。

　まとめると，嗅球からの出力はそれぞれの皮質領域に異なった様式で表現されており，これによって異なった目的を達成することができるのだろう。同様の知見がショウジョウバエの嗅覚系においても報告されており，それについてはつぎのパートで議論する。これまで議論してきたものとほぼ同等のシステムが，哺乳類の特殊な生物学的意義をもった不揮発性化学物質の感知に利用されている（BOX 6-1）。

BOX 6-1　哺乳類の副嗅覚系はフェロモンと天敵の匂いを感知するのに特化している

　ほとんどの哺乳類は解剖学的にも生化学的にも主嗅覚系とは異なる**副嗅覚系**（accessory olfactory system）をもっている。鋤鼻系（vomeronasal system）とも呼ばれる副嗅覚系の感覚ニューロンは，鼻の前方に位置する**鋤鼻器**（vomeronasal organ：VNO）と呼ばれる特殊な構造の中に存在する（図6-22A）。主嗅上皮のORNは空気中の揮発性の匂い物質を感知する一方，VNOニューロンは水で満たされた細い管を通して不揮発性の刺激を感知する。VNOニューロンは主嗅球の隣にある**副嗅球**（accessory olfactory bulb）の糸球体へ軸索を投射している（図6-22A）。副嗅球の僧帽細胞は嗅皮質へ情報を伝達するが，その軸索の投射先は主嗅球の僧帽細胞からのものとは異なっている。

　個々のVNOニューロンはV1RまたはV2Rのどちらかのクラスに属する1種類の鋤鼻受容体を発現している。これら2つのGPCRファミリーはそれぞれ異なっており，また主嗅覚系の嗅覚受容体とも異なっている。V1RとV2Rの下流シグナル伝達経路も主嗅覚系で利用されるものとは異なる。主嗅覚系のORNの活性化はCNGチャネル（図6-4）の開口によるが，VNOニューロンの活性化はTRPC2と呼ばれる特殊なTRPチャネル（transient receptor potential channel；一過性受容器電位チャネル；BOX 2-4）の開口による。Trpc2ノックアウトマウスは副嗅覚系全体の機能を失ってしまう。

　機能的なV1RとV2Rをコードする遺伝子の数は哺乳類の中でもかなり異なり，マウスでは約300個あるが霊長類ではわずか数個である。すなわち，副嗅覚系の機能は種によって大きく異なる。神経活動の指標として最初期遺伝子を用いることで（3.23節），マウスにおける約90種類の鋤鼻受容体を活性化させる刺激が同定された（図6-22B）。これらの受容体のうちのいくつかは，マウスの尿，汗，皮膚分泌物に含まれる**フェロモン**（pheromone）によって活性化された（フェロモンは個体が同種の別の個体に特異的な反応を引き起こさせるために産生する物質で，ギリシャ語で「移動する」という意味のphereinと「興奮させる」という意味のhormonから名づけられた）。マウスにおける多数の鋤鼻受容体は，天敵である哺乳類や鳥類に由来する化学物質を感知するために使われている（6-22B）。

　具体的な例を取り上げて副嗅覚系の機能を説明しよう。マウスを含めたある種の哺乳類の尿は，社会的コミュニケーションに重要な化学

（つづく）

BOX 6-1　哺乳類の副嗅覚系はフェロモンと天敵の匂いを感知するのに特化している （つづき）

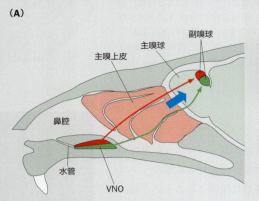

図6-22　副嗅覚系と鋤鼻受容体　(A)マウス側面図に示した主嗅覚系と副嗅覚系。鋤鼻器（VNO）は鼻の前方に位置し，水で満たされた管によって鼻腔とつながっている。頂端側（赤色）と基底側（緑色）に位置するVNOニューロンは，それぞれV1RクラスとV2Rクラスの受容体を発現しており，それらの軸索（赤色と緑色の矢印）は副嗅球の前方領域と後方領域へそれぞれ投射する。青色の矢印は主嗅上皮（桃色）から主嗅球への軸索投射を示している。(B)上段：特定の化学物質に対する受容体の同定を目的とした二重 in situ ハイブリダイゼーション。同一の雌マウスのVNOニューロンで，キツネ，ラット，雄マウスの寝床に反応する最初期遺伝子 Egr1（3.23節）の発現を緑色で，V2R受容体の特定のサブクラスの発現を赤色で示す。黄色のシグナルは，V2Rプローブによるシグナルと，キツネもしくはラットの寝床に対して活性化したニューロンの重複を示している（しかし，雄マウスの刺激では黄色のシグナルは検出されない）。すなわち，これら特異的なV2R受容体は同種ではなく，天敵の匂いによって活性化されることがわかる。下段：雄マウス，雌マウス，もしくは異種（マウスの天敵など）特異的な匂い刺激によって活性化される，56種類のV1Rと32種類のV2Rのベン図。V2R受容体は，これら3種の匂いのうち1つに対してより選択的に反応するようになっており，複数の匂いに反応するV2Rは1種類だけである。(A：Brennan PA, Zufall F [2006] *Nature* 444:308–315よりMacmillan Publishersの許諾を得て掲載；B：Isogai Y, Si S, Pont-Lezica L et al. [2011] *Nature* 478:241–245よりMacmillan Publishersの許諾を得て掲載)

物質を含んでいる。例えば，雄マウスは尿を塗りつけることで自分の縄張りにマーキングすることが知られている。縄張り内の雄マウスは性成熟した雄マウスが侵入してくると攻撃性を示すが，去勢された雄マウスに対しては示さない。しかし，性成熟した雄マウスの尿を塗布した去勢雄マウスに対しては攻撃性を示す（図6-23A）。このような行動反応を指標として，去勢マウスに塗布したときにマウスの攻撃性を引き起こす尿内の生理活性物質が生化学的に精製された。その結果，非常に安定で長期にわたって縄張りにマーキングしておくことができる**主要尿タンパク質**（major urinary protein：MUP）が活性成分の1つとして同定された。大腸菌に発現させてそこから精製したMUPを塗布した去勢雄マウスに対して，野生型マウスは攻撃性を示した（図6-23A）。この反応には副嗅覚系が必要で，*Trpc2*ノックアウトマウスは縄張りに侵入してきた雄マウスに対して攻撃性を示さなかった。

MUPは種内の社会的コミュニケーションだけではなく，種間での

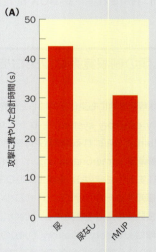

図6-23　主要尿タンパク質（MUP）は攻撃反応もしくは忌避反応を引き起こす　(A)縄張り内に侵入してきた去勢雄マウスに対して雄マウスが示す攻撃時間（10分間隔で実験）。縄張り内の雄マウスは，尿を塗布していない去勢雄マウスよりも，性成熟した雄マウスの尿を塗布した去勢雄マウスに対してより強い攻撃性を示した。大腸菌内で合成した組換えMUP（rMUP）を塗布した去勢雄マウスも，縄張り内の雄マウスの攻撃性を亢進させた。(B)マウスはラットやネコのMUPがついているケージ内の領域を避ける。TRPC2を欠損させたマウスではこの行動が消失したことから，この行動はVNOニューロンの機能に依存している。(A：Chamero P, Marton TF, Logan DW et al. [2007] *Nature* 450:899–902よりMacmillan Publishersの許諾を得て掲載；B：Papes F, Logan DW, Stowers L [2010] *Cell* 141:692–703よりElsevierの許諾を得て掲載)

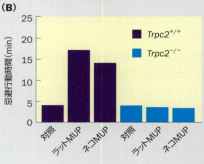

（つづく）

BOX 6-1　哺乳類の副嗅覚系はフェロモンと天敵の匂いを感知するのに特化している　（つづき）

コミュニケーションにも利用できる手段である。マウスは天敵であるネコやラットを先天的に怖がる。ラットの尿はマウスに忌避行動やストレスホルモンの分泌などの強い防御反応を引き起こす。ラット尿を生化学的に精製することによって，マウスに防御反応を引き起こす活性成分がラットMUPであることが確認された。この場合も*Trpc2*ノックアウトマウスはラットMUP，そしてネコMUPに対する反応を示さなかったことから（図6-23B），MUPは副嗅覚系を介して作用することがわかった。今後，これらのMUPの効果を仲介する特異的な鋤鼻受容体を同定し，脳内での神経回路を明らかにすることは，異なる種由来のMUPによって誘発される攻撃反応や防御反応の神経基盤を理解するのに有益であろう。

6.4節で議論したように，ヒトの主嗅覚系の嗅覚受容体をコードする遺伝子の大部分は偽遺伝子になっている。副嗅覚系における状況はさらに極端であり，ヒトでは機能的なV1R遺伝子は5個，V2R遺伝子は0個で，残り（100個以上）はすべて偽遺伝子である。TRPC2チャネルをコードする遺伝子もヒトでは偽遺伝子になっている。VNO自体も成人には存在せず，発生過程で一過的に現れるのみである。ヒトにおいて副嗅覚系は失われてしまったようである。

副嗅覚系を進化の過程で失ってしまったヒトは，社会的コミュニケーションにフェロモンを使わないのだろうか。最近のマウスの研究によると，副嗅覚系に加えて，主嗅覚系においてもフェロモンを感知することはできるようである（詳細については第9章を参照）。よって，ヒトが主嗅覚系を用いてフェロモンを利用している可能性は残されている。同じ場所に住んでいる女性は月経周期が同調することが知られている。女性の腋窩からの抽出物で，そのような同調を誘発することができる。月経周期の異なる女性からの抽出物は，排卵を早めたり遅らせたりする。ヒトにおけるフェロモンの役割を正確に理解し，その生物学的機能を探索するためには，これらの効果を引き起こす化学物質を同定することが必要である。

線虫とハエはどのように匂い物質を感知するのだろうか

哺乳類の脳を理解するのに，より単純な生物を用いた研究が役に立つことがある。例えば，第2章でみたように，イカ巨大軸索を活用して活動電位発生のイオン的基盤についての理解が進んだ。イカの研究から得られた原理は神経系をもつ動物すべてにほぼ適用できている。嗅覚のような複雑な神経生物学的課題を理解するうえでも，単純な生物の活用は有益だろうか。

神経生物学分野におけるモデル生物の利用（13.1～13.5節）には大きな利点がある。一般にモデル生物は生物学的に単純で，扱いが技術的に容易である。われわれは単純な生物で得られた知見を利用して，おそらく同様のアプローチで，哺乳類における類似の問題を解くことができる。もしモデル生物が哺乳類と同様の機構を用いているとするならば，単純なモデル生物のシステムを理解することで神経生物学的課題に向けた共通の解決法についての情報が得られ，哺乳類における発見のスピードを速めることができる。たとえ単純な生物における問題解決法が違ったとしても，われわれは共通の問題に対する異なった解決法を学ぶことができ，さらにその過程で生物の多様性に関する理解を深めることができる。

6.11　*C. elegans*は感覚ニューロンレベルで嗅覚行動の決定を行う

線虫*Caenorhabditis elegans*は神経系を研究するうえで重要なモデル生物である（13.2節）。*C. elegans*は302個のニューロンをもっており，連続電子顕微鏡再構成法でその配線様式，つまり**コネクトーム**（connectome）が明らかにされている。*C. elegans*の神経系には約6,393個のニューロン間化学シナプス，1,410個の神経筋接合部，890個のギャップ結合がある。*C. elegans*の嗅覚に必須のニューロン群が，レーザーによる細胞除去や遺伝学的操作を併用した誘引性・忌避性の嗅覚行動実験から同定されている。感覚ニューロンの3つのペア（2つのAWA，2つのAWB，2つのAWC）が，ほとんどの揮発性匂い物質の感知に関与している。これら3群のニューロンペアは，匂い物質の感知のために*C. elegans*の

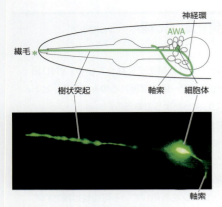

図6-24　*C. elegans* の嗅覚ニューロン
2つあるAWA感覚ニューロンのうちの1つの模式図（上段）と蛍光イメージ（下段）。AWAの細胞体は神経環付近に位置し，その樹状突起は繊毛のように伸びて*C. elegans*の前方開口部まで達している（＊）。（Sengupta P, Chou JH, Bargmann CI [1996] Cell 84:875–887 より Elsevierの許諾を得て掲載）

前方開口部に樹状突起を伸ばしている（図6-24）。興味深いことに，これら3つのニューロンペアは機能的に明確に異なっている。AWAとAWCは嗅覚を介した誘引行動にかかわっており，一方AWBは嗅覚を介した忌避行動にかかわっている。また，これらの3つのニューロンペアは嗅覚受容体と考えられている約100種類のGPCRの多くを発現している。この単純な嗅覚ニューロンの構成は，匂い感知と嗅覚を介した行動について興味深い疑問を想起させる。例えば，行動を規定するのには特定のニューロンの活性化が必要なのだろうか，それともむしろ特定の嗅覚受容体（それを発現するニューロンの種類にかかわらず）の活性化が必要なのだろうか。

AWAに発現しているOdr10は誘引物質であるジアセチルの感知に必要な受容体として同定された。Odr10をもたない*C. elegans*（*Odr10*変異体）はジアセチルへ誘引されることはない。トランスジェニック法（13.10節）を用いることで，Odr10を特定のニューロンへ戻す実験が行われた。*Odr10*導入遺伝子を*Odr10*変異体の2つのAWAに導入して発現させると，ジアセチルに対する誘引行動が復帰した。すなわち，正常のOdr10は誘引行動のためにAWAで機能していることがわかった。一方，*Odr10*導入遺伝子を*Odr10*変異体の2つのAWBに導入した場合，その*C. elegans*はジアセチルを忌避するようになった（図6-25）。すなわち，行動を規定するのは匂い物質でもその受容体でもなく，対応するニューロンであることがわかった。

このみごとな実験は*C. elegans*の嗅覚における単純な論理を示唆している。つまり，誘引行動を引き起こす受容体はAWAもしくはAWCに，忌避行動を引き起こす受容体はAWBに発現しているということである。そして特定の感覚ニューロンにおける反応は，誘引行動や忌避行動を引き起こす運動ニューロン系と特異的に連絡することで最終的な行動を決定しているのだろう。このような*C. elegans*における戦略は，より複雑な哺乳類の嗅覚系と単純には比較できないかもしれない。なぜなら，哺乳類の嗅覚系は，線虫より多くの感覚ニューロンをもち，*C. elegans*より多くの匂い物質を区別可能で，構造的にも線虫と異なる特性（1つのニューロンに1種類の受容体が発現していることなど）をもつからである。それにもかかわらず，*C. elegans*の例は，ニューロン数の少ない単純な生物が，その行動を左右する匂い感知をどのようにして可能にしているのかを教えてくれる。すなわち，動物にとって潜在的な利益があるのか害があるのかという匂いの**嗜好価値**（hedonic value）を，感覚系の出発点である感覚ニューロンに組み込んでいるのである。実際，この単純な論理は哺乳類の味覚系に適用することができる（6.21節）。

図6-25　*C. elegans* の嗅覚ニューロンが最終的な行動を決定する　(**A**) 匂い物質選好実験。*C. elegans*はプレートの中央からスタートし，一定時間，自由に動き回ることができる。選好指数（preference index）は，それぞれの場所にいた*C. elegans*の数にもとづいて(A＋B－E－F)／総数として計算される。(**B**) 野生型の*C. elegans*はジアセチルへ誘引される（左）。*Odr10*嗅覚受容体遺伝子を欠失させた*C. elegans*はジアセチルに反応しない（中央）。*Odr10*導入遺伝子を*Odr10*変異体の2つのAWBに導入して発現させると，*C. elegans*はジアセチルを忌避するようになる（右）。(B：Troemel ER, Kimmel BE, Bargmann CI [1997] Cell 91:161–169より Elsevierの許諾を得て掲載)

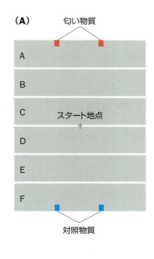
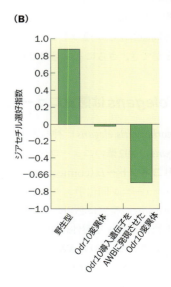

6.12 C. elegansの感覚ニューロンは匂い物質の除去によって活性化され，オン経路とオフ経路に関与している

　C. elegansの302個のニューロンがつくるシナプス結合はすべてわかっていることから，AWA/AWCもしくはAWBの活性がどのように誘引行動や忌避行動へ変換されるか，その神経回路メカニズムは容易に解明できると思うかもしれない。しかしつぎの研究によって，神経回路の配線を理解するというのは，神経回路の動作原理を理解するうえでの最初の一歩にすぎないことがわかる。

　まず，AWCは匂い物質を投与したときではなく，除去したときに活性化されるということが驚きであった。C. elegansのニューロンは非常に小さく，電気生理学的記録が難しいことで悪名高い。そのためこの発見は，微小流路に保持されたC. elegansに匂い物質を与えたときのCa^{2+}イメージングによって明らかにされた（図6-26A，Bの上図）。遺伝学的にコードされたCa^{2+}指示タンパク質GCaMP（13.22節）をAWCに特異的に発現させ，その蛍光強度の増加をもって神経の活性化とした。匂い物質を与えたときにはCa^{2+}シグナルはわずかに減少する（図6-26A，青色の線）。一方，匂い物質の除去はCa^{2+}シグナルの大きな増大を引き起こした（図6-26B，青色の線）。これはAWCが匂い物質の提示によって抑制され，匂い物質の除去によって活性化されることを示している。

　AWCはAIBとAIYを含む少数の介在ニューロンとシナプス結合している。AIBもしくはAIYにGCaMPを特異的に発現させて匂い刺激に対するCa^{2+}イメージングを行った場合，AWCよりも長い潜時で，AIBもまた匂い物質の除去によって活性化されることが明らかになった（図6-26B，赤色の線）。一方，AIYは匂い物質の提示によって活性化された（図

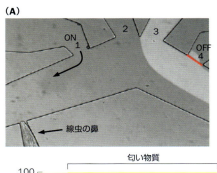
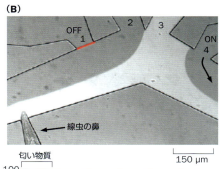
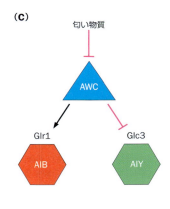
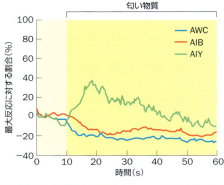
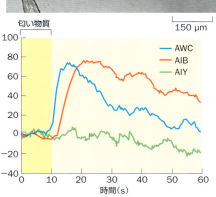

図6-26　AWCと下流介在ニューロンの嗅覚反応　（A，B）上段：保持されたC. elegansに匂い物質を与えて特定のニューロンにおけるCa^{2+}シグナルを検出するための微小流路装置。流路1〜3が開いているとき（A），匂い物質（灰色）がC. elegansの鼻に達する。流路2〜4が開いているとき，流路3からの緩衝液（白色）がC. elegansの鼻に達する。下段：AWCとAIBは誘引性の匂い物質（3-メチル-1-ブタノール）の提示によって抑制され，匂い物質の除去によって活性化される。AIYは匂い物質の提示によって活性化され，匂い物質の除去に対しては反応しない。それぞれのニューロンで遺伝学的にコードされたCa^{2+}指示タンパク質を発現させ，その蛍光強度の最大反応に対する割合を縦軸に示す。曲線は複数の実験結果の平均を表している。**（C）**神経回路の概要。AWCは神経伝達物質としてグルタミン酸を放出し，匂い物質が存在すると抑制される。AWCは，AMPA様イオンチャネル型グルタミン酸受容体Glr1を介してAIBを活性化させ，グルタミン酸依存性Cl$^-$チャネルGlc3を介してAIYを抑制する。（Chalasani SH, Chronis N, Tsunozaki M et al. [2007] Nature 450:63–70よりMacmillan Publishersの許諾を得て掲載）

6-26A，緑線）。遺伝的欠損実験により，AWCは神経伝達物質としてグルタミン酸を用いていることが示された。例えば，AWCからのグルタミン酸放出が阻害されると，AIBとAIYにおける匂い物質に対する反応が消失する。この結果から，AIBとAIYはAWCから嗅覚情報を受けていることがわかる。では，AWCはどのようにしてこれら下流の2種類のニューロンに異なった結果を与えるのだろうか。さらに詳細に研究を進めることで，AIBはAMPA受容体に似たイオンチャネル型グルタミン酸受容体Glr1を発現しており，グルタミン酸に反応してAIBの脱分極を引き起こすことが示された。一方，AIYはグルタミン酸依存性Cl^-チャネルGlc3を発現しており，グルタミン酸に反応してAIYの過分極を引き起こすことが明らかになった（図6-26C）。

すなわちAWC回路は，われわれが第4章で学んだ脊椎動物の桿体と錐体に以下の2つの点で似ている。(1)感覚ニューロンは匂い刺激で過分極すること，(2)感覚ニューロンの下流に並列的なオン経路とオフ経路がそなわっており，それらは同じ神経伝達物質（グルタミン酸）を使うが異なった受容体を用いていることである（図6-26Cと図4-25を比較せよ）。この2つ目の特性は，多様な感覚情報を処理するための収斂的な戦略（詳細は第12章で議論する）を反映している。このような並列的なオン経路とオフ経路の存在は，匂い物質の感知のコントラストを鋭敏にし，匂い物質の出現と消失に対する感度を高めていることから，線虫にとって食物の探索や有害物質の回避に有益である。

6.13 昆虫と哺乳類の嗅覚系には多くの類似点がある

嗅覚ニューロンの数が少ない線虫とは異なり，数万から数百万ものニューロンからなる昆虫脳の嗅覚系は哺乳類のものと驚くほど似ている（図6-27）。昆虫の**触角葉**（antennal lobe）は哺乳類の嗅球に相当し，ORNの軸索が終止する部位であると同時に，哺乳類のも

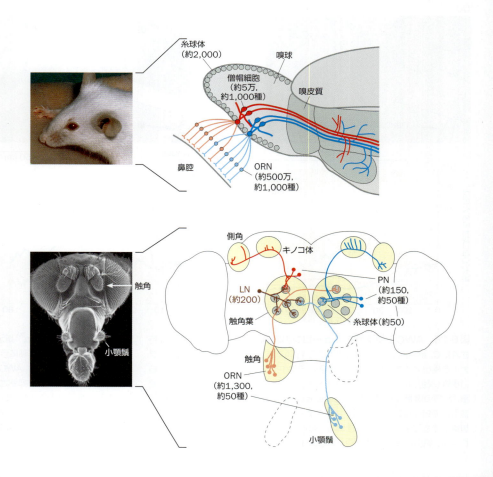

図6-27 マウスとハエの嗅覚系の模式図
マウスの嗅覚系（上段，側面図）とハエの嗅覚系（下段，前面図）は，類似の糸球体構造をもつ。マウス嗅球とハエ触角葉の糸球体はともに嗅覚受容ニューロン（ORN）軸索の投射を受ける。他にも以下のような類似性がある。(1)それぞれのORNは1種類の特定の嗅覚受容体を発現する。(2)同じ嗅覚受容体を発現するORN群は，その軸索を同じ糸球体（ハエでは両側の触角葉内の糸球体）に投射する。(3)僧帽細胞もしくは投射ニューロン（PN）は，それぞれの樹状突起を1つの糸球体に投射し，1種類のORNから直接入力を受ける（ハエの嗅覚系には複数の糸球体に投射する非典型的なPNもある）。触角と小顎鬚はORNの細胞体を保持する。触角葉の局所介在ニューロン（LN）は多くの糸球体を覆うように樹状突起を伸ばしている（単一細胞標識されたLNは図13-23を参照）。PNはおもにキノコ体および側角という2つの高次嗅覚中枢へ軸索を送っている。括弧内の数字は細胞数（ORN，PN，LN，僧帽細胞），細胞の種類の数（ORN，PN，僧帽細胞）もしくは構造の数（糸球体）を示す。(Komiyama T, Luo L [1996] Curr Opin Neurobiol 16:67–73よりElsevierの許諾を得て掲載。ハエ頭部の走査型電子顕微鏡写真はJohn R. Carlsonの厚意による)

のとよく似た糸球体構造がある。近年の研究，特に遺伝学的モデル生物であるショウジョウバエ（*Drosophila melanogaster*）を用いた研究によって，嗅覚情報処理における触角葉の糸球体構造の機能が明らかになっている。

2対の外部感覚器である触角（antenna）と小顎鬚（maxillary palp）は，ORNの細胞体を保持するショウジョウバエの「鼻」である（図6-27，下左）。哺乳類と同様に，ショウジョウバエのほとんどのORNは1種類の嗅覚受容体を発現する。さらに前述の哺乳類の系と同じように，同じ嗅覚受容体を発現するショウジョウバエのORN群は，その軸索を触角葉内の同じ糸球体に投射する（図6-27，下右）。その後，嗅覚情報は触角葉の**投射ニューロン**（projection neuron：PN）によって高次嗅覚中枢へ中継される。哺乳類の僧帽細胞や房飾細胞と同じように，ほとんどのPNはそれぞれの樹状突起を1つの糸球体に投射しており，それによってそれぞれのPNは1種類のORNから直接情報を受け取っている。触角葉には，多くがGABA作動性である**局所介在ニューロン**（local interneuron：LN）も存在する。すなわち，ショウジョウバエと哺乳類の嗅覚系は驚くほど似ているのである。

マウスの各嗅球に約1,000個のORNと約2,000個の糸球体があるのと比べると，ショウジョウバエの各触角葉にはたった50個のORNと50個の糸球体しかない。すなわち，ショ

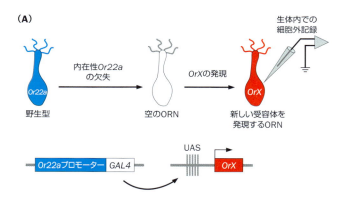

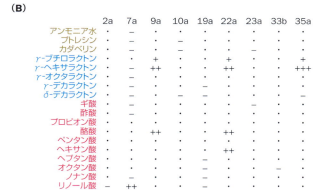

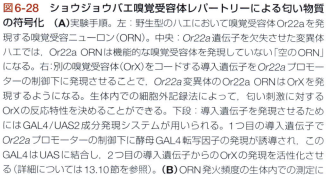

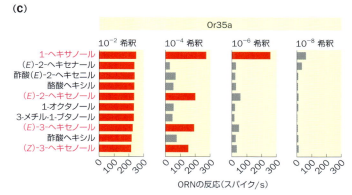

図6-28　ショウジョウバエ嗅覚受容体レパートリーによる匂い物質の符号化　**(A)** 実験手順。左：野生型のハエにおいて嗅覚受容体Or22aを発現する嗅覚受容ニューロン（ORN）。中央：*Or22a*遺伝子を欠失させた変異体ハエでは，Or22a ORNは機能的な嗅覚受容体を発現していない「空のORN」になる。右：別の嗅覚受容体（OrX）をコードする導入遺伝子を*Or22a*プロモーターの制御下に発現させることで，*Or22a*変異体のOr22a ORNはOrXを発現するようになる。生体内での細胞外記録法によって，匂い刺激に対するOrXの反応特性を決めることができる。下段：導入遺伝子を発現させるためにはGAL4/UAS2成分発現システムが用いられる。1つ目の導入遺伝子で*Or22a*プロモーターの制御下に酵母GAL4転写因子の発現が誘導され，このGAL4はUASに結合し，2つ目の導入遺伝子からのOrXの発現を活性化させる（詳細については13.10節を参照）。**(B)** ORN発火頻度の生体内での測定によって得られた嗅覚受容体それぞれの嗅覚反応。内在性の*Or22a*を欠失させ，同時に特定の嗅覚受容体を発現させたOr22a ORN（列）それぞれの，10^{-2}希釈した各種の匂い物質（行）に対する反応を，・，＋，＋＋，＋＋＋で示す（それぞれ1秒あたり＜50，50〜100，100〜150，150〜200スパイクに対応）。−は匂い物質の提示によって定常的発火頻度が50%以下に減少したことを示す。110種類の匂い物質と24種類の嗅覚受容体（ハエの嗅覚受容体の約半数）が解析されたが，この図にはその一部のみを示してある。これに続く実験によって，残りの嗅覚受容体の反応特性も解析されている。**(C)** Or35a嗅覚受容体を発現するORNの濃度依存的な反応。匂い物質の濃度が減少するにつれて，Or35a ORNの匂い選択性が高まっている。（Hallem EA, Carlson JR [2006] *Cell* 125:143–160よりElsevierの許諾を得て掲載）

ウジョウバエの嗅覚系は数的にはかなり単純であることがわかる。すべての糸球体は，それぞれの大きさ，形，そして相対的な位置によって同定することが可能である。ORNの種類とそれらが投射する糸球体の対応についても完全にわかっている。さらに，多くのORN群の匂い物質に対する反応特性は，線虫のOdr10について議論したのと同様の実験，例えば変異体と導入遺伝子発現を巧みに組み合わせることによって生体内で検証されている。例えば，内在性のOr22a遺伝子（特定の嗅覚受容体をコードする）を欠失させた変異体で，Or22aプロモーターの制御下に別の嗅覚受容体遺伝子を発現させる実験が行われている。これにより，本来Or22aを発現すべきORNの匂い物質に対する反応は，導入遺伝子から発現する嗅覚受容体の特性を反映することになる（図6-28A）。このようにして，ショウジョウバエゲノムにコードされている嗅覚受容体のさまざまな匂い物質に対する発火特性が決定された（図6-28B）。

　前述の哺乳類における研究と同様に（図6-8），ショウジョウバエでもそれぞれの匂い物質は複数の嗅覚受容体を活性化させ，それぞれの嗅覚受容体は複数の匂い物質によって活性化される。いくつかの嗅覚受容体は幅広くチューニングされ，多くの匂い物質によって活性化される。一方，少数の匂い物質によって，より選択的に活性化される厳密にチューニングされた嗅覚受容体もある。チューニング曲線は匂い物質の濃度によっても影響を受け，例えば濃度が低いときは匂い物質の選択性が上昇する（図6-28C）。また，ほとんどの嗅覚受容体は匂い物質で活性化されるのに対し，いくつかの嗅覚受容体は特定の匂い物質によって抑制される（図6-28B）。つまり，ショウジョウバエが特定の匂い物質にさらされた場合，これらの嗅覚受容体を発現するORNの定常的発火頻度は減少する（匂い物質による活性化のみを検出した図6-8の研究と比較して，用いられたショウジョウバエの生体内測定は高感度であり，ORNの活性化と抑制の両方を検出できた）。これらの研究によって，ショウジョウバエの嗅覚系は感覚刺激と嗅覚入力チャネル（ORNの種類）という点において最も詳細に解析された系となっている。

6.14 触角葉は嗅覚受容ニューロンからの入力情報を，投射ニューロンを介してより効果的に表現する

　ORNの軸索によって運ばれた嗅覚情報は，触角葉でどのように処理されるのだろうか。この疑問に答えるには，直接のシナプス結合相手であるORNとPNの発火パターンを系統的に比較し，ORNとPNの間で匂い物質の組み合わせ符号がどのように変換されるのかを知る必要がある（図6-29A）。このような実験は哺乳類では技術的な限界のため非常に難しい。一方，ハエの場合，各糸球体は同定可能であり，また，多くのORNとPNを遺伝学的に操作できるため容易に実験を行うことができる。発火パターンの比較によって，以下に示すような特性が明らかになった。

　第1に，それぞれのPNの発火頻度は，同じ匂い刺激に対するORNの発火頻度よりも変動が少ない（図6-29B，C）。これは，平均60個（同側と対側から30個ずつ）のORNがそれぞれの糸球体内で平均3つのPNとシナプス結合しており（図6-27，下），それぞれのORNの軸索は糸球体内ですべてのPNの樹状突起と強くシナプス結合しているためである。また，同じ糸球体に投射しているPNどうしは電気シナプスを形成しており，これによってPNの活動をさらに同期させている。この特性によって，それぞれのPNが多くのORNからの情報を蓄えることが可能になり，シナプス前パートナーのORNよりも確実に感覚情報を活動電位の発火頻度（1.8節）として符号化することができる。

　第2に，PNはORNの活動の上昇期を優先的に伝えることができる。これはスパイクの生データ（図6-29B）や，刺激開始後の時間の関数として発火頻度をプロットした**刺激前後時間ヒストグラム**（peri-stimulus time histogram：PSTH；図6-29D）からみてとることができる。少なくとも2つの独立した要因がこの現象にかかわっている。(1) ORNからPN

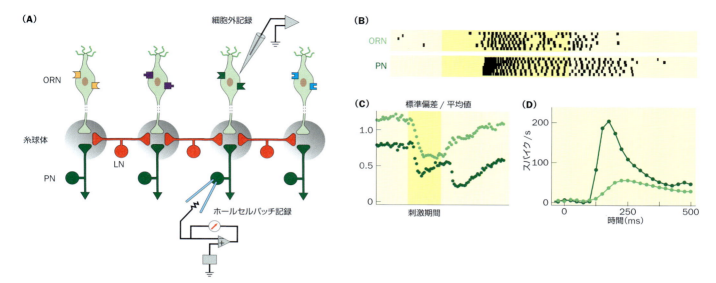

図6-29 投射ニューロン(PN)の発火頻度は、嗅覚受容ニューロン(ORN)発火の開始を選択的に伝え、ORNの発火頻度よりも変動が少ない (A)実験系の模式図。触角や小顎鬚における細胞外記録法により、匂い刺激に対する特定の種類のORNの発火頻度を測定できる。ホールセルパッチ記録法により、遺伝学的に蛍光マーカーを発現するように操作したパートナーPNの発火頻度を測定できる。特定の糸球体においてORNとシナプス結合相手のPNが特異的に興奮性シナプス結合する基本的な神経回路を示している。局所介在ニューロン(LN)は、そのほとんどがGABA作動性であり、隣接する複数の糸球体を連結している。(B)500 msの匂い刺激(濃い黄色)に対するORNとPNの発火。それぞれの行は同じ刺激による独立した1回の試行を示し、短い縦線が1つのスパイクである。(C)スパイク数の標準偏差と平均値の比である変動係数がPNでは低いことから、PN(濃い緑色)の反応はORN(薄い緑色)の反応よりも変動が少ないことがわかる。(D)匂い刺激開始(0 ms)後の時間の関数としてORNとPNの発火頻度をプロットした刺激前後時間ヒストグラム。PNの発火頻度はORNのものに比べ、ピークに達するのも減衰するのも速い。(B: Bhandawat V, Olsen SR, Gouwens NW et al. [2007] *Nat Neurosci* 10:1474–1482よりMacmillan Publishersの許諾を得て掲載)

へのシナプスは短期抑圧を示す。つまり、一連の活動電位が発生する際、後から発生するORNスパイクによるシナプス後電位の変化は、それ以前のORNスパイクによる変化よりも小さい(3.10節)。(2)ORNはPNを活性化させるのに加えて、そのほとんどがGABA作動性抑制性ニューロンであるLN (図6-26, 6-27)も活性化させる。LNはORNの軸索上にシナプスをつくり、ORNの活動電位から神経伝達物質放出への変換効率を抑制している。これは**シナプス前抑制**(presynaptic inhibition)と呼ばれる(3.21節)。このようにして(ORNの活性化によって引き起こされた)LNの活性化は、ORNのシナプス出力、すなわちPNへのシナプス入力に対する負のフィードバック制御を行っている。まとめると、これらの仕組みによって、PNは、定常的に存在する匂い物質よりも新しく提示された匂い物質に対して高い感度を示し、結果的に、生物に周囲の環境変化を知らせているのである。これは神経回路レベルでの嗅覚の順応であり、6.2節で議論したORNにおけるシグナル伝達レベルでの順応とは異なる。

第3にPNは、違う匂い物質に対して異なった発火頻度を示すことで、ORNよりも効率的に**符号化空間**(coding space)を利用することができる。符号化空間において、ニューロン集団の活性化状態は多次元空間における点として表現される。一般的には、各構成ニューロンの発火頻度が、この多次元空間の軸となる(**図6-30**A;具体的な例はつぎの段落を参照)。匂い物質ごとに各ORNとそのシナプスパートナーPNの発火頻度をプロットすると、ほとんどのORN-PNペアは非線形的な曲線に乗る。弱いORN信号は選択的にPNで増幅され、一方、強いORN信号はPN活性化の飽和状態を引き起こす(図6-30B)。すでに議論した2つの要因、短期抑圧とGABA作動性LNによるシナプス前抑制がこのような特性を生み出している。加えて、匂い物質の濃度が低い場合、少数の興奮性LNが弱いORN信号を増幅する。以上のような特性により、PNはORNよりも効率的に符号化空間を利用しており、このことは匂いの識別に有益である。

これまで説明したことについて、具体的な例で考えてみよう。18種類の匂い物質に対す

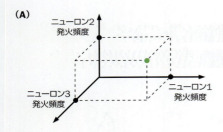

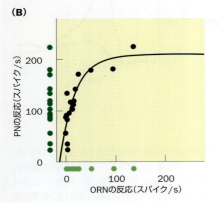

図6-30 符号化空間，および嗅覚受容ニューロン（ORN）と投射ニューロン（PN）の発火頻度の関係 （A） 3つのニューロンから構成されるニューロン集団の符号化空間の模式図。特定の時間におけるニューロン集団の活性化状態は，三次元空間に示された緑の点で表現される。x, y, z軸上の値（黒い点）は，構成ニューロンそれぞれの発火頻度と対応している。**（B）** ORNの反応からPNの反応への非線形的な変換。それぞれの黒い点は，特定のORN-PNペアについて独立に測定した18種類の匂い物質それぞれに対する反応を示している。この非線形的な変換によって，弱いORN反応は選択的に増幅され，一方，強いORN反応はPN反応の飽和状態を引き起こす。すなわち，このORN-PNペアの発火頻度は，PN空間においてORN空間よりも広く分布している。糸球体チャネルが異なってもほとんどのORN-PNペアは同様の反応曲線を示す。（B：Bhandawat V, Olsen SR, Gouwens NW et al. [2007] Nat Neurosci 10:1474–1482よりMacmillan Publishersの許諾を得て掲載）

る反応を7組のORN-PNペアで測定した。匂い物質の特性は，7種類のORNの発火頻度によって七次元のORN空間において表現されるか，あるいは7種類のPNの発火頻度として七次元のPN空間において表現される。七次元空間を図示することは難しいが，**主成分分析**（principal component analysis）と呼ばれる統計手法を用いてデータを解析し表示することができる。主成分分析とは，高次元の空間における複雑なデータセットを，データの広がりにもとづいて主成分と呼ばれる直交軸情報のセットに変換する手法である。軸に沿ったデータの広がりが最も大きい主成分を第1主成分，そのつぎに大きいものを第2主成分という。高次元のデータセットは最初のいくつかの主成分を軸とした低次元空間に表現することができる。18種類の匂い物質を最初の2つの主成分を軸とした空間にプロットすると，PN空間よりもORN空間において集積度が高かった（図6-31）。これは，下流の復号化ニューロンが匂い物質を区別するためには，ORN集団の活動情報よりもPN集団の活動情報を用いるほうが適していることを意味している。

6.15 重要な生得的行動に関連した匂いは専用の嗅覚処理チャネルを利用している

この章で以前議論したように，匂い特性を複数の嗅覚処理チャネルにまたがって感知する組み合わせ符号化は，嗅覚受容体の数によって規定される並行的な嗅覚処理チャネルよりも多くの嗅覚情報を処理することができる。この方法は，ハエにおける50種類の嗅覚処理チャネルが50種類以上の匂い物質を認識し区別することを可能にする。しかし重要な課題として，PN集団の異なった組み合わせの活性化を区別するための「復号化」ニューロンを高次嗅覚中枢にもつ必要がある。高次嗅覚中枢の復号化ニューロンについてはいまだ体系

図6-31 匂い物質の符号化は嗅覚受容ニューロン（ORN）集団よりも投射ニューロン（PN）集団でより広く分布している 18種類の匂い物質（異なる色で示す）に対する反応を，2つの主成分によって表現している。この2つの主成分は，ORN（左）もしくはPN（右）の発火頻度の七次元符号化空間（7組のORN-PNペアの匂い物質に対する反応のデータ）のものである。異なった匂い物質はORN符号化空間よりもPN符号化空間において広く分布している。これにより下流の復号化ニューロンによる匂いの区別が容易になる。（Bhandawat V, Olsen SR, Gouwens NW et al. [2007] Nat Neurosci 10:1474–1482よりMacmillan Publishersの許諾を得て掲載）

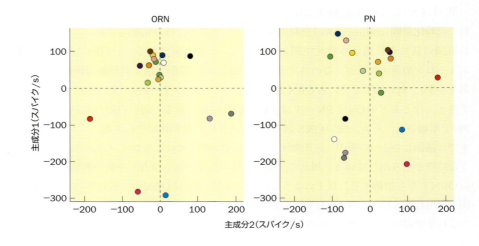

的に調べられていないため，この問題に関する議論は今のところ理論的な解析にとどまっている．しかし，生物にとって特別な重要性をもった匂い物質は，それ専用の嗅覚処理チャネルを利用しているかもしれないことがわかってきた．この戦略により，特定の高次ニューロンがおもに1つの嗅覚処理チャネルから嗅覚情報を受け取ることで復号化の過程を単純化することができる．以下にこの戦略を用いたハエの嗅覚系における2つの例を示す．

ハエは（試験管の中で激しく振られたりして）ストレスを受けると，他のハエが避けるような匂いを放出する．この現象は，片方の管に激しく振られたハエからの気体を，もう一方の管に新鮮な空気を入れたT型迷路（図6-32A）を使ってハエの行動を観察することで実験室でも確認することができる．テストを受けたハエの90％が新鮮な空気を含んだ管を選んだ（図6-32B；ムービー6-1も参照）．このストレス匂い物質のおもな成分は二酸化炭素（CO_2）と同定され，ハエは濃度依存的にCO_2を避ける（図6-32B）．

嗅覚受容体Gr21aを発現するORNがCO_2を感知しているらしい．2種類の実験によって，CO_2忌避行動におけるGr21a ORNの機能が検証されている．最初の実験では，高温時にシナプス伝達を阻害する温度感受性変異遺伝子$Shibire^{ts}$を発現させることで（3.9, 13.23節），Gr21a ORNを急性かつ選択的に抑制した．その結果，ハエはCO_2を忌避しなくなった．この機能喪失実験は，CO_2忌避行動にGr21a ORNが必要であることを示している．第2の実験では，光活性化チャネルロドプシン2(ChR2)を選択的にGr21a ORNに発現させることで，青色光で選択的に活性化できるようにした（13.25節）．T型迷路の一方の管にハエを入れ，青色光をあててCO_2感受性ORNが脱分極を起こすようにすると，CO_2を避けたときと同じように青色光をあてた管を避けた（図6-32C）．この機能獲得実験は，Gr21a ORNの活性化はCO_2忌避行動を引き起こすのに十分であることを示している．よって，CO_2に対する忌避行動は，この特定のORNクラスに規定されていることをこれらの実験は示している．これは線虫におけるAWBに規定された忌避行動とよく似ている（図6-25）．

ハエは雌雄の区別や交配状態に関して情報交換するために交尾フェロモンを用いている（詳細については第9章を参照）．雄のショウジョウバエが産生するフェロモン，長鎖アルコールの酢酸エステルである11-*cis*-バクセニルアセテート（11-*cis*-vaccenyl acetate：cVA）は，他の雄に対する雄の求愛行動を抑制する．cVAはまた，以前の交尾相手の雄か

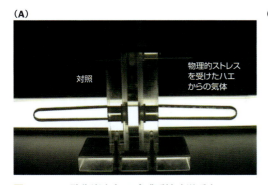 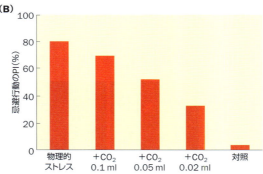 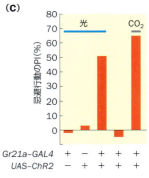

図6-32 二酸化炭素（CO_2）感受性嗅覚受容ニューロン（ORN）の活性化は忌避行動を引き起こす (A)ハエの匂い物質に対する選好性をテストするためにT型迷路を用いることができる．ハエは中央の昇降機で選択場所の中間点にセットされ，1分間，2つの管から1つを選択することができる（ムービー6-1）．行動係数（performance index：PI）は，（対照の管の中のハエの数－テストする匂い物質を含む管の中のハエの数）×100/（ハエの総数）(％)で計算される．すなわち，もし100匹のハエが90対10で分かれると，PIは80％となる．(B)ハエは物理的ストレスを受けた（激しく振られた）ハエからの気体を含む管を避ける．ハエはCO_2を含んだ管も濃度依存的に避ける（2～4番目の列）．対照実験では両方の管に空気が入っている．(C)この実験では，GAL4/UASシステム（13.10節）を用いて，Gr21a ORNに光活性化チャネルロドプシン2(ChR2)導入遺伝子を発現させている．5つの実験条件を試している．最初の3つの条件では，一方の管に青色光をあてている．GAL4もしくはUAS導入遺伝子のみをもつ対照ハエはChR2を発現せず，光に反応しない．両方の導入遺伝子をもつハエはGr21a ORNにChR2を発現し，CO_2を含んだ管を避けたときと同じように（5番目の列）青色光をあてた管を避ける（3番目の列）．4番目の列は，光をあてていない対照実験である．このように，天然のCO_2であろうと人工的な光誘導性の脱分極であろうと，Gr21a ORNが活性化されると忌避行動が引き起こされる．（A：David J. Andersonの厚意による；B：Suh GSB, Wong AM, Hergarden AC et al. [2004] *Nature* 431:854–859よりMacmillan Publishersの許諾を得て掲載；C：Suh GSB, Ben-Tabou de Leon S, Tanimoto H et al. [2007] *Curr Biol* 17:905–908よりElsevierの許諾を得て掲載）

らcVAを受け取った雌に対する雄の求愛行動も抑制する(他の雄からの精子混入を防ぐための巧妙な手段である)。この行動にはOr67d嗅覚受容体を発現するORNが重要な役割を果たしている。Or67d ORNの活動を抑制すると、雄どうしの求愛行動の抑制が減弱した。また、Or67d ORNにガのフェロモン受容体を発現させたところ、ガのフェロモンを塗布した未交配雌に対する雄の求愛行動が減少した。すなわち、CO_2感知におけるGr21a ORNと同じように、Or67d ORNはcVAの感知に特化していることがわかる。実際、電気生理学的な実験により、Or67d ORNのシナプス後パートナーのPNも、cVA以外の匂い物質に対してはほとんど反応せず、PNレベルでもcVAの感知に特化していることが示されている。

このように、組み合わせ符号化はハエがたった50種類の嗅覚受容体と嗅覚処理チャネルで、数千もの異なった匂い物質を区別することを可能にしている。一方、いくつかの嗅覚処理チャネルは、基本的に1つの、重要な行動に関連する刺激を感知することに特化している。

6.16 高次中枢での匂いの表現が定型的か確率的かは、そこが生得的行動と習得的行動のどちらの中枢であるかに依存する

匂いの感知、区別、そして匂いによって誘発される行動を実現するため、PNによって運ばれた嗅覚情報はどのように高次嗅覚中枢に表現されているのだろうか。これらの基本的な疑問に十分に答えるためにはまだまだ研究が必要であるが、現状として、ハエ嗅覚系の数的単純さと豊富な遺伝学的ツールによって、ショウジョウバエの嗅覚高次中枢の理解は哺乳類の嗅皮質よりもずっと進んでいる。

触角葉からの出力ニューロンであるPNは、その軸索を**キノコ体**(mushroom body)および**側角**(lateral horn)という2つの主要な構造に投射している(図6-27、下)。キノコ体は嗅覚に関する記憶と学習の中枢であり、一方、側角は匂いを介した生得的行動にかかわっている。これら高次嗅覚中枢への嗅覚情報の入力がどのように構成されているかを調べるために、異なった糸球体へ樹状突起を送るPNのそれぞれを遺伝学的手法を用いて標識した(13.16節)。体系的な解析の結果、それぞれの種類のPNごとの軸索について、側角における分岐パターンと軸索終末の分枝の位置が定型的であることが明らかになった(図6-33)。それぞれのPN軸索は側枝を側角内の異なった領域に投射しており、また異なったタイプのPNが側角内の同じ領域に軸索を投射していることもあった。これらの特徴は、異なっ

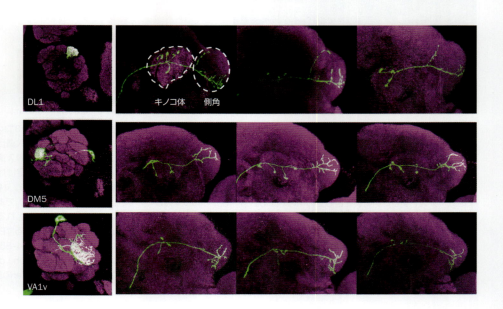

図6-33 投射ニューロン(PN)軸索の終止パターンは側角では定型的だがキノコ体ではそうではない 左:触角葉のDL1、DM5、VA1v糸球体へそれぞれ樹状突起を送るPNの単一細胞標識。右:キノコ体と側角における軸索投射パターン。9匹のハエにおける、3つのDL1 PN軸索(上段)、3つのDM5 PN軸索(中段)、3つのVA1v PN軸索(下段)を示す。側角における分岐パターンは同じ糸球体に投射するPNどうしではよく似ており、種類の異なるPNの間では分岐パターンも異なる。対照的に、キノコ体における分岐パターンは同じ種類のPNの間でも大きくばらついている。(Marin EC, Jefferis GSXE, Komiyama T et al. [2002] *Cell* 109:243–255よりElsevierの許諾を得て掲載)

たPNからの嗅覚情報を，同じシナプス後三次嗅覚ニューロンへ統合することを可能にし(収斂〔convergence〕)，一方それと同時に，それぞれのPNが複数の三次嗅覚ニューロンへ情報を伝えることにもなる(発散〔divergence〕)。

ほとんどの種類のORNについては匂い物質に対する反応プロファイルのデータが得られており(図6-28)，投射先の糸球体も明らかになっていることから，ほとんどの種類のPNについて匂い物質に対する特異性を割りあてることができる。それゆえ，PN軸索の終止部位の情報にもとづいて，匂い物質に対する反応性の地図を作製することも可能になる。このような研究の結果から，側角は少なくとも2つの領域，果物の匂いを感知する大きな領域とcVAのような交尾フェロモンを感知する小さな領域に分けられることが示された(図6-34)。この空間的な分離は，高次ニューロンにとってこれら2種類の嗅覚情報を区別し，異なる行動(例えば，餌探しか交尾行動か)を引き起こすことを容易にする。

興味深いことに，キノコ体におけるPN軸索の分岐パターンはそれほど定型的ではない(図6-33)。PNとキノコ体ニューロンの間のつながりに関する詳細な解析でも明らかな構造はみいだされず，それぞれのキノコ体ニューロンは糸球体からの情報を確率的に収集しているらしいことが明らかになった。生理学的な実験でも匂い物質に対するキノコ体ニューロンの反応に定型性はみいだせず，例えば，遺伝学的に同一のキノコ体ニューロンの小集団における匂い物質に対する反応性は，キノコ体ニューロン全体の反応性と同程度にばらついていた。したがって，ハエはキノコ体において1匹1匹に特徴的な匂いの表現をもっており，それは経験によって獲得されたものであるのかもしれない。

まとめると，ハエの2つの高次嗅覚中枢である側角とキノコ体は，匂いを異なった様式で表現している。側角における高度に組織化された表現の様式は，生得的行動を制御するというその役割を果たすのに適している。その結合様式は進化の過程で選択されたもので，遺伝的に規定されたプランにもとづいて形成される。対照的に，キノコ体における確率的な表現の様式は，連合学習におけるその役割を果たすのに適している。表現の意味はおそらく個体それぞれの経験によって獲得されるのだろう。脊椎動物の嗅覚系にも同様の原理を適用して考えることが可能かもしれない。例えば，生まれ育った川の匂いは，若いサケのキノコ体に相当する脳領域に刷り込まれており，これによって数年後に産卵のために同じ川に戻ってこられるのかもしれない。事実，哺乳類の梨状皮質は嗅覚情報の表現と僧帽細胞からの入力という点で，ハエのキノコ体とよく似ている(6.10節)。生得的行動の制御にかかわる側角のような，より組織化された嗅球入力を受ける嗅皮質領域が哺乳類にも存在するのかどうか，今後の研究がまたれるところである。

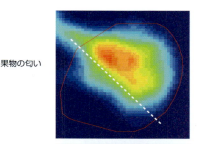

図6-34 **果物の匂いと交尾フェロモンの側角における表現は空間的に分離している** 果物の匂い(上段)と交尾フェロモン(下段)を表現する投射ニューロン(PN)のシナプス前終末の密度地図。図の下に示したカラーコードにもとづいた疑似カラー表示で側角(赤い輪郭)内における密度を地図にしている。果物の匂いを感知する領域と交尾フェロモンを感知する領域とは白い破線で大きく分けることができ，行動価値の異なるこれら2つの匂い刺激の表現が空間的に分離していることを示している。(Jefferis GSXE, Potter CJ, Chan AI et al. [2007] *Cell* 128:1187–1203よりElsevierの許諾を得て掲載)

味覚：食べるべきか，食べざるべきか

化学物質は味覚神経系，脊椎動物の三叉神経化学感覚系によっても感知される。三叉神経化学感覚系(のちほど詳しく議論する体性感覚系の一部)は，有害な刺激を生物に知らせる。**味物質**(tastant)，すなわち唾液に溶けている不揮発性の親水性分子を感知する味覚系は，舌と口腔の味覚受容体を用いている。嗅覚は遠隔の化学物質を感知できる一方，味覚は近傍の物質を感知する。哺乳類において味覚は，食物と思われるものの正体と安全性を明らかにすることによって摂食行動の制御を行っている(ショウジョウバエのような他の種では，味覚は交尾行動を制御するためにも使われている；第9章)。味覚受容体の同定によって，各種の味覚が舌の上でどのように感知されるかが明快に理解されるようになった。

6.17 哺乳類は5つの基本味をもつ：甘味，うま味，苦味，酸味，塩味

味覚は舌と口腔の表面にある**味覚受容細胞**(taste receptor cell)の先端に化学物質が結合

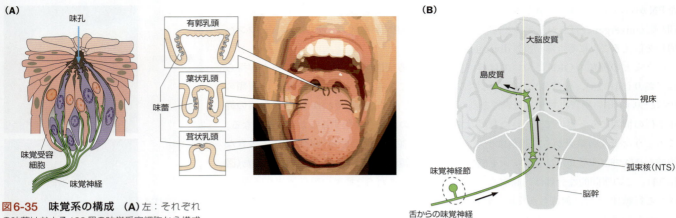

図 6-35　味覚系の構成　(A) 左：それぞれの味蕾はおよそ100個の味覚受容細胞から構成され，味覚受容細胞はその頂端部を口腔へ開いた味孔へ伸ばしている。味覚神経はその終末を味蕾へ伸ばし，味覚受容細胞の基底側と接している。中央と右：味蕾は，それぞれ舌の異なった場所に位置する有郭乳頭 (circumvallate papilla)，葉状乳頭 (foliate papilla)，茸状乳頭 (fungiform papilla) などの乳頭内にある。**(B)** 中枢味覚系の模式図。舌の前方，後方，そして咽頭（図には示していない）からの味覚神経は，それぞれ異なった神経節のニューロンに由来し，すべて脳幹の孤束核 (NTS) へ軸索を投射している。味覚情報はNTSニューロンによって視床ニューロンへ中継され，さらに島皮質へ伝えられる。矢印は情報の流れの方向を示す。(A: Chandrashekar J, Hoon MA, Ryba NJP et al. [2006] Nature 444:288-294 より Macmillan Publishers の許諾を得て掲載)

することによってはじまる。舌表面には数十個の味覚受容細胞が集合してできた**味蕾** (taste bud) があり，味覚受容細胞の頂端部が**味孔** (taste pore) を形成している（**図6-35**A）。味蕾が集まることで，舌の各部分に分布している数種類の乳頭をつくっている。味覚受容体に味物質が結合すると，味覚受容細胞は脱分極を引き起こす。ORNとは異なり，味覚受容細胞はそれ自身の軸索をもっていない。味覚受容細胞は基底部に神経伝達物質を放出し，味蕾に投射している**味覚神経** (gustatory nerve) の終末枝を活性化させる。味覚情報は脳幹の**孤束核** (nucleus of the solitary tract: NTS) へ中継され，つぎに視床へ，そして最終的に味覚処理に特化した**島皮質** (insular cortex) の一部領域に達する（図6-35B）。

味覚はヒトの感じ方にもとづいて5つの基本味に分けられる。**甘味** (sweet)，**うま味** (umami)，**苦味** (bitter)，**酸味** (sour)，そして**塩味**（鹹味，salty）である（味覚と風味の違いに注意。**風味**〔flavor〕は味覚と嗅覚があわさったものであり，ゆえにその種類は5種類以上になる）。これらの基本味は普遍的なもののようである。甘味とうま味は食物の糖やアミノ酸のような栄養成分を伝えており，一般的に食欲をそそる。苦味と酸味は，潜在的に有毒な化学物質や腐った食物を生物に知らせており，一般的に嫌悪的である。塩味は個体の塩分レベルを調節するのにかかわっており，塩分濃度とそのときの動物の生理学的状態に依存して，食欲もしくは嫌悪感を引き起こす。

これら5つの基本味の受容体は舌全体に分布しており，それぞれの味蕾は異なった基本味に反応する細胞を含んでいる。では，末梢において味覚系はどのように構成されているのだろうか。それぞれの味覚受容体は特異的な基本味だけを感知するように調節されているのだろうか，もしくは複数の基本味を感知できるようになっているのだろうか。求心性軸索は，どのような味覚情報を脳へ伝えているのだろうか。

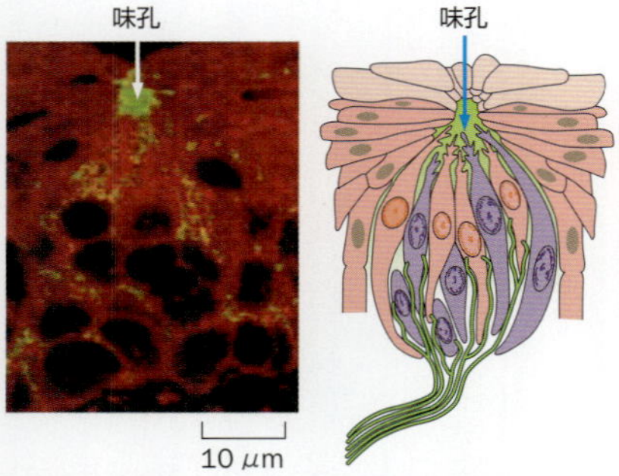

6.18　甘味とうま味はT1R Gタンパク質共役受容体ファミリーのヘテロ二量体によって感知される

嗅覚受容体の同定の華々しい成功とそれによる嗅覚研究の進展に続いて，味覚受容体の探求は1990年代後半にはじまった。分子生物学的技術を使うことで，細胞外に大きなN末端ドメインをもつ2つのGPCRである**T1R1**と**T1R2**が味覚受容細胞に特異的に発現するタンパク質として同定された。T1R1とT1R2のmRNAは味蕾で検出され，そのタンパク質は味孔に集積していた（**図6-36**）。よってこれらのGPCRは味覚受容体として有力な候補であった。しかし，これらはどの基本味を感知するのだろうか。

マウスにおいて，3つ目のT1RファミリーであるT1R3の遺伝子が同定された。この遺伝子は変異が生じると甘味を感じることができなくなる座位である*Sac*に位置していた。

図6-36　T1R1タンパク質は味孔に局在している　T1R1タンパク質（左の写真の緑色；T1R1に対する抗体で免疫染色してある）は味孔に集積している。赤色はFアクチン（線維状アクチン）に対する染色で細胞質を標識している。右の模式図には同じ視点からみた味蕾を示している。(Hoon MA, Adler E, Lindemeier J et al. [1999] Cell 96:541-551 より Elsevier の許諾を得て掲載)

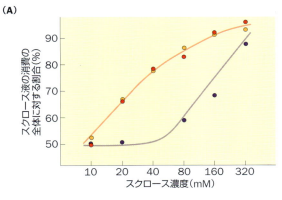
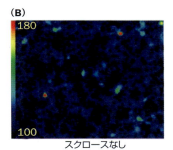
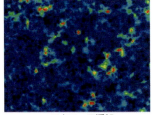

図6-37 甘味受容体の同定 （A）マウスに2種類のボトルが提示され，一方には純水，もう一方には各濃度（横軸）のスクロース液を入れてある。縦軸の値が大きいほど選好性が強いことを示す。縦軸の値が50％の場合は選好性がないことを意味する。野生型マウス（橙色の丸）およびT1R3をコードする導入遺伝子をもつ*Sac*変異マウス（赤色の丸）は，*Sac*変異マウス（紫色の丸）よりも低い濃度でスクロース選好性を示す（赤色の曲線）。**（B）**無作為に選んだGタンパク質といっしょにT1R2およびT1R3を導入したHEK293細胞において，スクロースに反応して細胞内Ca^{2+}濃度が上昇したようすが蛍光指示薬により示されている（上段の写真の左側のスケールの単位はnM）。（Nelson G, Hoon MA, Chandrashekar J et al.［2001］*Cell* 106:381–390よりElsevierの許諾を得て掲載）

　*Sac*変異マウスにT1R3をコードする遺伝子を導入すると，2つのボトルを用いた選好実験において，糖に対する感受性が回復していることがわかった（図6-37A）。T1Rファミリーの機能をさらに調べる目的で，本来は糖に反応しない異種細胞へ，Gタンパク質とともにこれらの受容体を導入したところ，T1R3だけを導入した場合は糖に反応しなかったが，T1R2とT1R3をともに導入した場合は糖によく反応するようになった（図6-37B）。T1R2とT1R3をともに発現する細胞は，スクロース（ショ糖）のような天然の甘味に反応するだけでなく，サッカリンのような人工甘味にも反応した。すなわち，T1R2とT1R3はともに哺乳類の甘味受容体を構成していることが明らかになった。

　同様の実験により，T1R1とT1R3でうま味受容体を構成することがわかった。これらの結果は変異マウスを用いて各味物質に対する生理的，行動的な反応を調べることでさらに確かめられている。T1R1をもたないマウスは，うま味物質であるグルタミン酸ナトリウムの味を感じることはできないが，甘味は感じることができる。T1R3をもたないマウスは甘味にもうま味にも反応しないが，苦味，酸味，塩味への反応に影響はない。すなわち，T1R3は甘味とうま味に共通の受容体であり，T1R2とともに働くときは甘味を，T1R1とともに働くときはうま味を伝達するのである。

　すべての哺乳類が甘味やうま味の感覚をもっているわけではない（図6-38）。ネコは甘い食物に対して無関心である。イエネコ，そしてネコ科の野生動物も同様に，T1R2をコードする遺伝子に同じ変異をもっており，偽遺伝子になっている。これらの変異はネコ科の共通祖先で発生したものである。同様に，ジャイアントパンダのゲノムが解読されると，T1R1をコードする遺伝子が偽遺伝子になっていることがわかった。これはジャイアントパンダがうま味を感知できないことを意味する。もしかすると，これらの変異が進化を駆動してきたのかもしれない。例えば，T1R2をコードする遺伝子の変異がネコを肉食動物に，T1R1をコードする遺伝子の変異が本来はクマやイヌのような雑食動物に近縁のパンダを草食動物に進化させた可能性がある。あるいは，ネコやパンダの特殊な食性が先に進化して，甘味受容体とうま味受容体に対する選択圧がそれぞれ減少し，結果的に使われていない受容体の遺伝子が変異によって偽遺伝子となったとも考えられる。

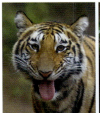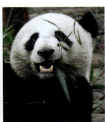

図6-38 これらの動物ではそれぞれどの味覚受容体が失われているだろうか ネコやトラはT1R2の機能を失っており，甘味を感じることができない。ジャイアントパンダは機能的なT1R1をもっておらず，うま味を感じることができない。（左：Sumeet Moghe/Wikipediaの厚意による；右：Chen Wu/Wikipediaの厚意による）

図6-39 味覚研究で有名なフェニルチオカルバミドの構造 一部の人はフェニルチオカルバミドに強い苦味を感じるが，それ以外の人は苦味を感じない。T2R受容体をコードする1つの遺伝子に生じた変異が，フェニルチオカルバミドの苦みを感じる人と感じない人の違いを生み出している。(Fox AL [1932] *Proc Natl Acad Sci U S A* 18:115–120；Blakeslee AF [1932] *Proc Natl Acad Sci U S A* 18:120–130；Kim et al. [2003] *Science* 299:1221–1225参照)

6.19 苦味は約30種類のT2R Gタンパク質共役受容体ファミリーによって感知される

1931年，デュポン社の合成化学者がフェニルチオカルバミド（図6-39）を合成した際，隣の実験台にいた研究者はその粉じんに苦味を感じたが，化学者自身は化合物の最も近くにいるにもかかわらず味を感じなかった。その後の遺伝学的な研究により，フェニルチオカルバミドの苦味を感じる人と感じない人がいることがわかった。この2つの集団の間では，フェニルチオカルバミドを感じる閾値に少なくとも16倍の違いがあり，この特徴はメンデルの法則に従って親から子へ継承される。フェニルチオカルバミドやその他の苦味物質に対する味感受性を手がかりとして，**T2R**と呼ばれるGPCRファミリーを苦味受容体として遺伝子マッピングされた。特定のT2Rをコードする遺伝子に生じた変異によって，苦味物質に対する感受性の違いを説明できる。

甘味，うま味，苦味はすべてGPCRによって感知されるが，甘味受容体やうま味受容体と苦味受容体との間には決定的な違いがいくつかある。この違いは，異なる基本味による行動制御や進化的適応と強いかかわりがある。第1に，T2Rはヒトで約40種類，マウスで約30種類から構成される大きなタンパク質ファミリーを形成しており，一方，T1Rは3種類だけですべての甘味とうま味の感知を行っている。この苦味受容体の多様性は，苦味によって潜在的に有毒なさまざまな種類の物質を検知しなければならないという動物側の必要性を反映しているのかもしれない。

第2に，T2RはT1Rよりも味物質に対する親和性がはるかに高い。例えば，正常なマウス由来のT2R5受容体は，数百nM程度のシクロヘキシミド（細菌が産生するタンパク質合成阻害物質で，T2R5のリガンド）によって活性化される。一方，T1R2とT1R3はスクロースが数十mM程度の濃度（つまりシクロヘキシミドの10^5倍以上の高濃度）でなければ活性化されない（図6-37A）。この違いはこれらの基本味の異なった機能を示唆している。潜在的に有毒で避けるべき（タンパク質合成阻害物質のような）苦味物質に対しては，その親和性が高いほど，より少ない量で感知して吐き出すことができる。栄養成分の存在を伝えてくれる甘味やうま味の場合は，食べる価値が十分に高いということを確認するために，低い親和性のほうが都合がよい。

第3に，異なった苦味受容体が同じ味覚受容細胞に共発現している（図6-40A）。このことで，どのような苦味物質があるかを区別するのは難しくなるかもしれないが，それは問題にはならないだろう。生物にとっては苦味のある有毒物質の違いを区別することよりも，それを避けることのほうがはるかに重要である。一方，T2RはT1Rのような他の味覚受容体とは共発現しておらず（図6-40B），また，うま味と甘味を感知するT1R1とT1R2のそれ

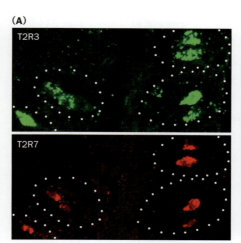
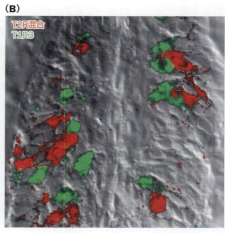

図6-40 異なる苦味受容体が同じ細胞に共発現しており，甘味受容体やうま味受容体とは共発現しない （A）2種類のT2R受容体が同じ細胞に共発現している。上段と下段は同じ舌の切片で，T2R3とT2R7のプローブを用いた*in situ* ハイブリダイゼーションの結果を示している。（B）苦味受容体（赤色，20種類のT2Rプローブを混合してある）と，甘味とうま味に共通の受容体であるT1R3（緑色）は違う細胞に発現している。(A：Adler E, Hoon MA, Mueller KL et al. [2000] *Cell* 100:693–702よりElsevierの許諾を得て掲載；B：Nelson G, Hoon MA, Chandrashekar J et al. [2001] *Cell* 106:381–390よりElsevierの許諾を得て掲載)

それも同じ味覚受容細胞には発現しない。このような受容体の発現分離によって，うま味，甘味，苦味の違いがそれぞれの味覚受容細胞のレベルで明白になっている。

6.20 酸味と塩味には特殊なイオンチャネルがかかわる

甘味，うま味，苦味がGPCRによって仲介されている一方，酸味と塩味（ナトリウム）には特異的なイオンチャネルがかかわっている（図6-41）。酸味にはTRPチャネル（transient receptor potential channel；一過性受容器電位チャネル）であるPKD2L1とTRPチャネル類似タンパク質のPKD1L3が関与している。これらのPKDという名前は，多発性嚢胞腎（polycystic kidney disease）にかかわるイオンチャネルに似ていることに因んでつけられた。PKD2L1とPKD1L3は一部の味覚受容細胞に共発現しており，異種細胞へ共発現させた場合，酸の添加に反応して細胞内Ca^{2+}濃度の上昇を引き起こす。PKD2L1を発現するマウスの味覚受容細胞を遺伝学的に除去すると，酸味物質に対する生理反応は消失するが，甘味，うま味，苦味，低濃度の塩味には影響がなかった。このことから，PKD2L1を発現する味覚受容細胞は酸味を感じていることがわかった。

塩味は2つのシステムから構成されている。最初の塩味システムは，生理的に重要なイオンであるNa^+にのみ反応し，比較的低い塩分濃度（＜100 mM NaCl）で食欲反応を亢進させる。この低濃度の塩分（ナトリウム）の味は，**上皮Na^+チャネル**（epithelial Na^+ channel：ENaC；図6-41）の阻害薬であるアミロライドによって抑制される。事実，ENaCはマウスが塩味を感じるのに必須である。ENaCノックアウトマウスは食塩水へは引き寄せられなくなるが，高濃度の食塩水を避ける反応は保持していた。このことは高濃度（＞300 mM）の食塩やその他の塩分に反応する第2の塩味システムの存在を示唆している。この高濃度の塩味システムはアミロライドによって抑制されることはなく，通常は嫌悪的な反応を引き起こす。最近の研究で，高濃度の塩味システムは苦味受容体と酸味受容体の両方を活性化させることで嫌悪的な反応を引き起こすことが示唆されている。高濃度の塩分が苦味受容体と酸味受容体を活性化させる機構についてはいまだ明らかになっていない。

ヒトの舌にはおそらくENaCチャネルが発現しておらず，またヒトが感じる塩味はアミロライドによる影響を受けない。この観察結果は，ヒトにおける塩味の感知には別の機構がかかわっていることを示唆している。実際，非常によく解析されているマウスの味覚系においても，かなりの割合の味覚受容細胞が甘味，うま味，苦味，酸味，塩味にかかわる分子を発現しておらず（図6-41），古典的な5つ以外の基本味が存在する可能性に関してさらなる研究が必要である。

6.21 特定の味覚受容細胞の活性化が特定の味覚認知を実現する

ここまでは5つの基本味にかかわる受容体と細胞について学んできたので（図6-41），つぎに6.17節で提示した疑問，味覚認知にかかわる細胞構成について議論しよう。甘味，うま味，苦味のための受容体がそれぞれ異なった味覚受容細胞に発現していること，さらに

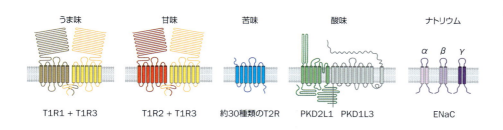

図6-41　哺乳類の味覚受容体と味覚受容細胞のまとめ　うま味と甘味は，それぞれ2つのGタンパク質共役受容体（GPCR）によって感知され，T1R3は共通の受容体として働く。苦味はGPCRであるT2Rファミリーによって感知される。酸味はTRPチャネルであるPKD2L1とそれに関連したPKD1L3を発現する細胞の機能に依存している。欲求的な塩味（低ナトリウム）の感知には，α, β, γサブユニットから構成される上皮Na^+チャネル（ENaC）が必要である。（Yarmolinsky DA, Zuker CS, Ryba NJP [2009] *Cell* 139:234–244よりElsevierの許諾を得て掲載：ここには示していないが，嫌悪的な濃い塩味の感知には苦味受容細胞と酸味受容細胞の両方が必要である；Oka Y, Butnaru M, von Buchholtz L et al. [2013] *Nature* 494: 472–475参照）

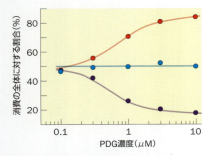

図6-42 苦味か甘味かは特定の味覚受容細胞の活性化によって決定される 2つのボトルを用いた選好実験において，一方には純水，もう一方には横軸に示した濃度のフェニル-β-D-グルコピラノシド（PDG）を入れてある。縦軸の値が50%の場合は選好性がないこと，50%を超えていれば好んでいること，50%未満は嫌っていることを示す。PDGはヒト苦味受容体hT2R16のリガンドであるが，対照マウスには影響を及ぼさない（青色の線）。苦味受容体T2Rのプロモーターの制御下にhT2R16を発現させたトランスジェニックマウスはPDGを避けた（紫色の線）。甘味受容体T1R2のプロモーターの制御下にhT2R16を発現させたトランスジェニックマウスはPDGを好んだ（赤色の線）。(Mueller K, Hoon MA, Erlenbach I et al. [2005] *Nature* 434:225–229 よりMacmillan Publishersの許諾を得て掲載)

酸味受容体を発現する細胞を除去しても他の味覚には影響がないことはすでに述べた。これらの発見はそれぞれの味覚が，それぞれ特定の味覚受容細胞によって表現されていることを示している（高濃度の塩味は例外）。特定の味覚受容細胞の活性化が特定の味覚認知を引き起こすことを，以下の実験は機能的に示している。

フェニル-β-D-グルコピラノシド（phenyl-β-D-glucopyranoside：PDG）に対してヒトは苦味を感じるが，野生型のマウスは反応しない。ヒトのPDG受容体はhT2R16として同定されている。この受容体を用いて2種類のトランスジェニックマウスが作製された。1種類目のマウスでは，マウスT2R受容体のプロモーターの制御下にhT2R16遺伝子を配置し，本来苦味物質に反応する細胞においてhT2R16を発現させた。2種類目のマウスでは，マウスT1R2受容体のプロモーターの制御下にhT2R16遺伝子を配置し，本来甘味物質に反応する細胞においてhT2R16を発現させた。2つのボトルを用いた選好実験を行ったところ，hT2R16を苦味細胞に発現させたマウスは，新しい苦味物質PDGを感知できるようになり，PDGを含む水を避けるようになった。一方，hT2R16を甘味細胞に発現させたマウスは，あたかもPDGが甘味物質であるかのようにPDGを含む水へ引き寄せられた（図6-42）。すなわち，甘味細胞に苦味受容体を発現させることで，苦味物質に対する行動を改変することができたのである。この実験は，甘味もしくは苦味というのは甘味細胞もしくは苦味細胞の選択的な活性化を反映したもので，受容体や味物質の特性ではないことを示している。この様式は線虫における嗅覚と非常によく似ている（図6-25）。

特定の味覚受容細胞の活性化が脳にどのように表現されるのかはいまだ明らかになっていない。味覚受容細胞レベルで基本味は分離されているので，それぞれの味覚求心路がそれぞれ特定の味覚を表現していると考えられる。実際，Ca^{2+}イメージング実験によって，甘味，苦味，うま味，塩味物質のそれぞれが皮質内の違う領域を活性化させることから，味覚地図の存在が示唆された（図6-43）。しかし，各種の味覚に反応する細胞は上行性伝導路に沿っても存在しており，また，少なくとも高濃度の塩味は末梢における2種類の味覚受容細胞と関係していることもわかっている。各種の味覚情報が，どの程度，どこで，どのように統合されるのかはいまだ明らかになっていない。

事実，甘味，うま味，苦味のような各種の味覚の認知は，食べるべきか，食べざるべきかという最終的な判断を動物がするために統合される必要がある。味覚認知は嗅覚（風味

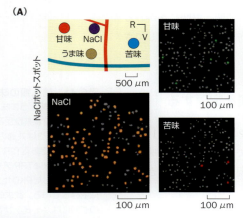
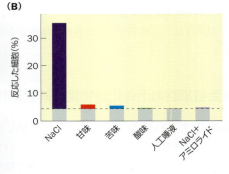

図6-43 島皮質における味覚地図 (A)左上：島皮質における味覚地図の模式図。甘味，うま味，低濃度の塩味（NaCl），苦味の味物質が，島皮質の異なった領域に空間的に集合した細胞群を活性化させている。R，吻側；V，腹側。赤色と青色の線は，それぞれ中大脳動脈と嗅静脈で，目印として示してある。NaClホットスポットでは多くの細胞がNaClによって活性化され（左下），甘味や苦味によってはほとんど活性化されない（右）ことが，2光子Ca^{2+}イメージングによって示された。灰色のスポットは島皮質に注入されたCa^{2+}指示薬によって可視化された細胞，色のついたスポットはある閾値以上で特定の味物質によって活性化された細胞を示す。(B)NaClホットスポットにおいて，それぞれ異なる味物質に反応する細胞の割合。破線より下の灰色部分は人工唾液に反応する細胞の割合であり，破線を基準線と考える。NaClホットスポットでは，反応している細胞のほとんどがNaClによるものである。この反応は，塩味への誘引行動に必要な上皮Na^+チャネル（ENaC）の阻害薬であるアミロライドによって消失する。その他の味物質のホットスポットも同様の方法で同定された。(Chen X, Gabitto M, Peng Y et al. [2011] *Science* 333:1262–1266よりAAASの許諾を得て掲載)

を感じる)や三叉神経体性感覚(食感や刺激や温度を感じる)といった他の感覚系とも強く相互作用しており、それによってわれわれは食材を吟味して美味しい料理を楽しむことができる(例えば、図6-44)。最後に、過去の経験や現在の生理学的状態もまた、われわれの食事に対する好みに重要な役割を果たしている。このように、味覚と食事の研究は、味覚認知の神経機構の解明のみにとどまらず、どのように複数の感覚と生理学的状態が統合されるのかを明らかにする機会も与えてくれる。摂食行動については第8章でふたたび議論する。

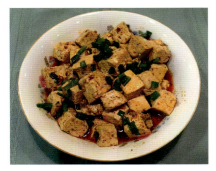

図6-44 食事を選ぶ際の複数の感覚の統合 有名な四川料理である麻婆豆腐は、嗅覚、味覚、視覚(色鮮やかな盛りつけ)、三叉神経体性感覚(食感、温度、唐辛子や花椒の刺激)といった複数の感覚を動員する。

聴覚：われわれはどのようにして音を聴き、その場所を知るのだろうか

　われわれは話し言葉や音楽を使って情報交換するので、ヒトにとって聴覚は特に重要である。動物の世界でも聴覚は同種との情報交換に広く使われており、例えば、交尾相手、同種の競争相手、親や子を確認し、その位置を知るために用いられている。聴覚の他のおもな役割として、天敵の存在を仲間に知らせたり、獲物を同定したりすることが含まれる。これらの機能は視覚や嗅覚の機能とよく似ており、事実、これらの感覚は互いに補完しあうことができる。視覚は光に依存する一方、聴覚と嗅覚は明るくても暗くても機能することができる。しかし、聴覚と嗅覚の時間分解能は視覚とはまったく異なる。一般に匂いは風によって運ばれ、その速度は1 m/s程度であるが、音は空気中を2桁速い340 m/sの速さでやってくる。事実、聴覚の重要な特徴とは、時間軸における情報の抽出と提示である。

　音とは、特定の周波数をもった空気中の圧力波である(図6-45A)。哺乳類において、音は外耳によって集められ、外耳と中耳の境界にある**鼓膜**(tympanic membrane, eardrum)の振動を引き起こす。振動は、空気が充填された中耳にある3つの小さな骨によって内耳へ伝えられる(図6-45B、C)。それはあたかも、中耳の小さな骨がピストンとして働き、液体で満たされた内耳のチャンバーである**蝸牛**(cochlea；ギリシャ語で「カタツムリ」を意

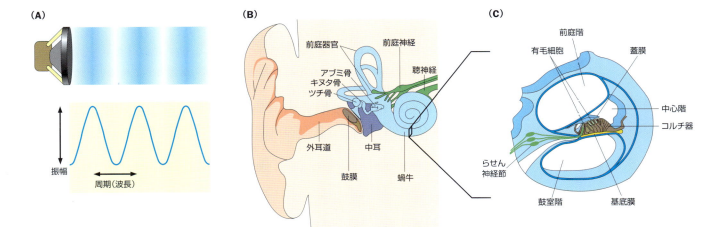

図6-45 音と哺乳類の耳によるその受容 (A)音は空気粒子の波動として伝播する。1,000 Hz(1 kHz、または1,000サイクル/s)の音では、2つの隣接する波のピーク間の周期は1 msである。音速は340 m/sなので、その波長は0.34 mとなる。波の振幅は音量を反映している。(B)外耳道を通過した後、空気粒子の波動が鼓膜を介して伝達され、中耳の空気で満たされた空洞にある、ツチ骨(malleus)、キヌタ骨(incus)、アブミ骨(stapes)という3つの骨の振動を引き起こす。これらの振動は、内耳の蝸牛内を満たしている液体の上下運動という形で伝達される。蝸牛の上には、前庭器官とその関連神経がある。これについてはBOX 6-2で詳しく説明する。(C)蝸牛の拡大断面図。有毛細胞(薄緑色)、支持細胞(茶色)、基底膜(黄色)からなるコルチ器は、液体で満たされた3つのチャンバー、すなわち前庭階(scala vestibuli)、中心階(scala media)、鼓室階(scala tympani)の間にある。コルチ器のより大きな拡大図は図6-50に示す。液体の移動に伴う基底膜の変位によって、上に載っている蓋膜(青色)に対して有毛細胞が相対的に動くことになる。これにより有毛細胞の膜電位が変化し(詳細については図6-47を参照)、得られた電気信号は、聴神経の大部分を構成するらせん神経節ニューロンの軸索によって脳へ伝達される。

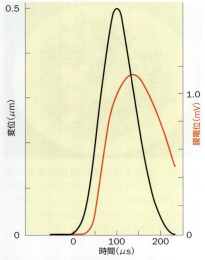

図6-46 機械刺激から電気信号への迅速な変換 この実験では，単離したウシガエル前庭囊（BOX 6-2）からの有毛細胞を，電気駆動モーターに取り付けられたガラスプローブで刺激した。単離した囊が配置された2つのチャンバー間の電位差を記録することで，有毛細胞の応答を測定した。応答の潜時は約40μsである。(Corey DP, Hudspeth JA [1979] Biophys J 26:499–506よりElsevierの許諾を得て掲載)

味するcochlosに由来）の柔らかい膜を叩いているような感じである。音刺激の各サイクルは，内耳の3つのチャンバーを満たしている少量の液体を上下に動かしている。

蝸牛は，カタツムリの殻に似たらせん状の構造をもち，側頭部の骨に固定されている。蝸牛の横断面からわかるように（図6-45C），聴覚の感覚細胞である**有毛細胞**（hair cell）は，柔らかい膜である**基底膜**（basilar membrane）上の上皮細胞の間に位置している。有毛細胞とそれを囲む支持細胞，そして基底膜は液体で満たされた3つのチャンバーの間にある**コルチ器**（organ of Corti）を構成する。音刺激によって引き起こされる液体の周期的な上下運動は，基底膜を周期的に変位させ，結果的に有毛細胞と上に載っている**蓋膜**（tectorial membrane）の間に剪断力を生み出す。その後，この物理的な刺激が有毛細胞の膜電位変化を介して電気信号へと変換される（ムービー6-2）。

6.22 有毛細胞の不動毛における機械刺激作動性イオンチャネルによって，音は電気信号に変換される

ヒトは2万Hz（20 kHz），すなわち50μsに1サイクルまでの空気圧波を感知することができる。いくつかの動物（例えば，コウモリ）は100 kHzをはるかに超える周波数の音を感知できる。では，音はどのくらい速く電気信号に変換できるのだろうか。1970年代後半には，カエルの有毛細胞が40μsの潜時で機械刺激に応答して脱分極することが示された（図6-46）。その後の研究では，哺乳類での潜時は10μs未満であることが示された。セカンドメッセンジャー系は数十ミリ秒から数百ミリ秒の時間スケールで作動するので，これらの測定によって，**機械変換**（mechanotransduction；機械刺激が電気信号に変換される過程）が視覚や嗅覚のようにセカンドメッセンジャー系によって仲介される可能性が排除されることになった。つまりこれらの実験は，機械刺激がイオンチャネルを直接開かせることで有毛細胞の膜電位を脱分極させていることを示唆している。それでは，それはどのように達成されているのだろうか。

すべての脊椎動物の有毛細胞は同様の構造を有し，同じ方法で機械刺激を伝達している。各有毛細胞は，その頂端表面から**不動毛**（stereocilium）と呼ばれる毛の束を伸ばしている。それぞれの不動毛は，Fアクチンに富んだ硬い円筒状の構造で，その基部は細くなっており旋回することができる。有毛細胞からの不動毛は，高さに違いがあり，階段状に配置されている（図6-47A）。1980年代の電子顕微鏡による研究で，それぞれの不動毛の先端部が**ティップリンク**（tip link）と呼ばれる構造によって，より高い隣の不動毛とつながっていることが明らかになった（図6-47B）。不動毛の階段状の配置とティップリンクによって，どのように機械的な力が有毛細胞の膜電位を変えているかが説明できる。

広く受け入れられているモデルによれば，音波によって引き起こされた隣接する不動毛間の相対的な動きが，ティップリンクに伸展感受性の**機械変換チャネル**（mechanotransduction channel）を開かせる（図6-47C）。不動毛はK^+濃度の高い細胞外液にさらされている。機械変換チャネルの開口はK^+の流入を引き起こし，結果的に有毛細胞の脱分極を引き起こす。これが電位依存性Ca^{2+}チャネルを介したCa^{2+}の流入，および有毛細胞の基底部でのグルタミン酸放出を引き起こし（図6-47D），**らせん神経節ニューロン**（spiral ganglion neuron）の末梢終末の脱分極をもたらす（図6-45C）。らせん神経節ニューロン（蝸牛に隣接するらせん神経節に細胞体が存在する）は双極性の細胞で，その末梢軸索は有毛細胞から聴覚情報を収集し，中枢軸索は聴覚情報を脳に伝達する**聴神経**（auditory nerve）を形成している。音の大きさは有毛細胞の脱分極と神経伝達物質放出の程度を調節し，特定の割合でらせん神経節ニューロンの発火を誘発する。

ヒトの遺伝学的研究と動物モデルの生理学的ならびに細胞生物学的な研究の最近の融合により，機械変換装置の分子的性質が明らかにされている。難聴は遺伝子に原因のある感覚欠損として最も頻度の高いもので，その数は500人に1人にのぼる。約100の遺伝子に

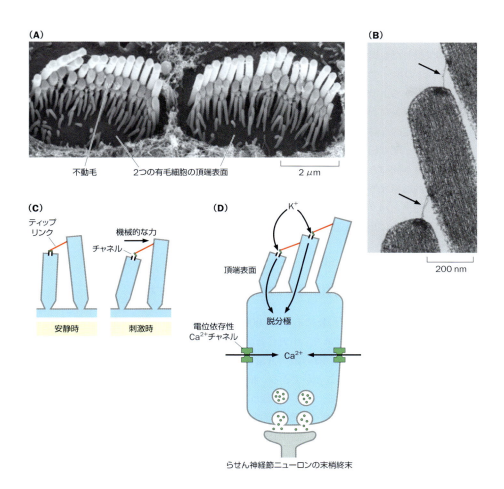

図6-47 有毛細胞が機械刺激を電気信号に変換する機構 (A) マウス蝸牛の2つの隣接する有毛細胞の不動毛を示す走査型電子顕微鏡写真。不動毛はアクチン束から構成されており，高さに違いがあり，階段状に配置されている。(B) 3つの隣接する不動毛の間に存在する2つのティップリンク（矢印）の電子顕微鏡写真。(C) 2つの隣接する不動毛間の相対的な動きによって開口する機械変換チャネルのモデル。不動毛に加えられた階段を昇る向きの機械的な力によってチャネルが開口する。(D) 脊椎動物内耳の有毛細胞の模式図。不動毛は頂端表面から突出し，機械刺激の検出器として働く。毛束の階段を昇る向きへの機械的なたわみが，機械変換チャネルの開口，頂端側の細胞外液中の高濃度K^+の流入，および有毛細胞の脱分極を引き起こす。これが電位依存性Ca^{2+}チャネルの開口，Ca^{2+}の流入，および有毛細胞の基底部での神経伝達物質（グルタミン酸）放出を引き起こす。放出されたグルタミン酸は，シグナルを脳に活動電位として伝達するらせん神経節ニューロンの末梢終末を脱分極させる。(A：Kazmierczak P, Müller U [2011] *Trends Neurosci* 36:220-229よりElsevierの許諾を得て掲載；B：Hudspeth AJ [2013] *Neuron* 80:536-537よりElsevierの許諾を得て掲載)

生じた変異が，症候性および非症候性の難聴と関連している。難聴遺伝子の多くは，アクチン，アクチン結合タンパク質，ミオシンモーターをコードするものであり，コルチ器における有毛細胞の発生，構造，機能に影響を及ぼす。2つの難聴遺伝子は，ティップリンクの構造的要素を構成するカドヘリン23（CDH23）およびプロトカドヘリン15（PCDH15）と呼ばれるCa^{2+}依存性細胞接着分子をコードしている。生化学的研究ならびに免疫電子顕微鏡法を用いた研究（詳細については13.17節を参照）によれば，背の高い不動毛からのティップリンクはCDH23によって形成されており，それは背の低い不動毛からのPCDH15とそれぞれのN末端どうしで結合している（図6-48）。

1980年代以降の電気生理学的および生物物理学的研究によって構造の解析は進んだものの，機械変換チャネルの分子的性質に関しては，2001年にヒトゲノムの塩基配列が決定されてからもずっと長い間解明されていなかった。最近の研究によって，既知のイオンチャネルに似ていないTmc1およびTmc2（transmembrane channel-like 1/2；BOX 2-4）が機械変換チャネルの一部である可能性が高いことが示唆された。ヒト*Tmc1*遺伝子のいくつ

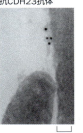

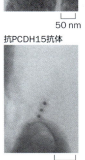

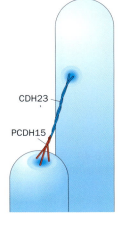

図6-48 ティップリンクを構成する分子 左：カドヘリン23（CDH23；上段）およびプロトカドヘリン15（PCDH15；下段）に対する抗体に結合させた金粒子によって，CDH23とPCDH15がそれぞれティップリンクの上部と下部に特異的に局在することが示された。右：ティップリンクは背の高い側の不動毛からのCDH23と，背の低い側の不動毛からのPCDH15とで構成されている。これらの2つのタンパク質は，それぞれの細胞外ドメインのN末端どうしで結合している。（Kazmierczak P, Sakaguchi H, Tokita J et al. [2007] *Nature* 449:87-91よりMacmillan Publishersの許諾を得て掲載）

かの変異は，劣性型および優性型の難聴を引き起こす。また，*Tmc1*遺伝子と*Tmc2*遺伝子の両方が欠損した変異マウスでは，機械刺激による有毛細胞の脱分極が起きない。さらに，マウスTmc1の単一アミノ酸変異が機械変換チャネルの単一チャネルコンダクタンスを変化させることから，Tmc1がチャネルのポア(細孔)に寄与していることが示唆された。哺乳類の体性感覚系における機械変換チャネルについて行われたような(6.29節)，十分性を示す試験が決定的な証明には必要となる。

まとめると，聴覚伝達は，機械刺激と，有毛細胞の不動毛間のティップリンクを介したイオンチャネル開口との直接的な連結によって行われる。最近の研究により，ティップリンクの分子的な構成要素と機械変換チャネルの候補が同定されている。これらのタンパク質と他の関連タンパク質がどのように協調的に働いているかをさらに研究することで，機械刺激がどのようにして迅速に電気信号へ変換されるかをより完全に理解することができるだろう。

6.23 音周波数は蝸牛内に周波数地図として提示される

ヒトの聴覚範囲は20～2万Hzであり，4,000Hzあたりで最大感度を示す。ピアノの88鍵は27.5～4,186Hzの範囲にあり，中央C音が261.6Hzである。2つの音を続けて聴けば，ほとんどの人は中央C音を，隣の鍵のB音(C音より15.7Hz下)またはC#音(C音より15.5Hz上)と容易に区別することができる。絶対音感をもつ人は，1つの音だけ聴いて正確な鍵を識別することすらできる。これらの離れ業はどのように達成されているのだろうか。

電気生理学的記録により，個々の聴神経線維(各線維はらせん神経節ニューロンの軸索に相当する)が**特徴周波数**(characteristic frequency)で最も敏感であることが明らかになった。この特性は**周波数同調**(frequency tuning)と呼ばれ，周波数-強度プロット上にV字型曲線として表示できる(**図6-49**A)。異なる聴神経線維は異なる特徴周波数を示す。実際，個々の有毛細胞は，それらが蝸牛(図6-49B)に沿って配置された位置にもとづいて特定の周波数を感知するように調整されており，その結果，それらのシナプス後らせん神経節ニューロンに周波数同調を引き起こしている。哺乳類では，蝸牛の湾曲構造に沿って基底膜の厚さと剛性がしだいに変化している。これらの構造的な変化によって，周波数の異

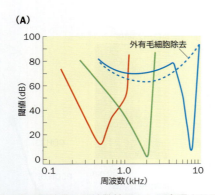 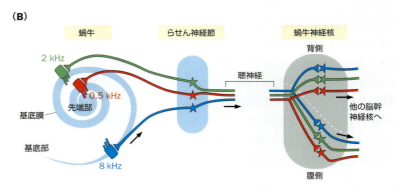

図6-49 音の周波数は周波数地図として表現される (A)3つの聴神経線維の周波数同調曲線の略図。横軸は音の周波数を示し，縦軸は音量をdB(デシベル，対数単位で示した音圧レベル)で示す。0 dBは人にとってほとんど聞こえない音で，10 dBの増加ごとに音圧レベルが10倍増加する。これらの曲線は，周波数を変化させて音を提示したとき，聴神経が活動電位を発生させる最小の音圧レベルをそれぞれ測定して描かれている。したがって，曲線の谷は聴神経線維にとって最も感度の高い周波数を表す(3本の線維についてそれぞれ0.5，2，8kHz)。青い破線は外有毛細胞を除去したときの8kHz聴神経の同調曲線を示しており，これについては6.24節で詳しく説明する。

(B)蝸牛の有毛細胞は，下部にある基底膜の性質に依存して，反応する周波数特性が基底部から先端部にかけてしだいに低くなるように調整されている。基底部から先端部にかけて蝸牛の直径は小さくなるが，基底膜(青色)はしだいに広く柔軟になり，したがって，より低い振動周波数で共鳴するようになる。図には0.5，2，8 kHzにそれぞれ調整された3つの代表的な有毛細胞を示してある。らせん神経節ニューロンは，規則正しく並んだ軸索投射を介して個々の有毛細胞からの入力を集め，脳幹にある蝸牛神経核の(破線で分けられた)背側と腹側へ出力を送っている。(A：Fettiplace R, Hackney CM [2006] *Nat Rev Neurosci* 7:19–29よりMacmillan Publishersの許諾を得て掲載)

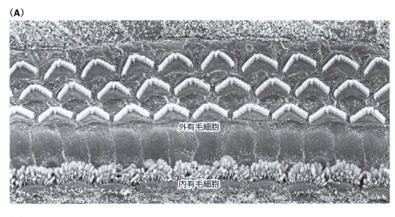
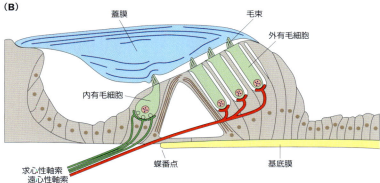

図6-50 哺乳類のコルチ器における内有毛細胞と外有毛細胞 (A)蝸牛の頂端表面の走査型電子顕微鏡写真。3列の外有毛細胞および1列の内有毛細胞からの不動毛がわかる(図6-47Aでは，2つの内有毛細胞の拡大した表面像をみることができる)。(B)蝸牛断面の模式図(図6-45Cの拡大図)。それぞれの内有毛細胞は約10本の求心性軸索(そのうち3本を暗緑色で示している)の投射を受け，それぞれの求心性軸索は近くのらせん神経節にある1つのニューロンに由来する。これらの求心性軸索は聴覚情報を脳幹に伝達する。一部の求心性軸索(図には示していない)は外有毛細胞にも投射するが，外有毛細胞に投射する軸索のほとんどは脳幹ニューロンに由来する遠心性軸索である(そのうち1本を赤色で示している)。蝶番点(hinge point)は，音刺激に応答して上下に動く基底膜を固定し，毛束と蓋膜の相対的な運動を引き起こす。(A：Hudspeth AJ [2013] *Neuron* 80: 536–537よりElsevierの許諾を得て掲載；B：Fettiplace R, Hackney CM [2006] *Nat Rev Neurosci* 7:19–29よりMacmillan Publishersの許諾を得て掲載)

なる音は，基底膜に沿った異なる位置で振動し共鳴することになる。蝸牛の基底部(鼓膜付近)では基底膜は狭くて硬く，高周波音に最も敏感であるのに対し，先端部付近(鼓膜から最も遠い)の基底膜は広く柔軟で，低周波音に最も敏感になっている。蝸牛に沿った有毛細胞は，基底膜の長さに沿って異なる周波数に調整されており，高周波数の基底部から低周波数の先端部までの**周波数地図**(tonotopic map)を形成している(図6-49B)。

哺乳類のコルチ器には，内有毛細胞(inner hair cell；1列)と外有毛細胞(outer hair cell；3列)の2種類の有毛細胞がある(図6-50)。らせん神経節ニューロンからの末梢軸索(求心性線維)の95%以上が内有毛細胞に接している。個々のらせん神経節ニューロンは，末梢軸索を単一の有毛細胞に終止させており，それによってたった1つの有毛細胞の周波数にチューニングされている。蝸牛の周波数地図は，規則的ならせん神経節ニューロンの中枢投射によって，脳幹の**蝸牛神経核**(cochlear nucleus)へ中継される(図6-49B)。それぞれの内有毛細胞は，約10個のらせん神経節ニューロンからの求心性線維によって神経支配されている。また，これらの求心性線維は有毛細胞上の神経終末の位置によって，さまざまな有毛細胞の脱分極レベルにてそれぞれ発火する。したがって，音の大きさは，これらのらせん神経節ニューロンの発火頻度に加え，特定の内有毛細胞を神経支配する約10個のらせん神経節ニューロンのうちのどれが活性化されるかによって符号化されているのである。要約すると，内有毛細胞が聴覚信号を検出し，らせん神経節ニューロンが音の周波数と強度に関する情報を脳に伝達する役割を担っている。

低周波音に対応するらせん神経節ニューロンの重要な特性として，発火パターンの周期性があげられ，これは音刺激の周期的性質を反映している。このことは個々の聴神経線維から記録されたスパイク間隔が，音の周期と同じ間隔で分布していることからもわかる(図6-51A)。これは**位相固定**(phase locking)と呼ばれる性質で，らせん神経節ニューロンのスパイクが音刺激の各サイクルの特定の位相で生じることを意味している。位相固定は，内有毛細胞の膜電位が，低周波音の各サイクルに対応して周期的に変動することに起因し

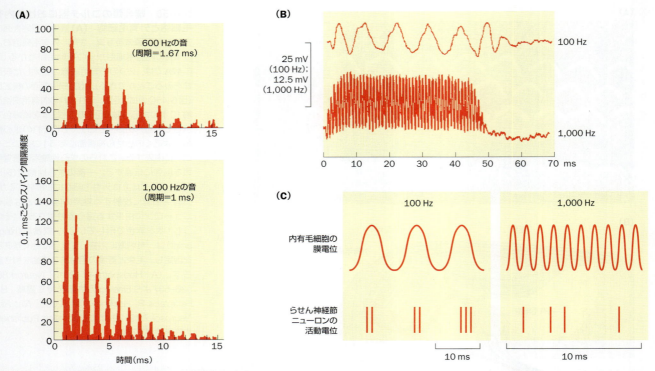

図6-51　らせん神経節ニューロンと内有毛細胞の位相固定特性
(A) リスザルの単一の聴神経線維から記録されたスパイク間隔のヒストグラム。600 Hz（上段）または1,000 Hz（下段）の音刺激に対する応答を示す。スパイク間隔分布の周期性に注意。それぞれのヒストグラムの周期はグラフの右上に記してある音刺激の周期と一致している。これは，音波の特定の位相で聴神経が発火することを意味している。しかし，音のすべてのサイクルがスパイクを発生させるわけではない（例えば，下段のグラフの2 msにあるピークは，2 msまでの間のサイクルはスパイクを発生させなかったことを意味する）。(B) 細胞内記録法によって測定されたモルモットの内有毛細胞の膜電位。100 Hz（上段）または1,000 Hz（下段）の音刺激に対する応答を示す。膜電位の変動の周期は音刺激の周期と一致している。(C) 内有毛細胞の膜電位の変動（上段）が，シナプス後らせん神経節ニューロンの周期的な活動電位（下段）につながることを示す概略図。100 Hzの音刺激の場合，それぞれのサイクルの膜電位上昇時にいくつかの活動電位が発生している。1,000 Hzの音刺激の場合，活動電位の不応期（数百μs～1 ms；2.12節）のために，膜電位上昇の各サイクルごとに発生する活動電位は多くても1つである。すべてのらせん神経節ニューロンがすべてのサイクルで発火するわけではない（したがって，パネルAに示したようなさまざまなスパイク間隔を生じる）。しかしニューロンの集団としては，すべてのサイクルで発火することができる。各活動電位のタイミングは有毛細胞の膜電位の特定の位相に対応しているので，活動電位自体の持続時間（約1 ms）よりも正確になる（数十μs以内）。この特性によって6.26節で説明する音源定位の精度を向上させている。(A：Rose JE, Brugge JF, Anderson DJ et al. [1967] *J Neurophysiol* 30:769–793より；B：Palmer AR, Russell IJ [1986] *Hear Res* 24:1–15よりElsevierの許諾を得て掲載)

ている（図6-51B）。ただし，有毛細胞膜の時定数（2.6節）という制約があるため，2〜3 kHzより高い周波数では位相固定は機能しない。各サイクルの脱分極期に神経伝達物質が放出されることで，シナプス後部のらせん神経節ニューロンに周期的な活動電位が発生する（図6-51C）。位相固定は活動電位開始のタイミングに高い時間精度をもたらしている。例えば，周期が1 msである1,000 Hzの音の場合，活動電位の開始は1 ms周期の特定の位相で起こっており，これは1 msよりずっと短くすることも可能である。位相固定は中枢聴覚ニューロンでも観察されており，音源定位に不可欠なニューロン発火の時間精度を与えている（6.26，6.27節）。

外有毛細胞は5％未満の求心性線維によって神経支配され，おのおのの求心性線維は複数の外有毛細胞に投射している。これらの求心性線維の機能はよくわかっていない。一方，外有毛細胞は，脳幹から大量の遠心性線維の投射を受ける（図6-50）。つまり，外有毛細胞は，聴覚情報を脳に伝達することに関しては大きな貢献をしているようにみえない。代わりに，外有毛細胞の主要な機能は，興味深い運動特性を通して聴覚信号を増幅することである。これに関してはつぎの節で議論する。

6.24 外有毛細胞の運動特性は聴覚信号を増幅し，周波数同調を可能にする

4.4節で議論したように，視細胞における光子吸収に由来する信号は，視覚変換過程のセカンドメッセンジャー系によって大きく増幅される。有毛細胞の膜電位を変化させる機械変換チャネルは音刺激によって直接開かれることを考えると，聴覚信号もまた増幅されているのだろうか。もしそうだとすれば，それはどのように実現されているのだろうか。

聴覚信号が実際に蝸牛において大きく増幅されていることを示す十分な証拠が報告されている。哺乳類では，これは外有毛細胞による特筆すべき機能に起因している。1970年代に行われた実験で，高濃度の抗生物質の局所注入によって特定の音周波数に対応する外有毛細胞を除去すると，同じ音周波数に対応する内有毛細胞の検出閾値が大幅に上昇し，周波数選択性が広がることが示された（図6-49A）。音刺激によって引き起こされる外有毛細胞の運動がかかわる2つの機構がこれまでに発見されている（図6-52A）。

外有毛細胞の運動の1つ目の様式は，毛束のモーターから得られるものである。毛束の順方向（階段を昇る向き）へのたわみが機械変換チャネルを開口させると，チャネルの開口自体が刺激の方向に力を発生させ，その結果，より多くの機械変換チャネルが開口して正のフィードバックループが形成される（図6-52B）。機械変換チャネルを介した不動毛へのCa^{2+}の流入は，不動毛先端のミオシンモーターと同様に，毛束の運動性に重要な役割を果たしている。

外有毛細胞の運動の2つ目の様式は，外有毛細胞の形状変化に由来する。過分極は外有毛細胞を長軸に沿って長く変化させ，脱分極は外有毛細胞を短く変化させる。1980年代に発見されたこの注目すべき特性は，**電気運動性**（electromotility）と呼ばれている。外有毛細胞の動きは，基底膜へ伝えられて基底膜の変位を増強させることで，別の正のフィードバックループを形成している（図6-52C）。これらの正のフィードバックループは，基底膜の変位を増強させることで，近くの内有毛細胞へ伝達される聴覚信号を増幅している。

外有毛細胞の電気運動性は，隣接する内有毛細胞ではみられず，また神経系の他の部分でもみつかっていない。外有毛細胞と内有毛細胞の遺伝子発現の違いを調べるスクリーニ

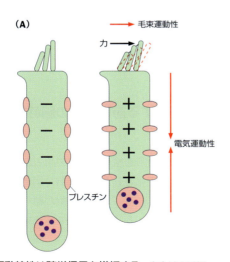
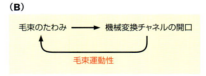
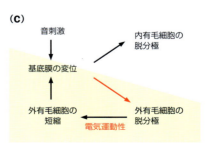

図6-52　外有毛細胞の運動特性は聴覚信号を増幅する　(A) 外有毛細胞の2つの運動特性の模式図。力が加えられて機械変換チャネルが開口すると，チャネルの開口自体が刺激の方向に力を発生させ，毛束を動かす（赤い破線）。この現象を毛束運動性（hair bundle motility）という。外有毛細胞が脱分極すると，膜に濃縮しているプレスチンが構造変化を起こし，細胞は長軸方向に沿って短くなる。この現象を電気運動性（electromotility）または細胞運動性（somatic motility）という。**(B, C)** 毛束運動性（B）と電気運動性（C）がかかわる正のフィードバックループ（黄色の背景で示す）の概略図。(B)の正のフィードバックループは，(C)の正のフィードバックループのステップの1つ（赤色矢印）であることに注意。これらの正のフィードバックループによる外有毛細胞における聴覚信号の増幅は，基底膜の変位の増強を介して近くの内有毛細胞へ伝えられる。(A：Fettiplace R, Hackney CM [2006] *Nat Rev Neurosci* 7:19–29よりMacmillan Publishersの許諾を得て掲載)

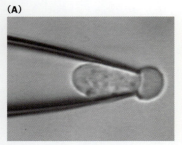
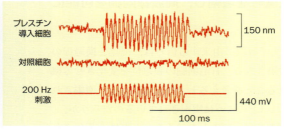
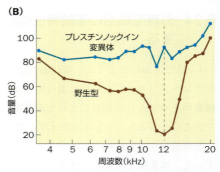

図6-53　プレスチンは聴覚信号の増幅に不可欠な電気運動性の変換器である　(A)左：プレスチンを介した運動性を試験するための実験装置の顕微鏡写真。対照の培養細胞またはプレスチンを導入した培養細胞をマイクロピペットの中へ吸い込むことで，伸展した外有毛細胞を模倣した。マイクロピペット内の溶液と周囲との間に電圧パルスを与え，ビデオカメラにより細胞の輪郭の動きを記録した。右：200 Hzの電圧パルスは，プレスチンを導入した細胞に200 Hzの運動性を引き起こしたが，対照細胞には影響を与えなかった。(B)野生型マウス（茶色）およびプレスチンを介した電気運動性に必須の2つのアミノ酸が置換されたノックイン変異マウス（青色）の平均同調曲線。ノックイン変異体では閾値が大幅に上昇し，周波数選択性は低下していた。この実験では，図6-49Aに示した単一線維記録とは異なる技術を用いて同調曲線を作成している。12 kHzの音（垂直の破線）に応答する少数の聴神経線維から複合活動電位を測定した。12 kHzの音で誘発される複合活動電位を打ち消すことができる，第2の音の周波数（横軸）と音量（縦軸）をプロットしてある。野生型マウスでは必要とされる第2の音の音量が12 kHz付近で低くなっており，第2の音の周波数が12 kHzに近づくほど，12 kHzの音で誘発される複合活動電位がより効果的に打ち消されることがわかる。(A：Zheng J, Shen W, He DZZ et al. [2000] Nature 405:149–155よりMacmillan Publishersの許諾を得て掲載；B：Dallos P, Wu X, Cheatham MA et al. [2008] Neuron 58:333–339よりElsevierの許諾を得て掲載)

ングが可能になり，外有毛細胞の電気運動性を仲介するタンパク質**プレスチン**（prestin；快速なテンポを示す演奏標語 *presto* にちなんで命名された）をコードする遺伝子が発見された。ヒト腎臓由来の培養細胞におけるプレスチンの異所性発現は，膜電位の変化に応答してこれらの細胞に高周波数の運動性を与えるのに十分であった（**図6-53**A）。プレスチンは複数の膜貫通ドメインを有するCl⁻輸送体に類似した一次構造をもち，外有毛細胞の細胞膜に強く局在していた。膜電位の変化は，電気運動性に関連した機能をもつプレスチン（図6-52A）の構造を変化させると考えられている。

生体内での電気運動性の機能を調べるために，電気運動性に必要なプレスチンの2つのアミノ酸が置換されたノックインマウスが作製された。これらのノックインマウスは機械変換に異常はなかったものの，外有毛細胞を除去した場合と同様に（図6-49A），閾値が大幅に上昇し，周波数同調が大幅に低下していた（図6-53B）。これらの実験は，プレスチンによる電気運動性が聴覚信号の増幅と周波数同調の形成に不可欠であるという注目すべき証拠を提供している。

6.25　聴覚信号は皮質に到達する前に複数の脳幹神経核によって処理される

これまで，蝸牛がどのように聴覚信号を検出して処理するかを学んできた。有毛細胞は機械刺激を電気信号に変換する。活性化された有毛細胞の蝸牛に沿った配置は，周波数地図において異なる周波数の音を示している。外有毛細胞が聴覚信号を増幅し，周波数同調を形成するのに対して，内有毛細胞は，らせん神経節ニューロンの規則的に並んだ投射を介して脳へ送られる電気信号を生成する。以下の節では，脳がこれらの聴覚信号をどのように解析し，行動に関連する情報を抽出するかについて議論する。

らせん神経節ニューロンの軸索は，脳幹にある蝸牛神経核の背側および腹側に終止する。背側蝸牛神経核の投射ニューロンは，中脳の対側の**下丘**（inferior colliculus）へ直接，もしくは外側毛帯（lateral lemniscus）の介在ニューロンを介して情報を伝達する。腹側蝸牛神経核の投射ニューロンは，脳幹の同側および対側の**上オリーブ核**（superior olivary nucleus）に情報を伝達し，そこで左右の耳からの聴覚信号が最初に統合される。上オリー

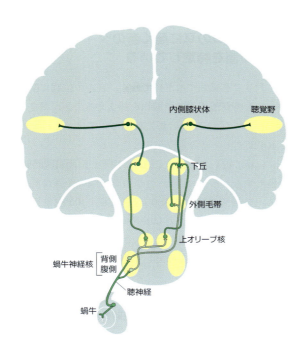

図6-54　中枢聴覚経路　らせん神経節ニューロンの軸索は，蝸牛神経核の背側および腹側に終止する。背側蝸牛神経核の投射ニューロンは，軸索を対側の下丘へ直接，もしくは外側毛帯の中継ニューロンを介して間接的に投射する。腹側蝸牛神経核の投射ニューロンは，同側および対側の上オリーブ核に終止する。上オリーブ核からのニューロンは，同側および対側の聴覚信号を統合して下丘に投射する。下丘の投射ニューロンは，軸索を上丘（図には示していない）および視床の内側膝状体に投射し，聴覚情報はさらにそこから聴覚野へ伝達される。単純化のために，左の蝸牛からの聴覚信号のみを示し，興奮性の軸索投射のみをそれぞれ単一のニューロンで図示している。上オリーブ核のより詳細な神経回路については図6-57参照。

ブ核からの投射ニューロンも下丘に終止し，下丘はすべての聴覚情報を統合する重要な中枢となっている。聴覚情報は下丘から視床の**内側膝状体**（medial geniculate nucleus）へ中継され，さらに大脳皮質の側頭葉にある聴覚野へ伝達される（図6-54）。

　求心性聴覚処理経路の顕著な特徴は，蝸牛の周波数地図情報を保持していることである。らせん神経節ニューロンの軸索は，その規則正しい投射によって，背側および腹側の蝸牛神経核内のシナプス後標的上に周波数地図を投影している（図6-49B）。秩序立った周波数地図は，上オリーブ核，下丘，内側膝状体，一次聴覚野にもみられる。おそらくこれは，第5章で説明した網膜部位再現的な投射と同様の機構による逐次的な部位再現的投射によって可能となっているのだろう。周波数地図を複数のレベルで維持しているという事実は，視覚系における空間的な位置のように，音の周波数が聴覚系の重要な特徴であることを示している。

　視覚系では網膜からの情報が視床のたった1つの中継シナプスを介して一次視覚野に到達するが（図4-35B），それとは対照的に，聴覚系は聴覚情報処理のために多数の脳幹神経核を使用している（図6-54）。これらの脳幹神経核は多くの機能を有している。例えば，上オリーブ核は，聴覚信号の増幅を制御するために，軸索を蝸牛の特に外有毛細胞へ伸ばしている（図6-50）。背側蝸牛神経核は，蝸牛からの聴覚信号を受信するだけでなく，体性感覚系および前庭系からの入力も受けている。したがって，背側蝸牛神経核からの出力は，すでに複数の感覚が統合された信号を含んでいる。提案されている1つの機能として，6.27節で議論するように垂直面内での音源定位の補助がある。図6-54に示している興奮性投射に加えて，聴覚経路の複数の段階で，抑制性ニューロンが聴覚信号を形成するうえで重要な役割を果たしている。例えば，下丘に作用する抑制性回路は，先に到着した音が後に到着する音の知覚を抑制する能力，**先行音効果**（precedence effect）の基盤となっている。先行音効果は，最初に到着する音源からの音と，後から到着するその反響音を区別するのに役立つ。実際，脳幹の聴覚核の機能で最も詳細に研究されているのが，音源定位に関する情報の抽出である。これに関してはつぎの2つの節で議論する。

6.26 メンフクロウは2つの耳に届く音のタイミングと大きさを比べることで音源の位置を特定している

聴覚は音の周波数と大きさを感知するだけでなく、音源の位置に関する情報も与えてくれる。完全な暗闇の中でも聴覚情報だけで獲物を捕まえることができるメンフクロウの優れた能力を思い出してみよう(図1-5)。音源定位については、これまでに多くの機構が確認されている。まず水平面内での音源定位からはじめよう。

音が左から来ると、右耳に届くよりも早く左耳に到達し、**両耳間時間差**(interaural time difference：ITD)が発生する。ヒトの場合、2つの耳の間の距離は約20 cmである。音速が340 m/sなので、ヒトの最大ITDは約600 μsになる。メンフクロウの場合、最大ITDは約200 μsである。音源が頭の前方または後方のいずれかへ移動すると、全体としてITDは減少し、音源が真正面(または真後ろ)の位置にあればITDはゼロになる。このITDと音源の水平面内の位置との間の厳密な対応により、聴覚系はITDにもとづく空間地図を構築することができる。

脳がそのような地図をどのようにして構築できるのかについての理論が提案されている。それは、脳内のいくつかの中枢ニューロンが**同時性検出器**(coincidence detector)として働く、すなわち、左耳と右耳からの信号がこれらのニューロンを同時に活性化させるとき、その神経活動がピークに達するというものである。これらの同時性検出ニューロンは、異なるニューロンがわずかに異なる時間遅延を伴って左右の耳から入力を受けるように配置されている。そして、特定のニューロンの神経活動が、水平面内の音源の位置を示すことになる(図6-55A、ムービー6-3)。

この理論は、最初の提案者の名前に因んでジェフレスのモデル(Jeffress model)として知られていたが、数十年後に、メンフクロウの**層状核**(nucleus laminaris：NL)を用いた実験でみごとに証明された。NLは両側の蝸牛神経核からの入力を受ける脳幹の構造体であり、哺乳類の内側上オリーブ核(medial superior olivary nucleus：MSO)に相当する。同側からの入力は背側からNLに入り、対側からの入力は腹側からNLに入る。両方の経路がNLを横断し、同じニューロン上にシナプスを形成する(図6-55B)。生体内での細胞外記録法によって、同側および対側の耳からの聴覚信号が、それぞれNLの背側および腹側に、音刺激の開始から約3 msでほぼ同時に到達することが示された(対側からの神経線維は同側からの線維よりも太く、活動電位の伝導速度がより大きい。これにより同側と対側の耳からの伝達距離の差を埋め合わせている)。聴覚信号が細い軸索線維を通ってNLを横断するのに約200 μsかかり、この時間はメンフクロウの最大ITDと一致する。これらの細い軸索線維は**遅延線**(delay line)として働いている。なぜなら、それぞれの軸索線維は、異なる時間遅延に対応して背腹軸方向の異なる位置にあるNLニューロンに聴覚信号を運ぶからである。例えば、背側表面近くに位置するNLニューロンは、対側からの入力を受ける前に同側からの入力を受け、腹側表面近くに位置するNLニューロンは、同側からの入力を受ける前に対側からの入力を受ける(図6-55B)。生体内での細胞内記録法によって、個々のNLニューロンが特定のITDを有する音によって最も強く活性化されることが確認されている(図6-55C)。2つの耳からのNLニューロンへの入力は音刺激に位相固定されているので(6.23節；メンフクロウの位相固定はおよそ9 kHzの周波数まで機能する)、同時性検出の時間精度は数十マイクロ秒であり、これは活動電位の持続時間よりもずっと短い(図6-51C)。

このように、メンフクロウにおけるNLニューロンの特性はジェフレスのモデルと非常によく一致し、NLの背腹軸に沿ったITD信号の分布は、メンフクロウの脳における聴覚環境の第1の空間地図を形成する。この地図は中脳の下丘へ中継される。音波の周期的な性質のために、NLの同時性検出ニューロンは、左右の耳からの信号が同時に到着するとき、およびそれぞれの信号の周期(あるいはその倍数)に等しい時間差をおいて到着するときに

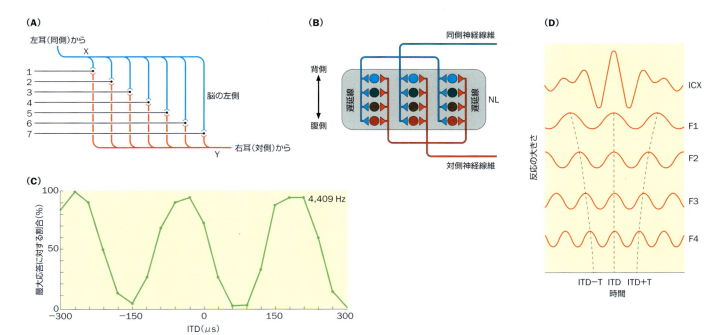

図6-55　両耳間時間差（ITD）は音源の位置を決定するために利用される　(A)音源定位の神経基盤を説明するジェフレスのモデル。左耳（同側）および右耳（対側）からの聴覚信号が，X点およびY点に同時に到達すると仮定する。ニューロン1～7は，同側および対側の両方の神経線維のシナプス後標的である。それぞれのニューロンの位置に応じて，例えばニューロン1は同側からの入力を対側からの入力より先に受け，ニューロン4は両方の入力を同時に受け，ニューロン7は対側からの入力を同側からの入力より先に受けることになる。さらに，ニューロン1～7は，2つの入力を同時に受けたときに最も興奮すると仮定する。したがって，ニューロン1は音源が同側の耳よりも対側の耳に近い場合に最も興奮する（ニューロン1への入力タイミングが一致する）。同様に，ニューロン4は音源が2つの耳の中間の位置にある場合に最も興奮し，ニューロン7は音源が対側の耳よりも同側の耳に近い場合に最も興奮することになる。それゆえ，ニューロン1～7からの出力信号は，水平面内の音源の位置を反映する特定のITDに関する情報を伝達する。(B)メンフクロウの層状核（NL）の模式図。同側および対側の蝸牛神経核からの神経線維は，それぞれ背側および腹側からNLに入る。同側または対側の耳からの聴覚信号は，背側または腹側のNL表面に同時に到達し，ついでNL内を移動する（遅延線）。両方の神経線維は，その経路に沿ったNLニューロンとシナプスを形成する。したがって，背腹軸に沿って位置するNLニューロンは，異なるITDに調整されることになる（この回路図の左から右への直交軸に沿ったNLニューロンは，異なる周波数に調整されている）。(C)NLニューロンのITD曲線。ITD（横軸）を系統的に変化させ，発生した活動電位（縦軸，発火頻度の最大値に対する割合）を生体内での細胞内記録法で測定した。このニューロンは，対側の耳が同側の耳よりも30μs早いときに（対側が先行する場合は負の値で表される）最も活性化される。ニューロンは−270μs，＋210μsでも発火している。これは音波が周期的であるためで，−270μsおよび＋210μsのピークは音波の2つの隣接波ピークとの一致に対応している（各ピーク間の240μsの時間差は音刺激の周波数である4,409 Hzを反映している）。(D)下丘外側核（ICX）ニューロンが位相のあいまいさを解消するモデル。ICXニューロン（最上段）は，ITD特性は同じだが周波数特性の異なる複数のNLニューロン（F1～F4）からの入力を統合している。破線は，異なる周波数間でのITDのピークの対応関係を示している。ITD±T（信号の周期）のピークの位置は周波数ごとに異なる。したがって，ICXニューロンは，広帯域刺激に応答してITDでのみ最大限に活性化される。実験データ（図には示していない）はこのモデルを支持している。（A：Jeffress LA [1948] *J Comp Physiol Psychol* 41:35–39 より American Psychological Associationの許諾を得て掲載；B：Ashida G, Carr CE [2011] *Curr Opin Neurobiol* 21:745–751 より Elsevierの許諾を得て掲載；C：Carr CE, Konishi M [1990] *J Neurosci* 10: 3227–3245 より Society for Neuroscienceの許諾を得て掲載；D：Peña JL, Konishi M [2000] *Proc Natl Acad Sci U S A* 97:11787–11792. Copyright National Academy of Sciences, USA）

最大応答を示す（図6-55C）。このように個々のNLニューロンが複数の音波到着時間差によって最大限に活性化されるため，ITDにもとづいた音源定位では位相のあいまいさが生じる。興味深いことに，個々のNLニューロンが周波数調整される一方で（図6-55Bでは，周波数チューニングは背腹軸に直交する軸で示されている），下丘外側核（external nucleus of the inferior colliculus：ICX）の空間特異的ニューロンは，複数の周波数にわたってITD情報を統合する。この統合は位相のあいまいさの解消に役立つ。メンフクロウが広帯域信号（広範囲の周波数を含む信号）を聴くとき，ICXの空間特異的ニューロンは，2つの耳の時間差がITDと同じとき（1周期遅れたり進んだりしているのではなく）に最も活性化する。これはITD特性は同じだが周波数特性の異なるすべてのNLニューロンの最大応答が，時間差がITDと同じときにのみ同期するためである（図6-55D）。

　空中捕食者であるメンフクロウは，完全な暗闇の中で獲物を捕えるために，水平面と垂直面の双方において音源の位置を特定しなければならない。実際，単一ユニット記録法に

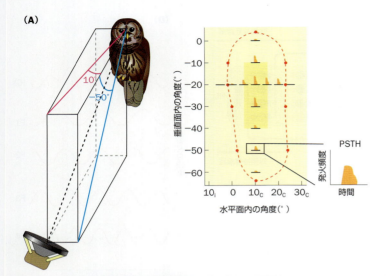
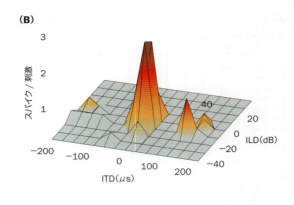

図6-56　メンフクロウの下丘外側核（ICX）における聴覚空間地図と，両耳間時間差（ITD）信号および両耳間レベル差（ILD）信号の統合

(A) 左：メンフクロウの聴覚空間における音源の位置を定義する2つの角度の概略図。メンフクロウの位置と音源の位置を結び（黒色の破線），この線を水平面（赤色の線）と垂直面（青色の線）に投影した線を描く。これらの投影された線とメンフクロウから正面に伸ばした線（黒色の線）とがなす角度を，水平面（赤色の角度）および垂直面（青色の角度）内の音源の位置を定義するために使用する。右：軽く麻酔したメンフクロウにおいて，単一ユニット記録法によって測定されたICXニューロンの受容野。系統的に位置を変えた移動スピーカーからの音に応答している。破線は，実際の測定位置（赤色の点）にもとづくニューロンの受容野の境界線を示す。ニューロンは濃い黄色の領域（最適領域）からの音に最も強く反応する。グラフ内の小さな図は，その位置で与えられる音刺激についての刺激前後時間ヒストグラム（PSTH，右側の挿入図で拡大されている）である。この特定のニューロンの最適領域は，水平面（横軸）内で対側に約10°（10c），垂直面（縦軸；負の値は正面の水平面より下の位置を表す）内で約−20°である。**(B)** 麻酔したメンフクロウにおけるICXニューロンからの生体内での細胞内記録。2つの耳にスピーカーを置くことで，ITDおよびILDを正確に制御して系統的に変化させることができる。ニューロンはITDとILDのレベルが特定の組み合わせのときに最大限に活性化している。ITD軸に沿った小さいピークは，ITD±信号周期に対応している（図6-55）。（A：Knudsen EI, Konishi M [1978] *Science* 200:795–797より；B：Peña JL, Konishi M [2001] *Science* 292:249–252よりAAASの許諾を得て掲載）

よって，メンフクロウの個々のICXニューロンが，特定の垂直位置かつ特定の水平位置から発生する音にチューニングされていることが示されている（図6-56A）。異なる水平位置および垂直位置にチューニングされたニューロンによって，ICXの中に聴覚空間地図が形成されている。メンフクロウはどのようにして垂直面内の音源の位置を特定するのだろうか。メンフクロウの左右の耳は，上下からの音に対して異なる感度をもてるように，上下方向にずれて配置されている。両耳間の信号の減衰量および増幅量の差から生じる**両耳間レベル差**（interaural level difference：ILD）から，音の垂直位置に関する情報を得ることができる。ILD信号は，われわれが先ほど議論したITD経路と並行した聴覚経路によって分析されている。後方背側外側毛帯（posterior dorsal lateral lemniscus：LLDp）と呼ばれる脳幹神経核（哺乳類の外側毛帯に相当する；図6-54）は，対側の蝸牛神経核から興奮性入力を，同側の蝸牛神経核から抑制性入力を受ける。したがって，LLDpニューロンは対側からの入力によって最も興奮し，LLDpニューロンの自発活動は同側からの入力によって減少する。LLDpの背腹軸に沿った個々のニューロンは，異なるILDに敏感であり，異なる垂直位置からの音に対応した地図を形成している。LLDpニューロンは下丘にも投射し，NLからの時間差信号を受信する同じICXニューロンにレベル差信号を送っている。このように，ICXの個々の空間特異的ニューロンはITDとILDの双方に対してチューニングされている（図6-56B）。ICXニューロンは近くの中脳蓋（哺乳類の上丘に相当する）に投射するので，聴覚地図と視覚地図を対応させることができるようになる（1.3節；神経地図の可塑性の機構については10.25節で詳しく説明する）。

6.27　哺乳類の音源定位機構はメンフクロウのものとは異なる

メンフクロウで明らかにされた音源定位の基本原則は他の動物にも適用可能かもしれな

いが，回路構造と機構の詳細は生物種によってかなり異なる。ヒトを含む哺乳類では，垂直面内の音源の位置に関する情報は，両耳の比較ではなく，ほとんどがモノラルな刺激（片方の耳からの信号）に由来する。外耳の形状が複雑なために，上や下から来る周波数の異なる音は，それぞれ減衰または増幅される度合いが異なり，特徴的なパターンで音の振幅スペクトルを変化させる（図6-57A）。これらの音スペクトルの変化が，音の垂直位置を決定する手がかりとなる。水平面内の音源の位置は，哺乳類ではITDとILDの組み合わせによって特定される。聴覚ニューロンの位相固定によって提供されるタイミングは，周波数が2 kHz未満の音に限って十分な精度をもつため（6.23節），ITDは低周波音源の位置特定におもに使用されている（図6-57B）。波長の短い高周波音は屈折しやすく，頭部で反射して2つの耳の間に大きなレベル差を生じさせるので（図6-57C），高周波音（＞2 kHz）の位置特定にはILDがおもに使用されている。

哺乳類の聴覚系では，ITDは脳幹のMSOで分析される（図6-56D）。MSOは同側および対側の腹側蝸牛神経核から興奮性入力を受け，ITDの測定におけるメンフクロウのNLと同様の役割を果たす。ILDは外側上オリーブ核（lateral superior olivary nucleus：LSO）で分析される。LSOは個々のニューロンが同側の腹側蝸牛神経核からの興奮性入力を受け，また，対側の腹側蝸牛神経核から興奮性入力を受けている同側の台形体内側核（medial nucleus of the trapezoid body：MNTB）からの抑制性入力も受ける（図6-57D）。このように，LSOニューロンは同側の聴覚信号によって活性化され，対側の聴覚信号によって抑制されており，これはメンフクロウのLLDpニューロンとは逆である。水平位置に関する聴

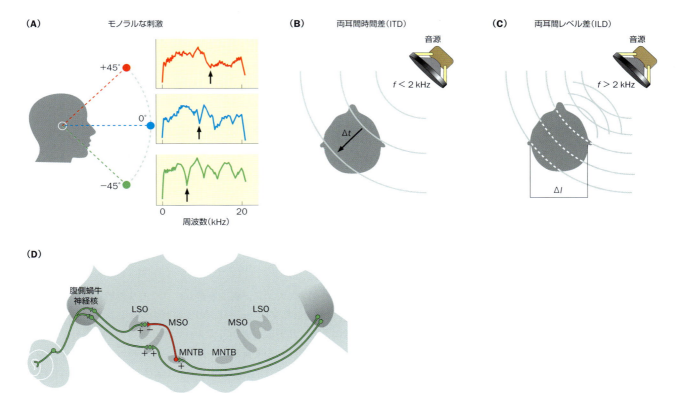

図6-57　哺乳類における音源定位システム　(A) 哺乳類の垂直平面における音源定位のためのスペクトル分析。広帯域音が垂直方向に非対称な外耳と相互作用しているのを色で図示する。音源が地平線の下から上方向に移動したとき，音の実効スペクトル中の谷（黒い矢印）が高い周波数（横軸の右方向）のほうへシフトする。**(B)** 低周波音（$f<2$ kHz）は大きな時間差（Δt）を作り出すので，その定位には両耳間時間差（ITD）が優先的に使用される。**(C)** 高周波音（$f>2$ kHz）は頭部によって効果的に遮断され，より大きなレベル差（Δl）を生じさせるので，その定位には両耳間レベル差（ILD）が優先的に使用される。**(D)** 哺乳類のITDとILDを分析する脳幹回路の模式図。ITDは内側上オリーブ核（MSO）で分析される。MSOは同側および対側の蝸牛神経核から興奮性入力を受ける。ILDは外側上オリーブ核（LSO）で分析される。LSOは同側の蝸牛神経核からの興奮性入力を，同側の台形体内側核（MNTB）から抑制性入力を受ける。MNTBは対側の蝸牛神経核から興奮性入力を受ける。簡略化のために，左側のLSOおよびMSOへの入力のみを示している。(A～C：Grothe B, Pecka M, McAlpine D [2010] *Physiol Rev* 90:983–1012よりAmerican Physiological Societyの許諾を得て掲載）

覚信号はITDとILDの組み合わせによって符号化されるが，垂直位置に関する信号は周波数シフトで符号化され，おもに背側蝸牛神経核に由来する経路によって分析される。これらの2組の信号は下丘において収束し，聴覚空間地図を形成している(図6-54)。

6.28 聴覚野は複雑で生物学的に重要な音を分析する

聴覚信号が下丘に到達するまでに，音の周波数，強度，位置に関する情報が抽出され，特定のニューロンによって表現される。そのような情報は，頭と眼の向きを調整する上丘へ送られ，内側膝状体を介して聴覚野へ伝えられる(図6-54)。哺乳類の聴覚野の機能は何なのだろうか。第4章で論じた視覚野と比べると，聴覚野の機能についてはほとんどわかっていない。**一次聴覚野**(一次聴覚皮質，primary auditory cortex：A1)の1つの顕著な特徴は，前後軸に沿った大まかな周波数地図である。A1ニューロンは，他にも多くの聴覚特性をもっている。いくつかのA1ニューロンは一方の耳からの信号によって活性化され，他のA1ニューロンは両方の耳からの信号によって活性化される。一部のA1ニューロンは，特定の帯域幅内，特定の音量，または特定の音遅延時間をもった聴覚信号に応答する。いくつかのA1ニューロンは，周波数変調の速度および方向に反応する(例えば，周波数が増加もしくは減少する音)。これらの特性は，高次聴覚野のニューロンが，ヒトの発話に使用されるような複雑な音を分析することを可能にしている。われわれが複雑な音を分析してスピーチを理解したり音楽を楽しんだりすることを可能にする，A1ニューロンのこれらの異なる性質がどのようにしてつくられ，そしてそれらが高次聴覚野ニューロンによってどのように統合されているのか，その神経基盤を理解するためには多くの研究が必要である。

聴覚野の構成が最もよく理解されている例は，完全な暗闇の中で餌である飛行中の昆虫を発見することができるコウモリの**反響定位**(echolocation)の研究である。コウモリは超音波パルス(生物ソナー)を発射し，その反響音を利用して目標の大きさ，距離，飛行速度，羽ばたきに関する情報を得る。コウモリの聴覚野は反響音のさまざまな側面の分析に特化した領域をもっている。定常周波数(constant-frequency：CF)パルスを発射するコウモリと，周波数変調(frequency-modulated：FM)パルスを発射するコウモリがいる。また，植生地域を飛行する昆虫を捕食するヒゲコウモリのように，CFとFMの両方の成分をもつパルスを発射するものもいる(**図6-58**A)。ヒゲコウモリが発射する超音波パルスは**基本周波数**(fundamental frequency)が約30 kHzで，その第2，第3，第4**高調波**(harmonics)，すなわち基本周波数の2，3，4倍の周波数成分を含んでいる(第2高調波が最も主要)。獲物を探しているとき，これらのパルスは低い頻度(毎秒およそ10回)で長い時間(約35 ms)発射されている。目標に近づくにつれてパルスの頻度が増加し，持続時間は短くなる。最終段階では，頻度は毎秒およそ100回まで上昇し，持続時間はわずか数ミリ秒まで短くなる(図6-58A)。

反響定位の神経基盤を解明するために，軽く麻酔したコウモリの聴覚野から単一ユニット記録を行った(4.23節で議論したV1ニューロンの受容野のマッピングとよく似ている)。この実験では，実験者によって超音波刺激が与えられた。反響音のFM成分を分析することに特化したFM-FM領域と呼ばれる皮質領域において，多くのニューロンはパルスまたは反響音が単独で提示された場合には応答しなかった。しかし，パルスに続いて特定の時間遅延で反響音が提示された場合に応答がみられた。興奮を誘発するパルスと反響音の間の時間間隔である「最適遅延」は，目標との距離に対応している(音波が往復することを考慮して，時間遅延と音速をかけて2で割ったものに等しい)。個々のニューロンの最適遅延の値は皮質を横断して系統的に変化し，脳の前後軸に沿った標的距離地図を形成している(図6-58B)。また，各FM-FMニューロンは，特定の周波数の反響音，すなわち第2，第3，第4高調波の反響音を分析するように調整されている。異なる高調波に調整されたニューロンは，最適遅延の軸に直交する領域に配置されている(図6-58Cの緑色の構造)。異なる

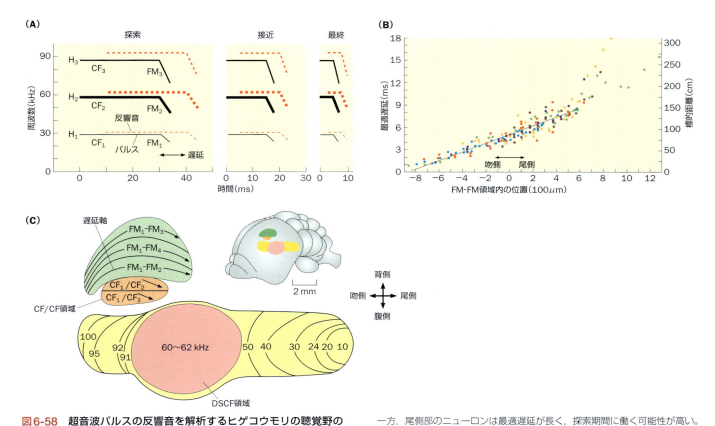

図6-58 超音波パルスの反響音を解析するヒゲコウモリの聴覚野の構成 (A)ヒゲコウモリから発射された超音波パルス。これらの時間-周波数グラフでは，各パルスは，水平線として表される定常周波数(CF)成分と，各パルスの最後に斜線として表される周波数変調(FM)成分からなる。パルスは基本周波数(H_1)が約30 kHzで，その第2(H_2)，第3(H_3)，第4(図には示していない)高調波を含んでいる。そのうち第2高調波が最も強くなっている(最も太い線で示す)。それぞれに対応する反響音は赤色で示され，時間が遅れている。パルス(およびそれらの反響音)の持続時間は，獲物を探索している期間，目標に接近している期間，捕獲の最終段階と，しだいに短くなる。(B) FM-FM領域における前後軸(横軸)に沿ったニューロンの位置，それらの最適遅延(左側の縦軸)，そして標的距離(右側の縦軸)の関係。横軸の0は5 msの最適遅延に対応する。6匹の個体(個体別に色分けしている)から記録された，最適遅延が0〜10 msの152のニューロンにもとづく回帰直線。FM-FM領域の吻側部のニューロンは最適遅延が短く，最終段階で働く可能性が高い。一方，尾側部のニューロンは最適遅延が長く，探索期間に働く可能性が高い。(C)ヒゲコウモリの聴覚野(右上)とその拡大図(左と下)。(B)に示しているように，FM-FM領域(緑色)は，最適遅延に応じて前後軸方向に構成されている(遅延軸；矢印は最適遅延が増加する方向を示す)。CF/CF領域(橙色)は，目標の物理的速度に応じて前後軸方向に構成されている(矢印は速度が増加する方向を示す)。FM-FM領域およびCF/CF領域の両方において，背腹軸に沿った領域帯は，周波数の異なる高調波の反響音に対応している。周波数地図において，(主要な)第2高調波の反響音に対応する60〜62 kHzの提示領域は，他の周波数範囲と比較して非常に大きく，ドプラシフト定常周波数(DSCF)領域を構成している。(A：O'Neill WE, Suga N [1982] *J Neurosci* 2:17–31より；B：Suga N, O'Neill WE [1979] *Science* 206:351–353より；C：Suga N [1990] *Sci Am* 262:60–68よりMacmillan Publishersの許諾を得て掲載)

高調波の相対強度は目標の大きさを示している。このように，ヒゲコウモリの聴覚野は，超音波パルスの反響音にもとづいて物体の距離および大きさを分析するために高度に組織化されている。

では，CF成分の機能は何だろうか。**ドプラ効果**(Doppler effect)と呼ばれる波動の特性によれば，観察者が検出する音の周波数は，音源が観察者に近づいてくるとき増加し，離れていくとき減少する。周波数変化の大きさは，観察者に対する音源の物理的速度(速さ＋方向)を反映している。したがって，ドプラ効果によって引き起こされる周波数変化にもとづいて，コウモリの超音波パルス中のCF成分を目標の相対速度の分析に用いることができる。事実，ヒゲコウモリは，聴覚野の第2の領域，CF/CF領域を速度分析に割いている。FM-FM領域と同様に，CF/CF領域の1つの軸(図6-58Cの橙色の構造)は，高調波に対応して編成されている。CF_1/CF_2領域とCF_1/CF_3領域は，CF_1パルスに続いてドプラ効果によって周波数変化した反響音のそれぞれ第2，第3高調波に反応するように調整されている。もう一方の軸は，物体の相対速度を反映するドプラシフトの大きさに対応して編成されて

いる。

コウモリの聴覚野における第3の特殊領域は，ドプラシフト定常周波数（Doppler-shifted constant frequency：DSCF）領域（図6-58Cの桃色の構造）と呼ばれ，60～62 kHzの周波数の音を強く強調して提示している。60～62 kHzは第2高調波の周波数範囲を含んでおり，それは昆虫の羽ばたきなどのコウモリが収集する情報の主要な周波数となっている。DSCF領域における第2高調波周波数の強調された提示は，高解像度の視覚と色覚に関する信号を分析するための霊長類視覚野における視野中心窩部分の強調された提示に類似している（図4-38）。まとめると，FM-FM，CF/CF，DSCF領域の聴覚野ニューロンは，ヒゲコウモリが物体の大きさ，距離，速度，その他の詳細に関する情報を抽出し，夜間であってもコウモリが植生地域を飛行する昆虫を発見して捕獲することを可能にしている。

ヒゲコウモリのような聴覚のスペシャリストから学んだことは，一般的な聴覚野の機能を理解するうえでも有益である。例えば，他の哺乳類の聴覚野もヒゲコウモリの場合と同様に，仲間，親，子からの呼びかけなど特定の生物学的意義をもつ音を分析するように調整されている。ヒトの聴覚野も，われわれの言語の発音要素を分析するための特別な領域をもっている。事実，1.10節で紹介したように，高次聴覚野であるウェルニッケ野に損傷をもつ患者は，言語を理解する能力が選択的に低下している。今後，ヒトを含む他の哺乳類の聴覚野の構成原理を，反響定位を行うコウモリの聴覚野でわかっているレベルまで詳細に理解することが課題となる。

聴覚系の信号は内耳の蝸牛に由来するが，その関連器官は前庭系の感覚器であり，聴覚とはまったく異なる機能をもっている（**BOX 6-2**）。

BOX 6-2　前庭系は頭部の動きと向きを感知する

内耳は，蝸牛に加えて，聴覚系とよく似ている**前庭系**（vestibular system）の感覚器も有している。例えば，どちらの系も，機械刺激を電気信号に変換するために有毛細胞の不動毛を利用している。実際，前庭系は聴覚系より原始的な系であり，すべての脊索動物が有している。聴覚の終末器官は硬骨魚の前庭感覚器に由来し，陸生動物，特に哺乳類でより発達してきた。前庭系は頭部の動きと向きを感知し，これらの信号を利用して，バランス，空間定位，頭位と眼球運動の協調，自身の運動の知覚を含むさまざまな機能を調節する。われわれは前庭系が行っているほとんどの機能に気づかないので，前庭系は「静かな感覚（silent sense）」と呼ばれることもある。

前庭系には5つの感覚器がある。2つの**耳石器**（otolith organ）と3つの**半規管**（semicircular canal）である（**図6-59**A）。卵形嚢（utricle）および球形嚢（saccule）と呼ばれる2つの耳石器は，直線加速度と静的な頭部の傾斜を感知する。卵形嚢と球形嚢にある有毛細胞の不動毛は，炭酸カルシウム結晶（耳石〔otolith〕として知られる）が密に詰まった膜に固定されている。有毛細胞は内耳の骨に固定されており，したがって頭部と一緒に移動することになるが，特定の方向への直線的な加速によって生じる耳石の慣性は，有毛細胞とその上に載った耳石との間に相対的な運動を生じさせる。これによって，高さが順次変化する階段のように配置されている不動毛を，動きの方向へたわませる（図6-59B）。これにより毛束中の機械変換チャネルが開口し，有毛細胞の脱分極が引き起こされる。静的な頭部の傾斜もまた，耳石にかかる重力のために不動毛を傾斜の方向へたわませるので，結果的に有毛細胞を活性化させる。空間内の3つの軸に対応して有毛細胞の不動毛の配向が異なっているため，卵形嚢および球形嚢の有毛細胞は，全方向の直線加速度および頭部の傾斜を系統的に感知することができる（図6-59A，中央）。左右の加速度と頭部の傾きは卵形嚢の有毛細胞によって感知される。上下の加速度（例えばエレベーター昇降のはじめと終わり）は球形嚢の有毛細胞によって感知される。また，前後の加速度と頭部の傾きは両方の器官の有毛細胞で感知される。

3つの半規管は角加速度を感知する。水平半規管（horizontal semicircular canal）は頭部の水平面内での回転を感知する。互いに直交する前半規管（anterior semicircular canal）と後半規管（posterior semicircular canal）は，さまざまな垂直面内で頭部の回転を集合的に感知する（図6-59A，右）。半規管は液体で満たされており，半規管基部の膨大部（ampulla）に固定された有毛細胞の不動毛に接している（図6-59C）。半規管と同じ平面内の角加速度は，液体に相対的な動きを作り出し，それによって有毛細胞の不動毛がたわむ。これが有毛細胞の機械変換チャネルの（方向に依存した）開閉を引き起こし，電気的な信号伝達を開始させる。3つの半規管からの信号をあわせることで，三次元空間のすべての軸に対する頭部の回転情報を得ることができるようになる。

聴覚系（図6-47）と同様に，前庭系における有毛細胞の脱分極は電位依存性Ca^{2+}チャネルを活性化させ，グルタミン酸が放出される。

（つづく）

BOX 6-2　前庭系は頭部の動きと向きを感知する　（つづき）

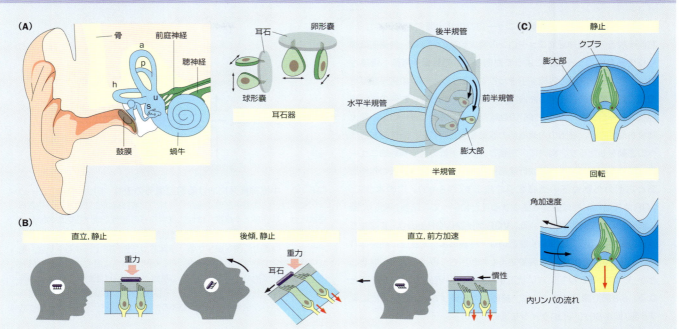

図6-59　前庭感覚器　(A)左：内耳にある前庭器官と蝸牛の構造の模式図。u, 卵形嚢；s, 球形嚢；h, p, a, 水平，後，前の半規管。中央：卵形嚢と球形嚢の拡大図。不動毛は炭酸カルシウム結晶（耳石）が密に詰まった膜に固定されている。有毛細胞の不動毛が特定の方向へ配向している結果として，卵形嚢は左右および前後軸に沿った直線加速度または頭部の傾斜を感知し，球形嚢は上下および前後軸に沿った直線加速度を感知する。右：半規管の拡大図。水平半規管は水平面内の角加速度（回転）を感知し，一方，前半規管と後半規管は垂直面内の角加速度を感知する。有毛細胞は半規管基部の膨大部に位置している。(B)直立静止位置と比較して，静的な後傾，および直立した状態での前方加速の両方が，重力または耳石の慣性によって不動毛をたわませる。この結果，機械変換チャネルが開口して有毛細胞が脱分極し，前庭神経節ニューロンへのシナプス伝達が増加する（赤い矢印）。(C)静止位置と比較して，左に向かう角加速度は，半規管内の液体（内リンパ）の慣性による流れを生み出し，クプラ（小帽，cupula）と呼ばれる構造に集まっている不動毛を右へたわませる。この相対的な運動により，機械変換チャネルが開口して有毛細胞が脱分極し，前庭神経節ニューロンへのシナプス伝達が増加する（赤い矢印）。（A：Day BL, Fitzpatrick RC［2005］*Curr Biol* 15:R583-R586 より Elsevier の許諾を得て掲載）

放出されたグルタミン酸は，**前庭神経節ニューロン**（vestibular ganglion neuron）の求心性神経によって受容される。電気信号は，脳幹の**前庭神経核**（vestibular nucleus）に終止する**前庭神経**（vestibular nerve）に沿って活動電位として伝達される。耳石器および半規管の両方の有毛細胞と結合する個々の前庭神経線維の電気生理学的記録によって，前庭神経節ニューロンは，頭部の動きや傾きがない状態で高い頻度（約40 Hz）で自発活動電位を生じていることが示された。したがって，各ニューロンは，基本発火頻度と比較して発火頻度が増加したか減少したかによって両方向への運動を知らせることができる。この前庭系の双方向性信号伝達は非常に独特であり，脊椎動物の他の感覚系における感覚ニューロンは感覚刺激によって（嗅覚，味覚，聴覚，体性感覚のように）活性化されるか，（視覚のように）抑制される。このように，たとえわれわれがそれに気づいていなくても，この静かな感覚は実際には常に働いているのである。

前庭神経節ニューロンからの入力に加えて，前庭神経核は，他の感覚系，特に体性感覚系からの入力を受ける。したがって，前庭神経核は，頭部と身体の両方の位置と動きに関する情報を統合している。前庭神経核の投射ニューロンは，その軸索を中枢神経系の多くの領域へ送っており，それぞれ個別の機能を果たしている（図6-60）。例えば，脊髄に下行する軸索は運動ニューロンの活動を調節し，つぎに頸部，肢，身体の筋収縮を制御してバランスおよび姿勢を調整する（第8章で詳しく説明する）。上行する軸索は，後腹側視床核および多感覚統合のための多くの皮質領域に情報を伝達する。例えば，前庭信号は頭頂葉の特定の領域に到達し，そこでは視覚系からの信号と統合されて，外界の動きを自身の運動と区別するのに役立っている。前庭神経核からの投射ニューロンの別の重要な標的として，眼球運動を制御する脳幹神経核（図6-60）があり，頭位と眼球運動を協調させるために不可欠である。前庭系のこの機能に関して，具体的な例を用いて説明しよう。

頭部が動くと眼の固定部も一緒に動く。**前庭動眼反射**（vestibulo-ocular reflex：VOR）は，頭部の動きとは反対の方向に眼を動かすことによって網膜上の像を安定させる反射的な眼球運動である。VORの神経回路的な基盤に関しては理解が進んでいる。例として，水平面内での頭部の回転を考えてみよう（図6-61）。頭部が右に回転すると，右側の水平半規管の有毛細胞が脱分極し，対応する前庭神経節ニューロンの発火頻度を増加させる。左側の水平半規管の有毛細胞は過分極

（つづく）

BOX 6-2　前庭系は頭部の動きと向きを感知する（つづき）

しており，対応する前庭神経節ニューロンの発火頻度を減少させる。右側半規管の前庭神経節ニューロンの発火頻度の増加は，内側前庭神経核の興奮性ニューロンによって対側（左側）の外転神経核へ伝達され，これは外側直筋の収縮を引き起こす運動ニューロンの発火頻度を増加させ，最終的に左眼の左方向への運動をもたらす。左側の外転神経核ニューロンは，対側（右側）の動眼神経核の運動ニューロンの発火頻度も増加させ，右眼の内側直筋の収縮を引き起こし，眼球の左方向への運動をもたらす。同時に，左側の水平半規管の前庭神経節ニューロンの発火頻度の減少は，並行経路によって伝達され，左眼の内側直筋と右眼の外側直筋の弛緩を引き起こす（図6-61）。このように，VORは補償的な眼球運動を生成することによって，頭部が動いた際に網膜上の像を安定させている。**VORゲイン**（VOR gain），すなわち頭部の動きに応じて眼が動く度合いは，経験によって正確に調整される。例えば，近視用眼鏡を装着すると物が小さくみえるようになることから，眼鏡をかけていない状況よりも小さいVORゲインが必要となる。8.8節で議論するように，前庭入力を受けて出力を前庭核に戻す小脳（図6-60）がVORゲインを調節している。

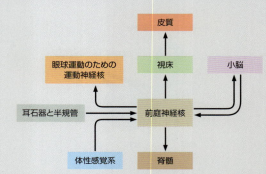

図6-60　中枢神経系における前庭信号の流れ　前庭神経節ニューロンの軸索は，前庭信号を感覚器から脳幹の前庭神経核に伝達する。前庭神経核には，耳石器，半規管，体性感覚系からの信号を受けるためのいくつかの区画がある。脊髄に下行する前庭信号は，多くの反射を介して姿勢，バランス，頭部の位置を調整する。視床および皮質に上行する信号は，前庭信号と視覚信号などの他の感覚からの信号の統合に寄与する。前庭信号は，前庭動眼反射（VOR；図6-61）の基礎となる眼球運動を制御する脳幹の運動神経核にも伝達される。また，前庭信号は，小脳から前庭神経核へのフィードバック信号を介したVORのゲイン調節を行うために小脳にも送られる。

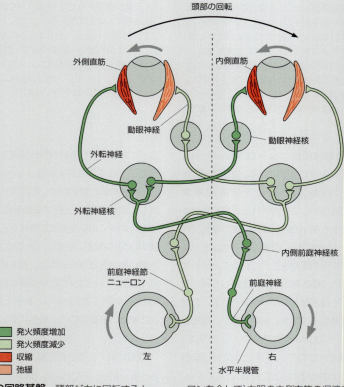

図6-61　前庭動眼反射（VOR）の回路基盤　頭部が右に回転すると，右側の水平半規管に対応する前庭神経節ニューロンの発火頻度が増加し，左側の水平半規管に対応する前庭神経節ニューロンの発火頻度が減少する。右側の前庭神経核からの信号は，左側の外転神経核ニューロンの発火頻度を増加させ，左眼の外側直筋および（動眼神経核の運動ニューロンを介して）右眼の内側直筋の収縮を引き起こす。これと同時に，左側の前庭神経核からの発火頻度の減少は，左眼の内側直筋および右眼の外側直筋の弛緩を引き起こす。これらの筋肉の活動は両眼を左に回転させることになり，頭部が右に回転している間でも網膜上の像は安定したままになる。

体性感覚：われわれはどのように身体の動き，接触，温度，痛みを感じるのだろうか

　すべての感覚の中で体性感覚系は，皮膚および筋肉全体から構成される最大の感覚器を有している。また，機械刺激，熱的刺激，化学的刺激といった最も多様な感覚刺激に反応している。これらの刺激から，体性感覚系は身体の位置および動き（**固有感覚**〔proprioception〕），温度（**熱感覚**〔thermosensation〕），さまざまな接触知覚や痛み（**侵害受容感覚**〔nociception〕），痒み（**瘙痒感覚**〔pruriception〕）に関する情報を抽出する（内臓の状態の感覚，すなわち**内受容感覚**〔interoception〕については，自律神経系を学ぶ第8章で議論する）。第1章で紹介したように，神経活動に関するいくつかの基本的な発見は，体性感覚系を研究する過程でみいだされてきた。例えば，活動電位の発火頻度が情報を符号化していること（図1-17），反射行動の回路基盤（図1-19），皮質の神経地図構成（図1-25）などがそうである。以下の節では，まず体性感覚系の一般的な構成について議論し，その後，感覚系の一般原理を明らかにしてきた接触と痛みに関する研究に焦点をあてる。

　脊椎動物の体性感覚系のすべての感覚ニューロンの細胞体は，脊髄に平行な軸に沿って配置された，ヒトでは31対の**後根神経節**（dorsal root ganglion），または脳幹に隣接した1対の**三叉神経節**（trigeminal ganglion）のいずれかに位置している。後根神経節ニューロンは身体の感覚，三叉神経節ニューロンは顔面の感覚に関与している（図6-62）。それぞれの後根神経節は，マウスでは1万〜1万4,000個の感覚ニューロンを含んでおり，ヒトではより大きな身体に対応するために，これよりもはるかに多くの感覚ニューロンを含んでい

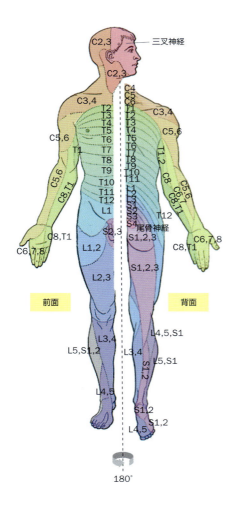

図6-62　ヒトの皮膚分節地図　各皮膚分節は，単一の神経によっておもに神経支配される皮膚領域である。顔面の皮膚分節は，三叉神経節に由来する三叉神経によって神経支配されている。その他の皮膚分節には，それを神経支配する脊髄神経（後根神経節の感覚ニューロンの軸索）に対応した番号がつけられている（C2〜C8，頸神経；T1〜T12，胸神経；L1〜L5，腰神経；S1〜S5，仙骨神経；尾骨神経）。第1頸神経（C1）は皮膚を神経支配しない。

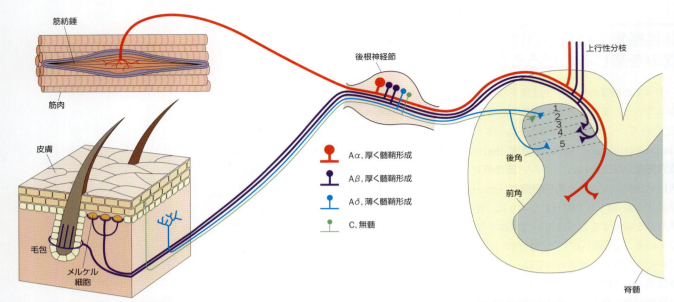

図6-63 体性感覚系の並列的な構成 体性感覚系におけるすべての感覚ニューロンは，後根神経節に位置している。それぞれの感覚ニューロンの末梢軸索は，皮膚または筋肉組織で特徴的な終止パターンを示し，中枢軸索を脊髄の特定の層に投射している（感覚ニューロンの中枢への投射については6.33節で詳しく議論する）。図には5種類の感覚ニューロンを示している。固有感覚ニューロン（赤色）は，厚く髄鞘形成した最も太い軸索（Aα線維）をもっており，筋紡錘を神経支配し，脊髄の中央および腹側部に終止する。接触を感知するための2種類の低閾値機械受容器（LTMR；紫色）もまた，厚く髄鞘形成した軸索（Aβ線維）をもち，それぞれ毛包またはメルケル細胞を神経支配し，脊髄後角の第3～5層に終止する。熱感覚ニューロン（青色）は，薄く髄鞘形成した軸索（Aδ線維）と末梢の遊離神経終末をもち，後角の第1層および第5層に終止する。侵害受容ニューロン（緑色）は無髄の軸索（C線維）と末梢の遊離神経終末をもち，後角の第1～2層に終止する。固有感覚ニューロンとLTMRは，脳幹への上行性分枝も形成する。

る。それぞれの感覚ニューロンは1本の神経突起を伸ばしており，その神経突起は皮膚や筋肉組織からの情報を収集する末梢軸索と，脊髄や脳幹に情報を送る中枢軸索に分岐している（図6-63）。機械刺激，熱的刺激，化学的刺激によって発生した受容器電位は，感覚ニューロンの末梢終末付近で活動電位へと変換される。活動電位は，末梢軸索および中枢軸索に沿って感覚情報を中枢神経系へ伝達している。体性感覚ニューロンの活動電位の時空間的パターンは，どの種類の刺激が感知され，刺激がどこから来ており，そして刺激がどれほど強いかを脳に知らせている。1.8節と1.11節で議論したように，刺激強度は感覚ニューロンに活動電位の発火頻度として符号化されており，そして脳は体部位再現地図を用いて刺激の位置を表現している（齧歯類のヒゲ-バレル系の具体例についてはBOX 5-3も参照）。つぎに，体性感覚系がどのようにして感知している刺激の種類を区別しているかを説明する。

6.29 さまざまな体性感覚刺激を符号化するために，多くのタイプの感覚ニューロンが用いられている

体性感覚系は，最も複雑で，かつ最も理解の進んでいない感覚系の1つである。この複雑さは，感覚ニューロンのタイプの多さに起因している。それぞれのタイプの感覚ニューロンは，単独で，もしくは他のタイプの感覚ニューロンと組み合わさることで，特定の種類の感覚刺激情報を符号化することができる。現在もなお新しいタイプの感覚ニューロンが発見されつつある。歴史的に感覚ニューロンは，どの感覚刺激に反応しているかを決める末梢終末，活動電位の伝導速度を決定する軸索線維の太さと髄鞘形成の程度（BOX 2-3），そして持続的な刺激に対する順応特性にもとづいて分類されている（**表6-1**）。

体性感覚系のほとんどの感覚ニューロンは，固有感覚，触覚，および痛覚の一部に用いられる**機械感覚ニューロン**（mechanosensory neuron）である（表6-1）。**固有感覚ニューロ**

表6-1 体性感覚系における感覚ニューロンのタイプ

感覚	刺激のタイプ	軸索線維[1]	末梢終末
固有感覚	機械的	Aα，Aβ	筋紡錘，腱，関節
接触	機械的	順応が速い，もしくは遅いAβ	メルケル細胞，マイスナー小体，ルフィニ終末，パチニ小体，毛包
		Aβ，Aδ，C	毛包
温度，痛み，痒み[2]	機械的	Aδ，C（Aβ）	皮膚の遊離神経終末
	熱，寒冷，化学物質	Aδ，C（Aβ）	皮膚と内臓の遊離神経終末

上記のすべてのカテゴリーに，複数のタイプの細胞が含まれている。
[1] 軸索線維の太さは活動電位の伝導速度と相関する。伝導速度は，Aα線維（70〜120 m/s），Aβ線維（30〜70 m/s），Aδ線維（5〜30 m/s），C線維（0.2〜2 m/s）の順であり，髄鞘形成の程度を反映している（図6-63）。上記の伝導速度はヒトにおける値である。
[2] 同じ感覚ニューロンを共有することが多いため，これらは同一のグループとして分類されている。

ン（proprioceptive neuron）の末梢枝の終末は筋紡錘，腱，関節に埋め込まれており，筋肉の伸展と張力を感知することができる（図6-61，左上；膝蓋反射における機能については図1-19も参照）。固有感覚ニューロンの軸索は最も太く，最も厚く髄鞘形成しており，そのため伝導速度が最も速い。固有感覚ニューロン軸索の速い伝導は，運動中の筋肉の力と緊張に関する情報を運動系へ迅速に伝えており，この重要性については第8章で詳しく議論する。

接触感覚ニューロン（touch sensory neuron）は，皮膚における特殊化した上皮細胞である毛包，および被包化された小体に投射している。サブタイプの違いに応じて，振動，圧迫，皮膚の伸展，体毛の動きやなびきなど，害のない接触を感知する（図6-63，左下）。以下に述べる有害な機械刺激を感知するニューロンと比較して，接触感覚ニューロンは弱い機械刺激に対してより敏感であり，それゆえ**低閾値機械受容器**（low-threshold mechanoreceptor：LTMR）と呼ばれている。霊長類の手のような無毛の皮膚を神経支配するLTMRは，末梢終末と，持続的な刺激に対する順応特性にもとづいて分類されている（図6-64）。例えば，順応が遅いⅠ型（slowly adapting typeⅠ：SAⅠ）LTMRは，表皮と真皮の接合部にある**メルケル細胞**（Merkel cell）に投射し，持続的な刺激に対して持続的に発火する。SAⅠ LTMRは，他のタイプのLTMRと比較して受容野（感覚ニューロンの発火に影響を与える皮膚の領域）が比較的狭く，皮膚の圧痕を感知することで質感の細かい識別に関与している。順応が速いⅠ型（rapidly adapting typeⅠ：RAⅠ）LTMRは，**マイスナー小体**（Meissner corpuscle）と呼ばれる特殊な構造に末梢終末をもち，刺激の開始時および

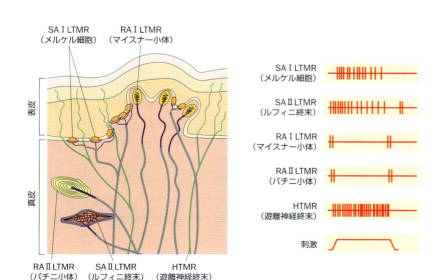

図6-64　無毛の皮膚におけるさまざまなタイプの機械感覚ニューロンとその感覚終末　左：5種類のニューロンの神経終末パターンの模式図。右：ニューロンのタイプ，およびその神経終末と順応特性。SAⅠおよびSAⅡ低閾値機械受容器（LTMR）は，それぞれメルケル細胞およびルフィニ終末を神経支配し，その発火パターン（垂直の棒は活動電位を示す）は持続的な刺激（右下）に対して持続的である。RAⅠおよびRAⅡ LTMRは，それぞれマイスナーおよびパチニ小体を神経支配し，その発火パターンは持続的な刺激に対して一過性である。SAⅠおよびRAⅠ線維は，SAⅡおよびRAⅡ線維よりも浅い部位に終止し，これらの線維はすべて厚く髄鞘形成したAβ線維をもつ（髄鞘は灰色で示している）。機械侵害受容ニューロンは高閾値機械受容器（HTMR）とも呼ばれ，遊離神経終末を有する。（Abraira VE, Ginty DD [2013] *Neuron* 79:618–639よりElsevierの許諾を得て掲載）

終了時にのみ発火する。RA I LTMRは，低周波の振動のような皮膚の動きを感知している。II型LTMRは，真皮内の深い部位にある被包化構造体に末梢終末をもっている。SA II LTMRは**ルフィニ終末**(Ruffini ending)に末梢終末をもち，圧力を感じる。一方，RA II LTMRは**パチニ小体**(pacinian corpuscle)に末梢終末をもち，高周波の振動を感知する(図6-64)。これらすべてのLTMRは，情報を中枢神経系へ迅速に伝えるために，厚く髄鞘形成した**Aβ線維**(Aβ fiber)になっている。

無毛の皮膚を神経支配するものだけでなく，有毛の皮膚の毛包やメルケル細胞を支配するタイプのLTMRもいくつかある。一部のサブタイプはAβ線維をもち，他のサブタイプは薄く髄鞘形成した**Aδ線維**(Aδ fiber)または無髄の**C線維**(C fiber)をもっている(表6-1)。A線維をもつLTMR(A-LTMR)がおもに物体の識別を行っているのに対し，C-LTMRは遅い伝導速度で穏やかな接触に応答し，触感の情動的側面を仲介すると考えられている。実際に，マウスで同定されている特定のクラスのC-LTMRは，優しく撫でるなどの快楽的な接触を仲介している。

いくつかの機械感覚ニューロンは，有害な機械刺激を感知する**侵害受容ニューロン**(nociceptive neuron)である。侵害受容ニューロンは，通常，活動電位を発生させるために高い閾値の機械刺激を必要とするため，**高閾値機械受容器**(high-threshold mechanoreceptor：HTMR)とも呼ばれている。ほとんどのHTMRは皮膚に遊離神経終末を有しており，刺激されている間は持続的に発火する(図6-64)。HTMRの活性化は痛覚を誘発する。

機械感覚ニューロンに加えて，温度や化学物質を感知する多くの体性感覚ニューロンがある。**熱感覚ニューロン**(thermosensory neuron)の大部分は侵害受容ニューロンでもある。熱や寒冷による熱感覚ニューロンの活性化は痛覚をもたらし，動物が有害な温度を避けるための防衛機構となっている。体性感覚系におけるほとんどの化学感覚ニューロンもまた侵害受容ニューロンである。化学感覚ニューロンは，環境刺激物質や，傷害または炎症によって内因的に放出される化学物質に応答する。例えば，唐辛子(図6-44)などのスパイスの「味」は，口腔を支配する三叉神経化学感覚ニューロンの活性化によって引き起こされる。いくつかの化学感覚ニューロンの活性化は痒みの感覚を生じる。6.31節で詳しく議論するように，いくつかのニューロンは複数の感覚刺激を感知することができ，**多種感覚ニューロン**(polymodal neuron)と呼ばれる。

熱感覚ニューロンおよび侵害受容ニューロンは，末梢に遊離神経終末を有し，軸索線維や刺激特異性という点で多様である(表6-1)。侵害受容ニューロンは，軸索線維の太さにもとづいて大きく2つのグループに分類することができる。有髄のAδ線維をもつ侵害受容ニューロンは，熱や有害な機械刺激，あるいはその両方によって活性化され，急性で局所的な痛み(一次痛〔first pain〕または速い痛み〔fast pain〕とも呼ばれる)を仲介している。一方，細く無髄のC線維をもつ侵害受容ニューロンは，熱や寒冷のほか，傷害や組織の炎症によって放出される内因性化学物質によって活性化され，局在していない遅い痛み(slow pain)や慢性炎症性痛を仲介している。

接触はおもにAβ線維によって，痛みはおもにCおよびAδ線維によって仲介されるが，3種類の線維すべてが接触と痛みの両方に寄与している(表6-1)。体性感覚ニューロンのタイプ分類は，現在もなお進行中である。例えば，最近のマウスの研究では，RNA-Seq (13.13節)のデータの統計解析から得られた単一細胞遺伝子発現パターンにもとづいて，後根神経節ニューロンを11種類に分類している。感覚受容体の同定によって，体性感覚ニューロンが感覚刺激を電気信号に変換する機構がわかりはじめており，体性感覚系の構成を理解する一助となっている。これらの進歩について，つぎの3つの節で議論する。

6.30 メルケル細胞といくつかの接触感覚ニューロンは，機械変換チャネルとしてピエゾ2を用いる

ほとんどの体性感覚ニューロンが機械刺激に応答することを考えると，機械的な力がどのように電気信号に変換されるかが重要な問題となってくる。6.22節で議論した聴覚の場

BOX 6-3　線虫とハエの機械変換チャネル

機械変換は多様な生物の多くの生理学的過程にとって不可欠である。それゆえ，*C. elegans* およびショウジョウバエの順遺伝学的スクリーニング（詳細については13.6節を参照）によって，機械刺激の検出に欠陥がある変異体の探索が行われた。そのような変異体に対応する遺伝子のいくつかは機械変換チャネルをコードすると予測された。異常な機械感覚表現型を示す *C. elegans* の変異体が単離され，対応する遺伝子として多数の *Mec*（mechanosensory）遺伝子群が同定されている。4つの膜結合タンパク質（Mec2, Mec4, Mec6, Mec10）からなるタンパク質複合体は，機械変換に必須である。Mec2とMec6はアクセサリータンパク質であり，Mec4とMec10はいずれも上皮 Na^+ チャネル（ENaC）ファミリーに属し，機械変換チャネルのポアを構成するサブユニットを形成する。Mec4の欠損は，生体内で接触感覚ニューロンの内向き電流を消滅させる（図6-65A）。一方，Mec4の単一アミノ酸変異はチャネルのコンダクタンスとイオン選択性を変化させる。

ショウジョウバエでは，接触感受性のない変異幼虫の遺伝学的スクリーニングにより，TRPチャネル（BOX 2-4）をコードする *NompC*（no mechanoreceptor potential C）遺伝子が同定され，NompCは機械刺激で誘発される電流の感覚ニューロンへの流入に必要であることが示された。最近の研究により，NompCは，クラスⅢ樹状突起分岐（dendritic arborization）ニューロンと呼ばれる特定のタイプの幼虫体壁感覚ニューロンにおいて，穏やかな接触を感知するために働いていることが示された。NompCを他の感覚ニューロンに発現させた場合，その感覚ニューロンに機械変換能が現れ，培養細胞に発現させた場合には，機械刺激で内向き電流を発生するようになった（図6-67B）。

C. elegans およびショウジョウバエにおける機械変換は，状況は異なるが類似のタンパク質を利用しているようである。例えば，ショウジョウバエNompCの *C. elegans* ホモログであるTRP4は，伸展感受性の機械変換チャネルとして働く。ピエゾのショウジョウバエホモログおよびENaCチャネルの1つは，幼虫体壁のクラスⅣ樹状突起分岐ニューロンにおいて有害な機械刺激を感知するためにともに働いている。このように，穏やかな接触と有害な機械刺激は，異なる機械変換チャネルを使用する2つのタイプの感覚ニューロンによって独立に感知されている。ピエゾを除いて，線虫およびハエの機械変換チャネルはいずれも哺乳類では機械刺激によるシグナルを伝達しない（ENaCチャネルは哺乳類では塩味の感知に関与している；図6-41）。同時に，哺乳類の機械変換チャネルがピエゾだけではないことは明らかであろう（6.30節）。このように，機械変換チャネルやその作用機序，あるいは多様な生物における利用法の違いの基盤にある細胞レベルの戦略や進化過程について，より完全な理解を得るためには，今後も基礎的な発見が必要である。

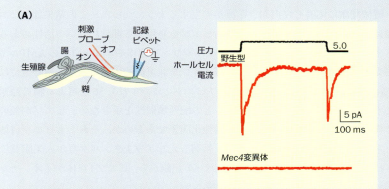
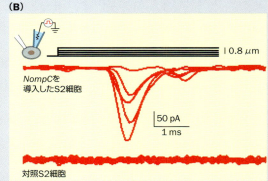

図6-65　線虫およびハエにおける機械変換チャネル　(A) 左：*C. elegans* における機械変換を測定するための実験の概略図。幼虫は糊で固定されている。接触感覚ニューロン（緑色）を刺激プローブで機械的に刺激し，その応答をホールセルパッチ記録法で測定できるように体内水圧は解放されている（腸や生殖腺のような内臓の一部が体外に露出している）。右：野生型幼虫の接触感覚ニューロンは，圧力適用（上段のトレース，$nN/\mu m^2$）の開始および終了に応答して内向き電流（中段のトレース）を発生したが，*Mec4* 変異幼虫の接触感覚ニューロンは圧力に応答しなかった（下段のトレース）。(B) 培養したショウジョウバエS2細胞の膜に，電気駆動プローブで機械刺激を適用しながらホールセルパッチ記録を行った。*NompC* cDNAを導入したS2細胞は増加する一連の機械刺激に応答して増加傾向の内向き電流（重なったトレース）を発生したが，対照のS2細胞は機械刺激に応答しなかった。（A：O'Hagan R, Chalfie M, Goodman MB [2005] *Nat Neurosci* 8:43-50よりMacmillan Publishersの許諾を得て掲載；B：Yan Z, Zhang W, He Y et al. [2013] *Nature* 493:221-225よりMacmillan Publishersの許諾を得て掲載）

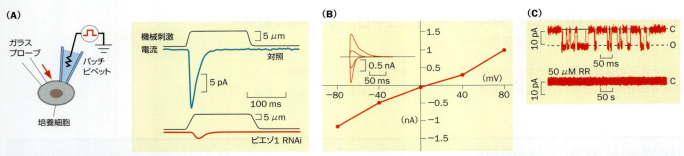

図6-66 ピエゾは機械変換チャネルである (A)左：実験系。ホールセルパッチ記録をパッチピペットで行いながら，電気駆動ガラスプローブで細胞（機械感受性のNeuro2A細胞株由来）を刺激する（赤色の矢印）。右上：対照細胞では，細胞の膜電位を−80 mVに保持したとき，機械刺激（上のトレース）によって内向き電流（下のトレース）が発生した。右下：ピエゾ1をノックダウンした細胞では，より大きな機械刺激にもかかわらず（スケールが異なることに注意），内向き電流は顕著に減少した。**(B)**機械刺激によって発生する電流（縦軸）を，膜電位（横軸）を変化させてホールセルパッチ記録法で測定した。機械刺激によって発生する電流のトレースを左上に示してある（各トレースは異なる膜電位での電流測定に対応している）。機械感受性でない細胞にピエゾ2をコードするDNAを導入して実験が行われており，したがって，電流-電圧関係はピエゾ2の特性を反映している。**(C)**人工脂質二重膜と精製ピエゾ1タンパク質からなる膜のパッチ記録から得られた単一チャネル電流。1つのチャネルの開口（O）と閉鎖（C）が容易に認められる（上段のトレース）。ピエゾチャネルを遮断するルテニウムレッド（RR）を添加すると，チャネルは開口しなくなった（下段のトレース）。(A，B：Coste B, Mathur J, Scmidt M et al. [2010] *Science* 330:55–60より；C：Coste B, Xiao B, Santos JS et al. [2012] *Nature* 483:176–181よりMacmillan Publishersの許諾を得て掲載)

合と同様に，機械的な力によって直接開かれるイオンチャネルが機械刺激の伝達に重要であることが示されている。つい最近まで，哺乳類の機械変換チャネルは同定されていなかった（線虫およびショウジョウバエにおける機械変換チャネルの候補については**BOX 6-3**を参照）。

無脊椎動物の機械変換チャネル候補のホモログも含む古典的なイオンチャネル（BOX 2-4）は，いずれも哺乳類の機械変換に関与しない。それゆえ研究者たちは，哺乳類の機械変換は，新しいタイプの膜貫通型イオンチャネルによって担われると推測した。機械刺激に応答して内向き電流を発生する神経細胞株を用いて，マウスゲノムにコードされた膜貫通タンパク質の発現を**RNA干渉**（RNA interference：RNAi；詳細については13.8節を参照）によりノックダウンするスクリーニング研究が行われた。その結果，**ピエゾ**（Piezo；ギリシャ語で「圧力」を意味する*piesi*に由来）1というタンパク質をノックダウンすると，機械刺激に応答して発生する内向き電流が顕著に減少することがわかった（**図6-66**A）。さらに，機械刺激に通常は応答しない細胞にピエゾ1またはそのホモログであるピエゾ2を発現させたところ，機械刺激に応答して内向き電流が発生するようになった。この結果は，ピエゾが機械変換に十分であることを示している。ピエゾを発現する細胞において活性のある機械変換チャネルは，骨格筋のニコチン性アセチルコリン受容体やニューロンのAMPA型グルタミン酸受容体（図3-17）と同じように，陽イオンを非選択的に通過させ，逆転電位は0 mV付近（図6-66B）であった。ピエゾ1およびピエゾ2のいずれも30を超える膜貫通領域を有すると予測され，既知のイオンチャネルとの配列類似性を示さない。ピエゾが他のタンパク質で構成される機械変換チャネルの活性化因子であるのか，それともピエゾ自体がイオンチャネルであるのかを調べるために，精製したピエゾ1タンパク質が人工脂質二重膜に導入された。再構成された脂質二重膜のパッチ記録から，ピエゾ1自体がイオンチャネルを形成していることが立証された（図6-66C）。

6.29節で議論したように，LTMRの末梢終末は特殊な構造を神経支配している。例えば，無毛および有毛の皮膚におけるSA I線維の終末は，特殊化した上皮細胞であるメルケル細胞と密接に接触している。メルケル細胞とSA I線維の終末のどちらが機械刺激を電気信号に変換しているのかは，長い間議論の対象となってきた。最近の研究で，単離したメルケル細胞が機械刺激に応答して内向き電流を発生し，メルケル細胞でピエゾ2をノックアウトした場合，この反応は完全に消失することが示された（**図6-67**A）。したがって，メルケル細胞は本質的に機械刺激感受性であり，その特性はピエゾ2に依存していることが

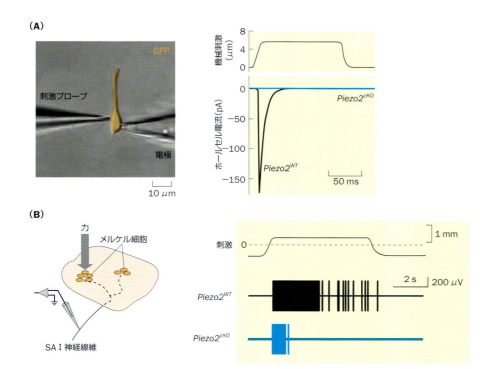

図6-67　メルケル細胞および感覚ニューロンにおける機械変換　(**A**)左：実験の説明。分散培養した緑色蛍光タンパク質（GFP）標識メルケル細胞（メルケル細胞で特異的にGFPを発現するトランスジェニックマウス由来）を、ガラスプローブで機械刺激したときの応答をホールセルパッチ記録法で測定する。右：野生型（WT）細胞の膜電位を−80 mVに保持したとき、機械刺激によって強い内向き電流が発生した（黒いトレース）。ピエゾ2をコンディショナルノックアウト（cKO）したメルケル細胞では、内向き電流は観察されなかった（青いトレース）。したがって、メルケル細胞は機械刺激をピエゾ2依存的に電気信号に変換していることがわかる。(**B**)左：皮膚神経組織片の説明。蛍光標識したメルケル細胞（橙色）をガラスプローブで刺激し、それを神経支配しているSAⅠ線維（SAⅠLTMRの末梢軸索）からの活動電位を記録した。右：機械刺激は刺激プローブの皮膚からの距離（上段）によって表される。0（破線）では、プローブが皮膚に接触する。0以上ではプローブは皮膚にくぼみをつくる。野生型マウス由来のSAⅠ線維は持続的な発火で刺激に応答した。一方、メルケル細胞でピエゾ2をコンディショナルノックアウトした変異マウスでは、SAⅠ線維の初期応答は観察されたが持続的な発火は消失した。(A：Maksimovic S, Nakatani M, Baba Y et al. [2014] *Nature* 509:617–621よりMacmillan Publishersの許諾を得て掲載；B：Woo S, Ranade S, Weyer AD et al. [2014] *Nature* 509:622–626よりMacmillan Publishersの許諾を得て掲載)

わかった。つぎにメルケル細胞の機械刺激によりSAⅠ線維の活動電位を誘発できるような、皮膚神経組織片を用いた実験が行われた。ピエゾ2をメルケル細胞で特異的にノックアウトしたマウスの野生型SAⅠ線維は、機械刺激に対する初期応答は示したが、持続的な応答に異常がみられた（図6-67B）。この実験は、メルケル細胞とSAⅠ線維の終末の両方が独立に機械刺激によるシグナルを伝達することを示している。SAⅠ線維の終末は機械刺激に対する迅速かつ動的な応答を担う一方で、メルケル細胞は、おそらくSAⅠ線維の終末へシナプス伝達することで、SAⅠ軸索の持続的な発火に必要とされている。

どのような分子がSAⅠ線維の終末による機械変換に関与しているのだろうか。発現解析によって、マウスのピエゾ2（ピエゾ1ではなく）が一部の後根神経節ニューロンで発現していることがわかった。このような後根神経節ニューロンには、メルケル細胞を神経支配しマイスナー小体を形成するLTMR、毛包を神経支配するAβ-LTMR、Aδ-LTMR、C-LTMRが含まれる。実際、後根神経節ニューロンでピエゾ2をコードする遺伝子をノックアウトしたマウスは、弱い機械刺激に対する行動応答に深刻な欠陥を示した。しかしながら、これらのマウスの強い機械刺激に対する応答は正常であった。したがって、ピエゾ2は、穏やかな接触を感知するニューロンにおける機械変換のために必要である。これらの研究はまた、機械刺激を感覚ニューロンの電気信号に変換するためにピエゾ2と並行して機能する、未同定の機械変換チャネルの存在を示している。

6.31　TRPチャネルは、温度、化学物質、および痛みの感覚に大きく寄与する

体性感覚系は機械刺激に加えて、無害な範囲の温度刺激や、温度誘発性の侵害受容感覚を引き起こす有害な熱または寒冷、そして化学的刺激も感知する。特筆すべきこととして、これらの多様な刺激は同じ受容体ファミリーによって感知される。

侵害受容感覚を仲介する受容体を同定するために、研究者たちは、唐辛子の主要な刺激成分であるカプサイシンが侵害受容ニューロンを活性化させるという事実を利用した。後根神経節由来のmRNAから作製されたcDNAプールを培養細胞に導入し、Ca^{2+}イメージ

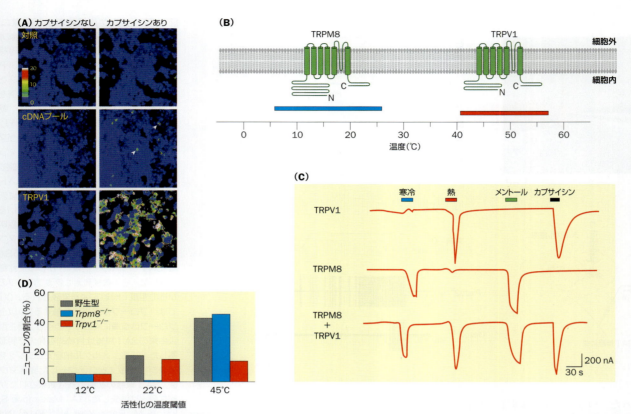

図6-68　TRPチャネルは，熱，寒冷，および化学物質を検出する
(A) 発現クローニングによるTRPV1チャネルの発見．上段：対照HEK293細胞はカプサイシン（3μM）の添加に応答しなかった．相対的な細胞内カルシウム濃度（$[Ca^{2+}]_i$）を左のカラーコードで示している．中段：後根神経節由来のmRNAから作製されたcDNAプールを導入した一部の細胞（矢じり）がカプサイシンに応答して$[Ca^{2+}]_i$が上昇したことが，Ca^{2+}指示薬fura-2（13.22節）を用いて示されている．下段：cDNAプールをより小さく区分に分けて上記実験を繰り返すことで，カプサイシン誘発性の$[Ca^{2+}]_i$上昇を生じるTRPV1をコードする単一のcDNAが同定された．**(B)** TRPV1およびTRPM8陽イオンチャネルの概略図と，これらのチャネルを活性化させる温度範囲（TRPM8は青色，TRPV1は赤色）．これ以外の温度範囲は他のTRPチャネルやCl^-チャネルによってカバーされている．**(C)** TRPV1，TRPM8，あるいはその両方をコードするmRNAを発現するツメガエル卵母細胞の，寒冷，熱，メントール，カプサイシンに対する応答．膜電位を一定に保持した状態で内向き電流の発生を測定した．TRPV1は熱およびカプサイシンによって活性化され，TRPM8は低温およびメントールによって活性化される．**(D)** 野生型マウス，$Trpv1$変異マウス（$Trpv1^{-/-}$），$Trpm8$変異マウス（$Trpm8^{-/-}$）における三叉神経節ニューロンの活性化の割合を，異なる温度でCa^{2+}イメージングによって測定した．$Trpv1$変異マウスでは野生型マウスと比較して活性化されたニューロンの割合が45℃の閾値で顕著に減少し，一方，$Trpm8$変異マウスには22℃の活性化閾値を有するニューロンは存在しなかった．（A：Caterina MJ, Schumacher MA, Tominaga M et al. [1997] Nature 389:816–824よりMacmillan Publishersの許諾を得て掲載；B, C：McKemy DD, Neuhausser WM, Julius D [2002] Nature 416:52–58よりMacmillan Publishersの許諾を得て掲載；D：Bautista DM, Siemens J, Glazer JM et al. [2007] Nature 448:204–208よりMacmillan Publishersの許諾を得て掲載）

ングを用いて活性型のカプサイシン受容体をコードするcDNAが同定された（図6-68A）．この**発現クローニング**（expression cloning）により，Ca^{2+}，Na^+，K^+を通過させるTRPファミリーチャネル（BOX 2-4）の1つ，**TRPV1**がカプサイシン受容体として同定された．TRPV1はカプサイシンだけでなく，熱痛を引き起こすような43℃を超える有害な温度でも活性化される（図6-68B，C）．同様の発現クローニングにより，メントール（冷感を惹起することが知られている）および冷涼から寒冷の幅広い温度範囲（＜26℃）で活性化される別のTRPチャネル，**TRPM8**が同定された．ツメガエル卵母細胞に発現させた場合，TRPV1およびTRPM8は，それぞれ高温および低温によって活性化される（図6-68C，ムービー6-4）．これらのTRPチャネルは，後根神経節ニューロンにほとんど重複しないように発現していることから，TRPV1およびTRPM8を発現させた後根神経節ニューロンが，2つの独立した経路によって有害な熱および寒冷に関する情報を中枢神経系に伝達していることが示唆された．

ノックアウトマウスにみられる生理学的および行動学的な異常は，この仮説を支持している．例えば，野生型マウスと比較して，約45℃（熱痛を引き起こす温度）の閾値で活性化

させることができる後根神経節ニューロンの割合は，*Trpv1*変異マウスで著しく減少したが，*Trpm8*変異マウスでは差がなかった。一方，約22℃(無害な低温刺激)の閾値で活性化させることができる後根神経節ニューロンは，*Trpm8*変異マウスで消失したが，*Trpv1*変異マウスでは影響を受けなかった。しかし，*Trpv1*変異マウスであっても有害な熱によって相当な割合の後根神経節ニューロンが依然として活性化されており，*Trpm8*変異マウスでも活性化の閾値が約12℃(寒冷痛を引き起こす温度)の小さなニューロン集団は依然として存在していた(図6-68D)。これらのデータは，有害な熱および寒冷を感知するためのセンサーが他にも存在することを示している。TRPV1とTRPM8以外にも，いくつかの高温または低温活性化TRPチャネルが報告されている。さらに，Ca^{2+}依存性Cl^-チャネルは，高温によって活性化され，生体内で有害な熱の感知に寄与している。このように，温度の感知には並行して働くさまざまな受容体が関与しているようである。一部の熱活性化チャネルは，同じ後根神経節ニューロンにTRPV1と共発現している。この事実は，*Trpv1*遺伝子を欠失させるよりもTRPV1発現ニューロン自体を除去するほうが，有害な熱に対する行動がより強く影響を受けるという結果によく合致する。

　化学物質を感知する別のTRPチャネルも同定されている。例えば，TRPA1は，からし油やニンニクの辛味成分や，アクロレインのような環境刺激物質の受容体である。TPRA1は，細胞内シグナル活性化イオンチャネルとしても働くことができ，感覚刺激による他の受容体の活性化に応答して脱分極を仲介する(副嗅覚系におけるTRPC2チャネルに類似している；BOX 6-1)。後根神経節ニューロンにおけるTRPA1の発現は，TRPV1の発現と重複している。したがって，後根神経節ニューロンは少なくとも2つの意味から多種感覚ニューロンである。第1に，2種類以上の刺激を感知する受容体(例えば，TRPV1)を発現している。第2に，2種類以上の受容体を発現することができ，それぞれの受容体が1種類もしくはそれ以上の感覚刺激に応答する。

　まとめると，TRPチャネルの研究は，温度，痛み，化学物質に対する感覚を統一することとなった。熱および寒冷は，それぞれTRPV1およびTRPM8を発現する2つの別個のタイプの後根神経節ニューロンによっておもに感知されるようである。しかしながら，われわれはいまだにすべての範囲の熱感覚を完全には理解できておらず，また，無害な温度と有害な温度を区別するための基盤に関しても理解は不十分である。例えば，20〜40℃あたりを感知するための感覚ニューロンはまだみつかっていない。1つの可能性として，温感は熱感覚ニューロンと寒冷感覚ニューロンの中枢神経系における統合活動から合成されることも考えられる。このトピックはつぎの節で取り扱うことにする。

6.32　中枢における統合により感覚が生み出されることもある：痒みと痛みの区別を例として

　感覚刺激には数多くの種類がある。よって，体性感覚系を組織化する簡単な方法の1つは，感覚刺激の種類ごとに専用の感覚ニューロンを割りあてることである。特定のタイプの感覚ニューロンが活性化することで，特定の感覚刺激の存在を脳に知らせる。このタイプの神経回路構成は，哺乳類の味覚(6.21節)，線虫の嗅覚(6.11節)，ショウジョウバエの特に生得的行動に関連した嗅覚(6.15節)でみられるものに似ている。これまでの議論は，体性感覚系がこのような神経回路構成を採用していることを示唆している。一方，感覚処理の別の戦略として，色覚(4.10，4.19節)のように，複数のタイプの感覚ニューロンからの信号を比較することで特定の情報を抽出するというものがある。体性感覚系はこのような統合的な戦略も採用しており，例として痒みの研究を紹介する。

　痒みは，引っ掻き行動に対する欲求または反射を誘発する不愉快な感覚として定義され，ヒスタミンなどの内因性に放出される化学物質，熱帯マメ科植物であるビロードマメ(*Mucuna pruriens*)の毛に含まれるものなどの環境化学物質，マラリアの治療に広く使用

されているクロロキンなどの薬物，といった**起痒物質**(pruritogen)によって誘発される。痒みは長い間，痛みの副次的感覚と考えられており，事実，ヒスタミン誘発性の痒みに関与するヒスタミン受容体は，TRPV1発現ニューロンにおもに発現している。しかしながら，以下の実験は，痒みが痛みとは異なるものであることを示唆している。

　Mrgpr(Mas-related G protein-coupled receptor)ファミリーのGPCRのメンバーは，一部の後根神経節ニューロンに発現している。そのうちの1つである**MrgprA3**は，クロロキンに対する受容体であることが判明しており，クロロキン誘発性の痛みを仲介している。MrgprA3は後根神経節ニューロンの約4％に発現しており，ヒスタミン受容体とTRPV1も共発現している。実際，生体内記録によって，MrgprA3発現ニューロンが高度に多種感覚性であることが示された。すなわち，MrgprA3発現ニューロンは，クロロキンやヒスタミンだけでなく，カプサイシンや有害な機械刺激によっても活性化される。しかしながら，MrgprA3発現ニューロンの除去は，有害な熱または機械刺激によって誘発される行動に影響を与えず，クロロキンおよびヒスタミンによって誘発される痒み行動を選択的に減少させた。1つの解釈として，MrgprA3発現ニューロンは通常，痒みと痛みの両方の感覚に寄与しており，MrgprA3発現ニューロンを除去した場合，痛みの感覚は他のニューロンが補うことができるが，痒みの感覚を補うことはできないと考えられる。この問題を詳しく調べるために，*Trpv1*遺伝子を全身で欠失させ，さらにMrgprA3発現ニューロンにのみTRPV1を発現させたトランスジェニックマウスを作製した(図6-69A)。ついで，頬への注射によりカプサイシンを与え，行動を解析した。この実験系で，マウスは痛み刺激や痒み刺激に対して明確な定型的反応を示し，痛みに対しては前肢で頬を拭い，痒みに対しては後肢で頬を引っ掻く。カプサイシンが侵害受容ニューロンを活性化させるという考えに合致して，野生型マウスではカプサイシンの頬への注射は前肢による拭い応答を強く誘発するが，後肢による引っ掻き応答は小さい。*Trpv1*変異マウスは，最小限の拭い応答または引っ掻き応答を示した。一方，MrgprA3発現ニューロンにのみTRPV1を発現させたマウスは，強い引っ掻き応答と最小限の拭い応答を示した(図6-69B)。この結果は，MrgprA3発現ニューロンの活性化は痒みを引き起こすが，痛みは生じさせないことを示唆している。

　痒みの感覚に対するさらなる洞察は，ガストリン放出ペプチドによって活性化されるGPCRである**ガストリン放出ペプチド受容体**(gastrin-releasing peptide receptor：GRPR)を発現する脊髄ニューロン群の研究から得られている。GRPR発現ニューロンの薬理学的除去は，痛みの行動に影響を与えずに，ヒスタミンおよびクロロキンを含む試験したすべての起痒物質に対する引っ掻き応答を選択的に消失させた(図6-69C)。MrgprA3発現ニューロンは，脊髄のGRPR発現ニューロンに直接または間接的にシグナルを送ることができる。したがって，これまで議論した実験データを説明できるモデルは以下のようなものである。MrgprA3発現ニューロンのような瘙痒感覚ニューロンは，痒みと痛みの刺激の両方によって活性化される。痛みを伴う刺激は，他の侵害受容ニューロンも活性化させ，脊髄内での阻害を通じてGRPR発現ニューロンの活動を抑制し，結果的に痛みを生じさせるが痒みは生じさせない。痒み刺激は瘙痒感覚ニューロンのみを活性化させ，瘙痒感覚ニューロンが痒みの感覚に特化したGRPR発現ニューロンを活性化させる(図6-69D)。このモデルを支持する知見として，転写因子Bhlhb5を発現する抑制性介在ニューロンを選択的に除去すると，自発的引っ掻き行動の著しい増加がみられた。この結果は，Bhlhb5を発現する抑制性介在ニューロンが痒みを抑制することを示唆している。このモデルを検証するためには，これらのタイプのニューロンのシナプス間相互作用をさらに研究する必要がある。また，機械刺激は一時的に痒みを軽減することから，機械感覚ニューロンの活動も痒み経路に抑制性シグナルを送るのかもしれない。

　痛みと痒みを区別するための戦略は，体温感覚や触覚のような体性感覚系の他の感覚様式にも広く使用されている可能性が高い。タイプの異なるニューロンの活動の統合により，

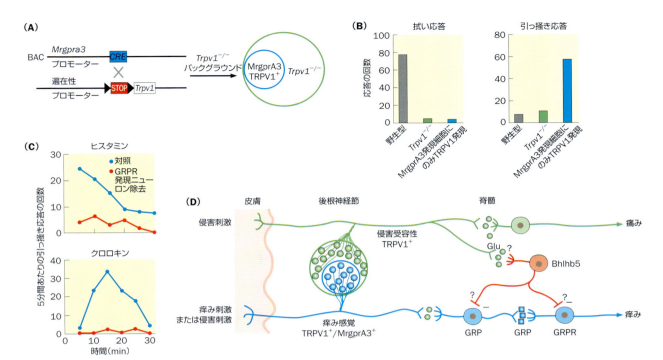

図6-69 痒み感知経路 (A) MrgprA3発現ニューロンでのみTRPV1を発現させる方法を示した模式図。マウスゲノムに組み込まれた大腸菌人工染色体(BAC)ベクター上の*Mrgpra3*プロモーター制御下でCreリコンビナーゼを発現するトランスジェニックマウスと、遍在性プロモーターと*Trpv1*コード配列の間に停止配列をもったトランスジェニックマウスを交配することで、LoxP(三角形)に挟まれた停止配列を除去し、MrgprA3発現細胞だけでTRPV1を発現するマウスを作成した(発現戦略の詳細については13.10節を参照)。さらに、これらのマウスは、内因性の*Trpv1*遺伝子について変異のホモ接合体になっている。したがって、右側のベン図に示してあるように、MrgprA3発現ニューロンのみがTRPV1を発現する。ベン図の緑色の円はTRPV1を通常発現するニューロンを表しているが、*Trpv1*変異体であるためにTRPV1は発現していない。青い円は、MrgprA3を通常発現するニューロン(TRPV1発現ニューロンの一部)であり、左側の2つの導入遺伝子の作用のために*Trpv1*変異体であってもTRPV1を発現する。**(B)** カプサイシンの頬部注射に応答して、対照の野生型マウスは強い拭い応答を示したが、引っ掻き応答は最小限であった。これは痛み反応を示している。*Trpv1*変異マウスは最小の応答を示した。MrgprA3発現ニューロンでのみTRPV1を発現するマウスは拭い応答は最小限であったが、強い引っ掻き応答を示した。これらの結果から、MrgprA3発現ニューロンの活性化が痒みの感覚を生じることが示唆された。**(C)** 対照マウスと比較して、脊髄中のガストリン放出ペプチド受容体(GRPR)発現ニューロンが除去されたマウスは、ヒスタミン(上段)およびクロロキン(下段)を含む試験されたすべての起痒物質に反応しなかった。これらの実験は、GRPR発現ニューロンが瘙痒感覚に必要であることを示唆している。**(D)** 痛みと痒みの関係を示したモデル。クロロキンのような起痒物質による刺激は、MrgprA3発現ニューロンを活性化させ、ついでGRPR発現ニューロンを直接(図には示していない)、もしくは脊髄ガストリン放出ペプチド(GRP)放出ニューロンを介して間接的に活性化させる。GRPR発現ニューロンの活性化は痒みの感覚を生じる。侵害受容刺激は、TRPV1を共発現するMrgprA3発現ニューロン(青色)と、侵害受容性である他のTRPV1発現ニューロン(緑色)の両方を活性化させる。侵害受容性TRPV1発現ニューロンは、痒み感覚経路を抑制する脊髄抑制性ニューロンを活性化させると予想されている。Bhlhb5発現ニューロンを除去した変異マウスは過度な引っ掻き行動を引き起こすことから、Bhlhb5発現ニューロンはこの抑制性ニューロンの候補である(?はこれらの結合が仮説であることを示す)。(A, B: Han L, Ma C, Liu Q et al. [2013] *Nat Neurosci* 16:174–182よりMacmillan Publishersの許諾を得て掲載; C: Sun Y, Zhao Z, Meng X et al. [2009] *Science* 325:1531–1534より; D: Han L, Dong X [2014] *Annu Rev Biophys* 43:331–355よりAnnual Reviewsの許諾を得て掲載)

体性感覚系に由来する多くの種類の感覚を生み出すことができる。つぎの節で議論するように、これらの統合は脊髄内で、または上行性経路に沿って起こりうる。

6.33 接触と痛みのシグナルは脳への並行経路によって伝達される

中枢神経系はどのようにしてタイプの異なる感覚ニューロンの活動を解釈しているのだろうか。その答の一部は、後根神経節におけるタイプの異なる感覚ニューロンは、脊髄内のそれぞれ特定の部位に終止し(図6-63、右)、それぞれ別のタイプのシナプス後ニューロンとシナプス結合をつくるという事実で説明がつく。脊髄の灰白質は背腹軸に沿って10層に分けられる。**脊髄後角**(dorsal horn；脊髄灰白質の背側部)に位置する第1～5層が体性感覚情報の処理を請け負っている。第1～2層は、おもに無髄のC線維および薄く髄鞘形成したAδ線維である侵害受容ニューロンおよび熱感覚ニューロンの軸索の投射を受ける。

C線維およびAδ線維をもついくつかのLTMRも，侵害受容ニューロンの終止部位の腹側の第2層に終止する。第3～5層は，おもにAδ線維およびAβ線維をもつLTMRの投射を受ける。固有感覚ニューロンは，その軸索を脊髄の中央および**脊髄前角**(ventral horn；運動ニューロンが存在する脊髄灰白質の腹側部)に投射する。一部の固有感覚ニューロンは運動ニューロンと直接シナプスを形成して反射回路を形成する(図1-19)。

　それぞれの層内では，タイプの異なる感覚ニューロンからの入力軸索とそれらの脊髄標的ニューロンとの間に，さらなる接続特異性が存在する必要がある。このような接続特異性によって，感覚情報を後角で処理，統合し，特定の投射ニューロンによって脳に伝達することが可能になる。接続特異性の大まかな概要は理解されているが(図6-63)，具体的な細胞のタイプと接続パターンについてはほとんどわかっていない。近年の研究では，感覚ニューロンおよび脊髄ニューロンの具体的な細胞のタイプを分子生物学的手法を用いて同定しようとしており，これはわれわれの理解を著しく進歩させる可能性がある。例えば，マウスの同一個体でタイプの異なる感覚ニューロンをそれぞれ遺伝学的に標識することで，それらのニューロンの脊髄終止が明確に分離していることが明らかになった(**図6-70**A)。これら特定のタイプのニューロンに対する遺伝学的操作，例えば選択的除去や発現する受容体の変更(例えば，図6-69を参照)は，感覚受容におけるこれらのニューロンの機能解明に役立つ。

　Aβ-LTMR(および固有感覚ニューロン；図6-63)は，脊髄の特定の層に終止するほか，脊髄の**後索経路**(dorsal column pathway)を介して上行枝を**延髄**(medulla；脳幹の最も尾側の部分)へ伸ばしている。これを直接後索経路(direct dorsal column pathway)という。それと並行して，脊髄のLTMR終末は，**後角投射ニューロン**(dorsal horn projection neuron；脊髄後角に位置するニューロンで軸索を脳に投射する)とシナプスを形成する。後角投射ニューロンは後索経路に沿って上行性軸索を伸ばし，直接経路の軸索と同じく延髄に終止する。これを間接後索経路(indirect dorsal column pathway)という。C線維とAδ線維は上行性の分枝をもたないので，間接後索経路がC-LTMRとAδ-LTMRに由来する上行性の接触情報のおもな経路となる。直接後索経路と間接後索経路の双方の軸索は，対側の視床に投射する延髄ニューロンとシナプスを形成する。視床ニューロンは，これらの接触感覚信号を，その位置的関係を保ったまま一次体性感覚野へ中継し，感覚ホムンクルスを形成する(図6-70B，赤色の経路；図1-20，1-25も参照)。無毛および有毛の皮膚からの情報を伝達する後索経路に加えて，有毛皮膚からの触覚情報は，**脊髄頸髄路経路**(spinocervical tract pathway)を形成する後角投射ニューロンによってさらに外側頸髄核へ中継される。外側頸髄核からの投射ニューロンは対側の視床へ情報を中継する。

　痛み，痒み，温度の感覚の大部分は異なる上行性経路を介して伝達される。第1層の後角投射ニューロンは感覚ニューロンの軸索から入力を受け，自身の軸索を脊髄の腹側に投射し，対側の**前側索経路**(anterolateral column pathway)を上行する。前側索の一部の軸索は視床神経核に終止し，そこを介して情報は一次体性感覚野へ中継される(図6-70B，青色の経路)。この経路は，痛み，痒み，温度の感覚の位置に関する情報を提供している。前側索経路における他の軸索は，脳幹の標的ニューロンを神経支配している。標的の1つは**結合腕傍核**(上小脳脚傍核，腕傍核，parabrachial nucleus：PBN)であり，これは痛みの情報を扁桃体および視床下部へ中継し，痛み刺激に対する自律神経系の応答を制御する(自律神経系の詳細については第8章を参照)。痛みの情報は，扁桃体からさらに島皮質へ送られる(図6-70B，水色の経路)。この経路は痛みの感覚の情動的側面を担っている。前側索経路のもう1つの主要な脳幹の標的は**中脳水道周囲灰白質**(periaqueductal gray：PAG)であり，つぎの節で考察する痛みの下行性調節の起点となる(図6-70B，紫色)。

　このように，触覚および痛みの情報を脳に伝達する中枢経路の構成は，視覚系におけるM経路(動きに関する情報を網膜から視覚野に運ぶ)とP経路(高解像度の視覚や色覚に関する情報を網膜から視覚野に運ぶ)によく似ている(4.27節)。視覚に関係する多くのタイ

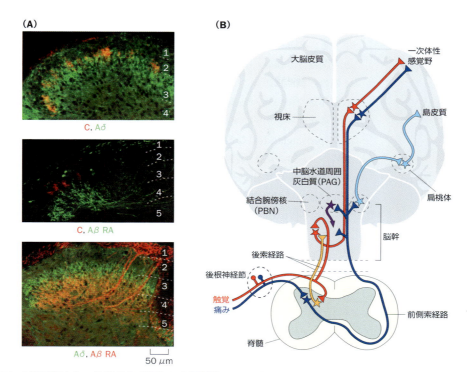

図6-70 感覚ニューロンの脊髄終末と，触覚および痛みの中枢経路
(A) この実験例では，トランスジェニックマウスを用いて，C, Aδ, Aβクラスのサブセットに属するLTMRの中枢投射を特定の遺伝学的マーカーで標識している。各画像は同じ動物の脊髄後角の切片であり，パネルの下に名前のある2つのLTMRクラスの軸索終止が，1つは緑色で，もう1つは赤色で可視化されている（Aδの可視化はバックグラウンドが比較的高いため，強い緑色のみがシグナルを表している）。数字は脊髄の層を示す。C線維は第2層に終止し，Aδ線維はおもに第2層の下部と第3層に終止する。一方，順応が速い（RA）Aβ線維は第3～5層に終止する。**(B)** 触覚（赤色）と痛み（青色）に関する主要な中枢経路の簡略図。各ニューロンは，1つまたはいくつかのサブタイプを含んでいる。触覚感覚ニューロン（Aβ-LTMR）は，後索経路（直接経路）内の脳幹へ上行する分枝を伸ばしている。Aβ-LTMRは，後角ニューロン（橙色）ともシナプスを形成し，後索経路（間接経路）に上行性分枝を伸ばしている。直接経路と間接経路の両方のニューロンは，対側の視床へ軸索を投射する髄質ニューロンとシナプスを形成する（後索経路と並行に対側の視床へ触覚情報を伝達する脊髄頸髄路経路は示していない）。侵害受容ニューロンは，二次後角脊髄ニューロンとシナプスを形成する。二次後角脊髄ニューロンは，脊髄の正中線を横切って前側索経路を上行し，対側の視床へ軸索を伸ばしている。異なる視床ニューロンが，それぞれ触覚感覚および痛みの感覚の情報を一次体性感覚野へ中継する。いくつかの二次疼痛経路ニューロンは，異なる脳幹神経核（青色の枝）に終止する。結合腕傍核（PBN）では，痛みの情報は，投射ニューロンによって扁桃体へ中継され，続いて，痛みの感覚の情動的な側面のために島皮質へ伝達される（水色の経路）。中脳水道周囲灰白質（PAG）における上行性前側索経路の標的ニューロンは，自律神経系および神経調節系（紫色）を介して下行性に痛みの調節を開始する。（A：Li L, Rutlin M, Abraira VE et al. [2011] *Cell* 147:1615よりElsevierの許諾を得て掲載；B：Abraira VE, Ginty DD [2013] *Neuron* 79:618-639；Basbaum AI, Bautista DM, Scherrer G et al. [2009] *Cell* 139:267-284）

プの網膜神経節細胞の存在をたった2つの経路に大幅に単純化しているのと同様に，上で論じた体性感覚系における触覚および痛みの感覚経路も大幅に単純化したものである。触覚情報がいくつかの並行した経路（直接および間接後索経路，脊髄頸髄路経路）を介して伝達されることをみてきた。実際のところ，前側索経路には，第1層ニューロンからの投射に加えて，触覚情報を伝達する可能性がある深い層の投射ニューロンの軸索も含まれている。投射ニューロンの具体的なタイプを同定するための研究が進められている。最新の回路解析ツール（13.12，13.23～13.25節）を使用することで，それらの活動パターンの正確な操作が可能になり，数多くの体性感覚情報を脳へ伝えている上行性経路の構成と機能を理解する助けとなるだろう。

6.34 痛みは末梢および中枢からの調節を受ける

知覚系に関するこれまでの議論では，末梢の感覚器から脳の高次ニューロンへの情報の流れをかなり重視してきた。しかし，情報は高次ニューロンから低次ニューロンに戻って感覚系のフィードバック調節をすることもできる。また，感覚ニューロンからその末梢終末へ戻ることもできる。感覚系は脳の状態によっても強力に調節されている（図1-26B）。

例えば，われわれが眠いとき，もしくは眠っているときには，感覚系の感度が著しく低下する．痛みの研究は，これらの調節に関する知見を与えてくれるとともに，重要な臨床との関連性も強い．

痛みの調節は感覚ニューロンの末梢終末で早くも開始している．炎症は組織損傷または病原体感染後の痛みの多くの原因である．炎症反応は損傷した組織を修復するために重要であるが，ペプチドである**ブラジキニン**（bradykinin）や脂質の一種である**プロスタグランジン**（prostaglandin）などの分子も産生する．ブラジキニンやプロスタグランジンは，侵害受容ニューロン終末の特異的なGPCRに結合し，セカンドメッセンジャー系を介してTRPチャネルを開口させ，侵害受容ニューロンを活性化させる（図6-71A）．この場合，TRPチャネルは他の感覚受容体のエフェクターとして働く．炎症性分子は，感覚刺激に対するTRPチャネル開口の閾値を低下させることによって侵害受容ニューロンを鋭敏化させることもできる．この場合，TRPチャネル自体が感覚受容体として働く．実際のところ，侵害受容ニューロンは終末から**サブスタンスP**（substance P）や**カルシトニン遺伝子関連ペプチド**（calcitonin gene-related peptide：CGRP）などの神経ペプチドを分泌することができ，これらは周囲の細胞にブラジキニンやプロスタグランジンを産生させることで，侵害受容ニューロンを活性化または鋭敏化させる（図6-71A）．この現象は**神経原性炎症**（neurogenic inflammation）と呼ばれ，侵害受容ニューロンの双方向性シグナル伝達を強く示している．このように末梢から中枢神経系への痛みのシグナルの伝達に加えて，侵害受容ニューロンの末梢終末は，自身の活動に応答して神経ペプチドを放出することができる．炎症状態では，傷ついた組織に軽く触れたり無害な温度にさらしたりするだけで痛みを引き起こすことがあり，この現象は**異痛症**（allodynia）と呼ばれる．アスピリンやイブプロフェンのような最も広く使用されている鎮痛薬のいくつかは，プロスタグランジンを合成する酵素であるシクロオキシゲナーゼ（Cox-1およびCox-2）を標的としており，それによって末梢にお

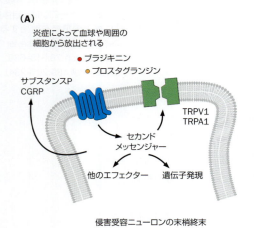 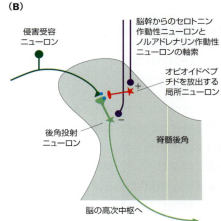

図6-71　末梢および中枢における痛みの調節 (A)炎症は，侵害受容ニューロンの末梢終末でブラジキニンおよびプロスタグランジンなどの分子の放出を誘導し，それらはそれぞれに対応するGタンパク質共役受容体（GPCR，青色）に結合する．これにより，さまざまなセカンドメッセンジャー系を惹起し，TRPV1およびTRPA1チャネル（緑色）を活性化させる．またはこれらのチャネルの活性化閾値を低下させ，痛みに対して過敏にする．セカンドメッセンジャー系は，他の局所エフェクターおよび遺伝子発現を調節することもでき，痛みに対する感受性の長期変化をもたらす．感覚ニューロン終末は，サブスタンスPおよびカルシトニン遺伝子関連ペプチド（CGRP）などの神経ペプチドを放出することができ，周囲の細胞に作用してブラジキニンおよびプロスタグランジンのさらなる放出を引き起こすことができる．(B)脊髄後角では，侵害受容ニューロンと後角投射ニューロンとの間のシナプス伝達は，内因性オピオイドペプチドを放出する局所ニューロンによって調節される．内因性オピオイドペプチドは，オピオイド受容体（青色のドット）を介して作用し，感覚ニューロン終末からのグルタミン酸放出と，グルタミン酸による後角投射ニューロンの脱分極の両方を抑制する．オピオイド放出ニューロンは，脳幹のセロトニン作動性ニューロンおよびノルアドレナリン作動性ニューロンからの下行性軸索によって調節される．セロトニン作動性ニューロンおよびノルアドレナリン作動性ニューロンもまた，後角投射ニューロンの活動を直接調節することができる．＋は興奮性，−は抑制性を示す．同じ神経伝達物質に対する異なる応答は，受容ニューロンにおける異なるセカンドメッセンジャー系に関連した異なる受容体の発現によって引き起こされる．

ける侵害受容ニューロンの炎症誘発性の活性化と鋭敏化を減弱させる。

別のクラスの強力な鎮痛薬である**オピオイド**(opioid)に関する研究によって，中枢経路における痛みの調節についての理解が深まった。ケシ(*Papaver somniferum*)から採取される天然オピオイドであるアヘンの鎮痛効果は，何千年も前から知られていた。1804年に活性成分である**モルヒネ**(morphine)が単離された。しかし，その作用機序は，放射標識したオピオイドが神経系の特異的受容体に結合することが判明する1970年代まで知られていなかった。現在では，**オピオイド受容体**(opioid receptor)はGPCRのサブファミリーを構成し，神経系全体にわたって広く分布していることがわかっている。脊髄後角の第1～2層にも強く発現しており，痛みのシグナルを脳へ中継する感覚ニューロンのシナプス前終末と後角ニューロンのシナプス後部の両方に分布している。オピオイド受容体の活性化は，感覚ニューロンからの神経伝達物質の放出を減少させるか，後角ニューロンの応答性を低下させるか，あるいはその両方の作用を示す(図6-71B)。これはオピオイドの鎮痛効果をよく説明している。オピオイド受容体の発見に続き，その内在性リガンドの探索が進められた。エンケファリン(enkephalin)，エンドルフィン(endorphin)，ダイノルフィン(dynorphin)といったいくつかのペプチドが，外因性オピオイドと同様に痛みの感覚経路を調節することが確認されている(図6-71B)。

オピオイドを脳に投与しても痛みを軽減することができる。実際，オピオイドの鎮痛効果の標的として最も有効な領域は，オピオイド受容体が強く発現している特定の脳幹神経核である。オピオイド受容体の活性化により，脊髄へ下行性に投射するセロトニン作動性ニューロンおよびノルアドレナリン作動性ニューロンを含む神経調節系が活性化されると考えられている。セロトニン作動性ニューロンおよびノルアドレナリン作動性ニューロンは，局所オピオイドペプチドの放出を調節し，侵害受容ニューロンからの入力を受ける後角ニューロンの感度を調節する(図6-71B)。内因性オピオイドペプチド，セロトニン，ノルアドレナリンによるこれらの調節は，実際に鎮痛薬を投与しなくても，それを提案するだけで効果的に痛みを軽減することができるという**プラセボ効果**(placebo effect)の基盤となりうる。痛みの調節にかかわる神経回路や細胞機構の詳細の解明にはさらなる研究が必要である。そのような研究は，一般に感覚系がどのように調節されるかを理解すること，そして効果的で特異的な鎮痛薬を開発することの両方において大きな利益をもたらす可能性を秘めている。

6.35 神経活動と触覚知覚のつながり：感覚線維から皮質へ

感覚系は外部刺激を脳の内部表現に変換することで知覚を生み出している。われわれは，感覚ニューロンと上行性経路ニューロンの活動が知覚に寄与すると考えているが，実際には，これをどのように知るのだろうか。体性感覚系における実験は，この重要な問題に答えるための重要な知見を与えてくれる。

感覚系における特定のニューロンの活動と知覚との関係を明らかにするうえでの強力なアプローチは，特定の刺激に対するニューロンの検出閾値と生物の知覚閾値とを比較することである。第4章で議論したように，知覚閾値は，被験者(図4-3)または訓練されたサル(図4-52)の心理測定関数を測定することによって決定することができる。Vernon Mountcastleらは，ヒトおよびサルの指先に正弦波による機械刺激(振動刺激)を与え，刺激周波数を変化させることで刺激が検出されうる振幅の閾値を決定した。興味深いことに，ある周波数の振動刺激が知覚を生じる振幅の閾値を周波数-振幅曲線としてプロットすると，その曲線はサルとヒトとで非常によく似ていた(**図6-72**A)。並行して，単一感覚ニューロン軸索の電気生理学的記録(図1-17)を行うことで，麻酔したサルの指先に与えた感覚刺激に応答する個々の感覚ニューロンの検出閾値を決定した。2種類の感覚ニューロンが機械刺激の周波数に応じて活性化した。低頻度および高頻度の刺激は，それぞれマイスナー

図6-72 同じ刺激に対する知覚閾値と感覚ニューロン閾値の比較 (A) 6頭のサル(赤色)と5人のヒト(青色)に対する心理物理的実験にもとづく知覚閾値の周波数-振幅曲線。曲線の各点は，ヒトおよびサルによって知覚された所定の周波数の正弦波機械刺激の最小振幅を表す。ヒトは，刺激を感じたか否かに答えるが，サルは拘束された手の指先に加えられた刺激の存在を示すために，他方の手でボタンを押すように訓練されていた。顕著な類似性は，類似の生理学的機構が，ヒトとサルの両方で振動刺激の知覚の基礎となっていることを示している。(B) 重ね合わせた知覚閾値曲線(赤色，パネルAのデータの平均，エラーバーは平均の標準誤差を示す)は，パネルAの心理物理的実験と同じように，同じ正弦波機械刺激に応答する個々のAβ線維から記録された2種類の感覚ニューロンの閾値である。青色と緑色の曲線は，特定の周波数における最も低い境界値，または感覚ニューロンの各タイプの最も感受性の高いものを示している。両タイプのニューロンの曲線と知覚閾値曲線を周波数の範囲にわたって比較すると，各周波数で知覚閾値が2つのニューロン閾値のうちの低いほうとよく一致しており，これは心理物理学的性能の限界が最も敏感な個々のニューロンによって規定されていることを示唆する。(Mountcastle VB, LaMotte RH, Carli G [1972] *J Neurophysiol* 35:122–136より)

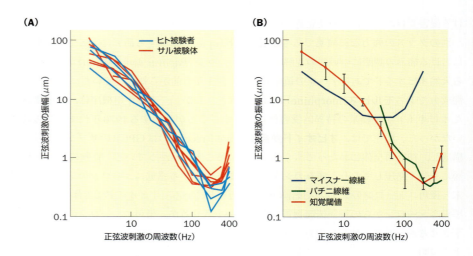

小体およびパチニ小体に終止する感覚ニューロンを活性化させた(図6-64)。注目すべきことに，各タイプの感覚ニューロンの検出閾値の下限は，それぞれの周波数範囲におけるサルの知覚閾値と非常によく一致していた(図6-72B)。これらの実験は，これら2つのタイプの感覚ニューロンが異なる周波数範囲にわたる振動刺激の知覚に関与していることを示唆しており，「心理物理学的性能の限界は最も感度の高い個々のニューロンによって設定される」という**下方包絡線原理**(lower envelope principle)の顕著な例となった。同様の観察結果は覚醒中のヒトを対象とした**微小神経電図**(microneurography)実験でも得られている。この実験では，被験者が皮膚の最も感受性の高い部分のわずかな圧痕を検出しようとする間，それぞれの機械感覚ニューロンの軸索から神経活動を記録していく。ニューロン応答の閾値が知覚閾値と一致したことから，感覚線維で記録された神経活動が皮膚圧痕の知覚に使用される情報をもっていることが示唆された。

刺激知覚の閾値と，同じ刺激によって影響を受ける神経発火の閾値とを比較する同様のアプローチが体性感覚野にも適用されている。第1章で紹介したように，体性感覚野は身体表面の大まかな神経地図をもっている(図1-25)。体性感覚野の特定の領域内では，同じ種類の情報を表現するニューロン(例えば，指先で振動刺激を感知する順応が速いニューロン)が垂直方向のコラムを形成しており，これは一次視覚野における同様の発見(4.25節)に着想を得たMountcastleによる発見である。ニューロンの活動と知覚との関係を調べるために，喉の渇いたサルが刺激の有無を正しく答えれば報酬として少量の液体を与えられるという行動課題を遂行するように訓練された(**図6-73**A，B)。同時に，体性感覚野，運動前野，運動野の特定の部位で単一ユニット記録を行った(図6-73C)。一次体性感覚野の指先を表す領域(ブロードマンの地図の1/3b野に対応する；詳細については13.15節を参照)における順応が速いニューロンは，実際に知覚閾値に一致する検出閾値をもっていたことから，これらのニューロンが，末梢の感覚線維の場合と同様に，知覚に使用される情報を伝達していることが示唆された。

閾値付近の刺激に対するニューロンの応答は本質的に変動しやすい(ニューロンは閾値刺激に対して平均して50%の時間，応答する)。同様に，知覚応答も変動しやすい(サルは知覚閾値で平均して50%の刺激を検出する)。したがって，異なる試験間の共変動性は，ニューロンの活動と知覚との関係について貴重な情報を与えてくれる。では，ニューロンの応答から，サルの知覚応答をどの程度うまく予測できるだろうか。一次体性感覚野のニューロンの活動からは，行動結果を偶然レベルで予測できるにすぎないことがわかった(図6-73D)。この結果は，一次体性感覚野は，知覚に不可欠な情報を提供するものの，知覚に関する決定を行う部位ではないことを示している。対照的に，内側運動前野(medial premotor cortex：MPc)におけるニューロンの活動からは，偶然以上の確率で行動応答を

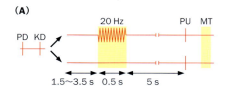
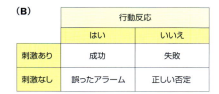
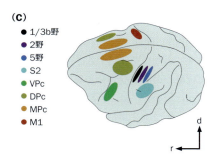
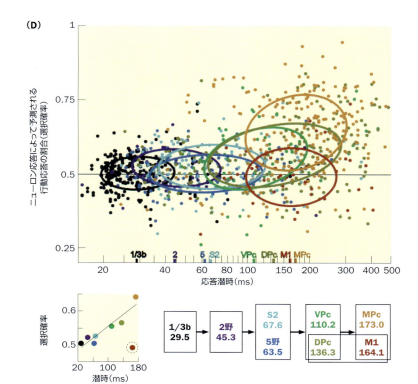

図6-73 皮質における神経活動と触覚知覚 (A)行動課題。この試験は，拘束された右手の1つの指先の皮膚を刺激プローブが押したときにはじまる(PD)。その後，サルは左手をキーに置く(KD)。さまざまな時間間隔の後，無作為に選んだ試験の半分で，検出閾値付近の20 Hzの振動刺激を与える。一定間隔の後，プローブを上に動かし(PU)，左手をターゲットに移動(MT)できるように訓練したサルへ信号を送り，刺激を感じたかどうかを示す2つの押しボタン(はい，いいえ)で指示させる。(B)試験の結果は，刺激が存在するか否か，行動反応が「はい」か「いいえ」かに応じて，4つのカテゴリーのうちの1つに分類される。訓練中，サルは，成功または正しい否定であった場合は報酬をもらえ，失敗または誤ったアラームを生じさせた場合は報酬をもらえない。(C)サルが行動課題を実行している間，一次体性感覚野(1/3b, 2, 5野)，二次体性感覚野(S2)，腹側，背側および内側の運動前野(VPc, DPc, MPc)ならびに一次運動野(M1)の異なった部位で単一ユニット記録が行われた。これらの領域は，サル脳模式図(r, 吻側；d, 背側)において異なる色で示されている。(D)上段：皮質領域にわたる応答潜時(横軸)および知覚信号(縦軸)のまとめ。各ドットは，(C)の模式図の色と一致する皮質領域で記録された単一ユニット記録を表す。縦軸の値は，神経応答が行動応答を予測する精度の指標である選択確率指標を表し，0.5は偶然程度，1は完璧な予測を意味する。各領域のニューロンには，楕円を標準偏差とする二次元正規分布が適合していた。横軸の色標識は，各皮質領域におけるニューロンの平均応答潜時を表す。左下：応答潜時は，M1(破線の円)を除くすべての皮質領域における予測された行動応答の割合と正の相関がある。右下：平均潜時(皮質領域の下の数字，ms単位)にもとづいて提案される，皮質領域にわたる情報の流れ。各長方形は，統計的に区別できない潜時を有する領域をグループ化している。(de Lafuente V, Romo R [2006] *Proc Natl Acad Sci U S A* 39:14266–14271より。Copyright National Academy of Sciences, USA)

予測することができた。実際，頭頂葉の体性感覚野から前頭葉の運動前野への経路に沿って，神経活動が行動応答を予測する能力は徐々に上昇し，これは発火が開始するまでの潜時の延長と相関していた(図6-73D)。対照実験により，運動前野ニューロンの活動は単に運動の準備を表しているわけではないことが示唆された。実際，一次運動野のニューロンの活動からは，行動結果を予測できなかった。

まとめると，これらの実験は，一次体性感覚野への感覚刺激の提示から運動前野における知覚的報告の表現に至るまで，知覚は広い皮質領域にわたって時間をかけて生じていることを示唆している。将来の研究の魅力的な方向性は，このような感覚表現が皮質ニューロンの活動と接続を通じて達成される機構を調べることである。そのような研究は，神経生物学における中心的な問題，すなわち感覚刺激がどのようにして知覚を生み出し，それが行動に影響を与えるのかを明らかにするだろう。

まとめ

　すべての感覚系は共通の役割を担っている。感覚系は，環境（および身体）刺激を電気信号に変換し，これらの信号を脳に伝達して，感覚刺激の内部表現を形成する。しかしながら，感覚刺激の物理的性質は，化学的，機械的，熱的，そして光的なものまで幅広く含まれている。そのため，タイプの異なる刺激から特徴を検出し抽出するために最適な特性をもつ複数の感覚系へ進化してきた。

　嗅覚系は，環境内の多数の揮発性化学物質を検出して，遠くから動物に食物，仲間，および危険に関する情報を提供する。哺乳類の嗅覚系は，匂い物質の検出に数百のGタンパク質共役受容体（GPCR）を用いている。匂い物質の受容体への結合は，CNG陽イオンチャネルを活性化させ，鼻における嗅覚受容ニューロン（ORN）の脱分極およびORNの軸索による嗅球への活動電位の伝播をもたらす。各匂い物質は複数の受容体を活性化させ，各受容体は複数の匂い物質によって活性化される。この進化的に保存された組み合わせ符号化戦略によって，嗅覚系が有する嗅覚受容体の数よりも多くの匂いを判別することが可能になる。

　昆虫から哺乳類まで，ほとんどの個々のORNは単一の嗅覚受容体を発現する。同じ受容体を発現するORNは，それらの軸索を同じ糸球体に投射し，単一の糸球体に樹状突起を送る二次投射ニューロンとシナプス結合をつくる。これにより，平行で独立した情報処理チャネルを形成している。昆虫の触角葉におけるORN軸索の収束性の投射，シナプス特性，および局所介在ニューロン（LN）による側方阻害を介して（そして脊椎動物の嗅球においても同様に），ORN入力情報は，二次投射ニューロンによってより信頼できる効果的な表現に変換される。組み合わせ符号化戦略の活用と並行して，危険信号や交配フェロモンなどの生得的行動の重要性をもつ匂いに関しては，ハエではそれに特化した専用処理チャネルを，ほとんどの哺乳類では特殊化した副嗅覚系を利用している。マウスとハエの両方の研究は，異なる高次嗅覚中枢が異なる入力構成を有していることを示唆している。生得的行動を制御するためには組織化された定型の回路セットを，個々の経験を表現するためには可変的な回路セットを用いている。その制限された数のニューロンのために，線虫の嗅覚系は異なる符号化戦略を使用している。多くの嗅覚受容体が同じ感覚ニューロンで発現し，これらのニューロンは行動を制御するために匂い物質の嗜好価値を符号化している。

　嗅覚と同じく化学的感覚である味覚系の重要な役割は，食物中の栄養レベルを検出し，有害物質を避けることであり，嗅覚よりも近い範囲で作動する。哺乳類の5種類の味物質（甘味，うま味，苦味，酸味，塩味）は，主として，それぞれ異なる種類の味覚受容細胞によって検出される。動物に栄養レベルを知らせる甘味およびうま味物質は，T1Rファミリーの2種類のGPCRヘテロ二量体と低い結合親和性をもつことでそれぞれ検出される。T2Rファミリーの約30種類のGPCRは，多くの場合苦味化合物と高い結合親和性をもち，それを検出することで動物が微量の毒素を避けることを可能にする。味覚野の中の異なった領域は，異なる種類の味物質によって活性化される。味覚と嗅覚が一緒に働くことで，風味として知覚される。

　内耳の2つの並行した感覚系は機械刺激を電気信号に変換するが，それらの機能は異なる。前庭系は，頭部の向きと動きを感知するために耳石器と半規管を利用する。これらの感覚信号は，しばしば他の感覚系からの信号と組み合わせることで，バランスと空間定位の調整，頭位と眼球運動の協調，自身の運動の知覚に使用される。聴覚系は，同胞とのコミュニケーションのための音を検出し，捕食者と獲物をみつけるために蝸牛を利用する。

　時間精度は，聴覚系の重要な特徴である。有毛細胞の不動毛の先端で機械変換チャネルを直接開閉することにより，音は迅速に電気信号へ変換される。周期的な有毛細胞の脱分極は，シナプス後らせん神経節ニューロンを発火させ，それは数kHzまでの音の特定位相と同期している。この時間精度は，脳幹における同時性検出ニューロンによって検出される1 ms未満の両耳間時間差（ITD）を用いた音源定位に利用される。両耳間のレベルの違い

（および哺乳類では他の要因）に従って，動物は音源定位のための神経地図を下丘に構築する。周波数の異なる音は，蝸牛の異なる位置にある有毛細胞を活性化させる。順序立った神経投射によって，この周波数地図は上行性聴覚経路を通じて維持されており，これも聴覚系の別の重要な特徴である。音の周波数，強さ，および位置を表すことに加えて，聴覚野は生物学的に重要な音を分析できる。例として，反響音の時間遅延と周波数シフトの分析を行うコウモリ聴覚野の特殊領域があげられ，この機能により，餌となる昆虫の大きさ，距離，相対速度を識別できるようになる。

体性感覚系は，多くの種類の感覚ニューロンを使用して，さまざまな機械的，熱的，および化学的刺激を検出し，固有感覚，熱感覚，瘙痒感覚，侵害受容感覚，触覚感覚を生じる。触覚は，タイプの異なる低閾値機械受容器（LTMR）によって感知され，これらは特殊化した末梢終末，順応特性，および髄鞘形成の程度が異なる。今日までに同定された機械変換チャネルには，無脊椎動物における上皮Na^+チャネル（ENaC），TRPファミリーチャネル，哺乳類における複数回膜貫通タンパク質ピエゾがあり，追加の機械変換チャネルの発見が待たれる。温度，化学物質，痛みは，おもに無髄C線維および遊離神経終末を有する薄く髄鞘形成したAδ線維によって感知され，TRPファミリーチャネルが重要な受容体となっている。TRPV1およびTRPM8は，それぞれ熱および寒冷の主要なセンサーである。TRPV1は，多くの侵害受容性および瘙痒感覚性のある多種感覚ニューロンに発現している。

体性感覚信号は，それぞれの体性感覚ニューロンが脊髄内の特定の層へ規則的に投射することで中枢神経系へ伝達されていく。脊髄における信号の統合は感覚処理に寄与しており，例えば痛みと痒みの区別があげられる。触覚と温度／痛みのシグナルは，おもに，脳幹，視床，および体性感覚野への並行経路を介して伝達される。痛みの知覚は，感覚端においては炎症応答中に放出される分子によって，脊髄回路においては内因性オピオイドおよび中枢フィードバック経路によって調節される。触覚に関する並行生理学的および心理物理学的研究は，神経活動と知覚の関係についてわれわれの理解を深めてくれている。知覚閾値は，末梢における最も感受性の高い感覚ニューロンによって決定され，知覚の決定は，ニューロンの活動が体性感覚野から運動前野の皮質領域を通過する過程で時間をかけて生じてくる。

参考文献

単行本と総説

Abraira VE & Ginty DD (2013) The sensory neurons of touch. *Neuron* 79:618–639.

Axel R (1995) The molecular logic of smell. *Sci Am* 273:154–159.

Bargmann CI (2006) Comparative chemosensation from receptors to ecology. *Nature* 444:295–301.

Basbaum AI, Bautista DM, Scherrer G et al. (2009) Cellular and molecular mechanisms of pain. *Cell* 139:267–284.

Firestein S (2001) How the olfactory system makes sense of scents. *Nature* 413:211–218.

Konishi M (2003) Coding of auditory space. *Annu Rev Neurosci* 26:31–55.

Parker AJ & Newsome WT (1998) Sense and the single neuron: probing the physiology of perception. *Annu Rev Neurosci* 21:227–277.

Shepherd GM (2004) The Synaptic Organization of the Brain, 5th ed. Oxford University Press.

Su CY, Menuz K & Carlson JR (2009) Olfactory perception: receptors, cells, and circuits. *Cell* 139:45–59.

Suga N (1990) Biosonar and neural computation in bats. *Sci Am* 262:60–68.

Vollrath MA, Kwan KY & Corey DP (2007) The micromachinery of mechanotransduction in hair cells. *Annu Rev Neurosci* 30:339–365.

Yarmolinsky DA, Zuker CS & Ryba NJ (2009) Common sense about taste: from mammals to insects. *Cell* 139:234–244.

脊椎動物の嗅覚

Brunet LJ, Gold GH & Ngai J (1996) General anosmia caused by a targeted disruption of the mouse olfactory cyclic nucleotide-gated cation channel. *Neuron* 17:681–693.

Buck L & Axel R (1991) A novel multigene family may encode odorant receptors: a molecular basis for odor recognition. *Cell* 65:175–187.

Igarashi KM, Ieki N, An M et al. (2012) Parallel mitral and tufted cell pathways route distinct odor information to different targets in the olfactory cortex. *J Neurosci* 32:7970–7985.

Isogai Y, Si S, Pont-Lezica L et al. (2011) Molecular organization of vomeronasal chemoreception. *Nature* 478:241–245.

Keller A, Zhuang H, Chi Q et al. (2007) Genetic variation in a human odorant receptor alters odour perception. *Nature* 449:468–472.

Lyons DB, Allen WE, Goh T et al. (2013) An epigenetic trap stabilizes singular olfactory receptor expression. *Cell* 154:325–336.

Malnic B, Hirono J, Sato T et al. (1999) Combinatorial receptor codes for odors. *Cell* 96:713–723.

Miyamichi K, Amat F, Moussavi F et al. (2011) Cortical representations of olfactory input by trans-synaptic tracing. *Nature* 472:191–196.

Mombaerts P, Wang F, Dulac C et al. (1996) Visualizing an olfactory sensory map. *Cell* 87:675–686.

Papes F, Logan DW & Stowers L (2010) The vomeronasal organ mediates interspecies defensive behaviors through detection of protein pheromone homologs. *Cell* 141:692–703.

Rall W, Shepherd GM, Reese TS et al. (1966) Dendrodendritic synaptic pathway for inhibition in the olfactory bulb. *Exp Neurol* 14:44–56.

Rubin BD & Katz LC (1999) Optical imaging of odorant representations in the mammalian olfactory bulb. *Neuron* 23:499–511.

Scholz AT, Horrall RM, Cooper JC et al. (1976) Imprinting to chemical cues: the basis for home stream selection in salmon. *Science* 192:1247–1249.

Stettler DD & Axel R (2009) Representations of odor in the piriform cortex. *Neuron* 63:854–864.

無脊椎動物の嗅覚

Bhandawat V, Olsen SR, Gouwens NW et al. (2007) Sensory processing in the *Drosophila* antennal lobe increases reliability and separability of ensemble odor representations. *Nat Neurosci* 10:1474–1482.

Caron SJ, Ruta V, Abbott LF et al. (2013) Random convergence of olfactory inputs in the *Drosophila* mushroom body. *Nature* 497:113–117.

Chalasani SH, Chronis N, Tsunozaki M et al. (2007) Dissecting a circuit for olfactory behaviour in *Caenorhabditis elegans*. *Nature* 450:63–70.

Hallem EA & Carlson JR (2006) Coding of odors by a receptor repertoire. *Cell* 125:143–160.

Jefferis GS, Potter CJ, Chan AM et al. (2007) Comprehensive maps of *Drosophila* higher olfactory centers: spatially segregated fruit and pheromone representation. *Cell* 128:1187–1203.

Kurtovic A, Widmer A & Dickson BJ (2007) A single class of olfactory neurons mediates behavioural responses to a *Drosophila* sex pheromone. *Nature* 446:542–546.

Olsen SR, Bhandawat V & Wilson RI (2010) Divisive normalization in olfactory population codes. *Neuron* 66:287–299.

Suh GS, Ben-Tabou de Leon S, Tanimoto H et al. (2007) Light activation of an innate olfactory avoidance response in *Drosophila*. *Curr Biol* 17:905–908.

Troemel ER, Kimmel BE & Bargmann CI (1997) Reprogramming chemotaxis responses: sensory neurons define olfactory preferences in *C. elegans*. *Cell* 91:161–169.

味覚

Blakeslee AF (1932) Genetics of sensory thresholds: taste for phenyl thio carbamide. *Proc Natl Acad Sci U S A* 18:120–130.

Chandrashekar J, Mueller KL, Hoon MA et al. (2000) T2Rs function as bitter taste receptors. *Cell* 100:703–711.

Chen X, Gabitto M, Peng Y et al. (2011) A gustotopic map of taste qualities in the mammalian brain. *Science* 333:1262–1266.

Fox AL (1932) The relationship between chemical constitution and taste. *Proc Natl Acad Sci U S A* 18:115–120.

Hoon MA, Adler E, Lindemeier J et al. (1999) Putative mammalian taste receptors: a class of taste-specific GPCRs with distinct topographic selectivity. *Cell* 96:541–551.

Mueller KL, Hoon MA, Erlenbach I et al. (2005) The receptors and coding logic for bitter taste. *Nature* 434:225–229.

Nelson G, Hoon MA, Chandrashekar J et al. (2001) Mammalian sweet taste receptors. *Cell* 106:381–390.

聴覚

Carr CE & Konishi M (1990) A circuit for detection of interaural time differences in the brain stem of the barn owl. *J Neurosci* 10:3227–3246.

Chan DK & Hudspeth AJ (2005) Ca^{2+} current-driven nonlinear amplification by the mammalian cochlea *in vitro*. *Nat Neurosci* 8:149–155.

Corey DP & Hudspeth AJ (1979) Response latency of vertebrate hair cells. *Biophys J* 26:499–506.

Jeffress LA (1948) A place theory of sound localization. *J Comp Physiol Psychol* 41:35–39.

Kazmierczak P, Sakaguchi H, Tokita J et al. (2007) Cadherin 23 and protocadherin 15 interact to form tip-link filaments in sensory hair cells. *Nature* 449:87–91.

Knudsen EI & Konishi M (1978) A neural map of auditory space in the owl. *Science* 200:795–797.

O'Neill WE & Suga N (1979) Target range-sensitive neurons in the auditory cortex of the mustache bat. *Science* 203:69–73.

Pan B, Geleoc GS, Asai Y et al. (2013) TMC1 and TMC2 are components of the mechanotransduction channel in hair cells of the mammalian inner ear. *Neuron* 79:504–515.

Pena JL & Konishi M (2001) Auditory spatial receptive fields created by multiplication. *Science* 292:249–252.

Pickles JO, Comis SD & Osborne MP (1984) Cross-links between stereocilia in the guinea pig organ of Corti, and their possible relation to sensory transduction. *Hear Res* 15:103–112.

Rose JE, Brugge JF, Anderson DJ et al. (1967) Phase-locked response to low-frequency tones in single auditory nerve fibers of the squirrel monkey. *J Neurophysiol* 30:769–793.

Zheng J, Shen W, He DZ et al. (2000) Prestin is the motor protein of cochlear outer hair cells. *Nature* 405:149–155.

体性感覚

Bautista DM, Siemens J, Glazer JM et al. (2007) The menthol receptor TRPM8 is the principal detector of environmental cold. *Nature* 448:204–208.

Caterina MJ, Schumacher MA, Tominaga M et al. (1997) The capsaicin receptor: a heat-activated ion channel in the pain pathway. *Nature* 389:816–824.

Coste B, Mathur J, Schmidt M et al. (2010) Piezo1 and Piezo2 are essential components of distinct mechanically activated cation channels. *Science* 330:55–60.

de Lafuente V & Romo R (2006) Neural correlate of subjective sensory experience gradually builds up across cortical areas. *Proc Natl Acad Sci U S A* 103:14266–14271.

Han L, Ma C, Liu Q et al. (2013) A subpopulation of nociceptors specifically linked to itch. *Nat Neurosci* 16:174–182.

Li L, Rutlin M, Abraira VE et al. (2011) The functional organization of cutaneous low-threshold mechanosensory neurons. *Cell* 147:1615–1627.

Maksimovic S, Nakatani M, Baba Y et al. (2014) Epidermal Merkel cells are mechanosensory cells that tune mammalian touch receptors. *Nature* 509:617–621.

McKemy DD, Neuhausser WM & Julius D (2002) Identification of a cold receptor reveals a general role for TRP channels in thermosensation. *Nature* 416:52–58.

Mountcastle VB, LaMotte RH & Carli G (1972) Detection thresholds for stimuli in humans and monkeys: comparison with threshold events in mechanoreceptive afferent nerve fibers innervating the monkey hand. *J Neurophysiol* 35:122–136.

O'Hagan R, Chalfie M & Goodman MB (2005) The MEC-4 DEG/ENaC channel of *Caenorhabditis elegans* touch receptor neurons transduces mechanical signals. *Nat Neurosci* 8:43–50.

Ranade SS, Woo SH, Dubin AE et al. (2014) Piezo2 is the major transducer of mechanical forces for touch sensation in mice. *Nature* 516:121–125.

Sun YG, Zhao ZQ, Meng XL et al. (2009) Cellular basis of itch sensation. *Science* 325:1531–1534.

Usoskin D, Furlan A, Islam S et al. (2015) Unbiased classification of sensory neuron types by large-scale single-cell RNA sequencing. *Nat Neurosci* 18:145–153.

Vrontou S, Wong AM, Rau KK et al. (2013) Genetic identification of C fibres that detect massage-like stroking of hairy skin *in vivo*. *Nature* 493:669–673.

Walker RG, Willingham AT & Zuker CS (2000) A *Drosophila* mechanosensory transduction channel. *Science* 287:2229–2234.

第7章

神経系の回路形成

千里之行，始于足下
（千里の道も一歩から）

中国の古い諺

　この章では，神経生物学の中でも特に重要で，かつ中心的な問題である神経系の回路形成の話に戻る。ここでは第5章で触れた視覚系の回路形成の内容を，他の神経系にもあてはめて説明するとともに，神経回路形成をつかさどる原理についてさらに詳しく説明する。そして，(1)個々のニューロンはどのように分化し，標的と結合するのか，(2)複数のニューロンはどのように協力しながら回路を形成し，神経地図と呼ばれる機能的回路を構築しているのか，という2つの謎をといていく。これにより，数十億個のニューロンが結び付いて数兆個のシナプスを構築するという，神経系の中で起こっている気の遠くなるような作業について検証する。

　1個のニューロンに着目すると，神経回路形成は分化過程の続きとみなすことができる（図7-1）。われわれはまず，神経回路形成を，一般的な神経系の発生という視点から追っていく。神経発生の多くの段階は進化の過程で保存されていることから（例えば，軸索ガイダンスなど；BOX 5-1参照），神経系の分化をさまざまな生物において，それぞれで特によく研究されている部位での神経発生を例として用いる。つぎに，嗅覚系の回路形成を，神経回路が集積するメカニズムを探るためのモデルとして用い，第5章で学習した視覚系の神経回路形成と比較する。最後に，この章と第5章で出てきた戦略をまとめ，生物はどのようにして限られた数の遺伝子を使ってより大きな数の神経回路の接続を構築しているのかについて議論する。

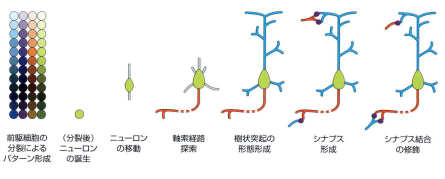

図7-1　ニューロンの分化過程を示した概略図　神経系は，体軸に沿って異なる位置にある神経前駆細胞が異なる種類のニューロンを生み出すというような，初期の発生過程で起こるイベントによりパターン化される。ニューロンは最後の細胞周期を終えて生み出される（それ以降，分裂しない）。分裂後ニューロンは，さらにいくつかの分化過程を経る。これには，最終到達地点へ移動したり，シナプス後部の標的細胞へ軸索を伸長させたり，樹状突起の分枝パターンを構築したり，シナプス前およびシナプス後細胞でシナプスを形成したり，これらの結合を修飾したりすることが含まれる。一般的な分化の流れは，図の左から右方向へ向かうが，いくつかのステップがオーバーラップしていることはよくある。下に示した時間経過はほとんどの哺乳類のニューロンの場合を示しており，最初の6ステップは胎生期や生後の早い時期の発達に伴って起こり，最後のステップは胎生後期にはじまって死ぬまで継続する。

神経回路形成の特異性は発生過程でどのように作り出されるのだろうか

7.1 神経系は初期発生で起こるイベントにより高度にパターン化される

発生（図7-2A）は，**受精**（fertilization）によってはじまる。これは，精子と卵が融合して遺伝学的に新しい個体がつくられることである。受精によってできた受精卵，すなわち**接合子**（zygote）は，急速な細胞分裂である**卵割**（cleavage；一般に細胞の成長を伴わない）により，数千の細胞を含んだ空洞塊の**胞胚**（blastula）となる。卵割の後，**原腸形成**（gastrulation）が起こる。原腸形成の際に，胞胚の細胞は大きく再編され，外側にある**外胚葉**（ectoderm），真ん中の**中胚葉**（mesoderm），内側の**内胚葉**（endoderm）の3つの層からなる**原腸胚**（gastrula）となる。三胚葉の形成に加え，脊椎動物では原腸形成の際に，前後軸と背腹軸が形成される。すべての脊椎動物とほとんどの無脊椎動物は，保存された分子機構によって（第12章）これらの発生過程をたどるが，細かい部分や時間経過に大きな差異はある。例えばショウジョウバエの胚では，受精から原腸形成の終了まで3時間以内であるが，ヒトでは同じ発生過程をたどるのに3週間程度かかる。

脊椎動物の神経系の形成は，つぎのステップである**神経管形成**（neurulation）と呼ばれる過程によりはじまる（図7-2A，B）。胚の背側において，**脊索**（notochord）と呼ばれる中胚葉由来の構造を覆っている外胚葉由来の細胞がしだいに厚くなり，**神経板**（neural plate）を形成する。つぎに神経板の中心部が胚の内部へ陥没し，両端の部分が端と端を向かい合わせるように移動して神経ひだができる。神経ひだの両端は，やがて真ん中で融合し，神経外胚葉細胞の層に囲まれた中空構造の**神経管**（neural tube）となる。神経管はその後さらに，外胚葉由来の上皮細胞の層で覆われる（図7-2B）。神経管の空洞部分は脳脊髄液が入った**脳室**（ventricle）となる。脳室を包んでいる神経上皮細胞は，**神経前駆細胞**（neural progenitor）と呼ばれる。神経前駆細胞は脳室に接したところで分裂し，中間前駆細胞と，分裂後ニューロンおよびグリア細胞を産生する。ニューロンは生まれた場所である脳室近くから移動し，神経組織の層を充填していく（7.2節）。神経管の背側とそれを覆う上皮細胞の間に，**神経堤細胞**（neural crest cell）という特殊な細胞がある（図7-2B）。この細胞は神経管から移動して，後根神経節の感覚ニューロンや自律神経系の交感神経ニューロンなど，末梢神経系のさまざまな細胞に分化する。

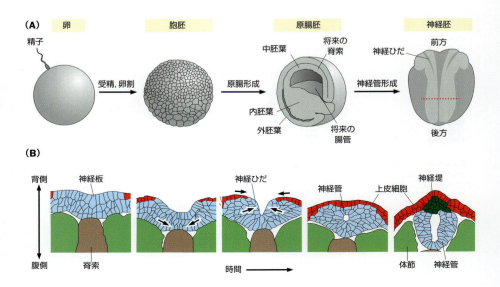

図7-2 発生早期の各段階の概観 **(A)** カエルの胚の初期発生の重要な発生ステージを説明した概略図。卵と胞胚（卵割によってできる）は，外側から描写した。原腸胚（原腸形成によってできる）は，外胚葉，中胚葉，内胚葉の三胚葉の層からなる内部の組織がわかるように矢状断で示した。同時に，将来脊索になる部分や，神経系のパターン形成に重要な役割を演じる中胚葉由来の構造も示した。神経胚（神経管形成の過程で生じる）は，背側からみた図を示した。赤い破線は，Bで示す切断面の位置を示した。**(B)** 神経管形成過程で起こる細胞の移動。脊索の上を覆っている神経外胚葉の細胞（水色）は，陥入して神経ひだと神経管を形成する。周囲の上皮細胞（赤色）は中心部へ移動し，神経管を覆う。矢印は細胞移動の方向を示している。神経堤細胞は，神経管形成の最後の過程で神経管の背側に局在し，その後のステージで移動していき，末梢神経系のニューロンなどへ分化していく（図には示していない）。体節は中胚葉由来で，骨格筋，軟骨，腱，結合組織へ分化する。（A：Wolpert L, Jessell TM, Lawrence P et al. [2006] Principles of Development, 3rd ed. Oxford University Pressより；B：Schroeder TE [1970] *J Embryol Exp Morphol* 23:427–462より）

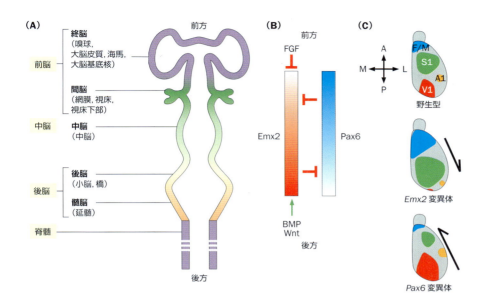

図7-3 前後軸に沿った神経管のパターン形成 (A)神経管の前部はまず前脳，中脳，後脳に分かれる。その後，ここに示した5つの部分に分化する。括弧内はこれらから発生する脳の部位である(図1-8も参照)。(B)終脳は，神経管の前部から分泌される線維芽細胞増殖因子(FGF)と，後部から分泌される骨形成タンパク質とWntファミリータンパク質(BMP/Wnt)という分泌型のモルフォゲンによってパターン化される。これらのモルフォゲンは，神経前駆細胞において，転写因子Emx2とPax6の前後軸に沿った発現勾配を作り出す。Emx2とPax6は互いに阻害しあう。(C)野生型のマウスと比較して，Emx2変異マウスは大脳皮質の前部が拡大し，代わりに後部が縮小する。一方，Pax6変異マウスでは，大脳皮質の前部が野生型と比べて縮小し，大脳皮質の後部が拡大する。これらのデータから，Pax6とEmx2はそれぞれ大脳皮質の前部と後部の発生に必須であることが示唆される。F/M，運動前皮質(青色)；S1，一次体性感覚皮質(緑色)；A1，一次聴覚皮質(橙色)；V1，一次視覚皮質(赤色)。A，前方；P，後方；M，内側；L，外側。ノックアウト変異体の図で，矢印はEmx2またはPax6の欠損による大脳皮質の拡大方向を示す。(B, C：O'Leary DDM, Chou SJ, Sahara S [2007] *Neuron* 56:252-269よりElsevierの許諾を得て掲載)

　神経管は脊椎動物の胚の中で背側に位置するが，これは長い前後軸やこれと直行する背腹軸に沿って高度にパターン化される。例えば，前後軸に沿って，神経管は**前脳**(forebrain)，**中脳**(midbrain)，**後脳**(hindbrain)，脊髄に分かれ，それぞれから異なる神経構造がつくられていく(**図7-3**A；図1-8も参照)。神経管からつくられる細胞の種類は，背腹軸や前後軸に沿った，生まれる場所の違いによって異なる。例えば**終脳**(telencephalon；前脳の前部)では，神経管の背側(外套部)部分からは大脳皮質のグルタミン酸作動性興奮性ニューロンが生み出され，神経管の腹側(外套下部)部分からは，大脳皮質や大脳基底核へ移動するGABA作動性ニューロンが生み出される(7.2節)。脊髄では，神経管の背側部からは感覚情報を脳に中継する後角投射ニューロン(dorsal horn projection neuron)が生み出され(6.33節)，神経管の腹側部からは，筋肉に投射する運動ニューロンが生み出される。神経管の背側と腹側部の両方から，さまざまな種類の介在ニューロンが生み出される(7.4節)。

　神経管は，発生に関与する**モルフォゲン**(morphogen)によってパターン化される。モルフォゲンは分泌型タンパク質で，シグナルセンターとなる部分(脳内の異なる区画の境界など，特定の領域に位置する細胞)で産生され，組織の中を拡散していき，濃度勾配依存的に標的遺伝子の発現を制御する。モルフォゲンの重要な標的は前駆細胞の転写因子であることが多く，前駆細胞が体軸のどこにあるのかによって異なる遺伝子発現プログラムを制御する。例えば発生期の終脳は，神経管の前部から分泌される**線維芽細胞増殖因子**(fibroblast growth factor：FGF)や，神経管の後部から分泌される**骨形成タンパク質**(bone morphogenetic protein：BMP)と**Wntファミリータンパク質**(Wnt)の組み合わせにより，異なる機能領域へパターン化される。これらのモルフォゲンは，終脳に分布する前駆細胞の転写因子の発現を活性化したり抑制したり，または標的遺伝子どうしの相互抑制を通して，転写因子の発現勾配を作り出す。例えば転写因子Emx2は，大脳皮質の前駆細胞において，後部で高く前部で低い発現勾配を形成する。それに対して転写因子**Pax6**は，前部で高く後部で低い発現勾配を形成する(図7-3B)。これらの発現パターンは，Emx2が大脳皮質の後部，Pax6が前部の特異化に重要な役割を果たしていることを示している。遺伝子ノックアウトマウスの実験でも，これを支持する結果が得られている。*Pax6*変異マウスでは一次視覚皮質などの後部大脳皮質領域の拡大がみられ，前部にある前頭皮質および運動皮質の縮小がみられる。*Emx2*変異マウスはこれとは反対の表現型を示し，前頭および運動皮質，一次体性感覚皮質の拡大がみられ，視覚皮質の縮小がみられる(図7-3C)。このよ

うに，これらの転写因子は発現パターンによって大脳皮質の領域の特異性を決定している．

7.2　順序だったニューロン新生と細胞移動により，部位特異的なさまざまな種類のニューロンが生み出される

　成熟脳の神経系は，非常に整然とした構造をしている．例えば，大脳皮質の異なる層のニューロンは，それぞれ異なる結合パターンを示し，異なる機能を有している（BOX 4-3）．神経管に沿ってシート上に並ぶ最初の神経前駆細胞から，どのようにして大脳皮質の異なる種類のニューロンが生み出されるのだろうか．これらのニューロンは，どのようにして決まった場所へ移動するのだろうか．ここでは，哺乳類の大脳皮質の研究をもとに，これらの疑問に答えていく．興奮性ニューロンと抑制性ニューロンは，これから説明するように異なる規則に従って発生していく．

　大脳皮質の興奮性ニューロンは，グルタミン酸を神経伝達物質として用いており，細胞は錐体形をしている．これらのニューロンは，終脳背側の**脳室帯**（ventricular zone），すなわち脳室のすぐ外側の細胞層に存在する前駆細胞から発生する．大脳皮質の興奮性ニューロンが最終的に到達する層は，ニューロンが誕生する時期から予測することができる．ニューロンが誕生する時期とは，ニューロンが最後の細胞周期から脱して，非分裂細胞になったときである．これはもともと，放射性同位体で標識したチミジンを特定の発生期に妊娠中のマウスに注入し，生後の大脳皮質で強く標識された部位をオートラジオグラ

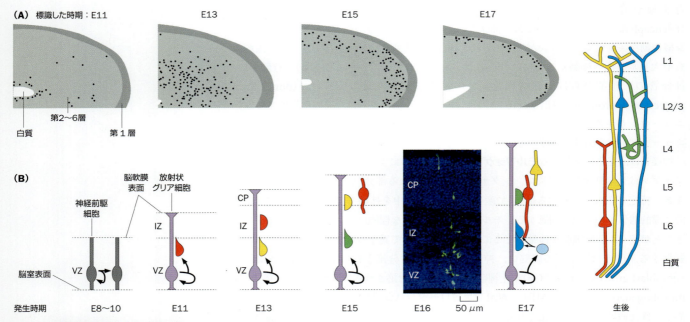

図7-4　神経細胞形成と大脳皮質の興奮性ニューロンの移動　（A） ^{3}H-チミジン標識したマウス視覚皮質のニューロンの生後10日目のオートラジオグラフィー像．脳切片上に記載したE11，E13，E15，E17は，^{3}H-チミジンを妊娠マウスに注入したときの胎仔の胎生日齢を示す．個々の点は，強く標識されたニューロンを示す．このように，遅い時期に生まれたニューロンほど，大脳皮質の表層近くに位置している．**（B）** マウスの大脳皮質の神経細胞形成と細胞移動の概略図．胎生早期（E8〜10）において，脳室帯の神経前駆細胞は対称性に分裂し，前駆細胞のプールを拡大する．胎生後期にそれらは放射状グリア細胞になり，脳室表面から脳軟膜表面まで届く突起を伸ばす．E11の時期に放射状グリア細胞から非対称性に分裂して作られるニューロン（赤色）は，最初に放射状グリア細胞に沿って完全な細胞移動をする．この結果，E11の時期に生まれたニューロンは最も深い層にとどまることになる（第6層ないしはL6）．E13（黄色），E15（緑色），E17（青色）に生まれたニューロンは，同様の放射状の細胞移動を行い，より早く生まれたニューロンを越えて移動し，脳の浅い層を増やしていく（それぞれ，L5, L4, L2/3）．非対称細胞分裂からは中間前駆細胞も産生され（例えばE17の薄い水色の細胞），これらはさらに分裂し，分裂後ニューロンへと分化する．IZ，中間帯（神経細胞形成が終わると消失する）；CP，皮質板（大脳皮質の層へ分化する）．挿入写真，発生期E16のマウスの大脳皮質．青く染まっているのはすべて核で，VZ, IZ, CPの3層の細胞を可視化している．緑色は，モザイク標識法により，単一の放射状グリア細胞由来の発達過程のニューロンを可視化したもの（13.16節）．（A：Angevine JB, Sidman RL [1961] *Nature* 192:766–768よりMacmillan Publishersの許諾を得て掲載；B：画像はSimon Hippenmeyerの厚意による．Gao P, Postiglione MP, Krieger TG et al. [2014] *Cell* 159:775-788も参照）

フィーにより追跡した実験により発見された(放射性同位体で標識されたチミジンは，細胞分裂期に新しく合成されたDNAに取り込まれる性質がある。最も強く標識される細胞は，注入のすぐ後に非分裂状態となり，それ以上分裂しなくなった細胞である)。早く生まれた細胞は大脳皮質の深層に位置し，後から生まれた細胞ほどより表層に位置する(図7-4A)。この「内側から外側へ」というパターンは，早く生まれた細胞が後から生まれた細胞に押し出される形で脳室帯から離れていくわけではないことを意味している。

その後の研究で，順序だった大脳皮質のニューロン新生や移動についてより詳細にわかってきた。発生の早いステージでは，神経前駆細胞は対称分裂をして，神経前駆細胞のプールを増やしていく。発生が進むにつれ，分裂パターンは非対称的なものにシフトしていく(非対称細胞分裂の詳細については7.3節を参照)。この時期，前駆細胞は2方向へ放射状の突起を伸ばすことから，**放射状グリア細胞**(radial glia)と呼ばれる(1つは脳室へ，もう1つは発生過程の大脳皮質の軟膜側へ向かって突起を伸ばす；図7-4B)。放射状グリア前駆細胞は分裂して，新たな放射状グリア細胞と，分裂後ニューロンを生み出す。分裂後ニューロンの代わりに**中間前駆細胞**(intermediate progenitor)を生み出す場合もあり，中間前駆細胞はさらに分裂して分裂後ニューロンになっていく。分裂後ニューロンは放射状グリア細胞の突起に沿って垂直に移動し，脳室から脳表面へ向かって移動する。後から生まれたニューロンは，先に生まれたニューロンを乗り越えて移動していき，生まれた場所からより遠くで根を下ろす(図7-4B)。第12章で解説するが，それぞれの哺乳類の種におけるこの過程の違いが，動物種間の脳のサイズの違いを決めている。

大脳皮質のグルタミン酸作動性ニューロンが背側終脳の脳室帯で発生して垂直に移動していくのに対して，大脳皮質のGABA作動性ニューロンは腹側終脳の**大脳基底核原基**(ganglionic eminence)と呼ばれる部位でつくられ，発生期の大脳皮質を横切りながら，背側方向へ向かって水平に移動していく(図7-5)。異なる種類のGABA作動性ニューロンは，大脳基底核原基の異なる場所で，異なる時期に生まれることが知られてきている。これらはその後，順番に最終目的地へ向かって移動していく。例えば，内側基底核原基(medial ganglionic eminence：MGE)で分裂したニューロンは，パルブアルブミンマーカーを発現する高速発火型かご細胞とシャンデリア細胞，そしてソマトスタチンを発現するマルティノッティ細胞など，大脳皮質の約70％のGABA作動性介在ニューロンになっていく(3.25節，BOX 3-5)。尾側基底核原基(caudal ganglionic eminence：CGE)から発生するニューロンは，残りの30％のGABA作動性ニューロンになり，これらはMGEから発生するニューロンとは異なるマーカーを発現し，異なる機能を有する。MGEとCGEは，大脳基底核と扁桃体のすべてのGABA作動性介在ニューロンを生み出す。外側基底核原基(lateral ganglionic eminence：LGE)は，嗅球のさまざまな種類の介在ニューロンや線条体の大部分のGABA作動性投射ニューロンを生み出す。これらの機能については第8章で別に解説する。

動物種ごとにニューロンの総数はどのように制御されているのだろうか。どのようにして細胞移動が誘導され，完了するのだろうか。それぞれの大脳皮質において，特定のグルン

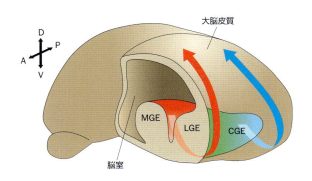

図7-5　大脳皮質GABA作動性ニューロンの発生部位と移動　大脳皮質のGABA作動性ニューロンは，腹側終脳にある内側基底核原基(MGE)および尾側基底核原基(CGE)から発生し，脳の周囲を背側方向へ移動して，発生期の大脳皮質に至る。図では，向かって右側の半球の前方を切断して脳室の空洞がみえるように描いており，この周囲を移動するようすを示している。D, 背側；V, 腹側；A, 前方；P, 後方。外側基底核原基(LGE)からは嗅球の介在ニューロンと線条体のGABA作動性の投射ニューロンが発生する。(Edmund Au, Gord Fishellの厚意による。詳細はBatista-Brito R, Fishell G [2009] Curr Top Dev Biol 87:81–118も参照)

タミン酸作動性ニューロンやGABA作動性ニューロンの正確な数や相対的な量を決めているものは何なのだろうか。同じ場所で発生したGABA作動性ニューロンは，さまざまな場所で適切な標的と結合するために必要な情報を，どうやって得ているのだろうか。現在，これらの興味深い疑問について研究がなされているところである。

7.3 細胞の運命は非対称細胞分裂と細胞間相互作用によって分かれていく

通常，ニューロンは軸索と樹状突起を伸ばすときには，すでに**運命**(fate)を獲得している。これは，細胞が将来どのようなニューロンになるのか，ある時点で決定されたことによる。重要な運命決定にはつぎのようなものがある。そのニューロンは興奮性ニューロンになるのか，抑制性ニューロンになるのか，それとも機能を修飾するためのニューロンになるのか。どのような神経伝達物質を用いるのか。どのようなシナプス前ニューロンおよびシナプス後ニューロンと結合するのか。5.17節で述べたとおり，細胞の運命は細胞分裂における運命決定因子の非対称的な分配や細胞間相互作用によって決定される。これらの問題を脊椎動物で研究するうえで，線虫やハエでの先行研究が大いに役立っている。なぜなら，これらの無脊椎モデル動物は遺伝子や細胞が比較的単純であり，豊富に存在する遺伝学的ツールが利用可能だからである。例えば，ショウジョウバエの感覚器細胞の運命決定において，運命決定因子の非対称的分配と細胞間相互作用の両方が影響を与え合いながら関与していることを示した研究などは，その顕著な例である(**ムービー7-1**)。

ショウジョウバエの外感覚器は，ソケット細胞，感覚毛，鞘細胞，感覚ニューロンからなる。これらの細胞は，共通の**感覚器前駆細胞**(sensory organ precursor：SOP)から複数回の非対称細胞分裂を経て分化する(**図7-6**A)。ショウジョウバエの*Numb*変異体では，感覚ニューロンと鞘細胞が欠損し(*Numb*〔無感覚〕変異体の名前はこのことに由来する)，過剰なソケット細胞と感覚毛ができる(図7-6B，左)。個体によっては，すべての細胞がソケット細胞になるものもある(図7-6B，中央)。特定の時期に*Numb*遺伝子を過剰発現させると，*Numb*変異体とは逆に，過剰な感覚ニューロンと鞘細胞がつくられ，ソケット細胞と感覚毛が欠損する(図7-6，右)。これらのデータから，**Numb**タンパク質は感覚器前駆細胞系譜において，細胞の運命の多様性を生み出す方向に働いていることが示唆される。

*Numb*がこのような働きをするメカニズムは，Numbタンパク質の細胞内の分布を解析することにより明らかとなった。感覚器前駆細胞が分裂を開始する少し前に，Numbは感

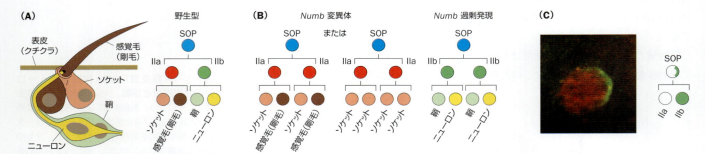

図7-6 細胞分裂時のNumbの非対称分配が感覚器の細胞の運命を決定する (A)ショウジョウバエの外感覚器は，ソケット細胞，感覚毛，鞘細胞，ニューロンの4つの細胞からなる。これらは感覚器前駆細胞(SOP)から中間前駆細胞ⅡaおよびⅡbを経て分化する。最近の研究によると，Ⅱbの後に，ここには記載されていないさらなる分裂により，グリア細胞と，鞘細胞とニューロンの前駆細胞に分かれることも知られるようになった。(B) *Numb*の変異体では，ニューロンと鞘細胞はソケット細胞と感覚毛になるか(左)，4つすべてがソケット細胞になる(中)。*Numb*を感覚器前駆細胞(SOP)に一過性に過剰発現させると，逆パターンの細胞の変換が起こり，ソケット細胞と感覚毛は鞘細胞とニューロンに置き換わる(右)。(C) Numbタンパク質(緑色)は，分裂の直前に感覚器前駆細胞(SOP)の片側へ移行して非対称性に局在する。右側の図は，この非対称的な分配によって，Numbタンパク質レベルが異なる2つの娘細胞ができることを示している。(Rhyu MS, Jan LY, Jan YN [1994] *Cell* 76:477–491よりElsevierの許諾を得て掲載。Uemura et al. [1989] *Cell* 58:349–360も参照)

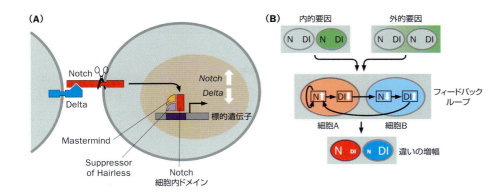

図7-7 NotchとDeltaを介した側方抑制による細胞の運命決定 (A) 隣接細胞で発現したDeltaがリガンドとして結合することによりNotchが活性化され，Notchが切断されて細胞内ドメインが核へ移行する（赤色）。核へ移行したNotchの細胞内ドメインは，MastermindとSuppressor of Hairlessと結合して，標的遺伝子の発現が起こる。これら標的遺伝子の1つとして，Notchの発現が亢進し，Deltaの発現が低下する。(B) NotchとDeltaを介した側方抑制のモデル。最初，2つの細胞のNotch(N)とDelta(Dl)のレベルは同等である。内的（左）ないしは外的（右）なシグナルにより，NotchはこれがさらにこのでのNotchの発現を低下させ，Deltaの発現を増加させる。この隣にある細胞Aでは，よりNotchのリガンドにさらされることでNotchの活性が高まり，細胞AでのNotchの発現を増加させ，Deltaの発現を低下させる。このフィードバックループが，最初のNotchとDeltaの発現レベルの違いを増幅する。(Artavanis-Tsakonas S, Rand MD, Lake RJ [1999] Science 284:770–776による)

覚器前駆細胞の片側に局在するようになり，この結果，分裂後にできる2つの娘細胞のうちの一方にのみNumbが選択的に受け継がれるようになる（図7-6C）。Numbの非対称的分配は，これ以降の細胞分裂でも起こり，感覚器前駆細胞系譜の中で異なる運命をもつ細胞が生じることになる。

Numbの非対称的分配は，どのようにして2つの娘細胞に異なる運命を与えるのだろうか。膜貫通型受容体**Notch**は，発生過程においてさまざまな細胞の分化の多様性を決定することが知られているが，生化学的および遺伝学的手法を用いた実験により，NumbはおもにNotchの阻害によって機能することがみいだされた。Notchは隣接細胞で発現する膜貫通型リガンドの**Delta**によって活性化される。Deltaとの結合は，Notchの細胞膜内タンパク質切断を引き起こし，Notchの細胞内ドメインを核へ移行させる。核でNotchの細胞内ドメインはショウジョウバエのMastermindやSuppressor of Hairlessと結合し，標的遺伝子の発現を誘導する（図7-7A）。これらの標的遺伝子には，NotchやDelta自身も含まれる。NotchシグナルによりNotchの転写は上昇し，Deltaの転写は低下する。このフィードバックループは，Notch-Deltaのシグナルが**側方抑制**(lateral inhibition；ここでいう側方抑制は，4.16節と6.9節で述べる神経回路の情報伝達における側方抑制とは別の意味である）により細胞運命の多様性を生み出すメカニズムとなっている。

隣り合った2つの細胞Aと細胞Bにおいて，最初それぞれに同じ量のNotchとDeltaが発現していたとする。もし，細胞BにおいてNotchの活性が内的因子（例えばNumbなど）または外からのシグナルによって抑制されたとすると，Deltaにかかっていた発現抑制が解除される。細胞BにおいてDeltaの発現が上昇することにより，細胞AにおいてNotchのシグナルが上昇してDeltaの発現が低下する。これにより，細胞BのNotchに対するリガンドの量が低下する（図7-7B）。こうして，Notch-Deltaシグナルは，隣接細胞間で最初のわずかな発現の差を増幅し，一方の細胞ではNotchシグナルが活性化され，もう一方の細胞では抑制される。これにより，細胞におけるNotchの標的遺伝子の発現の違いが生み出され，結果として隣接細胞間で運命の違いが生じる。

Notch-Deltaでは，側方シグナルがはじめのわずかな発現の差をフィードバックループにより増強するのに対して，NumbはNotch-Deltaシグナルにバイアスをかけ，定型的な運命決定を生み出す。感覚器の細胞の運命決定の際のメカニズムが，発生全般においても広く使われている。実際，初期の発生ステージにおいて，感覚器前駆細胞が隣接する上皮細胞から分化する際の細胞の運命決定にも，Notch-Deltaを介した側方抑制メカニズムが用いられている。Notch，Delta，Numb，Notchの核での結合分子，Notchの標的遺伝子の脊椎動物のホモログのいくつかも，7.2節で述べる大脳皮質の神経発生など多くの運命決定に関与していることが知られている。

7.4 軸索ガイダンス分子の転写調節は，細胞運命と神経回路形成の特異性決定とを結びつける

分子レベルでみたとき，細胞の運命決定は，あるセットになった運命決定因子を発現する細胞が，他の運命決定因子のセットを発現する細胞と区別されていく過程と理解できる。運命決定因子の中で重要なものとして，転写因子があげられる。細胞種特異的転写因子は，軸索ガイダンス分子の発現や相対的な量を制御することができる。この結果，異なる運命をもつニューロンから出た軸索は，異なる誘導分子群を発現することになり，同じ環境下でも他のニューロンとは違った反応性を示して軸索を伸長し，標的に投射していく。

視覚系のところで述べた中に，この例がみられる。例えば，哺乳類の網膜で，同側に投射する網膜神経節細胞(retinal ganglion cell：RGC)は転写因子Zic2を発現している。Zic2はEphB1を発現させ，この軸索は視交叉で発現している忌避因子エフリンB2に反応して同側に投射する(図5-16)。ニワトリの視蓋では，Engrailed2の発現勾配により前後軸に沿ってエフリンAの発現量の勾配ができている。Engrailed2の発現は，発生期の視蓋の後縁にあたる中脳-後脳の境界から産生されるFGFによって規定されている(5.5節)。

脊椎動物におけるニューロンの運命決定のメカニズムについては，ニワトリ胚やマウス遺伝学を用いた脊髄での研究が最もよく知られている。背側の翼板または腹側の底板から分泌されるモルフォゲンは，脊髄の異なる部位に異なる濃度で到達し，背腹軸に沿って濃度依存的に異なる運命を与える。特によく研究された例として，底板由来のモルフォゲンである **Sonic hedgehog**(Shh)があり，これは濃度依存的に異なる転写因子の発現を制御することで，腹側脊髄の異なる位置にある神経前駆細胞に異なる運命を与える(図7-8A，B)。ShhはクラスI転写因子であるPax7，Dbx1，Dbx2，Irx3，Pax6を濃度依存的に抑制する。Shhはまた，クラスII転写因子Nkx6.1とNkx2.2については濃度依存的に活性化する(図7-8C)。これらの転写因子はすべて**ホメオドメイン**(homeodomain)と呼ば

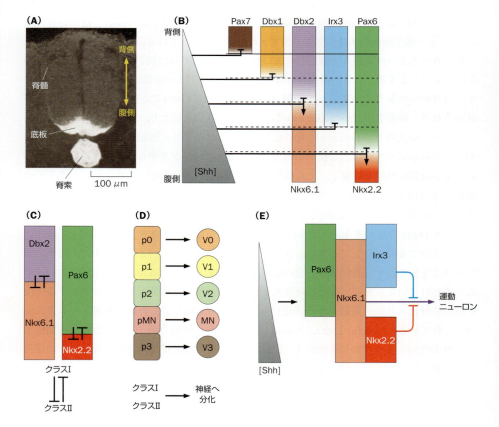

図7-8 モルフォゲンと転写因子が脊髄の神経細胞の運命を決定する (A) Sonic hedgehog(Shh)タンパク質の局在を示した顕微鏡像。Shh(白色)は，脊索と底板で産生される。そして，脊髄の中を背側に拡散し，濃度勾配を形成する。(B) Shhは，ここに示した異なる転写因子の発現を抑制したり(⊣)亢進させたり(→)することにより機能する。上に示したのはクラスIの転写因子，下に示したのがクラスIIの転写因子で，これらを濃度依存的に発現制御する。これにより，異なる前後軸に位置する前駆細胞で，これら転写因子の特異的な発現パターンが決まる。例えば，低レベルのShhはPax7の発現を抑え，高レベルのShhはPax6の発現を抑える。この結果，Pax7の発現は背側の細胞に限局し，Pax6の発現はより腹側で強くなる。(C) クラスIとクラスIIの転写因子の組み合わせを示したもので，これらは相互に発現を抑制する。この結果，背腹軸に沿って発現領域の境界がより明確になる。(D) 転写因子の異なる発現によりつくられた5つの前駆細胞領域を示しており，これらが5種類の脊髄ニューロン(介在ニューロン(V0，V1，V2，V3)と運動ニューロン(MN))を作り出す。(E) 運動ニューロンは，Pax6とNkx6.1を発現し，Irx3とNkx2.2を発現しない背側-腹側領域でつくられる。(Jessell TM [2000] Nat Rev Genet 1:20-29よりMacmillan Publishersの許諾を得て掲載。Briscoe J, Pierani A, Jessell TM et al. [2000] Cell 101:435-445も参照)

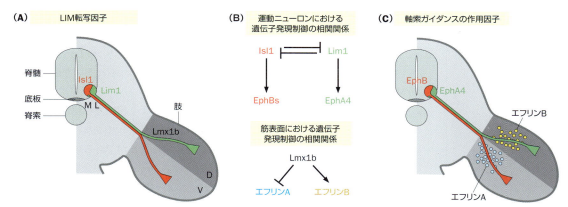

図7-9 **LIM転写因子はエフリン/Eph受容体の発現を制御することにより，運動ニューロンの軸索投射の特異性を決定する** (**A**)脊髄の中で，より内側(M)に位置する運動ニューロンはLIM転写因子Isl1(赤色)を発現し，肢の腹側(V)へ選択的に軸索を投射する。一方，より外側(L)に位置する運動ニューロンは，別のLIM転写因子であるLim1(緑色)を発現し，軸索を肢の背側(D)に投射する。第3のLIM転写因子であるLmx1bは，肢の背側で発現する。(**B**)Isl1とLim1は相互抑制することにより，それぞれが発現する運動ニューロン間での発現の特異性を確固たるものにしている。さらに，Isl1はEphBの発現を促進し，Lim1はEphA4の発現を促進する。肢において，Lmx1bはエフリンBの発現を促進し，エフリンAの発現を抑制する。(**C**)EphBを発現している運動ニューロンの軸索は，肢の背側のエフリンBによって反発され，肢の腹側へ選択的に投射する。一方，EphAを発現している運動軸索は肢の腹側で発現するエフリンAによって反発され，肢の背側に投射する。(Kania A, Jessell TM [2003] *Neuron* 38:581-596よりElsevierの許諾を得て掲載。Luria V, Krawchuk D, Jessell TM et al. [2008] *Neuron* 60:1039-1053も参照)

れるDNA結合ドメインを有しており，この由来については第12章で述べる。さらに，クラスIとクラスII転写因子は相互に発現を抑制する(図7-8C)。これにより，Shhの濃度勾配によってつくられた異なる前駆細胞の集団間の境界がより明瞭になる。まとめると，これら転写因子の異なる発現パターンにより，5種類の前駆細胞の運命が決定される。このうち4つは，腹側脊髄の介在ニューロンを産生し，残りの1つは運動ニューロンを産生する(図7-8B，D)。

転写因子の具体的な効果の例として，前駆細胞のうちPax6とNkx6.1を発現してIrx3やNkx2.2を発現しないものは，運動ニューロン前駆細胞になる(図7-8E)。これらの前駆細胞は，細胞周期を脱するときに運動ニューロン特異的転写プログラムを作動させることにより，運動ニューロンを生み出す。これにはさまざまな運動ニューロン特異的転写因子の発現が含まれ，特異的な軸索ガイダンス受容体の発現を制御することによって軸索が脊髄を出て筋肉に投射するように導く。特定の筋肉に投射するために，運動ニューロンはさらに特異化される。例えば，運動ニューロンが肢の背側または腹側のどちらに投射するかは，LIMドメインを含む転写因子Lim1およびIsl1のうちのどちらを発現するかで決定される(図7-9A)。Lim1発現運動ニューロンは外側に位置し，軸索を肢の背側に投射する。一方，Isl1発現運動ニューロンは内側に位置し，軸索を肢の腹側に投射する。Lim1とIsl1は互いの発現を抑制しあっており，このためそれぞれの運動ニューロンはこの2つの転写因子のどちらかのみを発現している(図7-9B)。標的領域においては，肢の背側は3つ目のLIM転写因子，Lmx1bを発現している。運動ニューロンのLim1または標的領域のLmx1bを遺伝学的に阻害すると，運動ニューロン軸索の筋肉への適切な投射が障害される。このことから，これらの転写因子は運動ニューロンの回路形成の決定に必須の役割を果たしていることが示唆される。

これらの転写因子はどのように運動軸索と標的の間での結合特異性を制御しているのだろうか。これまでの研究により，これらは視覚系のところでも述べたエフリンおよびEph受容体誘導分子の発現を制御していることがわかった。肢の背側において，Lmx1bはエフリンB2の発現を促進し，エフリンAの発現を抑制する。このように，標的領域は2つのエフリン(腹側のエフリンAと背側のエフリンB2)によってパターン化される。運動ニューロンでは，Lim1はEphA4の発現を促進し，Isl1はEphBの発現を促進する(図7-9B)。軸索

が標的領域に到達すると，Lim1/EphA4発現軸索は腹側のエフリンAによって反発されるため，背側に投射する。一方，Isl1/EphB発現軸索は，背側のエフリンB2に反発されるため，腹側に投射する(図7-9C)。このように，2つのエフリン/Eph受容体システムの協調的な発現と作用により，2種類の運動ニューロンがそれぞれ適切な筋肉の標的へ正確に投射できるのである。

　脊髄の研究に続いて，哺乳類の大脳皮質などのより複雑な部位におけるニューロンと軸索投射パターンの特異性を決定する転写因子も発見されてきた。大脳皮質の錐体ニューロンの投射パターンは，主に3つの種類に分類することができる(図7-10A)。1つ目の種類には，第2/3層のすべてと，第5，6層の一部のニューロンが含まれ，軸索を皮質の他の領域に投射する。これらの皮質-皮質投射ニューロンのうち，一部は軸索が**脳梁**(corpus callosum；2つの大脳半球を連結する軸索の束からなる)を交差して，反対側の大脳皮質に投射する。これらのニューロンは，**脳梁投射ニューロン**(callosal projection neuron：CPN)と呼ばれる。2番目は，橋，上丘，脊髄など皮質下に投射するもので，**皮質下投射ニューロン**(subcerebral projection neuron：SCPN)と呼ばれる。SCPNは第5層の主要なニューロンを構成する。3番目は視床に投射するもので，**皮質-視床投射ニューロン**(corticothalamic projection neuron：CTPN)と呼ばれる。CTPNは第6層の主要なニュー

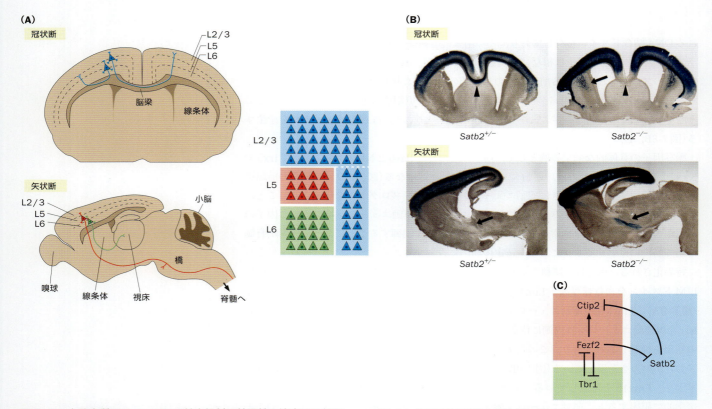

図7-10　大脳皮質のニューロンの軸索投射の特異性を決定する転写因子　(A)左は成熟マウスの脳の冠状断(上)と矢状断(下)で，3つの主要な大脳皮質投射ニューロンの軸索投射パターンを示している。皮質-皮質投射ニューロン(青色)は，脳梁を越えて反対側の大脳半球に投射するか(CPN)，同側の大脳半球の他の部位に投射する。皮質下投射ニューロン(SCPN，赤色)は，軸索を橋や脊髄など，皮質下の領域に投射する。皮質-視床投射ニューロン(CTPN，緑色)は，軸索を視床に投射する。右は，3種類の投射ニューロンの層ごとの分布を示す。実際には，第5層(L5)，第6層のSCPNないしCTPNは，皮質-皮質投射ニューロンと混在する。(B)Stab2は脳梁への投射に必要である。ヘテロ接合体の対照マウスでは，Stab2発現ニューロンの軸索(Satb2の遺伝子座にβGalが挿入されており，図はこれを利用して青く染色したものである)は脳梁と交差するが(矢じり)，皮質下の領域へは投射しない(→)。Satb2のホモ変異体では，軸索は脳梁を越えて投射しない代わりに(矢じり)，皮質下領域に投射する(→)。これらは胎生18.5日目に解析しているため，Aで図示した成熟マウスのものとは形が異なる。(C)大脳皮質第5/6層における，CPN(青色)，SCPN(赤色)，CTPN(緑色)の投射パターンを制御する転写因子と相互の発現抑制について，単純化したまとめの図。(A，C：Greig LC, Woodworth MB, Galazo MJ et al. [2013] Nat Rev Neurosci 14:755-769よりMacmillan Publishersの許諾を得て掲載；B：Alcamo EA, Chirivella L, Dautzenberg M et al. [2008] Neuron 57:364-377よりElsevierの許諾を得て掲載)

ロンを構成する（図7-10A）。

先ほど脊髄で示した例と同じように，大脳皮質投射ニューロンの特異性や投射パターンも，互いに抑制しあう転写因子によって決定される。例えば，転写因子**Satb2**はCPNで発現し，脳梁への投射パターンの決定に必要である。Satb2を発現しているCPNは通常，軸索が脳梁を越えて投射するが，皮質下領域へは投射しない。一方，*Satb2*変異マウスでは，このニューロンの軸索は脳梁を交差できず，代わりに皮質下に投射する（図7-10B）。同様に，転写因子**Fezf2**はSCPNで発現し，皮質下への投射の特異性を決定するが，転写因子**Tbr1**はCTPNで発現し，視床への投射を制御している。Fezf2とTbr1は相互に抑制しあう。Fezf2はSatb2も抑制し，結果としてその下流の転写因子でSCPNのアイデンティティーと皮質下投射を制御するCtip2も抑制することになる（図7-10C）。転写因子の相互抑制により，それぞれの投射ニューロンは特有の誘導因子を発現し，特異的な投射パターンが形成される。

7.5 正中線の交差：活性化される軸索ガイダンス受容体の組み合わせにより軸索経路の選択性が決定される

第5章で学習したように，軸索は誘引性および反発性の誘導手がかりによって伸長経路が決定される。これらのキュー（cue）は，成長円錐の表面にある軸索ガイダンス受容体に作用し，細胞骨格系の動きを制御することにより作用する（BOX 5-1, 5-2）。つぎの2つの節で，昆虫と脊椎動物の正中線の交差と経路選択を例として用い，軸索ガイダンスのメカニズムを探っていく。

軸索は概してきわめて複雑な環境の中を，特定の経路に沿って伸長していく。これについては，脊椎動物の脊髄に相当する昆虫の胚の**腹部神経索**（ventral nerve cord）でよく調べられている。特に，バッタの胚がモデルシステムとして用いられてきた。ニューロンのサイズが大きく，**同定ニューロン**（identified neuron；存在部位や大きさ，形態などの共通性から，同じ種のすべての個体に存在しているとみなせるニューロン）に微小電極を用い，1細胞レベルで色素を注入することが可能なためである。ニューロンに色素を注入し，その後，腹部神経索を取り出してスライドガラス上に置き，顕微鏡下で発生過程をライブイメージで観察することができる。これにより，同じ同定ニューロンの軸索は，特定の経路をたどることがみいだされた。例えば，大部分のニューロンは軸索をまず正中に向けて伸ばす。つぎに，正中線からある一定の距離のところで，成長円錐を前方ないしは後方へ向けて伸長させる（図7-11）。

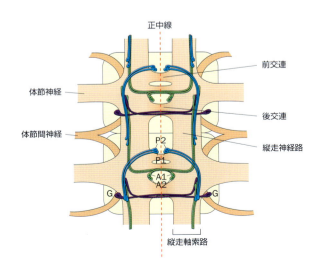

図7-11 バッタ胚の腹側神経索において，軸索は決まった経路をたどる バッタの腹側神経索の2つの隣接する体節を示した模式図。前交連および後交連，正中線（破線）をはさんで両側に位置する縦走神経路，末梢組織へつながる体節および体節間神経を形成する軸索束を示している。図では，それぞれの体節について5組のニューロンを記載している。P1/P2ニューロン（青色）は正中線を交差せず，後方に投射する。A1/A2ニューロン（緑色）とGニューロン（紫色）は正中線を交差し，前方に投射する。(Goodman CS, Bastiani MJ [1984] *Sci Am* 251:58–66より Macmillan Publishersの許諾を得て掲載)

バッタの腹部神経索の同定ニューロンの多くはショウジョウバエでも同定された。ニューロンのサイズはバッタのものよりだいぶ小さいが(このため色素を注入するのもより困難である)，ショウジョウバエでは順遺伝学的スクリーニングを用いることができるため，軸索走行の異常をきたす機能喪失型の表現型を指標にして解析することにより，軸索ガイダンスに必要な新たな分子を同定することが可能となる(詳細については13.6節を参照)。このアプローチは生化学的なアプローチを補完し，5.4節とBOX 5-1で述べた軸索ガイダンス分子が同定された。胚の腹部神経索のすべての軸索を認識する抗体で染色すると，野生型の個体では軸索は正中線を交差して前交連と後交連を形成し，このパターンが体節ごとに繰り返しているようすが観察できる。前後軸に沿って走る縦走軸索路も観察できる(図7-12A)。これは，バッタの胚と同様に，ほとんどの胚性腹部神経索ニューロンの軸索は正中線を1度交差して交連を形成した後に方向を変え，前方ないしは後方へ向かって伸長することにより，縦走路を形成するためである。正中線交差に異常をきたす表現型を示す，興味深い変異体がみつかっている。例えば，*Slit*変異体ではすべての軸索が正中で潰れている(図7-12B)。*Roundabout*(*Robo*)変異体では，個々の軸索は正中線を交差した後，前後方向へ伸長せずに，正中線を何度も交差する。この結果，太い交連と細い縦走路ができる(図7-12C)。*Commissureless*(*Comm*)変異体は，軸索が正中線をまったく交差しない(図7-12D)。

その後の分子遺伝学的，生化学的，細胞生物学的解析により，*Slit*, *Robo*, *Comm*からつくられるタンパク質が正中交差を制御するメカニズムがわかってきた。**Slit**は正中線グリア細胞(図7-12Aで青く染まっているもの)で産生される分泌タンパク質で，反発性の軸索ガイダンスリガンドとして作用する。**Robo**はSlitの受容体である。**Comm**は分泌経路で作用し(図2-2)，Roboの細胞表面での発現を低下させる。軸索の正中線交差がはじまると，Commが発現してRoboが細胞表面に局在するのを阻害する。これにより，軸索が正中線を交差できるようになる。正中線交差後，Commの発現が低下することで，Roboの細胞表面への局在が増加し，Slit/Roboの反発作用により軸索が正中線をふたたび交差するのを防いでいる。こうしたメカニズムにより，つぎに示す変異体の表現型が説明できる。Commがないと，Roboは常に細胞表面に局在し，軸索は正中線を交差できない(実際，軸索が正中線を交差しない一部のニューロンは，もともとCommを発現していない)。Roboがない場合，正中線に対する反発性の受容体がないため，大多数の軸索が正中線を交差した後にふたたび交差する。Slitがない場合，正中線の忌避因子がないため，BOX 5-1で紹介した正中線誘引因子である線虫Unc6および脊椎動物のネトリンのショウジョウバエホモログの作用により，すべての軸索は正中線上にとどまる。実際，7.6節で述べるように，Slit/Roboシステムの正中線軸索ガイダンスの制御における機能は，脊椎動物の脊髄でも保存されている。*Slit*と*Robo*変異体が同じ表現型を示さない理由は，以下で述べるように，Roboにはファミリータンパク質が存在し，これがRoboと一緒に作用するからで

図7-12 野生型および変異型ショウジョウバエ胚の腹側神経索 (**A**) 野生型のショウジョウバエ胚の腹側神経索は，前交連(AC)と後交連(PC)(図中のACおよびPCで，正中線を交差する軸索束からできている)，体節神経(S)，体節間神経(IS)，縦走神経路(L)からなる体節の繰り返し構造になっている。図7-11で示したバッタのものとほぼ同じである。茶色にみえるのは，すべての軸索を認識する抗体による染色パターンである。青くみえるのは，正中線グリア細胞を染色したものである。(**B**) *Slit*のホモ変異体の胚では，すべての軸索が正中線のところで潰れてしまっている。(**C**) *Roundabout*(*Robo*)ホモ変異体の胚では，縦走神経路が細くなり，交連の部分が太くなっている。(**D**) *Commissureless*(*Comm*)ホモ変異体の胚では，軸索が正中線を交差せず，交連が消失している。(Seeger M, Tear G, Ferres-Marco D et al. [1993] *Neuron* 10:409–426よりElsevierの許諾を得て掲載)

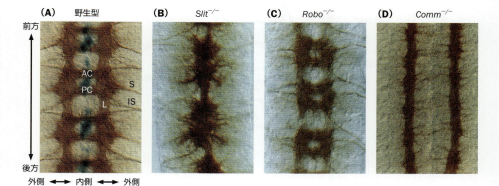

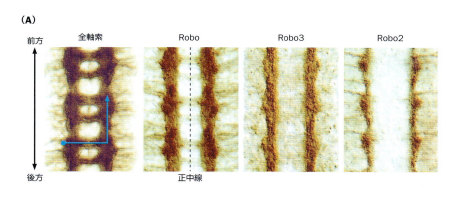
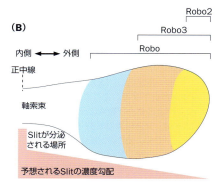

図7-13 ショウジョウバエ胚では、複数種類のRoboタンパク質が協調的に働くことにより軸索走行の特異性が決定される (A) 左端の写真は、図7-12Aで示したものと同じ抗体染色による顕微鏡像で、すべての軸索が茶色に染まっている。この写真において、正常なニューロンの軸索の走行は水色で示した。左から2～4番目の写真は、3種類のRoboタンパク質がそれぞれ縦走軸索路の異なる集団で発現していることを示している。Roboタンパク質はCommにより抑制されていることから、交連部分には存在しない。(B) Roboファミリータンパク質の発現が、正中側面軸に沿ってどのように軸索の位置を決定しているかを、ハエの腹側神経索の横断面で示したモデル図。軸索はRoboタンパク質の総量に応じてSlitの濃度勾配に反応し、正中線からそれぞれ異なる位置まで反発される。(Simpson JH, Bland KS, Fetter RD et al. [2000] *Cell* 103:1019–1032よりElsevierの許諾を得て掲載。Rajagopalan S, Vivancos V, Nicholas E et al. [2000] *Cell* 103:1033–1045も参照)

ある。

正中線を交差した後、軸索は正中線から一定の距離で縦走路に加わり、前方または後方に投射する。何がこの距離を決定するのだろうか。これは、Slit/Roboシステムの2番目の機能によって決定されている。ハエにはRobo、Robo2、Robo3の3つの*Robo*遺伝子があり、Slitの受容体を構成している。これら3つのタンパク質は異なる軸索で発現し、正中線からの距離の決定に役割を果たしていることが抗体染色によって示唆されている。Roboはすべての軸索で発現しているのに対し、Robo3は外から3分の2の位置を走る軸索で発現している。Robo2は、最外側3分の1を走る軸索で発現している(図7-13A)。忌避因子Slitの濃度は正中線で最も高いことから、軸索でのRoboタンパク質のトータルの濃度が、軸索経路の外側方向の位置を決定しているのではないかというモデルが提唱された。すなわち、軸索におけるRoboタンパク質の総量が多いと、軸索はより外側を走行する(図7-13B)。このモデルは、機能喪失および機能獲得変異体を用いた一連の実験により証明された。Roboタンパク質を除くと、軸索の位置が内側へシフトし、Roboタンパク質を増やすと軸索の位置は外側へシフトする。このように、軸索で発現したRoboタンパク質は、軸索経路の内側-外側の位置を決定しているのである。

7.6 正中線の交差：中間標的での軸索のガイダンスキューに対する反応の変化

多くの軸索は、最終標的へ到達するまでに長い経路をたどる。この長い道のりを一定の区画に分けるために、中間標的が存在することがよくある。例えば、脊髄の交連軸索は最初、底板へ向かって腹側に誘導される(BOX 5-1)。そして底板を越えた後、脊髄に沿って前方へ伸びる。この場合、底板が交連軸索に対しての中間標的となる。もし交連軸索がこのように底板に引き寄せられるのであれば、ここに達した後、どのようにしてそこを出ていくのかが問題になってくる。

交連軸索は、ネトリンと呼ばれる化学的誘引物質によって底板へと引き寄せられる(BOX 5-1)。これ以外にも、進化的に保存された軸索ガイダンス分子やメカニズムの例として、化学的忌避因子であるショウジョウバエの**Slit**の脊椎動物ホモログも底板でつくられている。Slitはネトリンと比較して拡散性が弱く、短距離で作用すると考えられている。交連軸索の成長円錐では**DCC**(deleted in colon cancer)とRoboが、それぞれネトリンとSlitに反応する受容体として働いている(図7-14)。軸索が正中線を交差する前は、ネトリン/DCCによる誘引シグナルがSlit/Roboによる反発シグナルよりも優位である。ひとたび正中線に達すると、軸索はSlitの影響を受けはじめる。Slitによる軸索のRobo受容体の活性化は、Slit/Roboを介した反発作用を引き起こすだけでなく、RoboがDCCと直接結合することによりDCCの細胞内シグナル伝達ドメインを不活性化し、ネトリン/DCCを

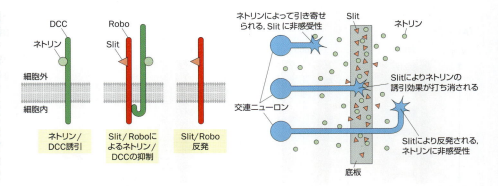

図7-14 交連軸索は，中間標的である底板のところでガイダンスキューに対する反応を切り替える 図中左において，ネトリンはDCC受容体に結合して誘引による軸索伸長を行う。Slitの存在下でRoboとDCCが細胞内ドメインを介して結合し，DCCのネトリンに対する反応性が低下する。これに加えて，SlitとRobo受容体との結合が軸索の反発を引き起こす。右の図は，交連軸索の成長円錐が正中線を交差する前／途中／後での，底板で発現するガイダンスキュー（誘引物質のネトリンと反発物質のSlit）に対する反応性の違いを示したものである。(Stein E, Tessier-Lavigne M [2001] *Science* 291:1928–1938より)

介した誘引機能を停止させる。このように，Roboを介した反発機構には，DCCを介したネトリンによる誘引反応のスイッチを切る作用も含まれており，これにより交連軸索が底板に達したすぐ後に底板から出ていくことを可能にしているのである。

7.4節で述べたように，底板はモルフォゲンのShhを産生し，脊髄の細胞の運命決定を行っている（図7-8）。神経発生の後期になると，Shhはネトリンとともに交連軸索を正中線へ引き寄せる底板由来のガイダンスキューとして作用している。また，Shhシグナルは，底板が産生するもう1つの忌避因子である分泌型セマフォリン**Sema3A**（BOX 5-1）を介して反発作用も誘導しうる。Shhとの結合により，細胞内シグナル伝達カスケードが開始され，これによって交連ニューロンのSema3Aのシグナルが増強される。このように，軸索が正中線に近づいたときにShhシグナルによって増強されるSema3Aの反発作用が，正中線を交差した軸索を底板から遠ざけるように働いているのである。

正中線を交差した後，交連軸索は前方へ向きを変え，脳へ向かって伸長していく（温痛覚のシグナルを脳に伝える後角投射ニューロンなどの交連ニューロンがこの例である；図6-70B）。ここで，後方ではなく前方へ向かわせるメカニズムは何なのだろうか。発生期の脊髄では，分泌型のモルフォゲンであるWnt4（7.1節）が前方＞後方という濃度勾配で分布しており，交連軸索で発現しているFrizzled3受容体（BOX 5-1）を介して誘引因子として作用している。交連軸索が正中線を交差した後の動向を *in vitro* で観察できる「見開き標本」を用いた実験では，野生型の軸索はすべて前方へ向きを変えるのに対し，*Frizzled3* 変異体の軸索では，この前方への選択性を示さない（図7-15）。この実験や他の実験により，Wnt-Frizzledの相互作用が，交連軸索が正中線を交差した後前方へ向かって伸長するように誘導していることが確かめられた。

この節と以前の節で出てきた例から，軸索ガイダンスにおける一般的な法則を学ぶことができる。第1に，ネトリン／DCCやSlit／Roboの例でみられるように，分子やメカニズムは無脊椎動物と哺乳類で高度に保存されている。2番目として，胚の初期発生におけるパターン形成で使われるShhやWntのようなモルフォゲンが軸索ガイダンス分子としても利用されることや，Slit／Roboが正中線の交差と軸索経路の側方の位置決定の両方で使われることにみられるように，同じ分子が発生の複数段階で使われる。3番目として，ネトリンとShhが軸索を正中線へ引き寄せる作用や，SlitとSema3Aが正中線から軸索を反発させる例にみられるように，誘引と反発は成長円錐の方向性決定の正確性を高めるために，並列して作用している。4番目として，軸索ガイダンス分子がまず交連軸索を底板に引き寄せ，その後正中線の誘導において反発的に働くなどの例にみられるように，ガイダンス分子は段階的に軸索を誘導するために，階層的に作用することができる。まとめると，これらの作用により，軸索は複雑な伸長過程を通して驚くほど正確に誘導されていることがわかる。例えば交連軸索の場合，これらの作用により軸索がまず正中線に向けて腹側に成長し，正中線を交差した後，脳の標的へ向けて前方へ伸長していく過程がより正確になる。

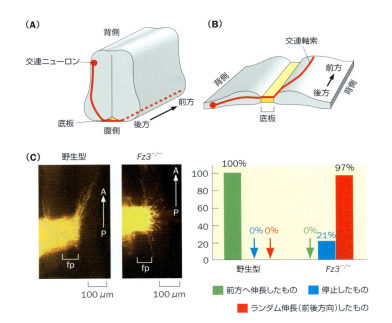

図7-15 **Wnt-Frizzledシグナルは，交連軸索が正中線を交差した後，その伸長方向を前方へ誘導する** (A)交連ニューロンの軸索走行を示したもので，この軸索はまず正中へ向かって腹側に伸長し，正中線を交差した後，前方へ向きを変える。(B)脊髄の背側部を切り裂いて，脊髄を本のように見開いた図。この状態では，蛍光標識した交連軸索の走行が in vitro で観察できる。(C)見開き標本において，すべての野生型の交連軸索は前方へ伸長していくのに対して(左)，Frizzled3変異体(Fz3$^{-/-}$)の交連軸索は，前方や後方にランダムに伸長するか(中)，その場にとどまる(右のグラフは定量的に解析したもの)。A，前方；P，後方；fp，底板。(Lyuksyutova AI, Lu CC, Milanesio N et al. [2003] Science 302:1984–1988よりAAASの許諾を得て掲載)

7.7 ニューロンの突起が軸索になるのか樹状突起になるのかの決定に，細胞極性経路が関与している

　ここまでは，軸索が神経回路の特異性を決定する役割に焦点を絞って述べてきた。一般に，軸索は樹状突起よりも遠くへ伸長する。このため軸索は，神経系の回路形成においてはより大きな役割を果たす。この章の後半で述べる樹状突起も，神経回路形成の特異性決定に積極的な役割を果たしている。しかし，1.7，3.24，3.25節で述べたとおり，軸索と樹状突起はそれぞれ，情報を伝達する側と受け取る側という，異なる働きをしている。これに加えて，軸索と樹状突起は異なる形態をしている。一般的なニューロンでは軸索は1つであるのに対し，樹状突起はたくさんの突起からなり，それぞれの突起は複雑に枝分かれしていて，比較的細胞体の周辺にとどまっている。つぎの節で樹状突起の形態形成メカニズムを述べる前に，まず発生の早いステージに戻って，発生過程において軸索と樹状突起はどのようにして決定されるのか，すなわち，それぞれに異なる形態や機能をどのようにして獲得するのかについて述べることにする。

　海馬の培養ニューロンの研究から，これらについて重要なことがわかってきた。分散した胎生期の海馬ニューロンを適切な条件下で培養皿にまくと，ニューロンはまずたくさんの葉状仮足を伸ばし(BOX 5-2)，これらがまとまって短い突起になる。これらの突起のうちの1つは素早く伸長し，軸索になる。その後，残りの突起がゆっくりとした速度で伸長しはじめ，分枝し，樹状突起になる(図7-16A)。海馬の培養は数週間維持できる。この間に，軸索と樹状突起は典型的なシナプス前部とシナプス後部の特徴を呈し，シナプス結合を形成する。

　観察や操作が容易なこの培養系によって，これを用いることでニューロンが軸索と樹状突起を区別するといった(2.2，2.3節)細胞極性を形成するメカニズムを調べることが可能になった。例えば，伸長中の軸索を細胞体近くで切断すると，新たな軸索が(1本だけ)残りの短い突起のうちの1つから発生する(図7-16B)。この実験結果から，軸索の決定は可塑的であり，ひとたび突起のうちのどれかが軸索になると，他の突起が軸索になることが阻害されると考えられる。その後，顕微鏡による一定時間の連続撮影を用いた実験で，突起の1つが急速に伸びて軸索になる少し前，成長円錐では急速なアクチンの重合や脱重合が起こり，これに伴って糸状仮足や葉状仮足が伸びたり引っ込んだりしてきわめて動的な

図7-16　分散培養した海馬ニューロンの軸索と樹状突起の分化　(A)胎生期の海馬のニューロンを分散して適切な培養液を含むプレートに散布すると，図に示した5つのステージの経過をたどり分化していく．図の下に，培養開始後の日数を記載した．培養開始後1.5日目までに，突起のうちの1つが軸索になる．その他の突起はその後，樹状突起へと分化していく．(B)軸索を切断すると(左図中の矢印で示した部分)，別の突起(図中の*)が軸索に分化する．右側の絵は，24時間後の同じニューロンを示したものである．(A：Dotti CG, Sullivan CA, Banker GA [1988] *J Neurosci* 8:1454-1468よりSociety for Neuroscienceの許諾を得て掲載；B：Dotti CG, Banker GA [1987] *Nature* 330:254-256よりMacmillan Publishersの許諾を得て掲載)

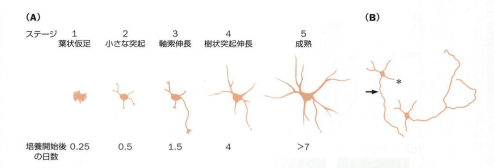

動きをしているようすが観察された．実際，実験によって第2ステージのニューロン突起の1つに低用量のサイトカラシンDを加え，アクチン細胞骨格を脱重合させることで，その突起を軸索にすることができる．この実験から，成長円錐でアクチン細胞骨格を不安定化させることが，軸索形成の誘導に十分であることが示唆された．同様に，第2ステージの突起の成長円錐において局所的に微小管を安定化させることでも，軸索形成が誘導できる．

　海馬の培養系において，さまざまな分子に操作を加えることで，ニューロンの極性異常を引き起こすことが可能である．これらの分子のうちのいくつかの機能は，ノックアウトマウスを用いた*in vivo*の実験により確認された．中心的な役割を果たす分子経路として，*Par*遺伝子を介するものがある．*Par*遺伝子はもともと線虫の遺伝学的スクリーニングにより，初期胚の細胞内の構成成分に非対称的に区画をつくるものとしてみつかった．*Par*遺伝子はその後，さまざまな組織において細胞の極性決定を制御していることが示された．培養海馬ニューロンにおいて，線虫のPar4タンパク質のホモログである哺乳類の**LKB1**キナーゼは，軸索になる運命の突起のみで早い段階に濃縮される(図7-17A)．マウスの*Lkb1*遺伝子のコンディショナルノックアウトでは，*in vivo*において軸索の数が激減する(図7-17B)．LKB1はプロテインキナーゼカスケードの構成因子である．プロテインキナーゼA(protein kinase A：PKA, サイクリックAMP依存性プロテインキナーゼ, Aキナーゼ)は，

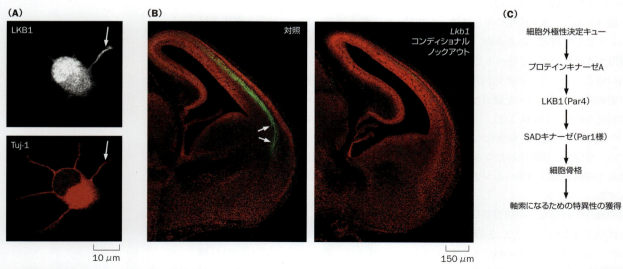

図7-17　細胞極性にかかわるキナーゼの分子カスケードが軸索への分化を制御する　(A)培養海馬ニューロンの軸索の分化がはじまる前に，LKB1タンパク質(上)が，複数ある突起のうちの1つに強く濃縮される(矢印)．Tuj-1という別のマーカータンパク質は，すべての突起に同等に発現する(下)．(B)胎生期の大脳新皮質特異的な*Lkb1*のコンディショナルノックアウトでは，軸索の数が大幅に減少する(対照の画像に矢印で示した緑色の部分)．(C)細胞外の極性の決定に関与するキューから，細胞骨格を制御して軸索への分化を決定するまでのシグナル伝達経路のモデル．(A：Shelly M, Canceddia L, Heilshom S et al. [2007] *Cell* 129:565-577よりElsevierの許諾を得て掲載；B：Barnes AP, Lilley BN, Pan YA et al. [2007] *Cell* 129:549-563よりElsevierの許諾を得て掲載)

LKB1をリン酸化により活性化する。活性化されたLKB1は，Par1（線虫で発見されたもう1つの細胞極性制御因子）に関係したSADキナーゼをリン酸化する（図7-17C）。これらの構成因子の多くは線虫から哺乳類まで保存されており，細胞の極性構築には動物界をまたがってよく似たメカニズムが用いられていることがわかる。

　細胞極性の構築に関する概念的枠組みは，これらも含めた多くの研究により急速にわかってきた。外界からのシグナルを非対称的に受けとることや，内在性の因子が細胞内で非対称的に局在すること，あるいはこの両方の影響により起こるシグナルの非対称性が，1つの突起を選択的に軸索へと分化させる。この最初の決定は，軸索の成長を増強する正のフィードバックループと，その他の周辺の突起が軸索になることを阻害する負（抑制性）のシグナルによって増幅されるものと考えられる。これらのシグナルイベントの重要な結果として，軸索の素早い伸長を可能にするために，細胞骨格因子（アクチンフィラメントと微小管）が変化する。極性シグナルはまた，軸索と樹状突起の微小管の極性に違いをもたらしている。これは，つぎの節で述べるように，それぞれ異なる輸送体を機能に応じて特定の場所へ輸送することで，ニューロンの極性を維持することにも役立っている。

7.8　樹状突起の形態形成と微小管の構築に必須となる局所の分泌機構

　樹状突起と軸索の形態の違いは何に由来するのだろうか（図1-15）。7.5節で述べた軸索ガイダンス分子に関する研究と同様に，バイアスを排除した順遺伝学的スクリーニング（13.6節）により，どの遺伝子が欠損すると軸索ではなく樹状突起の成長が優先的に障害されるのかを調べることで，この疑問に対する答えを導き出すことができる。この例の1つとして，ショウジョウバエ胚の感覚ニューロンにおけるスクリーニングにより，小胞体（endoplasmic reticulum：ER）からゴルジ体への小胞輸送（2.1節）にかかわる遺伝子の変異が，樹状突起の成長を優先的に障害することが発見された（図7-18A）。ゴルジ体は従来，核の近くにあると考えられていた。しかし最近の研究で，ゴルジ体の断片（**ゴルジアウトポスト**〔Golgi outpost〕という名前がつけられている）が，哺乳類の培養海馬ニューロン（図7-18B）やショウジョウバエの感覚ニューロンの樹状突起に分布していることが明らかになった。このゴルジアウトポストは軸索には分布していない。哺乳類のニューロンとショウジョウバエのニューロンでゴルジアウトポストを破壊すると，樹状突起の成長と分枝の

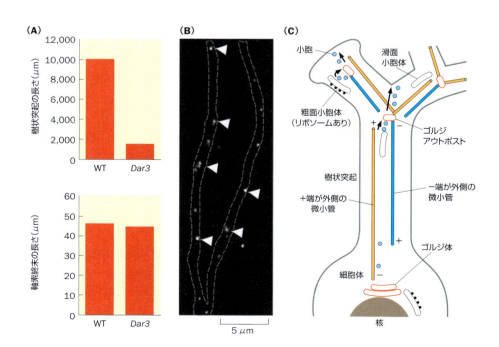

図7-18　ゴルジアウトポスト，樹状突起の細分化，微小管の重合核形成　**(A)** *Dar3*（dendritic arbor reductionの頭文字をとった名前）は，ショウジョウバエの小胞体からゴルジ体への小胞輸送に必須なSar1 GTPアーゼをコードする遺伝子で，この遺伝子の変異は樹状突起の分枝に影響を及ぼし，軸索の成長にはそれほど影響を与えない。図中のWTは野生型を示す。**(B)** ゴルジ体のマーカータンパク質を蛍光標識したもので，ゴルジアウトポスト（矢じり）が観察できる。ゴルジアウトポストは，ラットの海馬培養ニューロンでは樹状突起（破線で囲んだ部分）に沿って局在している。**(C)** 樹状突起の分泌経路が果たす役割を示した図。小胞体からゴルジアウトポストを経由して細胞膜へ送られる小胞輸送（黒い矢印）により，成長する樹状突起に細胞膜の材料となる脂質やタンパク質が補給される。これらのタンパク質の一部は，樹状突起内の粗面小胞体で産生される。ゴルジアウトポストは，微小管の重合核形成部位としても機能し，＋端が外側の微小管（橙色）と－端が外側の微小管（青色）の両方を産生し，それぞれの－端がゴルジアウトポストと結合し，樹状突起の両方向への形成を担っている。（A：データはYe B, Zhang Y, Song W et al.［2007］*Cell* 130:717–729より；B：Horton AC, Ehlers MD［2003］*J Neurosci* 23:6188–6199よりSociety for Neuroscienceの許諾を得て掲載。Ori-McKenney KM, Jan LY, Jan YN［2012］*Neuron* 76:921–930も参照）

伸長が障害される。

2.3節で述べたように，樹状突起と軸索の重要な違いは，微小管の向きである。軸索では，微小管の成長端（＋端）は軸索の終末の方向を向いており，このため軸索の微小管は＋端が外側の微小管と呼ばれる。一方，樹状突起では，＋端が外側の微小管と－端が外側の微小管が混在している。非ニューロン細胞では，－端は一般に，細胞の中心付近にある中心体で重合核形成されている。興味深いことに，ゴルジアウトポストも微小管の重合核形成部として機能することができる。したがってゴルジアウトポストは，小胞体由来の膜成分を細胞膜へ届けることにより樹状突起の成長に必要な膜成分を補給していることと，微小管を構築することで細胞体と樹状突起末端との間での二方向性の輸送を促すという，2つの側面から機能を果たしていると考えられる（図7-18C）。

小胞体からゴルジ体への輸送は分泌経路における必須のステップであり，膜タンパク質と分泌タンパク質を細胞膜へ届けている。基本的に，分泌経路へ送られるニューロンタンパク質は，細胞体にある小胞体とゴルジ体で合成され修飾された後，軸索および樹状突起へと輸送される。しかし，mRNA，リボソーム，小胞体，ゴルジアウトポストが樹状突起にあるおかげで，ニューロンは膜タンパク質や分泌タンパク質を，細胞体から遠く離れた樹状突起で局所合成できる（2.2節）。局所でのタンパク質合成は，シナプス特異的シグナルに対する反応に柔軟性を与え，第10章で改めて述べるシナプスの可塑性において重要な役割を果たしている。

7.9 ホモフィリックな反発により，軸索と樹状突起の枝の自己回避が起こる

樹状突起（dendrite）はその名のとおり（*dendron* とはギリシャ語で木の意味）通常は高度に分枝しており，これにより入力が入ってくるスペースを効率よく確保できるようになっている。軸索もその長い経路の途中で分枝しており，異なる位置にある複数のシナプス標的に情報を送ることができる。樹状突起と軸索の分枝は，つぎの2つのメカニズムのどちらかにより起こる。すなわち(1) 成長円錐の分断，または(2) **中間部分枝**（interstitial branching）である。この中間部分枝というのは，突起の途中の幹から側枝を伸ばすことである（図7-19）。いずれの場合も，枝分かれした2つの突起は，それぞれ異なる方向へ伸びていかなければならない。ショウジョウバエの **Dscam** タンパク質の研究は多くのニューロンにおいて，軸索ないし樹状突起の枝が互いにくっつくのを防ぐために，積極的な回避メカニズムがとられていることを示唆する。

Dscamタンパク質は，進化的に保存されたホモフィリックな細胞接着タンパク質で，細胞外領域に複数の免疫グロブリン（Ig）ドメインとフィブロネクチンリピートを有する。特筆すべきこととして，1つの *Dscam* 遺伝子から選択的スプライシングによって38,016種類のアイソフォームが産生され，細胞外ドメインだけでも19,008種類のバリアントが存在する（図7-20A）。Dscamの多様性が果たす役割は，*Dscam* 変異体の表現型，Dscamアイソフォームの発現パターン，Dscamタンパク質の生化学的および構造学的解析により調べられた。Dscamがショウジョウバエの個体レベルで除去されるか，遺伝学的モザイクにより個々のニューロンレベルで除去された場合，同じニューロンの軸索や突起から分かれた枝は互いにくっつき合うことが，ショウジョウバエの幼虫の体壁に投射する感覚ニューロンの樹状突起で示された（図7-20B）。さらに，可変エクソンによってコードされるIgドメインを介し，Dscamどうしはアイソフォーム特異的にトランス型（対面する細胞膜に局在するDscamどうし）で結合するが，これは2つの同じDscamアイソフォームのみが強く結合できることを意味する（**ホモフィリックな結合**〔homophilic binding〕；図7-20C）。興味深いことに，Dscamの細胞外ドメインのホモフィリックな結合は，結合相手を反発する細胞内シグナルを誘導する。個々のニューロンはランダムな選択的スプライシングにより

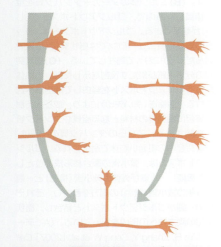

図7-19　2種類の分枝メカニズム 樹状突起や軸索は，成長円錐が2つに分かれるメカニズム（左），ないしは突起の幹から新たな枝が出てくる中間分枝（右）メカニズムによって，2つに枝分かれする。

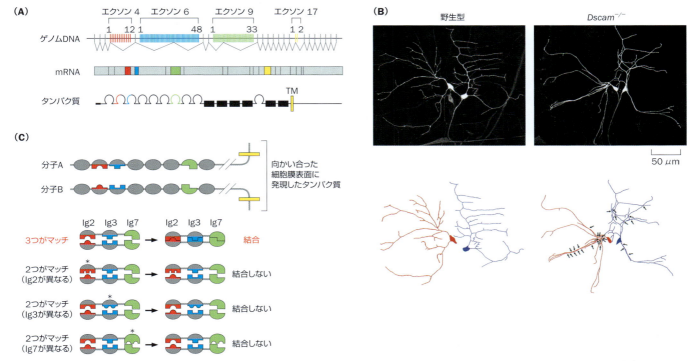

図7-20　Dscamの多様性と，軸索と樹状突起の自己回避　(A) 上は，ショウジョウバエのDscam遺伝子のゲノム構造を示す。垂直の線はエクソンを表している。真ん中は，mRNAの選択的スプライシングによって，第4エクソン（赤色）が12種類のバリエーションの中から，第6エクソン（青色）が48種類のバリエーションの中から，第9エクソン（緑色）が33種類のバリエーションの中から，第17エクソン（黄色）が2種類のバリエーションの中から選択されることを示している。これらのエクソンの選択はそれぞれ独立した事象であるため，Dscam遺伝子は38,016種類のアイソフォーム（＝12×48×33×2）を産生できることになる。下は，Dscamのタンパク質の構造を示している。Dscamタンパク質の細胞外部分は，10個の免疫グロブリン（Ig）ドメイン（弓状）と，6個のフィブロネクチンⅢ型ドメイン（四角）からなる。2番目，3番目，7番目のIgドメインはそれぞれ，可変エクソンである第4，第6，第9エクソンを含んでいる。TM，膜貫通ドメイン。**(B)** 野生型の感覚ニューロンの樹状突起は，それぞれ重なり合わないように伸長する（左）。Dscam変異体では（右），同じニューロン由来の樹状突起がくっつき合う（矢印）。2つの隣り合ったニューロンの実際の写真（上）と，模式図（下）を図に示している。**(C)** Dscamの結合様式をまとめたもの。上段：構造学的解析により，3つの可変Igドメインが，向かい合った細胞膜に局在する2つのDscam分子の結合面を構成していることがみいだされた。下段：生化学的解析により，Dscamは3つの可変Igドメインが同じ場合にのみ，ホモフィリックに強く結合することが示された。(A：Schmucker D, Clemens JC, Shu H et al. [2000] Cell 101:671–684よりElsevierの許諾を得て掲載；B：Matthews BJ, Kim ME, Flanagan JJ et al. [2007] Cell 129:593–604よりElsevierの許諾を得て掲載；C：Sawaya MR, Wojtowicz WM, Andre I et al. [2008] Cell 134:1007–1018よりElsevierの許諾を得て掲載）

Dscamアイソフォームを発現していると考えられ，このことから同じニューロンから出た突起どうしのみで反発が起こると考えられる。

　これらのことから，分子の多様性が樹状突起と軸索の分枝を制御しているというモデルが導き出される。それぞれのニューロンは，複数のDscamアイソフォームを発現している。新しい枝が出てきたとき，分かれた枝どうしは同じDscamタンパク質を発現しており，Dscamの結合によって枝どうしは反発しあう。このホモフィリックな反発により，**自己回避**（self-avoidance）が成立するのである。すなわち，同じニューロンから出た軸索の枝は，それぞれ独自の経路をたどって別々の標的に投射し，同じニューロンから出たそれぞれの樹状突起は，それらがカバーする領域をできるだけ広げつつ，オーバーラップを最小限にとどめることができる。異なるニューロンは異なるDscamアイソフォームを発現しているので，これらの軸索や樹状突起間では強い反発は起こらない。これにより，別々のニューロンからの軸索どうしが共通の経路内で束になったり，樹状突起が広がる領域を重複させることができる。

　哺乳類でもこのようなメカニズムが存在するのだろうか。哺乳類では2種類のDscamアイソフォームしか存在せず，同じニューロンから出た樹状突起と，近接した他のニューロンから出た樹状突起とを区別するには十分でない。進化過程における収斂の驚くべき例と

して、**プロトカドヘリン**（protocadherin）があげられる。哺乳類において類似した分子多様性を示す細胞表面分子であるプロトカドヘリンは、ショウジョウバエのDscamとよく似たメカニズムで樹状突起の形態形成を制御している。カドヘリンは進化的に古い、Ca^{2+}依存性の細胞接着タンパク質で、発生過程における細胞間接着や形態形成に数多くの重要な役割を果たしている（BOX 5-1, 5.18, 6.22節）。カドヘリンタンパク質は巨大なファミリーを形成し、細胞間認識に役割を果たしている。脊椎動物のゲノムには約20種類のカドヘリン遺伝子が存在し、これに加えてカドヘリンと高い配列相同性を有するプロトカドヘリンが存在する。特にPcdha, Pcdhb, Pcdhgの3つの遺伝子座から、それぞれ14種類のα–、22種類のβ–、22種類のγ–プロトカドヘリンアイソフォームが産生され、マウスでは全部で58種類の細胞外ドメインのバリアントが存在することになる（図7-21A）。生化学的実験により、同じ細胞由来の異なるプロトカドヘリンがヘテロ四量体を形成することが示され、このヘテロ四量体はアイソフォーム特異的なトランス型の相互作用をする。この組み合わせの原理により、58種類よりはるかに多いタンパク質複合体が形成され、結合特異性を高めている。

Pcdhgクラスター（22種類のγ–プロトカドヘリンをコードしている）の網膜でのノックアウトでは、別々のアマクリン細胞の樹状突起が塊を形成する（図7-21B）。このことから、プロトカドヘリンはショウジョウバエのDscamと同様、ホモフィリックな結合による反発を担っていることが示唆される。Dscamやプロトカドヘリン、あるいはその他の分子によるホモフィリックな反発が、神経系全般において複雑で精巧な樹状突起の分枝を構築したり、軸索の複雑な枝分かれを構築したりするのに役割を果たしているのかを調べることは、非常に興味深いテーマである。

樹状突起の自己回避に関連した現象として、4.17節で網膜の神経の種類を説明する中で紹介した、樹状突起のタイリングがある。ここでは、同じ種類の別個の網膜ニューロンから出た樹状突起は互いに回避しあい、その結果、網膜のどの種類のニューロンも重複なしに視界の情報を取得できるようになる（図4-29）。樹状突起のタイリングは、ショウジョウバエの幼虫の体壁に投射する同じ種類に属する感覚ニューロンでも起きている（図7-20B）。1つのニューロンを除去すると、隣接する同種のニューロンの樹状突起が、除去されたニューロンが支配していた空白部分に枝を伸ばすようになる。このことは、隣接する同じ種類のニューロンの樹状突起の相互の反発が、樹状突起のタイリングを担っていることを示す。樹状突起の自己回避に重要な役割を果たしているにもかかわらず、ハエのDscamも哺乳類網膜のクラスター型プロトカドヘリンも、樹状突起のタイリングを制御してい

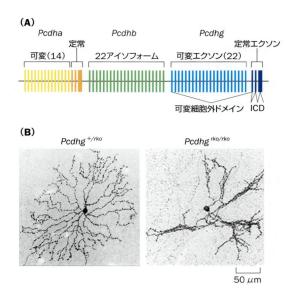

図7-21　マウス網膜のニューロンの樹状突起の自己回避におけるクラスター型プロトカドヘリンの役割　(A)マウスのゲノム上には、3つのプロトカドヘリンのクラスターが存在する。PcdhaとPcdhgクラスターでは、それぞれの可変エクソンは細胞外ドメイン（ECD）、膜貫通ドメイン、細胞内領域の一部をコードしており（黄色と水色）、細胞内ドメイン（ICD）の定常領域をコードするエクソンとスプライシングを介して合体する。Pcdhbクラスターについては、ここに示したエクソン（緑色）がタンパク質全体をコードしている。(B)対照（網膜特異的ノックアウトのヘテロ接合体、rko）のスターバーストアマクリン細胞の樹状突起は、外へ向かって広く伸長している（左）のに対し、Pcdhgクラスター全体の遺伝子を網膜特異的にノックアウトしたホモ変異体では、スターバーストアマクリン細胞の樹状突起はくっつき合って塊になっている（右）。(Lefebvre JL, Kostadinov D, Chen WV et al. [2012] Nature 488:517–521よりMacmillan Publishersの許諾を得て掲載)

とは示されていない。このことから，樹状突起のタイリングには，まだ発見されていない細胞表面認識分子を介したメカニズムが関係しているものと思われる。

7.10 シナプス形成の際の標的部位の選択には，誘引と反発の両方のメカニズムが関与している

軸索が標的に到達したり，樹状突起が枝を張りめぐらせると，神経発生のつぎの段階がはじまる。それは，ニューロンどうし，またはニューロンと筋肉(第3章)の間での情報伝達を可能にするシナプスの形成である。この節では，シナプス形成の位置決定について述べ，つぎの節では，シナプス形成がどのように起こるのかについて述べる。

哺乳類の中枢神経系の軸索の多くは，シナプス後標的となるニューロンをみつけるだけでなく，シナプス後ニューロンの中でシナプスを形成すべき特定の位置を見分けなければならない。例えば，3.25節で紹介したように，大脳新皮質にある3種類のGABA作動性介在ニューロンは，それぞれ錐体ニューロンの異なる部位にシナプスを形成する。かご細胞，シャンデリア細胞，マルティノッティ細胞はそれぞれ，標的となる錐体ニューロンの細胞体，軸索初節，遠位樹状突起にシナプスを形成する(図3-46)。GABA作動性ニューロンはどのようにして，標的ニューロンの特定部位に選択的にシナプスを形成するのだろうか。プルキンエ細胞の細胞体と軸索初節に投射する小脳のかご細胞の研究から，この問題に対するヒントが得られた(小脳にはシャンデリア細胞は存在しない)。Igスーパーファミリー分子の**ニューロファシン**(neurofascin)は，かご細胞の軸索に対するキューとして働いている。ニューロファシンはプルキンエ細胞の表面に密度勾配を形成して存在しており，軸索初節が最も密度が高い。これは，ニューロファシンの細胞内ドメインが，軸索初節に多く分布している**アンキリンG**(ankyrinG)と呼ばれる細胞内足場タンパク質と結合しているためである。アンキリンGがつくれない*Ankg*変異マウスでは，ニューロファシンは分散した分布を示し，これに伴ってかご細胞のシナプスも分散する(図7-22)。このように，かご細胞の軸索がニューロンのどの部位に投射するかは，標的ニューロンの誘引因子の細胞表面の分布により規定される。

細胞中のシナプス標的部位を決定する別のメカニズムが，線虫のDA9運動ニューロンの研究から明らかになった。DA9ニューロンは，筋肉に接しながら走行する軸索の中で，特定の区画にのみシナプス前終末を形成する(図7-23)。DA9のシナプスの分布は，後方か

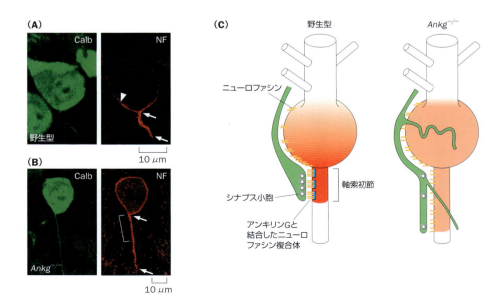

図7-22 **ニューロファシンの細胞内局在が，かご細胞のシナプス前終末の形成を制御する** (**A**)野生型のプルキンエ細胞を，プルキンエ細胞のマーカーであるカルビンディン(Calb)で緑色に染めたものと，ニューロファシン(NF)で赤色に染めたもの。ニューロファシンは，軸索初節(2つの矢印の間の部分)に集積している。ニューロファシンは，プルキンエ細胞の細胞体にも濃度勾配を形成して分布しており，軸索に近い部分が最も濃度が高い。(**B**)*Ankg*変異体では，ニューロファシンはプルキンエ細胞の細胞体全体に均一に分布し，軸索においては，2つの矢印の間の部分，すなわち細胞体からより遠位部まで分布している。角括弧で囲んだ部分は，野生型のプルキンエ細胞の場合に軸索初節に相当する部分である。(**C**)野生型と*Ankg*変異体における，かご細胞の軸索終末(緑色)とニューロファシン(赤色)の分布を図示したもの。変異体では，ニューロファシンのプルキンエ細胞の細胞体における濃度勾配や軸索初節に限局した局在は保たれなくなり，結果としてかご細胞の軸索終末は軸索初節を越えて投射するとともに，異常な分枝を伸ばすようになる。(Ango F, di Cristo G, Higashiyama H et al. [2004] *Cell* 119:257–272 よりElsevierの許諾を得て掲載)

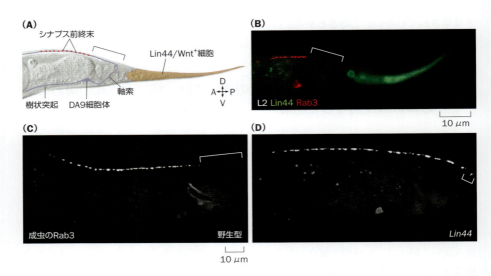

図7-23 線虫のDA9ニューロンのシナプス前終末の分布は，細胞外のWntの濃度勾配によって制御される (A) 線虫の後部にあるDA9運動ニューロンについて説明した図で，細胞体，樹状突起，軸索，シナプス前終末の位置を示している。Lin44は，線虫のWntホモログの1つで，後部の細胞によって産生される。A，前方；P，後方；D，背側；V，腹側。(B) 野生型の2齢幼虫(L2)では，後部でLin44が発現することにより（緑色），軸索の角括弧で囲んだ部位におけるシナプス前終末（シナプス小胞マーカーRab3により赤で示してある）の形成を阻害している。(C, D) Lin44変異体ではシナプス前終末（Rab3マーカー）がより後方まで伸びてきているため(D)，野生型(C)と比較して角括弧で囲んだシナプスが形成されない領域は短くなっている。(Klassen MP, Shen K [2007] *Cell* 130:704–716よりElsevierの許諾を得て掲載)

ら分泌されるWntタンパク質により規定される（哺乳類と同様，線虫においてもWntタンパク質は初期発生の段階で全般的なパターン形成を規定するモルフォゲンとして用いられる）。DA9ニューロンに発現する受容体によって誘導されるWntシグナルは，軸索の後方区画でのシナプス形成を抑制する。シナプス形成は後方からくるWntの影響が及ばない前方の領域でのみ可能となる。このように，広範な体全体のパターン形成に作用する細胞外タンパク質が，シナプス形成を軸索の特定の領域に限定するためにも用いられている。

これらの2つの例は，軸索ガイダンスの場合と同様(BOX 5-1)，細胞の特定領域へのシナプス形成は，誘引または反発のメカニズムを介し，分泌型または細胞表面結合型のキューによって達成されることを示している。

7.11 シナプス間の両方向性の情報交換がシナプスの会合を誘導する

軸索が最終標的に到達すると，シナプス後パートナーとシナプスを形成する準備に入る。動的な成長円錐を，安定したシナプス前終末に変化させるメカニズムは何なのだろうか。何がシナプス後部の分化を誘導しているのだろうか。シナプス前部とシナプス後部がそれぞれ分化し，この両者が最初の接触から場合によっては生涯にわたってシナプスパートナーとして持続するために，シナプス前とシナプス後のパートナー間で精力的な情報交換がなされていることがわかってきた。

脊椎動物の神経筋接合部はその実験のしやすさから，シナプス伝達や（第3章），シナプスの発達を研究するための優れたモデルとして用いられてきた。シナプス後部の発達の重要なステップとして，シナプス前部である運動ニューロンの軸索終末に対面する部位でのアセチルコリン受容体(AChR)の集積があり，これによって効果的なシナプス伝達が可能になる(3.1節)。運動ニューロンの軸索終末は，**アグリン**(agrin)というタンパク質を産生している。アグリンという名前は，培養筋細胞でAChRの凝集(AChR aggregation)を起こすことからつけられた(図7-24A)。アグリンは筋肉において，**LRP4**(低密度リポタンパク質受容体関連タンパク質4)，**MuSK**(筋肉特異的受容体型チロシンキナーゼ)からなる受容体複合体を介して，AChRの集積を促進するシグナル伝達カスケードを活性化することにより作用する。実際，*Agrin*, *Lrp4*または*Musk*の変異マウスはすべて，AChR集積の著しい異常をきたし(図7-24B)，生直後に死亡する。これは，*in vivo*においても，これらのリガンド–受容体複合体が神経筋接合部の発達に役割を果たしていることを示すものである。

興味深いことにマウスでは，筋肉は運動軸索の投射前の段階で，AChRが将来集積する

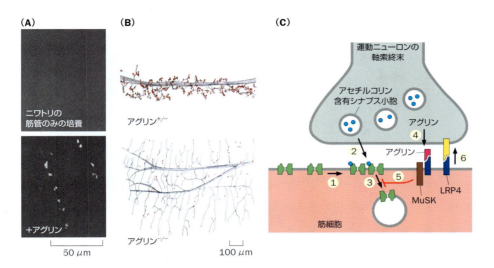

図7-24 神経筋接合部における運動軸索と筋肉の間での情報交換 (A) ニワトリの筋管（対照，上）にシビレエイの電気器官から抽出したアグリン含有画分をかけると，アセチルコリン受容体の集積が起こる（下）。写真では，アセチルコリン受容体は，ニコチン性アセチルコリン受容体に結合して活性を阻害することが知られるヘビ毒のαブンガロトキシンに蛍光標識したタンパク質により可視化している（BOX 3-2）。(B) スケッチ画は，アグリンのヘテロ接合体の対照マウス（上）と，アグリンの変異マウス（下）に対して，αブンガロトキシンにより染色したパターン（赤色）を示している。アグリンのノックアウトでは，アセチルコリン受容体の集積が大幅に乱れており（赤いシグナルが分散している），運動ニューロンの軸索から異常な分枝が出ている（灰色）。*Musk* や *Lrp4* の変異マウスでも，類似の表現型がみられる。(C) 運動ニューロンの軸索終末と筋細胞との間の情報交換を図示した。筋肉のアセチルコリン受容体は，自発的にクラスターを形成している（1）。運動ニューロンの軸索は，アセチルコリンを放出し（2），アセチルコリン受容体のエンドサイトーシスを促し，アセチルコリン受容体の集積を分散させる方向に働く（3）。運動ニューロンの軸索はアグリンも放出し（4），MuSK/LRP4受容体複合体に作用してアセチルコリン受容体の分散を抑える（5）。筋肉のLRP4は，運動ニューロンの軸索側へシグナルを誘導するリガンドとしても働き（6），シナプス前終末の分化を誘導する。(A：Godfrey EW, Nitkin RM, Wallace BG et al. [1984] *J Cell Biol* 99:615-627 より；B：Gautam M, Noakes PG, Moscoso L et al. [1996] *Cell* 85:525-535よりElsevierの許諾を得て掲載；C：Kummer TT, Misgeld T, Sanes JR [2006] *Curr Opin Neurobiol* 16:74-82よりElsevierの許諾を得て掲載。Zhang B, Luo S, Wang Q et al. [2008] *Neuron* 60:285-297；Kim N, Stiegler AL, Cameron TO et al. [2008] *Cell* 135:334-342；Yumoto N, Kim N, Burden SJ [2012] *Nature* 489:438-442も参照）

予定の位置をあらかじめ決めており，運動軸索はAChRが集積する予定位置をみつけてシナプスを形成していると考えられる。実際，*Agrin* 変異マウスにおけるAChR集積の異常は，運動軸索の投射が起こらないようにすることで軽減される。これらの実験から現在，つぎのモデルが考えられている。運動軸索の終末は，筋肉に少なくとも2種類のシグナルを送っている。1つは（おそらく神経伝達物質のAChそのものによる効果と思われるが）AChRを拡散し，もう1つ（アグリン）は拡散シグナルを中和することにより，（AChを放出している）機能的運動ニューロンの終末周辺でのAChRの集積を増強するものである（図7-24C）。これは，AChRの集積というシナプス成熟の1つの側面において，シナプス間の精力的な情報交換が必要であることを表したものである。実際，筋肉由来のLRP4は，アグリンに対するMuSKの共受容体として働くのに加えて，MuSK非依存的にシナプス前終末の分化を誘導している（図7-24C）。運動軸索および筋肉由来のさらなるシグナルが，シナプスの結合の安定化と維持に働いていると考えられる。

中枢神経系でみつかったシナプス間シグナル分子のうち，膜貫通タンパク質**ニューレキシン**（neurexin）と**ニューロリギン**（neuroligin）は，最もよく研究されている。ニューレキシンはシナプス前膜に局在し，ニューレキシンの結合相手のニューロリギンはシナプス後膜に局在している（図7-25A；ニューレキシンのシナプス前終末とニューロリギンのシナプス後肥厚の構築における役割については図3-10，3-27を参照）。神経筋接合部におけるアグリンと類似して，培養した非神経細胞にニューレキシンを発現させると，この細胞に接触するニューロンの樹状突起にシナプス足場タンパク質やGABAないしグルタミン酸受容体が集積し，シナプス後部構造の形成が誘導される。反対に，ニューロリギンを培養下の非神経細胞に発現させると，この細胞に接するニューロンの軸索終末に活性帯やシナプス小胞が集積し，シナプス前終末の形成が誘導される（図7-25C）。ニューロリギンはさらに，シナプスの種類を決定することができる。例えば，ニューロリギン2は抑制性シナプス後部に局在し，*in vitro* でGABA作動性シナプス前終末の分化を誘導する。一方，ニューロリギン1は，興奮性シナプス後部に局在し，グルタミン酸作動性シナプス前終末の形成を誘導する。これらのデータは，ニューロリギンとニューレキシンは，シナプス前部とシナプス後部の両方を誘導する両方向性のシナプス間シグナルとして作用することを示している。

ニューロリギンは *in vitro* で顕著なシナプス誘導活性を有するにもかかわらず，ニューロリギンの3つの遺伝子すべてを欠損したマウスでは，シナプス伝達は著しく低下するものの，シナプス数は正常を保っている。この理由の1つとして，ニューロリギンはシナプス形成の誘導にかかわる他のシナプス間シグナル伝達経路と並列して作用している可能性

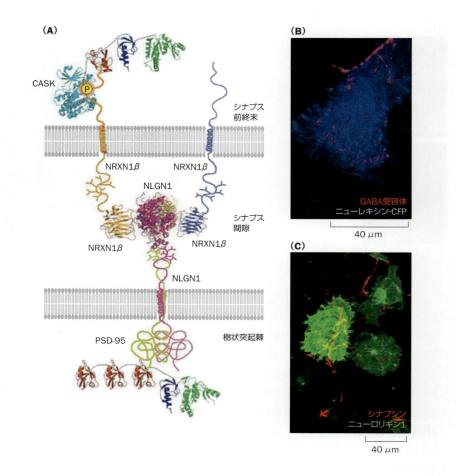

図7-25 ニューレキシン/ニューロリギンを介したシナプス間相互作用によりシナプスの会合が誘導される (A) ニューロリギン1（NLGN1）の二量体と，2分子のニューレキシン1β（NRXN1β）のシナプス間結合の構造学的モデル。ニューロリギン1の細胞内ドメインは，シナプス後部足場タンパク質PSD-95の3つのPDZドメイン（赤色）のうちの1つと結合する（図3-27）。一方，ニューレキシン1βの細胞内ドメインは，シナプス前終末の足場タンパク質CASKのPDZドメインと結合する。(B) ニューレキシン1β（シアン蛍光タンパク質CFPを付加した）を線維芽細胞（青色）の表面に発現させると，共培養したニューロンにGABA受容体の集積（赤色）が誘導される。(C) ニューロリギン1（緑色）をHEK293細胞に発現させると（写真中左の細胞が最も強く発現している），共培養したニューロンの軸索の，HEK293細胞と重なる部分に，シナプス小胞関連タンパク質であるシナプシン（赤色）が集積される。黄色はシナプシンとニューロリギンが共局在していることを示している。(A：Südhof TC [2008] *Nature* 455:903–911よりMacmillan Publishersの許諾を得て掲載；B：Graf E, Zhang X, Jin SX et al. [2004] *Cell* 119:1013–1026よりElsevierの許諾を得て掲載；C：Scheiffele P, Fan J, Choih J et al. [2000] *Cell* 101:657–669よりElsevierの許諾を得て掲載）

が考えられる（ニューロリギンの欠損のなかで，他の経路がシナプス形成を補っているのかもしれない）。それでもニューロリギンのノックアウト実験では，ニューロリギンがシナプスの成熟やシナプス伝達に必須の役割を果たしていることが示されている。最後に，シナプス間シグナル分子はヒトの疾患との関連においても重要となる。その例として，自閉症や統合失調症を含む神経発達障害との関連が示唆される遺伝子変異が，ニューレキシンやニューロリギン，さらにはこれらと相互作用する足場タンパク質で発見されている。これらについては第11章で詳しく述べる。

7.12 アストログリアはシナプス形成および成熟を刺激する

シナプスは多くの場合，グリア細胞に包まれている。アストログリアは中枢神経系のシナプスの周りを取り囲み，シュワン細胞は神経筋接合部の周りを取り囲んでいる（図3-3）。グリア細胞は，神経伝達物質の再利用などシナプスの機能を多方面でサポートするのに加えて（図3-12），シナプスの発達も制御している。

シナプス発達におけるアストログリアの役割は，培養下の網膜神経節細胞（retinal ganglion cell：RCG）において研究されてきた。網膜神経節細胞のみを *in vitro* で培養すると，網膜神経節細胞は軸索と樹状突起を伸ばすが，自発的シナプス後電流，すなわちシナプスの活動はほとんどみられない（この人工的な培養系では，網膜神経節細胞は，網膜神経節細胞どうしでシナプス前部とシナプス後部を形成する。*in vivo* では網膜神経節細胞どうしではシナプス形成は起こらない）。網膜神経節細胞をアストログリアと一緒に培養すると，シナプス後電流の大きさおよび頻度ともに顕著に増強される（図7-26A）。これは，シナプス数の増加とシナプス強度の増強の両方によるものである。アストログリアを培養し

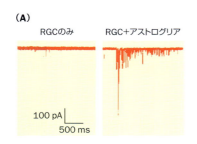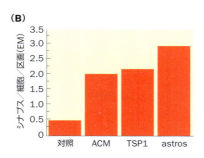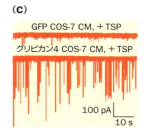

図7-26 アストログリアからの分泌因子がシナプスの形成と成熟を促進する
(A) 網膜神経節細胞(RGC)のみの培養(左)と，RGCとアストログリアとの共培養(右)について，それぞれRGCから自発的シナプス後電流を全細胞記録により測定したもの。アストログリアの存在により，シナプス後電流の発生頻度と大きさが上昇する。(B) 培養RGCのシナプス数の電子顕微鏡による計測結果を示したグラフ。アストログリアとの共培養(astros)により，RGCのシナプス数が6倍に増加した。アストログリアとの共培養による効果は，アストログリア条件培養液(ACM)ないしは精製トロンボスポンジン1(TSP1)の培養液への添加で模倣された。(C) シナプス後電流を解析したもの。TSPだけでは，シナプス強度を増強するのに不十分である(上)。これにグリピカン4を発現するCOS-7細胞の培養液を加えると，シナプス強度の増強がみられる(下)。(A：データはUllian EM, Sapperstein SK, Christopherson KS et al. [2001] Science 291:657–661より；B：データはChristopherson KS, Ullian EM, Stokes CCA et al. [2005] Cell 120:421–433より；C：データはAllen NJ, Bennett ML, Foo LC et al. [2012] Nature 486:410–414より)

た培養液で網膜神経節細胞を培養すると，アストログリアと共培養したのと同様の効果を示す。これはシナプスの数と機能の促進にかかわるアストログリア由来因子が存在することを意味しており，その生化学的な同定が試みられた。アストログリア由来因子の1つである**トロンボスポンジン**(thrombospondin：TSP)が，シナプスの数を増加させるものとして同定された。トロンボスポンジン1(TSP1)を網膜神経節細胞の培養液に添加すると，アストログリアやアストログリア培養液でみられたようにシナプスの数が増加し，シナプス形成効果が認められた(図7-26B)。一方，TSPによって誘導されたシナプスは構造的には正常だが，自発的シナプス後電流の測定結果から，これらのシナプスは活動していないことが判明した。アストログリア由来の他のクラスに属する因子であるグリピカンは，糖修飾を受けた細胞外タンパク質であり，細胞表面にGPIアンカーで固定されているが(GPIアンカーは内在性のホスホリパーゼで切断できる)，こちらはシナプスの機能的成熟に必要な分子であることが判明した(図7-26C)。さらなる研究で，TSPはシナプス後部の$α2δ-1$と呼ばれるCa^{2+}チャネルのサブユニットを受容体として用い，シナプス形成を促進していることがわかった($α2δ-1$のTSP受容体としての機能は，Ca^{2+}チャネルの機能とは無関係である)。グリピカンは，AMPA型グルタミン酸受容体サブユニットであるGluA1のシナプス後膜の表面への局在を促進し，これによってシナプス伝達の効率を高めていることが判明した。重要なこととして，マウスのTSP，グリピカン，$α2δ-1$のノックアウト変異体がシナプス数の減少やシナプス伝達効率の低下をきたすことからも，これらのタンパク質が *in vivo* でシナプス形成と成熟に機能していることが支持される。

　以上をまとめると，シナプスの発達は，シナプス前部とシナプス後部のパートナー間およびグリア細胞との精力的な情報交換に依存している。これらの情報交換は，分泌因子(アグリンやトロンボスポンジンなど)またはシナプス間隙をまたいで結合する膜貫通タンパク質(ニューレキシンやニューロリギンなど)によって行われている。このようなシグナルは，シナプス前終末では，効果的な神経伝達物質の放出のために活性帯を発達させ，シナプス後部では，シナプス後肥厚に神経伝達物質受容体を集積させるように働いている。第5章で述べたように，神経活動は発達期においてシナプス結合を調整するうえで主要な役割を果たしている。神経活動がどのようにシナプスの成熟に影響を与えるかは，つぎの論題で述べる神経筋接合部の結合においてみることができる。

7.13　活動と競合が神経筋結合を調整する

　哺乳類では，発達期に形成されるシナプスのすべてがいつまでも維持されるわけではない。これは視覚系のところで研究例を示したとおりである。例えば，両眼の網膜神経節細胞は最初，外側膝状体(lateral geniculate nuclei：LGN)の同じ標的ニューロンに結合するが，ヘブ則に従った神経活動依存的なメカニズムによって，成熟個体のLGNニューロンは片側の眼由来の網膜神経節細胞のみから投射されるように調整される(図5-26)。よく似た現象は，神経筋接合部の成熟過程でもみることができる。成熟マウスでは，各筋線維(独立した別個の筋細胞)は，単一の運動軸索のみによって支配される。しかし，生直後のマ

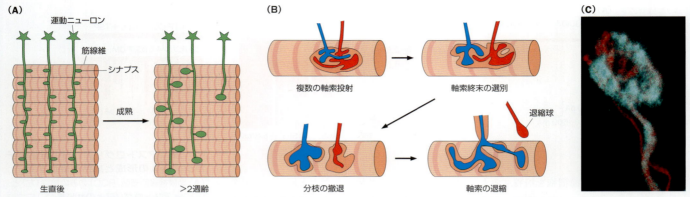

図7-27 競合的シナプス選別により運動ニューロンと筋肉の結合性がより洗練されたものになる (A)神経筋接合部の成熟過程を図示したもの。生直後のマウスでは、各筋線維に対して複数の運動ニューロンの軸索が投射している。生後2週の間に、局所的な競合メカニズムによってシナプスの選別が起こり、最終的に各筋線維は1個の運動ニューロンからの投射のみになる。(B)シナプス選別の過程をまとめたもの。最初のうちは、異なる運動ニューロンからの入力が混在している。これらの軸索終末は、やがて選別されていく。1つの軸索終末が拡大すると、他のものが縮小して撤退していく。(C)運動ニューロンの軸索のうち、コリンアセチルトランスフェラーゼ(ChAT)が欠損していてアセチルコリンを放出できないものは、ChATを発現している他のニューロン軸索に打ち勝てない。この顕微鏡像は、同じ神経筋接合部に投射している2つの軸索を赤で染色したものである。このうち1つの軸索のみChATを有している(抗ChAT抗体染色により水色に標識されている)。ChAT含有軸索は太く、より広い領域を占有しており、競争に打ち勝つことが予想される。(A: Tapia JC, Wylie JD, Kasthuri N et al. [2012] *Neuron* 74:816–829よりElsevierの許諾を得て掲載; B: Sanes JR, Lichtman JW [1999] *Annu Rev Neurosci* 22:389–442よりAnnual Reviewsの許諾を得て掲載; C: Buffelli M, Burgess RW, Feng G et al. [2003] *Nature* 424:430–434よりMacmillan Publishersの許諾を得て掲載)

ウスでは、各筋線維には10個程度の運動軸索が投射している。生後の最初の2週間で、この複数のニューロンによる投射は、**シナプス除去**(synapse elimination)と呼ばれる過程を経て単一投射に調整される(図7-27A)。どのようにしてこのような調整が起こるのだろうか。神経筋接合部は、中枢神経系のシナプスよりもアクセスがしやすいため、シナプス選別の過程がきわめて詳細に解析できる。

タイムラプス撮影を用いた研究により、神経筋接合部のシナプス選別の詳細な時間経過が記録された。新生マウスでは、複数の軸索が同じ神経筋接合部にシナプスを形成しており、それぞれの軸索終末が混ざり合っている。つぎに、異なる運動軸索からの末端は徐々に分離しはじめる。あるものは伸長し、あるものは退縮する。そのうち、1つの運動軸索以外は支配領域を失い撤退する(図7-27B)。これらの結果は、運動軸索間の競合が、最終的な結合パターンを洗練していくことを示している。シナプス選別が活動依存的な現象であることは、神経筋シナプスの伝達を遮断すると、多数の投射から単一の投射に選別されるのにかかる時間が長くなることから明らかである。AChの合成に必須な酵素であるコリンアセチルトランスフェラーゼをコンディショナルノックアウトにより特定の軸索で除去すると、変異を加えた軸索ではAChが放出できず、野生型の軸索との競合に勝てなくなる(図7-27C)。

第8章で述べるように、それぞれの筋肉(多くの筋線維でできている)は、同じ「運動プール」に属する複数の運動ニューロンによって支配される。運動ニューロン–筋肉間の結合特異性については、転写因子が肢の背側と腹側への運動軸索の投射経路を選択する際の特異性を決定しているメカニズムを、7.4節で説明した(図7-9)。実際、ニワトリを用いた古典的な胚発生実験から、異なる筋肉に投射している運動ニューロンは、軸索が最初に筋肉領域に侵入したときにはすでに高い特異性を有しており、エラーを最小限に抑えていることが示されている。これは、それぞれの運動ニューロンと筋肉の組み合わせを決める分子(決定因子)によって行われていると考えられる。しかし、それぞれの筋肉では、個々の運動ニューロンは筋肉の中の一部の筋線維にしか投射していない。つまり、同じ運動プールに属する運動ニューロンは、投射先の筋肉のすべての筋線維に対して余剰の結合をつくり、その後、一部のシナプスが除去されていく(図7-27A)。この過程の後に結合パターンはど

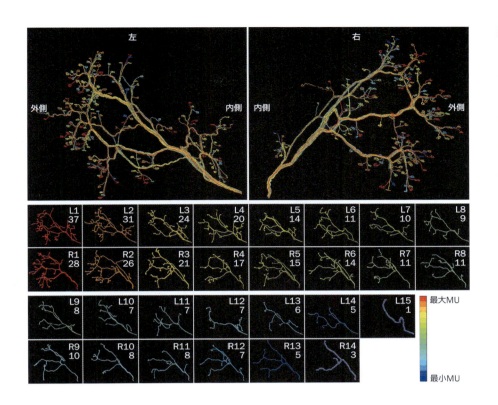

図7-28 左右の筋肉のペアとそれに対する投射運動ニューロンのセットにより作成したコネクトーム　上：1月齢のマウスの両耳の耳小骨筋（一側あたり約200筋線維）と，これに投射するすべての運動ニューロン（左側15，右側14）の結合性を完全に再構成したもの。各運動ニューロンの軸索を異なる色で示しており，これらは分枝して個々の筋線維に投射している（図に筋線維は描かれていない）。下：各パネルは，各運動ニューロンの分枝のパターンを個別に表したもので，左からのものと（L1〜L15）右からのもの（R1〜R14）について，投射している筋線維の数を運動ニューロンの番号の下に記載した（これを運動単位の大きさ，MUと呼ぶ）。右側のニューロンは，左側のものと比較しやすいように左右反転させて表示した。個々の運動ニューロンのレベルでは，左右の分枝パターンに類似性はみられない。（Lu J, Tapia JC, White OL et al. [2009] *PLoS Biol* 7:e1000032 より）

のようになるのだろうか。

　耳小骨筋の**コネクトーム**（connectome），すなわち運動ニューロンの全セット（約15）と，これらが投射する筋線維の全セット（約200）の間で形成されるシナプス結合パターンが，マウスの両耳について再構築された（図7-28）。左右の耳筋に投射する運動ニューロンには同じゲノム情報が用いられているが，左側と右側の運動軸索の分枝パターンは非常に異なっている。これは，詳細な結合パターンは遺伝子によって決定されているわけではなく，局所の活動依存的な競合を基盤としたシナプス選別によって作り出されることを示している。そして，そのパターンは最初から決まっているわけではない。例えば，筋肉は筋線維から構成されるが，運動ニューロンはそれぞれ数個〜数十の筋線維とシナプスを形成している。このため各筋肉は，これを構成する筋線維に投射する運動ニューロン群によって支配されていることになる。1つの運動ニューロンが投射している筋線維の数は，軸索の直径と比例している。この性質は，第8章で詳しく説明する「大きさの原則」の解剖学的な根拠となっている。運動ニューロンは一般に，活動が大きくなるに従って徐々に活性化される。このとき，小さい運動ニューロン（少数の筋線維に投射しているもの）が先に活性化され，その後大きな運動ニューロン（より多くの運動線維に投射しているもの）が活性化される。このような比較的単純なコネクトームが発達過程においてどのようにして起こるのかに関してさらに詳しく研究することで，神経活動がシナプスの結合性を洗練していく上での法則がみえてくる。

7.14 発生過程における軸索の除去が神経回路形成の特異性を高める

　発生過程の神経系は，**定型的軸索除去**（stereotyped axon pruning）によっても結合を完成させる。この定型的軸索除去は神経筋接合部の場合とは異なり，除去のされ方は個体間で同じで，一般に長距離の軸索投射の選別過程の一部として起こる。哺乳類の大脳皮質第5層の皮質下投射ニューロン（SCPN；7.4節）の標的領域に，逆行性トレーサーを異なる発生時期に注入する実験から，この軸索除去の最も顕著な例がみつかった。一次運動皮質と

図7-29 皮質下投射ニューロンの定型的軸索除去による結合特異性を高めるためのメカニズム 一次運動皮質と視覚皮質の第5層の皮質下投射ニューロン（SCPN）は、最初よく似た投射パターンをとる。これらはともに、軸索を脊髄へ向けて伸長し、その後上丘（SC）や脳幹の各部へ中間軸索分枝を投射する（mes, 中脳；p, 橋；IO, 下オリーブ核；DCN, 背側柱核）。神経回路形成の特異性は、それに続く軸索の除去によって高められる。運動皮質の皮質下投射ニューロンは上丘への分枝を選択的に除去し、視覚皮質の皮質下投射ニューロンは、脊髄や脳幹へのほとんどの分枝を除去する。（Luo L, O'Leary DM [2005] *Annu Rev Neurosci* 28:127–156よりAnnual Reviewsの許諾を得て掲載）

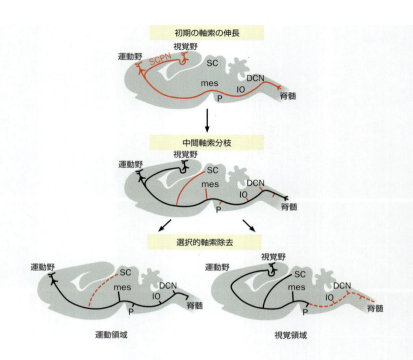

視覚皮質のSCPNはともに、最初軸索を脊髄に向けて投射する。そして、中間分枝（図7-19）を上丘と脳幹の複数の標的に対して伸長させる。その後、運動皮質から出たSCPNは上丘に投射している分枝を除去し、視覚皮質から出たSCPNは脊髄に投射している分枝を除去する。これは、運動皮質から出たニューロンは体躯の運動を制御し、視覚皮質から出たニューロンは眼球の運動を制御するという機能と一致している（図7-29）。多くのニューロンがはじめから特異的な誘導メカニズムを用いているのに対して、これらのニューロンがなぜ長距離の投射回路の特異性を高めるために、最初に余剰な投射をした後、定型的軸索除去を行うのかはよくわかっていない（これら2つのメカニズムの比較については図5-3を参照）。SCPNが定型的軸索除去戦略をとる1つの可能性として、進化的な束縛によるものが考えられる。原始のSCPNは、すべての皮質下領域に投射していたのかもしれない。そして進化の過程でSCPNが体躯の動きをつかさどるものと眼球の動きをつかさどるものとに分かれた後、最初に投射した軸索を除去するほうが、SCPNの種類ごとに誘導の分子機構を最初から改変するよりも簡単だったからなのかもしれない。

定型的軸索除去は、昆虫の変態の際、すなわち幼虫から成虫になるときに、生活様式の違い（例えば、幼虫が地を這って、成虫が空を飛ぶという違い）に合うように神経結合が改変される際にも起こっている。ショウジョウバエのキノコ体ニューロン（この機能は第9章と第10章で出てくる）の軸索除去の研究により、幼虫特異的な軸索の分枝が、**発生期軸索変性**（developmental axon degeneration）と呼ばれる現象により取り除かれることが明らかになった。発生期軸索変性では、軸索が断片化した後、周囲のグリア細胞に飲み込まれる（図7-30A）。発生期軸索変性は、1850年にAugustus Wallerによって最初に記述された、軸索が切断された後に除去される現象である**ワーラー変性**（wallerian degeneration）と形態学的に似ている。興味深いことに、発生期軸索変性とワーラー変性は、共通の分子機構を介している。例えば、微小管の分解が両者の最初のステップである。さらに、真核生物で共通に用いられるタンパク質分解系の**ユビキチン-プロテアソーム系**（ubiquitin-proteasome system）が破綻することによって、キノコ体ニューロンで軸索除去が阻害されるが（図7-30B）、プロテアソーム阻害薬はラットの視神経軸索切断後の遠位断片の変性速度も低下させる（図7-30C）。これらの研究から、発生期軸索変性では軸索の自己破壊プログラムが作動するが、成熟後、損傷に反応してこの自己破壊プログラムがふたたび活性化

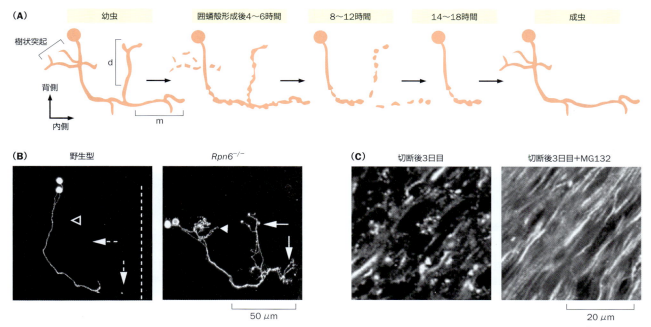

図7-30　ショウジョウバエの変態の際の，発生期神経変性（ワーラー変性と類似）による定型的軸索除去　(A)図は，変態期における単一キノコ体（MB）ニューロンの樹状突起と軸索の除去のようすを示しており，幼虫期特異的な投射パターンが成虫特異的な投射パターンに変換される。幼虫では（左パネル），各キノコ体ニューロンは単一の突起を伸ばし，ここから細胞体の近くで複数の樹状突起の分枝が発生する。軸索は特定の場所で分岐し，背側枝(d)と内側枝(m)をつくる。囲蛹殻形成後(APF，真ん中の3つのパネル)の最初の18時間で，樹状突起と内側と背側の軸索分枝が分断されて変性し，分枝前の軸索の状態に戻る。この軸索は，この後，内側にのみ伸長し，成虫特異的な投射パターンを形成する（右）。(B)囲蛹殻形成後18時間のショウジョウバエの2つの野生型（左）および Rpn6 変異体（右）のキノコ体ニューロンを，モザイク標識法により可視化したもの（13.16節）。幼虫期特異的軸索分枝（破線矢印）と樹状突起（白線の矢じり）が野生型では除去されるのに対し，Rpn6 変異体では除去されずに残っている（矢印および矢じり）。Rpn6は重要なプロテアソームのサブユニットで，酵母からヒトまで保存されている。破線は正中線を示している。(C)ラットの視神経を抗チューブリン抗体で染色したもの。軸索を切断して3日後，対照ラットの視神経の切断部から遠位側の部分がかなり変性している（左）。一方，プロテアソーム阻害薬MG132で処理したものは，変性が遅延している（右）。(A：Luo L, O'Leary DM [2005] Annu Rev Neurosci 28:127–156よりAnnual Reviewsの許諾を得て掲載; B：Watts RJ, Hoopfer ED, Luo L [2003] Neuron 38:871–885よりElsevierの許諾を得て掲載; C：Zhai Q, Wang J, Kim A et al. [2003] Neuron 39:217–225よりElsevierの許諾を得て掲載)

されるのではないかと考えられる。実際，軸索変性プログラムはいくつかの神経変性疾患でも異常に活性化され，軸索変性を起こして臨床症状をきたすと考えられている。

7.15　標的細胞からのニューロトロフィンが，感覚，運動，交感神経ニューロンの生存を支える

　ここまで，神経系の発生は，進行性のイベント（神経新生，軸索伸長，樹状突起の分枝，シナプス形成など）と退行性のイベント（シナプス選別，軸索除去など）の両者によって行われていることを示してきた。この他のよく知られた退行性イベントとして，**プログラム細胞死**（programmed cell death）すなわち**アポトーシス**（apoptosis）がある。アポトーシス現象とその中心的メカニズムは，線虫から哺乳類まで保存されており，神経系を含むほとんどの組織や器官の発生で使われている。例えば，ニワトリの肢に投射している脊髄運動ニューロンの約40％は，正常な発生過程で死んでいく。

　ニワトリの古典的な胚操作を用いた実験で，末梢の標的が運動ニューロンの数に影響を与えることが示されている。肢芽を除去すると，その肢に投射する運動ニューロンの数が減少し，余分な肢芽を移植すると，肢に投射する運動ニューロンの数が増加する（図7-31A）。後根神経節の感覚ニューロンの数も，同様に末梢標的により影響を受けている。原則的にこれらの実験におけるニューロンの数の変化は，末梢標的が，運動ニューロンや感覚ニューロンの増殖，分化，生存に影響を与えた結果だと考えられる。発生の時系列に

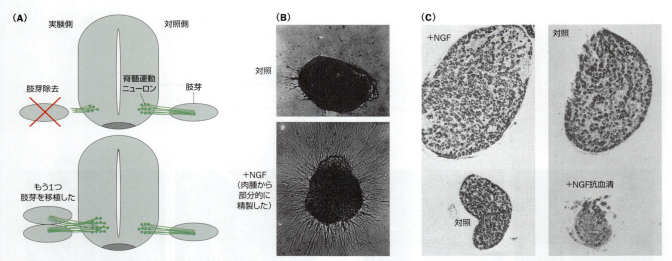

図7-31 ニューロンと標的間の相互作用と神経成長因子の効果
(A) ニワトリ胚の脊髄運動ニューロンと肢の標的間の相互作用を模式的に表したもの。左が実験側で，右が対照側。肢芽の除去により，肢芽に投射する脊髄運動ニューロンの数が減少するのに対し，余剰の肢芽を移植すると，対応する脊髄運動ニューロンの数が増加する。(B) 未処理の対照（上）と比較して，肉腫から抽出した神経成長因子（NGF）を加えて18時間培養した交感神経節では，軸索の伸長が増加する（下）。(C) 左の写真は，生後19日目の対照マウスとNGFを注射したマウスの気管神経節の横断面である。生直後からNGFを毎日注射したマウスでは，交感神経節の大きさとニューロンの数が大幅に増加していることを示している。右の写真は，生後9日目の対照マウスと，NGFの抗血清を注射したマウスの上頸神経節の横断面である。NGF抗血清を毎日注射したしたマウスで，交感神経節の大きさとニューロンの数が減少することを示している。これらの実験の詳細な解析により，ここでみられた変化はNGFによる交感神経ニューロンの生存に対する効果によるものであることがわかった。（A：Hamburger V［1934］J Exp Zool 68:449–494；Hamburger V［1939］Physiol Zool 12:268–284；B：Cohen S, Levi-Montalcini R, Hamburger V［1954］Proc Natl Acad Sci U S A 40:1014–1018より；C：Levi-Montalcini R, Booker B［1960］Proc Natl Acad Sci U S A 46:373–384, 384–391より）

において，ニューロンの数と形態がどのように変化していくかを系統的に解析したところ，ニューロンの生存の制御が主要な役割を果たしていることが示唆されている。ニューロンの生存を担う末梢由来の物質を探索した結果，**神経成長因子**(nerve growth factor：NGF)と呼ばれる分泌タンパク質が発見された。NGFは in vitro の培養系において，感覚系と交感神経節の軸索伸長を刺激する強力な効果を有している（図7-31B）。in vivo におけるNGFのニューロンの生存に対する効果を調べた実験において，精製したNGFを新生マウスに毎日投与すると，交感神経節の大きさが著しく増大し，逆にNGFの抗血清を毎日投与してNGFの活性を抑制すると，神経細胞死によって交感神経節の大きさが大幅に縮小した（図7-31C）。これらの実験から，以下のような**神経栄養仮説**(neurotrophic hypothesis)が導き出された。すなわち，発達過程のニューロンの生存は，標的細胞でつくられるニューロトロフィン（神経栄養因子）に依存する。これにより，ニューロンと標的の数をあわせることが可能になる。

NGFは，**脳由来神経栄養因子**(brain-derived neurotrophic factor：BDNF)，**ニューロトロフィン3**(neurotrophin-3：NT3)，**ニューロトロフィン4**(neurotrophin-4：NT4)などを含む**ニューロトロフィン**(neurotrophin)ファミリーの原型である。すべてのニューロトロフィンは，プロニューロトロフィンが切断されることにより産生される。プロニューロトロフィンは，成熟ニューロトロフィンと同様，**p75NTR**ニューロトロフィン受容体と結合する。一方，それぞれのニューロトロフィンは，3つある高親和性**Trk**受容体型チロシンキナーゼのうちの1つと優先的に結合する（**図7-32**A）。エレガントな in vitro の培養実験において，培養交感ニューロンの生存と軸索成長刺激を促すためには，NGFは細胞体ではなく軸索がある区画に供給しなければならないことが示された（図7-32B）。BOX 3-4で受容体型チロシンキナーゼシグナル伝達の話のところで出てきたように，ニューロトロフィンは二量体として作用し，2つのTrk受容体分子を近くに引き寄せることにより，細胞内のチロシンキナーゼを相互にリン酸化させる（図3-39）。これにより，さまざまな下流の

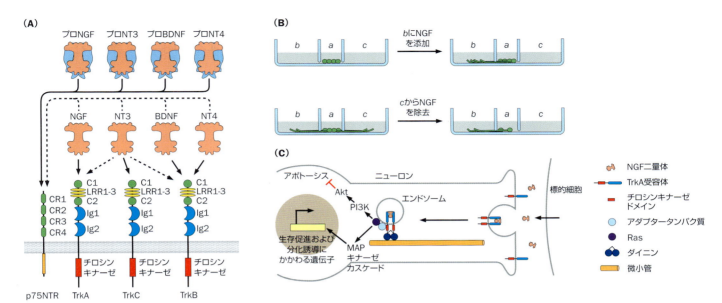

図7-32　ニューロトロフィンのシグナル伝達機構　(A)ニューロトロフィンと受容体。NGF，BDNF，NT3，NT4は分泌型プロニューロトロフィンの分解産物で（いずれも二量体として示している），これらはすべてp75NTR（ニューロトロフィン受容体）と結合する。成熟ニューロトロフィンはp75NTRと低い親和性で結合し（破線矢印），さらにそれぞれ3種類のTrk受容体のうちの1つと強い親和性で結合する。Ig，免疫グロブリンドメイン；LRP，ロイシンリッチリピート；CR，C1，C2，システインリッチドメイン。(B)軸索の成長とニューロンの生存のためにNGFが作用するニューロンの部位を調べた実験。3つの区画に分かれた培養皿において，交感神経ニューロンを真ん中の区画で培養し（a），軸索が区画bおよび区画cに伸長できるようにした。一方で，仕切りの下の部分にグリースを塗って，区画間で培養液が混ざらないようにした。上は，区画aのニューロンが，NGFが入った区画にのみ軸索を伸長したことを示している。下は，実験開始時点で，交感神経ニューロンがNGFの入った区画bおよび区画cにすでに軸索を伸ばした状態にしてある。この後，NGFが区画cから除去されると，区画cの軸索は変性し，また区画cのみに軸索を伸ばしているニューロンは死んでしまう。これらの実験から，NGFは，軸索終末に作用して，ニューロンの生存と軸索伸長をサポートしていることがわかる。(C)NGFのシグナル伝達経路を示した図。標的由来のNGFは軸索終末でTrkA受容体と結合する。NGF/TrkA複合体はエンドサイトーシスされ，エンドソームの中で軸索終末から細胞体まで逆行性に輸送される。活性化されたTrkA受容体はアダプタータンパク質とシグナル分子をエンドソームに引き込んでくる。ここで誘導されるシグナルによって遺伝子発現が改変され，ニューロンの生存を促進する。（A：Reichardt LF [2006] *Philos Trans R Soc Lond B Biol Sci* 361:1545–1564よりRoyal Societyの許諾を得て掲載；B：Campenot RB [1977] *Proc Natl Acad Sci U S A* 74:4516–4519；C：Zweifel LS, Kuruvilla R, Ginty DD [2005] *Nat Rev Neurosci* 6:615–625）

シグナル伝達経路の活性化が誘導される。このシグナル伝達経路の1つで，5.17節で出てきたSos，RasおよびMAPキナーゼカスケードに関するものは，生存と分化を促進する遺伝子の転写を活性化する。TrkとRasも，ホスファチジルイノシトール-3-キナーゼ（PI3K）とそれに続くAkt（プロテインキナーゼBとしても知られる）プロテインキナーゼを活性化することによりアポトーシスのシグナルを抑制し，生存を促進する。興味深いことに，ニューロトロフィンとその受容体が軸索終末から細胞体へ輸送される過程においてシグナルの多くが誘導される（図7-32C）。

ニューロトロフィンが感覚，交感，運動ニューロンの分化や生存を支える役割があることについては，実験的に広く支持されている。ニューロトロフィンとTrkは発生過程の脳においても広く発現しており，これらの発現は成熟後も持続している。しかし，中枢神経系の大部分のニューロンの生存に，標的由来の栄養因子が必要かどうかはまだはっきりわかっていない。一方で，中枢神経系のニューロトロフィンが，樹状突起の形態形成やシナプスの発達，シナプスの可塑性など，生存以外の多くの機能を制御していることは非常に多くの実験によって示唆されている。このように，ニューロトロフィンという重要なタンパク質は，脊椎動物の神経発生と機能において多様な役割を果たすように進化してきたのである。

嗅覚系神経回路の構築：神経地図はどのように形成されるのか

この章ではここまで，個々のニューロンの発生段階について，前駆細胞のパターン形成やニューロン新生から，シナプス形成やその再構成に至るまでをみてきた。線虫の運動ニューロンやショウジョウバエの感覚ニューロンから，哺乳類の脊髄や大脳皮質のニューロンを例にとりながら，神経発生の一般原理について説明してきた。この章のつぎの項目では，嗅覚神経系の地図を例にとり，これがどのように構築されるのかをみていく。そして，一定の集団を構成する複数のニューロンがどのように相互作用しながら機能的神経回路を構築するのかという，この章の最初に提唱した2つ目の疑問に答えていく。嗅覚系に焦点をあてることによって，第5章で詳しく学んだ視覚系の形成と対比する。

7.16 神経地図は，連続型，分散型，またはこれらの混合型に分けられる

第1章で紹介したように，脳の最も重要な構築原理の1つは，ニューロンは情報を再現するために地図を構築していることである。視覚系では，視界に広がる空間は，まず二次元地図として網膜に再現される。規則的に配列された網膜部位再現投射を通して，網膜の地図は中継され，複数の高次視覚野へ変換される（第4，5章）。同様に，体性感覚皮質と運動皮質を説明する際に出てきた感覚と運動のホムンクルス（部位対応地図）は，それぞれ体の感覚と運動出力の地図を再現している（図1-25）。聴覚系は，音の位置と周波数を再現するマップを用いている（6.26，6.23節）。刺激の空間的位置よりも，質のほうが重要な情報である嗅覚系でさえも，脳は糸球体マップを用いて匂いの種類を再現している（6.8節）。神経地図は，脳の他の領域でも用いられている。例えば，BOX 10-2で述べるように，海馬の場所細胞と，嗅内皮質の格子細胞は，環境中の動物の空間的位置を再現している。したがって，神経地図がどのように構築されるのかを理解することは，脳の回路形成の問題を解くうえで大きな進展につながる。

神経地図は2種類に分けられる。1つ目は，網膜部位再現投射に代表される**連続型地図**（continuous map）である。網膜部位再現投射では，網膜に入力された空間情報が，標的部位である視蓋や脳の視覚中枢に部位対応的に再現される（図7-33, 上）。連続型地図の重要な特徴として，情報の再現において，入力側と標的側の両方でニューロン間の空間的位置関係が保たれる。入力側で隣接するニューロンは，標的側でも隣接するニューロンと結合する。2つ目は**分散型地図**（discrete map）で，空間的に分散した同じ性質をもつニューロンが，分散した標的に投射するものである。例として，嗅覚受容ニューロン（olfactory receptor neuron：ORN）と糸球体との関係がある（図7-33, 下）。空間的な位置に関係なく，

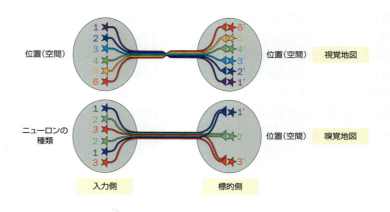

図7-33　連続型および分散型の神経地図
上：視覚系における網膜投射を例とした連続型神経地図を模式的に示したもの。入力側の隣り合ったニューロンは，標的側でも隣り合ったニューロンと結合する。これにより，視覚像の空間的位置関係が保たれる。下：嗅覚系の糸球体地図を例とした，分散型神経地図を模式的に示したもの。標的領域の空間的位置関係は入力側のニューロンの位置を反映していないが，入力側のニューロンの性質を反映している。3つに色分けしたそれぞれは，同じ嗅覚受容体を発現する嗅覚受容ニューロンを示し，これらは同じ糸球体に投射する。（Luo L, Flanagan JG [2007] *Neuron* 56:284–300よりElsevierの許諾を得て掲載）

同じ嗅覚受容体を発現する嗅覚受容ニューロンは，軸索を同じ糸球体に投射する．

ほとんどの神経地図はこの両者のどちらか，ないしはこの2つの両方を組み合わせたものである．聴覚系において音の周波数を再現する連続型周波数特性地図は，網膜部位再現地図に似ている．味覚系は，嗅覚地図のように，異なる味に対して分散型情報処理チャネルを用いる．体性感覚皮質は，体表面を大ざっぱな連続性をもって再現する．しかし，離れた位置にある体表面の情報が，この連続型体性感覚地図に重ねられることがある．既出の，齧歯類のヒゲの感覚が，体性感覚皮質に分散したバレルによって再現されるのはこれに相当する（BOX 5-3）．連続型網膜部位再現地図が主流の視覚系においてさえも，種類の異なる情報（例えば，オン/オフ反応，動き，色など）を再現する離れた位置にある網膜神経節細胞は，網膜で離れた位置にある同じ種類の双極細胞やアマクリン細胞と結合し，軸索を中枢の同じ層に投射している．

神経地図を構築するための発生学的メカニズムは，つぎの3つに分けることができる（図7-34）．1つ目は，入力側のニューロンは結合前から特異性が決定されており，一方で標的側のニューロンは結合前には特異性が決定されておらず，特定の入力側のニューロンと結合することによって特異性を獲得するものである．2つ目はこの関係の逆で，特異性が獲得されていない入力側のニューロンが，特異性が獲得されている標的ニューロンと結合することにより特性を獲得するものである．3つ目は，入力側のニューロンも標的側のニューロンも，結合前にそれぞれ独立して特異性を獲得している場合である．

第5章で学んだ網膜部位再現地図の例は，3番目のメカニズムによるものである．入力側（眼）と標的側（視蓋）における網膜神経節細胞は，EphAとエフリンAの空間特異的な発現勾配により，神経結合が起こる前に特異性を獲得している（図5-7）．では，嗅覚系の分散型地図はどのように形成されるのだろうか．ここでは，これらの一般概念がマウスとショウジョウバエの嗅覚系の神経回路形成でどのように適用されているのかをみていく．これらの生物はそれぞれ魅力的な特性があり，神経回路形成における特異性確立の一般原理を学ぶことができる．

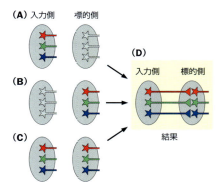

図7-34　配線の特異性を構築するための3種類の発達メカニズム　（A～C）に示した3通りの配線形成のメカニズムは，いずれも同じ結果（D）にたどりつく．Aに示した最初のメカニズムでは，入力側のニューロンの特異性が最初に決定されていて，標的側のニューロンは入力側のニューロンと結合することによって特異性を獲得する．Bに示した2番目のメカニズムでは，標的ニューロンの特異性が最初に決定されていて，入力側のニューロンは，標的ニューロンと結合することによって特異性を獲得する．Cに示した3つ目のメカニズムでは，入力側と標的側のニューロンがそれぞれ独立に特異性を獲得しており，結合の過程で適切な相手をみつけて結合する．（Jefferis G, Marin EC, Stockers RF et al. [2001] Nature 414:204-208よりMacmillan Publishersの許諾を得て掲載）

7.17　マウスでは嗅覚受容体が軸索ガイダンス分子の発現を制御することにより，嗅覚受容ニューロンの軸索投射を誘導している

第6章で学んだように，マウスの嗅覚受容ニューロンは，同じ嗅覚受容体を発現しているものどうしが，それぞれ嗅球内の2,000あるうちのたった2つの糸球体に軸索を投射している．そして，これらの糸球体の位置は，個体間でかなり保存されている．1,000種類ある嗅覚受容ニューロンごとに，このようなことが起こっている．このように，嗅覚受容ニューロンの軸索投射は，神経系の発達の中でも，最も緻密な神経回路形成が行われているものの1つである．同じ嗅覚受容体を発現している嗅覚受容ニューロンは，鼻粘膜上皮の長軸に沿ってランダムに分布しているが，これらの軸索は，嗅球の中で前後軸に沿って正確な位置に投射している．ここでは，嗅覚受容ニューロンの軸索がどのようにしてこのような投射を可能にするかについて，視覚系における位置特異的な投射と比較しながら説明する．

嗅覚受容ニューロンは1,000種類あり，しかもそれぞれにつき約5,000個のニューロンが存在し，これが鼻粘膜上皮の前後軸に沿ってランダムに分布している．この嗅覚受容ニューロンが種類ごとに正確に標的に投射することを可能にしている分子は何なのだろうか．最もわかりやすい仮説として，嗅覚受容体そのものがこれにかかわっているというものである．なぜなら，同じ糸球体に軸索を投射する嗅覚受容ニューロンは，すべて同じ嗅覚受容体をもっているからである．この仮説は，特定の嗅覚受容ニューロンの嗅覚受容体を別の受容体に入れ替えるスワッピング実験により検証された．受容体スワッピングは遺伝子ノックイン法を用いて行われ，これにより，ある嗅覚受容体を発現するすべての嗅覚

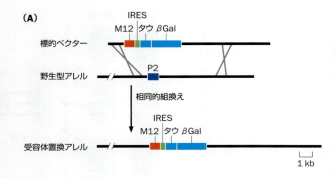
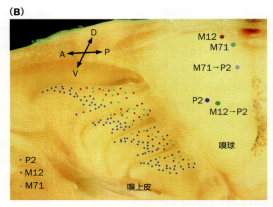

図7-35 嗅覚受容体を入れ替えることにより嗅覚受容ニューロンの軸索の投射が変化する (A)受容体スワッピングの遺伝学的模式図。P2嗅覚受容体のコード配列を，M12嗅覚受容体と入れ替えたもの。これに加え，軸索マーカーとしてタウ-βGal遺伝子を内在性リボソームエントリー配列（IRES）の後に挿入し，M12嗅覚受容体を人工的に発現させた嗅覚受容ニューロンの軸索を標識した（詳細については図6-15の説明を参照）。図中の×印は標的ベクターと野生型アレルとの間で相同的組換えが起こることを示しており，これにより受容体が置換されたアレルができる。(B)P2受容体をM12ないしはM71受容体に入れ替えることにより，嗅覚受容ニューロンは図中でM12→P2およびM71→P2で示したように，新たな部位に投射するようになる。これはP2，M12，M71が投射する糸球体とは異なる。嗅上皮の嗅覚受容ニューロンの細胞体と嗅球の標的糸球体を異なる色で示した。A，前方；P，後方；D，背側；V，腹側。(Wang F, Nemes A, Mendelsohn M et al. [1998] *Cell* 93:47–60よりElsevierの許諾を得て掲載）

受容ニューロンで受容体遺伝子が入れ替わった状態が作り出された（図7-35A；図6-15も参照）。例えば，P2嗅覚受容体を発現するゲノム領域のコード配列を，軸索マーカーを付加した他の受容体（M12またはM71）のものに入れ替えた。P2受容体をM12受容体に入れ替えた嗅覚受容ニューロンの軸索（M12→P2 ORN）は，P2嗅覚受容ニューロンの投射先でも，M12嗅覚受容ニューロンの投射先でもない，新たな糸球体に投射した。M71→P2 ORNでも同様の結果となった（図7-35B）。嗅覚受容体を入れ替えると，嗅覚受容ニューロンの標的選択が変わることから，嗅覚受容体は嗅覚受容ニューロンの軸索投射の先導的役割をしていることが示唆される。しかし，この場合，入れ替えた受容体の本来の投射先へ先導しているわけではないため，嗅覚受容体だけで投射先を決定するのに十分であるとはいえない。

嗅覚受容体はどのように嗅覚受容ニューロンの軸索投射を先導しているのだろうか。6.1節で述べたように，嗅覚受容体はGタンパク質共役受容体で，匂い物質の結合に反応してcAMPを産生することにより活性を制御している。Gタンパク質の結合やcAMPシグナルを変えることが嗅覚受容ニューロンの軸索投射に影響を与えるかどうかを調べるために，軸索マーカーを付加した特定の嗅覚受容体（I7）を発現するトランスジェニックマウスがつくられた。I7受容体に，Gタンパク質との結合能を阻害する変異を導入すると，軸索の単一糸球体への投射が障害された。しかし，胎生期に最初の嗅覚受容ニューロンが投射するとき，マウスは匂いに対する感覚はないし，嗅覚のシグナル伝達に必要な嗅覚特異的G_{olf}タンパク質も発現していない。では，嗅覚受容体はどのようにしてシグナルを伝達するのだろうか。G_sタンパク質やPKA（cAMP-dependent protein kinase A）やCREB転写因子（PKAの基質で，cAMP依存的に遺伝子発現を仲介することが知られている；3.23節）のそれぞれの活性型を共発現させることで，変異型I7で起こる投射異常が改善されることから，これら下流シグナルを活性化する別の経路がかかわっていることが示唆された。したがって，嗅覚受容体が嗅覚受容ニューロンの軸索投射を制御する役割は，cAMPが直接的にサイクリックヌクレオチド依存性チャネルを制御することによる匂い物質検出機構とは異なるものであり（図7-36A；図6-4も参照），嗅覚受容体がG_sやcAMP，PKA，CREBといった，胎生期の嗅覚受容ニューロンでも存在する分子を介して遺伝子の発現を制御することによると考えられる（図7-36B）。

遺伝学的に操作した嗅覚受容ニューロンが投射する糸球体の位置を解析すると，G_s/

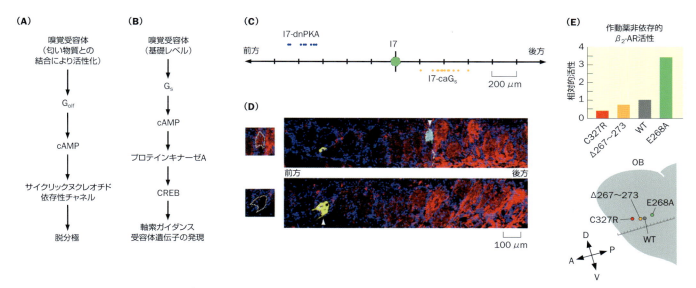

図7-36 嗅覚受容体が嗅覚受容ニューロンの投射を制御するシグナル伝達機構 (A)嗅覚受容体を介した匂いを感じるシグナル伝達機構(図6-4を単純化したもの)。(B)嗅覚受容体が嗅覚受容ニューロンの軸索投射を制御するシグナル伝達機構の仮説(図3-33, 3-41も参照)。(C)嗅覚受容ニューロンの軸索投射におけるcAMPシグナルの減弱ないしは増強効果をまとめたもの。図の線上で,野生型のI7受容体を発現する嗅覚受容ニューロンの標的糸球体(緑色)を基準として中心に位置づけた。I7とプロテインキナーゼAのドミナントネガティブ(dnPKA)を共発現した嗅覚受容ニューロンの糸球体への投射は,前方へシフトする(青い点)。一方,I7と活性型G_s(caG$_s$)を共発現すると,嗅覚受容ニューロンの投射は後方へシフトする(黄色い点)。図中の各点は,別個のマウスから得られた結果を表している。(D)図中の2つのパネルは,同じトランスジェニックマウスの異なる嗅球の切片である。糸球体(青い核染色で示した部分)のうち,嗅球の後方に位置するものは軸索で高いニューロピリン1の発現がみられ(赤色),これらはニューロピリン1の発現が高い嗅覚受容ニューロンからの投射を受けていることを示している。水色に染色した糸球体(上のパネル,矢じり)は,正常のcAMPシグナルを有するI7嗅覚受容体を発現する軸索の投射を受けている。これらの軸索はニューロピリン1を発現している(上左の小枠)。黄色に染色された糸球体(下のパネル,矢じり)は,I7受容体とdnPKAを共発現することにより,cAMPのシグナルを欠損させた軸索からの投射を受けている。これらの軸索はニューロピリン1をほとんど発現しておらず(下左の小枠),投射はより前方の糸球体にシフトしている。(E)β_2アドレナリン受容体(β_2-AR)の4種類のバリアントのうちのいずれかを発現させた嗅覚受容ニューロンからの投射部位は,嗅球の前後軸に沿ってそれぞれ異なり(下),これはin vitroで測定したβ_2-ARのバリアントの相対的な活性と相関している(上)。これらのバリアントは,単一アミノ酸置換(C327R, E236A)ないしは数アミノ酸の欠損(Δ267〜273)のどちらかである。(C, D:Imai T, Suzuki M, Sakano H [2006] *Science* 314:657–661よりAAASの許諾を得て掲載;E:Nakashima A, Takeuchi H, Imai T et al. [2013] *Cell* 154:1314–1325よりElsevierの許諾を得て掲載)

cAMP/PKAシグナルの強さと,嗅球の前後軸に沿った糸球体の投射位置との間には,相関があることがわかる。このシグナルが強いほど,より後方の糸球体に投射する(図7-36C)。遺伝子発現プロファイル解析により,軸索が前後軸の異なる位置に投射する嗅覚受容ニューロン間で,発現の強さが異なる標的遺伝子が同定された。これらの遺伝子のうちの1つに,軸索ガイダンス受容体**ニューロピリン1**(neuropilin-1:Nrp1)がある(BOX 5-1)。Nrp1は後方＞前方という強さで嗅覚受容ニューロンの軸索終末に発現している(図7-36D)。これらのデータから,嗅覚受容体はGタンパク質/cAMP/CREB経路を介して軸索ガイダンス分子の発現を制御することにより,嗅覚受容ニューロンの軸索投射を制御しているというモデルが確立された。

異なる嗅覚受容体はどのようにして,cAMP/PKA/CREBシグナルを異なるレベルで活性化しているのだろうか。嗅覚受容ニューロンの軸索投射は,まだ匂い物質に曝される前の出生前の時期にはじまっていることから,嗅覚受容体のリガンド非依存的なGPCRとしての基礎活性が,シグナルの強さを決定している可能性が提唱されてきた。この仮説を検証するために,最もよく研究されているGPCRであるβ_2アドレナリン受容体(β_2-AR; 3.18, 3.19節)を利用した嗅覚受容体の入れ替え実験が行われた。β_2-ARと内在性の嗅覚受容体を入れ替えたトランスジェニックマウスでは,嗅覚受容ニューロンは嗅球の前後軸の中央に位置する特定の糸球体に投射した。野生型β_2-ARを,GPCRの基礎活性が異なる変異型β_2-ARで入れ替えたところ,その基礎活性と嗅球の前後軸の中での標的部位との間に強い相関関係がみられた(図7-36E)。この実験結果は,嗅覚受容体の基礎活性がGPCR

シグナルの強さを決定し、これが軸索ガイダンス分子の発現量を変化させるという仮説を強く支持するものである。

現在のモデルをまとめると（図7-36B）、それぞれの嗅覚受容体は、発達期の嗅覚受容ニューロンで発現しているGαタンパク質G_sと共役する、特異的なGPCRの（リガンド非依存的な）基礎活性を有していると考えられる。このため、特定の嗅覚受容体を発現している嗅覚受容ニューロンは同様の基礎レベルのシグナルを有し、結果として同じレベルの誘導分子を発現していると考えられる。嗅覚受容ニューロンの細胞体が前後軸のどの位置にあるかにかかわらず、この同じレベルの誘導分子の発現が、軸索を嗅球の糸球体標的に導いていくのである。

7.18 嗅覚受容ニューロンの軸索は反発性の相互作用により、標的にたどりつくまでに互いに選別を行う

同じ嗅覚受容体を発現している嗅覚受容ニューロンの細胞体は広く散らばって分布していることを考えると、その軸索を単一の糸球体に投射させるという気の遠くなるような作業を行うには、同じレベルの軸索ガイダンス受容体を発現しているというだけでは十分でない。Nrp1と、その反発性リガンドであるセマフォリン3A（Sema3A；7.6節、BOX 5-1）に関する詳細な研究により、興味深いメカニズムがわかってきた。軸索は、標的にたどりつく前に、自分たちで選別しあっているのである。

嗅覚受容ニューロンにおいて、Nrp1とSema3AはともにcAMPシグナルによって制御されるが、方向性は逆である。高いcAMPシグナルは、Nrp1の高発現とSema3Aの低発現を誘導し、低いcAMPシグナルは、Sema3Aの高発現とNrp1の低発現を誘導する（図7-37A）。したがって、それぞれの嗅覚受容ニューロンの軸索は、異なるレベルのNrp1とSema3Aのタンパク質を発現した状態で標的へ向かって伸長している。嗅上皮を出た嗅覚

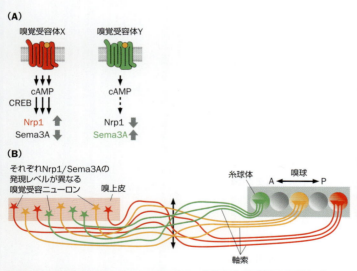
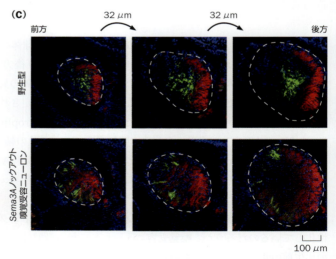

図7-37　セマフォリン／ニューロピリンを介した軸索間の反発による、軸索伸長時の嗅覚受容ニューロンの選別　（A）軸索のガイダンスキューであるSema3Aとその受容体Nrp1は、ともにcAMPシグナルによって制御されているが、その方向性は逆である。cAMPの基底レベルが高い嗅覚受容ニューロンは、低レベルのSema3Aと高レベルのNrp1を発現しており、一方、基底レベルのcAMPが低い嗅覚受容ニューロンは、Nrp1の発現レベルが低く、Sema3Aの発現レベルが高い。（B）嗅上皮から嗅球へ向かって軸索が伸長を開始する時点での嗅覚受容ニューロンには、軸索におけるSema3A/Nrp1レベルはさまざまなものが混在している。これらの軸索は、伸長過程でSema3A/Nrp1を介した軸索どうしの反発メカニズムにより選別されていく。（C）パネルは、嗅覚受容ニューロンの軸索束を32 μm間隔で前（鼻側）後（嗅球側）軸に沿って輪切りにした切断面を表している。野生型において、Nrp1を発現している軸索（赤色）とSema3Aを発現している軸索（緑色）は嗅球に到達するまでに徐々に自分たちで選別される（上）。一方、Sema3Aを嗅覚受容ニューロンでノックアウトしたものでは、軸索の選別機構が働かない（下）。（A, B：宮道和成の厚意による；C：Imai T, Yamazaki T, Kobayakawa R et al. [2009] *Science* 325:585–590よりAAASの許諾を得て掲載）

受容ニューロン軸索の束が嗅球へ達するまでの異なる段階ごとに，この束を構成している軸索について解析が行われた．嗅覚受容ニューロンの細胞体は嗅上皮にランダムに分布しているため，初期のステージでは，高濃度のSema3Aを有する軸索と高濃度のNrp1を有する軸索とは混ざりあっている．軸索が嗅球へ向かって伸長するに従い，Sema3Aが高濃度の軸索とNrp1が高濃度の軸索は，徐々に分かれていく．嗅球へ入るまでに，Nrp1が高濃度の軸索とSema3Aが高濃度の軸索は，別々の軸索束を形成し，それぞれ嗅球の後方と前方に投射する（図7-37B）．この軸索の分離は，Sema3AとNrp1の反発性の相互作用によるものと考えられる．Sema3A（図7-3C）やNrp1の遺伝子を嗅覚受容ニューロンで除去したコンディショナルノックアウトマウスでは，それぞれの軸索が嗅球へ向かう順序や最終的な標的部位が異常になる．

発達期の軸索どうしで互いの標的選択を制限するシグナルが働いていることは，脳の神経回路形成において重要なメカニズムであることが証明されている．この概念については，網膜部位再現地図（5.5節）のところですでに紹介しており，また7.22節でハエの嗅覚回路形成を例にしてさらに説明する．標的に到達する前の嗅覚受容ニューロンの選別メカニズムは，軸索伸長の開始時点でのランダムな分布から規則正しい軸索投射を構築する過程において，軸索間の反発性の相互作用が重要な役割をもつことを示す顕著な例である．

7.19 活動依存的な接着と反発の制御が，糸球体への投射を調整する

軸索リーティングによって，嗅覚受容ニューロンの軸索が，前後軸に沿ってパターン化された状態で嗅球へ入っていく．別の研究では，直交する背腹軸に沿った嗅覚受容ニューロン軸索のパターン化もまた，異なるセマフォリン／ニューロピリンの組み合わせを用いた軸索間相互作用が関係していることが示されている．しかし，前後軸や背腹軸に沿ってさまざまな位置に分散している糸球体に対して，同じ嗅覚受容体を発現している嗅覚受容ニューロンの軸索が最終的にそれぞれ1つへ収束するのはどうしてなのだろうか．このような緻密な回路形成を行うには，遺伝子によって決定された分子機構で十分なのだろうか．それとも視覚系でみられるように，経験や自発的な神経活動がこの標的認識を調節しているのだろうか．

無臭症の原因となるサイクリックヌクレオチド依存性チャネルの変異（図6-4）と，嗅覚受容ニューロンを種類ごとに遺伝学的に標識できる系を組み合わせた実験により，匂い物質刺激による神経活動が嗅覚受容ニューロンの軸索投射に果たす役割が確かめられた．ほとんどの場合において，それぞれの種類の嗅覚受容ニューロン軸索の単一糸球体への収束に異常がみられないことから，匂いに対する経験は，嗅覚受容ニューロン軸索の糸球体への収束に主要な役割を果たしていないことが示唆された．しかし，一部の種類の嗅覚受容ニューロンではわずかな異常が認められた．実際，正常マウスでも，いくつかの種類の嗅覚受容ニューロンは，単一糸球体への軸索の収束が生まれた時点では不完全で，生後の発達期における調整が必要である．この調整は，鼻腔閉鎖によって匂い物質がどちらかの鼻腔に入るのを外科的に遮断することで障害されることから，嗅覚受容ニューロンの軸索が単一糸球体に収束するために嗅覚の経験が必要であることを示している（図7-38）．嗅覚受容ニューロンに内向き整流性K^+チャネル（BOX 2-4）を発現させて過分極状態にし，活動電位の閾値を超えにくくすることで自発活動を阻害すると，軸索の大まかな投射位置にはそれほど変化がないものの，特定の種類の嗅覚受容ニューロンでは単一糸球体への収束に顕著な影響がみられた．

上記の実験は，嗅覚受容ニューロンの自発的な神経活動や匂い刺激による神経活動が，嗅覚受容ニューロンの軸索の個々の糸球体への投射の精度を調節する役割を果たしていることを示している．これにはどのような分子がかかわっているのだろうか．鼻腔閉鎖によって発現が変化する分子を探索したところ，発現レベルが活動依存的に制御される細胞表面

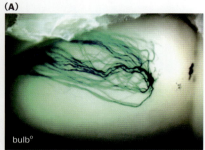
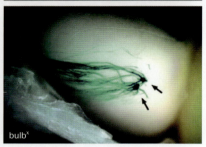

図7-38　正確な糸球体投射には嗅覚受容ニューロンの活動が必要である　(A) 嗅覚受容ニューロンは，通常レベルの匂いの受容による神経活動があれば，単一の糸球体へ正確に投射することができる (bulb°)。一方の鼻孔を閉じて匂い物質を受容できなくすると (bulb^x)，嗅覚受容ニューロンは複数の糸球体に投射するようになる (矢印)。特定の嗅覚受容ニューロンの軸索を標識する方法については図6-15参照。(B) グラフは匂いを遮断した場合に正確な軸索投射ができなくなる割合を定量したもので，2種類の嗅覚受容ニューロンについて，複数の糸球体に投射がみられた嗅球の割合を，正常な状態のものと匂いを遮断した状態のものとの間で比較している。(Zou DJ, Feinstein P, Rivers AL et al. [2004] *Science* 304:1976–1979 より AAAS の許諾を得て掲載)

タンパク質がみつかった。これらの中には，エフリンA および EphA や，免疫グロブリンスーパーファミリー細胞接着分子でホモフィリックな結合をする Kirrel2 および Kirrel3 が含まれる。これらは同じ嗅覚受容体を発現させることから，同じ種類の嗅覚受容ニューロンは同じ匂い物質刺激に対する活性をもつ。このことから，エフリンA や EphA，ホモフィリックな細胞接着分子の発現レベルの違いが「識別コード」になっていると考えられる。同じ種類の嗅覚受容ニューロンの接着と，異なる種類の嗅覚受容ニューロンの反発が，それぞれのクラスの嗅覚受容ニューロンが分散して存在する糸球体に投射するときの精度を調節するのに役立っている (図7-39)。

このように，嗅覚受容ニューロンの軸索投射が活動依存的に調節されることから，生後の匂いに対する経験が，発現する嗅覚受容体に従って嗅覚受容ニューロンでの細胞間相互作用タンパク質の発現パターンを変えているのである。哺乳類の嗅覚系でみられる細胞間相互作用にかかわる分子の活動依存的な発現制御が，一般的な活動依存的神経回路形成，すなわち「同時に発火したニューロン間のシナプスが増強される」というヘブのメカニズムにあてはまるのかどうか調べることは興味深い (図5-26)。

ここまでは，嗅覚受容ニューロンの嗅球への軸索投射について，嗅覚受容ニューロンの軸索が侵入してくる前に存在するかもしれない嗅球のパターンを考慮せずにみてきた。標的領域は，事前にパターン化されているのだろうか。それとも，パターン化されていない状態なのだろうか (図7-34)。マウスの嗅球において，これに対する答えはほとんどわかっていない。そこで，この問題についてよく研究されている，脊椎動物の嗅球に相当するハエの触角葉についてみていく。

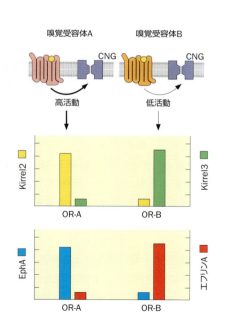
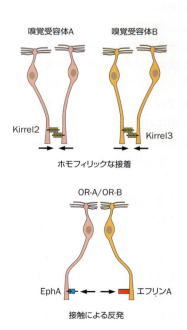

図7-39　活動依存的に発現する細胞表面タンパク質が糸球体投射の精度を高める
左：ある嗅覚受容体 (例えば嗅覚受容体A：OR-A) は，匂い受容により活動性が高まると，Kirrel2 と EphA の発現を誘導し，別の嗅覚受容体 (例えば嗅覚受容体B：OR-B) は，匂い受容による低レベルの活動で Kirrel3 とエフリンA の高い発現を誘導する。そのためそれぞれの種類の嗅覚受容ニューロンは，細胞表面タンパク質のレベルに基づいた識別コードをもつ。右：Kirrel2 と Kirrel3 は，同じ種類の嗅覚受容ニューロンの軸索を接着させる効果がある。一方，異なる種類の嗅覚受容ニューロンで発現したエフリンA と EphA は，互いに反発しあって軸索を分離する。この両方のメカニズムが，糸球体投射をより正確なものにしている。(Serizawa S, Miyamichi K, Takeuchi H et al. [2006] *Cell* 127:1057–1069 より Elsevier の許諾を得て掲載)

7.20 ショウジョウバエの投射ニューロンでは，細胞系譜と生まれる順序が，樹状突起が標的とする糸球体を決定する

第6章で学んだように，昆虫の嗅覚系の糸球体の形成は，哺乳類のものと非常に似ている（図6-27）。同じ嗅覚受容体を発現している嗅覚受容ニューロンは，触角葉の同じ糸球体に投射する。情報はその後，**投射ニューロン**（projection neuron：PN）によって高次の嗅覚中枢へ中継される。ほとんどの投射ニューロンは，樹状突起を単一の糸球体へ送っている。ショウジョウバエの嗅覚系は，神経回路形成の特異性を獲得するメカニズムを研究するうえで，多くの利点がある。個々の糸球体は，その典型的な形態，大きさ，相対的な位置により識別可能である。**MARCM法**（mosaic analysis with a repressible cell marker；抑制性の細胞マーカーを用いたモザイク解析；13.16節）などの遺伝学的ツールにより，遺伝学的なモザイク個体について，個々のニューロンや同じ系譜のニューロンを可視化したり，標識されたニューロンで特定の遺伝子を除去したり異所性発現させたりすることができる。各種類の嗅覚受容ニューロンは，糸球体で1種類の投射ニューロンに結合し，また逆もしかりであるため，図7-34で提唱されたような発生メカニズムを単一細胞レベルの解像度で正確に検証できる。

昆虫の脳のニューロンは，**神経芽細胞**（neuroblast）と呼ばれる前駆細胞から発生する。MARCM法を用いた細胞系譜の解析で，ほとんどの投射ニューロンは，触角葉の背側または外側に位置する2種類の神経芽細胞のどちらかの由来であることがわかっている。背側の系譜由来の投射ニューロンの樹状突起と，外側の系譜由来の投射ニューロンの樹状突起が投射する糸球体が存在する領域は，明確に分かれている（図7-40）。これは，投射ニューロンの系譜が，投射する糸球体の選択にかかわっていることを示している。さらに，同じ系譜の投射ニューロンがそれぞれ別の糸球体に投射する場合，その投射先は生まれた順番によって決められる。したがって，ニューロンの系譜と生まれた順番によって，投射ニューロンがどの糸球体に樹状突起を送るのか，つまりはどの種類の嗅覚受容ニューロンとシナプス結合し，最終的にどの匂いに対する情報を伝達するのかを予測することができる。

ショウジョウバエの発生過程における嗅覚系神経回路形成についてのさらなる研究によ

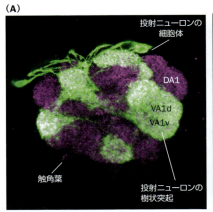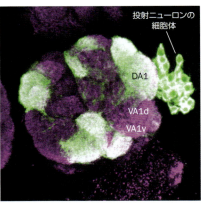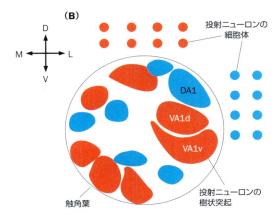

図7-40　ショウジョウバエの投射ニューロンでは，細胞系譜が樹状突起と糸球体間の選択性に影響を与える　(A)投射ニューロン（PN）のうち，背側の神経芽細胞系譜に由来するものと，外側の神経芽細胞系譜に由来するものでは，それぞれ異なる糸球体に樹状突起を送る。（左）背側の投射ニューロンに膜結合型GFPを発現させて，その細胞体と樹状突起を緑色に標識したもので，これにより背側の投射ニューロンの樹状突起が収束している糸球体の位置が識別できる。紫色はシナプスマーカーでの染色によるもので，すべての糸球体を表している。右側は，外側の投射ニューロンとその樹状突起を緑色に標識したもので，背側の投射ニューロンと相補的な糸球体投射パターンになっている。この2つの写真は，それぞれ異なる触角葉を同等の深さで切った組織切片の蛍光像である。背側の投射ニューロンの大部分の細胞体は，立体的に異なる位置にあるため，写真ではみられない。(B)投射ニューロンの樹状突起が投射する一群の糸球体を示した図。赤色は背側の投射ニューロンからの，青色は外側の投射ニューロンからの樹状突起が投射する糸球体の位置を示している。D，背側；V，腹側；M，内側；L，外側。模式的に示した3つの糸球体DA1，VA1d，VA1v（名前は位置に由来）は，パネルAと対応する。（Jefferis G, Marin EC, Stockers RF et al.［2001］Nature 414:204–208よりMacmillan Publishersの許諾を得て掲載）

り，個々の投射ニューロンは，嗅覚受容ニューロンの軸索が到達する前の発達過程の触角葉に対して，すでに特定の領域を選択して樹状突起を伸長させていることがわかっている。これらの樹状突起は，触角葉の中で将来標的糸球体ができる位置に相当する領域を占領するように投射する。このように，投射ニューロンは，嗅覚受容ニューロン非依存的な個性をもっているだけでなく，シナプス前の結合相手が到達する前の発達期の触角葉内に空間的地図を構築しているのである。以上を踏まえると，触角葉における嗅覚系の神経回路の特異性の構築は，2つの相に分けることができる。最初に，投射ニューロンの樹状突起は，嗅覚受容ニューロン非依存的なキューにより，ニューロン種類特異的に大まかな樹状突起の投射を行う。つぎに，事前にパターン化された触角葉に嗅覚受容ニューロンの軸索が入ってきて，標的をみつける。以下の節で，これら両方のプロセスについて述べる。

7.21 決定因子の勾配と分散型の分枝標識が，投射ニューロンの樹状突起の標的認識を制御する

　セマフォリンは，哺乳類の嗅覚受容ニューロン軸索の標的認識における役割と同様，ハエの投射ニューロンの樹状突起の標的認識においても重要な役割を果たしていることがわかってきた。特に，膜貫通型セマフォリンである**Sema1A**は，背外側＞腹内側という濃度勾配で発達期の触角葉に分布している。触角葉は嗅覚受容ニューロンの軸索が到達する前は，ほとんどが投射ニューロンの樹状突起によって占められる（図7-41A）。Sema1Aを単一の投射ニューロンで除去すると，樹状突起は標的をSema1Aの濃度勾配に応じて腹内側へシフトする（図7-41B）。このことは，Sema1Aが細胞自律的な役割を果たしていることを示している。したがって，セマフォリンはほとんどの場合ガイダンス分子として働く一方で，Sema1Aは投射ニューロンの標的認識を制御する受容体として働いている。さらに，個々の投射ニューロンは，異なるレベルのSema1Aを発現しており，腹内側＞背外側という逆の濃度勾配で分布する**Sema2A**および**Sema2B**という2種類の分泌型セマフォリンにより異なる形で反発される。このことから，相補的な濃度勾配で分布する異なるセマフォリンの共同作業により，背外側-腹内側軸に沿ってどの位置に投射ニューロンの樹状突起を送るかが決定されていることがわかる。

　個々の投射ニューロンは，どのようなメカニズムにより，分散分布する糸球体の中から単一の標的をみつけて樹状突起を送っているのだろうか。濃度勾配をもった決定因子は，大まかな地図をつくるのに役立っているが，隣り合った糸球体間での濃度の差はそれほど大きくないであろうことを考慮すると，正確な投射先の位置決定には不十分であると考えられる。投射ニューロンを標識する別の種類の分子がみつかっている。約半数の投射ニューロンは，ショウジョウバエの視覚系の回路形成のところで出てきたロイシンリッチリピート含有細胞表面タンパク質Capricious（Caps；図5-39）を発現している。Caps陽性の投射ニューロンとCaps陰性の投射ニューロンの糸球体の標的パターンは，まだら状になっている。Caps陽性投射ニューロンからCapsを除去すると，Caps陰性の標的へ選択的に投射するようになる。逆に，Caps陰性投射ニューロンにCapsを異所性発現させると，Caps陽性糸球体へ選択的に投射するようになる。これらの遺伝学的解析により，Capsは樹状突起間の相互作用を仲介していることがわかる。このようにCapsは，投射ニューロンの樹状突起を2つの異なるサブグループに分ける，二者択一型の決定因子として作用しているのである。この機能は，マウスのKirrel2/3やエフリンA/EphAを介した嗅覚受容ニューロン軸索の調節における軸索間相互作用と似ている（図7-39）。

　以上をまとめると，セマフォリンのような広範な濃度勾配による決定因子と，Capsのような局所の二者択一型決定因子が同時に働くことにより，異なる種類の投射ニューロンの樹状突起が，触角葉の分散した領域で標的を認識する特異性を高めているのである（図7-41C）。

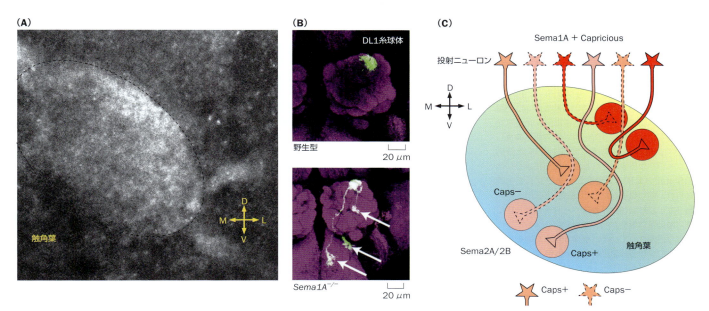

図7-41　投射ニューロンの樹状突起の標的認識は，広範なガイド因子の濃度勾配と，局所的な二者択一型のメカニズムにより誘導されている　(A)写真はSema1Aタンパク質の分布を示しており（白色），Sema1Aタンパク質は発生期の触角葉（破線で囲んだ部分）では背外側＞腹内側の濃度勾配で分布している．触覚葉は嗅覚受容ニューロンからの軸索が到達する前はおもに投射ニューロンの樹状突起で占められる．(B)上は，単一のDL1投射ニューロンが，樹状突起をDL1糸球体（背外側の触角葉に位置する）へ選択的に投射しているようすを示している．下は，Sema1AをこのDL1投射ニューロンで欠損させたとき，樹状突起の一部はDL1糸球体に投射しているものの，大部分の樹状突起は腹内側に誤って投射していることを示している（下，矢印）．このことから，Sema1AはDL1投射ニューロンにおいて，細胞自律的な作用により樹状突起をDL1糸球体特異的に投射させていることがわかる．DL1投射ニューロンは，野生型と変異型のいずれもMARCM法（すべての糸球体構造が紫色に染色されるシナプスのマーカーを用いた方法）により標識されている．(C)投射ニューロンの樹状突起の糸球体への投射を制御する分子とメカニズムをまとめた図．投射ニューロンはそれぞれ異なる量のSema1Aを発現しており，図ではこれを赤の濃淡で表している．背景の青色から黄色に変わっていくグラデーションは，腹内側＞背外側というSema2AとSema2Bの濃度勾配を表している．この2つの分泌型セマフォリンは，Sema1A発現投射ニューロンの樹状突起を反発する．このため，Sema1Aをより強く発現する投射ニューロンは，樹状突起をより背外側の糸球体に投射する．これが(A)で示したSema1Aの濃度勾配を作り出す原因になっている．加えて投射ニューロンの中には，Capricious(Caps)というタンパク質を発現しているものと（図で実線で囲んだ投射ニューロン），発現していないもの（図で破線で囲んだ投射ニューロン）がある．Caps陽性の投射ニューロンとCaps陰性の投射ニューロンは選別されて，それぞれ触角葉の別の領域の糸球体に投射する．D，背側；V，腹側；M，内側；L，外側．(Komiyama T, Sweeney LB, Schuldiner O et al. [2007] *Cell* 128:399–410よりElsevierの許諾を得て掲載．Sweeney LB, Chou YH, Wu Z et al. [2011] *Neuron* 72:734–747；Hong W, Zhu H, Potter CJ et al. [2009] *Nat Neurosci* 12:1542–1550も参照）

7.22　嗅覚受容ニューロンの軸索間の段階的相互作用が，標的選択を制御する

　哺乳類と違い，ショウジョウバエでは，嗅覚受容体は嗅覚受容ニューロン軸索の標的認識には関与していない．進化の過程で嗅覚受容体が嗅覚受容ニューロンの標的認識に関与するようになったのは，おそらく嗅覚受容ニューロンの種類が大幅に増加した脊椎動物か哺乳類以降だと思われる．実際，ショウジョウバエの嗅覚受容体は，嗅覚受容ニューロンの回路の特異性が決まったあとで発現しはじめる．このように，ハエの嗅覚受容ニューロンの回路形成メカニズムは，7.19節で述べた哺乳類の嗅覚受容体依存的な嗅覚受容ニューロン軸索の標的認識機構とは異なる．

　一方で，哺乳類と同様に，ショウジョウバエの嗅覚受容ニューロンの回路形成も，軸索間相互作用や標的到達前の選別機構に大きく依存しており，しかもセマフォリンという同じファミリー分子がこれにかかわっている．先導する嗅覚受容ニューロンの軸索が触角から最初に触角葉に到達すると，個々の軸索は触角葉を背外側または腹内側のどちらかの軌道へと方向を変える（図7-42）．分泌型セマフォリンであるSema2Bは腹内側の軌道を通る軸索で強く発現するが，背外側の軌道を通る軸索では発現していない．Sema2Bが欠損したハエでは，腹内側の軌道を通る嗅覚受容ニューロンの軸索は背外側の軌道を通るように

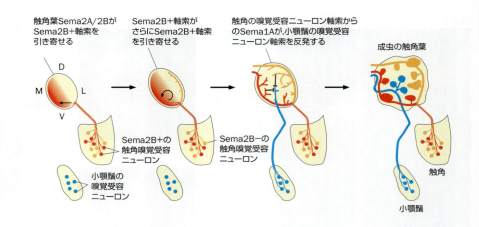

図7-42 嗅覚受容ニューロンの投射の選択性が，段階的な軸索間相互作用により制御されることを示したモデル 触角の嗅覚受容ニューロンの軸索が触角葉に入ると，触角葉内におけるSema2AとSema2Bの腹内側＞背外側という濃度勾配（赤のグラデーション）により，Sema2Bを発現している軸索（赤色）が腹内側方向へ引き寄せられる。逆に，Sema2Bを発現していない軸索（橙色）は，背外側へ伸長していく。最初に触角葉に到達した嗅覚受容ニューロンから分泌されるSema2Bにより，他のSema2B発現嗅覚受容ニューロンも引き寄せられ，同じ軌道をたどる（曲線の矢印）。小顎鬚（MP）の軸索（青色）が後から到達したときには，触角葉は触角からの嗅覚受容ニューロンにかなり占領されている。触角から来た嗅覚受容ニューロンから分泌されるSema1Aにより小顎鬚からの嗅覚受容ニューロンは反発され，これにより小顎鬚からの軸索は触角の嗅覚受容ニューロンと相補的になるように糸球体に投射する。D，背側；V，腹側；M，内側；L，外側。（Sweeney LB, Couto A, Chou YH et al. [2007] *Neuron* 53:185–200；Joo WJ, Sweeney LB, Liang L et al. [2013] *Neuron* 78:673–686よりElsevierの許諾を得て掲載）

なり，最終的に本来投射する腹内側からは遠く離れた触角葉の背外側の糸球体へ異所的に投射する。遺伝学的解析により，Sema2Bを発現する嗅覚受容ニューロンは，これより前の時期に投射ニューロンの樹状突起の標的パターンの形成に作用した触角葉のSema2AとSema2Bの濃度勾配によって（図7-41），最初に腹内側の軌道へ誘引されることが示された。これら最初の腹内側の嗅覚受容ニューロンの軸索から分泌されたSema2Bは，他のSema2B発現嗅覚受容ニューロンの軸索を同じ軌道へ誘引する（図7-42，左側の2つ）。これらの軸索間相互作用は，脊椎動物でみられるものと類似しており，最終的な標的選択を行ううえで必須となる軸索の適切な軌道の選択を担っている。興味深いことに，Sema2Bが腹内側の軌道をとる半数の嗅覚受容ニューロンで発現し，背外側の軌道をとる残りの半数で発現しないのは，7.3節で出てきたNotch-Deltaを介した側方抑制によるものである。

軸索間相互作用は，最終的な標的領域でも起こる。例えば，小顎鬚（maxillary palp：MP）からの嗅覚受容ニューロンの軸索が触角葉に到達するのは，触角の嗅覚受容ニューロンの軸索が触角葉に到達した後である（ハエは，触角と小顎鬚という2つの分離した「鼻」に相当する部位があり，それぞれに異なる種類の嗅覚受容ニューロンが存在する；図6-27）。触角の嗅覚受容ニューロンを発生過程で取り除くと，小顎鬚からの軸索は本来触角の嗅覚受容ニューロンが投射する糸球体に投射する。このことから，触角の嗅覚受容ニューロンの軸索は，後から到着する小顎鬚の嗅覚受容ニューロンの軸索を反発することにより，標的の選択を制御していると考えられる（図7-42，右側の2つ）。Sema1Aは，投射ニューロンでは樹状突起の投射を誘導する受容体として働くのに対し，嗅覚受容ニューロンでは，反発性のリガンドとして必須の役割を果たしている。これは，触角の嗅覚受容ニューロンの軸索だけでSema1Aを除去した場合（小顎鬚からの軸索では除去していない），小顎鬚からの軸索の標的選択に異常が起きることによって示された。このように，複数のステージにおける軸索間相互作用が，特定の種類の嗅覚受容ニューロン軸索の標的選択を制御している。

7.23 ホモフィリックなマッチング分子が，シナプスの結合相手との特異性を規定している

50種類ある嗅覚受容ニューロンと投射ニューロンが最終的に1対1結合をするのには，どのようなメカニズムがかかわっているのだろうか。これまで述べてきたように，嗅覚受容ニューロンが精力的に軸索間で相互作用していることからすると，嗅覚受容ニューロンの軸索どうしで投射地図をつくるのに十分なレベルのパターン化が起こっていて，その後，先にできている投射ニューロンの樹状突起の投射地図に重ね合わさるようにそれらが投射しているのだろうか。それともそうではなく，ないしはこれに加えて，嗅覚受容ニューロ

ンの軸索は結合相手の投射ニューロンの軸索表面のキューを認識することにより，特異的な糸球体へ投射しているのだろうか．実際には，実験的に投射ニューロンの樹状突起の位置をシフトさせると，結合相手の嗅覚受容ニューロンの軸索もシフトする．このことから，嗅覚受容ニューロンの軸索はシナプス後パートナーの投射ニューロンのキューを認識しており，投射ニューロンの樹状突起が間違った位置に投射した場合でさえ，そのキューが出る方向に投射すると考えられる．

この現象にもとづいて，異所性に発現させると本来シナプスの結合相手でないものとの結合を起こしたり，正しい相手とのシナプス結合を妨げたりするような，「マッチング分子」を探索するための遺伝学的スクリーニングが行われた．このスクリーニングにより，シナプス結合のマッチング分子として，進化的に保存された2つのテニューリンが同定された．ハエの2つのテニューリン分子Ten-mとTen-aは，マッチする嗅覚受容ニューロン−投射ニューロン群のうち，それぞれ異なる種類の群で強く発現している(図7-43A，B)．そしてこれらの分子はホモフィリックな接着特性を有することから，Ten-mとTen-aの発現が，シナプス結合相手のマッチングを規定している可能性が示唆された(図7-43B)．この仮説は，機能喪失および機能獲得実験により正しいことが証明された．例えば，Ten-aを高レベルで発現しているDA1投射ニューロンでTen-aの発現を欠損させると，その樹状突起は，Ten-aを低レベルで発現しているVA1v嗅覚受容ニューロンの軸索とミスマッチする(図7-43C，中央)．同様に，本来Ten-mを低レベルで発現しているDA1投射ニューロンでTen-mを過剰発現させると，樹状突起はTen-mを高レベルで発現しているVA1v嗅覚受容ニューロンの軸索とミスマッチする(図7-43C，右)．さらに，本来結合相手ではない嗅覚受容ニューロンと投射ニューロンでTen-mを同時に発現させると，これらの軸索と樹状突起が異所性に結合する．これらのシナプス結合のマッチング分子は，同じ種類の嗅覚受容ニューロンと投射ニューロンの最終的な結合特異性の決定を行っている．

テニューリンは前述のCapsとは異なる形で作用している．Capsは，投射ニューロンの樹状突起間の相互作用を介して，投射ニューロンを分散した糸球体に正しく投射させるのに対して，テニューリンは嗅覚受容ニューロン軸索と投射ニューロンの樹状突起間の相互作用を仲介し，シナプスの結合相手をマッチさせる．テニューリンの作用機序は，ニワト

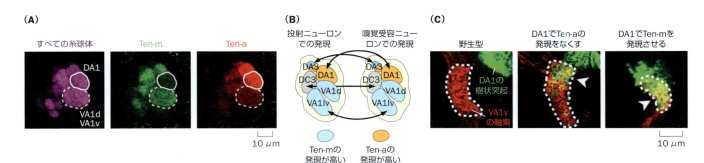

図7-43　テニューリンを介したホモフィリックな誘引による，投射ニューロンと嗅覚受容ニューロン間のシナプス結合のマッチング
(A) 発生期の触角葉におけるTen-m(緑色)とTen-a(赤色)の発現パターンを示している．紫色はすべての糸球体を均一に染めるマーカーで標識したものである．実線で囲んだ部分はDA1糸球体で，Ten-aを強く発現して，Ten-mの発現は弱い．破線で囲んだ部分はVA1dおよびVA1v糸球体で，Ten-mを強く発現し，Ten-aの発現は弱い．(B) 5つの糸球体において，テニューリン発現のマッチングを模式的に表した．同じ糸球体を標的とする投射ニューロンと嗅覚受容ニューロンは，Ten-m(青色)とTen-a(橙色)の発現レベルが一致している．DA1を標的とするものは，Ten-aの発現レベルが高く，Ten-mが低い．VA1dおよびVA1vを標的とするものは，Ten-mの発現レベルが高く，Ten-aが低い．DC3を標的とするものは，Ten-aとTen-mの両方の発現が高い．DC3を標的とするものは，Ten-aとTen-mの両方の発現が低い．両側矢印は，テニューリンの発現パターンのマッチングが，同種の嗅覚受容ニューロンと投射ニューロンをシナプス結合相手として結び付けるという仮説を表している．(C) このマッチング仮説を遺伝学的に証明したものである．野生型では，DA1の樹状突起(緑色)とVA1vの軸索(赤色)はマッチしない(左)．通常はTen-aを強く発現しているDA1投射ニューロンでTen-aをノックダウンすると，DA1の樹状突起はTen-aの発現が弱いVA1vの軸索とミスマッチする(中)．通常はTen-mの発現が弱いDA1投射ニューロンでTen-mを過剰発現させた場合も，DA1の樹状突起はTen-mの発現が弱いVA1vの軸索とミスマッチする(右)．(Hong W, Mosca TJ, Luo L [2012] Nature 484:201–207よりMacmillan Publishersの許諾を得て掲載)

リの網膜で述べた，ホモフィリックな細胞接着分子SidekickとDscamが同じ層に投射するマッチした網膜のニューロンで発現し，層特異的な投射を制御する過程と似ている（図5-33B）。

　以上をまとめると，ハエの嗅覚神経回路構築の遺伝学的解析によって，発生過程における配線特異性に関与するさまざまな細胞および分子機構が同定された（ムービー7-2）。ハエの嗅覚神経回路の構築では，明らかに入力側と標的側で独立した特異性決定メカニズムをもち（図7-34C），他のメカニズムよりもより複雑な相互認識戦略が必要となる（図7-34A，B）。これはなぜだろうか。第6章で学んだように，樹状突起を特定の糸球体に投射する投射ニューロンも，高次嗅覚中枢である側角で定型的軸索終末分枝をしている（図6-33）。実際，投射ニューロンの樹状突起の投射にかかわる多くの分子も，この軸索終末の分枝を制御している。この固定された回路戦略が，特定の種類の嗅覚受容ニューロンから受けた特定の嗅覚情報を，それぞれに特異化された投射ニューロンによって側角の特定領域へと正しく運ぶことを可能にしている。このことは，摂食や求愛といった学習に依存しない匂いを介した本能的な行動に不可欠だと思われる。

　同じ理由で，哺乳類の僧帽／房飾細胞も，遺伝子によってある程度あらかじめ特異化されている可能性がある。特定の嗅覚受容体からの情報は，外敵の匂いを忌避するといった本能的な嗅覚を介した行動に関連した嗅皮質の特定の標的へと，忠実に伝達することができるからである。これらの予想は実験的に確かめることが可能である。

約2万個の遺伝子がどのようにして10^{14}の結合の特異性を決定するのだろうか

　これまでみてきたように，発生過程の神経系は，正確な回路形成を行うために数多くの戦略を駆使している。いくつかの戦略は進化学的に高い保存性があり，同じ分子やメカニズムを用いている。その他のものはより多様性があり，神経系の特定の部分や，特定の動物種において適応されている。第5章やこの章でこれまで学んだことのまとめとして，第5章の最初に掲げた「神経回路形成の特異性の問題」に立ち返って考えてみたい。ヒトの脳は約10^{11}個のニューロンを有し，それぞれのニューロンは約10^{14}個のシナプスを形成している。もし，個々のニューロンがおのおのを識別する「標識」をもっていて，Sperryが化学親和性仮説の中で提唱したように，それぞれが他のニューロンとは違った独自の神経回路を形成するとすれば，ヒトのゲノム上にはせいぜい2万個程度しかタンパク質をコードする遺伝子がない中で，どのようにして神経回路形成の特異性は決定されているのだろうか。つぎの節では，この問題に対するさまざまな解決策について述べる（表7-1は，この章と第5章で述べた例をまとめたものである）。

7.24 遺伝子には数多くのタンパク質バリアントを産生できるものがある

　これまでに，ショウジョウバエのDscamを例として，分子の中にはきわめて多くの構造多様性をもつものがあることをみてきた。*Dscam*は，この遺伝子1つで細胞外ドメインだけでも19,008種類のバリアントを含む細胞表面タンパク質をコードしている（図7-20）。Dscamは，タンパク質そのものに自己回避機能があることに加え，強いアイソフォーム特異的結合性があるため，これをシナプスの結合相手とのマッチングのために利用することができる。実際に，ニワトリのDscamは，網膜の層特異的投射におけるホモフィリックな認識分子として機能していると考えられている（図5-33B）。

　脊椎動物のDscam自体は，昆虫のDscamのように桁違いな選択的スプライシング能を有しているわけではないが，脊椎動物の他のクラスのタンパク質でもこのような分子的多

表7-1 限られたゲノム情報から神経回路形成の特異性を決定するシグナルの数を最大化するための戦略

戦略	例（節）	既知の機能	動物モデル
単一の遺伝子から数多くのタンパク質を作り出す	Dscam（7.9節）	樹状突起と軸索での自己回避	ハエ
	プロトカドヘリン（7.9節）	樹状突起での自己回避	哺乳類
	ニューレキシン（7.11，7.24節）	シナプス形成	脊椎動物
単一のタンパク質が発現量の違いにより機能を変える	エフリンA/EphA（5.4節）	網膜部位再現地図	脊椎動物
	セマフォリン（7.18，7.21節）	嗅覚地図	マウス，ハエ
単一タンパク質が複数の機能を有する	エフリンAとEphAは互いにリガンドと受容体の関係にある（5.5，5.15節）	網膜部位再現地図の形成	脊椎動物
	Sema1Aは受容体とリガンドの役割を果たす（7.21，7.22節）	嗅覚地図の形成	ハエ
	Unc5の有無によるUnc40の機能の違い（BOX 5-1）	正中線上の軸索ガイダンスにおける引き寄せ効果と反発効果	線虫から脊椎動物まで
同じ分子が異なる時間や場所で何度も用いられる	エフリンA/EphA（5.4，7.4，7.19節）	網膜部位再現地図；運動軸索ガイダンス；糸球体の調整	脊椎動物
	Sema1A，Sema2B（7.21，7.22節）	樹状突起の投射；嗅覚地図形成における軸索投射	ハエ
	Sema3A（7.6，7.18節）	正中における反発；嗅覚ニューロン軸索の選別	マウス
	Sonic hedgehog（7.4，7.6節）	脊髄における背腹軸方向のパターン形成；正中の軸索ガイダンス	脊椎動物
	Wnt（7.1，7.6，7.10節）	前後軸に沿った発生期のパターン形成；前後軸に沿った軸索伸長における回旋方向の決定；シナプス前終末の形成位置の決定	線虫，脊椎動物
	Slit（7.5，7.6節）	軸索の正中線の交差 伸長経路の選択	ハエから脊椎動物まで ハエ
	ネトリン（BOX 5-1，5.18節）	軸索の正中線での誘導 視細胞の軸索の投射	線虫から脊椎動物まで ハエ
	Capricious（5.18，7.21節）	視覚系；嗅覚系	ハエ
タンパク質の組み合わせによる機能改変	セマフォリンとCapricious（7.21節）	投射ニューロンの樹状突起の投射	ハエ
	セマフォリンとエフリンA/EphA（7.18，7.19節）	嗅覚受容ニューロンの軸索の投射	ハエ
経験と自発的なニューロンの活動に依存するもの	視覚野の眼球優位コラム（5.7，5.9節）		ネコ，フェレット，サル
	外側膝状体における眼特異的層分離（5.9〜5.11節）		哺乳類
	神経筋シナプスの調整（7.13節）		マウス
	ヒゲーバレル系の神経回路形成（BOX 5-3）		マウス
	糸球体の投射の調整（7.19節）		マウス

様性を有するものが知られている。例えば，クラスター型プロトカドヘリンは，Dscamのように樹状突起における自己回避を制御している。実際，プロトカドヘリンのαおよびγクラスターの細胞内ドメインは同じであるが，選択的スプライシングによって細胞外ドメインは構造的多様性を有している（図7-21）。大きな構造的多様性をもつ分子のもう1つの例として，シナプス間シグナル分子のニューレキシンがある（図7-25）。ニューレキシンには3つの独立した遺伝子があり，それぞれが2種類のプロモーターを有しており，これにより6種類の主要なニューレキシンのアイソフォームがつくられる。ニューレキシンの細胞外ドメインには複数の選択的スプライス部位があり，ここに入るエクソンの組み合わせにより，結果的に約3,000種類のニューレキシンの構造バリアントがつくられる。最近の研究で，ニューレキシンの構造的多様性が，さまざまなシナプスの性質を決定することが示されている。

7.25 タンパク質の濃度勾配が結合の特異性を決定する

　タンパク質の濃度勾配メカニズムによって，神経系の回路形成に必要な分子の数を減らすことができる。同じタンパク質でも濃度の違いにより，結合特異性を変えることができるからである。これに関するものとして，網膜部位再現地図におけるエフリン/Eph受容体の濃度勾配の役割を最初に示した（図5-7）。分子の濃度勾配による連続的地図の構築機構は，直感的にイメージできる。受容体の濃度がわずかに異なる2つのニューロンは，少しだけ離れた標的に投射する。2つのニューロン間の受容体の発現レベルの差が大きくなると，両者の投射先の間の距離も大きくなる。

　驚くべきことに，分子の濃度勾配は，嗅覚系のような分散型地図でも用いられている。哺乳類の嗅覚受容ニューロンの軸索投射において，Sema3Aとその反発性受容体であるニューロピリンは，異なる嗅覚受容ニューロンが軸索を最終到達地点へ向けて伸長している途中で，同じ種類のものと異なる種類のものとで選別を行っているのである（図7-37）。ハエの触角葉では，投射ニューロンで発現している膜貫通型セマフォリンSema1Aのレベルが，細胞外の2種類の分泌型セマフォリンの濃度勾配に従って投射ニューロンの樹状突起の標的の位置を特定の軸に沿って決定している（図7-41）。しかし，どちらのケースにおいても，これらの濃度勾配は大まかな投射の位置を決定しているだけで，この後，細胞種特異的な相互作用により投射の特異性の調節が行われ，それぞれ異なる標的への投射が完成する。

7.26 同じ分子が複数の機能を担っている

　同じ分子が複数の機能を担う例として，網膜部位再現地図におけるエフリンAとEphAがあげられる。この2つの分子は，それぞれがお互いの受容体およびリガンドとして機能し，順向性と逆向性のシグナルを誘導する（図5-12）。このような両方向性のシグナルの利点の1つとして，濃度勾配メカニズムを受容体とリガンドの両方に適応できることがあげられ，これにより網膜部位再現地図の特異性を高めることができる（5.5節）。両方向性シグナルのもう1つの利点として，視覚経路の形成過程を通してエフリンAとEphAを段階的に発現することにより，リガンドとしてシナプス前パートナーの標的との結合を誘導し，受容体として自分自身の軸索をシナプス後パートナーと娶わせることを可能にしている（図5-31）。同様に，ショウジョウバエのSema1Aも，異なる嗅覚ニューロンでリガンドになったり受容体になったりできる（図7-41，7-42）。3番目の例として，Unc40/DCCは，単独では正中線のガイダンスキューであるUnc6/ネトリンに反応して引き寄せられるが，Unc40/DCCとUnc5を共発現すると，同じガイダンスキューに対して反発作用を示す（BOX 5-1）。

　特定の例は示さないが，軸索ガイダンス受容体の活性と特異性は，細胞外領域のグリコシル化やタンパク質分解，そして細胞内のシグナル伝達分子（Ca^{2+}，cAMPなど）や下流の機能分子の変化によっても修飾される。これらの制御によって，軸索ガイダンス受容体がガイダンスキューに対して特異的な反応を示すようになるのである。

7.27 同じ分子が異なる時間や場所で何度も用いられる

　この例はこれまで何度も出てきた。例えば脊椎動物において，エフリン/Eph受容体というリガンド/受容体ペアは，視覚系では網膜部位再現地図（図5-7），嗅覚系では嗅覚受容ニューロンの嗅覚受容体や活動依存的な軸索投射の特異性調節（図7-38）に用いられるが，さらには脊髄の運動ニューロンの肢への投射パターンの特異性決定にも用いられている（図7-9）。これらの回路は空間的に分離されているため，同じ分子をそれぞれの目的で

用いても，互いに余計な影響を及ぼさない。もう1つ，神経投射が起こる時間差によって，同じ分子シグナルを複数回，正確性の求められる機能として用いることが可能になっている。このような例の1つが，ショウジョウバエの嗅覚回路でみられる。同じセマフォリン（Sema1AとSema2B）が，投射ニューロンの樹状突起と嗅覚受容ニューロン軸索の回路形成の決定に用いられている（図7-41，7-42）。さらに，初期発生においてパターン形成に機能している分子が，神経回路形成でも用いられていることがわかる。例えばSonic hedgehogは，脊椎動物の脊髄において，発生の初期には背腹軸に沿ったパターン形成に用いられるが（図7-8），後には交連ニューロンの正中線のガイダンスキューとしても用いられる。マウスや線虫において，Wntは前後軸に沿った広範なパターン形成に用いられているが，マウスではその後，交連軸索が正中線を交差した後に転じる方向の決定に利用され（図7-15），線虫では，運動ニューロンのシナプス前終末の形成部位の選択にも利用される（図7-23）。

　分子の数を節約する目的は抜きにしても，このように複数の場面で同じ分子を用いているのは，進化の中においては，新たにできた部位の神経回路を形成するためにまったく新しい分子を生み出すよりも，すでに存在する分子を時空間的なパターンを変えて発現させたほうがより簡単だからだと考えられる。この考え方については，第12章で詳しく説明する。

7.28 神経回路形成分子を組み合わせて使うことで，必要な分子の数を減らすことができる

　限られた数のシグナル分子を最大限に有効利用するためのもう1つの戦略は，異なる回路形成分子の組み合わせによる効果を利用することである。単純化して考えるために，入力側のニューロンと標的側のニューロンがホモフィリックな接着分子を利用すると仮定する。もし，入力側のニューロンと標的側のニューロンのペアが1種類のホモフィリックな接着分子のみを用いて結合するとすれば，25個の特異的な結合をつくるには，25種類の分子が必要になる。もし，ある分子が1〜5まであるとし，別の種類の分子がA〜Eまであるとする。これらがそれぞれ独立してシナプスの結合相手に認識されるとし，両方の分子が一致したときにのみ優先的にシナプスが形成されるとすれば，分子の数は全部で10個しかないが，この組み合わせによって25個の特異的な結合をつくることができる（図7-44）。これと同じように考えると，10^{12}個の特異的な結合をつくるのに，2つの分子の組み合わせによる認識機構が適用されると200万個の分子があれば十分で，3つの分子の組み合わせによって認識されるとすれば3万個の分子があれば十分で，6つの分子が組み合わせ認識に使われるのであればたった600個の分子があれば十分なのである。この戦略は，結合の特異性を決定するために必要な分子の数を劇的に減らすことができるが，この戦略では新たな問題を考慮しなければならない。複数の分子が同時に合致した場合にのみ結合できる，あるいは優先的に結合できるようにするために，細胞は結合の閾値を設定しなければならない。また細胞は，複数のシグナルを個別に，正確に読みとるためのメカニズムをつくらなければならない。実際に，異なるシグナル伝達機構が軸索ガイダンス受容体の下流で働いていることがみつかっている（BOX 5-2）。

　この戦略が用いられていると思われる場面は，いくつも思い浮かべることができるだろう。例えば，エフリンA/EphAは，網膜部位再現地図において，前後方向の位置を決定している。そして，背腹方向の位置を決定している分子がエフリンA/EphAシステムと組み合わさって働くことにより，個々の網膜の軸索が前後，背腹の2つの軸の中の特定の位置に投射できるようになっていると考えられる。この方法により，二次元で描かれた網膜の地図を，そのままの順序で脳の高次視覚中枢に投射することが可能になるのである。時間的隔絶（7.27節）や段階的な構築（7.29節）を含む多くの戦略が，組み合わせによる戦略が直面するシグナルの読みとりや閾値の問題を克服するために用いられている。

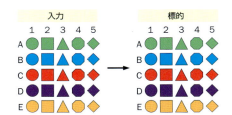

図7-44　組み合わせによる結合特異性の決定戦略　入力側のニューロンと標的側のニューロンが2種類の分子を発現すると仮定し（図では数字と文字で示した），両方の分子が一致しなければ両者の結合が起こらないとすると，10個の分子によって25組のシナプス結合の特異性を作り出すことができる。ここに示した図では，5つの色（文字）と5つの形（数）が，25種類の異なる色と形の組み合わせを作り出すことができる（文字と数の組み合わせ）。青い三角の入力側のニューロン（すなわちB＋3を発現するニューロン）は，青い三角（B＋3）の標的ニューロンと優先的に結合するが，2つのうちの1つの分子だけが同じ標的側のニューロン（例えばC＋3を発現している赤い三角のニューロンやB＋2を発現している青い四角のニューロン）とは結合できない。

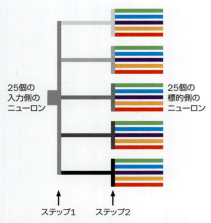

図7-45 段階的な決定により、同じ分子の組み合わせを使いながら投射の正確性を高めることが可能になる　ステップ1で、図で濃淡の異なる灰色の線で示したように、入力側のニューロンは5種類の分子により5つのサブグループに分けられる。ステップ2で、5種類の色で示したように、それぞれのサブグループは5種類の分子によってさらに分離される。

7.29　神経回路形成の決定を複数のステップに分けることにより、分子の数を節約すると同時に正確性を増すことができる

　これまで、複数の分子の組み合わせによる認識機構がどのようにして回路形成に必要な分子の数を減らすことができるかということをみてきた。同じような分子の節約は、複数のステップを組み合わせることによっても達成できる。25個の入力側のニューロンが、25個の標的側のニューロンに結合することを考えてみる。すべての結合が1回のステップで同時につくられるとすると、25種類の分子が必要になる。ここで、結合の特異性の決定過程が2つのステップに分かれていて、それぞれのステップが5種類の結果を生み出すと仮定すると、最初のステップで5種類の遺伝子があれば、25個の入力ニューロンを5つのサブグループに分けることができる。2番目のステップで、同じ新たな5種類の遺伝子を用いれば、それぞれのサブグループの結合の特異性を生み出すことができる（図7-45）。分子を節約することに加えて、このような段階的決定機構では、各特異性決定の分岐点での選択肢を少なくできるため、安定性を増し、エラーを削減することができる。

　このステップには時間的なものと空間的なものがあり、これまでに両方の例が得られている。例えば、ハエの嗅覚神経回路における樹状突起の投射においては、最初の大まかな地図はSema1AとSema2A/2Bの広範囲な濃度勾配によって構築される。つぎに局所的な二者択一型の選択が、Capriciousの細胞種特異的発現により行われる。Capricious陽性糸球体は触角葉全体にまだら状に分布していることから、セマフォリンの濃度勾配にCapriciousの発現の有無による選択が加わって、樹状突起の投射を局所的に選り分けしていることがわかる（図7-41）。時間的な順序は厳密には証明されていないが、おそらくセマフォリンを介した大まかな投射がCapriciousを介した糸球体の選別より先に起こるのだと考えられる。

　哺乳類の嗅覚受容ニューロン軸索の標的認識前の選別は、空間的ステップの例である。投射における最終到達地点の決定を遅らせないために、軸索が嗅上皮から嗅球へ向かって伸長している間に、軸索自身が選別作業を行っている。標的に向かって伸長しているとき、同じ嗅覚受容体を発現している軸索は同じレベルのニューロピリン1とSema3Aを発現しており、これら分子の発現レベルが異なる他の軸索と互いに反発しあう。これによって、同じ種類の受容体を発現する嗅覚受容ニューロンは選択的に結び付きあう。これらの反発性の相互作用は、連続した1つのステップとしてとらえることができる。軸索が最終的に嗅球にたどりついたときに、それぞれの軸索はすでにグループ分けされているため、限られた標的しか選ぶことができない（図7-37）。

7.30　多くの場合、個々のシナプスやニューロンレベルで特異性が決定される必要はない

　上述した分子や発生における戦略を組み合わせて用いることで、限られた分子で多くの複雑な神経回路を正確に形成することが可能になる。しかし、神経回路形成では、実用的な程度に正確でありさえすれば構わない。神経筋接合部において、特定の運動ニューロンのプールと筋肉との結合は、正確に決定されている。しかし、運動ニューロンのプールと筋肉のペアの中で、個々の運動ニューロンと筋線維との間の結合を細かくみると、マウスの耳小骨筋でみられるように、それは必ずしも一様ではなく、かなりのバリエーションがある（図7-28）。嗅覚系において、嗅覚受容ニューロン－投射ニューロンのマッチングにはかなりの正確性が求められる。異なる種類の嗅覚受容ニューロンや投射ニューロンは、それぞれ別の感覚情報をつかさどるため、嗅覚受容ニューロンや投射ニューロンは他の種類のものと混同が起きてはいけない。しかし、同じ嗅覚受容体を発現する個々の嗅覚受容ニューロンについては、同じ糸球体に投射して同じ感覚情報を伝えるだけなので、回路形

成においてそれ以上区別する必要がない。同じ種類の嗅覚受容ニューロンは，ハエでは約30個，マウスでは約5,000個あり，これらにはそれぞれ同じ回路形成をつかさどる仕組みを適用できる。

神経回路の中には，回路形成が正確に決まっている必要がないものや，むしろ正確に決まっていないほうが都合がよいものがある。ショウジョウバエの嗅覚投射ニューロンとキノコ体のニューロンにおける結合様式(6.16節)が，その好例である。ここでは，個々の投射ニューロンがキノコ体のどれかのニューロンと確率論的に結合しさえすれば，一応神経回路としての機能は果たす。しかし，これらの結合がもつ意味は，個々のニューロンの経験によって獲得される。確率論的な回路形成の役割は，脳の複雑性が増せば増すほど大きくなる。この興味深い仮説については，まだわかっていないことが多い。

7.31 神経回路の形成は，神経活動や経験によって誘導される

神経回路形成の重要なメカニズムに，自発的または経験による神経活動がある。これは，シナプス伝達の強度やパターンが直接，神経回路の形成に影響を与えるものである。これに関しては，視覚系のところで最も力を入れて議論してきたが(5.7〜5.11節)，これ以外でも体性感覚系の回路形成(BOX 5-3)や，嗅覚系(7.19節)，脊椎動物の神経筋接合部のシナプスの調整(7.13節)のところでも出てきた。複雑な神経回路においては，決定因子となる分子が土台となる基本的な回路の形成を誘導する。これは，細胞レベルや，ときには細胞の部位レベルでの決定も含まれる。神経回路の機能の適正化に関係していると考えられる結合の数や強さは，ヘブ則，すなわち「同時に発火したニューロン間のシナプスが増強される」という原理に従って調節される。実際，生活の中で新しいことを学んだとき，脳はその都度，結合しているニューロン間のシナプス強度を上げるなどして神経回路をつくり変えている。シナプス強度については，第10章でさらに述べる。

今後重要になるのは，この章や第5章で述べた神経回路形成のそれぞれの戦略の相対的な寄与の割合を調べることである。特に，神経活動非依存的な分子による特異性決定と，神経活動依存的な脳の神経回路形成についてである。この両者の使い分けに一般的な法則はあるのだろうか。この2つのメカニズムはどのように共同作業しているのだろうか。1つの可能性は，神経系がより複雑になるほど，活動依存的な回路形成の割合が増加するのではないかということである。これに関しては，線虫やハエと哺乳類の脳の神経回路形成を比較することでわかるかもしれない。もう1つの可能性として，外敵の匂いを忌避する行動といった本能行動で用いられる神経回路は，進化の中で選択されてきた分子的な決定因子によって固定された回路として形成され，一方，言葉を覚えるなど後天的に獲得するような能力をつかさどる回路は，個人の生活の中での経験や神経活動によって改変されていくのかもしれない。

まとめ

神経回路形成は，高度に組織化された発生プログラムの中で起こる。脊椎動物の神経系は，外胚葉構造である神経管から発生する。外因性のモルフォゲンと内因性の転写因子が神経管を前後軸，背腹軸に沿ってパターン形成し，そこから多様性に富んだ神経前駆細胞やニューロンが生み出される。細胞の運命決定は，非対称細胞分裂と細胞間相互作用の両方によりなされる。細胞種特異的転写因子の統合的な発現と相互抑制は，特定の細胞種の運命決定にしばしば用いられる。分裂後ニューロンは，生まれた場所から遠く離れた最終目的地へ移動する。個々のニューロンが軸索と樹状突起を伸長して回路形成を開始する時

期までに，神経系は，特定の位置での数やニューロンの種類について，すでに大まかな青写真をもっている．

　ニューロンの形態的な分化の最初のステップは突起の伸長で，このうちの1つが軸索になる．軸索は，シナプス後標的に向けてしばしば長い距離を移動し，この間に中間的なキューによってガイダンスされる．ニューロンの運命決定の重要な出力の1つは，軸索ガイダンス受容体の特定のレパートリーを発現することである．軸索の成長円錐のガイダンス受容体は，伸長経路の中で誘引性および反発性のキューに反応し，また中間標的のところで反応の仕方を変えることもある．複数のキュー-受容体システムが同時に働いたり，段階的に働いたりしながら，軸索を最終目的地へ導いていく．樹状突起は，長さや分枝のパターン，微小管の極性，局所的な分泌機構が，軸索とは異なる．樹状突起と軸索は，枝分かれすることの必要性は同じで，これによりシグナルを受容する領域を効率よくカバーしたり，出力を複数の標的へ送ったりすることができる．非常に大きな構造的多様性を有する分子のホモフィリックな反発により，軸索や樹状突起の枝は自己回避を行っている．

　脳の神経回路形成の重要なステップに，シナプス形成がある．シナプス前とシナプス後のパートナーの間での精力的な双方向性の情報交換が，ニューロンと筋肉，ニューロンとニューロンの間の両方で行われ，これにはシナプス間の分子間相互作用がかかわっている．シナプスの周りを取り囲むグリア細胞からのシグナルも，シナプスの形成や成熟に重要な働きをしている．軸索内のシナプスを形成する部位の選択にも，軸索ガイダンスや発生過程のパターン形成にかかわるものと類似した分子やメカニズムが用いられている．脳の神経回路形成にも，最終的な結合性の構築のために，一連の退行過程が用いられている．これには，不要なシナプスを除去したり，過剰に形成した軸索や樹状突起を除去したり，余剰なニューロンが細胞死を起こしたりすることなどが含まれる．

　マウスやハエの嗅覚系で，特定の種類の嗅覚受容ニューロンの軸索が，特定の種類のシナプス後投射ニューロンの樹状突起と1対1の組み合わせで正確に結合する現象は，機能的神経回路の構築における特異性決定機構を研究するうえで非常に優れたモデルである．マウスにおいては，嗅覚受容体の基礎レベルのシグナルが軸索ガイダンス分子の発現レベルを制御することにより，嗅覚受容ニューロンの軸索投射を誘導する役割を果たしている．反発性の軸索間相互作用により，嗅覚受容ニューロンの軸索は伸長過程で選別される．接着性および反発性分子の活動依存的発現により，嗅覚受容ニューロンの軸索は単一糸球体へ特異的に投射するようにさらに調整される．ハエでは，嗅覚受容ニューロンと投射ニューロンは独立して特異化され，双方のニューロンが積極的に配線特異性を決定する．投射ニューロンの樹状突起は，広範な濃度勾配と局所的な二者択一の決定因子との組み合わせにより，軸索が入ってくる前に触角葉を大まかにパターン化している．嗅覚受容ニューロンの軸索は，軸索間相互作用により自分自身で選別を行っており，糸球体においてパートナーとなる投射ニューロンの表面のキューを認識することにより，最終的な1対1のシナプス結合を構築する．

　この章と第5章で学んだ分子機構や細胞機構から，神経回路の限られた数の認識分子がどのようにして天文学的な数のシナプス結合の特異性を決定するのかということがみえてくる．いくつかの細胞表面受容体は，大きな構造的多様性を有していることがみいだされている．同じタンパク質でも，濃度の違いにより異なる結合の特異性決定に利用される．同じ分子が複数の機能を有していることがあり，それらが神経系の別の部位で働いたり，異なる発生時期に働いたりすることにより，異なる結合の特異性決定を行っている．回路決定の過程を複数のステップに分けるなど，組み合わせ戦略によっても分子の数は節約されている．ニューロンの活動や経験によって誘導される多くの結合もある．神経回路の中には，個々のニューロンレベルやシナプスレベルで結合特異性を区別する必要がないものもあり，この場合では実用的な観点からのみ，特異性を区別しておけばよい．

　実験操作や観察が簡単に行えることから，これまで脳の神経回路形成のほとんどの研究

は，比較的単純なニューロンや動物をモデルとして行われてきた。ここから学んだことや，得られたツールは今後，哺乳類の脳のより複雑な神経回路に応用できる。成熟脳での神経回路の構造を調べることは，神経回路形成の特異性の決定機構を研究するうえでの重要な情報となる。神経回路の構成原理と構築メカニズムを解明することは，認知や行動における神経回路の機能を理解することにつながる。

参考文献

単行本と総説

Jan YN & Jan LY (2010) Branching out: mechanisms of dendritic arborization. *Nat Rev Neurosci* 11:316–328.

Jessell TM (2000) Neuronal specification in the spinal cord: inductive signals and transcriptional codes. *Nat Rev Genet* 1:20–29.

Levi-Montalcini R (1987) The nerve growth factor 35 years later. *Science* 237:1154–1162.

Luo L & Flanagan JG (2007) Development of continuous and discrete neural maps. *Neuron* 56:284–300.

O'Leary DD, Chou SJ & Sahara S (2007) Area patterning of the mammalian cortex. *Neuron* 56:252–269.

Rakic P (1988) Specification of cerebral cortical areas. *Science* 241:170–176.

Sanes JR & Lichtman JW (1999) Development of the vertebrate neuromuscular junction. *Annu Rev Neurosci* 22:389–442.

Zipursky SL & Grueber WB (2013) The molecular basis of self-avoidance. *Annu Rev Neurosci* 36:547–568.

神経発生一般

Alcamo EA, Chirivella L, Dautzenberg M et al. (2008) Satb2 regulates callosal projection neuron identity in the developing cerebral cortex. *Neuron* 57:364–377.

Anderson SA, Eisenstat DD, Shi L et al. (1997) Interneuron migration from basal forebrain to neocortex: dependence on Dlx genes. *Science* 278:474–476.

Angevine JB, Jr & Sidman RL (1961) Autoradiographic study of cell migration during histogenesis of cerebral cortex in the mouse. *Nature* 192:766–768.

Ango F, di Cristo G, Higashiyama H et al. (2004) Ankyrin-based subcellular gradient of neurofascin, an immunoglobulin family protein, directs GABAergic innervation at Purkinje axon initial segment. *Cell* 119:257–272.

Barnes AP, Lilley BN, Pan YA et al. (2007) LKB1 and SAD kinases define a pathway required for the polarization of cortical neurons. *Cell* 129:549–563.

Bradke F & Dotti CG (1999) The role of local actin instability in axon formation. *Science* 283:1931–1934.

Briscoe J, Pierani A, Jessell TM et al. (2000) A homeodomain protein code specifies progenitor cell identity and neuronal fate in the ventral neural tube. *Cell* 101:435–445.

Buffelli M, Burgess RW, Feng G et al. (2003) Genetic evidence that relative synaptic efficacy biases the outcome of synaptic competition. *Nature* 424:430–434.

Campenot RB (1977) Local control of neurite development by nerve growth factor. *Proc Natl Acad Sci U S A* 74:4516–4519.

Charron F, Stein E, Jeong J et al. (2003) The morphogen sonic hedgehog is an axonal chemoattractant that collaborates with netrin-1 in midline axon guidance. *Cell* 113:11–23.

Christopherson KS, Ullian EM, Stokes CC et al. (2005) Thrombospondins are astrocyte-secreted proteins that promote CNS synaptogenesis. *Cell* 120:421–433.

Cohen S, Levi-Montalcini R & Hamburger V (1954) A nerve growth-stimulating factor isolated from sarcomas 37 and 180. *Proc Natl Acad Sci U S A* 40:1014–1018.

Dotti CG, Sullivan CA & Banker GA (1988) The establishment of polarity by hippocampal neurons in culture. *J Neurosci* 8:1454–1468.

Gautam M, Noakes PG, Moscoso L et al. (1996) Defective neuromuscular synaptogenesis in agrin-deficient mutant mice. *Cell* 85:525–535.

Godfrey EW, Nitkin RM, Wallace BG et al. (1984) Components of Torpedo electric organ and muscle that cause aggregation of acetylcholine receptors on cultured muscle cells. *J Cell Biol* 99:615–627.

Graf ER, Zhang X, Jin SX et al. (2004) Neurexins induce differentiation of GABA and glutamate postsynaptic specializations via neuroligins. *Cell* 119:1013–1026.

Horton AC & Ehlers MD (2003) Dual modes of endoplasmic reticulum-to-Golgi transport in dendrites revealed by live-cell imaging. *J Neurosci* 23:6188–6199.

Kania A & Jessell TM (2003) Topographic motor projections in the limb imposed by LIM homeodomain protein regulation of ephrin-A:EphA interactions. *Neuron* 38:581–596.

Klassen MP & Shen K (2007) Wnt signaling positions neuromuscular connectivity by inhibiting synapse formation in C. elegans. *Cell* 130:704–716.

Lefebvre JL, Kostadinov D, Chen WV et al. (2012) Protocadherins mediate dendritic self-avoidance in the mammalian nervous system. *Nature* 488:517–521.

Levi-Montalcini R & Booker B (1960) Destruction of the sympathetic ganglia in mammals by an antiserum to a nerve-growth protein. *Proc Natl Acad Sci U S A* 46:384–391.

Levi-Montalcini R & Booker B (1960) Excessive growth of the sympathetic ganglia evoked by a protein isolated from mouse salivary glands. *Proc Natl Acad Sci U S A* 46:373–384.

Lu J, Tapia JC, White OL et al. (2009) The interscutularis muscle connectome. *PLoS Biol* 7:e32.

Lyuksyutova AI, Lu CC, Milanesio N et al. (2003) Anterior-posterior guidance of commissural axons by Wnt-frizzled signaling. *Science* 302:1984–1988.

Ori-McKenney KM, Jan LY & Jan YN (2012) Golgi outposts shape dendrite morphology by functioning as sites of acentrosomal microtubule nucleation in neurons. *Neuron* 76:921–930.

Rhyu MS, Jan LY & Jan YN (1994) Asymmetric distribution of numb protein during division of the sensory organ precursor cell confers distinct fates to daughter cells. *Cell* 76:477–491.

Scheiffele P, Fan J, Choih J et al. (2000) Neuroligin expressed in nonneuronal cells triggers presynaptic development in contacting axons. *Cell* 101:657–669.

Schmucker D, Clemens JC, Shu H et al. (2000) *Drosophila* Dscam is an axon guidance receptor exhibiting extraordinary molecular diversity. *Cell* 101:671–684.

Spitzweck B, Brankatschk M & Dickson BJ (2010) Distinct protein domains and expression patterns confer divergent axon guidance functions for *Drosophila* Robo receptors. *Cell* 140:409–420.

Tapia JC, Wylie JD, Kasthuri N et al. (2012) Pervasive synaptic branch removal in the mammalian neuromuscular system at birth. *Neuron* 74:816–829.

Tosney KW & Landmesser LT (1985) Specificity of early motoneuron growth cone outgrowth in the chick embryo. *J Neurosci* 5:2336–2344.

Watts RJ, Hoopfer ED & Luo L (2003) Axon pruning during *Drosophila* metamorphosis: evidence for local degeneration and requirement of the ubiquitin-proteasome system. *Neuron* 38:871–885.

Wojtowicz WM, Wu W, Andre I et al. (2007) A vast repertoire of Dscam binding specificities arises from modular interactions of variable Ig domains. *Cell* 130:1134–1145.

嗅覚神経回路の構築

Hong W, Mosca TJ & Luo L (2012) Teneurins instruct synaptic partner matching in an olfactory map. *Nature* 484:201–207.

Imai T, Suzuki M & Sakano H (2006) Odorant receptor-derived cAMP signals direct axonal targeting. *Science* 314:657–661.

Imai T, Yamazaki T, Kobayakawa R et al. (2009) Pre-target axon sorting establishes the neural map topography. *Science* 325:585–590.

Jefferis GS, Marin EC, Stocker RF et al. (2001) Target neuron prespecification in the olfactory map of *Drosophila*. *Nature* 414:204–208.

Joo WJ, Sweeney LB, Liang L et al. (2013) Linking cell fate, trajectory choice, and target selection: genetic analysis of Sema-2b in olfactory axon targeting. *Neuron* 78:673–686.

Komiyama T, Sweeney LB, Schuldiner O et al. (2007) Graded expression of semaphorin-1a cell-autonomously directs dendritic targeting of olfactory projection neurons. *Cell* 128:399–410.

Nakashima A, Takeuchi H, Imai T et al. (2013) Agonist-independent GPCR activity regulates anterior-posterior targeting of olfactory sensory neurons. *Cell* 154:1314–1325.

Serizawa S, Miyamichi K, Takeuchi H et al. (2006) A neuronal identity code for the odorant receptor-specific and activity-dependent axon sorting. *Cell* 127:1057–1069.

Wang F, Nemes A, Mendelsohn M et al. (1998) Odorant receptors govern the formation of a precise topographic map. *Cell* 93:47–60.

第8章

運動系と制御系

ものを動かすこと，これが人間にできるすべてである。それを実行する唯一の主体は筋肉である。ひそひそ話すにしても，森林を伐採するにしても。

Charles Sherrington（1924）

　第4章と第6章でみてきたような感覚系のおかげで，動物は自分を取り囲む世界について知ることができる。しかしながら，感覚はそのほんの最初のステップにすぎない。自分を取り囲む世界に順応するためには，動物は感覚によって得た知識にもとづいて，行動を起こす必要がある。例えば，動物は嗅覚，視覚，味覚などを通じて食物の存在を感知する能力を身につけ，そのおかげで食物を食べることができ，生きるのに必要なエネルギーを得ることができるのである。同様に，動物は危険を察知する能力を身につけ，おかげでその危険と戦ったり，隠れたり，逃げたりできるようになった。この章では，このような感覚に対する積極的な応答を可能とする出力系について学んでいこう。

　第1の出力系は**運動系**（motor system）である。運動系は骨格筋の収縮を制御することで，ものに手を伸ばして掴む，歩く，話す，姿勢を維持するといった行動を可能とする。**図8-1**は神経系がいかに精緻に運動を制御するのかという一例として，優雅に駆ける馬のようすを示している。第2の出力系は**自律神経系**（autonomic nervous system）である。自律

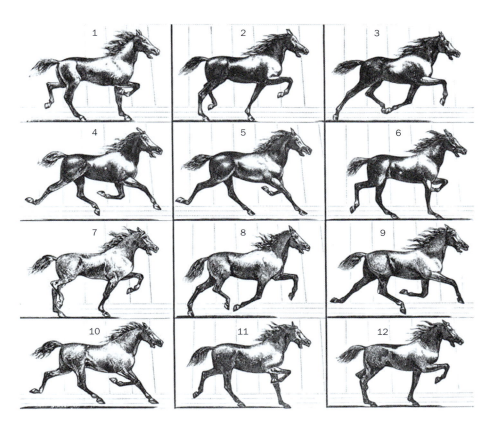

図8-1　速歩中の馬の動き　速歩中の馬の動き1サイクルを12フレームで表した（写真家Eadweard Muybridge氏の連続写真から図に起こしたもの）。これらの写真（露出時間は500分の1秒）により，速歩中の馬が完全に宙に浮く瞬間がある（フレーム4，5，9，10）ことがはじめて明らかに示された。（Muybridge E［1878］*Sci Am* 39:241よりMacmillan Publishersの許諾を得て掲載）

神経系は平滑筋や心筋の収縮を制御し，臓器の機能を制御する。第3の出力系は**神経内分泌系**（neuroendocrine system）である。神経内分泌系は感覚刺激や脳の状態に応じてホルモンを分泌し，食物や毎日の明暗サイクルに対する応答といった動物の生理機能や行動を制御する。自律神経系と神経内分泌系の制御中枢は視床下部である。自律神経系と神経内分泌系は体の調節にとって重要な鍵である。

この章では運動系について，まず脊椎動物における歩行運動の制御を取り上げる。つぎに，自律神経系と神経内分泌系について議論しよう。最後に，摂食行動，概日リズム，睡眠を具体例として，これらの基本的機能がどのように制御されるのかをみてみよう。

運動はどのように制御されるのだろうか

運動は，複数の運動ニューロンが協調的に活性化されることにより，複数の骨格筋が協調的に収縮することで実現する。脊椎動物では運動ニューロンの細胞体は脊髄や脳幹に存在し，その軸索は中枢神経系から出て身体や頭部の特定の筋にそれぞれ投射する。運動ニューロンもまたそれ自身が精巧な制御を受けている。すなわち，固有感覚の体性感覚ニューロンや局所回路の介在ニューロン，運動の開始や修飾に特化した脳幹の神経核，そして運動皮質から直接の入力を受けるのである。これらの下行性運動制御中枢は階層的に構成されており，体性感覚系はこの階層のさまざまなレベルにフィードバック信号を与える。さらに，大脳基底核と小脳という2つの重要なループのおかげで，より精緻な運動制御が可能となる（図8-2）。第4章と第6章では，感覚ニューロンからはじまった情報がどのように脳へと入るのかという流れを追っていくことで感覚系を学んできた。この章でも運動システムをみるのに末梢から中枢へという同様のアプローチをとる。ただし今回は実際の情報の流れとは逆方向に，まず筋や運動ニューロンについて学び，その後，より上流のニューロンや回路がどのように運動を制御するのかについてみていこう。

8.1　筋肉の収縮は細胞内 Ca^{2+} を介したアクチン線維とミオシン線維のスライディングにより制御される

この章の冒頭に示したSherringtonの言葉にもあるように，体の動きはすべて筋肉の収縮にもとづいている。筋収縮のメカニズムは分子レベルまで詳細に明らかになっている。筋細胞は**筋原線維**（myofibril）という細長い紐のような構造体を含んでいる（図8-3A）。電子顕微鏡で観察すると，筋原線維は**サルコメア**（筋節，sarcomere）と呼ばれる構造体の繰り返しからなることがわかる。1つのサルコメアは太い線維と細い線維が順番に規則正しく重なり合って並んでいる。細い線維は**Fアクチン**（F-actin；線維状アクチン〔filamentous actin〕）とその結合分子群とで構成される（図8-3B）。太い線維は**ミオシン**（myosin）タンパク質で構成される（図8-3C）。アクチンとミオシンとの物理的相互作用により，太い線維と細い線維が互いに重なり合ってスライディングすることが，筋収縮の基礎である（図8-3D）。

2.3節で紹介したように，ミオシンはFアクチンに結合する**モータータンパク質**（motor protein）である。ミオシンは太い線維に埋め込まれた長い尾部領域と，太い線維と細い線維との間を架橋する丸い頭部領域から構成される（図8-3C，D）。ミオシン頭部はATPアーゼドメインをもち，ATPを加水分解できる。この加水分解反応にはミオシン頭部とアクチンの相互作用が必要であり，ATPの加水分解から得た化学エネルギーが**パワーストローク**（power stroke）という機械的な力へと変換され，ミオシンとアクチンの相対的な位置関係を動かす原動力となる（図8-4A，ムービー8-1）。このような動きは，例えば，蛍光標識したアクチン線維が，ミオシンタンパク質でコーティングしたスライドガラス上を動くよう

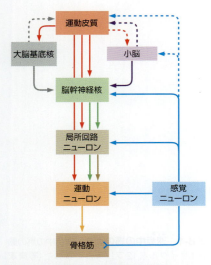

図8-2　運動制御の階層的な構成　矢印は情報の流れる方向を示す。実線矢印は，その神経連絡の少なくとも一部は直接路であることを示す。破線矢印は中継ニューロンを介した経路であることを示す。感覚ニューロンの終末が骨格筋でY字型になっているのは，固有感覚ニューロンの末梢の神経終末を表している。

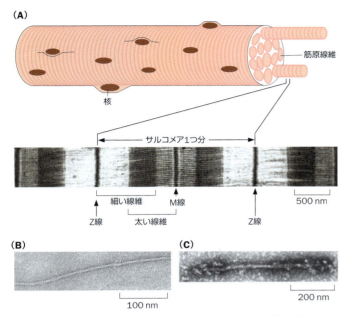
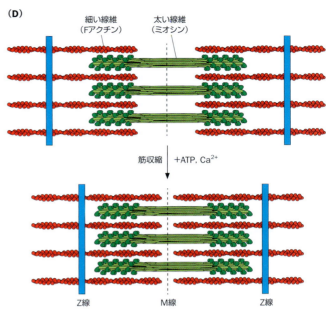

図8-3 筋細胞の分子構成と筋収縮のスライディング線維モデル
(**A**)上段：筋細胞の概念図。1つの筋細胞は多核であり，筋原線維が並行して束になっている。下段：電子顕微鏡下では，筋原線維がサルコメア（筋節）と呼ばれる基本単位の繰り返し構造であることがみてとれる。それぞれのサルコメアはZ線からはじまる細い線維とM線からはじまる太い線維が交互に重なり合って構成される。(**B**) 1本のFアクチン（アクチンポリマー）が微小線維を形成することを示す電子顕微鏡ネガティブ染色画像。筋ではFアクチンが細い線維の主要成分である。(**C**)精製されたミオシン分子が凝集し，中央のむきだしの領域と両端の太い突起状の構造を形成することを示す電子顕微鏡ネガティブ染色画像。この凝集は太い線維の構造に似ていることがみてとれる。(**D**)スライディング線維モデルの概念図。ミオシンモーター分子がアクチン線維上を動くことによって太い線維と細い線維が相対的に動き，筋収縮が起こる。ミオシン-アクチン相互作用にはCa^{2+}が必須である。ATPの加水分解が動きのエネルギー源となる。詳細は図8-4A参照。(A〜C：顕微鏡写真はHuxley HE［1965］*Sci Am* 213:18–27よりMacmillan Publishersの許諾を得て掲載。Huxley AF, Niedergerke R［1954］*Nature* 173:971–973；Huxley H, Hanson J［1954］*Nature* 173:973–976も参照）

すを観察する，といった簡略化した実験系でも可視化できる（図8-4B；ムービー8-2も参照）。実際，ミオシンとアクチンの相互作用が引き起こす動きが最初に示されたのは筋収縮においてであるが，この動きは細胞分裂，細胞移動，成長円錐の誘導などさまざまな細胞の動きの基盤となっている（BOX 5-2）。

　アクチン/ミオシンを介した筋収縮はATPだけではなくCa^{2+}も必要とする。なぜなら細い線維のFアクチンはトロポミオシンおよびトロポニンという2種類のタンパク質によってコーティングされており，このため通常の（低い）細胞内Ca^{2+}濃度ではミオシン頭部がアクチンに結合できないからである。細胞内Ca^{2+}濃度が上昇するとアクチン-トロポミオシン複合体の立体構造が変化し，アクチンのミオシン結合部位が露出する。

　Ca^{2+}によるアクチン/ミオシンを介した収縮のおかげで，**興奮収縮連関**（excitation-contraction coupling）と呼ばれる運動ニューロンの活動と筋収縮との連関が可能となっている（図8-5）。3.1節と3.12節で議論したように，脊椎動物の神経筋接合部において活動電位が運動ニューロン終末に到達すると，膜が脱分極してアセチルコリン（ACh）の放出を引き起こす。AChは神経筋接合部のニコチン性アセチルコリン受容体/陽イオンチャネル複合体に結合し，チャネルを開口させることによって，筋細胞の脱分極と筋細胞内での活動電位の発生を誘導する。筋細胞の脱分極は**筋小胞体**（sarcoplasmic reticulum）という筋細胞中に広がる特殊な小胞体の一種からのCa^{2+}放出を誘発する。**T管**（transverse tubule：T tubule）は筋細胞の細胞膜が内部まで陥入して広がった細胞膜構造であり，この構造のおかげで筋細胞膜は筋小胞体の近傍に位置することになる。このため，巨大な筋細胞内のどこで起こった脱分極でも効率的にCa^{2+}放出を誘発することが可能となる。その結果，1つの筋細胞においてすべてのサルコメアがほとんど同期して収縮することができ，筋肉が運動ニューロンの指令に素早く応答することが可能となる（ムービー8-3）。

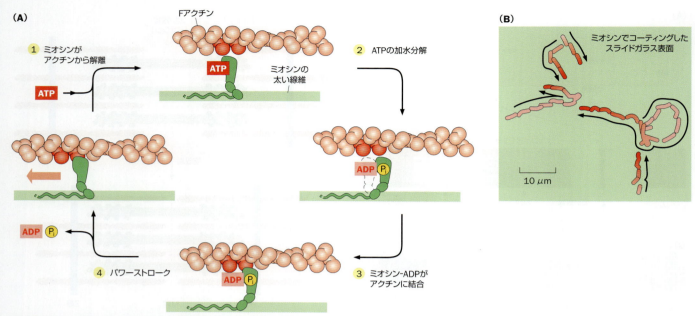

図8-4 ATPの加水分解がミオシン線維とアクチン線維の相対的な動きの原動力となる (A)ミオシン-アクチン相互作用とATP加水分解の共役したサイクル。(1)ミオシンにATPが結合するとミオシンとアクチンの結合がはずれる。(2)ATPの加水分解によりミオシン頭部の立体構造が変化し,となりのアクチンサブユニットの結合部位(丸)と並ぶようになる。(3)ミオシン-ADPがふたたびアクチンに結合する。(4)ADPとリン酸の放出がパワーストローク,すなわちミオシンに対するFアクチンのスライディング(桃色の矢印)を引き起こす。ミオシン頭部のアクチンに対する相対的な向きが変化することに注意。つぎのサイクルに入る前後ではアクチンサブユニットが1つ右にずれることになる(赤い丸)。(B)ミオシンでコーティングしたスライドガラス上を蛍光標識したアクチン線維(長方形)が動いた軌跡。5本のアクチン線維を38秒間追跡し,ビデオモニター上に断続的に現れた位置を表す。矢印は動きの方向(アクチン線維の色が濃いものほど後の時間)。ムービー8-2も参照。(A:Lymn RW, Taylor EW [1971] *Biochemistry* 10:4617よりAmerican Chemical Societyの許諾を得て掲載;B:Kron J, Spudich JA [1986] *Proc Natl Acad Sci USA* 83:6272より)

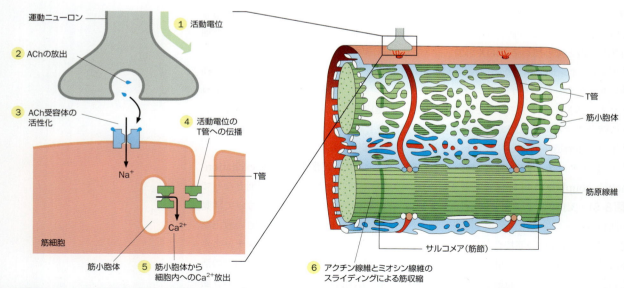

図8-5 運動ニューロンの興奮から骨格筋収縮までの一連のイベント (1)運動ニューロンの軸索終末に活動電位が到達すると,(2)アセチルコリン(ACh)の放出が誘発される。(3)AChはシナプス後細胞側の筋表面にあるニコチン性ACh受容体に結合し,受容体チャネルを開口させて脱分極と筋細胞での活動電位を誘発する。(4)活動電位は筋細胞内を伝播してT管に達し,(5)近傍の筋小胞体から細胞内へのCa^{2+}放出を引き起こす。(6)細胞内Ca^{2+}濃度の上昇により筋収縮が誘導される。(右側の拡大図はAlberts B, Johnson A, Lewis J et al. [2015] *Molecular Biology of the Cell*, 6th ed. Garland Scienceより)

8.2 運動プール内の運動単位は小さいものから大きいものへと順番に動員される

1つの筋肉は数百個から百万個の筋細胞(**筋線維**〔muscle fiber〕とも呼ばれる)からなっている。7.13節で議論したように，成体では1つの筋線維は単一の運動ニューロンに支配される。しかしながら，個々の運動ニューロンは複数の筋線維に投射しており，その数は眼筋では数個から肢の筋肉では数千個にもわたる。1つの運動ニューロンに支配される個々の筋線維は筋肉の中でも散在しており，このため運動ニューロンの活動は筋肉全体に均等な力を発生させる(図8-6；図7-27, 7-28も参照)。運動ニューロンとその神経が支配する筋線維のことを，まとめて**運動単位**(motor unit)と呼ぶ。神経筋接合部は活動性の高いシナプスであり，シナプス前終末の活動電位はほぼ確実に神経伝達物質の放出を引き起こして筋収縮を誘発するため，運動単位の中の筋線維はほぼ常に同時に活動する。したがって，運動単位は運動ニューロン系によって活性化される力の基本単位であるといえる。

同じ筋肉に投射する運動ニューロン群は脊髄前角や脳幹においても物理的に近接した集団を形成し，これを**運動プール**(motor pool)と呼ぶ(図8-6)。1つの運動プール中の神経細胞の数は十数個から数千個までと幅広い。**運動単位の大きさ**(motor unit size；すなわち，運動ニューロンが支配する筋線維の数)は同じ運動プールの中であっても運動ニューロンによって大きなばらつきがある(図7-28)。運動プール内の運動単位は**大きさの原則**(size principle)に従う。すなわち，運動単位の小さい運動ニューロン(たいていは軸索径と細胞体が小さい)は，運動単位の大きい運動ニューロンよりも早く発火する。

電気ショックや感覚刺激などに対する運動ニューロン軸索の束の応答を記録してみると，大きさの原則がよくわかる。例えば，アキレス腱に圧刺激を与えると下肢の下腿三頭筋が活性化されて伸展反射が起きる(図8-7A)。下腿三頭筋の活性化の程度はアキレス腱への圧刺激が大きいほど大きくなる。実験的には，強さの異なる圧刺激を与えて下腿三頭筋に投射する運動ニューロンの軸索から記録をとると，運動単位の小さい神経の軸索ほど小さい圧刺激によって興奮し，圧刺激を大きくするに従って，運動単位のより大きい神経の軸索も動員されてくることがわかった。一方で圧刺激の強さを下げていくと，運動単位の最も大きい運動ニューロンの軸索が最初に発火しなくなり，順次，運動単位の大きさの順に従って発火をやめることがわかった(図8-7B)。ここで重要な点は，この運動ニューロンの活動の順番は筋肉への刺激が自然な伸展刺激でも直接的な電気刺激であっても通常は変わらない点であり，この性質は運動プール自身のもつ内在的特性であることがわかる。

大きさの原則のおかげで，運動プールが受け取る多くの興奮性や抑制性の入力に応じて，個々の筋肉の収縮程度を制御することができる。この点で，大きさの原則は感覚受容の節で議論した感覚順応やウェーバーの法則に似ている(4.7節)。筋収縮の程度が小さい場合，

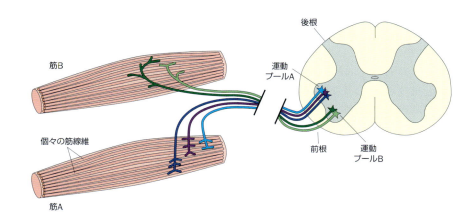

図8-6 運動プールと運動単位 それぞれの筋肉は脊髄前角にある運動ニューロン集団からの入力を受け，これらをまとめて運動プールと呼ぶ。これら運動ニューロンの軸索は脊髄前根を介して脊髄から出る。AとBの2つの運動プールを図に示す。それぞれの運動プール内で，個々の運動ニューロンは複数の筋線維に投射するが，それぞれの筋線維は1個の運動ニューロンに支配される。1つの運動単位は1つの運動ニューロンとそれが支配する複数の筋線維から構成される。運動プールBでみてとれるように，運動単位の大きさにはばらつきがある。

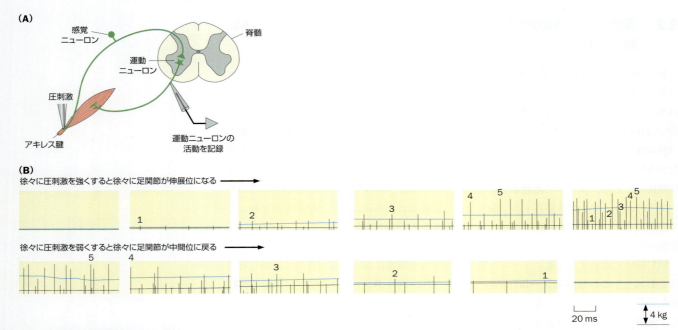

図8-7 大きさの異なる運動単位は大きさに応じて順次動員される
(A) 実験セットの略図。下肢の筋肉のうち下腿三頭筋以外に投射する神経はすべて外科的に切断した。機械電気変換器を用いてアキレス腱に伸展反射を起こすような圧刺激を与えた。脊髄前根で記録を行い，下腿三頭筋に投射する複数の運動ニューロンの応答をすべて同時に記録した（図には1つのみ示す）。活動電位の大きさ（パネルBの縦線）は軸索径，すなわち運動単位の大きさと相関する。**(B)** 上段：圧刺激の大きさ（青横線と黒横線の間の距離に相当。スケールバーは右下に表示）を大きくしていくと，まず最小の運動ニューロン(1)が発火し，続いて大きさの小さい運動ニューロンから順に(2から5へ)発火していく。下段：圧刺激を小さくしていくと，まず最大の運動ニューロン(5)が発火をやめ，続いて大きさの大きい運動ニューロンから順に(4から1へ)発火をやめていく。（B：Henneman E, Somjen G, Carpernter DO［1965］*J Neurophysiol* 28:560 より）

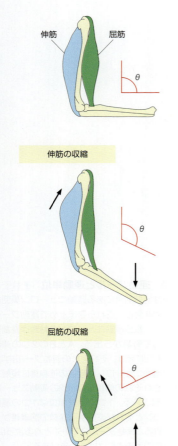

ほんの小さな運動単位を加えたり減らしたりするだけで精緻な運動に必要な制御が可能となる。筋収縮の程度が大きくなるにつれて，全体の筋収縮の大きさに影響を与えるのに必要な運動単位の大きさも大きくなってくる。大きさの原則はエネルギー的な観点からも重要である。ほとんどの運動は小さいものであり，小さい運動単位しか使わないので必要なエネルギーも小さいが，たまに使う大きな運動単位はより大きな力を発揮するのでより多くのエネルギーを消費する。

8.3　運動ニューロンは多様で複雑な入力を受けている

いよいよこれから，運動制御に関して鍵となる疑問に迫ることにしよう。異なる筋肉の活動はどのようにして協調しているのだろうか。膝蓋腱反射の例でみたように（図1-19），筋収縮の主要な出力は関節の角度を変えることである。角度の変更は**伸筋**（extensor；収縮すると角度が大きくなり関節を伸ばす）と**屈筋**（flexor；収縮すると角度が小さくなる）との協調により行われる（**図8-8**）。伸筋と屈筋は**拮抗筋**（antagonistic muscle）であり，それぞれが反対の出力を行い，しばしば連続して発火する。例えば，関節の伸展は伸筋の収縮によってはじまり，それに続く屈筋の収縮によって終了することで，関節が伸展しすぎるのを防ぐ。馬の速歩のような複雑な動きも，四肢のそれぞれの筋肉の中で多くの伸筋-屈筋ペアが協調的に制御され，さらに異なる肢の間でも協調することによって可能となるので

図8-8 伸筋と屈筋のペアが関節の角度を調節する 伸筋の収縮は関節の角度（θ）を大きくし，関節の伸展を起こす。屈筋の収縮は関節の角度を小さくする。伸筋と屈筋の収縮の程度やタイミングを調整することで，関節の角度の変化を精密に制御することができる。

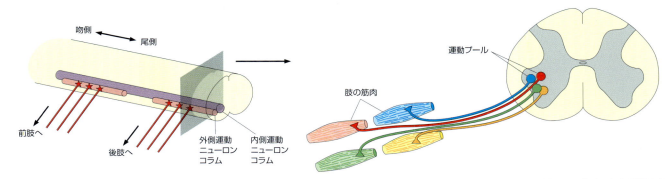

図8-9　脊髄の運動プールと運動ニューロンコラムの構成　左：運動ニューロンは脊髄前角において前後軸に沿って構成されている。内側運動ニューロンコラムは体幹筋を制御する一方で，外側運動ニューロンコラムは四肢に相当する脊髄レベルにのみ存在し，四肢の筋肉に入力する。右：下肢投射レベルの脊髄の断面図。特定の筋肉に投射する運動プール（4種類の色で表示）は脊髄前角における位置が決まっている。この構成は左右対称であるが，図には運動ニューロンコラム，運動プール，その投射する筋肉の左側のみを示す。

ある（8.4節）。

　ここまでの議論から，筋肉の収縮がうまく協調しているのは特定の運動プールの発火が協調しているためであることがわかる。したがって，運動プールがどのように構成され，運動ニューロンの発火が入力によってどのように制御されているのかをもっと詳細に知る必要がある。体幹筋を制御する運動プールは，脊髄の前後軸全体に沿って左右対称に走る内側運動ニューロンコラム内に存在する一方で，四肢にある筋肉を制御する運動プールは，四肢に投射する脊髄の前後軸のレベルにのみ外側運動ニューロンコラムを形成する（**図8-9**）。外側運動ニューロンコラム内において，特定の肢の筋に投射する運動プールは定められた位置に存在する。これは最初，逆行性トレーサーを用いて発見された（13.18節）。すなわち，ある特定の筋肉に注入した色素はそこに投射する運動ニューロンの軸索終末から取り込まれて細胞体まで逆行性に輸送されるため，入力に対応した運動プールが標識される。

　運動ニューロンは，神経系の中でも，どこから入力を受けるのかに関して最も複雑な神経細胞の1つである。それぞれの運動ニューロンは，精緻な樹状突起を脊髄前角の広い領域をカバーするように広げており（図1-15C），このため多様な入力元から直接入力を受けることができる（図8-2）。主要な入力元の1つは「局所の」興奮性および抑制性の介在ニューロンであり，その細胞体は脊髄内にある。これらをまとめて脊髄の**運動前ニューロン**（premotor neuron）と呼ぶ。脊髄の運動前ニューロンの分布は複雑であるが，6.10節でみたような逆行性トランスシナプス標識法（詳細については13.19節を参照）を用いて最近になって明らかにされた。**図8-10**はマウス下肢の大腿四頭筋に投射する運動プールに対する運動前ニューロンの分布を示す。運動前ニューロンは運動プールに対して同側でも対側でもよく，多数の脊髄分節にまたがって広がる。運動前ニューロンは，GABA，グリシン，AChなど異なる神経伝達物質をもつ多様なサブタイプからなる。異なる筋肉に投射する運動プールは異なる運動前ニューロン群の投射を受ける。

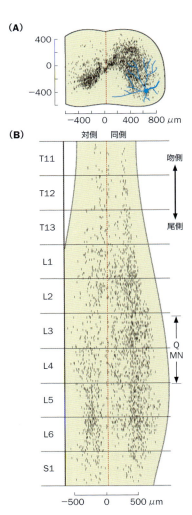

図8-10　マウス右下肢の四頭筋に投射する運動プールにシナプスを形成する脊髄ニューロン群の分布　四頭筋の運動プール（Q MN）の細胞体は図に示すように2つの分節におさまっているにもかかわらず，そこにシナプスをつくる運動前ニューロン（ドットで示す）は，脊髄の横断面（**A**）および長軸断面（**B**）をみても，胸髄（T），腰髄（L），仙髄（S）にわたり広く分布していることがみてとれる。典型的な四頭筋運動ニューロン（青色）の樹状突起の広がりをパネルAに重ねて図示した。赤い破線は脊髄の正中線を示す。実験方法の詳細については図8-18Aを参照。（Stepien AE, Tripodi M, Arber S [2010] *Neuron* 68:456–472よりElsevierの許諾を得て掲載。運動ニューロンの図はSilvia Arberの厚意による）

運動ニューロンは，脊髄の運動前ニューロン以外に，固有感覚を担う体性感覚ニューロン群からも単シナプス性の入力を多少受ける。これらの固有感覚ニューロンは筋紡錘にシナプスをつくり単純な反射弓を形成する（図1-19）。これらの感覚ニューロンは後根神経節にあり，中枢側の軸索は**後根**（dorsal root；図6-63）から脊髄に入る。一方で**前根**（ventral root）とは，運動ニューロンの軸索が脊髄から出て筋肉に投射する経路であり（図8-6），後根とは異なる。運動ニューロンは脳幹や運動皮質からも下行性の入力を受けているが，この経路の軸索は脊髄に沿って走行する髄鞘をもつ軸索であるため固有の脊髄白質を形成する。さらに，脊髄の運動前ニューロン自体も，標的の運動ニューロンと同じように感覚ニューロンや脳幹・運動皮質の下行性ニューロンから入力を受ける（図8-2）。

脊髄の運動前ニューロンおよび下行性入力や感覚フィードバックといった，とまどうばかりの複雑さのおかげで，運動ニューロン発火と筋収縮の非常に精緻な制御が可能となっている。さらに，研究者にとっては，運動協調がどのように制御されているのかの原則を発見することが大きな課題である。つぎの3つの節では，運動ニューロンと筋収縮のリズミカルな活性化を制御する重要な原理についてみていこう。

8.4　中枢パターン発生器が歩行運動中のリズミカルな筋収縮を協調させる

歩行運動には多数の異なる筋肉が調和のとれたリズミカルな収縮を起こすことが必要である。例えば，速歩中の馬では，異なる肢の筋肉が決まった順番で活動することにより，それぞれの肢が地面を踏み，地面を離れ，前に伸ばされ，ふたたび地面を踏むことができるのである。このとき，四肢は非常に高い調和状態にある。馬が速度を落として常歩になったときや，速度を上げて駈歩で走るときには，それぞれの肢の動きのサイクルや肢どうしの同調性は速歩のときとは異なる（図8-11）。このような運動プログラムはどのように制御されているのだろうか。

1.9節で議論した膝蓋腱反射を思い出してほしい。固有感覚ニューロンは伸筋の筋紡錘

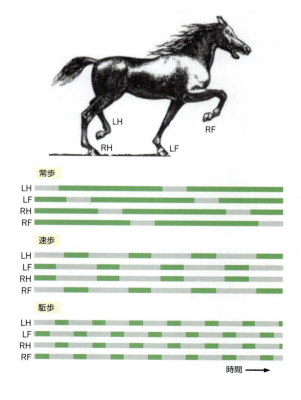

図8-11　常歩，速歩，駈歩中の馬の肢の動きのパターン　それぞれの横棒は肢が地面から離れている時間（灰色）と着地している時間（緑色）とを示す。速歩中には左後肢（LH）と右前肢（RF）が同期して動き，右後肢（RH）と左前肢（LF）とが同期して動く。駈歩中には2本の前肢，2本の後肢がそれぞれ同期して動く。（Pearson K［1976］*Sci Am* 235:72–86よりMacmillan Publishersの許諾を得て掲載）

に機械刺激を伝えて伸筋運動ニューロンを単シナプス性興奮性入力により活性化させると同時に，介在する脊髄抑制性ニューロンを介して屈筋運動ニューロンを抑制する（図1-19）。この「連鎖反射」を説明する初期の仮説としては，歩行のようなリズミカルな運動は脊髄反射が連続して順に起こるためであるとされていた。具体的には，筋収縮によって肢が動くと，その動きによって固有感覚ニューロンからフィードバックがかかり，これが第2の運動プールを活性化させて，脊髄反射回路を介してその支配する筋肉を活性化させる。これがさらにつぎの感覚ニューロン群を活性化させて第3の運動プールと筋肉の活動を起こす，という過程が順に繰り返され，最後にふたたび最初の筋肉が活性化される，といった繰り返しによって連鎖的な反射のサイクルが完成するのである。

　この連鎖反射仮説に従うと以下のことが想定される。(1)脊髄とそこへの感覚フィードバックが正常なままであれば，筋肉のリズミカルな活動を起こせるはずである。(2)感覚フィードバックが阻害されると，筋肉のリズミカルな活動も阻害されるはずである。感覚フィードバックは，脊髄の構造のおかげで簡単に実験的に操作できる。後根を切断することで運動ニューロンへの感覚フィードバックを阻害できるが，運動ニューロンと筋肉の連絡は前根を介しているためまったく影響を受けないからである（図8-6）。そこで上記の仮説を検証する実験が1世紀前に行われた。この実験では，麻酔下のネコを用いて後肢の筋肉は下腿にある1つの伸筋-屈筋ペアを除きすべて外科的に不活性化させ，伸筋（腓腹筋）と屈筋（前脛骨筋）の収縮を正確に計測できるようにした。下肢を支配する脊髄分節の吻側で脊髄を切断すると，残された伸筋と屈筋は一過性にリズミカルな交互の収縮を示し，正常な歩行のようであった。ここで重要な点は，後根を切断して感覚フィードバックを阻害した場合にも，脊髄の切断によって起こる伸筋と屈筋の交互の収縮のパターンや頻度には変化がなかった点である（図8-12A）。この実験結果は想定(1)を支持している。このような伸筋と屈筋のリズミカルな収縮は，下行性制御を切除した単離された脊髄を用いても誘導される（後述するように，リズミカルな活動は脳幹によって始動される必要があり，今回の実験では脊髄の切断が駆動力となった）。しかしながらこの実験は一方で，想定(2)とは反対に，感覚フィードバックがなくてもリズミカルな筋収縮が起こることを示したのである。

　脊髄の自律的なメカニズムだけでリズミカルな筋収縮が発生するという考えは，その後1960年代から70年代にかけての技術的革新により，実際の歩行運動中に複数の筋活動を計測することが可能となったことでさらに支持された。例えば，中脳（図1-8）レベルで脊

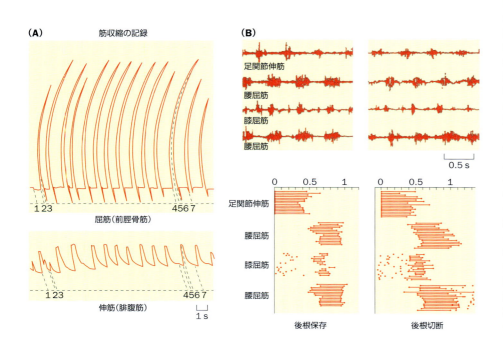

図8-12　感覚フィードバックなしでもリズミカルで協調的な筋収縮は起こる
(A) 脊髄切断による伸筋と屈筋の収縮を記録した。実験開始前に後根を切断して感覚フィードバックを遮断した。2つの筋収縮記録の下に記した同じ数字は，それぞれ同じ時刻に記録されたものであることを示す（破線でトレースに対応させてある）。1サイクル中には，まず伸筋が収縮した後に屈筋が収縮し，その後どちらも収縮しない期間が続く。したがって，これらの筋肉のリズミカルな活性化は感覚フィードバックなしでも起こることがわかる。**(B)** 脳幹/脊髄と大脳皮質/視床とを外科的に分断した中脳ネコに脳幹刺激を与え，トレッドミル上を歩行させた。歩行サイクル中の4つの筋肉の活動電位を筋電図（EMG）により記録した。感覚フィードバック存在下でも（左），あるいは後根切断による感覚フィードバック遮断下においても（右），4つの筋肉は似たような活動パターンを示した（上段：EMG記録。下段：歩行サイクル中の活動のタイミング。下段の図では1つの筋肉あたり15のEMG記録をまとめて歩行サイクル〔横軸〕に対してプロットした）。4つの筋肉は上から順に足関節伸筋，腰屈筋，膝屈筋，第2の腰屈筋。（A：Brown TG［1911］*Proc R Soc Lond B Biol Sci* 84:308より；B：Grillner S, Zangger P［1975］*Brain Res* 88:367-371よりElsevierの許諾を得て掲載）

髄を切断し，大脳皮質/視床と脳幹/脊髄との間を断絶したネコの実験標本が広く用いられている。このようにして作製された「中脳ネコ」は自発的に運動を制御することはできないが，脳幹を刺激するとトレッドミル上で歩くことができるのである(8.7節，図8-17)。筋電図の活動電位パターン解析を用いれば，複数の筋肉から同時に歩行中の筋収縮を計測することができる。歩行中の異なる肢の筋肉の協調的収縮は後根切断の前後でも似たパターンであることが，歩行サイクル中の個々の筋収縮の時間とタイミングを定量化することで明らかとなった(図8-12B)。

無脊椎動物を用いた研究でも同様に，移動のようなリズミカルな運動は中枢の特定の神経節が起始核であることがわかってきた(8.5節)。これらの実験から，感覚フィードバックがなくても異なる筋肉の収縮を協調的に制御してリズミカルな出力を可能とする中枢の神経回路，すなわち**中枢パターン発生器**(central pattern generator：CPG)という概念が提起された。CPGの存在は，必ずしも感覚フィードバックの重要性を否定するものではない。むしろ，感覚フィードバックはCPGのリズムを制御してその優先順位を変える。例えば，中脳ネコの例では，トレッドミルの速度を上げると感覚フィードバックが作用して歩行サイクルの速度を上げたり，歩行から速歩や駆歩へと運動パターンを変えたりもする。いずれにしても，図8-12から明らかなようにリズミカルな出力そのものは脊髄内の神経回路が担っているのである。

CGPの概念は歩行運動制御にとどまらず，呼吸や嚥下，その他多くのリズミカルな動きの制御にも関与すると考えられている。実際，神経ネットワークのリズミカルな活動は運動制御以外にもみられる。例えば視床，大脳皮質，海馬などでみられるさまざまな周波数のリズミカルな活動は知覚，認知，記憶などに重要な役割を担うと考えられている。それでは，神経回路はどのようにリズミカルな出力を作り出しているのだろうか。

8.5 モデル中枢パターン発生器を用いた実験では神経細胞の内在的特性と神経結合パターンとによってリズミカルな出力が作り出される

無脊椎動物モデルの神経回路の研究によって，CPGのリズミカルな出力が作り出される機構が明らかになってきた。これらの神経回路はたいてい，サイズが大きく個々の神経細胞を同定しやすい少数の細胞群から構成されており，電気生理学的記録をとるのが容易である(13.1節)。例えば，エビやカニのような甲殻類の**口胃神経節**(stomatogastric ganglion：STG)は胃の一部の周期的運動を制御する幽門リズムを作り出す。4つのタイプの神経細胞，すなわち介在ニューロン(AB)と3種類の運動ニューロン(PD，LP，PY)から同時に細胞内記録を行ったところ，幽門リズムには3相性の発火パターンが観察された(図8-13A)。個々の神経細胞は過分極状態とバースト状の活動電位を伴う脱分極状態のサイクルを繰り返している。重要なのは，感覚フィードバックをまったくもたないこのような*in vitro*の標本において口胃神経系を調べても，実際のエビやカニでみられる脱分極サイクルがほぼ忠実に再現される点である。このことはリズミカルな発火パターンがSTG自体のもつ内在的特性によるものであることを示している。

これら4つのタイプの神経細胞どうしの神経結合パターン(図8-13B)は，神経細胞の電気生理学的同時記録法と細胞除去法との組み合わせによって明らかとなった。幽門リズムの中心は介在ニューロンABが担っており，この細胞はそれ以外の神経回路から単離されても内在性のリズミカルな発火を示す(図8-13C)。ABは入力がなくてもリズミカルな出力を作り出すことができるため，**ペースメーカ**(pacemaker)細胞と呼ばれる。このペースメーカの性質はABニューロンの**内在的特性**(intrinsic property)によるものであり，この細胞種に発現する種々のイオンチャネルの構成や密度，生物物理学的性質によって規定される。他のSTGニューロンの研究から，ABニューロンが脱分極状態から過分極状態に移行するのは，活動電位の発生の節(2.10節)で議論した電位依存性のNa^+チャネルとK^+チャ

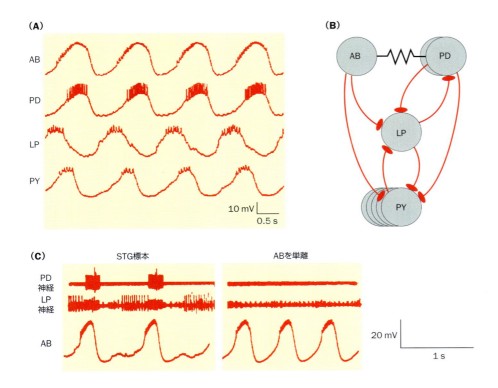

図8-13 甲殻類の口胃神経系における幽門神経回路 (A) 口胃神経節（STG）のAB, PD, LP, PYの4種類のニューロンから同時記録を行ったところ，個々のニューロンは脱分極状態と過分極状態を周期的に繰り返しており，AB/PD, LP, PYニューロンの活性化時期がずれていることがみてとれる。活動電位（縦のスパイク）は脱分極状態の際に現れる。(B) 1つのAB, 2つのPD, 1つのLP, 5つのPYニューロンの結合様式の図。ABとPDはギャップ結合により電気的に共役している（ジグザグの線で示す）。すべての化学シナプスは抑制性である。(C) この実験は単離したSTG標本で行われたが，中枢性の入力との神経結合は保たれている。PDニューロンとLPニューロンの発火はそれぞれ運動神経の細胞外記録法によって測定し，ABニューロンについては細胞内電極を用いて記録した。すべての記録でリズミカルな出力パターンがみてとれる（左）。つぎに中枢性の入力神経伝達を遮断し，PDとLPニューロンを破壊すると，図に示すように発火がなくなった。ABニューロンはすべての機能的神経結合がない状態でも（周期は短くなったが）周期的振動を続けた（右）。(A, B: Marder E, Bucher D [2007] Annu Rev Physiol 69:291-316よりAnnual Reviewsの許諾を得て掲載；C: Miller JP, Selverston A [1982] J Neurophysiol 48:1378より)

ネルに相当するような，電位依存性陽イオンチャネルや遅延整流性K$^+$チャネルに起因すると考えられる。一方で過分極状態から脱分極状態へと戻るのは，おそらくHCNチャネル（BOX 2-4）のような過分極活性化陽イオンチャネルが開口し，膜が脱分極して電位依存性陽イオンチャネルが活性化するためである。

図8-13Bに示すように，ABは運動ニューロンPDとギャップ結合を介して電気的に共役しており，このためPDはABと同期して発火する。また，ABとPDはLPとPYに抑制性シナプスを形成しあっており，その発火を抑制する。LPとPYは相互に抑制しており，さらにLPはPDも抑制する。したがって，ABとPDが脱分極状態にあるときには，この発火がLPとPYを抑制するため，AB/PDの発火とずれてLPとPYが発火することになる。AB/PDの発火が止まると，LPはPYよりも早く抑制が解除される（なぜならLPはPYに比べてPDからの抑制が少なく，また，K$^+$チャネルの発現はより少ない一方で，過分極活性化陽イオンチャネルを多く発現するためである）。このとき，LPはPDとPYの発火を抑制している。そしてPYがようやく抑制から解除されると，LPの発火を抑制し，その結果PDの脱抑制が起こるためつぎの発火サイクルへとつながる。この3つの運動ニューロン間での相互抑制の連鎖は3相性のリズムをつくり，PD, LP, PY運動ニューロンの入力を受ける胃の筋肉の協調的な筋収縮を制御するのである。まとめると，STGニューロンのリズミカルな発火は内在的な生物物理学的特性，およびその神経結合パターンと強度によって規定される。

甲殻類のSTG神経系はこのように単純なため，個々のニューロンの内在的特性と，細胞間のギャップ結合や抑制性シナプスによる神経結合強度とにもとづいて定量的なモデルをつくることができる。このようなモデルを用いて実験結果に合うようなリズミカルな出力を作り出すシミュレーションを行った。その一例では，ABとPDを同等と扱い，AB/PD, LP, PYの3種類のニューロンで幽門リズムをモデル化している。この3種類のニューロンの発現するイオンチャネル組成（膜コンダクタンスを規定する）や神経結合の強度（シナプス伝達強度を規定する）の組み合わせ2,000万通りものうち，50万通り近いモデルが，実際の動物で観察される幽門リズムに十分に似ているシミュレーション結果を示した。例えば，

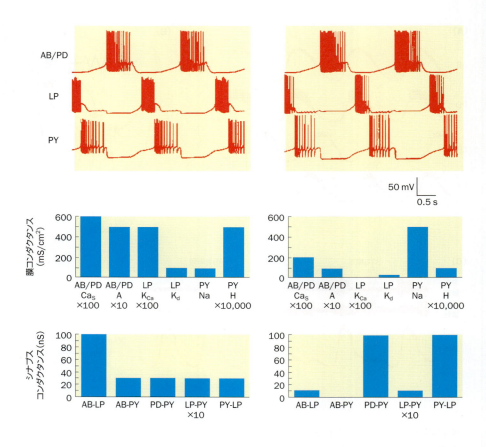

図8-14 似通った神経ネットワーク活動をまったく異なるパラメータの組み合わせで作り出すことができる 幽門ネットワークの2つのモデルにおける膜電位トレース(上段)は非常に似ているが,まったく異なるイオンチャネル組成とシナプス強度の組み合わせ(下段)で構成されている。イオンチャネル特性(膜コンダクタンスとして表示)やシナプス結合パラメータ(シナプスコンダクタンスとして表示)などのパラメータは,ほんの一部のみを示した。Ca_S,電位依存性遅延一過性Ca^{2+}電流;A,電位依存性一過性K^+電流;K_{Ca},Ca^{2+}依存性K^+電流;K_d,遅延整流性K^+電流;Na,電位依存性Na^+チャネル;H,過分極活性化内向き電流。これらの電流を担うイオンチャネルの詳細についてはBOX 2-4参照。(Prinz AA, Bucher D, Marder E [2004] *Nat Neurosci* 7:1345–1352よりMacmillan Publishersの許諾を得て掲載)

そのようなモデルのうちの2種類では,ほぼ同じような3相性のリズムを形成するが(図8-14,上段),これらのモデルでは想定する膜コンダクタンスもシナプス強度も大きく異なる(図8-14,下段)。例えば,PYニューロンのNa^+コンダクタンスは左の例で低く右の例では高く,一方でLPニューロンのK_{Ca}コンダクタンス(Ca^{2+}依存性K^+チャネルによる;BOX 2-4)は左の例で高く右の例では低い。実際,自然界の動物を用いた実験でもさまざまなパラメータがあることが報告されている。したがって,まったく異なる組み合わせの神経細胞の内在的特性とシナプス結合強度とが,結果として似たような神経ネットワーク活動をつくることがあり,このことも幽門リズムをつくる神経ネットワークの柔軟性と頑健性とを表している。

甲殻類のSTGシステムはまた,さまざまな調節性神経伝達物質による調節を受けることが知られており,これは調節性神経伝達物質がその受容体を発現する特定の神経細胞の膜電位やシナプス伝達を修飾するためである(3.11節;神経修飾機構に関してはBOX 8-1でもさらに議論を深める)。多くのシミュレーションが同じようなリズミカルな出力パターンを作り出せることから,異なる調節性神経伝達物質もまた,異なる細胞群のイオンチャネルやシナプス伝達を制御することによって同じ出力パターンをつくることができるかもしれない。

8.6 脊髄は複数の中枢パターン発生器を利用することで歩行運動を制御する

甲殻類のSTGに比べると,歩行運動を制御する脊椎動物のCPGの機構はずっと複雑で,あまりよくわかっていない。それでも,より単純な無脊椎動物の神経系から得られた知識を適用して仮説を検証してみよう。すでに議論したように,協調運動の基本は,ある関節を制御する伸筋と屈筋の交互の収縮である(図8-8)。これを説明する1つのモデルは,伸筋

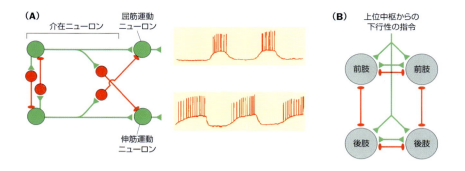

図8-15 哺乳類の中枢パターン発生器（CPG）による歩行運動制御の概念図
(**A**) このモデル（左）では伸筋運動プールと屈筋運動プール（それぞれ1つの運動ニューロンとして図示した）が、それぞれの運動前ニューロン（緑色）によって活性化される。これらの興奮性運動前ニューロンは抑制性介在ニューロン（赤色）を介して相互に抑制しあい、またそれぞれの拮抗する運動ニューロンを抑制することで、交互に活性化させるパターンを形成する（右）。(**B**) 高次レベルにおいては、異なる肢のCPGネットワークが抑制性（赤色）および興奮性（緑色）の相互作用をもって結合している。異なる四肢の間の抑制性および興奮性の相互作用は、歩行運動のモードによってスイッチが入ったり切れたりする。すべてのCPGネットワークはまた、脳幹や運動皮質から下行性の興奮性入力を受ける。このモデルは非常によい作業仮説ではあるが、あくまでも仮説であり、具体的な神経機構が明らかにされているわけではない。（A：Pearson K [1976] *Sci Am* 235:72–86よりMacmillan Publishersの許諾を得て掲載；B：Grillner S [2006] *Neuron* 52:751–766よりElsevierの許諾を得て掲載）

と屈筋の運動ニューロンどうしが相互に抑制性の運動前ニューロン回路を介して相互排他的に互いを活性化させるというものである（図8-15A）。そしてより高次のレベルでは、同じ肢の中の異なる関節を制御する異なる伸筋-屈筋ペアが同様の興奮性および抑制性のニューロンの相互作用によって調節されることで、肢の協調的な動きが制御されるのであり、これらが個々の肢のCPGネットワークとして機能する。さらに高次のレベルでは、四肢のCPGネットワークがさらに異なる種類の運動を制御することになる。例えば、ほとんどの動物では歩行中は左右の肢は同期しておらず、同側の前肢と後肢も同期していない。これはこれらの異なる肢を制御するCPGどうしの相互抑制によるのかもしれない。このモデルでは、動物が跳ねたり全力で走る際には左対右のCPGの相互抑制が相互の活性化へと切り替わり、左と右の肢が同期するようになると考えられている（図8-15B；図8-11も参照）。

中脳ネコのような標本を用いた電気生理学的記録や阻害実験によって、CPGの概念的な枠組みは仮説として提案されている。しかしながら歩行運動の制御をより深く理解するためには、CPGネットワークを実際に構成する神経細胞を同定し、どのように神経結合パターンが制御されるのかを明らかにする必要があり、現在非常に活発な研究領域となっている。このようなCPGはおそらくタイプの異なる数多くの神経細胞から構成されているため、複数の神経細胞からの同時記録や特定の神経細胞を除去するといったSTG回路を解析するために用いた単純な手法はここでは適切ではない。STGでは1つの神経細胞が担っていたような神経回路機能は、脊椎動物の脊髄ではおそらく特定の細胞種の細胞群によって担われると考えられる。これに対するアプローチとして、遺伝子発現や発生研究分野（図7-8）における知見をもとに、個々の脊髄神経細胞の種類を遺伝学的に同定し操作する方法がある。このような遺伝学的手法を用いれば、あるニューロンの神経結合を明らかにしたり、現代の神経回路解析手法（第13章）と組み合わせることで、ある特定の神経細胞群の活動を操作したりできるようになる。

このようなアプローチの一例をあげよう。7.4節で議論したように、転写因子Dbx1は将来V0介在ニューロンとなる発生期の脊髄前駆細胞に発現している。Dbx1陽性細胞がCreリコンビナーゼ存在下でジフテリア毒素Aフラグメントを発現するように操作されたトランスジェニックマウスが作製された。このマウスを、Dbx1発現前駆細胞がCreリコンビナーゼを発現するような第2のトランスジェニックマウスと交配させた。得られたダブルトランスジェニックマウスはV0神経が特異的に欠損しており、驚くような表現型を示した。野生型のマウスでは、歩行中は右肢と左肢を交互に出す運動を示したが、トランスジェニックマウスではどのようなスピードで歩かせても、歩行ではなく跳ねるように左右の肢を同期させてしまうのである（ムービー8-4）。脊髄の*in vitro*標本（図8-16）を用いた後肢の伸筋と屈筋の活動記録により、V0介在ニューロンがなくなると、左右が交互に発火する活動パターンから、左右が同期した発火パターンへと切り替わることが明らかとなった。したがって、V0介在ニューロンは通常の歩行時に左右の肢の動きを交互にするために必須の役割を担っている。このようにV0介在ニューロンが欠損すると左右の肢を交互に動

図8-16 V0脊髄介在ニューロンの除去は左右の切り替えを阻害する (A)実験装置の概略図。in vitroの培養系を用いて，図示したように後肢の伸筋と屈筋と結合する4つの前根から同時記録を行った。この標本の運動のようなパターン活動はNMDAとセロトニンの投与によって誘発され，脳幹の活動と似たパターンを示した(図8-17)。(B)上段：野生型では，LL2とRL2の活動，およびLL5とRL5の活動は，それぞれ交互に起こり，この交互の活動のおかげで歩行中の左右の肢は交互に動く(ムービー8-4)。下段：V0ニューロンを除去した標本では，LL2とLL5の活動が野生型と比べて逆転している(上段と下段を比較せよ)。したがって，LL2とRL2の活動，およびLL5とRL5の活動が同期し，その結果，跳ねるような行動となる。ここで，LL2とLL5，そしてRL2とRL5もやはり伸筋-屈筋の関係のため交互になっているが，この関係はV0の除去によっても影響を受けていない点に注意。図の縦縞の濃い部分と薄い部分は運動サイクルの切り替え時期を示す。(Talpalar AE, Bouvier J, Borgius L et al. [2013] Nature 500:85-88よりMacmillan Publishersの許諾を得て掲載)

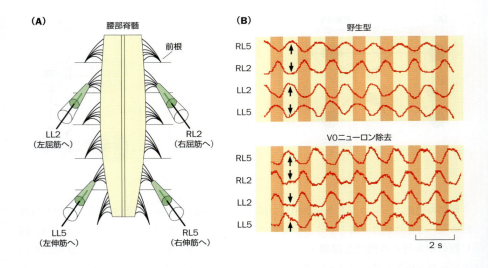

かす機能が損なわれるが，それぞれの肢の中での伸筋-屈筋サイクルには影響がみられなかったことから，これらの機能は独立のCPGによって制御されることがわかる。

V0介在ニューロンには興奮性と抑制性の細胞群がある。興味深いことに，抑制性のV0介在ニューロンを欠損させると特に遅い速度の歩行運動時の左右切り替えが影響を受けるのに対し，興奮性のV0介在ニューロンを欠損させると特に速い速度の歩行運動時の左右切り替えが影響を受ける(これらの特異的細胞除去は13.12節で紹介するような複数の遺伝学的手法を組み合わせて行った)。これらの知見から，同じ運動制御ネットワークでも運動の速さによって異なる細胞群が活動することが考えられる。すなわち，同じパターンの運動でもCPGの構成は変化するのである。同様の結果がゼブラフィッシュの泳ぎ制御に関する生理学的研究でも観察されている。泳ぐスピードが速くなると活動しはじめる介在ニューロン群がある一方で，遅いスピードのときに活動していた介在ニューロン群は活動をやめる。このような現象は8.2節でみたような運動ニューロンの活性化とは異なる。運動ニューロンの場合は，ある少数の運動ニューロン群はいつでも活動しており，より大きな筋収縮のためにより大きな運動単位が活動しはじめる。さらに，ゼブラフィッシュの幼生の研究では発生時期に従って分化する規則性がみいだされており，最も速く力のある泳ぎを支配するニューロンが最初に分化し，より遅く弱い動きを制御するニューロンほど後から分化してくる。この特徴により，おそらくゼブラフィッシュの幼生は若いうちから捕食者から効率的に逃げることができるのであろう(図2-1，ムービー2-1)。

8.7 脳幹には特定の運動制御神経核がある

8.4節で議論したように，単離した脊髄標本でも歩行運動のリズミカルな出力を作り出すことはできるが，このリズミカルな出力を開始するには興奮性神経伝達物質であるグルタミン酸の投与といった興奮性の刺激が必要である。では，このような興奮性入力は，個体レベルではどこから来るのだろうか。**中脳歩行誘発野**(mesencephalic locomotor region：MLR)と呼ばれる脳幹の神経核を電気刺激すると，中脳ネコ(8.4節)の歩行運動が開始されることがわかった。実際，この領域の刺激強度を上げると歩行の速度も上がり速歩や駆歩に移行する(図8-17)。したがって，MLRは歩行運動を制御する重要な神経核である。MLRの刺激は脳幹の網様体脊髄の神経を活性化させ，網様体脊髄路を介して下行性に脊髄の介在ニューロンと運動ニューロンに入力する。破壊実験や順行性ならびに逆行性の染色試薬(13.18節)を用いた研究により，運動制御に関するいくつもの脳幹の神経核が明らかとなってきた。

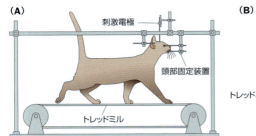
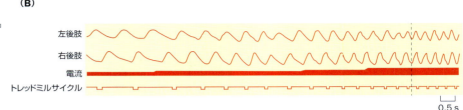

図8-17 脳幹の中脳歩行誘発野（MLR）の電気刺激は歩行を開始させる　(A)実験の概要．大脳皮質/視床と脳幹/脊髄との間を遮断するように中脳に外科的切断を入れる．このような中脳ネコは自発的に歩行を制御することはできない．しかしながら，歩行によってスピードが制御されるようなトレッドミル上で特定の脳領域を電気刺激すると，中脳ネコに歩行を開始させることができ，これは四肢の動きやトレッドミルの速度からも明らかである．(B)MLRの電気刺激は後肢のサイクルからもみてとれるように，歩行を開始させる．さらに，電気刺激の電流を上げるほどに（歩行サイクルの下の段の太い線）歩行サイクルも速くなることが，歩行サイクルやトレッドミルサイクル（最下段）からもわかる．破線より後にみられるように，最後のほうには速歩から駈歩状態になり，左右の肢の動きが同期していることに注意．(Shik ML, Severin FV, Orlovski GN [1966] Biophysics 11:756–765よりSpringerの許諾を得て掲載)

　古典的な電気刺激や破壊やトレース実験は，細胞レベルでの解像度が得られない（特定の神経核のどのタイプのニューロンに起因するかはわからない）という問題を抱えていたが，最新の技術革新のおかげで，脊髄のCPG研究では神経回路レベルまで明らかにできるようになってきた．ここでは，いかにウイルスを用いた現代の遺伝学的手法のおかげで，運動制御に関する脳幹の神経核が明らかになってきたかを，マウスの例を用いて紹介しよう．まず前肢や後肢の運動ニューロンに直接シナプスをつくっている脳幹の神経核を同定するため，改変型狂犬病ウイルスを前肢や後肢の筋肉に注入すると，ウイルスは運動ニューロンに感染し，経シナプス的に運動前ニューロン（図8-10，13.19節）まで移行する（図8-18A）．前肢や後肢の運動ニューロンに直接入力している多くの神経核の中でも，MdV（延髄網様体腹側部，medullary reticular formation ventral part）と呼ばれる脳幹の神経核は，後肢よりも前肢の運動ニューロンに多く投射している（図8-18B）．さらなる解析から，MdVの運動前ニューロンはおもにグルタミン酸を放出する興奮性ニューロンであることがわかった．これらの入力は前肢運動ニューロンの特定の細胞群にのみシナプスを形成し，また運動ニューロンに加えて脊髄の興奮性および抑制性の介在ニューロンにも直接入力する（図8-18C）．興奮性MdVニューロンへの入力もまたトランスシナプス標識法によって詳細に解析がなされ，運動皮質の投射ニューロン，深部小脳核ニューロン（つぎの節で紹介する），上丘からの出力ニューロン，脳幹の多くの神経核などから直接入力を受けることがわかった．したがって，MdVの運動前ニューロンは運動皮質や小脳からの下行性運動制御系を統合する一方で，ある特定の前肢筋肉を制御することがわかった（図8-18C）．

　MdVの運動制御における機能を調べるため，化学遺伝学的手法を用いて前肢依存的運動課題における機能喪失実験を行った．PSEM（pharmacologically selective effector molecule）という化学物質（13.23節，図13-42）によって開口するCl^-チャネルをCreリコンビナーゼ依存的に発現するようなアデノ随伴ウイルス（AAV）を用意した．このAAVを，グルタミン酸を神経伝達物質として発現するMdVニューロン特異的にCreリコンビナーゼを発現するようなトランスジェニックマウスのMdV領域に注入した．PSEMの投与はこれらのMdVニューロンを過分極させ，やがてその出力を抑制した（投与のおよそ20分後から薬物が代謝分解される数時間後まで）．熟練を要する運動行動の解析には回転棒実験課題を用いた．この実験課題では，マウスを回転する棒の上に乗せるが，マウスは棒につかまりながら棒の回転速度にあわせて動いていかないと，棒から落ちてしまう（13.29節，図13-51）．対照群マウスでは，毎日の訓練により，棒から落ちるまでの時間が1週間の訓練中に徐々に長くなり，この課題を学習したことがわかる．興奮性MdVニューロンを抑制したマウスでは，このような学習が障害されていたが（図8-18D），ケージ内での運動な

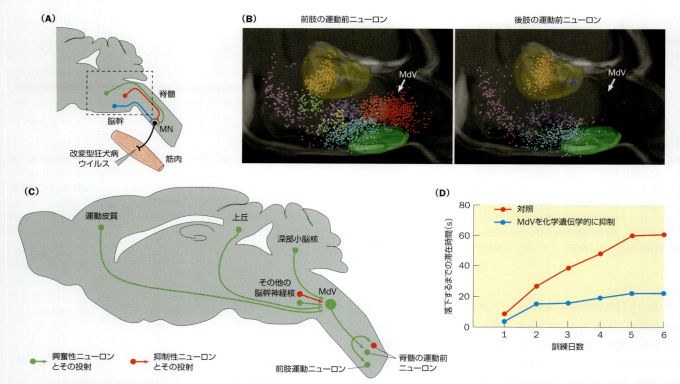

図8-18　脳幹運動制御神経核の解剖学的および機能的な解析
(A)脳幹の運動前ニューロンを同定するための実験の概略図。改変型狂犬病ウイルス(詳細については図13-30,13.19節を参照)を特定の筋肉に注入すると,その筋肉に投射する運動ニューロン(MN)に取り込まれ,その後このMNに投射する運動前ニューロンまで経シナプス的に拡散する。破線四角はパネルBに示す脳幹モデルのおおよその位置を示す。(B)前肢と後肢の筋肉に改変型狂犬病ウイルスを注入して同定した,前肢(左)および後肢(右)に投射する脳幹の運動前ニューロンの分布図。個々のドットは運動前ニューロンを示し,脳幹の特定の神経核の位置によって色分けされている(黄色は前庭神経核,緑色は下オリーブ核)。脳幹のほとんどの神経核は前肢と後肢の両方に投射する(密度は異なる場合もある)運動前ニューロンであるのに対し,MdV(延髄網様体腹側部)ニューロンはほとんど前肢のみに投射する特異性をもつ運動前ニューロンであることがわかる。(C)マウスの脳と吻側脊髄の矢状断における興奮性MdVニューロンのおもな入力と出力のまとめ。矢印は単シナプス性入力を示す。(D)興奮性MdVニューロンの抑制は熟練を要する運動課題の遂行を阻害する。分速5回転から50回転へと徐々に回転速度が上がっていく回転棒の上に,マウスを5分間乗せた。縦軸はマウスが回転棒の上に乗っていられた時間,横軸は訓練日数(1日に4回訓練する)を示す。化学遺伝学的実験法に用いる薬物PSEMは毎日の訓練前に両群のマウスに投与された。実験マウス群では興奮性MdVニューロンがPSEM応答性Cl⁻チャネルを発現しているため,課題遂行中に一過性にMdVニューロンの活動が抑制される。このような実験マウス群の学習成績は対照マウス群に比べて顕著に障害されていた。(Esposito MS, Capelli P, Arber S [2014] *Nature* 508:351–356よりMacmillan Publishersの許諾を得て掲載)

ど単純な運動行動は正常なままであった。さらに,すでに運動課題の学習が成立した後のマウスで一過性にMdVニューロンを抑制しても運動課題の成績が低下したことから,興奮性MdVニューロンは,熟練を要する運動課題の遂行に必要であることが明らかとなった。したがって,歩行のような本能行動の制御は脊髄内で処理される一方で,熟練を要する運動にはより高次の脳中枢が必要であることが示された。

　現在,脳幹の神経核にある特定のニューロンの機能解析は緒についたばかりであり,その神経回路構成や入出力についてはいまだ不明な点が多い。これらを明らかにするために,現在研究者たちが行っているアプローチが上記のような例である。つぎの3つの節では,これまでに議論してきた運動系を制御する運動皮質,小脳,大脳基底核の3つの中枢について紹介する。運動皮質は最も高次の運動指令中枢であり,小脳と大脳基底核は運動制御の調節に重要な役割を担う(図8-2)。まずは小脳からはじめよう。

8.8　小脳は精緻な動きの制御に必須である

　小脳(cerebellum;ラテン語で「小さな脳」を意味する)は脊椎動物において進化的に保存された脳領域であり,哺乳類の脳内でも相当な大きさを占めている(図1-8)。小脳は認知

機能などさまざまな機能に関与するが，最も研究が進んでいるのは精緻な運動の制御と運動学習に関してである。ヒトの小脳失調症患者や実験動物モデルでは，**運動失調**（ataxia）という，協調的な筋収縮や運動の異常などをはじめとした，さまざまな運動系の異常が知られている。例えば，小脳のプルキンエ細胞に障害のあるトランスジェニックマウスはまっすぐに歩行することができず，右へ左へとよろけてしまう（図8-19）。小脳はどのような動きを制御するのだろうか。この疑問に答える前に，まず小脳の神経回路をみておこう。小脳神経回路は構成する細胞種も比較的少ないことから，哺乳類の脳で最も解析が進んでいる神経回路である（図8-20A）。

小脳の中で最も形態的に複雑なのが**プルキンエ細胞**（Purkinje cell）である（図1-11）。それぞれのプルキンエ細胞は非常に精緻な樹状突起を平面状に展開しており，**平行線維**（parallel fiber）はこの平面状の樹状突起と直角に交差するように投射し，1万から10万もの興奮性シナプスを形成する（図8-20A）。平行線維は**顆粒細胞**（granule cell）から伸びるが，顆粒細胞は脳内で最も数の多いタイプのニューロンである。その細胞体は顆粒層にあり，小脳の外から入力する**苔状線維**（mossy fiber）から興奮性入力を受ける。1つのプルキンエ細胞は1本の**登上線維**（climbing fiber）に支配される。登上線維は脳幹の**下オリーブ核**（inferior olive；図8-18Bの緑色の構造）にあるニューロンからの軸索枝であり，プルキンエ細胞の樹状突起の主枝を「登って」無数の興奮性シナプスを形成する。プルキンエ細胞はGABA性であり，小脳の出力核である**深部小脳核**（deep cerebellar nucleus）のニューロンに抑制性シグナルを送る。深部小脳核のおもな投射先は，下行性運動制御のための脳幹運動神経核や皮質連絡をもつ視床などである。2つの入力経路，すなわち苔状線維と登上線維も深部小脳核に軸索側枝を伸ばす（図8-20B）。これらの投射ニューロンに加えて，小脳皮質には3種類の局所介在ニューロンがある。すなわち，かご細胞（basket cell；図1-15B，7-22），**星状細胞**（stellate cell），**ゴルジ細胞**（Golgi cell）である（図8-20A）。これら3種類の細胞は分子層で平行線維からの入力を受ける。かご細胞と星状細胞は，プルキンエ細胞の細胞体と遠位樹状突起にそれぞれ抑制性シナプスを形成することで，フィードフォワー

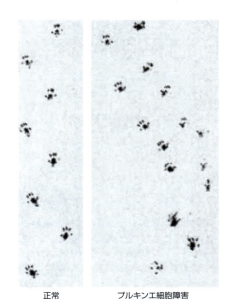

図8-19　小脳の障害による運動失調
マウスの後肢にインクをつけて紙に足跡を記録した。正常なマウスはまっすぐに歩行するのに対し，小脳障害（この場合はプルキンエ細胞のシナプス結合の異常による）をもつマウスは右へ左へとよろけてしまい，歩幅も不安定で後肢の間の距離も離れている。（Luo L, Hensch TK, Ackerman L et al.［1996］*Nature* 379:837–840よりMacmillan Publishersの許諾を得て掲載）

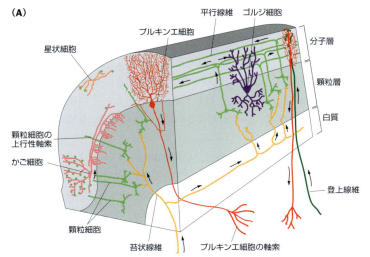

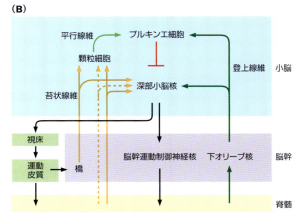

図8-20　小脳神経回路の構成　(A) 小脳皮質の構造。プルキンエ細胞の細胞体は分子層と顆粒層との間に1層を形成し，白質を介して深部小脳核に出力を送る。プルキンエ細胞の樹状突起は平面状に分子層全体に広がる。顆粒細胞は顆粒層に位置する。その軸索はまず分子層に登り，その後ふたたびに分かれてプルキンエ細胞の樹状突起と交差する（断面図ではドットで示されている）。外部からは2つの入力，すなわち苔状線維と登上線維がそれぞれ顆粒細胞とプルキンエ細胞にシナプスを形成する。図にはさらに，主だった3種類の局所GABA作動性ニューロン，すなわち，かご細胞，星状細胞，ゴルジ細胞も示す。矢印は情報の流れを示す。**(B)** 脊髄運動制御系に関与する小脳内および外部要素との神経連絡の概念図。小脳顆粒細胞は，脊髄から直接（実線）または間接的（破線）に入力を受ける一方で，運動皮質から下行性入力を受ける橋からも入力を受ける。下オリーブ核ニューロンは脊髄から入力を受け，プルキンエ細胞に登上線維を出力する。深部小脳核はプルキンエ細胞および，苔状線維と登上線維の側枝から入力を受けるが，運動制御に関する脳幹の神経核や視床を介して運動皮質にも出力を送る。

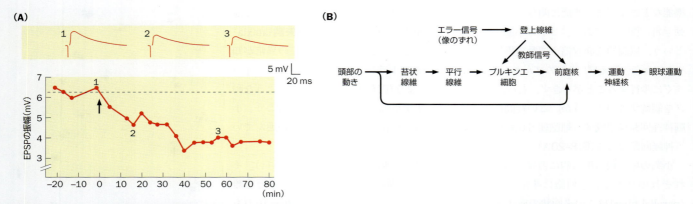

図8-21 小脳のシナプス可塑性と運動制御におけるその役割
(A) 上段：ウサギ小脳切片標本のプルキンエ細胞において観察された，平行線維刺激に対する興奮性シナプス後電位（EPSP）トレースの例。トレース1は平行線維と登上線維の同時刺激（下段のグラフの上向き矢印）の前，トレース2，3は同時刺激の後のもの。トレース2，3のEPSPの振幅はトレース1よりも小さい。下段のグラフはこれを数値化したもの。破線は同時刺激前のEPSPの振幅の平均値を示す。(B) 前庭動眼反射（VOR）を制御する小脳神経回路。VORにおいては頭部の動きの信号は前庭核に伝わって（下の矢印）眼の動きを制御するが（詳細については図6-61を参照），ここに示すようなループによって信号の強さは制御される。頭部の動きの信号は苔状線維によって小脳へと伝えられ，網膜上の像のずれ（retinal slip）によるエラー信号は登上線維によって小脳へと伝えられる。これらの信号の連合が，平行線維からプルキンエ細胞へのシナプス強度を調節し，前庭核への信号が変化する結果としてVOR強度が調節される。したがって，エラー信号はシナプス強度を調節することで，神経回路にとって教師信号として機能する。(A：Sakurai M [1987] *J Physiol* 394:463より；B：Boyden ES, Katoh A, Raymond JL [2004] *Annu Rev Neurosci* 27:581による)

ド抑制として機能する。ゴルジ細胞は顆粒細胞に戻って抑制性シナプスを形成することから，フィードバック抑制として機能する（BOX 1-2）。この神経回路構造は小脳全体で繰り返され，複雑な体性感覚地図をつくっている。例えば，小脳の内側部と外側部は，それぞれ体幹と肢の運動を制御する。最も後側のプルキンエ細胞は，深部小脳核ではなく前庭核に直接シナプス入力する（BOX 6-2）が，この機能についてはまたのちほど議論する。

　このような小脳の神経回路構造から，1970年代に理論家たちはヘブ則（5.12節）にもとづいたモデルを提唱した。すなわち，登上線維と平行線維の同期した発火が，平行線維－プルキンエ細胞間のシナプスを修飾することで，登上線維の入力が顆粒細胞群の活動に対するプルキンエ細胞の応答を修飾しうるというモデルである。実際，1980年代に行われた電気生理学的研究により，*in vivo*でも小脳の脳切片を用いた実験でも，シナプス伝達の修飾が確認された。特に，同じプルキンエ細胞に入力する登上線維と平行線維の同時発火は，平行線維とプルキンエ細胞間のシナプス伝達強度を抑圧することがみいだされ（**図8-21**A），**長期抑圧**（long-term depression：LTD）と名づけられた。その後，他のタイプのシナプス可塑性も小脳皮質や深部小脳核で報告されている（可塑性と記憶については第10章でさらに詳細に述べる）。

　ここでは前庭動眼反射（VOR；図6-61）を例に，小脳神経回路のシナプス可塑性がどのように運動学習の一種であるVORの強さを調節（ゲイン調節）するのかをみてみよう。すでに学んだように，VORには，頭部の回転方向と逆方向に眼の動きを補正することで，頭部が動いている最中の網膜上の視覚像を安定させる働きがある。しかしながら，環境が変化して（例えば視覚像のサイズを変化させるような強制眼鏡をかけるなどして）眼の動きと頭部の動きの間にミスマッチが起こると，VORは小脳による運動学習によって調節される。具体的には，頭部の動きは半規管から前庭信号を送り出し，苔状線維を介して小脳へと出力する。像のずれ（retinal slip；すなわち頭部の回転中に視覚像を安定させるVORが完全に機能しなかった結果）によるエラー信号は登上線維によって小脳へと送られる。エラー信号が前庭信号と繰り返しペアリングされると，平行線維とプルキンエ細胞との間のシナプス伝達強度が修飾され，前庭への信号が変化することで，眼球運動を制御する運動皮質へのVOR信号が調節されるのである（図8-21B）。前庭核におけるシナプス可塑性もVOR

の調節に関与するという実験結果もある。

　VORのゲイン調節といった運動学習の研究に比べると，小脳がどのようにして歩行のような現在進行中の運動を制御するのかについては未解明の点が多い。それでも，VORのゲイン調節と運動協調について類似点をみいだすことができる（図8-20B；図8-21Bと比較せよ）。脊髄によって制御される運動に関与する小脳葉においては，苔状線維は運動の意図（運動前ニューロンから運動ニューロンへの出力信号を表す）と運動のパフォーマンス（固有感覚ニューロンからのフィードバック）とに関する信号を脊髄から運ぶ。さらに苔状線維は，橋を介して運動皮質からのコマンド信号も運ぶ。したがって，小脳はこれら異なる種類の情報を統合するのに理想的な位置にある。1つの仮説として，登上線維はエラー信号により平行線維からプルキンエ細胞へのシナプス強度を調節することで，VORのゲイン調節のように，顆粒細胞群からの入力に応じたプルキンエ細胞の出力を調節するのかもしれない。この制御により，小脳から脳幹神経核への出力が刻一刻と調整され，そのおかげで，例えば歩行サイクルに邪魔が入った場合など環境が急変した場合にあわせて，下行性運動制御系を調節することができると考えられる。この仮説の検証がさらに進み，運動の精緻な制御を可能とする回路メカニズムが解明されることが期待される。

8.9 大脳基底核は運動プログラムの開始と選択に関与する

　大脳基底核（basal ganglia）は大脳核（cerebral nucleus）とも呼ばれ，大脳皮質下の多くの神経核から構成される（図1-8）。パーキンソン病とハンチントン病という2つの神経疾患は，どちらもおもに大脳基底核に障害がみられることから，運動制御に重要な脳領域であることがわかる。ハンチントン病の患者は過剰な動きを止めることができない（これらの疾患については第11章で詳しく紹介する）。小脳と同様に，大脳基底核も特定の入出力をもった神経回路構造（図8-22）によって運動制御をはじめとするさまざまな機能に関与している。運動制御における機能を議論する前に，まず大脳基底核の大まかな回路についてみてみよう。

　大脳基底核の入力核は**線条体**（striatum）であり，尾状核-被殻（caudate-putamen）とも呼ばれるが，これは霊長類の場合，尾状核および被殻という2つの個別の構造から構成されるためである。線条体には大脳皮質と視床から興奮性の入力が収束する。背外側線条体（dorsolateral striatum）は感覚皮質や運動皮質からの入力をより多く受けるため，最も直接的に運動制御に関与する。背内側線条体（dorsomedial striatum）は連合皮質からの入力をより多く受けるため，認知機能に関与する。腹側線条体（ventral striatum）は**側坐核**（nucleus accumbens）とも呼ばれ，前頭前皮質，海馬，扁桃体からの入力をより多く受け，動機づけ行動の制御に関与すると考えられている。

　線条体にはおもに2つのタイプのGABA性の**棘状投射ニューロン**（spiny projection neuron：SPN）が混在し，これらは異なるタイプのGタンパク質共役型ドパミン受容体を発現している。ドパミンD_1受容体を発現するタイプは**直接路**（direct pathway）を構成し，おもに大脳基底核の出力核，すなわち**淡蒼球内節**（globus pallidus internal segment：GPi）と**黒質網様部**（substantia nigra pars reticulata：SNr）に投射する。ドパミンD_2受容体を発現するタイプは**間接路**（indirect pathway）を構成し，おもに**淡蒼球外節**（globus pallidus external segment：GPe）に出力する。GPeはGPiへ直接または**視床下核**（subthalamic nucleus：STN）を介して間接的にGABA性の出力を送る（図8-22A）。これらの2つの経路は，D_1あるいはD_2受容体遺伝子の発現調節領域の下流に緑色蛍光タンパク質（GFP）を発現させるようにしたトランスジェニックマウスを用いて可視化することで区別できる（図8-22B）。GPiとSNrのGABA性投射はおもに視床に出力し，そこから大脳皮質へ，または直接的に線条体へ戻るという，2つのフィードバックループを形成している（図8-22A，C）。SNrはまた，脳幹の運動制御神経核（8.7節で議論したMLRを含む）や

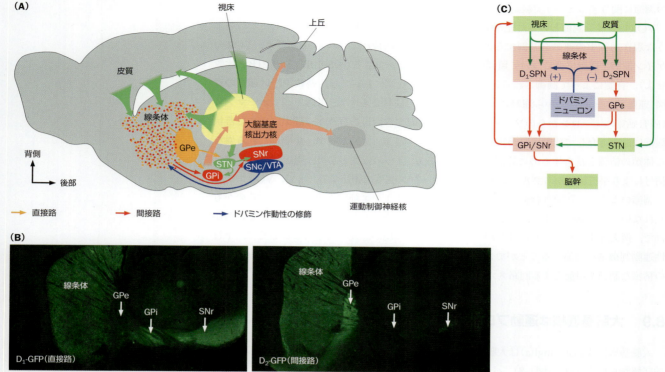

図8-22　大脳基底核の神経回路構造　(A) 大脳基底核の神経回路構造の概要をマウス脳の矢状断で示す。線条体は皮質や視床から興奮性入力を受け，異なるドパミン受容体を発現する2種類のGABA性棘状投射ニューロン (SPN) を介して出力を送る。ドパミンD_1受容体を発現するSPN (D_1SPN, 赤色) は直接路を構成し，おもに淡蒼球内節 (GPi) と黒質網様部 (SNr) に投射する。ドパミンD_2受容体を発現するSPN (D_2SPN，橙色) はおもに間接路を構成し，淡蒼球外節 (GPe) に出力する。GPeはGPiへ直接，または視床下核 (STN；皮質からも直接入力を受ける) を介して間接的にGPiやSNrにGABA性の出力を送る。GPiやSNrは大脳基底核の出力を視床，上丘，脳幹の運動制御領域へと送る。黒質緻密部 (SNc) と腹側被蓋野 (VTA) のドパミン作動性ニューロンは線条体からも入力を受け (図には示していないが他の入力もある)，線条体へと出力を返すことで修飾的に作用する。(B) D_1SPN (左) とD_2SPN (右) の投射様式を可視化するため，D_1およびD_2受容体遺伝子の発現調節領域の下流に緑色蛍光タンパク質 (GFP) 遺伝子を導入したトランスジェニックマウスから矢状断の脳切片を調製した。発現したGFPの蛍光強度から，それぞれの種類の細胞体が線条体内に位置し，D_1SPNはおもにGPiとSNrに投射しているのに対し，D_2SPNはGPeに投射していることがわかる。(C) 大脳基底核の神経回路図。緑色の矢印は興奮性投射を，赤い矢印は抑制性投射を表す。青い矢印はドパミン作動性ニューロンの投射を示し，D_1SPNの発火を促進 (＋) する一方でD_2SPNの発火を抑制 (－) する。(A，B：Gerfen CR, Surmeier DJ [2011] *Annu Rev Neurosci* 34:441-466よりAnnual Reviewsの許諾を得て掲載)

　上丘に直接投射する。実際の神経結合パターンはモデル図にまとめたものよりさらに複雑だが，モデルは大脳基底核神経回路の主だった特徴を反映している。

　神経伝達物質であるドパミンは，大脳皮質や視床から線条体のSPNに入力する興奮性シナプス伝達を修飾する機能がある。このような修飾機能を担うドパミン作動性ニューロンは**黒質緻密部** (substantia nigra pars compacta：SNc) とその隣にある**腹側被蓋野** (ventral tegmental area：VTA) に存在し，それぞれ背側線条体と腹側線条体に投射する。放出されたドパミンは直接路と間接路で逆の作用をする。D_1受容体は興奮性のGタンパク質と共役しており，その活性化はD_1受容体を発現するSPNを脱分極させることで直接路を活性化させる。一方，D_2受容体は抑制性のGタンパク質と共役しており，その活性化はD_2受容体を発現するSPNを過分極させることで間接路を抑制する (図8-22C)。

　この回路特性をふまえて，大脳基底核がどのように運動を調節するのかみてみよう。線条体のGABA性投射ニューロンはほとんどが静止状態では活動しておらず静かである。一方，GPiとSNrの出力ニューロンは静止状態で活動しており，**持続的** (tonic) に (すなわち周期的に，かつ繰り返し) 抑制性出力をその標的ニューロンへと送っている。随意運動の直前には，皮質からの興奮性入力がSPNを活性化させる (図8-23に一例を示す)。これが直接路によってGPiとSNrの出力ニューロンの発火を抑制し，上丘と脳幹の運動制御中枢の脱抑制を誘導することで (図8-22C)，運動の開始を促す。同様に，視床への持続的な抑

制性出力も弱められることで，さらに運動開始が促進される．間接路の役割に関してはあまり明らかになっていない．1つの仮説として，感覚系で議論した側方抑制と同様に（4.16, 6.9節），間接路の活性化は直接路の特異性を際立たせるのかもしれない．

運動と直接路ならびに間接路の活性化との因果関係は，光遺伝学（オプトジェネティクス）的手法を用いて検討されている（13.25節）．D_1あるいはD_2受容体を発現するSPNにチャネルロドプシン2（ChR2）を発現させ，マウスにおいてこれらの細胞を光で活性化できるようにした．上述の神経回路モデルから予測されるように，直接路の活性化はSNr出力ニューロンの発火を抑制し，間接路の活性化はSNr出力ニューロンの発火を促進した（図8-24A）．行動としては，直接路の活性化は歩行運動を促進し，間接路の活性化は歩行運動を抑制した（図8-24B）．これらの実験は，大脳基底核の直接路および間接路の活性化が，運動の促進と抑制にそれぞれつながるというモデルを支持する．さらに最近のCa^{2+}イメージング実験では，ある運動課題をマウスが開始する際には，直接路と間接路の両方が同時に活性化されることも示された．1つの仮説としては，直接路の活性化が課題特異的な運動プログラムを開始させる一方で，間接路の活性化はそれと拮抗したり邪魔になったりする運動プログラムを抑制するのかもしれない．

大脳基底核から視床や皮質にフィードバックされる信号は，運動の開始や遂行の制御のみならず，運動技能学習や習慣の形成などにも重要な役割を担う．これらの役割は皮質からSPNへのシナプス入力をドパミン作動性ニューロンが修飾することによって調節され

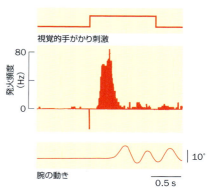

図8-23 線条体ニューロンの発火は運動の開始を予測する この実験では，視覚的手がかり刺激（上段）の開始に応答して腕を3回動かす（下段）ようにサルを訓練した．行動中のサルから，線条体の腕運動制御領域のニューロンの発火頻度を細胞外記録法を用いて記録した．この線条体ニューロンは腕の動き自体に追従するのではなく，むしろ動きの開始前に最も激しく発火した．同じ実験で動きによく追従する線条体ニューロンもみられた（図には示していない）．（Kimura M ［1990］ J Neurophysiol 63:1277より）

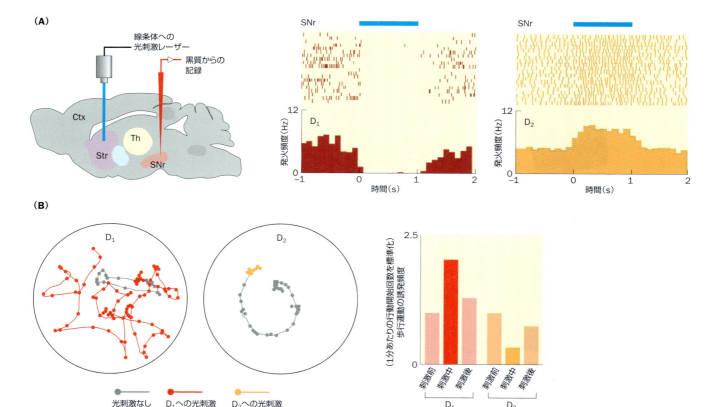

図8-24 光遺伝学的激法による直接路と間接路の機能の検討
(A) 左：実験概要をマウス脳の矢状断に表した．D_1あるいはD_2ドパミン受容体を発現する線条体（Str）の棘状投射ニューロン（SPN）に，チャネルロドプシン2（ChR2）を特異的に発現させた．中央と右：上段のグラフは活動電位のプロットであり，それぞれの行は実験の各試行を示す．下段のグラフは光刺激前，刺激中，刺激後の黒質網様部（SNr）ニューロンの発火頻度を示す．D_1SPNへの光刺激（青い矩形）はSNrニューロンの発火を抑制し（中央），D_2SPNへの光刺激はSNrニューロンの発火を促進する（右）．Ctx，皮質；Th，視床．**(B)** D_1SPNとD_2SPNへの光刺激はそれぞれ動きを促進または抑制する．円形の実験箱内のマウスの位置を300 msごとに測定した．灰色の軌跡は光刺激前の20秒間の活動を示し，色つき（赤色あるいは橙色）の軌跡は光刺激中の20秒間の活動を示す．D_1SPNが活性化されるとマウスはより走り回るようになり，図では赤いドット間の距離が長くなる．D_2SPNが活性化されるとマウスはあまり動かなくなり，図では橙色のドットが近接するようになる．この結果を右のグラフに定量化した．（Kravitz AV, Freeze BS, Parker PR et al. ［2010］ Nature 466:622-626よりMacmillan Publishersの許諾を得て掲載）

る。VTAのドパミン作動性ニューロンの腹側線条体への投射は，報酬に関する信号を伝える点で特に重要である。報酬依存的な学習における大脳基底核の役割については第10章で，運動に関する疾患と依存における大脳基底核の役割については第11章で後述する。

8.10 随意運動は運動皮質ニューロンのダイナミカルシステムにおける集団活動により制御される

哺乳類では，**一次運動皮質**（primary motor cortex）とその前方にあるいくつかの**運動前皮質**（premotor cortex）を含む運動皮質が，随意運動を開始したり複雑な動きを制御したりするための最終的な司令塔である。ここでふたたび歩行運動の例をみてみると，ネコが歩行中に前方に邪魔なものがあるのをみた場合，歩行のサイクルを調節してその邪魔な物体を避けるようにするだろう。同様に，われわれの日常生活での「単純な」行動，例えばボールをキャッチしたり，水の入ったコップに手を伸ばして掴むような行動は，運動系と視覚系（コップやボールをみるため）や体性感覚系（コップやボールに対して腕や手がどこにあるかを知るため）との統合が必要となる。運動皮質は多くの場合，頭頂葉皮質とともに，さまざまな感覚系からの情報を統合し，脳幹の運動制御領域や脊髄の介在ニューロン，運動ニューロンに下行性投射を送る（図8-2）。現段階ではこれらの経路がどの程度運動制御に寄与しているのかはほとんどわかっていない。四肢の遠位筋の精緻な運動制御は運動皮質が直接的に制御するのに対して，体幹筋などは脳幹や脊髄介在ニューロンを介して間接的に制御する傾向があるという報告もある。運動皮質はまた，大脳基底核や小脳神経回路（8.8，8.9節）とも広範に連絡をとり，運動出力を制御している。これらの異なる神経回路がどのように相互作用して運動制御を巧みに調整するのかは，将来的に非常に興味深い研究テーマである。

運動皮質はどのように構成されているのだろうか。1.11節で議論したように，一次運動皮質には体部位再現地図である運動ホムンクルスがある（図1-25）。これは最初，霊長類や神経外科手術を受けるヒトの患者でみいだされたものであり，運動皮質のある特定の領域に短時間電気刺激を与えると，ある特定の筋肉が動く現象からみつかった。運動ホムンクルスからは，体の筋肉それぞれに1対1で対応する表象が一次運動皮質に存在するかのような印象を受ける。しかしながら最近の研究では，脚や腕，体幹や頭部などの動きを制御する領域は運動皮質上でもそれぞれ明らかに異なる領域に分布するが，もっと細かい規模では，そのような正確な地図上の分布は存在しないことが示されている。実際，短い電気刺激は筋肉の動きを誘発するだけだが，長い刺激は，例えば拳を握った状態で腕を口もとへもっていき口を開く，といった複雑で協調的な運動を誘発することも知られている（図8-25）。4.29節で議論したように，このような局所刺激実験では，刺激する神経細胞や軸索の細胞種，細胞数などがほとんど特定不可能である点には注意する必要がある。しかしながら，ある皮質領域の刺激によって動物行動学的に意味のある特定の行動が誘発されるということは，運動皮質のニューロンとその神経回路が，その行動を担う運動プログラムをコードすることを示唆している。

行動下のサルにおいて *in vivo* で電気生理学的記録を行った実験により，運動皮質の構成について単一ニューロンレベルで重要な知見が得られた。例えば，指を1本ずつ動かすようにサルを訓練し，その間の運動皮質の指領域の個々のニューロンから記録をとったところ，ほとんどのニューロンは複数の指の動きに大まかにしかチューニングされていないことが明らかになった（図8-26A）。また同時に，ある特定の指の動きに最もよくチューニングされているニューロンは複数の領域に散在しており，別の指に最もよくチューニングされているニューロンと混在するように位置することも明らかとなった（図8-26B）。

個々のニューロンが大まかにしかチューニングされていないならば，運動皮質はどのように特定の運動のパラメータを制御するのだろうか。ここでは腕を物体に向かって伸ばす

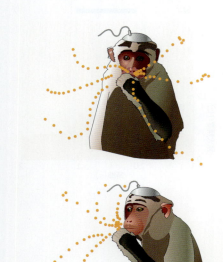

図8-25 運動皮質の局所刺激は複雑な運動を誘発する この例では，運動皮質の腕領域のある部位を500 ms間局所刺激すると，刺激した側と反対側の腕がそれまでの位置に関係なく口元まで動く動作をすることがわかった。また同時に，手は口もとに向かって拳を握った状態になり，口を開き，まるで摂食行動のような動作にみえる。黄色の点線は毎秒30フレームで記録した動画から解析した11回の異なる腕の軌跡を示す。（Graziano M, Taylor C, Moore T [2002] *Neuron* 34:841–851 より Elsevier の許諾を得て掲載）

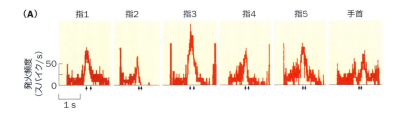
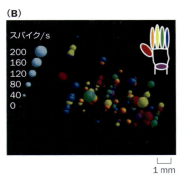

図8-26　サルの一次運動皮質における指の運動の対応部位　**(A)** 5本の指と手首の誘発運動中の個々の運動皮質ニューロンの活動を，in vivo 細胞外記録法を用いて解析した。各プロットの下の2つの矢印はそれぞれ運動の開始と停止時点を表す。記録している細胞は指3に最もよくチューニングされているが，他の指の運動時にも活動しているのがわかる。**(B)** 運動皮質の手領域における活動ニューロンの空間的分布。個々のニューロンは，5本の指と手首の動きのうちで最もよくチューニングされている部位別に色分けさ れている（色の対応は右上の手の絵を参照）。球の大きさは図の左に示すように発火頻度を表す。記録電極は右上から左下方向に差しこまれており，記録されたニューロンもこの方向に沿って線状に並んでいるが，同じ指の動きにチューニングされているニューロンは必ずしもかたまって位置してはいないことがみてとれる。(Schieber MH, Hibbard LS [1993] Science 261:489 より)

運動制御の例をみてみよう。この実験では，サルは立方体の中心位置に手を置き，この開始点から立方体の8つの角のいずれかまで腕を動かすように訓練された。つまり，この8つの点は三次元空間内ですべて開始点から同じ距離にあるが方向は異なる。この8種類の運動試行中に，運動皮質の腕領域にある数百の個々のニューロンの発火活動を**マルチ電極アレイ**（multi-electrode array；図13-33）を用いて記録した。ほとんどのニューロンにおいて，ある1つの方向への運動だけではなく，複数の方向への運動に伴って神経活動の変化が観察された（図8-27A）。これは指領域のニューロンが複数本の指の動きに伴って活動が上がるのと似ている。それでも，8つの異なる動きの最中の個々のニューロンの発火頻度から，そのニューロンの「方向嗜好性」を三次元空間におけるベクトルとして算出することができる。個々のニューロンは独自の方向嗜好性をもって大まかにチューニングされており，またさまざまな発火頻度をもつため，個々のニューロンの活動から，ある任意の試行における腕の動きの方向を予測することはできない。しかしながら，数百のニューロンの個々の方向嗜好性をそれぞれの細胞の運動中の発火頻度で補正して方向嗜好性ベクトルを算出した**集団ベクトル**（population vector）により，実際の腕の動きをみごとに推定することができた（図8-27B）。すなわち，腕の動きの方向を，運動皮質ニューロン集団の活動から予測することができたのである。驚いたことに，運動開始の合図から運動の最終点までの腕の動きの軌跡を，時々刻々と変わる運動皮質ニューロン集団の発火頻度の時系列から大まかに予測することもできた（図8-27C）。これらの実験は運動の方向は運動皮質ニューロン集団の活動によって規定されることを強く示唆している。

in vivo 記録の結果からは，ほとんどの運動皮質ニューロンの活動は，ある特定の筋肉の収縮や，運動の方向，大きさ，速度などの要素と相関関係があることが示された。これらの観察結果から以下の疑問が生まれる。すなわち，個々の運動皮質ニューロンは，筋肉の動きそのもの（例えば，上腕二頭筋の収縮）を符号化するのだろうか，それとも運動の要素（例えば，ある速度で上腕を体に近づけること）を符号化するのだろうか。この問題には個々のニューロンの活動という観点からではなく，運動皮質を**ダイナミカルシステム**（dynamical system）とみなし，特定のルールに従って時々刻々と変化する異なる**ダイナミカル状態**（dynamical state）からなるという観点から取り組んでみよう。嗅覚の符号化について議論したように，神経細胞集団の活動状態は，それが構成する個々のニューロンの発火頻度をそれぞれ軸とするような多次元空間の点として表すことができる（図6-30A）。同様に，ある時点での運動皮質のダイナミカル状態は，その時点における運動皮質ニューロ

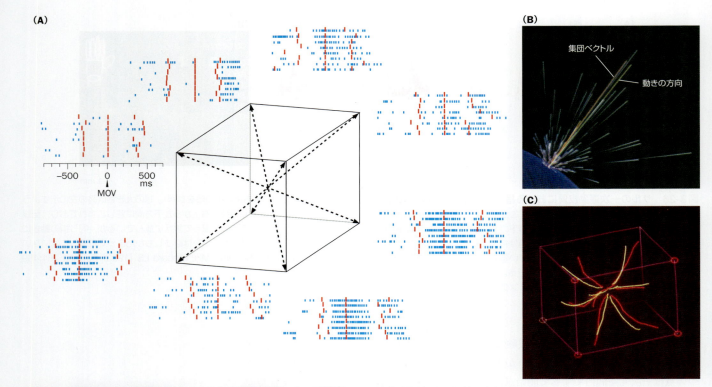

図8-27 運動の方向は運動皮質ニューロンの集団活動によって規定される (A)視覚的手がかり刺激の提示により，立方体の中心位置にある開始点から，立方体の8つの角のいずれかまで腕を動かすようにサルを訓練した。図に示した8つのプロットは，8つの異なる方向に腕を動かす運動中の，あるニューロンの活動電位の発火を示す。各プロットの各行は試行ごとの神経活動を示す。短い水色の縦線は活動電位を示す。各プロットの赤い縦線のうち中央のものは運動開始点(MOV)を示し，時間軸を示した左側のプロットの0msの時点にそろえて並べた。その左右にある赤い縦線は，それぞれ視覚的手がかり刺激の開始時点と腕の運動の終了時点を示す。このニューロンの場合，発火頻度は腕が右下方向に動く2つの運動の前と最中に最も大きく変化するが，それ以外の方向に運動する際にも，ある程度は発火頻度が変化することがみてとれる。(B)個々のニューロンの発火頻度を個々のベクトル(青色)で示す。224個のニューロンの集団ベクトル(橙色)の方向は，実際の動き(緑色)の方向と近接している。(C)神経活動から算出した軌跡の表出(黄色；経時的な集団ベクトルから算出したもの)は実際の運動の軌跡(赤色)と似ている。(A，B：Georgopoulos AP, Schwartz AB, Kettner RE［1986］*Science* 233:1416–1419よりAAASの許諾を得て掲載；C：Georgopoulos AP, Kettner RE, Schwartz AB［1988］*J Neurosci* 8:2928よりSociety for Neuroscienceの許諾を得て掲載)

ン集団の発火頻度として表すことができる。すると，運動課題を遂行中の経時的な運動皮質活動の変化は，ある状態空間における特定の軌跡をたどるダイナミカル状態の変化として表現することができる(図8-28A)。

ここでは，皮質の運動制御を理解するのに，ダイナミカル状態という観点がいかに有効であるかを示す例をあげる。腕伸ばし課題では，スクリーン上にターゲットが表示され，続いて「開始の合図」が表示されてから，はじめてターゲットへ腕を伸ばすようにサルを訓練した(図8-28B, 上段)。神経活動の軌跡は，数百個の運動皮質のニューロンの同時記録から算出し，何回も繰り返す試行中，常にモニターし続けた(図8-28B, 下段)。スクリーン上にターゲットが現れると，状態空間内に大きなばらつきをもって分布していたダイナミカルシステムは，運動の準備に伴い，状態空間内のより限局された領域へと移動した(図の水色の楕円から緑色の楕円へ)。スクリーン上に開始の合図が現れると，神経活動状態は試行のたびに似たような軌跡をたどり，状態空間内のさらに別の限局した領域へと移動した(緑色の楕円から灰色の楕円へ)。これらの実験から，刺激の開始は神経集団の活動のばらつきを小さくすると考えられる。さらに，非周期的な運動課題である腕伸ばし課題中の神経細胞集団のダイナミクスを解析したところ，通常であれば歩行運動のような周期的な運動課題に伴って観察されるような，リズミカルな神経活動を示す強い周期的な成分が観察された。これらの結果は，運動制御においてリズミカルな神経活動が共通して用いられていることを示唆する。

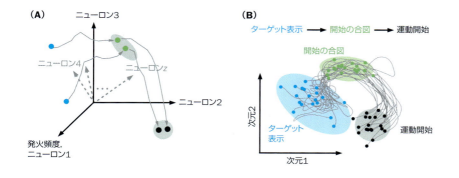

図8-28 ダイナミカルシステムという観点からみた運動制御 (A)ある時点での運動皮質のダイナミカル状態は多次元状態空間の1つのベクトルとして表現され，各軸の値は個々のニューロンの発火頻度となる。ここでは最初の3つの次元を実線矢印で表し，残りの次元は灰色の破線矢印で表した。運動課題を遂行中の運動皮質の活動の時間的変化は，状態空間内に活動軌跡としてプロットできる。例として，パネルBから2回の試行中の活動軌跡を図示した。(B)上段：行動課題。スクリーン上にターゲットが表示され，続いて「開始の合図」が表示されてから，はじめてターゲットへ腕を伸ばすようにサルを訓練した。下段：18回の試行中の運動皮質活動を状態空間中に18の活動軌跡として表現した。ドットはそれぞれ，ターゲットがスクリーンに表示される直前（水色），開始の合図が表示されたとき（緑色），運動開始時点（黒色）での神経活動の状態（数百個の皮質ニューロンの活動記録から算出）を表現している。水色と緑色のドットの間の軌跡は運動の準備を表現し，緑色と黒色のドットの間の軌跡は運動開始を表現する。パネルAのような多次元状態空間はここでは二次元状態空間に単純化してあるが，楕円の大きさ（47回の試行中のばらつきの大きさを示す）の相対比は一定に保たれている。(Shenoy KV, Sahani M, Churchland MM [2013] *Annu Rev Neurosci* 36:337より。Churchland MM, Yu BM, Cunningham JP et al. [2010] *Nat Neurosci* 13:369も参照）

8.11 運動皮質ニューロンの集団活動を応用して神経機能代替デバイスを制御することができる

皮質ニューロンの発火パターンを利用して運動の方向を予測できることから，**神経機能代替デバイス**（neural prosthetic device）あるいはブレインマシンインターフェース（brain-machine interface）の研究が一気に加速した。これらのデバイスのおもな目的は，脊髄損傷や，随意運動を制御する領域の運動神経疾患などにより麻痺に苦しむ患者を補助することにある。これらの患者の運動皮質は活動しており，体の動きを制御する指令を送ることができると考えられる。しかし不幸にして，脊髄に指令を送るための軸索が損傷したり，運動神経が変性してしまったことにより，脳と筋肉との連絡が断絶してしまったのである。神経機能代替デバイスの構築に向けた一般的な方針は，まず運動皮質ニューロンの活動を抽出してくることである。したがって，最も効率的な手法はマルチ電極アレイを埋め込み，数百のニューロンから活動電位を直接記録することである。これらのニューロンの活動をコンピュータに読み込み，運動の意図を抽出し，これを用いてロボットアームやコンピュータのカーソルといった出力デバイスを制御するのである（図8-29A）。**閉ループ**（closed-loop）構成にすることで，患者は視覚的なフィードバックを利用して，よりよいパフォーマンスができるように，記録しているニューロンの発火パターンを変化させることを学習する。近年，このような神経機能代替デバイスの正確さ，複雑さ，速度に関して著しい進歩が遂げられた。このような進歩の2つの例を紹介しよう。

第1の例では，サルの運動皮質に埋め込んだマルチ電極アレイから116個のニューロンの発火パターンを記録した（図8-29B，上段）。コンピュータは8.10節で紹介したような加重和集団ベクトルと同様の手法を用いることで，運動の意図を抽出してリアルタイムにこれらの活動パターンを復号化した。運動の意図は，5つの自由度（肩に3つ，肘に1つ，掴みとるためのグリッパーに1つ）をもつロボットアームへ出力するようにした。マシュマロを報酬にしてサルを訓練したところ，動きを「考える」だけでロボットアームを操作することが可能となった（図8-29B，下段）。サルは考えただけで，三次元空間のいろいろな場所に置いたマシュマロへ向けてロボットアームを伸ばし，グリッパーで掴みとり，口へともっていったのである（図8-29C；ムービー8-5も参照）。驚いたことに，これらの動作は実際の腕を使うのと同じ程度の数秒以内に行うことができ，成功率も60％であった。同様の例からも，このようなアプローチは運動失調をもつ患者が運動制御を取り戻すのに非常に有望であると期待できる。

第2の例は，はじめて神経機能代替デバイスをヒトの臨床症例に適用した例である。四肢麻痺の患者が皮質による制御でコンピュータのカーソルを動かせるようになった。脊髄損傷後3年の患者の運動皮質に，100点電極アレイを外科的に埋め込んだ（図8-30A）。手術後，患者はコンピュータスクリーン上のカーソルを技術員が動かすのをみて，その軌跡に沿って手を動かすことを想像するように訓練を受ける（図8-30B）。この運動を想像して

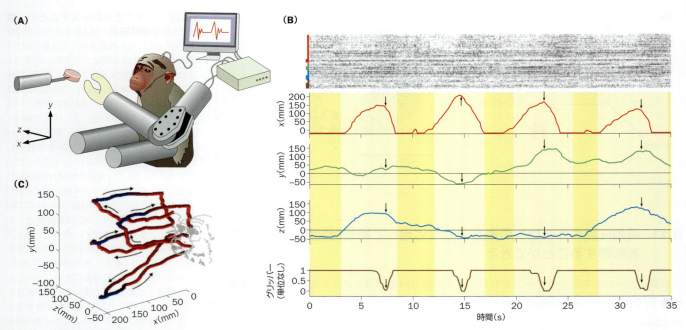

図8-29　皮質による制御でロボットアームを動かして摂食する
(A) 神経機能代替デバイス（ブレインマシンインターフェース）の概略図。マルチ電極アレイをサルの運動皮質に埋め込み，多数の運動皮質ニューロンの発火パターンから，集団ベクトルアルゴリズム（図8-27）を用いてロボットアームのリアルタイム制御を行った。サルは最初，自分の腕でジョイスティックを使い，視覚的なフィードバックによりロボットアームを操作できるように訓練された。その後，腕の使用を徐々に制限して，皮質の活動による制御だけで操作できるように訓練された。(B) 上段：摂食行動の4回の試行で，ロボットアームを制御するのに使った116個のニューロンの発火活動。異なる動きの方向にチューニングされた細胞ごとに色分けし（赤色，x方向；緑色，y方向；青色，z方向；紫色，グリッパーの開閉），マイナス方向は細い線，プラス方向は太い線で表現した。下の4段のトレースは，パネルCに示す4回の試行中におけるロボットアームのx, y, z方向およびグリッパーの開閉（1＝開，0＝閉）の動きを示す。矢印はグリッパーを閉じてターゲットのマシュマロを掴んだ時点。(C) パネルBに示した4回の試行における空間軌跡を示す。サルの顔の位置は灰色で示した。マシュマロの位置は毎回異なる。赤色の軌跡はグリッパーが開状態，青色は閉状態である。サルはマシュマロが口もとに到達する前にグリッパーを開いていることに注意。マシュマロはグリッパーにくっつきやすいため，帰り道の間ずっと強く掴んでいる必要はない，とサルが学習したことを示している。(Velliste M, Perel S, Spalding MC et al. [2008] *Nature* 453:1098–1101よりMacmillan Publishersの許諾を得て掲載）

いる間に記録した運動皮質ニューロンの集団活動を用いて，運動の意図に最もよく合致するようなアルゴリズムを構築する。つぎの段階では，患者はカーソルを動かすことを想像し，このときにマルチ電極アレイで記録した運動皮質活動を上記のアルゴリズムで変換することにより，コンピュータのカーソルをリアルタイムで制御する。これを繰り返し徹底して訓練することにより，患者は動きを想像するだけで，障害物を避けながらターゲットまでカーソルを移動させたり（図8-30C），電子メールのファイルを開いたり，円を描く（ムービー8-5）などのさまざまな課題ができるようになった。このような顕著な成果の一方で，ヒトへの臨床応用ではこの手法の限界もまたみえてきた。例えば，運動制御の速度や正確さ，到達度は実際に手を使ってマウスでコンピュータのカーソルを動かすほうが格段

図8-30　四肢麻痺の患者による神経機能代替デバイスを用いた動きの制御　(A) 4mm四方のマルチ電極アレイを右運動皮質の腕領域に埋め込む手術をする前の，患者の脳の機能的磁気共鳴画像（fMRI）。赤い矢印で示した正方形がアレイを埋め込む位置にあたる。(B) コンピュータのカーソルは，患者のマルチ電極アレイから記録した運動皮質活動により制御される。患者は閉ループによる視覚的なフィードバックを利用して訓練する。(C) 患者が行った，障害物（赤い正方形）を避けてターゲット（緑色の円）に到達するカーソル制御課題の例。水色の線は4回の試行中のカーソルの軌跡を示す。(Hochberg LR, Serruya MD, Friehs GM et al. [2006] *Nature* 442:164–171よりMacmillan Publishersの許諾を得て掲載）

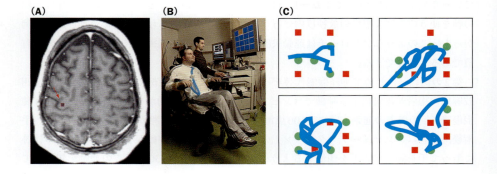

に上である．さらに，マルチ電極アレイを長期間使用する場合の耐久性も限界の要因となっている．現在，研究者たちがこれらの限界に取り組み，めざましい進展を遂げている．

　神経機能代替デバイスの研究は患者の助けとなるのみならず，運動皮質がどのように随意運動を制御するのかについての重要な知見ももたらした．すなわち，それぞれの運動課題は皮質ニューロンの細胞集団によって制御されると考えられる．これは，神経機能代替デバイスを制御する細胞集団の発火活動を読み出すことができること，そしてこの読み出しにはある一定数（数十個ないし数百個）のニューロンが必要であることから支持される．それとともに，例えば図8-29の例でみたように，1つのニューロンが三次元の運動およびグリッパーの開閉という，複数の課題に関与することもありうることがわかる．これらの特徴のおかげで，数百個という，運動皮質ニューロン全体からみればごく一部の細胞集団から，神経機能代替デバイスをしっかりと制御するのに十分な情報が得られるのだろう．ダイナミカルシステムという観点からは，数百個のニューロンの活動により規定される神経活動の状態は，運動ホムンクルスの該当領域全体の神経活動状態を表す有用な近似と考えることができる．閉ループのフィードバックを利用した学習によって運動課題が上達したことから，運動制御を担う皮質ニューロン集団は可塑性をもつことが示唆される．実際，動物が訓練に習熟して運動が上達するのに伴い，個々のニューロンや細胞集団のチューニング特性が徐々に変化することも観察されている．学習と可塑性については第10章で詳しく取り上げる．

脳はどのように内臓の機能を制御するのだろうか

　これまでの章では，神経系の出力として，運動系がどのようにして身体の動きを制御するのかについてみてきた．神経系の第2の出力は自律神経系である．自律神経系は**内臓運動系**（visceral motor system）とも呼ばれ，食物の消化や血液の循環といった，動物の基本的生理機能をつかさどる内臓を制御する．「自律」と呼ばれるのは，これら多くの機能が不随意であり，随意的な制御ができないからである．これらの機能は動物の健康にとってあまりにも必須であるため，気まぐれであてにならない随意的制御ができないよう，進化の過程で選択されたのだろう．自律神経系の高次中枢は視床下部であり，ここは第3の出力である神経内分泌系も制御する．

　ここからの節では，自律神経系の2つのおもな区分，すなわち**交感神経系**（sympathetic nervous system）と**副交感神経系**（parasympathetic nervous system）について紹介する（第3の区分として**腸管神経系**〔enteric nervous system〕がある．これは消化管に付随しており，交感神経系や副交感神経系からも一部入力を受けるが，むしろ独立して消化を制御する）．その後，中枢による自律神経系の調節の概要を紹介し，最後に視床下部の機能について，特に神経内分泌系の調節における役割も含めてみてみよう．

8.12 交感神経系と副交感神経系は生理機能の制御において相補的な役割を担う

　自律神経系の最終的なエフェクターには，(1)消化器系，呼吸器系，血管系，排泄系，生殖系の動きを制御する**平滑筋**（smooth muscle），(2)心拍を制御する**心筋**（cardiac muscle），(3)特定の導管によって局所的に分泌物を排出したり（**外分泌系**〔exocrine system〕），血流中に直接ホルモンを分泌して全身に届けたり（**内分泌系**〔endocrine system〕）するためのさまざまな腺，がある．運動系のエフェクターである骨格筋は運動ニューロンによって制御されていたが，自律神経系のエフェクターは交感神経系と副交感神経系によって並列的に制御されており，交感神経系と副交感神経系は2層の出力ニュー

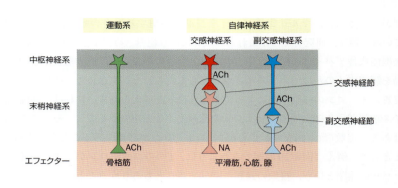

図8-31 運動系と自律神経系の出力システムの比較 運動系は運動ニューロン(緑色)とそれが投射するエフェクターである骨格筋から構成される。自律神経系の交感神経系と副交感神経系は，どちらも2層の出力ニューロンを使う。(1)節前ニューロン(濃い赤色と濃い青色)は中枢神経系内にあり，神経節に投射する。(2)節後ニューロン(薄い赤色と薄い青色)は神経節内にあり，エフェクターに投射する。副交感神経節は交感神経節よりも最終的なエフェクターの近くに存在する。節後交感神経ニューロンは神経伝達物質としてノルアドレナリン(NA)を用い，それ以外の出力ニューロンはすべてアセチルコリン(ACh)を用いる。

ロンをもつ(図8-31)。

　ここで，例えばマウスが食物を探している最中に突然ネコの尿の匂いをかいだとしよう。マウスの心拍数，呼吸数，血圧は急上昇する一方で，唾液の分泌や消化といった生理学的状態を保つためのハウスキーピング機能(house keeping function)のほとんどは抑制される。マウスは逃げるために走り出したり，捕食者の注意を引かないようにじっとすくんだりといった，緊急時行動をとらなければならない。これらの行動は交感神経系の活動の結果として起こる。危険が去ると心拍数，呼吸数，血圧はもとに戻り，マウスは通常の生活に戻る。これらの回復過程は副交感神経系のおかげである。

　副交感神経系と交感神経系は自律神経系の陰と陽であり，ほとんどのエフェクターにおいてこれらは相補的な，多くの場合，相反する効果を示す(図8-32)。例えば，副交感神経系が唾液の分泌や消化を促進するのに対し，交感神経系はこれらの機能を抑制する。副交感神経系が心拍を遅くするのに対し，交感神経系は速くする。副交感神経系が肺の気道を収縮させるのに対し，交感神経系は気道を拡張させる。一般的に，交感神経系はエネルギー消費を促進し，マウスの例でみたような，いわゆる「闘争か逃走か」反応を引き起こすような極限状況に際して，すぐに活動できるようにする。交感神経系はまた，生存にすぐには必要でない生理機能を抑制する一方で，緊急応答を活性化させる。実際，交感神経系の出力の1つは副腎への投射を介して**アドレナリン**(adrenaline)を産生することである。アドレナリンは血流に乗って全身を循環するホルモンであり，エネルギー消費を促進するため身体が素早い動きをとれるようになる。一方で，副交感神経系は生理機能を非緊急事態の状態に戻し，エネルギーの節約を促進する(「休息と消化〔rest and digest〕」)。

　交感神経系・副交感神経系ともに，エフェクターに投射するニューロンを**節後ニューロン**(postganglionic neuron)と呼ぶ。節後ニューロンの細胞体は末梢の交感神経節あるいは副交感神経節にある。節後ニューロンは**節前ニューロン**(preganglionic neuron)に制御される。節前ニューロンの細胞体は中枢神経系内にあり，神経節にある節後ニューロンに軸索を伸ばしてシナプスを形成する(図8-31，8-32)。骨格筋を制御する体性運動ニューロンに対して，節前ニューロンと節後ニューロンをあわせて**内臓運動ニューロン**(visceral motor neuron)とも呼ぶ。交感神経系では，節前ニューロンは胸髄と腰髄の脊髄側角灰白質にあり，節後ニューロンは近傍の交感神経幹あるいは脊椎前神経節にある。一方，副交感神経系では，節前ニューロンは脳幹と仙髄にあり，例えば**迷走神経**(vagus nerve)を構成しているその長い軸索により，たいていはエフェクターのすぐ近くにある副交感神経節を支配する(図8-32)。

　運動系における体性運動ニューロンと同様に，交感神経系や副交感神経系における節前ニューロンもAChを神経伝達物質として用いる。副交感神経系の節後ニューロンもAChを用いるが，交感神経系の節後ニューロンはノルアドレナリンを神経伝達物質として用いる(図8-31；心筋の収縮におけるノルアドレナリンとAChの拮抗作用については3.19，3.20節を参照)。神経ペプチドもまた，交感神経系や副交感神経系の作用を修飾する物質とし

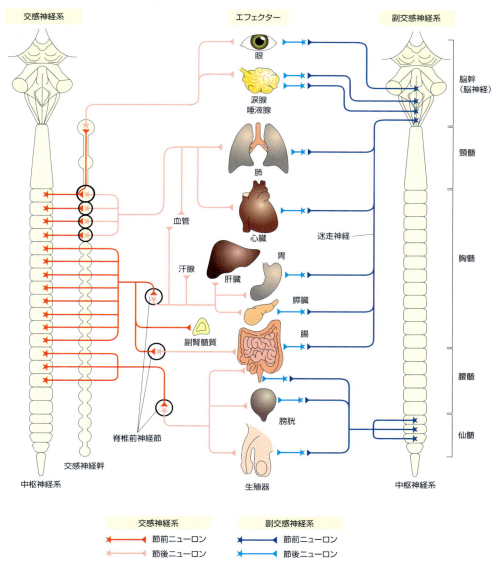

図8-32 交感神経系と副交感神経系の構成 ほとんどの場合，交感神経系（赤色）と副交感神経系（青色）は同じエフェクターに対して作用し，多くの場合，相反する効果を示す．交感神経系では，節前ニューロン（濃い赤色）は胸髄と腰髄の脊髄側角にあり，節後ニューロン（薄い赤色）は近傍の交感神経幹あるいは脊椎前神経節にある．一方，副交感神経系では，節前ニューロンは脳幹と仙髄にあり，節後ニューロンは標的とするエフェクターのすぐ近くにある．例えば脳幹の節前ニューロンの軸索が脳幹を出て迷走神経を構成するように，副交感神経系の節前ニューロンの軸索の多くは標的まで長い距離を伸びている．血管，汗腺，副腎髄質など一部のエフェクターは副交感神経系からの入力しか受けない．自律神経系のエフェクターについては，その一部のみを図示した．（Jänig W [2006] The Integrative Action of the Autonomic Nervous System. Cambridge University Press, Cambridgeより）

て広く用いられている．

8.13 自律神経系は多層的な制御システムである

運動系と同様に（図8-2），交感神経系・副交感神経系ともに多段階のレベルで制御されている（図8-33）．そのレベルの1つは**内臓感覚ニューロン**（visceral sensory neuron）からはじまる．内臓感覚ニューロンのうちの第1群は，体性感覚ニューロンと並んで後根神経節内にあり（図6-63），その末梢側の軸索は内臓に投射し，中枢側の軸索は脊髄に投射する．これらの脊髄に投射する軸索は直接または局所介在ニューロンを介して間接的に節前ニューロンに入力することで，自律神経系の出力を局所的にフィードバック制御する．内臓感覚ニューロンはまた，尾側脳幹に位置して内臓（および味覚；図6-35）の感覚情報を集

362 第8章 運動系と制御系

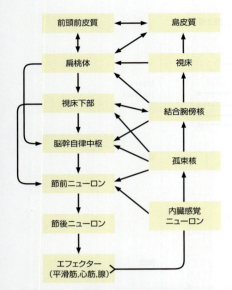

図8-33 自律神経系の多段階制御システム 矢印は直接のシナプス結合による情報の流れの方向を示す。複数回のシナプス結合を介した間接的結合はここには示していない。

める神経核である**孤束核**(nucleus of the solitary tract：NTS)にも二次ニューロンを介して情報を送る。内臓感覚ニューロンのうちの第2群は，迷走神経と近接する神経節内にあり，末梢側の軸索は迷走神経の一部を構成するとともに，さまざまな臓器に投射する一方，中枢側の軸索はNTSに投射する。NTSニューロンは多段階のレベルで自律神経系の出力にフィードバックをかけると同時に，求心性の情報を脳幹にある**結合腕傍核**(上小脳脚傍核，腕傍核，parabrachial nucleus：PBN)を介して視床や**島皮質**(insular cortex)へと送る。島皮質は味覚(図6-35)や痛み(図6-70)，内臓感覚などさまざまな機能を担う中枢皮質である。島皮質は前頭前皮質と密接に相互作用し，両者で自律神経系の制御中枢として機能する(図8-33)。

自律神経系の中枢制御には，**扁桃体**(amygdala)および**視床下部**(hypothalamus)という2つの重要な構造体が関与する。扁桃体は腹側前脳に位置するアーモンド型の構造であり，視床，島皮質，前頭前皮質から膨大な入力を受ける。一方で，皮質にフィードバックをかけると同時に，脳幹の自律中枢や視床下部にも下行性制御を送る。このような自律神経系の調節を通じて，扁桃体はマウスがネコの尿の匂いをかいだ例でみられるような恐怖や情動的な状態に対する生理的応答を制御するのである。扁桃体の機能と神経回路の構成に関しては，第10章で情動関連シグナル制御と記憶という観点から詳細にみることにする。ここでは，交感神経系や副交感神経系の重要な制御因子であると同時に，ホルモンの分泌制御の鍵を握る視床下部について詳細にみてみよう。

8.14 視床下部はホメオスタシスとホルモン分泌を介してさまざまな身体機能を制御する

視床下部は視床の下にあるというその位置から命名されたが，それぞれ特定の機能をもつ個別の神経核が数多く集まって構成される構造体である(図8-34A)。これらの機能には，(1)摂食，消化，代謝などを介したエネルギー消費の制御，(2)飲水や塩分摂取などを介した血圧や体液組成の制御，(3)性的成熟，交配，妊娠，授乳などを介した生殖の制御，(4)さまざまな温度制御過程を介した体温の制御，(5)ストレスホルモンの分泌や交感神経系の活性化を介した緊急応答の制御，(6)概日リズムと睡眠の制御，などがある。

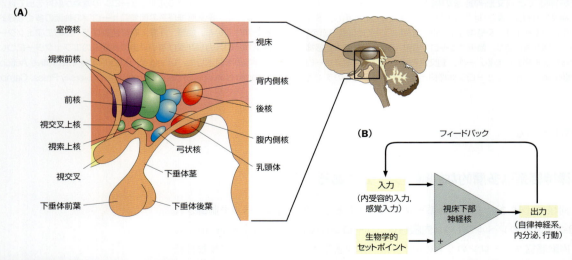

図8-34 視床下部の構造とホメオスタシス機能 (A)視床下部と下垂体を矢状断でみた概要図。矢状断の正中面に近い神経核のみを示す。これらの神経核の一部はこの章の後半と第9章で紹介する。例えば，弓状核，室傍核，視床下部外側核(図には示していない)は，摂食行動やエネルギー消費の制御を行う。視交叉上核は概日リズムを制御する。視索前核と視床下部腹内側核は性行動を制御する。(B)このホメオスタシスモデルでは，視床下部からの出力の大きさは，入力と生物学的セットポイントとの間の「ずれ」(増幅器のマークで表す)の大きさに比例する。正味の出力の作用は，フィードバック矢印で図に示すように，このずれを小さくすることにある。

視床下部はこれらの基本的身体機能をそれぞれ制御する回路が並列的に集まったものである。視床下部の神経核の一部は感覚系から入力を受け，例えば視覚系による光情報が概日リズムを制御したり，主嗅覚系や副嗅覚系による匂いやフェロモン情報が捕食者や交配者の存在を教えたりするように，環境の中で大切と思われる情報を伝える。視床下部の神経核の多くにおいては，ほとんどの入力が**内受容的**(interoceptive)，つまりすべての内臓を含む身体の状態を反映するものである。視床下部の神経回路の多くは**ホメオスタシス**(homeostasis)を制御する。ホメオスタシスとは，生体の状態をある一定の定常状態に維持するための，協調的な生理学的過程である。具体的には，視床下部神経核への入力は，血圧や体温や栄養状態といった身体の生理学的状態を，定量化された数値として表現している。これらの数値と生物学的セットポイントとの間のずれは視床下部の特定の神経核を活性化させ，自律神経系，行動，内分泌系を制御することで，そのようなずれが小さくなるように作用する(図8-34B)。このようなホメオスタシス制御のおかげで，生物学的セットポイントの前後の狭い範囲内に生理学的状態を維持することが可能となる。例えば，激しい運動のために体温が生物学的セットポイントである37℃を超えた場合，視床下部は交感神経系に発汗(蒸発熱によって体温が下がる)と，血管の拡張(皮膚の血流を促進することで熱が奪われる)を促す。視床下部はまたわれわれの行動も制御する。涼しい場所を探したり，余分な服を脱ぐなどして，体温が正常な値に戻ることを促すのである。

下流の神経核に出力するのとともに(図8-33)，視床下部のもう1つの重要な働きは近傍の**下垂体**(pituitary；脳内の内分泌中枢)に作用してホルモンの分泌を制御することにある。これには2つの大きく異なる機構がある(図8-35)。視床下部ニューロンの一部は**オキシトシン**(oxytocin)および**バソプレッシン**(vasopressin)というペプチドホルモンを産生し，**下垂体後葉**(posterior pituitary)に投射し，後葉において軸索からこれらのホルモンを直接血中に分泌して体循環へと乗せる(オキシトシンとバソプレッシンは，ペプチド性神経伝達物質として神経終末から放出されてシナプス後細胞に作用する物質でもある)。一方で，別の視床下部ニューロンは，プレホルモンを局所の血流へと放出する。これらのプレホルモンは下垂体門脈によって下垂体茎を経て**下垂体前葉**(anterior pituitary)へ運ばれ，そこで内分泌細胞に作用してホルモンを放出させ，そのホルモンが体循環に入る。視床下部

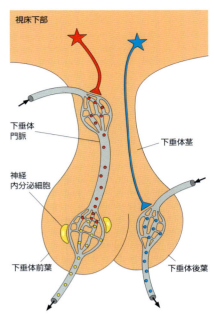

図8-35　視床下部は下垂体を介してホルモン分泌を制御する　オキシトシンおよびバソプレッシン作動性ニューロン(青色)は，下垂体後葉において血流中に直接ホルモン(青色のドット)を放出する。一方，別の視床下部ニューロン(赤色)はプレホルモン(赤色のドット)を放出し，これが血流に乗って下垂体門脈を介して下垂体前葉へ運ばれ，ここで内分泌細胞(黄色)を刺激してホルモン(黄色のドット)を体循環に放出させる。矢印は血流の向き。

表8-1　視床下部ニューロンおよび下垂体内分泌細胞から放出されるホルモン

ホルモン		機能
視床下部ニューロンから下垂体後葉に直接放出されるホルモン		
オキシトシン		母性行動と社会性行動の制御
バソプレッシン		水分バランスと社会性行動の制御
視床下部ニューロンの下垂体前葉内分泌細胞に対する促進作用		
視床下部	下垂体前葉	
副腎皮質刺激ホルモン放出ホルモン(CRH)	副腎皮質刺激ホルモン(ACTH)	副腎からのグルココルチコイド放出を刺激してストレス応答を制御
性腺刺激ホルモン放出ホルモン(GnRH)	黄体形成ホルモン(LH)，卵胞刺激ホルモン(FSH)	性ホルモン産生，性的成熟，生殖行動の促進
成長ホルモン放出ホルモン(GHRH)	成長ホルモン(GH)	成長の促進
甲状腺刺激ホルモン放出ホルモン(TRH)	甲状腺刺激ホルモン(TSH；チロトロピンとも呼ばれる)；プロラクチン	代謝の促進；母乳産生の促進
視床下部ニューロンの下垂体前葉内分泌細胞に対する抑制作用		
視床下部	下垂体前葉	
ソマトスタチン	成長ホルモン(GH)	
ドパミン	プロラクチン	

ニューロンの一部はまた，ソマトスタチンやドパミンのようなシグナル分子を放出し，下垂体前葉の内分泌細胞からのホルモン放出を阻害する。下垂体の前葉および後葉から分泌されるホルモンは，成長，代謝，繁殖，ストレス応答など実にさまざまな生理機能の制御に関与している（**表8-1**）。

　視床下部の特定の回路がどのようにホメオスタシスを制御するのかに関しては，以下の論点に分けて考えられる。すなわち，視床下部の神経核はどのように入力を感知するのだろうか。生物学的セットポイントはどのように決定されるのだろうか。生物学的セットポイントと実際の生理学的状態の値はどのように比較され，出力に反映されるのだろうか。この章の残りでは，これらの修飾機構がどのように摂食，睡眠，概日リズムを制御するのかをみていこう。生殖行動については第9章でふたたび取り上げる。

摂食行動はどのように制御されるのだろうか

　われわれは，空腹時には食物がとても魅力的に思え，ほしくて仕方ないと思う。ところが，満腹になった後は，たとえとても美味しい食物をみても興味を失ってしまう。われわれは日々このような経験をしている。このような現象が起こるのは，身体から脳にフィードバックシグナルが送られて，食べたいという欲求を制御する機構があるためだろうと考えられる。実際，この章でこれからみていくように，2つのタイプのフィードバックシグナルが存在する。1つは胃が満たされた直後に作用するシグナルである。もう1つはもっと長い時間経過で作用する，栄養状態を伝えるシグナルである。さまざまな動物種において，絶食させると体重が減り，強制的に食べさせると体重が増えるが，その後に餌を自由供給（餌へのアクセスが自由にでき，好きなだけ食べても食べなくても自由である状態）にすると，体重は実験前の定常状態に戻ることが実験的に示されている。また，正常ラットを，ふつうの餌を栄養ゼロの物質で薄めた特別餌で飼育すると，ラットが食べる特別餌の量は餌の体積ではなくカロリー量に比例し，体重は維持された。このような驚くべきホメオスタシスの例から，体重を維持するために栄養状態を制御するフィードバックシグナルがあることが示唆される。体重は，食べる量とエネルギー消費という2つの過程によって制御されている。この2つの過程は相互に密接に関連しているが，また個別に制御可能でもある。以下の節では，摂食行動を制御する神経機構についてみていこう。

8.15 視床下部の破壊と並体結合実験から，摂食行動は身体からの負のフィードバックシグナルによって抑制されることが示唆された

　視床下部腹内側核（ventromedial hypothalamic nucleus：VMH）を破壊したラットは，正常なラットとは異なり，餌を自由供給にすると摂餌量がきわめて多くなり肥満となった。これらの実験は，VMHが摂食行動を制御することを示唆している。では，正常なラットが体重を維持できるのは，どのように摂食行動が制御されるためなのだろうか。

　この疑問への最初のヒントは，**並体結合**（parabiosis）実験，すなわち，2匹のラットの胴体を若いうちに外科的に結合させ，体循環する血流により物質の交換がある程度できるようにした実験から得られた。手術が上手くいくと並体結合ラットは成長し，健康状態も良好であった（**図8-36**A）。その後，並体結合のペアのうち片方のみのVMHを破壊した。実験後，VMHを破壊した方のラットの摂餌量は増えて肥満となった。驚いたことに，ペアのもう一方（非破壊パートナー）は食欲を失い，鼻先に餌をもっていっても食べなくなってしまった。その結果，非破壊パートナーは体重が減り，痩せ衰えてしまった。実験後に体重と体脂肪率を計測したところ，視床下部を破壊した方のラットは，並体結合なしに単独で視床下部を破壊したラットと同様に，体重も体脂肪率も顕著に増加していた。一方，非

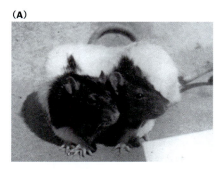 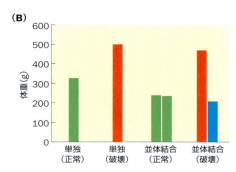 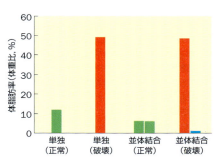

図8-36 摂食行動を抑制するフィードバックシグナルが身体から送られることが並体結合実験により示唆された (A)並体結合したラットのペア。ラットが若いうちに胴体を外科的に結合させ，体循環する血流によりシグナル分子などの交換がある程度できるようにした。(B)実験後の体重と体脂肪率の平均。実験は以下の4群で行った。正常な単独ラット（緑色），視床下部腹内側核（VMH）を破壊した単独ラット（赤色），並体結合を行って破壊はしていないペアのラット（緑色/緑色），並体結合を行ってペアの一方はVMHを破壊し（赤色）もう一方は非破壊のもの（青色）。単独ラットでも並体結合ラットでも，視床下部を破壊したものは過食になり，体重と体脂肪率の劇的な増加を示した。並体結合ラットでは，ペアの一方の視床下部を破壊すると，非破壊パートナーは餌を食べずに飢餓に陥り，体脂肪率が劇的に減少した。この実験から，並体結合ラットの血流にはシグナル分子が出ており，破壊ラットはこれに応答しないものの過食によりこのシグナルを出し続けるため，非破壊パートナーはこのシグナルに応答して摂食が抑制されたと考えられる。(Hervey GR［1959］*J Physiol* 145:336–352よりPhysiological Societyの許諾を得て掲載)

破壊パートナーは体重が減り，体脂肪率も激減していた（図8-36B）。この結果を最も単純に解釈すると，破壊した方のラットは身体からの負のフィードバックシグナルに応答する能力を失ったため，食べ続け肥満となった。一方，過剰な摂食行動が今度は血流を介して負のフィードバックシグナルを継続的に送り出し，正常な視床下部をもつ非破壊パートナーの脳に摂食行動をやめさせるように作用したため，飢餓に陥ったと考えられる。

8.16 変異マウスを用いた研究から，脂肪細胞からのレプチンによるフィードバックシグナルが発見された

2種類の自然発生変異マウスの系統，*Ob*（肥満〔obese〕に由来）と*Db*（糖尿病〔diabetic〕に由来）を用いた研究から，フィードバックシグナルの性質についての手がかりが得られた。これらの遺伝子変異をホモ接合でもつ変異マウス（*Ob/Ob*または*Db/Db*）は，いずれもほとんど同じ肥満表現型を示した（図8-37A）が，これら2つの原因遺伝子はゲノム上のまったく異なる座位にマッピングされた。これらの変異の性質についての重要な知見もまた，並体結合実験から得られた（図8-37B）。*Ob/Ob*マウスと野生型（＋/＋）マウスとの並体結合実験では，並体結合した*Ob/Ob*マウスは単独の*Ob/Ob*マウスに比べて摂餌量が少なく肥満度も低い一方，並体結合した＋/＋マウスは単独の＋/＋マウスよりも体重増加が大きかった。一方，*Db/Db*マウスと＋/＋マウスとの並体結合実験では，並体結合した*Db/Db*マウスは単独の*Db/Db*マウスと同程度の体重増加であったのに対し，並体結合した＋/＋マウスは摂食行動をやめて痩せ衰えてしまい，VMHを破壊したラットの非破壊パートナーと似た表現型を示した。さらに，*Db/Db*マウスと*Ob/Ob*マウスとの並体結合実験では，*Db/Db*マウスは体重が増え続け，*Ob/Ob*マウスは摂食行動をやめて体重が減った（図8-37B）。

これらの驚くべき実験結果から，*Ob*遺伝子に相当する正常遺伝子は脳に摂食行動を抑制するように伝える血流中の負のフィードバックシグナル分子をコードしており，一方で*Db*遺伝子に相当する正常遺伝子はこの負のフィードバックシグナル分子に対する視床下部の受容体をコードしている可能性が考えられる。そのため，*Db/Db*マウスが＋/＋マウスや*Ob/Ob*マウスと並体結合すると，*Db/Db*マウスは負のフィードバックシグナルに応答することができず食べ続けることになる。そして負のフィードバックシグナルを出し続けるため，並体結合した＋/＋マウスあるいは*Ob/Ob*マウスのほうは摂食行動が抑制され，

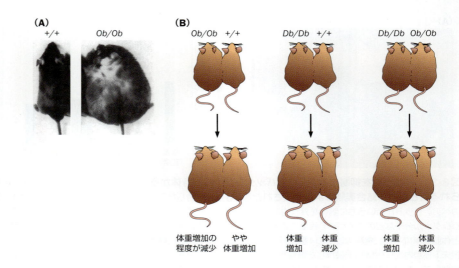

図8-37 肥満の表現型を示す変異マウスを用いた並体結合実験 (**A**) 10カ月齢の正常マウス(左)は29 gであった。Ob遺伝子のホモ接合体(右)はジャクソンラボラトリーというマウス資源センターで樹立された自然発生変異マウスであり、同月齢で90 gあった。(**B**) 3種類の並体結合実験のまとめ。それぞれの並体結合実験の結果は図の下に示した。全体をまとめると、これらの結果から、Obはフィードバックシグナルの産生に必要であり、Dbはそのシグナルの解釈に必要であることが示唆される。(A：Ingalls AM, Dickie MM, Snell GD [1950] *J Hered* 41:317-318よりOxford University Pressの許諾を得て掲載；B：Coleman DL, Hummel KP [1969] *Am J Physiol* 217:1298-1304；Coleman DL [1973] *Diabetologia* 9:294-298による)

飢餓に至るのである。Ob/Obマウスが＋/＋マウスと並体結合した場合には、＋/＋マウスから供給されるシグナル分子があるため、摂食が制御され体重もある程度維持される。一方、＋/＋マウスはシグナルが薄まってしまうために軽度の体重増加を示す。

上記の仮説が実験的に証明されたのは、**ポジショナルクローニング**(positional cloning；13.6節)と呼ばれる分子遺伝学的手法を用いて、Ob遺伝子に相当する正常遺伝子が同定されたことによる。この遺伝子は分泌タンパク質である**レプチン**(leptin；ギリシャ語で「痩せた」を意味する*leptos*に由来)をコードしている。レプチンは脂肪組織(図8-38A)から特異的に産生され、血流に乗って全身を循環する。クローニングされた相補的DNA(cDNA)からレプチンタンパク質を*in vitro*で合成し、これをOb/Obマウスに投与すると、摂餌量と体重は顕著に減少した(図8-38B)。正常マウスにレプチンを投与しても、摂餌量が減って痩せる現象が観察された。Ob遺伝子に相当する正常遺伝子がクローニングされてからしばらくして、今度はその受容体が同定され、Db遺伝子に相当することが明らかとなった。Db遺伝子は、破壊実験により摂食行動に関与する神経核であることが示唆されているVMH、なかでも特に**弓状核**(arcuate nucleus；図8-34A)に高い発現がみられる。レプチ

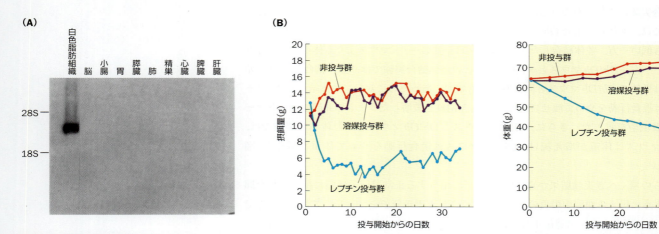

図8-38 摂餌量を制御するフィードバックシグナルとしてのレプチン
(**A**) ノーザンブロット法により、レプチンmRNAは白色脂肪組織に特異的に発現しており、その他の組織にはみられないことがわかった。28S, 18SリボソームRNAは分子量マーカー。(**B**) Ob/Obマウスにレプチンを1日に体重1 gあたり5 μg投与した群(青色)では、非投与群(赤色)や溶媒のみ投与した群(紫色)と比較して、摂餌量(左)および体重(右)の劇的な減少がみられた。(A：Zhang Y, Proenca R, Maffei M et al. [1994] *Nature* 372:425-432よりMacmillan Publishersの許諾を得て掲載；B：Halaas JL, Gajiwala KS, Maffei M et al. [1995] *Science* 269:543より)

ンとその受容体の発見により，脂肪組織が産生した負のフィードバックシグナルが視床下部に作用して摂食行動と体重を制御することが証明され，さらにその後，この作用がどのように制御されるかの神経機構についても明らかになった（後述）。

　レプチンのアミノ酸配列は哺乳類の間で高度に保存されており，その機能も高度に保存されていることが示唆される。実際，マウスのレプチン遺伝子がクローニングされた後，ヒトにおいても，レプチン遺伝子の変異が早期発症型の肥満症例でまれにみられることが明らかとなった。そのような患者に合成レプチンを毎日投与すると，体重の増加が劇的に減り（図8-39），患者のQOLも大きく改善した。しかしながら，肥満患者の多くはレプチン治療に反応しない。実際，血清レプチンレベルは肥満度とたいてい相関している。このことは，ほとんどの肥満患者はレプチンの産生に障害があるのではなく，*Db/Db*マウスと同様に，レプチンシグナルに対する応答性に障害があることを示唆している。肥満の原因を理解するためには，レプチンやその他のフィードバックシグナルがどのように神経系に作用して摂食行動やエネルギー消費を制御するのかを，より深く解明する必要があろう。

8.17 弓状核のPOMCニューロンとAgRPニューロンは摂食行動制御の中枢である

　*Db*遺伝子に相当する正常遺伝子にコードされるレプチン受容体の発現部位を調べることで，レプチンが脳内のどこで作用しているかについての手がかりが得られた。VMHに混在している2種類の細胞群が，摂食行動を制御するレプチンの標的ニューロンとして最もよく研究されている。レプチンは第1の細胞群である**POMCニューロン**（POMC neuron）を活性化させるが，この細胞はプロオピオメラノコルチン（pro-opiomelanocortion：POMC）を発現することから名づけられた。POMCは前駆体タンパク質であり，切り出される部位によってさまざまな神経ペプチドが生成される。その1つは食欲抑制作用をもつ**α-メラニン細胞刺激ホルモン**（α-melanocyte-stimulating hormone：α-MSH）である。α-MSHは標的ニューロンに発現しているGタンパク質共役受容体（G-protein-coupled receptor：GPCR）の**MC4R**（メラノコルチン-4受容体，melanocortin-4 receptor）を活性化させることで，摂餌量を減少させる。POMCやMCR4をコードする遺伝子を破壊すると，マウスでもヒトでも肥満が起こる。実際，ヒトではMC4Rをコードする遺伝子の1コピーの欠損でも，肥満が誘導されることが知られている。MC4Rの欠損は，ヒトの肥満の原因となる単一遺伝子異常としては最も頻度の高いものであり，重度肥満の原因の5%を占める。

　体重の制御という点において，弓状核におけるレプチンとPOMCニューロンとの直接的関連が，どのように実験的に明らかにされてきたのかをみてみよう。第1に，レプチン受容体はPOMCニューロンに高い発現がみられることから，レプチンはPOMCニューロンに直接作用できると考えられる。第2に，視床下部脳切片を用いた*in vitro*の実験において，POMCニューロンからの電気生理学的記録により，レプチン投与から数分以内にPOMCニューロンの発火頻度が増加することが示された（図8-40A）。レプチンのレプチン受容体への結合は，シグナル伝達経路を活性化させて陽イオン選択的TRPチャネル（一過性受容器電位チャネル）を開口させることが最近の報告で示された。レプチン投与はまた，POMCニューロンに対するGABA性抑制を減弱させる（後述）。このいずれの作用も，POMCニューロンを脱分極させる方向に働く。第3に，レプチン投与は*Ob/Ob*マウスにおいて体重を減らす作用を示したが（図8-38B），弓状核を破壊した*Ob/Ob*マウスではこのような作用はみられなかった。この実験から，弓状核のレプチン受容体が体重制御に必須であることが示された。第4に，コンディショナルノックアウトマウスを用いた実験では，POMCニューロン特異的にレプチン受容体を欠損させただけで，体重が増加することが示された（図8-40B）。この実験により，レプチンのPOMCニューロンへの作用と体重制御と

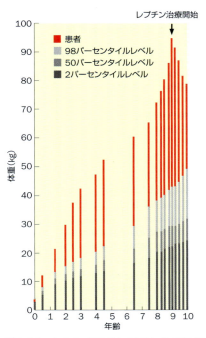

図8-39　ヒトにおけるレプチン治療の例
レプチン遺伝子のフレームシフト変異のホモ接合体患者は早期発症型肥満を呈した。この女性患者は常に空腹を感じて食物を要求し，かなえられないと攻撃的になった。9歳時の体重は98パーセンタイルレベルのおよそ2倍もあった。合成レプチンを毎日投与したところ，体重の着実な減少が認められた。（Farooqi IS, Jebb SA, Langmack G et al.［1999］*N Engl J Med* 341:879より）

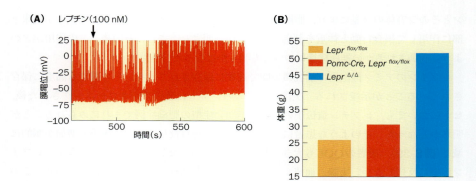

図8-40 レプチンはPOMCニューロンを活性化させて摂食行動を抑制する
(A) POMCニューロンに緑色蛍光タンパク質 (GFP) を発現させて同定できるようにしたトランスジェニックマウスから視床下部を含む脳切片を調製し，POMCニューロンからホールセルパッチ記録を行った。レプチンの投与から1分以内に活動電位の発火頻度が増加した。(B) *Pomc-Cre*システムを用いて，レプチン受容体をコードする*Lepr*遺伝子 (*Db*と同じ) をPOMCニューロン特異的に欠損させたコンディショナルノックアウトマウス (赤色) は，*Pomc-Cre*導入遺伝子をもたない対照マウス (橙色) と比較して有意な体重増加を示した。しかしながら，POMCニューロンのレプチン受容体を欠損させただけのこのような体重増加は，すべての細胞でレプチン受容体を欠損させたマウス (青色) の体重増加に比べてはるかに小さかった。*Lepr*$^{flox/flox}$とは*Lepr*遺伝子の上流と下流をCreリコンビナーゼの標的配列*loxP*ではさむような分子遺伝学的操作であり，Creリコンビナーゼを発現する細胞でのみ遺伝子欠損が起こるようになる。(A：Cowley MA, Smart JL, Rubinstein M et al. [2001] *Nature* 411:480–484よりMacmillan Publishersの許諾を得て掲載；B：Balthasar N, Coppari R, McMinn J et al. [2004] *Neuron* 42:983–991よりElsevierの許諾を得て掲載)

の因果関係までが直接示された。しかしながら，POMCニューロン特異的なレプチン受容体欠損による体重増加効果は，すべての細胞でレプチン受容体を欠損させた場合に比べると非常に弱かった (図8-40B)。第3の実験の結果とあわせて考えると，レプチンは弓状核のほかのタイプのニューロンにも直接作用して体重を制御すると考えられる。

弓状核においてレプチン受容体を発現する第2のニューロン群は**AgRPニューロン** (AgRP neuron) であり，レプチンの結合によって活動は抑制されるが，そのメカニズムはいまだよくわかっていない。AgRPニューロンは食欲増進作用をもつ2種類の神経ペプチド，AgRP (agouti-related protein) とニューロペプチドYとを放出する。さらに，AgRPニューロンは抑制性神経伝達物質であるGABAも放出する。摂食行動におけるAgRPニューロンの重要性は，機能喪失実験および機能獲得実験によって示された。機能喪失実験では，AgRPニューロン選択的にジフテリア毒素のヒト型受容体を発現させたノックインマウスが作製された (ヒト型受容体はマウスの内在型受容体よりも毒素への感受性が圧倒的に高い。図8-16で示したように，ジフテリア毒素は細胞に直接発現させて細胞を殺す実験にも用いることができる。今回のようなジフテリア毒素受容体を発現させる実験では，毒素を後から投与することで，細胞を殺す時期を任意に選べるという利点がある)。成体マウスにジフテリア毒素を投与すると，数日以内にAgRPニューロンが特異的に脱落し，その結果マウスは摂食行動をやめ，みるみる体重が減った (図8-41A)。したがって，AgRPニューロンは摂食行動に必要である。一方，機能獲得実験としては，チャネルロドプシン2 (ChR2) を発現させたAgRPニューロンを光遺伝学的に活性化させると，たとえマウスが餌を食べた直後であっても，刺激から数分以内にむさぼるような摂食行動が誘発された (図8-41B)。したがって，AgRPニューロンの急速な活性化は摂食行動を誘発するのに十分であり，抑

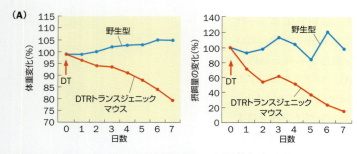
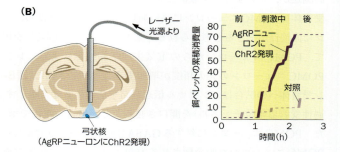

図8-41 AgRPニューロンは摂食行動を促進する (A) 野生型マウス (水色) にジフテリア毒素 (DT) を投与しても，体重 (左) や摂餌量 (右) には変化がない。しかしながら，AgRPニューロンにジフテリア毒素のヒト型受容体 (DTR) を発現させたトランスジェニックマウス (赤色) では，DTの急性投与は特異的にこれらの細胞を脱落させ，体重と摂餌量の劇的な減少に至った。(B) 左：Creリコンビナーゼ依存的にチャネルロドプシン2 (ChR2) を発現するようなアデノ随伴ウイルス (AAV) を，AgRPニューロン特異的にCreリコンビナーゼを発現するトランスジェニックマウスの弓状核に感染させ，レーザー光源からの青色光によってAgRPニューロン特異的に光遺伝学的活性化を行える系を確立した。右：光刺激の前後の期間 (破線) に比べて，光刺激中には餌ペレットの消費量が格段に増加した。淡色のトレースはChR2を発現しない対照マウス。(A：Luquet S, Perex FA, Hnasko TS et al. [2005] *Science* 310:683より；B：Aponte Y, Atasoy D, Sternson SM [2011] *Nat Neurosci* 14:351–355よりMacmillan Publishersの許諾を得て掲載)

制性フィードバックシグナルを無効にしてしまう。

　まとめると，レプチンは弓状核に混在する2種類のニューロンに直接的に作用する。すなわちレプチンは，通常は摂食行動を抑制するPOMCニューロンを活性化させ，また通常は摂食行動を促進するAgRPニューロンを抑制する。これらの機構により，レプチンは食欲抑制効果を発揮する(図8-42)。POMCニューロンとAgRPニューロンには非常に密接な関係がある。AgRPニューロンは，GABAおよびニューロペプチドYの放出を介して直接的にPOMCニューロンを抑制する。さらに，AgRPはα-MSHのMC4Rへの結合に対して拮抗的に作用するため，AgRPニューロンはPOMCニューロンと共通の標的ニューロンに対して阻害的に働く。しかしながら，AgRPニューロンの作用はPOMCニューロンの機能を阻害する以外にもある。例えば，AgRPニューロンの欠損による食欲抑制作用や，AgRPニューロンの刺激による食欲増進作用は，MC4Rシグナル伝達経路を阻害しても変化がない。これらの結果から，AgRPニューロンはGABAの放出などを介して別の標的ニューロンを抑制することにより，食欲増進作用を発揮していることが示唆される(図8-42)。そのような標的ニューロンについて，つぎの節でみてみよう。

8.18　摂食行動はさまざまなフィードバックシグナルと神経回路とが協調的に作用することで制御される

　AgRPニューロンの食欲増進作用を担う別の標的ニューロンを探す過程で，摂食行動の制御に関与する神経回路や経路がさらに明らかになってきた(図8-43)。弓状核のAgRPニューロンは視床下部内外のさまざまな領域に投射して，その標的ニューロンを抑制している。脳幹にある結合腕傍核(PBN)のグルタミン酸作動性ニューロンはAgRPニューロンの重要な標的として知られている。AgRPニューロン除去による飢餓(図8-41A)は，(1) PBNにGABA作動薬を投与したり，(2) 弧束核(NTS)からPBNへの興奮性入力を遮断したり，(3) PBNの興奮性出力を阻害する，などの操作によりレスキューすることができる。これらの結果は，NTSからの内臓感覚や味覚の感覚情報(8.13節)および視床下部からの栄養に関する情報などを，PBNが統合する役割を担っていることを示唆する。一方で，**室傍核**(paraventricular hypothalamic nucleus：PVH)は，AgRPニューロンの光遺伝学的刺激によって誘発されるむさぼり食い行動における重要な標的であることが示唆されている。これは，AgRPニューロンにChR2を発現させ，PVHにおいてその軸索終末を刺激するだけで摂食行動を誘発でき，一方でPVHニューロンを抑制すると，AgRPニューロンの抑制性シナプス前終末を活性化させるのと同様の行動を誘発できることから示唆された。現在考えられるモデルとして，NTS→PBN経路全体の活性化は食欲を抑制し，この経路は通常はAgRPニューロンからのGABA性入力によって拮抗作用を受けていると考えられている。また同時に，AgRPニューロンによるPVHニューロンの抑制が空腹回路を活性化させる作用は，おそらく副交感神経節の節前ニューロン(図8-43)を制御する尾側脳幹へのPVHからの投射経路を介していると考えられる。前の節で紹介したPOMCニューロンのようなAgRPニューロンの別の標的はまた，摂食行動やエネルギー消費に関する，より長期的なホメオスタシス制御にも関与する。摂食行動は，神経ペプチドであるオレキシン(ヒポクレチン)を発現する視床下部外側核ニューロンによっても制御されるが，オレキシンは睡眠の調節にも関与することが知られている(8-23節)。

　レプチン以外にも，身体は数多くのフィードバックシグナルを脳に伝えて摂食行動を制御する。これらのシグナルは，今まで議論してきたようなニューロンや神経回路の一部に作用する(図8-43)。例えば食後に血糖値レベルが上がるとそれに応答して膵臓が**インスリン**(insulin)を産生するが，インスリン受容体は脳内に広く発現しており，弓状核のAgRPニューロンもその1つである。レプチンやインスリンのレベルは身体の栄養状態を反映するが，これらの因子による摂食行動の制御は相対的にゆっくりした時間経過で起こる。食

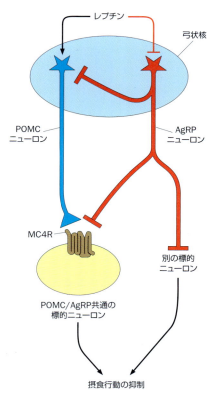

図8-42　レプチンは弓状核において2種類の拮抗する作用をもつニューロンに作用して摂食行動を抑制する　POMCニューロンは標的ニューロンのMC4Rに作用して摂食行動を抑制するニューロンであり，レプチンによって活性化される。AgRPニューロンは以下の3通りの経路で摂食行動を促進するニューロンであり，レプチンによって抑制される。(1) POMCニューロンを直接抑制する。(2) POMCニューロンの標的に対して阻害的に働く(POMCニューロンによって産生されるα-MSHのMC4Rへの結合に対してAgRPが拮抗的に作用するため)。(3) 摂食行動を抑制するような別の標的ニューロンに対してGABAを介した抑制をかける(詳細については図8-43を参照)。

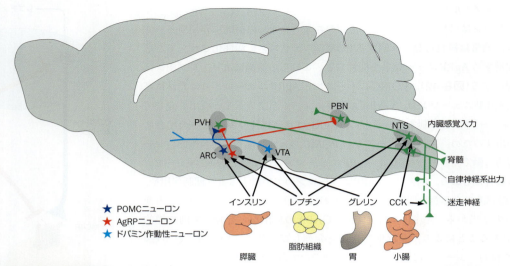

図8-43　摂食行動に関与する神経回路と，身体からのフィードバックシグナルによるその制御に関する作業仮説　身体は摂食行動を制御するさまざまなフィードバックシグナルを産生している．レプチンとインスリンは栄養状態（それぞれ脂肪と糖に関するもの）を反映し，グレリンとコレシストキニン（CCK）は消化管の状態（それぞれ空腹と満腹を伝える）を反映する．これらのシグナルは脳内の複数の部位に作用する（矢印）．なかでも顕著な作用部位は弓状核（ARC）であり，ここにはPOMCニューロンとAgRPニューロンが存在する（詳細については図8-42を参照）．レプチンとインスリンは腹側被蓋野（VTA）のドパミン作動性ニューロンに作用することも知られ，この経路が食物の報酬としての価値を制御するのかもしれない．孤束核（NTS）もまた主要な標的部位の1つである．CCKは迷走神経の神経伝達物質としてもNTSを活性化させる．AgRP→室傍核（PVH）経路は急性の摂食行動を制御する一方で，AgRP→結合腕傍核（PBN）経路はNTS→PBN経路の興奮性入力による食欲抑制作用に阻害的に働く．ここに図示した以外にも，まだ詳細がわかっていないPOMCニューロンやAgRPニューロンの摂食行動制御における標的がある．（AgRP神経回路の詳細についてはWu Q, Clark MS, Palmiter RD [2012] *Nature* 483:594–597；Atasoy D, Betley N, Su HH et al. [2012] *Nature* 488:172–177を参考にした）

事の前後に消化器系から放出される短期的シグナルは摂食行動を刺激したり抑制したりするが，このうち，特に神経ペプチドである**グレリン**（ghrelin）と**コレシストキニン**（cholecystokinin：CCK）の2つが最もよく研究されている（図8-43）．グレリンは血糖値の低下に伴い胃の分泌腺から放出され，空腹シグナルとして摂食行動を刺激するよう作用する．CCKは脂肪酸濃度の上昇に伴い小腸で産生され，満腹シグナルとして摂食行動を抑制するよう作用する．これらの短期的シグナルのおもな標的は脳幹にあるNTSである．CCKは迷走神経の知覚枝終末で神経伝達物質として働き，直接NTSにシグナルを伝える．CCKとグレリンはまたホルモンとしても作用し，血流に乗ってNTSや他の脳内標的領域に作用する．これらの短期的シグナルの効果は，長期的シグナルによっても影響を受ける．例えば，レプチンはNTSニューロンに発現する受容体を介して直接作用する一方，視床下部ニューロンを介してNTSのCCK満腹シグナルに対する感度を上げることで間接的に作用する．このため，栄養レベルが高い状態では，動物は満腹シグナルが来たときに摂食行動をやめる確率が高くなるのである．

中脳のVTAのドパミン作動性ニューロンもまた，レプチンとインスリンの作用部位として知られる（図8-43）．第10章と第11章でみるように，VTAのドパミン作動性ニューロンは報酬依存的な行動選択の制御をつかさどる．摂食行動の制御におけるドパミンの重要性からも示唆されるように，ドパミン産生に障害のある変異マウスはたとえ空腹時でも自発的に摂食行動を行うことができない．レプチンとインスリンはドパミン作動性ニューロンの活動を抑制することが知られている．VTAにおけるレプチンとインスリンの作用は，おそらく餌の報酬としての価値を減弱させることで，食べたいという欲求を減弱させるのかもしれない．

以上をまとめると，摂食行動の開始および停止という，一見単純にみえて何の努力もなしに1日に何度も行っているようなわれわれの行動も，実はさまざまなシグナルと神経回路の相互作用によって制御されていることがわかるだろう．このような経路の一部は互い

に代替補償が可能である．例えば，AgRPニューロンは重要であるにもかかわらず，成体マウスで急性に除去した場合には重大な影響があるものの，幼若期に除去するとほとんど影響がない（図8-41A）．また，たとえ成体マウスでAgRPニューロンを除去して飢餓を誘導した場合でも，PBNにGABA作動薬を数日間投与して一過性にレスキューしただけで，GABA作動薬の投与中止後も恒久的に表現型をレスキューできた．おそらくこれは薬物を一過性に投与している間に，代替となる補償経路を活性化させることができたためと考えられる．これらの結果から，ニューロンが失われても代替経路によって補償するという神経系の柔軟さが明らかとなった．さらにこれらの結果から，動物の命にとって摂食行動がいかに重要であるかもよくわかる．すなわち，摂食行動が適切に制御されるように，これだけ多数の，一部は冗長な経路が進化してきたのである．

摂食行動の分子・神経機構の研究は，肥満問題の解決への道筋を照らすものである．肥満は数多くの疾患の素因となり，近年ますます増加しているため，現代社会の差し迫った健康問題となっている．レプチン遺伝子に異常をもつヒトの肥満患者という極端な例でみられたように，肥満には遺伝的体質が大きく影響する．結局のところ，食べることは命にとって欠くべからざる根源的な駆動力である．さほど遠くない昔，食糧欠乏の時代には，狩猟採集民族であるわれわれの祖先たちにとって，摂食行動を抑制するフィードバック回路がさほど効率的に作用しない表現型のほうが，より多くの栄養分を蓄えることができ，自然選択を通じて生き残ることになっただろう．しかし食糧豊富で移動も少ないライフスタイルの現代においては，かつて有利だったような遺伝的背景が肥満につながりやすくなってしまったのかもしれない．レプチンの例でみたように，肥満問題の解決には摂食行動制御の基本的なメカニズムを明らかにすることが鍵である．

概日リズムと睡眠はどのように制御されるのだろうか

　ここまでは摂食行動を例として，視床下部を介した体重のホメオスタシス制御の分子・神経基盤をみてきた．ここからは概日リズムと睡眠を例に，制御系がどのように動作するのかについての理解を深めていこう．摂食行動には身体に栄養分をもたらしてエネルギーバランスを維持するという明らかな目的がある．一方で，睡眠はわれわれの生活の3分の1を占めるにもかかわらず，睡眠の生理機能についてはいまだに謎の点が多い．睡眠は**概日リズム**（circadian rhythm）という，約24時間周期で生物の行動，生理機能，生化学的過程が振動する現象によって時間制御されている．以下の節では，まず過去数十年の研究のおかげで明らかになってきた，概日リズムを制御するメカニズムについて紹介する．その後，睡眠の制御機構について紹介し，どのような生理機能を担うのかについて考えてみよう．

8.19　概日リズムはショウジョウバエから哺乳類まで保存された転写因子の自己抑制的フィードバックループ機構によって制御される

　概日リズムは細菌からヒトまで多くの生命体にみられる現象である．このリズムは，地球が24時間に1回自転するために起こる毎日の明暗サイクルという非常に大規模な環境シグナルと，地球上に生きる生命体との相互作用を反映している．例えば，ショウジョウバエが羽化（さなぎの殻から出てくること）するのはたいてい朝であるおかげで，若い成虫ははじめての餌を探すのに日中の時間をたっぷり使える．一方，マウスは夜間に活動することによって，捕食者にとらえられる危険が少なくてすむようにしている．しかしながら，毎日のリズムは環境刺激に対する単なる受動的な応答というわけではない．概日リズムはたとえ光がなくても内因性に起こるものである．例えば，マウスを完全な暗闇で飼育し続

第8章 運動系と制御系

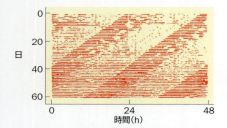

図8-44　マウスがランニングホイールを走る行動の概日リズム　マウスを完全な暗闇で飼育し，ランニングホイールを走る行動を記録した．それぞれの横線は2日間分の記録に相当し，ホイールを回している時間を短い縦線で表した．リズムのパターンをみやすくするため，同じ行動の記録を2回プロットしている．すなわち，横線の左半分にn日目，右半分に$n+1$日目の記録をプロットし，つぎの行の左半分にまた$n+1$日目の記録をプロットしている．完全な暗闇で60日間飼育しても，マウスのホイール活動は驚くほど一貫した概日リズムを示した．活動の開始が毎日左にシフトしていくことから，この概日リズムの周期は24時間よりもやや短いことがみてとれる．(Pittendrigh CS [1993] *Annu Rev Physiol* 55:17–54よりAnnual Reviewsの許諾を得て掲載)

けても，マウスはみずからの「主観的な夜」の時間帯に活動を続ける．マウスがランニングホイールの上を走るタイミングで概日リズムの周期を調べてみると，24時間よりもやや短いが，ばらつきは非常に小さいことがわかる(図8-44)(明暗サイクルで飼育した場合には24時間周期に戻るが，これは後述するように光エントレインメントと呼ばれる機構のためである)．これらの現象は外部環境からの手がかりなしに体内時計が動いていることを示す．どうすれば，この生物時計の実体がわかるだろうか．

　この生物時計の分子的実体に関する最初の手がかりは，1970年頃にショウジョウバエの研究によって明らかとなってきた．Seymour Benzerらは，ある特定の遺伝子が概日リズムを制御し，これらの遺伝子に変異を導入すれば概日リズムに障害を起こすことができるだろうと考えた．この仮説を検証するため，彼らは順遺伝学的スクリーニングをショウジョウバエで行い(13.6節)，羽化のタイミングを指標として，どの遺伝子に変異を導入すると概日リズムが障害されるのかを同定した．その結果，概日リズムを速めたり，遅くしたり，なくしてしまったりする3種類の変異が同定されたが(図8-45A)，それらはすべて同じ遺伝子(*Period* と名づけられた)上にマッピングされた．この発見は概日リズムを制御する遺伝子の存在を明らかにしただけでなく，*Period*遺伝子が中心的な制御機構を担っていることをも意味する．なぜなら，この単一遺伝子にさまざまな変異を導入しただけで，生物時計の周期が長くなったり短くなったりと相反する方向に制御されるからである．その後，マウスにおいても同様の遺伝学的スクリーニングが行われ，*Clock*(circadian locomotor output cycles kaput)遺伝子の変異は，ヘテロ接合体では概日リズムを遅くし，ホモ接合体ではリズム自体がなくなってしまうこともみいだされた(図8-45B)．

　その後の研究により，*Period*遺伝子や*Clock*遺伝子のタンパク質産物は，ショウジョウバエから哺乳類まで保存された，自己抑制的な転写因子ネットワークの重要な一員であることが明らかとなった．CLOCK分子はDNA結合転写因子であり，パートナー分子(ショウジョウバエではCYC，マウスではその相同遺伝子産物BMAL1)とともに，*Period*遺伝

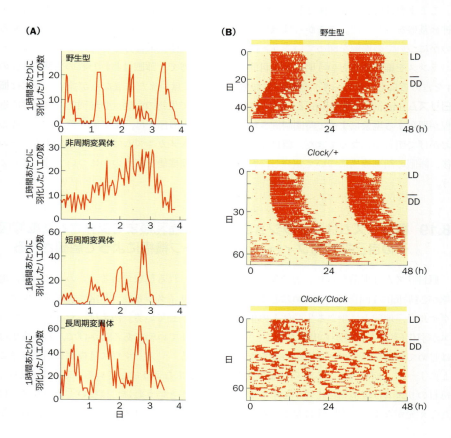

図8-45　ショウジョウバエとマウスの概日リズム変異体　(A)ハエの野生型および変異体の羽化リズム．正常なハエが羽化(さなぎの殻から出てくること)するのは朝の時間帯である．幼虫の期間は明暗12時間ずつのサイクルで飼育し，その後は完全な暗闇で飼育しても，正常なハエの羽化は「主観的な朝」の時間帯に起こり，そのサイクルは24時間弱であった．非周期変異体のハエは概日時計を完全に失っており，短周期および長周期変異体のハエはそれぞれ19時間弱と28時間弱の概日リズムを示した．3種類の変異体はすべて同じ遺伝子*Period*に変異をもっていた．(B)図8-44に示したマウスのランニングホイール活動のリズム．最初の20日間は明期14時間‐暗期10時間のサイクル(LD；図の上の横線に交互に示した濃色と淡色で表す)で飼育した．その後，完全な暗闇(DD)での飼育に変更した．LD期間にはリズムは光に同調しており，マウスは暗期にホイール活動を行った．DD期間になると正常マウスのサイクルは23.7時間となった(ホイール活動の開始が左にシフトした)．一方，*Clock*/+ヘテロ接合体変異マウスは24.8時間のサイクルを示し(活動の開始が右にシフトした)，*Clock*/*Clock*ホモ接合体変異マウスはDD期間の最初の10日間は27.1時間のサイクルを示したが，その後は概日リズムを失った．(A：Konopka RJ, Benzer S [1971] *Proc Natl Acad Sci U S A* 68:2112より；B：Vitaterna MH, King DP, Chang A et al. [1994] *Science* 264:719より)

子や他の多くの周期的に発現する遺伝子群のプロモーター領域に結合し，その転写を活性化させる。そのような遺伝子群のタンパク質産物としては，ショウジョウバエのPER（*Period*遺伝子にコードされる）とその結合相手であるTIM（***Timeless***遺伝子にコードされる）や，マウスの2つのPERタンパク質（2つの遺伝子*Per1*および*Per2*にコードされる）とその結合相手であるCRYタンパク質群（**クリプトクロム**〔cryptochrome〕を表し，2つの*Cry*遺伝子にコードされる）などがあげられる。ヘテロ二量体を形成したPER/TIM（ハエ）やPER/CRY（マウス）は，核内へ移行してCLOCKの活性を負に制御することで，自身の産物を下方制御する負のフィードバックループを形成する（図8-46A）。このモデルの最初の手がかりは，*Period*のmRNAレベルが概日リズムと同様に周期性をもつという発見から得られた（図8-46B）。この結果は，PERが自身の転写を抑制している可能性を示唆する。具体的には，PERタンパク質レベルが高いときにはPERは自身の転写を抑制し，*Period* mRNAレベルが低下する。その結果，産生されるPERタンパク質の量が減り，*Period*の転写の負の制御が解除される。すると今度は*Period* mRNAの転写が亢進してPERタンパク質レベルがふたたび高くなり，こうしてサイクルが続くことになる（**ムービー8-6**）。

ここ数十年の研究により，概日時計とその制御の分子機構の詳細が明らかとなってきた。PERとそのパートナー分子群（TIMやCRY）に関しては，転写レベルの負のフィードバックループによる制御に加えて，これらの概日リズム調節分子群のリン酸化，核への移行，タンパク質分解などによる制御機構もある。さらに，マウスではCLOCKのパートナー分子であるBMAL1の発現の概日リズムにも，転写レベルでのフィードバックループがみいだされ，このネットワークシステムはさらに頑強なものとなっている。最も驚くべき発見として，遺伝子発現のこのような概日リズム制御が行われているのは脳内のニューロンに限ったことではなく，広く末梢組織のほとんどすべての細胞に概日リズム制御分子群の発現があり，ハエでも哺乳類でも転写産物の多くが概日サイクルに従った制御を受けている

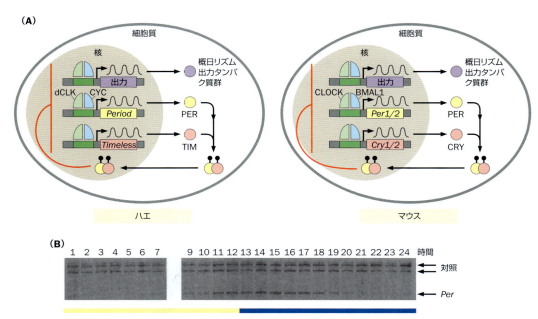

図8-46　ショウジョウバエとマウスの中枢時計機構における自己抑制的な転写フィードバック機構　(**A**) 中枢時計機構はハエとマウスで驚くほど類似している。ペアで働く転写因子，ハエではdCLK（*Drosophila* CLOCK）とCYC，マウスではCLOCKとBMAL1が作用し，ハエの*Period*遺伝子と*Timeless*遺伝子の転写，あるいはマウスの2種類の*Per*遺伝子と2種類の*Cry*遺伝子の転写を活性化させる。産生されたタンパク質分子は複合体を形成し，リン酸化（タンパク質分子についている黒いドット）を受けて核内へ移行し，自身の転写を抑制する。他にも多くの遺伝子が同様の概日リズム制御を受け，概日リズムを作り出す。(**B**) *Per* mRNAのレベルは概日リズムに従ったサイクルを示し，夕暮れに最も高く，明け方に最も低くなった。2種類の対照mRNAのレベルに変化はなかった。ハエは図の下に示したように，12時間の明期（1〜12）と12時間の暗期（13〜24）のサイクルで飼育した。1時間ごとにハエの頭部を回収してmRNAを抽出した。（A：Mohawk JA, Green CB, Takahashi JS［2012］*Annu Rev Neurosci* 35:445より；B：Hardin PE, Hall JC, Rosbash M［1990］*Nature* 343:536–540よりMacmillan Publishersの許諾を得て掲載）

のである。例えば，哺乳類の培養線維芽細胞であっても培養条件しだいでは，動物の概日リズム行動を制御するニューロンでみられるのと同様の分子機構により，遺伝子発現の概日リズム調節がみられる。実際，遺伝子の概日サイクルや自己抑制的転写調節ネットワークは，植物や単細胞の菌類の概日リズム制御においても必須である。これらの生物が用いるタンパク質はPERやCLOCKとは異なるが，自己抑制的な転写のフィードバックループは，さまざまな真核生物に共通して広く用いられている普遍的な概日リズム制御機構のようである。

8.20 ショウジョウバエにおいて概日リズム調節因子を光によって分解するとエントレインメントが起こる

概日リズムの普遍的な特徴として，光によって位相がリセット可能であるという性質があり，この現象を**エントレインメント**（同調現象，entrainment）と呼ぶ（位相とは，生理的，行動的，生化学的な活動が，1つの周期のうちで最高点や最低点といった特定の段階に達するタイミングのことを指す）。この機能のおかげで，われわれは時差があっても数日のうちにリズムを回復できるのである。通常の昼夜12時間ずつのサイクルの場合，夜間の前半に光を浴びると概日リズムの位相は遅れ（位相後退），一方で夜間の後半に光を浴びると位相は進む（位相前進）。では，光はどのようにして概日リズムと相互作用し，位相をリセットするのだろうか。また，全身の多数の細胞が生物時計をもっているのに，どのようにしてこれらの時計が同期するのだろうか。

中枢の生物時計の分子機構は生物種を超えて保存されている一方で，光エントレインメントの機構はハエとマウスとで大きく異なっている。昆虫の体は薄いクチクラで覆われているだけなので，光は簡単に脳内の時計ニューロンを含む全身のほとんどの細胞に到達できる。光受容タンパク質はCRYであり，進化的に古い青色光センサーである（ハエのCRYの哺乳類における相同分子は，興味深いことに光受容タンパク質ではなく，図8-46Aに示したような負のフィードバックループの重要な要素の1つである）。ハエのCRY分子は光に応答して，PERの結合相手であるTIMと複合体を形成し，その分解を促す。したがって，PER/TIM複合体による負の制御が光によって解除される。夜間の前半では，まだ十分な量の複合体が核へ移行して転写を自己抑制していないため，複合体の分解が促進されると，

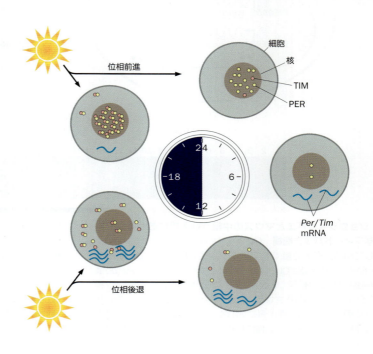

図8-47　ハエの光エントレインメントのモデル図　光はPERとTIMの分解を促進し，*Per/Tim* mRNA産生の抑制を解除する。したがって，1日蓄積した後には，*Per*と*Tim*のmRNAレベルは夕暮れの時点で最高値となる。夜間の中間点あたりで，PER/TIMタンパク質は核へ移行して*Per/Tim*の転写を自己抑制する。PER/TIMが核へ移行する前に光照射すると，PER/TIMタンパク質の分解は促進されるが，*Per/Tim* mRNAレベルは高いままであるため，夕暮れの状態と類似している。一方で，PER/TIMが核へ移行した後に光照射すると，タンパク質の分解は促進されるが，このときmRNAレベルはすでに低くなっており，これは明け方の状態と類似している。（Hunter-Ensor M, Ousley A, Sehgal A [1996] *Cell* 84:677–685よりElsevierの許諾を得て掲載）

すでに存在していたmRNAからPER/TIMタンパク質がつくられて蓄積するまでの時間が長くかかることになる。つまり時計がいったんリセットされて夕暮れに戻ったわけで，このため位相後退が起こる。一方，夜間の後半では，PER/TIM複合体はすでに核内に十分蓄積してPeriod遺伝子やTimeless遺伝子の転写を自己抑制しているため，mRNAはほとんど残っていない。この状態で光照射を受けるとPER/TIMタンパク質はやはり分解されるが，これは通常の1日のはじまりに自然光がPER/TIMの分解を促すのと同様な現象で，新たな転写と概日サイクルがはじまる。つまり時計がいったんリセットされて明け方まで進んだわけで，このため位相前進が起こる（図8-47）。

8.21 哺乳類の視交叉上核のペースメーカ細胞は入力を統合し出力を調整する

哺乳類の場合，多くの細胞がそれぞれの時計分子をもっているが，光に曝露される細胞はほとんどない。視床下部にある**視交叉上核**（suprachiasmatic nucleus：SCN；図8-34A）が概日リズムと光エントレインメントの制御中枢である。SCNを破壊すると行動の概日リズムが失われるが，これは胎仔のSCN組織を移植するともとに戻る。つぎの実験によって，哺乳類ではSCNが概日リズムのヒエラルキーの最上位に位置することが明らかとなった。ゴールデンハムスターの自然発生変異体（Tauと名づけられた）がみつかり，その概日リズムはヘテロ接合体で22時間弱，ホモ接合体では20時間未満に短縮していることがみいだされた。Tau変異体の胎仔からとったSCN組織を，SCNを破壊した野生型宿主に移植しても，概日リズムは短くなった。一方で，野生型胎仔のSCN組織をTau変異体宿主に移植すると，概日リズムは正常化した（図8-48）。これらの結果はSCNの遺伝子型が動物の概日リズム表現型を決定していることを示しており，概日リズム行動の制御にSCNが中心的役割を担っていることが明らかになった。

SCNは網膜の内因性光感受性網膜神経節細胞（intrinsically photosensitive retinal ganglion cell：ipRGC）から光情報を受け取る（BOX 4-2）。光は直接ipRGCを活性化させ，ipRGCの軸索終末からSCNへのグルタミン酸放出を促す。グルタミン酸受容体の活性化は，SCNニューロンにおける細胞内へのCa^{2+}流入，リン酸化酵素の活性化と転写因子であるCRE結合タンパク質（CREB）のリン酸化を促進する（3.23節）。リン酸化を受けたCREBはPer1とPer2のプロモーター領域に結合し，その転写を促進する。したがって，ハエの場合は光と時計タンパク質との関係はおもに転写後修飾のレベルで制御されていたのと対照的に，哺乳類の場合には，時計遺伝子の転写調節が光依存的な位相リセット機構において中心的な役割を担っていると考えられる。

網膜と直接結合があるおかげで，SCNは環境に応じて位相のリセットを行うのに非常に有利な位置を占めている。一方で，SCNは以下の特徴のおかげで，概日リズムの制御中枢として働く。すなわち，（1）SCNニューロンの電気的活動は単離した状態でも概日リズムのような振動を示し，**概日ペースメーカニューロン**（circadian pacemaker neuron）として機能しうる（8.5節で議論した中枢パターン発生器におけるペースメーカニューロンと同様）。これはSCNニューロンの静止膜電位を規定するK^+チャネル活性が，概日リズムの周期で制御されるためでもある。（2）SCNニューロンどうしがギャップ結合や神経ペプチドを介したシグナル伝達により密なネットワークを形成しているため，電気的活動や遺伝子発現が概日リズムに従って高い同期性を示す。このようなネットワークの特徴は，電気生理学的記録や，概日リズム依存的に生物発光分子を発現するようなトランスジェニックマウスで観察されている。単離培養されているSCNニューロンでは，個々のニューロンがばらばらの位相と周期とを示すが，SCNの脳切片では局所神経回路が保存されているため，細胞群は非常によく同期した位相と周期とを示す（図8-49A）。（3）SCNニューロンはシグナル分子を周期的に分泌し，視床下部の多くの神経核とも神経連絡をもつ。SCNニューロ

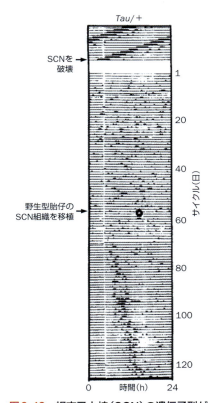

図8-48 視交叉上核（SCN）の遺伝子型がモザイク動物の行動レベルの表現型を規定する この例では，Tau変異のヘテロ接合体であるゴールデンハムスターのSCNを破壊し，その後，SCN組織を移植した。すべての実験は動物の概日リズムが確立した後に飼育環境を常時暗闇とした。概日リズムのアッセイにはランニングホイール活動を用いた。SCNを破壊する前の概日サイクルは21.7時間であった（図の上側）。破壊後には概日リズムは失われた。その後，野生型胎仔のSCN組織を移植すると（移植の時点を黒丸で示す），概日リズムが回復したのみならず，そのリズムは野生型と同様の24時間弱となった。（Ralph MR, Foster RG, Davis FC et al. [1990] Science 247:975–978よりAAASの許諾を得て掲載）

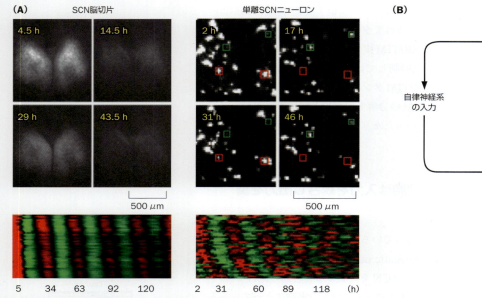
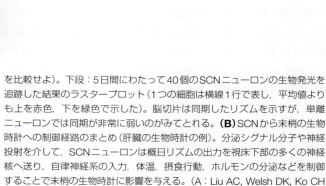

図8-49 視交叉上核（SCN）ニューロンの局所神経回路と全身的な機能制御 (**A**) 上段：Per2遺伝子座にホタルのルシフェラーゼをノックインしたトランスジェニックマウスから調製した，SCN脳切片培養（左）とSCNニューロン単離培養（右）の生物発光画像。ルシフェラーゼの基質を投与したときに検出される光の強度が，内在性のPer2の発現レベルを反映する。画像は培養後それぞれ異なる時間（各パネル左上）のもの。脳切片のSCNニューロンは同期した活動を示し，ほとんどの細胞は切片培養開始から4.5時間後と29時間後に高いPer2転写活性を，14.5時間後と43.5時間後に低い転写活性を示した。単離SCNニューロンでは細胞どうしの局所結合は切断されている。単離培養の場合，個々の細胞には転写レベルの高い時点，低い時点があるものの，同じ位相で同期することはなかった（例えば赤色と緑色の正方形を比較せよ）。下段：5日間にわたって40個のSCNニューロンの生物発光を追跡した結果のラスタープロット（1つの細胞は横線1行で表し，平均値よりも上を赤色，下を緑色で示した）。脳切片は同期したリズムを示すが，単離ニューロンでは同期が非常に弱いのがみてとれる。(**B**) SCNから末梢の生物時計への制御経路のまとめ（肝臓の生物時計の例）。分泌シグナル分子や神経投射を介して，SCNニューロンは概日リズムの出力を視床下部の多くの神経核へ送り，自律神経系の入力，体温，摂食行動，ホルモンの分泌などを制御することで末梢の生物時計に影響を与える。（A：Liu AC, Welsh DK, Ko CH et al. [2007] *Cell* 129:605–616よりElsevierの許諾を得て掲載；B：Mohawk JA, Green CB, Takahashi JS [2012] *Annu Rev Neurosci* 35:445より）

ンのリズム活動はその標的である神経核も同期させ，その結果，これらの神経核により末梢組織の生物時計や生理機能，行動までもが制御される（図8-49B）。

　例えば，SCNニューロンは自律神経系の制御中枢であるPVH（図8-43）へも出力を送っている。SCNニューロンはまた視床下部の体温制御神経核へも出力があり，体温サイクルを介して生物の生理機能を制御する。体温は末梢の生物時計にとって強力なエントレインメント因子である（われわれの体温は1日のうちに0.5℃ほどゆらいでおり，午前4時半頃が最も低く，午後7時頃が最も高い）。SCNニューロンは視床下部の副腎皮質刺激ホルモン放出ホルモン（CRH）ニューロンの活動も調節するため，概日リズムに従ってグルココルチコイドの産生も制御される（表8-1）。末梢の生物時計はSCNからシグナルを受けるだけでなく，それ以外の手がかり刺激によってもエントレインメントを示す。例えば，肝臓の時計は食物の摂取によってエントレインメントを受けており，SCNを破壊した動物でも食物がさまざまな生理機能を制御するエントレインメント因子となりうる。

　以上みてきたように，哺乳類を含む多細胞生物にとって生理機能，生化学的過程，行動などを概日リズムに従って制御するには，細胞自律的で自己抑制的な転写調節機構に加え，SCNペースメーカニューロンと他の視床下部神経核や末梢組織との，密な連絡が必須である。ショウジョウバエやマウスの概日リズム制御遺伝子が同定され，さらにその動作原理も明らかになったことで，この分野の研究が大きく発展した。実際，ハエのPeriod遺伝子のヒト相同体やその制御因子の変異が，目覚めと入眠の時刻が非常に早くなる**睡眠相前進症候群**（advanced sleep phase syndrome）の原因であることもみいだされている。こうした成果は，無脊椎モデル動物を使った神経生物学の基礎研究が，ヒト疾患の解明にも重要な意義をもちうることを強調している。

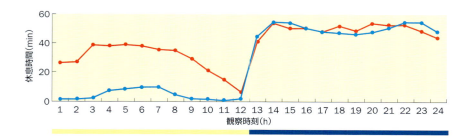

図8-50 ショウジョウバエの休息時間は概日リズムに従い，ホメオスタシス制御を受ける 典型的な概日リズムの間は，正常なハエはほとんどの場合夜間に休む（水色のトレース）。休息時間（縦軸）を観察時刻（横軸）に対してプロットした（1～12時は点灯，13～24時は消灯）。前の夜に睡眠を妨害すると（図には示していない），翌日に顕著なリバウンドを示した（赤色のトレース）。(Shaw PJ, Cirelli C, Green RJ et al. [2000] *Science* 287:1834より)

8.22 睡眠は動物界に広くみられ，哺乳類では共通の特徴的な脳波パターンを示す

われわれはヒトの睡眠が何かをよく知っているし，他の哺乳類の睡眠についてもそれなりに見慣れている。しかし，睡眠と似たような現象は動物界に広くみられるものである。研究者たちの多くが同意しているところでは，睡眠状態は以下の行動基準を満たしている。すなわち，（昏睡とは異なり）迅速に覚醒できること。感覚刺激に対する反応性が低下すること。ホメオスタシス制御を受けること（例えば睡眠不足の後では睡眠時間が長くなるなど）。（夜行性や昼行性のパターンも含めて）1日の中での覚醒と眠気のパターンを規定する概日リズムの影響を受けること。これらの行動基準を用いることで，睡眠という概念をゼブラフィッシュやショウジョウバエといった生物にまで広く適用できるようになった。例えば，ショウジョウバエでは活動が鈍り特徴的な姿勢をとる時間が定期的に（ほとんどの場合夜間に）みられ，この睡眠と似た状態の間はハエは機械刺激に対してもあまり反応しない。この状態はまたホメオスタシス制御を受けていることも知られ，強い刺激を与え続けて夜間の睡眠を妨害すると，翌日に顕著な睡眠リバウンド（睡眠不足の後の睡眠時間の延長）が起こる（図8-50）。

哺乳類では古くから睡眠の研究が行われてきたが，睡眠とその段階は**脳波**（electroencephalography：EEG）を用いて定義されてきた。EEGは1920年代にはじめて発見され，頭皮の表面に置いた電極からニューロンの集団的活動が記録された（図11-47）。覚醒時のEEGパターンは周波数が高く振幅の小さい振動を示すのが特徴である。睡眠がより深い段階に進むにつれて，EEGの波形はより周波数が低く振幅が大きくなり，最も深い睡眠の段階である徐波睡眠（slow wave sleep）では，周波数が低く振幅の大きい徐波が最も顕著となる（図8-51A）。1950年代になると，**レム睡眠**（REM sleep）と呼ばれる睡眠の段階がみいだされたが，これは急速眼球運動（rapid eye movement）と筋緊張の完全な消失を特徴とする。これに対応して，それ以外の睡眠は**ノンレム睡眠**（non-REM sleep）と呼ばれ

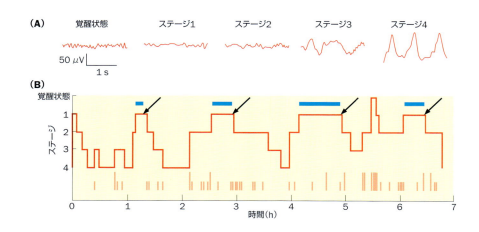

図8-51 ヒトの脳波パターンと睡眠サイクル (A)睡眠の各段階における代表的な脳波パターン。覚醒状態からステージ4まで，脳波の振幅は徐々に大きくなり，周波数は徐々に低くなる。(B)ヒト被験者の7時間にわたる正常な睡眠の記録。睡眠のステージは左に示す。矢印は睡眠サイクルの最後（レム睡眠の終わり）であり，つぎの新たな睡眠サイクルの最初でもある。下段の短い縦線は身体が動いたことを示し，長い縦線は身体の動きが顕著であった時点を示す。近年，睡眠研究の分野ではステージ3とステージ4をあわせて新たにステージ3（徐波睡眠）と呼ぶようになったことに注意。(Dement W, Kleitman N [1957] *Electroencephalogr Clin Neurophysiol* 9:673–690よりElsevierの許諾を得て掲載)

る。レム睡眠は睡眠サイクルを決定するのに用いられる（図8-51B）。われわれが眠りに入るとき，最初は浅いノンレム睡眠から入り，徐々に深いノンレム睡眠へと進行する。その後ふたたび浅いノンレム睡眠に戻った後に，レム睡眠に移行する。その後さらに深いノンレム睡眠に戻り，このサイクルを複数回繰り返して目覚めを迎える。ヒトの場合は1サイクルが平均90分程度である（図8-51B）。レム睡眠は鮮やかな夢を伴うことも知られている。ヒトの場合，成人では睡眠時間の25％ほどがレム睡眠であるが，乳幼児では睡眠時間全体の80％ほどをレム睡眠が占めている。

　ノンレム睡眠中の同期したEEG振動パターンは，大脳皮質内での局所反回回路による活動と，視床からくる長距離投射入力によって作り出される。実際，視床には哺乳類において最もよく研究されているペースメーカ細胞があり，入力なしでも内因性に周期的な発火パターンを示す。これは甲殻類の胃腸神経節（8.5節）のペースメーカ細胞と同様に，内在性のイオンチャネルの特性に起因している。覚醒時およびレム睡眠時には，感覚系や神経修飾系からの入力によって，同期振動から高い周波数の非同期発火パターンへと変化する。つぎの節では，神経修飾系がどのように睡眠–覚醒サイクルを制御するのかについてみてみよう。

8.23 哺乳類の睡眠–覚醒サイクルはさまざまな神経伝達物質や神経ペプチドによって制御されている

　睡眠制御の神経基盤はどのようなものなのだろうか。この疑問に答えるため，おもに哺乳類について，行動やEEGの記録により睡眠状態をモニターする実験が行われてきた。破壊実験と電気刺激実験により，脳幹から前脳への**上行性覚醒系**（ascending arousal system）が，覚醒状態の維持に必須であることが明らかとなった（図8-52）。上行性覚醒系は複数の並列経路から構成され，それぞれの使う神経伝達物質も異なる。経路の1つは被蓋核にあるコリン作動性ニューロンであり，視床や前脳基底部（basal forebrain）のコリン

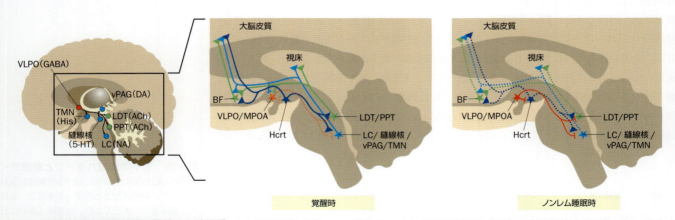

図8-52 覚醒状態と睡眠状態を維持する神経系　ヒトの脳の正中矢状断でみた，覚醒時（中央）および睡眠時（右）に活性化されるニューロン群の概略図（左の図のボックス内を拡大したもの）。中央：覚醒時には，背外側被蓋核（LDT）および脚橋被蓋核（PPT）のコリン作動性ニューロン（ACh），青斑核（LC）のノルアドレナリン作動性ニューロン（NA），腹側中脳水道周囲灰白質（vPAG）のドパミン作動性ニューロン（DA），縫線核のセロトニン作動性ニューロン（5-HT），結節乳頭核（TMN）のヒスタミン作動性ニューロン（His）がすべて活動する。これらのニューロンは直接または前脳基底部（BF）のコリン作動性ニューロンを介して間接的に，大脳皮質や視床に活動を伝える。さらに視床下部の腹外側視索前野（VLPO）や内側視索前野（MPOA）におけるGABA作動性ニューロン（GABA）を抑制する。視床下部のオレキシン作動性ニューロン（Hcrt）は，同様に覚醒を促進するコリン作動性ニューロンやモノアミン作動性ニューロンに興奮性の出力を送り，これを活性化させる。右：ノンレム睡眠中は，VLPO/MPOAのGABA作動性ニューロンが活動し，被蓋野のコリン作動性ニューロン，LC/縫線核/TMNのモノアミン作動性ニューロンやオレキシン作動性ニューロンを抑制する。レム睡眠中の場合（図には示していない），これらのニューロンの活動状態はノンレム睡眠時と似ているが，コリン作動性ニューロンが活性化している点のみが異なる。図では活動中のニューロンを実線で，活動が抑制されているニューロンは破線で示した。これらの神経修飾ニューロン群が標的ニューロンを興奮させるか抑制するかは受容体に依存する。⊣は抑制を意味する。図の簡略化のため，TMNニューロンはLCニューロンや縫線核ニューロンと一緒に脳幹に示したが，実際には視床下部に位置する。（Saper CB, Fuller PM, Pederson NP et al. [2010] Neuron 68:1023–1042よりElsevierの許諾を得て掲載）

作動性ニューロンに投射している。これらの被蓋核や前脳基底部のコリン作動性ニューロンは覚醒時やレム睡眠時に最も高い活動を示し，これらのニューロンの活動によって，視床ニューロンや皮質ニューロンの発火が促進される。上行性覚醒系の別の経路としては，モノアミン類を神経伝達物質として用いるニューロン群があり，**青斑核**（locus coeruleus）のノルアドレナリン作動性ニューロン，**縫線核**（raphe nucleus）のセロトニン作動性ニューロン，視床下部の**結節乳頭核**（tuberomammillary nucleus）のヒスタミン作動性ニューロンなどが含まれる。これらは大脳皮質，海馬，前脳基底部に直接投射する（**BOX 8-1**）。これらのニューロンは動物の覚醒時に活動し，ノンレム睡眠中やレム睡眠中には活動が低下する。さらに別の経路としては，神経ペプチドであるオレキシンを発現するニューロンがあり，以下で詳細に議論する。

BOX 8-1　神経修飾系

グルタミン酸やGABAのような神経伝達物質は，イオンチャネル型受容体を活性化させることで即座にシナプス後細胞の興奮や抑制を引き起こす。一方，**調節性神経伝達物質**（modulatory neurotransmitter）は，神経修飾物質（neuromodulator）とも呼ばれ，もっと遅い時間経過で作用する。古典的な調節性神経伝達物質には，モノアミン類（ドパミン，セロトニン，ノルアドレナリン，ヒスタミン）やアセチルコリン（ムスカリン性受容体に作用する場合），さまざまな神経ペプチド（3.11節）などがある。この章でも多くの調節性神経伝達物質の例をみてきた。例えば，線条体の出力を制御するドパミン，摂食行動を制御する α-メラニン細胞刺激ホルモン（α-MSH），ニューロペプチドY，AgRP，コレシストキニン（CCK），さらには睡眠を制御するオレキシン，アセチルコリン，モノアミン類などである。ほとんど例外なく，これらの調節性神経伝達物質は標的ニューロンに発現しているGタンパク質共役受容体（GPCR）に作用するため，イオンチャネル型のグルタミン酸受容体やGABA受容体（表3-3）の作用に比べ，ゆっくりと長く作用する効果をもつのである。

標的に対する調節性神経伝達物質の作用は，その場所や受容体下流のシグナル伝達経路によって実にさまざまである。図8-53にはドパミンの作用機序を例として示した。まず，ドパミンはシナプス前終末のドパミン受容体に作用して，膜電位変化やCa^{2+}流入，神経伝達物質放出機構などの制御を介して，神経伝達物質の放出確率を変化させる。また，ドパミンはシナプス後細胞のドパミン受容体に作用して，神経伝達物質受容体の翻訳後修飾や細胞内輸送などの制御を介して，神経伝達物質に対する細胞の反応性を変化させる。さらに，ドパミンは静止膜電位や膜特性を制御するイオンチャネル類を修飾することにより，シナプス後電位の統合や，活動電位の閾値，波形などにも作用する。これらの効果はすべて双方向性であり，標的細胞が発現している受容体の種類に依存する。例えば，ドパミンD_1受容体はG_sと共役するためその活性化はcAMP濃度を上昇させるが，ドパミンD_2受容体はG_iと共役するため，その活性化はcAMP濃度の低下につながる。さらに，ドパミンが作用するシナプス前細胞やシナプス後細胞は（図8-54），興奮性ニューロン，抑制性ニューロン，調節性ニューロンのいずれも

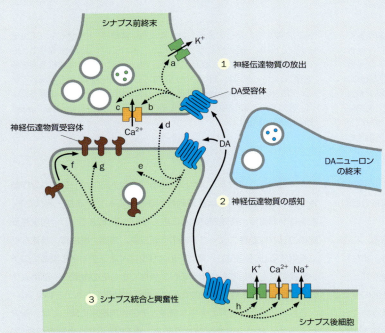

図8-53　ドパミンの標的ニューロンに対する多様な作用　ドパミン（DA）は標的ニューロンのさまざまな部位に作用して修飾作用を発揮する。まず（1）神経伝達物質の放出確率の修飾がある。これは，(a)シナプス前終末のK^+チャネル，(b)Ca^{2+}チャネル，(c)放出機構などの修飾や，(d)シナプス後細胞から前細胞への逆向性メッセンジャーの産生の制御（詳しくは第10章で紹介する）などを介した修飾である。さらに，(2)シナプス後細胞の神経伝達物質の感知も修飾される。これは，神経伝達物質受容体の(e)膜への挿入や(f)補充，(g)受容体特性などの修飾を介した制御である。またさらに，(3)シナプス後細胞におけるシナプス電位の統合や興奮性の修飾もある。これは，(h)電位依存性のK^+チャネル，Na^+チャネル，Ca^{2+}チャネルの制御を介したものである。(Tritsch NX, Sabatini BL [2012] *Neuron* 76:33–50 より Elsevier の許諾を得て掲載)

（つづく）

BOX 8-1　神経修飾系 （つづき）

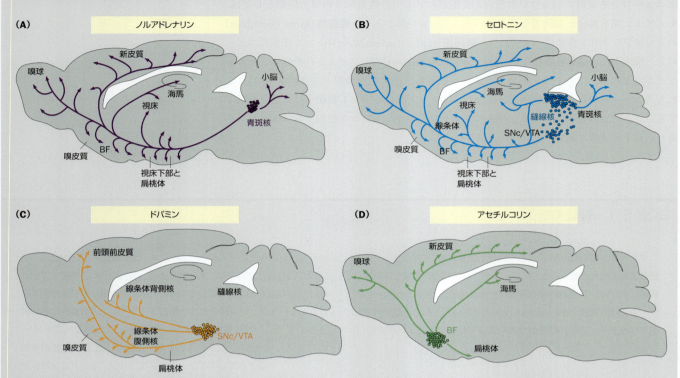

図8-54　脳幹や前脳基底部の神経修飾ニューロンは前脳の多くの神経核に広く投射する　(A)青斑核のノルアドレナリン作動性ニューロンは，前脳のほとんどの領域（線条体を除く）と小脳へ，広く散在的に投射を送る。(B)縫線核のセロトニン作動性ニューロンも同様に，ほぼ前脳全体と小脳へ広範囲に投射する。(C)腹側被蓋野（VTA）や黒質緻密部（SNc）のドパミン作動性ニューロンは，線条体，嗅皮質，前頭前皮質に広く投射を送る。(D)前脳基底部（BF）のコリン作動性ニューロンは，新皮質，海馬，扁桃体，嗅球などに広く投射する。図には前脳と小脳の主要な標的部位のみ示した。青斑核，縫線核，SNc/VTA，BFはそれぞれ，ノルアドレナリン，セロトニン，ドパミン，コリン作動性ニューロンについて脳内最大の集団を形成しているが，これらの神経伝達物質を使うニューロンは，脳内の他の部位にも小さい細胞集団を形成している。（Brandon Weissbourd, Lindsay Schwarz, Kevin Beierの厚意による。図はマウス脳の矢状断。軸索投射のデータはAllen Brain Atlas〔www.brain-map.org〕より）

ありうる。したがって，ドパミンをはじめとする調節性神経伝達物質は一般に，実に多岐にわたる作用を標的ニューロンや神経回路の機能に対して及ぼすのである。

　神経修飾系の驚くべき特徴は，その効果の範囲の広さである。ここでは前脳の機能を制御する4種類の神経修飾系をみてみよう。すなわち，ノルアドレナリン，セロトニン，ドパミン，コリン作動性ニューロンである。これらのニューロンの細胞体は脳幹や前脳基底部の個々の神経核に限局しているが，その軸索は前脳のほぼ全体に張りめぐらされている（図8-54）。例えば，ラットの脳では青斑核に推定約3,000個のノルアドレナリン作動性ニューロンが局在しているが，その軸索は広く新皮質，嗅球，嗅皮質，海馬，扁桃体，視床など全体に伸びている（図8-55A）。同様に，縫線核のセロトニン作動性ニューロンは前脳全体へ拡散的に投射しており（図8-55B），異なる標的ニューロンが発現する18種類以上の異なる受容体に結合する（表3-3）（青斑核のノルアドレナリン作動性ニューロンと縫線核のセロトニン作動性ニューロンは，上記の前脳の標的ニューロン以外にも，脳幹や小脳，脊髄などに広範囲にわたって投射を送っている）。中脳のドパミン作動性

ニューロンは，ノルアドレナリン作動性ニューロンやセロトニン作動性ニューロンに比べれば比較的標的を絞りこんでいるが，それでも，線条体や嗅皮質，前頭皮質などに広く投射する（図8-55C）。前脳基底部のコリン作動性ニューロンも広く新皮質，海馬，扁桃体，嗅球などに投射する（図8-55D）。アセチルコリンはイオンチャネル型のニコチン性受容体を介しても作用するが，少なくともその機能の一部はムスカリン性受容体を介したものであり，神経修飾作用をもつといえる。

　これらの神経修飾系の多様な機能とその作用機序に関しては，研究がようやく緒についたばかりである。運動（図8-22）や摂食行動（図8-43）の調節におけるドパミン作動性ニューロンの機能については，すでに本文で議論した。また，睡眠-覚醒サイクルの制御におけるノルアドレナリン，セロトニン，ドパミン，コリン作動性ニューロンの機能についても述べた（図8-52）。しかしながら，これらはまだほんの氷山の一角である。現在，精神疾患の治療に用いられている薬物のほとんどが神経修飾系の機能に作用するものであることからも，ヒトの健康におけるその重要性が理解できる。疾患との関連については第11章で詳細に議論する。

睡眠-覚醒サイクルを制御するもう1つの重要なシステムは，睡眠によって活性化されるニューロン群である。これらの細胞は動物の睡眠中に最も活動性が高い。最も研究が進んでいるのは，視床下部の視索前野に位置するGABA作動性ニューロンである（図8-52；図8-34Aも参照）。これらのニューロン，特に腹外側視索前野（ventrolateral preoptic area：VLPO）のニューロンの除去によって，ノンレム睡眠とレム睡眠が50％以上短縮した。したがって，これらは睡眠によって活性化されるだけではなく，睡眠を誘導するニューロンでもある。

興味深いことに，VLPOやその近傍の内側視索前野（medial preoptic area：MPOA）のニューロンは，被蓋野のコリン作動性ニューロンや上行性覚醒系のすべてのタイプのモノアミン作動性ニューロンに投射し，GABAを放出することで活動を抑制する。また同時に，VLPO/MPOAニューロンは覚醒系の多くのニューロンから入力を受け，アセチルコリン，ノルアドレナリン，ドパミン，セロトニンなどによって抑制される。つまり覚醒促進系と睡眠促進系とが相互抑制回路を形成することで，覚醒状態と睡眠状態の安定性が維持されるとともに，この2つの状態の切り替えが素早く完全に行われるのである。このような相互抑制回路の仕組みは，この章の前半で議論したようなリズミカルな歩行を制御する中枢パターン発生器の仕組みに類似している（図8-13，8-15）。これらのシステムの論理は似ている。すなわち，動物は屈筋と伸筋を交互に活性化させるが，決して両者を同時には行わない。同様に，動物は覚醒しているか睡眠状態にあるかのどちらかであり，決して両者を同時には行わない。

ナルコレプシー（narcolepsy）と呼ばれる睡眠障害の研究から睡眠制御に関する重要な知見が得られた。ナルコレプシーの患者は昼間でも覚醒していることが難しく，特に，喜んだり興奮したりした後にはその傾向が顕著である。ナルコレプシー患者はまた，覚醒状態からノンレム睡眠に移行せずに，いきなり直接レム睡眠に突入してしまう（図8-51）。ナルコレプシー様の症状を呈するイヌの系統で変異が同定されたことによって，ナルコレプシーの発症機構の理解が大きく進展した。*Ob*遺伝子や*Clock*遺伝子の同定にも用いられたポジショナルクローニング（13.6節）により，ナルコレプシーイヌでは，**オレキシン**（orexin）から生成される神経ペプチドに対するGPCRをコードする遺伝子のスプライシングに異常があることが明らかとなった（図8-55A）。オレキシンは**ヒポクレチン**（hypocretin）とも呼ばれ（オレキシンとは独立に同定，命名された），オーファンGPCR（リガンドが同定されていないGPCR）を活性化させる視床下部神経ペプチドから生化学的に単離精製され，ラット脳室内に投与すると摂餌量を増加させることがみいだされた。さらに，ナルコレプシーイヌの変異がオレキシン受容体にマッピングされたのとほぼ同時期に，オレキシンのノックアウトマウスがナルコレプシー様の行動を示すこともみいだされた。したがって，オレキシンは睡眠の制御と摂食行動の制御という2つの機能をもつ。以来，オレキシン作動性ニューロンの脱落や，まれなケースではオレキシン遺伝子変異も，ヒトのナルコレプシーで報告されている。

オレキシン作動性ニューロンは視床下部外側核のみに限局しているが，その軸索は脳内の広い範囲に投射しており，上行性覚醒系のアセチルコリン，ノルアドレナリン，セロトニン，ヒスタミン作動性ニューロンなどに入力する（図8-55B）。*in vivo*記録により，オレキシン作動性ニューロンは覚醒時の探索行動中に最も活動性が高く，睡眠状態では活動をやめることがみいだされた。さらに，マウスにおいてオレキシン作動性ニューロンを光遺伝学的に活性化させると，ノンレム睡眠やレム睡眠から覚醒する確率が上昇した（図8-55C）。したがって，オレキシンシステムは，おそらく上行性覚醒系の活性化や（図8-52）脳内の標的ニューロンへの直接作用（図8-55B）を介して，覚醒状態を促進すると考えられる。

睡眠を制御する神経機構については，いまだ大まかな枠組みしか明らかになっておらず，多くの疑問が残されている。例えば，睡眠を制御する各種のニューロンはどのように機能

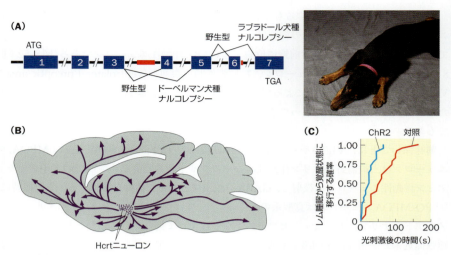

図8-55　オレキシンとオレキシン作動性ニューロンは覚醒状態を促進する　(A) ナルコレプシーイヌ(右の写真)で同定された劣性変異はオレキシン受容体遺伝子上にマッピングされた。ドーベルマン犬種のナルコレプシー変異では，オレキシン受容体遺伝子の第3イントロンに配列が挿入された結果(赤色の長い横棒)，第4エクソンがスプライシングで切り出されてしまう。ラブラドール犬種のナルコレプシー変異では，第6イントロンの5′側に変異があり(赤色の短い横棒)，第6エクソンが読み飛ばされてしまう。どちらの変異でも変異タンパク質は受容体として機能しない。**(B)** オレキシン作動性(Hcrt)ニューロン(紫色のドット)は視床下部外側核内の小さな領域に密集しているが，その軸索(矢印)は脳内の多くの領域に投射している。**(C)** Hcrt-Creトランスジェニックマウスの視床下部外側核のHcrtニューロンに，ウイルス発現ベクターによるCreリコンビナーゼ発現システムを用いて，チャネルロドプシン2(ChR2，青いトレース)または対照として蛍光タンパク質のみ(mCherry，赤いトレース)を発現させた。ChR2発現Hcrtニューロンの光刺激により，レム睡眠から覚醒状態に移行する確率が上昇した(確率分布曲線が対照と比較して左方向にシフトした)。ノンレム睡眠から覚醒状態への移行も同様に亢進した(データは示していない)。(A：Lin L, Faraco J, Li R et al. [1999] *Cell* 98:365–376よりElsevierの許諾を得て掲載；B：Peyron C, Tighe DK, van den Pol AN et al. [1998] *J Neurosci* 18:9996より；C：Adamantidis AR, Zhang F, Aravanis AM et al. [2007] *Nature* 450:420–424よりMacmillan Publishersの許諾を得て掲載)

しているのだろうか。その活動はどのように概日リズムの影響を受けるのだろうか。ホメオスタシス制御(睡眠リバウンド)の分子・神経機構はどのようなものだろうか。レム睡眠とノンレム睡眠はそれぞれどのように制御されているのだろうか。

8.24　われわれは，なぜ眠るのだろうか

睡眠に関する最も謎が深い疑問はおそらく，なぜわれわれは睡眠を必要とするのか，であろう。前にも紹介したように，睡眠は哺乳類から鳥類，爬虫類まで広くみられるが，これらの生物の中の多くは捕食者の餌となる被食者であり，睡眠は命の危険に直結する。実際，海洋哺乳類や鳥類の中には，片半球睡眠を発達させたものも多く，脳の半球が徐波睡眠に入っているときには反対の半球は覚醒状態を保つことで，捕食者から逃げたり，移動中にも飛び続けたり泳ぎ続けたりすることができるのである。睡眠のような状態は無脊椎動物にもみることができる(図8-50)。「もしも睡眠が生命に必須の役割を担っていないのだとすれば，睡眠は進化過程で起こった最大の間違いであろう」。これは睡眠研究者のAllan Rechtschaffenの言葉であるが，彼は以下の実験によって睡眠の重要性を証明した。

睡眠中断そのものの効果と，睡眠中断を誘導するための身体的攪乱の効果とを区別するために，2つの水槽の上に1枚の円盤を用意し，その上で2匹のラット(実験ラットと対照ラット)を飼育してEEGを常時記録した。実験ラットが眠りそうになると，EEGパターンの変化が検知され，その信号が円盤を回転させる。円盤が回転すると，どちらのラットも水に落ちないように身体を動かして位置を調整しなければならない(ラットは水中では眠れない)。この実験デザインでは，どちらのラットもまったく同じ身体的刺激を受けるが，対照ラットのほうは実験ラットのEEGパターンが覚醒状態を示している間は眠ることができる(図8-56)。こうして睡眠が完全に奪われた実験ラットは，数週間以内に必ず死に至っ

た。この水槽-円盤実験から，睡眠が生命にとって必須であることは明らかになったが，それがなぜなのかはわからない。睡眠の剥奪は実に多くの生理的変化を誘導し，それぞれがラットの死に関与しうるからである。ストレスレベルの亢進，エネルギー消費の増大，体重減少，体温調節の機能不全，免疫システムの弱化，消化管機能の低下といった数多くのパラメータが同時に変化した際の原因と結果を分離して，主要な死因を特定するのは困難だろう。

　なぜわれわれは眠るのか，という疑問については数々の興味深い仮説が提唱されてきた。その1つは，動物は概日サイクル中の限られた期間，例えば食物を最も得やすい時間に高いパフォーマンスを発揮し，それ以外の期間には休んでエネルギーを温存するように進化してきた，というものである。実際，自然界では動物が環境にあわせて睡眠パターンを適応させている例が多くみられる。すでに議論したように，ショウジョウバエは餌を探すのは昼間なので夜間に眠り，マウスは昼間の捕食者を避けるために昼間眠って夜間に活動する夜行性に適応した。また別の仮説では，覚醒時に使いきってしまう重要な細胞構成成分，例えばタンパク質の合成や折りたたみ，脂質や膜の合成に使われる分子装置などを回復させるために睡眠が必要だと考えた。実際，この仮説と矛盾しない遺伝子発現の変化が同定され，異なる生物種における相同遺伝子群は，しばしば睡眠-覚醒サイクル中に似たような発現パターンのシフトを示すことがわかった。しかしながら，上の2つの仮説では，なぜ睡眠ではなく静かに休んでいるのでは十分でないのかが説明できない。また，レム睡眠は実際のところあまりエネルギー節約にはならない。最近の報告で，睡眠の興味深い機能が新たに示唆された。睡眠は覚醒時の脳内に蓄積した代謝廃棄物を取り除くというものである。蛍光トレーサーを投与されたマウス脳内のライブイメージングにより，間質腔（ニューロンやグリア細胞の周囲の細胞外空間）は睡眠時には覚醒時と比べて60%も増大することが示された。このため，間質液と脳脊髄液との交換が促進され，廃棄物の除去が進むと考えられる。

　おそらく，最も魅力的な仮説は，睡眠が記憶，学習やシナプス可塑性（第10章で詳しく議論する）といった現象を促進する，というものである。動物やヒトを用いた研究で，陳述記憶（名前や出来事を思い出すのに必要）や手続き記憶（特定の運動課題を行うのに必要）は，睡眠や短い昼寝によって促進されることが示された。齧歯類の電気生理学的記録から，睡眠中には，その前の覚醒時の学習中に観察された発火パターンと非常によく似た発火パターンが海馬で繰り返されることが示され，あたかも学んだばかりのことを睡眠中に復習しているかのようであった。ハエの睡眠モデルでは，覚醒時間を自然に長くしたり実験的

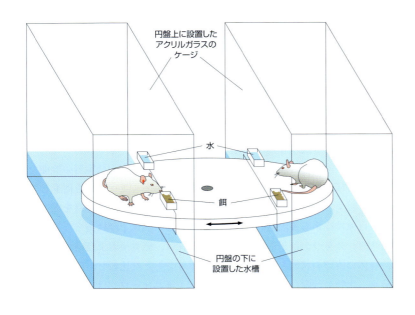

図8-56　睡眠を剥奪した際の効果を調べるための水槽-円盤実験装置　実験ラットと対照ラットは別ケージで飼育されているが，同じ1枚の円盤の上に乗っている。実験ラットの脳波が睡眠に入りそうなパターンを示すたびに，円盤がぐるりと回転する。円盤が回転すると，ラットは円盤の下の水槽に落ちないように移動しなければならないので，眠ることができない。一方，対照ラットのほうは実験ラットの覚醒時には眠ることができる。（Rechtschaffen A, Gilliland MA, Bergmann BM et al.［1983］*Science* 221:182より）

に延長させたりすると，シナプス関連タンパク質のレベルも上昇し，睡眠後にはまた正常値へと戻る。睡眠機能を調べる研究に共通している特徴として，ほとんどが相関関係しかわからないという点がある。水槽の上の円盤で睡眠を剥奪した実験の例でみたように，他の多くの生理機能には影響を与えずに睡眠だけを特異的に攪乱するという実験は非常に難しい。しかし睡眠には脳が適切に機能するための回復効果があることには疑問の余地がない。おそらく，今後脳機能についての理解が深まるにつれて，なぜ睡眠が必要かについてのさらなる理解も得られるだろう。

まとめ

　神経系には3種類の出力系がある。(1)すべての身体の動きを制御する骨格筋の収縮。(2)内臓の機能制御に関与する平滑筋と心筋の収縮。(3)多くの生理機能を制御するホルモン分泌。運動系は第1の出力系を使うのに対し，自律神経系は視床下部の制御中枢とともに第2, 第3の出力系を使う。

　運動系は階層的に構成されている。強力な神経筋接合部は，細胞内 Ca^{2+} 濃度の上昇によるアクチン線維とミオシン線維のスライディングを介して，運動ニューロンからのほとんどすべての活動電位を筋収縮へと変換する。したがって，運動を制御することはすなわち，運動ニューロンの発火パターンを制御することである。個々の筋肉は，運動ニューロンのプールに支配されている。運動プール内の運動ニューロンの発火は大きさの原則に従うため，筋収縮の強度を徐々に増大させることもできる。運動ニューロンは，局所の運動前ニューロンからの入力や，脳幹の運動制御神経核や運動皮質からの下行性運動制御入力，固有感覚ニューロンからの感覚フィードバック入力など，さまざまな情報を統合する。歩行のようなリズミカルな運動プログラムにおいて，リズミカルな出力パターンは，感覚フィードバックなしに脊髄の中枢パターン発生器(CPG)によって作り出され，脳幹の運動制御中枢によって活性化される。CPGの動作機序は無脊椎動物で最もよく研究されており，構成するニューロンの生物物理学的特性や神経結合パターンと強度がリズミカルな出力パターンを規定する。現代の遺伝学的手法や回路解析ツールによって，運動制御を担う脊髄や脳幹の複雑な回路機構が解き明かされつつある。

　随意運動は運動皮質が小脳や大脳基底核とともに制御する。小脳も大脳基底核も共通した回路設計からなっている。小脳は運動皮質からの運動指令や脊髄からの運動実行に関する情報を統合し，運動出力を調整する。大脳基底核は線条体の棘状投射ニューロン(SPN)を介して皮質や視床から入力を受ける。線条体SPNの活性化は，大脳基底核への直接路ならびに間接路による並列的な出力を介して，運動プログラムの選択と開始を行う。運動皮質は体部位再現地図に大まかに従って構成されているが，体部位再現性は細かい縮尺までは保たれていない。運動皮質の個々のニューロンは複数の運動課題に広くチューニングされているが，運動皮質ニューロン集団の活動から，腕を伸ばす方向や軌跡といった運動のパラメータを予測することができる。運動皮質ニューロンの集団活動を利用して神経機能代替デバイスを制御する試みは大きな成功をおさめている。

　交感神経系および副交感神経系という自律神経系の主要な出力は臓器の機能を制御するが，その効果はしばしば逆方向である。交感神経系はエネルギー消費を促進して身体が素早く動けるようにする一方，副交感神経系は休息中にエネルギーの温存を促進する。運動系と同様に，自律神経系も多段階的に制御されている。視床下部は鍵となる制御中枢であり，ホメオスタシスをつかさどる。視床下部神経核は，感覚系および内受容系からの情報を統合し，身体の実際の状態と生物学的セットポイントとを比較し，自律神経系の出力やホルモン分泌，生物の行動などを制御する。視床下部ニューロンは，下垂体後葉にある軸

索終末から直接的にホルモンを分泌するか，あるいはプレホルモンを分泌して下垂体前葉の内分泌細胞からのホルモン分泌を促進あるいは抑制することで，神経内分泌系を制御する。

摂食行動は視床下部の多数の神経核，特に弓状核のPOMCニューロンとAgRPニューロンによって制御される。POMCニューロンは，標的ニューロンに発現しているMC4R（メラノコルチン-4受容体）を活性化させるα-メラニン細胞刺激ホルモン（α-MSH）を分泌することによって，摂食行動を抑制する。AgRPニューロンはPOMCニューロンの作用を阻害したり，視床下部と脳幹にある別の標的ニューロンを阻害したりすることによって，摂食行動を促進する。レプチンは摂食行動を阻害する脂肪組織由来のフィードバックシグナルであり，POMCニューロンを活性化させ，AgRPニューロンを不活性化させる。レプチンと膵臓由来ホルモンであるインスリンは，栄養状態を伝えるシグナルとして長期間にわたりエネルギーバランスを保つ作用をもつ。一方で，胃由来のグレリンと腸管由来のコレシストキニン（CCK）は，それぞれ空腹状態と満腹状態を伝えるシグナルとして，短期間で摂食行動をそれぞれ促進あるいは抑制する。

概日リズムは，外部からの介入を必要としない自律的な振動であり，生物の生化学的過程や生理機能，行動を約24時間周期で制御し，光入力によってエントレインメントを示す。中枢の時計機能は昆虫から哺乳類までよく保存されており，自己抑制的な転写フィードバックループによって制御される。ハエの場合，光が概日リズム制御分子群を分解することでエントレインメントが起こる。哺乳類の場合，マスター時計として機能する視床下部の視交叉上核（SCN）における概日リズム制御分子群の転写が視覚入力によって制御されることで，光エントレインメントが起こる。個々のSCNニューロンはペースメーカの性質をもつ一方で，SCNニューロンは自律神経系や神経内分泌系を制御する他の視床下部神経核と相互作用し，末梢の生物時計を制御する神経回路ネットワーク系を形成する。

睡眠はホメオスタシス制御を受けており，概日リズムによって時間制御される。睡眠は哺乳類に普遍的にみられ，また睡眠と似た状態はすべての脊椎動物と無脊椎動物の一部にもみられる。哺乳類の場合，睡眠はその脳波（EEG）のパターンによって，急速眼球運動を示すレム睡眠，それ以外のノンレム睡眠など，異なる段階に分けることができる。睡眠-覚醒サイクルは，視床下部と脳幹にある相互抑制性のニューロン群によって制御される。覚醒状態は，モノアミン神経伝達物質や神経ペプチドであるオレキシンなど，複数の並列的システムによって制御される。睡眠は動物にとって必須のものであるが，その機能についてはいまだに不明な点が多い。

参考文献

単行本と総説

Boyden ES, Katoh A & Raymond JL (2004) Cerebellum-dependent learning: the role of multiple plasticity mechanisms. Annu Rev Neurosci 27:581–609.

Gerfen CR & Surmeier DJ (2011) Modulation of striatal projection systems by dopamine. Annu Rev Neurosci 34:441–466.

Huxley HE (1965) The mechanism of muscular contraction. Sci Am 213:18–27.

Marder E & Bucher D (2007) Understanding circuit dynamics using the stomatogastric nervous system of lobsters and crabs. Annu Rev Physiol 69:291–316.

Mignot E (2008) Why we sleep: the temporal organization of recovery. PLoS Biol 6:e106.

Mohawk JA, Green CB & Takahashi JS (2012) Central and peripheral circadian clocks in mammals. Annu Rev Neurosci 35:445–462.

Shenoy KV, Sahani M & Churchland MM (2013) Cortical control of arm movements: a dynamical systems perspective. Annu Rev Neurosci 36:337–359.

Sternson SM (2013) Hypothalamic survival circuits: blueprints for purposive behaviors. Neuron 77:810–824.

Swanson LW (2012) Brain Architecture. Oxford University Press.

運動系

Churchland MM, Cunningham JP, Kaufman MT et al. (2012) Neural population dynamics during reaching. Nature 487:51–56.

Cui G, Jun SB, Jin X et al. (2013) Concurrent activation of striatal direct and indirect pathways during action initiation. Nature 494:238–242.

Esposito MS, Capelli P & Arber S (2014) Brainstem nucleus MdV mediates skilled forelimb motor tasks. Nature 508:351–356.

Georgopoulos AP, Kettner RE & Schwartz AB (1988) Primate motor cortex and free arm movements to visual targets in three-dimensional space. II. Coding of the direction of movement by a neuronal population. *J Neurosci* 8:2928–2937.

Gilja V, Nuyujukian P, Chestek CA et al. (2012) A high-performance neural prosthesis enabled by control algorithm design. *Nat Neurosci* 15:1752–1757.

Graham Brown T (1911) The intrinsic factors in the act of progression in the mammal. *Proc R Soc Lond B Biol Sci* 84:308–319.

Graziano MS, Taylor CS & Moore T (2002) Complex movements evoked by microstimulation of precentral cortex. *Neuron* 34:841–851.

Henneman E, Somjen G & Carpenter DO (1965) Functional significance of cell size in spinal motoneurons. *J Neurophysiol* 28:560–580.

Hochberg LR, Bacher D, Jarosiewicz B et al. (2012) Reach and grasp by people with tetraplegia using a neurally controlled robotic arm. *Nature* 485:372–375.

Ito M, Sakurai M & Tongroach P (1982) Climbing fibre induced depression of both mossy fibre responsiveness and glutamate sensitivity of cerebellar Purkinje cells. *J Physiol* 324:113–134.

Kravitz AV, Freeze BS, Parker PR et al. (2010) Regulation of parkinsonian motor behaviours by optogenetic control of basal ganglia circuitry. *Nature* 466:622–626.

Kron SJ & Spudich JA (1986) Fluorescent actin filaments move on myosin fixed to a glass surface. *Proc Natl Acad Sci U S A* 83:6272–6276.

McLean DL & Fetcho JR (2009) Spinal interneurons differentiate sequentially from those driving the fastest swimming movements in larval zebrafish to those driving the slowest ones. *J Neurosci* 29:13566–13577.

Miller JP & Selverston AI (1982) Mechanisms underlying pattern generation in lobster stomatogastric ganglion as determined by selective inactivation of identified neurons. II. Oscillatory properties of pyloric neurons. *J Neurophysiol* 48:1378–1391.

Prinz AA, Bucher D & Marder E (2004) Similar network activity from disparate circuit parameters. *Nat Neurosci* 7:1345–1352.

Stepien AE, Tripodi M & Arber S (2010) Monosynaptic rabies virus reveals premotor network organization and synaptic specificity of cholinergic partition cells. *Neuron* 68:456–472.

Talpalar AD, Bouvier J, Borgius L et al. (2013) Dual-mode operation of neuronal networks involved in left–right alternation. *Nature* 500:85–88

Velliste M, Perel S, Spalding MC et al. (2008) Cortical control of a prosthetic arm for self-feeding. *Nature* 453:1098–1101.

摂食行動

Atasoy D, Betley JN, Su HH et al. (2012) Deconstruction of a neural circuit for hunger. *Nature* 488:172–177.

Balthasar N, Coppari R, McMinn J et al. (2004) Leptin receptor signaling in POMC neurons is required for normal body weight homeostasis. *Neuron* 42:983–991.

Coleman DL (1973) Effects of parabiosis of obese with diabetes and normal mice. *Diabetologia* 9:294–298.

Coleman DL & Hummel KP (1969) Effects of parabiosis of normal with genetically diabetic mice. *Am J Physiol* 217:1298–1304.

Cowley MA, Smart JL, Rubinstein M et al. (2001) Leptin activates anorexigenic POMC neurons through a neural network in the arcuate nucleus. *Nature* 411:480–484.

Farooqi IS, Jebb SA, Langmack G et al. (1999) Effects of recombinant leptin therapy in a child with congenital leptin deficiency. *N Engl J Med* 341:879–884.

Halaas JL, Gajiwala KS, Maffei M et al. (1995) Weight-reducing effects of the plasma protein encoded by the obese gene. *Science* 269:543–546.

Hervey GR (1959) The effects of lesions in the hypothalamus in parabiotic rats. *J Physiol* 145:336–352.

Luquet S, Perez FA, Hnasko TS et al. (2005) NPY/AgRP neurons are essential for feeding in adult mice but can be ablated in neonates. *Science* 310:683–685.

Wu Q, Clark MS & Palmiter RD (2012) Deciphering a neuronal circuit that mediates appetite. *Nature* 483:594–597.

Zhang Y, Proenca R, Maffei M et al. (1994) Positional cloning of the mouse obese gene and its human homologue. *Nature* 372:425–432.

概日リズムと睡眠

Adamantidis AR, Zhang F, Aravanis AM et al. (2007) Neural substrates of awakening probed with optogenetic control of hypocretin neurons. *Nature* 450:420–424.

Dement W & Kleitman N (1957) Cyclic variations in EEG during sleep and their relation to eye movements, body motility, and dreaming. *Electroencephalogr Clin Neurophysiol* 9:673–690.

Hardin PE, Hall JC & Rosbash M (1990) Feedback of the *Drosophila* period gene product on circadian cycling of its messenger RNA levels. *Nature* 343:536–540.

Hunter-Ensor M, Ousley A & Sehgal A (1996) Regulation of the *Drosophila* protein timeless suggests a mechanism for resetting the circadian clock by light. *Cell* 84:677–685.

Konopka RJ & Benzer S (1971) Clock mutants of *Drosophila melanogaster*. *Proc Natl Acad Sci U S A* 68:2112–2116.

Lin L, Faraco J, Li R et al. (1999) The sleep disorder canine narcolepsy is caused by a mutation in the hypocretin (orexin) receptor 2 gene. *Cell* 98:365–376.

Liu AC, Welsh DK, Ko CH et al. (2007) Intercellular coupling confers robustness against mutations in the SCN circadian clock network. *Cell* 129:605–616.

Peyron C, Tighe DK, van den Pol AN et al. (1998) Neurons containing hypocretin (orexin) project to multiple neuronal systems. *J Neurosci* 18:9996–10015.

Ralph MR, Foster RG, Davis FC et al. (1990) Transplanted suprachiasmatic nucleus determines circadian period. *Science* 247:975–978.

Rechtschaffen A, Gilliland MA, Bergmann BM et al. (1983) Physiological correlates of prolonged sleep deprivation in rats. *Science* 221:182–184.

Vitaterna MH, King DP, Chang AM et al. (1994) Mutagenesis and mapping of a mouse gene, Clock, essential for circadian behavior. *Science* 264:719–725.

Xie L, Kang H, Xu Q et al. (2013) Sleep drives metabolite clearance from the adult brain. *Science* 342:373–377.

第9章

性行動

> まるで奇跡のように，翅をもち完全な姿でサナギから抜け出てくる美しい蝶には，学ばなければならないものはほとんどない。なぜなら，蝶の小さな生命は自身の構造から流れ出ているのだから。オルゴールから流れ出るメロディーのように。
>
> Douglas A. Spalding（1873）

　生物界において性はほとんど普遍的なものである。大腸菌のような細菌や，細胞分裂による無性生殖を行う単細胞の原核生物でも個々の細胞間で遺伝物質を交換するために周期的に接合し，組換え体である子孫をつくる。より複雑な植物や動物になると有性生殖が次第に広まり，交配がうまくいくように多様な方法が用いられるようになる。興味深い例として，ハナバチランは雌のハチに似た花の形と処女バチのフェロモンに似た匂いをもつように進化し，雄のハチをひきつけて花と「交配」させ（図9-1），花から花へとランの花粉を運ばせる。つまり，ハナバチランはハチの性行動を利用してみずからの有性生殖を促進している。

　これまでの章では，動物が感覚系を用いてどのように世界を知覚し，運動系によってどのように行動し，発生過程において神経系がどのようにして配線されるのかを学んできた。摂食や睡眠の観点において，神経生物学における中心的な問い，すなわち神経系はどのようにして行動を生み出すのだろうか，という疑問に触れた。この章では，性行動を特別な例として，発生過程と同様に感覚系と運動系が統合され，種の繁殖にとっての根本となる行動をどのように生み出すのかについて解説する。

　モデル生物における性行動は，行動の神経基盤の一般論について探索する研究者にとって，重要な実験上の利点がある。第1に，性行動は安定しており，しばしば**定型的**（stereotyped）で個々の個体ごとの差がほとんどない。こうした特性は定量的な行動解析を容易にする。第2に，Spaldingの言葉にあるように，性行動は生得的な構成要素が強い。それゆえ，遺伝的プログラムによって特定されやすく，また強力な遺伝学的解析の対象となる。第3に，生殖行動には**性的二型性**（sexually dimorphic）があり，雄と雌で異なる。性的二型性を示す行動は，性を決める染色体である**性染色体**（sex chromosome）の違いに源を発する。このような遺伝的な雌雄の違いは複雑な行動をより単純な成分に分解するために必要な実験の入り口を提供してくれる。

　この章では，ショウジョウバエと齧歯類の性行動に焦点を置くが，これらの生物では，上述したような実験的に好都合な点を利用して，性行動の神経基盤が最もよく理解されている。ショウジョウバエにおいては，神経回路と行動の性的二型性がおもに2つの転写因子の細胞自律的な作用によって規定されているが，哺乳類においては，性的二型性は発達期ならびに成体における両方で遺伝子とホルモンの制御の組み合わせを必要とする。複雑性のレベルが異なる動物で類似した行動を研究することによって，動物の繁殖の成功を確保する共通の原理と多様な方策を認識することができるのである。

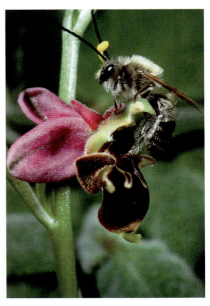

図9-1　性的誘惑　ハナバチラン*Ophrus apifera*の花は雌のハチに似ている。ハナバチランはこの花の形を利用して雄ハチを騙し，花粉媒介者として利用するように進化した。（Perennou Nuridsany/Science Sourceの厚意による）

ハエにおいて遺伝子はどのようにして性行動を特定化するのだろうか

われわれはすでに，ショウジョウバエを用いて神経生物学の基本的な問題に関する研究を行ってきた。ショウジョウバエは先進的な遺伝子操作を応用することができる魅力的なモデル生物である(13.2節)。個々の遺伝子が性行動に大きな影響を与えることがみいだされ，ハエを用いた性行動の研究はよりいっそう進んできた。

9.1　ショウジョウバエの求愛行動は本能による型にはまった儀式に従う

ショウジョウバエは食物源に集まり，そこで交尾する相手をみつけ，求愛し，交尾する(飛びながらよりも，むしろ地上で交尾する)。雄のショウジョウバエは視覚と化学感覚器を用いて適切な配偶者(同種の処女雌)をみつける。ついで一連のステップが続く(図9-2；ムービー9-1も参照)，各ステップは一連の定型化した行動からなる。まず最初に雄は雌をみつけ，気づいてもらえるよう雌の前に向きをあわせる。ついで，雄は標的の雌の横あるいは後ろに位置どりし，雌の腹部を軽く叩き(タッピング)，みずからの翅を広げたり震わせたりして求愛歌を歌う。さらに雄は雌の交尾器をなめ(リッキング)，交尾を試みる。雌が雄の誘いを受け入れてくれると，彼らは交尾を行う。もし雌が雄の求愛を拒絶するなら，雄は離れていく。キイロショウジョウバエにおける方向決めから交尾に至る一連の求愛の儀式は通常2〜3分続く。

求愛の儀式は雌雄間の交信に必要ないくつかの感覚モダリティーに依存する。方向を決めるステップは視覚と化学感覚(フェロモン)を用いる。タッピングは嗅覚，味覚および体性感覚の情報を伝達する(ショウジョウバエにおいて味覚ニューロンは吻〔proboscis, 昆虫の口に相当する〕だけでなく，前肢にも存在する)。求愛歌を歌う際には，雌(求愛歌に対する標的聴覚)においても雄(自分の歌に対して聴覚のフィードバックを受け取る)においても聴覚が関与する。事実，昆虫において聴覚は性行動に大きくかかわっている。交尾器をなめる行動は雄では味覚，雌では体性感覚が関与する。いずれにしても，ショウジョウバエの雌雄の脳はこれらの感覚を統合し，交尾相手との複雑で長時間の相互関係を成立させるのである。しかし，一体どのようにして行うのだろうか。

求愛行動の神経メカニズムを探求する前に，一連の求愛儀式は生まれながらに遺伝的に

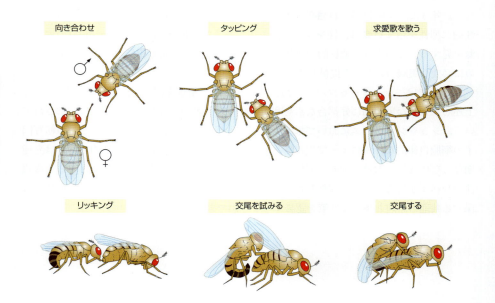

図9-2　キイロショウジョウバエの求愛儀式　ショウジョウバエの求愛行動は2〜3分続く定型化した一連の行動である。まず雄が雌をみつけると，視覚と化学感覚を手がかりにして雌の前に向きをあわせる。ついで，雌の横に移動し，味覚受容ニューロンをもつ前肢で腹部を軽く叩く(タッピング)。つぎに，雄は翅を震わせて求愛歌を歌い，雌の交尾器をなめ(リッキング)，交尾を試みる。雌が求愛行動を受け入れれば，雌は減速して反応を示し，雄に腹部を触らせ，雄の求愛歌を聞き，交尾器をなめさせる。交尾が成功すれば求愛は完結することになる。(Greenspan RJ [1995] *Sci Am* 272:72–78よりMacmillan Publishersの許諾を得て掲載)

プログラムされていることに注意しておくことが重要である。雄のショウジョウバエを隔離し，一度も雌をみることも，匂いをかぐこともない状態で飼育する。その雄を処女雌に引き合わせると数分以内で，雄は適切な交尾相手の姿や匂いをみいだして交尾行動が誘引され，完璧に一連の求愛儀式を行うことができるのである。

9.2 Fruitless（Fru）は性行動の多くの場面で必須である

複雑な生物学的過程を遺伝学的に分析するための最初のステップは，対象とする過程の特定の側面に影響を与える単一の遺伝子変異を単離することである。そのような変異をみつけることで，その遺伝子とその変異が制御する生物学的過程の間の因果関係について立証することが可能になる。例えば，Period遺伝子と概日リズムの制御があげられる（8.19節）。
Fruitless（Fru） はショウジョウバエの雄の求愛儀式のすべてを制御する遺伝子としてみつかった。雄特異的なFruアイソフォーム（下記参照）の産生を阻害する遺伝子変異は，雄の求愛儀式の各ステップに影響を及ぼし，雄の不妊を引き起こす。特徴のある表現型を有するFru変異がみつかっており，Fru変異の雄の中には相手の性別を認識することができず，雌雄無差別に求愛するものもいる。これらの変異雄をグループで一緒にしておくと，列をつくり，雄が自分の前の雄に求愛したり，後ろの雄によって求愛されたりすることが起きる（図9-3，ムービー9-1）。また，一部のFru変異の雄は求愛歌は歌えるが，その歌はきわめて異常である。精子や精液の輸送ができないFru変異の雄も存在する。このようなことから，Fruは雄の求愛行動の多くの過程に必要であることがわかる。一方，雌のショウジョウバエはこの遺伝子の変異によって，形態学的にも行動学的にも影響は受けない。Fruはその制御機能の役割と合致して，他の遺伝子の発現を調節するDNA結合タンパク質をコードしている。しかし，ショウジョウバエの性を決定する調節遺伝子の階層性との関連性が立証されるまで，Fruは性行動を制御する中心的な遺伝子として認められなかった。

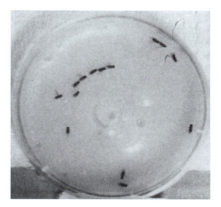

図9-3 雄のFruitless（Fru）変異体は異なる性行動を示す 野生型の雄は雌にのみ求愛するのに対し，Fru変異体の雄には雄にも雌にも求愛するものがいる。これらFru変異体の雄は列をつくり，各雄は自分の前の雄に求愛し，また自分の後ろの雄に求愛される。（Hall JC [1994] Science 264:1702-1714よりAAASの許諾を得て掲載）

9.3 性決定の階層構造がFruの性特異的スプライシングを規定し，雄特異的Fru^Mを産生する

ショウジョウバエにおいて，性はX染色体と**常染色体**（autosome：A；性染色体以外の染色体）のコピー数の比で決定される。雌（XX）はX染色体を2コピーと各常染色体を2コピーもっているのでX/Aの比は1となる。一方，雄（XY）では1個のX染色体しかもたないので，X/A比は1/2となる（ハエではY染色体は性の決定に何も寄与しない）。これらの比の違いが，階層構造をもつ遺伝子制御によって性特異的な遺伝子発現に反映される（図9-4A）。雌におけるX/A比1は，機能を有するSex-lethal（Sxl）タンパク質の産生を導く。

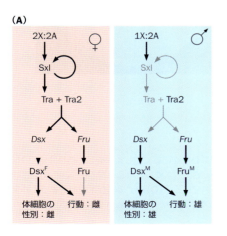
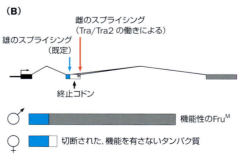

図9-4 性決定の階層構造とそれによるFruitlessの制御 （A）雌におけるX/A比1は，機能を有するSxlを発現させる。Sxlはスプライシング因子として働き，機能を有するTraの産生に必須である。TraはTra2とともにDsxとFru遺伝子の選択的スプライシングを調節し，Dsx^Fタンパク質を発現させる。雄においてはX/A比1/2は，機能を有するSxlタンパク質を発現させることはなく，その結果Traは産生されない。これによってDsx^MとFru^Mを産生する雄特異的なスプライシングが起こる。Dsx^FおよびDsx^Mはそれぞれ雌と雄の体を規定する。つぎの節で学ぶように，Fru^Mは（Dsxとともに）脳と行動において性的二型性を規定する。（B）上段：第1プロモーターからのFruitlessの転写産物。エクソンは四角形で示されており，イントロンが細い線で記されている。第2エクソンの性特異的スプライシングに注意。雄において，既定のスプライシングは第2エクソンの青い部分と3'側エクソン（ここでは単一の灰色のエクソンとして示されている）がつながる。その結果，翻訳されるのは機能を有する雄特異的なFru^Mタンパク質である（下）。雌においては，Tra/Tra2（星印）の結合によって生じる雌特異的スプライシングが第2エクソンの白い部分を含む転写産物を産生するが，終止コドンを含んでいるため機能タンパク質は産生されない。（Baker BS, Taylor BJ, Hall JC [2001] Cell 105:13-24による）

対応する遺伝子は **Sex lethal** であり，この遺伝子の変異によって雌のみが死ぬので，このような名称になった．Sxl はそれ自身の転写産物の選択的スプライシングと **Tra**（**Transformer**）mRNA を制御する．Tra という名前は，変異雌が見た目も行動も雄のようであるという表現型に由来している．Sxl と同様に Tra とそのパートナーの Tra2 はスプライシング因子をコードしている．Tra および Tra2 タンパク質はともに **Doublesex**（**Dsx**）の選択的スプライシングを制御して，雌特異的な Dsx^F タンパク質を産生する．雄においては，X/A 比 1/2 は，機能を有する Sxl タンパク質の産生に寄与することはなく，その結果，機能を有する Tra タンパク質もつくられない．初期の雄特異的 Dsx^M タンパク質は Tra/Tra2 非存在下でつくられる．Dsx^F および Dsx^M はともに転写因子であり，多くの下流の標的遺伝子の発現を調節し，雌あるいは雄の体への分化を規定する（脳についてもある程度分化させるが，これは後で述べる）．

Fru 遺伝子は，複数のプロモーターの使用と選択的スプライシングによって，Fru タンパク質の異なるアイソフォームを産生する．第1プロモーターからの転写産物は Tra/Tra2 によって調節される性特異的なスプライスパターンを示す．雌においては，Tra/Tra2 によるスプライシングによってつくられる転写産物は早期終止コドンをもっており，機能タンパク質の翻訳は起こらない．雄においては，機能を有する Tra/Tra2 をもたないため，既定のスプライシングによって雄特異的な Fru^M タンパク質が発現することになる（図9-4B）．

9.4 雌における Fru^M の発現は雄の求愛行動のほとんどすべての側面を引き起こすのに十分である

機能喪失変異体の表現型からわかるように，Fru^M は雄の求愛儀式の多くの過程に必要である．Tra と Tra2 の変異により雌が雄のような外見と行動を示すことから，また，Fru^M の産生が Tra と Tra2 によって調節されることから，Fru^M は雄の性行動を規定するのに十分でもあると仮定された．この仮説は，内因性の Fru 遺伝子から図9-4B に示した第2エクソンの白色部分の断片を欠損させることで検討された．この Fru^Δ と呼ぶ欠損変異体におい

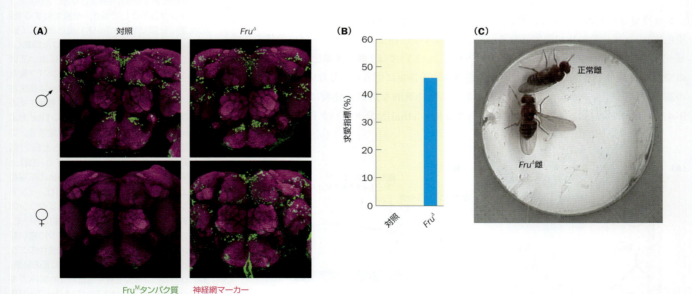

図9-5 雌における Fru^M の発現は雄特異的な性行動を雌にもたらす
(A) 野生型の対照のハエにおいて，Fru^M タンパク質（抗体染色によって緑色）は雄で産生されているが，雌では産生されない．それに対し，Fru^Δ 変異体は雄でも雌でも Fru^M タンパク質を産生する．紫色はショウジョウバエの脳で神経網の構成に重要なシナプスマーカーの染色像を示す．(B) 対照の雌は他の雌に求愛しないが，Fru^Δ の雌は野生型の雌に激しく求愛し，これは2匹のハエが1つの容器に入れられたときに，求愛している時間の割合から測定される高い求愛指標によって示されている．(C) Fru^Δ の雌が求愛歌を歌って野生型の雌に求愛しているようす．(Demir E, Dickson BJ [2005] *Cell* 121: 785-794 より Elsevier の許諾を得て掲載)

ては，雄も雌も雄型のスプライシング型を用い，両者とも機能を有するFru^Mタンパク質を産生する（図9-5A）。

予想されるように，Fru^Δの雄はそのスプライシング様式が遺伝的修飾によって影響を受けないので，正常の雄のように行動した。それでは，遺伝学的改変によってFru^Mタンパク質を強制発現させたFru^Δの雌では何が起こるのだろうか。Fru^Δの雌は見た目は雌であったが，雄のような行動を示した。Fru^Δの雌は他の雌に激しく求愛し，正常の雄のような求愛儀式を行った（図9-5B，C；ムービー9-1も参照）が，あくまで外見の構造は雌であったため，適切な交尾はできなかった。この驚くべき結果は，単一遺伝子のスプライシング様式が雌型から雄型へ変化することが雄特異的な求愛行動の多くの側面を雌に与えるのに十分であることを証明した。

9.5 Fru^Mニューロンの活動は雄の求愛行動を促進する

雌におけるFru^Mの発現は，いかにして雄特異的な行動をもたらすのだろうか。この疑問に答えるために，まず雄のどの細胞が正常にFru^Mタンパク質を発現しているのかを調べる必要がある。Fru^Mアイソフォームに特異的な抗体を用いて，雄の脳における神経核（図9-5A）と腹側神経索（昆虫における脊椎動物の脊髄に相当する部位；図7-11，7-12）を標識した。Fru^Mは約2,000のニューロンの核に存在した。これはショウジョウバエの総ニューロン数10万の約2%にあたる。

選択的に2つの導入遺伝子を発現させる方法（詳細については13.10節を参照）を用いて，Fru^Mの分布を調べた。この方法では，酵母の転写因子GAL4をFruの第1プロモーターの制御下にノックインする。このFru^GAL4と書き表す導入遺伝子は，GAL4結合上流活性化配列（GAL4-binding upstream activation sequence：UAS）を含んだあらゆる導入遺伝子の発現を促進することができ，その結果Fru^Mに似た発現パターンを示す（図9-6A）。Fru^GAL4を用いて膜結合型緑色蛍光タンパク質を発現させ，細胞質のみならず軸索や樹状突起を標識することで，Fru^Mは中枢神経系に投射する感覚ニューロンや特異的な筋肉に投射する運動ニューロンにも発現することがわかった。これらの中にはいくつかの嗅覚受容ニューロンや触角におけるほとんどの聴覚ニューロン，前肢や吻の味覚受容ニューロン，視覚系ニューロン，外生殖器の体性感覚ニューロン，そして雄特異的な筋肉を支配する運

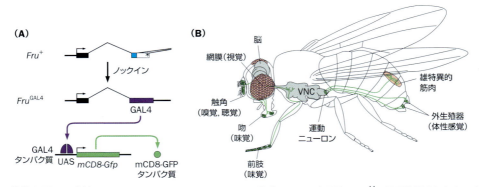

図9-6 Fru^Mの発現と機能を調べる方法 (A) 酵母の転写因子GAL4をFruの第1プロモーターの下流にノックインしたFru^GAL4はFru^Mの発現パターンと類似した発現パターンを示す。Fru^GAL4は，Fru^GAL4導入遺伝子とUAS導入遺伝子を同じショウジョウバエに遺伝子組換えによって導入することにより，Fru^Mタンパク質を正常に発現する細胞にさまざまなUAS導入遺伝子を発現させることができる。下段：Fru^GAL4とUAS-mCD8-Gfp導入遺伝子を導入されたショウジョウバエにおいて，GAL4タンパク質はUASと結合して膜結合型緑色蛍光タンパク質を発現させ，Fru^Mニューロンの軸索投射を可視化する。UAS導入遺伝子を用いることで，Fru^Mニューロンを抑制あるいは活性化したり，内因性のFru^Mの発現を阻害したりできる。(B) Fru^GAL4を用いてmCD8-GFPを発現させ，嗅覚受容ニューロン，触覚の聴覚ニューロン，吻や前肢の味覚ニューロン，網膜の視覚ニューロン，外生殖器の機械感覚ニューロン，および雄特異的な筋肉を支配する腹束神経索（VNC）の運動ニューロンにおいてFru^GAL4の発現が観察される（Fru^Mも発現すると推定される）。緑色の線はこれらニューロンの投射を示す。(B：Billeter JC, Rideout EJ, Dornan AJ et al. [2006] Curr Biol 16:R766–R776よりElsevierの許諾を得て掲載)

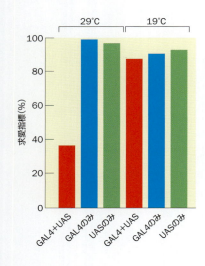

図9-7 Fru^{M}ニューロンの条件的不活性化は求愛を障害する *Fru*^{GAL4}と*UAS-Shi*^{ts}の両方の遺伝子を導入された雄のショウジョウバエ（赤，GAL4導入遺伝子＋UAS導入遺伝子）は29℃では処女雌に対する求愛指標が減少するが，19℃では正常である．対照雄（GAL4導入遺伝子あるいはUAS導入遺伝子のみ）ではどちらの温度でも高い求愛指標を示す．このことは，Fru^{M}ニューロンのシナプス伝達が阻害されると求愛行動が損なわれることを示唆するものである．（Stockinger P, Kvitsiani D, Rotkopf S et al. [2005] *Cell* 121:795–807よりElsevierの許諾を得て掲載）

動ニューロンが含まれる（図9-6B）．それゆえFru^{M}の発現は，求愛行動のさまざまな異なる側面におけるこれらニューロンの機能に一致する（9.1節）．

　求愛行動におけるFru^{M}ニューロンの機能を調べるため，*Fru*^{GAL4}を用いてエフェクター導入遺伝子を発現させ，ニューロンの活動を抑えた（機能喪失操作）．ハエにおいて広く用いられるニューロンのサイレンサーは，Shibire^{ts}（Shi^{ts}）という温度感受性の変異タンパク質である．低温（19℃）ではShi^{ts}の発現は無害であるが，高温（29℃）ではShi^{ts}の発現はシナプス顆粒のリサイクル（3.9節）を阻害し，シナプス伝達を遮断する．したがって，Shi^{ts}を発現するハエを高温環境にもっていくことで，Shi^{ts}はニューロンを条件的に（コンディショナルに）不活性化するのに用いられる．すべてのFru^{M}ニューロンが一過性に不活性化されると，求愛行動が大いに損なわれる（図9-7）ことから，Fru^{M}ニューロンの活動は成体雄において求愛行動を遂行するのに非常に重要であることが示唆される．注目すべきことは，ショウジョウバエの他の多くの行動，例えば運動，飛行，走光性，嗅覚や味覚は同じ実験条件において何も影響を受けなかったことである．したがって，Fru^{M}ニューロンは雄における求愛行動に大きく寄与していると考えられる．

　興味深いことに，隔離した雄でFru^{M}ニューロンを人工的に活性化する（機能獲得操作）と，求愛行動の多くのステップ（タッピング，歌を歌う，リッキング，交尾する）が交尾する相手がいないのに促進される（図9-8A）．Fru^{M}ニューロンに熱活性化陽イオンチャネル**dTRPA1**を発現させることでこの現象が認められた（ショウジョウバエにおいてTRPは哺乳類と同様に温度を感知するのにも使われる；6.31節）．温度が上昇するとFru^{M}ニューロンは脱分極して活性化され，隔離した雄の求愛行動の頻度が増加した（図9-8B）．したがって，機能喪失実験および機能獲得実験はともに，Fru^{M}ニューロンは雄の求愛行動を促進するのに中心的役割を果たしていることを示唆する．Fru^{M}ニューロンを人工的に活性化す

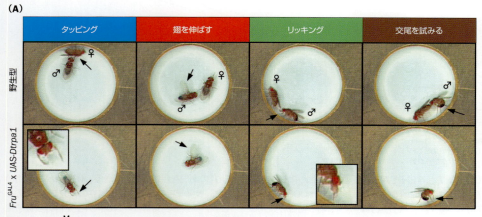

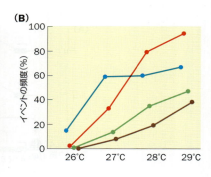

図9-8 Fru^{M}ニューロンの人工的な活性化は隔離された雄の求愛行動を促進する　**(A)** 上段：処女雌の存在下における野生型雄の示す求愛儀式の4つのステップ．下段：高温下においてdTRPA1誘導性脱分極によってFru^{M}ニューロンが活性化されると，雄はパートナーがいなくても同様な求愛儀式を示す．矢印は腹部を軽く叩く（タッピング），片側の翅を伸展する，なめる（リッキング），および交尾を試みる（腹部を丸める）行動を示す．囲みは，ショウジョウバエが前肢（左）を伸展させてタッピングする行動，あるいは吻（右）を伸展させてなめる行動を拡大して示したもの．**(B)** 高温においてFru^{M}ニューロンの脱分極が増加するにつれ，タッピング，翅の伸展，リッキングおよび交尾の求愛行動の頻度が増加するのを示す（棒グラフの色はAに対応する）．（Kohatsu S, Koganezawa M, Yamamoto D [2011] *Neuron* 69:498–508よりElsevierの許諾を得て掲載）

ると，相手がいなくても雄が求愛行動を示すことから，求愛行動は生得的な行動を基礎とする固定した行動パターンの顕著な一例といえる（1.2節）。

9.6　Fru^M感覚ニューロンは交尾に関連する感覚の手がかりを調整する

　Fru^Mニューロンは雄においてどのようにして求愛行動を制御するのだろうか。つぎの3つの節では，研究者達が複雑な求愛儀式を個別の要素に分解し，感覚認知や中枢での協調，運動制御といった機能に働くFru^Mニューロンのサブセットをどのように特定していったのかについてみていく。

　ショウジョウバエにおける50種類の嗅覚受容ニューロン（ORN；6.13節）のなかには，Fru^Mを発現するものが3タイプあり，3つの触角の糸球体に投射している。触角の糸球体は，雌より雄のほうが大きいという性的二型性を示す（図9-9A）。雄においては，これら3つのORNを条件的に不活性化（交差法による導入遺伝子発現法を用いる；13.12節）すると，暗期における求愛が有意に障害され，これらのORNによって制御される嗅覚の働きは，求愛において重要な役割を果たすことが示唆されている。DA1およびVL2糸球体に投射する2つのタイプのORNが同定されている。6.15節で紹介したように，DA1 ORN（DA1糸球体に軸索を投射する）は11-*cis*-バクセニルアセテート（11-*cis*-vaccenyl acetate：cVA）によって活性化されるが，これは雄がつくるフェロモンで，他の雄に対する求愛あるいは妊娠中の雌に対する求愛を阻害する。交尾中，cVAは精液とともに雌に移行し，それによって交尾中の雌はcVAにより他の求婚者を拒絶する。解剖生理学的研究によって雄におけるcVA伝達系が推定された。DA1糸球体においてDA1 ORNは二次DA1投射ニューロン（DA1 PN）とシナプスを形成する。側角においてDA1 PNは三次のDC1ニューロンとシナプスを形成する。さらにDC1はDN1ニューロンへシグナルを伝達する。このDN1ニューロンは腹側神経束に投射し，cVAフェロモンの下流に位置する行動の発現を制御する（図9-9B）。DA1 PN，DC1，およびDN1ニューロンはいずれもFru^Mを発現しており，Fru^Mニューロンは他のFru^Mニューロンとつながり交尾に関連するシグナルを制御することを示唆している。

　VL2a ORNは嗅覚受容体（Ir84a）を発現しており，この受容体は食物に豊富に含まれる

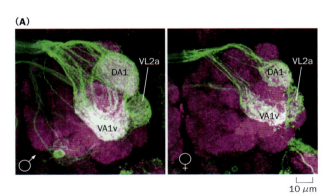
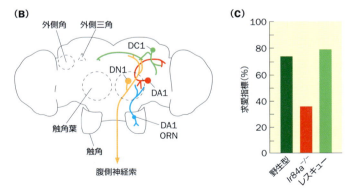

図9-9　Fru^Mニューロンは雄と交尾済み雌の求愛を阻害し，雄と処女雌の求愛を促進する手がかりを担う　（A）3種類のORN（緑色）の軸索におけるFru^{GAL4}によるmCD8GFPの発現。これらORNは雌よりも雄のほうが大きい3つの糸球体（DA1，VA1v，VL2a）に投射する。紫色はすべての糸球体を標識するシナプスマーカー。（B）DA1 ORN→DA1 PN→DC1ニューロンからなる神経回路は雄の脳におけるcVAフェロモンを作動し，これは雄が妊娠雌に求愛するのを阻害する。この神経回路のすべてのニューロンはFru^Mを発現している。それらの細胞体（丸印）と突起（線）を図示する。触覚におけるDA1糸球体においてDA1 ORNはDA1 PNとシナプスを形成する。DA1→DC1，DC1→DN1のつながりはそれぞれ，外側角（図6-27）および外側三角と命名された神経網領域において認められる。（C）Ir84a発現ORNはVL2a糸球体に投射し，雄と処女雌との求愛を促進する。野生型に比べてIr84a遺伝子が機能しない変異型ショウジョウバエは求愛指標の値が低い。これは，VL2a ORNにIr84a遺伝子を導入することによってレスキューされる。（A：Stockinger P, Kvitsiani D, Rotkopf S et al. [2005] *Cell* 121: 795–807よりElsevierの許諾を得て掲載；B：Ruta V, Datta SR, Vasconcelos ML et al. [2010] *Nature* 468:686–690よりMacmillan Publishersの許諾を得て掲載；C：Grosjean Y, Rytz R, Farine JP et al. [2011] *Nature* 478:236–240よりMacmillan Publishersの許諾を得て掲載）

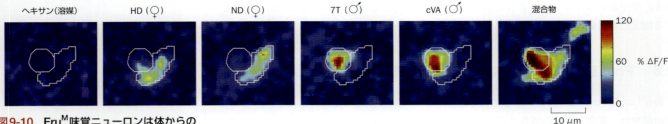

図9-10 Fru^{M}味覚ニューロンは体からの化学的な手がかりを検出する 遺伝学的に組み込んだCa^{2+}指示分子（13.22節）が異なる味覚刺激に反応して蛍光強度を変化させ（ΔF/F），それによって雄の前肢にある2つのFru^{M}味覚受容ニューロン（輪郭を示している）の活動が測定できる。1つのニューロンは雌特異的炭化水素分子のHDとNDによって活性化されており，一方他のニューロンは雄特異的炭化水素分子の7TとcVAによって活性化されている。ヘキサンは炭化水素の溶媒であり，負の対照として用いられている。（Thistle R, Cameron P, Ghorayshi A et al. [2012] *Cell* 149:1140–1151よりElsevierの許諾を得て掲載）

フェニル酢酸のような芳香性の匂いによって活性化される。Ir84a受容体に変異を有するショウジョウバエは雄と処女雌の間の求愛行動を著しく減少させる（図9-9C）ことから，食物の匂いは交尾を促進するように性欲を促す作用があると推察される。このことは，ショウジョウバエが食物の近くで交尾することと整合性をもつ。VL2a投射ニューロンは，側角において果物の嗅覚領域よりむしろ交尾フェロモン領域において軸索終末を分岐することから（6.16節），ショウジョウバエは特定の種類の食物の匂いを交尾フェロモンとして扱うことが示唆される。まとめると，Fru^{M}嗅覚ニューロンの解析によって，雄と処女雌との求愛を促進したり，雄と雄あるいは雄と交尾経験のある雌の間の非生産的求愛を阻害する嗅覚の働きを利用する神経経路が同定された。

ショウジョウバエの味覚系は第6章でみたように哺乳類の味覚系と類似しており，甘味あるいは苦味によって活性化される特有の味覚受容体をもっている。哺乳類との重要な違いは，ショウジョウバエの特定の味覚受容ニューロンは，他のショウジョウバエの体の炭化水素分子を味わうのに特化しているようであり，これは性を区別し，求愛行動を双方向性に制御するのに使われている。前肢にあるFru^{M}味覚受容ニューロンは，これまでにCa^{2+}イメージングの実験（図9-10）で観察されたように，雄に豊富な炭化水素とcVAによって活性化されるものもあれば，雌に豊富に存在する炭化水素によって活性化されるものもある。原則的には，雄のショウジョウバエは求愛儀式のタッピング段階において，これらのさまざまな異なる活性を有するニューロンを用いて雄と雌とを識別することができる。遺伝学的に不活性化または活性化する実験によって，これらのニューロンが確かに雄–雌の求愛を促進し，雄–雄の求愛を阻害することが明らかになった。

前肢の味覚受容ニューロンのある集団は，種の識別のために働き，異種間の非生産的な求愛を阻止することがわかってきた。興味深いことに，これらのニューロンはFru^{M}を発現しておらず，軸索は中枢神経系においてFru^{M}発現ニューロンと接触しているようであり，これらの感覚ニューロンはFru^{M}ニューロンと神経回路を形成し，種特異的な求愛を制御することが示唆される。

9.7 中枢のFru^{M}ニューロンは感覚情報を統合して行動を調整する

ショウジョウバエで用いられる遺伝学的手法の発展によって，脳の深部において異なるFru^{M}ニューロンの機能を解析できるようになった。例えば，すべてのFru^{M}ニューロンを人工的に活性化すると雄のショウジョウバエは単独でさまざまな求愛行動を示すようになるので，モザイク発現技法（13.16節）を用いて，どのFru^{M}ニューロン群が雄で活性化されるとリッキングや片側の翅広げなどの雄に特異的な求愛行動を起こすのに十分なのかを調べることができる。このような実験によって，Fru^{M}ニューロンのP1クラスターが，感覚系から入力を受け，脳において精巧な軸索を伸ばすことが同定された（図9-11A）。固定した雄におけるCa^{2+}イメージング実験によって，P1ニューロンは処女雌の腹からの化学感覚を手がかりにして活性化することが示された。人為的にP1ニューロンを活性化すると，高い確率でタッピング，片側の翅伸ばし，リッキングなどの行動が生じる（図9-11B）。し

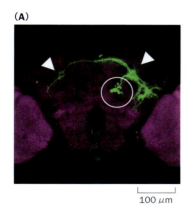
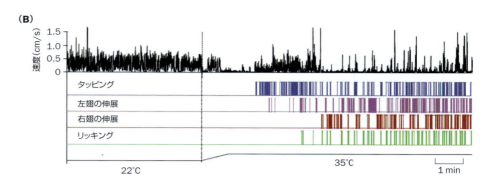

図9-11 Fru^{M}ニューロンのP1クラスターの活性化は多彩な求愛行動を引き出すのに十分である (A) Fru^{M}ニューロンのP1クラスターを含む神経芽細胞のクローン。細胞体の位置（円），同側（右半球）および反対側（左半球）への精巧な投射はMARCM法（7.20，13.16節）で可視化されている。矢じりはP1神経突起が，腹側神経索へ下行性に投射を送る他のFru^{M}ニューロンとオーバーラップしている部位を示す。(B) 熱に反応して神経脱分極を引き起こすdTrpA1を発現するP1神経芽細胞クローンをもつ，雄のショウジョウバエのエソグラム（時間に対して行動を定量的にプロットしたもの）。温度の上昇に応答して（P1ニューロンが活性化される），ショウジョウバエは減速（上段）し，隔離された状態でタッピングし，片側の翅を伸ばし，リッキング行動をはじめる。（Kohatsu S, Koganezawa M, Yamamoto D [2011] Neuron 69:498–508よりElsevierの許諾を得て掲載）

たがって，P1ニューロンは感覚入力を行動出力に変換する統合中心の一部である。

すでに述べたように，野生型の雄のショウジョウバエは数分続く定型的な一連の求愛行動を示す。dTRPA1を発現するFru^{M}ニューロンを人為的に活性化させた場合においてさえ，各ステップが同様の順番で続く（図9-11B）。どのようにしてこの一連の行動が制御され，これが障害されると何が起こるのだろうか。この疑問に対する答えは，脳の中心における正中バンドルニューロンの束からなる小さなクラスターにおいて，**RNA干渉**（RNA interference：RNAi；13.8節で詳細に解説）を用いてFru^{M}をノックダウンする実験によって明らかになった。雄のFru^{M}をノックダウンすると求愛のスピードが著しく速くなった。雄は雌と出会うや否や求愛をはじめ，向き合わせや位置取り，タッピングのステップを省き，いきなり求愛歌を歌い，雌の交尾器をなめ，交尾などの行動を行うが，これらは一連の流れのある行動ではなく，同時に行われた（表9-1）。求愛行動の開始から交尾までのすべての儀式にかかる時間は4秒にまで減少した。この求愛の加速は大きな代償を伴う。正中バンドルFru^{M}ニューロンがノックダウンされた雄は精子と精液を適切に運ぶことができないため，子孫を残すことができなかった。この実験から，正中バンドルFru^{M}ニューロンは一連の行動を同調させ，この同調がショウジョウバエの交尾の生産性に必須であることが示唆された。

表9-1 正中バンドルニューロンにおいてFru^{M}ノックダウンした雄と対照の雄のショウジョウバエにおける求愛の相違

求愛儀式の解析	対照雄	Fru^{M}ノックダウンした雄
	（正中バンドル-GAL4xUAS-Gfp）	（正中バンドル-GAL4xUAS-Fru RNAi）
開始までの潜時	94±8 s	8±1 s
交尾の開始	111±20 s	4±0 s
方向決め	17/20	観察されない（0/20）
タッピング	15/20	観察されない（0/20）
翅伸ばし	20/20	20/20
吻伸長	19/20	20/20
交尾の試み	17/20	20/20
繁殖	15/15	0/15

1，2行目は求愛の各段階を完了するのに要する時間（平均±標準誤差）。3～8行目は実験した総数に対し，各行動を示した個体数を表す。
（データはManoli DS, Baker BS [2004] Nature 430:564–569より）

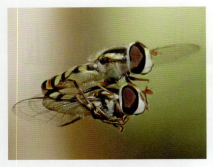

図9-12 アブバエの空中交尾 空中で交尾する種類のハエは，ショウジョウバエのような精巧な交尾儀式とは異なる，迅速な交尾戦略をとる。（Flagstaffotosの厚意による）

ショウジョウバエは精巧な交尾の儀式を示すが，他の種類のハエ，例えばアブバエやイエバエは正中バンドルニューロンでFru^Mがノックダウンされた雄のショウジョウバエのように速いスピードで交尾する戦略をとる。こうした戦略の相違は，これらのハエが置かれている社会環境を反映している。ショウジョウバエは成熟したハエと集まって生活するので多くの交尾相手と出会うことができる。それに対して，空中で速い交尾をする昆虫は（図9-12），繁殖を成功させるには迅速に交尾をはじめ，完結させなくてはいけない。ニューロンの小さなクラスターにおけるFru^Mの機能を制御することで交尾の様式が転換することから，特定の生活スタイルに適した異なる交尾戦略を可能にするために，進化の過程において共通の神経回路が修飾を受けてきたことが示唆される。

どのようにして感覚情報が運動出力へ伝わり，ショウジョウバエの求愛中に一連の行動が同調するのかを，研究者たちは理解しはじめたところである。例えば，P1ニューロンがどのようにして感覚系からの情報を統合するのか，正中バンドルニューロンがどのようにして異なる求愛ステップを同調させるのかはわかっていない。明らかになりはじめたことの1つは，P1ニューロンが運動ニューロンとつながっていることであり，これはこれからの研究のテーマである。

9.8　腹側神経索におけるFru^Mニューロンは交尾関連行動の出力を制御する

雄ショウジョウバエの求愛の顕著な特徴は，求愛歌を歌うことである（図9-2）。雌は片側の翅を伸ばすことはないが，雄は求愛する際に片側の翅を伸ばす。雌雄モザイク（初期発生の時期に始原細胞からX染色体をランダムに消失させることによって作製された，一部の組織は雄であり，それ以外の組織は雌であるモザイクハエ）を用いた初期の研究によれば，胸部のFru^Mニューロンで発現するATP依存性陽イオンチャネルを活性化する部位が雄である場合，そのモザイクハエは残りの中枢神経系が雌であっても歌うことができる。Fru^Mが腹側神経索のあるニューロン集団で発現しているとすると，これらのニューロンは求愛歌を生み出す片側の翅の羽ばたきを制御するという仮説が立てられた。この仮説は，光誘発性にATPを放出して，Fru^Mニューロンで発現するATP依存性陽イオンチャネルを活性化する実験によって検証された（13.24節）。頭部のないハエにおける腹側神経索のFru^Mニューロンの活性化は，正常のショウジョウバエが示す求愛歌に似た求愛歌を産生するのに十分であった（図9-13）。こうしてつくられた歌の有効性は行動解析によって試験することができる。雄の翅を除去すると，求愛歌でパートナーの注意をひきつけることができないので，交尾の成功率は劇的に減少した。録音した求愛歌を流すことで，翅のない雄の交尾は復活し，録音された歌はFru^Mニューロンを人為的に活性化し，野生型の交尾中のハエの歌と同様な効果を示した。

腹側神経索におけるFru^Mニューロンのいくつかのグループが求愛歌の産生に関与することが，交差法による導入遺伝子発現法（13.12節）によって証明された。1つのグループを人為的に活性化すると翅を伸ばすが，震わせはしない行動が促進され，一方，他のグループを活性化するとパルスの間隔がそれぞれ増加あるいは減少することによって求愛歌が産生される。これらのニューロンはお互いに接続し，脳からの特別なタイプの下行性ニューロンを介してP1ニューロンから入力を受け取る。P1ニューロンあるいはこれらの下行性ニューロンを活性化すると完全な求愛歌がつくられる。さらなる研究によって，腹側神経索におけるFru^Mニューロンが求愛歌産生中枢パターンの生成器を構成するのか否か（第8章），これらのニューロンがどのようにして下行性の制御によって活性化されるのか，これらニューロンが同調して活性化することでいかにして求愛歌が産生されるのか，などが明らかになるかもしれない。

求愛している雄

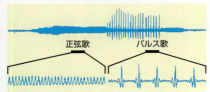

正弦歌　パルス歌

頭部を欠失した雄のFru^{M}ニューロンの活性化

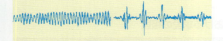

図9-13　腹側神経索におけるFru^Mニューロンは求愛歌の産生を制御する 上：正常な求愛中のショウジョウバエの求愛歌（上）は正弦歌とパルス歌が交互につながる。かぎ括弧をつけた部分を下に拡大して示す。下：ATP依存性陽イオンチャネルを発現し，光で活性化できるケージドATPを投与された，頭部を欠失した雄のショウジョウバエの腹側神経索におけるFru^Mニューロン（方法の詳細については図13-44を参照）。この方法によって，求愛中の雄のショウジョウバエときわめてよく似た求愛歌がつくられる。（Clyne JD, Miesenbock G [2008] Cell 133:354–363よりElsevierの許諾を得て掲載）

9.9 雌におけるFru^Mと同等なニューロンは求愛に対する雌の受容性を促進する

ここまで，Fru^MおよびFru^Mニューロンの雄の性行動に対する役割に焦点をあててきた。それでは，雌の性行動はどのように制御されているのだろうか。前述のように，正常な雌はFru^Mタンパク質を発現していない。雄においてFru^Mを発現しているニューロンは雌には存在しないのか，それとも雌にも存在するが性特異的な選択的スプライシングによってFru^Mタンパク質を産生できないのだろうか（図9-4）。この可能性を区別するためにFru^{GAL4}を用いた。この方法では，最初の*Fruitless*プロモーターからの転写は同様に行われるが，性特異的な選択的スプライシングによっては制御されない（図9-6A）。雌は確かに雄のFru^Mニューロンに類似した特殊なニューロン群においてFru^{GAL4}を発現した。しかしながら，つぎの2つの節で述べるように，かなりの性的二型性がFru^{GAL4}を発現するニューロンの数とその結合パターンの両方にある。

雌においてFru^{GAL4}ニューロンは何をしているのだろうか。通常，処女雌は雄からの求愛刺激を受け入れるが，交尾経験のある雌は積極的に求婚者を拒絶し，さらなる交尾の受け入れが劇的に減少する。処女雌で$UAS\text{-}Shi^{ts}$を発現させ，高い温度においてFru^{GAL4}ニューロンを可逆的に抑制すると，この処女雌の求愛の受容は著しく減少し，交尾経験のある雌と同等のレベルになる（図9-14）。よって，雌においてFru^{GAL4}を発現するニューロンの活動は処女雌における求愛の受容を促進することになる。

処女雌と交尾経験のある雌の間にみられる行動の転換を引き起こす感覚入力が同定された。雌の生殖回路を支配する約6つのFru^{GAL4}ニューロンは，交尾中に精液とともに雄から伝達される**性ペプチド**（sex peptide）に対するGタンパク質共役受容体を発現している。これらの感覚ニューロンは軸索を腹側神経索に投射し，そこで雌の受容を促進する中心的回路を制御する（図9-15）。性ペプチドの結合はこれら感覚ニューロンの活動を阻害し，それによって以降の雌の交尾行動に影響を与えるものと推測される。他の雄との交尾を阻害するために，cVAが交尾経験のある雌に伝達されることとともに，この戦略は進化におい

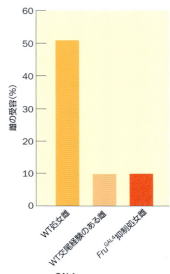

図9-14 Fru^{GAL4}ニューロンは雌の求愛受容を促進する 高温においてFru^{GAL4}ニューロンを可逆的に抑制すること（図9-7に示すのと同じ方法に従う）によって，実験的に作製された処女雌（右）は，野生型（WT）の交尾を経験した雌（中央）と同様な行動を示すようになり，WT処女雌（左）と比べて著しく受容が減少した。（Kvitsiani D, Dickson BJ [2006] *Curr Biol* 16:R355–R356よりElsevierの許諾を得て掲載）

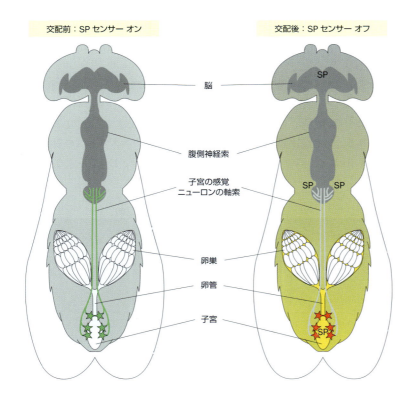

図9-15 雌におけるFru^{GAL4}感覚ニューロンは性ペプチドを感知し，求愛受容を制御する 子宮からのFru^{GAL4}発現ニューロンは腹側神経索に投射するが，処女雌では性ペプチド（SP）の非存在下（左）において活性化（緑色）しており，求愛受容が高い。交尾すると，SPは雄から交尾した雌の子宮へ移行し（右），これらの感覚ニューロン（赤色）の活動を阻害し，雌の受容を減少させる。SPは黄色の勾配で示すように，血リンパ（hemolymph；脊椎動物の血液に相当する）を拡散することによって腹側神経索のニューロンの活動や脳に直接的に影響を及ぼすのかもしれない。（Clyne JD, Miesenböck G [2009] *Neuron* 61:491–493よりElsevierの許諾を得て掲載。Häsemeyer M, Yapici N, Heberlein U et al. [2009] *Neuron* 61:511–518；Yang C, Rumpf S, Xiang Y et al. [2009] *Neuron* 61:519–526も参照）

て非常に重要である。交尾に成功した雄は精子の競合を最小限にし，自分自身の遺伝子が次世代に伝わる確率を最大限にできるからである。

9.10 Fru^{M}およびDoublesex(Dsx)は性的二型性プログラム細胞死を制御する

以前の節において，Fru^{M}ニューロンは交尾に特異的な手がかりを感知し，統合し，また交尾に特異的な行動を制御することによって雄の求愛行動を制御することを学んだ。また，雌においてはFru^{GAL4}ニューロン(雄のFru^{M}ニューロンに相当する)が求愛受容を促進する。それでは，雄と雌はどのようにして，このような性的二型性のある行動をとるのだろうか。

ショウジョウバエの性的二型性はFruitlessとDoublesexの性特異的なスプライシングにはじまり，階層構造をもつ性決定によって制御される(図9-4)。Fruの性特異的スプライシングは性行動の主要な制御因子であり，一方Doublesex(Dsx)の性特異的スプライシングは外見の形態の性的二型性に必要であり，また性行動にも関与する。Dsx^{GAL4}(Dsxの座位にGAL4をノックインしたもの)を用いて脳におけるDsx発現細胞を可視化したところ，Dsxは雄および雌の両方の脳で発現していた。事実，多くのDsx^{GAL4}ニューロンはまたFru^{GAL4}を発現している。FruとDsxはどのように協調して性的二型性を示す行動を制御しているのだろうか。第7章で学んだ神経発生の原理からすると，つぎの3つの可能性が考えられる。FruとDsxは，(1)ニューロンの数の違い，(2)神経回路の違い，(3)これら遺伝子の転写産物のタンパク質の1つまたは両方を発現するニューロンの機能の違い，によって雄と雌の神経系の違いを生みだしている可能性がある。これらの可能性は相互排他的ではない。3番目のメカニズムについてはまだ検証中だが，最初の2つのメカニズムはすでに多くの証拠によって支持されている。

全体で，Dsx^{GAL4}は雄においては約900のニューロンで発現しているが，雌では約700のニューロンでしか発現していない。しかしながら，神経系の領域によっては，雄より雌のほうがDsx^{GAL4}を発現するニューロンが多い。このような例の1つとして後腹側神経索があり，卵を生むといった雌の生殖行動を制御することと関係する。また，一部のFru^{GAL4}発現ニューロン群を雄と雌で調べると，性的二型性は普遍的であることがわかった。われわれが研究した例において，中枢の脳におけるP1クラスター(図9-11)は雄にのみ存在するが，性ペプチドと結合する卵管における感覚ニューロン(図9-15)は雌にのみみいだされる。

ニューロンの数の性的二型性はどのようなメカニズムで生み出されるのだろうか。第7章で学んだように，発達期の神経系におけるニューロンの数は，新しいニューロンが生み出す始原細胞の分裂の調節，またはニューロンが生まれた後はプログラム細胞死の調節によって制御される。後者が性的二型性を生み出す主要なメカニズムと認められた。例えば，中枢脳におけるP1ニューロンは通常雄の脳に存在し，Fru^{M}とDsx^{M}の両方を発現するが，

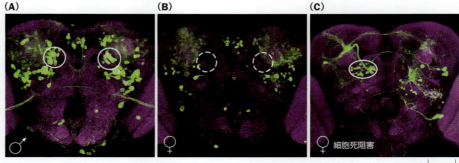

図9-16 プログラム細胞死はP1ニューロンの性的二型性のおもな要因である Fru^{M}ニューロンのP1クラスター(円)は雄に存在する(**A**)が，雌には存在しない(**B**)。左半球においてP1を産生する神経芽細胞系譜においてプログラム細胞死を阻害すると，これらのニューロンは雌でも保たれる(**C**)。(Kimura K, Hachiya T, Koganezawa M et al. [2008] Neuron 59:759–769よりElsevierの許諾を得て掲載)

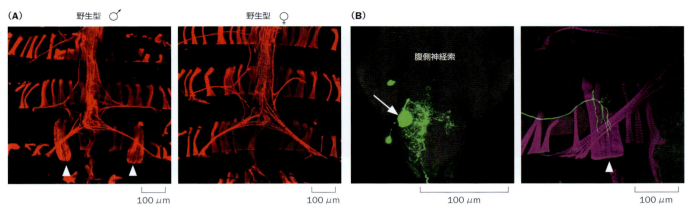

図9-17 運動ニューロンにおけるFru^{M}は細胞死を防ぎ，雄特異的な筋肉の誘導を促進する　(A) 左右対称のLawrenceの筋肉 (MOL) は雄のショウジョウバエの第5腹側節に存在し (左のパネルの矢じり)，雌 (右パネル) あるいは雄のFru変異体 (図には示していない) には存在しない。(B) 雄のFru変異体の単一運動ニューロンにFru^{M}を発現させると (左パネルの矢印)，その運動ニューロンの軸索 (右パネル) によって支配されるMOLの誘導が起こった。(Nojima T, Kimura K, Koganezawa M et al. [2010] Curr Biol 20:836–840よりElsevierの許諾を得て掲載)

雌の脳には存在しない (図9-16A，B)。プログラム細胞死に必須の遺伝子をP1ニューロンを産生する系譜において除去すると，これらのニューロンは雌の脳においても生き残る (図9-16C)。遺伝学的解析から，雌の発生中のP1ニューロンにDsx^{F}を発現させると，生後にこれらニューロンを取り除く細胞死のプログラムが活性化されることが示されている。

ニューロンの数に関して性的二型性を示す他の例では，雌においてはプログラム細胞死は通常の経路であり，雄ではFru^{M}の存在によって阻害されている。例えば，成体のショウジョウバエの雄特異的な筋肉 (Lawrenceの筋肉あるいはMOLという；図9-17A) は，雌あるいはFru変異体の雄では形成されない。驚くべきことに，Fru^{M}はMOLのみならずMOLを支配する運動ニューロンにも必要である (図9-6B)。Fru^{M}が存在しないと，運動ニューロンはプログラム細胞死を起こし，その結果MOLの形成は誘導されない。雄のFru変異体においてMOLを支配する運動ニューロン1個だけにFru^{M}を発現させると，MOL誘導が回復した (図9-17B)。よって，Fru^{M}は細胞自律的に運動ニューロンの生存を制御し，それによって雄特異的な筋肉を形成する。

まとめると，性特異的なFruとDsxアイソフォームは細胞死のプログラムを制御し，雄および雌の神経系に性的二型性を示す細胞集団をもたらす。事実，Dsx^{GAL4}を用いてプログラム細胞死を阻害する導入遺伝子を作動させると，Dsx^{GAL4}発現中枢神経系ニューロンの数の雌雄差はほとんど消失した。プログラム細胞死はニューロン数の性的二型性を作り出す主要なメカニズムなのである。

9.11　DsxとFru^{M}は性的二型性の回路形成を制御する

ニューロン数の違いに加えて，Fru^{M}とDsxニューロンには性的二型性の回路形成に関与するものがある。例えば，プログラム細胞死を阻害すると雌においてP1ニューロンが生存する (図9-16C) が，これらのニューロンの投射パターンは正常の雄とは異なる。これらの生き残ったニューロンにFru^{M}を発現させると，雄に特異的な投射パターンを示すようになった。DsxとFru^{M}は一緒に働いて，雄ではP1ニューロンの分化を制御する。Dsx^{F}の欠損はP1ニューロンの生存に必要であり，Fru^{M}の存在は回路形成を導く。

Fru^{M}とDsxはまた，一緒に働いて性的二型性を示す回路形成を制御する。例えば，前肢の味覚受容ニューロンは性的二型性をもつ回路を形成する。雄において中心軸索は正中線を交差するが，雌では越えない (図9-18)。遺伝学的解析によって正中線の交差は，Fru^{M}とDsx^{M}によって促進されるが，Dsx^{F}によって阻害されることが示された。Fru^{M}は，正中線の交差の制御に関して進化的に保存されている軸索ガイダンス受容体であるRoboを阻害することによって，機能を発揮しているようである (7.5節)。この発見は，性行動の制御因子と神経系の回路形成を制御する軸索ガイダンス分子とを結び付けるものである。

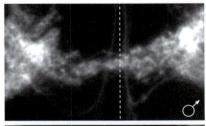
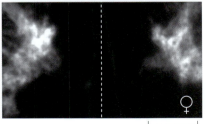

図9-18 味覚受容ニューロンの性的二型性回路形成　前肢に位置する味覚受容ニューロンの中心軸索の投射は，雄では正中線 (破線) を横切るが，雌では横切らない。DsxとFru^{M}の両者がこの性的二型性に寄与する。(Mellert DJ, Knapp JM, Manoli DS et al. [2010] Development 137:323–332よりCompany of Biologistsの許諾を得て掲載)

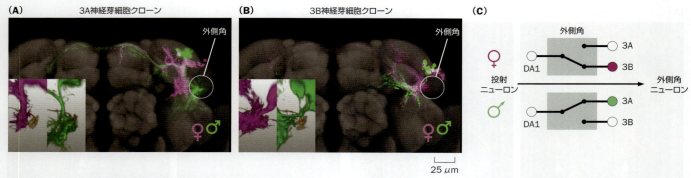

図9-19 フェロモン処理経路における性的二型スイッチ (A)雄(緑色)および雌(紫色)の3Aニューロンを含む神経芽細胞クローンが,神経網染色(灰色)にもとづく標準脳上に示されている。外側角において雄および雌の3Aニューロンは,樹状突起の投射に関して大きく異なる様相を示している。差しこみ図は雌ではなく雄の3A樹状突起がDA1投射ニューロンの軸索(黄色)にかなりのオーバーラップがあることを示す。(B)3Bニューロンもまた性的二型性を示し,雄ではなく雌の3BニューロンがDA1投射ニューロンの軸索(差しこみ図)にかなりオーバーラップする。(C)回路スイッチモデル。投射ニューロンから外側角ニューロンへの嗅覚経路に沿って,DA1投射ニューロンは雌(上)では3B外側角ニューロンと接続し,雄(下)では3A外側角ニューロンと接続する。3Aおよび3Bの両方のニューロンの雄の樹状突起投射パターンはFru^{M}によって制御される。(Kohl J, Ostrovsky AD, Frechter S et al. [2013] Cell 155:1610–1623よりElsevierの許諾を得て掲載)

　第3の性的二型性を示す神経回路形成の例は,雄が産生するフェロモン,cVAのプロセシングと関係する。9.6節で議論したように,cVAは雄が他の雄に求愛したり,交尾した雌に求愛するのを阻害する。さらに,cVAはまた進化的に交尾に関連して保存されている雄-雄間の攻撃を促進する。雄は縄張りを守り,交尾相手の雌を競って攻撃行動を示す。興味深いことに,cVAはまた雌の求愛を促進し,cVA受容体の変異体を有する処女雌は交尾行動が減少する。同じフェロモンがどのようにして性的二型行動を作り出すのだろうか。cVAがプロセシングする経路において(図9-9B),DA1嗅覚受容ニューロン(ORN)と投射ニューロン(PN)は雄においても雌においても,cVAの投与に対して識別不能な生理的応答を示す。最近の研究では,DA1 PNと外側角の三次ニューロンとの結合が性的二型性を示すことが証明された。3Aと呼ばれる外側角のニューロンの一群は(図9-9BのDC1ニューロンと同じ),性的二型性を示す樹状突起の投射を有しており,雄の3A樹状突起のみがcVAシグナルを運ぶDA1 PNの軸索と実質的にオーバーラップしている(図9-19A)。別の外側角ニューロンのグループである3Bも性的二型性のある樹状突起の投射を示し,雌の3B樹状突起のみがDA1 PN軸索と実質的にオーバーラップする(図9-19B)。確かに,電気生理学的記録によって,cVAは雄の3Aニューロンと雌の3Bニューロンを優先的に活性化することが示された。3Aニューロンも3BニューロンもFru^{M}を発現しており,雄型の樹状突起投射にはFru^{M}が必要である。よって,Fru^{M}は神経回路のスイッチを制御して,雄においてDA1 PN→3Aの接続を亢進し,DA1 PN→3Bの投射を阻害することによって性的二型性を示す回路形成パターンをつくる(図9-19C)。この回路のスイッチが同じフェロモンによって誘発される性的二型行動に寄与しているのかもしれない。

9.12　生得的な行動でさえも経験によって修飾されうる

　Spaldingの言葉は,蝶の生活の記載においてほんの一部が正しいだけである。なぜなら,学習が求愛のような生得的な行動にさえ影響を与えるからである。雄のショウジョウバエが交尾した雌に求愛を試みるとき,交尾によって雌の受容が変化するために雄は繰り返し拒絶される(9.9節)。正常な雄は繰り返して拒絶されると学習し,求愛を試みるのを減らす。この過程は**求愛の条件づけ**(courtship conditioning)と呼ばれる。中枢の脳におけるキノコ体ニューロンは,投射ニューロンから嗅覚入力を受け取る(図6-26, 6-33)が,こうした経験依存的な行動の修飾に必須である。驚くべきことに,キノコ体ニューロンの一部に発

現するFru^{M}によっても求愛の条件づけは制御される。この一部のキノコ体ニューロンにおいてRNAiを用いてFru^{M}の発現をノックダウンすると，求愛の条件づけは阻害された。雄は繰り返す失敗から学習せず，繰り返し拒絶されても求愛を減少させなかった（図9-20）。これは氏と育ちの間にある複雑な相互作用の一例である。生得的な行動ですら経験によって修飾され，生得的行動を特定する遺伝的プログラムがまた経験依存的な修飾を制御する。鳴鳥による求愛は，氏と育ちの間の相互作用の秀逸な例である（BOX 9-1）。

まとめると，2つの重要な遺伝子FruitlessとDoublesexは，調節遺伝子が感覚受容，運動作用，感覚と運動の統合，および経験依存的な修飾を可能にする神経回路に組み込まれることによっていかにして複雑な行動を特定するのかを示した。分子遺伝学的方法によって神経回路の構成要素の見事なリストが組み立てられた。つぎの大きな挑戦は，これら回路の構成要素がどのように作用するのかを研究することである。求愛中のこれら神経回路におけるニューロンの活動は何なのだろうか。異なる求愛のステップにかかわるニューロンはお互いどのように接続しているのだろうか。これら神経回路における情報の流れが，精巧に調和された行動を作り出すのを制御する原理とは何なのだろうか。電気生理学，イメージング，そして神経回路操作手法を分子遺伝学的解析や行動解析（第13章）と結び付けて使用することによって，これらの疑問に対する答えが近い将来明らかになるだろう。

ショウジョウバエの性行動からわれわれはヒトも含めた哺乳類の性行動について何を学ぶことができるのだろうか。多様な生物にまたがる性行動やその神経制御についての共通原理が存在するのだろうか。これらの最終的な2つの疑問を解き明かす旅を続けよう。

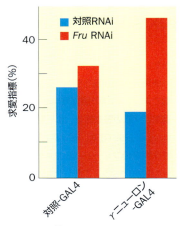

図9-20 Fru^{M}は求愛の条件づけを制御する 交尾経験のある雌に繰り返し拒絶された後，Gfpに対するRNA干渉（RNAi）を発現した雄，あるいはFruに対するRNAiを対象ニューロンに発現した雄では，求愛指標が低下する。Fru^{M}の発現を一部のキノコ体ニューロン（γニューロン）においてノックダウンされたハエは求愛指標が高く，求愛の条件づけが欠落していることが示唆される。（Manoli DS, Foss M, Villella A et al. [2005] Nature 436:395-400 よりMacmillan Publishersの許諾を得て掲載）

BOX 9-1　鳥の歌：氏と育ちと性的二型性

何千種類もの鳥類はコミュニケーションの手段として歌を用いている。多くは雄のみが歌う。雄の鳴鳥はみずからの種と個々のアイデンティティー，居場所，および交尾する準備ができていることを雌に知らせるために歌う。歌はまた他の雄に対しては，縄張りや，同胞か他人かを知らせる情報を伝達するものである。鳥の歌は，時間-周波数サウンドスペクトログラム上に音素（note）と音節（syllable）として示される（図9-21A）。それぞれの種はその種に特徴的な歌をもっている。この10年間で，鳥の歌の研究は神経生物学の多くの分野に貢献して

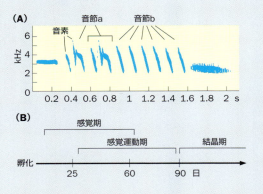
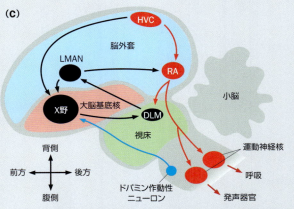

図9-21 鳥の歌：構成，個体発生，神経回路 （A）ミヤマシトドの歌の時間-周波数サウンドスペクトログラム。1つの音素（note）はスペクトログラムに記される連続した記録であり，2つ以上の音素はグループ化されて音節（syllable）を形成する。（B）孵化後のキンカチョウの発生時期（日齢）。感覚期において若鳥は先輩，通常は父親の歌を聴き，記憶する。感覚運動期においては，自分が未熟な歌を歌い，憶えた先輩の歌と比較する。結晶期に歌は成熟した形になる。（C）鳴鳥の脳の歌の産生と学習にかかわる神経回路を示した側面図。HVC（high vocal center），RA（robust nucleus of the acropallium）および発生と呼吸の筋肉の収縮にかかわる脳幹の運動神経核からなる歌の運動経路（赤色）は，歌の産生に必要である。LMAN（lateral magnocellular nucleus of the anterior nidopallium），X野（area X）および内側背外側視床（DLM）からなる前脳前部（黒色）は歌の学習に必須である。ドパミン作動性ニューロンがX野に投射し，調節している。（A：Konishi M [1985] Annu Rev Neurosci 8:125-170よりAnnual Reviews Inc.の許諾を得て掲載；B：Brainard MS, Doupe AJ [2002] Nature 417:351-358よりMacmillan Publishersの許諾を得て掲載；C：Brainard MS, Doupe AJ [2013] Annu Rev Neurosci 36:489-517より）

（つづく）

BOX 9-1　鳥の歌：氏と育ちと性的二型性　（つづき）

きた。

　成熟した鳥が歌う究極の歌は，「氏」と「育ち」の広範な相互作用の産物である。初期の**感覚期**（sensory stage）において，若い雄は先輩，通常は父親の歌を聴き，憶える。これに続く**感覚運動期**（sensorimotor stage）においては，若い雄鳥はみずからの未熟な歌を歌いはじめる。彼は聴覚のフィードバックを使い，自分が憶えた先輩の歌の鋳型と自分の歌を比べる。こうした試行錯誤によって雄の歌は成熟し，結晶化した形になるまでより先輩の歌に類似するようになっていく。ミヤマシトドのようないくつかの種においては，感覚期と感覚運動期は完全に時間が分離しているが，より広範に研究されているキンカチョウのような種においてはこれらの時期は重複する（図9-21B）。

　多くの鳥の歌の特徴は経験して学ぶものであるが，生来のものと思われる興味深い性質がある。感覚期において雄鳥を音から隔離して育てると，彼は原始的な**生来の歌**（innate song）しか歌えない，それにもかかわらずこれは種特異的なものであり，鳥が歌を憶える本質的な側面を反映している。一方，感覚期の期間に異なる種の歌のみを聴かせたとすると，育った環境を反映して彼の歌は他の種の形式を取り入れることができる。また，自分と同じ種と異なる種の両方の歌を聞かされると，自分と同種の歌のほうを好んで学び，歌う。言い換えれば，鳥は自分と同種の歌を学ぶようになりやすいということである。最後に，聴覚の入力は，先輩の歌を聴く感覚期の間のみならず，鳥がみずからの歌う歌と自分が憶えた歌とを比較しなくてはいけない感覚運動期においても必要である。もし鳥が，感覚運動期よりも前で，かつ感覚期の後において耳が聴こえなくなったとすると，彼の歌う歌は未熟なままである。確かに，音から隔離して育てた後，さらに感覚運動期に聴覚を破壊すると，耳が聴こえる鳥を音から隔離して育てた場合の生得的な歌とは異なる歌を歌う。しがたって，感覚運動期において試行錯誤して歌を学ぶことは生得的な歌を歌う場合にさえ必須なことなのである。

　破壊実験，解剖学的実験，および生理学的実験などの研究によって，歌をつくり，聴覚にフィードバックをかけ，そして歌を学ぶのに必要な脳の神経回路が同定されてきた（図9-21C）。哺乳類の運動皮質に類似する2つの脳外套（背側前脳）核，**HVC**（high vocal center）と**RA**（robust nucleus of the acropallium）は，歌をつくるのに必須である。HVCのニューロンはRAに投射し，RAのニューロンは，歌を作り出すのに必要な発声器官や呼吸中枢における筋肉の収縮を制御する脳幹の運動神経核に投射している。歌をつくるのに必須ではないが，前脳核の**LMAN**（lateral magnocellular nucleus of the anterior nidopallium）や**X野**（area X）は歌を学ぶのを助けている。X野は哺乳類の大脳基底核に類似した前脳の領域に位置する。X野はHVCから入力を受け，DLM（視床の核）やLMANを経てRAへ出力し，HVCとRAの間の情報のやりとりを制御する。哺乳類の大脳基底核の類似構造のように（図8-22），X野は中脳のドパミン作動性ニューロンから調節性の入力を受け取る。この入力は試行錯誤の学習に寄与する。聴覚情報は哺乳類の聴覚皮質に相当する前脳の特異的な部位で処理され，HVCを通して歌のシステムへ入力を送る。

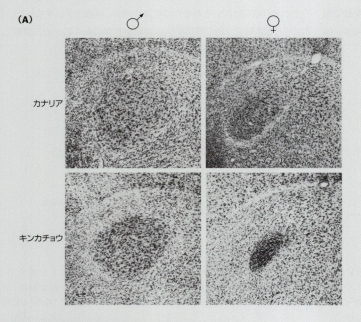 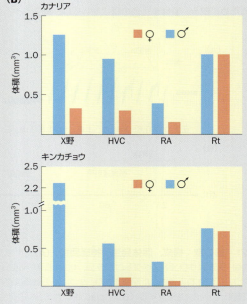

図9-22　鳴鳥の発声制御領域における性的二型性　(A) カナリアのRA神経核（上）とキンカチョウのRA神経核（下）は雄（左）のほうが雌（右）より大きい。これらは細胞体を染色する基本的な色素のクレシルバイオレットで染色した切片である。各切片において中心の領域がより濃く染まり，周辺が淡く染色された領域で囲まれている。**(B)** 歌の神経回路（X野，HVC，RA）部分の神経核の容積はカナリア（上）においてもキンカチョウ（下）においても雄のほうが雌より大きい。X野はキンカチョウでは認識できない。Rt核（nucleus rotundus）は発声の制御には関係なく，雄も雌も同等な容積を有している。(Nottebohm F, Arnold AP［1976］ *Science* 194:211-213よりAAASの許諾を得て掲載）

（つづく）

BOX 9-1　鳥の歌：氏と育ちと性的二型性　（つづき）

　研究者たちは鳴鳥モデルを用いて，歌をつくったり，歌を学習する神経メカニズムという魅力的なテーマを研究してきた。事実，歌はヒトの言語の最もよいモデルの1つである。このBOXの最後を，この章のテーマに関連した疑問を提起して締めくくる。多くの鳥の種において，なぜ歌は雄特有の特徴をもつのだろうか。1970年代，歌の産生と学習に関連した脳の神経核がカナリアで強い性的二型性を示すことがみつかった。カナリアの雄は雌より多く歌い，またキンカチョウでは雄のみが歌う（図9-22）。例えばキンカチョウでは，HVC，RAおよびX野は雌において未発達あるいは認識できない。こうした性的二型性のメカニズムについてはカナリアを用いてより広範に研究されてきた。特に興味深い性質として，毎年成体の脳において新しいニューロンが産生され，機能的な神経回路に組み込まれる。例えば，HVCにおいて成体で生まれたニューロンが聴覚の入力に応答し，RAへ軸索を投射している。これらの新しいニューロンはカナリアが歌を毎年修飾する能力に貢献しているようである。さらに雄の性ホルモンが性的二型性を生み出すのに重要な働きをしていることが示されている。雄の性ホルモンが脳由来栄養因子（BDNF；7.15節）の発現を上昇させることによってHVCにおいて成体で生まれたニューロンの生存を促進している。雌に雄の性ホルモンを投与したり，あるいは雌の脳にBDNFを投与すると，雌においてもHVCの新しく産生されたニューロンの生存が促進される。この章の第2部において，哺乳類における性的二型性と性行動における性ホルモンの作用メカニズムについてみていくことにする。

哺乳類の性行動はどのように制御されるのだろうか

　この章の第2部では，哺乳類の性行動を制御するメカニズムについて探求する。ショウジョウバエと同様に，今日までに研究されてきた哺乳類のモデル（ほとんどが齧歯類）は，大部分が生得的なものからなる性行動と繁殖行動に関するものである。雄の齧歯類は雌に**マウント**（mount）し，一方雌は性的に覚醒すると**ロードシス**（lordosis）行動を示すが，これらは交尾を容易にするための姿勢と考えられる。さらに，雄はみずからの縄張りを守るために，侵入者（とりわけ性的に成熟した雄）に対し攻撃行動を示す。雌は出産後，巣作り，仔の巣戻し，養育といった母性行動を示す。これらの行動はいかにして神経系によって制御されているのだろうか。このような性的二型行動の原点は何なのだろうか。ショウジョウバエの場合のように，哺乳類における性的二型性の遺伝学的原点は性染色体にあり，性行動のメカニズムについて調べるための実験的な入口点となる。

9.13　Y染色体上のSry遺伝子はテストステロンの産生によって雄への分化を決定する

　ショウジョウバエにおいてはX染色体と常染色体との比によって性が決定される（図9-4）のに対し，ほとんどの哺乳類においては（マウスもヒトも含めて），Y染色体が存在するか否かで性が決まる（図9-23）。X染色体が1本でY染色体をもたない場合は雌になり（女子2,500人に1人の割合で出現するターナー症候群），一方，X染色体が2本でY染色体が1本の場合は雄になる（男子1,000人に1人の割合で出現するクラインフェルター症候群）。

　哺乳類の性分化において重要な出来事が起こるのは胚発生の中期であり，この時期には生殖隆起が雄では精巣に，雌では卵巣に分化する。完全に性分化が起こる前に子宮内で生殖隆起が除去されてしまうと，すべての胚は雌になることが1950年代に発見された。この実験から，雌への分化は初期設定された経路をとり，精巣の存在が雄に分化する経路へ導くことが示唆された。したがって，Y染色体には精巣の発生を促進することによって性決定を行う何らかの遺伝的因子が含まれていることになる。

　単一の遺伝子**Sry**（sex determining region Y）は1990年代に幻の精巣決定因子（図9-23）として同定された。SryはY染色体の有無によって性決定が行われるすべての哺乳類にお

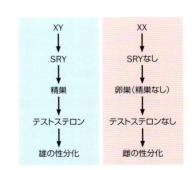

図9-23　哺乳類における性の決定と性的二型性　ほとんどの哺乳類において，Y染色体上にあるSry遺伝子が精巣を発生させる。精巣によって産生されるテストステロンは雄の分化を制御する。雌の分化はY染色体，Sry遺伝子，精巣，およびテストステロンが存在しないという初期設定の状態で起こる。

けるY染色体上に存在し，性分化の間，生殖隆起で発現している。ヒトにおいては，機能喪失型のSry変異を有するXYの場合，残りのY染色体が無傷であっても女性になる。このことはSryが男性への分化に必須であることを示している。さらに，常染色体上にSry遺伝子を導入されたXXマウスは雄になり，典型的な雄の生殖器系を有し，雄の性行動を示す。このことは，雌においてSryが存在すれば雄に分化するのに十分であることを示している。Sryは遺伝子発現を制御する転写因子をコードしている。しかしながら，これからみていくように，Sryによって調節される下流のシグナルには，テストステロン，エストロゲン，プロゲステロンなどの性ホルモンがあり，これらは哺乳類の性的二型性や性行動を制御するのにより複雑に相互作用しあっており，ショウジョウバエの性決定を制御する細胞自律的なメカニズムとは異なっている。

　胚発生中の精巣のおもな機能(図9-23)は，**テストステロン**(testosterone)を産生することであり，このステロイドホルモンは雄の生殖器系の発達を促進(雄性化)し，女性の生殖器系の発達を阻害する(脱雌性化)。実際，胚発生の適切な時期に外因性にテストステロンを投与すると，男性生殖器系の発達に対する精巣の効果を模倣することができる。そこで，テストステロンはいかにして性分化を特定するのか，ということが重要な問いとなる。テストステロンはまた性行動も制御するのだろうか。発生期における性分化と成体における雄特有または雌特有の性行動との間に関連性があるのだろうか。以下の節においてこれら疑問点を明らかにしていく。

9.14 主要な性ホルモンはテストステロンとエストラジオールである

　テストステロン(図9-24A)はもともと，成体の雄の精巣から**アンドロゲン**(androgen；男性ホルモン)として精製された。性的に未経験な**去勢雄**(castrated male；精巣を摘出された雄)は，雌にマウントしたり侵入者の雄を攻撃するなど，典型的な雄の性行動を示さない。成体の去勢雄にテストステロンを投与するとこれらの行動を示すようになることから，雄の性行動におけるテストステロンの活性化作用が示唆される。

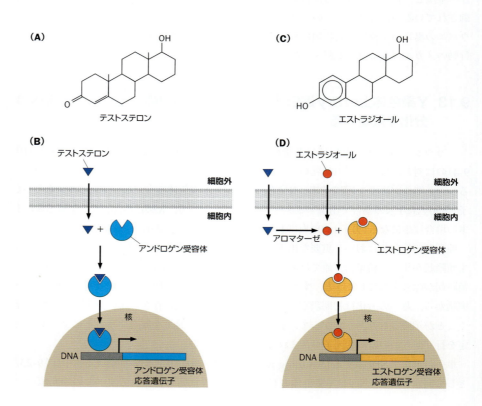

図9-24　性ホルモンとその作用メカニズム　(A)雄の性ホルモン(アンドロゲン)であるテストステロンの構造。(B)ステロイドホルモンであるテストステロンは細胞膜を透過し，アンドロゲン受容体に結合し，核へ移行する。テストステロンとアンドロゲン受容体複合体は標的遺伝子のプロモーターに結合し，その転写を制御する。(C)女性ホルモン(エストロゲン)であるエストラジオールの構造。(D)エストラジオールはテストステロンと同様にエストロゲン受容体応答遺伝子の発現を制御する。細胞内のエストラジオールは循環するエストラジオールと，テストステロンがアロマターゼによってエストラジオールに変換されることによって供給される。アンドロゲン受容体とエストロゲン受容体はともにホモ二量体として作用し(αとβとのヘテロ二量体もありうる)，エストロゲン受容体には変異体が存在する。簡単のために，この図においてはアンドロゲン受容体もエストロゲン受容体も単一分子として示してある。ここには示していないが，プロゲステロン受容体も同様な作用を示す。

テストステロンは精巣においてコレステロールから合成される。その疎水性の性質からテストステロンは細胞膜を自由に透過して標的細胞内に入り，**アンドロゲン受容体**（androgen receptor）と結合する。さらにこれが引き金となり，テストステロン-アンドロゲン受容体複合体は核へ移行し，配列特異的なDNA結合転写因子として作用して，標的遺伝子を活性化あるいは抑制する（図9-24B）。テストステロンの代謝物質であるジヒドロテストステロン（DHT）は，アンドロゲン受容体に対してより強力な作用があり，発生過程における外生殖器の男性化に重要な働きをする。

エストラジオール（estradiol；図9-24C）は，おもな**エストロゲン**（estrogen；女性ホルモン）であり，性的に成熟した雌の卵巣でつくられる。エストラジオールは雌においてテストステロンに対応するホルモンとして考えられているが，このホルモンは後述するように雄の発生においても重要な働きをする。去勢雄に対するテストステロンの作用と同様に，**卵巣除去した雌**（ovariectomized female）にエストラジオールを投与すると，ロードシスのような雌に特有の性行動が回復する（もう1つのステロイドホルモンである**プロゲステロン**〔progesterone〕をあわせて投与することでエストラジオールの作用が増強される）。エストラジオールもテストステロンと同様に細胞膜の脂質二重層を透過して細胞に入る。しかし，細胞内に入るとエストラジオールは2つの異なる遺伝子によってコードされる**エストロゲン受容体**（estrogen receptor）αまたはβに結合する。エストロゲン受容体もDNA結合転写因子であるが，アンドロゲン受容体とは配列特異性が異なり，異なる種類の標的遺伝子の発現を制御する（図9-24D）。転写活性に加えて，エストラジオールには，標的組織におけるCa^{2+}濃度変化やタンパク質のリン酸化などより速い作用を示すことも知られている。第3のエストロゲン受容体であり，GPER（G-protein-coupled estrogen receptor）と命名されたGタンパク質共役受容体が小胞体の膜に存在しており，これらの速い作用を制御している。

重要なこととして，**アロマターゼ**（aromatase）という酵素を発現している細胞では（DHTではなく）テストステロンがエストラジオールへ変換される（図9-24D）。これらの細胞においては，テストステロンは2つの異なる作用を発揮する。(1)直接アンドロゲン受容体に結合する，あるいは(2)エストラジオールに変換されてからエストロゲン受容体に結合する。このことは，エストラジオールを投与すると，テストステロンを投与したときと同様に，雄が侵入者の雄と戦うのを促すという現象を説明する。このような同等の行動が起こるのなら，テストステロンが侵入者に対して攻撃行動を引き起こすメカニズムには，テストステロンがエストラジオールに変換されてエストロゲン受容体に結合して行動を起こすことも含まれる。しかしながら，雌にエストラジオールを投与すると侵入者の雄に対してロードシスを示す。同じ外因性のホルモン投与によって引き起こされる行動が性的二型性を示すことから，雄と雌の脳が生来異なることが示唆される。これらの違いは何なのだろうか。そして，その違いの由来は何なのだろうか。

9.15 初期にテストステロンに曝露すると雌が雄特有な性行動を示す

1959年に，幼少期にテストステロンに曝露させることによって成体における性行動にどのような影響が及ぶのかという実験が報告された。この実験では，モルモットの妊娠雌にテストステロンが投与された。雌の仔の生殖器が部分的にあるいは完全に雄のように変化しており，テストステロンが雄の生殖器系の発生を制御することに合致するものであった。胎児期にテストステロンに曝露した影響が成体にまで及ぶかどうかを調べるため，胎児期にテストステロンに曝露した成体の雌から性腺を除去し，曝露しなかった雌を対照とした。これらの雌に性行動を誘発するために性ホルモンを投与した。性的興奮を引き起こすためエストラジオールとプロゲステロンを投与すると，性腺除去した対照群ではロードシスが観察された。一方，胎児期にテストステロンに曝露した雌はロードシスが阻害され，雄の

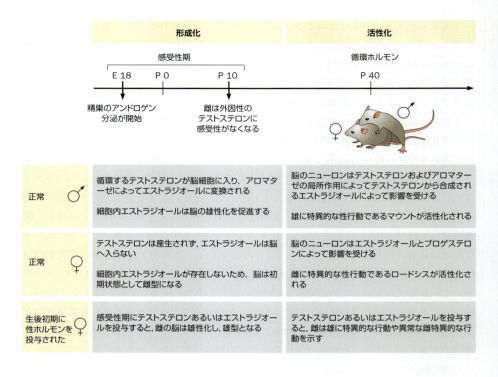

図9-25　性ホルモン作用の形成化-活性化モデル　胎児期にテストステロンに曝露したモルモットの行動を説明するためにPhoenix et al.（*Endocrinology* 65：369, 1959）によって提唱されたモデルであり，その後の多くの実験によって検証され，広まった。図で示されている各事象のタイミングは，ラットやマウスでのものである。E，胎児；P，生後。性ホルモンの特異な作用についての追加の実験的検証は9.16節で述べる。9.17節で議論するように，脳のある領域における形成化の期間は思春期まで延長している。

ようなマウント行動が認められた。テスト中にテストステロンを外因性に投与すると，テストステロンに曝露した雌は，同用量のテストステロンを投与された去勢雄と同様な，雄特有のマウント行動を示した。胎児期の処置によって引き起こされるこうした性行動の変化は永久に続くものであり，発生の初期段階を過ぎた雌にテストステロンを投与してもこのような変化は起こらなかった。

　この実験は，胎生期のテストステロンは「形成化（organization）」作用を有し，外生殖器に対する効果と同様に神経系を雄化したことを示唆した。胎生期にテストステロンに曝露された雌の脳は雄に特有な行動を示すように設計され，成体においてテストステロンあるいはエストロゲンを供給されて活性化されると雄の性行動を示すようになった。こうした性ホルモンの二面性を示す**形成化-活性化モデル**（organization-activation model；**図9-25**）は，過去50年で多くの実験的支持を得ており，内分泌学の領域で中心的な原理となっている。

　テストステロンの形成化効果には，作用の感受性がある期間が存在する。1959年の研究では，モルモットの感受性期は胎生期であることを示している。ラットやマウスを用いた同様な実験では，感受性期は出生直前からはじまり，生後10日くらいまで続く（図9-25）。この感受性期は雄の齧歯類におけるテストステロン産生のピーク時期と一致する。生後の動物において性腺除去の操作とあわせて性ホルモンを投与する実験が容易に行えることから，性行動のホルモンによる制御に関する研究においては，ラットやマウスが主要なモデルとして用いられるようになった。

9.16　齧歯類においてテストステロンは主としてエストロゲン受容体によってその形成作用を発揮する

　齧歯類の胚発生の過程において，雄の精巣によって産生されるテストステロンは血流に乗って脳へ運ばれる。一方，胎盤由来のエストラジオールは胎児の肝臓で分泌されて血液中に放出されるαフェトプロテインに結合し，隔離される。つまり，エストラジオールは雄でも雌でも血流に乗って脳へ運ばれることはない。しかしながら，エストラジオールは

図9-26 雄マウス，雌マウス，および生後初期にエストロゲンを投与した雌マウスの縄張りマーキング行動　雄マウスはケージ全体に排尿する（上），これは典型的な縄張りマーキング行動である。雌マウスは角で排尿する（中段の図の矢印）。生後初期にエストロゲンを投与した雌マウス（NE雌）は一部が雄の排尿パターンを示す（下）。（Wu MV, Manoli DS, Fraser EJ et al. [2009] Cell 139:61-72よりElsevierの許諾を得て掲載）

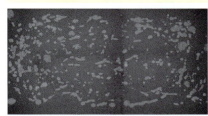
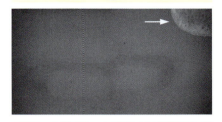
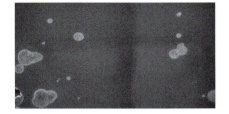

雄の脳において，アロマターゼがテストステロンに作用して局所的に合成される（図9-24D）。生後初期において，精巣がテストステロンを産生し続けている一方で，雌の卵巣が産生するエストラジオールはとるにたりないものである。それゆえ，初期の発生段階においては雄の脳のみがエストラジオールの影響を受けるのである。

原則として，正常な雄の脳（初期にテストステロンに曝露された雌の脳）におけるテストステロンの形成作用は，複数のメカニズムによって発揮される。すなわち，アンドロゲン受容体の活性化あるいはテストステロンがアロマターゼによってエストラジオールに変化し，エストロゲン受容体が活性化されることによる。おもに後者のメカニズムによって形成化が起こることが支持されている。第1に生後10日の間にエストラジオール処理した雌マウスは，雄に特有の行動，例えば縄張りマーキング（図9-26）や侵入者に対する攻撃行動を示すようになる。また，初期のエストラジオール投与は交尾の際の雌の性行動を減弱させる。第2に，雄のアロマターゼノックアウトマウスでは，雄に特有の行動が顕著に抑制される。この実験では，こうした抑制が発達期におけるエストラジオールの形成作用によるものなのか，あるいは成体におけるエストラジオールの活性化によるものなのかを区別できないが，最初の実験とあわせて考えると形成作用によるものと示唆される。第3に，アンドロゲン受容体は成体の脳で発現しているが，形成化の感受性期に受容体の発現は機能していないようにみえる。確かに，脳特異的にアンドロゲン受容体をノックアウトした雄マウスは，量的には低下するものの，質的には雄特有な行動を示す。

9.17　脳と生殖腺の対話は思春期における性的成熟と成体における性的活動を開始させる

齧歯類とヒトを含む哺乳類においては，思春期に性的成熟が起こる。視床下部の視索前野におけるある特定の神経細胞集団は**性腺刺激ホルモン放出ホルモン**（gonadotropin-releasing hormone：GnRH；あるいは黄体形成ホルモン放出ホルモン〔luteinizing hormone-releasing hormone：LHRH〕とも呼ばれる）を高レベルでパルス状に放出するようになる。GnRHは下垂体茎の門脈血管を経て下垂体前葉へ放出され，GnRHは下垂体の内分泌細胞を刺激して**性腺刺激ホルモン**（gonadotropin）である**黄体形成ホルモン**（luteinizing hormone：LH）と**卵胞刺激ホルモン**（follicle-stimulating hormone：FSH）を放出させる。LHとFSHは血中を循環して性腺に到達し，雄の精巣および雌の卵巣の成熟を刺激する（図9-27；表8-1, 8.14節も参照）。これに応答して性腺は性ホルモンを分泌する。雄ではテストステロン，雌ではエストラジオールを分泌する。テストステロンとエストラジオールは末梢で作用し，二次性徴を促進する。また，これらのホルモンは思春期においては脳へ働きかけ，性的成熟に影響を与える。近年の研究では，性ホルモンが脳に対する形成化作用を引き続き発揮し，形成化の期間は生後初期（図9-25）から思春期まで延長することが示唆されてきた。この脳と性腺との間の対話は成体まで続いて性活動を維持し，性ホルモンが成体における性行動を促進する役割を担う。

思春期においてGnRHニューロンがGnRHを放出する引き金となるのは何なのだろうか，また性腺からのフィードバックが成体におけるGnRHの分泌をいかにして制御するのだろうか（GnRHニューロン自身は性ホルモン受容体を発現していないため，性ホルモンによる直接の制御は受けない）。こうした疑問はヒトにおける疾患である**低性腺刺激ホル**

図9-27 思春期および成体における脳と性腺の間のコミュニケーション 思春期は視床下部における性腺刺激ホルモン放出ホルモン（GnRH）によって発来する。弓状核（ARC）と前腹側室周囲核（AVPV）のKiss1ニューロンから分泌されるキスペプチンは，Kiss1受容体を発現するGnRHニューロンからのGnRH分泌を刺激する。GnRHは下垂体前葉へ放出され，LHおよびFSHを産生する細胞を刺激する。LHおよびFSHは血流に乗って性腺（精巣と卵巣）へ運ばれ，思春期における二次性徴の分化を制御する性ホルモン産生を調節する。また，性ホルモンは脳へ循環し，思春期における性分化や成体における性行動に影響を及ぼす。特に，ARCのKiss1ニューロンに対する負のフィードバックによってGnRH分泌はホメオスタシス制御を受け，一方AVPVのKiss1ニューロンに対する正のフィードバックによって，雌の性周期におけるGnRHの排卵前のサージが誘発される。(Sisk CL, Foster DL [2004] *Nat Neurosci* 7:1040–1047 より Macmillan Publishers の許諾を得て掲載。Pinilla L, Aguilar E, Dieguez C et al. [2012] *Physiol Rev* 92:1235–1316 も参照)

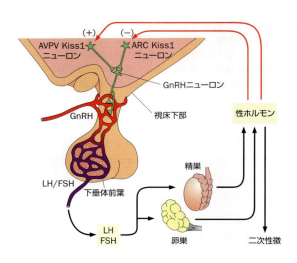

モン性性腺機能低下症（hypogonadotropic hypogonadism：HH）の研究からわかってきた。この疾患の患者は性腺刺激ホルモンのレベルが低下しているため，思春期発来が遅れたり，不完全となったり，あるいは存在しない。HHにはさまざまな原因があり，GnRH産生遺伝子やGnRH受容体の変異，あるいは発達期にGnRHニューロンの移動が起こらないことなどによる（顕著な特徴として，GnRHニューロンは胚発生の時期に副嗅球の鋤鼻器の上皮で生まれ，視床下部の視索前野へ移動する。BOX 6-1参照）。HHの原因の1つは，2003年に発見されたGタンパク質共役受容体**Kiss1R**（以前はGPR54と呼ばれていた）の変異であり，Kiss1Rは**キスペプチン**（kisspeptin；*Kiss1*遺伝子によってコードされる）と呼ばれる視床下部の神経ペプチドの受容体である。ついで，ヒト*Kiss1*遺伝子の変異がHHの患者においてもみつかり，また*Kiss1r*や*Kiss1*ノックアウトマウスはヒトの患者にみられるような低性腺刺激ホルモン性性腺機能低下症の表現型を示した。重要なこととして，ヒトにおいて*Kiss1r*の変異による黄体形成ホルモンの欠乏は外因性にGnRHを投与することによって抑えられることから，キスペプチン/Kiss1RはGnRH分泌の上流で作用することが示唆される。確かに，Kiss1ニューロン（キスペプチン産生ニューロン）はGnRHニューロンやその軸索終末に投射し，またGnRHニューロンはKiss1Rを発現している。キスペプチンを*in vivo*投与するとGnRHの分泌が刺激される。これらの実験データから，キスペプチン/Kiss1Rシステムは思春期におけるGnRHニューロンの重要な上流の活性化因子であるといえる（図9-27）。思春期におけるGnRHおよびKiss1ニューロンを活性化するさらなる因子として，第8章で議論したレプチンのような栄養因子がある。

Kiss1ニューロンは性ホルモン受容体を発現しているため，成体におけるGnRH分泌の性腺によるフィードバック制御のステップにも関与する。例えば，テストステロンとエストラジオールは弓状核における*Kiss1*遺伝子の発現を低下させ，これによってGnRH分泌と性ホルモン産生のホメオスタシス制御に対する負の制御ループ（図8-34B）がつくられる。また同時に，視床下部の**前腹側室周囲核**（anteroventral periventricular nucleus：AVPV）における*Kiss1*が齧歯類ではエストラジオールによる正の制御を受け，この正のフィードバックループは雌の性周期における性腺刺激ホルモン分泌の排卵前のサージを引き起こすとされてきた（図9-27）。

まとめると，脳と性腺との間における広範な対話は発生期および成体の両方において行われている。初期の発達期において，テストステロンはおもな形成化作用を発揮し，雄特異的な脳をつくる。齧歯類において，この現象は主としてテストステロンがエストラジオールに変換され，発生初期の感受性期においてエストロゲン受容体を介して生じる。雌においては，発生初期においてはエストロゲンが脳から除外されているため，性ホルモンの作用が存在せず，雌特異的な脳がつくられる。このような形成化の時期は思春期にまで延長

され，GnRHによる雄および雌の両者における性ホルモンのサージが続き，性特異的な様式で脳がつくられることになる。成体においては，テストステロンとエストラジオールはそれぞれ雄あるいは雌の脳に作用し，雄および雌に典型的な生殖行動を活性化する。Kiss1産生ニューロン，また同様に性ホルモン受容体を発現する視床下部ニューロンは，GnRH分泌制御に対する性ホルモンの重要なフィードバックを示し，これによってまた性ホルモンの産生を制御している（図9-27）。

9.18 性ホルモンはプログラム細胞死を制御することによってニューロンの数の性的二型性を特定する

　発達期における性ホルモンの形成化の役割について紹介してきたが，成体の雄と雌が性ホルモンに対して異なる応答を示すことを説明する雄と雌の脳の違いについてみていくことにする。この章の前半で議論したショウジョウバエと同様に，哺乳類はニューロンの数と投射パターンにおいて性的二型性を示す。

　ニューロンの数の性的二型性は，視床下部の前方にある**内側視索前野**（medial preoptic area：MPOA）で最初に発見された。この領域は破壊実験によって，マウント，イントロミッション（陰茎を腟へ挿入する），射精などの雄の求愛行動に必須な領域としてみいだされた。核染色によって，ラットの雄のMPOAは雌に比べて数倍大きいことが示された（図9-28A）。出生直後に精巣除去すると雄のMPOAが小さくなり，出生時に雌にテストステロンを投与するとMPOAは大きくなった（図9-28B）。さらに，この違いは雌でのみ生じるプログラム細胞死によって引き起こされることが示された。雄の脳においては，出生前後の感受性期に性ホルモンが働いてMPOAニューロンのプログラム細胞死を阻止する。視床下部前部において同様な性的二型性がヒトにおいてもみつかっている。

　MPOAにおける性的二型性の発見に続いて，脳の他の部位においても性的二型性を示す領域がみつかってきており，**内側扁桃体**（medial amygdala）や**分界条床核**（bed nucleus of stria terminalis：BNST）などがある。これらの領域は，ともに破壊実験によって雄の求愛行動の制御に関与することが明らかになった前脳における基底核である。視床下部のMPOAにおけるように，内側扁桃体と分界条床核では雄のほうが雌に比べて細胞数が多いが，これは雄の脳におけるニューロンのプログラム細胞死を防ぐ新生児期のホルモン作用による。プログラム細胞死の阻害因子を発現させると，雌におけるニューロン数の増加を引き起こし，雄と同じレベルに保たれる。

　脳の性的二型性を示すすべての核が雄で大きいわけではない。視床下部の前腹側室周囲

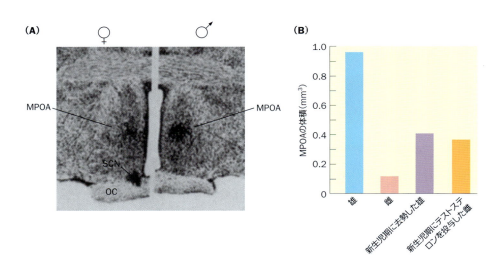

図9-28 視床下部の内側視索前野（MPOA）における性的二型性 （**A**）ラットの雌（左）と雄（右）の脳の核染色は，視床下部前部のMPOAにおいて濃染する核（矢印）に，顕著な大きさの違いがあることを示している。雄の脳切片上において視交叉上核が存在しないのは切断面によるアーチファクトである。OC, 視交叉。（**B**）定量解析すると雄のMPOAは雌の8倍大きいことがわかる。新生児期に雄で精巣除去するとMPOAの大きさが著明に小さくなり，一方新生児期に雌にテストステロンを投与するとMPOAは大きくなった。（Gorski RA, Gordon JH, Shryne JE et al.［1978］*Brain Res* 148:333–346よりElsevierの許諾を得て掲載）

410　第9章　性行動

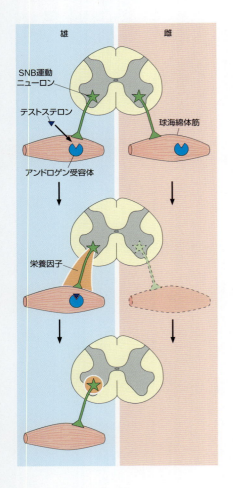

図9-29　**陰茎の筋肉とその支配運動ニューロンの性的二型性**　球海綿体脊髄核（SNB）のニューロンにおける性的二型性はテストステロンによるアンドロゲン受容体の活性化により，雄の陰茎の筋肉におけるプログラム細胞死を阻害する遺伝子の発現を調節している。筋肉によって供給される栄養因子により筋肉を支配する運動ニューロンの生存が促進される。（Morris JA, Jordan CL, Breedlove SM［2004］*Nat Neurosci* 7:1034-1039よりMacmillan Publishersの許諾を得て掲載）

核（AVPV）は雌のほうが雄より大きく，この神経核が雌の排卵周期を制御することと整合する（9.17節）。興味深いことに，この性的二型性は出生前後のホルモン感受性期にもつくられる。この場合は，テストステロンの芳香化によって産生されるエストラジオールが雄のニューロンのプログラム細胞死を促進する。

また，性的二型性の興味深い例として，陰茎のつけ根の筋肉を支配する球海綿体脊髄核がある（図9-29）。球海綿体筋とそれを支配する運動ニューロンは雌では死滅するが，雄では死なない。この筋肉内ではジヒドロテストステロンがアンドロゲン受容体に結合してプログラム細胞死を防ぎ，運動ニューロンの生存に必要な栄養因子を筋肉が供給する（7.15節）。この因果関係はショウジョウバエのLawrence筋肉で観察される事象とは反対であり，ショウジョウバエでは雄の運動ニューロンの生存が雄特異的な筋肉の分化を引き起こす（図9-17）。

前の節で議論したように，いくつかの性的二型核は思春期や成体になってからでさえも性ホルモンの影響を受ける。例えば，歌を歌うことが雄特異的である鳴鳥においては，テストステロンが雄の歌核（song nucleus）で成体において生まれたニューロンの生存を促進し，このことが，これらの神経核の性的二型を示す大きさの違いに寄与する（BOX 9-1）。しかしながら，ほとんどの場合において性的二型ニューロンの数を決める性ホルモンの形成化作用は，主として発達初期の感受性期におけるプログラム細胞死の制御による。

9.19　性ホルモンはニューロンの結合における性的二型性も制御する

近年のマウスにおける分子遺伝学の進歩により，これまでの古典的な組織学的方法よりも高い感度で性的二型性を可視化する技術が開発されてきた。アンドロゲン受容体やアロマターゼのような性行動を制御する遺伝子の発現にも性的二型性があるという1つの仮説

図9-30　**アロマターゼ発現ニューロンとその投射の可視化**　（A）マウスに挿入した組換えアロマターゼレポーター遺伝子の模式図。アロマターゼ陽性ニューロンはIRES（internal ribosome entry site；図6-15）からさらに2つのマーカー遺伝子を追加で発現している。胎盤アルカリホスファターゼ（PLAP，細胞膜を標識する酵素）はニューロンの投射を可視化するために用いられている。核標的β-ガラクトシダーゼ（nβGal）は核を標識する。（B）内側扁桃体前部において，βGal活性から雄は雌より多くのアロマターゼ発現ニューロンをもっていることがわかる。（C）視床下部腹内側核（円）の近くでは，PLAP染色（矢印）により雄のほうが雌より濃密な投射を受けていることがわかる。BおよびCの右側の図における赤い囲みは左側の図の切片の位置を示す。（Wu MV, Manoli DS, Fraser EJ et al.［2009］*Cell* 139:61-72よりElsevierの許諾を得て掲載）

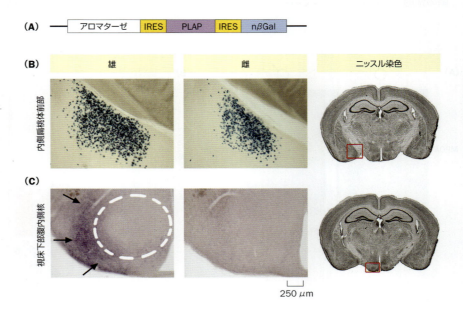

がある。マウスのノックインの手法(13.7節)を用いることによって、これらの重要な制御遺伝子と同様なパターンでマーカーを発現させることが可能になる(図9-30A)。例えば、アロマターゼ遺伝子の下流にマーカーをノックインすると、雄の内側扁桃体において雌よりも多くのアロマターゼ発現ニューロンが存在することが明らかになった(図9-30B)。さらに、アロマターゼ発現ニューロンは雄のほうが雌よりもさまざまな脳部位へより濃密に投射しており、その中には交尾行動の中枢(9.22節)である**視床下部腹内側核**(ventromedial hypothalamic nucleus：VMH；図9-30C)などが含まれる。新生児期にエストロゲンを投与された雌は雄特異的なニューロン数と投射パターンを示すことから、これらの二型性は新生児期のエストロゲンによっておもにつくられていることがわかる。

発達期における形成化作用に加えて、性ホルモンは成体においてもニューロンの結合を制御する。第3章で学んだように、大脳皮質や海馬の錐体ニューロンに入力情報を与えるほとんどの興奮性シナプスは、樹状突起棘に形成される。したがって、樹状突起棘密度は錐体ニューロンに対する興奮性シナプス密度の代替として使用できる。興味深いことに、雌の海馬のCA1錐体ニューロンの樹状突起棘の密度は性周期によって変化する(図9-31)。発情前期(ラットにおいてエストロゲンレベルがより高い時期に相当)では発情期(エストロゲンがより低いレベルに相当)に比べて樹状突起棘密度が30％高い。卵巣摘出すると樹状突起棘密度は減少し、これはエストラジオール投与によって部分的に回復する。よって、樹状突起棘密度の自然な変動はエストラジオールによって制御されていると推察されるが、このシナプス密度の劇的な変化の機能はわかっていない。

まとめると、この章の前半で議論したショウジョウバエの脳のように、哺乳類の脳においてもニューロンの数と結合において性的二型性が存在し、ニューロンの数の性的二型性の制御においてはプログラム細胞死がおもな役目を果たしている。しかしながら、ショウジョウバエの発達期における転写因子による性的二型性の決定とは異なり、哺乳類では性ホルモンによって制御されており、性ホルモンは発達期のさまざまな時期と成体において作用する。哺乳類の脳において、性行動を制御する性的二型性はほとんどの場合においてまだ明らかになっていないと認識しておくことが重要である。しかし、性的二型性を示す脳領域やその領域のニューロンの結合のパターンは、その脳領域がどのように性的二型行動に寄与するのかを知る手がかりを与えてくれる。

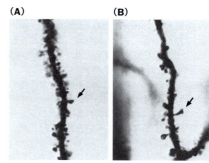

図9-31　海馬CA1の錐体ニューロンの樹状突起棘密度は雌の性周期によって変化する　ゴルジ染色によって海馬CA1ニューロンの樹状突起棘密度は、発情前期(**A**)において発情期(**B**)より30％多いことが示された。(Woolley CS, Gould E, Frankfurt M et al.［1990］ *J Neurosci* 10:4035–4039よりSociety for Neuroscienceの許諾を得て掲載)

9.20　性的二型核は嗅覚系から視床下部への神経回路を決定する

性的二型核の結合パターンはどのようになっているのだろうか。大まかな脳の結合は古典的な神経解剖学の手法、例えばニューロンの細胞体から軸索へ運ばれる色素(**順行性トレーサー**〔anterograde tracer〕)、あるいは軸索やニューロンの終末から細胞体へ運ばれる色素(**逆行性トレーサー**〔retrograde tracer〕)を特定の脳領域に注入する方法によって研究できる(13.18節)。これらの研究によって、内側扁桃体と分界条床核との間の強い双方向性の結合が存在すること(図9-32)が同定され、これらの神経核はともにMPOAを含む視床下部へ広範に投射することがわかっている。内側扁桃体と分界条床核とは副嗅球の僧帽細胞の直接の標的であることから、性的二型核はフェロモン受容の働きをすることが示唆される。

副嗅球から入力を受けることに加え、性行動の制御に関与する視床下部の神経核はまた主の嗅覚系からも入力を受けている。例えば、トランスシナプス標識法(13.19節)を用いることによって、性ホルモン産生の制御に中心的役割を果たす視床下部のGnRHニューロン(図9-27)は、嗅覚系からも強力な入力を受けていることが明らかになった。これらの研究を総合すると、主および副嗅覚系はともに性的二型行動を制御することが示唆される。

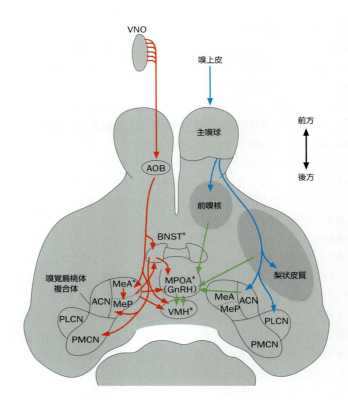

図9-32 齧歯類の脳における主および副嗅覚系と視床下部をつなぐ神経回路 副嗅覚系(左)はMeA(前部内側扁桃体)やBNST(分界条床核)のようないくつかの性的二型核(＊で示す)を含む。これらの神経核は視床下部のMPOA(内側視索前野)やVMH(視床下部腹内側核)へ軸索を投射する。主嗅覚系(右)からの情報はMPOAのGnRH(性腺刺激ホルモン放出ホルモン)ニューロンへも入力を送る標的領域に投射する。GnRHニューロンはVMHニューロンと双方向性の結合を有する。赤色および青色の神経回路はそれぞれ順行性および逆行性トレーサーによって明らかにされたものであり，緑色で示されるGnRHニューロンの回路はトランスシナプス標識法によって示されたものである。嗅覚扁桃体複合体は明瞭な神経核に分けられ，MeA，後部内側扁桃体(MeP)，前，後外側，および後内側皮質扁桃体(ACN，PLCN，PMCN)が含まれる。AOB，副嗅球；VNO，鋤鼻器。(Yoon H, Enquist LW, Dulac C [2005] *Cell* 123:669–682よりElsevierの許諾を得て掲載。Boehm U, Zou Z, Buck LB [2005] *Cell* 123:683–695も参照)

9.21 マウスにおいて主嗅覚系は交尾に必要であり，副嗅覚系は交尾の相手を識別するのに必要である

嗅覚，特にフェロモンの検出は，交尾行動を制御するとされてきた。第6章で示したように，嗅上皮で発現しているCNGチャネル(cyclic nucleotide-gated channel；サイクリックヌクレオチド依存性チャネル)のCNGA2は，主嗅覚系における嗅覚情報の伝達に必須である。CNGA2欠損マウスは嗅覚を消失している(図6-5)。副嗅覚系は異なる情報伝達メカニズムを使用しており，TRCP2チャネルを開口して鋤鼻器の感覚ニューロンを脱分極させる(BOX 6-1)。したがって，*Cnga2*あるいは*Trcp2*変異マウスを用いた研究によって，性行動について主嗅覚系と副嗅覚系のどちらがおもに寄与しているのかを分けて解析することができるようになる。

雄の*Cnga2*変異マウスは，匂いをかいで興味を示したり，マウント，あるいはイントロミッションなどを含む交尾行動を実質上全く示さない(図9-33)。また，正常のマウスのような侵入者に対する攻撃行動も示さない。これらの実験から，主嗅覚系による嗅覚の手がかりは交尾や縄張りを防御する応答に必須であることがわかる。事実，雄にとって魅力的である雌の尿成分に特異的に反応する主嗅球の僧帽細胞が，生理学的研究によって同定された。

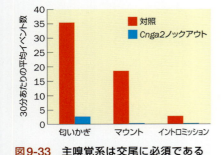

図9-33 主嗅覚系は交尾に必須である 主嗅覚系からのシグナルは雄の交尾行動に必須である。対照マウスと比べて，*Cnag2*(嗅覚の伝達に必須なCNGチャネルをコードする；6.1節)ノックアウトマウスは，性的に成熟した雌にほとんど興味を示さず(匂いをかぐ行動によって表現される)，また，マウントもイントロミッションも示さない。(Mandiyan VS, Coats JK, Shah NM [2005] *Nat Neurosci* 12:1660–1662よりMacmillan Publishersの許諾を得て掲載)

これに対し，雄の*Trcp2*ノックアウトマウスは雌のパートナーに対して正常な交尾行動を示した。しかしながら，このノックアウトマウスは侵入者の雄に対しても同様に交尾行動を示した(図9-34A)。また，雄の*Trcp2*ノックアウトマウスは，通常は雌に対する求愛行動である超音波を他の雄に対して発声する。つまり，副嗅覚系が機能していない雄マウスはパートナーの性を識別することができないのである。この行動不全はつぎのようなモデルを示唆する。雄マウスにとって，別のマウスに出会った場合，交尾は基本的な行動である。副嗅覚系がマウスに交尾パートナーの性別を認識させ，出会ったマウスが雄の場合は交尾行動が攻撃行動へと変わる。このモデルを支持する現象として，副嗅覚系には他のマウスからの性と系統のシグナルの組み合わせに特異的に調整されている感覚ニューロン

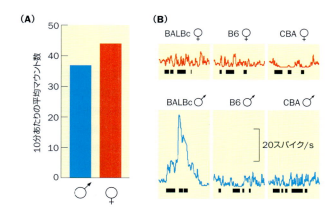

図9-34 副嗅覚系は交尾パートナーを識別する (A) 雄のTrcp2ノックアウトマウスは，雌マウスと侵入者の雄マウスを同時に選択する余地を与えると，同等な頻度で両者にマウントする。雄の侵入者は精巣除去して攻撃性と性行動を減弱させ，精巣除去していない正常雄から採取した尿を塗った。正常雄は通常，居住者の雄から交尾行動よりもむしろ攻撃行動を示される(図6-23)。(B) 自由行動下にある雄のCBAマウスの副嗅球(AOB)僧帽細胞からのin vivo単一ユニット記録。AOB僧帽細胞の発火の比率(縦軸)は，CBAマウスがBALBcの雄を認識し，体が接触した際(時間を示す横軸上の黒の水平線)に特異的に上昇したが，雌のBALBc，雌雄のB6およびCBAマウスでは上昇しなかった(接触させたマウスはすべて麻酔をかけている)。BALBc，B6(C57Bl6)およびCBAはマウスの系統名。このマウスおよび他の記録したマウスのAOB僧帽細胞も系統および性の組み合わせに同様な特異性を示した。(A：Stowers L, Holy TE, Meister M et al. [2002] Science 295:1493–1500より；B：Luo M, Fee MS, Katz LC [2003] Science 299:1196–1201より)

と僧帽細胞があることがわかった(図9-34B；BOX 6-1も参照)。

　雌においては副嗅覚系はどのような機能をもっているのだろうか。雌のTrcp2変異マウスは驚くべき表現型を示した。雌のTrcp2変異マウスは雄と同様超音波を発声し，他の雌にマウントした(ムービー9-1)。また，この変異マウスは巣作りや仔運びのような雌特異的な行動が障害されている。つまり，雌のTrcp2変異マウスはあたかも部分的に性転換したような行動を示すのである。これらの観察から，雌は雄に特異的な性行動を行うための神経回路を保持しており，副嗅覚系からのシグナルが通常はこうした雄特異的な回路の働きを抑えているのかもしれない。こうした見解は，高濃度のテストステロンを投与すると，野生型の雌は性的に興奮している雌に対してマウントするという現象によって支持される。確かに，何も処置していない雌がマウントするような，交尾パターンにおける性の逆転はラットを含む多数の哺乳類において観察されてきた。単性のトカゲの研究によって，このような性の逆転機能について興味深い知見がもたらされている(BOX 9-2)。

　それでは，これらの結果を発達期における性ホルモンの形成化作用とどう結び付けて考えればよいのだろうか。簡潔なモデルとして，雄と雌の脳において，雄および雌に典型的な性行動を調節する原始的な回路が存在することが考えられる。これに関連した別の例として，9.23節に示すような子育て行動がある。これらの回路は同じニューロンを共有しているのかもしれない(9.22節)。ニューロンの数と結合パターンにみられる性的二型性は発達期におけるステロイドホルモンによる形成化機能によって特定され，成体においてホルモンの活性化に応答して雄あるいは雌に特異的な性行動をとるよう回路を偏らせる。副嗅覚系の機能は，自己(雌において)とパートナー(雄において)の性にもとづいた性特異的な回路を開閉することである。よって，副嗅覚系は動物自身の性にとって適切な回路を活性化し，反対の性に対応する回路を阻害する。最も顕著な性的二型核が副嗅覚系の投射先であるという事実は，このモデルを支持するものである。

9.22 同一のニューロン集団が雌と雄における複数の行動を制御しうる

　ある脳領域に特異的なニューロン集団の機能と，特異的な行動との因果関係をいかにして関連づければよいのだろうか。1.14節で紹介し，またこの章の前半部分で議論したショウジョウバエの性行動の研究によっても強調されたように，機能喪失および機能獲得実験によって見通しを立てることができる。ここでは視床下部腹内側核(VMH)に関する研究を例にとり，研究者がさまざまな方法を用いて，どのようにして齧歯類の性行動に対するVMHの機能を明らかにしてきたのかを紹介する。

　齧歯類のVMHは雌のロードシスを制御する神経核である。ロードシスは雄がマウントすることによって雌のわき腹と会陰が刺激されることが引き金となって生じる交尾の姿勢である。ラットにおいて，ロードシスは性周期の血中のエストラジオールが高レベルの時

BOX 9-2　単性のトカゲの求愛行動

雄雌両方において性特異的行動の基盤となる根源的な回路が存在することによって，動物には環境の変化に適応するためのより柔軟性に富んだ行動のレパートリーが与えられる。*Cnemidophorus uniparens*のようなハシリトカゲ（whiptail lizard）種はその興味深い例である。祖先種は両性であるが，この種は単性で，すべての個体は雌である。彼らは**単為生殖**（parthenogenesis）によって繁殖し，遺伝物質は交換せず，未受精卵から胚が発生する。興味深いことに，これら単性のトカゲはそれでも求愛行動をするのである。彼らの求愛儀式は両性のハシリトカゲの雄と雌の間で行われる儀式に似ており，1匹が雄のように振る舞い，パートナーの雌に接近してマウントする（図9-35A）。この求愛行動は，遺伝物質の交換がないにもかかわらず，排卵を刺激し，それによって生殖を促進するとされてきた。

さらなる研究によって，単性のトカゲと多くの両性の脊椎動物との間にみられる興味深い類似性と違いが明らかになってきた。単性のトカゲには検出可能レベルのテストステロンは存在しないが，エストロゲンとプロゲステロンの変動に伴う排卵周期は存在する。確かに，排卵周期の中で，エストロゲンレベルの高低に一致する雌様あるいは雄様の行動がみられる（図9-35B）。その証拠に，排卵後にピークに達するプロゲステロンは，多くの両性脊椎動物においてテストステロンによって引き起こされる雄様の行動を活性化する（外因性に投与されたテストステロンも単性のトカゲにおいて雄様の行動を活性化する）。さまざまな脳領域へホルモン剤を移植した実験から，プロゲステロン（および外因性のテストステロン）がトカゲの脳の内側視索に作用して雄様行動を活性化するが，エストロゲンは視床下部腹内側部に相当する領域に作用して雌様求愛行動を活性化することが示唆されており，両性の哺乳類の性行動とよく似ている（9.18〜9.23節）。こうした研究は，求愛行動やホルモンがどのようにして環境の変化への適応を制御するかについて，興味深い見識を与えてくれる。

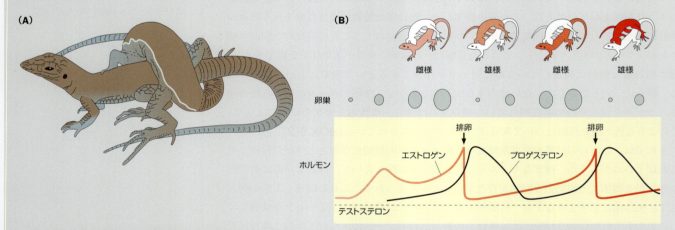

図9-35　単性のトカゲの求愛行動　(A) 単性のハシリトカゲのつがいによる疑似交尾体位。上にいるトカゲは雄様のマウント行動を示し，下にいるトカゲは雌様の交尾の体位を示す。**(B)** 個々のトカゲは排卵周期に合致した雌様および雄様の行動を交互に示す。下の図は上の図の赤いトカゲに対応した卵巣の大きさとホルモンレベルを示す。エストロゲンレベルが高いときは雌様の行動を示し，エストロゲンレベルが低く，プロゲステロンレベルが高いときには雄様の行動を示す。単性のトカゲでは検出可能レベルのテストステロンは存在しない。別の実験によって，求愛行動が排卵を刺激することが示されている。（Crews D［1987］*Sci Am* 257:116–121よりMacmillan Publishersの許諾を得て掲載）

期のみに生じる。1970年代までに，以下のような根拠によってVMHがロードシスを制御することが示された。(1)VMHが傷害された雌ラットは交尾行動が障害を受ける，(2)放射標識したエストラジオールがVMHに多量に取り込まれる，(3)卵巣摘出したラットのVMHにエストロゲンを埋め込むと，ロードシスが回復する。さらにVMHがロードシスを制御する役割を調べるため，卵巣摘出後エストラジオールを投与したラットのVMHを，微小電極を用いて刺激した。適切な触覚刺激あるいは雄ラットによるマウントによって惹起される雌ラットのロードシスがVMHの電気刺激で増強され（図9-36A），VMHニューロンがロードシスを促進することが示された。興味深いことに，電気刺激後15分遅れてロードシス行動が増加し，刺激終了後徐々にベースラインに戻った。こうした機能獲得実験を補足するものとして，電極を通して過剰な電流をVMHに流して傷害を与える機能喪失実験が行われた。その結果，この場合も遅延してロードシスが障害を受けた（図9-36B）。

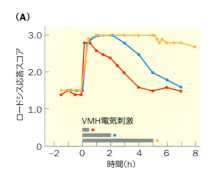
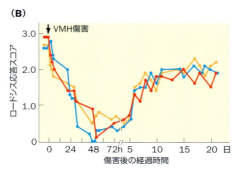

図9-36 視床下部腹内側核（VMH）は雌ラットにおけるロードシスを促進する （A）グラフの各データ点は，卵巣摘出後エストラジオール投与したラットが，わき腹/会陰領域を手で刺激した際に示したロードシス行動に対応している。スコアは，0がロードシスを示さなかったことを，3が最大のロードシスを示したことを表す。VMHニューロンを電気刺激すると（10 Hz，50 μAで0.2 msパルス。3回の実験の持続時間は下に記載）15分以内にロードシススコアが増加し，この作用は刺激をやめてからも長い期間続いた。（B）刺激電極により大容量の電流（1 mA，15 s）を流して両側のVMHを傷害すると，その後のおよそ48時間で徐々にロードシススコアが低下した。また，ピークレベルにまでは戻らなかったが，ゆっくりとした回復を示したことから，代替の回路が活性化したことが推察された。ロードシスを起こすために，毎日エストラジオールを投与した。（A：Pfaff DW, Sakuma Y [1979] *J Physiol* 288:189–202より；B：Pfaff DW, Sakuma Y [1979] *J Physiol* 288:203–210より）

これらの実験から，VMHのニューロンの活動は，直接的にロードシス遂行を制御するというよりも，下流のロードシス遂行回路の活動を促進し，この回路がVMHシグナルを比較的長期間にわたって統合することが示唆される。

引き続く実験によって，VMHには異種の細胞集団が含まれており，異なるニューロン集団が活性化されてロードシスに対して反対の効果をもつことが示唆された。さらに，雄のVMHの電気刺激と最初期遺伝子の発現研究により，この領域はさらに，雄において性行動や攻撃行動を制御することが示された。これらの行動はVMHの異なる細胞集団によって制御されているのだろうか。この章の最初で学んだように，Fru^{M}ニューロンの一部を遺伝的に操作することが，ショウジョウバエの性行動を詳細に評価する上で非常に役立った。哺乳類においては性ホルモン受容体が性的二型ニューロン回路の発達と活性化を制御するのであるから，性ホルモン受容体を発現するニューロンの一部を遺伝子操作することによって，哺乳類の性行動を制御する特異的な神経核の機能を明らかにすることができるかもしれない。以下にその研究について述べる。

Creリコンビナーゼ遺伝子を*PR*遺伝子座（プロゲステロン受容体をコードしており，ロードシスに対するエストラジオールの作用を強化する）にノックインし，内因性PRを発現するニューロンがCreも発現するトランスジェニックマウスが作製された（図9-37A）。Cre依存性のウイルスを脳の特定の部位に注入すると，PRを発現する（PR陽性）ニューロンのみを標識し，遺伝子を操作できるようになる。1つの遺伝子操作として，プログラム細胞

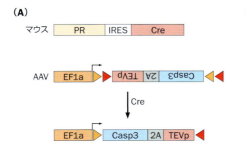
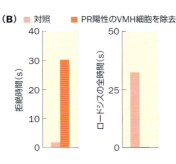
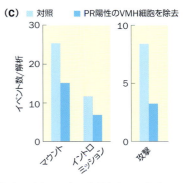

図9-37 プロゲステロン受容体（PR）発現VMHニューロンは，雄の攻撃行動や雌および雄の交尾行動を制御する （A）PRを発現する細胞集団を死滅させる分子遺伝学的手法。internal ribosome entry site (IRES)に続く*PR*遺伝子座にCreをノックインし，PR発現ニューロンがCreリコンビナーゼも発現するようにする。カスパーゼ3（Casp3）を活性化するTEVプロテアーゼ（TEVp）を伴う修飾型Casp3を発現する導入遺伝子をアデノ随伴ウイルス（AAV）によってVMHに導入し，PRを発現するVMHの細胞を特異的に殺した。EF1aは広範な発現を引き起こすプロモーターである。2Aは同一のmRNAから2つのタンパク質（Casp3とTEVp）を発現させるための自己切断型のペプチドである。橙色と赤色の三角は非競合的*loxP*部位である。Creによる橙–橙あるいは赤–赤の*loxP*部位の間の組換えによって，介在配列が逆転し，Casp3が発現する。（B）対照の雌（AAVベクターのみを投与した野生型の雌）に比べて，VMHでPR発現ニューロンが死滅している雌は雄の求愛を拒絶し，ロードシスを示さなかった。（C）対照の雄に比べて，VMHのPR発現ニューロンを除去した雄では雌に対するマウントとイントロミッションが減少し，侵入してきた雄に対する攻撃行動も減少した。（Yang CF, Chiang MC, Gray DC et al. [2013] *Cell* 153:896–909よりElsevierの許諾を得て掲載）

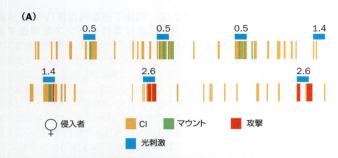
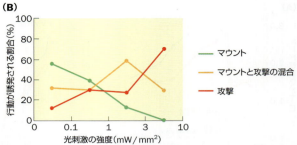

図9-38 エストロゲン受容体(Esr1)発現VMHニューロンの光遺伝学的刺激による雄の交尾および攻撃行動の活性化 (A)光刺激に応答して雄マウスが雌の侵入者に対して示す行動の代表的なラスタープロット。雄はEsr1陽性ニューロンでCreリコンビナーゼを発現するトランスジェニックマウスであり,Cre依存性にチャネルロドプシン2(ChR2)を発現するAAVをVMHに注入し,光刺激によってVMHのEsr1陽性ニューロンを活性化した。各30 sの光刺激の間(上の青色の線,数字は刺激強度mW/mm^{2}を示す)。低強度の刺激ではマウスは近くで観察している状態(CI)からマウントへ移行する確率が上昇し,高強度の刺激ではCIから攻撃へ移行する確率が上昇した。(B)光刺激の強度(横軸)に応答して引き起こされる行動(縦軸)の割合の定量。(Lee H, Kim DW, Remedios R et al. [2014] Nature 509:627-632 より Macmillan Publishersの許諾を得て掲載)

死を促進する重要な酵素である**カスパーゼ3**(caspase-3)を活性化してPR陽性細胞を死滅させる方法がある。この方法を用いてVMHのPR陽性細胞を除去すると,雌マウスは求愛反応が著しく障害された。この雌マウスは雄の求愛を拒絶し,ロードシス行動を示さなかった(図9-37B)。つまり,VMHのPR陽性ニューロンはロードシスを促進する。雄のVMHニューロンにもPRを発現するものが存在し,雄でVMHのPR陽性ニューロンを除去すると,雌に求愛している間のマウントやイントロミッション,侵入雄に対する攻撃など雄特異的な行動が障害された(図9-37C)。したがって,雌特異的および雄特異的な性行動はそれぞれ雌および雄の脳における遺伝的また解剖学的に同一の限定されたニューロン集団によって制御されうるのである。

では,雄においてVMHのPR陽性ニューロンは,どのようにして雌との交尾と侵入雄に対する攻撃の両方の行動を制御するのだろうか。この疑問に答えるため,VMHのエストロゲン受容体1(Esr1)を発現するニューロン(このニューロンの多くはPR陽性でもある)の活動を操作する研究が行われた。Esr1陽性ニューロンにCreを発現するトランスジェニックマウスに,Cre依存性にチャネルロドプシン2(ChR2)を発現するウイルスベクターを注入し,VMHのEsr1陽性ニューロンを光照射により特異的に活性化した。興味深いことに,パートナーが雄であっても雌であっても,低いレベルの光刺激では交尾行動が誘発されたが,高いレベルの光刺激では攻撃行動が誘発された(**図9-38**)。このことは,VMHのEsr1陽性ニューロンは副嗅覚系の下流で働き,光刺激は性の識別を回避したことを示唆する。刺激の強さによって異なる行動が誘発された1つの解釈としては,VMHのEsr1陽性の同一ニューロン集団が活動レベル依存性に交尾と攻撃の両方を制御することがあげられる。別の解釈としては,低活動閾値を有するVMHのEsr1陽性ニューロン群は交尾行動を制御し,高活動閾値を有するVMHのEsr1陽性ニューロン群は攻撃行動を制御し,攻撃の活性化はこれに相容れない交尾行動を抑制することである。こうしたモデルは,これら異なる行動の間における個々のPR陽性/Esr1陽性ニューロンの活動を記録する研究によって正しいかどうかわかるであろう。また,これらニューロンの入力と出力をトレーシングすることも,これらニューロンが副嗅覚系によってどのように制御され,雄と雌における異なる行動をいかにして制御しているかを理解するのにきわめて重要である。

9.23 親の行動は交尾によって活性化され,視床下部ニューロンの特定の集団によって制御される

哺乳類において,求愛は性的二型行動の一部を示す。例えば,雄は侵入者に対して攻撃行動を示すことによって縄張りを守るが,雌は自分の子どもの面倒をみる。ほとんどすべ

ての哺乳類は未熟な状態で生まれてくるので，生き延びて育っていくには親から面倒をみてもらうことが必要である．マウスやラットのような齧歯類では，通常母親が子どもに対して餌を与え，暖かい巣を提供することによって親の役目を果たしている．母性は重要な生理学的および行動の変化と関連している．例えば，母親は巣から離れた場所にいる仔を効率よく巣へ連れ戻すが，出産経験のない処女雌はこの巣戻しがうまくできない（ムービー9-2）．仔を巣へ連れ戻す授乳中の母親をみると，処女雌もスピードは遅いが巣へ連れ戻すことができるようになる（図9-39）．新しく母親になった齧歯類は，聴覚系と嗅覚系が顕著に変化することが報告されており，仔が発する超音波や匂いにより敏感に反応できるようになっている．

　雄マウスは若いマウスに対して，雌とは質的に異なる行動をとる．ごく一部の雄マウス（系統に依存する）は他の雄マウスの子どもを攻撃し，殺す．子殺しは，子どもを殺した雄自身の子孫の生存が容易になることから，進化論的に有利であると仮定されてきた．排卵は授乳中の母親では阻害されるが，子どもがいなくなるとより早く排卵が復活するので，子殺しによって，雄が子どもを殺された母親と交尾するスピードを早めることが実験的に示されてきた．子殺しする雄は，どのようにして自分自身の子どもを殺すのを回避するのだろうか．子どもに対する雄の行動に交尾が与える影響について調べた実験によって，交尾後には，おそらく自分自身の子どもと競合するのを避けるため，一時的に雄の子殺し行動が増える期間があることが明らかになった．しかし，交尾後12〜50日の間において雄が好んで子育て行動を示すように変化した．この期間をすぎると，雄は子殺し行動をふたたびはじめた（図9-40）．子殺し行動が減少する期間は妊娠期間（19日）と雄自身の子どもの離乳前の期間（3〜4週）に一致しており，雄マウスが自分自身の子どもを殺す可能性を少なくしているのである．

　鋤鼻器を除去した雄マウスあるいは*Trpc2*変異雄マウスでは，子殺しが顕著に減少し，子育て行動が促進することから，子殺しの制御には副嗅覚系が重要な役割を果たすことが最近の実験によって明らかになった．脳のどのニューロンが副嗅覚系からシグナルを受け取って，子育てと子殺しの行動を制御するのだろうか．最初期遺伝子発現の研究から，視床下部の内側視索前野（MPOA）の一部のニューロン集団がマウスの子育て行動によって活性化され，**ガラニン**（galanin）という神経ペプチドを発現することがわかった．驚くべきことに，ガラニン＋MPOAニューロンを除去すると父親の子育て行動が著しく障害されるが，光遺伝学（オプトジェネティクス）を用いて童貞の雄マウスのガラニン＋MPOAニューロンを刺激すると子どもを攻撃する行動が阻止された（図9-41A，B）．さらに，母親のガラニン＋MPOAニューロンを除去すると子育て行動が障害されたが，処女雌で除去した場合は子どもを攻撃するようになった（図9-41C，D）．これらの実験をあわせて考えると，ガラニン＋MPOAニューロンは雄においても雌においても子育て行動を促進することが示唆される．また，ガラニン＋MPOAニューロンは処女雌においては子どもを攻撃する

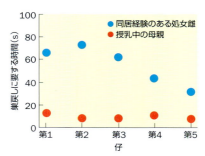

図9-39　雌の巣戻し行動　5匹の仔マウスをケージの中に順に並べて成体の雌マウスとともに置き，成体雌が仔マウスを集めて巣へ運ぶのに要した時間を縦軸にプロットした．授乳中の母親は効率よく仔マウスを運んだ．処女雌は仔マウスを無視した（ここには示していない；ムービー9-2）が，授乳中の母親や仔との同居を経験した処女雌は，スピードは遅いが仔集め行動を示した．（Cohen L, Rothschild G, Mizrahi A［2011］*Neuron* 72:357–369よりElsevierの許諾を得て掲載）

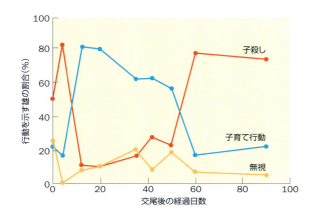

図9-40　交尾は雄マウスにおいて子殺し行動か子育て行動かを変化させる　1匹飼いしたCF-1マウスに対して，生後1日のマウス2匹を横軸に示す日にケージ内で提示した．30分間に，つぎの3つのうちどの行動をとったのかを記録した．(1) 子殺し：1匹あるいは2匹の子どもが死亡．(2) 子育て行動：1匹あるいは2匹の子どもを巣の中で覆い被さって体を暖める．(3) 無視：子どもを巣に運ぶこともしないし傷つけることもしない．子ども2匹とも体は冷たい（マウスの新生児は体温調節ができない）．童貞の雄マウスの約50％は子殺しする（時間0は交尾する前を示す）．交尾後まもなくは子殺しが増加する．交尾後12〜50日で子殺しは子育てへと変化する．交尾後60日をすぎるとふたたび子殺しが増加する．（データはvom Saal FS［1985］*Physiol Behav* 34:7–15より）

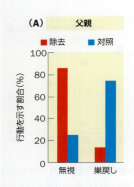
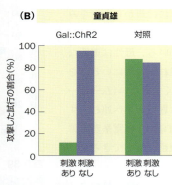
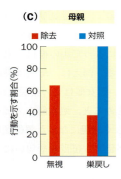
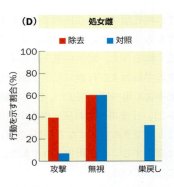

図9-41　内側視索前野（MPOA）のガラニン発現ニューロンは雄および雌の子育て行動を促進する　(A) ガラニン＋MPOAニューロンを除去すると父親の巣戻し行動が減少した。(B) チャネルロドプシン2(ChR2)を発現するガラニン＋(Gal)MPOAを光刺激すると、童貞雄の仔に対する攻撃行動が減少した。(C) 母親のガラニン＋MPOAニューロンを除去すると巣戻し行動が減少した。(D) ガラニン＋MPOAニューロンを除去すると処女雌は仔を攻撃するようになった。以上のすべての実験において、対照マウスではガラニン＋MPOAニューロンにおいてGFPを発現させた。実験群においては、ガラニン＋MPOAニューロンにおける光刺激用にはChR2を (パネルB)、あるいは細胞除去のためにはジフテリア毒素を発現させた (パネルA, C, D)。(Wu Z, Autry AE, Bergan JF et al. [2014] Nature 509:325-330よりMacmillan Publishersの許諾を得て掲載)

行動を阻止する。これらのニューロンを父親あるいは母親で除去すると、子育て行動は障害を受けるが、子どもを攻撃する行動は引き起こさなかったことから、親子でいる間は他のニューロンが子どもを攻撃する行動を阻止していることが示唆される。

9.24　神経ペプチドのオキシトシンとバソプレッシンはつがい形成と子育て行動を制御する

もう1つの興味をかき立てられる行動として、ヒトも含む哺乳類の3～5％の種にみられるつがい関係がある。交尾するつがいのおのおのは自分のパートナーに対して選択的な（排他的である必要はないが）友好関係を築き、交尾をする。つがい形成は通常、つがいとなった2匹の親で子育てすることと関連する。最も幅広く用いられている哺乳類のモデルであるマウスやラットは、つがい形成行動を示さないが、別の齧歯類である野生のプレーリーハタネズミ（prairie vole）は、おそらく一夫一婦制のチャンピオンである。パートナーを失うと、その後野生のプレーリーハタネズミは決して異なるパートナーとは交尾しない。このようなつがい形成行動は実験室においても再現されるものである。選択の余地を与えられると、交尾を経験したプレーリーハタネズミは、新しいプレーリーハタネズミに比べてパートナーのハタネズミに対して有意に長い時間ハドリング（寄り添い行動）する。驚いたことに、近縁種のアメリカハタネズミ（meadow vole）はつがい形成しない（図9-42）。

2つの関連する神経ペプチド、**オキシトシン**（oxytocin）と**バソプレッシン**（vasopressin）は、つがい形成と子育て行動の制御に関係するとされてきた。両ペプチドは視床下部のある特定のニューロン群によって合成される。これらペプチドは下垂体後葉から血流へ放出され（図8-35, 表8-1）、末梢のGタンパク質共役受容体と結合し、ホルモンとして出産と授乳（オキシトシン）あるいは水分の保持（バソプレッシン）など多くの生理現象を制御する。オキシトシンおよびバソプレッシン発現ニューロンはまた脳の多くの領域に投射し、神経伝達物質としてこれらペプチドを分泌し、オキシトシンおよびバソプレッシン受容体を発現する標的ニューロンの活動を調節する。ペプチド性神経伝達物質としての中心的な機能として、多数の哺乳類においてオキシトシンは母子の絆を促進することが知られており、一方バソプレッシンは縄張りを守るための、侵入者に対する攻撃に関与するといわれている。事実、無脊椎動物においてオキシトシン／バソプレッシン様神経ペプチドは性行動を制御する役割をもっているようである（**BOX 9-3**）。

つがい形成におけるオキシトシンやバソプレッシンのおもな役割については以下に示す

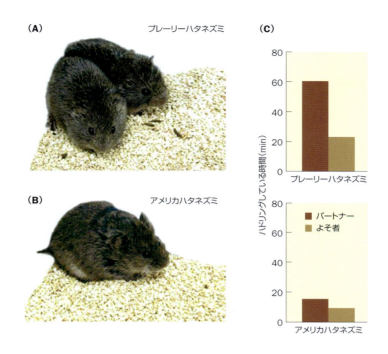

図9-42 プレーリーハタネズミにおけるつがい形成 (A)プレーリーハタネズミは交尾後は交尾相手とハドリング(寄り添い行動)する。(B)アメリカハタネズミ(プレーリーハタネズミと近親種)はつがい形成をしない。(C)雄のハタネズミが以前に交尾を経験したパートナーの雌と過ごす時間(濃い茶色)と見知らぬよそ者の雌と過ごす時間(薄い茶色)を比較してつがい形成を定量化した。プレーリーハタネズミは以前に交尾したことのあるパートナーを選択したが、アメリカハタネズミはどちらの雌ともほとんどハドリングしなかった。(Lim MM, Wang Z, Olazábal DE et al.［2004］Nature 429:754-757よりMacmillan Publishersの許諾を得て掲載)

ような実験によって証明された。交尾すると雄ではバソプレッシンが、雌ではオキシトシンが分泌される。雄の存在下で、卵巣摘出された雌のプレーリーハタネズミ(性的受容性がない)の脳にオキシトシンを投与すると、交尾を経験しなくてもパートナー選択試験で一緒にいる雄に選択を示すようになった。同様に、卵巣摘出した雌の存在下で、雄のプレーリーハタネズミの脳にバソプレッシンを投与すると、交尾を経験しなくてもこの雌に選択を示すようになった(図9-43)。逆に、性的に成熟した雌に触れさせる直前にバソプレッシン阻害薬を雄のプレーリーハタネズミに投与すると、その雌と交尾した後ですら選択は示さなかった。したがって、つがい形成の確立において、オキシトシンあるいはバソプレッシンは実際の交尾過程の代替を担うことができるのである。

雄にとっても雌にとっても交尾は報酬なので、腹側被蓋野(ventral tegmental area：VTA)のドパミン作動性ニューロンから標的領域の側坐核へドパミンが放出される(8.9節)。これまでに述べたオキシトシン/バソプレッシンの研究と同様に、ドパミン作動薬は交尾によって誘発されるつがい形成を促進し、ドパミン拮抗薬はつがい形成を阻害する。最近のモデルとしては、オキシトシン受容体やバソプレッシン受容体を豊富に発現する主嗅覚系や特に副嗅覚系を通して、オキシトシンとバソプレッシンはつがいの社会的手がかりのニューロンによる制御に関与し、またドパミン系は交尾を増強するとされている。オキシトシン/バソプレッシンおよびドパミンの両方の系を同時に刺激すると、パートナーの嗅覚サインを符号化するニューロンとドパミンにもとづく報酬系との間の関連が構築される。10.24節において、報酬にもとづく学習について詳しくみていく。

プレーリーハタネズミがつがいを形成するのに、アメリカハタネズミがつがいを形成しないのはどうしてなのだろうか。プレーリーハタネズミと異なり、雄のアメリカハタネズミの脳にバソプレッシンを投与しても雌に対して選択を示さなかった。確かにオキシトシン受容体やバソプレッシンのV1a受容体(V1aR)の発現パターンは、プレーリーハタネズミやアメリカハタネズミを含む多くの哺乳類の種間で非常に異なっている。例えば、アメリカハタネズミに比べて、プレーリーハタネズミでは側坐核においてオキシトシン受容体がより多く発現しているが、**腹側淡蒼球**(ventral pallidum, 側坐核ニューロンに対するおもな出力部位)ではV1aRがより多く発現している(図9-44A)。

V1aRの発現の違いが何か機能的意味を有するのかを試験するために、ウイルスによる

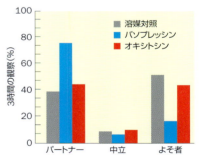

図9-43 雄の脳へのバソプレッシン投与はつがい形成に十分である 雄のプレーリーハタネズミにオキシトシン、バソプレッシンを投与し(対照は人工脳脊髄液を投与)、卵巣摘出した雌のパートナーと同居させた。各群の雄はその後、投与中にパートナー、空のケージ(中立)、新しい雌(よそ者)のいずれかを選択させた。バソプレッシンを投与した群は選択実験によってパートナーを選択した。(Winslow JT, Hastings N, Carter CS et al.［1993］Nature 365:545-548よりMacmillan Publishersの許諾を得て掲載)

図9-44　アメリカハタネズミにおいてV1aRの発現を増加させるとつがい形成が生じる　(A) プレーリーハタネズミおよびアメリカハタネズミにおけるオキシトシン受容体とバソプレッシン1a受容体（V1aR）の分布を放射標識したオキシトシン（上段）とV1aR拮抗薬（下段）を用いて脳切片上で解析した。プレーリーハタネズミの側坐核（NAc）においてはアメリカハタネズミに比べてオキシトシン受容体がより多く発現していた。V1aRは腹側淡蒼球においてはプレーリーハタネズミのほうが、外側中隔（LS）ではアメリカハタネズミのほうがより多く発現していた。(B) 各点はパートナー選択テストにおいて、アメリカハタネズミが見知らぬ雌を選択する割合に対する以前交尾したことのあるパートナーを選択する割合を示す。対照のアメリカハタネズミは平均すると選択を示さない。ウイルスによりV1aRを腹側淡蒼球（VP）に過剰発現させると、アメリカハタネズミは以前の交尾パートナーを選択する割合が顕著に増加した。(A：Insel TR [2010] Neuron 65:768–779よりElsevierの許諾を得て掲載；B：Lim MM, Wang Z, Olazábal DE et al. [2004] Nature 429:754–757よりMacmillan Publishersの許諾を得て掲載)

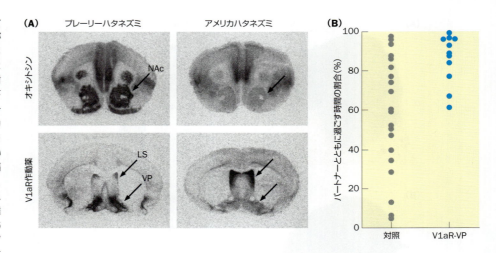

　遺伝子導入を用いて脳の特定領域におけるV1aRの発現を増加させた。腹側淡蒼球におけるV1aR発現を増加させると雄のプレーリーハタネズミのパートナーに対する選択が増強した。注目すべきこととして、雄のアメリカハタネズミの腹側淡蒼球におけるV1aR発現を増加させると、以前に交尾経験のある雌を選択するようになった（図9-44B）。したがって、神経ペプチドのバソプレッシンに対するGタンパク質共役受容体をコードする単一遺伝子の発現の相違が、つがい形成行動における種間の相違に大きく影響していることになる。さらに、成体のアメリカハタネズミにおいて発現が変化したのであるから、一夫一婦制行動を促進する神経回路は一夫多妻制の種においても存在し、神経ペプチドのシグナルによって活性化できるといえる。

　まとめると、子育て行動や種によってはつがい形成のような、生殖行動を成功させる社会的相互作用は、視床下部の神経ペプチド発現ニューロンを制御するような同種からの社会的手がかりを用い、それによって行動を制御している。われわれは子育て行動やつがい形成行動の神経基盤について、ほんのわずかに理解できるようになったばかりで、まだまだ興味深い疑問が残されている。例えば、雄と雌における子育て行動の違いはどのように説明されるのだろうか。雄において行動の変換やそのタイミングはいかにして制御されているのだろうか。副嗅覚系、ガラニン＋MPOAニューロン、オキシトシンおよびバソプレッシン発現ニューロンはどのように相互作用しているのだろうか。他の種を用いた研究においては、オキシトシンのシグナルが他の社会的相互作用に関与することが報告されており、ヒトでは信頼や共感性にかかわるとされている。したがって、性行動や子育て行動の神経メカニズムを研究することは、社会的相互作用の神経基盤を概括的に理解するのに役立つものである。

BOX 9-3　性行動におけるオキシトシン/バソプレッシン様神経ペプチドの祖先の機能

　オキシトシンとバソプレッシンは古い分子である。脊椎動物の進化の初期に、オキシトシン/バソプレッシン様神経ペプチドは単一遺伝子から複製された。長い時間をかけて、複製されたそれぞれの遺伝子は別々に進化し、雌および雄の性行動や生殖行動を制御するようになった。さらに性行動に加えて、バソプレッシンは雌雄両方の水分の保持を制御する（表8-1）。オキシトシンも性行動や繁殖行動に加えて社会性行動に関与することがわかってきた。例えば、オキシトシンノックアウトマウスは、通常の非社会性記憶は正常であるが、社会記憶が部分的に欠落している（新規のマウスと慣れ親しんだマウスを区別できない）。

　また、オキシトシン/バソプレッシン様神経ペプチドは非脊椎動物においても同定されている。一例として**ネマトシン**（nematocin）は線

（つづく）

BOX 9-3 性行動におけるオキシトシン/バソプレッシン様神経ペプチドの祖先の機能 （つづき）

虫 C. elegans 由来のものである。この神経ペプチドは短いアミノ酸配列なため，相同性について評価するのは難しいが，オキシトシン，バソプレッシン，ネマトシンの成熟ペプチドは，共通の構造を有する前駆体タンパク質からタンパク質分解によって産生される。これら前駆体タンパク質は成熟ペプチドの折りたたみ，振り分け，および分泌を制御する。さらに，これらの成熟ペプチドは，1番目と6番目のシステインの間にジスルフィド結合を形成する構造が共通している（図9-45）。最後に，線虫は2つのGタンパク質共役型ネマトシン受容体を有しており，これらは哺乳類のオキシトシンおよびバソプレッシン受容体にきわめて類似している。興味深いことに，ネマトシンおよびその受容体もまた，線虫における交配に関与している。

線虫には雄と雌雄同体（hermaphrodite）という2つの性が存在する。雌雄同体は精子と卵子の両方を産生し，雄と交配することに加え，自家受精も可能である。ショウジョウバエのように，線虫の交配は定型的な順番で行われる（図9-46A）。野生型の雄は通常，尾がぶつかった最初の雌雄同体と交配する。尾が接触すると，雄は定型的な方法で雌雄同体のほうに振り向き，陰門の位置をつき止め，精子を移行するまでとどまる。機能を有するNematocin（Ntc1）遺伝子が欠落した変異雄は，すべての交配のステップで異常を示した（図9-46B）。変異雄は交配に時間がかかり，交配開始までにより多くの雌雄同体と遭遇し，交配の間中雌雄同体のほうに何回も振り向く。正常な雄は，食物が豊富に存在するが雌雄同体が存在しない環境に置くと，すべてが24時

```
バソプレッシン   C Y F Q N C P R G – NH₂
オキシトシン     C Y I Q N C P L G – NH₂
ネマトシン       C F L N S C P Y R R Y – NH₂
```

図9-45 哺乳類のオキシトシン/バソプレッシンと線虫のネマトシンとの比較 3つのペプチドはすべて1番目と6番目のシステインの間に保存されたジスルフィド結合を有している。（Garrison JL, Macosko EZ, Bernstein S et al. [2012] Science 338:540–543より）

間以内にその場を去るが，Ntc1変異の雄では半数しか去らなかった。ネマトシン受容体欠損雄でもほぼ同様な表現型を示した。ネマトシンおよびネマトシン受容体は交配過程において異なる役割を担う神経に発現しており，特定の神経細胞でNtc1を欠損させると特定の行動が消失した。したがって，交配にとって絶対的に必須ではないが，神経調節因子としてのネマトシンはすべての交配のステップの最適な実行にとって必要なものである。

また，オキシトシン/バソプレッシン様神経ペプチドはヒルにおいても交配様行動を引き起こすことができる。このヒルは非自己受精同時雌雄同体，すなわち，2匹の雌雄同体間で行われる交配で，それぞれが同時に雄かつ雌として振る舞う動物である。したがって，さまざまな動物において多様な性の役割があるにもかかわらず，オキシトシン/バソプレッシン様神経ペプチドは生殖行動を制御する古くからの保存的な機能を有しているようである。

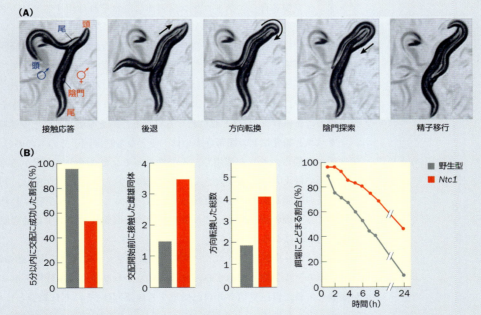

図9-46 ネマトシンは雄の交配の複数のステップを最適に実行するために必要である （A）線虫の交配の儀式。雄の尾が雌雄同体にでくわすと，相手の回りに体をバックさせ，方向転換をはじめ，精子を導入するために尾が陰門に届くまで探し続ける。（B）野生型の対照（灰色）に比べて，Ntc1欠損雄（赤色）では5分以内に雌雄同体に出会いうまく交配する率が低い（1番目のパネル）。また，変異体の雄は交配を開始するまでに雌雄同体とより多く接触し（2番目のパネル），より多く周囲を回り（3番目のパネル），さらに雌雄同体の存在しない餌場に交配相手をみつけるために滞在する時間の割合が長かった（右のグラフ）。（Garrison JL, Macosko EZ, Bernstein S et al. [2012] Science 338:540–543よりAAASの許諾を得て掲載）

まとめ

　ショウジョウバエにおいては，性行動は2つの転写因子Fruitless(Fru)とDoublesex(Dsx)の性特異的なスプライシングにより，Fruがおもに働いて特定される．雌の脳において雄特異的なFru^Mを発現させることによって，雌に雄特異的な求愛行動を引き起こすのに十分である．Fru^Mはすべてのニューロンの約2%に発現しており，これには末梢の嗅覚，味覚および交尾に関係する感覚手がかりを感知する体性感覚ニューロン，これらの手がかりを統合する脳のニューロン，求愛歌のような交尾関連行動を引き起こす腹側神経索のニューロンなどが含まれる．Fru^Mニューロンはおもに性行動を制御する働きをし，互いに接続する傾向を示す．雌におけるFru^Mに相当するニューロンは求愛行動における受容性を促進する．発生の過程において，Fru^MとDsxはプログラム細胞死とニューロンの配線における性的二型性を制御し，これがおそらく性的二型を示す行動のもとになっている．

　齧歯類における性行動は，性ホルモンの二元的な作用によっておもに制御される．つまり，発達期における形成作用と成体における活性化作用である．新生児期において，体内を循環するテストステロンは芳香化されてエストラジオールになりおもにエストロゲン受容体に作用し，性的二型性を示すプログラム細胞死とニューロンの配線を制御することによって雄特異的な脳を構築する．思春期における性ホルモンのサージがさらなる形成作用に働いているかもしれない．性ホルモンは成体においては性行動を活性化する．副嗅覚系のフェロモンプロセシング神経核や視床下部の神経核を含む性的二型核は，交尾やその他の生殖機能を制御する．主嗅覚系と副嗅覚系は交尾の開始と交尾相手を区別するのに，それぞれ必須である．

　したがって，ショウジョウバエと齧歯類はいかにして性行動が制御されるかという点においてかなり共通している．両者において，性的二型性を示す行動は遺伝的な性の違いに由来しており，これは要となる転写因子(例えば，ショウジョウバエにおけるFru^MとDsx，哺乳類におけるSry)の発現の性的二型性あるいは転写因子に作用する性ホルモン(例えば，アンドロゲン受容体とエストロゲン受容体にそれぞれ作用するテストステロンとエストラジオール)を意味する．これらの転写因子は同様に，特異的なニューロンの数やそれらの投射パターンにおける性的二型性を作り出す．性行動を制御する神経回路を遺伝的に精査する最近の研究によって，ショウジョウバエとマウスの両方において，遺伝的に明らかにされた同じニューロンの集団(例えば，ショウジョウバエにおけるFru^Mおよびそれと同等のニューロン，マウスにおけるエストロゲン／プロゲステロン受容体を発現する視床下部腹内側のニューロン)が雄と雌における異なる行動を制御することを示唆している．ショウジョウバエと哺乳類との顕著な違いは，要となる制御因子そのものの分子の詳細ではなく，齧歯類では性ホルモンを利用し，その性ホルモンに2層性の作用があることである．これは哺乳類ではよりサイズが大きく，より洗練された器官系が存在し，初期発生と性的成熟の間に長い期間があることを反映している．こうしたモデル生物における性行動の神経基盤に関する今後の研究によって，生殖の成功を確かなものにする共通原理や多様な戦略がさらに明らかになるだろう．

　性行動はショウジョウバエ，マウス，およびラットにおける雄と雌の求愛行動を超えて，これらのモデル生物においてみられるよりもかなり多くの多様性を示す．ここでわれわれが議論してきた自己受精や非自己受精する雌雄同体(それぞれ線虫とヒル)，交互に性の役割を変えること(単性のトカゲ)，プレーリーハタネズミのつがい形成などがその例である．神経ペプチドのオキシトシン／バソプレッシンファミリーは線虫においては雄の求愛行動を最適化し，またプレーリーハタネズミのつがい形成を促進する．このことは，保存された分子が大きく異なる状況において性行動を制御しうることを示唆している．同様に，性分化や活性化を制御する性ホルモンもまた異なる状況において活用される．例えば，鳴鳥において性的二型核を産生する成体で生まれたニューロンの生存を制御したり，単性トカ

ゲの性的役割を交代することなどがあげられる。多様な生物における交尾に関係した行動の研究は生命の多様性の理解をより深め，性行動がどのように制御されるかという主題とその変形版を明らかにしてくれる。

　最後に，記憶と学習を探索するつぎの章に移るに際し，性行動は生得的なものであるが，ショウジョウバエの求愛の条件づけのように，動物は個々の経験から学び，その行動を修正できることを憶えておくことが必要である。確かに，鳴鳥の歌の産生は，生殖を上手く行うことに貢献し，感覚および感覚運動を学ぶための例である。学習は，動物が変化する環境に適応するための柔軟性を提供し，進化によって選択され遺伝的にプログラムされた生得的な行動は，動物に頑強さと最適な場所への適応を提供する。例えばショウジョウバエにおいて，精巧な交配の儀式や特定の食物の匂いが性欲を促すものとして受け入れられるのは，食物源に頻繁に集まることとおおいに関係しているのかもしれない。マウスにおいて交尾のために化学的手がかりを頼りにするのは，マウスが夜行性であることと関係しているのかもしれない。したがって，遺伝的にプログラムされた生得的な行動と生後獲得される学習した行動は，動物の生涯を通して動的に相互作用するものである。今後の研究によっていかにして遺伝子と神経回路が制御し，こうした複雑な関係性が形成されるのかが，さらに解明されていくであろう。

参考文献

単行本と総説

Baker BS, Taylor BJ & Hall JC (2001) Are complex behaviors specified by dedicated regulatory genes? Reasoning from *Drosophila*. *Cell* 105:13–24.

Dickson BJ (2008) Wired for sex: the neurobiology of *Drosophila* mating decisions. *Science* 322:904–909.

Morris JA, Jordan CL & Breedlove SM (2004) Sexual differentiation of the vertebrate nervous system. *Nat Neurosci* 7:1034–1039.

Yamamoto D & Koganezawa M (2013) Genes and circuits of courtship behaviour in *Drosophila* males. *Nat Rev Neurosci* 14:681–692.

Yang CF & Shah NM (2014) Representing sex in the brain, one module at a time. *Neuron* 82:261–278.

Young LJ & Wang Z (2004) The neurobiology of pair bonding. *Nat Neurosci* 7:1048–1054.

ハエの性行動

Clyne JD & Miesenbock G (2008) Sex-specific control and tuning of the pattern generator for courtship song in *Drosophila*. *Cell* 133:354–363.

Demir E & Dickson BJ (2005) fruitless splicing specifies male courtship behavior in *Drosophila*. *Cell* 121:785–794.

Fan P, Manoli DS, Ahmed OM et al. (2013) Genetic and neural mechanisms that inhibit *Drosophila* from mating with other species. *Cell* 154:89–102.

Grosjean Y, Rytz R, Farine JP et al. (2011) An olfactory receptor for food-derived odours promotes male courtship in *Drosophila*. *Nature* 478:236–240.

Hall JC (1979) Control of male reproductive behavior by the central nervous system of *Drosophila*: dissection of a courtship pathway by genetic mosaics. *Genetics* 92:437–457.

Kimura K, Hachiya T, Koganezawa M et al. (2008) Fruitless and doublesex coordinate to generate male-specific neurons that can initiate courtship. *Neuron* 59:759–769.

Kohatsu S, Koganezawa M & Yamamoto D (2011) Female contact activates male-specific interneurons that trigger stereotypic courtship behavior in *Drosophila*. *Neuron* 69:498–508.

Kohl J, Ostrovsky AD, Frechter S et al. (2013) A bidirectional circuit switch reroutes pheromone signals in male and female brains. *Cell* 155:1610–1623.

Manoli DS & Baker BS (2004) Median bundle neurons coordinate behaviours during *Drosophila* male courtship. *Nature* 430:564–569.

Manoli DS, Foss M, Villella A et al. (2005) Male-specific fruitless specifies the neural substrates of *Drosophila* courtship behaviour. *Nature* 436:395–400.

Nojima T, Kimura K, Koganezawa M et al. (2010) Neuronal synaptic outputs determine the sexual fate of postsynaptic targets. *Curr Biol* 20:836–840.

Ruta V, Datta SR, Vasconcelos ML et al. (2010) A dimorphic pheromone circuit in *Drosophila* from sensory input to descending output. *Nature* 468:686–690.

Stockinger P, Kvitsiani D, Rotkopf S et al. (2005) Neural circuitry that governs *Drosophila* male courtship behavior. *Cell* 121:795–807.

Thistle R, Cameron P, Ghorayshi A et al. (2012) Contact chemoreceptors mediate male–male repulsion and male–female attraction during *Drosophila* courtship. *Cell* 149:1140–1151.

von Philipsborn AC, Liu T, Yu JY et al. (2011) Neuronal control of *Drosophila* courtship song. *Neuron* 69:509–522.

Yang CH, Rumpf S, Xiang Y et al. (2009) Control of the postmating behavioral switch in *Drosophila* females by internal sensory neurons. *Neuron* 61:519–526.

哺乳類の性行動

Beach FA (1975) Hormone modification of sexually dimorphic behavior. *Psychoneuroendocrinology* 1:3–23.

Edwards DA & Burge KG (1971) Early androgen treatment and male and female sexual behavior in mice. *Horm Behav* 2:49–58.

Gorski RA, Gordon JH, Shryne JE et al. (1978) Evidence for a morphological sex difference within the medial preoptic area of the rat brain. *Brain Res* 148:333–346.

Lee H, Kim DW, Remedios R et al. (2014) Scalable control of mounting and attack by Esr1+ neurons in the ventromedial hypothalamus. *Nature* 509:627–632.

Lim MM, Wang Z, Olazabal DE et al. (2004) Enhanced partner prefer-

ence in a promiscuous species by manipulating the expression of a single gene. *Nature* 429:754–757.
Luo M, Fee MS & Katz LC (2003) Encoding pheromonal signals in the accessory olfactory bulb of behaving mice. *Science* 299:1196–1201.
Pfaff DW & Sakuma Y (1979) Facilitation of the lordosis reflex of female rats from the ventromedial nucleus of the hypothalamus. *J Physiol* 288:189–202.
Phoenix CH, Goy RW, Gerall AA et al. (1959) Organizing action of prenatally administered testosterone propionate on the tissues mediating mating behavior in the female guinea pig. *Endocrinology* 65:369–382.
Seminara SB, Messager S, Chatzidaki EE et al. (2003) The GPR54 gene as a regulator of puberty. *N Engl J Med* 349:1614–1627.
Stowers L, Holy TE, Meister M et al. (2002) Loss of sex discrimination and male-male aggression in mice deficient for TRP2. *Science* 295:1493–1500.
Winslow JT, Hastings N, Carter CS et al. (1993) A role for central vasopressin in pair bonding in monogamous prairie voles. *Nature* 365:545–548.
Woolley CS & McEwen BS (1992) Estradiol mediates fluctuation in hippocampal synapse density during the estrous cycle in the adult rat. *J Neurosci* 12:2549–2554.
Wu MV, Manoli DS, Fraser EJ et al. (2009) Estrogen masculinizes neural pathways and sex-specific behaviors. *Cell* 139:61–72.
Wu Z, Autry AE, Bergan JF et al. (2014) Galanin neurons in the medial preoptic area govern parental behaviour. *Nature* 509:325–330.
Yang CF, Chiang MC, Gray DC et al. (2013) Sexually dimorphic neurons in the ventromedial hypothalamus govern mating in both sexes and aggression in males. *Cell* 153:896–909.
Yoon H, Enquist LW & Dulac C (2005) Olfactory inputs to hypothalamic neurons controlling reproduction and fertility. *Cell* 123:669–682.

線虫，トカゲ，鳴鳥

Brainard MS & Doupe AJ (2013) Translating birdsong: songbirds as a model for basic and applied medical research. *Annu Rev Neurosci* 36:489–517.
Crews D (1987) Courtship in unisexual lizards: a model for brain evolution. *Sci Am* 257:116–121.
Garrison JL, Macosko EZ, Bernstein S et al. (2012) Oxytocin/vasopressin-related peptides have an ancient role in reproductive behavior. *Science* 338:540–543.
Konishi M (1985) Birdsong: from behavior to neuron. *Annu Rev Neurosci* 8:125–170.
Rasika S, Alvarez-Buylla A & Nottebohm F (1999) BDNF mediates the effects of testosterone on the survival of new neurons in an adult brain. *Neuron* 22:53–62.

第10章

記憶，学習，シナプス可塑性

学而時習之，不亦説乎
（学びて時に之を習う，亦説ばしからずや）

孔子（紀元前500年頃）

　神経回路の大きな特徴は，それ自体が経験依存的に変化できるということである。これまでの章で，神経回路がどのように知覚情報を処理し，運動指令を制御しているのかを学んできた。しかし，神経回路は単なる巨大な知覚-運動回路ではない。動物は環境から知覚情報を得て適切な応答を下しているだけではなく，知覚の経験や行動の結果から常に学習をしている。脳は，これらの学習過程やその結果によって長期的な変化を起こし，われわれが**記憶**（memory）と呼んでいる学習した情報の保持を可能にしている。動物が，進化によるよりもはるかに速く世界の変化に適応することができるのは学習のおかげであり，動物やヒトにとってその重要性は計り知れない。われわれを形づくっているのは，おもにわれわれ自身が過去の経験から想起できる出来事であるのだから，われわれの自我は大部分が記憶によって形成されるといえる。

　記憶と学習は，有史以来つねにヒトを魅了してきた。上に示した言葉は『論語』の冒頭からのものであるが，学んだことを練習することの重要性が2,500年前にはすでに知られていたことがわかる。フランスの哲学者であるRené Descartesは，記憶とは外界からの経験によって脳内に形成される痕跡であると表現した（図10-1）。心理学者たちはすでに1世紀以上前には，記憶には獲得，貯蔵，想起といった異なる段階が存在するなどの重要な概念を確立していた。しかし，神経生物学的基盤にもとづいた記憶と学習の理解は，脳の機能に関する分子，細胞，そしてシステムレベルでの研究の積み重ねによって，そのほとんどがここ数十年の間にもたらされてきた。

序説：記憶とは何か，それは学習によってどのように獲得されるのだろうか

　脳の異なる部位は異なる機能を司っているという考え方は今日では当然のものであるが，歴史的にみると，この考え方が根づくには長い時間がかかった（1.10節）。1950年代以前には，特定の出来事や能力の記憶は，大脳皮質の広い範囲にわたって分布しているという考え方が主流であった。例えば1920年代には，Karl Lashleyが，迷路学習をしたラットの大脳皮質を系統的に損傷させ，脳のどの領域を取り除くと学習に影響が出るのかを調べた。彼は記憶に必要な領域を特定しなかった。むしろ，成績は取り除く領域が大きくなるにつれて徐々に悪化した。このような分散した記憶という考え方は，1950年代以降になるとヒトの患者，特にH.M.と呼ばれる患者の研究によって，少なくとも記憶の獲得に関しては覆された。

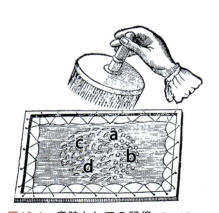

図10-1　痕跡としての記憶　René Descartesによれば，記憶とは針を通した後の麻の布に残った痕跡のようなものと考えることができるとされた。針でできたいくつかの穴は開いたままであり（a, bのそばの点），閉じた穴（c, dのそばの点）の場合は何らかの痕跡が残り，その後ふたたび開きやすくなるだろう。（Descartes R [1664] Treatise of Man より）

第10章 記憶，学習，シナプス可塑性

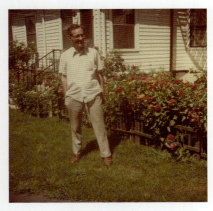

図10-2 有名な健忘症患者，Henry Molaison（H.M.） てんかん緩和のための内側側頭葉の両側切除によって，H.M.の事実や出来事の記憶形成能力には重大な欠損が生じた。（Permanent Present Tense by Suzanne Corkin, copyright © 2013よりBasic Books, a member of The Perseus Books Groupの許諾を得て掲載）

10.1 記憶は顕在的／潜在的あるいは短期／長期の形をとる：健忘症の患者からの洞察

個人情報を保護するために2008年に82歳で死去するまでH.M.として広く知られていたHenry Molaison（図10-2）は，若いころに難治性のてんかんを患った。1953年，彼はてんかんの治療のために，両側の内側側頭葉の除去手術を受けた。てんかんの症状は大きく改善したが，彼は手術によって重大な障害を受けた。彼は新しい記憶を形成することができなくなったのである。彼は，頻繁に診察してくれる医師達を認識できなかった。昼食から30分以内に，何を食べたのかまったく思い出せなくなり，それどころか昼食をとったという事実さえ思い出せなくなった。

H.M.を対象として膨大な研究が行われた。彼の人格や知能は，知覚，抽象的思考，洞察力といったものを含めて，手術による影響を受けていなかった。それどころか，おそらくてんかんの症状が軽減されたために，彼のIQは手術前の104から手術後には112へとわずかに向上さえしていた。しかし彼は，例えば3桁の数字を繰り返し復唱することによって覚えるなどといった課題を集中して行っても，その記憶をとどめておくことができなかった。新しい課題へと注意が移ると，以前の課題のことも，その課題をこなしたことがあるということも，すぐに忘れてしまった。しかしながら，H.M.は子ども時代の鮮明な記憶を維持しており，手術の3年前までの出来事に関するほとんど完全な記憶を保っていた。彼は古い家の住所を覚えていた（しかし手術後に引っ越した新しい家の住所は覚えていなかった）。

興味深いことに，H.M.の記憶障害はすべての種類の記憶に及んでいるわけではなかった。鏡映描写課題とは，鏡像だけを見ながら二重の星型の間に線を描いていくという課題である（図10-3A）。健常者は訓練によってこの課題の成績を向上させることができるため，エラー数（描いた線が星の境界線を横切った数として数える）は後の試行のほうが減少する。H.M.は，この課題を健常者と変わりないエラーの減少速度で学習することができた。彼は，以前同じ課題をこなしたことがあるという事実を日が変わるたびに忘れていたにもかかわらず，3日間にわたって着実に上達をみせた（図10-3B）。

H.M.のような記憶障害患者の研究は，ヒトの記憶に関する重要な知見をもたらしてきた。第1に，記憶は大きく2つのカテゴリーに分けることができる。顕在的なものと潜在的なものである（図10-4）。**顕在記憶**（explicit memory；**宣言的記憶**〔declarative memory〕

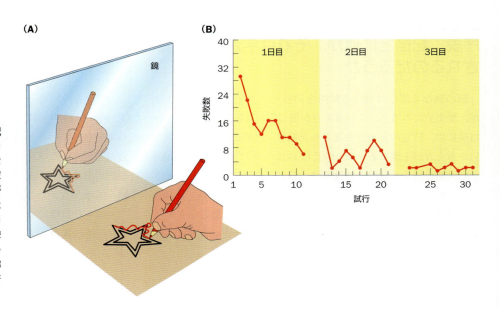

図10-3 H.M.の運動技能学習に関する記憶 (A) この課題では，被験者は二重線によってできた星を鏡を通して見て，二重線内に線を書き入れて星型をなぞることを求められる。被験者は，自分の手を鏡を通してしか見ることができない。**(B)** 失敗数（縦軸は二重線内に描いた線が境界をまたいだ数）の減少にみられるように，訓練によって（横軸は試行回数）H.M.の鏡映描写成績は日内あるいは日をまたいで向上した。（B：Milner B, Squire LR, Kandel ER [1998] Neuron 20:445–468よりElsevierの許諾を得て掲載）

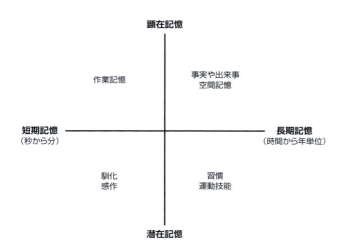

図10-4　異なる種類の記憶　記憶は，顕在（例えば，意識的な想起を必要とするような事実や出来事の記憶）と，潜在（例えば，意識的な想起を必要としない習慣や運動技能）に分類される。もう1つの分類法は保持時間によるものである。つまり，短期記憶は秒から分単位持続し，長期記憶はヒトやそのほかの動物の寿命の間ずっと保持されうる。

とも呼ばれる）とは，名前，事実，出来事などのように，意識的に思い出す必要がある記憶のことである。われわれが普段「記憶」という際には，たいていこの顕在記憶を意味している。**潜在記憶**（implicit memory；**非宣言的記憶**〔non-declarative memory〕や**手続き的記憶**〔procedural memory〕とも呼ばれる）とは，意識的な想起を伴わずに，過去の経験によって成績が向上するような記憶のことである。H.M.の鏡映描写，自転車に乗る技術，この章でのちほど紹介する馴化や感作といった種類の記憶などの獲得には，潜在記憶が関与している。手術後のH.M.は，新たな顕在記憶の形成にのみ選択的に障害をもったのである。

第2に，記憶には，一般的には短期記憶と長期記憶に分けられる，時間的に異なる段階がある（図10-4）。**作業記憶**（作動記憶，ワーキングメモリー〔working memory〕）と呼ばれるような，物事を一時的に保持する記憶（多段階の暗算や，スマートフォン以前の時代に電話をかける前に番号を覚えるなど）は，**短期記憶**（short-term memory）の一種である。H.M.は健常な作業記憶をもっており，他人と問題なく会話することができたが，事実や出来事を**長期記憶**（long-term memory）へと移行することができなかった。潜在記憶にも短期のものと長期のものがある。その時間の幅は，記憶の種類や生物によって異なるが，一般的には短期記憶は数秒から数分，長期記憶は数時間から数年間にわたって保持される記憶として定義される（図10-4）。この章でのちほど学ぶことになるが，短期記憶と長期記憶では基盤となる仕組みが異なっている。

第3に，異なる段階の記憶処理，あるいは異なる種類の記憶は，それぞれ特定の脳内部位の働きを必要とする。導入部で述べたように，19世紀の心理学者は，記憶をいくつかの段階に分けた。**獲得**（acquisition）は，経験や学習の結果として生じる最初の記憶形成である。**想起**（retrieval）は記憶を思い出すことである。**貯蔵**（storage）は，獲得と想起の間の段階で記憶が神経回路のどこかに保たれることである。より最近になって，獲得と貯蔵の間に**固定**（consolidation）と呼ばれる，新たに獲得した記憶を固定化するもう1つの段階がある，ということが提唱されるようになった。H.M.やその他の記憶障害患者の症状の系統的な比較によって，新たな顕在記憶の獲得に必要な内側側頭葉の部位は，側頭葉の皮質下にある**海馬**（hippocampus）であることがわかった（図1-8）。

特筆すべきなのは，H.M.は手術前に経験した事実や出来事などの顕在記憶を，手術後もほぼ完全に残していたことである。このことは，海馬は新しい顕在記憶の獲得に必要であるが，その長期的な保持や，遠い過去の顕在記憶の想起には必要ないことを示唆している。また，海馬を使うことによって形成された記憶は，その後脳内の別の部位に保持されるため，（H.M.のように）海馬の機能が失われてもその記憶は思い出すことができる，ということもわかる。H.M.が完全な作業記憶（それによって彼は会話をすることができた）

と潜在記憶（それによって彼は鏡映描写課題をこなすことができた）をもっていたという事実は、作業記憶と潜在記憶は海馬を必要としない、ということを意味している。現在の一般的な理解では、作業記憶では前頭葉が中心的な役割を果たしており、小脳と大脳基底核が多岐にわたる運動学習を補助していると考えられている（8.8, 8.9節）。

10.2 仮説Ⅰ：記憶は神経回路内のシナプス結合の強さとして保持される

記憶というものを、これまでの章で学んだ神経生理学と結び付けるために重要なのは、記憶貯蔵の細胞基盤が何であるのかという課題である。この質問に対して納得のいく答えが得られれば、研究者はつぎの段階として、いかにして記憶が獲得され、再生されるのかについての仕組みを調べることができる。現在最有力の仮説は、記憶は神経回路内のシナプス結合の強化として蓄えられるというものであり、この章で述べる実験的証拠によって強く支持されている。

まずは理論的観点からこの仮説について述べることにしよう。5個の入力ニューロンと5個の出力ニューロンがあり、25通りのシナプス結合の可能性がある行列を仮定する。話を簡単にするために、結合行列は1が結合（図10-5、左の紫の点）、0が非結合を意味する二進法で記述する。さらに、個々の出力ニューロンが発火するための閾値は、以下の統合様式に従うものとする。もし2個以上のシナプス前細胞が同時に発火すれば、それらから入力を受けているニューロン自身も活動電位を発生するものとする。シナプス結合行列によって決定されるこの回路の入力-出力関係は、原則的には入力パターンを出来事、出力パターンを記憶の想起とみなすことができ、つまり出来事によって誘発される記憶の想起として考えることができる。入力パターンは、ある特定の時間における5個の入力ニューロンの発火パターンによって表される。シナプス前細胞が活動電位を発生した場合を1、活動電位を発生しなかった場合を0として、3つの入力パターンをX_1, X_2, X_3として示し

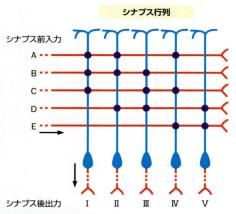
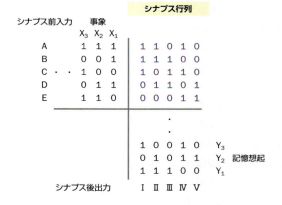

図10-5　記憶装置としてのシナプス重み行列　左：非常に簡略化されたモデルを使って、シナプス行列がどのように記憶を貯蔵するかを示す。このシナプス行列においては、入力側のシナプス前細胞（A～E、赤色）が出力側のシナプス後細胞（Ⅰ～Ⅴ、青色）の樹状突起に結合をしており、それぞれの結合は0か1で表される。つまり、それぞれの紫色の点はシナプス結合（値＝1）を意味し、紫色の点がないところはシナプス結合が存在しないこと（値＝0）を示す（実際には0か1ではなく、シナプス結合強度は0〔結合なし〕～1〔最大強度〕までの連続値をとる）。青色で示されるシナプス後細胞の細胞体は行列の下に示されている。矢印は情報の流れる方向を示す。右：シナプス行列によって、ある特定の時間の5本の入力側軸索の発火パターンで表される特定の出来事から、出力ニューロンの発火パターンで表される記憶想起への変換を行うことができる。例として、3つの特定の入力パターンX_1, X_2, X_3はそれぞれ、対応する出力パターンY_1, Y_2, Y_3へと変換される。これらの入出力パターンでは、1と0がそれぞれ活動電位ありとなしを表す。それぞれのシナプス後細胞の信号統合規則として、2個以上のシナプス前細胞が発火したときに後細胞が活動電位を出すと定める（言い換えれば、行列演算の結果が2以上の場合）。例えば、X_1の場合、A, B, Dシナプス前細胞が発火し、C, Eが発火しない。ニューロンAは出力細胞Ⅰ, Ⅱ, Ⅳにシナプスをつくり、ニューロンBは出力細胞Ⅰ, Ⅱ, Ⅲにシナプスをつくり、ニューロンDは出力細胞Ⅱ, Ⅲ, Ⅴにシナプスをつくる。よって、2つのシナプス前細胞がシナプス後側の出力細胞Ⅰ, Ⅱ, Ⅲに信号を送る一方で（行列演算の結果が2以上）、1つのシナプス前細胞が出力細胞Ⅳ, Ⅴに信号を送る（行列演算の結果が2未満）。Y_1では結果として、ニューロンⅠ, Ⅱ, Ⅲは活動電位を発生するが、ニューロンⅣ, Ⅴは発火しない。この5×5の行列は、2^{25}あるいは約3,000万の二進コードをもっており、記憶装置として事象（X_N）と想起（Y_N）の間をつなぐことができる。

た(図10-5, 右)。結合行列を通したそれぞれの入力パターンは統合様式に従い，ある特定の時間における出力ニューロンの発火パターンY_1, Y_2, Y_3として現れる。このシナプス結合行列によって，それぞれの入力パターンは特定の出力パターンを生み出す。言い換えれば，それぞれの出来事(X_1, X_2, X_3など)は，このシナプス行列を介することによって，特定の記憶(Y_1, Y_2, Y_3など)の想起を引き起こす(ムービー10-1)。

上の例では入力，出力ニューロンともにたった5個であったが，哺乳類の脳の神経回路はもっと多数のニューロンによって成り立っている。ニューロンの数が増えるにつれ，シナプス結合の組み合わせの数は天文学的に増加する。図10-5に示した5×5の行列が$2^{(5 \times 5)}$，つまり約3,000万通りの組み合わせがあるのに対して，100×100の行列は$2^{(100 \times 100)}$，つまり約$10^{3,000}$の組み合わせとなり，これは全宇宙のすべての原子数よりも多い組み合わせ数となる。さらに，100個の入力ニューロンのうち，10個の同時発火によって入力パターンがつくられているとすると，100から10の発火している入力線維を選ぶのに，約10^{13}通りのパターンが生じる。入力線維が1 msごとに異なる信号を符号化すると仮定しても，このシステムは同じ出力パターンを繰り返すことなく300年以上稼動することができる。さらに，われわれはシナプス結合行列を0と1で構成されるものとして単純化したが，実際にはシナプス結合の強度(または重みづけ)は0(結合なし)と1(最大の結合強度)の間のいかなる値もとりうる。これによって符号化の可能性は大きく増える。まとめると，このような**シナプス重み行列**(synaptic weight matrix)は，原則として膨大な量の情報を蓄えることが可能であり，特定の入力パターン(出来事)を特定の出力パターン(記憶の想起)へと変換するのに使うことができる。10.18節では，シナプス重み行列内における特定の情報が，どのように下流のニューロンによって読みとられ，特定の行動を引き起こすのかについて，例をあげながら議論する。

シナプス重み行列の例として，哺乳類の海馬の回路組織を取り上げてみよう(図10-6)。海馬は，隣接する嗅内皮質を通じて新皮質からの入力を受け取っている。嗅内皮質表層のニューロンから投射された軸索は**貫通線維**(perforant path)を形成し，海馬の入力部である**歯状回**(dentate gyrus)の**顆粒細胞**(granule cell)の樹状突起にシナプスをつくる。その軸索終末部の形状の複雑さから**苔状線維**(mossy fiber)と呼ばれる歯状回の顆粒細胞の軸索は，CA3の錐体細胞の樹状突起にシナプスを形成し，CA3の錐体細胞の軸索は，連合線維による強力な反回性結合を形成する(つまり，それ自身を含めたCA3錐体細胞へとシナ

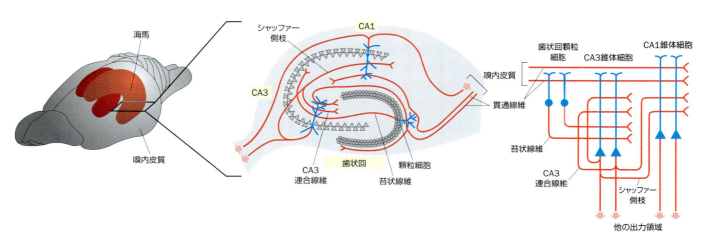

図10-6　海馬神経回路　左：ラット脳における海馬と嗅内皮質の位置。拡大した海馬切断面(中央)と回路配線図(右)において，主要なニューロン(円：顆粒細胞，三角：錐体細胞)と主要な結合を強調して描いている。青色，樹状突起と細胞体；赤色，軸索。シナプスは赤色の線と青色の線が交差したところに形成できる。嗅内皮質の表層から投射される貫通線維は，CA1錐体細胞に直接的に単シナプス性の結合でたどりつくほか，間接的に歯状回顆粒細胞とCA3錐体細胞を経由する3シナプスを介した経路で連絡する。CA3錐体細胞は，多くの反回性結合をもっている。CA3およびCA1からの軸索は，皮質下領域に投射している(中央図の左下，右図の下)。加えて，CA1細胞の軸索は直接，あるいは介在ニューロンを介して(図には示していない)，嗅内皮質の深部層(中央図の右上)に投射する。

プスを形成する)。CA3の軸索はまた，**シャッファー側枝**(Schaffer collateral)と呼ばれる枝を形成し，CA1錐体細胞の樹状突起にシナプスをつくる。CA1の樹状突起は，3つのシナプス(貫通線維→顆粒細胞→CA3→CA1)を介してきた入力に加えて，貫通線維を介した嗅内皮質からの直接入力を受け取っている(図10-6)。

このように，海馬は情報処理に際して，1つだけでなく複数のシナプス行列をもっている。この中には，貫通線維→顆粒細胞シナプス，顆粒細胞苔状線維→CA3シナプス，CA3ニューロンどうしの反回回路，CA3のシャッファー側枝→CA1シナプス，そして貫通線維→CA1への直接シナプスなどが含まれる。ラットの海馬には数十万のCA1とCA3の錐体細胞があり，百万以上もの歯状回の顆粒細胞がある。それぞれのニューロンは，シナプス行列上で数千から数万の他のニューロンと結合しており，記憶の獲得と貯蔵のための膨大な容量をまかなっている。

10.3 仮説Ⅱ：学習がシナプス結合の強さを変化させる

記憶がシナプス行列の重みづけとして貯蔵されるものであるならば，学習の本質とは，このような重みづけを経験に応じて変化させることにある。われわれはすでにそのような仕組みのうちの1つ，ヘブ則について，第5章で学んだ。ヘブ則によれば，あるシナプス前細胞の発火が特定のシナプス後細胞の発火を引き起こすことが繰り返されると，両者の間のシナプス結合は強化される。逆に，あるシナプス前細胞の発火が特定のシナプス後細胞の発火を引き起こさないことが繰り返されると，両者のシナプス結合は弱くなる(図5-25)。原則としてヘブ則は，新しいシナプスを形成したり，それまでにあったシナプスをなくしたりすることを含めて，シナプス結合行列の重みづけを変えるのに使うことができる。シナプス重み行列(例として図10-5)では，特定のシナプス群におけるシナプスの重みづけの変化は，学習の前後で同じ入力が異なる出力を生み出すようになることを意味する。経験や神経活動によってシナプス結合の強さが変わる現象のことを表すのに，**シナプス可塑性**(synaptic plasticity)という用語が使われる。

要約すると，シナプス結合は変化しうる(すなわち，形成，消失，強化，減弱が起こりうる)。神経科学者は，このような調節可能なシナプス結合が，記憶と学習の根幹をなす可塑性の主要因になっていると仮定した。この章の残りでは，この概念が実験的証拠によっていかに強く支持されているのかについて記述する。シナプスの可塑性に加え，ニューロン自体の特性を決めているイオンチャネルの発現量や分布といったその他の可塑的変化(8.5節)も，記憶と学習に関与しうる。ニューロン自体の特性の一例としては，入力(シナプス応答の集合)を出力(活動電位)へと変換する効率を決める，軸索初節での電位依存性Na^+チャネルの密度があげられる(3.24，3.25節)。

記憶と学習は，遺伝子，タンパク質，個々のニューロンとそのシナプス，ニューロンの集合としての回路，回路の活動の影響を受ける動物の行動といった，さまざまなレベルの機構において研究されてきた。研究者は，記憶と学習を2つの相補的な手法を使って調べることができる。つまり，原因となる仕組みを明らかにするために複雑な現象を分解していくトップダウン的な手法か，より基礎的な小さな現象からはじめて，それらがどのように高次機能に関連しているのかを調べていくボトムアップ的な手法である(図10-7)。記憶と学習の複雑さを完全に理解するためには，これらすべてのレベルにおける研究が必要である。まずはシナプス可塑性の基盤となる仕組みに注目し，ニューロンとシナプスのレベルからはじめることにしよう。

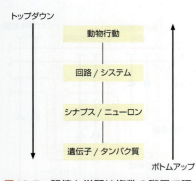

図10-7　記憶と学習は複数の階層で調べることができる　複雑な高次レベル現象の観察からはじめて，その現象のメカニズムを発見するとき，そのアプローチはトップダウン型ないし還元的な方法といわれる。一方で，より低次(微細)な現象の検討からはじめて，より複雑な高次レベルの出来事との関係を解明するとき，そのアプローチはボトムアップ型ないし統合的な方法といわれる。

シナプス可塑性はどのようにして形成されるのだろうか

シナプスが経験に応じてその強度を変えることができるという性質は、神経系のもつ最も大きな特徴の1つである。哺乳類のシナプス可塑性に関する機構の研究は、ほとんどが海馬に集中している。海馬においては、シナプス入力と主ニューロン（興奮性の投射ニューロン、図10-6）からの出力が高度に組織化されており、脳スライス標本を用いて *in vitro* で数多くのシナプス結合を調べることができ、さらに、この後に述べるような可塑性現象が発見されている。これらの利点を生かし、海馬が記憶の獲得に不可欠な役割を果たしているということを示す研究が、ヒト（10.1節）や動物を対象に行われてきた。

10.4 シナプス効率の長期増強は、高頻度刺激によって引き起こすことができる

1970年代初頭に、海馬ニューロンの結合の強さは高頻度刺激によって変化しうるということが発見された（図10-8）。これらの実験では、細胞外記録電極が麻酔下のウサギの歯状回に埋め込まれ、電極近傍の顆粒細胞群の活動が記録された。刺激電極は、顆粒細胞群へのシナプス入力を引き起こすために貫通線維内に配置された。刺激電極に与えられた単発刺激は、貫通線維→顆粒細胞のシナプスを通じて顆粒細胞群を脱分極させる。これは**興奮性シナプス後場電位**（field excitatory postsynaptic potential：fEPSP；EPSPについては3.15節、フィールド電位〔場電位〕については13.20節を参照）として記録され、その振幅（または最初の傾き）が、刺激された貫通線維軸索と顆粒細胞群との間の、記録電極近傍におけるシナプス伝達強度の指標となる。刺激電極から短い高頻度連続刺激を与えると、それ以降の単発刺激によって引き起こされるfEPSPは2〜3倍の大きさになる。このことは、貫通線維の軸索と顆粒細胞の間のシナプス伝達強度（**シナプス効率**〔synaptic efficacy〕）が、高頻度刺激によって増強されたことを意味する。重要なのは、この増強は数時間から数日にわたって持続しうるということである（図10-8）。このことから、この現象は**長期増強**（long-term potentiation：LTP）と呼ばれる。

高頻度刺激によって生じるLTPは、それ以降、苔状線維→CA3シナプス、CA3→CA3の反回性シナプス、CA3のシャッファー側枝→CA1シナプス（今後はCA3→CA1シナプスと呼ぶ）、そして貫通線維→CA1シナプスを含む、海馬のすべての興奮性シナプスにおいて観察されてきた（図10-6）。LTPはまた、新皮質、線条体、扁桃体、視床、小脳、脊髄

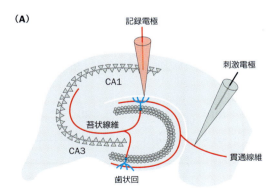
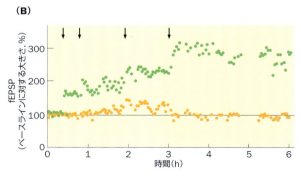

図10-8　高頻度刺激で引き起こされる長期増強（LTP）　(A) 実験の構成。刺激電極を、歯状回顆粒細胞に軸索を投射する貫通線維に置いた。2本目の電極は顆粒細胞の細胞体付近に置かれ、記録電極付近にある顆粒細胞集団で発生する集合性の興奮性シナプス後電位である興奮性シナプス後場電位（fEPSP）を記録した。歯状回顆粒細胞の軸索は苔状線維を形成する。(B) 高頻度刺激（下向きの矢印、それぞれは15 Hzで10秒間の刺激を表す）を与えると、対照条件に比べて（黄色の点、高頻度刺激なし）刺激後の単発刺激に対するfEPSPの振幅が増大した（緑色の点）。(Bliss TVP, Lomo T [1973] *J Physiol* 232:331–356よりPhysiological Societyの許諾を得て掲載)

といった，他の多くの神経システムにおいても発見されてきた。重要なことにLTPは，**脳スライス**(brain slice)標本を用いた*in vitro*の実験においても再現できる。脳スライス標本は，局所的には*in vivo*における三次元構造をほぼ保ちながら，メカニズムに関する研究を実験的により容易にしてくれるので，これは大きな利点である。これらの研究によって，別のシナプスのLTPは，異なる仕組みによって異なる特性をもつ場合があることが明らかになった。つぎの節では，哺乳類の脳で最もよく研究されているシナプスの1つであるCA3→CA1シナプスのLTPに焦点をあててみよう。

10.5 海馬CA3→CA1シナプスでのLTPは，入力特異性，協同性，連合性をもつ

スライス標本において再現できるという利点を生かし，海馬のLTPはその特性が数多くの研究によって明らかにされてきた。ある実験では，2本の電極をシャッファー側枝に置いて別々のシナプス前軸索群*a1*と*a2*(それぞれ別のCA3ニューロン群から伸びている)を刺激し，樹状突起においてそれらからシナプス入力を受けているCA1シナプス後細胞*b*の記録が行われた。*a1*に高頻度刺激を与えると，LTPが誘発された(図10-9A)。その後にシナプス効率を計ると，*a1*→*b*の結合のみが強化されており，*a2*→*b*の結合は変化していなかった。このように，LTPは**入力特異性**(input specificity)をもつ。つまり，LTPは高頻度刺激を受けたシナプスでは生じるが，シナプス後細胞が同じであっても活動していなかったシナプスでは生じない。

LTPの2番目の特性は，シナプス後細胞を直接操作することによってLTPを引き起こそうとする実験によって明らかになった。LTPを起こすには弱すぎる軸索刺激(単発刺激，あるいはショックと呼ばれる刺激)を与え，それと同時にシナプス後細胞に記録電極から脱分極電流を注入すると，LTPを引き起こすことができた(図10-9B)。このように，LTPはシナプスにおいて2つの出来事，(1)シナプス前細胞が発火して神経伝達物質を放出すること，(2)シナプス後細胞が脱分極状態にあることが同時に起きた場合に生じる。この特性は，LTPの**協同性**(cooperativity)と呼ばれる。

LTPの協同性によって，高頻度刺激がなぜLTPを引き起こせるかを説明できる。連続刺激の初期では，*a1*の活動電位は*a1*→*b*シナプスにおいて細胞*b*を脱分極する。これによって，連続刺激の後期においては活動電位がシナプス後細胞の脱分極中に生じることとなり，その結果，*a1*→*b*シナプスが増強される(実際，協同性という言葉は元来，1本あるいは数本の軸索の高頻度刺激ではLTPを起こせず，多くの軸索の「協同」がLTPを起こすのに必要であるということを表現するのに使われていた。その原因となるメカニズムはここで述べたとおりで，シナプス前側の軸索の発火と同期したシナプス後細胞の十分な脱分極である)。協同性によって，つぎの実験で述べるLTPの第3の特性も説明できる。*a1*に対して，*a1*→*b*シナプスでLTPを引き起こすような高頻度刺激を与え，それと同時に*a2*に対して，それだけではLTPを引き起こす閾値に達しないような刺激(例えば単発ショック)を与える。

図10-9　長期増強(LTP)の入力特異性，協同性と連合性　それぞれの実験で，CA3からの2つの軸索(*a1*, *a2*)は同一のCA1ニューロン*b*にシナプスを形成している。**(A)** LTPは入力特異性を示す。この概念図では，高頻度刺激(繰り返しの縦線で示す)を受けた*a1*→*b*シナプスのみがLTPを示す(＊は増強したシナプスを示す)。**(B)** LTPは協同性を示す。電流注入によるシナプス後細胞*b*の脱分極(青色)によって，*a1*の弱い刺激(単発ショック)でLTPを誘導することができる。**(C)** LTPは連合性を示す。*a2*→*b*シナプスへの弱い刺激は通常LTPを誘導しない。しかし，*a2*への弱い刺激と*a1*への高頻度刺激のタイミングを同期させると，*a1*→*b*シナプスでの脱分極が*a2*→*b*シナプスへと伝播するために，*a2*→*b*シナプスでもLTPが起こる(青色は脱分極伝播の空間的な広がりを示す)。(Bliss TVP, Collingridge GL [1993] *Nature* 361:31–39 参照)

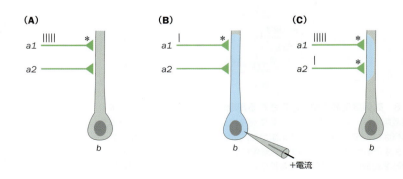

この同時刺激は，a1→bシナプスのみではなく，a2→bシナプスをも強化することがわかった（図10-9C）。これは，a1の高頻度刺激が，細胞b内のa2→bシナプス部位を含んだ領域を脱分極させたことによる。もし細胞bが，a2→bシナプス部位において脱分極している間に，a2から弱い刺激（例えば単発ショック）を受けると，このシナプスは強化される。このような，同時に強い刺激があった場合に弱い刺激を与えられたシナプスが強化されるという特性は，LTPの**連合性**(associativity)と呼ばれる。

　これらのLTPの特性は，記憶の基盤として仮定されているシナプス重み行列を調節するのに適している。図10-5を例にとると，入力特異性によって，異なる入力ニューロンからシナプス後細胞に対して形成される個別のシナプスが，それぞれ独立して変化することが可能になる。また協同性によって，ある入力が，それと同期して活動するシナプス後ニューロン群との間のシナプス強度を変化させることが可能になる。この2つの性質によって，行列内のシナプスの重みづけは，個々のシナプス単位で経験依存的に調整できる。連合性は，同時に起こった別々の入力がお互いのシナプス強度に影響を与えることを可能にするので，この章の後で述べるような連合学習に特に適している。

10.6　NMDA受容体はLTPを引き起こす際の同時性検出器である

　LTPの協同性はヘブ則に合致する（10.3節，図5-25も参照）。実際に，この特性によってCA3→CA1シナプスは，今日**ヘブ型シナプス**(Hebbian synapse)と呼ばれるシナプスの最初のよく知られた例となった。ヘブ型シナプスとは，シナプス前とシナプス後の同時活動によってシナプス強度が強化されるシナプスのことである。われわれはすでにヘブ則を実現するための分子について学んできたことを思い出してほしい。**NMDA受容体**(NMDA receptor)である。NMDA受容体チャネルが開口するためには，Mg^{2+}による閉塞を解除するために（図3-24），シナプス前終末からのグルタミン酸の放出と，シナプス後細胞の脱分極が同時に起こることが必要である。この特性は，LTPの協同性と連合性にうまく合致する。実際に数多くの実験結果が，CA3→CA1シナプスにおけるLTPの形成（LTP誘導）にNMDA受容体が重要であることを支持している。

　第1に，NMDA受容体は発達途上においても，成体においても，海馬のニューロンに豊富に発現している（図10-10A）。第2に，海馬スライス標本において，特異的阻害薬である**2-アミノ-5-ホスホノ吉草酸**(2-amino-5-phosphonovaleric acid：AP5)によって

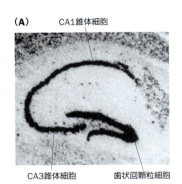
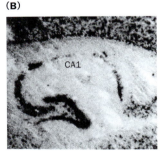
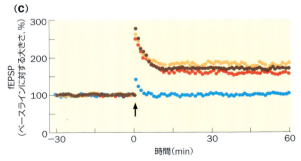

図10-10　シナプス後細胞のNMDA受容体が，CA3→CA1シナプスの長期増強(LTP)の誘導に必須である (A) in situハイブリダイゼーションにより，NMDA受容体GluN1サブユニットのmRNAが，海馬CA3およびCA1錐体細胞，あるいは歯状回顆粒細胞に高発現していることが示されている。GluN1はCA1の上の皮質でも発現している。(B) CA1ニューロン特異的にCreリコンビナーゼを発現する導入遺伝子を用いたGluN1のコンディショナルノックアウト（13.7節）は，CA1錐体細胞のGluN1のmRNA発現を選択的に抑制する。(C) CA1特異的なCreリコンビナーゼによるGluN1コンディショナルノックアウトマウスでは，CA3→CA1シナプスのLTPがブロックされる（青色）。一方で，野生型（黄色）マウス，コンディショナルGluN1アレルをもつが CA1-Cre 導入遺伝子をもたないマウス（赤色），あるいは CA1-Cre 導入遺伝子のみをもつマウス（茶色）といった対照マウスは，LTPを起こす。上向きの矢印は，LTPを引き起こす高頻度刺激を与えた時点（$t = 0$）を示す。(Tsien JZ, Huerta PT, Tonegawa S [1996] Cell 87:1327–1338より Elsevierの許諾を得て掲載)

NMDA受容体を薬理学的に阻害すると，ベースラインのシナプス伝達を変化させずにLTP誘導のみを阻害することができる。第3に，マウスの海馬CA1ニューロンにおいて，NMDA受容体に必須であるGluN1サブユニットの遺伝子を選択的にノックアウトする(図10-10B)と，CA3→CA1シナプスのLTPは消失するが(図10-10C)，ベースラインのシナプス伝達は影響を受けなかった。GluN1は，シナプス後のCA1ニューロンでのみノックアウトされ，シナプス前のCA3ニューロンには残っていたため，CA3→CA1シナプスにおけるLTP誘導に必要なNMDA受容体はシナプス後側であることも，この実験によって示された。

10.7 シナプス後膜表面へのAMPA受容体の動員が，LTP発現のおもな原因である

シナプス後側のNMDA受容体の活性化によってLTPの誘導が起こるということは，ほとんどの中枢神経系のシナプスにおいて広く受け入れられている(特筆すべき例外は苔状線維→CA3シナプスで，ここでのLTPにはNMDA受容体は関与しておらず，おもにシナプス前側でcAMPとプロテインキナーゼA〔protein kinase A：PKA；cAMP依存性プロテインキナーゼ，Aキナーゼ〕が神経伝達物質の放出確率を調整することによって生じている)。NMDA受容体の活性化がどのようにして長期的なシナプス効率の向上，すなわちLTPの発現をもたらしているのかについては，活発な議論が行われてきた。2種類の機構がこれまでに提唱されている。すなわち，シナプス前側の活動電位が神経伝達物質の放出を起こす確率の上昇(3.10節)と，同じ量の神経伝達物質に対するシナプス後細胞の感度の向上，である。この2種類の機構は必ずしも排他的ではない。

CA3→CA1シナプスにおけるLTP発現のおもな原因は，シナプス後表面のAMPA受容体数の増加にあることが，多くの研究によって示唆されている。第3章(図3-24)で議論したように，シナプス後細胞がNMDA受容体を活性化するほど脱分極していない状態においては，基本的なシナプス伝達を担っているのはAMPA受容体である。LTPの誘導によってNMDA受容体の活性化が起こると，より多くのAMPA受容体がシナプス後膜に動員される。このことにより，その後のグルタミン酸放出はより多くのAMPA受容体を開口させ，より強い脱分極を引き起こすことになる。

実は，中枢神経系のグルタミン酸作動性シナプスには，もとの状態ではシナプス後表面にNMDA受容体しかもたないものがあり，CA3→CA1シナプスの大部分もこれに相当する。これらのシナプスは，シナプス前からのグルタミン酸放出のみでは活性化することができないため，それゆえに**サイレントシナプス**(silent synapse)と呼ばれる。しかし，(おそらく他のシナプスのAMPA受容体による)シナプス後側の脱分極とグルタミン酸放出が同時に生じると，NMDA受容体が活性化されてシナプス後膜へのAMPA受容体の動員が起こり，サイレントシナプスは相手側のシナプス前側の活動だけで活性化できるシナプスへと変化する(図10-11A〜C)。LTPの発現には，サイレントシナプスが活性化する場合(図10-11D)と，すでにAMPA受容体が存在していたシナプスにおいてAMPA受容体の数が増加する場合とがある。

LTPやその他のシナプス可塑性(以下の節で述べる)が生じると，NMDA受容体の活性化によってAMPA受容体の輸送がさまざまな調整を受けることがある。これらには，AMPA受容体を含んだ小胞のエキソサイトーシスによって細胞表面のAMPA受容体数が増加することや，シナプス後肥厚の足場タンパク質に対する結合が強まることによってAMPA受容体のシナプス後膜における滞在時間が長くなること，膜上のAMPA受容体のシナプス後膜表面への拡散が促進されること，そしてAMPA受容体のサブユニット構成やリン酸化の状態が変化して受容体のコンダクタンスが上昇すること，などがある。NMDA受容体が実際にこれらの調整をどのように誘発しているのかについては，活発な研究が行

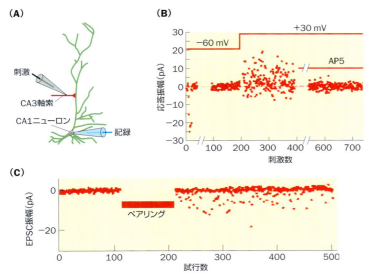
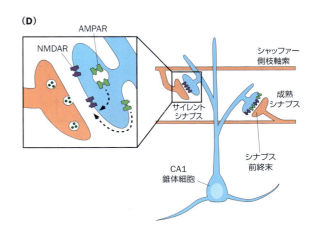

図10-11　サイレントシナプスとその長期増強（LTP）による活性化
(A) 実験の図式。海馬スライス標本で，CA3由来の軸索刺激によるCA1ニューロンの応答を，ホールセルパッチ記録法で測定した（BOX 13-2）。**(B)** サイレントシナプスの証明。この実験の最初，CA1細胞は－60 mVに保持され，CA3軸索を刺激して小さな興奮性シナプス後電流（EPSC）を記録した後，刺激強度をさらに弱めた（その結果より少ない数の軸索が刺激され）。その結果，刺激100～200ではEPSCを引き起こさなかった。これは，AMPA受容体が弱い刺激によって活性化されなかったことを意味する。しかし一方で，＋30 mVに細胞を保持すると，まったく同じ強度の刺激でEPSCを引き起こすことができ，この電流はAP5で阻害されたことから，刺激されたシナプスがNMDA受容体をもっていることを示している。言い換えると，弱い刺激はNMDA受容体をもつがAMPA受容体をもっていないシナプスを活性化した。**(C)** サイレントシナプスの活性化。この実験では，最初の100回の試行の間，CA1ニューロンは－65 mVに保持され，CA3軸索刺激によってAMPA受容体を介したシナプス電流のみが引き起こされるようにした。ペアリングの前にはEPSCは誘発されなかったが，このことは，刺激したCA3軸索がCA1ニューロンとシナプス結合していなかったか，サイレントシナプスを介して結合していたかのどちらかを示している。LTPの誘導条件である（図10-9B）CA3軸索刺激とシナプス後側のCA1ニューロンの脱分極のペアリングを繰り返すと，CA3の一部の軸索の刺激でEPSCが誘発できた。これは，この軸索はサイレントシナプスによってペアリング前に結合しており，シナプス前部の刺激とシナプス後部の脱分極のペアリングによって活性化されたことを示す。EPSCは細胞を＋30 mV（B）に保持すると外向きで，－65 mV（C）に保持すると内向きであることに注意。これはAMPAおよびNMDA受容体の逆転電位が0 mV付近であるからである（3.15節）。**(D)** 図式によるまとめ。左：サイレントシナプスは，NMDA受容体（NMDAR）のみをシナプス後膜表面にもっている。LTPは，AMPA受容体（AMPAR）を含む小胞のエキソサイトーシス，シナプス外領域からのAMPA受容体の動員，あるいはその両方（破線の矢印）によって，総和として受容体のシナプス後膜への細胞膜挿入量を増やす。右：成熟したシナプスはAMPA，NMDA受容体の双方をもつ。（B：Isaac JTR, Nicoll RA, Malenka RC［1995］*Neuron* 15:427–434 よりElsevierの許諾を得て掲載；C：Liao D, Hessler NA, Mallnow R［1995］*Nature* 375:400–404 よりMacmillan Publishersの許諾を得て掲載；D：Kerchner GA, Nicoll RA［2008］*Nat Rev Neurosci* 9:813–825 よりMacmillan Publishersの許諾を得て掲載）

われている。ここでは，ある特定のプロテインキナーゼの活性化が関与する機構に注目してみることにしよう。

10.8　CaMK II の自己リン酸化は，LTPの誘導と発現をつなぐ分子的な記憶を形成する

第3章で学んだように，他のグルタミン酸受容体とは異なるNMDA受容体の重要な特性は，Ca^{2+}に対する高い透過性である（図3-24）。NMDA受容体の活性化は，細胞内カルシウム濃度を上昇させ，多くのシグナル伝達経路を活性化させる。例えば，カルシウムで活性化されるアデニル酸シクラーゼは，cAMPの産生を増加させてPKAを活性化する（図3-41）。もう1つの重要なシグナル分子は，**Ca^{2+}/カルモジュリン依存性プロテインキナーゼ II**（Ca^{2+}/calmodulin-dependent protein kinase II：CaMK II）である。この分子はCa^{2+}/カルモジュリンの結合によって活性化され，シナプス後肥厚に豊富に発現している（図3-27，3-34）。CaMK II のホロ酵素は12のサブユニットからなっている。それぞれのサブユニットは，触媒ドメインと，触媒ドメインに結合することでそれを抑制する自己抑制ドメインをもっている。Ca^{2+}/カルモジュリンがCaMK II に結合すると，一時的に自己抑制ドメインがはずれてキナーゼが活性化される。他からの何らかの調節がない限り，細

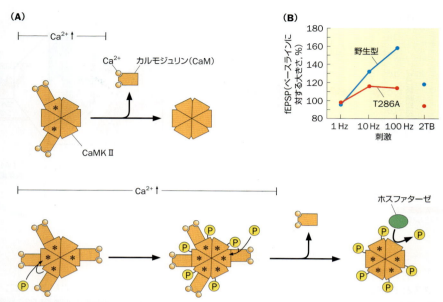

図10-12　CaMKⅡの自己リン酸化と長期増強（LTP）における必要性　(A) CaMKⅡホロ酵素は12のサブユニットからなり，ここでは簡単にするために6つのみを描いている。上図，Ca^{2+}/カルモジュリンの特定のサブユニットへの結合は一過性にそのサブユニットの活性化を引き起こす（＊は活性化されたサブユニットを意味する）。細胞内Ca^{2+}濃度（$[Ca^{2+}]_i$）が下がってCa^{2+}/カルモジュリンが解離すると，そのサブユニットは不活性化する。下図，持続的な細胞内Ca^{2+}濃度の上昇によって十分な数のCaMKⅡサブユニットが活性化されると，複数のサブユニットの特定のトレオニン残基（T286）が，同一複合体内の隣接するサブユニットによってリン酸化される。このサブユニット間でのリン酸化が，$[Ca^{2+}]_i$下降後のCa^{2+}/カルモジュリン解離状態のCaMKⅡ活性化を維持し，それはホスファターゼ活性が自己活性化を上回るまで続く。(B) CA3→CA1シナプスのLTPは，10 Hzまたは100 Hzの高頻度刺激や，生体内での海馬ニューロンの発火パターンを模倣する，開始タイミングが200 ms離れた4回の100 Hz刺激からなる2θバースト（2TB）によって誘発される。CaMKⅡのT286残基がアラニンに置き換わった（T286A）変異マウスでは，これら刺激パターンによって誘発されるLTPがブロックされた。(A：Lisman J, Schulman H, Cline H [2002] *Nat Rev Neurosci* 3:175–190よりMacmillan Publishersの許諾を得て掲載；B：Giese KP, Federov NB, Filipkowski RK et al. [1998] *Science* 279:870–873より)

胞内カルシウム濃度が低下するとCa^{2+}/カルモジュリンはCaMKⅡから解離し，CaMKⅡは不活性化される（図10-12A，上段）。

　複数のサブユニットと，リン酸化によって制御される自己抑制ドメインをもっていることによって，CaMKⅡは興味深い特性をそなえている。活性化したCaMKⅡは，近傍のCaMKⅡの自己抑制ドメインのうち，286番目のアミノ酸であるトレオニン残基（T286）をリン酸化する。T286のリン酸化は自己抑制機能を阻害するので，リン酸化されたサブユニットの活動はCa^{2+}/カルモジュリンが解離した後でも持続する。したがって，最初のCa^{2+}シグナルが複数のT286サブユニットのリン酸化を起こすのに十分な強さをもっていれば，Ca^{2+}/カルモジュリンの結合が終わってからも，CaMKⅡどうしで連続的に生じるリン酸化によってCaMKⅡは活性を維持することができる。この仕組みによって，CaMKⅡ分子自体に，ホスファターゼによってT286が脱リン酸化されるまで続く「記憶」を（Ca^{2+}シグナルの履歴として）形成することができる（図10-12A，下段）。この分子的な記憶は，NMDA受容体が一時的に活性化した後の，持続的なシナプス効率の変化に関与する。この仮説を支持する結果として，T286をアラニンに置換することによってT286の自己リン酸化を阻害したマウスでは，LTPが顕著に弱まっていた（図10-12B）。

　CaMKⅡの活性化は，それのみでもLTPを誘導できるようである。自己抑制ドメインのない持続活性型のCaMKⅡをCA1錐体細胞に注入すると，CA3→CA1のシナプス伝達が増強された。さらに，持続活性型のCaMKⅡによって増強されたシナプスは，高頻度刺激によってそれ以上のLTPを起こすことはなく，また，高頻度刺激によってLTPを起こしたシナプスが持続活性型のCaMKⅡによってさらに増強されることもなかった（図10-13）。したがって，高頻度刺激とCaMKⅡの活性化というシナプス増強の2つのメカニズムは，お互いの効果を阻害する。これらの実験は，CaMKⅡの活性化がLTPの誘導と維持とを結

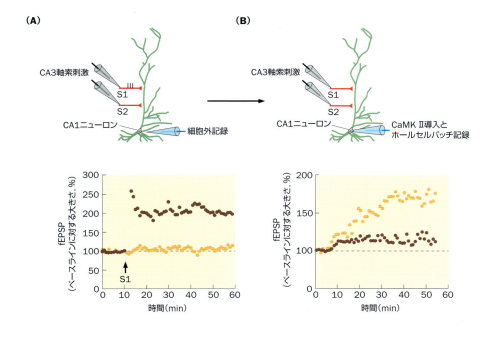

図10-13　長期増強（LTP）は，CaMKⅡによって誘発されるシナプス増強を妨げる
上図，実験デザイン図．下図，実験データ．2つの図式を結び付ける矢印は，実験Bが同一標本で実験Aの続きとして行われたことを示す．**(A)** グラフの上矢印で示されたタイミングで刺激電極S1を介して高頻度刺激を与えた．S1→CA1シナプスでのみ増強が起こり（茶色），S2→CA1シナプス効率は変化しなかったが（黄色），このことは入力特異性を示す．細胞外記録電極によって，S1ないしS2刺激に対する興奮性シナプス後場電位（fEPSP）を測定した．**(B)** (A)でのLTPと細胞外記録の後，シナプス後細胞のホールセルパッチ記録を行い，恒常活性型のCaMKⅡをパッチ電極を介してCA1ニューロンに導入した（$t=0$の時点）．S1の刺激ではEPSCの増加はみられないが，S2の刺激に対してはシナプス後電流が徐々に増大したことに示されるように，前の実験で増強していないS2からのシナプスのみが増強された．したがって，S1シナプスのCaMKⅡ導入によるシナプスの増強は，事前の刺激によるLTPによって阻害しあった．(Lledo P, Hjelmstad GO, Mukherji S et al. [1995] *Proc Natl Acad Sci U S A* 92: 11175–11179より)

び付けていることを示す，強力な証拠である．

　CaMKⅡの活性化は，他にもさまざまな形でシナプス伝達強度を調整している．例えば，CaMKⅡ経路によってリン酸化されたAMPA受容体はイオン透過性が増大し，受容体輸送にも影響が出る（以下の10.9節参照）．CaMKⅡはまた，シナプス後膜にAMPA受容体の固定部位を形成する働きをもつ，足場タンパク質のいくつかをリン酸化する（3.16節）．CaMKⅡやその他のシグナル分子によって制御される，シナプス効率の長期的な変化に必要なその他の仕組みとしては，転写因子の活性化や遺伝子の発現などがあげられる（図3-41）．このような遺伝子発現によって調整されている可能性のある現象として，シナプスの構造変化がある（10.13節）．

10.9　長期抑圧はシナプス効率を弱める

　ここまでは，LTPとその誘導および発現について注目してきた．しかし，もしシナプス結合が強くなる一方であったら，シナプス重み行列（図10-5）は最終的には飽和し，新たな記憶をつくる余地がなくなってしまう．実際には，可塑性機構はLTP以外にも数多く存在しているので，この節やつぎの節で述べるように，シナプスの重みづけは双方向に調整できるようになっている．

　逆向きの機構の1つは**長期抑圧**（long-term depression：LTD）と呼ばれるものである．LTPと同様に，LTDは多くの中枢シナプスでみつかっている（小脳の平行線維→プルキンエ細胞シナプスにおけるLTDの例については8.8節を参照）．海馬CA3→CA1シナプスでは，LTDはシナプス前細胞の軸索を低頻度刺激することによって引き起こすことができる．重要なことは，同じシナプスの高頻度刺激によってLTPを起こすことができるということである（図10-14A）．LTP誘導と同様に，LTDの誘導はNMDA受容体とCa^{2+}流入に依存する．低頻度刺激による細胞内Ca^{2+}濃度の上昇は，高頻度刺激によるものよりも小さい．この少量の細胞内Ca^{2+}濃度の上昇は，LTPによって活性化されるキナーゼとは逆の機能をもつ，Ca^{2+}依存性のホスファターゼを優先的に活性化すると考えられている．このホスファターゼはシナプス後膜のAMPA受容体数を減少させ，その結果，シナプス前終末からのグルタミン酸放出に対するシナプス後細胞の脱分極が小さくなる．

　LTDとLTPは，同じシナプスにおいて連続して起こすことができる．低頻度刺激はすで

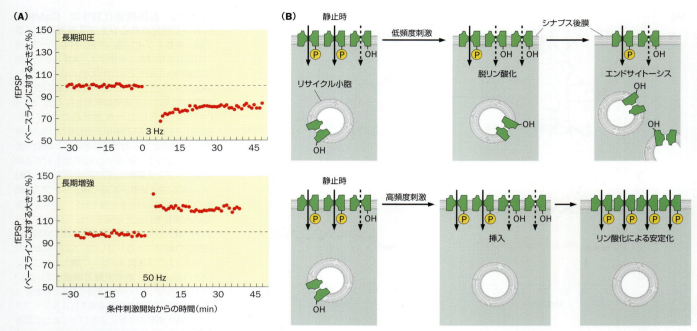

図10-14　CA3→CA1シナプスの長期抑圧（LTD）　(A) 高頻度刺激（50 Hz）は長期増強（LTP）を引き起こすのに対し，（下段），低頻度刺激（3 Hz）ではCA3軸索からCA1ニューロンへのシナプスは伝達効率のLTDを誘発する．**(B)** このモデルでは，AMPA受容体は細胞膜表面と細胞内のリサイクル小胞との間で動的平衡状態にある．低頻度刺激はGluA1の脱リン酸化を起こし，AMPA受容体のエンドサイトーシスを促進する（上段）．高頻度刺激はGluR1のリン酸化を起こし，AMPA受容体をシナプス後膜に安定させる（下段）．加えて，リン酸化されたGluA1は，リン酸化されていないGluA1と比較して（破線の矢印），AMPA受容体のチャネルコンダクタンスが大きい（太線の矢印はより多くのイオンの流れを示す）．まとめると，低頻度刺激はLTDを促進するのに対し，高頻度刺激はLTPを促進する．（A：Dudek SM, Bear MF [1992] *Proc Natl Acad Sci U S A* 89：4363–4367より；B：Lee HK, Takamiya K, Han JS et al. [2003] *Cell* 112：631–643よりElsevierの許諾を得て掲載）

にLTPによって増強されたシナプスを抑制することができるし，高頻度刺激はLTDによって抑制されたシナプスを増強することができる．LTPやLTDの発現には，AMPA受容体GluA1サブユニット内の特定のアミノ酸残基に対するCaMKⅡ，PKA，プロテインキナーゼC（protein kinase C：PKC）によるリン酸化状態の調節が関与しているようである．あるモデルによると，LTPに伴うGluA1のリン酸化は，AMPA受容体のコンダクタンスを上昇させ，シナプス後膜に新たに動員されたAMPA受容体を安定化させるのに対して，GluA1の脱リン酸化は，シナプス後膜からのAMPA受容体のエンドサイトーシスを起こす引き金となってLTDを引き起こす（図10-14B）．実際に，GluA1の2カ所のリン酸化部位をアラニンに置換したノックインマウス（両部位共にリン酸化できない）では，LTPとLTDの発現は有意に弱まっていた．このような実験によって，同じシナプスにおけるLTDとLTPは，シナプス強度調節の連続体であるという考え方が支持されている．シナプス記憶行列の柔軟性と容量は，LTPとLTDによってシナプスの重みづけを双方向的に操作することにより，飛躍的に向上している．

10.10　スパイクタイミング依存性可塑性は，シナプス効率を双方向的に調節する

高頻度刺激と低頻度刺激はともにシナプス可塑性を誘導するのによく使われるが，ニューロンは通常，これらとまったく同じ頻度で活動しているわけではない．実際には，ニューロンはさまざまな頻度で活動電位を発生する．シナプス強度に影響するもう1つの可塑性機構に，**スパイクタイミング依存性可塑性**（spike-timing-dependent plasticity：STDP）と呼ばれるものがある．STDPは1990年代に，ラット大脳皮質のスライス標本や海

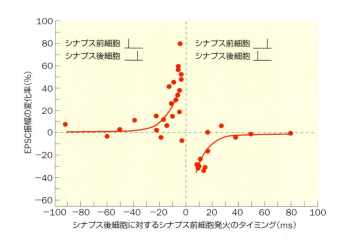

図10-15　スパイクタイミング依存性可塑性（STDP） シナプス前細胞がシナプス後細胞より前に繰り返し発火すると，シナプス伝達強度が増強する（左）。シナプス前細胞がシナプス後細胞より後に繰り返し発火すると，シナプスの伝達強度が抑圧される（右）。このデータは発生中のツメガエル生体内の網膜–視蓋シナプスからとられたもので，網膜神経節細胞がシナプス前細胞，視蓋ニューロンがシナプス後細胞である。（Zhang IL, Tao HW, Holt CE et al.［1998］Nature 395:37–44よりMacmillan Publishersの許諾を得て掲載）

馬ニューロンの分散培養標本を用いて，錐体細胞のペアに対してパッチクランプ法を適用していた研究者によって発見された。それ以降，STDPは他のさまざまな標本においても発見されてきた。STDPにおいてシナプス強度の変化を引き起こすために重要なのは，シナプス前側の発火とシナプス後側の発火との間の正確なタイミングである。2つの興奮性ニューロンからなる典型的なシナプスでは，シナプス前側のニューロンの発火が，シナプス後側のニューロンの発火よりもわずかに早い時間帯（通常数十ミリ秒）で繰り返し起きると，その後のシナプス効率は向上する。逆に，シナプス前側のニューロンの発火が，シナプス後側のニューロンの発火の数十ミリ秒後に繰り返して起きると，その後のシナプス効率は低下する（図10-15）。このように，STDPはLTPとLTDの両方の性質を内包している。実際に，STDPはNMDA受容体の活性化に依存的であることなど，多くの点でLTPとLTDに類似している。

　STDPは，ヘブ則を実装するのにたいへん都合がよい。シナプス前細胞がシナプス後細胞の直前に繰り返し発火するのであれば，シナプス前細胞の発火がシナプス後細胞の発火を引き起こす刺激に関与している可能性が高い。したがって，2つの細胞間のシナプスは強化されるべきである。シナプス前細胞がシナプス後細胞の後に繰り返し発火するのであれば，シナプス前細胞の発火がシナプス後細胞の発火を引き起こす刺激に関与していない可能性が高い。したがって，2つの細胞間のシナプスは抑圧されるべきである。STDPのタイミング特性は，シナプス重み行列においてシナプス強度の増強と抑圧のバランスをとる働きの他にも，第5章や第7章で述べたような活動依存的な神経システムの構築などに使うことができる。

10.11　シナプス後細胞の樹状突起における信号の統合も，シナプス可塑性に貢献している

　すべてのシナプス可塑性が，LTDやSTDPのようにヘブ則に従っているわけではない。シナプス可塑性は，シナプス後細胞を発火させる必要のない樹状突起における応答統合によっても生じる。具体例として，海馬CA1ニューロンを取り上げる。

　CA1ニューロンは，遠位樹状突起において嗅内皮質からの貫通線維の直接入力を，近位樹状突起においてCA3からのシャッファー側枝の入力を受け取る（図10-6）。貫通線維→CA1経路がCA1の神経活動に及ぼす興味深い作用として，CA3→CA1経路のシナプス効率に対する影響がある。脳スライス標本においてCA1錐体細胞に対してホールセル記録を行い，貫通線維の刺激の約20 ms後にシャッファー側枝を刺激するというペア刺激を繰り返すと，CA3→CA1シナプス効率が大きく増強された（図10-16A，下）。一方で，貫通

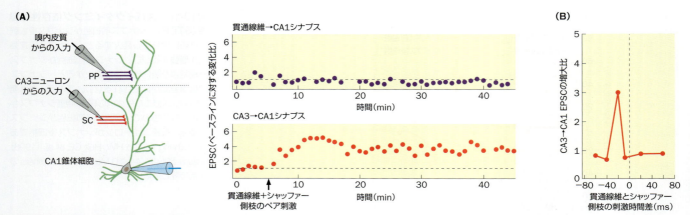

図10-16　CA1ニューロンにおける入力タイミング依存性可塑性（ITDP） (A)左：実験の設定。海馬スライスにおいて，CA1ニューロンからホールセルパッチ記録を行った。刺激電極は貫通線維（PP）とシャッファー側枝（SC）に置いた。これらはCA1ニューロンの細胞体遠位と細胞体近位の樹状突起にそれぞれ入力し，破線で分けられる異なった入力層を構成する。右：貫通線維への刺激がシャッファー側枝への刺激に20 ms先立つようにして，両者を発火閾値以下のレベルで1 Hz，90秒刺激すると，CA3→CA1シナプスの平均EPSC振幅は増強したが，貫通線維→CA1シナプスでは変化がなかった。このように，シナプス可塑性は，シナプス後細胞の発火なしに起こりうる。(B)2つの線維の刺激間隔を変えた実験。貫通線維がシャッファー側枝の20 ms前に刺激される条件が，CA3→CA1シナプスを増強するためには最適である。（Dudman JT, Tsay D, Siegelbaum SA [2007] *Neuron* 56:866–879よりElsevierの許諾を得て掲載）

線維→CA1シナプスの効率は影響を受けなかった（図10-16A，上）。刺激間隔を操作した実験によって，20 msの時間差がCA3→CA1シナプスの増強に最適であることがわかった（図10-16B）。この現象は，入力タイミング依存性可塑性（input-timing-dependent plasticity：ITDP）と呼ばれている。

　CA1ニューロンの樹状突起の特性が，どのようにITDPに関与しているのだろうか。計算論的モデルによって，20 msというのは貫通線維→CA1経路のEPSCが遠位樹状突起から近位樹状突起に到達するまでの時間であり，そのことによって貫通線維→CA1経路のEPSCがCA3→CA1経路のEPSCとうまく合算できるのではないか，ということが示唆された（3.24節）。これによって近位樹状突起において持続的な脱分極が生じるので，NMDA受容体の活性化とその後のCA3→CA1シナプスの強化のための準備状態をつくることができる。それでは，ITDPにおける20 msの時間差は，生物学的にどのような意義があるのだろうか。図10-6で示したように，嗅内皮質からCA1ニューロンへの入力は，貫通線維による単一シナプス入力か，歯状回→CA3→CA1ループという3シナプス性回路によってなされる。嗅内皮質の入力がシャッファー側枝を介してCA1に到達するのは，貫通線維による直接入力の約20 ms後である。したがって，20 msの時間差は，CA1ニューロンが嗅内皮質からの3シナプスを介した入力と直接入力を比較し，評価するのに適した時間窓となっている。このように，嗅内皮質からの貫通線維の入力は，CA1ニューロンの樹状突起における統合特性と海馬の回路特性との両方の作用によって，嗅内皮質からの同一入力を伝えていると思われるCA3→CA1シナプスの効率を選択的に増強することができる。

10.12　シナプス後細胞は，シナプス前細胞からの神経伝達物質放出を制御する逆向性メッセンジャーを産生できる

　ここまでは，シナプス伝達の効率を調整する仕組みとしてシナプス後側に焦点をあてて議論してきたが，シナプス可塑性にはシナプス前側の機構が関与することもある。例えば，活動電位の連発によって神経伝達物質の放出確率が上下し，それによってシナプスが増強されたり抑制されたりすることがある（3.10節）。シナプス効率の長期的な変化は，海馬苔状線維→CA3シナプスのLTPのように，シナプス前側において神経伝達物質の放出確率

が上昇することによって生じる場合もある。しかし，シナプス後細胞の状態が先に変化し，それによってシナプス前側の放出確率が変化することもある。これはシナプス後細胞が，化学シナプスの方向に反して逆向性メッセンジャーをシナプス前細胞へ送っていることを意味している。

シナプス後細胞で産生され，シナプス前側からの神経伝達物質放出確率を調整する役割をもつ逆向性メッセンジャーとして最もよく研究されている物質は，**内因性カンナビノイド**(endocannabinoid)である。アナンダミドや2-アラキドノイルグリセロールを含むこれらの親油性の分子は，Gタンパク質共役受容体である**CB1**に対するリガンドである。CB1受容体は脳において豊富に発現しており，もともとは大麻(*Cannabis*属)のカンナビノイド群に対する受容体として同定された。脱分極が生じると，海馬CA1の錐体細胞は内因性カンナビノイドを速やかに産生する。1990年代に，ある研究者たちが内因性カンナビノイドを発見してその特性を研究した一方で，他の研究者たちは海馬CA1の錐体細胞において，脱分極誘導性脱抑制(depolarization-induced suppression of inhibition：DSI)と呼ばれる興味深い可塑性現象を発見した。CA1の錐体細胞は，CA3や嗅内皮質からの興奮性入力に加えて，GABA作動性ニューロンからの抑制性の入力を受ける。海馬スライスのCA1ニューロンに対して微小電極法を適用し，細胞に対する電流注入やCA3由来の軸索に対する高頻度刺激によって脱分極を起こすと，CA1ニューロンに対する抑制性入力が一過性に抑えられることがわかった（図10-17A）。

さらなる実験によって，DSIはシナプス後CA1ニューロンへのCa^{2+}流入を必要とするが，CA1ニューロン自体の細胞外GABA投与に対する感受性には影響を与えないことがわかった。これらの結果は，DSIがシナプス前側からのGABA放出の減少によって生じていることを強く示唆している。実際に2000年代初頭には，カンナビノイドの作動薬がシナプス後の脱分極なしでDSIを引き起こし，カンナビノイドの拮抗薬がDSIを阻害することがわかっ

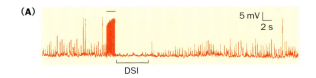

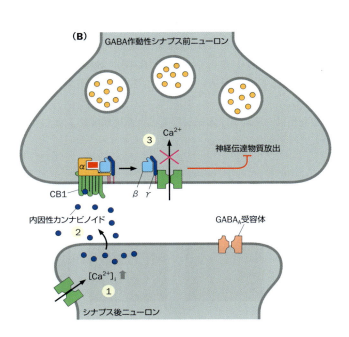

図10-17　脱分極誘導性脱抑制(DSI)と内因性カンナビノイドシグナル伝達　(A) 活動電位連続刺激（水平の赤いバーで示す）に続いて，海馬CA1ニューロンは，自発性抑制性シナプス後電位(IPSP)頻度の一過性の減少でみられるようなDSIを示す。電極はKCl液で満たされているので，電極から細胞へのCl^-の拡散によってCl^-の濃度勾配は逆転し，それによってIPSPは正の値を示す。**(B)** DSIにおける内因性カンナビノイドシグナル伝達の概念図。(1) CA1ニューロンは，シナプス後細胞の脱分極の結果による電位依存性Ca^{2+}チャネルあるいはNMDA受容体（図には示していない）を介したCa^{2+}流入によって，内因性カンナビノイドを産生する。(2) 内因性カンナビノイドはシナプス後膜を越えてシナプス間隙を拡散し，GABA作動性ニューロンのシナプス前終末に多量に発現するGタンパク質共役型のCB1受容体に結合する。(3) CB1受容体の活性化によりGタンパク質$\beta\gamma$サブユニットが解離し，それがシナプス前終末の電位依存性Ca^{2+}チャネルの開口確率を下げることで，GABA放出を抑制する。(A: Pitler TA, Alger BE [1992] *J Neurosci* 12:4122-4132よりSociety for Neuroscienceの許諾を得て掲載；B: Wilson RI, Nicoll RA [2002] *Science* 296:678-682より)

た。さらに、カンナビノイドの作動薬とCA3入力の高頻度刺激はDSIの誘発に際して互いに阻害しあい、また、DSIはCB1受容体のノックアウトマウスでは生じないことがわかった。これらのようなさまざまな実験結果によって、図10-17Bに示したようなモデルが提唱された。シナプス後細胞が脱分極すると、電位依存性Ca^{2+}チャネルからのCa^{2+}流入が生じ(1)、それによって前駆体からの内因性カンナビノイドの合成がはじまる。脂溶性の内因性カンナビノイドはシナプス後膜上を拡散してきてシナプス間隙に放出され(2)、シナプス前膜のCB1受容体を活性化する。CB1の活性化により、Gタンパク質の$\beta\gamma$サブユニットが遊離して(3)、シナプス前終末の電位依存性Ca^{2+}チャネルに結合し、Ca^{2+}チャネルが閉じることによって神経伝達物質の放出が抑制される。原則として、DSIは興奮性シナプスのLTPを促進する。例えば、CA3からの興奮性入力によるCA1ニューロンの脱分極は、DSIを誘導することによってCA1ニューロンに対する抑制性の入力を減少させ、結果として脱分極とそれに伴うLTPの誘導を促進する。

　CA1の錐体細胞以外に、小脳のプルキンエ細胞もDSIを示す。プルキンエ細胞は、対象が興奮性か抑制性かによって、類似の現象である脱分極誘導性脱興奮（depolarization-induced suppression of excitation：DSE）を示す場合もある。小脳のDSIとDSEも、内因性カンナビノイドによるシグナル伝達が原因であることがわかっている。CB1受容体が発現している広範な脳領域を考えると、シナプス後細胞の活動に応じてシナプス前入力を調整するために、多くのシナプスにおいてこの逆向性システムが使われていることが予想される。その効果が数分、数時間、数日にも及ぶLTPやLTDとは違い、DSIとDSEは一過性の現象（数秒；図10-17A）であり、短期的なシナプス可塑性のみを制御する。

10.13　長期に及ぶ結合強度の変化は新たなシナプス形成を伴う

　これまでに述べてきたように、シナプス前側での神経伝達物質の放出確率の変化と、シナプス後側での神経伝達物質に対する感受性の変化は、シナプス可塑性の2つの主要な原因である。しかしシナプス効率の長期的な変化は、シナプス構造の変化によって生じる場合もある。シナプス構造の変化には、すでにあったシナプスの大きさの変化、新しいシナプスの形成、古いシナプスの消失などがある。このような長期的な変化は、おおむね新しい遺伝子の発現によって生じる（BOX 10-1）。刺激に対する構造変化は、樹状突起棘を対象として盛んな研究が行われてきた。樹状突起棘は、哺乳類中枢神経系における興奮性シナプスのほとんどが形成されている部位であり、スライス標本とin vivo標本の両方で比較的容易に蛍光顕微鏡による観察ができる（13.22節）。例えば、海馬のスライス培養標本ではLTPの誘導に伴い、CA1錐体細胞の既存の樹状突起棘が大きくなったり、新しい樹状突起棘が形成されたりすることがわかっている（図10-18）。NMDA受容体に依存することから、これらの構造変化もCa^{2+}の流入によって生じるシグナル伝達経路に制御されていることが示唆されている。

　LTPに伴う構造変化は、連続電子顕微鏡写真による再構成によっても研究されてきた

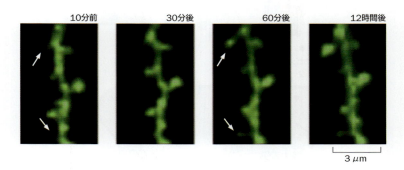

図10-18　樹状突起棘の成長は長期増強（LTP）と相関して起こる　2光子顕微鏡法で画像化した培養海馬スライス標本のCA1錐体細胞において、LTPに伴って2つの新しい樹状突起棘が形成される。タイムラプス撮影（低速度撮影）によってLTP誘導時（図には示していない）から10分前、30分後、60分後、12時間後のイメージをとった。（Engert F, Bonhoeffer T [1999] Nature 399:66–70 より Macmillan Publishersの許諾を得て掲載）

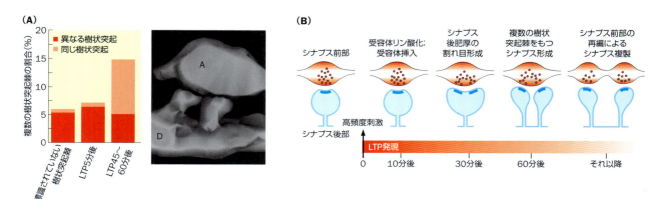

図10-19　長期増強（LTP）と複数の樹状突起棘とコンタクトする軸索終末形成とは相関して起こる　**(A)** 左：2つ以上の樹状突起棘とコンタクトする軸索終末の割合の定量。LTPと関係のない樹状突起棘と区別した形で，LTPによって活性化された樹状突起棘を標識するために，電子顕微鏡像において活性化されたばかりの樹状突起棘だけに沈殿物を産生する染色法を用いた。LTP誘導後45～60分すると，同じ樹状突起棘上にある2つの樹状突起棘とコンタクトする軸索終末の割合が選択的に上昇する。右：同一樹状突起（D）上にある2つの樹状突起棘が，軸索終末（A）にコンタクトしている電子顕微鏡三次元再構成像。**(B)** LTP発現の時間経過のモデル。シナプス効率増強は，初期にはAMPA受容体のリン酸化とシナプス後膜への挿入によって誘発される。続いてシナプス後肥厚（PSD）が分割され，複数の樹状突起棘ができる。さらにシナプス前軸索終末も分割され，2つのニューロン間でシナプスの複製が行われていると想定されている。(A：Toni N, Buchs PA, Nikonenko I et al.〔1999〕Nature 402:421–425よりMacmillan Publishersの許諾を得て掲載；B：Lüscher C, Nicoll RA, Malenka RC et al.〔2000〕Nat Neurosci 3:545–550よりMacmillan Publishersの許諾を得て掲載)

（13.19節）。LTPを引き起こす高頻度刺激を与えると，刺激後の早い段階（5分後）では構造変化はみられないが，遅い段階（60分後）になると同じ樹状突起上の複数の樹状突起棘に結合する軸索が選択的に増加する（図10-19A）。このように，早い段階のLTPは既存のシナプスにあるAMPA受容体の調節によって起こるが，遅い段階のLTPはシナプスの構造変化を伴う。シナプスの構造変化は，同じ軸索からの入力を受ける樹状突起棘の複製や，お

BOX 10-1　シナプスタグ：新たな遺伝子発現に関する入力特異性の維持

　10.4節で議論したように，高頻度刺激（HFS）は，生体内（in vivo）で数時間から数日持続する海馬の長期増強（LTP）を誘導することができる。シャッファー側枝の繰り返し高頻度刺激も，海馬スライスのCA3→CA1間のシナプスで8時間以上持続するLTPを起こすことができる。さらなる研究により，個体から取り出した細胞組織（in vitro）レベルの実験モデルのLTPは2つの時間相に分けることができ，そのうち初期相は3時間以内に終了しタンパク質合成非依存的であること，その後に起こる後期相（**後期長期増強**〔late long-term potentiation〕）では新たなタンパク質合成と遺伝子発現が必要なことが示唆されている。この性質は10.16節で学ぶ知見と対応している。つまり，短期記憶は新たなタンパク質合成は必要としないが，長期記憶はタンパク質合成が必要である点である。

　1つの疑問は，タンパク質合成と新たな遺伝子発現に関して，LTPの入力特異性（図10-9A）はどのように保たれるのか，という点である。新たなタンパク質合成に関しての1つの解決法は，シナプス後部付近の樹状突起にmRNAを輸送して，局所的なタンパク質合成を利用することだろう（2.2節）。実際，活動依存性の局所的なタンパク質合成に関しては，多くの知見が得られている。しかし，新たな遺伝子発現に関しては，活動依存性の分子シグナルが核に入って新たな転写を引き起こさなければならず，またどのシナプスがこのシグナルを活性化したかに関する情報は，新たにつくられた高分子（mRNAやそれによって合成された産物）には伝わらない。この問題を解決するために，**シナプスタグ仮説**（synaptic tagging hypothesis）が提唱された。これは，シナプス効率が増強するのと並行して，繰り返し高頻度刺激によって局所的なシナプスタグが産生され，新たに合成されて細胞内に分布するようになった高分子をタグによってとらえることができ，それが入力特異性を与えるというものである。以下の実験（図10-20）はシナプスタグ仮説を強力に支持している。

　海馬スライス標本内で，CA1の樹状突起領域の細胞体から距離が異なる2つの場所に2本の刺激電極を置き，同一CA1ニューロンに入力する異なるCA3→CA1シナプス集団（S1, S2）を刺激できるようにし，シナプス活動は記録電極でモニターした。最初の実験では（図10-20A），S1だけが高頻度刺激を受け，S1シナプスのみに増強が起こることを観察し，入力特異性を確認した。2つ目の実験では（図10-20B），S1の高頻度刺激の35分後にタンパク質合成阻害薬をスライスに投与した（事前の実験で，この時間差ではS1での後期LTPを阻害

（つづく）

BOX 10-1 シナプスタグ：新たな遺伝子発現に関する入力特異性の維持 （つづき）

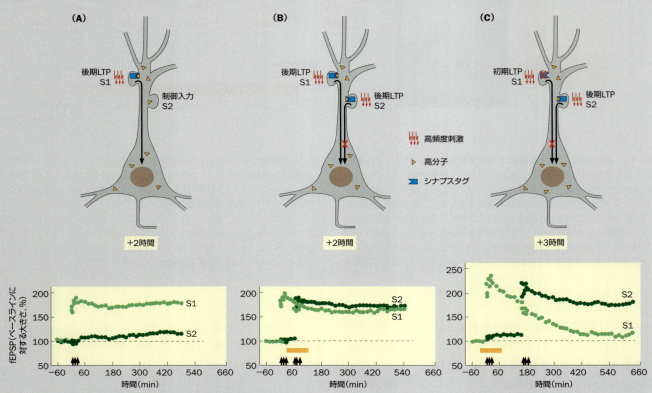

図10-20　シナプスタグ仮説の実験的な証拠　上段の模式図は実験条件を示すとともに，シナプスタグ仮説にもとづいて最初の高頻度刺激（HFS）から2，3時間後の実験結果をまとめている。下段の図は興奮性シナプス後場電位（fEPSP）の時間経過を示す。**(A)** 高頻度刺激がS1のみに与えられ，S1だけが後期長期増強（LTP）を示した。これは，S1への高頻度刺激が新たな遺伝子発現（核への下向きの矢印）を引き起こす一方で，局所的にシナプスタグを産生し，後期LTPに必要な新たに合成された高分子を捕捉したためである。**(B)** S1への高頻度刺激の35分後にタンパク質合成阻害薬がスライスに投与され（投与期間は下図の横線で図示），この間に高頻度刺激がS2に与えられた。S2とS1の双方で後期LTPが起きた。これは，S2への高頻度刺激は新たな遺伝子発現を引き起こせない一方で（下向きの矢印上の×印で図示），シナプスタグを産生し，S1への高頻度刺激によって合成された高分子を捕捉したためである。**(C)** タンパク質合成阻害薬存在下でS1に高頻度刺激を与えた。その後，タンパク質合成阻害薬を洗い流してS2に高頻度刺激を与えた。S1，S2の高頻度刺激の間隔が3時間以上開くと，S1の後期LTPが起こらなくなった。これはおそらく，S1で産生されたシナプスタグが，S2の高頻度刺激によって新たに合成された高分子が届く前に消失したためである（シナプスタグ上の×印で図示）。（Frey U, Morris RGM [1997] *Nature* 385:533–536よりMacmillan Publishersの許諾を得て掲載）

しないことが示されている）。25分後，タンパク質合成阻害薬存在下で高頻度刺激がS2に与えられたが，この場合後期LTPは阻害されるはずである。しかし，S1への事前の高頻度刺激のために，S2で通常の後期LTPが起こった。最も簡単な説明は，S2への高頻度刺激がタンパク質合成阻害薬存在下でもシナプスタグを産生し，タグがS1への高頻度刺激によって事前に合成された高分子を捕捉したというものである。つまり，合成阻害薬は新たな遺伝子発現を阻害しても，シナプスタグ産生能力は阻害しないというものである。3つ目の実験では，タンパク質合成阻害薬存在下でS1に高頻度刺激を与え，新たな遺伝子発現は阻害するがシナプスタグの産生は阻害しないときに，シナプスタグがどれだけの時間維持されるかを調べた。S1刺激後，タンパク質合成阻害薬を除去した状態でS2に高頻度刺激が与えられた。S1とS2に対する高頻度刺激の間隔が3時間以上開くと，S1は後期LTPを起こさなくなった（図10-20C）。このことは，シナプスタグは一過性に現れ，3時間以上は持続しないことを示唆する。

シナプスタグと，それと相互作用する新たに合成される高分子の分子的実体はいまだ完全には理解されていないが（いくつかの分子経路が並行して関与しているのかもしれない），シナプスタグの概念は広く受け入れられてきた。似たような現象は，後で議論するアメフラシをモデルとした学習や記憶でもみつかっている。ヘブ則にもとづくシナプス可塑性は，シナプス前ニューロンおよびシナプス後ニューロンの活性化の正確なタイミング（10 ms以内の同期）に依存しているが，シナプスタグモデルは，1つのシナプスで起こる可塑性が，同一ニューロンのほかのシナプスの可塑性により広い時間幅（1，2時間）で影響を与えることを示唆している。このことは，因果関係のない事象が，よく覚えている出来事の前後すぐに起こった場合，そのこともよく覚えていることの細胞レベルでの説明になるかもしれない。

そらくはそれに続くシナプス前側の軸索終末の分割によるシナプス自体の複製として現れる(図10-19B)。構造変化はLTPを起こしたシナプス前側とシナプス後側との間で選択的に生じるので，入力特異性を保ちつつ，対となるニューロン間におけるシナプス結合のダイナミックレンジを広げることになる。シナプス形成と樹状突起伸長は，動物の発達期においては経験と呼ばれる感覚経路の特定の活動によって影響を受けるので，この時期の構造変化を伴うシナプス可塑性は特に重要である(例としてBOX 5-3を参照)。

まとめると，シナプス前側の神経伝達物質の放出確率の変化，シナプス後側の神経伝達物質放出に対する感度の変化，シナプスの構造や数の変化などの多様なシナプス可塑性の仕組みは，2つのニューロンの結合強度を調節するために利用することができる。これらの仕組みは，発達期および成熟後の両方において経験や活動に応じた結合強度の調節を可能にしている。ここまではおもに哺乳類の海馬のニューロンとシナプスに焦点をあててきたが，同じような仕組みは脊椎動物，非脊椎動物を問わず神経系において広く用いられていると考えられる。つぎは，これらの可塑性機構がどのように学習と記憶につながっているのかを調べてみよう。

学習とシナプス可塑性の間にはどのような関係があるのだろうか

ここでは，学習と記憶に対してトップダウン的なアプローチをとり，動物の行動からはじめて，その行動と回路，ニューロン，シナプス，分子の機能とのつながりを探っていくことにする(図10-7)。まずはさまざまな種類の学習について紹介し，いくつかのモデル動物においてその基盤となる仕組みについて学ぶ。最終的には，哺乳類における空間学習と記憶が，これまでの節で述べてきたような海馬におけるシナプス可塑性とどのように関連しているのかについて議論する。

10.14　動物は多様な学習をみせる

あらゆる動物は，環境の変化に対応しなければならない。うまく順応できた動物は生き残り，子孫を残す確率が高くなる。その結果として，それぞれに独自の特性をもつ多様な形態の学習が発達してきた。心理学者と行動生物学者は，それぞれの特性にもとづいて学習を異なる種類へと分類してきた。

最も単純な学習の形態は，繰り返される刺激に対して応答の大きさが減少していく**馴化**(habituation)である。例えば，はじめて聞く異音に対して驚くような場合でも，同じ異音を何度も聞くうちに驚きが小さくなるように，われわれは「慣れる」のである。馴化とはこれと同じくらい単純な，神経回路が環境からの刺激に対して応答を変化させる能力である。もう1つの単純な学習は，ある刺激(有害なものが多い)の後に別の刺激に対する応答が増大する**感作**(sensitization)である。感作は2つの異なる刺激の相互作用を伴うため，馴化よりも複雑である。続く2節においては，馴化と感作の例をあげて，それらの仕組みについて学ぶことにする。

より高度な学習は**古典的条件づけ**(classical conditioning；パブロフ型条件づけとも呼ばれる)であり，動物が中立的な刺激(**条件刺激**〔conditioned stimulus：CS〕)と常に応答を誘発するような刺激(**無条件刺激**〔unconditioned stimulus：US〕)を繰り返し組み合わせて提示されることによって，それまで中立的であったCSに対して新たに応答するようになることである。有名な例は，20世紀初頭に古典的条件づけを発見したIvan Pavlovによってなされた，イヌの唾液分泌の実験である(図10-21)。イヌは餌を口に入れると必ず唾液を分泌する。この生得的な唾液分泌は**無条件反応**(unconditioned response)となる。餌と

図10-21 古典的条件づけの概念を確立したPavlovの実験 条件づけの前は，イヌの唾液は餌に対して口から分泌されるが（上左），メトロノームの音に対しては分泌されない（上右）。音と餌を対呈示する条件づけ中（下左），イヌは音と餌を関連づけることを学習し（下左），それによって音単独で唾液を分泌するようになる（下右）。（Pavlov IP〔1926〕Conditioned Reflexes. Dover Publications Inc.参照）

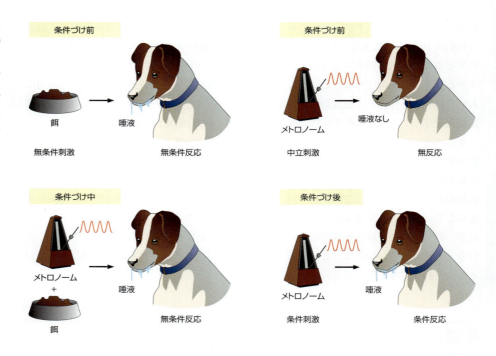

　音を繰り返し組み合わせると，それ以前には唾液分泌を起こさなかった音のみによっても唾液分泌が引き起こされるようになる。この例では，餌がUS，音がCS，餌と音の組み合わせが条件づけと呼ばれる。最終的に音のみに応答して生じるようになる唾液分泌は，**条件反応**（conditioned response）と呼ばれる。

　感作が，2度目の似たような刺激の提示によって単純に応答の大きさを変化させるのに対して，古典的条件づけは新しく質的に異なる刺激-応答関係（例えば音-唾液分泌）を構築する。古典的条件づけに必要なのは，CSとUSの間の関連づけである。効率的な条件づけのためには，CSとUSが適切なタイミングで提示されることが重要であり，通常はCSがUSの前にくる。したがって，古典的条件づけは**連合学習**（associative learning）の一種である。これは，ヒトを含むあらゆる動物において見受けられる。

　古典的条件づけとは異なるもう1つの有名な連合学習は，**オペラント条件づけ**（operant conditioning；**道具的条件づけ**〔instrumental conditioning〕とも呼ばれる）である。オペラント条件づけでは，動物は適切な行動をした場合にのみ強化子（reinforcer）が与えられる。例えば，ケージに入れられた空腹状態のラットに対し，餌のペレットを得るためにレバーを押すように訓練することができる。最初，ラットはレバー押しとペレットとの関係をおそらく知らないが，レバーを押すたびに強化子（ペレット）が与えられると，ラットは徐々

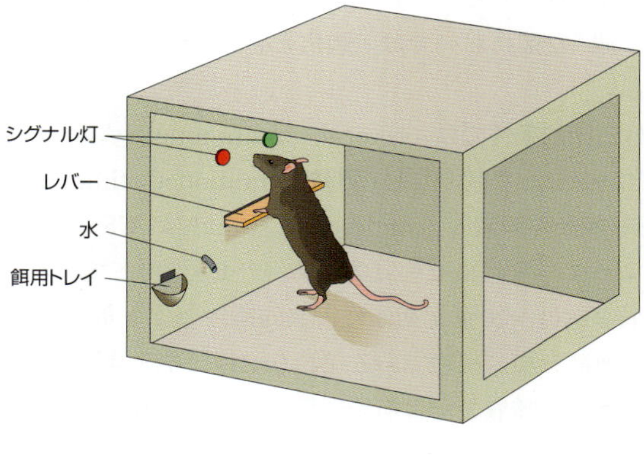

図10-22 オペラント箱の基本デザイン 餌や水を制限されたラットがこの箱に入れられ，試行錯誤をしながらレバーを押すと（特定の実験デザインに従って）餌か水が与えられることを学習する。この報酬がレバー押し反応を強化する。（Skinner BF〔1938〕The Behavior of Organisms. B.F. Skinner Foundation参照）

にレバー押し（自発的な行動）と餌の報酬を関連づけるようになる（図10-22）。オペラント条件づけの後では，ラットはペレットを得るために，数ある行動のうちから1つの行動を選ぶ。連合の過程を説明するのに，20世紀初頭に「効率の法則」が提唱された。これは，その後に報酬が得られる応答（行動）は繰り返され，その後に罰が与えられる応答の頻度は減少する，という法則である。

　古典的条件づけと同様に，オペラント条件づけにおいてもタイミングが重要であり，最も高い効果が得られるのは行動の直後に強化子が与えられる場合である。古典的条件づけとオペラント条件づけに共通するもう1つの特徴は，**消去**（extinction）である。古典的条件づけでは，CSの後にUSが与えられないことが繰り返されると，条件づけされた応答は減少する。オペラント条件づけでも，特定の行動の後に強化子が与えられないことが繰り返されると，その行動の頻度は減少する。オペラント条件づけは，動物界で一般的な学習機構であり，研究室においても動物に課題をこなすように訓練するのに広く使われている。実際にオペラント条件づけは，運動知覚や腕伸ばしのような，本書で登場する多くの実験でも用いられている（図4-52，8-27）。

　ここまでは，学習とは経験にもとづく行動の調整であり，学習の効果は行動の変化として現れるものとして議論してきた。しかし，学習に対する考え方として，これとは相補的なものもある。心理学者は，学習とは単なる行動の調整ではなく新しい知識の獲得であると考え，これを**認知学習**（cognitive learning）と呼ぶ。この考え方によると，例えば古典的条件づけとは，USがCSの後にくるという知識を動物が獲得することである，と考えることができる。つまり，条件反応は実際にはこれから起こると予想されるUSに対するもので，CS自体に対するものではない，という考え方である。認知的な能力は一般的には霊長類やヒトのような大きな大脳皮質をもつ哺乳類に特有であると考えられているが，これからあげる例は，昆虫でも認知学習とみなせるような抽象的概念を理解できることを示している。

　ミツバチは，作業記憶を利用していると考えられている，遅延見本合わせ課題と呼ばれる課題をこなすよう訓練することができる（10.1節）。ミツバチは，Y字迷路に入って最初に，例えば青い目印のような特定の手がかりに遭遇する。その後迷路内を進んでいくと分岐点に遭遇し，Y字迷路のそれぞれの入り口には青か黄色の目印がついている。迷路の入り口にあった色と同じ色で印された方の通路に入っていくと，報酬として餌がもらえる（図10-23A）。訓練を繰り返すと，ミツバチはこの課題を偶然よりもはるかに高い正答率でこなせるようになる（図10-23B）のみならず，完全に新しい目印に対しても適応することができるようになる。例えば，迷路の目印がそれまで経験したことのないような格子模様であっても，ミツバチはもとの色合わせ課題と同じように，模様合わせ課題をこなすことができる（図10-23C）。さらにミツバチは，異なる感覚系をまたいで学習した技能を適応することができる。例えば，匂い合わせ課題で訓練することによって，色合わせ課題の成績を向上

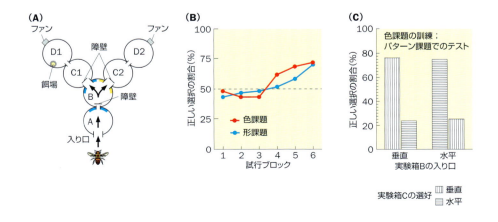

図10-23　ミツバチの認知学習　(A) 実験セット。実験箱Bの入り口でハチは刺激（例えば青色の目印）を受ける。この後，それぞれに異なった刺激をつけた（例えば青色の目印と黄色の目印）2つの実験箱Cのうちのどちらかを選択する。2つの実験箱Dのうちの1つにある砂糖水を報酬として，ハチは実験箱Bの入り口と同じ刺激がある実験箱Cを選ぶか（遅延見本合わせ，この図の場合），実験箱Bとは異なる刺激がある実験箱Cを選ぶか（遅延非見本合わせ，D2に餌が置かれた場合に該当する）のどちらかを，試行を繰り返すことで訓練される。**(B)** 色あるいは形の見本合わせ課題におけるハチの学習曲線。それぞれの試行ブロックは，10回連続の訓練試行からなる。6試行ブロックの後，どちらの課題でも正しい選択を行った率は70％を超え，偶然による正答率（50％，破線）を有意に超えている。**(C)** 色による遅延見本合わせの後，形による見本合わせ課題を行った。実験箱Bの入り口に縦（左）か水平（右）の格子パターンが提示され，ハチは実験箱Bの入り口と同じパターンが提示された実験箱Cを好んで選択した。（Giurfa M, Zhang S, Jenett A et al. [2001] Nature 410:930–933 よりMacmillan Publishersの許諾を得て掲載）

させることができる。最後に，ミツバチは入り口とは異なる目印の通路に入ることによって報酬を得るような課題(遅延非見本合わせ課題)もこなすことができ，ここでも目印を色から模様へと移行させることができる。これらのことから，ミツバチは「同じ」と「違う」という抽象的概念を学習して行動の指標にできるらしいことがわかる。

このような異なる種類の学習の神経生物学的な基盤は何なのだろうか。それらは共通した仕組みなのだろうか。それらはこの章のはじめに紹介したシナプス重み行列仮説とどのように関係しているのだろうか。これらの質問に答えるために，ウミウシの一種であるアメフラシでみられる単純な学習からはじめることにする。

10.15　アメフラシにおける馴化と感作はシナプス強度の変化によって起こる

アメフラシは，学習と記憶の細胞分子的基盤を研究するモデルとして，1960年代から使われてきた。マウスには10^8ものニューロンがあるのに対して，アメフラシには2万のニューロンしかない。アメフラシの多くのニューロンは大きく，1つ1つを区別することが可能であるため，同じ個体の多くのニューロンから容易に電気生理学的記録をとることができ，さらにそれらは個体間でも再現可能である(8.5節で議論した甲殻類の口胃神経節と同様に)。重要なのは，アメフラシにおいても，より複雑な生物でみられるような学習と長期記憶の単純形が存在しているということである。

エラ引き込み反射(gill-withdrawal reflex)は，モデル行動として用いられてきた(図10-24A)。水管に対して接触刺激を与えると，アメフラシは防御のためにエラ(と水管)を体の中に引き込む。この行動は馴化を示し，繰り返し水管を刺激すると徐々にエラの引き込み量は小さくなる(図10-24B，左)。しかし，馴化された個体が尻尾に有害な電気ショックを受けた場合，ショック直後の水管刺激に対するエラの引き込み量は劇的に大きくなる。これは，尻尾ショックによるエラ引き込み反射の感作を示唆している(図10-24B，右)。

電気生理学的な記録と操作が容易にできるおかげで，エラ引き込み反射を引き起こす神経回路は解明されている(図10-24C)。水管刺激は24個の感覚ニューロンを活性化する。これらのニューロンを人工的に活性化させると水管刺激を模倣でき，エラ引き込み反射を

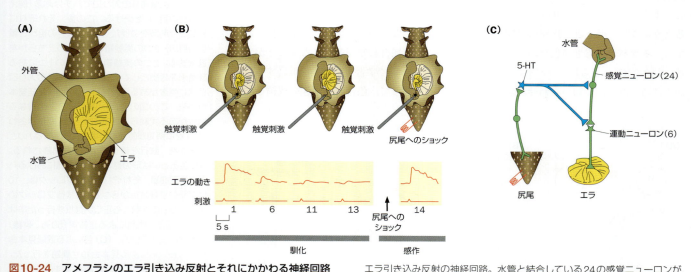

図10-24　アメフラシのエラ引き込み反射とそれにかかわる神経回路
(A) エラ引き込み反射に関連した構造を強調したアメフラシの模式図。**(B)** 上段：エラ引き込み反射，その馴化(中)，感作(右)の模式図。下段：エラの動きの記録(上のトレース)では，繰り返しの水管刺激の間(下のトレース)，応答が徐々に小さくなる。数字は繰り返し数を示す。14回目の刺激の前に尻尾に電気ショックを与えると，14番目の刺激に対する応答が大きくなる。**(C)** エラ引き込み反射の神経回路。水管と結合している24の感覚ニューロンが，エラの筋肉を支配する6個の運動ニューロンと直接結合している。尻尾の電気ショックによって活性化される感覚ニューロンはセロトニン(5-HT)作動性ニューロンと結合し，セロトニン作動性ニューロンは今度は水管感覚ニューロンと，運動ニューロンへのそのシナプス前終末にシナプスをつくっている。
(Kandel ER [2001] *Science* 294:1030–1038より)

引き起こすことがわかった。6個の運動ニューロンが、エラ引き込みを起こす筋肉の収縮を制御している。これらの運動ニューロンの活動はエラ引き込みに関連しており、直接的な電気刺激のみでエラ引き込みが起こる。これらの感覚ニューロンと運動ニューロンは、われわれの膝蓋腱反射をつかさどる感覚運動回路(図1-19)に似た、単一シナプス結合を形成している。これとは別の感覚ニューロン群は、尻尾へのショックをセロトニン作動性ニューロン群へと伝達し、さらにその信号は、水管刺激を受容する24の感覚ニューロンの細胞体と、運動ニューロンに対してシナプスを形成しているシナプス前終末に伝わる(図10-24C)。これらの結合によって、感覚ニューロンの活動、または感覚ニューロンから運動ニューロンへの神経伝達物質放出を、尻尾ショックによって調節することができる。

反射回路をつかさどるニューロン群が解明された今、研究者はつぎの問いを発することができる。行動の馴化、すなわち水管刺激を繰り返した後のエラ引き込み量の減少を引き起こすような回路変化とは何なのだろうか。原則的に、これは以下にあげるどの変化によっても生じる可能性がある。(1)感覚系の順応(4.7節)に類似して、繰り返し刺激の後の感覚ニューロンの応答が徐々に小さくなる、(2)感覚ニューロンと運動ニューロン間のシナプス効率が低下する、(3)神経筋接合部におけるシナプス効率が低下する、(4)筋肉が疲労する。これらの可能性を系統的に検討するために、感覚刺激と行動応答の定量的測定とを組み合わせて電気生理学的記録を行う一連の実験が行われた(**図10-25**)。

実験1では、運動ニューロンの直接刺激に対するエラ引き込み応答を行動馴化の前後で測定し、同じであることがわかった。この結果によって、神経筋接合部におけるシナプス

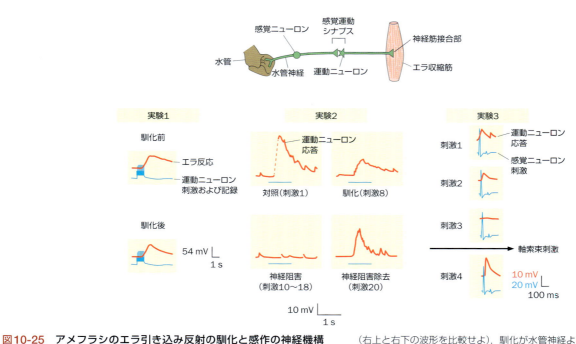

図10-25　アメフラシのエラ引き込み反射の馴化と感作の神経機構
上段：水管刺激からエラ引き込み反射までの情報の流れ。下段：行動レベルの馴化の神経機構を調べる3つの実験。**実験1**：直接の運動ニューロン刺激(青色のトレースは運動ニューロンの発火)によるエラ反応(赤色のトレース)は、馴化の前後で変化しなかったので、馴化が運動ニューロンより下流のプロセスで影響を与えている可能性は排除された。**実験2**：20回連続の水管刺激(青色の線は1刺激の持続時間)に対する運動ニューロンの細胞内記録法による応答(赤色のトレース)。最初の9刺激は通常の条件で与えられ、運動ニューロンの応答は抑圧されたが(左上と右上の波形を比較せよ)、これは行動レベルの馴化反応と対応している。10～18目の刺激では、水管神経からの活動電位は阻害され、その結果運動ニューロンの反応はなかった(左下)。水管神経の阻害を取り除いた後の20番目の刺激に対する応答は8番目よりも大きく(右上と右下の波形を比較せよ)、馴化が水管神経よりも上流のプロセスに影響を与えた可能性は排除された。**実験3**：感覚および運動ニューロンを含む単離神経節から構成される単純な標本では、運動ニューロンの応答(赤い波形)は、感覚ニューロンの細胞内刺激による活動電位発生(青い波形)によって引き起こされた。上から3つの波形は、感覚ニューロンの繰り返し刺激が(行動レベルの馴化を模倣)、運動ニューロンの応答を徐々に減少させることを示している。1番下の波形では、セロトニンニューロン軸索を含む神経線維束の刺激で(行動レベルの感作を模倣)、運動ニューロンの応答が増強した。(Kupfermann I, Castellucci V, Pinsker H et al. [1970] *Science* 167:1743–1745；Castellucci V, Pinsker H, Kupfermann I et al. [1970] *Science* 167:1745–1748よりAAASの許諾を得て掲載)

効率の低下や筋肉の疲労のような，回路的に運動ニューロンの下流における変化が馴化の原因であるという可能性が否定された。末端の感覚系終末における感覚系の順応を調べるために，運動ニューロンの応答を記録しながら一連の感覚刺激を与える実験が行われた(実験2)。与えられる刺激が増えるにつれて応答は小さくなり，行動馴化と一致した。図10-25に示したように，10〜18番目の刺激の間，活動電位の伝播を阻害するために，感覚神経終末と感覚ニューロンを結合している水管神経の一部をナトリウムを除外した溶液に浸した。阻害を解除すると，末端感覚系の順応が馴化の原因である場合に予想される運動ニューロンの応答の減少とは逆に，運動ニューロンの応答は大きくなった。この結果によって，馴化が感覚神経の上流での現象であるという可能性が否定された。総合するとこれらの実験によって，感覚系と運動系との間のシナプスにおける変化が行動馴化の原因となっていることが示唆された。実際に，完全なアメフラシを使うよりも刺激と記録が容易な，単離した神経核を用いた実験により，感覚ニューロンの直接刺激による運動ニューロンの応答は繰り返し刺激によって徐々に減少することがわかっており(実験3)，行動馴化のおもな原因が感覚運動シナプス間の伝達効率低下によるものであることを示唆している。

尻尾ショックによる感作の際にどこで変化が生じているのかを調べるために，同じような実験が行われた。注目すべきことに，馴化の際に抑圧された感覚運動シナプスは，感作の際には増強された(図10-25，実験3)。これらの実験結果をあわせて考えると，エラ引き込み反射の大きさとして評価される行動変化は，おもに感覚ニューロンと運動ニューロン間のシナプス効率の変化によって起こっていることが示唆される。つまり，馴化はシナプス効率の抑制によって，感作はシナプス効率の増強によって起こっている。これらの結果は，10.3節で提唱した，学習の基盤はシナプス強度の変化であるという仮説を強く支持している。

10.16　アメフラシの短期，長期記憶はcAMPシグナルを必要とする

アメフラシのエラ引き込み反射の研究から，短期，長期記憶メカニズムに関する重要な洞察が得られた。ヒトの行動レベルの研究からは，反復訓練が記憶を強化し，より記憶を持続させることが示唆される(この章の冒頭の言葉に書かれているように)。アメフラシのエラ引き込み反射の感作もこのような性質を示す。尻尾の1回ショックによるエラ引き込み反射の一過性増加は1時間以内にもとに戻ってしまった一方で，4回ショックは短くても1日以上持続する記憶(エラ引き込み反射がベースライン以上であること)を形成した。4回ショックを1日4セット与えると，記憶は4日以降でも持続していた。1日あたり4回ショック4セットを4日間繰り返すと，反応振幅の顕著な増大を示し，それは1週間以上持続した(図10-26A)。

メカニズムの解明を容易にするため，培養皿上で水管感覚ニューロンとエラ運動ニューロン(L7と呼ばれ，それぞれの動物で決まった大きさ，形と位置から同定可能)との間でシナプスを形成する，*in vitro*の共培養実験系が作成された。この実験系では，感覚ニューロンの繰り返し刺激は，運動ニューロンのシナプス後電位(postsynaptic potential：PSP)の振幅減少を引き起こした。これは，行動レベルの馴化現象と対応したもので，なおかつ実験的処置を加えていない完全な神経節での知見と合致した(例えば図10-25，実験3)。また，感作は，共培養系において培養標本へのセロトニンの投与で再現できた(図10-26B)。セロトニンの1回の一過性投与では数分間続くシナプス後電位の短期促通が起こるが，セロトニン投与を15分間隔で5回繰り返すと24時間持続する長期促通を引き起こし(図10-26C)，これは尻尾に繰り返しショックを与えたときの効果と似たものであった(図10-26A)。こういったシナプス効率の短期/長期促通は，短期/長期記憶の細胞レベルのモデルとして利用できる。

短期記憶と長期記憶の間でメカニズムに違いはあるのだろうか。マウスからキンギョま

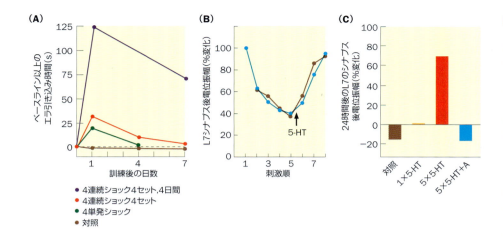

図10-26 長期感作は繰り返しのセロトニン（5-HT）投与で誘発され，タンパク質合成に依存する （A）図に示された3つの異なる刺激実験プロトコルに対するベースラインを超えるエラ引き込み時間。訓練を増やすと，エラ引き込み反射の感作がより持続して起こった。（B）行動レベルの馴化と感作は，培養皿上（in vitro）の感覚-運動ニューロン間のシナプス強度の変化で再現できる。ここでは，感覚ニューロンに対するL7運動ニューロンのシナプス後電位（PSP）の相対的な振幅を，刺激の順番に対してプロットしている。感覚ニューロンの繰り返し刺激で，シナプス後電位は徐々に小さくなった。尻尾へのショックを模倣するセロトニン投与で，シナプス後電位の振幅は増強した。タンパク質合成阻害薬であるアニソマイシン投与（青色のトレース）は対照条件（茶色のトレース）と比較して，短期シナプス抑圧および促通には影響を与えなかった。（C）セロトニンを1回投与（1×5-HT）して24時間後にシナプス強度を測定すると，長期促通は誘発されなかった。それに対して，5回投与（5×5-HT）では長期促通が誘発された。セロトニン投与中にタンパク質合成阻害薬であるアニソマイシンを投与すると（5×5-HT＋A），長期促通はブロックされた。（A：Frost WN, Castelucci VF, Hawkins RD et al. [1985] *Proc Natl Acad Sci U S A* 82:8266–8269より著者らの許諾を得て掲載；B，C：Montarolo PG, Goelet P, Castellucci VF et al. [1986] *Science* 234:1249–1254より）

でのさまざまな動物を用いた研究において，（短期ではなく）長期記憶の形成は訓練期間中にタンパク質合成阻害薬の投与で抑制されることから，新たなタンパク質合成が長期記憶の形成に選択的に必要なことが示唆される。同様に，アメフラシの共培養系では，セロトニン投与時にあわせてタンパク質合成阻害薬を投与すると，セロトニン投与で起こるシナプス伝達の短期促通は阻害しないが（図10-26C），長期促通（図10-26B）は阻害した。さらに，セロトニン投与よりも前，あるいはその後のタイミングでのタンパク質合成阻害薬の投与は，長期促通には影響を与えなかった。これらの研究から，長期記憶の獲得段階では，タンパク質合成が必要とされることが支持される。

この系において短期および長期の促通を仲介する分子機構は，今ではよくわかっている。短期促通において，セロトニンは感覚ニューロンのシナプス前終末のGタンパク質共役受容体を活性化し，アデニル酸シクラーゼの活性化を介して終末内cAMP濃度上昇をもたらす（3.19，3.21節）。実際，cAMPの感覚ニューロン内への注入は，感覚ニューロン-運動ニューロン間シナプス伝達の増強に十分である。第3章で議論したように，cAMPはPKAを活性化するセカンドメッセンジャーである。感覚ニューロンシナプス前終末におけるPKA活性化の効果の1つは，静止状態で活性化している特定の種類のK^+チャネルをリン酸化し，チャネルを閉じさせることである。これによって静止膜電位を上昇させることで，細胞体から伝播する活動電位に対して起こる感覚ニューロン終末の電位依存性Ca^{2+}チャネルの開口を促進し，神経伝達物質放出の促通を引き起こす（図10-27，下）。セロトニンはまた，ほかの細胞内シグナル伝達経路，特にプロテインキナーゼC（図3-34）を活性化するが，これは電位依存性K^+チャネルといったほかの基質をリン酸化し，活動電位の時間幅を拡大して活動電位1発あたりの神経伝達物質放出を増強する。よって，短期促通においてはイオンチャネルの翻訳後修飾によってシナプス伝達強度が変化するが，これは秒から分の時間スケールで起こり，新たなタンパク質合成を必要としない作用である点と整合性がとれている。

注目すべきことに，cAMPとPKAは長期促通においても重要な構成要素である（図10-27，上）。ここでは，転写因子CREBが関与する広く使われるシグナル伝達経路がかかわっている（図3-41，7-36B）。PKAのリン酸化はCREBを活性化し，標的遺伝子のプロモーターに近接するCRE配列（cAMP応答配列）に結合して転写を活性化する。PKAの活性化はどのようにして，シナプスで局所的に起こる事象と，遠く核で起こる事象の両方に影響を与えることができるのだろうか。一過性のセロトニン投与はシナプスで局所的かつ一過性のPKA活性化をもたらすのに対し，イメージング実験から，繰り返しあるいは持続的なセロトニン投与はPKA触媒サブユニットの核への移行を起こすことが示されており，そこでCREBを含む核内分子をリン酸化する。ちょうど，哺乳類のシナプス長期増強が構造変化

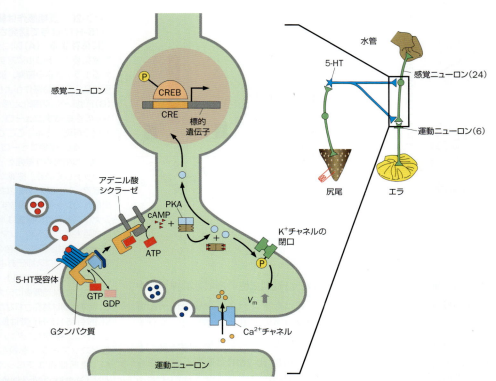

図10-27 アメフラシの短期および長期促通にはともにcAMP，PKAが関与する 短期促通中，尻尾へのショックはセロトニン(5-HT)の放出を感覚ニューロンのシナプス前終末に対して誘導し，これはGタンパク質共役型のセロトニン受容体の活性化をもたらす。その下流の分子機構としては，アデニル酸シクラーゼの活性化によるcAMP産生とPKA活性化があげられる。PKAは特定のタイプのシナプス前K$^+$チャネルをリン酸化することで開口確率を下げ，静止膜電位を上昇させることで活動電位によって誘発される神経伝達物質量を増やす。長期促通が誘発される条件では，PKAの触媒サブユニットが核に入り，転写因子CREBのような核内の基質をリン酸化し，新たな遺伝子発現を引き起こす。エラ引き込み反射と感作の回路図を右に示す。四角で囲まれた領域を拡大したものが左の図である。単純化するため，細胞体にあるセロトニン作動性軸索のシナプス前終末は左の拡大図では省略し，軸索は短く描いてある。(Kandel ER [2001] *Science* 294:1030–1038 より)

を伴うのと同じように(10.13節)，アメフラシの長期促通は感覚–運動ニューロン間のシナプス形成を伴う。したがって，CREBによって発現制御を受ける分子のうちのいくつかは，シナプス形成制御に関与しているようである。

10.17 ショウジョウバエの嗅覚条件づけはcAMPシグナル伝達を必要とする

アメフラシからは学習記憶の生理学的研究を容易にする大型の細胞を得ることができるが，ショウジョウバエの場合は遺伝学的スクリーニングを用いることによって，学習記憶に必要な遺伝子をバイアスなく決定する方法が利用できる(13.6節)。この方法では，ランダムに遺伝子を変異させたハエ(例えば化学的な突然変異原をハエに与える)に，学習記憶をテストする行動課題を行わせることでスクリーニングを行う。課題成績の悪い変異ハエをより分けることで，変異した遺伝子を分子遺伝学的な方法で同定することができる。

ハエは匂いと電気ショックとを条件づけされるよう訓練される。ひろく使われる古典的条件づけ実験パラダイムでは，ハエは電気ショック中に，匂いAにさらされる。また，ハエは電気ショックなし条件で匂いBにさらされる。この場合，無条件刺激である電気ショックと関連づけられているため，匂いAは条件刺激(CS＋)とされ，匂いBは条件づけられていない刺激(CS－)とされる。匂いの選好性をテストするため，ハエは匂いAにさらされる片側のアームか，匂いBにさらされるもう片方のアームのどちらかを選択できるT型迷路に置かれる(図10-28A；ムービー6-1も参照)。匂いと電気ショックによる条件づけの前，

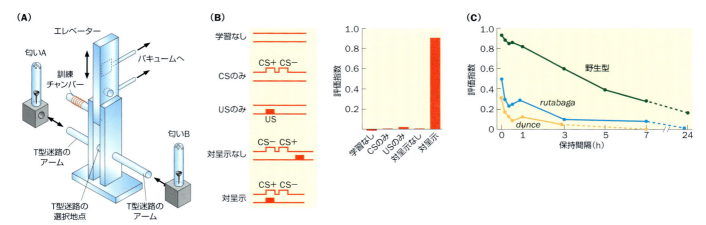

図10-28 ショウジョウバエの嗅覚条件づけと，cAMP代謝に影響を与える変異による条件づけの阻害 (A)嗅覚条件づけ手順の図式。約100匹のハエが訓練チャンバーで，電気ショック(US)と匂いA(CS＋)の対呈示と，電気ショックなしの匂いBの呈示(CS－)を受けた。ハエはエレベーターによって下のT型迷路に移され，匂いAか匂いBのどちらかのアームを自由に選択できるようにした。評価指数＝[(アームBを選択したハエの数－アームAを選択したハエの数)／ハエの総数]×1.0。(B)異なった訓練条件における評価指数。ハエは無条件刺激(US)と条件刺激(CS)を対呈示したときのみ学習する。(C)野生型と変異型ハエにおける評価指数。評価指数は，訓練直後($t=0$)に測定された学習成績と，訓練後特定の時間間隔を経て測定された記憶保持成績を表している。rutabagaとdunceの変異ハエでは，学習と記憶の双方が損なわれる。(Tully T, Quinn WG [1985] *J Comp Physiol* 157:263–277 より Springer の許諾を得て掲載。最初の変異ハエdunceの同定に関してはDudai Y, Jan Y, Byers D et al. [1976] *Proc Natl Acad Sci USA* 73:1684–1688も参照)

ハエは匂いAと匂いBを同等の確率で選ぶ。しかし，条件づけをした後では，95％の野生型ハエは電気ショックと条件づけをされた匂いAを避けるようになる(図10-28B)。古典的条件づけのパラダイムから予測されるように，条件づけ刺激と無条件刺激のタイミングは条件づけの成立に重要である(図10-28B)。訓練直後の行動成績で学習を測定できるが，これに加えて訓練後に一定時間を経たところで，ハエの記憶をテストすることができる。1分間の匂いと電気ショックの条件づけで，数時間の記憶を形成することができる(図10-28C)。尻尾の電気ショック後のアメフラシのエラ引き込み反射の感作と同様に(図10-26A)，適切な時間間隔での繰り返しの条件づけ(繰り返し学習)で，1週間程度の長期記憶を形成することができる。

遺伝学的スクリーニングによって最初に同定された2つの変異体，*dunce*, *rutabaga*では，学習と記憶の両方に影響が出た。野生型のハエと比べ，2つの変異体の訓練直後における課題成績は顕著に落ちており，これは学習が障害されていることを示している。加えて，学習後速やかに忘却が起こった(図10-28C)。別の行動課題によって，これらの変異型ハエの匂いと電気ショックに対する感受性は正常であることが示されており，匂いと電気ショックの条件づけ形成に特異的な障害をもつことが示された。分子遺伝学的な研究で，*rutabaga*はcAMPを産生する酵素であるアデニル酸シクラーゼをコードしており(図10-27)，*dunce*はcAMPを加水分解するホスホジエステラーゼ(図6-4)をコードしていることがわかった。したがって，ハエの条件づけでは適切なcAMPの代謝制御が必須であることがわかった。のちの実験によって，アメフラシのエラ引き込み反射の感作と同様に(図10-27)，cAMPによって制御される転写因子であるCREBが，匂い条件づけの短期記憶には影響を与えないが，長期記憶に影響を与えることがわかった。

10.18 ショウジョウバエのキノコ体ニューロンが，嗅覚条件づけにおいて条件刺激と無条件刺激の情報が収束する部位である

ショウジョウバエにおける嗅覚の学習記憶に必要な分子の同定は，細胞レベルや回路レベルの研究を切り開いた入り口となった(図10-7)。例えば，*dunce*と*rutabaga*の遺伝子発

現パターンをみると，嗅覚投射ニューロンの標的であるキノコ体ニューロン(図6-27)に強く発現していることがわかった。実際，成虫のハエのキノコ体ニューロンでの野生型 *rutabaga* 導入遺伝子の発現は，*rutabaga* が変異したハエの記憶障害を回復させるのに十分である。このことは，キノコ体ニューロンにおけるcAMP制御が，嗅覚学習および記憶に決定的な役割を担っていることを示している。

このような研究や，嗅覚情報処理経路におけるキノコ体ニューロンの位置づけから，嗅覚学習の神経回路モデルが提唱された(6.16節)。このモデルによると，匂い(条件刺激)はキノコ体ニューロン群によって表象されており，条件刺激が嫌悪(例えば電気ショック)となる無条件刺激あるいは好み(例えば餌)となる無条件刺激のどちらと組み合わされて呈示されるかによって，匂いをコードするキノコ体ニューロン群と出力細胞との間のシナプス結合パターンが変化するものと考えられている。この可塑性は，cAMP依存性のプロセスである。最近の系統的なマッピングによって21種類のキノコ体出力細胞が同定され，それらの大部分はキノコ体ニューロンの15ある軸索区画のうちの1つと結合している。無条件刺激に関する情報は，20種類あるドパミンニューロンのうち1〜数種類によって保持されており，そのほとんどは軸索区画のうち1つに投射している。行動学的な研究によって，特定のキノコ体出力ニューロンが嫌悪や食欲といった特定の行動価をコードし，行動制御することが示唆された(**図10-29**A)。

特定の例として，オペラント条件づけ課題を使った嗅覚学習におけるドパミンニューロンの役割を検証する実験について議論する。この課題では，1匹のハエが異なる匂いのする2つの区画間を自由に移動できるようにする。訓練期間では，片方の匂いのする区画に入るとハエに電気ショックが与えられる。ハエは自発的に電気ショックと条件づけられた匂いを嫌悪するようになる。この行動課題におけるドパミンニューロンの役割をテストするため，光によって活性化するイオンチャネルをドパミンニューロン群の一部に選択的に発現させた。電気ショックを与える代わりに光でドパミンニューロンを活性化させることで，特定の区画を避けるようにハエを訓練することができる(図10-29B)。このことは，ドパミンニューロンが電気ショック情報を伝達しているという考え方を支持する。*rutabaga* 変異体では電気ショックでも光刺激でも訓練の効果がないことから，このオペラント条件づけ課題でもcAMPが必要であることが示された。

まとめると，ハエの嗅覚条件づけ研究によって導かれた細胞分子レベルのモデル(図10-29A)は，アメフラシのエラ引き込み反射の感作と驚くほど似ている(図10-27)。回路レベルでは，嗅覚条件刺激の情報は，嗅覚投射ニューロンからの興奮性入力を介して，キノコ体ニューロンの樹状突起に入力される。無条件刺激をコードするドパミンニューロンからの入力はおそらく，キノコ体ニューロンとそのつぎのキノコ体出力ニューロンとの間のシナプス結合強度を修飾する。実際，キノコ体ニューロンとキノコ体出力ニューロンとの結合は，図10-5(ムービー10-1)で議論したシナプス重み行列の具体的な例となる。ここでは，入力パターンはある匂いを表象し，信号はシナプス重み行列を通り，嫌悪か選好をもたらす出力ニューロンの活性化という少なくとも2種類の出力パターンを生じさせ，嫌悪と選好という2つの異なった行動を誘発する。訓練の前には，中立刺激である匂いはどちらの出力ニューロンも活性化しない。学習中には，匂い入力と同時に起こる修飾ニューロンの活性化は，キノコ体ニューロンとキノコ体出力ニューロン間のシナプス結合を修飾する。それによって訓練後，匂いを表象する特定のキノコ体ニューロン群の活性化だけで，嫌悪あるいは選好を誘発する出力ニューロンの活性化を起こすことができる(ムービー10-1)。

分子レベルでは，無条件刺激はGタンパク質共役型のドパミン受容体を活性化し，それがアデニル酸シクラーゼを活性化することで，キノコ体ニューロン内でのcAMP産生とPKAの活性化を引き起こす。まとめると，アメフラシとショウジョウバエの研究は，それぞれ異なったタイプの学習記憶であるにもかかわらず，cAMP依存性のメカニズムが進化的に保存された形で共通に使われていることを示している。実際，哺乳類でもcAMPと

PKAは，シナプス可塑性（10.7〜10.9節）および以下に述べる海馬依存性の学習記憶（10.20節）の双方に重要な役割を担っている．多くの海馬依存性の学習パラダイムや記憶課題遂行は，海馬の空間表象機能という重要な役割に依存している（BOX 10-2）．

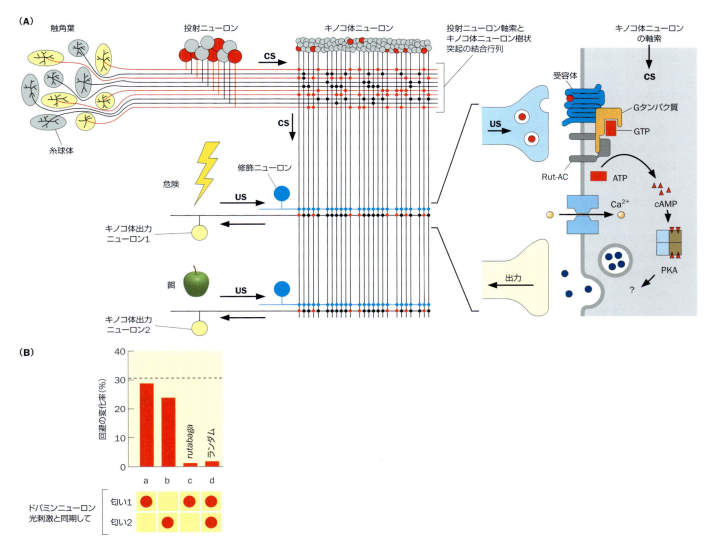

図10-29　ショウジョウバエの嗅覚条件づけの神経回路とメカニズム
(A)左：嗅覚条件づけの回路モデル．匂いは触角葉内の特定の糸球体（楕円）を活性化する．この図では活性化された糸球体を黄色で示している（ハエの嗅覚系の図式については図6-27を参照）．活性化した糸球体と神経結合した投射ニューロン（PN）は活性化され（赤色），それが今度は特定のキノコ体（MB）ニューロン集団を活性化する．この投射ニューロン軸索-キノコ体ニューロン樹状突起間の結合マトリックス（行列）の例では，個々のキノコ体ニューロンは3つの投射ニューロンと結合している（点）．3投射ニューロンすべてが活性化されたときだけ，キノコ体ニューロンが活性化される（上の赤い細胞と行列内の赤い点）．条件刺激（CS，匂い）情報は，活性化された投射ニューロン集団，続いて活性化されたキノコ体ニューロン集団によって表象されている．キノコ体ニューロン軸索とキノコ体出力ニューロン樹状突起間のシナプスは，嫌悪あるいは食欲をもたらす無条件刺激（US，下）の存在を伝達する近隣のドパミンニューロンなどの修飾ニューロンによって調節を受ける．それぞれの点は結合を，赤色あるいは青色の点は活性化されたシナプス結合を表す．無条件刺激および条件刺激によって活性化されるニューロンを同時に活性化させると，キノコ体ニューロンとキノコ体出力ニューロン間のシナプス効率が変化する．右：キノコ体ニューロンの出力シナプスの拡大図．無条件刺激情報を伝達するニューロンの軸索は調節性神経伝達物質を放出し，それがGタンパク質共役受容体，そしてRutabagaアデニル酸シクラーゼ（Rut-AC）を活性化する．これによってcAMP産生の促進とPKAの活性化が起こり，未知のメカニズムを介してシナプス効率を変化させる．(B)光感受性イオンチャネル（詳細については図13-44を参照）を発現したドパミンニューロンの光刺激は，オペラント条件づけ実験パラダイムにおいて特定の匂いを回避するようにハエを訓練することに使用できる．ハエがある特定の匂いのする区画に入るたびに電気ショックを与えることで，2つの匂いのうち1つを回避するように訓練した．横線は，電気ショックにもとづく学習の後で回避をするようになった変化率を示す．特定のドパミンニューロンの光活性化は電気ショックの代わりとなり，同じような効果をもたらす．匂い1(a)あるいは匂い2(b)のどちらかの区画へ入るときに光刺激を与えることを繰り返すと，ハエは刺激と同時に提示した匂いを回避する頻度が増えた．この効果は*rutabaga*変異ハエ(c)の場合や，光刺激がランダムで与えられ，どちらかの区画と関連づけて刺激していない場合(d)には消失した．(A：Heisenberg M [2003] *Nat Rev Neurosci* 4:266–275よりMacmillan Publishersの許諾を得て掲載．Aso Y, Hattori D, Yu Y et al. [2014] *Elife* 3:e04577；Aso Y, Sitaraman D, Ichinose T et al. [2014] *Elife* 3:e04580も参照；B：Claridge-Chang A, Roorda RD, Vrontou E et al. [2009] *Cell* 139:405–415よりElsevierの許諾を得て掲載）

BOX 10-2　場所細胞，格子細胞，空間表象

　ナビゲーション（進路の決定）は，動物にとって餌をみつけて巣に安全に戻るために必須である．アリやミツバチから哺乳類に至るまで，動物は2つのナビゲーション戦略を用いる．外界の手がかりを用いて位置を決定する**ランドマークにもとづく戦略**（landmark-based strategy）と，動物の運動の速度，時間，方向情報を用いてスタート地点に対する現在地を計算する**経路統合戦略**（path-integration strategy）の2つである．両方の戦略とも，動物が空間の内的表象をもっていることを必要とする．

　哺乳類においては，海馬と嗅内皮質が空間表象の中枢である．行動実験装置や迷路を自由走行するラットの海馬ニューロンから単一細胞記録をとった研究によって，1970年代に画期的な発見がなされた．ラットがどのような行動をとっているかにかかわらず（例えば，さまざまな方向からその場所を通過するときや，ただそこにとどまっているときなど），迷路内のある特定の位置にいるときに強く発火する細胞がみつかった．異なる細胞は違う場所で発火した（図10-30A）．これらの細胞は**場所細胞**（place cell）と呼ばれ，発火を引き起こす場所は**場所受容野**（place field）として知られている．

　今では，ほとんどすべての海馬CA1，CA3野の錐体細胞は場所細胞であることが知られている．その場所受容野は，外界のランドマークによって影響を受ける．例えば，円形の行動実験装置で場所受容野が確立された後に，装置外のランドマークを回転させると，場所受容野も回転し，外界のランドマークに対する相対的な位置が保たれる．しかし，場所受容野が1度形成されると，場所細胞は暗闇の中では同じ場所で発火し，同じ環境下での場所受容野は1カ月以上固定される（ムービー13-3）．同じ行動実験装置内では，ラットが別の場所にいると違う細胞が発火するので，マルチ電極アレイを用いた多数のニューロンの同時記録データから，ラットの動いた経路を後から再構築できる（図10-30B）．言い換えると，数十の細胞から，ラットの通った経路に関する十分な情報を取り出すことができる．同時に，1個の場所細胞は，異なった環境下では異なった場所受容野をもつ形で活動できる．すなわち，それぞれの環境はそれぞれ独自の場所細胞集団の活性化（**セル・アセンブリ**〔cell assembly〕）によって表象されており，1個1個の細胞は，異なった環境を表象する複数のセル・アセンブリに関与している．この注目すべき性質から，海馬の場所細胞は集合体として認知地図を形成し，動物はそれを使って環境下でどこにいるかを決定し，ランドマークにもとづく戦略や経路統合戦略を使った進路決定の助けにしている，という提案がなされた．しかし，視覚系において議論したトポグラフィックマッピング（第4，5章）とは異なり，海馬における場所細胞の位置と，場所受容野の物理的な位置との間に明瞭な対応関係はみられない．

　海馬の場所細胞はどのように発火特性を獲得するのだろうか．この疑問に対する部分的な答えが，2000年代なかばのもう1つの驚くべき発見によってもたらされた．嗅内皮質の第2/3層の大部分の細胞は，海馬への入力の主要な部分を担うが（図10-6，右），これらの細胞も場所に依存した発火を示すことがわかった．これらの細胞それぞれが最もよく発火する位置は，環境内で周期的に散らばって配置されており，空間全体を覆う格子を形成する．つまり，それぞれの細胞は，六角形の格子の頂点で最適に発火する（図10-31A，ムービー10-2）．これらの細胞はそのふるまいにふさわしく，**格子細胞**（grid cell）と名づけられている．それぞれの格子細胞は固有の格子の大きさをもち，異なっ

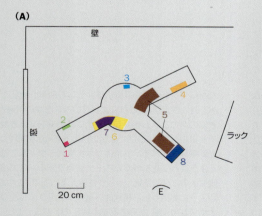 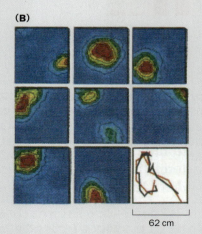

図10-30　海馬場所細胞　(**A**) 自由走行中のラット海馬の8個の場所細胞の場所受容野（それぞれ番号がつけられ，異なる色で表されている）を示す迷路の地図．それぞれの場所受容野は，個々の場所細胞の発火頻度が増加した迷路内の位置を示す．Eは実験者の位置を示す．(**B**) 場所細胞の活動から，ラットの動いた軌跡の地図を再構築できる．マルチ電極アレイを用いて80の海馬細胞から同時記録をとった．そのうちの8細胞の場所受容野をヒートマップの形で，8つの正方形の図にそれぞれ表示した．それぞれの場所受容野の図では，ラットが62 cm×62 cmの正方形の行動実験装置内のそれぞれの場所にいたときの発火頻度を色で表示している（赤色，最大発火頻度の場合；暗い青色，発火なしの場合）．細胞ごとに場所受容野は大きさが異なり，行動実験装置内の異なった位置にあることに注意．右下の図では，ニューロン集団の30秒間の発火頻度ベクトルから，ラットの動いた軌跡を再構築した．計算された軌跡（赤色）は，実際のラットの軌跡（黒色）とよく一致していた．(A：O'Keefe J [1976] *Exp Neurol* 51:78–109より；B：Wilson MA, McNaughton BL [1993] *Science* 261:1055–1058より)

（つづく）

BOX 10-2　場所細胞，格子細胞，空間表象　(つづき)

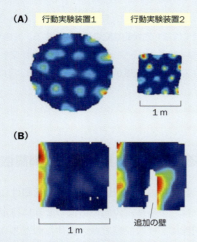
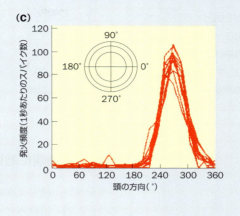

図10-31　**格子細胞，ボーダー細胞，頭方位細胞**　(**A**) 嗅内皮質の2つの格子細胞の発火パターンを示しており，1つは円形，もう1つは四角形の行動実験装置におけるもの。それぞれの装置内の場所の色は，ラットがその場所にいたときの格子細胞の発火頻度を反映している (赤色は最大発火頻度のとき，暗い青色は発火なしのとき)。周期的な発火頻度ピークが六角形を形成し，それが実験装置内の場所を敷き詰めている形になる。(**B**) この嗅内皮質のボーダー細胞は，四角形の行動実験装置の左端にラットがいたときに選択的に発火した (左)。追加のボーダーが加えられると，新しいボーダーの右隣りに発火する場所ができた (右)。(**C**) 頭方位細胞は，ラットが行動実験装置のどこにいたかとは関係なく，ラットの頭がある方向を向いたときに発火した (約270°，つまりラットの頭が南を向いたときに発火が最大)。12のトレースのそれぞれは，ラットが円形の行動実験装置内の12の区分 (左上の挿入図) のいずれかにいたときの細胞の発火頻度を示す。(A : Hafting T, Fyhn M, Molden S et al. [2005] *Nature* 436:801–806よりMacmillan Publishersの許諾を得て掲載; B : Solstad T, Boccara CN, Kropff E et al. [2008] *Science* 322:1865–1868よりAAASの許諾を得て掲載; C : Taube JS, Muller RU, Ranck JB [1990] *J Neurosci* 10:420–435よりSociety for Neuroscienceの許諾を得て掲載)

た大きさないし形をもつ行動実験装置の中でもその大きさは変わらない (図10-31A)。隣の格子細胞は同じような格子の大きさをもつが，格子中央の位置は異なる。

　格子細胞と場所細胞は多くの類似性をもつ。格子細胞集団の活動の同時記録から，場所細胞の場合と同じように，動物の動いた軌跡を再構築することができる (ムービー10-2)。場所受容野と同様に，格子パターンは外界のランドマークによって影響を受ける。円形の行動実験装置で外のランドマークが回転した場合，格子パターンもそれに対応して回転する。暗闇の中で動物が動くときは位置が変化しないことから，場所受容野のときと同じように，格子パターンは感覚的な手がかりを単純に反映しているわけではない。しかし，格子細胞と場所細胞の性質は，重要な点で異なっている。格子細胞はより効率的に空間を覆うことができる。つまり，2，3の格子細胞で，数十の場所細胞がカバーしている空間領域をカバーできる。動物が新規の環境におかれると，格子細胞の格子の大きさは変わらないが，場所細胞の空間受容野はまったく変わってしまう。格子細胞群は異なる行動実験装置でも格子同士の相対的な位置関係を維持するが，場所細胞はよりランダムに再構築される。これらの知見から，格子細胞は，より基本的な空間パラメータ情報を海馬ニューロンの場所受容野を定めるために送っていることが示唆される。

　格子細胞に加えて，嗅内皮質には，個体が行動実験装置の端にいるときに発火する**ボーダー細胞** (border cell) も存在する (図10-31B)。ボーダー細胞は，局所的な環境の境界線に関する情報を送り出しており，格子パターンや場所受容野を幾何学的な意味での領域と関連づける。もう1つの興味深い細胞タイプである**頭方位細胞** (head direction cell) は，行動実験装置内での動物の位置とは無関係に，ある方向に頭が向いたときに発火する (図10-31C)。格子細胞とボーダー細胞がほとんどの場合嗅内皮質でみつかるのに対し，頭方位細胞は嗅内皮質に出力を送る脳領域でもみつかる。実際，嗅内皮質は視覚性，嗅覚性，前庭性のさまざまな信号の入力を受けている。一方で，嗅内皮質の格子細胞，ボーダー細胞，頭方位細胞の入り交じった細胞集団はすべて貫通線維を介して (図10-6) 海馬へ直接投射し，これらりまじった情報の流れは統合されて場所受容野を形成し，嗅内皮質へとフィードバック信号を送る。情報がどのように統合され，また場所コードがどのように進路決定を導くために使われるかは，正確にはよくわかっていない。

　海馬-嗅内皮質ネットワークにおける場所細胞と格子細胞のおどろくべき性質は，感覚世界とはずいぶん異なっており，空間のような抽象的な情報が脳内でどのように表象されているか，その一端を明らかにした。空間表象と，海馬のもう1つの重要な機能である記憶との関係はどのようなものなのだろうか。仮説の1つは，海馬-嗅内皮質ネットワークは進路決定と記憶の両方に使われているというものである。顕在記憶はしばしば，異なる詳細な物事を束ねて一貫した出来事にすることを伴う。これは，海馬場所細胞が格子細胞，ボーダー細胞，頭

(つづく)

BOX 10-2　場所細胞，格子細胞，空間表象　（つづき）

方位細胞から空間情報を抽出する過程と概念的には似ている。もう1つの仮説は，経験が起こった場所は顕在記憶にとって必須のものであり，記憶形成と空間表象は密接に結び付いているというものである。「メモリー・パレス法」，すなわち事象を仮想空間の中で組織化していくこと（訳注：「記憶の宮殿」をつくり上げるという古くからある記憶術）は，昔から知られた効果的な記憶法であり，空間に関する課題は哺乳類では最も効果的な記憶評価法である。記憶や空間表象における海馬-嗅内皮質ネットワークの機能への理解が深まることで，これら2つのシステム間の関係がよりはっきりわかるようになるだろう。

10.19　齧歯類における空間学習，空間記憶は海馬依存性である

　アメフラシと同じように，哺乳類の学習記憶はシナプス可塑性によって担われているのだろうか。別の言い方をすれば，ある特定の記憶形成のときに特定のシナプスで起こっている活動依存性の変化は，記憶に必要な記憶貯蔵の実体なのだろうか。哺乳類海馬では多様なシナプス可塑性メカニズムがあり（10.4～10.13節），またヒトの顕在記憶に海馬が必要であるという理由から，以下の節では哺乳類海馬をモデルとして（10.1節）この疑問について考えていく。

　記憶と海馬シナプス可塑性との関連を調べる重要なステップは，シナプス可塑性が最もよく調べられている齧歯類の記憶について検証するための海馬依存性の行動課題を確立することである。哺乳類海馬には外界の空間マップがあることから（BOX 10-2），空間認識を必要とするいくつもの海馬依存性行動課題が考案された。最も広く使われているのは，ラット（マウス）が泳ぎを強制されるのを避けるために，ミルク色の水で満たされたプールの中に隠れているプラットフォーム（島）の位置を学習するという，**モリスの水迷路課題**（Morris water maze，図10-32A）である（泳げるにもかかわらず，ラットやマウスは泳ぐことを嫌う）。ラットはプラットフォームをみつけるまでは，それを見ることも，匂いを検知することも，触ることもできない。にもかかわらず，実験室内の遠くにある手がかりを使ってプラットフォームの位置を覚え，その結果，訓練後はプール内のどの位置に置かれても隠れたプラットフォームまで最短距離で泳ぐようになる（図10-32B，左）。海馬を切除したラットは何度訓練しても隠れているプラットフォームの位置を覚えることができないので，課題成績は海馬に依存している（図10-32B，右）。プラットフォームの位置が視覚的に認識できるようになっている場合，海馬切除ラットも健常ラットもプラットフォームを見つけ出した。齧歯類の記憶分類における空間記憶は，ヒトの顕在記憶と似ている。

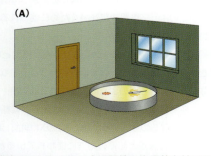
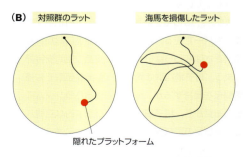

図10-32　モリス水迷路でテストされる空間記憶は海馬依存性である
(A) モリス水迷路の図。訓練後，ラットやマウスは遠くの空間的な手がかりをもとに，白い水に満たされたプールに隠れているプラットフォーム（破線の円）の位置を見つけ出す。(B) 訓練後，対照群のラットは隠れているプラットフォームまで直進するのに対し，海馬を損傷させた実験群のラットは円を描くような回り道をしてプラットフォームをみつけだす。（Morris RGM, Garrud P, Rawlins JNP et al. [1982] *Nature* 297:681–683よりMacmillan Publishersの許諾を得て掲載）

10.20 海馬長期増強を操作する方法を用いると，空間記憶も変化する

モリス水迷路のような空間記憶課題の考案によって，シナプス可塑性の操作が空間記憶にも影響を与えるかどうかを調べることができるようになった。そのような操作法の1つは，特異的阻害薬AP5を用いてNMDA受容体の機能阻害を起こすことである(10.6節)。課題の訓練遂行中に海馬の長期増強(LTP)を in vivo で阻害できるような濃度のAP5を投与すると，モリス水迷路課題でプラットフォームの位置を想起することができなくなる。訓練後にプラットフォームを取り除くと，対照の健常ラットは訓練中にプラットフォームがあった区画(プールを4区画に分けたときのプラットフォームのあった1区画)でプラットフォームを探すのに対し，AP5を投与されたラットはプール内をランダムに探す(図10-33A)。CA1錐体細胞で必須のNMDA受容体サブユニットGluN1を選択的にノックアウトすると，CA3→CA1シナプスのLTPが阻害され(図10-10)，同時に水迷路課題の成績が落ちる(図10-33B)。これらの実験は，海馬，特にCA1錐体細胞のNMDA受容体が，空間学習および記憶に重要な役割をもつことを示している。

同様に，海馬のシナプス可塑性，特にマウスにおけるCA3→CA1シナプスのLTPを阻害するような多くの遺伝学的操作も，海馬依存性の空間記憶課題を阻害する。例えば，Ca^{2+}/カルモジュリン依存性プロテインキナーゼⅡ(CaMKⅡ)を欠損したり，その自己リン酸化部位に変異をもつマウスでは，CA3→CA1シナプスのLTPが阻害されるとともに(図10-12B)，モリス水迷路課題をうまくこなすことができなくなる(図10-33C)。アメフラシやショウジョウバエでの知見と一致して，cAMP/PKAシグナル伝達経路は海馬シナプスのLTPと海馬依存性記憶の双方に必須である。例えば，Ca^{2+}流入とcAMP産生をリンクさせている2種類のCa^{2+}依存性アデニル酸シクラーゼの二重変異をもつマウスでは(図3-41)，CA3→CA1シナプスのLTPが阻害され(図10-34A)，受動的回避行動と呼ばれる海馬依存性記憶課題の成績も落ちる。この課題では，マウスは2区画に分かれた箱に入れられ，そのうちの1区画は明るく照明されている。マウスは暗い安全なほうの区画を自然に選好する。訓練中には暗い区画に入ると電気ショックが与えられる。訓練後，マウスは明るい区画に入れられ，電気ショックと関連づけられた区画に関する記憶を計量するものとして，暗い区画に入るまでの時間が測定される。野生型マウスと比べて，2種類のアデ

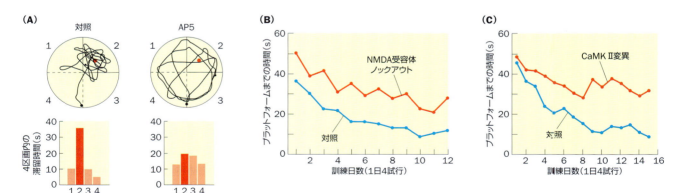

図10-33　海馬の長期増強(LTP)を阻害する実験操作によっても，モリス水迷路課題の成績が損なわれる　(A)NMDA受容体阻害薬であるAP5の注入によって，ラットの空間記憶が損なわれる。2番目の区画にある隠れたプラットフォーム(円)の位置をみいだすよう，ラットは訓練を受けた。テスト中，プラットフォームは取り除かれ，泳いだ軌跡を記録した。上段：対照群のラットはプラットフォームのあった位置の近くを中心に探索するのに対し，AP5を注入したラットはランダムに泳いだ。下段：4区画のうちそれぞれにいた時間。(B)訓練中，NMDA受容体のGluN1サブユニットをCA1野特異的にノックアウトしたマウス(赤色の線)は，CA1-Creだけの対照群マウス(青色の線)に比べて隠れたプラットフォームを探す時間が余計にかかった。(C)CaMKⅡ自己リン酸化部位の変異マウス(赤色の線)の場合も，対照群のマウス(青色の線)に比べて，プラットフォームを探す時間が余計にかかった。B，Cと同じマウスのLTPの阻害については図10-10，10-12参照。(A：Morris RGM, Anderson E, Lynch GS et al. [1986] Nature 319:774–776よりMacmillan Publishersの許諾を得て掲載；B：Tsien JZ, Huerta PT, Tonegawa S [1996] Cell 87:1327–1338よりElsevierの許諾を得て掲載；C：Giese KP, Federov NB, Filipkowski RK et al. [1998] Science 279:870–873より)

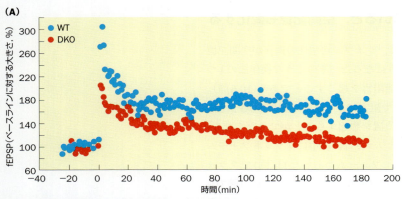
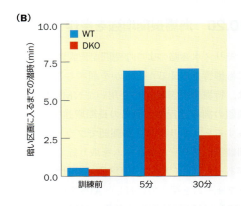

図10-34 cAMP/PKAシグナル伝達経路の阻害は，海馬の長期増強（LTP）と学習に影響する (A)野生型（WT）の対照群と比べて，2種類のCa^{2+}依存性アデニル酸シクラーゼの両方をノックアウトしたダブルノックアウトマウス群（DKO）では，CA3→CA1シナプスのLTPが小さくなった。(B)ダブルノックアウト（DKO）マウスでは，受動的回避反応課題における記憶低下もみられた。この課題では，マウスは実験箱の2区画のうち照明されている区画のほうに入れられた。訓練前，マウスは捕食者を避けるための自然な反応傾向として，暗い区画のほうへ直ちに移動する。暗い区画へ移動すると電気ショックを与える訓練後，ダブルノックアウトマウスは訓練後5分後には対照マウスと同様に暗い区画を避けるが，訓練後30分後は対照マウスよりも速く暗い区画へ移動するようになる。このことから，記憶が損なわれたことが示唆される。(Wong ST, Athos J, Figueroa XA et al. [1999] *Neuron* 23:787–798よりElsevierの許諾を得て掲載)

ニル酸シクラーゼの両方が欠損したマウスでは，訓練30分後の課題成績が悪かった（図10-34B）。

1990年代後半以降，いろいろな遺伝学的操作によって，モリス水迷路課題，受動的回避行動，あとで詳しく議論する恐怖条件づけといった記憶課題の成績が向上することが報告された。例えば，通常は発達中のニューロンに選択的に発現し（BOX 5-3），ほかのGluN2サブユニットに比べてより高いCa^{2+}透過性をもつGluN2Bサブユニットを過剰発現させたマウスは，モリス水迷路やほかの記憶課題で優れた成績を示した。興味深いことに，GluN2Bサブユニット過剰発現マウスや記憶成績を向上させるようなその他の遺伝子改変マウスは，海馬のLTPが亢進していた。まとめると，これらの実験によって記憶と海馬シナプス可塑性の強い相関関係が確立された。

10.21 相関関係から因果関係へ：シナプス重み行列仮説の再検討

齧歯類で海馬LTPと空間記憶との強い相関関係は示されたものの，前の節で議論された遺伝子あるいは薬理操作のいずれも，シナプス可塑性と記憶の因果関係，すなわちシナプスの変化が記憶の形成をもたらすことを証明できていなかった。これらの操作は，シナプス可塑性と記憶の双方を，因果関係なく並行して変化させただけかもしれない。シナプス強度の変化と学習の因果関係を確立するために，理想的には片方を特異的に変化させたときのもう片方への影響を検証する実験を行う必要がある。

1つのアプローチは，学習が海馬LTPを引き起こすことができるか直接調べることである。この種の実験をするうえで鍵となるのは，海馬の特定のシナプスがどの学習事象と対応しているかを同定することである。この難題は，ラットにおいて回避条件づけ課題とマルチ電極アレイを組み合わせることで解決された。マルチ電極アレイをラットCA1錐体細胞の樹状突起領域に，刺激電極をシャッファー側枝に埋め込むことで（図10-35A），訓練前後でのシャッファー側枝から複数のCA1錐体細胞群へのシナプス伝達を測定できた。通常の訓練なしラットでは，シナプス効率の増強はどの電極からも検出できなかったが，訓練後のラットでは一部の電極から訓練前と比べてのシナプス強度の増強が検出できた（図10-35B）。さらに，行動訓練後に伝達効率が増強されたシナプスでは，一般にLTPを引き起こすとされるシャッファー側枝の高頻度電気刺激によるシナプス強度の増強確率が減っ

た．したがって，学習はシナプス増強を引き起こし，その後の電気刺激によるLTPを部分的に阻害する．

LTPと学習の関係を調べるもう1つのアプローチは，電気刺激によるLTPを最大に起こして飽和させた場合，その後の学習が障害されるかを調べることである．片方の海馬を損傷させたラット(それによって空間記憶はもう片方の海馬に依存するようになる)の損傷されていない側の海馬の貫通線維に，刺激用マルチ電極アレイを埋め込んだ．この電極を介した繰り返し刺激によって，電極部位付近でLTPを飽和するまで起こした．電気生理学的記録によってほぼLTPが飽和したと計測されたラットは，まだLTPが起こる余地があるラットに比べて，モリス水迷路課題の成績がより悪くなった．これらの実験は，学習と特定の海馬のシナプス強度変化との強い関係を示している．

記憶は神経回路中ではシナプス重み行列の形で貯蔵され，学習は経験によって重み行列を変化させるのと同義であるという，10.2，10.3節で取り上げた仮説を再検討してみよう．この仮説を最も強力に支持する事例は，アメフラシのエラ引き込み反射のような簡単な学習様式から得られるが，その場合，感覚ニューロン-運動ニューロン間のシナプス強度の修飾が，行動レベルの馴化と感作の基礎となっている(10.15節)．哺乳類の複雑な脳の場合では，この節と以前の節で議論した海馬の研究から最も強い証拠が得られた．学習とシナプス強度変化の因果関係をより強固にするためには，以下のことを達成する必要があるだろう．(1)学習経験とリンクした可塑性を示す神経回路内のニューロンとシナプスを同定すること．(2)学習経験の前(状態A)と後(状態B)とでシナプス重み行列がとる特定の状態を決定すること(例えば，図10-5)．(3)学習なしでシナプス重み行列を状態AからBへ人工的に変化させること．(4)学習経験が起こったかのように動物がふるまうかどうかをテストすること(すなわち行動を模倣させる実験)．これは挑戦的な課題であり，アメフラシのエラ引き込み反射実験パラダイムでも *in vivo* レベルでは模倣実験はなされていなかった．哺乳類の脳の複雑さとニューロンとシナプス数の多さがこの課題の遂行を困難にしているにもかかわらず，現代的な神経回路解析技術を用いて，**記憶痕跡**(memory trace)あるいは**エングラム**(engram)と呼ばれる記憶の物質的基盤となりうる候補が検索されてきた．BOX 10-3ではこのような探索がどのように行われているのかという例を紹介している．

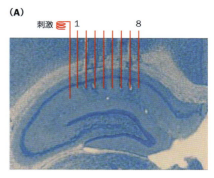
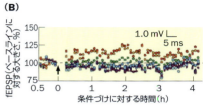

図10-35　学習は長期増強(LTP)を誘発する　(A)マルチ電極アレイ(電極1～8)をラット海馬CA1野に置いて，シャッファー側枝を電気刺激したときのCA1ニューロンの応答を記録した．(B)受動的回避反応の訓練の後，赤色と橙色の点で示された2本の電極からの記録で，興奮性シナプス後場電位(fEPSP)の増強がみられた．残りの6本の電極(ほかの色の点)では，fEPSPの増強はみられなかった．さらなる実験(図には示していない)から，受動的回避反応の訓練後に増強したシナプスでは，その後に刺激電極によって高頻度刺激したときの増強が小さくなることが明らかになった．(Whitlock JR, Heynen AJ, Shuler MG et al. [2006] *Science* 313:1093–1097よりAAASの許諾を得て掲載)

BOX 10-3　記憶痕跡の探索法

　記憶痕跡の探索は長い歴史をもつ．この章の序説の導入部で言及したように，脳切除実験からLashleyは，迷路走行における記憶痕跡はラットの皮質に広く分布していると結論した．H.M.のようなヒトの患者の研究によって，新しい顕在記憶の形成には海馬が必須の部位であることが同定された．現代神経科学が可能にした実験手法は，ニューロンやシナプスレベルで記憶痕跡を明らかにできる可能性がある．記憶課題の際にできた痕跡の神経基盤は訓練中に活性化されているはずであり，その再活性化は記憶の想起を模倣できるはずである．研究者がどのようにトランスジェニックマウス，ウイルスを用いた導入，光遺伝学による操作を組み合わせて記憶痕跡を探索したかをみるために，1つの例を取り上げる(図10-36)．

　活性化されるニューロン集団を同定するために，**テトラサイクリン調節性トランス活性化因子**(tetracycline-regulated transactivator：tTA)の発現を最初期遺伝子*Fos*のプロモーターで制御することで，tTAを神経活動で誘導できるようなトランスジェニックマウスを用いた(最初期遺伝子の性質については3.23節を参照)．tTAは，遺伝子発現を制御するために**テトラサイクリン応答配列**(tetracycline response element：TRE)と呼ばれるDNA配列に結合する転写因子である．tTAの活性は，テトラサイクリンの誘導体であるドキシサイクリンの存在下では抑制される(tTA/TRE発現システムの詳細については13.10節を参照)．TREの制御下でチャネルロドプシン2(ChR2)を発現することができるアデノ随伴ウイルス(adeno-associated virus：AAV)を，CA3錐体細胞に出力する歯状回顆粒細胞に導入した(図10-6)．このマウスに，**恐怖文脈条件づけ**(contextual fear conditioning)によって海馬依存性の記憶課題を行った(この実験の枠組みでは，マウスは特定の環境[文脈A]での訓練中に電気ショックを受けた．それによって，マウスは同じ環境ではすくみ反応を示すようになる．この反応はつまりマウスが動かなくなることであり，野生環境で危険に直面した際に

(つづく)

BOX 10-3 記憶痕跡の探索法 （つづき）

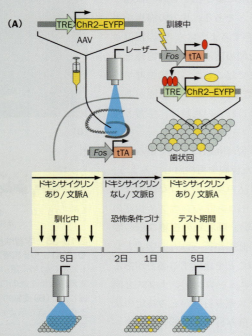
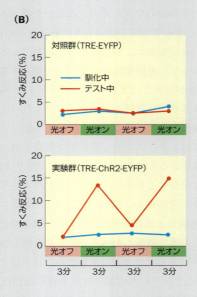

図10-36 歯状回顆粒細胞の特定集団を光遺伝学を用いて刺激した際の，恐怖記憶の活性化 (A) 実験デザイン。アデノ随伴ウイルス (AAV) によって，テトラサイクリン応答配列 (TRE) の制御下で強化黄色蛍光タンパク質 (EYFP) と融合させたチャネルロドプシン2 (ChR2) の発現が可能になる。AAVは，Fosプロモーターによってテトラサイクリン調節性トランス活性化因子 (tTA，赤い楕円) を発現するトランスジェニックマウスの歯状回に注入した (針で示されている)。tTAは神経活動によって発現が誘導される。円が行列状に並んでいるものは，歯状回顆粒細胞を表す。マウスはまず，ドキシサイクリン投与下で文脈Aと光刺激を与える環境下に置かれて馴化された。tTA活性はドキシサイクリンで阻害されているため，文脈Aで活性化する歯状回顆粒細胞はChR2を発現しない。ドキシサイクリン非投与下において文脈B環境下での恐怖条件づけを成立させることで，このときに活性化された歯状回顆粒細胞にChR2を発現させた (黄色の円)。マウスにふたたびドキシサイクリンを投与してtTAの発現を止めた後においても，ChR2の発現は数日続いた。その後，マウスはふたたび文脈Aの環境下に入れられ，ChR2発現細胞への光遺伝学的な刺激が恐怖記憶の想起をもたらすかどうかテストされた。**(B)** tTAによってEYFPのみを発現させた対照群のマウスでは，光遺伝学的な刺激 (光をつけた期間；緑色) は，すくみ行動をした時間の割合で測定した恐怖記憶を引き起こさなかった (上段)。実験群のマウスでは，馴化期間中ではなくテスト期間中に，光照射に依存した形で光遺伝学的刺激が恐怖記憶を誘発した (下段)。(Liu X, Ramirez S, Pang PT et al. [2012] Nature 484:381-385よりMacmillan Publishersの許諾を得て掲載)

捕食者にみつからないようにするための齧歯類の適応行動である。別の環境〔文脈B，文脈Aとは天井の形，床，明かりが異なる〕に置かれたマウスはすくみ反応は示さない)。マウスはまず，ドキシサイクリン存在下でtTA/TREによるChR2の発現をブロックされた状態で文脈Aに置かれ，慣らされた。ドキシサイクリンを取り除いた後，マウスは文脈Bに置かれ，電気ショックを受けることで恐怖文脈条件づけを成立させた。これによって，文脈Bでの恐怖条件づけ中に活性化された歯状回顆粒細胞集団にtTAとChR2の発現を誘導した。

文脈Bで恐怖条件づけ中に活性化されたニューロンの再活性化の効果を検証するため，マウスにドキシサイクリン入りの餌を与えることで新たなtTA/TREによるChR2の発現をブロックし，光刺激を与える条件または与えない条件で文脈Aに置いた (図10-36A)。対照群のマウスは文脈Aではすくみ反応をみせなかった。しかし，ChR2を発現した群のマウスでは，あたかも文脈Bにいるかのように光刺激に対して文脈Aですくみ反応をみせた (図10-36B)。すなわち，恐怖文脈条件づけ中に活性化したニューロンの活性化によって，十分異なった文脈において恐怖を想起させることができた。この結果は，これらの歯状回顆粒細胞集団が，文脈Bの記憶に関与していることを示唆している。

この実験では，どのシナプスが変化し，回路の性質のどこがさらに変化することで文脈Bに対してマウスが恐怖反応を起こすのかは示されていない。原理上は，すくみ反応という運動行動をもたらす顆粒神経細胞集団から下流の神経経路のどこででも可塑性は起こりうる。この章で議論した海馬の可塑性に関する知見の範囲では，海馬内の下流回路，例えば歯状回→CA3シナプス，CA3→CA3反回性シナプス，CA3→CA1シナプス，あるいはそのすべてで可塑性が起こっている可能性が高い。可塑性は扁桃体でも起こっている可能性があり，その恐怖条件づけにおける役割は10.23節で議論する。

脳のどこで学習が起こり，どこに記憶が貯蔵されるのだろうか

この章ではこれまで，無脊椎動物の例を除き，シナプス可塑性と空間(顕在)記憶のメカニズムを研究するモデルとして海馬にフォーカスしてきた。しかし，シナプス可塑性は神経系全般で起こる。例えば8.8節では，小脳が運動技能学習において重要な役割を果たすことを議論したが，そこでは平行線維と登上線維の同時刺激で起こる平行線維-プルキンエ細胞間のシナプス長期抑圧が，小脳依存性の運動学習に寄与している。以下の4節では海馬以外の記憶システムを2,3例紹介することで，視野を広げる。

10.22 新皮質が顕在記憶の長期の貯蔵に寄与する

海馬を含む内側側頭葉が顕在記憶の初期形成に必須であるにもかかわらず，患者H.M.が子ども時代の記憶を想起できることから示唆されるように(10.1節)，長期記憶の貯蔵と想起に海馬は必要ないようにみえる。長期顕在記憶はどこに貯蔵されているのだろうか。

ひろく受け入れられている見方は，新皮質が長期の顕在記憶を貯蔵しており，特定のタイプの記憶は特定の皮質領域を使っているというものである。19世紀末に最初に提唱されたこの考え方によると，想起は，記憶の形成に至った最初の出来事の際に活性化されていた感覚および運動領域の再活性化を伴う。ヒトを対象とした2種類の研究が，この見方を支持している。1つは，新皮質の特定の場所を損傷させると，特定の記憶が失われる。色や顔を情報処理している視覚皮質領域を損傷した患者は，色知覚や顔認識が損なわれるだけでなく，色や顔といった特定の属性に関して逆行性健忘を示す。例えば，大人になって発症する相貌失認(顔の識別ができなくなる)では，顔認識が損なわれるだけでなく，発症前に慣れ親しんでいた顔を思い出すことができなくなる。

2つ目には，健常な人を被験者とした記憶課題遂行中の脳機能イメージング研究から，特定の記憶課題に関連して皮質領域の再活性化が起こることがわかった。例えばある研究で，被験者は語彙(例えばイヌ)と，視覚的イメージ(イヌのイメージ)あるいは音(イヌのほえる声)とを関連づけることを広範囲にわたって訓練された。続いてのテスト期間中，語彙のみが手がかりで与えられたとき，その対象をありありと思い出すことを求められ，その際の脳活動が機能的磁気共鳴画像法(fMRI)によって調べられた。想起テストおよびfMRI走査後，被験者は視覚的イメージと音のどちらを思い出したかを報告したが，その答えはだいたい訓練時に関連づけられたものと一致していた。訓練中に語彙と視覚的イメージが関連づけられた後では，高次視覚皮質が想起中に選択的に活性化されていた一方(図10-37，上)，音と組み合わせた訓練の後では，高次聴覚皮質が選択的に活性化された(図10-37，下)。これらのデータは，想起が実際に感覚皮質を再活性化することを示唆する。

海馬と新皮質はどうやって協同して長期記憶を形成し，貯蔵するのだろうか。いまのところ推測することしかできない。一般的な仮説(図10-38)では，初期の海馬依存性の顕在記憶形成をもたらす信号は，一次野や連合野も活性化する。海馬は，初期の記憶形成中の複数の皮質領域からの並列的な信号を統合する。長期記憶として定着する過程で，海馬が皮質ニューロンどうしの新しい結合形成を促進させることで，長期記憶は海馬依存性ではなくなる。これがどのようにしてなされるかは，はっきりとはわかっていない。

動物を用いた研究は，遠隔記憶においては新皮質が役割を担っているという考え方を支持し，また海馬と新皮質の相互作用を明らかにした。ヒトの顕在記憶に類似した海馬依存性の記憶である文脈依存性の恐怖記憶(BOX 10-3)に関する3種類の実験について考えてみよう。最初の実験では，ラットは特定の場所に置かれたときに電気ショックを受けた。訓練後1,7,14,28日後に左右両側の海馬が切除された。切除手術の7日後，恐怖記憶測定

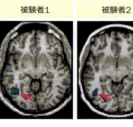

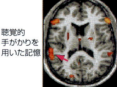
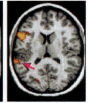

図10-37 長期記憶の想起中に再活性化される特定の感覚皮質 事前の訓練中に繰り返し画像ないし音と単語を組み合わせて提示し，単語をテスト期間中に再提示したときにその対象を思い浮かべるようにさせる課題を行った際の，2被験者のfMRI。画像と単語を対にした課題の想起では，高次視覚皮質が活性化される(上のパネルの矢印)。音と単語を対にした課題の想起では，高次聴覚皮質が活性化される(下のパネルの矢印)。上下のパネルに示されたfMRI画像は，2つの異なった水平断像からとられた。2人の被験者はともに左半球優位である。(Wheeler ME, Petersen SE, Buckner RL [2000] *Proc Natl Acad Sci U S A* 97:11125–11129より。Copyright National Academy of Sciences, USA)

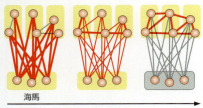

図10-38 長期記憶の固定中の海馬と大脳皮質間の相互作用を描いたモデル 最初の記憶形成の間（左），異なった皮質領野から海馬へ向かうシグナルは，海馬と皮質領野の結合を形成する作用をもたらす。最初の記憶形成後の海馬と皮質の相互作用の継続により，しだいに皮質領野間の結合が形成され（中央），これらの皮質間結合が遠隔記憶を表象するのに十分になるまで続く。そして，記憶は海馬なしでも想起できるようになる（右）。太線と細線はそれぞれ強い結合と弱い結合を示す。灰色の線は，その時点での記憶想起に必要とされない。(Frankland PW, Bontempi B〔2005〕*Nat Rev Neurosci* 6:119–130よりMacmillan Publishersの許諾を得て掲載）

のために，訓練を行った場所にラットは戻された。対照群のラットではすべての条件で恐怖記憶を示したのに対し，海馬切除ラットでは，訓練の1日後に切除が行われた場合は恐怖文脈記憶が失われていたが，訓練と切除の時間間隔がより長くなると記憶想起の成績低下がより少なくなった（図10-39A）。この実験から，最初の訓練から時間が経過するにつれ，恐怖記憶は海馬に依存しなくなることが示唆された。

長期の恐怖記憶はどこに貯蔵されているのだろうか。遠隔恐怖記憶の想起の際に活性化される脳領域を同定するために，2つ目の実験で最初期遺伝子（immediate early gene）の発現が利用された。いくつかの前頭葉領域において，最初期遺伝子である*Fos*と*Egr1*（3.23節）の発現レベルが上昇していた。**リドカイン**（lidocaine；電位依存性Na^+チャネルの阻害によって活動電位の伝播を遮断する麻酔薬）の局所注入によって前頭葉内の特定領域の活性を止めることで，前頭葉正中線付近にある**前帯状皮質**（anterior cingulate cortex：ACC）が遠隔記憶にかかわる新皮質として同定された。前帯状皮質の不活性化は，テストが最初の訓練から18〜36日後に行われた場合は恐怖記憶を顕著に損なったものの，1〜3日後に行われた場合にはそうではなかった（図10-39B）。興味深いことに，また上記の研究と一致して，fMRIを用いたヒトの研究からは，さまざまなタイプの記憶想起の際，前帯状皮質を含む前頭皮質の活性化が観察された。

3つ目の研究では，ハロロドプシンを海馬CA1ニューロンに発現させ，文脈依存性の恐怖遠隔記憶の想起中に，光遺伝学（オプトジェネティクス）的操作によってニューロンの活動を可逆的に止めた（13.25節）。驚いたことに，図10-39Cの左に示されるように，訓練28日後のテスト期間中にCA1ニューロンの急性の活動阻害をすると，恐怖記憶が顕著に失われており，海馬が遠隔記憶の想起に必須であることが示唆された（この急性の活動阻害は，脳活動全般への非特異的な効果はなく，また海馬に依存しない記憶にも影響しなかった）。この結果はみたところ，これまで述べてきた実験結果（図10-39A）とは食い違っていた。しかし，テスト30分前からテスト期間中まで海馬ニューロンの活性を阻害すると遠隔記憶は正常であり（図10-39C，右），海馬を長期間あるいは永久に不活性化する薬理実験や切除

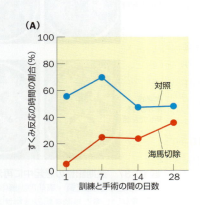
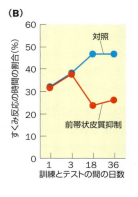
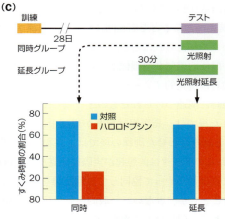

図10-39 恐怖文脈条件づけにおける海馬と新皮質の相互作用 **(A)** 横軸は，実験群ラットの訓練と，海馬の両側性切除の間の時間差を示す。すべてのラットで切除手術7日後に恐怖文脈条件づけ（縦軸）のテストが行われた。同じ手術手続きは受けるが海馬切除が行われていない対照群のラット（青色の線）に比べ，切除ラット（赤色の線）の（すくみ反応の割合で定量される）恐怖記憶は，訓練1日後に切除が行われると残っていなかった。訓練と切除の間が伸びるにつれて，切除の効果は小さくなった。**(B)** 活動電位をブロックする麻酔薬であるリドカインを，前帯状皮質（ACC，赤色の線）に注入する。薬の注入およびテストが訓練から18あるいは36日後に行われた場合には，恐怖文脈条件づけの記憶が対照群（青色の線）に比べて低下したのに対し，1日あるいは3日後の場合は差がなかった。この結果は，前帯状皮質が遠隔記憶の想起に必要だが，近時記憶には必要ないことを示唆する。**(C)** 蛍光タンパク質を発現した対照群に比べて，改変ハロロドプシンを発現した海馬ニューロンで光遺伝学的抑制を行うと，抑制（光照射）がテストの期間中に行われた場合には（同時グループ），恐怖文脈条件づけの記憶が損なわれた。もし抑制がテストの30分前からテスト期間中までに行われると（延長グループ），恐怖記憶に障害は起こらなかった。このことから，海馬ニューロンが長い時間抑制されると，補償的なメカニズムが恐怖記憶のために作動することが示唆された。(A：Kim JJ, Fanselow MS〔1992〕*Science* 256:675–677より；B：Frankland PW, Bontempi B, Talton LE et al.〔2004〕*Science* 304:881–883より；C：Goshen I, Brodsky M, Prakash R et al.〔2011〕*Cell* 147:678–689よりElsevierの許諾を得て掲載）

実験の結果と一致した。前帯状皮質の活動を光遺伝学的に阻害する関連実験から，前帯状皮質が恐怖記憶に必要であることが確認された。これらの知見から，(1)遠隔記憶の想起には海馬と新皮質のダイナミックな相互作用が必要かもしれないこと，(2)遠隔記憶は2つ以上のメカニズムによって想起されており，もし海馬の活動が不活性化されると，想起を行えるように皮質ネットワークが30分以内に再調整されること，が示唆される。このような冗長さと柔軟さが，記憶システムの頑健性を高めているようである。

10.23　扁桃体が恐怖条件づけに中心的な役割を果たす

以前の節では，海馬依存性の恐怖条件づけとして，恐怖文脈条件づけをみてきた。恐怖条件づけには別のタイプとして，訓練中，手がかり呈示の最後に電気ショックを与える，**手がかり恐怖条件づけ**（cued fear conditioning）と呼ばれるものがある。最もよく使われる手がかりは音であり，この場合の手がかり恐怖条件づけは**恐怖音条件づけ**（auditory fear conditioning）と呼ばれる（図10-40A）。恐怖音条件づけは一種の古典的条件づけである（10.14節）。電気ショックが無条件刺激，音が条件刺激となる。脳切除による研究から，恐怖文脈条件づけは海馬に依存するが，恐怖音条件づけはそうではないことが示された。しかし，両方の条件づけは扁桃体に依存する（図10-40B）。正常動物を用いて比較すると（図10-40B，左），訓練中に音条件づけは文脈条件づけよりも速やかに成立し，テスト期間中，より消去しにくかった。訓練後，ある文脈で音と電気ショックの連合により条件づけされた動物は，ほかの文脈でも条件刺激（音）に対して頑強な恐怖反応を示した。これらの研究は，扁桃体が聴覚性の条件刺激と無条件刺激との連合が行われる部位であり，海馬は恐怖条件づけのうち文脈依存的な側面に特異的に関与していることを示唆する。

包括的な解剖学研究，生理学研究，損傷研究によって恐怖条件づけの基盤となる神経回路の配線が明確になった（図10-41）。扁桃体複合体は複数の主要な区画から成り立っており，その要素は扁桃体外側核，扁桃体基底核（2つをあわせて**扁桃体基底外側核群**〔basolateral amygdala〕と呼ぶ），そして**扁桃体中心核**（central amygdala）の3つである（この3つの核は嗅覚扁桃体と呼ばれる構造とは隣り合っているが別のものである。嗅覚扁桃体は扁桃体皮質核と扁桃体内側核を含む構造であり，主および副嗅球系の僧帽細胞からの投射を直接受ける。図9-32を参照）（訳注：扁桃体基底外側核群は系統発生的に新しく，皮質内

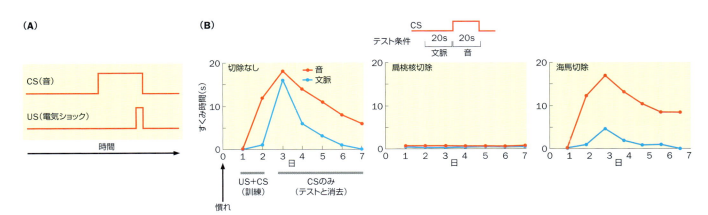

図10-40　恐怖音条件づけと恐怖文脈条件づけの両方が扁桃体を必要とする　(A)条件づけの1つである恐怖音条件づけの図式。音（約20秒）を条件刺激（CS），電気ショック（約0.5～1秒）を無条件刺激（US）とし，電気ショックと音の終わりのタイミングを一致させる。(B)左：対照群のラットにおいて，20秒中ですくみ反応を示す平均時間（縦軸）によって測定される学習曲線。0日目では，条件づけのための実験箱に慣らすために電気ショックなしで入れられた。1日目と2日目では，20秒の音と，音の終了時の0.5秒の電気ショックとが1日2回対呈示された。3～7日目では，同じ実験箱内で音だけが呈示された。上の図式のように，文脈条件づけは条件刺激（音）直前20秒間のすくみ反応時間で測定し，音条件づけは20秒の音呈示時間で測定された。中央：訓練前の扁桃体の切除は，文脈条件づけと音条件づけの双方を損なわせた。右：海馬の切除は音条件づけには影響を与えなかったが，文脈条件づけを損なわせた。（B：Phillips RG, LeDoux JE［1992］*Behav Neurosci* 106:274–285よりAmerican Psychological Associationの許諾を得て掲載）

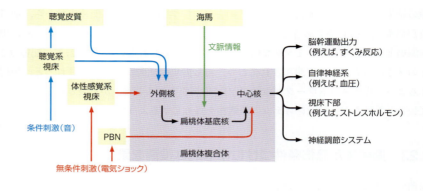

図10-41　恐怖条件づけの回路図　音(条件刺激、青色)のシグナルは、聴覚系の視床から直接的に、あるいは聴覚皮質から間接的に、扁桃体外側核に到達する。電気ショック(無条件刺激、赤色)のシグナルは、体性感覚系の視床から扁桃体外側核へ、あるいは傍小脳脚核(PBN)を介した痛覚からの直接入力が扁桃体中心核に到達する。海馬からの文脈情報(緑色)は、扁桃体基底核に入る。扁桃体複合体内では、情報は外側核から中心核へ、直接あるいは扁桃体基底核を介して伝達される。中心核は、出力を脳幹あるいは視床下部へと送り、行動、自律神経、内分泌、あるいは神経調節システムを制御する。(LeDoux JE [2000] Annu Rev Neurosci 23:155–184；Pape HC, Pare D [2010] Physiol Rev 90:419–463参照)

側核群はより古い核であり前者は主に視覚と聴覚、後者は嗅覚情報を入力する)。中心核は、恐怖や防御反応の際の扁桃体複合体の出力部位になる。中心核からは、行動(例えばすくみ行動)、自律神経系の反応(例えば血圧の上昇)、神経内分泌反応(例えばストレスホルモンの産生)を制御する視床下部や脳幹のさまざまな部位への下行性の投射がある。恐怖音条件づけでは、音情報(条件刺激)は、聴覚系の視床核からの直接経路と高次聴覚野からの間接経路を介して、外側核へ到達する。この情報は、外側核から直接、あるいは扁桃体基底核を介して間接的に中心核へと送られる。足への電気ショック(無条件刺激)は、体性感覚系の視床核から外側核への投射、傍小脳脚核を介した痛覚経路の中心核への投射(図6-70Bも参照)などの複数の経路によって扁桃体に至る。恐怖文脈条件づけの場合、海馬からの文脈情報の入力は、扁桃体基底核を介して扁桃体複合体に入る(図10-41)。

条件づけ行動の神経基盤は何なのだろうか。一般的な枠組みとして考えられているのは、訓練中に条件刺激と無条件刺激が同時に与えられると、ヘブ則で記述されるようなメカニズムによって、条件刺激をコードしているニューロンと恐怖反応を誘発するニューロンとの間の結合強度が強化され、それによって条件づけの後には条件刺激のみで恐怖反応を誘発できるようになるというものである。このモデルを支持する最も強力な証拠はこれまでのところ、恐怖音条件づけとLTPとの強い相関関係が確立されている、聴覚系視床ニューロン–扁桃体外側核ニューロン間のシナプスの研究から得られている。これまでに以下のことが示されている。(1)音条件づけは、電気ショックと条件づけられた音刺激に対する外側核ニューロンの応答を増強する。(2)シナプス前部側である視床からの軸索の刺激と、シナプス後部側である外側核ニューロンの脱分極(この脱分極は恐怖条件づけ中の無条件刺激によって起こる)を組み合わせることで、LTPを誘発できる。(3)LTPと恐怖条件づけは、シナプス後部側のNMDA受容体依存性、カルモジュリン依存性キナーゼⅡの自己リン酸化、AMPA受容体の細胞膜への輸送といった、共通の分子機構によって仲介されている。これは、この章でこれまでに述べた、空間学習と海馬シナプスのLTPの関係と類似している。海馬と同じように、扁桃体では複数の部位で可塑性が起こりうる(**BOX 10-4**)。

齧歯類モデルを用いた恐怖条件づけの研究から、扁桃体が情動記憶と情動関連信号伝達の中心部位であることが明らかになったが、このコンセプトはヒトの研究でも立証された。例えば、fMRIを用いた研究から、負の情動刺激(例えばおそろしい顔)、あるいは正の情動刺激(例えば愉快な顔)によって、扁桃体が活性化されることが示された。齧歯類の恐怖条件づけ実験モデルと同じように、あらかじめ手首への弱い電気ショックと連合させた画像(例えば青い四角)の呈示によってヒトの扁桃体は活性化され(図10-42)、一方で電気ショックと対にされていない画像(例えば黄色い丸)に対しては活性化されない。恐怖条件づけ実験パラダイムでは、扁桃体を損傷した患者は、例えば皮膚コンダクタンス反応として測定できる、恐怖反応の1つである交感神経系活性化に起因する発汗のような、健常な被験者が起こす生理的反応を示さない。興味深いことに、扁桃体を損傷している患者は、条件刺激(青い四角)と無条件刺激(弱い電気ショック)の明確な関連呈示には気づいてい

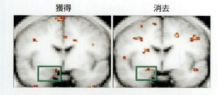

図10-42　ヒトの恐怖条件づけの獲得と消去の際、扁桃体が活性化する　10人の健常な被験者の恐怖条件づけにおける、獲得(左)と消去(右)の際の平均fMRI。緑で囲まれた部分は右扁桃核を示し、その活性化(黄色から赤色)がみてとれる。条件づけの際、被験者には弱い電気ショックと同時に青い四角が提示された。消去の際は、すでに訓練を終わった被験者に青い四角が電気ショックなしで提示された。(訳注：青い四角の呈示は消去のプロセスであり、やはり扁桃体は活性化している)(LaBar KS, Gatenby JC, Gore JC et al. [1998] Neuron 20:937–945よりElsevierの許諾を得て掲載)

BOX 10-4　扁桃体中心核の局所回路

条件づけの回路配線図から明らかなように（図10-41），条件刺激と無条件刺激はいくつかの部位で収束する可能性があり，そこではシナプス可塑性が条件づけに関与する。実際には，扁桃体内のそれぞれの神経核は，異なった性質と結合パターンをもつニューロンタイプからなる不均一な細胞集団から構成されている。例えば中心核は，扁桃体外側核や扁桃体基底核から入力を受ける外側コンパートメント（CEl）と，脳幹に出力してすくみ反応を起こす内側コンパートメント（CEm）に分けることができる。外側コンパートメントはさらに，2つの異なったGABA作動性ニューロン集団CEl_{on}，CEl_{off}細胞からなり，これらは互いに抑制しあっている（図10-43）。

CEl_{on}細胞のほとんどの投射はCEl内に限局しており，CElからCEmへのほとんどの投射はCEl_{off}細胞からのものである。恐怖条件づけ後の扁桃体外側核および扁桃体基底核からの興奮性のシナプス入力の増強は，音刺激に対するCEl_{on}細胞の応答を増大させる。音に対するCEl_{off}細胞の応答は，興奮性のシナプス入力の抑圧によって恐怖条件づけ後には減弱する。換言すれば，扁桃体における恐怖条件づけの回路は，いくつもの可塑性をもつシナプスによって構成される。恐怖条件づけによって，以下のことが起こる。(1)外側核および扁桃体基底核から中心核への興奮性シナプス入力が増強する。(2)CEl_{on}細胞への興奮性シナプス伝達増強によって，音刺激への反応が亢進する。(3)CEl_{off}細胞への興奮性入力を減少させる一方で，CEl_{on}細胞の活性化を通してCEl_{off}細胞の阻害を増強し，音刺激に対するCEl_{off}細胞活性の減弱が起こる。これらの変化によって，CEm出力ニューロンの脱抑制が総和として起こり（図10-43），音に対する恐怖反応が生じる。

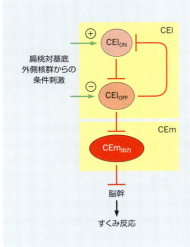

図10-43　扁桃体中心核の局所回路　扁桃体中心核は，外側コンパートメント（CEl）と内側コンパートメント（CEm）からなる。CElの中では，GABA作動性の2種類のニューロン集団が同定された。CEl_{on}細胞は，シナプス入力の増強（＋）とCEl_{off}細胞からの抑制減少により，恐怖条件づけ後には条件刺激（CS）に対する応答が増大する。CEl_{off}細胞は，シナプス入力の抑制（－）とCEl_{on}細胞からの抑制増大により，恐怖条件づけ後には条件刺激に対する応答が減弱する。よって，恐怖条件づけの成立後，扁桃体基底外側核群からの条件刺激を伝える信号はCEl_{on}細胞を選択的に活性化し，それによってCEm出力ニューロンを通常抑制しているCEl_{off}細胞を抑制する。この脱抑制がCEm出力ニューロンを活性化し，音に対するすくみ反応を引き起こす。緑色，興奮性経路；赤色，抑制性経路。（Haubensak W, Kunwar PS, Cai H et al. [2010] *Nature* 438:270–276よりMacmillan Publishersの許諾を得て掲載。Ciocchi S, Herry C, Grenier F et al. [2010] *Nature* 468:277–281；Li H, Penzo MA, Taniguchi H et al. [2013] *Nat Neurosci* 16:332–339も参照）

る。このことは，扁桃体に関連した恐怖条件づけはある種の潜在記憶を利用しており，これらの患者では正常である顕在記憶とは異なるものであることを示唆している。

10.24　ドパミンは報酬学習に重要な役割をもつ

10.14節では，オペラント条件づけにおける「効果の法則」について議論した。報酬のあとに起こった行動は繰り返し出現するが，罰のあとに起こった行動は消去されるというものである。この効果の神経基盤は何なのだろうか。報酬に関与する脳領域の同定は，オペラント条件づけ課題において自己刺激を利用して行われた（図10-44A）。電極がラット脳の特定部位に埋め込まれた。ラットがオペラント箱のレバーを押すと電気回路が作動し，電極が近隣のニューロンあるいは軸索投射を刺激する。報酬を伝えると思われる特定の脳領域に電極が置かれると，電気刺激をより多く受けるためにラットはレバーを押し続けようとした。電気刺激が十分に強いと，ラットは餌を食べたり，水を飲んだり，交尾することなく，また足への電気ショック（嫌悪刺激）にも耐えて，電気刺激をより多く受けるためにレバーを押し続けようとした（図10-44B）。その部位への電気刺激が動物の基本的欲求を上回るような，報酬中枢とは一体どこなのだろうか。

系統的なマッピングによって，最も効果的な自己刺激部位は，**腹側被蓋野**（ventral

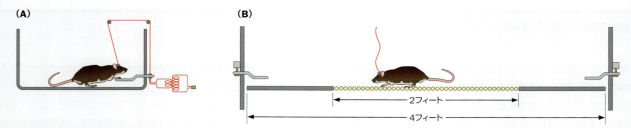

図10-44　電気的な自己刺激　(A) 実験デザイン。ラットがレバーを押すと，脳に埋め込まれた電極が電源と接続し，電極先端付近のニューロンないし軸索束が興奮する。刺激されたニューロンあるいは軸索が報酬を伝達していると，ラットはレバーを押し続ける。**(B)** この実験では，実験箱の片方で報酬となる電気刺激を受けると，中央のグリッドを越えて逆の方向にいかなければより多くの刺激を受けることができない。この課題をラットが覚えた後，電気ショックを実験箱中央のグリッドで受けるようにした。報酬中枢に電極が埋め込まれると，24時間絶食した後に餌を求めた場合以上に，ラットは電気ショックに耐えて中央のグリッドを通過した。（Olds J [1958] *Science* 127:315–324 より）

tegmental area：VTA）と**黒質緻密部**（substantia nigra pars compacta：SNc）にある中脳ドパミンニューロンとその線条体への投射部（図8-22），とりわけ**側坐核**（nucleus accumbens）と呼ばれる腹側線条体と一致することが明らかになった。さらなる実験によって，ドパミンニューロンの関与が支持された。例えば，ドパミンニューロンやその前脳部への投射を損傷させたり，ドパミン合成阻害薬を投与すると，自己刺激による行動が消失した。ドパミン合成阻害効果をバイパスするドパミン受容体作動薬の側坐核への注入によって，自己刺激行動は回復した。実際，第11章で述べるように，薬物乱用をもたらす薬の多くは中脳のドパミンニューロンの活動を亢進させる作用がある。

どのようにドパミンは報酬を制御し，行動を変化させるのだろうか。行動課題を行う覚醒サルのドパミンニューロンの *in vivo* 記録から，重要な洞察が得られた。ドパミンニューロンはふつう，2種類の発火パターンを示す。**持続**（tonic）発火モードでは，ドパミンニューロンは低頻度で比較的持続的な発火頻度を維持する。**一過性**（phasic）モードでは，特定の刺激に対してバースト状の発火をする。特定の例をあげると，サルは手がかりとなる光の点灯の際に，レバーを触るように訓練された。手がかり呈示後にレバーを触ると，サルはジュースの報酬をもらった。訓練前，あるいは訓練をはじめた当初では，ドパミンニューロンはジュース報酬に対して一過性の発火を示した。しかし，膨大な訓練の後では，一過性の発火は報酬を予期させる手がかり（光がつくこと）によって引き起こされたが，報酬が実際に与えられること自体では引き起こされなくなった。訓練後，報酬が与えられない試行においては，報酬が期待されるタイミングで持続的な発火が抑えられた（図10-45A）。これらのデータは，ドパミンニューロンの一過性発火は報酬そのものではなく，**報酬予測誤差**（reward prediction error），すなわち実際の報酬と予測される報酬の差を信号として伝えていることを示唆している。訓練の前では報酬は予期せず与えられ，結果として正の報酬予測誤差がもたらされて一過性の発火を引き起こした。訓練後，報酬は感覚手がかりによって予期され，それによって感覚的な手がかりは予想外の報酬の信号となった。そして，報酬が実際に与えられたとき，これは完全に予測できるものであり，それゆえ報酬予測誤差は生じずに一過性の発火は起こらなかった。手がかりがあっても報酬がないとき，負の報酬予測誤差が起こり，持続的な発火を抑制した。

この驚くべき実験結果を説明するためにさまざまな学習理論が提案された。まず報酬学習（図10-45B）の抽象的モデルについて議論し，それを現実のドパミン神経回路の中に位置づけてみよう。抽象的なモデルでは，シグナルを送るニューロンと反応を起こすニューロンとの間の結合強度（ω）が調節可能である。負のフィードバックループによって，反応強度（ωS）は報酬信号（R）と比較される。この差，すなわち報酬予測誤差は，ドパミンニューロンによって保持され（図10-45Bの青色），ω を変化させることに使われる。訓練前の ω 値は小さく，したがって報酬予測誤差（$R - \omega S$）は大きい。ドパミンニューロンが発火し，

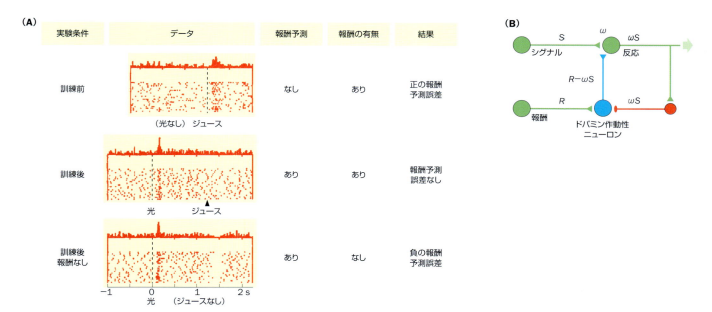

図10-45 ドパミン作動性ニューロン, 報酬予測誤差と強化学習
(A) 光点灯開始と報酬（ジュース1滴）を連合するよう訓練したサルの, 中脳ドパミン作動性ニューロンからの生体内（in vivo）単一ユニット記録。3つの各ブロックで, それぞれの行は別々の試行を, それぞれの垂直線は活動電位を表す。それぞれの試行時の記録の上には, 全試行からの発火頻度を集計したヒストグラムを示す。上段：訓練の前, 報酬（ジュース）を与えると（垂直の破線）一過性の発火が起こった。中央：訓練後, 報酬を与えたとき（縦矢印）ではなく光点灯時（垂直の破線）に一過性の発火が起こった。下段：訓練後の報酬が与えられなかった試行時では, 報酬が期待されるタイミングで持続的な発火が抑制された。それぞれの試行は, 報酬を与えるとき（上）, あるいは光点灯時（中央, 下）にタイミングをそろえるよう表示した。右にまとめたように, このドパミン作動性ニューロンは実際の報酬と期待される報酬の差を伝達していると解釈できる。**(B)** 報酬学習の抽象的な回路モデル。シグナルニューロンは大きさSでシグナルを送り, 反応ニューロンと調節可能な伝達強度ωでシナプス結合しており, 結果としてωとSの積の強度で反応が起こる。情報を下流の神経回路へ送るのに加えて（矢印）, 反応はフィードバックを送る抑制性ニューロン（赤色）へ送られ, それが今度はドパミン作動性ニューロン（青色）へ信号を送る。ドパミン作動性ニューロンは, 報酬シグナルを強度Rで送る興奮性入力も受ける。よって, ドパミン作動性ニューロンは出力$R-\omega S$に応じてωを調節する（単純化するためにシナプス伝達は入力に忠実で, 統合は線形とする）。訓練前, ωは小さく$R-\omega S$は大きいので, ドパミン作動性ニューロンの出力はωを大きく増大させる。訓練が進むと, ωが大きくなり, $R-\omega S$は小さくなる。$R-\omega S$が0になると, 訓練が完成する。興奮性ニューロン（緑色）が反応ニューロンとして使われているが, 中脳ドパミン神経回路では, 反応ニューロンはGABA作動性の棘状投射ニューロン（SPN）であることに注意。SPNは, ドパミン作動性ニューロンに直接ωSを伝達するか, 介在性のGABA作動性ニューロンを介してフィードバック抑制性ニューロンへシグナルを送る。（A：Schultz W, Dayan P, Montague R [1997] *Science* 275:1593–1599よりAAASの許諾を得て掲載；B：Schultz W, Dickinson A [2000] *Annu Rev Neurosci* 23:473–500より）

ω値を増大させる大きな信号を送る。学習が進むにつれ, ωは$R-\omega S$が0になるまで上昇する。この段階では, ドパミンニューロンによる学習は完成し, ドパミンニューロンは報酬に対してもはや一過性の発火をしなくなる（図10-45A, 中段）。

　8.9節で議論したように, 中脳ドパミンニューロンの主要な投射領域は線条体であり, 腹側被蓋野のドパミンニューロンは選択的に側坐核に投射し, 黒質のドパミンニューロンは残りの線条体に投射する（図8-22）。そこでのドパミンの放出は, 皮質や視床からの興奮性入力と棘状投射ニューロン（spiny projection neuron：SPN）との間の結合強度を制御する。すなわち, 図10-45Bにおけるシグナルを送るニューロンが, 皮質や視床からの線条体への投射ニューロンと対応する。反応を起こすニューロンは, GABA作動性のSPNに対応する。いくつかのSPNはドパミンニューロンに直接結合しており, 反応を起こすニューロンとフィードバックニューロンの両方として機能する（図10-45B, 赤色）。フィードバック信号を送るもう1つの候補は中脳GABA作動性ニューロンであり, 線条体からの入力を受けドパミンニューロンを抑制する（SPNはそれ自身がGABA作動性であり, ドパミンニューロンにシナプスをつくる中脳GABA作動性ニューロンに対して正の信号としてωSを送るために, ほかのGABA作動性ニューロンが必要である）。ドパミンニューロンはそれに加えて, 図10-45Aで議論した実験でのジュース, あるいは9.24節で議論したつがい関係の例での交尾の際の快楽といった報酬を伝える感覚入力を受けている。このモデルを支持する証拠として, *in vitro* のスライス実験で, ドパミンは皮質/視床ニューロン→SPN間の

シナプスでさまざまな様式の可塑性を制御することが示されている。ドパミンニューロンの線条体腹側への投射は，報酬や動機づけにもとづく学習に関連している一方で，背側線条体においてドパミンによって誘導されるシナプス可塑性は，手続き学習や習慣形成をおそらく似たような神経回路メカニズムによって促進する。これらの異なった機能がどのように線条体神経回路内の局所回路によって組織化されているのか，また，線条体のシナプス可塑性とさまざまな様式の強化学習との間に因果関係があるかどうかは，今後のさらなる研究をまたなければならない。

中脳のドパミンニューロンは，サルや齧歯類において報酬予測誤差を表象する（すなわちそれに対して発火する）ことが示されたが，最近の研究ではドパミンニューロンは一様ではないことがわかっており，ある細胞は嫌悪刺激を伝え，またほかの細胞は動機づけを与えるような刺激の場合に信号伝達をする。この後者のグループのニューロンは，強い食欲や強い嫌悪を催す刺激によって活性化されるが，弱い食欲や弱い嫌悪をもたらす刺激には弱い反応しか示さない。このようなドパミンニューロン機能の多様性は，異なるニューロン間の入出力の多様性によって説明できるかもしれない。例えば最近の研究によると，側坐核に投射する腹側被蓋野のドパミンニューロンは食欲を催す刺激を伝達するのに対し，前頭皮質へ投射する細胞は嫌悪刺激を伝達する。報酬学習が報酬をもたらす行動の頻度を上昇させるのと同じように，嫌悪学習は罰をもたらす行動の頻度を下げる。実際，小脳依存性運動学習（図8-21B）のようなドパミンがまったく関与しない強化学習に対しても，コンセプトとしては似たような神経回路の配線図があてはまる。

10.25 初期経験は，発達後の学習を促進させるような記憶痕跡を残すことがある

われわれはこれまでに，海馬，大脳皮質，扁桃体，線条体，小脳を含む脳の多くの領域で学習が起こり，記憶が貯蔵されることをみてきた。注目すべきことに，皮質ニューロンを人工的にランダムに活性化させても記憶は形成される（**BOX 10-5**）。この章の最後の節では，第1章の最初に紹介したメンフクロウの話に戻ることで，学習記憶の視座を発達と構造の可塑性へと拡張し，これまでの章で脳の構成と配線について学習したことを統合する。

メンフクロウの聴覚地図は，プリズム装着によって変化した視覚地図と適合するように順応できること，そしてこの順応能力は発達とともに消失することを思い出してほしい（1.3節）。さらに，聴覚地図を調節する初期経験をもつメンフクロウは，成鳥になってからより簡単に視覚地図変化に再対応できたことを思い出してほしい（図1-7）。このような現

BOX 10-5 記憶は，皮質ニューロン集団のランダムな活性化によって形成できる

*in vivo*での特定のニューロン集団の正確な活動制御に関する遺伝子ターゲティングの最近の進歩は，脳機能と行動の神経基盤の理解に大きく貢献した。とりわけその例として，ハエ（図10-29B）からマウス（図10-36，10-39C）までのモデル動物で，記憶回路を分析するための光遺伝学の適用をみてきた。チャネルロドプシン（ChR2）を発現させたニューロンを光刺激する方法は，ランダムなニューロン集団が報酬あるいは罰と連合でき，それらニューロン集団の再活性化が行動を変化させるかどうかを調べるためにも使用された。このようなアプローチがとられた2つの事例を以下に述べる。

最初の例では，マウスの梨状皮質内のランダムなニューロン集団にChR2を発現させるために，アデノ随伴ウイルス（AAV）を用いた形質導入が行われた。それらニューロンは光刺激によって活動電位を発生するようになった。訓練期間中，マウスは行動訓練装置内を自由に動くことができたが，活動領域の片側に移ったときに光刺激と同時に足へのショックが与えられた。これは逃避反応を引き起こし，マウスはショックが与えられないもう片側へと速やかに逃げた。訓練後，光刺激単独で逃避反応が引き起こされた（図10-46A）。すなわち，梨状皮質ニューロン（500程度）のランダムな活性化は，無条件刺激（ショック）と連合して頑健な条件づけ反応を引き起こすことができる，有効な条件刺激として機能できることを意味する。別の実験で，ChR2を

（つづく）

BOX 10-5　記憶は，皮質ニューロン集団のランダムな活性化によって形成できる　（つづき）

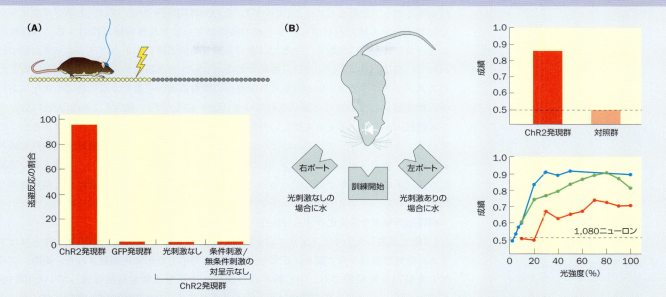

図10-46　ランダムな皮質ニューロン集団の活性化による記憶の形成　(A)上段：実験デザインの図式。訓練中，マウスが実験箱の左側に動くと電気ショックを受け（黄色），同時にチャネルロドプシン（ChR2）を発現した細胞を含む梨状皮質が光刺激を受けた。2回の訓練セッション後（1回のセッションで10回の電気ショックと光刺激を連合させた），マウスは光刺激単独で逃避反応を示した（下，左の棒グラフ）。負の対照では，緑色蛍光タンパク質（GFP）をChR2の代わりに発現させたり，訓練中に光刺激を与えなかったり，あるいは光刺激と電気ショックを対呈示しなかったりしたところ，マウスは逃避反応を示さなかった。(B)左：実験デザイン。マウスは試行をはじめるために中央のポートに鼻をつけることを訓練された。試行中に光刺激を与えられた場合は左，そうでない場合は右のポートから水が出るようにした。右：4～7試行セッションの後（1セッションは200～800試行），ChR2を発現していない対照群と比べ，ChR2を発現したマウスは適切なポートを選択することから，光刺激を受けたかどうかを行動から判断できた。破線はポート選択がランダムである水準を示す。縦軸に示された成績は正しい試行数の割合で，光刺激を受けたときに左を向いた場合と，光刺激を受けていないときに右を向いた場合の全試行中の割合である。ChR2で活性化されるニューロン数（下図では1,080のChR2発現ニューロンの場合を示す）を，光の強度を上げたり1 msの光刺激の数を増やしたり（赤色，1回；緑色，2回；青色，5回；別の実験で，それぞれの刺激数は100％の光強度ではChR2発現細胞で最大1回の活動電位をもたらすことが示されている）することで増加させると，課題成績はよくなった。（A：Choi GB, Stettler DD, Kallman BR et al. [2011] *Cell* 146:1004–1015よりElsevierの許諾を得て掲載；B：Huber D, Petreanu L, Ghitani N et al. [2008] *Nature* 451:61–64よりMacmillan Publishersの許諾を得て掲載）

発現した梨状皮質ニューロンの光刺激は，報酬と連合できる条件刺激として働くことも示された。実際，ChR2を発現させた同じニューロン集団の活性化を，まず報酬と連合する条件刺激として，引き続いて電気ショックと連合する条件刺激として使うことができる。

梨状皮質における匂いの空間的な表象には明確な秩序がないことから，これらの実験は，この脳領域はランダムな神経ネットワークによって構成され，個々の経験によって結合が形成されるという仮説を支持するものと解釈された（6.10，6.16節）。しかし，2つ目の例では，ランダムなニューロン集団の活性化によって行動に影響を与えるのは，梨状皮質に限らないことが示されている。この実験では，マウス胎仔への電気穿孔法により，バレル皮質（BOX 5-3）第2/3層のニューロンにランダムにChR2遺伝子が導入された。成熟後，マウスは飲水を制限された状態にされ，ChR2発現細胞集団の光刺激と，2つの選択ポートのうちの1つを選ぶことで得られる水報酬とを連合するように訓練された（図10-46B，左）。この課題では，左右どちらかのポートから水滴を出すためには，まずマウスは鼻で中央のポートを触らなければならない。中央のポートにマウスの鼻が触れている期間中，光刺激を受けると水が左のポートから出てくるようにし，光刺激を受けない場合は水が右のポートから出てくるように設定した。訓練後，マウスは水報酬が出てくる正しいポートを選択するようになったことから，マウスの行動から光刺激を受けたかどうかが判別できるようになった。光刺激の有効性は，ChR2発現細胞の数，そして光刺激の強さと時間に依存した（図10-46B，右）。バレル皮質のChR2を発現する300ほどの第2/3層ニューロンにおける単発活動電位（1 msの光刺激によって惹起）が，マウスにとって報酬が出るポートを選択するのに十分な手がかりとなった。

これらは，神経系が学習のために驚くべき可塑性をもつことを強調する例である。すなわち十分な強さの刺激と十分な訓練によって，報酬/罰と，さまざまな脳領域のランダムなニューロン集団の活動との間で，連合を成立させることができる。このような光刺激は匂いや触覚といった知覚を模倣しているようであり，動物は嗅覚あるいは体性感覚情報を処理する通常の経路を用いて，光刺激と報酬/罰とを連合させることができる。これらの実験はまた，動物が神経活動と報酬/罰を連合させて行動を変容させるために必要な，皮質ニューロン数と発火数に関する有用な推定法となる。

象の神経基盤は何なのだろうか。第6章で学んだように，メンフクロウの脳幹層状核ニューロンは，両耳間時間差(interaural time difference：ITD)をもとに水平面での音源位置を同定するマップを形成している(図6-55)。この両耳間時間差マップは，トポグラフィックな形で下丘中心核に投射する。中心核の軸索はさらに下丘外側核に投射する。外側核のニューロンは視蓋に投射し，そこでは聴覚と視覚の情報統合がトポグラフィックな形で行われている(図10-47A，上段)。形態学的なトレーシング研究から，プリズムを装着した幼若メンフクロウでは，中心核から外側核への投射領域が視蓋での視覚地図の変化にあわせた形で拡大していることが示されている(図10-47A，下)。拡大した軸索領域にはシナプス前終末があり，おそらく新しい外側核内のシナプス後細胞に対してシナプスをつくっている。これにより，プリズムによって変化した視覚地図に対応して聴覚地図が再構成されている。軸索投射領域の拡大メカニズムは詳細には調べられていないが，第5章で議論した視覚系におけるヘブ則にのっとったシナプス強化と同じように，変化した視覚情報を処理しているシナプス後細胞とシナプス前細胞の同期発火が，投射領域を拡大したシナプス前細胞の軸索を安定化させる可能性が高い。

1.3節で議論したように，プリズムを装着した幼若メンフクロウからプリズムをとりはずすと，聴覚地図は正常に戻り，正常な視覚地図と対応した形で再調整された。実際，プリズムを装着した時期でも，中心核から外側核への正常な軸索投射は残っていた(図10-47A，下段)。プリズム装着期には正しくトポグラフィックに視覚地図と対応していないこれらの正常な投射は，GABAによる抑制を選択的に受けることで活動を抑えられている。プリズムを装着している間も維持されているこれらの正常な結合の存在により，プリズムをはずしたときに直ちに正常な聴覚地図に戻ることを説明できるかもしれない。幼若期のプリズム装着によって外側核の(トポグラフィックという意味では)正常ではない領域に投射した中心核ニューロンの軸索は，プリズムをはずして十分な時間が経った後の，行動から判定すると正常な聴覚地図を回復しているとみられる成熟メンフクロウでも維持されている(図10-47B；投射領域を拡大した軸索がプリズムをはずした後にどのように活動を抑制し，行動に影響を与えないかについてはわかっていない)。したがって，幼若期のプリ

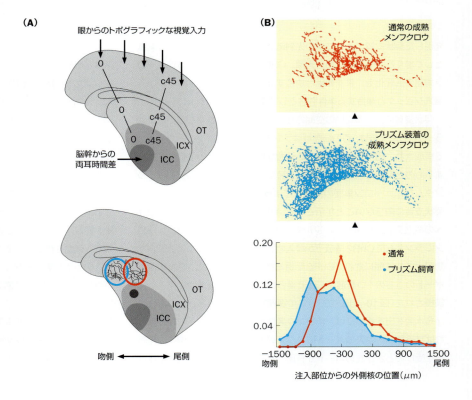

図10-47　幼若および成熟メンフクロウにおける下丘の適応的な軸索伸長と聴覚地図調節　(A) 上段：メンフクロウの脳における聴覚，視覚情報の表象。脳幹から下丘の中心核(ICC)および外側核(ICX)への投射は，両耳時間差(ITD)に応じてトポグラフィックに配置されている。0はITD＝0，c45は対側からの入力が45μs先行している場合を表す。外側核のニューロンは，視覚入力がトポグラフィックに配置されている視蓋(OT)に投射する。下段：暗い点で示される領域の中心核ニューロンからの軸索は通常，適切な外側核(赤い丸)にトポグラフィックに投射するが，幼若メンフクロウのプリズム装着による視覚地図の変化により吻側に拡大する(青い丸)。**(B)** 上段と中段：順行性のトレーサーによって，中心核から外側核への通常(上)とプリズム装着(中)の成熟メンフクロウの軸索投射を調べた。矢じりは中心核での順行性トレーサーの注入部位を示す。下段：通常とプリズム装着メンフクロウにおける軸索投射の正規化した分布。幼若期のプリズム装着の経験(プリズム飼育)による成熟メンフクロウの吻側への投射の有意なシフトにより，おそらくは成体での2回目のプリズム装着の際の聴覚地図の速やかな可塑的変化を説明できる(図1-7B)。(Linkenhoker BA, con der Ohe CG, Knudsen EI [2005] Nat Neurosci 8:93–98 よりMacmillan Publishersの許諾を得て掲載。DeBello WM, Feldman DE, Knudsen EI [2001] J Neurosci 21:3161–3174も参照)

ズム装着によって適応的に起こった中心核ニューロンの軸索投射の拡大は，成熟後における幼若期と似たような視覚的入力の変調が起こった際の聴覚地図の再調整を促進するような，形態学的な痕跡を残す．

コンセプト的には似たような実験により，片眼遮蔽に対する哺乳類視覚皮質のニューロンの構造変化の痕跡が調べられた．第5章で議論したように，発達臨界期における片眼遮蔽は，視覚皮質の神経配線に重大な効果をもたらす．例えばマウスにおいて，視覚刺激による皮質反応を内因性信号によってモニターすると，臨界期中の一過性の2，3日の片眼遮蔽は，視覚皮質の両眼からの入力を受ける領域に変化をもたらし，両眼性の視覚入力の相対的なバランスを開いている眼のほうへとシフトさせる（図4-42）．遮蔽期間が短い場合には，片眼遮蔽を解除すると，両眼からの入力による視覚表象は正常なバランスに戻る．成熟マウスにおける片眼遮蔽も，より長期間，片眼遮蔽を行えば眼球優位性を変化させることができる．興味深いことに，メンフクロウにおける知見と類似して，過去に片眼遮蔽を経験した成体マウスは，はじめて片眼遮蔽を経験したマウスよりも眼球優位性の変化はより早くなる．

片眼遮蔽によって誘導される可塑性の構造的基盤を検討するため，マウス視覚皮質の両眼性入力領域に観察窓をつくり，2光子顕微鏡法によるイメージングを繰り返し行った（図10-48A）．錐体細胞の樹状突起棘を観察し，樹状突起棘数の増減を時間を追って定量化した（図10-48B）．最初の片眼遮蔽は新しい樹状突起棘数を有意に増加させたが，これは新しく形成されたシナプス数の近似になる（10.13節）．これらの新しい樹状突起棘はその後維持された．2回目の片眼遮蔽では，より素早く眼球優位性の変化がもたらされたが，樹状突起棘の密度に変化はなかった（図10-48C）．これらのデータに対する蓋然性の高い解釈は，最初の片眼遮蔽によって残された形態上の痕跡（すなわち新しい樹状突起棘）が2回目の片眼遮蔽で再利用され，それによってニューロンのより速やかな適応を促進するというものである．メンフクロウの実験と同様に，新しい樹状突起棘によってできたシナプス結合が両眼視を干渉しないよう，1回目と2回目の片眼遮蔽の間に新しい樹状突起棘の活動が抑制されているかどうか，またどのようなメカニズムで抑制されるのかという，未解決の疑問が残っている．

まとめると，これらの研究は，特定の経験に対する神経回路における構造変化（下丘における軸索分岐の変化であれ，あるいは視覚皮質における新しい樹状突起棘の形成であれ）が，未来における学習を促進させるような長期的な記憶痕跡をもたらすことを示している．

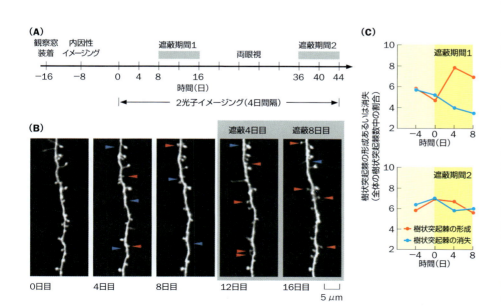

図10-48 片眼遮蔽に対する成体マウス視覚皮質の樹状突起棘のダイナミクス
(A)実験プロトコル．観察窓の装着後，内因性信号イメージング（図4-42B）を行って両眼性領域を同定した．一部のニューロンでGFPを発現させたトランスジェニックマウス（13.16節）を用いて，2回の8日間の片眼遮蔽期間（遮蔽期間1および2）を含む期間，4日おきに両眼性領域から繰り返し2光子イメージングを行った．(B)5層錐体細胞の遠位部樹状突起における同一領域イメージの例．青色と赤色の矢印はそれぞれ，消失あるいは新しく形成された樹状突起棘を示す．これらの変化は4日前にとった前のイメージから推測した．(C)遮蔽期間2（下）ではなく，遮蔽期間1（上）の期間のみ，樹状突起棘数の有意な増加が認められる．このことから，遮蔽期間2の期間の眼球優位性の調節では，遮蔽期間1のときにできた樹状突起棘が使われる可能性が示唆される．(Hofer SB, Mrsic-Flogel TD, Bonhoeffer T et al. [2009] *Nature* 457: 313–317よりMacmillan Publishersの許諾を得て掲載)

これらの構造変化は，**節約**(saving)と呼ばれる一般に起こる現象，すなわちすでに学習したことを動物が再学習するのはより簡単になること，の基盤になっているのかもしれない。全体として，この章で議論した現代的な研究は，Descartesのいうところの「布を通す針」という記憶のたとえに対して多彩な神経生物学的な基盤を与えてきた(図10-1)。

まとめ

　この章では，分子，シナプス，ニューロン，神経回路，システム，動物行動，理論といった複数のレベルから，学習と記憶について学んできた。簡単な無脊椎動物の神経システムから複雑な哺乳類の脳に至るまで，さまざまな実験モデルを用いて以下の2つの主要命題を支持するデータを得た。(1)記憶はおもに神経回路内のシナプス結合強度という形で貯蔵される。(2)学習は多彩な可塑性メカニズムを通してシナプス重み行列を変化させる。
　アメフラシのエラ引き込み反射を行動モデルとした還元主義的なアプローチからは，水管感覚ニューロンとエラ運動ニューロン間のシナプスの抑圧あるいは増強が，それぞれ行動レベルの馴化と感作を仲介していることが示唆された。尻尾へのショックによるエラ引き込み反射の短期的な感作は，感覚ニューロンシナプス前終末内のcAMP/PKA，PKCシグナル伝達経路のセロトニンによる活性化に媒介され，リン酸化によるイオンチャネル修飾によって静止膜電位を上昇させ，活動電位の時間幅を広げる。長期的な感作はcAMP/PKAの長期間の活性化を伴い，CREB転写因子のリン酸化を起こし，新たな遺伝子発現や感覚ニューロン-運動ニューロン間の新たなシナプス形成をもたらす。よって，ほかの多くの動物種と同様にアメフラシでは，短期記憶は新たなタンパク質の合成を必要としないが，長期記憶はそれを必要とする。アメフラシの研究とは独立して，ショウジョウバエの嗅覚条件づけの遺伝学的解析から，キノコ体ニューロンのcAMPシグナル伝達経路の中心的な役割が同定された。無条件刺激としての電気ショックや餌は，ドパミンのように受容体がcAMPカスケードを通して働く神経修飾物質を介して，条件刺激(匂い)を表象するキノコ体ニューロンと出力ニューロン集団間のシナプス結合強度を修飾する。マウスにおいても，cAMP/PKAはシナプス可塑性と記憶に重要な役割を担う。ヒトにおける新しい顕在記憶の形成や，マウスにおける空間記憶の形成は内側側頭葉の海馬に依存しており，この構造部位は嗅内皮質とともに動物における空間表象でも中心的な役割を担っている。海馬においては多彩なシナプス可塑性メカニズムが同定されており，海馬のシナプス可塑性と空間学習および空間記憶との間には強い相関があることがすでにわかっている。
　ラットとマウスの海馬CA1錐体細胞へのシナプスが，シナプス可塑性の一般メカニズムを調べるためのモデルとして使われてきた。CA3→CA1シナプスにおける長期増強(LTP)は，ヘブ則に従った協同性を示す。つまり，LTPは，シナプス前終末からのグルタミン酸放出とシナプス後細胞の脱分極が時間的に一致するときに誘導される。NMDA受容体がヘブ則を実現するための時間的な同時性検出器として作動しており，CA1ニューロンにおけるNMDA受容体機能はLTP誘導と空間記憶の両方に必要である。NMDA受容体を介したCa^{2+}の流入は，PKAやCaMK II (Ca^{2+}/カルモジュリン依存性キナーゼII)といったプロテインキナーゼを活性化する。CaMK IIサブユニットからなる複合体の自己リン酸化は，Ca^{2+}濃度の一過性の上昇を持続的なキナーゼ活性化へと転換させる役割をもつ。LTP発現の主要メカニズムは，シナプス後膜上のAMPA受容体数の増加であり，シナプス前終末からのグルタミン酸放出に対するシナプス応答の振幅を増大させる。CA3→CA1シナプスの伝達効率は長期抑圧(LTD)によっても調節され，これはキナーゼの活性に拮抗するホスファターゼが活性化されることで起こる。LTD，LTP，スパイクタイミング依存性可塑性は，シナプス結合強度の双方向的な調節を可能にする。活動依存的に起こるCA1

ニューロンからの逆向性のカンナビノイドのシグナル伝達は，シナプス前側のGABA作動性ニューロンによる神経伝達物質放出を制御する。最後に，シナプス前-シナプス後ニューロン間の長期的な結合強度変化は，より持続的なLTPの結果として起こる新たなシナプス形成を伴っている。

海馬でのシナプス可塑性メカニズムは，特定の神経あるいは回路特性に依存して変化しつつも，おそらくは中枢神経系のほかのシナプスにもあてはまる。この経験依存性の変化が，さまざまなタイプの学習記憶を仲介している。例えば顕在記憶の長期的な貯蔵には，記銘時に情報を処理し海馬へ転送する，特定の皮質領野がかかわっている。これらの皮質回路は，記憶の固定時に海馬と相互作用しているのだろう。扁桃体は，情動に関連した記憶を処理する中枢である。恐怖音条件づけには，扁桃体基底外側核群と扁桃体中心核における並列神経経路と多数のシナプスの可塑性が必要であるが，恐怖文脈条件づけにはこれに加えて海馬のシナプス可塑性が必要である。扁桃体はまた，潜在記憶としてのヒトの恐怖条件づけに必要である。中脳ドパミンニューロンは，報酬予測誤差を伝達している。つまり，実際の報酬が予測される報酬を上回ると一過性の神経発火をする。この性質は強化学習に関与し，皮質あるいは視床の入力細胞と線条体の棘状投射ニューロンとの間のシナプスは，ドパミンによって修飾される。強化学習は，動機づけ行動，運動技能学習，および習慣形成に重要な役割をもつ。

学習には，単純な馴化や感作，あるいは古典的条件づけやオペラント条件などの連合学習，強化学習，認知学習，そして経験の変化に対しての幼若および成熟感覚系の構造的な可塑性など，異なった様式がある。ほとんどの学習様式は，すでにあるシナプスを強めたり弱めたりするにせよ，新しいシナプスをつくるにせよ，古いシナプスを除去するにせよ，関連する神経回路のシナプス重み行列の変化を伴う。ほかの学習様式としては，ニューロンそのものの特性の変化がある。これらの変化は情報処理における神経回路機能を変化させ，最終的には動物が環境変化によりよく適応するための行動変化を引き起こす。

参考文献

単行本と総説

Bromberg-Martin ES, Matsumoto M & Hikosaka O (2010) Dopamine in motivational control: rewarding, aversive, and alerting. *Neuron* 68:815–834.

Dan Y & Poo MM (2006) Spike timing-dependent plasticity: from synapse to perception. *Physiol Rev* 86:1033–1048.

Heisenberg M (2003) Mushroom body memoir: from maps to models. *Nat Rev Neurosci* 4:266–275.

Huganir RL & Nicoll RA (2013) AMPARs and synaptic plasticity: The last 25 years. *Neuron* 80:704–717.

Janak PH & Tye KM (2015) From circuits to behavior in the amygdala. *Nature* 517:284–292

Kandel ER (2001) The molecular biology of memory storage: a dialogue between genes and synapses. *Science* 294:1030–1038.

Lisman J, Schulman H & Cline H (2002) The molecular basis of CaMK II function in synaptic and behavioural memory. *Nat Rev Neurosci* 3:175–190.

Martin SJ, Grimwood PD & Morris RG (2000) Synaptic plasticity and memory: an evaluation of the hypothesis. *Annu Rev Neurosci* 23:649–711.

Milner B, Squire LR & Kandel ER (1998) Cognitive neuroscience and the study of memory. *Neuron* 20:445–468.

Pavlov IP (1927) Conditioned Reflexes: An Investigation of the Physiological Activity of the Cerebral Cortex. Oxford University Press.

海馬，シナプス可塑性，空間記憶

Bliss TV & Lomo T (1973) Long-lasting potentiation of synaptic transmission in the dentate area of the anaesthetized rabbit following stimulation of the perforant path. *J Physiol* 232:331–356.

Dudek SM & Bear MF (1992) Homosynaptic long-term depression in area CA1 of hippocampus and effects of N-methyl-D-aspartate receptor blockade. *Proc Natl Acad Sci U S A* 89:4363–4367.

Dudman JT, Tsay D & Siegelbaum SA (2007) A role for synaptic inputs at distal dendrites: instructive signals for hippocampal long-term plasticity. *Neuron* 56:866–879.

Engert F & Bonhoeffer T (1999) Dendritic spine changes associated with hippocampal long-term synaptic plasticity. *Nature* 399:66–70.

Frey U & Morris RGM (1997) Synaptic tagging and long-term potentiation. *Nature* 385:533.

Giese KP, Fedorov NB, Filipkowski RK et al. (1998) Autophosphorylation at Thr[286] of the α calcium-calmodulin kinase II in LTP and learning. *Science* 279:870–873.

Hafting T, Fyhn M, Molden S et al. (2005) Microstructure of a spatial map in the entorhinal cortex. *Nature* 436:801–806.

Isaac JT, Nicoll RA & Malenka RC (1995) Evidence for silent synapses: implications for the expression of LTP. *Neuron* 15:427–434.

Liao D, Hessler NA & Malinow R (1995) Activation of postsynaptically silent synapses during pairing-induced LTP in CA1 region of hippocampal slice. *Nature* 375:400–404.

Liu X, Ramirez S, Pang PT et al. (2012) Optogenetic stimulation of a hippocampal engram activates fear memory recall. *Nature* 484:381–385.

Marr D (1971) Simple memory: a theory for archicortex. *Philos Trans R Soc Lond B Biol Sci* 262:23–81.

Morris RG, Anderson E, Lynch GS et al. (1986) Selective impairment of learning and blockade of long-term potentiation by an N-methyl-D-aspartate receptor antagonist, AP5. *Nature* 319:774–776.

Morris RG, Garrud P, Rawlins JN et al. (1982) Place navigation impaired in rats with hippocampal lesions. *Nature* 297:681–683.

O'Keefe J (1976) Place units in the hippocampus of the freely moving rat. *Exp Neurol* 51:78–109.

Tang YP, Shimizu E, Dube GR et al. (1999) Genetic enhancement of learning and memory in mice. *Nature* 401:63–69.

Toni N, Buchs PA, Nikonenko I et al. (1999) LTP promotes formation of multiple spine synapses between a single axon terminal and a dendrite. *Nature* 402:421–425.

Tsien JZ, Huerta PT & Tonegawa S (1996) The essential role of hippocampal CA1 NMDA receptor-dependent synaptic plasticity in spatial memory. *Cell* 87:1327–1338.

Whitlock JR, Heynen AJ, Shuler MG et al. (2006) Learning induces long-term potentiation in the hippocampus. *Science* 313:1093–1097.

Wilson MA & McNaughton BL (1993) Dynamics of the hippocampal ensemble code for space. *Science* 261:1055–1058.

Wilson RI & Nicoll RA (2001) Endogenous cannabinoids mediate retrograde signalling at hippocampal synapses. *Nature* 410:588–592.

Wong ST, Athos J, Figueroa XA et al. (1999) Calcium-stimulated adenylyl cyclase activity is critical for hippocampus-dependent long-term memory and late phase LTP. *Neuron* 23:787–798.

さまざまな無脊椎動物および脊椎動物における学習と記憶

Aso Y, Sitaraman D, Ichinose T et al. (2014) Mushroom body output neurons encode valence and guide memory-based action selection in *Drosophila*. *Elife* 3:e04580

Bacskai BJ, Hochner B, Mahaut-Smith M et al. (1993) Spatially resolved dynamics of cAMP and protein kinase A subunits in *Aplysia* sensory neurons. *Science* 260:222–226.

Choi GB, Stettler DD, Kallman BR et al. (2011) Driving opposing behaviors with ensembles of piriform neurons. *Cell* 146:1004–1015.

Claridge-Chang A, Roorda RD, Vrontou E et al. (2009) Writing memories with light-addressable reinforcement circuitry. *Cell* 139:405–415.

Dudai Y, Jan YN, Byers D et al. (1976) dunce, a mutant of *Drosophila* deficient in learning. *Proc Natl Acad Sci U S A* 73:1684–1688.

Flexner JB, Flexner LB & Stellar E (1963) Memory in mice as affected by intracerebral puromycin. *Science* 141:57–59.

Frankland PW, Bontempi B, Talton LE et al. (2004) The involvement of the anterior cingulate cortex in remote contextual fear memory. *Science* 304:881–883.

Giurfa M, Zhang S, Jenett A et al. (2001) The concepts of 'sameness' and 'difference' in an insect. *Nature* 410:930–933.

Goshen I, Brodsky M, Prakash R et al. (2011) Dynamics of retrieval strategies for remote memories. *Cell* 147:678–689.

Hofer SB, Mrsic-Flogel TD, Bonhoeffer T et al. (2009) Experience leaves a lasting structural trace in cortical circuits. *Nature* 457:313–317.

Huber D, Petreanu L, Ghitani N et al. (2008) Sparse optical microstimulation in barrel cortex drives learned behaviour in freely moving mice. *Nature* 451:61–64.

Kim JJ & Fanselow ms (1992) Modality-specific retrograde amnesia of fear. *Science* 256:675–677.

Kupfermann I, Castellucci V, Pinsker H et al. (1970) Neuronal correlates of habituation and dishabituation of the gill-withdrawal reflex in *Aplysia*. *Science* 167:1743–1745.

LaBar KS, Gatenby JC, Gore JC et al. (1998) Human amygdala activation during conditioned fear acquisition and extinction: a mixed-trial fMRI study. *Neuron* 20:937–945.

Lammel S, Lim BK, Ran C et al. (2012) Input-specific control of reward and aversion in the ventral tegmental area. *Nature* 491:212–217.

Linkenhoker BA, von der Ohe CG & Knudsen EI (2005) Anatomical traces of juvenile learning in the auditory system of adult barn owls. *Nat Neurosci* 8:93–98.

McGuire SE, Le PT, Osborn AJ et al. (2003) Spatiotemporal rescue of memory dysfunction in *Drosophila*. *Science* 302:1765–1768.

Montarolo PG, Goelet P, Castellucci VF et al. (1986) A critical period for macromolecular synthesis in long-term heterosynaptic facilitation in *Aplysia*. *Science* 234:1249–1254.

Olds J (1958) Self-stimulation of the brain; its use to study local effects of hunger, sex, and drugs. *Science* 127:315–324.

Phillips RG & LeDoux JE (1992) Differential contribution of amygdala and hippocampus to cued and contextual fear conditioning. *Behav Neurosci* 106:274–285.

Schultz W, Dayan P & Montague PR (1997) A neural substrate of prediction and reward. *Science* 275:1593–1599.

Tully T & Quinn WG (1985) Classical conditioning and retention in normal and mutant *Drosophila melanogaster*. *J Comp Physiol A* 157:263–277.

Wheeler ME, Petersen SE & Buckner RL (2000) Memory's echo: vivid remembering reactivates sensory-specific cortex. *Proc Natl Acad Sci U S A* 97:11125–11129.

第11章

脳の疾患

> 喜び，楽しさ，笑い，冗談が，そして不幸，悲しみ，失望，嘆きが，他でもない，脳から生まれてくるのだということを，われわれは知るべきである。そして脳によって，ある格別な方法で，われわれは知恵と知識を獲得し，ものを見，聞き，何が卑劣で何が公正であり，何が悪で何が善であり，何が心地よく何が不快かを知る。……そしてまさにこの臓器のために，われわれは狂気に陥り，錯乱し，また恐怖やおそれに襲われるのである。……われわれが耐え忍ぶこれらはすべて，脳が健康でないときに脳からもたらされるものなのである。……
>
> Hippocrates（紀元前400年頃）

　この章では，神経系の機能障害がどのように神経疾患や精神疾患を引き起こすかについてみていく。現代社会において，脳の疾患は他のいかなる種類の疾患よりも，患者に機能的制限（disability）をもたらす大きな原因となっている。脳疾患の研究を行う重要かつ明確な目標は，機能的制限を減らし，人々の苦痛を軽減する治療的戦略をみつけることである。さらに，遺伝子の変異体の研究が，その遺伝子の正常な機能とそれが制御する生物学的プロセスを明らかにするのと同様に，特定の疾患に焦点をあてた研究は，脳の正常な発達と機能についての独自の視点をもたらす。逆に，脳の疾患を理解するうえで最も重要な進歩が，一見疾患とは無関係な基礎研究からなされたこともある。このことは，これまでの章で紹介してきた多くの疾患の例が示してきたとおりである。つまり，基礎的研究と疾患に注目した研究が相乗的に働いて，神経系の機能とその異常の理解に役立っているのである。この章では，いくつかの脳疾患に注目しながら，これまでに論じてきた知識や原理を統合し，また拡張したいと思う。

　この章では，膨大な数の脳疾患について網羅的に述べるのではなく，主として，いくつか疾患を選んで焦点をあてることにする。これらの疾患の原理は，ここでは名前をあげない他の疾患にも広く応用することが可能である。人間社会に大きな影響を及ぼしているという理由から選んだ疾患もあるし，病原メカニズムがよくわかっているということから選んだ疾患もある。われわれはこれらの疾患を，神経変性疾患，精神疾患，神経発達障害にグループ分けする。このグループ分けは一般に便利なものであるが，これらの疾患のメカニズムについて，われわれが無知であることも反映している。例えば，これからみていくように，古典的な精神疾患のいくつかは成人期に生じると考えられてきたが，しかし実際には発達期にその起源がある。では，最もよくみられる神経変性疾患であるアルツハイマー病からはじめることにしよう。

アルツハイマー病とその他の神経変性疾患

　アルツハイマー病（Alzheimer disease：AD）はその有病率が高いために，広く知られている疾患である。米国では65歳以上の20人に1人，85歳を超える人口の約半数がこの疾患に罹患している。したがって，ADは加齢による疾患である。前世紀にヒトの寿命が全世界で劇的に伸びたため，ADはますます社会にとっての負荷となってきている。すべての**神経変性疾患**（neurodegenerative disease）の場合と同様に，ADが進行するにつれて，機能の障害されたニューロンが増えていく。シナプスの結合は失われ，樹状突起や軸索は変質し，最終的にニューロンは死滅する。この結果，脳は著明に萎縮する（図11-1）。記憶障害はADの初期の特徴的な症状であるが，これに引き続いて，推論や言語など，記憶

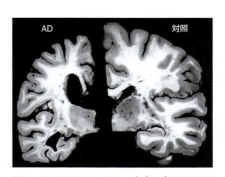

図11-1　アルツハイマー病（AD）における脳の萎縮　AD患者（左）と，年齢をマッチさせた認知機能が正常な被験者（右）の死後脳の切片をみると，AD患者に著明な脳の萎縮があることがわかる。（Nigel Cairns, Washington University, Department of Neurologyの厚意による）

以外の認知および知的能力の障害が生じる。患者は病初期に，自らの能力が失われてきていると自覚して抑うつ的になったり，また病気が進行するにつれ，人格の変化や行動上の問題を呈することもある。患者は徐々に日常生活に対処する能力を失っていき，しばしば数年にわたる昼夜を分かたぬ介護の必要な状態を経て，死に至る。

1980年代以降の生化学的，分子遺伝学的研究のおかげで，ADはその神経病理学的基礎の観点からは最も理解の進んだ脳疾患の1つとなっている。またADの研究から，他の脳疾患にも適用できる大切な教訓が得られてきた。しかしながら，依然として多くの重要な問題に対する解答はいまだ得られておらず，有効な治療や予防法も存在しない。

11.1 アルツハイマー病は，脳において数多くのアミロイド斑と神経原線維変化の沈着がみられることによって特徴づけられる

1907年，ドイツの精神科医であるAlois Alzheimerは，数多くの精神症状と重篤な記憶障害を呈し，精神科病院に入院して4年半後に死亡した症例を報告した。彼は，当時開発されたばかりの鍍銀染色法を用いて死後脳標本を染色し，患者の大脳皮質にみられる2つの主要な病理学的特徴を記載した。すなわち，全体の4分の1〜3分の1のニューロンで，細胞内に多量の異常な細線維（現在では**神経原線維変化**〔neurofibrillary tangle〕と呼ばれる）がみられ，細胞外には斑（現在では**アミロイド斑**〔amyloid plaque〕と呼ばれる）が大脳皮質全体にわたって分布していた。病歴と臨床症状にもとづく臨床診断は通常正しいが，Alzheimerの名を冠するこの疾患の病理学的確定診断の基準は，今日でも，病理解剖から得られた脳の切片に多くの神経原線維変化とアミロイド斑が両方存在することである（図11-2A）。神経原線維変化やアミロイド斑はともに，無症状の高齢者の脳にも見受けられ

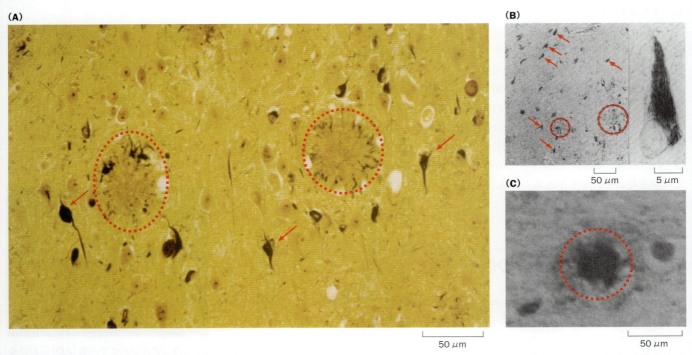

図11-2　アルツハイマー病における神経原線維変化とアミロイド斑
(**A**) アルツハイマー病患者の死後脳における大脳皮質切片の鍍銀染色。アミロイド斑（丸印）と神経原線維変化（矢印）が多くみられる。(**B**) 微小管関連タンパク質であるタウに対する抗体によって神経原線維変化が強く染まっているが（矢印：右に拡大図），アミロイド斑の中心部（丸印）は染色されない。(**C**) アミロイドβタンパク質由来のペプチドに対する抗体で，アミロイド斑の中心部が強く染色される（丸印）。(A：Selkoe DJ [1999] Nature 399:A23–A31よりMacmillan Publishersの許諾を得て掲載；B：Grundke-Iqbal I, Iqbal K, Quinlan M et al. [1986] J Biol Chem 261:6084–6089よりASBMBの許諾を得て掲載；C：Wong CW, Quaranta V, Glenner GG [1985] Proc Natl Acad Sci U S A 82:8729–8732より）

る。しかし，大脳皮質や海馬，扁桃体におけるそれらの量が，ADの脳においては顕著に増大している。

神経原線維変化とアミロイド斑はどのような分子的性質をもっているのだろうか。これらの病理学的特徴は，この悲惨な病気を解明する手がかりを与えてくれるのだろうか。これらの問いを心に抱きながら，研究者たちは1980年代なかばに神経原線維変化とアミロイド斑の生化学的な特徴を調べ，その分子的性質を明らかにした。神経原線維変化は，過剰にリン酸化された微小管結合タンパク質，**タウ**(tau)の異常な凝集によってつくられている（図11-2B）。アミロイド斑は，**アミロイドβタンパク質**(amyloid β protein：Aβ)と呼ばれる39〜43個のアミノ酸残基をもつペプチドでほぼ構成されており，このペプチドは凝集してβシート構造を非常につくりやすい（図11-2C）。神経原線維変化は，**タウオパチー**(tauopathy)と総称される他のいくつかの神経変性疾患においても発見されたが，アミロイド斑はADに非常に特徴的である。Aβとタウに関する研究は，ADの理解に重要な洞察を与えてきた。まず，Aβの物語からはじめることにしよう。

11.2 アミロイド斑は主として，アミロイド前駆体タンパク質(APP)の分解断片の凝集体からつくられている

Aβのアミノ酸配列を使って，cDNAライブラリーからその遺伝子を単離したところ，Aβが膜貫通タンパク質である**アミロイド前駆体タンパク質**(amyloid precursor protein：APP)の一部であることが発見された。タンパク質の予測配列は，APPが大きな細胞外ドメインと1つの膜貫通ドメイン，そして小さな細胞内ドメインをもつことを示していた（**図11-3**）。APPのホモログはハエや線虫にもみつかり，このタンパク質が進化的に保存されていることが示されたが，細胞におけるその正確な機能は現在もなお明らかになっていない。Aβの配列そのものはハエや線虫，またヒトの他の2種類のAPPパラログでも保存されていないが，全体的な構造と配列は類似している。これらの結果は，APPの正常な機能にAβは関与していないことを示唆している。むしろAβのアミノ酸配列は，それがAPPから切り出された後に凝集する傾向を強くしている。

AβはAPP中で特異な場所に位置している。このペプチドの3分の2はAPPの細胞外ドメインのC末端部に位置し，3分の1は予想される膜貫通ドメインの中にある（図11-3）。これは，AβがつくられるにはAPPが2つの異なるプロテアーゼによって切断されなけ

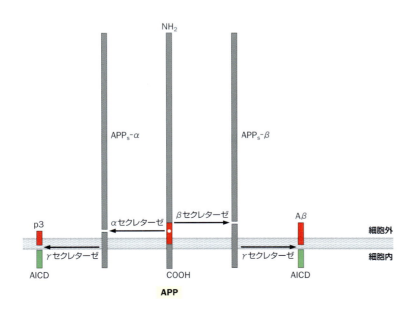

図11-3 アミロイド前駆体タンパク質(APP)のタンパク質分解反応がAβを産生する APPは膜貫通タンパク質として合成され（中央），N末端の大きな細胞外ドメイン，1つの膜貫通ドメイン，短いC末端の細胞内ドメインをもつ。Aβ（赤色）は，APPの細胞外ドメインと膜貫通ドメインの接合部にまたがっている。APPは通常，αセクレターゼ（左；点はαセクレターゼによる切断部位を示す）あるいはβセクレターゼ（右）で切断され，分泌型APP（それぞれ，APPs-α，APPs-β）を産生する。APPの残りの部分はさらにγセクレターゼで切断され，細胞内フラグメント（AICD）を生じる。αセクレターゼおよびγセクレターゼの反応の組み合わせから3 kDaのタンパク質(p3)が，βセクレターゼおよびγセクレターゼの組み合わせからは完全なAβができる。

ればならないことを意味し，しかもその1つはAPPを膜貫通ドメインの中で切断しなければならない。APPがはじめて発見されたころには，膜の中で切断を行うことが可能なプロテアーゼの存在は知られていなかった。まさに，APPのプロセシングの研究によって，タンパク質分解の制御に関する細胞生物学的理解が深められたのである。

　APPを切断できるプロテアーゼとして最初に同定されたのは**αセクレターゼ**（α-secretase）で，APPをAβの中央部分で切断する。このため，ADの病理と関連しているAβの産生を抑えることになる（図11-3，左）。APPのハエのホモログでも，細胞外ドメインの終わり付近で切断されて分泌型のAPPが産生されることから，αセクレターゼによる分解はAPPの生理機能に関係している可能性が高い。その後，AβのN末端とC末端でAPPを切断して完全なAβをつくるプロテアーゼが発見され，それぞれ**βセクレターゼ**（β-secretase），**γセクレターゼ**（γ-secretase）と命名された（図11-3，右）。γセクレターゼによる切断部位は一定ではないので，この切断によって，39〜43アミノ酸の長さの異なるAβが産生されうる。Aβの主要なタイプは40か42アミノ酸からなるAβで，それぞれ$A\beta_{40}$，$A\beta_{42}$と呼ばれている。後に，γセクレターゼは一般的な膜内プロテアーゼ複合体で，多くのシグナル伝達の場面で重要であることが明らかとなった。APPやγセクレターゼの他の基質に関する研究によって，γセクレターゼを活性化する主要な引き金は，膜貫通タンパク質の細胞外ドメインを短い切り株のようにする（例えば，αセクレターゼやβセクレターゼによる切断でできる），細胞外でのタンパク質の切断であることが示された。APPは正常下でさまざまな細胞に発現しており，αセクレターゼあるいはβセクレターゼで切断された後に，γセクレターゼで切断される。それでは，アルツハイマー病では何が問題なのだろうか。

11.3　ヒトのAPPやγセクレターゼの変異は，若年発症の家族性アルツハイマー病を引き起こす

　ここで読者は，こう問うかもしれない。APPとAβはADの原因に関係しているのだろうか。それとも，アミロイド斑の形成は単にこの病気の結果であって，その原因はほかのところにあるのではないだろうか。若年発症の**家族性アルツハイマー病**（familial Alzheimer disease：FAD）の遺伝学的な研究が，この重要な問題に光をあてた。ほとんどのADは晩発性（65歳以降）で，また患者にははっきりとしたADの家族歴がないことから**孤発性**（sporadic；ラテン語で「散在する」の意味）である。しかし，多くの孤発性疾患ではそうなのだが，ADにおいても，小さな効果しかもたない遺伝的リスク因子が重要な役割を果たしている（後述）。若年性FADの患者は通常，40〜50歳代で発症し，明確な遺伝パターンがみられる。FADのほとんどのタイプはメンデルの常染色体優性遺伝のパターンに従っている。FAD患者では，この疾患のアレルはヘテロ接合体であり，疾患を起こすアレルは子孫に50％の確率で伝わる（ヒトの疾患の遺伝学については，BOX 11-3で詳しく議論する）。この疾患をもたらすアレルを受け継いだ者は，発症年齢まで生存していれば，例外なくADになる（図11-4A）。このような場合では，ADを引き起こす特定の遺伝子変異の同定に遺伝子マッピングが役立つ。

　FADで最初にみいだされた変異は，*App*遺伝子そのものにマップされた（図11-4A）。それはバリンをイソロイシンに変化させるミスセンス変異で，$A\beta_{42}$のC末端近くの膜貫通ドメイン内部に位置していた（図11-4B）。その後，およそ20個のFAD変異が*App*遺伝子にマップされてきた。興味深いことに，変異の大半はγセクレターゼあるいはβセクレターゼによる切断部位の近くに集中しているが，Aβペプチドの中央に位置するものもある（図11-4B）。生化学的研究によって，γセクレターゼ切断部位付近の変異は，$A\beta_{40}$に対する$A\beta_{42}$の割合を増加させることが示されている。$A\beta_{40}$はγセクレターゼの切断による主要な産物だが，$A\beta_{42}$のほうが凝集体をつくる傾向が強い。Aβの中央部分のFAD変異もまた，

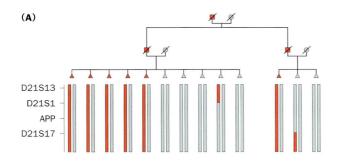

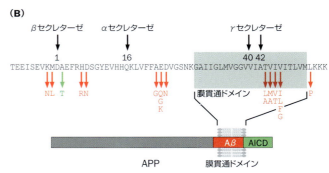

図11-4　*App*遺伝子の変異が家族性アルツハイマー病（FAD）を引き起こす　(**A**)若年性FAD（発症年齢の平均57±5歳）の家系図。四角，男；丸，女；三角，匿名性保持のため性別は明らかにしていない。斜線は故人。家系図の下に21番染色体のマップを示す。左側にあるマーカーに従って，染色体の区分がマップされている。連鎖解析の結果は，赤色の染色体区分が，罹患した父親（赤い四角）の疾患を引き起こした染色体に由来していることを示している。変異した*App*遺伝子を含む赤色の染色体区分をその父親から受け継いでいることと，ADになること（赤い三角）が，完全に相関している。(**B**)APPタンパク質のFAD変異のまとめ。変異のほとんどがAβの内部あるいはその近傍に位置している。3種類のセクレターゼによる切断部位も示してある。数字はAβペプチドのはじめから数えた，アミノ酸残基の番号を意味する。緑矢印は，Aβの産生を減少させてADに対して保護的に作用するA→T（アラニンからトレオニン）変異を指している。(A：Goate A, Chartier-Harlin MC, Mullan M et al.［1991］*Nature* 349:704-706よりMacmillan Publishersの許諾を得て掲載；B：Holtzman DM, John CM, Goate A［2011］*Sci Transl Med* 3:77sr1より。Jonsson T, Atwal JK, Steinberg S et al.［2012］*Nature* 488:96-99も参照）

凝集傾向を増加させるようである。βセクレターゼによる切断部位の近傍にあるFAD変異（KM→NLのアミノ酸変異；Swedish変異〔APP$_{SWE}$〕とも呼ばれる）は，Aβの産生を亢進させる（図11-5A，B）。これらの変異のほとんどが，若年発症のADを引き起こす。興味深いことに，βセクレターゼ切断部位近傍に近年発見されたA→Tのアミノ酸変異（図11-4B，緑矢印）は，βセクレターゼによる切断とAβ産生を*in vitro*で減らす効果があり，晩発性ADと年齢に応じた認知機能の衰えに対して保護的効果をもたらす。したがって，これらの遺伝学的研究の結果は，Aβの凝集あるいはAβ産生の増加が，少なくともいくつ

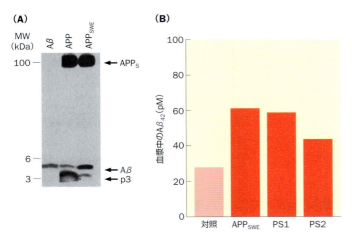

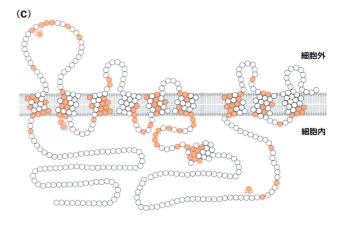

図11-5　APPやプレセニリンの変異はAβ産生を増加させる　(**A**)左のレーン：対照としての合成Aβ。中央のレーン：野生型APPを発現するcDNAを培養細胞にトランスフェクションすると，αセクレターゼおよびγセクレターゼによる切断産物である3 kDaの主要なバンド(p3)と，Aβに相当する弱い4 kDaのバンドがみられた。右のレーン：APP$_{SWE}$を発現するcDNAをトランスフェクションした細胞は，p3よりもAβを多く産生した。MW，kDa単位の分子質量。この実験では，トランスフェクションを行った培養細胞に由来するタンパク質を放射標識し，それを含んだ培地をAβへの抗体で免疫沈降した。沈降したタンパク質をゲルで泳動した。(**B**)対照と比較して，血漿中のAβ$_{42}$の濃度(pmol/L)は，APP$_{SWE}$変異，あるいはプレセニリン-1(PS1)やプレセニリン-2(PS2)に病原性変異をもつAD患者で増加していた。(**C**)プレセニリン-1の構造とFAD変異の位置。PS1は9回膜貫通タンパク質であり，PS2はここに示していないが，類似した構造をもつ。FADを生じさせるPS1の変異はSherringtonらによって1995年にはじめて報告され(*Nature* 375:754)，2010年までに，FADを起こす170を超える変異がPS1に同定されている（図中の赤いアミノ酸は変異を，赤い鍵括弧弧はアミノ酸の挿入を示す）。(A：Citron M, Oltersdorf T, Haass C et al.［1992］*Nature* 360:672-674よりMacmillan Publishersの許諾を得て掲載；B：Scheuner D, Eckman C, Jensen M et al.［1996］*Nat Med* 2:864-870よりMacmillan Publishersの許諾を得て掲載；C：De Strooper B, Annaert W［2010］*Annu Rev Cell Dev Biol* 26:235-260より）

かのタイプのADと因果的連関を有していることを強く示唆している。

Aβの産生増加とADの因果関係を支持するもう1つの証拠は，**ダウン症候群**（Down syndrome）から得られた。ダウン症候群とは，すべての細胞が21番染色体を1コピー多くもつために生じる。ダウン症候群の患者は例外なく30〜40歳代で高度なアミロイド沈着を示し，50歳代でアルツハイマー病様の認知症を呈するようになる。*App*遺伝子は21番染色体上にあるため，ダウン症候群の患者は*App*遺伝子を1コピー多くもっている。さらに，*App*遺伝子を含む21番染色体の一部の重複をもつ人たちも若年発症ADの症状を示すので，*App*遺伝子量の増加がADを引き起こすのに十分であることを示唆している。

さらに遺伝子マッピング研究によって，常染色体優性FADを起こす他の2つの座位が，ヒトの14番染色体と1番染色体上にそれぞれ同定された。その原因遺伝子は類似した膜貫通タンパク質をコードしており，**プレセニリン1**（presenilin-1；図11-5C）と**プレセニリン2**（presenilin-2）と名づけられた。その後の生化学的研究と遺伝学的研究から，プレセニリンは関連する3つのタンパク質とともに，γセクレターゼタンパク質複合体を形成し，膜貫通ドメイン内のAβのC末端に近い部位でAPPの切断を行っていることが明らかとなった。プレセニリンに変異をもつAD患者は，対照の被験者に比べて血漿中のAβ_{42}レベルが増加していた（図11-5B）。したがって，APPおよびそのプロセシングにかかわる酵素の変異に関する所見は，Aβの産生と凝集の亢進が，少なくとも若年発症のFADにおいてはADの病態形成の共通した原因であることを示唆している。この**Aβ仮説**（Aβ hypothesis）は，他のメカニズムもADに寄与している可能性を排除しているわけではない。例えば，プレセニリンの機能破綻がAβの産生とは無関係な細胞のプロセスを障害して，ADの病態形成に寄与していることもありうる。

それでは，Aβの過剰な産生と凝集がどのようにADを引き起こすのだろうか。研究によれば，アミロイドの沈着がニューロンに毒性をもつことが示唆されているが，ADの症状の重篤さとアミロイド斑の密度とが常に相関しているわけではない。このことは，アミロイド斑が唯一の病理的因子ではないかもしれないことを意味している。実際，つぎの節でみるように，アミロイド斑と，タウを豊富に含む神経原線維変化とは，それぞれの病理形成に相乗的に働く。さらに，沈着せずに拡散しているAβのオリゴマーが，ニューロンに対して強い毒性をもつこともわかってきた。例えば初期の研究では，*in vitro*で合成されたナノモル濃度レベルのAβ_{42}オリゴマーを投与すると，45分以内に海馬スライスにおける長期増強が著しく障害され（図11-6），さらに24時間以内に神経細胞死が顕著に生じることが示された。その後の研究で，Aβのオリゴマーがシナプス伝達の抑制，樹状突起棘の消失，シナプス可塑性の異常を引き起こすことが明らかになり，凝集していないAβオリゴマーがADを促進する強力な因子であることが示唆されている。Aβの凝集体とさまざまな種類のAβオリゴマーが*in vivo*における疾患の表現型にそれぞれどのように寄与しているのかを，今後さらに明らかにしていく必要がある。

11.4 動物モデルは病態形成メカニズムを研究するための重要なツールである

動物モデルはヒトの疾患の研究に有用である。適切な動物モデルによって，病原性が疑われるプロセスと疾患による帰結との間の因果関係を確証することができる。また動物モデルを使うことにより，疾患の進行を跡づけ，疾患のメカニズムを研究し，治療薬の効果をテストすることができる。ADの動物モデルの開発は，こうしたアプローチの有用性を示すよい例である。マウスでは遺伝子操作を精密に行うことが技術的に可能であることから（13.7，13.10節），ADや他の脳疾患の哺乳類の動物モデルとして，マウスが最もよく利用されている。しかしながら，後で詳しく述べるように，マウスの脳とヒトの脳には多くの相違点があり，非常に有用なマウスモデルであっても，ヒトの場合と同じ病理と治療反

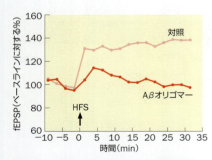

図11-6　Aβ_{42}オリゴマーは海馬の長期増強（LTP）を阻害する　500 nMのAβ_{42}オリゴマーを投与すると，ラット海馬スライスにおける貫通線維→歯状回シナプスのLTPの著明な減弱が生じた。LTPの誘導には，高頻度刺激（HFS）を$t=0$の時点で与えた。Aβ_{42}オリゴマーは処理群に対して$t=-45$分の時点で投与した（図には示していない）。図10-8のLTP実験の模式図を参照。(Lambert MP, Barlow AK, Chromy BA et al. [1998] *Proc Natl Acad Sci U S A* 95:6448–6453より)

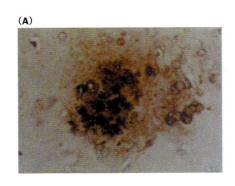
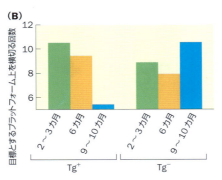

図11-7 ヒトのAPPを過剰発現するトランスジェニックマウスではアミロイド斑が形成され，認知機能の障害がみられる
(A) APPのSwedish変異体（APP$_{SWE}$）を過剰発現する354日齢のトランスジェニックマウスにみられたアミロイド斑。Aβに対する抗体で染色。**(B)** 加齢によって，APP$_{SWE}$のトランスジェニックマウス（Tg$^+$）はモリス水迷路の学習に障害を示すようになる。マウスは空間的手がかりを使って，水面下に隠れたプラットフォームの位置を特定するように訓練される。プラットフォームが取り除かれると，9〜10月齢の対照マウス（Tg$^-$）は同月齢のAPP$_{SWE}$よりも，目標であるプラットフォームがあった場所をより多く横切った（つまり，プラットフォームがあった場所の近くにより長く滞在した。これは空間学習が行われたことを示している）。この実験の模式図は図10-32参照。（Hsiao K, Chapman P, Nilsen S et al. [1996] *Science* 274: 99-103より）

応性を示すわけではない。

正常なマウスは，アミロイド斑や神経原線維変化などのADの病理を呈することはない。これはおそらく，マウスの寿命はほぼ2年と短いので，異常なタンパク質の凝集体が神経系を損傷するまでには至らないからだろう。このプロセスは，ヒトでは通常何十年も要するのである。しかしながら，トランスジェニックマウスにヒト*App*遺伝子の野生型やFAD変異をもつアレルを過剰発現させることによって，このタンパク質による病理形成を加速させることが可能である（図11-7A）。さらに，いくつかのトランスジェニックマウスは，モリス水迷路テストにおける空間記憶の障害など，年齢に依存した認知機能の低下を示す（図11-7B）。これらの実験結果はAβ仮説を支持するものである。すなわち，FAD変異をもったヒトAPPの過剰産生は，ADと一致する病理と認知障害を引き起こすのに十分である。

トランスジェニックマウスは，APPとプレセニリンの関係の探究にも用いられてきた。プレセニリン自身の変異体を発現するマウスには，ADの病理は生じなかった。しかし，ヒトAPPとヒトプレセニリンのFAD変異体を共発現するマウスでは，APPの変異体のみを発現するマウスよりも，アミロイド斑の沈着と記憶障害が早期にみられた。これは，プレセニリンとAPPの変異が，AD様の病理学的変化を加速するのに相乗的に作用していることを意味している。

さらにトランスジェニックマウスは，ADの主要な2つの病理学的特徴であるアミロイド斑と神経原線維変化との関係を調べるためにも用いられてきた。11.1節で論じたように，神経原線維変化の主要な成分は微小管関連タンパク質タウであり，タウの異常な蓄積は，神経変性を示すタウオパチーの特徴である。AD患者ではタウの変異は発見されていないが，神経原線維変化の病理がみられる前頭側頭型認知症パーキンソニズム（frontotemporal dementia with parkinsonism：FTDP）と呼ばれるタウオパチー患者では，複数の変異がみつかっている。FTDPの優性変異をもったタウを高度に発現するトランスジェニックマウスでは，ADやFTDPの患者でみられる神経原線維変化に類似したタウの凝集が，アミロイド斑の形成なしに再現される。興味深いことに，タウの過剰発現に変異APPの過剰発現を組み合わせた2重トランスジェニックマウスや変異APPと変異プレセニリンを組み合わせた3重トランスジェニックマウスでは，アミロイド斑と神経原線維変化の両方が形成された。さらに，神経原線維変化は，変異タウのみを発現するマウスよりも2重あるいは3重トランスジェニックマウスのほうがはるかに多く，広範囲に広がっていた（図11-8）。したがって，アミロイド斑と神経原線維変化は独立したメカニズムで形成されうるが，Aβの産生増加は神経原線維変化の形成を促進する。実際に，タウをコードするマウスの内因性遺伝子を1コピーあるいは2つとも除いてしまえば，APPの過剰発現による行動やシナプスの障害を緩和することができる。このことは，APPあるいはAβの過剰産生によって生じる症状の一部が，タウの異常制御を介して現れている可能性を示唆している。

図11-8 APPとタウの変異体を発現するトランスジェニックマウスでは，神経原線維変化が増強する ヒトでは，タウにおけるロイシン→プロリンの変異（tauP301L）が，前頭側頭型認知症パーキンソニズムを生じさせる。強い鍍銀染色（濃青色）からわかるように，APPのSwedishアレル（APP$_{SWE}$）とtauP301Lの2重トランスジェニックマウス**(A)**はtauP301Lのみのトランスジェニックマウス**(B)**に比べ，神経原線維変化が著明に増加する。(Lewis J, Dickson DW, Lin WL et al. [2001] Science 293:1487–1491よりAAASの許諾を得て掲載)

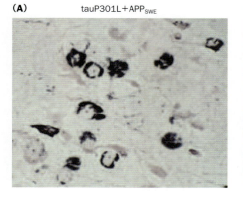
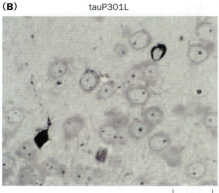

ADのマウスモデルは，アミロイド斑や神経原線維変化の形成，そしてその両者の関連についての研究には有用である。しかし，ヒトのADにみられる神経細胞死や脳の萎縮は，マウスモデルでは再現されない（図11-1）。これはマウスの寿命が短いことや，齧歯類と霊長類の脳の生理的な違いによるのかもしれない。したがって，ADの病態形成をさらに探求し，治療戦略をテストするためには，霊長類のモデルを開発することが非常に有用となるだろう。

11.5 アポリポタンパク質E（ApoE）のバリアントの1つはアルツハイマー病の主要なリスク因子である

APPやプレセニリンをコードする遺伝子の変異はAβの産生とADとの因果関係を確立するうえで非常に有用であったが，これらの変異で説明されるのはAD症例の2%にも満たず，通常，若年で発症する症例である。他のほとんどのAD症例は晩発性であり，孤発的である。一方，大規模なAD患者群での双生児研究から，ADは60〜80%という高い遺伝率（1.1節）をもつことが示された。これは，環境要因は無視できないものの，ADには強い遺伝要因があることを示唆している。では，他のどの遺伝子がADにかかわっているのだろうか。

これまでのところ，APPやプレセニリンをコードする遺伝子の他に，メンデルの遺伝形式に従うFAD遺伝子は遺伝学的解析では発見されていない。このことは，晩発性のAD症例のほとんどが多数の遺伝要因の組み合わせか，環境要因と相互作用する遺伝要因によって生じることを示唆している。現在までに同定されている最も重要な遺伝的なリスク因子は，**アポリポタンパク質E**（apolipoprotein-E：ApoE）をコードする*Apoe*遺伝子の，個々人におけるアレル構成である。脳における高密度リポタンパク質の構成成分であるApoEは，脂質の輸送と代謝に関与している。一般人口で最もよくみられる*Apoe*のアレルはε3である。ε4はこれよりも頻度は低く，ε3とは1アミノ酸だけ異なっている。1990年代初頭に，ApoEがAβと結合し，アミロイド斑の中に存在することがみいだされた（図11-9A）。遺伝学的研究によって，*Apoe*のアレル構成とADとの間の関係が調べられ，ε4アレルをもつ頻度が一般人口では15%であったのに対し，AD患者では40%に増加していることが明らかにされた。よくみられるε3/ε3のアレルの組み合わせと比較すると，ε4アレルを1つもつ人はADになる確率が3倍以上に増え，ε4アレルを2つもつ場合は12倍を超える。さらにAD患者では，ε4アレルのコピー数が多いほど発症年齢が低下する（図11-9B）。

したがって，*Apoe*はADに対する**遺伝的感受性座位**（genetic susceptibility locus）である。生存していれば例外なくADとなるAPPやプレセニリンのFAD変異とは異なり，ApoE ε4

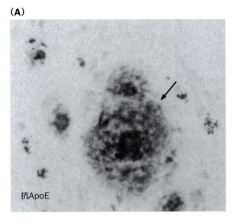
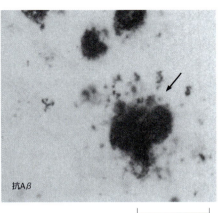
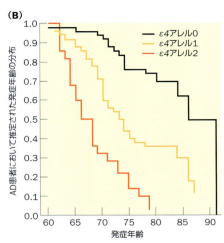

図11-9　**ApoEはアミロイド斑の中にみいだされ，ε4アレルがADの主要なリスク因子である**　(A) AD患者の死後脳の隣り合う切片で，ApoEに対する抗体(左)とAβに対する抗体(右)を用いて染色を行った。ApoEがアミロイド斑に局在している(矢印)。(B) ApoE ε4のコピー数が多いとADの発症年齢が低下する。例えば，ε4アレルをもたないAD患者の約半数が86歳までにADと診断されるが，ε4を1つもつ場合は発症年齢の中央値が73歳に低下し，2つの場合は66歳になる。(A：Strittmatter WJ et al. [1993] *Proc Natl Acad Sci U S A* 90:1977–1981より；B：Corder EH, Saunders AM, Strittmatter WJ et al. [1993] *Science* 261:921–923より AAASの許諾を得て掲載)

は必ずしもADを引き起こすわけではないが，ADになる蓋然性を高める。しかし，一般人口におけるε4アレルの頻度が比較的高いために，APPやプレセニリンの変異よりもApoE ε4のほうがADの発生にはるかに大きく寄与している。興味深いことに，より頻度の低いアレルであるApoe ε2は，ADに対して保護的に作用するようにみえる。ε2アレルは一般人口の8％にみられるが，AD患者ではその頻度が4％に下がる。

　ApoE ε4がADになる確率を上昇させるメカニズムはよくわかっていない。ApoEには，Aβと結合することによって，Aβの代謝やクリアランスを制御する機能があるといわれている。ε4とε3アレルがどのようにしてAβの代謝に異なった影響をもたらすのか。また，ApoEはAβとは関係のないプロセスに影響を与えるのか。これらの疑問については，今後のさらなる研究をまたなければならない。しかし，ApoEとADが関連しているという発見は，複雑な遺伝様式をもつ疾患を研究するための思考の枠組みを与えてくれた。それは，個々の遺伝子の変異が直ちに疾患を生じさせるのではなく，むしろ疾患への感受性を増大させるというものである。この章の以下の部分では，このような感受性の高いバリアントの例が多く現れる。

11.6　ミクログリアの機能異常が晩発性アルツハイマー病に関与している

　近年のゲノムワイド関連解析や全ゲノム配列解析(BOX 11-3)から，晩発性ADのリスクを増加させる複数の遺伝子がさらに同定された。これらの遺伝子バリアントのほとんどは，ApoE ε4よりもADのリスクへの影響は少ないが，TREM2(triggering receptor expressed on myeloid cell 2)をコードする遺伝子の特定のバリアントを1コピーもつ人は，ApoE ε4を1コピーもつ人と同等のADリスクを有している。しかし，一般人口におけるこのTREMのバリアントの頻度は，ApoE ε4のそれよりもはるかに低い(＜1％)。TREM2は正常下では，脳内のミクログリアを含む免疫系の細胞に強く発現している。ミクログリアは損傷を受けた細胞や細胞の破片を取り除くことに重要な役割を果たしている(図1-9)。特に，TREM2は貪食作用を刺激し，炎症を抑えることが知られている。ミクログリアとADとのつながりを示唆するもう1つの例として，免疫細胞やミクログリアの細胞表面抗原であるCD33が晩発性ADと関連していることを示す複数の研究がある。CD33は培養系においてミクログリアがA$β_{42}$を取り込むのを阻害し，またADのマウスモ

デルで*Cd33*をノックアウトすると，Aβの斑が減少する。これらの知見をあわせると，ミクログリアの機能異常もまた，おそらくAβのクリアランスの異常により，ADの病態形成に寄与していると考えられる。

11.7 アルツハイマー病はどのように治療できるだろうか

ヒトの疾患を研究する最終的な目標は，それらを治癒させるまたは予防する有効な方法をみいだすことにある。ADが通常診断される時点では，病気の進行を止めたりADの症状を治療することはまだ可能であるにしても，神経の変性があまりに広範であるために病気を治すことはできないかもしれない（図11-10A）。ADによる障害を軽減するための最も確実性の高い道筋は，早期の診断と予防である。ADの発症を数年遅らせるだけであっても，患者の生活の質（quality of life：QOL）と家族や社会の負担に対して，非常に大きな影響をもたらすだろう。

治療法の開発にはまだほど遠いが，過去数十年のAD研究から，将来的に有望な治療への貴重な手がかりが得られてきた。例えば，Aβレベルの増加あるいはAβの凝集亢進が病態形成に鍵となる事象であることが，多くの証拠から示唆されている。このため，Aβの経路が治療的介入の第1の関心となってきた。Aβの毒性を減らす戦略として，βセクレターゼやγセクレターゼ活性の阻害薬，Aβのクリアランスを増大させる薬物，あるいはAβの活性を中和する薬物の開発がある（図11-10B）。ADへの治療的介入のためにより多くの薬物の標的を同定するべく，見込みのありそうな，Aβと独立した経路の特質を決定することもまた重要だろう。

脳の疾患に対する治療薬を開発する際には，多くの要因を考慮する必要がある（**BOX 11-1**）。例えば，薬物は治療標的に意図した効果をもたなければならないが，同時に治療に用いる用量においては副作用や毒性が最小限度でなければならない。一例として，いく

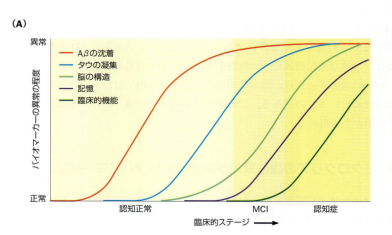

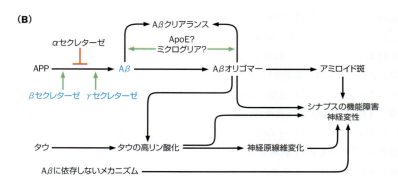

図11-10　時間経過に伴うアルツハイマー病の進行，病態形成の経路，治療的介入に有望な標的　(A) ADの進行の時間経過として提唱されている模式図。横軸は臨床的ステージ，縦軸はAβの沈着やタウの凝集などのバイオマーカー異常の程度を表す。MCIは軽度認知障害 (mild cognitive impairment)。**(B)** 上に描かれている経路はAβ仮説を要約したもの。Aβのクリアランスにおける ApoE とミクログリアの役割については，今後さらに解明される必要がある。中間の経路は神経原線維変化の形成について描いている。上段と中段の経路の間にある矢印は，動物モデルにおいて，Aβ毒性の少なくとも一部はタウを介している可能性があることを表している（11.4節）。下の経路は，ADの病態形成にはAβに依存しない機構もあるかもしれないことを強調して表している。青色の強調は，Aβレベルを低下させるために現在研究されている，治療のためのいくつかの標的分子を表している。Aβレベルを下げる方法としては，Aβに対する抗体や，βおよびγセクレターゼの阻害薬あるいはその活性の調整薬などがある。緑色と赤色はそれぞれ，促進作用と抑制作用を表す。(A：Jack CR, Knopman DS, Jagus WJ et al. [2013] *Lancet Neurol* 12:207–216より Elsevier の許諾を得て掲載)

つかのγセクレターゼ阻害薬が開発され，Aβ産生の阻害には有効であったが，その重篤な副作用のために臨床試験は失敗に終わった。これはおそらく，γセクレターゼはAPPの他に多くの基質をもつためと思われる(例えば，発達期のシグナル分子であるNotchはγセクレターゼの基質としてよく知られており，7.3節で論じたように，細胞運命の制御に鍵となる役割を果たしている。Notchは成体においてもまた，多くの重要な機能を有している)。したがって，APPの切断を特異的に阻害するγセクレターゼ阻害薬を同定することや，γセクレターゼがより短くてより毒性の低いAβを産生するようにバイアスをかけるようなγセクレターゼ活性の修飾が必要である。

治療薬の開発に成功したとしても，できるだけ初期のステージでADの病態形成を停止させるには，ADの早期診断がきわめて重要になるだろう。このための大切なステップは，**バイオマーカー**(biomarker)の同定である。バイオマーカーとは，正常な生物学的プロセスや病的プロセス，あるいは治療的介入に対する薬理学的反応の指標として，客観的に測定でき，評価される生物学的特性のことである。ADのバイオマーカーとして重要なものには，線維状のAβに結合する放射性化合物を利用した**ポジトロンエミッション断層撮影法**(positron emission tomography：PET)がある(**図11-11**；PETは非侵襲的の三次元イメージング技術で，体内に投与されたポジトロン〔陽電子〕を放射するプローブの分布をトレースするものである)。これによって，認知障害や行動の症状がはじまる前に，アミロイドの沈着を検知することが可能になるだろう。脳脊髄液や血漿中のAβ_{42}およびその他の代謝物のような，ADの進行を示すと考えられるバイオマーカーをみいだすことも，早期の診断に役に立つ。こうした研究の目的は，脳に不可逆的なダメージが生じる前に前臨床的な段階にあるADを治療するため，より信頼のおける診断法を開発することである(図11-10A)。

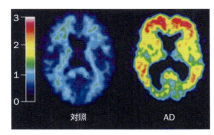

図11-11　ポジトロンエミッション断層撮影法(PET)でAβの沈着を可視化できる
放射標識したベンゾチアゾール(ピッツバーグ化合物B〔Pittsburgh Compound B：PIB〕と呼ばれる)が，AD患者の脳のPETイメージングに使用される。それは，この化合物が速やかに脳内に入り込んで，凝集したAβの沈着に選択的に結合し，そして速やかに排泄されるからである。67歳の正常被験者の脳(左)と比較すると，79歳のAD患者(右)では，PIBの取り込みを標準化した値(左側にカラーコードを示す)が増加している。(Klunk WE, Engler H, Nordberg A et al. [2004] *Ann Neurol* 55:306–319 より American Neurological Associationの許諾を得て掲載)

BOX 11-1　脳の疾患を治療する薬物の合理的な開発法

脳の疾患の治療に現在用いられている薬物の多くは，精神疾患に用いられているほとんどの薬物を含め，偶然発見されたものである。典型的には，他の病態の治療にある薬物を用いた際，その薬物に意図しない好ましい効果があると臨床家が気づくことによってみいだされたのである(11.15〜11.17節)。しかしながら，過去数十年の間の神経科学における基礎研究と，製薬産業，バイオテクノロジー産業の技術的な進歩によって，この構図は変化しつつある。好ましくない副作用を限定しつつ，ある疾患の原因の治療をより効果的にする合理的なプロセスを通して，治療薬を開発することが可能となっている。疾患の病態形成メカニズムを同定することが，合理的な治療的介入の前提となる。このBOXでは，鍵となる病態形成プロセスがすでにわかっているものと仮定して，治療薬の開発に共通するステップに焦点をあてる(**図11-12**)。

第1の段階は，介入すべき分子標的を選択することである。ある生物学的プロセスのほうが他のプロセスよりも薬理学的に介入しやすいことがある。例えば，細胞表面タンパク質のほうが，分子標的としてより好まれる。それは，水溶性の化学物質や治療に使われる抗体が，細胞外から標的の機能を調節することができるからである。標的を選んだなら，候補となる薬物のスクリーニングのために，疾患プロセスに関係する確固とした生物学的アッセイ法を確立する必要がある。候補薬物は通常，2つの大きなカテゴリー，すなわち小分子である化学物質か，ペプチドや抗体などの大分子である生物製剤のいずれかに属している。小分子の薬物の場合では，通常はまず，化学物質ライブラリー(通常，10^5〜10^6種の合成，半合成，あるいは自然に存在する化合物を含んでいる)のハイスループットなスクリーニングが行える*in vitro*アッセイ系を構築しなければならない。見込みのある化合物が同定されれば，そのバリアントを合成することによって生物学的な活性と*in vivo*において標的に到達する力を増大させ，起こりうる副作用を減少させることができる。大分子の生物製剤は，ハイスループットなスクリーニングによって選択されるわけではないが，それらの親和性，活性，安全性，生理的なプロセッシングの最適化が進められる。

この最適化のステップのいくつかは*in vitro*で行うことが可能であるが，多くのステップは動物モデルを用いた*in vivo*の系で行う必要がある。身体と薬物の相互作用についてよく使われるのは，**薬力学**(pharmacodynamics)と**薬物動態学**(pharmacokinetics)という2つの用語である。薬力学とは，標的とする分子やプロセスに対する意図した作用，意図しない副作用を含め，薬物が身体に対して何をなすかを明らかにするものである。薬物動態学は，薬物の吸収，分布，代謝，排泄など，身体が薬物をどのように処理するかを明らかにするものである。11.4節で論じた動物モデルのような疾患の代替系は，薬物の治療効果を評価し，考えの正しさを実証するために非常に有用である。動物モデルはまた，薬物の潜在的な毒性の評価にも必須である。

(つづく)

BOX 11-1　脳の疾患を治療する薬物の合理的な開発法　（つづき）

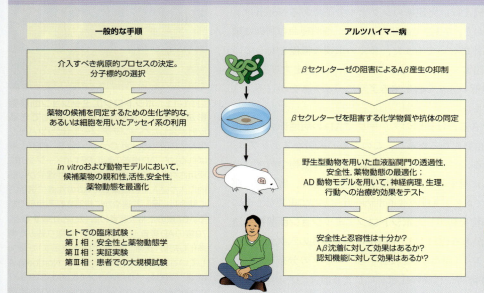

図11-12　合理的な治療薬発見のためのプロセス　左：典型的な治療薬開発のプロセスを描いたフローチャート。右：アルツハイマー病治療薬の仮想的開発を表した図。

　最初に用いられる動物モデルは齧歯類であることが多いが，毒性は通常，よりヒトに近い生理を有するイヌやヒト以外の霊長類モデルにおいても評価される。

　薬物の標的が神経系内部にある場合に重要なステップとなるのは，通常は血液循環を介して身体に入っていく薬物が**血液脳関門**（blood-brain barrier：BBB）を確実に通過できるようにすることである。BBBは脳の血管の内皮細胞間にある密着結合（tight junction）に由来し，これによって血液と脳組織の間で多くの物質の交換が妨げられている。小分子の場合は，化学的修飾を行うことによって，BBBを通過して拡散したり，または細胞に直接入るようにすることが可能で，細胞のどのコンパートメントにある標的分子にでも薬物が到達するようにできる。一方，抗体は通常，細胞表面のタンパク質にのみアクセスし，BBBを自由に通過しないが，近年BBBの通過を促進させる技術的な進歩がみられてきている。

　広範な安全性の研究を含め，ある薬物に対する動物を用いた前臨床試験が成功すれば，つぎのステップはヒトでの臨床試験になる。臨床試験は通常，異なる3つの相で進められるが，それらうちのいくつかの相を組み合わせて行われることもある。第Ⅰ相研究は通常，少数の健常なボランティアに対して行われ，安全性と薬物の代謝に力点が置かれる。第Ⅱ相研究では，引き続き薬物の安全性のテストも行われるが，薬物の有効性についてのデータが比較的少数の患者から集められ，対照としてのプラセボとの比較が行われる。第Ⅲ相研究では，多数の患者から安全性と有効性に関するさらなる情報を収集する。米国では食品医薬品局（Food and Drug Administration：FDA）が臨床試験を監督し，薬物販売の認可を行う。治療薬の開発は長期にわたるプロセスで，最初の薬物の標的選択から治療を意図していた患者への使用が承認されるまで，平均して10年を要する。この時間は，神経変性疾患のように進行がゆっくりした疾患に対してはさらに長くなることがある。

　上述した治療薬開発プロセスは，がんや免疫系疾患，感染症などの治療薬の同定に大きな成功をおさめてきた。ADなどの神経変性疾患の治療のために合理的にデザインされた薬物もまた，現在開発が進行中である。

11.8　プリオン病は，タンパク質によって引き起こされる，タンパク質のコンホメーションの変化が伝播することによって生じる

　Aβの異常な凝集がアルツハイマー病の特徴であるように，ここ数十年の研究から，**プロテイノパチー**（proteinopathy），すなわちタンパク質のコンホメーション，相互作用，ホメオスタシスの変化が，多くの神経変性疾患の共通の特徴であることが明らかになってきた。以下の2つの節では，プロテイノパチーのいくつかの例について論じていく。**プリオン**（prion）は，神経変性疾患の原因の中で最も謎めいたものである（タンパク質でできた感染性粒子〔proteinaceous infectious particle〕を意味する）。3つのみたところ異なる疾患が，

プリオンが原因であるという共通点をもっている。1つは**スクレイピー**（scrapie）で、ヒツジやヤギに感染することで知られ、スクレイピーに罹患した組織への曝露の後、長期間の潜伏期を経て発症する。ウシを侵すスクレイピーのバリアントは、口語では「狂牛病」として知られている。2つ目は、**クールー**（kuru）と呼ばれるヒトの感染性疾患で、儀式的な食人風習があったパプアニューギニアの部族で発生した。第3は、**クロイツフェルト・ヤコブ病**（Creutzfeldt–Jakob disease：CJD）と呼ばれるヒトのまれな疾患であり、その一部分は遺伝性である。これらの3つの疾患はすべて、広範な神経変性と神経細胞死を引き起こし、脳に海綿のような穴ができる。このため、これらは海綿状脳症と呼ばれている（図11-13A）。

感染性のあるスクレイピー病原体の本態については、何十年もの間、盛んに議論されてきた。1980年代、スクレイピー病原体を生化学的に精製するためのバイオアッセイ系として確かな動物モデルが開発されたことで、突破口が開かれた。感染した脳組織あるいは生化学的な精製から得た感染組織の画分を接種した動物は、海綿状脳症を呈した。さらに、これらの新たに感染した動物の脳の抽出物をさらに別の動物に接種すると、強い感染性を示した。抽出物の感染性は、核酸を破壊する処理によっても失われなかった。このことは、スクレイピーの病原体はウイルスや細菌といったそれまでに知られていた感染性病原体とは異なり、核酸ゲノムを有していないことを示唆していた。このため、感染性スクレイピー病原体の本体はタンパク質であるという、**プリオン仮説**（prion hypothesis）が提唱されるに至った。しかしながら、この考えは異端であると思われた。複製に関連したゲノムをもたずに、タンパク質がどのようにして感染性をもつというのだろうか。

感染性病原体はその後、PrP^{Sc} であることが同定された。PrP^{Sc} は細胞表面タンパク質である PrP のバリアントで、PrP とは異なるコンホメーションをとる（上つき文字 Sc は scrapie を表している）。非感染性コンホメーションをとる PrP（細胞性〔cellular〕PrP の意味で PrP^{C} と呼ばれる）は、ほとんどの細胞において正常下で産生されていることが後に示された。PrP^{Sc} が存在すると、PrP^{C} が PrP^{Sc} のコンホメーションをとるようになるが（図11-13B、上段）、このコンホメーションは非常に安定なβシート構造である（Aβもまた、ADにおいてβシートのコンホメーションをとっていることを思い出そう）。PrP^{Sc} は細胞から細胞へと広がる。また、健常な動物やヒトが病に侵された組織を摂取した場合には、消化器系を通してさえも広がり、その過程において PrP^{C} から PrP^{Sc} への変換が進んでいくもの

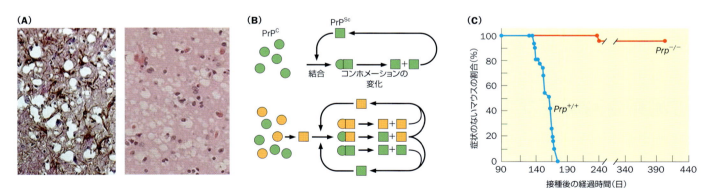

図11-13 プリオン病は、タンパク質が誘導するタンパク質のコンホメーション変化によって生じる （A）スクレイピーに罹患したヒツジの死後脳（左）と、クロイツフェルト・ヤコブ（CJD）病患者の死後脳（右）にみられる病理。海綿様の多くの穴があることに注意。（B）プリオン仮説。上段：感染力のある PrP^{Sc}（四角）は PrP^{C}（丸）を、PrP^{Sc} のコンホメーションをとるように誘導できるので、PrP^{Sc} は広がっていく。下段：遺伝性のプリオン病（一部の CJD など）では、PrP^{C} の変異タンパク質（橙色の丸）が時に自発的に PrP^{Sc} のコンホメーション（橙色の四角）をとるために、変異型 PrP^{C} も野生型 PrP^{C} も PrP^{Sc} に変換しうる。（C）マウスの PrP^{Sc} を脳に接種された対照マウス（$Prp^{+/+}$）は、例外なく6カ月以内に死亡する。しかし、$Prp^{-/-}$ の同胞はプリオン感染に対して抵抗性で、ほとんどのマウスは接種後1年以上生存し、プリオン病の病理を示さない。したがって、内因性の PrP はプリオンの感染に必須である。（A：Robert Higgins（左）および CDC（右）の厚意による；B：Prusiner SB [1991] *Science* 252:1515–1522より；C：Büeler H, Aguzzi A, Sailer A et al. [1993] *Cell* 73:1339–1347より Elsevier の許諾を得て掲載）

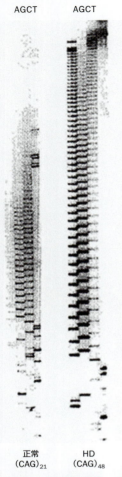

図11-14　ハンチントン病は，ポリグルタミン(polyQ)リピートの伸長によって生じる　健常者とハンチントン病(HD)患者のDNA配列。CAGリピートが伸びて，長いpolyQリピートをもったハンチンチン変異タンパク質となる。(MacDonald ME, Ambrose CM, Duyao MP et al. [1993] *Cell* 72:971–983よりElsevierの許諾を得て掲載)

とされた。遺伝性のCJDでは，感染性のタンパク質病原体は必要ない。その代わりCJDは，PrP^Cが自然にPrP^{Sc}のコンホメーションをとるようになる*Prp*遺伝子変異によって引き起こされる(図11-13B，下段)。こうしてプリオン仮説は，スクレイピー，クールー，CJDの原因を統一し，これらはまとめて**プリオン病**(prion disease)と呼ばれている(ムービー11-1)。

プリオン仮説への強い支持は，*Prp*ノックアウトマウスから得られた。このノックアウトマウスはPrP^{Sc}感染に抵抗性で，PrP^{Sc}が病気を引き起こすには内因性のPrP^Cが必要であることを示している(図11-13C)。タンパク質がタンパク質のコンホメーションの変化を誘導し，さらにそれが伝播していくという概念は，その後，他の神経変性疾患にも適用され，さらに酵母からヒトに及ぶ生物の生理に広くみられる現象にまで適用された。

11.9　ミスフォールドしたタンパク質の凝集が，多くの神経変性疾患に関連している

ハンチントン病(Huntington disease：HD)は優性遺伝する疾患で，通常，中年期に発症する。この名は，1872年にこの疾患の遺伝形式を最初に記載したGeorge Huntingtonによっている。初期症状として抑うつや気分の動揺がしばしばみられ，引き続いて異常な運動が現れる。これは，線条体がHDにおいて最も侵されやすい脳領域であるためである。患者はその後，認知の障害を呈するようになる。発症後10～20年で死亡する。遺伝学的には，HDは最も単純な神経疾患である。というのも，HDは単一の遺伝子の変異によって生じる疾患であるからで，その遺伝子はさまざまな組織に広く発現している**ハンチンチン**(huntingtin)という名のタンパク質をコードしている。疾患の原因は，この遺伝子をコードする配列中にCAGという3つのヌクレオチドの繰り返しが増え，その結果，ハンチンチンタンパク質のN末端近傍のポリグルタミン(polyQ)リピートが広がることである(シチジン-アデノシン-グアノシンによる3つ組のヌクレオチドはアミノ酸のグルタミンをコードし，「Q」で略記される)。健常者では6～34個のグルタミンの繰り返しがあるが，HD患者は36～121個の繰り返しをもつ(図11-14)。polyQリピートの数が多いほど，HDの発症が早くなる。

HDでpolyQリピートが発見されて以来，他の8つのタンパク質でもpolyQの伸長が神経変性疾患を引き起こすことが示された。これらすべてが優性遺伝し，運動機能を障害する**脊髄小脳失調症**(spinocerebellar ataxia)の6タイプも含まれている(表11-1)。ほとんどの場合，健常状態と病的状態を区別するpolyQリピートの数はおよそ35である。この共通した特徴のため，伸長したpolyQそのものが疾患を引き起こすものと考えられてきた。実際，*in vivo*において伸長したpolyQを導入遺伝子として過剰発現させるだけで，マウスの

表11-1　ポリグルタミン リピートで生じる疾患

疾患[1]	遺伝子産物	正常のリピート数	伸長したリピート数
HD	ハンチンチン	6～34	36～121
SCA1	アタキシン1	6～44	39～82
SCA2	アタキシン2	15～24	32～200
SCA3	アタキシン3	13～36	61～84
SCA6	電位依存性Ca^{2+}チャネルのサブユニット	4～19	10～33
SCA7	アタキシン7	4～35	37～306
SCA17	TATA結合タンパク質	25～42	47～63
SBMA	アンドロゲン受容体	9～36	38～62
DRPLA	アトロフィン	7～34	49～88

[1] HD，ハンチントン病；SCA，脊髄小脳失調症；SBMA，球脊髄性筋萎縮症；DRPLA，歯状回赤核淡蒼球ルイ体萎縮症。
(Orr HT, Zoghbi HY [2007] *Annu Rev Neurosci* 30:575–621より)

ニューロンだけでなく，ショウジョウバエのニューロンさえも変性させるのに十分である。長いpolyQリピートをもつタンパク質は封入体と呼ばれる凝集を形成する。これは核や細胞質，軸索に存在するが，その分布は侵されるタンパク質によって異なっている。長いpolyQリピートをもった宿主のタンパク質自身も，*in vivo*における病態形成に必須の役割を果たしている。伸長したpolyQをもつ宿主タンパク質が異常に凝集している封入体には，正常状態でこの宿主タンパク質と相互作用する他のタンパク質も集積している。この結果，これらの相互作用するタンパク質の正常機能が障害されることになるので，伸長したpolyQによる疾患(ポリグルタミン病)がなぜ優性の遺伝形式をとるのかがわかる。ポリグルタミン病の病態形成に宿主の特定のタンパク質が関与するため，それと相互作用するタンパク質も異なることになり，それぞれのポリグルタミン病が異なる症状を呈するのである。HDの場合では，転写，軸索輸送，ミトコンドリア機能の破綻が線条体ニューロンの機能不全と変性を最終的に引き起こし，HDに特徴的な運動制御の障害(舞踏運動〔chorea〕)が生じると考えられる。

筋萎縮性側索硬化症(amyotrophic lateral sclerosis：ALS；ルー ゲーリッグ病〔Lou Gehrig disease〕としても知られる)は急速に進行する運動ニューロン疾患で，通常，症状が出現してから数年で患者は死に至る。ADの場合と同様に，少数の遺伝子にみられる優性変異によって生じるALS症例は全体のごく一部にすぎず(約10%)，90%は孤発例である。優性遺伝する家族性ALSを引き起こす変異はいくつかの異なるタンパク質にみられ，それにはSOD1(superoxide dismutase 1，酵素)，TDP-43(TAR DNA-binding protein of 43 kilodalton，DNA/RNA結合タンパク質)，FUS(fused in sarcoma，DNA/RNA結合タンパク質)などがある。最もよくみられる家族性ALSは，今までに研究されてこなかった読み枠である*C9orf72*のイントロンにおける6ヌクレオチドリピートの伸長によって生じる。ALSに関連する変異タンパク質はそれぞれ，運動ニューロンに異常な凝集体を形成する。例えばTDP-43の場合，正常なTDP-43は核内に多く存在し，DNAおよびRNAに結合してRNAのプロセシングを制御しているが，ALSにおいては変異TDP-43と正常TDP-43が細胞質に存在する封入体に集積してくる(図11-15)。このためにTDP-43の核における正常機能が障害され，同時に，TDP-43と結合するRNAやタンパク質が封入体へと集積する。これが，TDP-43の変異が優性であることの理由であると考えられる。

細胞質の封入体におけるTDP-43を含んだ凝集は，TDP-43変異をもつ家族性ALSのみではなく，*C9orf72*に6ヌクレオチドリピートの伸長が存在するために生じる他のタイプのALSや，多数の孤発性ALS症例においてもみいだされている。TDP-43の*de novo*変異もまた，孤発的なALS症例で発見された。したがってTDP-43の凝集は，さまざまな原因をもつALSにおいて共通した病理学的事象である可能性がある。

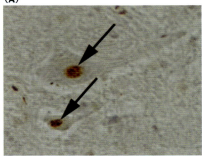
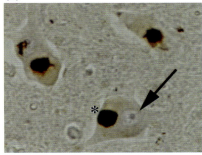

図11-15 筋萎縮性側索硬化症(ALS)におけるTDP-43の異常な細胞質封入体
健常者(**A**)とALS患者(**B**)の脊髄切片を用いたTDP-43の免疫組織染色(茶色)。TDP-43は通常，運動ニューロンの核に局在しているが(Aの矢印)，ALS患者のいくつかの運動ニューロンではTDP-43が核に存在せず(Bの矢印)，細胞質の封入体の中に蓄積していることがある(Bの＊)。(Figley MD, Gitler AD [2013] *Rare Dis* 1: e24420よりLandes Biosciencの許諾を得て掲載)

11.10 パーキンソン病は黒質ドパミン作動性ニューロンの死によって起こる

パーキンソン病(Parkinson disease：PD)は，1817年にJames Parkinsonによって最初に記載された，ADについで2番目に頻度の高い神経変性疾患である。PDは主として運動の制御が侵される疾患である。PDの特徴的な症状としては，振戦，筋の固縮，動作の緩慢，歩行困難などがある。これらの症状のおもな原因は，**黒質**(substantia nigra；ラテン語で「黒いもの」の意)と呼ばれる中脳の構造にあるドパミン作動性ニューロンが死滅することにある。黒質という名は，健常者のドパミン作動性ニューロンがメラニン色素を多く含んでいるためにつけられた(図11-16A)。PDの研究は，運動を制御する線条体の回路をドパミンがいかに制御するかについての知見から恩恵を受けると同時に，それに対して貢献もしてきた。

8.9節で学んだように，線条体のGABA作動性棘状投射ニューロン(spiny projection

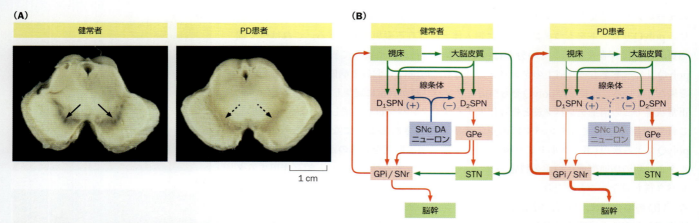

図11-16　パーキンソン病（PD）は中脳のドパミン作動性ニューロンの減少によって生じ，大脳基底核の回路が機能不全に陥る　(**A**)死後脳における中脳の冠状断。健常者（左）とPD患者（右）。矢印は黒質を指す。黒質には色素をもつドパミン作動性ニューロンが多く存在するため，健常者の脳では黒くみえるが，PDの脳ではドパミン作動性ニューロンが選択的に失われている（破線矢印）。(**B**)健常者の脳とPDの脳での，単純化した大脳基底核回路モデルの比較。左：黒質緻密部のドパミン作動性ニューロン（SNc DAニューロン）は，皮質／視床からの入力とドパミンD_1受容体を発現する棘状投射ニューロン（D_1SPN）の間のシナプス伝達を正に制御している。D_1SPNは直接，淡蒼球内節と黒質網様部（GPi/SNr）に投射する。同時に，SNc DAニューロンは皮質／視床入力とドパミンD_2受容体を発現するSPN（D_2SPN）とのシナプス伝達を負に制御し，D_2SPNは淡蒼球外節（GPe）や視床下核（STN）を経由して間接的にGPi/SNrに投射している。右：PD患者でSNc DAニューロンが失われると，D_1SPNの活動が減少し，D_2SPNの活動が亢進する。両者はともにGPi/SNrのGABA作動性出力ニューロンの過活動をもたらし，GPi/SNrの標的ニューロンが過剰に抑制される。赤色，抑制性の投射；緑色，興奮性の投射；青色，DAニューロンの投射。PDの図の太い矢印と細い矢印はそれぞれ，健常者に比べてPDではその経路を通るシグナルが亢進あるいは減弱していることを示している。11.13節で論じるように，STNの破壊あるいはその深部脳刺激は，GPi/SNrの過活動を減らすことによってPDの症状を軽快させる。(A: Duke University School of Medicineの厚意による; B: Bergman H, Wichmann T, DeLong MR [1990] *Science* 249:1436–1438; Limousin P, Krack P, Pollak P et al. [1998] *N Engl J Med* 339:1105–1111参照)

neuron：SPN）は，2つの並行する経路を通して運動を制御している。直接路は抑制性シグナルを淡蒼球内節（globus pallidus internal segment：GPi）と黒質網様部（substantia nigra pars reticulata：SNr）へと送り，間接路は淡蒼球外節（globus pallidus external segment：GPe）を抑制し，これによりGPi/SNrの抑制を軽減する（図8-22）。黒質緻密部（substantia nigra pars compacta：SNc）のドパミン作動性ニューロンは線条体に投射し，直接路と間接路を逆方向へ制御している。すなわち，直接路はドパミンD_1受容体を介して増強され，間接路はドパミンD_2受容体を介して抑制される。したがって，PDではSNcドパミン作動性ニューロンが失われるため，直接路の活動が弱まり，間接路の活動が亢進することが予想される。この両者の作用によって，GPi/Nrにある大脳基底核の出力ニューロンの活動が過剰になり，それらの標的である視床や脳幹のニューロンが過剰に抑制されて，運動の抑制が生じる（図11-16B）。こうした枠組みが明らかになったことで，11.13節で議論する深部脳刺激のような，有効な治療法が行われるようになった。

11.11　αシヌクレインの凝集とその広がりがパーキンソン病の病理の際立った特徴である

PDにおいて，ドパミン作動性ニューロンの死はどのように起きるのだろうか。PDは，多くの点でわれわれがADやALSについて学んだことに類似している。PDの症例の多くは50〜60歳代に発症し，明確な遺伝パターンはみられない（つまり孤発的である）。しかし，ごく一部のPD症例では，家族性が認められる。1997年に常染色体優性の遺伝形式を示すPDの原因遺伝子がはじめて同定され，**αシヌクレイン**（α-synuclein）と呼ばれるシナプス前部に存在するタンパク質をコードしていることがわかった。その後間もなく，αシヌクレインが**レヴィ小体**（Lewy body）の主成分であることがみいだされた。レヴィ小体は1912年にF. H. Lewyが最初に記載して以来，PDの病理を決定づける特徴とされてきた細胞内

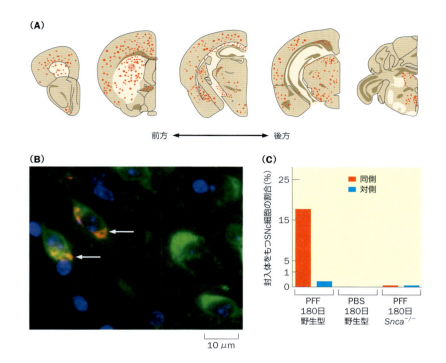

図11-17 細胞から細胞へのαシヌクレインの病理の伝播 (A)あらかじめ in vitro で作成したαシヌクレイン微細線維（preformed α-synuclein fibril：PFF）を背側線条体に注入して180日を経た，野生型マウスの冠状断連続切片による脳のマップ。αシヌクレインの病理が脳全体に広がっている。αシヌクレインの凝集がみられる細胞を赤色で示している。注入部位は，左から2番目のマップに薄い赤色の円で示してある。(B)黒質の拡大像。レヴィ小体様の封入体にαシヌクレインが凝集している，2つのドパミン作動性ニューロンが示されている（矢印）。ドパミン作動性ニューロンは，そのマーカーであるチロシンヒドロキシラーゼに対する抗体で免疫染色され，緑色にみえている。αシヌクレインは，その凝集体を選択的に染色する抗体により，赤色にみえている。(C)αシヌクレインの病理を呈する黒質緻密部（SNc）の細胞は，おもに注入した側と同側に存在する。リン酸緩衝生理食塩水（PBS）を野生型マウスに注入した場合や，PFFをαシヌクレインノックアウトマウス（$Snca^{-/-}$）に注入した場合には，αシヌクレインの病理は生じない。(Luk KC, Kehm V, Carroll J et al.［2012］*Science* 338:949–953より AAAS の許諾を得て掲載）

封入体である（ただし，すべてのタイプのPDがレヴィ小体の病理を示すわけではない）。αシヌクレインの家族性PD変異（1アミノ酸の変化）は，*in vitro*でのαシヌクレインの凝集を促進する。さらに，ヒトにおける野生型のαシヌクレイン遺伝子のコピー数の増加は，レヴィ小体の病理を伴うPDを生じさせるのに十分である。したがってPDは，野生型αシヌクレインの過剰産生，あるいは凝集傾向のあるαシヌクレイン変異体の産生によって起こりうる。

　PDの異なる病期で死亡した患者の死後脳の解析から，レヴィ小体は常に同じ時間的，空間的順序で現れることが示唆されている。αシヌクレインの病理をもつニューロンは，初期のPD患者ではそのほとんどが脳幹部にみられる。しかし，PDがより進行した患者では，それが前脳へとより広がっている。実際，黒質ドパミン作動性ニューロンは，αシヌクレインの病理に対して最も脆弱であるかもしれないが，出現順序としてαシヌクレインの病理を最初に示すニューロンではない。このことは，αシヌクレインの凝集体がニューロンからニューロンへと広がっていく可能性を示唆している。この仮説は，胎児のドパミン作動性ニューロンを脳に移植した患者の所見によって勢いづけられた（この治療戦略に関しては11.13節で論じる）。移植手術の14年後に患者が死亡したとき，移植された胎児のニューロンは，αシヌクレインが蓄積したレヴィ小体様の構造を有していたのである。仮説を支持する他の結果は，マウスを用いたより最近の研究からも得られている。*in vitro*で前もって作成したαシヌクレインの微細な線維を野生型マウスに局所的に注入すると，SNcドパミン作動性ニューロンを含め，脳にαシヌクレインの病理が広がった（図11-17）。注目すべきことに，αシヌクレインの微細線維をαシヌクレインノックアウトマウスに注入すると，αシヌクレインの病理の拡大は生じない。これは，プリオン病のように，内因性のαシヌクレインを集積させていくことが，病理の形成に必須であることを示唆している（図11-13C）。以上の研究は，病原性のあるタンパク質の細胞から細胞への拡大がPDに関与している可能性を示唆しているが，重要であるが未解決の新たな問題，すなわちαシヌクレインのような細胞質タンパク質がどのように他の細胞へと広がっていくのかという疑問をも提起している。

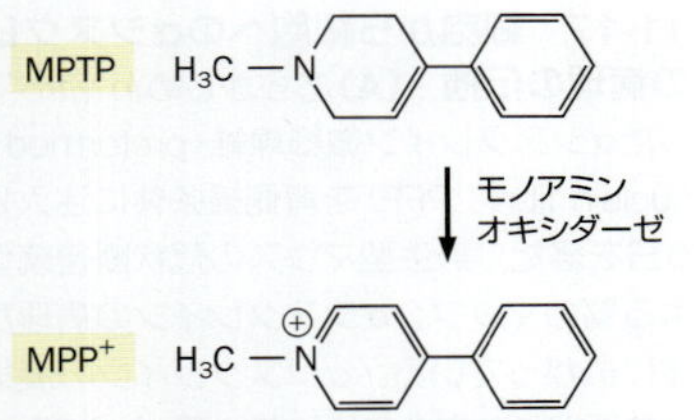

図11-18 毒性をもった化学物質によってPD様の症状が生じた 血液脳関門を通過した後，MPTP (1-methyl-4-phenyl-1,2,3,6-tetrahydropyridine) はモノアミンオキシダーゼによってMPP$^+$ (1-methyl-4-phenylpyridinium) に変換される。MPP$^+$は細胞膜ドパミン輸送体の作用によってドパミン作動性ニューロンに選択的に蓄積し，ミトコンドリアの機能を阻害するため，ドパミン作動性ニューロンを死に至らしめる。

11.12 ミトコンドリアの機能異常がパーキンソン病の病態形成の中核である

1990年代に家族性PDの分子遺伝学的研究が行われる前は，PDは環境因子によって生じるものと考えられていた。この考えを支持する顕著な例が，1980年代初頭に現れた。オピオイド様薬物であるMPPP (1-methyl-4-phenyl-propionoxypiperadine) の化学合成における混入物，MPTP (1-methyl-4-phenyl-1,2,3,6-tetrahydropyridine) が多くの薬物使用者にPD様の症状を引き起こしたのである。その後の動物実験や生化学的研究から，MPTPの毒性が確認され，そのメカニズムも明らかになった。MPTPはBBBを自由に通過し，**モノアミンオキシダーゼ** (monoamine oxidase) によってMPP$^+$ (1-methyl-4-phenylpyridinium) に変換される。モノアミンオキシダーゼは，正常状態ではモノアミン神経伝達物質を酸化し，それらを分解へと向かわせる。MPP$^+$は細胞膜ドパミン輸送体を介してドパミン作動性ニューロンに選択的に蓄積し，ミトコンドリアの電子伝達系酵素複合体Ⅰを強く抑制することによって，ドパミン作動性ニューロンを選択的に死滅させる (図11-18)。孤発性のPD患者の死後脳組織を用いた生化学的アッセイにより，複合体Ⅰに機能不全があることが示され，ドパミン作動性ニューロンにおけるミトコンドリア障害がPDの原因の1つに関連づけられた。

PDの大多数の症例は孤発例であるが，1990年代以降のヒトの遺伝学的研究から，家族性PDに関連した多数の遺伝子変異が明らかにされた。上で議論したαシヌクレインの優性変異の他，家族性PDは常染色体劣性変異によっても生じる。すなわち，2つのアレルの変異によって機能を喪失したときにのみ疾患となる (詳細についてはBOX 11-3を参照)。PDに関連した劣性変異が，進化的に保存された2つの遺伝子，*Pink1*と*Parkin*にみいだされた。*Pink1*はミトコンドリアに関連するキナーゼをコードし，*Parkin*はタンパク質分解にかかわるユビキチン-プロテアソーム系の酵素をコードしている。*Pink1*と*Parkin*の関係は，ショウジョウバエにおけるそれらのホモログの研究によってはじめて明らかにされた。*Pink1*に変異をもつハエは飛ぶことができず，若いうちに死亡し，筋とドパミン作動性ニューロンにミトコンドリアの形態と機能の異常を伴う変性がみられた (図11-19)。*Parkin*に変異をもつハエも同様の障害がみられた。注目すべきことに，*Pink1*の変異による障害は*Parkin*の過剰発現によってレスキューされたが，*Parkin*の変異による障害は*Pink1*の過剰発現の影響を受けなかった。これらのデータは*Pink1*と*Parkin*がミトコンドリアの機能を制御する共通の経路で作用しており，*Parkin*が*Pink1*の下流で働いていることを示唆している。この関係は後に，哺乳類の系においても確認された。ショウジョウバエと哺乳類でのさらなる研究から，*Pink1*/*Parkin*経路はミトコンドリアの分裂や融合，微

図11-19 Pink1とParkinはミトコンドリアの機能において，共通の経路で作用している ショウジョウバエのドパミン作動性ニューロンのクラスターが，チロシンヒドロキシラーゼ (TH) プロモーターで制御される，ミトコンドリアを標的にした*GFP*導入遺伝子の発現によって可視化されている。それぞれのパネルで，矢印は個別のミトコンドリアを指している。*Pink1*変異体 (*Pink1*$^{-/-}$) では，野生型に比べてミトコンドリアが異常に腫大している。*Pink1*変異体のドパミン作動性ニューロンでのこの異常は，THプロモーターに駆動される*Parkin*の過剰発現によって回復する (*TH*>*Parkin*)。この効果を定量化した結果が右に示されている。これらのデータは，共通する経路においてParkinの上流でPink1が作用していることを示唆している。(Park J, Lee SB, Lee S et al. [2006] *Nature* 441:1157–1161よりMacmillan Publishersの許諾を得て掲載。Clark IE, Dodson MW, Jiang C et al. [2006] *Nature* 441:1162–1166；Yang Y, Gehrke S, Imai Y et al. [2006] *Proc Natl Acad Sci U S A* 103:10793–10798も参照)

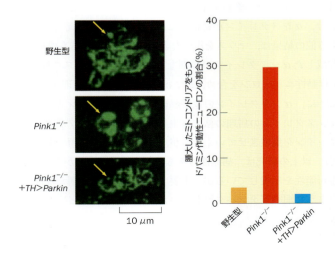

小管に沿った移動に加え，損傷を受けたミトコンドリアの除去など，ミトコンドリアの動態の複数の側面を制御していることが示唆されている．Pink1とParkinの研究は，パーキンソン病の病態形成にミトコンドリアの機能障害が中心的な役割を果たしているという考えを強く支持した．

αシヌクレイン，Parkin，Pink1に加えて，他のいくつかの遺伝子の変異が家族性PDで同定されており，それらをあわせるとPD症例の10〜15％に相当する．これらのさまざまな家族性PDの原因遺伝子間の関係が盛んに研究されている．αシヌクレインとミトコンドリアの機能障害を家族性PDおよび孤発性PDの双方に関係づける上述の議論が正しいとしても，以下のような未解決の問題がある．αシヌクレインの凝集がミトコンドリアの機能障害を引き起こすのだろうか．それとも，ミトコンドリアの機能障害がαシヌクレインを凝集させるのだろうか．あるいは，これらの2つのプロセスが相乗的に作用するのだろうか．これらのプロセスがどのようにドパミン作動性ニューロンを最終的に死に導くのだろうか．

11.13 パーキンソン病を治療する：L-ドパ，深部脳刺激，細胞移植治療

パーキンソン病の分子機構は複雑だが，その共通の帰結が黒質ドパミン作動性ニューロンの選択的喪失であることから，ドパミンレベルを押し上げることが見込みのある治療戦略の1つとして考えられる．**L-ドパ**（L-dopa）の使用が1960年代にはじめられ，PDの症状の治療に成功したことに刺激を受けて，研究者や臨床家たちは何世代にもわたり，PDやその他の深刻な脳疾患に対するよりよい治療法をみいだそうとしてきた．

ドパミンは，アミノ酸であるL-チロシンから2段階の酵素反応によって合成される（図11-20）．第1のステップでは**チロシンヒドロキシラーゼ**（tyrosine hydroxylase）によってL-チロシンがL-ドパに変換され，L-ドパはつぎに芳香族アミノ酸デカルボキシラーゼの作用でドパミンになる．チロシンヒドロキシラーゼは**カテコールアミン**（catecholamine）の生合成における律速酵素である．カテコールアミンはドパミン，ノルアドレナリン，アドレナリンなどの神経伝達物質を含む分子のグループである（図11-20；3.11節も参照；アドレナリンはホルモンとしても作用する；3.19節）．ドパミンはノルアドレナリンやアドレナリンの中間的な前駆物質として最初に知られるようになったが，1950年代終盤までは神経伝達物質とは認識されていなかった．その後ほどなくして，PDの死後脳の線条体でドパミンのレベルが顕著に低下していることが発見され，PDではドパミンシステムに選択的な障害があることが示唆された．

パーキンソン病では，ドパミン作動性ニューロンの減少がドパミン放出の低下をもたらす．残存するドパミン作動性ニューロンからのドパミンの放出を増加させる戦略の1つが，ドパミン合成の律速段階をバイパスしてしまうことである．ドパミンは血液脳関門を事実上通過できないが，その直近の前駆物質であるL-ドパは通過できることがわかっている．治療用量を最適化し，副作用を減らすための試行錯誤を経て，治療プロトコルが1960年代につくられ，今日もなお広く利用されている．L-ドパの投与によって，初期段階にあるPD患者のほとんどで運動の制御が劇的に改善する．

残念ながら，L-ドパはPDの症状を数年間軽快させるのに有効であるにすぎない．L-ドパの効果が結局失われてしまうのは，残存するドパミン作動性ニューロンによってL-ドパはドパミンに変換されるものの，ドパミン作動性ニューロンの死滅の進行はこの治療によって止めることができないためと考えられる．他の治療戦略としては**深部脳刺激**（deep brain stimulation：DBS）がある．DBSは，ドパミンによる調整の喪失とGPi/SNrからの過剰な出力によって生じる，PDにおける回路動態の変調（図11-16B）を代償するために立案された．この治療では，特定の神経核のニューロンや軸索を刺激するために，電極を外科的に埋め込む．DBSがPD患者の大脳基底核回路に作用する正確なメカニズムは複雑な

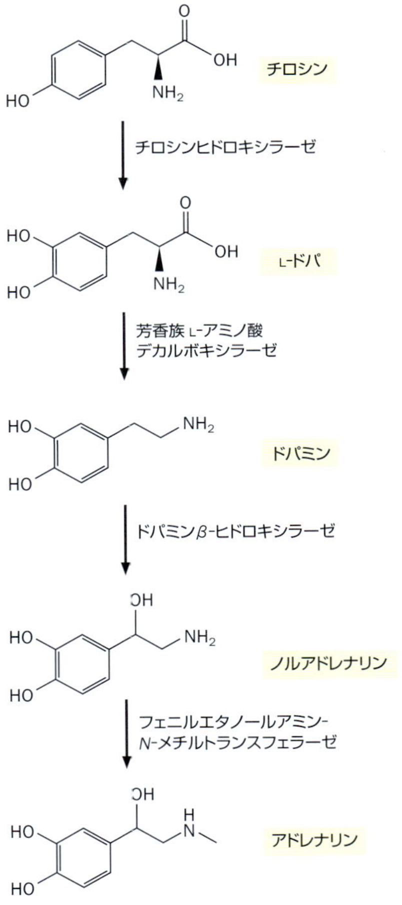

図11-20 カテコールアミンの生合成経路
チロシンヒドロキシラーゼがこの経路の律速酵素である．ドパミンは血液脳関門を通過しないが，L-ドパは通過できる．残存するドパミン作動性ニューロンにドパミンの生合成を増進させるべく，L-ドパの投与がパーキンソン病におけるドパミン欠乏の治療として行われてきた．

ものと考えられる。興奮性ニューロンと抑制性ニューロンに加え，電極の近くを通過する軸索もすべて刺激されるため，標的となるニューロンが発火するか否かは，刺激の頻度や電極からの距離によって正反対の影響を受ける可能性がある。臨床的には，STNやGPiのニューロンや軸索の深部脳刺激は，L-ドパ治療の効果があまり効果的でない後期ステージにあるPD患者の運動関連症状を緩和できる。STN刺激の場合，DBSはSTNの出力を抑制していると考えられ，この抑制が，PD患者におけるGPi/SNrへの興奮性入力の増加と抑制性入力の減少（図11-16B）を代償している。実際に初期の研究では，STNの破壊やその高頻度刺激がMPTPを投与されたサルのPD様の症状を軽減させることができ，このことがヒトでの臨床試験のための重要な基盤となった。PDの治療におけるDBSの成功は，PDに比べれば原因となる回路についての知識がはるかに乏しいにもかかわらず，うつや強迫性障害などのいくつかの精神疾患の治療にDBSの臨床試験が行われる原動力となった。

こうしたPDの治療法とはまったく異なる戦略として，死んでいくドパミン作動性ニューロンを新たなドパミン作動性ニューロンで置き換える方法がある。この**細胞移植治療**（cell-replacement therapy）にはいくつかの要件がある。第1に，ドパミン作動性ニューロンの確かな供給源をみつけなければならない。さらに，移植されたドパミン作動性ニューロンがホストの中で生着し，その標的に到達して，適切なレベルのドパミンを放出しなければならない。PDの動物モデルの研究において，ドパミン作動性ニューロンを含む中脳領域由来の胎児脳組織が，ホストの線条体に移植した後も生き続けることが示された（標的に対して正確に軸索を投射する必要性の問題を回避するために，ドパミン作動性ニューロンは通常，線条体に直接移植される）。注目すべきことに，これらの移植された細胞はドパミンを放出し，運動制御を改善させることができる。その後行われた小規模なヒトでの臨床試験においても，臨床症状の改善がみられ，また移植後にドパミン放出が長期にわたって増加していることが報告された（**図11-21**）。

ヒトの胎児組織を細胞移植治療に用いるには，いくつかの制約がある。効果的な治療のためには数多くのドパミン作動性ニューロンが必要で，このニューロンには他の種類の細胞が含まれていないことが必要である。他の種類の細胞の混入は胎児組織移植における主要な副作用で，このためにさらなる臨床試験の実施が妨げられてきた。そのうえ，他者からの移植組織の生着を最適化するには，患者はみずからの免疫系を抑制し，感染症への感

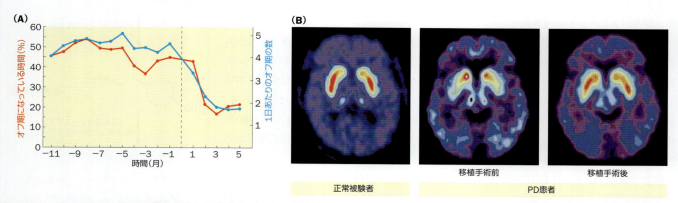

図11-21　パーキンソン病の治療のために胚由来のドパミン作動性ニューロンを移植する　(A) PD患者は，運動機能が著しく障害される「オフ」の時期と，比較的正常な「オン」の時期との間を行ったり来たりする。図は，覚醒時にオフ期になっている割合（赤色の折れ線；スケールは左軸）と，1日の間にオフ期になった回数（青色の折れ線；スケールは右軸）について，胎児組織由来のドパミン作動性ニューロンの移植前後，数カ月のようすをPD患者の自己申告にもとづいて描いたものである（移植のタイミングを破線で示してある）。オフ期の持続時間と頻度が，移植後に著明に減少している。(B) 線条体におけるドパミン作動性ニューロン終末への放射性フルオロドパ取り込みのPETスキャン。左は正常被験者。中央がPD患者で，胎児ドパミン作動性ニューロンの移植前。右は移植後12カ月。術前には，PD患者の脳内の放射活性（赤色で示す）は尾状核（内側線条体）に限局している。両側への移植手術後は，放射活性は被殻（外側線条体）へ広がり，正常者の分布に近くなっている。(A：Lindvall O, Brundin P, Widner H et al. [1990] *Science* 247:574–577 より；B：Freed CR, Greene PE, Breeze RE et al. [2001] *N Engl J Med* 344:710–719よりMassachusetts Medical Societyの許諾を得て掲載）

図11-22 人工多能性幹細胞（iPS細胞）由来のドパミン作動性ニューロンの移植によって，運動機能が動物モデルで改善した (A)線条体のレベルでの，ラット脳の冠状断。化学物質よる破壊によって，右半球は内因性のドパミン作動性ニューロンが欠落しており，iPS細胞由来のドパミン作動性ニューロンの移植のための場として用いられている。左半球は対照に用いている。チロシンヒドロキシラーゼによる染色（暗色のシグナル）によって，移植されたiPS細胞由来のドパミン作動性ニューロンが移植4週間後にも生存し，チロシンヒドロキシラーゼを産生していることがわかる。(B)一方の半球のドパミン作動性ニューロンが破壊されている動物では，ドパミンの作用を促進する薬物を与えると，回転運動を誘発する（赤色の折れ線）。これは，両半球における線条体回路の非対称な活性化によって生じる。iPS細胞由来のドパミン作動性ニューロン移植後，この障害が軽減した（青色の折れ線）。(Wernig M, Zhao JP, Pruszak J et al. [2008] Proc Natl Acad Sci U S A 105:5856–5861より。Copyright National Academy of Sciences, USA)

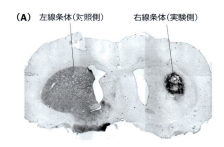

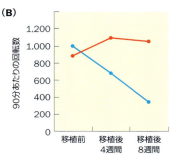

受性を高めてしまう免疫抑制薬を服用する必要がある。

近年の幹細胞研究の進歩によって，多数のドパミン作動性ニューロンを in vitro で作り出す，非常に見込みのある方法が現れた。場合によっては，患者自身の体細胞を用いることにより，移植組織の拒絶の問題を回避できるかもしれない。例えば，胚性幹細胞や線維芽細胞由来の人工多能性幹細胞（**BOX 11-2**）は，チロシンヒドロキシラーゼ陽性のドパミン作動性ニューロンに in vitro で分化させることが可能である。これらの誘導されたドパミン作動性ニューロンは，内因性のドパミン作動性ニューロンの投射を欠く線条体への移植後も生存し，移植を受けた動物の運動機能を回復させることができる（図11-22）。こうしたアプローチの安全性や信頼性，安定性を評価するためにはさらなる研究が必要であるが，細胞移植治療はPDの将来の治療法として有望である。

11.14 さまざまな神経変性疾患は共通のテーマを有しているが，それぞれが独自の特徴を示す

AD，プリオン病，ポリグルタミン病，ALS，PDの大半のタイプを含む広範な神経変性疾患は，それぞれ関連するタンパク質が異なり，疾患としての症状も異なるにもかかわらず，ミスフォールドしたタンパク質やタンパク質の切断断片が異常凝集するという共通点がある。家族性の変異は，こうした凝集を促進する傾向がある。これらのタンパク質の凝

BOX 11-2　胚性幹細胞，人工多能性幹細胞，線維芽細胞からニューロンをつくる

7.1節で学んだように，神経上皮の特定の場所に位置し，神経系をパターン化するシグナルによって性質の定められた前駆細胞から，いろいろなタイプのニューロンが作り出される。神経前駆細胞を生み出す外胚葉前駆細胞は，胚にあるすべて種類の細胞をつくることができる**多能性細胞**（pluripotent cell）に由来している。この多能性細胞は**胚性幹細胞**（embryonic stem cell：ES細胞）と呼ばれ，in vitro で培養することができる。特定の遺伝子を過剰発現させ，特定の増殖因子を加えて in vivo での発生を模した条件下でES細胞を培養すると，ES細胞を，チロシンヒドロキシラーゼを発現してドパミンを放出するドパミン作動性ニューロンも含め，特定のタイプのニューロンへ分化させることが可能である（図11-23，左）。これらの in vitro で分化させたニューロンは，原理的には細胞移植治療に利用できる。ES細胞による治療の欠点は，ヒトの胚を用いることに関連した倫理的な問題と，患者への移植後に起こりうる組織の拒絶反応である。

大きな突破口が2006年に開かれた。ES細胞の多能性を維持することに関与している4つの転写因子を強制的に発現させることによって，胚や成体の線維芽細胞を**人工多能性幹細胞**（induced pluripotent stem cell：iPS細胞）へと転換させることができるという報告がなされたのである（図11-23，中央上）。これらのiPS細胞は多くの点でES細胞に類似している。iPS細胞は in vitro において多くのタイプの細胞への分化を誘導でき，またES細胞のように，胞胚へ移植すると生殖細胞系列へと分化することもできる（13.7節）。線維芽細胞由来のiPS細胞はドパミン作動性ニューロンへの再分化を誘導することが可能で（図11-23，中央下），線条体へ移植すると，齧歯類モデルにおいてはパーキンソン病様の症状を軽快させることができる（図11-22）。患者が家族性PD変異をもっている場合，iPS細胞の段階で変異した遺伝子を相

（つづく）

BOX 11-2　胚性幹細胞，人工多能性幹細胞，線維芽細胞からニューロンをつくる　（つづき）

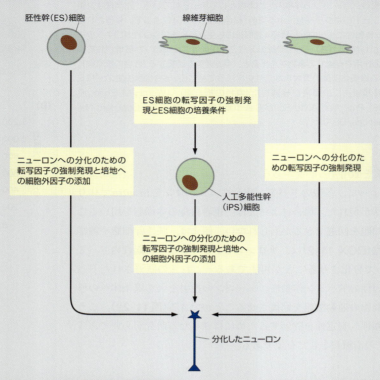

図11-23　*in vitro* で分化したニューロンを作り出す方法は複数ある　左：胚性幹（ES）細胞に特定の導入遺伝子を強制的に発現させて，必要な細胞外因子を与え，ある決まった条件で培養すると，特定のタイプのニューロンへ分化誘導することが可能である．例えば，ドパミン作動性ニューロンへの分化のために必要な転写因子をはじめに過剰発現させ，その後，特定の増殖因子を加える多段階の培養プロトコルを経れば，ES細胞からドパミン作動性ニューロンをつくることができる（Kim JH, Auerbach JM, Rodriguez-Gomez JA et al.［2002］*Nature* 418:50–56 参照）．中央：ES細胞に正常下で発現している転写因子のカクテルを線維芽細胞に強制発現させると，iPS細胞に脱分化する（Takahashi K, Yamanaka S［2006］*Cell* 126:663–676 参照）．こうしてできたiPS細胞はつぎに，左に示したES細胞→ドパミン作動性ニューロンの経路に類似したプロトコルに従って，ドパミン作動性ニューロンへの再分化を誘導することができる（Wernig M, Zhao JP, Pruszak J et al.［2008］*Proc Natl Acad Sci U S A* 105:5856–5861 参照）．右：線維芽細胞は，ニューロン分化因子のカクテルをトランスフェクトすれば，ドパミン作動性ニューロンを含めたニューロンへと直接的に転換できる（Vierbuchen T, Ostermeier A, Pang ZP et al.［2010］*Nature* 463:1035–1041；Caiazzo M, Dell'Anno MT, Dvoretskova E et al.［2011］*Nature* 476:224–227；Pfisterer U, Kirkeby A, Torper O et al.［2011］*Proc Natl Acad Sci U S A* 108:10343–10348 参照）．

同的組換えによって野生型に置き換えて（13.7節），修正し，その後にiPS細胞を増殖および再分化させることが，原理的には可能である．

　より最近では，神経への分化に重要であるとわかっている転写因子のセットを過剰発現させることによって，iPS細胞を中間体とした脱分化と再分化の過程を経ることなく，線維芽細胞をニューロンへと直接的に分化転換させる方法も報告された（図11-23，右）．健常者やPD患者の線維芽細胞を，ドパミン作動性ニューロンを含む特定のタイプのニューロンへと分化させる転写因子の組み合わせは，すでに明らかになっている．こうした方法によって，細胞移植治療のためのニューロンをつくるのに，患者由来の細胞を使うという最終目標への道が開かれた．これらの方法を用いれば，移植組織の拒絶反応の問題を回避することができるだろう．ニューロンを直接誘導する方法に比べ，iPS細胞を用いる戦略には細胞を *in vitro* において増殖させることが容易であるというメリットがあり，それゆえ細胞移植治療のための大きな細胞集団を作成できる．一方，iPS細胞は，その多能性と増殖能のために腫瘍を作り出す可能性がある．研究者たちは，目的とする細胞の産生効率と有効性，安全性の最適化を進めているところである．

　線維芽細胞から *in vitro* でつくられたニューロンは，それが直接誘導されたものであれiPS細胞によるものであれ，細胞移植治療をはるかに超えて疾患研究において幅広く応用されている．例えば，特定の脳疾患をもつ患者に由来するニューロンを用いて，培養系，あるいは動物モデルへの移植後の *in vivo* の系において，ニューロンの形態の発達や電気生理学的性質，シナプス伝達，シナプス可塑性などの異常の有無を調べることができる．特異な表現型が発見されれば，ハイスループットな薬物スクリーニングなどの *in vitro* アッセイ系を用いて，異常な表現型を正す方法を発見することが可能となる．培養系において表現型を改善する薬物は，動物モデルや臨床試験でテストする薬物の第1の候補となるであろう（BOX 11-1）．

集体あるいはその中間体は，それ自身が毒性をもつか，あるいは正常下でこれらに結合するパートナー分子の局在や機能を変化させる。その結果，タンパク質のホメオスタシスを破綻させ，毒性のある機能獲得表現型を生じさせる。ミスフォールドしたタンパク質がその機能を喪失して，機能獲得効果をさらに増悪させることもある。タンパク質のミスフォールドがどのように起こるのか，どのようなタンパク質の構造が毒性の種類を決めるのか，タンパク質の変異によって生じるどの効果がそれぞれの疾患にとって特異的であるのかについては，まだよくわかっていない。

　プリオンの場合，病原性のあるコンホメーションをとっているPrP(PrP^{Sc})が，正常なPrP^Cを病原性のあるPrP^{Sc}に転換させる種として働いており，このことが病変を広げ，感染性をもつもととなっている。他に感染性をもつ神経変性疾患は知られていないが，種となるタンパク質に誘導されたコンホメーションの変化がミスフォールドしたタンパク質の凝集や細胞間伝播を引き起こすという考えは，PD（11.11節）のような他の疾患にもあてはめることができ，疾患の進行に関係している可能性がある。病原性タンパク質の細胞から細胞への伝播のメカニズムと，この伝播を促進あるいは抑制する因子については，ほとんど明らかになっていない。

　それぞれの疾患を区別する特徴の1つは，それぞれの疾患において変性するニューロンの種類である。ADでは大脳皮質，海馬，扁桃体において，多くの種類のニューロンが広範囲に変性する。HDでは主として線条体ニューロンの変性が起きる。ALSは運動ニューロンが選択的に侵される。PDは，少なくとも初期には，黒質のドパミン作動性ニューロンが変性することによって起こる。これらの疾患の中で家族性を示すタイプにおいて変異のみられる原因遺伝子の多くは，ADのAPPやプレセニリン，プリオン病のPrP，HDのハンチンチン，ALSのSOD1やTDP-43，PDのαシヌクレインなど，身体のいたるところに発現している。これらの広く発現している遺伝子の変異がいかにして特定のタイプのニューロンを選択的に傷害し，特定の疾患を引き起こすのかは，ほとんど謎のままである。このことに寄与しそうな1つの要因として，それぞれの疾患は凝集したタンパク質によって引き起こされるが，この凝集タンパク質が特定のタイプのニューロンにおいて選択的に必要とされる独自の一群のパートナー分子と結合して，その機能を阻害することがあるのかもしれない。

　残念なことに，神経変性疾患の有効な治療法の開発は今のところ，初期のPDに対するものに限られている。しかし，PDの研究において開発されたアプローチと，これまでに論じた現在集中的に進められている研究によって，さまざまな神経変性疾患に対する有効な治療法が最終的には生み出されることだろう。

精神疾患

　神経系の疾患は，伝統的に神経疾患と精神疾患に分けられてきた。神経疾患は通常，われわれが学んできた神経変性疾患の場合のように，神経系の構造的，生化学的，生理学的な変化に結び付いている。一方精神疾患には，身体的基盤がまだ確立されていない心（つまり，われわれがいかに知覚し，感じ，考え，行動するか）を侵す疾患が歴史的に含まれている。脳と心は不可分であり，両者についての理解がより進むにつれて，神経学と精神医学との区別はますますあいまいで，いくぶん恣意的なものとなってきている。しかし，伝統的に上記のように定義されてきた精神疾患と神経疾患は，歴史上，異なる方法を用いて研究されてきた。例えば，伝統的に神経疾患とみなされる神経変性疾患の研究は，病理学にはじまっている。科学者たちは，病原的プロセスに介入する治療法を開発するべく，病理学的変化の基底にあるメカニズムを理解しようと試みている。対照的に，精神疾患の治療薬の大半は，幸運な偶然から発見されてきた。これらの薬物がどのように作用するか

の研究を通して，研究者たちは精神疾患のメカニズムを明らかにしようとしている。以下に，統合失調症，気分障害，不安障害，薬物依存という4つの精神疾患について，その治療薬の発見から病態研究への道筋を述べる。

11.15 統合失調症はドパミンの機能を阻害する薬物によって部分的に回復しうる

統合失調症(schizophrenia)は最も社会的損失の大きな精神疾患の1つで，生涯有病率は一般人口の1％である。通常，青年期から成人初期に発症し，典型的には患者は生涯にわたって病に侵される。最も典型的な症状には幻覚と妄想がある。こうした精神病性の障害(**精神病**〔psychosis〕)は統合失調症に最もよくみられる症状であり，患者には存在するが健常者にはみられないという意味で，陽性症状として特徴づけられている。統合失調症はまた，記憶，注意，遂行機能における認知障害とともに，社交性の回避や意欲の欠乏などの一連の陰性症状とも関連している。陰性症状と認知障害には現在のところ治療法がないため，患者のQOLは多くの場合，低下する。

1950年代以前には，患者を精神科病院に閉じ込めておく(時には何十年も)以外に統合失調症の治療はなかった。そこへ，クロルプロマジンとレセルピンという最初の抗精神病薬の思いがけない発見がもたらされた。**クロルプロマジン**(chlorpromazine)は麻酔薬になる可能性のある薬物として化学的に合成され，**レセルピン**(reserpine)はインドジャボクから精製された高血圧治療のための有効成分である。両者とも統合失調症患者の陽性症状を軽減することがみいだされたが，パーキンソン病に似た運動制御の障害を引き起こすという類似した副作用を有していた。

その後の研究から，レセルピンは3つのすべてのモノアミン神経伝達物質，すなわち，ドパミン，ノルアドレナリン，セロトニンの代謝に影響を与えることによって作用していることが示された(**図11-24**A；3.11節，図3-16も参照)。これらのモノアミン神経伝達物質は，シナプス間隙に放出された後に，それぞれの神経伝達物質に特異的な**細胞膜モノアミン輸送体**(plasma membrane monoamine transporter：PMAT；3.8，11.16節)によっ

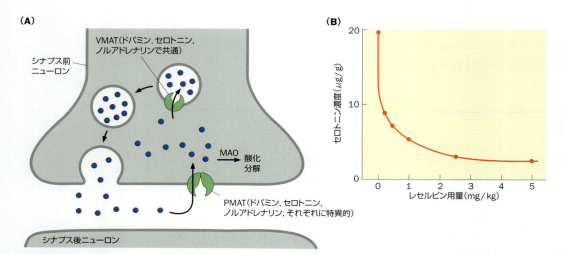

図11-24　シナプス前終末におけるモノアミン神経伝達物質の代謝とレセルピンの効果　(A)シナプス前終末におけるモノアミン神経伝達物質の代謝の模式図。シナプス間隙に放出されたのち，それぞれのモノアミン神経伝達物質は，おのおのに特異的な細胞膜モノアミン輸送体(PMAT)によってシナプス前終末の細胞質へ取り込まれる。そして神経伝達物質分子は，小胞モノアミン輸送体(VMAT)によってシナプス小胞に取り込まれて再利用されるか，モノアミンオキシダーゼ(MAO)によって酸化されて分解へと向かう。(B)レセルピンの効果は，セロトニンを涸渇させる能力として最初に発見された。この実験では，ウサギに投与されるレセルピンが増加するにつれて，その小腸から放出されるセロトニンのレベルが減少していくことがみいだされた(小腸の腸管神経系における主要な神経伝達物質はセロトニンである)。レセルピンはVMATを阻害することで，この効果を発揮している。(Pletscher A, Shore PA, Brodie BB〔1955〕*Science* 122:374–375より)

てシナプス前終末に取り込まれる。**小胞モノアミン輸送体**(vesicular monoamine transporter：VMAT)は3つのすべてのモノアミンに共通で，後のシナプス伝達のために，これらの神経伝達物質を細胞質からシナプス小胞へと輸送する。レセルピンはVMATの阻害薬として作用し，モノアミン神経伝達物質のリサイクルをブロックする。VMATの阻害の後，細胞質に残されたモノアミン神経伝達物質は**モノアミンオキシダーゼ**(monoamine oxidase)によって不活性化される。すなわち，モノアミンのアミノ基が取り除かれ，これによってその後のさらなる代謝へと進んでいく(図11-24A)。VMATを抑制することで，レセルピンはドパミン，ノルアドレナリン，セロトニンを効果的に涸渇させる(図11-24B)。実際，心筋の収縮力を増加させる交感神経(8.12節)においてノルアドレナリンを涸渇させることが，高血圧に対するレセルピンの効果のもとになっているのである。また，ドパミンを涸渇させてしまうために，レセルピンによる治療はパーキンソン病様の症状をも引き起こすことになる。

クロルプロマジンの作用はこれとは異なっている。1970年代に薬物の効力をテストするために，競合結合の実験系が確立された。この系では，ある薬物と特定の神経伝達物質とが，神経伝達物質の受容体を高濃度に含むと考えられる脳の膜抽出物への結合と競合する(**図11-25**A)。クロルプロマジンや他の抗精神病薬をこのような競合結合実験でいろいろな神経伝達物質の受容体に対してテストすると，ドパミン受容体(セロトニンやアドレナリン受容体ではなく)に対する親和性が，抗精神病薬としての効力とよく相関していることがみいだされた(図11-25B)。その後の研究から，特定のサブタイプのドパミン受容体，すなわちドパミンD_2受容体を阻害する力が抗精神病効果と最もよく相関していることが示唆された。残念なことに，ドパミンD_2受容体の阻害はまた，パーキンソン病様症状をもたらす。運動の制御に対する副作用を軽減させた新世代の抗精神病薬が開発されているが，これらの薬物はすべて代謝に対する副作用を有している。

レセルピンとクロルプロマジンがともに異なるメカニズムによってドパミンの機能を低下させているという事実は，統合失調症の陽性症状にドパミンシステムの異常が関与していることを示唆していた。そしてこの仮説は，薬物によって誘発された精神病の症例に

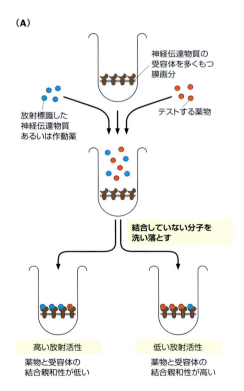
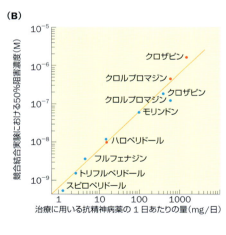

図11-25　薬物の作用をテストするために用いられる競合結合実験　(**A**)競合結合実験の説明図。特定の神経伝達物質あるいは作動薬に対する受容体に，ある薬物が特異的に結合するかどうかを，この実験で決定できる。放射標識した一定量の神経伝達物質(あるいは受容体に対する作動薬として知られているもの)と，さまざまな量の薬物が競合結合をみるために用いられる(簡略化のために，薬物と作動薬の比が1：1の場合を示している)。受容体に放射活性の大部分が残る場合は，薬物の受容体に対する親和性が低いことを意味する(左)。一方，残存する放射活性が小さなときは，薬物が放射標識した神経伝達物質や作動薬に打ち勝って，受容体により高い親和性をもって結合したことになる(右)。(**B**)さまざまな抗精神病薬の効力を，有効な治療のために必要な用量として評価すると，その効力は，脳から抽出したドパミン受容体との結合に関し，薬物が放射標識したドパミン(青い点)あるいはハロペリドール(これ自身が抗精神病薬；赤い点)と競合する能力によく相関している。直線は，結合阻害するモル濃度と臨床的用量に1対1の関係があることを表している。(Seeman P, Chau-Wong M, Tedesco J et al. [1975] *Proc Natl Acad Sci U S A* 72:4376–4380より)

よってさらに支持された。乱用される頻度の高い2つの薬物、コカインとアンフェタミンは、統合失調症の陽性症状に類似した妄想状態を誘発することが知られている。これらの**精神刺激薬**(psychostimulant)は一時的に多幸感をもたらし、疲労を抑えるが、それらが脳の報酬系を変調させるために依存性が非常に強い。11.18節で学ぶように、アンフェタミンやコカインはともに標的とする場所でドパミンのレベルを上昇させる。これらの精神刺激薬で誘発された陽性症状には、統合失調症の場合のように、ドパミン受容体の機能を減弱させる抗精神病薬による治療が有効である。統合失調症にドパミンが関与していることへのさらなる支持は、急性の精神病状態とドパミンレベルの上昇とを関連づけたPETイメージング研究から得られた。

現在使用されている抗精神病薬は、統合失調症患者のおよそ3分の1には治療効果がない。このことは、この疾患がかなりの程度、不均質なものであることを示唆している。薬物が有効な患者にとっても、抗精神病薬は陽性症状を軽減することにのみ効果があり、陰性症状や認知障害に対しては効果がみられない。これは、統合失調症では単にドパミンシステムが変化しているだけではないためと考えられる。実際、フェンサイクリジン(phencyclidine：PCP)やケタミンのようにNMDA受容体の拮抗薬として作用する薬物もまた、統合失調症に似た陰性症状を伴う精神病を誘発するので、NMDA受容体の機能低下も統合失調に関与しているといわれるようになった。

薬物作用の研究は多くの情報をもたらしてくれるものの、統合失調症の根本的原因を明らかにしてはいない。近年の磁気共鳴画像法(MRI)を用いた脳の構造的な研究は、統合失調症と大脳皮質の菲薄化が有意に相関していることを示している。最も変化の大きな皮質領域は、**前頭前皮質**(prefrontal cortex)である。前頭前皮質は、複数の感覚情報の統合、作業記憶(作動記憶、ワーキングメモリー)の処理、目標選択や意思決定のような複雑な遂行機能を行う、実行機能の中枢である。皮質の菲薄化は、皮質の発達に関連して正常下でも起こるシナプスの刈りこみ(7.14節)が過剰に生じているためではないかと考えられており、統合失調症の起源が神経発達にあることを示唆している。実際、最初の精神病状態に至る前に、統合失調症の患者は社交、気分、認知面での障害をすでに示していることが通常であり、これらはまとめて統合失調症の前駆症状として知られている。11.19節でも議論するように、統合失調症には強い遺伝的な寄与がある。遺伝要因を同定し、それがいかに作用するかを研究することは、この痛ましい精神疾患の原因を明らかにして、より有効な治療戦略を提示することにつながる可能性がある。

11.16 気分障害はモノアミン神経伝達物質の代謝を操作することによって治療されてきた

われわれは皆、幸福な瞬間や悲しい瞬間を経験する。しかし、一般人口のかなりの割合の人が、ときにその生活を支配してしまう気分障害に苦しんでいる。気分障害は大きな2つのカテゴリー、すなわち双極性障害と大うつ病に分けられる。**双極性障害**(bipolar disorder)の患者は躁病相とうつ病相の間をゆれ動く。躁病相のときは、患者は誇大的で疲れを知らない。これがやがてうつ病相に代わり、患者は物悲しく、空虚で、価値がないと感じる。芸術家であるVincent van Gogh(図11-26)は双極性障害であったと考えられる多くの歴史上の人物の1人である。双極性障害の生涯有病率は1%である。**大うつ病**(major depression)はうつ病相のみをもち(このため、単極性ともいわれる)、双極性障害よりも多く、生涯有病率は5%を超える。これらの気分障害の双方が生命を脅かしうる疾患であり、自殺者のかなりの部分が気分障害によっている。

最初にみいだされた抗精神病薬のように、最初の抗うつ薬も1950年代に幸運な偶然から発見された。**イプロニアジド**(iproniazid；図11-27)は元来、結核治療のために導入された。臨床医たちは、結核の治療薬としてイプロニアジドは無効であったにもかかわらず、

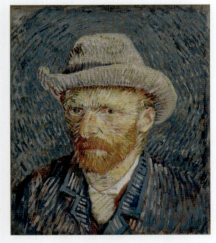

図11-26 Vincent van Goghの自画像
優れた芸術家であったvan Goghはいくつかの病に苦しんでいたが、そこには双極性障害が含まれていた可能性がある。彼が正常、もしくは躁病相と見込まれるときには多作であったが、おそらく抑うつエピソードの期間に、37歳で自殺した。

投与を受けた患者たちはよりうれしそうにみえたと報告した。これに加えて動物実験からの手がかりもあって，うつ病の治療にイプロニアジドの投与が試みられた結果，この薬が患者のうつ状態を顕著に改善させることがみいだされた。さらなる研究によって，イプロニアジドがモノアミンオキシダーゼ（図11-24A）を阻害し，シナプス前終末とシナプス間隙のモノアミン濃度を上昇させることが示された。これらの所見は，セロトニン，ノルアドレナリン，ドパミンといったモノアミン神経伝達物質の1つあるいはそれ以上を増加させることが，うつ病に対する治療効果をもたらす可能性を示唆している。しかし，モノアミンオキシダーゼ阻害薬はモノアミンレベルを全般的に増加させるため，多くの副作用がある。このため，何年かの間に，モノアミンオキシダーゼ阻害薬は**イミプラミン**（imipramine）のような三環系抗うつ薬にとって代わられた。三環系とは，3つの環をもつその特徴的な分子構造から名づけられたものである（図11-27）。

イミプラミンはクロルプロマジンのバリアントとして，より有効な抗精神病薬を探す中で合成された。イミプラミンには精神病への治療効果はなかったが，うつ病に対する顕著な効果がみられた。さらなる研究から，イミプラミンや他の三環系抗うつ薬は，シナプス前終末で神経伝達物質の再取り込みを行う細胞膜モノアミン輸送体（PMAT；図11-24A）を阻害する作用があることが明らかになった。元来，再取り込み過程は，交感神経の標的に対するノルアドレナリンの作用に関する研究から発見されたものだが，この過程が神経伝達物質（特にモノアミン）の作用を終わらせるための一般的な機構であることがわかってきた。再取り込みに対するさまざまな薬物の効果は，放射標識したノルアドレナリンを実験的に投与して，それがどれだけ脳に保持されるかを定量的にアッセイすることで評価できる（図11-28A）。イミプラミンのような抗うつ薬は，脳組織に保持されるノルアドレナリンのレベルを対照や抗うつ効果のない薬物に比べて減少させるので（図11-28B），イミプラミンがノルアドレナリンの再取り込みを阻害していることがわかる。

それぞれのモノアミン神経伝達物質には，異なる遺伝子にコードされた，それ自身のためのPMATが存在する。再取り込みのシステムを阻害すると，神経伝達物質の作用時間が伸びる。イミプラミンはノルアドレナリンのPMATに加え，セロトニンのPMATにも作用する。その後開発された**フルオキセチン**（fluoxetine，商品名プロザック；図11-27）のよ

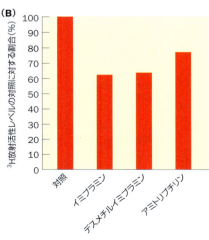

図11-27　代表的な抗うつ薬の化学構造
モノアミンの構造に似ているため（図3-16），イプロニアジドはモノアミンオキシダーゼを阻害するが，一方，イミプラミンはセロトニンやノルアドレナリンの細胞膜モノアミン輸送体を阻害する。フルオキセチンはセロトニンの細胞膜輸送体を選択的に阻害する。

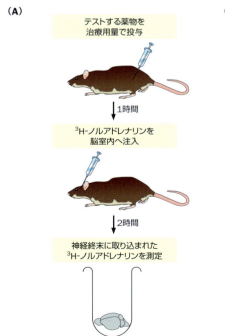

図11-28　抗うつ薬は脳におけるノルアドレナリンの再取り込みを阻害する　(A)アッセイ法。ノルアドレナリンは血液脳関門を通過しないので，ニューロンへ到達させるためにノルアドレナリンを脳室へ注入する。注入後2時間の時点で脳にとどまっている^{3}H-ノルアドレナリンが，神経終末への取り込み分を表している。神経終末へ取り込まれなかった^{3}H-ノルアドレナリンは代謝されたものと考えられる。(B) 対照に比べ，臨床的に有効であることが知られている3種の抗うつ薬は，放射標識したノルアドレナリンの脳への取り込みを著明に低下させた。同一のアッセイで，抗うつ薬に構造が類似しているが臨床的には効果がない薬物では，ノルアドレナリンの取り込みは阻害されなかった（図には示していない）。（Glowinski J, Axelrod J［1964］*Nature* 204:1318–1319よりMacmillan Publishersの許諾を得て掲載）

うな薬物は，セロトニンの再取り込みを選択的に阻害する。これらの**選択的セロトニン再取り込み阻害薬**(selective serotonin reuptake inhibitor：SSRI)は今日最も広く用いられている抗うつ薬である。したがって，モノアミン神経伝達物質の作用，特にセロトニンの作用を増強することが，うつ状態を改善するのに顕著な効果がある。BOX 8-1で論じたように，セロトニン(とノルアドレナリン)作動性ニューロンは脳幹の核に存在するが，その軸索は前脳から脊髄まで中枢神経系全体に投射し，多くの興奮性および抑制性の標的ニューロンを調整することができる。しかし，気分の制御に関与している主たる標的ニューロンおよび標的回路に関しては，いまだ明確に特定されていない。

11.17　GABA作動性の抑制を調節することで，不安障害の症状を緩和できる

不安障害(anxiety disorder)は最もよくみられる精神疾患で，全般性不安障害，さまざまな種類の恐怖症，非合理的な恐怖によって引き起こされるパニック障害，強迫性障害などが含まれる。全般性不安障害だけでも生涯有病率は5%を超え，患者は今にも不幸な出来事が起こるのではないかと常に心配し，しばしば疲労，筋緊張，睡眠障害などの身体症状を伴う。

バルビツール酸(barbiturate)とその誘導体は不安障害の治療に用いられた最初期の薬物である。バルビツール酸は強力な鎮静薬でもあり，重大な懸念すべき点として，過量摂取は致死的であるということがあげられる。ここでもまた，1950年代以来の幸運な発見によって，**ベンゾジアゼピン**(benzodiazepine)と呼ばれる新たな種類の薬物が作り出された(**図11-29**A)。この薬物は不安症状を軽快させるのに有効である一方，鎮静効果は少ない。重要なことは，ベンゾジアゼピンの過量摂取によって長時間眠りこんでしまうことはあるが，致死量はバルビツール酸のそれよりもずっと多いということである。それゆえ今日では，バルビツール酸はベンゾジアゼピンにとって代わられている。

興味深いことには，バルビツール酸もベンゾジアゼピンも抗不安効果(不安を和らげる効果)を発揮するために，同じタイプの分子に作用する。すなわち，両者ともにイオンチャネル型GABA$_A$受容体に結合して，GABAによるシナプス伝達を促進する(3.17節)。バルビツール酸，ベンゾジアゼピン，GABAはそれぞれ，GABA$_A$受容体の異なる部位に結合する。高濃度では，バルビツール酸はGABAとは独立にGABA$_A$受容体を活性化するため，Cl$^-$がGABA$_A$チャネルから流入し，標的ニューロンを過分極させる。対照的に，ベンゾ

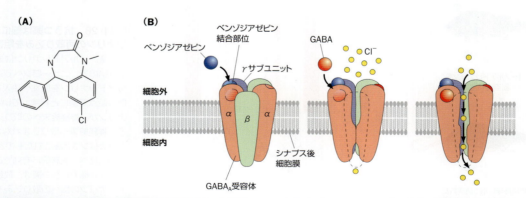

図11-29　ベンゾジアゼピンはGABA$_A$受容体にアロステリック作動薬として作用する　(**A**)ベンゾジアゼピンの1つであるジアゼパムの構造。(**B**)GABA$_A$受容体のアロステリック作動薬としての，ベンゾジアゼピンの作用の模式図。この図では，五量体であるGABA$_A$受容体は，αサブユニット2つ，βサブユニット2つ，γサブユニット1つからなっているが，このサブユニット構成が最もよくみられる。GABA$_A$受容体のαサブユニットとγサブユニットのインターフェースにベンゾジアゼピンが結合する。この結合によってチャネルは開かないが(左)，GABAに対する受容体の親和性を高める。GABA$_A$受容体チャネルは，GABA 2分子がαサブユニットとβサブユニットのインターフェースに結合すると開く(中央と右)。チャネルが開いたことが見えるように，中央と右のパネルでは前面にあるβサブユニットを取り除いている。

ジアゼピンは（バルビツール酸やアルコールのようなGABA$_A$受容体の作動薬と同様に）受容体のGABAに対する親和性を上昇させるが，GABA$_A$受容体そのものを活性化することはない。したがって，ベンゾジアゼピンは内在性のGABAの作用を増強させることによって，**アロステリック作動薬**（allosteric agonist）として働く（図11-29B）。これが，ベンゾジアゼピンが比較的安全な理由である。その最大効果は，内在性のGABAの量に制限されるのである。

　ベンゾジアゼピンはバルビツール酸に比べて副作用が少ないけれども，ベンゾジアゼピンも鎮静作用をもっている。抗不安作用と鎮静作用とを分離することは可能だろうか。ベンゾジアゼピンの作用に関する分子遺伝学的研究から，いくつかの手がかりが得られている。ベンゾジアゼピンの結合部位は，五量体をなすGABA$_A$受容体のαサブユニットとγサブユニットのインターフェースに位置している（図11-29B；図3-21も参照）。ヒトとマウスにおいては，6つの遺伝子がGABA$_A$受容体のα1〜α6サブユニットをコードしており，脳内での発現部位がそれぞれ異なっている。α1，α2，α3，α5サブユニットは，ベンゾジアゼピンに対する感受性をもたらす特定のヒスチジン残基（α1，α2では101番目のアミノ酸の位置にある）を有する。一方，α4とα6は同じ位置にアルギニンをもち，ベンゾジアゼピンと結合できない。言い換えると，ベンゾジアゼピンはα1，α2，α3，α5を含むGABA$_A$受容体が多く発現している脳領域にのみ作用し，α4とα6を含むGABA$_A$受容体のみが多く発現している領域には作用しない。この保存されているヒスチジン（H）をアルギニン（R）に置き換えれば，GABA$_A$受容体の機能を障害せずに，ベンゾジアゼピンに感受性をもつサブユニットを非感受性にすることができる。この性質を利用して，ベンゾジアゼピンの *in vivo* における効果に対する個々のαサブユニットの寄与を決定することができる。

　遺伝子ノックインによって（13.7節），H101をR101に置換したα1サブユニットをもつマウスが作製された。このマウス（H101Rと名づけられた）ではベンゾジアゼピンによる鎮静効果がみられなくなったが，ベンゾジアゼピンの抗不安作用は保持されていた。対照的に，α2サブユニットのH101R置換を行ったマウスでは，ベンゾジアゼピンは鎮静効果を依然としてもっていたが，抗不安作用はみられなかった（**図11-30**）。したがってこれらの実験は，正常マウスでは，ベンゾジアゼピンはα1サブユニットを含むGABA$_A$受容体を通して鎮静作用を促進し，α2サブユニットを含むGABA$_A$受容体を通して不安を軽減させているということを示唆している。このような効果の差がみられるのは，脳の回路機能を制御するそれぞれのαサブユニットの発現パターンが，脳領域によって異なっているからであると考えられる。実際，α2サブユニットが最も強く発現している領域の1つが扁桃体であり，扁桃体は情動および恐怖反応を制御する中枢である（10.23節）。近年の光遺伝学（オプトジェネティクス）的操作を用いた研究により，抗不安効果を担う扁桃体における投射が同定されはじめている。原理的には，α2サブユニットを含む（α1サブユニットではなく）GABA$_A$受容体の機能を特異的に亢進させる薬物は，現在使用されているベンゾジアゼピンよりもより効果的で特異的な抗不安薬になるはずである。

　GABAは脳における主要な抑制性神経伝達物質であり，さまざまな生理的機能を担っている。GABA作動性システムに作用する薬物は，不安の治療の他，てんかん（BOX 11-4），痛み，睡眠障害を治療するために用いられてきた。ベンゾジアゼピンの作用についての研究が示しているのは，薬物作用を研究することによってGABAの多様な機能をときほぐすことができ，そしてこのことが今度は，特定の疾患を治療するためのより標的を絞った薬物デザインに関する情報を与えてくれるということである。

　不安障害の治療におけるベンゾジアゼピンの限界は，長期の使用によって依存をもたらしうることである（11.18節）。薬物の使用期間が長くなるにつれて，同様の効果を得るためには用量を増加させる必要が出てくる。また，服用を中止すると離脱症状が現れてくる。うつの治療に使われるSSRI（11.16節）には抗不安作用もあるが，依存性はないので，ある

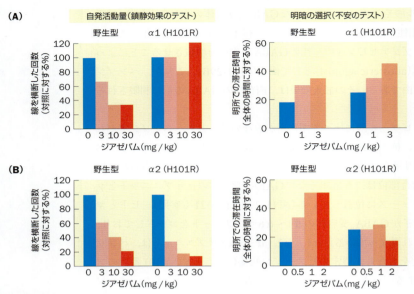

図11-30 鎮静作用，抗不安作用における，GABA_A受容体α1，α2サブユニットの選択的な機能 （A）左：鍵となるヒスチジン残基をアルギニン残基に置換（H101R）することによって，GABA_A受容体α1サブユニットがベンゾジアゼピンと結合できなくなると，マウスの自発活動量による鎮静作用の評価では，この変異マウスにはジアゼパムの鎮静作用はみられなかった。しかし，野生型マウスにおいては，自発活動量はジアゼパムによって用量依存的に減少した。右：オープンフィールド内の明るいエリアに滞在する時間で不安を評価すると，ベンゾジアゼピンは依然として変異マウスに抗不安作用を有していた。（B）H101R変異によってGABA_A受容体α2サブユニットにベンゾジアゼピンが結合できない場合，ジアゼパムは野生型マウスと同様，この遺伝的変異マウスにも鎮静作用をまだ有していたが（左），ジアゼパムの抗不安作用は失われた（右）。両パネルにおいて，オープンフィールド内をマウスが動く際に線を横断した回数で自発活動量を測定した。また，暗いエリアに対して照明されたエリアに滞在した時間で，不安を測定した（不安の強いマウスは明るく照明されたエリアを過度に避ける）。高架式十字迷路を用いた別の不安評価テストでも，同様の結果が得られた（図には示していない）。これらの行動実験の詳細については13.29節参照。(A：Rudolph U, Crestani F, Benke D et al. [1999] *Nature* 401:796–800よりMacmillan Publishersの許諾を得て掲載；B：Löw K, Crestani F, Keist R et al. [2000] *Science* 290:131–134より)

種の不安障害の治療に用いられている。セロトニンレベルの変化がどのように不安を和らげるのかは，わかっていない。

11.18 依存性のある薬物は，VTAドパミン作動性ニューロンの活動を亢進させることによって脳の報酬系を乗っとる

　発酵作用によってつくられるアルコール，ケシからとれるアヘン，コカの葉からとれるコカインなど，依存性を有する物質は何千年もの間，人類社会とともにあり続けてきた。有効成分が化学合成できるようになり，そして新たな効率的な使用法が現れたことによって，近年，薬物乱用の有病率が増加してきた。これは，多くの民族や文化に広がる，人類にとっての重大な問題である。**薬物依存**（drug addiction）とは，その使用によって長期間悪い結果しか得られていないにもかかわらず，強迫的に薬物を使用する状態として定義される。また，自己制御の喪失をもたらし，再発する傾向が強い。薬物依存の神経生物学的基盤は何なのだろうか。

　注目すべきことに，乱用されている薬物のほとんどすべてに共通した1つの効果がある。それは，これらの薬物が，**腹側被蓋野**（ventral tegmental area：VTA）のドパミン作動性ニューロンの出力標的（これには，VTA自身も含まれる）におけるドパミン濃度を上昇させるということである。VTAのドパミン作動性ニューロンの主要な2つの出力標的が，**側坐核**（nucleus accumbens；腹側線条体〔ventral striatum〕）と前頭前皮質である。側坐核は報酬系の情報を処理する場として最もよく知られ（10.24節），前頭前皮質は目標の選択，意思決定などのような遂行機能を司っている（図11-31）。VTAのドパミン作動性ニューロンはまた，脳のさまざまな部分からの入力を受けており，その中には前頭前皮質からのグル

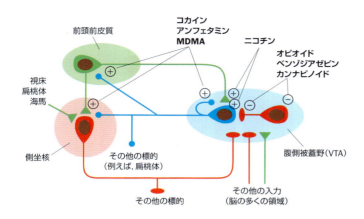

図11-31 乱用薬物はVTAドパミン作動性ニューロンの標的領域において，ドパミン濃度を増加させる 腹側被蓋野（VTA），側坐核，前頭前皮質およびその他の結合している領域間のシナプス結合を簡略化した回路図。青色，ドパミン作動性ニューロン；赤色，GABA作動性ニューロン；緑色，グルタミン酸作動性ニューロン。よく知られた乱用薬物の作用点もまとめた。これらの薬物はすべて，標的領域でドパミン濃度を上昇させる。＋，促進；－，抑制。例えば，コカインはドパミン作動性ニューロンのシナプス前終末でのドパミンの再取り込みを阻害する。ベンゾジアゼピンはVTAのGABA作動性ニューロンを過分極し，その結果，ドパミン作動性ニューロンが脱抑制されて，その発火が促進される。ニコチンはドパミン作動性ニューロンへの興奮性入力の軸索終末でのグルタミン酸放出を増加させ，また直接，ドパミン作動性ニューロンを脱分極させる。（Lüscher C, Malenka RC［2011］*Neuron* 69:650–663；Sulzer D［2011］*Neuron* 69:628–649による）

タミン酸作動性の興奮性入力や，局所および側坐核からのGABA作動性抑制性入力がある。

　乱用されるいろいろな薬物は，それぞれ異なるメカニズムでドパミンの作用を増強させる。例えばニコチンは，VTAドパミン作動性ニューロンへの興奮性入力をシナプス前部の興奮を高めることによって増強させる。つまり，グルタミン酸作動性のシナプス前終末に存在するニコチン性ACh受容体（3.13節）を活性化してグルタミン酸の放出を増加させ，これによりドパミン作動性ニューロンを強く興奮させるのである。ニコチンはまた，ドパミン作動性ニューロン自身に存在するニコチン性ACh受容体を通して，直接ドパミン作動性ニューロンを興奮させることもできる。これに対して，オピオイド，ベンゾジアゼピン，カンナビノイドはVTAにおける局所のGABA作動性ニューロンを過分極し，これを抑制するので，ドパミン作動性ニューロンは脱抑制されることになる。エタノールはVTAや側坐核でドパミン濃度を高めることが知られているが，正確なメカニズムや作用点については明らかではない。精神刺激薬であるコカインやアンフェタミンは，ドパミン作動性ニューロンのシナプス前終末でのドパミンの効果を増強することによって作用する。コカインはドパミンの再取り込みを行う**細胞膜ドパミン輸送体**（plasma membrane dopamine transporter）を阻害し，シナプス間隙でのドパミン濃度を増加させる。アンフェタミン類似物質（エクスタシーとして一般に知られているMDMA，すなわち3,4-methylenedioxy-*N*-methylamphetamineなど）には，より複雑な効果がある。(1)細胞膜ドパミン輸送体を介した，通常は一方向性のドパミンの輸送（つまり，シナプス間隙からシナプス前細胞質への輸送）を逆転させる。このため，シナプス小胞とは独立したシナプス間隙へのドパミン放出を引き起こす。(2)ドパミンの生合成を促進する。(3)ドパミンの分解を阻害する。これらの効果のすべてが，ドパミンの作用を増強することになる（図11-31）。

　VTAニューロンによるドパミンの作用が増強すると，どのようにして依存に至るのだろうか。10.24節で学んだように，VTAドパミン作動性ニューロンから側坐核への投射は，報酬にもとづく学習に決定的な役割を果たしている。ことに，霊長類および齧歯類での研究から，VTAドパミン作動性ニューロンの多くが報酬の予測誤差を符号化していることが示されてきた。この誤差信号が，側坐核や前頭前皮質にある標的ニューロンの強化学習のためのシナプス可塑性を制御していると考えられている。VTAドパミン作動性ニューロンが報酬信号を伝えるなら，ドパミンがその下流にある回路を調整することにより報酬を得る直前の行動が強化される（図10-44）。乱用される薬物は，これらのドパミン作動性ニューロンを活性化する自然なシグナルをバイパスして作用することになるため，報酬系を自然なシグナルから乖離させてしまう。薬物の使用により，ドパミン作動性ニューロンのシナプス終末でドパミン濃度が上昇すると，ドパミン作動性ニューロンが活性化されたのと類似の状態を引き起こし，薬物使用も含めて先行する行動を強化する。こうして依存性のある薬物は脳の報酬系を乗っとり，通常であれば学習や動機づけられた行動を制御している機構を搾取することになるのである。

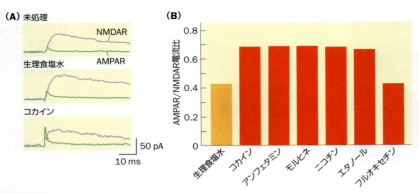

図11-32　乱用薬物への曝露によって，VTAドパミン作動性ニューロンへの興奮性入力に長期的に持続する増強が生じる　(A) *in vivo*でコカインを1回投与して24時間後に，VTAの脳切片のドパミン作動性ニューロンからホールセルパッチクランプ法によって記録をとり，AMPAおよびNMDA受容体（AMPARとNMDAR）を介する興奮性シナプス後電流の大きさを測定した。入力している軸索の刺激に反応して得られるAMPAR，NMDARを介した全興奮性シナプス後電流（全電流）を，＋40 mVに固定して測定した（したがって，NMDARのMg^{2+}による閉塞は解除されており，電流は外向きである；3.15節）。つぎに，NMDARの拮抗薬であるAP5を加え，同じ刺激に反応してみられるAMPARを介する電流を測定した。NMDARの電流は，全電流からAMPAR電流を差し引いて計算した。未処理，あるいは生理食塩水を投与した対照群に比べて，コカイン投与群ではAMPAR電流が増加し，AMPAR/NMDAR電流比が大きくなった。これはシナプス伝達が増強したことを示している（10.7節）。(B) *in vivo*への投与を行った5種類の依存性薬物ではAMPAR/NMDAR電流比に同様の増大がみられたが，フルオキセチンのような依存性のない薬物の場合にはそれがみられなかった。（A：Ungless MA, Whistler JL, Malenka RC et al. [2001] *Nature* 411:583–587 よりMacmillan Publishersの許諾を得て掲載；B：Saal D, Dong Y, Bonci A et al. [2003] *Neuron* 37:577–582 よりElsevierの許諾を得て掲載）

　薬物依存で長期に及ぶ行動の変化が生じる細胞および分子機構は何なのだろうか。第10章で論じたように，学習は関与している神経回路のシナプス可塑性によって生じる。乱用薬物は，VTAドパミン作動性ニューロンとその標的ニューロンが含まれる回路のシナプス結合の重みづけを変化させるように作用していると考えられている。例えば，コカインを*in vivo*で1回投与した後に，VTAを含む脳の切片を用いてAMPA受容体（AMPAR）を介する電流とNMDA受容体（NMDAR）を介する電流の比をホールセルパッチクランプ法を用いて*in vitro*で測定したところ，この比の増加がみられ，VTAのドパミン作動性ニューロンへの興奮性入力に顕著な増強が生じていた（図11-32A）。この効果は，海馬シナプスにおける長期増強に類似している（10.7節）。実際，コカインで誘導されたAMPAR/NMDAR電流比の増加はNMDAR依存性で，コカイン処理の後にさらにLTPを*in vitro*で誘導することはできなかった。モルヒネ，ニコチン，エタノールのような他の乱用薬物も，VTAドパミン作動性ニューロンのAMPAR/NMDAR電流比の増大を引き起こす（図11-32B）。依存性のある薬物はまた，さまざまな脳領域から入力を受ける側坐核の有棘投射ニューロンの興奮性シナプスへも同様に作用する（図11-31）。VTA-側坐核-前頭前皮質回路は複雑で，均質なものではない。例えば，VTAドパミン作動性ニューロンのあるものは報酬の予測誤差を伝達するが，他のドパミン作動性ニューロンは嫌悪を，さらに別のニューロンは刺激の特徴を伝達している（10.24節）。したがって，乱用薬物によって変調をきたす特定のシナプス結合や下位の回路を同定することは，シナプスの変化と薬物依存との間の因果関係を確立するためにきわめて重要である。

11.19　ヒトの遺伝学的研究によって，精神疾患には多くの遺伝子が関与することが示唆されている

　これまで各節でみてきたように，さまざまな治療薬や乱用薬物の作用に関する研究によって，正常な脳機能の理解が深められてきた。精神疾患の病態生理を明らかにする際に薬物の作用に依存することによる主たる限界は，われわれの理解が薬物の標的に限定されてしまうということである。薬物の標的は疾患の症状に関連しているだけで，その根本的

な原因には関与していないかもしれない。統合失調症，気分障害，不安障害に関する双生児研究はすべて，遺伝的な寄与が顕著に存在することを示しており（例えば，図11-33），その遺伝率（遺伝的差異によって生じる表現型の差異の割合；1.1節）は統合失調症や双極性障害では80％に達する。大うつ病や全般性不安障害ではより低い（30〜40％）。家系研究はまた，異なる精神疾患が共通した遺伝要因を有する可能性を示唆している。例えば，統合失調症の患者の家族では統合失調症だけではなく，双極性障害を発症する確率も増大する。同様に，大うつ病と全般性不安障害もしばしば，ともに家系内で遺伝していく。これらの研究は，精神疾患には強い遺伝的な寄与があることを示している。同時に，遺伝以外の要因もまた大いに関与しており，これには環境要因，エピジェネティックな影響，親の生殖細胞系列や患者の胚発生初期に生じた de novo 変異がありうる（BOX 11-3）。環境要因は多面的であり，跡づけることがより困難であるため，精神疾患の根本原因についての新たな洞察を手に入れ，治療薬開発のための新たな標的をみいだす手段として，精神疾患に寄与する遺伝子を同定することに希望がもたれている。

現在までのところ，これまでに述べたどの精神疾患でも，単純なメンデルの遺伝形式に従うものは発見されていない（単一遺伝子の優性あるいは劣性の変異によって生じるハンチントン病や，ある種の家族性のパーキンソン病およびアルツハイマー病とは対照的である）。これは，それぞれの精神疾患が複数の遺伝要因によって生じ，それぞれの遺伝要因それ自体は，アルツハイマー病における ApoE ε4 の場合と同様，疾患への感受性を増大させるにすぎないことを示唆している（11.5節）。近年のゲノム革命（13.14節）は，精神疾患も含む複雑な疾患に関与している遺伝学的変異を同定するための新たなツールを生み出した（BOX 11-3）。これらの研究によれば，統合失調症や双極性障害は，個々の寄与は小さい複数の遺伝子のバリアントが集積した結果として生じるものと考えられており，その数は数百になると見積もられている。これらの変異は，点変異や遺伝子のコピー数の変化の形をとることがある。あるものは遺伝によって受け継いだものであり，あるものは de novo に現れたものである。いくつかの候補となる感受性遺伝子の特性（表11-2）が示唆するのは，ニューロンのシグナル伝達や神経発達の異常が精神疾患の主要な要因であり，おのおのの遺伝子は複数の精神疾患の感受性を増大させる可能性があるということである。

例えば，Drd2 遺伝子座は，ドパミン D_2 受容体（dopamine receptor D_2）をコードしている。この受容体は，線条体からの間接路を形成する有棘投射ニューロン（図8-22）なども含め，脳に広く発現している。この座位が，ゲノムワイド関連解析（genome-wide association

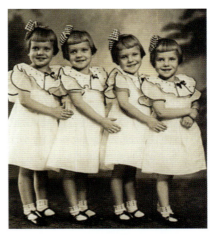

図11-33　Genainの4つ児　1930年生まれの一卵性の4つ児は，重症度に差はあるが，24歳までに全員が統合失調症と診断された。家族の他の何人かも精神疾患に罹患しており，これらの疾患には強い遺伝要因があることを示唆している。（Rosenthal D [1963] *The Genain Quadruplets: A Case Study and Theoretical Analysis of Heredity and Environment in Schizophrenia.* Basic Books, New Yorkより）

表11-2　精神疾患に関連した候補遺伝子の例[1]

候補遺伝子にコードされるタンパク質	遺伝子が同定された根拠[2]	関連する疾患	その他の関連する疾患	生理機能
Drd2[3]	ゲノムワイド関連解析（GWAS）	統合失調症		ドパミン D_2 受容体。ドパミンの受容体への結合をGタンパク質のシグナル伝達に共役させる
$Ca_v1.2$[3]	GWAS	統合失調症	自閉スペクトラム症	コンダクタンスの大きな電位依存性 Ca^{2+} チャネル。ニューロンのシグナル伝達，シナプスから核へのシグナル伝達，心筋の収縮などに用いられる
Satb2[3]	GWAS	統合失調症		転写因子。大脳皮質のニューロンの運命決定や軸索投射を制御している
ニューレキシン1[4]	コピー数多型	統合失調症	自閉スペクトラム症	細胞表面タンパク質。シナプスの形成と経シナプスシグナル伝達に関与
テニューリン4[5]	GWAS	双極性障害	統合失調症	細胞表面タンパク質。シナプス結合の特異性の決定とシナプス形成に関与
ラミニンα2[6]	全エクソーム配列解析	統合失調症		細胞外マトリックスタンパク質。細胞接着，軸索伸長，シナプス形成に関与

[1] このリストは，精神疾患に関する膨大なヒトの遺伝学的研究から得られた所見の一部を選択して示している。
[2] 定義についてはBOX 11-3参照。
[3] データは Schizophrenia Working Group of the Psychiatric Genomics Consortium（2014）*Nature* 511:421–427より。
[4] データは Rujescu D et al.（2009）*Hum Mol Genet* 18:988–996より。
[5] データは Psychiatric GWAS Consortium Bipolar Disorder Working Group（2011）*Nat Genet* 43:977–983より。
[6] データは Xu B et al.（2012）*Nat Genet* 44:1365–1369より。

BOX 11-3　脳疾患についてのヒトの遺伝学的データを収集し，解釈する方法

メンデルの遺伝形式に従う，単一遺伝子の変異によって生じる脳の疾患は，遺伝学的観点からは研究が最も容易な疾患である（図11-34）。**常染色体優性**（autosomal dominant）変異（その表現型は，変異したアレルの機能獲得による毒性効果か，野生型のアレルから産生される正常な遺伝子産物の量が不十分なために生じる機能喪失効果による），および**常染色体劣性**（autosomal recessive）変異（この表現型は，2つあるアレル双方の変異によって生じる機能喪失効果の結果である）が家族性の神経変性疾患を引き起こすことはすでに論じてきた。単一遺伝子変異は**伴性**（sex-linked），つまり変異遺伝子がX染色体上に位置することもある（ヒトのY染色体はわずかしか遺伝子をもっていない）。伴性変異の場合，女性よりも男性のほうが症状が重篤である。これは男性ではX染色体が1つしかなく，X染色体上の遺伝子の変異がすべての細胞に影響を及ぼすからである。一方，女性では，2つあるX染色体の一方が発生早期にそれぞれの細胞でランダムに不活性化され（**ランダムなX染色体不活性化**（random X-inactivation）），伴性変異の効果はおよそ半数の細胞でのみ現れる。赤緑色覚異常（4.13節）は伴性形質のよい例である。メンデルの法則に従って生じる疾患の原因遺伝子は通常，家系解析とゲノム全体に分布している分子マーカーによって，染色体上にマップされる（例えば，図11-4Aを参照）。

症状あるいは病理によって規定される脳疾患の大半は，単純なメンデルの遺伝形式に従うことはなく，さまざまな原因によっていると考えられる。これらの疾患は，原理的に以下のようにして生じうる。(1) 相互作用する複数の遺伝子バリアントの遺伝。(2) 親の生殖細胞系列に生じ，患者のすべての細胞に影響を及ぼす **de novo 変異**（de novo mutation）。ただし女性に遺伝するX染色体上の変異は例外である。(3) 前駆細胞に発生し，その前駆細胞に由来する細胞のサブセットのみが影響を受ける **de novo 体細胞変異**（somatic mutation）。(4) 環境要因。(5) 以上の要因が組み合わって作用する場合。これらのうち，要因1（そして要因2のごく一部；以下を参照）のみが遺伝率に寄与する。したがって，統合失調症や双極性障害のような遺伝的疾患が，遺伝率が高いけれども明らかなメンデルの遺伝パターンを示さないのであれば，複数の遺伝的変異が互いに，あるいは他の要因と相互作用することで疾患に寄与しているに違いない。

ある疾患に関与する遺伝子を特定するための概念上簡便な方法は，**ゲノムワイド関連解析**（genome wide association study：GWAS）を行い，ヒトのゲノム全体に存在する**一塩基多型**（single nucleotide polymorphism：SNP）を利用することである。各個人はそれぞれ，ヒトゲノムのレファレンス（参照配列）と比較すると，およそ350万のSNPを有している。あるSNPが疾患に関与する変異をもった遺伝子の近傍あるいはその内部に存在する場合，このSNPは一般人口においてその疾患に関与する変異と強くリンクするはずである。多くの患者（通常，数千を超える）から収集されたDNAサンプルが同程度の数の健常者（理想的には健常な血縁者，あるいは患者群と同一の民族性および同一の地理的分布をしている集団）のそれと比較され，疾患と最も強くリンクしたSNPが同定される。関連性の強さは**オッズ比**

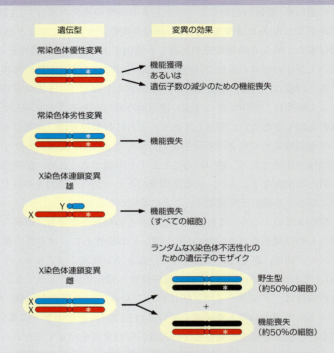

図11-34　メンデルの法則に従う遺伝の3つのタイプ　左：相同な染色体のペアで遺伝型を示す。それぞれの細胞において（黄色の卵円形），一方の染色体は父親から受け継ぎ（青色），もう一方は母親から受け継いでいる（赤色）。*は変異を表している。右：変異の効果の要約。黒色の染色体は不活性化されたX染色体を意味している。

（odds ratio）のようなパラメータで定量化できる。オッズ比とは，特定のSNPを有する人々で疾患に罹患している確率を，そのSNPをもたない人々で疾患に罹患している確率で除したものとして定義される。脳疾患の多くが複数の遺伝要因をもつとすれば，オッズ比は患者の集団の不均一さと，SNPとリンクした，疾患に関与している変異の浸透率との複雑な関数になる。統合失調症と双極性障害では，疾患に関連したSNPは1.10〜1.25のオッズ比をもっている。一方，GWASによると，Apoe ε4はアルツハイマー病に対しておよそ3.5のオッズ比をもつことがみいだされた。

歴史的に，SNPはDNAマイクロアレイによる解析（13.13節）によって調べられてきたが，近年の配列解析技術の進歩によって，全エクソーム（すなわち，エクソンに相当するゲノムDNA配列で，全ゲノムのおよそ1%）あるいは患者および対照被験者の全ゲノムを塩基配列決定することが可能になっている。これらは疾患を引き起こすDNAバリアントを同定する強力な方法である。全エクソーム配列解析や全ゲノム配列解析は，de novo 変異が多くの脳疾患に有意に寄与していることを明らかにした。de novo 変異は通常，親の生殖細胞系列で自然に生じるが，精子形成には卵形成よりも多くの細胞分裂が関与しており，したがってDNAの複製エラーが起きる機会が多くなるため，父親の生殖細胞系列により生じやすい。定義によれば，de novo 変異は親の表現型には影響せず，遺伝率にも寄与しない（まれな例外として，

（つづく）

BOX 11-3　脳疾患についてのヒトの遺伝学的データを収集し，解釈する方法　（つづき）

変異が親の生殖細胞系列の発生初期に起こり，その変異が，変異を生じた細胞の娘細胞に受け継がれる結果，複数の精子や卵が変異をもつことになり，同胞に類似の表現型が現れることがある）。したがって，特定の疾患の患者とその健常な親の全エクソームあるいは全ゲノム配列解析は，疾患に関与する de novo 変異を明らかにするはずである。問題は，健常者においてさえも，遺伝子を破壊するような de novo 変異が1人あたり1つくらいの確率で発生することである。実際，われわれは自分のゲノムに，遺伝子を破壊する変異を約100個受け継いでいる。この結果，de novo 変異が疾患に関与しているかどうかを同定するには，変異がみつかったタンパク質の配列の保存と，そのタンパク質に想定される生理機能を考慮に入れた，複雑な統計学的解析を必要とする。一般に，同じ疾患をもつ2人以上の患者で de novo 変異が同じ遺伝子を侵していた場合は（表11-2のラミニンα2の場合のように），この変異が疾患に寄与している確率は増大する。

　de novo 変異の中で，**コピー数多型**（copy number variation：CNV）は脳の疾患に大きく寄与している。CNVは染色体の一部の欠失や重複で，その長さは500塩基から数百万塩基（Mb）に及ぶ。そこにコードされる配列は1個の遺伝子のごく一部の場合から，多くの遺伝子におよぶ場合まである。CNVもまた，キャリアが子孫をもてば受け継がれる。CNVの発生はしばしば，ゲノム内の繰り返し配列と関連しており，それは精子や卵を産生する減数分裂サイクルの間にDNAの組換えエラーを引き起こす。健常者は通常，平均しておよそ1,000個の多型性のあるCNVをもっている。大半の遺伝子では，コピー数が1個に減っても，3個に増えても，健康に影響はない。しかし，いくつかの遺伝子ではコピー数が重要で，1コピーを失ったり，余分な1コピーがあったりすると，この数の変化が特定の疾患に関係したり，疾患を引き起こしたりする。例えば，17番染色体のゲノムの繰り返し配列ではさまれた3 Mbの領域の欠失は1万5,000～2万人に1人の割合で生じ，**スミス・マゲニス症候群**（Smith-Magenis syndrome）と呼ばれる神経発達障害を引き起こす。この症候群は，軽度から中等度の知的障害と発話の遅れ，睡眠障害，衝動性の制御やその他の行動上の問題によって特徴づけられる。この症候群でよくみられる欠失変異には30を超える遺伝子が含まれてはいるが，この欠失の中にある Rai1（retinoic acid induced 1）と呼ばれる遺伝子の1コピーの喪失が，症状の大半を生じさせるのに十分である。注目すべきことに，このゲノム領域の重複（よくみられる欠失と同程度の確率で起きる）は**ポトツキ・ラブスキ症候群**（Potocki-Lupski syndrome）を引き起こし，Rai1 の遺伝子量の増加によるものと考えられる。この症候群は軽度の知的障害と自閉スペクトラム症の症状を呈する。したがって，遺伝子発現を調節する核タンパク質をコードしている Rai1 遺伝子の量が，適切な脳の発達と機能にとって非常に重要である。もう1つの例として，ニューレキシン1をコードする遺伝子の一部を1コピー欠失すると，統合失調症や自閉症を発症するオッズ比が著明に増加することが知られている（表11-2）。

---

study：GWAS；詳細についてはBOX 11-3を参照）によって，統合失調症のリスク因子であると近年，同定された。11.15節で論じたように，ドパミン D_2 受容体は今日使用されているすべての抗精神病薬の主要な標的である。このようにGWASにより得られた所見は，近年のゲノム研究と，何十年にもわたる薬物をベースにした研究との間に，期待どおりの関連をもたらしている。統合失調症のGWASによって，他のニューロンのシグナル伝達分子をコードする遺伝子座も同定された。これには，シナプスから核へのシグナル伝達に重要な役割を果たしている複数のグルタミン酸受容体や電位依存性 Ca^{2+} チャネルも含まれている（3.23節）。神経発達に重要な遺伝子もまた，統合失調症や双極性障害に関連している。大脳皮質のニューロンの運命決定や軸索投射を制御する転写因子であるSatb2（7.4節），あるいはマウスやショウジョウバエにおいてシナプスの形成と構築，シナプス結合の特異性の決定に重要な役割を果たす，シナプスに豊富に存在する膜貫通タンパク質であるニューレキシン1（neurexin-1）やテニューリン4（teneurin-4；7.11，7.23節）の遺伝子座がこれに含まれる。神経発達と精神疾患との強い関連はさらに，精神疾患の感受性遺伝子のいくつかが，この章で後に学ぶ自閉スペクトラム症のような神経発達障害とも関連しているという事実からも示唆された。

　ヒトの遺伝学の急速な進歩によって，間違いなく，精神疾患の感受性遺伝子がさらに多く発見されるだろう。しかし，こうした遺伝学的変異から進んで，精神疾患のメカニズムを解明し，治療のための薬物の合理的デザインに至るのは容易なことではない。前に論じたように，動物モデルは疾患のメカニズムを研究し，治療戦略を検証するために有用である。しかし，幻覚，妄想，抑うつといった神経精神疾患の症状の多くは，動物でモデル化

するのは困難である。それぞれの感受性遺伝子がわずかな効果しかもたらさないことが，有効なモデルを作り出すことをさらに難しくしている。研究者たちは，精神疾患の特定の側面を模した，動物における行動実験(13.29節)や生理学的なアッセイ法を開発しているところである。さらに，感受性遺伝子の生理的機能と発達における機能を研究することによって，なぜそれらの破綻が精神疾患に関係するのか，そして最終的には，患者においてさまざまな感受性遺伝子が互いに，また環境要因とどのように相互作用するのかについて，新たな洞察が得られる可能性がある。

神経発達障害

　神経変性疾患や精神疾患は通常，成年期あるいは青年期に発症するが，神経発達障害の症状は幼児期あるいは小児期の早期に最初に現れる。神経発達障害は症状のタイプによって，知的障害(intellectual disability：ID；かつては精神遅滞と呼ばれていた)，自閉スペクトラム症(autism spectrum disorder：ASD)，コミュニケーション障害，注意欠如・多動性障害，学習障害，運動障害に分類される。このように分類されてはいるが，近年の研究から，いくつかの神経発達障害といくつかの精神疾患は遺伝的原因を共有していることが示唆されている。以下では，まず，IDとASDについての一般的議論からはじめる。これら2つの神経発達障害は，発生頻度が高く，両親や介護者へ与える影響が大であるということの両面から重要である。つぎに，IDとASDの双方の症状を呈する2つの症候群，レット症候群と脆弱X症候群についてより詳細に扱う。これらの2つの症候群の研究によって開発された研究手法は，他の神経発達障害の研究へも応用されるだろう。

11.20　知的障害と自閉スペクトラム症は多くの遺伝子における変異によって生じる

　知的障害(intellectual disability：ID)は，推論，問題解決，プランニング，抽象的思考，判断，経験からの学習などの，一般的な知能の障害よって特徴づけられる。IDの患者は通常，知能指数(intelligence quotient：IQ)が70以下で，年齢をマッチさせた一般人口のIQの平均値から，その標準偏差の2倍分低いことになる(図1-2)。IDは一般人口の1～3％と見積もられる。

　染色体の異常や単一遺伝子の異常などの遺伝要因によって，ID症例，特にIQが50を下回る症例の大部分が説明される。IDはまた，行動，認知および身体の一連の症状によって定義される，**症候性の障害**(syndromic disorder)の特徴の1つであることもある。例えば，ダウン症候群は21番染色体のコピーを1つ余分に有することによって生じる，最も頻度の高い遺伝子に異常をもつIDである(500～1,000出生あたり1例)。はっきりとした症候群をなさず，また全般的な脳の構造異常を伴うことなしに，遺伝子の変異によってIDが生じることもあり，これは非症候性ID(non-syndromic ID：NS-ID)と呼ばれる。NS-IDの中心症状は知能の障害なので，これに関連する遺伝子は学習や知的能力に関与するプロセスでより特異的に機能している可能性があり，認知機能の生物学的基盤を解明しようとする科学者らの大きな興味を集めている。

　過去20年間の遺伝子マッピングから，変異すればNS-IDを生じる数十の遺伝子が同定された。そのうちの80％はX染色体上に位置している。男性の場合，X染色体を1コピーしかもっていないため，X染色体上の遺伝子変異はすべての細胞に影響を及ぼすことになり(図11-34)，技術的には常染色体劣性変異よりも同定が容易である。しかし，X染色体上の遺伝子の変異は，NS-ID症例のごく一部を説明するにすぎないと推定されている。したがって，ND-IDの遺伝的原因には，全ゲノムに分布する何百という遺伝子が関与して

いると考えられる．今日までにID関連遺伝子として同定されているものは，転写調節因子，神経の接続に重要な細胞接着分子やシグナル伝達分子などのタンパク質や，シナプスの形成や機能を制御する分子などをコードしている．以下に，1つの例をみてみよう．

IDにかかわる注目すべき一群のタンパク質は，Rho GTPアーゼ シグナル伝達に関与している．これらのタンパク質は細胞外シグナルを変換して，軸索の伸長や誘導，樹状突起の形態形成，シナプス形成などの基礎にある細胞骨格の変化を制御している（BOX 5-2）．NS-IDや症候性IDに関連しているRho GTPアーゼ シグナル伝達経路のタンパク質には，Rho GTPアーゼを活性化するグアニンヌクレオチド交換因子（guanine nucleotide exchange factor：GEF），Rho GTPアーゼを不活性化するGTPアーゼ活性化タンパク質（GTPase activating protein：GAP），Rho GTPアーゼの下流にあるプロテインキナーゼが含まれる（図11-35A）．X染色体に連鎖したNS-IDの原因として最初に同定された遺伝子の1つはオリゴフレニン（oligophrenin）と呼ばれるタンパク質をコードすることがわかり，これはRho GTPアーゼのGAPとして機能する．オリゴフレニンは神経系に広く発現し，軸索，樹状突起，樹状突起棘に分布している（図11-35B）．培養したラットの海馬ニューロンでRNAiによってオリゴフレニンをノックダウンすると，樹状突起棘が短くなり（図11-35C），シナプス伝達と可塑性が障害された．オリゴフレニンのノックアウトマウスは，モリス水迷路テストでの空間学習の障害など，さまざまな認知障害を呈した（図11-35D；図10-32も参照）．したがってオリゴフレニンの場合，ヒトの患者でみられる認知障害は，部分的にはシナプスの構造と機能の障害によって生じている可能性がある．

自閉スペクトラム症（autism spectrum disorder：ASD）は症状に大きな幅をもつ障害で，総計で1％を超える小児にみられる．その中核群は，コミュニケーションと対人的相互反応の障害によって特徴づけられる．ASD患者はしばしば，他者と興味や感情の共有ができないか，あるいはその能力が減じており，また新たな環境にみずからの行動を適応させることが困難である．患者はまた，限られた，そして反復的な行動パターンを示し，日常の決まった手順に対する過度なこだわりをみせる．およそ70％のASD患者がIDでもある．しかしそれ以外の患者の知能は正常であり，ときに数学の計算，記憶，芸術，音楽などで

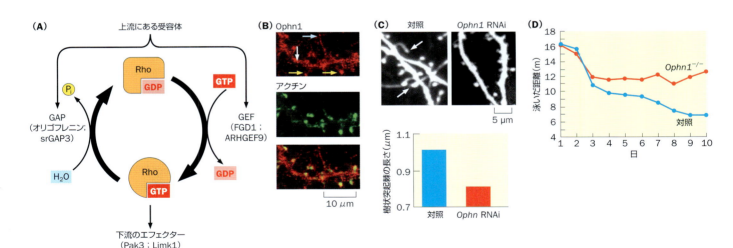

図11-35 Rho GTPアーゼ シグナル伝達の欠陥が知的障害を引き起こす可能性がある （A）Rho GTPアーゼ シグナル伝達経路の模式図．2つのGTPアーゼ活性化タンパク質（GAP），2つのグアニンヌクレオチド交換因子（GEF），2つの下流のキナーゼの変異が知的障害に関連している．変異したタンパク質の名前は括弧内に記している．（B）オリゴフレニン（Ophn1）はRho GAPで，培養したラットの海馬ニューロンの軸索（水色の矢印），樹状突起（白矢印），樹状突起棘（黄矢印）に集積している．培養細胞は，Ophn1への抗体（赤色）とアクチンへの抗体（緑色）で二重染色している．後者はFアクチンが豊富な樹状突起棘を強調している．（C）野生型ニューロンの樹状突起棘（矢印）と比べると，Ophn1に対するRNAi処理をしたニューロンの樹状突起棘は，下のグラフに定量化したように長さが短くなった．（D）Ophn1変異マウスは対照に比べ，モリス水迷路の日別の試行において，みえないプラットフォームに到達するまでに長い距離を泳いでいる．（A：Pavlowsky A, Chelly J, Billuart P [2012] *Mol Psychiatry* 17:682–693による；B，C：Govek EE, Newey SE, Akerman CJ et al. [2004] *Nat Neurosci* 7:364–372よりMacmillan Publishersの許諾を得て掲載；D：Khelfaoui M, Denis C, van Galen E et al. [2007] *J Neurosci* 27:9439–9450より）

優れた能力を示す者もいる。

　遺伝要因がASDの主たる原因である。例えば，ある子どもがASDと診断される相対的リスクは，同胞がASDの場合，一般人口におけるリスクの25倍を超える。近年のゲノムワイド関連解析やCNV解析，全エクソームあるいは全ゲノム塩基配列解析によって（BOX 11-3），ASDに関連する多くの独立した遺伝的変異が同定された。IDの場合と同様に，ASDに関連する遺伝子は，シナプス形成やシナプスの機能，転写，クロマチン構造を制御するタンパク質をコードしている（11.26節も参照）。ASD関連遺伝子の大半はリスク因子であり，それらがどのように神経発達に影響を与えるかについては，ほとんどわかっていない。一方，IDとASDの症状をともに有する特定の症候群の研究によって，その背景にある神経生物学的メカニズムに光をあてることが可能である。これらの症候群は通常，単一遺伝子の変異によって生じ，その浸透率は100％である。その動物モデルはしばしばヒトの症状の重要な部分を再現していて，このモデルを用いて病態形成プロセスの研究を行い，そのメカニズムを解明することができる。以下で，レット症候群と脆弱X症候群の研究を用いて，この点を説明しよう。

11.21　レット症候群は，全般的な遺伝子発現の制御因子であるMeCP2の障害によって生じる

　1960年代にAndreas Rettによって，たえまなく手を揉むような動作をするなど，一連の共通した症状を呈する重度の障害をもった少女たちがはじめて記載された。**レット症候群**（Rett syndrome）は，小児期早期の少女に1万〜1万5,000人に1人の頻度でみられる神経発達障害である。レット症候群の患者は通常，最初の6〜18カ月は正常に成長し，しばしば始歩や初語などの発達のマイルストーンを正常な年齢で達成する。その後，患者の発達は遅れ，停止し，退行する。患者は対人的相互反応の障害，言語の喪失，その他の自閉症の特徴を呈する。精神症状のはじまりとともに，手揉み動作のような運動の症状も生じる。その後状態は固定され，通常は成人するが，重篤な機能的限（disability）は継続する。

　1999年，遺伝子マッピングと候補遺伝子の塩基配列の解析によって，レット症候群が，**メチル化CpG結合タンパク質2**（methyl-CpG-binding protein 2：MeCP2）と呼ばれるタンパク質をコードする，X染色体上の遺伝子の変異によって生じることが明らかになった（図11-36）。*Mecp2*の機能喪失変異があると，X染色体を1本しかもたない男児は通常，出生前あるいは幼児期に死亡する。一方，*Mecp2*に機能喪失変異をもつ女児はMeCP2の機能においては遺伝的モザイクで，レット症候群を発症する。細胞ごとの2本の染色体のうち一方がランダムに不活性化されるので（図11-34），患者の細胞のおよそ半分でMeCP2が異常となるが，障害の重篤さはランダムなX染色体不活性化パターンに影響される。レット症候群はほとんど常に*Mecp2*の *de novo* 変異によって生じる。というのは，患者の障害が非常に重篤なため，子孫を残すことがまれなためである。*Mecp2*の変異がレット症候群の原因であることが発見されて以来，*Mecp2*の特定のミスセンス変異（恐らく完全な機能喪失よりは，弱い効果しかもたないと思われる）が，孤発例のASDや統合失調症と関連することがわかってきた。*Mecp2*の重複変異も重篤な神経発達障害を引き起こすので，MeCP2の適切な発現レベルが重要である。

　MeCP2は，CpG部位（CpGはシチジンの後にグアノシンがあるDNA配列を指す）でメチル化されたDNAに結合する核タンパク質である。DNAのメチル化は，遺伝子発現のエピジェネティックな制御を行うための主要な方法で，通常，標的遺伝子の発現抑制に関連している。例えばメチル化は，ランダムなX染色体不活性化の主たる要因である。哺乳類のゲノムにおいては，CpGはそれらが大きなクラスターをなしている場所（CpGアイランド）以外では通常メチル化されている。一方，CpGアイランドはしばしば活発な転写と関連している。メチル化の状態は遺伝子発現に影響を与えるので，MeCP2はクロマチン構

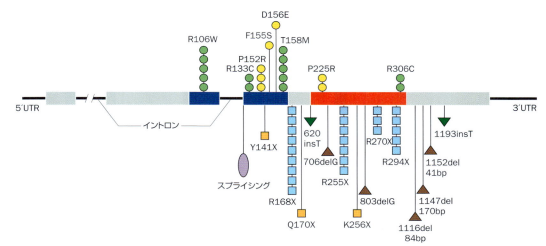

図11-36　レット症候群はメチル化CpG結合タンパク質2をコードするMecp2の変異によって引き起こされる　レット症候群の患者で同定された，Mecp2遺伝子のコード領域内の変異の分布（ボックスで示した領域がコード領域で，2つのイントロンによって隔てられている）。遺伝子構造の上方に，1アミノ酸を変化させる変異をそれぞれ示してある。下方には，スプライシング変異（楕円形），中途で翻訳を停止させるナンセンス変異（四角形），挿入（下向き三角形：挿入されたヌクレオチドを"ins"の後に示す），欠失（上向き三角形）を示す。2人以上の患者にみられた変異を，その箇所に複数のシンボルで表している。大半は変異のホットスポットに生じている。MeCP2のメチル基結合ドメインと転写抑制ドメインはそれぞれ，青色と赤色で示す。5′UTRと3′UTR，5′および3′の非翻訳領域。(Amir RE, Van Den Veyver IB, Schultz R et al. [2000] *Ann Neurol* 47:670–679よりJohn Wiley & Sonsの許諾を得て掲載)

造と遺伝子発現を結び付けている。MeCP2は脳で最も豊富に発現している。マウスにおいて，MeCP2の発現は，神経発達の最終段階が進む生後5週間の間に著しく増加する。生化学的な解析によると，MeCP2は全ゲノムに沿って存在するCpGに結合しており，MeCP2がクロマチン構造の一般的な制御因子として作用する結果，遺伝子の全般的な発現に影響を与えることが示唆された。実際，ニューロンの核1つあたりのMeCP2分子の数は，クロマチン形成のためにDNAと結合する主要なタンパク質であるヒストンの数と同じくらいである。

11.22　MeCP2は主として分裂後ニューロンにおいて働き，その成熟と機能を制御している

クロマチン構造の全般的な制御因子を失うことが，レット症候群の患者に特徴的な神経学的障害をどのように引き起こすのだろうか。この章で先に論じたように，動物モデルはヒトの疾患について重要な洞察を与えてくれる。MeCP2はすべての脊椎動物に存在し，哺乳類で高度に保存されている。実際，Mecp2ノックアウトマウスはレット症候群に多くの面で類似している。ヒトの場合と同様，マウスのMecp2はX染色体上にある。雄のMecp2変異マウスは，出生後数週間は正常に成長する。生後3〜8週の間に協調運動の障害が現れはじめ，正常マウスに比べて成長の遅れや脳重量の減少を呈するようになる（**図11-37**）。これらの症状は進行性に悪化し，雄の変異マウスの大半は生後12週までに死亡する。Mecp2変異がヘテロ接合の雌のマウスは，遺伝子の状態としてはレット症候群の女

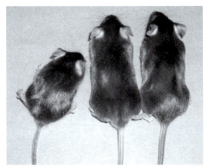

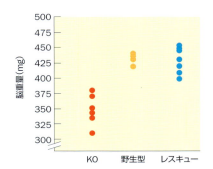

図11-37　MeCP2は主として分裂後ニューロンで働いている　生後8週の雄の野生型マウスと比較して，雄のMecp2ノックアウト（KO）マウスは小さく（上），脳の重量も減少している（下）。これらの表現型は，MeCP2をノックアウトマウスの分裂後ニューロンで導入遺伝子として発現させることで，レスキューされる。(Luikenhuis S, Giacometti E, Beard CF et al. [2004] *Proc Natl Acad Sci U S A* 101:6033–6039より。Copyright National Academy of Sciences, USA)

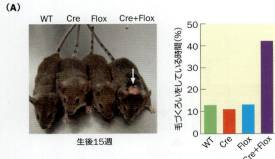
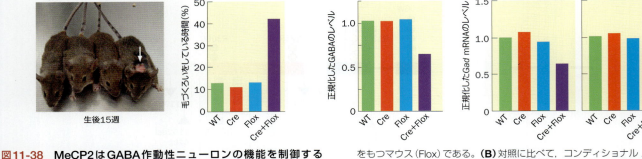

図11-38 MeCP2はGABA作動性ニューロンの機能を制御する
(A) 小胞抑制性アミノ酸輸送体-Cre導入遺伝子を用いて，GABA作動性ニューロンでのみ*Mecp2*をノックアウトすると，このコンディショナル ノックアウトマウス（Cre＋Flox）はしばしば毛づくろいを過剰に行うために毛が抜けてしまった（矢印；定量結果は右）。対照は野生型マウス（WT），Creのみ（Cre），Creをもたず*Mecp2*のコンディショナル ノックアウトのアレルだけをもつマウス（Flox）である。(B) 対照に比べて，コンディショナル ノックアウトマウスは，神経伝達物質であるGABAのレベルが低下しており（左），GABA合成酵素をコードする*Gad1*と*Gad2*のmRNAレベルも低下していた（右）。(Chao HT, Chen H, Samaco RC et al. [2010] *Nature* 468:263–269よりMacmillan Publishersの許諾を得て掲載)

児と同じで，当初は正常に成長する。生後数カ月たつと，軽度の運動障害や無動などの症状を示すようになる。重要なことは，ニューロンとグリア細胞のみで*Mecp2*を欠損するコンディショナル ノックアウトマウスも，*Mecp2*ノックアウトマウスと同じ表現型を示すことである。逆に，MeCP2の機能を分裂後ニューロンのみで回復させると，神経学的表現型の多くがレスキューされ（図11-37），雄の*Mecp2*変異マウスの死亡が防がれた。これらの実験結果は，MeCP2が主として分裂後ニューロンで機能していることを示している。さらに，MeCP2を野生型マウスの分裂後ニューロンで過剰発現させると，重度の運動機能障害を引き起こし，ヒトで*Mecp2*の重複によって生じる症状に類似していた。

*Mecp2*欠損マウスモデルの詳細な解析によって（大半は雄を用いている），多くの障害が明らかにされた。すなわち，脳，ニューロン，樹状突起棘の大きさの減少や，樹状突起の形態，シナプス伝達，シナプス可塑性の変化などである。特定のニューロン集団のみで*Mecp2*をコンディショナル ノックアウトすることによって（13.7節），MeCP2が興奮性ニューロン，抑制性ニューロン，調節性ニューロン，ペプチド作動性ニューロン，グリア細胞において重要な役割を果たしており，それぞれの細胞集団が，すべての細胞で*Mecp2*を欠損しているマウスでみられる表現型の一部に寄与していることが示唆された。GABA作動性ニューロンでの*Mecp2*の欠失は最も重篤な表現型を引き起こし，これには反復的で強迫的な行動（図11-38A），運動機能障害，学習の障害，若年での死亡など，レット症候群でみられる多くの特徴を含んでいた。*Mecp2*変異をもつGABA作動性ニューロンにみられる障害のいくつかは，GABAを合成する酵素であるグルタミン酸デカルボキシラーゼ（glutamic acid decarboxylase：Gad1とGad2）の発現低下のために生じている可能性がある（図11-38B）。GABA作動性ニューロンによる抑制の減弱は，レット症候群でしばしばみられるてんかん発作（BOX 11-4）にも寄与していると考えられる。

11.23 成体期にMeCP2の発現を回復させると，レット症候群のマウスモデルの症状が軽快する

神経発達障害において鍵となる問題は，その症状が可逆的か否かである。ある神経発達障害は，神経系発達初期の不可逆な障害によって生じ，このため治療的介入による改善が困難であるかもしれない。あるいは神経発達障害が生じるのは，発達中の神経系あるいは成体の神経系が，その成熟と機能のために異常な遺伝子産物を持続的に供給されたことによるのであり，このことによって生じる症状は可逆的であるかもしれない。レット症候群

神経発達障害 517

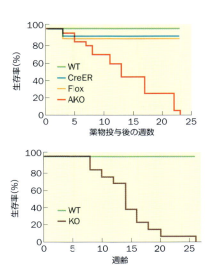

図11-39 **MeCP2は成体においても必要である** 上段：*Mecp2*遺伝子が成体になってからノックアウトされたマウス（AKO，赤色）は，対照（WT，野生型；CreER，CreERのみ；Flox，コンディショナルアレルのみ）に比べて，早期に死亡する。下段：生まれながらの*Mecp2*ノックアウトマウス（KO，茶色）と野生型の対照（緑色）の生存曲線。*Mecp2*遺伝子産物を失った時点以降は，AKOとKOの生存曲線が類似していることに注意。（McGraw CM, Samaco RC, Zoghbi HY [2011] *Science* 333:186より）

のマウスモデルは，MeCP2が成体の神経系においても引き続き必要であるのかを問い，*Mecp2*欠損によって生じた障害が，成体においてMeCP2の発現を回復させることで軽減できるのかを確かめる機会を与えてくれた。

第1の疑問に答えるために，Creリコンビナーゼのバリアントである，薬物誘導性のCreER（13.7節）を用いて時間的に制御された遺伝子ノックアウトが行われた。すなわち，成体になってから薬物を投与して，*Mecp2*をノックアウトした。こうしたマウスも，協調運動の異常や若年での死亡など，*Mecp2*を欠損して生まれたマウスに類似した症状を呈した（図11-39）。この実験によって，MeCP2が成体においても引き続き必要であることが示された。

時期を遅らせたMeCP2の発現が，発達期の*Mecp2*欠損による障害をレスキューできるかどうかを決定するために，薬物誘導性のプロモーターに制御される*Mecp2*導入遺伝子を用いることが原理的には可能である。しかし，MeCP2の過剰発現もまた，顕著な神経学的障害を引き起こす。生理的レベルのMeCP2の発現を回復させるために，コンディショナルな転写終止カセットをプロモーターと*Mecp2*コード配列との間にノックインし，普段はこの修飾されたアレルからはMeCP2が発現しないようにした。薬物によってCreERが活性化されると，終止カセットはリコンビナーゼの効果で切り出すことができる（13.10節）。この結果，内因性のプロモーターからの転写が再活性化されるため，MeCP2が生理的レベルで発現するようになる（図11-40A）。注目すべきことに，この修飾アレルをもつ雄マウスの成年早期にMeCP2の発現を再活性化すると，レット症候群様の症状が回復し，若年での死亡も回避された（図11-40B）。修飾アレルがヘテロ接合で，それゆえ女児のレット症候群の遺伝型と類似している雌マウスでは，海馬の長期増強の障害もまた，MeCP2再活性化の後に回復した（図11-40C）。これらの結果は，レット症候群患者を治療するための特定の治療法を示唆するものではないし，事実，依然としていかなる治療法もないに等しい。しかし，これらの所見は，症状がみられるようになった後であっても，有効な治

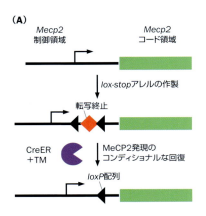

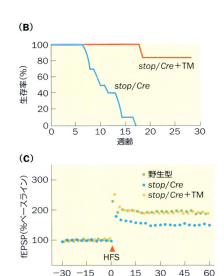

図11-40 **成体早期のマウスにMeCP2の発現を回復させると，レット症候群様の症状がレスキューされる** （**A**）コンディショナルにMeCP2の発現を回復させる方法。上段：内因性の*Mecp2*遺伝子座。中段：2つの*loxP*配列ではさまれた転写終止配列が転写開始部位とコード領域の間に挿入されているため，この*lox-stop*アレルからはMeCP2タンパク質はつくられない。下段：タモキシフェン（TM）で誘導されるCreERによって，転写終止配列が切り出されると，MeCP2が内因性のレベルで発現するようになる（この技術の詳細については13.7, 13.10節を参照）。（**B**）雄の*stop/Cre*マウスは，成体になってからでもTMを注射すればその後も生存したが（赤色の曲線），TMを注射しない場合は早期に死亡した（青色の曲線）。（**C**）雌の成体でMeCP2の発現を回復させると（橙色），雌の*Mecp2*変異ヘテロ接合体（青色）でみられた長期増強の障害が，野生型レベル（緑色）まで回復した。長期増強は，高頻度刺激（HFS）によって生じる興奮性シナプス後場電位（fEPSP）の増大で評価している。（Guy J, Gan J, Selfridge J et al. [2007] *Science* 315:1143–1147より）

図11-41 脆弱X症候群 脆弱X症候群患者の細胞画分から抽出したX染色体は，その長腕の先端近くに裂け目がみられる（左の図の矢印）。この裂け目は正常なX染色体ではみられない（右）。(Lubs HA [1969] *Am J Hum Genet* 21:231–244 より American Society of Human Geneticsの許諾を得て掲載)

療的介入ができることへの希望をもたらしてくれている。

11.24 脆弱X症候群は翻訳調節を行うRNA結合タンパク質の喪失によって生じる

脆弱X症候群(fragile X syndrome)は遺伝性の知的障害の主要な原因であり，およそ5,000人に1人の男児に生じる。脆弱X症候群の患者には，IQの低下と，言語や運動能力の顕著な発達遅延がみられる。患者の多くが自閉症の特徴を示し，視線があわなかったり，反復性の常同行動がみられる。実際，脆弱X症候群患者の20～30％が行動上の診断基準から自閉スペクトラム症(ASD)と診断される。「脆弱X」の名前は，患者のX染色体にみられる異常な染色体の裂け目に由来している（図11-41）。1991年に脆弱X症候群を引き起こす異常をもった遺伝子が同定され，*Fmr1*(fragile X mental retardation 1)と名づけられた。*Fmr1*遺伝子の5′非翻訳領域には，多型性のあるCGGの3ヌクレオチドリピートが発見された。健常者は6～54のCGGリピートをもつが，脆弱X症候群患者ではこのリピート数が200を超える。55～200の間のCGGリピートは前突然変異と呼ばれ，リピート数が伸びるリスクが高い。脆弱X症候群は前突然変異をもつ母親か，完全な変異を有するが自身の症状はそれほど重篤ではない母親から遺伝する。この症候群では男児の症状が最も重篤となるが，女児の症状の重さはX染色体不活性化のパターンに依存してさまざまである。CGGリピートの伸長が，*Fmr1*プロモーターの近傍に広範なメチル化を引き起こすので，*Fmr1*遺伝子の発現が停止する。したがって，脆弱X症候群は*Fmr1*遺伝子によってコードされる**FMRP**というタンパク質の喪失によって引き起こされるのである。

FMRPは進化的に保存されたRNA結合タンパク質である。FMRPのRNA結合ドメイン内にある保存されたアミノ酸の点変異は，*Fmr1*の発現が停止した患者と同様の症状を呈する脆弱X症候群を引き起こす。このことから，FMRPが正常に機能するには，RNAへの結合が重要であることが示唆される。FMRPは胚の発生段階において高度に発現し，その後も引き続き一生を通じてすべてのニューロンで発現している。ニューロン内では，FMRPは細胞質，軸索，樹状突起，シナプス後部に存在するので，局所におけるタンパク質翻訳を制御することができる(2.2節)。FMRPはポリリボソームに集積していて，そこ

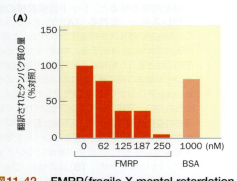
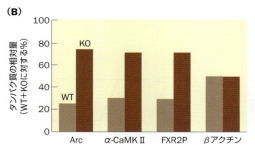
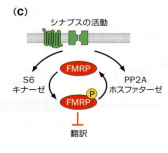

図11-42 FMRP(fragile X mental retardation protein)による，樹状突起およびシナプスにおけるタンパク質合成の制御　(A) *in vitro*の翻訳アッセイにおいて，精製FMRPは全脳由来のmRNAの翻訳を用量依存的に抑制するが，対照タンパク質であるウシ血清アルブミン(BSA)ではそれがみられなかった。(B) *Fmr1*ノックアウトマウス(KO)から抽出したシナプスタンパク質には，野生型(WT)よりも多くArc(シナプス後部のシグナル伝達タンパク質)，α-CaMKⅡ(Ca²⁺/カルモジュリン依存性キナーゼのαサブユニット)，FXR2P(fragile X mental retardation syndrome-related protein 2，*Fmr1*のパラログによってコードされている)が含まれていた。一方，βアクチンのレベルは変化していなかった。これは，FMRPが通常は，Arc，α-CaMKⅡ，FXR2Pなどのタンパク質のmRNAを選択的に翻訳抑制していることを示唆している。(C) リン酸化されたFMRPのみが翻訳を抑制する。S6キナーゼとPP2A(phopshatase 2A)はそれぞれ，FMRPをリン酸化，脱リン酸化する。PP2AやS6キナーゼへの効果によって，シナプス活動はFMRPのリン酸化を，したがって局所の翻訳を制御している。グループⅠ代謝調節型グルタミン酸受容体は，S6キナーゼを活性化するよりも速くPP2Aを活性化するため，FMRPを一過性に脱リン酸化し，翻訳を活性化する。(A: Li Z, Zhang Y, Ku L et al. [2001] *Nucleic Acids Res* 29:2276–2283 より Oxford University Pressの許諾を得て掲載；B: Zalfa F, Giorgi M, Primerano B et al. [2003] *Cell* 112:317–327 より Elsevierの許諾を得て掲載；C: Santoro MR, Bray SM, Warren ST [2012] *Annu Rev Pathol* 7:219–245による)

でmRNA分子に結合して，*in vitro*でも*in vivo*でも翻訳を抑制する(図11-42A, B)。通常，FMRPの大半は，保存されているセリン残基(マウスではS499)がリン酸化されている。S499がリン酸化されたFMRPは翻訳を抑制するが，脱リン酸化によってその抑制が解除される。シナプスの活動のような特定のシグナルによってFMRPが脱リン酸化されると，一過性に翻訳の抑制が減じ，直ちに局所的な翻訳が行われるようになる(図11-42C)。この神経活動依存的な局所翻訳の制御は，シナプス可塑性や学習に寄与している。

FMRPと，これに結合したRNAを架橋して免疫沈降する生化学的な研究によって，FMRPの標的となる多くのmRNAが同定された。この中には，軸索や樹状突起での輸送に関与する微小管関連タンパク質，シナプス小胞の放出を制御するシナプス前部のタンパク質，シナプス後部の足場タンパク質，神経伝達物質を受容するNMDA受容体や代謝調節型グルタミン酸受容体を介したシグナル伝達経路の構成タンパク質が含まれている。興味深いことに，FMRPは多くのASD関連タンパク質のmRNAとも結合し，脆弱X症候群とASDとの間の分子レベルでの連関を示唆している。

11.25 動物モデルでは，mGluRのシグナル伝達を減弱させると脆弱X症候群の症状が軽快する

レット症候群の場合と同様に，*Fmr1*ノックアウトマウスはヒトの脆弱X症候群のいくつかの症状と病理を再現する。例えば死後脳の解析で，脆弱X症候群患者の樹状突起棘は正常被験者のそれよりも長く蛇行しており，数も多いことが明らかになった。これに類似した表現型が*Fmr1*ノックアウトマウスでみいだされており，学習やシナプス可塑性に関するさまざまな実験においても障害がみられている。

*Fmr1*の研究で特に興味深いのは，グループⅠ代謝調節型グルタミン酸受容体(metabotropic glutamate receptor：mGluR)が関与する，海馬における長期抑圧(long-term depression：LTD)である。グループⅠ，すなわちmGluR1とmGluR5は，シナプス後肥厚において局所のタンパク質翻訳を制御していることが知られており，AMPA型グルタミン酸受容体のエンドサイトーシスを引き起こしてLTDをもたらす(10.9節も参照)。*Fmr1*ノックアウトマウスでは，mGluR依存性LTDが亢進していた(図11-43A)。FMRPが翻訳を抑制しているとすると，この結果の解釈の1つとして，FMRPを介した翻訳抑制は通常，mGluRによって誘導される翻訳を相殺していると考えられる。シナプス可塑性や学習という文脈の中で，mGluR活性化に続いて通常はタンパク質の合成が起きるが，

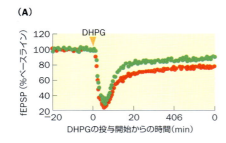
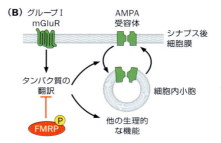

図11-43 代謝調節型グルタミン酸受容体(mGluR)シグナル伝達におけるFMRPの作用 (A)グループⅠmGluRの作動薬であるジヒドロキシフェニルグリシン(dihydroxyphenylglycine：DHPG)を投与すると，海馬スライスにおいてCA3→CA1シナプスの長期抑圧(LTD)が誘導される。*Fmr1*ノックアウトマウス(赤色)ではLTDが野生型(緑色)に比べて大きくなる。fEPSP，興奮性シナプス後場電位。(B)mGluRシグナル伝達とFMRPの間の相互作用に関するモデル。グループⅠmGluR刺激で誘導されるLTDは，AMPA型グルタミン酸受容体が正味の量として，シナプス後部の細胞表面から取り除かれることで生じ，これにはタンパク質の翻訳を必要とする。リン酸化されたFMRPは通常，mGluR刺激で誘導される一連のタンパク質の翻訳を抑制している。FMRPが存在しないと，これら通常は翻訳抑制を受けているタンパク質のレベルがmGluR活性化前から上昇しているため，mGluRで誘導されるLTDが亢進する。(A：Huber KM, Gallagher SM, Warren ST et al. [2002] *Proc Natl Acad Sci U S A* 99:7746–7750より；B：Bear MF, Huber KM, Warren ST [2004] *Trends Neurosci* 27:370–377よりElsevierの許諾を得て掲載)

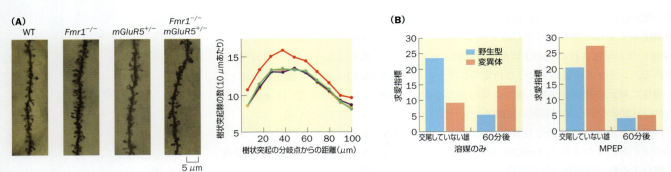

図11-44 動物モデルにおいてmGluRの機能を弱めると，FMRPの欠損によって生じる障害が軽減する (A) 左の4つのパネルはゴルジ染色で可視化した，代表的な樹状突起のイメージである。右のパネルは樹状突起棘密度の定量結果を示す。Fmr1ノックアウトマウス（Fmr1$^{-/-}$；赤色）では，野生型（WT；橙色）に比べて樹状突起棘の密度が高い。野生型のバックグラウンドでmGluR5の遺伝子を1コピー欠いても（mGluR5$^{+/-}$；緑色），樹状突起棘密度に影響を与えなかったが，Fmr1ノックアウトをバックグラウンドにもつ場合での遺伝子欠失（紫色）は，過剰な樹状突起棘が存在するFmr1ノックアウトマウスの異常を回復させた。(B) 左：ショウジョウバエのDfmr1の欠損により，交尾していない雄の求愛行動の減少（グラフのはじめの2カラムを比較せよ）と，求愛条件づけの障害が生じた（9.12節）。対照群の雄は交尾した雌とペアにされると求愛行動が減少し，この経験を60分後にも記憶していることが，求愛指標の減少によって示される（1番目と3番目のカラムを比較せよ）。Dfmr1の変異したハエでは，交尾した雌とペアにされた後でも求愛行動は減少しない（2番目と4番目のカラムを比較せよ）。右：この両方の表現型は，mGluR5の拮抗薬である2-メチル-6-〔フェニルエチニル〕ピリジン（2-methyl-6-〔phenylethynyl〕pyridine：MPEP）によってレスキューされる。（A：Dölen G, Osterweil E, Shankaranarayana Rao BS et al.［2007］Neuron 56:955–962よりElsevierの許諾を得て掲載；B：McBride SMJ, Choi CH, Wang Y et al.［2005］Neuron 45:753–764よりElsevierの許諾を得て掲載）

そのタンパク質の翻訳を抑制することが，FMRPの重要な機能であろう（図11-43B）。

この「mGluR仮説」は，動物モデルを用いた研究で支持されてきた。例えば，この仮説の予測するところでは，mGluRの機能を弱めれば，脆弱X症候群の症状が軽減するはずである。確かに，海馬に発現しているグループⅠmGluRの主要なタイプであるmGluR5をコードする遺伝子を1コピー除くと，樹状突起棘密度の増加などFmr1ノックアウトマウスでみられるいくつかの表現型が軽減した（図11-44A）。Fmr1ノックアウトマウスにmGluR5の拮抗薬を投与すると，同様にいくつかの行動上の表現型が改善した。Fmr1は非常によく保存された遺伝子なので，ショウジョウバエにおけるホモログ（Dfmr1）もまた，その生理機能の解析に用いられてきた。Dfmr1が欠損したハエは，シナプス伝達の障害から求愛行動および求愛条件づけの異常まで，いろいろな表現型を呈する。この変異をもつ雄のハエは，対照群ほどの効率で交尾をせず，またすでに交尾した雌に交尾を拒絶されると交尾行動を減らすという学習（9.12節）をしない。注目すべきことに，mGluR5拮抗薬を投与すると，Dfmr1変異体でみられた両方の表現型が軽減した（図11-44B）。したがって，mGluRシグナル伝達を減弱させる薬物は，脆弱X症候群の症状を緩和するのに有望な手段となる可能性がある。しかしながら，脆弱X症候群患者の治療のためにmGluR拮抗薬を用いた臨床試験は今のところ成功しておらず，動物モデルの所見をヒトの治療薬へ橋渡しすることの難しさが明らかになった（11.4節も参照）。

11.26 シナプスの機能異常が，神経発達障害や精神疾患の共通した細胞レベルの病態メカニズムである

レット症候群と脆弱X症候群の研究によって，シナプス形成とシナプス機能の破綻が多くの神経発達障害に共通した細胞レベルの機序であろうという，11.20節で紹介した考えがさらに強化された。このような共通のメカニズムをさらに支持する所見は，シナプスにおけるシグナル伝達のさまざまな側面に影響を与える他の症候性，非症候性，孤発性のASDやIDの関連遺伝子が同定されたことからもたらされた（図11-45）。例えば第3章と第7章で論じたように，ニューレキシンとニューロリギンは，シナプス形成とその組織化を制御する経シナプス性の複合体を形成する。独立した複数の遺伝学的研究から，ニュー

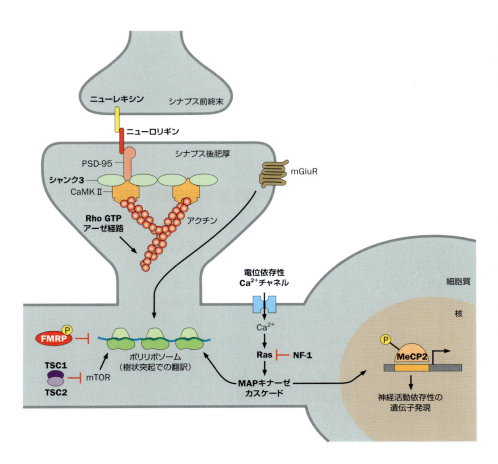

図11-45 シナプスのシグナル伝達に関与する多くのタンパク質にみられる異常が神経発達障害に寄与している 図の中に太字で記したタンパク質をコードする遺伝子の変異が，知的障害あるいは自閉スペクトラム症（ID/ASD）を起こすリスクの高いさまざまな症候群や，非症候性あるいは孤発性のID/ASDに関連している。例えば，シナプス結合タンパク質であるニューレキシンとニューロリギン，電位依存性Ca^{2+}チャネル，シナプス後部の足場タンパク質であるシャンク3(Shank3)の変異は，ASDと関連している。Rho GTPアーゼシグナル伝達経路を構成するいくつかのタンパク質の変異は，IDを引き起こす。翻訳調節因子であるTsc1やTsc2の変異は，ASDの症状を生じさせる。低分子量GTPアーゼであるRas，その負の制御因子であるNF-1，エフェクターであるキナーゼは，学習障害に関連している。MAPキナーゼカスケードの核内エフェクターであるMeCP2の変異は，ASDとIDの両方の特徴をもつレット症候群を引き起こす。図3-27，3-41も参照。

レキシンやニューロリギンのいくつかのアイソフォームをコードするヒト遺伝子の変異が，ASDと関連していることがみいだされた。さらに，シナプス後部の足場タンパク質であるシャンク3(Shank3；3.16節)の異常が，症候性および孤発性のASDと関連づけられている。シナプスタンパク質の翻訳調節におけるFMRPの役割を敷衍して考えてみると，細胞外からのシグナルに応じたタンパク質の翻訳で鍵となる1つの制御因子は**mTOR**(mammalian / mechanistic target of rapamycin)であり，mTORは**Tsc1**と**Tsc2**(tuberous sclerosis 1 と 2)からなる複合体によって負に制御されている。**結節性硬化症**(tuberous sclerosis)は脳やその他の臓器に起こる良性の腫瘍形成が特徴の疾患で，*Tsc1*あるいは*Tsc2*の変異によって生じるが，その患者の多くはASDの症状を呈するため，タンパク質の翻訳異常がASDに寄与している可能性があるという考えはより強化される。

シナプスから核へのシグナル伝達(3.23節)を含め，シナプス後部の事象に関与する他の多くの因子もまた，神経発達障害に関連づけられてきた。例えば，電位依存性Ca^{2+}チャネルである$Ca_v1.2$の機能獲得変異は**ティモシー症候群**(Timothy syndrome)を引き起こし，不整脈や自閉症の症状を呈する。低分子量GTPアーゼであるRasを含む，Ras/MAPキナーゼ経路やその下流のMAPキナーゼカスケードの構成因子の障害では，学習障害など複数の発達上の障害を示すヌーナン症候群(Noonan syndrome)が生じる。ニューロフィブロミン1(neurofibromin 1：NF1)はRasのGTPアーゼ活性化タンパク質(つまり負の制御因子)であるが，NF1の異常は学習障害などの症状を呈するⅠ型神経線維腫症を引き起こす。Ras/MAPキナーゼ経路はタンパク質の翻訳を制御しており，シナプスから核への重要なシグナル伝達経路でもある(図3-41)。シナプスから核へのシグナル伝達の核におけるエフェクターの1つはMeCP2であり，これはレット症候群の原因遺伝子にコードされている。MeCP2はニューロンの活動に応じて複数の部位がリン酸化されており，このリン酸化が遺伝子の翻訳抑制の活性を制御している。

シナプスのシグナル伝達障害もまた，統合失調症や双極性障害などの精神疾患の主要な原因である可能性がある。実際，Ca$_v$1.2，ニューレキシン1，MeCP2などを含むいくつかの遺伝子の変異が，統合失調症とASDの両方に関連していた(表11-2)。近年のヒトの遺伝学の進歩のおかげで，脳の疾患に関連する新たな遺伝子の発見が急速に増加している(BOX 11-3)。そのため，精神疾患と神経発達障害に共通する関連遺伝子の数も今後増えていくであろうし，これらの障害とシナプスにおけるシグナル伝達との間の関連も強まっていくだろう。

11.27 脳の疾患研究と基礎的な神経生物学的研究は，互いを進歩させる

シナプスの機能不全が神経発達障害や精神疾患に共通した細胞レベルの機序なのであれば，異なる遺伝子の異常(時には，同じ遺伝子の異なる変異)が異なる疾患を引き起こすのはなぜなのだろうか。こうした変異はすべてのシナプスを等しく侵し，これらの疾患で現れる最終的な症状は，脳全体のシナプスの機能が最適な状態ではなくなることによって起きるのだろうか。あるいは，疾患が異なれば，特別な回路機能をもつ特定の脳領域に存在するシナプスの侵され方が異なってくるのだろうか。われわれはまだ，これらの疑問に満足のいく解答を与えるには程遠く，そしてその解答は疾患によって異なるだろう。例えば11.22節で学んだように，マウスモデルにおいては，抑制性ニューロンにおけるMeCP2の障害が，この変異による最も強い効果をもたらすようにみえる。ニューロンの興奮と抑制の不均衡が，てんかん(**BOX 11-4**)，ASD，統合失調症のメカニズムとしても示唆されてきた。研究者がより洗練されたツールを使い，いろいろなニューロンのサブグループからの寄与を弁別できるようになるにつれ，上記のような疑問に対するよりよい解答をみつけられるようになるであろうことは間違いない。同時に，特定の疾患に焦点をあてた研究はまた，正常な脳はどのように機能しているか，例えば，知能や対人的相互反応，あるいはその他の複雑な認知機能にとって重要な脳領域や神経回路を明らかにすることだろう。

遺伝的に規定された脳疾患を研究することによって，これらの疾患を治療するための一般的な戦略ももたらされてきた(図11-46)。脳疾患の基盤にある遺伝子異常を同定することによって，適切な動物モデルが確立される。これによって，病原プロセスのメカニズムの研究が可能となり，基礎的な神経生物学の理解が深まると同時に，治療的介入を行うべき経路の候補について示唆が与えられる。適切な治療薬を開発し，その臨床試験を行うことで，最終的には有効な治療へと導かれていくだろう。原因がほとんど同定されていない疾患，複数の遺伝子による疾患，あるいは遺伝性がほとんどみられない疾患の場合でも，発見から治療へと至るこの道筋のいくつかの部分は有効である。この章で述べた疾患の大半には有効な治療法がみいだされていないけれども，基礎的な神経生物学的研究，そして疾患に焦点をあてた神経生物学的研究は日々行われており，重篤な脳疾患の治療法に関する大きな進歩がここ数十年内に期待される。

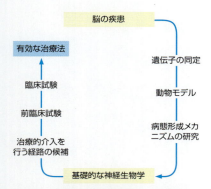

図11-46 脳の疾患を理解し，治療するための一般的な戦略 右の経路は，脳疾患をその基盤にある基礎的な神経生物学へと結び付ける。左の経路は，基礎的な神経生物学研究の知識を治療的介入のために利用している。(Zoghbi HY, Bear MF [2012] *Cold Spring Harb Perspect Biol* 4:a009886より)

BOX 11-4　てんかんはニューロンネットワークの興奮性の障害である

　本書ではこれまでに，発作やてんかんという言葉が何度も登場した。脳の疾患を研究する適切な枠組みを学び，今や発作やてんかんの症状，原因，治療戦略について論じる準備ができた。**発作**(seizure)とは，ニューロンの大きな集団の異常な同期発火によって生じる事象のことで，およそ20人に1人が生涯の中で1度は発作を経験する。**てんかん**(epilepsy)は繰り返す発作によって特徴づけられる慢性的な状態で，一般人口の約1%が罹患している。大脳皮質のニューロンが異常な同期的発火に関与している場合は，その活動はしばしば**脳波**(electroencephalogram：EEG)上でとらえることができる。EEGは頭皮上の特定の場所に置かれた表面電極間の電位差を記録しており，表面電極下近傍にある多数の皮質ニューロンがつくる集合的な電気活動を表している(図11-47)。

(つづく)

BOX 11-4　てんかんはニューロンネットワークの興奮性の障害である　（つづき）

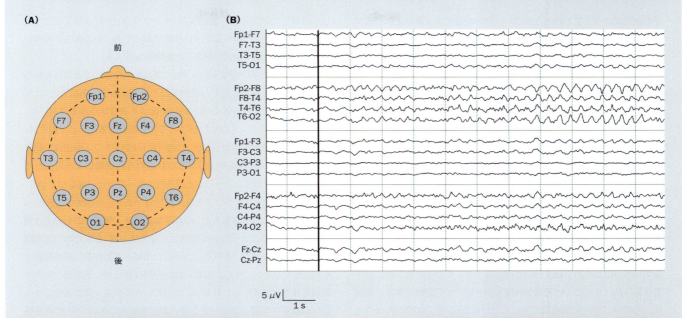

図11-47　てんかん発作の発生を脳波でとらえる　(A) 頭皮上に置く表面電極の配置の模式図。電極の位置は皮質の領域に対応して名づけられている（F，前頭部；T，側頭部；P，頭頂部；O，後頭部；C，中心部，すなわち頭部の頭頂近傍）。(B) 右側頭葉から発生すると考えられる焦点性てんかん患者のEEG記録。それぞれの横列はパネルAに従って名づけられた電極間の電位差である。縦の実線はてんかん発作のはじまりを示している。発作がはじまる前は，EEGは振幅が小さくてほとんど同期しておらず，正常な覚醒期における脳の活動を反映している。発作がはじまった後は，右半球における複数の電極ペアのEEG記録で，振幅が大きい波の同期したパターンがみられる。てんかん性の電気活動の正確な開始時点や発生部位は，頭皮記録では決定できないことに注意。このため，発作性の活動が予想される領域に頭蓋内電極を埋め込むことが必要である。（Josef Parvizi, Stanford University Medical Centerの厚意による）

　てんかん発作は典型的には焦点（部分）発作と全般発作に分類される。**焦点発作**（focal seizure）は，脳における比較的小さな限局した領域のニューロンの活動ではじまることを示す，臨床症状あるいはEEG上の変化によって定義される発作である。脳の領域によって，その症状は一時的な感覚の喪失であったり，奇妙な知覚体験，一時的な運動制御の喪失，錯乱であったりする。**全般発作**（generalized seizure）は，複数の両側の脳領域を巻き込む。一次性全般発作では，大脳皮質全体が同時に活動するようにみえるが，二次性全般発作は焦点性発作が脳のより広い領域へと広がることによって生じる。全般発作である**欠神発作**（absence seizure；以前は小発作〔petit mal〕と呼ばれた）は，短時間の意識の欠損（およそ10秒以下）と，姿勢はそのままで運動が停止することを特徴とする。**強直間代性発作**（tonic-clonic seizure；かつては大発作〔grand mal〕と呼ばれた）では，意識が消失し，決まった順序で運動が出現する。すなわち，患者はまず硬直し，四肢を伸展させ（強直相），その後，伸筋と屈筋が交代性に収縮と弛緩をして全身が痙攣する（間代相）。

　この章で論じてきた多くの脳疾患と同様に，てんかんも頭部外傷，感染症，脳卒中，脳腫瘍，脳外科手術などさまざまな原因によって生じる。てんかんはまた，すでに同定された数十の遺伝子の遺伝的変異あるいはde novo変異の結果生じる。そのいくつかの場合は単一遺伝

表11-3　てんかんを引き起こすイオンチャネルの変異の代表例

異常のあるタンパク質	疾患
ニコチン性ACh受容体α_4サブユニット	常染色体優性夜間前頭葉てんかん[1]
$K_v7.2$あるいは$K_v7.3$（電位依存性K^+チャネル）	良性家族性新生児痙攣[1]
$GABA_A$受容体α_1サブユニット	若年性ミオクロニーてんかん[2]
$Ca_v2.1$（電位依存性Ca^{2+}チャネル）	欠神てんかんと発作性運動失調症[2]
$Na_v1.1$（電位依存性Na^+チャネル）	乳児重症ミオクロニーてんかん[2]

このリストは，焦点発作（[1]で示す）あるいは全般発作（[2]で示す）を引き起こす，すでに知られているイオンチャネルの変異のごく一部にすぎない。上にあげた変異はすべて常染色体優性で，多くの場合，てんかんは遺伝子産物の機能喪失による効果（遺伝子産物の発現量の減少）の結果である。データはLerche H et al. (2013) J Physiol 591:753–764より。

（つづく）

BOX 11-4　てんかんはニューロンネットワークの興奮性の障害である　（つづき）

子の変異によっててんかんとなるが，他の場合では変異はそのリスクを高める．他の脳疾患，特にレット症候群のような神経発達障害では，てんかんがその症状としてよくみられる．さまざまな原因はあるものの，てんかんには1つの共通した表現型がある．それは，興奮性ニューロンの活動と抑制性ニューロンの活動の間のバランス（**E-Iバランス**〔E-I balance〕）が異常であるために，興奮性ニューロンの過活動が生じ，ネットワーク全体に異常な興奮が伝播するというものである．この考えは，イオンチャネルの異常（**チャネロパチー**〔channelopathy〕）によって生じるてんかん（表11-3）の研究によって最もよく例証されている．

第2章と第3章で学んだように，電位依存性イオンチャネルやリガンド依存性イオンチャネルがニューロンの興奮性を制御しているので，イオンチャネルを障害する変異がニューロンの異常な発火をもたらすことは驚くに足らない．例えば，電位依存性K^+チャネルは興奮後のニューロンの再分極において鍵となるが，その機能低下はこの変異をもったニューロンの異常な興奮を引き起こす可能性がある．同様に，$GABA_A$受容体の機能低下は，ニューロンが適切な抑制性シグナルを受けなくなるので，てんかんを引き起こしうる．1つの例をより詳細に調べてみよう．電位依存性Na^+チャネル$Na_v1.1$をコードする遺伝子の1コピーが欠損した例である．ヒトにおけるこの状態は，ドラベ症候群（Dravet syndrome）あるいは乳児重症ミオクロニーてんかん（表11-3）と呼ばれ，マウスモデルにおいて再現されている．ノックアウトされた$Na_v1.1$のアレルに対してヘテロ接合体であるマウスは，自発発作を生じ，死に至る個体もある．電位依存性Na^+チャネルは一般に活動電位の発生に関与しており，それゆえ，その減少は興奮性を亢進させるよりもむしろ抑制するはずである．しかし，興奮性ニューロンの大半は電位依存性Na^+チャネルをコードする複数の遺伝子を発現しているが，$Na_v1.1$はGABA作動性抑制性ニューロンに強く発現している．このため，$Na_v1.1$の活性低下は抑制性ニューロンの興奮性を選択的に減弱させ，これによりネットワークの興奮性を増大させる．この例は，あるイオンチャネルの変異が特定のタイプのてんかんを引き起こす理由を明らかにしている．すなわち，特定のイオンチャネルをユニークに発現しているニューロンのタイプ（したがって，その欠損に対する代償が最も弱い）が，てんかんと関連しているイオンチャネルの遺伝子それぞれで異なっているためと考えられる．さらに，同一の変異によって生じる表現型の重篤さは，個々の患者でしばしば異なり，マウスでも遺伝的なバックグラウンドによって異なっている．このことは，単一遺伝子の変異であっても，他の要因と複雑に相互作用している可能性があることを物語っている．

チャネロパチーが発作発生のメカニズムを明らかにする場合もあるが，こうした変異はてんかん症例のごく一部にみられるにすぎない．他の症例では，てんかんの根本的な原因はあまり明らかではないが，興奮と抑制のバランスの乱れがここでもその容疑者だろう．例えば，外傷後の神経突起のスプラウティング（発芽）やシナプス形成は，脳卒中や脳外科的な脳組織摘出のような脳の物理的損傷によって生じるが，これらは興奮性ニューロンと抑制性ニューロンとで異なっていて，それゆえ繊細なE-Iバランスを乱す可能性がある．反復性のてんかん発作を引き起こしうるもう1つの重要な要因は，発作そのものの作用である．多数のニューロンの同期した発火は，第10章で論じた可塑性のルールに従って，それらニューロンの関与する回路に顕著な変化をもたらしうる．こうした神経活動依存的な変化が，その後の発作の閾値を低下させるかもしれない．さらに，グルタミン酸作動性ニューロンの過剰な興奮はグルタミン酸の放出を異常に高め，NMDA受容体を活性化するので，シナプス後部の標的ニューロンにおける細胞内Ca^{2+}濃度を過度に上昇させて，**興奮毒性**（excitotoxicity）および神経細胞死を誘発する可能性がある．

ネットワークの過剰な興奮という共通した表現型のために，てんかん患者のおよそ3分の2は薬物による治療が有効である．最も広く用いられている治療薬は，ベンゾジアゼピン（11.17節）のようなネットワークの抑制を高める$GABA_A$受容体の作動薬，電位依存性Na^+チャネルの不活性化を促進してネットワークの興奮を抑制する薬物，そしてシナプス伝達効率を低下させる電位依存性Ca^{2+}チャネルの阻害薬である．てんかん患者の約3分の1は，現在の薬物治療に反応しない治療困難な発作に苦しんでいる．これらの患者の一部の，焦点発作に苦しむ人々は，脳外科的な治療が可能である．発作の焦点を同定することが鍵で，通常，術中の頭蓋内記録と刺激によって決定される（そしてこの方法の結果として，われわれは個々のヒトのニューロンの機能について非常に多くのことを学んできた；1.10節）．てんかん発作の焦点が脳の重要な機能を制御しておらず，理想的には非優位半球に局在するならば，障害された脳組織を外科的に取り除いたり，その結合を切断することが有効な治療となりうる．

まとめ

特定の一連の症状によって規定される脳の疾患は，おのおの独自の遺伝要因（時に環境要因）のパターンをもっている．ハンチントン病（HD），レット症候群，脆弱X症候群は，それぞれ単一遺伝子の異常によって生じる．HDのように遺伝子変異がメンデルの法則に従って遺伝することもあれば，レット症候群のように変異が*de novo*に生じてくることも

ある．アルツハイマー病(AD)，パーキンソン病(PD)，筋萎縮性側索硬化症(ALS)，知的障害(ID)，てんかんなどのような遺伝形式がより複雑な疾患では，その原因はさまざまである．これらの疾患のごく一部はメンデルの法則に従う特定の遺伝子の変異によって生じるが，大半の症例は孤発的で，遺伝的リスク因子，*de novo* 変異，環境因子といった完全には規定しきれていない原因によって引き起こされる．これよりもさらに複雑な疾患では，これまで論じた精神疾患のすべてや非症候性の自閉スペクトラム症(ASD)を含め，完全な浸透率をもった遺伝的原因が同定されていないという意味において，大半の症例が孤発性である．統合失調症，双極性障害，ASDでは遺伝的な寄与が強いけれども，薬物依存やうつ病，不安障害では環境要因がより大きな役割を果たしている可能性がある．今後の研究においては，特定の脳疾患のそれぞれの文脈において，遺伝要因と環境要因の寄与およびそれらの間の相互作用について注意深く規定しなければならない．

神経変性疾患に共通した病理学的な特徴は，タンパク質のコンホメーションや相互作用，ホメオスタシスの変化である．ADでは，細胞外へのAβ沈着と，細胞内でのタウの凝集が特徴である．PD症例の大半には凝集したαシヌクレインが関与している．ALSを生じるいくつもの遺伝子変異はそれぞれ異なる変異タンパク質の凝集をもたらすが，大半の孤発例でTDP-43の凝集がみられる．HDと脊髄小脳失調症は，ポリグルタミンリピートをもつ特定のタンパク質の凝集に関連して，毒性のある機能獲得効果が現れることによって生じる．プリオン病は病原性をもったPrP^{Sc}の伝播によって生じ，PrP^{Sc}は病原性のないPrP^{C}をPrP^{Sc}へと変換して凝集させる．異なる神経変性疾患での最終的な症状の違いは，障害されるニューロンの種類の違いを反映している．ADやプリオン病では広範な種類のニューロンが侵されるが，PDの症状は主として黒質のドパミン作動性ニューロンの死滅によって生じ，ALSでは運動ニューロンが選択的に侵される．

単一遺伝子の変異によって生じる疾患の場合は変異遺伝子の因果的な役割は十分に確立しているが，より複雑な遺伝的寄与をもつ疾患を理解するには，メンデルの法則に従う変異によって起きるその疾患のサブグループの研究が役に立つ．例えば，APPの発現やAβの産生，あるいはAβのオリゴマー形成の傾向を増大させる遺伝子の変化は，ヒトにおいてADを引き起こし，マウスモデルにおいてもAD様の病理を生じさせるのに十分である．このことは，AβやそのオリゴマーがADの病理的過程に因果的な役割を果たしていることを示唆している．PDを起こす遺伝子変異とPDの症状を誘発する薬物の研究から，ドパミン作動性ニューロンの正常な機能維持におけるミトコンドリアの機能の重要性が明らかになっている．神経変性疾患の大半には有効な治療法はないが，PDの症状は少なくとも一時的にはL-ドパの投与や深部脳刺激によって軽快させることができるし，細胞移植治療の恩恵も受ける見込みがある．

精神疾患に関する現在のわれわれの理解は，幸運にも治療効果をもつことがみいだされた薬物の研究から得られたものである．例えば，統合失調症患者の陽性症状を軽減させる抗精神病薬の大半は，ドパミンD$_2$受容体の拮抗薬として作用する．最も有効な抗うつ薬は，シナプス前終末へのセロトニンの再取り込み作用を阻害する．特定のGABA$_A$受容体を介したGABA作動性の抑制を増強すると，不安を軽減するのに有効である．依存性のある薬物の細胞レベルの効果や報酬にもとづく学習の研究から，依存性薬物はドパミンを基盤とする報酬系を乗っとることによって作用していることが示唆されている．こうした神経伝達物質のシステムは，さまざまな脳領域において幅広い作用を有しているので，上記の薬物が作用し，そして精神疾患において障害をきたしている特定の神経回路を研究することは，将来的によりよい治療法を生み出すために重要であると考えられる．

ある疾患の症状を再現できる動物モデルは，疾患メカニズムや治療戦略の研究に利用できる．こうしたアプローチによって，レット症候群や脆弱X症候群など，症候性の神経発達障害の原因が明らかになってきた．レット症候群はMeCP2の異常によって引き起こされる．MeCP2は全般的な遺伝子発現の制御因子であり，特に分裂後ニューロンにおいて

重要である．MeCP2は生後の発達においても，また成体においても必要で，MeCP2を成体になってから再活性化させると，MeCP2の発達期における異常によって生じた障害が軽減する．脆弱X症候群は，翻訳制御を行うRNA結合タンパク質，FMRPの異常によって引き起こされる．FMRPの基質には，多くのASD関連遺伝子が含まれている．近年のヒトの遺伝学的研究によって，精神疾患や神経発達障害との関連が同定された遺伝子の数が増加している．これらの研究が示唆しているのは，それぞれの疾患の症状は多様であるが，シナプスの機能不全が多くの疾患に共通した細胞レベルの機序であり，それはさらなる研究と治療法開発に向けての見込みのある標的であるということである．

参考文献

総説

Dawson TM, Ko HS & Dawson VL (2010) Genetic animal models of Parkinson's disease. *Neuron* 66:646–661.

Holtzman DM, Morris JC & Goate AM (2011) Alzheimer's disease: the challenge of the second century. *Sci Transl Med* 3:77sr71.

Ling SC, Polymenidou M & Cleveland DW (2013) Converging mechanisms in ALS and FTD: disrupted RNA and protein homeostasis. *Neuron* 79:416–438.

Lüscher C & Malenka RC (2011) Drug-evoked synaptic plasticity in addiction: from molecular changes to circuit remodeling. *Neuron* 69:650–663.

McCarroll SA, Feng G & Hyman SE (2014) Genome-scale neurogenetics: methodology and meaning. *Nat Neurosci* 17:756.

Nestler E, Hyman SE, Holtzman DM et al. (2015) Molecular Pharmacology: A Foundation for Clinical Neuroscience, 3rd ed. McGraw-Hill.

Online Mendelian Inheritance in Man. http://www.omim.org.

Prusiner SB (1991) Molecular biology of prion diseases. *Science* 252:1515–1522.

Santoro MR, Bray SM & Warren ST (2012) Molecular mechanisms of fragile X syndrome: a twenty-year perspective. *Annu Rev Pathol* 7:219–245.

Snyder S (1996) Drugs and the Brain. Scientific American Books, Inc.

Zoghbi HY & Bear MF (2012) Synaptic dysfunction in neurodevelopmental disorders associated with autism and intellectual disabilities. *Cold Spring Harb Perspect Biol* 4:a009886.

神経変性疾患

Bergman H, Wichmann T & DeLong MR (1990) Reversal of experimental parkinsonism by lesions of the subthalamic nucleus. *Science* 249:1436–1438.

Braak H, Del Tredici K, Rub U et al. (2003) Staging of brain pathology related to sporadic Parkinson's disease. *Neurobiol Aging* 24:197–211.

Büeler H, Aguzzi A, Sailer A et al. (1993) Mice devoid of PrP are resistant to scrapie. *Cell* 73:1339–1347.

Goate A, Chartier-Harlin MC, Mullan M et al. (1991) Segregation of a missense mutation in the amyloid precursor protein gene with familial Alzheimer's disease. *Nature* 349:704–706.

Hsiao K, Chapman P, Nilsen S et al. (1996) Correlative memory deficits, Aβ elevation, and amyloid plaques in transgenic mice. *Science* 274:99–102.

Jonsson T, Atwal JK, Steinberg S et al. (2012) A mutation in APP protects against Alzheimer's disease and age-related cognitive decline. *Nature* 488:96–99.

Kang J, Lemaire HG, Unterbeck A et al. (1987) The precursor of Alzheimer's disease amyloid A4 protein resembles a cell-surface receptor. *Nature* 325:733–736.

Kim JH, Auerbach JM, Rodriguez-Gomez JA et al. (2002) Dopamine neurons derived from embryonic stem cells function in an animal model of Parkinson's disease. *Nature* 418:50–56.

Klunk WE, Engler H, Nordberg A et al. (2004) Imaging brain amyloid in Alzheimer's disease with Pittsburgh Compound-B. *Ann Neurol* 55:306–319.

Langston JW, Ballard P, Tetrud JW et al. (1983) Chronic Parkinsonism in humans due to a product of meperidine-analog synthesis. *Science* 219:979–980.

Lewis J, Dickson DW, Lin WL et al. (2001) Enhanced neurofibrillary degeneration in transgenic mice expressing mutant tau and APP. *Science* 293:1487–1491.

Limousin P, Krack, P, Pollak P et al. (1998) Electrical stimulation of the subthalamic nucleus in advanced Parkinson's disease. *N Engl J Med* 339:1105–1111.

Lindvall O, Brundin P, Widner H et al. (1990) Grafts of fetal dopamine neurons survive and improve motor function in Parkinson's disease. *Science* 247:574–577.

Luk KC, Kehm V, Carroll J et al. (2012) Pathological α-synuclein transmission initiates Parkinson-like neurodegeneration in nontransgenic mice. *Science* 338:949–953.

Neumann M, Sampathu DM, Kwong LK et al. (2006) Ubiquitinated TDP-43 in frontotemporal lobar degeneration and amyotrophic lateral sclerosis. *Science* 314:130–133.

Park J, Lee SB, Lee S et al. (2006) Mitochondrial dysfunction in Drosophila PINK1 mutants is complemented by parkin. *Nature* 441:1157–1161.

Roberson ED, Scearce-Levie K, Palop JJ et al. (2007) Reducing endogenous tau ameliorates amyloid β-induced deficits in an Alzheimer's disease mouse model. *Science* 316:750–754.

Strittmatter WJ, Saunders AM, Schmechel D et al. (1993) Apolipoprotein E: high-avidity binding to β-amyloid and increased frequency of type 4 allele in late-onset familial Alzheimer disease. *Proc Natl Acad Sci U S A* 90:1977–1981.

The Huntington's Disease Collaborative Research Group (1993) A novel gene containing a trinucleotide repeat that is expanded and unstable on Huntington's disease chromosomes. *Cell* 72:971–983.

Wernig M, Zhao JP, Pruszak J et al. (2008) Neurons derived from reprogrammed fibroblasts functionally integrate into the fetal brain and improve symptoms of rats with Parkinson's disease. *Proc Natl Acad Sci U S A* 105:5856–5861.

Wong CW, Quaranta V & Glenner GG (1985) Neuritic plaques and cerebrovascular amyloid in Alzheimer disease are antigenically related. *Proc Natl Acad Sci U S A* 82:8729–8732.

精神疾患

Glowinski J & Axelrod J (1964) Inhibition of uptake of tritiated-noradrenaline in the intact rat brain by imipramine and structurally related compounds. *Nature* 204:1318–1319.

Pletscher A, Shore PA & Brodie BB (1955) Serotonin release as a possible mechanism of reserpine action. *Science* 122:374–375.

Rudolph U, Crestani F, Benke D et al. (1999) Benzodiazepine actions mediated by specific γ-aminobutyric acid$_A$ receptor subtypes. *Nature* 401:796–800.

Saal D, Dong Y, Bonci A et al. (2003) Drugs of abuse and stress trigger a common synaptic adaptation in dopamine neurons. *Neuron* 37:577–582.

Schizophrenia Working Group of the Psychiatric Genomics Consortium (2014) Biological insights from 108 schizophrenia-associated genetic loci. *Nature* 511:421–427.

Seeman P, Chau-Wong M, Tedesco J et al. (1975) Brain receptors for antipsychotic drugs and dopamine: direct binding assays. *Proc Natl Acad Sci U S A* 72:4376–4380.3

神経発達障害

Amir RE, Van den Veyver IB, Wan M et al. (1999) Rett syndrome is caused by mutations in X-linked MECP2, encoding methyl-CpG-binding protein 2. *Nat Genet* 23:185–188.

Chao HT, Chen H, Samaco RC et al. (2010) Dysfunction in GABA signalling mediates autism-like stereotypies and Rett syndrome phenotypes. *Nature* 468:263–269.

Darnell JC, Van Driesche SJ, Zhang C et al. (2011) FMRP stalls ribosomal translocation on mRNAs linked to synaptic function and autism. *Cell* 146:247–261.

De Rubeis S, He X, Goldberg AP et al. (2014) Synaptic, transcriptional and chromatin genes disrupted in autism. *Nature* 515:209–215.

Dölen G, Osterweil E, Shankaranarayana Rao BS et al. (2007) Correction of fragile X syndrome in mice. *Neuron* 56:955–962.

Guy J, Gan J, Selfridge J et al. (2007) Reversal of neurological defects in a mouse model of Rett syndrome. *Science* 315:1143–1147.

Huber KM, Gallagher SM, Warren ST et al. (2002) Altered synaptic plasticity in a mouse model of fragile X mental retardation. *Proc Natl Acad Sci U S A* 99:7746–7750.

Khelfaoui M, Denis C, van Galen E et al. (2007) Loss of X-linked mental retardation gene oligophrenin1 in mice impairs spatial memory and leads to ventricular enlargement and dendritic spine immaturity. *J Neurosci* 27:9439–9450.

Lubs HA (1969) A marker X chromosome. *Am J Hum Genet* 21:231–244.

Luikenhuis S, Giacometti E, Beard CF et al. (2004) Expression of MeCP2 in postmitotic neurons rescues Rett syndrome in mice. *Proc Natl Acad Sci U S A* 101:6033–6038.

Skene PJ, Illingworth RS, Webb S et al. (2010) Neuronal MeCP2 is expressed at near histone-octamer levels and globally alters the chromatin state. *Mol Cell* 37:457–468.

Zalfa F, Giorgi M, Primerano B et al. (2003) The fragile X syndrome protein FMRP associates with BC1 RNA and regulates the translation of specific mRNAs at synapses. *Cell* 112:317–327.

第12章

神経系の進化

> 自然選択とは技術者の営為の類いではない。むしろブリコルール（日曜大工）が手懸ける工作のようなものである。つくろうとしているものを具体的に思い描かず，周りにあるものなら何でも利用する。ひも，木片，さらには古びた厚紙などなど。そう，自然選択とは使えるものなら何でも使って実用に耐えるものをつくるブリコルールなのだ……進化は無から何かを創造するわけではない。
>
> François Jacob（1977），
> *Evolution and Tinkering*

　これまでの各章では，あるシステムがどのように働くのかという，おもに機能にかかわる疑問点と向き合ってきた。ニューロンはどのようにして互いに情報を伝えあうのか，見たり嗅いだりする仕組みはどうなっているのか，発生の過程で脳の神経回路はどのようにつくられ，それは経験によってどう変化するのか，といったことである。そして，どんな生物の仕組みの研究においても，「これはどのように生じてきたのだろうか」という進化に関する疑問がつぎにわきあがってくる。

　進化は奇跡ともいうべきものを生み出してきた。例えば，ヒトの眼について考えてみよう。第4，5章でみてきたように，ヒトの桿体はきわめて高感度であり，暗闇のなかから1個の光子を検出する性能をもち，10^4のダイナミックレンジで周囲光のコントラストを検出することが可能である。この範囲をさらに10^7倍に拡大した錐体は，10^{11}ものダイナミックレンジをもち，精細でかつ3色の視覚情報を得ることができる。網膜にある多種類の細胞はコントラスト，色，動きだけを抽出した視覚情報を脳へ送る。このような眼の特徴は，精緻な眼の構造のみならず，網膜のニューロン間もしくはそれらと脳を結ぶ回路形成にも関与する発生過程の結果としてもたらされたものである。こうした眼の特性は進化の過程でどのように獲得されてきたものなのだろうか。どのような外的因子により眼がつくられたのだろうか。そして，時間とともに眼が進化するうえで，どのような仕組みが基盤となったのだろうか。

　眼は，複雑で多面的な進化を研究するうえで好適な具体例である。ところで，実験デザインをよく練ることで「動作原理」に関するさまざまな疑問に答えることはできるが，はるか昔に構造や機能がどのようにしてつくりあげられてきたのかを確かめることはできない。しかし，過去から現在に至る自然自身の中で繰り広げられてきた「実験」結果の助けを借りれば，進化過程の研究は可能となる。また，この「実験」は驚くほどの生物の多様性を生み出してきたのである。これから学んでいくように，次世代に形質を伝えるための生物進化は必ずDNAレベルで起こらなければならない。したがって，進化の歴史は現存している生物，あるいは絶滅した生物のDNA配列に刻まれている。こうした理由より，DNAの塩基配列とさまざまな生物の解剖，生理，行動科学的な特徴，さらには鋭いシミュレーションを組み合わせると，「どのように生じてきたのか」という多くの疑問に対してより確信をもってこたえられる。こうした疑問を解明していくことで生命の基本単位や生物間の関係性などを知る手がかりが得られ，生物世界への理解が深まる。また，ヒトの脳を理解するためにハエやマウスなどのモデル動物を使う理論的な根拠が与えられる。そして，歴史的に俯瞰することで神経機能の理解が深まる。さらに，われわれヒトの起源を知りたいという本能的欲望にも応えられる。

　この章では神経ネットワーク，感覚系，そして神経発生の進化についていくつかの話題を提供したい。これらは必ずしも網羅的な理解をめざすものではない。しかし，十分なデー

タによって説得力のある進化史の構築が可能で，そこから進化の原理を学べるような例を取り上げた．神経進化の各論に進む前に，まずは主要な概念と研究法を紹介したい．これらはこの章の後半で扱う個々の問題を理解するうえでの基盤となる．

進化研究における基本概念と方法論

1859年に刊行されたCharles Darwinの『種の起源(On the Origin of Species by Means of Natural Selection)』は人類史上の金字塔である．Darwinの進化論は，生物が時間とともに変化しうる仕組みを提唱し，超自然的な説明に訴えることなく生物界の多様性を説明する最初の学説であった．進化遺伝学者であるTheodosius Dobzhanskyの「進化を考えない生物学には意味がない」という言葉に表されるように，進化論の影響力は計り知れないものがある．Darwinの主張はつぎの4点に集約されるだろう．(1)生物は変化のない，静的な存在ではなく進化する．(2)進化は徐々に起こる，連続した過程である．(3)すべての生物は1つの共通の祖先に由来する．(4)**自然選択**(natural selection)は進化と，それを通じて種をもたらす原動力である(**図12-1**)．

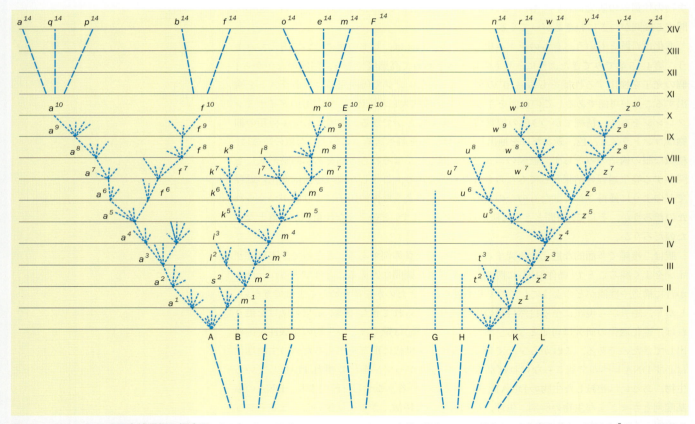

図12-1　Darwinによる自然選択の概念図　『種の起源』に掲載されている図はこの1枚のみである．A～Lの大文字は出発点での仮想的な属内の種で，水平方向の距離は種間の類似性を表す．例えばDは，EよりもCと多くの類似点をもつ．ローマ数字が振られ互いに平行な線で区切られた垂直方向の間隔は1,000世代の隔たりを示しており，Darwinが恣意的に選んだ世代数である．種から上に向かって伸びる破線は，その子孫を表す．また多くの種から放射状に出ている扇形の破線は子孫に明らかな多様性があることを示す．例えば種Aは他の種よりも多くの多様性を生み出している種であるが，1,000世代を経て明確に区別できるa^1，m^1という2つの変種を生み出した．いずれも多くの変種をつくり続けており，おそらく種Aから引継いだ形質をもつ．上付の数字は1,000世代ごとの変種を表す．例えばa^5は5,000世代を経た変種aである．破線が途中で終了していることからわかるように，多くの子孫は絶滅したが，少数の子孫は生き残り，新たな変種をつくる．AやIのようにより多くの変種をつくる種は生き残る子孫をもつ可能性が高くなるが，種Fのような例もあり絶対的なものではない．1万4,000世代を経て15の変種が生き残っているが，これらの種は進化的に互いに十分離れているので，むしろ新種といってもよいかもしれない．水平方向の広がりからわかるように，これらの現存する変種間の形質の違いは，祖先種間での違いと比べて大きい．(Darwin C［1859］On the Origin of Species by Means of Natural Selection. John Murrayより)

進化は変化と選択という2つの相互に関連するプロセスによって起こる。**変化**（variation）とは子孫に伝わる形質に違いが生じ続けることであり，進化の第1条件である。Darwinは遺伝の仕組みに関する知識をもたなかった。というのも，1866年に発表されたGregor Mendelによる遺伝の法則が，20世紀初頭まで科学者の間で周知されていなかったためである。その後，20世紀から21世紀初頭にかけて遺伝子や変異に関する知識が向上し，分子生物学や遺伝学などが発展したことにより，Darwinが記述したような表現型の多様性をDNAの多様性で十分に説明できるようになった。進化の第2条件は変化したものの選択である。これは，形質を次世代に伝えられるように生き残りをかけて個体が闘争することでなされる。どんな生物集団でも，よりよい繁殖成功率につながる遺伝子変化をもった個体は，次世代にその遺伝子を伝える可能性が高まる。

Darwinは進化の果たす役割を推測するために，人工的な繁殖や自然選択によって獲得されてきた形態学的形質をさまざまな動物で比較して，その学説の提唱に至った。生物間での類似性や相違点を明らかにするために，形態学的，生理学的，もしくは行動科学的な形質に着目した研究は今日でもよく行われる。また分子生物学が格段に進歩したので，ヌクレオチドやアミノ酸の配列も形質とみなされるようになった。こうした形質も生物間での比較に役立つし，定量的でもある。こういった進歩によって進化過程の理解がより深まったのである。

12.1　系統樹は全生物を歴史的に結び付ける

大腸菌からゾウに至るすべての生物は，同じ生命の基本単位をもつ。すなわち，ヌクレオチドが連なって遺伝情報の青写真を形成することは生物共通である。また，共通のアミノ酸を用いてタンパク質が構成され，これが細胞機能のおもな担い手となる。生物はほぼ同じ遺伝暗号を使って，ヌクレオチド配列からタンパク質に翻訳する。エネルギー代謝から巨大分子の合成に至るまで，生化学反応の類似性があらゆる細胞でみられることもあわせて考えると，すべての生物は共通の祖先をもつと確信できる。リボソームRNAや基本代謝に関与する酵素群など，古くからある分子のアミノ酸配列の相同性や多様性を調べることで，すべての生物を網羅した**系統樹**（phylogenetic tree）がつくられてきた。変異が一定の割合で起こると仮定すれば，**分子時計**（molecular clock）という方法で種が分化した時期を推定することが可能となる。この方法では，遺伝子配列の変化率を利用し，化石の記録にもとづいた補正を行うことで，系統樹上の分岐が起こった時期を推定することができる。

地球上の生物はおよそ40億年前に単細胞の**原核生物**（prokaryote）としてはじまった。今日，原核生物は真正細菌と古細菌に大きく分けられる。最初の**真核生物**（eukaryote；核膜をもち核と細胞質が分けられた生物）は約25億年前に原核生物から分かれ，真正細菌や古細菌とともに生物界を3分するドメインを形成した。神経系進化のための前提条件は，多細胞生物が出現したことである。生物の多細胞化は10億年以上前にいくつかの真核生物の系統にみられ，そのうちの1つが動物となった（**図12-2**）。多細胞化によって特定機能を担う細胞の分化が起こった。例えば，外部刺激を受容する感覚細胞，運動を担うエフェクター細胞，感覚器とエフェクター細胞をつなぐ介在細胞などである。こういった介在細胞をもつ最初の神経系は**刺胞動物**（cnidarian；ヒドラ，クラゲ，サンゴなどの回転対称性をもつ動物）や**左右相称動物**（bilaterian；左右対称で三胚葉をもつ動物で，すべての脊椎動物と現存するほとんどの無脊椎動物が含まれる）が分岐する前，もしくはそれよりもずっと昔に出現した（**BOX 12-1**）。

左右相称動物の系統で末梢神経系のネットワークが発達して全体を統合する必要性が生じ，ニューロンの集中が起こった。これが中枢神経系や脳の原型となる。集中は**旧口動物**（protostome；前口動物とも呼ばれる）と**新口動物**（deuterostome；後口動物とも呼ばれる）

に分かれる前から起こっていたと考えられる。旧口動物では口が先にできる。これは発生過程において消化器原基が外界と最初につながるのが口ということである。新口動物は肛門が先に形成され，口が後からできる動物を指す。今からおよそ5億4,200万年～4億8,800万年前の**カンブリア紀**（Cambrian period）に，動物界の主要な門が枝分かれした。これは同時期の化石が豊富であることからも裏づけられる。しかしながら，分子時計を用いた解析から，左右相称動物の多様化はそれよりもはるか以前のカンブリア紀の前の時代の海にさかのぼるとされている。その枝分かれした系統の1つである**脊索動物**（chordate）が今日よく知られている脊椎動物，すなわち魚類，両生類，爬虫類，鳥類，そして哺乳類を創り出した。また，鳥類と哺乳類はそれぞれ独立に爬虫類から進化した。系統樹の他の枝からさまざまな無脊椎動物門が派生し，これらは神経研究のモデル動物として使用されている（図12-2）。

正確な系統樹をつくることは，動物界を総合的に理解することのみならず，つぎの節で説明するような形質の獲得と喪失の進化論的解析をするうえでも重要な基盤となる。

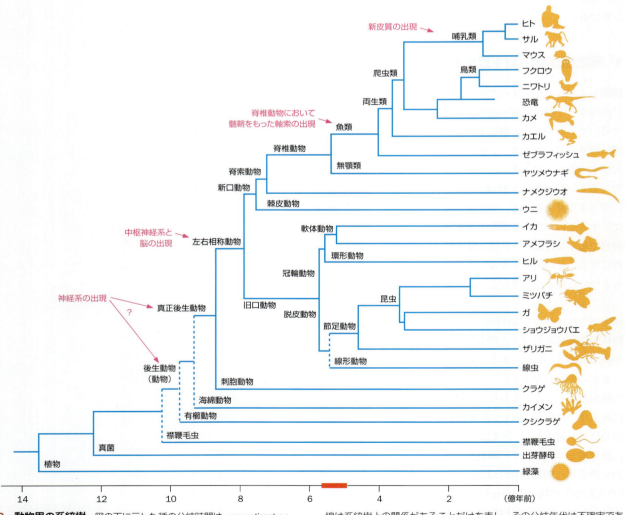

図12-2　動物界の系統樹　図の下に示した種の分岐時間は，www.timetree.org（2014年4月現在）の分子時計データにより推定した。解析の対象となる分子や解析手法が異なるため，推定される年代には大きな幅がある。したがって，横軸の時間は推定の平均値である。いずれにせよ，年代は大まかな推定にすぎず，特に時間軸上に赤で示したカンブリア紀の前の時代はその傾向が強い。先カンブリア時代には年代補正に必要な化石記録が少ない。垂直の破線は系統樹上の関係があることだけを表し，その分岐年代は不確実であって，必ずしもこの年代で分岐したことを示すものではない。この章や本書の他の箇所で取り上げている代表的な種をいくつか右に示した。赤矢印はこの章でのちほど取り上げる神経系進化における重要な出来事を，クエスチョンマーク（？）は神経系の出現時期が不確実であることをそれぞれ示す（BOX 12-1）。

BOX 12-1　最初に神経系が現れたのはいつか

　これまでずっと神経系がはじめて出現したのは**真正後生動物**（eumetazoan）である，と考えられてきた。真正後生動物には，刺胞動物と左右相称動物の共通祖先で現在に最も近いものが含まれる（図12-2）。その理由として，真正後生動物から系統樹上でさらに離れたカイメン類（海綿動物）では，神経系を欠くことがあげられる。ところが最近，*Mnemiopsis leidyi*と*Pleurobrachia bachei*（一般にはそれぞれウシクラゲ，テマリクラゲとして知られる）の全ゲノム塩基配列の解読が完了し，クシクラゲ類（有櫛動物）を系統学的に解析してみると，これら2種のクシクラゲはクラゲと形が似ているにもかかわらず，系統樹上はカイメンよりもクラゲから遠いことがはっきりとわかったのである。それにもかかわらず，クシクラゲ類はカイメンとは異なり，神経細胞やシナプス，神経網をもっている。したがって，神経系は海綿動物と真正後生動物が分岐するよりもずいぶん前から出現しており，海綿動物では後になって失われたと推測される（図12-3A）。あるいは，真正後生動物と海綿動物の神経系は，これらが発生する前から存在する共通の構成要素を使い，それぞれ独立に進化をとげたのかもしれない（12.6〜12.9節）。

　この相反する2つの仮説を証明するにはさらにデータを得て解析する必要があるが，この新知見から，つぎの2つの原則のうち一方は確実に成り立つことがわかる。1つは，神経系全体の消滅をも含むような形質喪失が，進化過程での形質獲得と同じように重要であること。もう1つは，同じ生物学的課題に対しては系統樹上の別の枝でも似たような解決策にたどりつくこと，である。後者は収斂進化と呼ばれる概念で，この章ではこれら2つを繰り返し取り上げることになる。

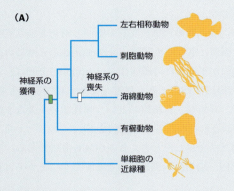
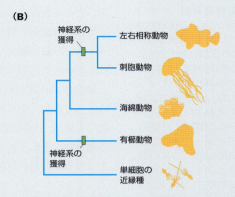

図12-3　神経系の出現時期には2つの見解がある　これまで神経系は真正後生動物，すなわち左右相称動物と刺胞動物の共通祖先のうち現在に最も近いものにおいて出現したと考えられていた（図12-2）。カイメン類（海綿動物）はこれより少し早く分岐し，他の多細胞動物とはより離れた関係にあると信じられていた。しかしながら最近の遺伝子解析は，刺胞動物と左右相称動物は神経系をもつクシクラゲ類（有櫛動物）よりも，神経系を欠く海綿動物により近いことを示している。したがって，神経系に関して以下の2つの仮説が提唱される。**(A)** 神経系は有櫛動物とその他の動物が分岐する前に出現し，海綿動物で消失した。**(B)** 神経系は有櫛動物と真正後生動物でそれぞれ独立に出現した。（Ryan JF, Pang K, Schnitzler CE et al. [2013] *Science* 342:1336；Moroz LL, Kocot KM, Citarella MR et al. [2014] *Nature* 510:109–114参照）

12.2　分岐成分分析によって進化による変化の過程を見分けられる

　BOX 12-1の例で説明したように，進化の過程では形質の獲得と喪失の双方が起こりうる。この2つをどのように見分けられるだろうか。つぎのような仮空の例について考えてみよう。3種類の動物a, b, cを比べたとき，形質Tがa, bにはあってcにはないと仮定する。このときTは，(1)a, bで獲得された新たな形質，あるいは(2)3種の動物の共通祖先にはあったが進化過程でcから失われたもの，のいずれかだろう。どちらが正しいかをみきわめるにはどうしたらよいだろうか。

　系統樹におけるa, b, c間の関係性が有力なヒントとなる（**図12-4**）。図12-4Aの系統樹が正しいとすれば，形質Tはa, bによって新たに獲得されたのではなく，cで失われたと考えるのがより高い蓋然性をもつ。その理由は，(1)のシナリオではbとcが分岐してからTが失われるので，1回の変異で説明できるからである。これに対し(2)のシナリオではクレードa, bが分岐してからTがそれぞれ独立に獲得されなくてはならず，2回の変異が必要となる（「**クレード**〔clade；分岐群〕」とは系統樹上の1つの枝のことであり，ある祖先とそのすべての子孫を含む）。図12-4Bの系統樹が正しいとするならば，どちらのシナリオも

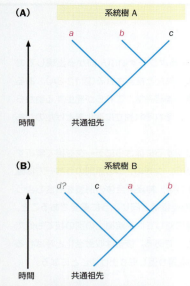

図12-4 分岐成分分析の実例 形質Tをもった動物(a, b)を赤色で示し、これを欠くもの(を黒色(c)で示した。この形質が動物a, bで獲得され、動物cで失われる尤度(もっともらしさ)はこれら3種類の動物の系統樹上の関係から推測できる。**(A)** この系統樹ではTは、a, bで獲得されたというよりは、cで失われたと考えられる。前者では1回でよいが、後者では2回変化が起こる必要がある。**(B)** この系統樹では、Tがcで失われた場合、a, bで獲得された場合、のいずれの進化過程も結果をうまく説明できる。Bの場合、外群dにTが存在したか否かを分析すれば、どの過程でTが出現したかを決定できる。

ほぼ同じくらいの確率でありうるものとなる。それは、a, b共通の祖先がcと分岐してからTが獲得された場合でも、cからTが失われた場合のいずれでも、1回の変異で説明できるからである。ただしここでは話を単純にするために、形質獲得と喪失の確率がほぼ同じであると仮定している。これら2つの可能性をみきわめるには、形質Tが系統的により離れた種、すなわち**外群**(outgroup)であるdにあるか否かを確かめればよい。Tがdに存在しなければ、a, bでこれが獲得されたことを意味し、dに存在すればcで失われたと考えるのが妥当だろう。

このように、系統樹での関係性をみることで進化過程を比較する方法を**分岐成分分析**(cladistic analysis)と呼ぶ。ここで使った、形質Tがa, bで獲得されたものなのか、あるいはcで失われたものなのかを推測する方法は**最大節約法**(maximum parsimony)として知られている。この方法は、データ解釈を行ううえで必要最小限の変化数が選択されるような系統樹を予測するものである。図12-4で例示したように、分岐成分分析の対象となる動物種が多いほど、系統樹上での変化の位置づけはより確かなものとなる。実際、前述の図12-4の例では系統関係が既知のものと仮定したが、通常は、系統樹はさまざまな生物の間でタンパク質や核酸の配列など多くの形質を比較しながら、最大節約法などの解析法を用いて作成されるのである。

では分岐成分分析を、哺乳類の大脳新皮質の脳回と脳溝という実際の例に応用してみよう。ヒトの脳は脳回と脳溝に富むため**皺脳**(gyrencephalic)と呼ばれ、一方、マウスのような小型哺乳類の脳は表面が平滑なため**滑脳**(lissencephalic)と呼ばれる。したがって、脳回と脳溝は霊長類の脳の複雑性獲得とともに進化したものであると考える向きもあるだろう。ところが、単孔類、有袋類、有胎盤類という哺乳類の主要な3系統では、いずれの系統でも皺脳、滑脳の例がそれぞれみられる(図12-5)。このことから、脳回と脳溝がこれらの動物種でそれぞれ別々に発達したと考えるのが最も自然である。また、哺乳類の外群である爬虫類の脳には脳回、脳溝、大脳新皮質などがないことから、脳回と脳溝が上記の3

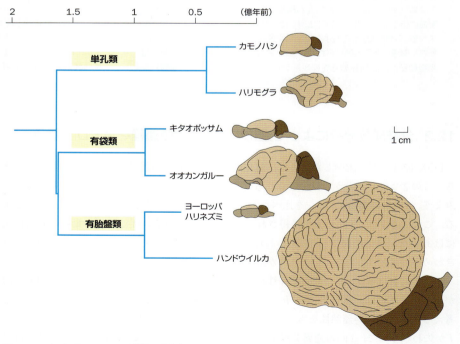

図12-5 新皮質の脳回と脳溝は哺乳類の3系統で独立に生じたと考えられる 新皮質(淡褐色の部分)が滑脳あるいは皺脳のいずれかである動物の例。3つの系統それぞれで、両方の形質がみられる。脳の模式図はすべて同一の縮尺で描かれており、大きな脳に皺が多い傾向がある。分岐年代の推定値はwww.timetree.orgによる。

系統で別々に失われたとは考えにくい。この哺乳類の系統それぞれで別々に脳回と脳溝が発生したとする説明の1つとして，構造の基礎となる仕組みは祖先で共通だったが，それが当該動物種でどの程度利用されるかは選択圧に従う，と考えることができる。実際のところ，脳回と脳溝の程度は脳の大きさとよく相関する。12.21節でも考察することになるが，脳回と脳溝は単純にニューロン数が増大した結果の副産物である可能性もある。

12.3 遺伝子の重複や多様化，喪失，シャッフリングが自然選択の豊かな土壌となる

進化をもたらす基盤は何であろうか。進化的変化が次世代に伝わるためには，DNAレベルで変化が起こらなければならない。数多くの研究が行われているにもかかわらず，指向的変化がDNAにみられたという証拠はほとんど発見されていない(ここでいうDNAの指向的変化とは，特定の変化が起こりやすいことを指す。原核生物では例外がある。BOX 13-1参照)。むしろ，DNAの1つ以上の塩基対に変化をもたらす挿入，欠失，変化などの**変異**(mutation)がランダムに起こっている。自然選択はこのような変異のうち環境に**適応**(adaptation)する変異，つまり，その個体や子孫が特定の環境で生きながらえ，繁殖ができるようにさせるような変異の頻度を増加させる(進化という文脈での「適応」とは，第4，6章の感覚系で扱った「順応(adaptation)」とはまったく異なる意味をもつことに注意する)。自然選択に加え，遺伝子の**アレル**(allele)の頻度は遺伝的浮動によっても変化しうる(アレルとは，ある遺伝子の特定の型のこと)。**遺伝的浮動**(genetic drift)は，個体の死や繁殖の失敗といった偶発的事象によって小集団から特定のアレルが失われ，他のアレルの存在頻度を上昇させる現象である。遺伝的浮動は親世代から子孫へランダムにアレルが伝わることによって起こり，進化の確率論的な側面を表す。原因が自然選択であれ，遺伝的浮動であれ，あるいはその組み合わせであれ，変化したアレルの頻度が1となったときに，変化は**固定された**(fixed)といえる。

集団遺伝学者は，ある個体がアレルを子孫に伝える能力を定量化した指標である**適応度**(fitness)を用いる。あるアレルの適応度は，ある集団において1世代を経たあとの出現頻度を，世代を経る前の出現頻度で割ったものである。この値が1よりも大きい場合には，特定の環境下ではそのアレルが個体の生存や生殖にとって概して有利であったことを示す。適応度は特定の表現型について定義することも可能であるが，環境に左右されることに注意する必要がある。例えば，鎌状赤血球貧血はβグロビン遺伝子の点変異のホモ接合体で起こるヒトの遺伝性疾患で，赤血球の機能や形態がおかされる。ホモ接合体がひどい症状を呈するにもかかわらず，マラリア流行地の集団では変異型アレルが比較的高頻度で存在する。その理由は，この変異のヘテロ接合体保因者が野生型の人と比べて，マラリア感染に抵抗性を示すからである。つまり環境が異なると，変異型のβグロビンアレルは通常とは異なる適応度を示すことになる。

進化による形質変化は，DNAレベルではどのようにして起こっているのだろうか。進化を通じて新しいものが生み出される場合，遺伝子重複が大きく貢献する。ある遺伝子が生存に必要不可欠であれば，やみくもな変異は有利に働くどころか致死的となることが多いだろう。つまりこれは，適応度が低下することを意味する。もし遺伝子が重複していれば，余分なコピーは動物の生存を脅かすことなく自由に変化することができる。多くの変異は中立的か有害ではあるものの，ときには有益な変異も起こる。重複した遺伝子は，何世代にもわたる試行錯誤を通じて，もとの遺伝子機能をより効率的に行うように進化したり，1つあるいは複数のまったく新しい機能を獲得したりすることもある。網膜の錐体細胞のオプシンが進化することで旧世界ザルや類人猿の視覚が3色型色覚を獲得したのはその好例である(4.12節やこの章の後半を参照)。遺伝子重複はDNA組換えのエラーによって生じることが最も多い。配列の似た非相同DNA領域で不均等な交差が起こると，一方

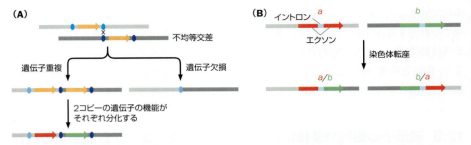

図12-6　遺伝子の獲得および喪失とシャッフリングの例　(A) 上段：不均等交差を模式的に示した。減数分裂の際，相同染色体（灰色で示す）がDNAの反復配列部（薄い青色と濃い青色の楕円で示した領域で塩基配列の類似がみられる）で対合の誤りが生じると，不均等交差（×で示す）が起こる。その結果，祖先遺伝子（黄色）が重複，あるいは欠損した生殖細胞が生まれる。下段：重複によって生じた新しい遺伝子にはそれぞれ異なった変異が起こるので，別々に分化していき（赤色と緑色），遺伝子の多様性が生まれる。**(B)** エクソンシャッフリング。2本の非相同染色体間での転座を示す（2種類の灰色の陰影で示す）。染色体のそれぞれの切断点がイントロン領域（薄い青色）にあるとき，2つの遺伝子 a と b の間でエクソンがシャッフリングされることがある。これにより，もとのタンパク質では一体化していた機能ドメインが分断され，別の機能ドメインと組み合わされることで新たなタンパク質（遺伝子 a/b または b/a によりコードされる）が創出される。

の娘細胞で余分な染色体領域が発生し，他方の娘細胞では欠落が起こる（図12-6A）。

　ある遺伝子の機能が別の遺伝子でより効率的に代行されたり，環境の変化によって機能が陳腐化したりするときには，この遺伝子を完全な状態に保とうとする選択圧は働かない。変異が蓄積されるにつれ，その遺伝子は機能を失い，偽遺伝子となる。嗅覚受容体の遺伝子を検討しながら，すでにそのような例をみてきた（6.4節）。最終的に，不要になった遺伝子はDNA組換えの際に起こるエラーで除去される（例えば，図12-6Aに示すように）。その理由は，遺伝子欠失をもたらすような事象が，選択によって回避されることはもはやありえないからである。

　新たな遺伝子が生まれる機序のうち，もう1つ頻度の高いものとして**DNAシャッフリング**（DNA shuffling）がある。これは，ある遺伝子のタンパク質コード領域の一部もしくは全体が別の遺伝子のタンパク質コード領域と融合する現象である。融合してできた遺伝子はもとの遺伝子の機能の一部を果たしたり，まったく新たな性質を獲得したりすることもある。逆に，2つのドメインをもつタンパク質をコードする遺伝子が，2つの異なる遺伝子に分割され，それぞれが1つのドメインをコードするようになることもある。DNAシャッフリングの原因は染色体重複や，遺伝子の一部もしくはすべてをゲノムの別の場所へ移す転座である。

　真核生物の遺伝子には，タンパク質のコード領域であるエクソンを分ける多くのイントロンがある。2つの遺伝子のイントロン間で転座が起こると**エクソンシャッフリング**（exon shuffling）となる（図12-6B）。これはDNAシャッフリングの特殊な形態である。イオンチャネルにおいてはモジュールが繰り返し出現するが，これは個々のモジュールをコードする遺伝子がどのように重複し，シャッフリングされるかを示す例の1つである（12.6節）。DNAシャッフリングにより新たな発現調節エレメントで制御されるタンパク質が生まれ，遺伝子発現様式が変化することもある。

12.4　遺伝子の発現パターンの変化は進化の重要なメカニズムである

　最近の研究により，新たなタンパク質をつくったり，タンパク質をコードする配列を変化させたりするだけではなく，遺伝子発現様式を変えることも進化に重要な影響を与えることが明らかとなった。ヒトや他のモデル動物の全ゲノム配列の比較でわかったことをいくつか検討してみよう。第1に，タンパク質をコードする遺伝子数は神経系が複雑になったからといって劇的に増えるわけではないということである。例えば，刺胞動物であるイ

ソギンチャクは1万8,000，線虫は1万9,000，キイロショウジョウバエは1万5,000のタンパク質をコードする遺伝子をそれぞれもつが，ヒトではそれがわずかに2万1,000である（比較のためにあげておくと，イネのゲノムにはタンパク質をコードする遺伝子が約5万ある）。第2に，全ゲノムを比較するとマウスとヒトは系統樹上では1億年前に分岐して進化して以来，少なくとも6％のゲノム領域が高い相同性で保存されていることがわかった（図12-2）。その一方で，ヒトゲノムにはタンパク質コード領域が1.5％しかなかった。タンパク質をコードしない保存領域のうちよく知られているものには，組織特異的な**シス調節エレメント**（*cis*-regulatory element；転写エンハンサー，リプレッサー，インシュレーターなど，遺伝子と同じ染色体上にあってその発現を調節するもの），マイクロRNAをコードするDNA配列（13.8節），その他の非コードRNAなどがある。これらの非コード配列とその生成物であるRNAのすべてが遺伝子発現調節にかかわっている。第3に，われわれヒトと，ヒトに最も近縁であるチンパンジーのゲノムは，ヌクレオチド配列にして1％しか違わないということである。ヒトやチンパンジーのゲノムでコードされているタンパク質はまったく同じであるか，せいぜい1アミノ酸が置換されている程度である。チンパンジーとヒトで異なる4,000万塩基のうち，およそ3,500万塩基が一塩基置換で，500万塩基が欠失や挿入であるとされ，多くは遺伝的浮動によるものである。ただし，非コードRNAや転写時に機能するシス調節エレメントに関して，塩基配列の相違よる**正の選択**（positive selection）の研究が進んでいる。ここでいう正の選択とは，宿主にとって有利なアレルが集団の中で広まることである。

ゲノムの非コード領域に関するわれわれの理解は乏しいが，上記の例は遺伝子発現様式の変化が進化において重要な役割を果たしてきたことを示す。実際，チョウの翅の斑点の形から3本の棘をもつイトヨ（トゲウオの仲間）の骨格に至るまで（**図12-7**），表現型変化の原因となるような，発生調節遺伝子の発現調節を行うシス調節エレメントの変化が，多くの研究者により何度も報告されている。

BOX 11-3で説明されているように，最近行なわれたヒトゲノム配列解読の結果，標準ゲノムに対して各個人では一塩基置換（SNP）が約350万，遺伝子を破壊する変異が100，コピー数多型が1,000あることがわかった。また，妊娠のたびに新たに生じる変異はおよそ100と推定されている。これほどの数の変異があるということは，われわれヒトという種にある遺伝的多様性を浮き彫りにしているし，似たような遺伝子の変異が他の動物でもみられるはずである。コピー数，タンパク質コード領域，遺伝子発現領域におけるこのような遺伝子変異が自然選択の豊かな土壌となるのである。

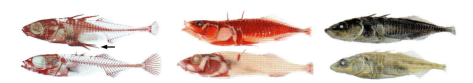

図12-7　イトヨの進化　海水魚であるイトヨは最後の氷河期以降淡水湖や河川にも生息するようになった。海水魚と淡水魚のイトヨを比較すると，表現型にかなり多くの違いがあることがわかる。またここから，淡水魚として環境に適応するのに要した1万世代に及ぶ進化過程で起こった変化を追跡することができる。上段の海水魚と比較すると，下段の淡水魚にはさまざまな違いがみられる。図左に示すように腹鰭がなくなり（矢印は腹鰭を示す），図中央に示すように体を覆う厚い骨板が著しく退化し，図右に示したような体色が薄くなる，といった変化である。イトヨは種類が異なっていても交配できるので雑種をつくることが可能である。これらを分子遺伝学あるいは遺伝学的方法で解析して，進化による変化を研究することができる。上に例示した3つの変化は，発生制御遺伝子の転写を調節するシス調節エレメントの変異によることが知られている。（Kingsley DM [2009] *Sci Am* 300:52–59よりMacmillan Publishersの許諾を得て掲載）

12.5 適応度を高める自然選択は発生中から成人の神経系のいずれにも働きうる

進化生物学の重要な課題に「DNAや遺伝子レベルで起こった形質の多様性がどのようにして自然選択に影響を与えるか」というものがある。歴史的には紆余曲折の議論があったが，選択対象は多くの場合に個体1つ1つのレベルであることが今日の学界における一致した見解となっている。餌の確保，天敵の回避，交配相手の保護や子どもの世話が上手な個体のほうがその個体特有の遺伝子(アレル)を次世代に伝える可能性が高くなる。別のいい方をすれば，多様性は遺伝子レベルで生じるものであるが，自然選択は個々の表現型ごとにではなく，さまざまな表現型の集合体としての個体レベルに働くのである(個体が自然選択の対象とはならないよく知られた例として，アリのコロニーがある。ここでは働きアリの1匹1匹は自然選択の対象とはならない。というのも，働きアリは子孫をつくらないからである。ただし，彼らは子孫をつくる女王アリの環境をよい状態に整えることに力を注ぐ。したがって，アリの社会における自然選択の対象はアリのコロニー全体の行動を規定する遺伝子群であると考えられる)。

12.3節では適応度を個々のアレルや形質に対して定義してきたが，同時にこれを1個体レベルにも適用することができる(あるいは，さまざまな遺伝子全体として多様なアレルを含むゲノム，のレベルでも可能である)。こういった意味から，適応度はある特定のゲノムをもつ個体が生み出すと期待される2世代目の子孫の数(すなわち「孫」)で規定されうる。こう適応度を定義するならば，それは子孫の繁栄に偶発的な影響を与えうる事象に対して抵抗力の強い個体に注目していることに注意されたい。さらに，この方法では孫世代の数によって規定されるので，個体にあるゲノム以外の因子(例えば，その個体のもつ全ゲノムにではなく，母親の表現型や遺伝子型の影響を受ける母性効果など)を除外することになる。そして，その個体から生まれた子孫の健康や生殖能力をも判断材料にすることになる。

遺伝子は，分子，細胞，神経回路，行動から発生過程に至るさまざまな階層で神経系に作用して個体レベルの適応度を変化させる。さらに，すでに説明したように自然選択は生物個体に作用するものではあるが，実際には上記の階層のいずれにも作用しうるものである(図12-8)。例えば，タンパク質レベルでは感覚受容体に作用して獲物をとらえる能力を改善し，細胞レベルでは視細胞に作用して光信号をより効率的に電気信号に変換するように働く。神経回路のレベルであれば回路形成パターンに作用して，より微細な色彩判別能力を獲得させ，行動レベルだと，毎日の行動様式を変えて環境の日内変動に適応するようにさせる。さらに発生過程では細胞分裂パターンを変化させてニューロンの数を増やし，脳を大きくする。総合的に機能することで個体の適応度を上げるアレルが組み合わさると，自然選択によって次世代に伝わる可能性がより高まる(図12-8での赤字で示したフィードバックがこれに該当する)。これまで何十億年にもわたり系統樹のさまざまな場所で同時に進行しながら起こってきた膨大な自然選択サイクルが，動物に無数の神経系を生み出し

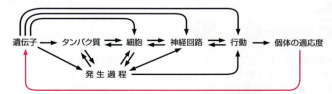

図12-8　自然選択は神経系の発生や機能のさまざまな階層に作用する　遺伝子はタンパク質，細胞，神経回路，行動，発生過程などに作用して神経系の機能に影響を与えるので，自然選択はこれらの階層に働き，個体の適応度を決める。適応度の高い個体は次世代にその遺伝子を伝え，新たな自然選択のサイクルに入る可能性が増す(赤い矢印)。タンパク質，細胞，神経回路，行動という左から右への階層構造があるが，発生過程もこれらにほぼ並行する。双方向性の矢印は上位の階層での変化が，下位の階層の変化に影響を及ぼす場合である。

てきた。そしてそれらの動物は生物界でさまざまな地位を占めている。

　ここまでは，進化学における解析の概略と方法論を紹介した。つぎに，神経系での情報伝達，感覚系，そして神経系の構造と発生がどのように進化してきたのかを論じていくことにしよう。

神経伝達網の進化

　後生動物において機能分化した細胞が出現したことにより，さまざまな種類の細胞の発生が可能となった。例えば，環境からのシグナルを受容する感覚ニューロン，筋肉の動きを調節する運動ニューロン，運動を実行する筋細胞などである。感覚ニューロンや運動ニューロンが機能分化したことで餌や敵をみつけやすくなり，行動が洗練された。こうして生存に適した新たな環境を探すことが容易となり，自然選択に対して有利になった。有櫛動物や刺胞動物の単純な神経系には中枢は存在しないが，ニューロンが体のあちらこちらに散在して神経網を形成する。中枢神経系や脳ができるのは左右相称動物からで，その理由はおそらくこの動物の体のつくりや動きがかなり複雑化したことによって，感覚入力を統合し運動を調整する必要性が増したからだろう。このような発達とともに，神経系での情報伝達の速度が変化し，システムが精巧になった（ムービー2-1）。神経系のさまざまな特性がどのように完成されたかを知る一助として，つぎの節ではニューロン間での情報伝達にかかわるおもな構成要素を検討する。

12.6　各種のイオンチャネルは電気信号伝達のために段階的に出現した

　ニューロン間の速い情報交換が電気信号によるものであることはすでに第2章でみてきたとおりである。ニューロンの細胞体から軸索終末へ情報を伝える基本的手段が活動電位であり，これは電位依存性Na^+チャネルとK^+チャネルが順番に開口することで起こる。活動電位を発生させる機序は旧口動物（例えばイカ）と新口動物（例えばマウス）の間でほとんど同じなので，Na^+/K^+依存性の活動電位はこれらの2系統に分化する前，左右相称動物の早期からすでにあったと考えられる（図12-2）。この電位依存性イオンチャネルの起源をたどっていくと，活動電位を発生する構成要素の進化の道筋がみえてくる。

　原核生物にも存在することからもわかるように，K^+チャネルは電位感受性イオンチャネルのうち最も古くから存在するものである（**図12-9**A）。多くの種類の細菌には2回膜貫通領域をもつK^+チャネルが存在する。細菌の中には，動物の電位依存性K^+チャネルに似た6回膜貫通領域をもつものもあり，2回膜貫通領域孔に加えS1〜S4という貫通領域を有する。生命の歴史の早い時期には広範な遺伝子の**水平伝播**（horizontal transmission）が起こっていたため，K^+チャネルがどこから出現したのかを決定するのは困難であるが，おそらく真核生物が登場するずいぶん前から存在していたと考えられる。この遺伝子の水平伝播とは，ウイルス感染など，生殖によらない方法で生物間での遺伝子の受け渡しが起こることをいう。原核生物でのK^+チャネルの機能は細胞内外でのイオン勾配を保ち，負の静止膜電位をつくることであるが，これは真核生物でも共通する特徴である。

　K^+チャネルのつぎに現れたのはCa^{2+}チャネルだろう。おそらく6回膜貫通型K^+チャネル遺伝子が重複して多様性を獲得したのち，さらに遺伝子重複と融合（図12-6）が2度起こった。こうしてできた24回膜貫通領域をもつチャネルは，その祖先の6回膜貫通構造が4つ直列に並んだ構造をとる。酵母や緑藻などの単細胞生物にも24回膜貫通型Ca^{2+}チャネルが存在するので，このチャネルは生物が植物，真菌，動物の系統に分岐する前にすでに出現していたと考えられる（図12-9A）。Ca^{2+}チャネルがそなわることで細胞内カルシウム濃度の調節が可能となり，これが真核生物にある多くの細胞内情報伝達系にとって重要に

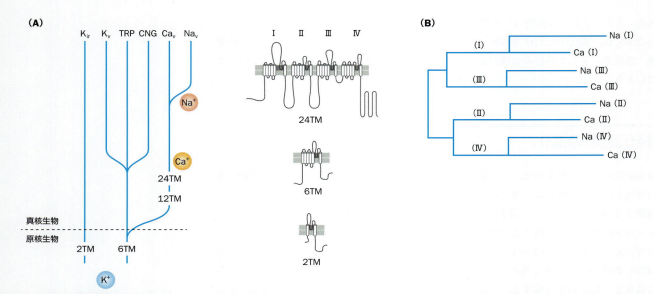

図12-9 アミノ酸配列の比較によって推定したイオンチャネルの進化過程 (**A**) 3種類ある電位依存性陽イオンチャネルの中でK$^+$チャネルが最古である。膜貫通領域(TM)の数によってK$^+$チャネルは2回膜貫通型(2TM)と6回膜貫通型(6TM)に分けられ，原核生物にも真核生物にも存在する。図2-34の模式図を右に再掲した。電位依存性Ca^{2+}チャネルは6TMのK$^+$チャネルから派生し，2度の遺伝子重複と遺伝子融合を経て24TMのチャネル分子となった。さらにここからNa$^+$チャネルが分化した。電位依存性Na$^+$およびCa^{2+}チャネルにみられる4つの反復配列は図にあるようにローマ数字で表記する。アミノ酸配列を比較すると，TRPチャネルとCNGチャネルも6TMのK$^+$チャネルより分化したと考えられる。K$_{ir}$：内向き整流性K$^+$チャネル，K$_v$, Ca$_v$, Na$_v$：電位依存性K$^+$，Na$^+$，Ca^{2+}チャネル。(**B**) 電位依存性Na$^+$チャネルにみられる4つの反復配列のおのおのは，電位依存性Ca^{2+}チャネルにも存在しその反復配列に似ている。さらに反復配列ⅠはⅡやⅣよりもⅢによく似ている。このことから，24TMのCa^{2+}チャネルをコードする遺伝子は祖先となる6TMのチャネル遺伝子に由来し，これが2度の連続した遺伝子重複を経たものであることがわかる。また，24TMのNa$^+$チャネルをコードする遺伝子は24TMのCa^{2+}チャネルが重複することで生じた。この系統樹はラットのNa$_v$1.1, Ca$_v$1.1チャネルのアミノ酸配列をアライメントして比較し，最大節約法にもとづいて作成した。それぞれの枝の長さはアミノ酸置換数を反映する。(A: Hille [2001] Ion Channels of Excitable MembranesよりSinauerの許諾を得て掲載；B：Strong M, Chandy KG, Gutman GA [1993] *Mol Biol Evol* 10:221-242より)

なった。カルモジュリンのようなCa^{2+}チャネル結合タンパク質はどの真核生物にも存在するので，Ca^{2+}が古来より情報伝達分子として機能していたことが示唆される。動物の中には電位依存性のCa^{2+}チャネルとK$^+$チャネルが一緒に働いて活動電位を発生させるものもある。その場合，細胞内Ca^{2+}の変動も必要だが，Ca^{2+}は情報伝達分子という重要な役割を担っているため，その変動幅には制約がある。

電位依存性Na$^+$チャネルは進化の過程で最も新しく，おそらく24回膜貫通型Ca^{2+}チャネルの遺伝子が重複して変化したものである。アミノ酸配列を比較するとNa$^+$チャネルの反復配列は，Na$^+$チャネル内の他の3つの反復配列よりも，Ca^{2+}チャネル内の対応する反復配列のほうによく似ていることがわかる(図12-9B)。したがって，24回膜貫通領域のもとになった6回膜貫通チャネルの2度にわたる重複は，Ca^{2+}チャネルからNa$^+$チャネルが派生する前に起こったことが示唆される。電位依存性Na$^+$チャネルの出現はCa^{2+}を活動電位の伝達という役割から解放し，他の多くの反応系にかかわれるようにした。例えば，Ca^{2+}依存性のリン酸化酵素，脱リン酸化酵素による生化学反応やシナプス伝達などである。さらに細胞はCa^{2+}よりもNa$^+$に対して大きな濃度変化を許容するため，より大きな膜電位の変化を伴った活動電位が可能となり，長い距離を電気信号が伝わるときのS/N比(信号とノイズの比)を大きくする。最近の研究によって単細胞生物である襟鞭毛虫に電位依存性Na$^+$チャネルのホモログ遺伝子が発見されたことから，電位依存性Na$^+$チャネルを生み出した遺伝子重複は神経系が発生する前に起こったと推定される。したがって，神経細胞は新しい遺伝子の出現を待つのではなく，すでに存在していた遺伝子をより特別な機能のために採用したと考えられる。

線虫には電位依存性Ca^{2+}チャネルはあるが，面白いことに電位依存性Na$^+$チャネルは

存在しない。電位依存性Na$^+$チャネルがイカ，昆虫，哺乳類を通じて高度に保存されたものであることを考えると，このチャネルは左右相称動物の最も新しい共通祖先(図12-2)ではすでに存在しており，線虫に至るクレードの中で失われたと考えられる。線虫のような小動物にとっては，電気信号の伝達には電位依存性Ca^{2+}チャネルで十分であることが理由であるかもしれない。電位依存性Na$^+$チャネルをゲノムに保持しておくコストが，その便益を上回るのだろう。

このようにイオンチャネルの進化史をたどってみると，あとの章でも何度か言及する法則が明らかになる。(1)進化によって新たな機能が獲得される際には，遺伝子重複とそれに引き続く多様化がその背景によくみられること，(2)より古くからある分子に新機能を担わせることが可能であること，(3)進化過程では遺伝子の喪失，獲得の双方が起こり，これが今日存在する動物のゲノムを形づくったこと，である。

12.7 髄鞘は脊椎動物と大型無脊椎動物でそれぞれ独立に進化した

体の大きな動物では活動電位を速く伝える必要性が増す。これに対応するため2つの方法が進化してきた(2.13節)。その1つは，軸索径を増すことである。これは，活動電位の伝播速度が軸索径の平方根に比例するからである(訳注：有髄の場合は直径に比例する)。すでにみてきたように，イカは巨大軸索のおかげで危険な状況から俊敏に逃れる術を得ているという好例である。同様に，ショウジョウバエは巨大線維を，ゼブラフィッシュはマウトナー(Mauthner)線維という太い軸索をもっている。いずれも脳と逃避行動に必要な腹側神経索あるいは脊髄の運動ニューロンをつなぐ。

2つ目はもっと効率的な方法で，軸索をグリア細胞で包む方法である。これにより膜の電気抵抗が高まり，静電容量が低下し，跳躍伝導が可能となる。跳躍伝導では活動電位の伝搬が加速され，かつ省エネルギーが期待できる。軸索の髄鞘形成はすべての脊椎動物で特徴を共有する。ヤツメウナギなどの無顎類(図12-2)では有髄線維がみられないので，髄鞘は有顎類での1回の進化で獲得されたものであると考えられる。髄鞘の出現はさまざまな大型脊椎動物の神経系の進化にとってきわめて重要だったに違いない。環形動物，節足動物などいくつかの無脊椎動物のクレードでは，グリア細胞による被鞘は脊椎動物の神経鞘とは独立して進化したと考えられる。その理由は，グリア細胞の性質や構成タンパク質が，脊椎動物のそれとは明らかに異なるからである。起源は異なるにせよ，無脊椎動物の髄鞘の中には脊椎動物の構造とよく似たものもある(図12-10)。したがって，髄鞘形成は**収斂進化**(convergent evolution)の好例である。すなわち，系統樹上で異なったクレードのそれぞれの動物で，類似した特徴が独立して進化しているのである。

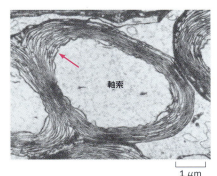
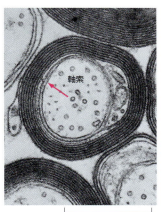

図12-10　無脊椎動物と脊椎動物の軸索髄鞘形成にみられる収斂進化　左はグラスシュリンプ(*Palaemonetes vulgaris*)での，右はイヌ脊髄での有髄神経軸索断面の電子顕微鏡像。矢印は髄鞘を示す。(左：Heuser JE, Doggenweiler CF [1966] *J Cell Biol* 30:381–403より Rockefeller University Pressの許諾を得て掲載；右：Cedric Raineの厚意による)

12.8 シナプスの起源はおそらく後生動物初期の細胞接着構造にさかのぼる

シナプスはニューロン間の情報伝達で根幹をなすが，シナプスはどのように生じてきたのだろうか。化学シナプスを構成するタンパク質の進化過程を単細胞の真核生物のゲノムと比較しながら追跡すると，興味深い洞察が得られる（図12-11）。

化学シナプスとはシナプス前部と後部の間に形成される細胞間結合である。シナプス領域を束ねているタンパク質は，おそらく多細胞の後生動物において細胞間結合に関与していたタンパク質から進化したと考えられる。例えば，カドヘリンファミリーを構成する分子群はホモフィリックな細胞接着分子であるが，これは昆虫から哺乳類に至る動物のシナプスに豊富に存在する（図3-10）。すべての動物にカドヘリンがあることから，その発祥は神経系の出現に先立つ。脊椎動物，昆虫のいずれでもシナプス形成に重要なニューレキシンやニューロリギンのようなヘテロフィリックな接着分子は，真正後生動物ではじめて出現した。真正後生動物は，左右相称動物と刺胞動物の最も近い共通祖先を含むグループである。実際のところ，刺胞動物でみられる化学シナプス（図12-12A）は，左右相称動物で広く研究されてきたシナプスと形態的特徴を共有する。エフリンやEph受容体は5.4節で説明した軸索の誘導機能に加え，シナプス形成でも重要な役割を担うが，最初は真正後生動物で組になって機能していた。ただし，Eph受容体はリガンドであるエフリンよりも古くから存在し，おそらく他の分子と組になって機能していたと考えられる。シナプス間をつなぐヘテロフィリックな分子が加わったことは化学シナプスの非対称性や情報伝達の方

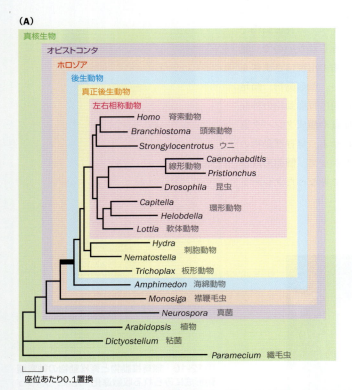

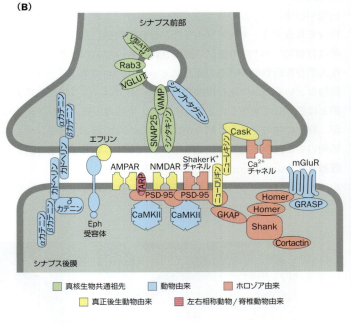

図12-11　シナプス構成タンパク質の起源　(A) 18種の動物のゲノム塩基配列を解析し，その中からよく保存されている229の遺伝子の比較を行って構築された系統樹。太線は後生動物の系統を示す。属名と分類名を記載した。(B) 個々のシナプスタンパク質を示す色はパネルAに記載した系統樹の色と一致する。シナプス前終末については図3-10，シナプス後膜については図3-27も参照。第3章で説明しなかったものに，小胞グルタミン酸輸送体（VGLUT），シナプス前膜足場タンパク質であるCask，シナプス後膜足場タンパク質であるHomer，Shank，GKAP，GRASP，アクチン結合タンパク質のCortactinがある。またα，β，δカテニンの細胞内結合相手分子はカドヘリンである。（Srivastava M, Simakov O, Chapman J et al. [2010] Nature 466:720–726よりMacmillan Publishersの許諾を得て掲載）

向性決定に役立ったと考えられ，それがシナプスを，上皮細胞間にみられる対称性をもつ細胞間結合とは一線を画すものとした。シナプス間結合分子がシナプス前後で異なると，その細胞質内領域はそれぞれで異なる足場タンパク質群と結合できるようになる。足場タンパク質の中には古来より存在するものもあり，あるものはシナプスとともに進化してきた。そして，シナプス伝達が精巧になるにしたがって他の分子が伝達の調節因子として付加された（図12-11）。

では，ギャップ結合がニューロン間を直接つなぐ電気シナプスはどうなっているのだろうか（図1-14，BOX 3-5）。脊椎動物でギャップ結合の形成に関与する一連のタンパク質分子コネキシンスーパーファミリー（BOX 3-5）は，脊索動物より出現したと考えられる。一方，無脊椎動物のコネキシンオーソログ（相同分子）はギャップ結合には関与しないようである。ただし，ギャップ結合は無脊椎動物でもよくみられ，イネキシン（innexin）というタンパク質によって担われる。イネキシンをコードする遺伝子は刺胞動物ゲノムには存在するが海綿動物ゲノムにはない。この分子の最も古い機能は上皮細胞間のギャップ結合形成であったと推測される（図12-12B）。ギャップ結合は有櫛動物（クシクラゲ類）にもよくみられる構造であり，おそらくはイネキシンスーパーファミリーがその機能を担っていたのだろう。したがって，ギャップ結合を担うタンパク質は後生動物の早い時期に出現したにもかかわらず，海綿動物では失われたと考えられる。以上をまとめると，電気シナプスは化学シナプスと同様，細胞間結合より進化したものであることが示唆される。神経系が複雑化するにしたがって，この2種類のシナプスは相互に独立してはいるが，相補的なニューロン間情報伝達系として機能してきたのである。

12.9 神経伝達分子の放出機構は分泌現象の仕組みを取り入れた

シナプスタンパク質の中で最も古くからある分子群はシナプス小胞の分泌に関係するものである（図12-11）。小胞融合に介在するv-SNAREとt-SNARE（図3-8）は全真核生物に存在するが，それは神経伝達物質の開口分泌にはすべての真核生物にとって必須であるメカニズム，すなわち小胞が細胞内膜構造あるいは細胞膜と融合する仕組みが採用されているからである。分泌過程では，細胞表面や細胞外へ輸送される予定の新規合成タンパク質は翻訳後にまず小胞体に入る。つぎに閉鎖系の膜領域を通ってゴルジ体を通過し，最終的には細胞膜に至る（図2-2）。小胞の出芽や融合は分泌過程にとって必須である。1990年代には研究の方向性が驚くべき収斂をみせた。すなわち細胞生物学者が酵母や哺乳類細胞で普遍的な分泌経路機構を，神経生物学者がニューロンでの伝達物質の開放放出をそれぞれ研究していた頃，お互いが同じ分子群を研究していることに気づいたのである（図12-13）。事実，脳には神経伝達物質が豊富に存在するので，神経伝達物質の開口放出は細胞生物学者が小胞融合を研究するうえで好適なモデル系となった。

シナプス間隙をはさみシナプス後肥厚にある多くのタンパク質も神経系の出現に先立って存在していた（図12-11）。したがって，神経情報伝達機能に加わる前から代々続いてきた機能があったことが示唆される。例えば，シナプス後部にあるPSD-95，Homer，Shankのような足場タンパク質は単細胞の襟鞭毛虫で，Gタンパク質共役の代謝調節型グルタミン酸受容体は海綿動物でそれぞれ最初に出現した。AMPAやNMDAなどのイオンチャネル型グルタミン酸受容体は真正後生動物ではじめて出現したものであるが，その原型はすべての動物に存在する。この受容体は，われわれヒトからは最も遠い動物である有櫛動物（図12-2）においてグルタミン酸が主要な神経伝達物質として使われるようになることでその種類を大幅に増やした。つぎの章で説明するが，これらのシナプス後膜タンパク質の本来の機能は周辺環境の化学物質を感知することだったと考えられる。

以上を要約すると，神経情報伝達で特定の役割を担うタンパク質群は進化過程で神経系が複雑になるにしたがって，しだいに転用あるいは付加されてきた。実際のところ，最初

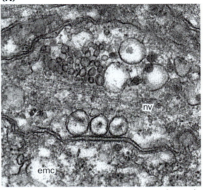

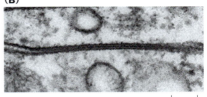

図12-12　刺胞動物にみられる化学シナプスとギャップ結合　（A）ヒドラの神経細胞（nv）と上皮筋細胞（emc，上皮細胞と筋細胞の性質をあわせもつ細胞）間の化学シナプスの電子顕微鏡写真。シナプス前膜に繋留されたシナプス小胞は150 nmほどあり，40 nm程度にすぎない左右相称動物のものよりも大きい（図3-3）。**（B）**ヒドラの上皮筋細胞にみられるギャップ結合の電子顕微鏡写真。（Chapman JA, Kirkness EF, Simakov O et al.［2010］*Nature* 464:592–596よりMacmillan Publishersの許諾を得て掲載）

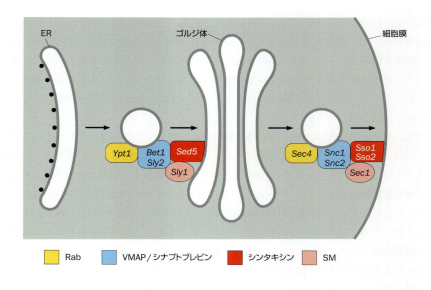

図12-13 酵母とニューロンで保存されている分泌系 分泌経路の膜融合に必要な遺伝子として，酵母で遺伝学的に同定されたものを模式的にまとめて示した。分泌経路の膜融合は，小胞体(ER)からゴルジ体へと，ゴルジ体から細胞膜への2つの異なるステップからなる。神経伝達物質の放出と同様，いずれのステップもRab GTPアーゼで制御されており，VMAP/シナプトブレビン様のv-SNARE，シンタキシン様のt-SNAREとSMタンパク質を必要とする(図3-8, 3-10)。酵母での遺伝子名はイタリック表記とした。色は図の下に示したタンパク質グループに対応する。(Bennett MK, Scheller RH [1993] *Proc Natl Acad Sci U S A* 90:2559–2563より)

の神経系ができたときに，多様な新規タンパク質が一斉に生まれるのではなく，以前から存在したタンパク質を調達することで賄われてきた。これはまさにFrançois Jacobの「進化は無から何かを創造するわけではない」という言葉と共鳴する。

感覚系の進化

感覚系は餌や繁殖の相手，敵を発見する基本的な手段であるため，個体の生存や生殖の成功を賭けた闘争の中で強い選択圧にさらされてきた。実際，感覚系を観察してみると，ある動物がその環境と時間をかけて対峙しながら，第4章や第6章ですでに説明した五感を基盤にし，ほかとはまったく異なる生態に特化した感覚を作り上げてきたようすがうかがえる。低湿地や沼地に生息するホシバナモグラは視覚を働かせることはほぼ皆無であり，機能的には盲目である。しかし，その大きく突き出た鼻は11対の機械感覚受容器(触手)で囲まれており，信じられないような速さで小動物を捕食することができる(**図12-14**A, **ムービー12-1**)。ガラガラヘビにはきわめて高感度のピット器官がそなわり赤外線放射(熱)を感知するが，これは近くに温血動物がいることを知らせるものである(図12-14B)。ピット器官にあるTRPA1チャネルは，これまで知られているもののうち最も高感度の温度感受性チャネルである。このチャネルのおもな機能は，マウスでは侵害受容ニューロンでの刺激受容体(6.31節)，ショウジョウバエでは熱感受性受容体である(図13-43)。夜行性動物であるコウモリは，超音波を発しその反射を受容することで環境における自分の位置を定め，獲物の位置をとらえる特別な器官をもつ(図12-14C, 6.28節)。そして，オオカバマダラは多様な情報を統合し，北米大陸の縦断という並はずれた行動をとるが，そこには視覚による太陽の方向，触角が感知する光で同調する体内時計を使った概日リズム，さらには磁場などの情報が含まれる(図12-14D)。

感覚系はどのようにして進化したのだろうか。前述のように，感度や速度，分解能に優れた感覚系は動物の生存や繁殖を助けるはずである。その一方で，こうした系を構築し維持していくためにはより多くのコストを要する。このように相反する2つの力が，そのときに生物が置かれた歴史的制約とともに感覚系の進化を決めてきたのである。以下では，化学感覚受容(**BOX 12-2**)と視覚を例にとり，感覚受容体，感覚ニューロン，そして感覚神経回路がどのように構築されてきたかをみていこう。

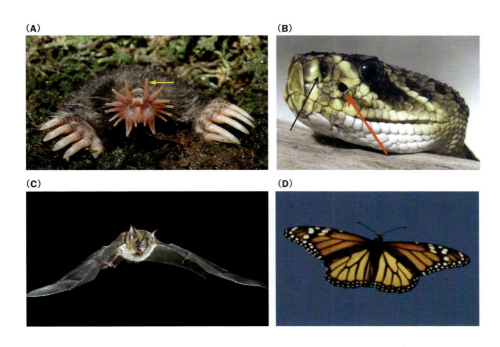

図12-14 **特殊な感覚** (**A**) ホシバナモグラは鼻の周りにある11対の受容器を用いて沼地に生息する小動物を探索，捕食する（矢印は受容器の1つを指している）。(**B**) ガラガラヘビはピット器官（赤矢印）を支配する神経終末に高感度の温度感受性TRPA1チャネルを発現する。ピット器官は黒矢印で示した鼻孔（黒矢印）と眼の間にあり，獲物となる温血動物から出る赤外線を感知する。(**C**) コウモリはみずから超音波を発してその反響を方向探索や狩猟に利用する。(**D**) オオカバマダラは毎年秋になると北米やカナダからメキシコまで何千kmも移動する。移動時の指針として概日リズムで補正した太陽コンパスを用いる。また，おそらく磁場を感知する機構も使っていると考えられる。(A：Catania KC [2012] *Curr Opin Neurobiol* 22：251–258 より Elsevier の許諾を得て掲載；B：Gracheva EO, Ingolia NT, Kelly YM et al. [2010] *Nature* 464：1006–1011 より Macmillan Publishers の許諾を得て掲載；C：Brock Fenton の厚意による；D：Reppert SM, Gegear RJ, Merlin C [2010] *Trends Neurosci* 33：399–406 より Elsevier の許諾を得て掲載）

BOX 12-2 走化性：細菌から動物へ

　化学物質に対する感覚はおそらく最古の感覚の1つであり，細菌でよく発達している。他のすべての生物と同様に，細菌も栄養分を必要とする。アミノ酸のような誘引物質を充填した細い管を大腸菌の入った液に浸すと，管の口端には直ちに菌が集まる。この現象は**走化性**（chemotaxis）と呼ばれ，化学物質源に向かったりそこから遠ざかったりする動きである。では，細菌はどのように走化性を実現するのだろうか。

　個々の細菌の軌跡を追うことで重要な手掛かりが得られる。細菌は溶質が均質な等方性溶液の中で2種類の動きをとる。1つはなめらかで直線的な遊泳（スムーズスイミング）で，もう1つは転回して方向を変える動き（タンブリング）である（図12-15A）。スムーズスイミングによってかなり長い距離を移動するが，タンブリング中は無作為な方向転換を行い，ランダムウォークに似た動きをする。誘引物質に濃度勾配があると，細菌は泳ぎの方向に応じて異なった動きを見せる。誘引物質から離れて泳ぐときには，等方性溶液中でみられたものと同じ動き，すなわち頻繁にタンブリングを繰り返す。一方，誘引物質に向

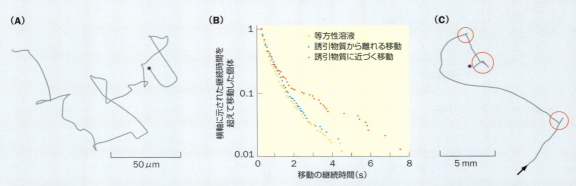

図12-15 **細菌の偏ったランダムウォークと線虫の走化性**
(**A**) 野生型大腸菌の等方性溶液中での軌跡を29.5秒にわたって記録したもの。直線的な動きがタンブリングによって中断され，それにより菌の動く方向が変化する。(**B**) ある特定時間（横軸）を超えて移動を続けた菌の割合を，等方性溶液中（黄色），誘引物質であるアスパラギン酸の濃度勾配から遠ざかる移動（青色），アスパラギン酸に向かう移動（赤色）で計算した。平均すると，菌が誘引物質の濃度が高くなる方向へ移動する時間が長い。(**C**) シャーレ上の塩化ナトリウム滴下点（図中の点）に向かう線虫の軌跡を記録したもの。矢印は記録の開始点を示す。赤い円はピルエット（旋回）を表し，それ以外の軌跡は前進とみなされる。前進中でも塩化ナトリウム源に向かって軌道修正することがあることに注意。(A, B：Berg HC, Brown DA [1972] *Nature* 239：500–504 より Macmillan Publishers の許諾を得て掲載；C：Iino Y, Yoshida K [2009] *J Neurosci* 29：5370–5380 より Society for Neuroscience の許諾を得て掲載。Pierce-Shimomura JT, Mores TM, Lockery SR [1999] *J Neurosci* 19：9557–9569 も参照）

（つづく）

BOX 12-2　走化性：細菌から動物へ（つづき）

かって泳ぐ際には，タンブリングによって泳ぎが中断される頻度は低くなる（図12-15B）。菌はこうした**偏ったランダムウォーク**（biased random walk）をすることで，効率よく誘引物質源に向かうことが可能となる。これとは逆に，菌が忌避物質の濃度勾配が低くなる方向に向かって動く際には，等方性溶液中にいるときに比べてタンブリングの頻度が減り，忌避物質源より離れる方向に傾く。

細菌が化学物質を感知し自身の動きを変える分子機構に関してはこれまで詳細な検討がなされてきた（図12-16）。誘引物質や忌避物質は特別な膜貫通型受容体で感知されるが，この受容体にはCheW，ヒスチジンキナーゼ，CheAなどのアダプタータンパク質が結合する。CheAは自己リン酸化し，続いて反応調節因子であるCheYをリン酸化する。リン酸化されたCheYは鞭毛モータータンパク質に向かって拡散し，その回転方向を変え，タンブリングを促す。受容体に結合した誘引物質はCheAの自己リン酸化，CheYのリン酸化を阻害し，タンブリングを抑える。反対に，忌避物質が受容体へ結合するとCheAの自己リン酸化，CheYのリン酸化が促進され，タンブリングが促される。CheZホスファターゼはリン酸化されたCheYが素早くターンオーバーできるようにするが，これは細菌が行動を見直すのに必須である。大腸菌はアスパラギン酸のような誘引物質を10 nMというきわめて低い濃度でも感知することができるが，この濃度は菌体と同じ体積にわずか10分子が溶解した程度である。同時に，細菌は誘引物質に向かって泳ぐことができるように，10 nMから1 mMの範囲，いいかえれば10^5という広いダイナミックレンジの濃度を識別することができる。この問題を考えるうえでは，第4章で扱ったシグナルの増幅と感覚順応という2つの概念が重要である。豊富な走化性受容体と情報伝達経路に関係する分子が細胞の片側に集積し（図12-16A），シグナルの増幅を促進している。メチル化して感受性を下げるメチルトランスフェラーゼCheRと，メチル基を外して感受性を回復させるメチルエステラーゼCheBによる受容体の複数領域でのメチル化制御が起こると，受容体はさまざまな濃度の誘引物質に反応できるようになる（図12-16B）。さらに，CheBはCheAの基質であり，その脱メチル化活性はリン酸化によって上昇し，これがフィードバック機構として働く。受容体に誘引分子が結合するとCheAが阻害され，CheBの活性が低下し受容体の感受性も低下する。そしてこの状態を維持するには高濃度の誘引因子が必要とされる。感覚順応によって菌はどんどん高い濃度の誘引因子のほうに引き寄せられるが，これが起こるのは菌がこれまでにない高濃度の誘引因子に長時間曝露され，タンブリングが事実上阻害されたときのみである。

細菌は進化上20億年以上前に動物へ至る系統と分かれており，動物とは異なった分子や分子回路を利用している。しかしながら，シグナル受容，伝達，そして反応に関しては，すでに第4章と第6章において動物の感覚系で説明してきたことと同じ問題を抱える。細菌の走

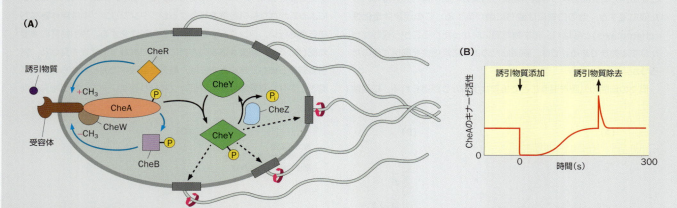

図12-16　細菌が走化性を示す仕組み　(A)誘引物質によって走化性が発揮される経路を単純化した図で示した。受容体，CheWアダプター，CheAヒスチジンキナーゼ，CheRメチルトランスフェラーゼ，CheBメチルトランスフェラーゼはすべて細菌の細胞体極近くに集積する。CheAヒスチジンキナーゼが自己リン酸化するとエフェクター分子であるCheYにリン酸（P）が転移する。CheYは細胞内に拡散して鞭毛モーターの回転方向を変化させ，タンブリングを促進する。CheZホスファターゼはCheYを脱リン酸化状態に戻す。受容体に誘引物質が結合するとCheAの活性が阻害され，その結果CheYのリン酸化，タンブリングが抑制される。適応は2つの酵素を介して誘導される。CheRは受容体にメチル基（CH_3）を付加し，誘引物質への感受性を低下させる。またCheBはメチル基を除去し，感受性を亢進させる。CheAはCheBをリン酸化し，その活性を上昇させる。このようにして高濃度の誘引物質が存在する際にはCheAとCheBの活性が抑制され，受容体のメチル化が促進されるので，感受性は低下する。誘引物質が低濃度のときにはCheAとCheBの活性が高まり，受容体の脱メチル化が促進されるので，感受性は亢進する。(B)誘引物質を添加したときと，除去したときのCheAキナーゼ活性の変化。誘引物質の添加はCheAの活性を急速に減少させる。CheRを介した受容体のメチル化によって活性は徐々に回復する。誘引物質の結合により抑制されていたCheAはメチル化によって解放されるので，CheAを抑制状態にとどめるにはさらに多くの受容体が活性化されなければならない。誘引物質を除去するとCheAの活性が急上昇する。この上昇はCheAによるメチルトランスフェラーゼCheBのリン酸化によって，最終的に逆転する。活性化したCheBは，受容体の脱メチル化を促進する。脱メチル化は受容体の感受性を高め，誘引物質が結合するとCheAにさらに効果的な抑制がかかるようになる。（Sourjik V [2004] *Trends Microbiol* 12:569-576よりElsevierの許諾を得て掲載）

（つづく）

BOX 12-2　走化性：細菌から動物へ　（つづき）

化性は，動物の感覚系の発達初期に採用されていた方法，すなわちシグナル増幅，感覚順応，そしてフィードバック制御などに類似した方法でこういった問題に対処している。

これまでの考察から，細菌は現時点での濃度を事前濃度と比較することで空間内濃度勾配を感知していることがわかる。これを時間的戦略と呼ぼう。細菌がこのような方法をとる理由は，菌体が小さいために，任意の時刻で細胞両端の濃度を比較する方法，すなわち空間的戦略の採用が不可能だからである。体が小さい線虫も細菌の走化性に似た偏ったランダムウォークを採用している。これは，前進と，ピルエットと呼ばれる旋回からなる（図12-15C）。しかしながら，線虫の場合には誘引源に向けた軌道修正を行うこともできる。つまり，これは動きながらでも誘引シグナルの方向を検知できることを意味する。おそらく首をふることで，空間における濃度差を感知できるからだろう。昆虫は2本の触角の先端に嗅覚受容器をもち，より広い空間で濃度差を感じることができる。したがって，昆虫は2本の触角からの匂い物質の濃度を同時に比較し，走化行動を助けることができる。哺乳類の中には，鼻孔間での比較を手掛かりにして匂いの源を探すことができるものもいる。ヒトもここに含まれる。

12.10　Gタンパク質共役受容体（GPCR）は真核生物に古くから存在する

第4章と第6章でみてきたように，哺乳類における視覚と嗅覚，そして甘味，苦味，うま味の感覚受容体は7回膜貫通型のGタンパク質共役受容体（G-protein-coupled receptor：GPCR）である。GPCRはいつ頃登場したのだろうか。また，その原型となる機能はどのようなものであったのだろうか。

GPCRは原核生物には存在しないが，原生生物，植物，真菌，動物といったすべての真核生物に存在する。このことから，GPCRは真核生物の系統の早期に出現したものと考えられる。単細胞生物で最もよく研究されているGPCRは出芽酵母のものである。出芽酵母は遺伝学でのモデル生物であり，1996年に全ゲノム配列が明らかにされた最初の真核生物でもある。GPCRは出芽酵母のゲノムに3つしか存在しないが，その研究を通じてGPCRの機能全般や動作機構が解明された。

出芽酵母は出芽を介した無性生殖を行うことも，ペプチド性のフェロモンの産生とその受容を通じた有性生殖を行うこともできる。出芽酵母の一倍体には**a**と**α**という2種類の接合型がある。**a**細胞は**a**因子とα因子受容体を産生し，α細胞はα因子と**a**因子受容体をつくる。これら相互に異なる接合型をもつ細胞は相手の受容体を活性化する生殖因子を分泌できる。受容体が活性化されると相手に向けて細胞質の突起を伸長させる。この突起はAl Cappの漫画の登場人物にちなんでシュムー（shmoo）と呼ばれ，2細胞融合のきっかけをつくる（図12-17A）。遺伝学的スクリーニングによって交配経路にかかわる遺伝子群が同定されており（図12-17B），その多くは変異により不稔（sterile）となるため，*Ste*と名づけられている。分子遺伝学的解析によって交配経路の最上流にある遺伝子が**a**，α因子それぞれの受容体をコードすることがわかった。これらの受容体は酵母ゲノムにある3つのGPCR遺伝子のうち2つを占める。シグナルは三量体Gタンパク質に伝えられ（3.18節），MAPキナーゼカスケードで増幅され（BOX 3-4），転写や細胞周期の停止を起こす。さらに，Gタンパク質は別経路を刺激し，RhoファミリーであるGTPアーゼやCdc42を介して極性をもったシュムーの成長を導く（図12-17B）。

さまざまな時刻での誘引物質濃度を比較しながらスムーズスイミングとタンブリングの比を調節できる細菌とは異なり（BOX 12-2），酵母はほとんどの場合動かない。したがって，ペプチドホルモンの源泉でありその濃度が最も高い交配相手に向けてシュムーの極性のある伸長を行うには，フェロモンの空間内濃度勾配を感知する必要がある。酵母細胞は交配を成功させるために，つぎのようないくつかの戦略をもつ。(1)交配因子は短い距離をゆっくり拡散するように修飾された脂質である。(2)受け手となる細胞は相手が分泌す

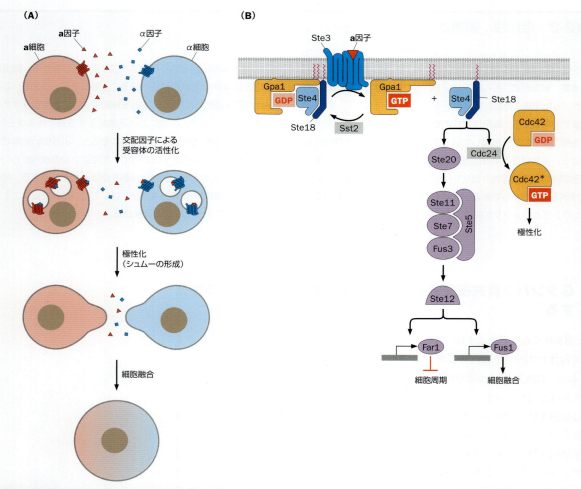

図12-17　酵母の交配とGタンパク質共役受容体（GPCR）経路
(A) 出芽酵母の交配の概念図。a細胞はペプチドフェロモンであるa因子を分泌し，これとは異なるフェロモンであるα因子を受容するGPCRをもつ。α細胞はα因子を分泌し，a因子を受容するGPCRをもつ。相手方からの交配因子の放出によって受容体が活性化され，受容体もろとも交配因子を細胞内に取り込む。その結果，細胞内の情報伝達系が活性化され，a細胞とα細胞は互いに接近するような形の極性を形成し，これに引き続いて融合する。**(B)** 交配時の酵母における情報伝達。α因子の受容体であるSte2（図には示していない）や，a因子受容体である図中のSte3が活性化されると三量体Gタンパク質のβγサブユニット（Ste4/Ste18）がαサブユニット（Gpa1）より解離する（図3-31Cと比較しその類似点に注意すること）。βγサブユニットはSte11，Ste7，Fus3よりなるMAPキナーゼ経路を活性化する（BOX 3-4）。Ste5はMAPキナーゼ複合体の形成を助ける足場タンパク質である。このキナーゼ経路は転写因子Ste12をリン酸化することで活性化し，細胞周期を止めるFar1や細胞融合を促進するFus1など多くの遺伝子のスイッチを入れる。さらにβγサブユニットは局所でCdc24を活性化する。この分子はRhoファミリー低分子量GTPアーゼであるCdc42のグアニンヌクレオチド交換因子である。Cdc42はアクチン細胞骨格に作用して細胞の極性化を促し，相手側の交配因子が最も高濃度になった領域にシュムーを成長させる。Gタンパク質の反応サイクルはGTPアーゼ活性化因子Sst2によってGTP型Gpa1からGTPが加水分解されることで終息する。神経系の情報伝達系では三量体Gタンパク質経路に加え，ここに例示したものと似た経路が多く下流にある。例えば，シナプスからニューロンの核に情報を伝えるMAPキナーゼ（3.23節）や成長円錐の誘導に関係する低分子量GTPアーゼであるCdc42経路などがあげられる（BOX 5-2）。（Herskowitz I［1995］*Cell* 80:187-197；Akrowitz RA［2009］*Cold Spring Harb Perspect Biol* 1:a001958による）

る交配因子を分解するプロテアーゼを分泌し，濃度勾配を大きくさせる。(3) 受容体に結合した交配因子は細胞内に取り込まれ（図12-17A），さらなる拡散を防ぐ。

　出芽酵母における第3のGPCRは糖受容体である。これは細胞外のグルコースやスクロースを感知するもので，交配で使われるものとは別のGα分子を活性化する。その下流経路はGPCRシグナル伝達に共通のもので，Gα分子がアデニル酸シクラーゼを活性化することでcAMPの産生が起こり，これがPKAを活性化するというものである（図3-33）。他の真菌や原生生物などで研究されているGPCRはすべて，糖やアミノ酸，それ以外の栄養素，フェロモンの感知にかかわる。

　GPCRの分子組成とシグナル伝達機構が，現存する単細胞生物から多細胞生物の間で驚

くほどよく保存されていることを考えると，単細胞の共通祖先ですでにこのシグナル伝達系が存在し，その機能は栄養素やフェロモンを化学受容することであったと考えられる。多細胞生物の感覚系は基本的にこの機能を受け継いでいる。単細胞生物が生息していた水生環境を離れると，揮発性化学物質を受容するために機能が多様化した。すべての代謝調節型神経伝達物質受容体がGPCRであることを考えると，GPCRは細胞間の通信にも拡張して利用されるようになったといえる。

12.11 動物の化学感覚受容体は大部分がGPCRである

単細胞生物にならい，多細胞生物の多くが化学物質の受容システムにGPCRを採用している。線虫ではGPCRであると予測される数百の分子が繊毛をもつ化学受容感覚ニューロンに発現しており，身近にある水溶性もしくは揮発性の化学物質を感知できる（図6-24）。哺乳類の中には嗅覚受容体だけで1,000種類以上を進化させているものもいる（図6-10）。齧歯類のように副嗅覚系が機能している哺乳類もおり，これらは同種，天敵や獲物からの化学物質を感知するためにさらに数百のGPCRをもつ（BOX 6-1）。

多細胞生物の感覚ニューロンにある化学物質受容体は，神経系にシグナルを伝えるために化学物質の結合を電気信号に変換しなければならない。線虫から哺乳類に至るまで，化学感覚受容ニューロンでGPCR活性化のエフェクターとして，CNGチャネルならびにTRPチャネル（BOX 2-4）の2つが方法として最もよく利用されている（図12-18）。CNG，TRPチャネルのいずれも真核生物の初期からあるK^+チャネルに由来する（図12-9）。これらのチャネルが開口すると細胞内に陽イオンが流入し，感覚ニューロンの脱分極が起こる。これが感覚ニューロンからの神経伝達物質の放出を引き起こし，二次ニューロンへ情報が伝達される。チャネルを閉じることでも信号伝達は起こる。このときは感覚ニューロンの過分極が神経伝達物質の放出を減少させる。これに関しては，線虫の嗅覚系ですでにみてきたとおりである（6.12節）。

12.12 昆虫の嗅覚系では2つの独立したリガンド依存性イオンチャネルファミリーが協働する

GPCRは動物界の多くの化学物質受容にかかわるが，進化を考えるうえで昆虫の嗅覚系は示唆的な例外であるといえる。すでに第6章でみたが，昆虫でも哺乳類でも，嗅覚系は嗅覚受容ニューロン（olfactory receptor neuron：ORN）からの入力を糸球体で統合する（図6-27）。哺乳類や線虫で同定されているGPCR型嗅覚受容体と同様，ショウジョウバエで最初に発見された嗅覚受容体（olfactory receptor：OR）は膜貫通領域を7つもつと予想されていたので，昆虫の嗅覚受容体もGPCRであると考えられていた。ところが，N末端が細胞外に，C末端が細胞内にあるGPCRとは異なり，昆虫の嗅覚受容体はこれとは逆の高次構造をもっていた（図12-19A）。また，本来の嗅覚受容体の他に嗅覚受容ニューロンのそれぞれが共受容体（ORCO）を発現していた。共受容体は他の嗅覚受容体と同じ7回膜貫通領域をもつ高次構造をとり，昆虫間で高度に保存された分子であった。以上より，昆虫

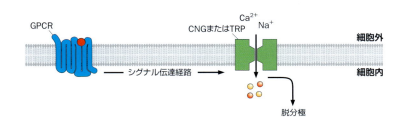

図12-18 化学感受性GPCRはシグナル伝達経路を活性化してCNGチャネルやTRPチャネルの開口確率を変化させる
化学感受性GPCRのほとんどは最終的にCNGチャネルやTRPチャネルを開口させるシグナル伝達経路を活性化する。その結果，感覚ニューロンの脱分極が起こる。CNGもTRPも6回膜貫通型チャネルの四量体で，同じく6回膜貫通型のK^+チャネルに由来する（図12-9A）。図6-4ではこの一般的な経路を哺乳類の嗅覚を例にとって説明したので参照のこと。

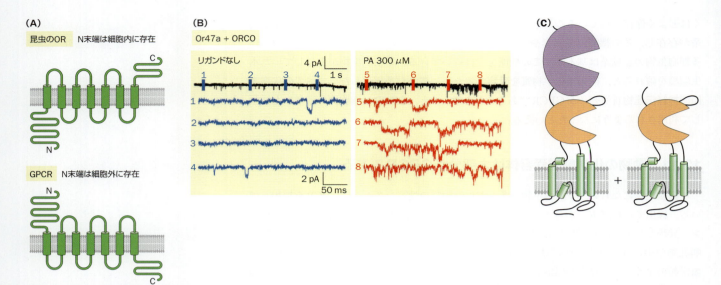

図12-19　昆虫の嗅覚受容体はリガンド開口型イオンチャネルである
(A) 昆虫の嗅覚受容体 (OR) は細胞膜に対してGPCRとは逆の空間配置をとる。(B) 酢酸ペンチル (PA) で活性化されるショウジョウバエの嗅覚受容体Or47aとその共受容体であるORCOをアフリカツメガエルの卵に発現させる。切り抜きパッチ記録法で測定を行いながらPAで刺激すると（赤色），対照群（青色）にはみられない内向き電流が観察される (BOX 13-2)。番号の領域の記録を拡大して下に示す。(C) ショウジョウバエの匂い分子受容体にはイオンチャネル型受容体のヘテロ多量体であるものが存在する。図の左にある共通サブユニットはイオンチャネル型グルタミン酸受容体と似ているが，右に示した特異的サブユニットはN末端領域を欠く。(A：Benton R, Sachse S, Michnick SW et al. [2006] *PLoS Biol* 4:e20より；B：Sato K, Pellegrino M, Nakagawa T et al. [2008] *Nature* 452:1002–1006 より Macmillan Publishersの許諾を得て掲載；C：Aubin L, Bargeton B, Ulbrich MH et al. [2012] *Neuron* 69:44–60による)

では共受容体と嗅覚受容体が協働してリガンド依存性チャネルとしても機能していると考えられる（図12-19B）。

　ショウジョウバエでみられる2つ目の匂い分子受容体はイオンチャネル型受容体 (ionotropic receptor：IR) と呼ばれる新しいタイプで，イオンチャネル型グルタミン酸受容体に似る。この受容体はヘテロ四量体となって働き，イオンチャネル型グルタミン酸受容体サブユニットの構造（図3-26）をもつ共通サブユニットと，そのN末端を欠く特殊サブユニットより構成される（図12-19C）。ORは昆虫に特異的であるが，IRは線虫や軟体動物などの無脊椎動物にも広く存在する。アメフラシや線虫のIRは化学受容ニューロンにも発現する。したがって，この受容体は旧口動物すべての化学物質受容の原型である可能性があるが，昆虫がGPCRではなくイオンチャネル型の受容体を使っている理由は不明である。1つの可能性として，この受容体はGPCRよりも速く信号を伝えることがあげられる。第6章で説明したように，イオンチャネルは哺乳類では，酸味，塩味，そして三叉神経による化学物質の感覚受容（例えば，TRPV1は香辛料を知覚する）に用いられる。

　こうした知見にもとづいて感覚系の進化に関する興味深い洞察がいくつか得られる。第1に，ショウジョウバエにみられる現存の嗅覚受容体の種類は進化の過程で徐々に獲得されてきたということで，およそ20%の嗅覚受容ニューロンがより古くからあるIRを，残りの80%は最近進化したORをそれぞれ採用する。これらの嗅覚受容ニューロンは明確に異なる種類の受容体を発現するにもかかわらず，化学物質の受容においては互いに補いあって全体をカバーする。そしてこれらの細胞の軸索は同じ触角葉の中にある補完的な糸球体に投射する（図6-27）。第2には，イオンチャネル型グルタミン酸受容体に類似した化学受容体が実際に同定されているということは，化学受容とシナプス後ニューロンでの神経伝達物質受容の間には近縁関係があることを意味する。最終的にはこのいずれの過程でも，リガンドの結合が電気信号に変換される。第3に，昆虫と脊椎動物の匂い分子受容体はまったく異なっているにもかかわらず，両者の嗅覚系はきわめて似た構成である。すなわち，嗅覚受容ニューロンのほとんどが1種類の特定の匂い分子受容体を発現し，同じ受容体を

発現する細胞は同じ糸球体に軸索を投射する点である（図6-27）。ただしつぎの問題については，今のところ解明されていない。例えば，嗅覚情報処理にかかわる糸球体の構築が昆虫と脊椎動物の最も近い共通祖先ですでに存在していたかどうか，線虫や軟体動物など他のクレードではこれとは独立して消失したかどうか，このような共通の糸球体構造は昆虫と哺乳類での収斂進化の結果であり，両者で同じ様な問題に対処するための方策であったかどうか，などである。昆虫と哺乳類の嗅覚系がそれぞれ異なった種類の受容体を発現するという事実は収斂進化説を支持する。

12.13 レチナールとオプシンをそなえた光感受性受容器はそれぞれ独立して少なくとも2度にわたって進化した

光の感知は，化学物質の感知と同じくらい古くから生物がもつ能力である。光合成をする古細菌や細菌，藻類，植物による化学的エネルギーの産生，さまざまな生物の運動方向性の制御，ほとんどすべての生物における生理現象の概日リズム調節などは，光によって可能となる。どの過程でも，光は発色団と反応する。発色団は光子を吸収することで形が変化し，その構成タンパク質の高次構造を変える。

動物の視覚に最も近い微生物の反応は**走光性**（phototaxis）である。これは光源に向かったり遠ざかったりする能力である。細菌の走光性での光の受容は，**感覚性ロドプシン**（sensory rhodopsin）を介する。この分子は膜結合型ヒスチジンキナーゼを活性化し，走化性に似た形で鞭毛モーターの調節シグナルを伝達する（BOX 12-2）。細菌の感覚性ロドプシンは，驚くべきことに7回膜貫通ヘリックスを有するオプシンとレチナールからなり，動物のロドプシンと同じようにレチナールが発色団となる。では，動物の視覚と細菌の走光性は進化的に同じ祖先をもつのだろうか。

いくつかの証拠によりこの仮説は否定される。まず，いずれの分子も7回膜貫通領域をもつが，原核生物の感覚性ロドプシン（I型ロドプシン）と動物のロドプシン（II型ロドプシン）の間にアミノ酸配列の相同性はなく，膜貫通ヘリックスの配置に違いがある（図12-20A）。第2に，いずれのロドプシン分子もレチナールを発色団としてもつが，光子を吸収するとレチナールはそれぞれで異なった異性化反応を引き起こす。具体的には，I型ロド

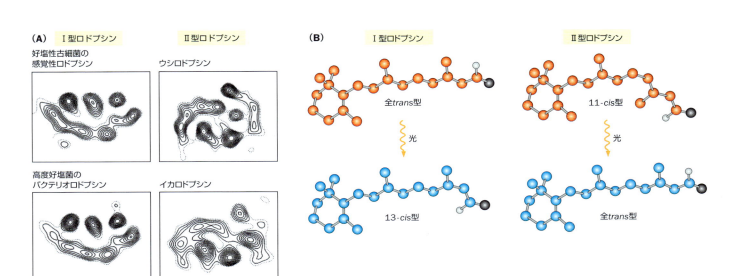

図12-20　I型，II型ロドプシンにみられる相違点　(A) 古細菌がもつ2種類のI型ロドプシンにみられる膜貫通領域の電子密度図（左）は動物のII型ロドプシンのそれ（右）とは異なる。(B) 光の吸収によってI型ロドプシンは全*trans*-レチナールの13-*cis*-レチナールへの異性化を促す（左）。これに対しII型ロドプシンでは11-*cis*-レチナールから全*trans*-レチナールへの異性化が起こる（右）。(Spudich JL, Yang CS, Jung KH et al. [2000] *Annu Rev Cell Dev Biol* 16:365–392よりAnnual Reviewsの許諾を得て掲載)

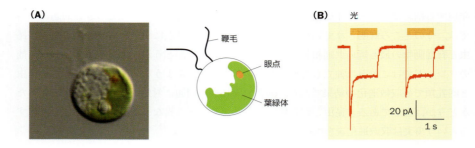

図12-21 クラミドモナスにおける光受容
(A) この緑藻類は光エネルギーを葉緑体での光合成のために取り込むのに加え，眼点にある光感受性色素を利用して鞭毛運動を制御し走光性を示す。走光性にはチャネルロドプシン1，2（ChR1，ChR2）という2種類のI型ロドプシンが関与する。**(B)** アフリカツメガエル卵にChR2を発現させ，その一部を引き剥がしてパッチクランプを行ったときの記録を示す。全trans-レチナールを外から加え，光をあてるとChR2を発現した膜からの内向き電流が観察される。(A: Moritz Meyerの厚意による；B：Nagel G, Szellas T, Huhn W et al. [2003] Proc Natl Acad Sci U S A 100:13940–13945より。Copyright National Academy of Sciences, USA)

プシンでは全trans型から13-cis型へ，II型ロドプシンでは11-cis型が全trans型に変換される（図12-20B）。第3に，II型ロドプシンのみがGタンパク質共役受容体である。

　系統発生学的な解析によって，原核生物のロドプシンは，光エネルギーを取り込む性質をもつより古いI型ロドプシンを祖先とすることが明らかになった。**バクテリオロドプシン**（bacteriorhodopsin）はH^+ポンプ，**ハロロドプシン**（halorhodopsin）はCl^-ポンプであり，いずれも光エネルギーによって駆動される。原核生物の中にはこれらを用いて太陽光エネルギーを，細胞膜を介したイオン勾配という形の化学エネルギーに変換するものがある（2.4節）。I型ロドプシンは藻類や真菌，アメーバなど多くの真核微生物にも存在する。例えば，単細胞の緑藻類であるクラミドモナスの眼点には2種類のI型ロドプシンが集積し（図12-21A），走光性に関係する。アフリカツメガエルの卵子や哺乳類の細胞にこの分子を発現させると，光によって活性化される陽イオンチャネルとして機能するので（図12-21B），**チャネルロドプシン**（channelrhodopsin）と呼ばれている。意外にも哺乳類のニューロンには内在性のレチナールが存在するので，クラミドモナスのチャネルロドプシン2（ChR2）をニューロンに発現させると光刺激で細胞の脱分極が起こり活性化する。これに対して，ハロロドプシンは光刺激に応答してCl^-を細胞内に取り込み過分極を起こすので，ニューロンを不活性化するのに用いられる。これら光によって活性化されるチャネルやイオンポンプは，遺伝子操作によってニューロンの活動を操作するうえで強力な武器となっている。これに関しては，本書のこれまでの章で多くの例を紹介してきたところである（詳細については13.25節を参照）。

　II型ロドプシンは刺胞動物や左右相称動物にも存在するが，海綿動物にはみられない。したがって，真正後生動物ではじめて出現した分子であると考えられる。II型オプシンの分子構造は，全体としてI型オプシンよりも他の真核生物でみられるGPCRの構造により近い。したがって，生物界でオプシンがレチナールと組み合わさり光感受性装置ができるという出来事は，独立したものが2度あったと考えられる。1つは原核生物の祖先の段階で光センサーを形成し，これがのちの真核微生物に伝えられた。もう1つは後生動物の進化過程の初期に化学感受性受容体としてのGPCRを変化させて，動物の視覚系で不可欠な構成要素となった。

12.14　光受容するニューロンは2つの独立した過程を通じて進化した

　これまで感覚受容体の進化について説明してきたが，光感受性分子の登場は動物の視覚進化にとって1つのステップにすぎない。ロドプシンは感覚ニューロン（視細胞）に適切に局在する必要があるし，光受容を電気信号に変換するにはロドプシンの活性化がシグナル伝達系および増幅系と連動する必要がある。多くの動物では異なった2種類の視細胞のいずれかが機能する。第4章で詳しく説明したように，脊椎動物の桿体と錐体は**繊毛型視細胞**（ciliary type photoreceptor）である。この命名の由来は，光受容を行うオプシンが埋め込まれている外節が**一次繊毛**（primary cilium）より派生した構造であることによる。一次繊毛は多くの細胞表面から突出する1本の動かない短い繊毛で，他の場所でもシグナル受

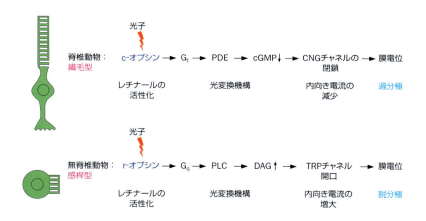

図12-22 繊毛型視細胞と感桿型視細胞
脊椎動物の桿体，錐体にある繊毛型視細胞と，多くの無脊椎動物門でみられる感桿型視細胞にはさまざまな相違点がある。繊毛型視細胞はオプシンを一次繊毛にもつ。オプシンの種類はc型でGαとしてトランスデューシンを用いた情報伝達系によりホスホジエステラーゼ(PDE)を活性化する。これによってcGMPが加水分解され，CNGチャネルが閉じ，膜電位が過分極となる。感桿型視細胞は微絨毛にオプシンをもつ。r-オプシンが使われており，GαはGq型でホスホリパーゼC(PLC)を活性化してジアシルグリセロール(DAG)を生成する光情報伝達系である。この結果，TRPチャネルが開口し，膜電位の脱分極が起こる。(Fernald RD [2006] Science 313:1914–1918より)

容の中心として機能する。ハエの複眼(図5-35)や精巧な頭足類の眼など，ほとんどの無脊椎動物の眼は**感桿型視細胞**(rhabdomeric type photoreceptor)である。これは視細胞の頂端側が微絨毛となり，ここにオプシンを収納するものである。こうした形態的な特徴に加え，これら2種類の視細胞はさまざまな点で異なる(図12-22)。

いずれの視細胞もGタンパク質に共役したII型ロドプシンをもつが，そこにあるオプシンはアミノ酸配列の相同性により2つの亜型に分かれる。感桿型視細胞がr-オプシンをもつのに対し，繊毛型視細胞はc-オプシンである。また光変換機構は双方でかなり異なる。繊毛型視細胞では三量体Gタンパク質トランスデューシン(G_t)を用いて，光子の吸収をホスホジエステラーゼ(PDE)の活性化につなげる。PDEはcGMPの濃度を低下させてcGMP依存性チャネルを閉じる(図12-22，上段；図4-10も参照)。こうして光子の吸収が視細胞の過分極を起こす。ショウジョウバエの光情報伝達経路は繊毛型とは異なりGタンパク質G_qを使っており，光子の吸収はホスホリパーゼC(PLC)を活性化させ，ジアシルグリセロール(DAG)の産生につながる。この経路は他の動物の感桿型視細胞でも採用されている(図3-34)。DAGの産生はTRPチャネルを開く。その分子機構は現在のところ不明であるが，TRPチャネルは最初にこの経路の中で発見された。このようにして，光子の吸収が視細胞の脱分極を起こす(図12-22，下段)。これら2種類の視細胞はどのようにして生まれたのだろうか。

最近の研究によって繊毛型も感桿型も脊椎動物，無脊椎動物のクレードのいずれでも共存していたことがわかってきた(図12-23)。事実，クラゲなど刺胞動物のオプシンは脊椎動物のc-オプシンにより似ている。また，系統発生的解析を行った結果，c-オプシンとr-オプシンは刺胞動物と左右相称動物が系統樹上で分かれる前の早い段階ですでに分化していたことが示唆された。左右相称動物である無脊椎動物，脊椎動物いずれの系統においても，これら2種類の視細胞の痕跡がみつかっている。

ほとんどの無脊椎動物門では感桿型視細胞が優勢であるが，繊毛型視細胞が共存する動物もいる。ホタテガイには1つの網膜上に過分極型と脱分極型の視細胞が隣り合って存在する。海洋性環形動物のゴカイ*Platynereis*は他の多くの無脊椎動物と同様，眼にはr-オプシンをもつが，脳にある感桿型視細胞と似た構造をもつ神経細胞にもc-オプシンがみつかっている。この細胞はおそらく光の強さを感知し，概日リズムの調節に関係すると考えられる。

脊索動物クレードの原型ともいうべきナメクジウオ(図12-2)も感桿型と繊毛型の両方の視細胞をもつ。ヒトを含む脊椎動物にも，主体をなす繊毛型視細胞に加え，感桿型視細胞の遺残構造が存在する。BOX 4-2で説明したように，それ自身で光感受性のある内因性光感受性網膜神経節細胞(intrinsically photosensitive retinal ganglion cell：ipRGC)が存在し，これらは桿体や錐体とは独立して光を感知することが可能である。そしてその機能は，

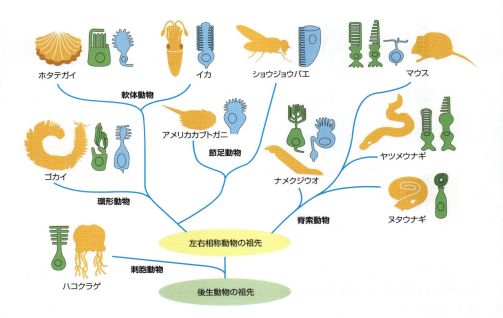

図12-23 繊毛型視細胞と感桿型視細胞の進化は並行して起こった 繊毛型（緑色）と感桿型（青色）視細胞は多くの動物門で共存する。これはいずれもが早くから存在していたことを示している。（Fain GL, Hardie R, Laughlin SB [2010] Curr Biol 20:R114–R124 より Elsevier の許諾を得て掲載）

概日リズムの同調や瞳孔縮小と考えられている。ipRGCは光の受容においてr-オプシンであるメラノプシンを使用している。そしてその情報伝達経路にはホスホリパーゼCやTRPチャネルが必要であり，これはショウジョウバエの感桿型視細胞と同じである。以上のデータから，哺乳類におけるipRGCと無脊椎動物における感桿型視細胞は共通の祖先に由来することが示唆される。

脊椎動物の視覚がおもに繊毛型，無脊椎動物が感桿型の視細胞をそれぞれ基盤にしている理由は不明であるが，これら2種類の視細胞が同時に進化してきたという事実は，共通の問題に対して複数の解決手段が用意されていたことを物語る。そして個々の生物はその進化の歴史に応じてこれらの解決策を異なった方法で取り入れてきたのである。眼の形態を進化の観点から解析すると，実に多種多様な眼にこれら2種類の視細胞が別々に採用されたことがわかる（**BOX 12-3**）。また，同じ動物で違った光受容システムを協働させていることからも，自然選択が必ずしも常に「勝者総取り方式」をとるわけではないことを示している。

BOX 12-3　Darwinと眼の進化

進化の歴史において眼は特別な位置を占めてきた。Darwinは『種の起源』初版の「理論の難しさ」という章の中で，眼を「究極の完成度をもった器官」としてとらえ，「さまざまな距離に焦点をあわせ，いろいろな光量に対応し，球面収差や色収差を補正する，というような比類のない仕掛けをもった眼が自然選択によって生み出されたと考えるのは，率直にいわせて貰えば，この上なくばかげているように思われる」と述べている。確かに，反対論者たちは眼を進化では説明しえない最たる例としてしばしば用いてきた。しかし，Darwinは続ける。「それにもかかわらず，もし完璧で複雑な眼からはじまって完璧とはほど遠い単純な眼に至る無数の階層があるとするならば，いずれもがそれをもつ動物にとって有用な存在であることがわかる。そしてさらに，眼が少しずつ変化し，その変化が遺伝するならば，それはまさに前述の証左である。器官の変異や改良が，変化する生活環境の中でその動物にとって有用なものであるとすれば，完璧で複雑な眼が自然選択によって生み出されうる，というにわかには信じ難い考えが実は起こりうるのではないかと思えるだろう。もちろん，これがわれわれの想像に余りあるものであることはいうまでもないことではあるが」。

『種の起源』が出版されてから150年の間，眼の構造と機能，発生に関する研究によって分子から神経回路に至るさまざまな階層で眼の進化の詳細が明らかとなり，Darwinの直感はみごとに証明された。おもに形態学的基準に軸足を置いた研究でいろいろな動物の眼や視細胞を入念に比較したところ，光子受容装置としての眼はさまざまな動物門で40～65回独自の進化を遂げてきたことがわかった。この中で同定された20系統には，現存する類縁種でも「より完成度の高い」眼を

（つづく）

BOX 12-3　Darwinと眼の進化　（つづき）

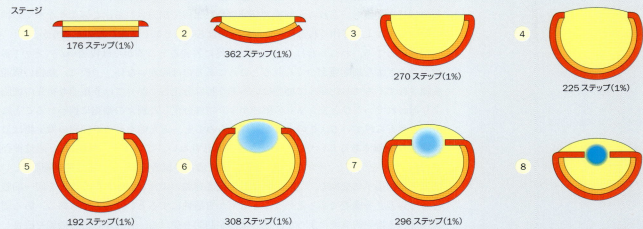

図12-24　光受容器の構造進化シミュレーション　光感受性細胞の小区画が，焦点調節が可能な水晶体をもつ眼に進化する過程を恣意的に8つのステージに分ける。連続するステップでの変化度は1%とする。ステージ1では透明な保護層（黄色）と暗調な色素層（赤色）ではさまれる光感受性細胞層（橙色）が網膜と呼ばれる最初の構造として登場した。ステージ2,3では網膜が陥入して球体を形成するようになる。さらにステージ4,5では網膜がその半径を変えずに成長したので，窪みが深くなり開口部が形成された。ステージ6～8では屈折率分布型の水晶体が登場し，焦点距離が徐々に短くなった。ステージ8までには焦点距離と網膜までの距離が等しくなり，きれいに焦点を結ぶシステムが成立した。空間分解能は各ステップで徐々に改善していった。（Nilsson DE, Pelger S [1994] *Proc Biol Sci* 256:53–58より）

標準装備する動物が含まれる。この「より完成度の高い」眼は，眼の光幾何学的な構造が進化するのに必要とされる世代数を検証するシミュレーションによく利用されてきた。この研究では，進化は高度な空間分解能，すなわち視力の獲得をめざすものであり，その変化は連続する2ステップ間で1%の改変という形で出現する，と仮定した。例えば，ある構造の長さを2倍にするにはこのステップ1%の変化が70回必要である。というのも1.01の70乗がおよそ2となるからである。単純に光を受容する上皮の小区画から，レンズを介して凹面に並んだ視細胞に集光させる脊椎動物の眼と似た構造に変えるには1,829ステップが必要であったと予測された（図12-24）。これは，定量的形質が遺伝する例を尺度として控えめに見積もると約36万世代，世代時間が1年と仮定すると少なくとも50万年はくだらない数値となる。r-オプシン型とc-オプシン型双方の視細胞が，刺胞動物と左右相称動物が約10億年前に分岐する前から存在していたと考えると，50万年という年月は視覚系構造を完成するにはきわめて短い時間であるといえよう。

19世紀の物理学者にして視覚の権威でもあったHermann von Helmholtzは，ヒトの眼が到底完璧なものではないことを知っていた。球面収差や視神経乳頭による盲点など多くの欠点を列挙し，つぎのように述べている。「もし眼鏡屋がこうした欠陥をもつ眼鏡を私に売ろうとしたら，断固としてその不注意をいさめ，かつ返品するのが正当であるといっても差し支えないであろう」。そういいながらも，Darwinの進化論を評価してつぎのように続ける。「眼それ自体は，進化過程で最初に出現したときからまったく不完全なものであったことはわかる。眼の並はずれた価値は，どのようにそれを使うかにかかっている。その完成度は実用的であるかどうかにかかっており，全くエラーがないことを重視するような絶対的なものではない。むしろその価値はこういったさまざまな欠点があるにもかかわらず，重要かつ多彩な機能を妨げないということなのだ」。

要するに自然選択は完璧なものを作り出すことはせず，動物が生存しかつ生殖するに「十分整った」程度のものをつくるのである。それというのも，自然選択は，進化の歴史と，複雑な構造を維持するためのエネルギーコストと適応度上の利益の競合などの制約を受けるからである。山と谷を用いて適応度を地図状に示してみると，自然選択は動物を任意の出発点から，局所的な適応状態の山にもっていくにすぎない。したがって，さらに先にある谷を越えてより高い山に到達するような，将来を見通した展望をもつものではない。

12.15　細胞種が多様化することが網膜の神経回路の進化にとって重要である

視覚が果たす生存適応上のメリットは，光の中から有用な情報を抽出し，食物，捕食者，繁殖相手など，行動を規定する対象をみいだすことにある。こうした特徴抽出は視細胞の下流にある網膜の神経回路よりはじまる。第4章で学んだように，哺乳類の網膜にはその

特性がよくわかった60種類以上の神経細胞が存在する。桿体ならびに錐体視細胞に入力があり、これを網膜神経節細胞が脳へ出力する。双極細胞は網膜神経節細胞と視細胞をつなぐ。また水平細胞とアマクリン細胞は視細胞に入力した光強度信号をコントラスト、動き、色の信号に変換し、これらが網膜神経節細胞によって出力される。このような多くの神経細胞の統合によって作られる精巧な神経回路はどのようにして生じたのだろうか。

現在のところ、われわれはこの疑問に満足に答えるところからは程遠いが、その1番の鍵がさまざまな細胞種がつくられるところにあるのは間違いない。一般に、動物の機能が洗練されてくるにしたがって細胞はいっそう特殊分化し、かつては多機能な祖先の細胞により担われていたひとまとまりの機能がより特殊分化した別々の細胞に担われることになる、と考えられている。このような視点からみると、走光性をもつ単細胞の微生物は最も多機能な細胞であるということができるかもしれない。このような細胞は、「感覚神経細胞」として光を受容し、「介在細胞」として感覚情報の統合を行い、「運動神経細胞」として情報を運動指示に変換し、「筋細胞」として鞭毛運動のような動きを担うことを同一細胞で行っている。多機能であるということは何かを犠牲にするということでもある。ある細胞が担うべき特異的機能によって、他の機能が制約を受ける。もとからある機能を改良したり、新機能を追加したりする方法の1つとして、細胞の数や種類を増やすというやり方がある。ちょうど遺伝子の重複や多様化と似たようなものである（図12-6A）。細胞の多様性が増すと、細胞はより洗練され特化された機能のみを担うこととなり、他の機能も担わなければならないという制約から解放されるのである。

双極細胞の起源は、脊椎動物の網膜細胞の種類や神経回路の進化を知るうえでの好適な例である。この細胞は形態、発生の流れ、シナプス構築、遺伝子の発現様式など多くの点で視細胞と類似点をもっており、系統発生的に双極細胞が視細胞の同胞であることが示唆される。実際、下等脊椎動物であるヌタウナギには双極細胞がなく、視細胞が直接網膜神経節細胞につながっている（図12-23）。双極細胞は初期の脊椎動物で分業という形で視細胞より分かれたのだろう。かつては光を感受する機能とそれを伝播する機能の双方が視細胞によって担われていたが、しだいに異なる2系統の細胞になった。そのうちの1つは光の受容に特化することで網膜神経節細胞との連絡を失い、もう一方は視細胞から神経節細胞への情報伝達に特化するのと同時に光受容の機能を失った（図12-25）。

網膜神経節細胞、アマクリン細胞、視細胞など網膜にある他の細胞種の分化もこのような機能の多様化と分担によって説明できるだろう。例えば、桿体は脊索動物が進化する早期に、現代でいうところの錐体に似た視細胞より進化したと考えられる（図12-25）。視細胞の多様化の直近の例としては、錐体の発展によりヒトを含む霊長類に3色からなる色覚をもたらされたことである。これに関してはつぎの2節で説明したい。

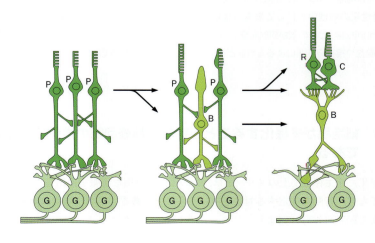

図12-25　網膜の細胞の種類はこうして増えた　この仮説によると、双極細胞（B）は初期の多機能視細胞（P）から派生し、光に反応する性質は徐々に失いながら、受容体と神経節細胞（G）をつなぐ構造として分化した。その一方で、視細胞は神経節細胞との結合を失い、光受容に特化していった。同様に、分化した錐体（C）と桿体（R）は、現在の錐体に似た初期の視細胞に由来すると考えられる。（Arendt D [2008] *Nat Rev Genet* 9:868–882 より Macmillan Publishersの許諾を得て掲載）

12.16 霊長類でみられる3色の色覚は錐体に発現するオプシン遺伝子の多様性と重複による

第4章で説明したように，色覚は特定の波長スペクトルに感受性をもつオプシンを発現する複数種の錐体により担われる．脊椎動物の祖先は，すでに4種類の錐体オプシン遺伝子をもっていたようである．これはおそらく，ナメクジウオから分かれたあと，脊椎動物の原型でゲノムレベルの重複が2度起こった結果であると考えられる．これに引き続いて，有顎魚類がヤツメウナギなどの無顎類から分岐したあとに，錐体オプシン遺伝子の1つが重複し，桿体オプシン遺伝子を生み出した（図12-2）．有顎魚類，爬虫類，鳥類など現存する脊椎動物の多くは桿体のオプシンに加えて4種類の錐体オプシンをもっているので，4色覚ということになる．ところが，哺乳類の進化の初期に，2種類の錐体オプシン遺伝子が失われた．理由はおそらく，哺乳類の祖先は夜行性であり，複数の錐体オプシン遺伝子をもつ方向に選択圧が働かなかったためと考えられる．したがってほとんどの哺乳類は2色覚である．1つは短波長領域用オプシン，もう1つは長波長領域用オプシンで，それぞれ遺伝子SとL'でコードされる（**図12-26**）．

ヒトは3色覚で，3種類の錐体，すなわちS（青），M（緑），L（赤）をもつ（図12-26, 4.11節）．MとLのオプシンをコードする遺伝子は約3,500万年前にそのもととなるL'遺伝子の重複によって，狭鼻猿類の祖先に生まれた．狭鼻猿類とは旧世界ザルや類人猿のことで，ここにヒトも含まれる．実際，ヒトや他の狭鼻猿類における遺伝子MとLはX染色体上で隣接している．つまり，これらの遺伝子がそのもととなる遺伝子L'の不均等な交差によって生じたことを物語っている（図12-6A）．その詳細に関しては後述するが，こういった重複が遺伝子M, Lの多様化をもたらした．錐体オプシン膜貫通領域のαヘリックスにおけるわずか3アミノ酸の変化がM錐体とL錐体の波長スペクトル変化につながり，それぞれの最大吸収波長は530 nm，563 nmとなっている（図4-19）．

霊長類において3色覚となったことは，これまでに説明した進化による多くの変化より

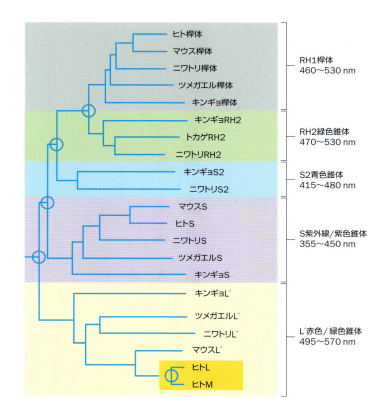

図12-26 脊椎動物のオプシン遺伝子ファミリーにみられる系統関係 丸で囲った部分は遺伝子重複を示し，うち左の3つは4種類のオプシン遺伝子を生み出した．これらは脊椎動物の祖先においてゲノムの重複が2度起こったことと対応し，これは5億年以上前のことである．無顎類から有顎魚類が分岐した際，桿体のオプシン遺伝子の誕生につながる遺伝子重複が起こった．図の下部にある錐体のL'オプシン遺伝子を生み出した遺伝子重複はかなり最近の事象であると考えられ，およそ3,500万年前である．錐体オプシン$Rh2$遺伝子および$S2$遺伝子は哺乳類では失われた．（Bowmaker JK [2008] *Vision Res* 48:2022–2041よりElsevierの許諾を得て掲載）

も新しい事象なので，より細部まで解明されている。アメリカ大陸にもとから生息する新世界ザルで得られた研究成果がきわめて興味深い洞察を与えている。新世界ザルのほとんどが，多くの哺乳類同様，遺伝子S, L'しかもたない。その一方で，オプシンをコードする遺伝子L'上には複数の多型アレルが同定されており，これらのアレルがコードするオプシンの最大吸収波長は535〜563 nmである。遺伝子L'はX染色体上にあるので，雄は遺伝子を1コピーしかもたず，したがって，2色覚である。雌でも遺伝子L'に関して特定のアレルのホモ接合体である個体は同様に2色覚である。しかしながら，遺伝子L'に関して2種類の多型アレルをもつヘテロ接合体である場合には，X染色体不活性化（BOX 11-3）がランダムに起こるので，いずれかの遺伝子を発現する錐体群をもつこととなり，3色覚となる（**図12-27**A）。

ホエザルという新世界ザルに至っては，旧世界ザルや類人猿とは独立に祖先遺伝子L'の重複を起こし，雌雄とは関係なくすべての個体が3色覚であることも興味深い。このサルのM, L遺伝子アレルの配列を調べると，遺伝子重複がない他の新世界ザルでみられるL'遺伝子の多型アレルときわめて類似していることがわかる。これらの結果より，少なくともホエザルではL'オプシンの多型化が遺伝子重複よりも先に起こったことが示唆される（図12-27B）。現実に，M, L錐体細胞における波長スペクトルシフトの鍵となる3アミノ酸はホエザルでも旧世界ザルでも類人猿でも同じである。したがって，起源遺伝子L'にみられる異なったアレル群は約3,500万年前に新世界ザルが旧世界ザルや類人猿より分岐する前にすでに存在していたことがわかる。そして，旧世界ザルや類人猿で3色覚が獲得された過程もホエザルの場合と似た形で説明できると考えられる（図12-27B）。

波長スペクトルの異なるオプシンを用いて色覚を得るにはさらに2つの条件が必要となる。第1はM, Lオプシンがそれぞれ違った錐体細胞に発現することである。新世界ザルの場合，3色覚をもつ雌でランダムに起こるX染色体の不活性化がこの問題を解決している。このとき，錐体は1種類のアレルのみを発現することになる。性別を問わず3色覚をもつ霊長類では，隣接する遺伝子M, Lが**座位調節領域**（locus control region：LCR）を共用する。この領域はシス調節エレメントであり，錐体特異的なオプシンの発現を行う（図12-27B）。1つ1つの細胞ではLCRが遺伝子M, Lのいずれかのみと連動し，その連動がランダムであるので，M錐体とL錐体が無作為に分布することになる（図4-20）。

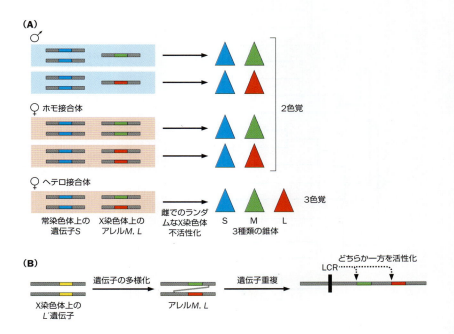

図12-27　霊長類の3色覚の起源　(A)すべての新世界ザルは常染色体に2つの短波長オプシン遺伝子（S）をもつ。遺伝子SはS錐体にのみ発現するように調節されており，L'錐体には発現しない。数種の新世界ザルの遺伝子L'は遺伝的多型を獲得し，M（緑），L（赤）など異なる波長に反応する錐体をもつ。遺伝子L'はX染色体上にあるので，雄は2色覚である（上段）。アレルM, Lのホモ接合体である雌もそれぞれ2色覚である（中段）。一方，アレルM, Lのヘテロ接合体である雌は3色覚となる（下段）。その理由は，片方のX染色体の不活性化がランダムに起こるので，網膜の錐体はL, Mのいずれかを発現する錐体のモザイクとなるからである。灰色の部分はオプシン遺伝子の周辺にある染色体領域を示す。(B)霊長類で3色覚が獲得されたと推定される経緯。第1段階：遺伝子L'での変異が起こり，多くの新世界ザルでみられるようなスペクトル感度の多型性が生じた。第2段階：最近になってホエザルで起こった遺伝子重複によりX染色体上にアレルL, M双方がのることとなり，雌雄の差なく3色覚となった。同様の遺伝子変異が旧世界ザルや類人猿にも起こったと考えられる。座位調節領域（LCR）はM, L遺伝子で共有されており，1つの錐体にはどちらか一方が発現し，両方が発現することはない。

第2は，M，Lという2種の錐体で検知された信号から差分抽出を可能とする網膜神経回路の存在である。これは小型双極細胞によって実現される。具体的には，この細胞が中心窩にある非常に受容野が狭い1つの錐体とシナプスを形成することで信号が伝達される。その結果，錐体の下流に位置する双極細胞と網膜神経節細胞は，錐体1個に相当し単色性を示す中心部からの信号と，M，Lがランダムに発現した周辺領域からの信号を比較することができる（図4-33）。

　霊長類の3色覚は進化上きわめて有利であるようにみえる。新世界ザルではL'遺伝子について複数の多型アレル群を維持していること，遺伝子L'の重複が狭鼻猿類とホエザルで独立して起こり，両方の系統でゲノム上に固定されたことはその証左である。多くの霊長類は果実を食べるので，緑と赤を見分ける能力は緑の葉の中から赤色，橙色，黄色の果実をみつけ，その熟れ具合を判断するのに適している，という説が有力である（図12-28）。実際に，3色覚の進化は果実の色の進化と密接な関係をもつ。果実食の動物は，餌を探すときに色覚を利用し，色がついた果実を実らす植物は，動物がその色でみつけ，食べ，運ぶことで種子が拡散されやすくなる。さらに付け加えるならば，呑みこめるほど種子が小さければ，種子は栄養豊富な環境に置かれることになるのである。

12.17　2色覚動物に追加の錐体オプシンを導入することでスペクトル識別能が向上する

　進化に関する研究のほとんどは異なる種間で形質を比較し，差異を生じた過程を探るものである。一方，進化過程を再現できる簡単な実験を行えば，憶測の域を出なかった推論過程が強く支持されることとなり，新しい見通しも同時に得られる。こうした実験を2例紹介して感覚系の進化に関する考察を閉じたい。

　マウスは2色覚の動物で，Sオプシンと，より長波長のオプシンをもつ。ここで後者をMオプシンと呼ぶことにする。理由は，このオプシンが最大吸収波長510 nmの中波長成分をとらえるからである。このオプシンは，図12-26で示したL'オプシンと同等である。ノックイン技術（13.7節）を使ってマウスのアレルMの1つを最大吸収波長が556 nmであるヒトLオプシン遺伝子に置換する。ちなみに，この遺伝子もX染色体上にある。したがって，アレルL，Mをもつヘテロ接合体の雌マウスは3つのオプシン遺伝子をもつことになる。その内訳は，常染色体にあるマウスのS遺伝子，片方のX染色体上にあるマウスのM遺伝子，そしてもう一方のX染色体上にあるノックインされたヒトのL遺伝子である。このマウスにはランダムなX染色体不活性化により3種類の錐体が発生するが，これは新世界ザルの雌個体でみられたのと類似した状況である（図12-27A）。スペクトル感度を測定すると，アレルL，Mの双方をもつ雌マウスはどちらか片方しかもたない個体に比して感知できるスペクトル幅が大きくなっていた。この「3色覚」マウスは通常の2色覚マウスに比べて優れた色覚をもっているのだろうか。

　そこでマウスのスペクトル識別能力を調べる実験を計画した。三肢強制選択試験として，どの色が他の2色と異なるかをあてることができれば餌がもらえるよう，マウスを訓練する（図12-29A）。2つの窓口の色は600 nmに固定し，残りの1つの色を500～600 nmの範囲で変化させる。対照群の2色覚マウスはこの試験に通らなかった。500 nmと600 nmの識別成績は33%であり，偶然の域を出ないものだった。一方，MとLをバランスよくもつヘテロ接合体の雌マウスは580 nmと600 nmの差でさえも見分けることができたのである（図12-29B）。これは遺伝子改変された3色覚マウスの色識別能力が向上したことを示す。

　先天的に2色覚の新世界ザルであるリスザルの雄の成体にウイルスを用いてヒトのLオプシン遺伝子を発現させ，この個体に三肢強制選択試験を課す，という概念的に同じ実験を行った。リスザルは正解の報酬としてジュースをもらうためには，周辺を灰色のドットで囲まれ，さまざまな大きさと濃さをもつ色つきドットからなる図形を触るように訓練さ

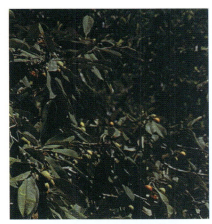
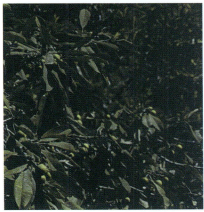

図12-28　3色覚により霊長類は果実をみつけやすくなる　上：3色覚をもつことで，生い茂った樹冠の中で，赤い果実が際立ってみえる。下：同様の状況で2色覚の場合，長波長に反応する錐体が1つしかないので，果実をみつけるのは難しくなる。（Regan BC, Julliot C, Simmen B et al. [2001] *Philos Trans R Soc Lond B Biol Sci* 356:229–283よりRoyal Societyの許諾を得て掲載）

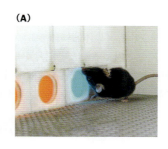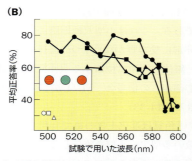

図12-29　3色覚のマウスはより優れたスペクトル識別能をもつ　(A)この色識別試験では，喉が渇いたマウスに3つの窓のうちどれが他の2つと異なる色であるかをあてることで，報酬として水が貰えることを学習させる。2つの窓の波長を600 nmに設定し，もう1つは可変とする。(B)パネルAで示した色識別試験を，対照群の2色覚マウス1匹と，MとLの比が偏っている3色覚マウス2匹を用いて500 nmと600 nmの識別課題で行うと，33%程度の正答率であった（白抜きの図形で表示）。グラフの濃い黄色に塗られた領域は，得られた結果が偶然の域を出ない95%の信頼区間を示す。ところが，バランスのとれたMとLの比を示す3色覚マウス（塗りつぶし図形で表示）3匹で同様の実験を行うと，500〜580 nmの波長領域で600 nmの波長に対する識別正答率には，偶然による正答率に対して有意差があることが示された。（A：Jacobs GH, Nathans J [2009] *Sci Am* 300:56-63よりMacmillan Publishersの許諾を得て掲載；B：Jacobs GH, Williams GA, Cahill H et al. [2007] *Science* 315:1723-1725よりAAASの許諾を得て掲載）

れる（図12-30A）。十分な訓練後でさえも2色覚のサルは490 nm付近の色つき図形を同定できなかった。ここはいわゆる中性点で，白色に見える領域である。しかし，ウイルスベクターを用いてヒトのLオプシンを発現させた個体は，検査したすべての波長で灰色の背景から色つき図形を識別することができたのである（図12-30B）。したがって，2色覚のリスザルに新たな色覚行動をとらせるには成獣の網膜でLオプシンを発現させることで十分であったことがわかる。この実験は，ヒト色覚障害を対象にした遺伝子治療の原理証明実験でもある。

　3色覚の霊長類は，多型性のある錐体遺伝子に色覚神経回路を適合させるために数百万年もの歳月を費やしてきた。その一方で，マウスを用いたシミュレーション実験では，わずか1世代で色覚情報処理経路が作られた。その個体が新規に導入されたオプシンを直ちに光スペクトルの識別に利用し，かつ行動に反映させたという事実は，感覚情報入力が突然変化しても神経系はそれに対応できる柔軟性をもつことを強く示唆する。さらに，リスザルを使った実験は，成獣になってから導入された新しい色覚情報が直ちに利用されることも示した。いずれの例でも，スペクトル情報は網膜内で適切に処理されているに違いなく，おそらくは12.16節で説明したものと類似した機序によるのだろう。さらに，新たなスペクトル情報は大脳皮質視覚野で適切に処理され，行動成績の向上につながっている。3色覚マウスの視覚野がどのようにしてスペクトル情報の処理を行っているかを研究すれば，網膜外での色覚情報処理について興味深い洞察が得られるだろう。

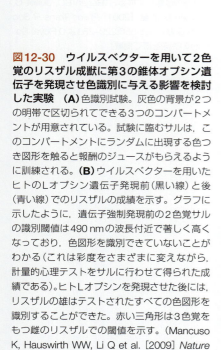

図12-30　ウイルスベクターを用いて2色覚のリスザル成獣に第3の錐体オプシン遺伝子を発現させ色識別に与える影響を検討した実験　(A)色識別試験。灰色の背景が2つの明帯で区切られてできる3つのコンパートメントが用意されている。試験に臨むサルは，このコンパートメントにランダムに出現する色つき図形を触ると報酬のジュースがもらえるように訓練される。(B)ウイルスベクターを用いたヒトのLオプシン遺伝子発現前（黒い線）と後（青い線）でのリスザルの成績を示す。グラフに示したように，遺伝子強制発現前の2色覚サルの識別閾値は490 nmの波長付近で著しく高くなっており，色図形を識別できていないことがわかる（これは彩度をさまざまに変えながら，計量的心理テストをサルに行わせて得られた成績である）。ヒトLオプシンを発現させた後には，リスザルの雄はテストされたすべての色図形を識別することができた。赤い三角形は3色覚をもつ雌のリスザルでの閾値を示す。(Mancuso K, Hauswirth WW, Li Q et al. [2009] *Nature* 461:784-787よりMacmillan Publishersの許諾を得て掲載）

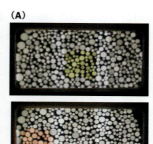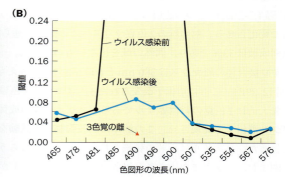

神経系の構造と発生の進化

そろそろこの章の最終テーマである神経系の進化に言及したい。この問題を扱う上での重要なポイントの1つに発生生物学がある。というのも，新たな構造の進化は結局のところ発生過程の変化にたどりつくからである。ここ数十年の発生生物学の発展により，発生の機序は動物界を通じてきわめてよく保存されていることがわかった。その一例として，体のつくり（ボディプラン）がどのように生み出されるかを最初に考察したい。

12.18　すべての左右相称動物は共通のボディプランをもち，種間で保存された発生制御機構により決定される

左右相称動物とは中枢神経系をもつ全動物を含み，大きく2つに分かれる。1つは旧口動物で，ここにはほとんどの無脊椎動物門が含まれる。もう1つは新口動物で，すべての脊椎動物はここに入る（図12-2）。旧口動物と新口動物のボディプランにおける本質的な違いの1つとして，中枢神経系の場所があげられる。脊椎動物では脊髄が背側にあるが，旧口動物の神経索は腹側に位置する。

Étienne Geoffroy Saint-Hilaireは1882年に，脊椎動物と無脊椎動物のボディプランが似ていることを最初に報告した。ザリガニをひっくり返すと脊椎動物のようにみえるというのはその一例である（図12-31A）。Geoffroyの仮説は彼が活躍した前Darwin時代には認められなかったが，1990年代に発生機構が分子レベルで解明されることで正しいことがわかった。ショウジョウバエの胚では，腹側神経索を形成する腹側神経外胚葉はSog (short gastrulation) という分泌タンパク質遺伝子を発現する。これは，同じく分泌タンパク質であり背側に発現して背側を規定するDpp (decapentaplegic) と拮抗する作用をもつ（図12-31B）。カエルの胚では，神経外胚葉を含む背側の構造は背側に発現するコーディン (chordin) によって原腸形成期に決定される（7.1節）。コーディンは腹側を決定するBmp4（骨形成因子4）と拮抗する（図12-31C）。ここで，DppとBmp，Sogとコーディンそれぞれが相同タンパク質であることに注目してほしい。さらに，カエルのコーディンをハエの胚に発現させると腹側化が進行し，ハエのSogをカエルの胚に発現させると背側化が進行す

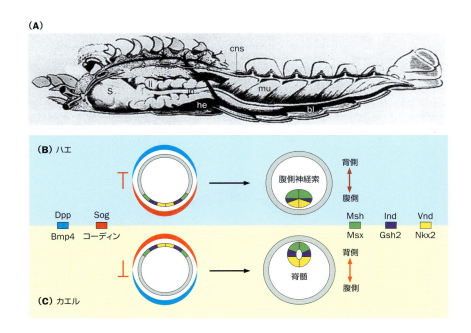

図12-31　脊椎動物の背腹軸は無脊椎動物の背腹軸を逆転させたものである
(A) Étienne Geoffroy Saint-Hilaireによるひっくり返したザリガニのスケッチをみると，無脊椎動物のボディプランは脊椎動物に似ていることがわかる。胃 (S)，肝臓 (li)，腸 (in) などから構成される消化器系の上には中枢神経系 (cns) があり，消化器の下には心臓 (he)，大血管 (bl) がある。また，中枢神経系の両側には筋肉 (mu) がある。(B, C) ハエ (B) とカエル (C) の胚の横断面を観察すると，いずれも相同な分泌タンパク質Dpp/Bmp4とSog/Chordinの作用により背腹軸に沿って体がつくられることがわかる。Sogはハエ胚の腹側に，Chordinはカエル胚の背側にそれぞれ中枢神経系を誘導する。いずれもDpp/Bmp4に拮抗する（赤色の抑制の記号で示す）。さらに，その後の発生で神経外胚葉が形成される際には，ハエとカエルで相同な3種類の転写因子が発現する。すなわち，Msh/Msx，Ind/Gsh2，Vnd/Nkx2である。以上の転写因子は腹側神経索と脊髄の背腹軸を規定する。ハエでは表皮から神経細胞前駆体が脱離して神経系を形成するが，カエルでは表皮から神経細胞前駆体が陥凹する（図7-2）。したがって，3群の転写因子は，（相反するのではなく）同じ位置づけで背腹軸を決定する。（A：De Robertis EM, Sasai Y [1996] *Nature* 380:37–40よりMacmillan Publishersの許諾を得て掲載）

る。これらの結果より，Sogとコーディン，DppとBmp4は背腹軸を決定するうえで，胚の背腹軸が逆転していたとしても，それぞれ機能的には同等の作用をもつことがわかる。さらに，体全体の背腹軸の決定に引き続き，ハエとカエルで相同の転写因子が腹側もしくは背側の中軸から離れたところに発現する。中軸から発現部位までの距離はそれぞれの動物で異なるが，それぞれハエの神経索とカエルの脊髄での背腹軸形成に関与する（図12-31BとC右）。以上の結果から，脊椎動物と無脊椎動物の中枢神経系は共通のボディプランの中で共通の起源をもつことがわかる。より基本的な状態である無脊椎動物に対して背腹軸が脊椎動物で逆転するのは，脊索動物の進化の初期に起こったからであろう。

　左右相称動物に共通のボディプランがあるという考え方は，さらに前後軸を形成する際に働くHox遺伝子群によっても証明される。Hox遺伝子は当初ショウジョウバエで**ホメオティック変異**（homeotic transformation；相同異質形成変異）を起こす変異体として同定された。ホメオティック変異とは体のある部分が他の部分で置換される現象である。Antennapediaという変異体では触角一対が脚一対に替わる。またUltrabithoraxでは翅を

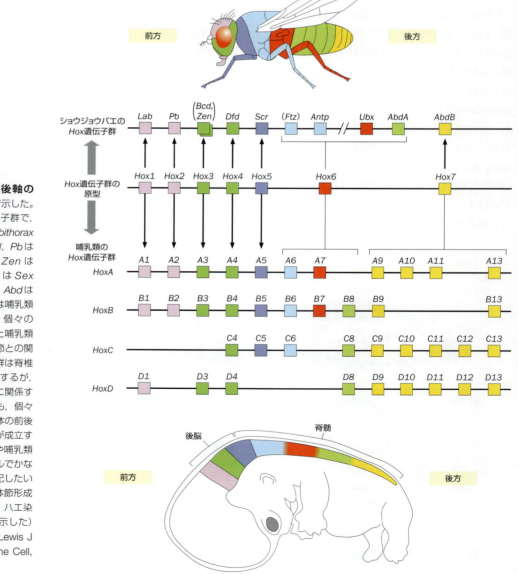

図12-32　Hox遺伝子群による前後軸のパターン形成　Hox遺伝子を四角形で示した。最上段はショウジョウバエのHox遺伝子群で，ここにはAntennapedia（Antp）やUltrabithorax（Ubx）も含まれる。他にLabはLabial，PbはProboscipedia，BcdはBicoid，ZenはZerknüllt，DfdはDeformed，ScrはSex combs reduced，FtzはFushi tarazu，AbdはAbdominalをそれぞれ示す。下の4つは哺乳類における4種のHox遺伝子群である。個々のHox遺伝子の類縁関係，ならびにハエと哺乳類においてこれらの遺伝子が規定する体節との関係を，色を用いて示した。Hox遺伝子群は脊椎動物のさまざまな形態形成過程を制御するが，単純化するためにここでは中枢神経系に関係するもののみを示した。いずれの動物でも，個々のHox遺伝子の染色体における位置と体の前後軸での発現領域の間には共線的な関係が成立する。上から2段目の原型に比べ，ハエや哺乳類のHox遺伝子群には個々の遺伝子レベルでかなりの付加や喪失がみられる。括弧内に記したいくつかの遺伝子には，前後軸に沿った体節形成制御とは関係のない機能が付与された。ハエ染色体ではAntpとUbxの間に分断（//で示した）がみられる。（Alberts B, Johnson A, Lewis J et al.［2015］Molecular Biology of the Cell, 6th ed. Garland Scienceより）

生じる胸節が他の胸節を置換して重複する。このような分子遺伝学的な解析から，該当する遺伝子が遺伝子クラスターの一部であることがわかった。またクラスターに含まれる遺伝子のすべてが**ホメオボックス**(homeobox)と呼ばれる共通のDNA結合領域をもつ転写因子であることも明らかとなった。こうした経緯から，これらの遺伝子は**Hox遺伝子**(Hox gene)群と呼ばれる。Hox遺伝子のそれぞれは前後軸に沿って特定の体節に発現し，体での発現部位と染色体上での座位の間に共線的な対応関係がみられる(図12-32上)。そして，脊椎動物でのHox遺伝子の発現も，ハエのそれと同じ共線的な対応関係をもつことは驚きである。その一方で，脊椎動物には，脊索動物の進化の初期に2度の遺伝子重複によって生じたと考えられる4つのHox遺伝子群がある(図12-32，下段)。そしてこれが先に述べたように4種類の錐体オプシンをつくるのである(図12-26)。

Hox遺伝子の発現様式はハエでも脊椎動物でも同様に発生期の明確な分子機構によって規定されるが，1度発現部位が決まると自己活性化によってさらに発現を増強させ，他のHox遺伝子の発現を抑制する。したがって，ある特定の体分節にHox遺伝子の発現を持続的に限局させることができる。こうして，あるHox遺伝子の機能喪失変異では，別のHox遺伝子が異所性に発現する。また，Hox遺伝子は体の各部位を特徴づける下流の遺伝子発現も制御する。したがって，Hox遺伝子に変異が起こると，ホメオティック変異による目立った表現型が出現する。

Hox遺伝子は前後軸に沿った体の各分節の特徴を決めるのに加え，発生のあとの段階で神経の細胞運命を決定する際にも働く。これはハエでも脊椎動物でも同様である。例をあげるならば，上腕を支配する脊髄節が決まったのち，上肢節でのHox遺伝子間相互の発現抑制と協調が起こる。これによって，上肢にある筋肉それぞれを支配する運動ニューロンをつくる運動ニューロンプールがつくられる(図12-33)。ハエや脊椎動物の中枢神経系で発生後期に現れるこれらのHox遺伝子の機能が，その共通祖先から受け継がれたものなのか，それとも前後軸に沿った体の分節を規定するという古くからの機能に独立して付加されたものなのかは不明である。ともあれ，これらの知見は第7章で強調した「同じ分子が異なった発生過程で何度も使われる」という考え方を支持する。

ホメオボックスDNA結合ドメインは，Hox遺伝子群の他に，多くの転写因子でもみられる。これらの転写因子はつぎの節で紹介するように，発生を制御するうえで進化上保存された役目を担っている。

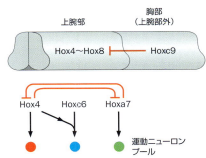

図12-33　Hoxタンパク質による脊髄髄節と運動ニューロンの分化制御　上腕部よりも後方の胸髄で発現するHoxc9は，Hox4～8の他領域での発現を抑制することで，これらの遺伝子の発現を上腕部とそれより前方の体節のみに限局させる。上腕部ではHox4とHoxa7の相互発現抑制，ならびにHoxc6とHox4の協働により3種類の運動ニューロンプールが分化する。(Philippidou P, Dasen JS [2013] Neuron 80:12–34よりElsevierの許諾を得て掲載)

12.19　眼の発生は進化上保存された転写因子により制御される

ショウジョウバエの発生遺伝学的解析によって複眼の形成を開始させる転写因子群が同定された。その1つに**Eyeless**(無眼)と呼ばれるものがあり，その変異によって複眼が完全に欠失する。意外にも，Eyelessを触覚や翅の近くなど他の組織の前駆細胞で異所性に発現させると，その場所で眼の形成が起こる(図12-34)。これはすでに説明したホメオティック変異に似た現象である。その後の研究によって，Eyeless遺伝子に似た機能喪失や獲得を起こす他のいくつかの遺伝子が同定された。Eyelessとこれらの遺伝子群は，ハエの眼の形成を規定する遺伝子ネットワークをつくっている。

Eyelessタンパク質は転写因子Paxファミリーに属し，これを構成する分子はペアードボックスとホメオボックスという2つのDNA結合ドメインをもつ。Eyelessは哺乳類の**Pax6**に最も似ている。マウスでPax6遺伝子を欠失させると，興味深いことに眼が失われる。ヒトでPax6のアレルの片方が欠失すると無虹彩症を発症し，虹彩の部分欠損あるいは完全欠失となる。Pax6の両方のアレルが欠失すると眼の形成が阻害され，死産となる。驚いたことに，Eyelessの変異体であるハエにマウスのPax6を発現させると正常な眼の形成が回復し，異所性に発現させるとショウジョウバエのEyelessを異所性発現させたときと同様の，異所性の眼形成がみられる。これらから，EyelessとPax6は眼の形成制御にかか

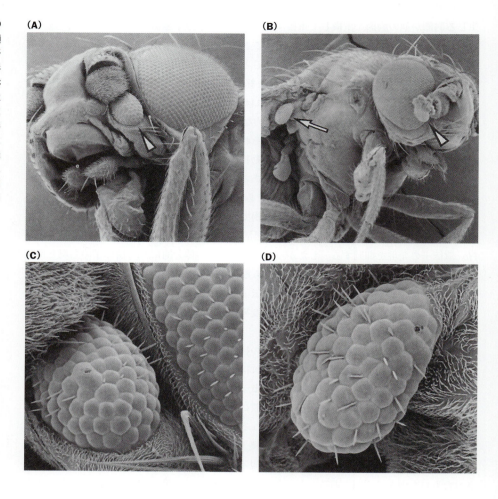

図12-34 Eyelessの異所性発現は眼の異所性形成を引き起こす この走査型電子顕微鏡写真は，触角原基におけるEyeless遺伝子の異所性発現によって，触角に替わって眼が形成されたことを示す（A，Bでの矢じり部分）。CはAの拡大像である。左は触角から置換された異所性の眼，右は正常な眼である。翅の原基に発現された異所性Eyelessは，翅の下に眼を形成する（Bの矢印部分。Dはその拡大図）。図には示していないが，マウスのPax6の異所性発現も同じく異所性の眼を形成することが知られている。（Halder G, Callaerts P, Gehring WJ [1995] Science 267:1788–1792よりAAASの許諾を得て掲載）

わる進化上保存された遺伝子であることがわかる。実際，クラゲの中には眼点に発現するPax遺伝子をもつものがいるが，これはPaxと眼の発生が古くから関係していたことを示すものである。

脊椎動物とほとんどの無脊椎動物の眼の間には形態的な相違点，オプシンの種類やシグナル伝達系の違いなどがあることを12.14節で学んだ。ここから脊椎動物と無脊椎動物の眼は複数の起源をもつという説が導かれた（BOX 12-3）。しかしながら，眼の発生におけるPax遺伝子の働きを研究すると，すべての眼が共通の起源をもつように思われる。これらの異なった学説と矛盾しないように少し控えめにモデル化すると，転写因子Paxは刺胞動物と左右相称動物が分かれる前の動物進化の過程の初期に光に感受性のある細胞の発生を制御していたこと，またこの機能がいくつもの動物門で保存されたこと，がいえる。光感受性細胞は複数の分類群でそれぞれ別々に進化した。そして，無脊椎動物といくつか脊椎動物の網膜神経節細胞に存在する感桿型視細胞，脊椎動物と特定の無脊椎動物の視細胞と脳のニューロンにある繊毛型視細胞をつくった。同時に，眼も独立して発生し異なる形態をもつに至ったが，基本的な光学原理は共有する形に収斂した。

機能喪失変異や，特にEyeless/Pax6，Hox遺伝子の異所性発現でみられる表現型から，主要な発生制御因子の発現様式を変えることがいとも簡単に大きな構造的変化をもたらすことがわかった。これらの転写因子はその下流にある多くの標的遺伝子の発現を制御する系の最上流にあるので，その発現様式を変化させることは，進化的変化を引き起こす鍵となるメカニズムといえるだろう（12.4節）。

12.20 哺乳類の新皮質は最近急激に膨張した

残りのページで，ヒトの複雑な認知機能を担う構造である哺乳類の大脳の**新皮質**（neocortex）について述べたい。その起源は爬虫類の終脳背部にあるきわめて簡単な相同器官に求めることができ，これを**背側皮質**（dorsal cortex）と呼ぶ。過去2億年の哺乳類の進化過程で，新皮質は立体的にも平面的にも拡大してきた。爬虫類の皮質では3層の薄層であったものが6層となり，前の章までで紹介したように感覚，運動，連合機能などに関係する多くの領野をもつようになった。このような膨張は化石に刻まれた記録から推定すると過去6,500万年の間に起こったと考えられる。ちょうど，恐竜の絶滅に引き続いて起こり，このとき今日見られるようなきわめて多様な哺乳類が，小型で夜行性の祖先から進化しはじめた。初期の哺乳類の頭蓋骨を再構築すると（図12-35），背側の新皮質と腹側の梨状皮質を分ける梨状溝が現存する哺乳類よりもかなり背側に存在する。これは新皮質が初期の哺乳類の前脳ではずっと小さな領域を占めていたにすぎないことを示すものである。ちなみに，第6章で説明したように嗅覚の情報処理を担う場所である梨状皮質は3層構造をとるので，新皮質には含めない。

動物の進化史において，哺乳類の新皮質が比較的短い期間に急速に膨張した理由は何であろうか（図12-36）。大脳皮質の神経回路がモジュール（基本単位）構造をとることもその要因の1つであろう（BOX 4-3）。これでニューロン数を増す仕組みさえ準備できれば，皮質の面積を増大させられるようになった。第2の要因としては，さまざまな入力を受ける新皮質の柔軟性や可塑性があげられよう。つぎの節では，新皮質が大きさや特殊化した皮質の数を増大させた仕組みについて考えられるところを述べる。

12.21 神経発生の仕組みを調節することで新皮質の大きさは変えられる

ヒトはすべての哺乳類の中で最も拡大した新皮質をもち，全脳容積の約75％を占める。比較のために示すと，最小の霊長類の1つであるネズミキツネザルでは新皮質は全脳容積の40％程度を占めるにすぎない。7.2節で説明したように，新皮質の興奮性ニューロンは脳室領域で放射状グリア細胞から直接生まれるか，もしくはこの細胞から分化した中間前駆細胞より形成される。放射状グリア細胞自体は発生初期に神経上皮前駆細胞より対称細胞分裂によって生じる（図7-4）。原理上は，細胞分裂の回数が増し，同時に頭蓋骨容量が

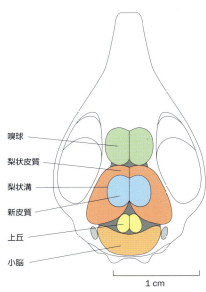

図12-35 化石から再構築された初期哺乳類における脳の構造 約8,500万年前の哺乳類の頭蓋骨を背側からみたもの。新皮質は梨状溝を境に梨状皮質と分けられ，頂部に存在する。さらに進化の進んだ哺乳類と比べて，嗅球や梨状皮質のように嗅覚に関係する領域が新皮質よりも大きな領域を占めることがわかる。（Kaas JH [2007] Evolution of Nervous Systems. Elsevierより）

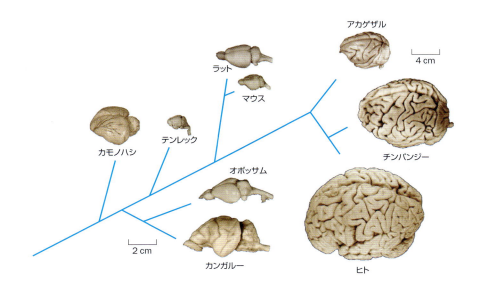

図12-36 代表的な哺乳類の脳 ここに示した脳はすべて斜め上方より撮影したもので，左が吻側である。霊長類の3つの脳については4 cmのスケールが，他の脳には2 cmスケールがそれぞれ適用される。分類群の系統関係は青い線で示した。（画像はhttp://brainmuseum.orgより。これらのサンプルはUniversity of Wisconsin and Michigan State Comparative Mammalian Brain Collections，および，National Science FoundationとNational Institutes of Healthに助成を受けたNational Museum of Health and Medicineより）

増大すれば皮質ニューロン数が多くなり，より大きな脳が形成される。

皮質の神経発生において細胞分裂回数を増す仕組みがいくつか提唱されている。第1は，神経上皮前駆細胞の対称分裂の対数期を延長することにより，放射状グリア細胞の細胞プールを増すという方法である。分裂が1回増えると総細胞数は2倍となる。第2は，中間前駆細胞をつくる細胞分裂の回数を増大させるものである。これにより，放射状グリア細胞はより多くの最終分化ニューロンを産生できる。いずれの仕組みにも実験的な裏付けがあるが，最近 in vitro でヒト皮質神経細胞形成を画像解析したところ，第3の仕組みが発見された。発生途中のヒト新皮質には広大な脳室下帯がある。ここには脳室帯の放射状グリア細胞とは別の放射状グリア細胞があり，それらは**外側放射状グリア細胞**（outer radial glial cell：oRG）と呼ばれる。oRGは非対称細胞分裂によってoRGそのものと中間前駆細胞を産み出す。軟膜表面に伸長したoRGの突起はニューロンが皮質板へ移動するさいの道しるべとしても使われ，単位面積辺りの脳室面に対する皮質面の面積を広げている（図12-37）。oRGは脳室帯の放射状グリア細胞より生まれると考えられるが，これは12.15節で解説した進化過程における細胞種の多様化が重要であるという考えを支持するものである。

大きな新皮質をもちニューロンの数が増すと，皮質には脳回が発達する（図12-36）。脳回をもつ皮質は，なめらかな無脳回皮質に較べ単位脳体積あたりの表面積が大きくなり，より多くの神経回路ユニットをおさめられるようになる。他に脳回の有利な点として，皮質どうしを連絡する軸索の長さを節約できることがある。では脳回や脳溝はどのように形成されるのだろうか。マウスを用いた実験によると，単にニューロンの数が増加することが脳回形成に十分であることがわかった。ある実験では，トランスジェニックマウスで神経上皮細胞前駆体に安定型βカテニンを強制発現させた。βカテニンはカドヘリンとともに細胞接着に働くが（図12-8），細胞増殖を制御する分子としての機能ももつ。この実験では，前駆細胞のプールが拡大し，大脳皮質の巨大化が起こった。面白いことに，皮質板自

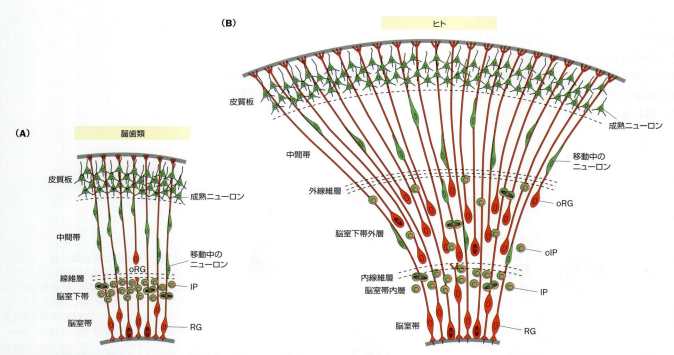

図12-37　模式化した齧歯類とヒトの皮質形成　皮質形成はどの種でも脳室帯で開始する。脳室帯では放射状グリア細胞（RG）がニューロンや中間前駆体細胞（IP）を産生する。脳室下帯のIP細胞群はさらに多くのニューロンをつくる（図7-4も参照）。ヒトにみられる顕著な違いは，齧歯類に比して分厚い脳室下帯外層をもつことである。ここには外中間前駆体細胞（oIP）のみならず，oIPやニューロンを産み出す外側放射状グリア細胞（oRG）も存在する。したがって，増殖能を著しく亢進させることが可能となる。oRGはその後，齧歯類の脳でも発見されたが，脳室帯のRGに比べるとその数はずっと少ない。（Lui JH, Hansen DV, Kriegstein AR [2011] Cell 146:18–36よりElsevierの許諾を得て掲載）

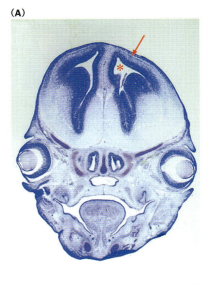
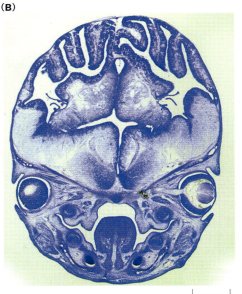

図12-38 神経前駆細胞の増殖亢進により脳回，脳溝状の襞を獲得したマウス脳
(A) 正常マウスの冠状断。(B) 安定型のβカテニンを神経上皮細胞に強制発現したトランスジェニックマウス。いずれも15日胚で，細胞体をクレシルバイオレットで染色したもの。アステリスク(*)は脳室を示す。脳室を囲む細胞は厚い細胞層，すなわち脳室帯を形成する。脳室帯と脳表面の間に位置する皮質板を矢印で示したが，これは最終的に大脳皮質となる。トランスジェニックマウスの大脳皮質には脳回や脳溝に似た構造がみられる。(Chenn A, Walsh CA [2002] *Science* 297:365–369よりMacmillan Publishersの許諾を得て掲載)

体の肥厚はみられず，マウスよりも大きな脳でみられる脳回や脳溝に似た褶曲が新皮質に出現したのである(図12-38)。別の実験では，プログラムされた細胞死(アポトーシス)に必須の遺伝子をマウスで欠損させた。すると，前駆細胞とニューロンの数が増した。また大脳皮質も拡大し，脳回や脳溝に似た褶曲もみられた。この変異によって，マウスは胎生致死となったので皮質発生の詳細な解析は行えなかった。おそらく遺伝子変異の影響が多岐に及んだか，頭蓋内に脳をおさめられなかったか，あるいはその両方が致死に至った原因と考えられる(頭蓋骨は増大したニューロンを収納できるほどには拡大しなかったのであろう)。とはいえ，これらの実験から脳回や脳溝の進化が比較的容易に起こりうることが伺える。そしてこれは，脳回や脳溝が哺乳類の進化過程で何度か独立して生じたことを説明しうるものである(図12-5)。その一方で，マウスの実験で得られたこれらの知見をヒトの脳の実際の進化過程と関係づけるには，ヒトとマウスの遺伝子の間にみられる相違のどれが発生機構の変化を説明できるかを決める必要がある。これは困難ではあるが，たいへんやりがいのある今後の課題である。

12.22 入力情報により大脳皮質の領域特化が起こる

大きな大脳新皮質をもつ哺乳類ではニューロンの数が多いだけではなく，皮質の機能分化がみられ，回路接続も精巧である。例えば，霊長類の前頭前野は齧歯類に比べると特に拡大しており，これがより精緻な処理能力につながっている。ヒトには言語情報の処理にかかわるブローカ野やウェルニッケ野などの特殊な領野がある(**BOX 12-4**；図1-23も参照)。こういった機能特化はどのように進化したのだろうか。

新皮質の機能特化に関しては興味深い論争が続いてきた。1つの極論は，脳室帯の放射状グリア細胞が体軸との関係性においてすでに機能特化されており(図7-3)，これらの前駆細胞が特定の皮質領域のニューロンになる，というものである。別の極論は，新皮質は発生開始時点では白紙状態にあり，領域特化は皮質下における他のニューロンの軸索からの入力により決定される，と主張している。実際のところはおそらくこれらの折衷案であると思われる。つまり第7章で説明したように，運動野，感覚野，連合野の大まかな領域形成は分泌される形態形成因子や細胞内の転写因子によって決定される。同時にそこへの

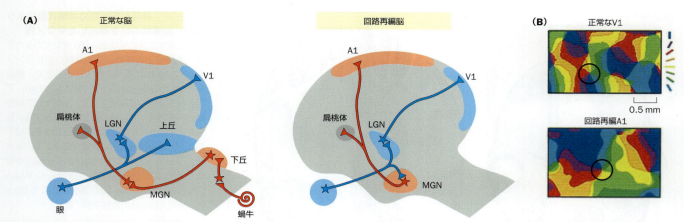

図12-39 視覚情報に対応した聴皮質の回路再編成 (**A**) 左は正常なフェレットにおける視覚系(青色)および聴覚系(赤色)神経軸索の投射図。網膜からの情報は外側膝状体(LGN)を経由して一次視覚野(V1)に伝えられる。これに対し，LGNの隣にある内側膝状体(MGN)は下丘から聴覚入力を一次聴覚野(A1)に伝える。右は発生初期に両側の上丘を破壊し，下丘からMGNへの入力を遮断したあとで，網膜からの入力の一部がMGNに切り替えられ，一次聴覚野に入ることを示す。(**B**) 神経回路再編後の脳では，A1ニューロンが視覚刺激に反応できるばかりか，一部の例では方位選択性を示し，V1ニューロンに似た機能構築をとる。V1と回路再編後A1の方位選択性配置図は，細部に違いはあるもののよく似ており，いずれも風車構造を示す。パネルの各色は図の右側に示した棒の向きの光に反応することを意味する。2つの風車構造の中心を円で囲って強調してある。(A：Sur M, Ruberstein JLR [2005] *Science* 310:805–810より；B：Sharma J, Angelucci A, Sur M [2000] *Nature* 404:841–847よりMacmillan Publishersの許諾を得て掲載)

入力信号の種類が，機能的な観点から皮質形成に影響し，微調整を行う。つぎに紹介する例は後者を支持するものである。

　第5章で紹介したように，視覚的経験は一次視覚野(V1)の線維連絡に大きな影響を与える。眼球優位性はその一例である。つぎの実験は，外科的な回路再配線を行ったあとの，新皮質の可塑性が大きいことを示すものである。この実験では，生まれたばかりのフェレットで内側膝状体(medial geniculate nucleus：MGN)に入力する聴神経軸索を破壊する。MGNは一次聴覚野(A1)に投射するので，聴覚入力は受容されない。同時に上丘も破壊して，そこをおもな投射先とする網膜神経節細胞からの情報も遮断する。これらの操作を同時に行うことで，MGNに網膜神経節細胞の軸索が投射し，A1が視覚情報を受容できるようになる(**図12-39**A)。この場合，A1ニューロンが視覚情報に反応するだけではなく，正常なV1ニューロンがもつ方位選択性も示すことは注目に値する。さらに，方位選択性をもつA1ニューロンの配置は，神経回路再編後でも正常なV1で観察される風車様の配置を示したのである(**図12-39**B；図4-42も参照)。この実験より，V1機能の一部はあらかじめ完全に決められたものではなく，視床からの入力によって影響を受けることがわかる。つまり進化は，原理的には軸索伸長経路に変化を与えることで新皮質の性格を定めるといえる。

　このような神経回路再編成はきわめて印象的ではあるが，かなり人工的でもある。新皮質の機能特化が入力によって決められることを示す例が自然界にも多く存在する。反響定位を使って獲物をみつけるコウモリの聴覚野には，自分が発信する超音波の波長特性に同調する領域が発達している(6.28節)。反響定位を使わないコウモリにはこの領域はみられない。周囲の状況探索にヒゲを使う齧歯類は，豊富な触覚情報を処理するために皮質の体性感覚野第4層にバレル構造を発達させている(BOX 5-3)。ほとんど盲目といってよいホシバナモグラは，大きく突き出た鼻を取り囲むように存在する触手状の特殊な機械受容器を使って小さな獲物をとるが(**図12-40**A；図12-14Aも参照)，その皮質体性感覚野は触手の1つ1つに対して割りつけられている(図12-40B)。触手1～10は獲物を探し出すときに使用され，対になった触手11は眼の中心窩に相当し，餌になりうるものであるか否かを瞬時かつ細かく判別する(ムービー12-1)。触手11の対に対応する大脳皮質野は他の触手の領野と比べて拡大しており(図12-40B)，これは霊長類のV1で網膜中心窩に対応する領域

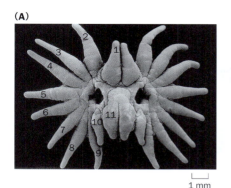 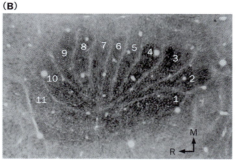

図12-40 ホシバナモグラでみられる機械受容器（触手）の脳での表象　**(A)** 鼻孔周囲にある11対の触手の走査型電子顕微鏡写真。**(B)** 体性感覚野の水平断切片をシトクロムオキシダーゼ染色した。11本の帯状に濃染された領域が反対側の触手に対応する。触手11はその大きさとの関係からいうと不釣り合いに広い皮質領域を占めるが、それはこの触手が摂食前の食物識別に使われることを反映したものである。R：吻側、M：内側。（Catania KC, Kaas JH［1995］*J Comp Neurol* 351:549–567 より John Wiley & Sons の許諾を得て掲載）

が著しく不均等に拡大しているのと同じである（図4-38）。

　このような皮質領域が特化する仕組みの詳細な解明は、今後の面白い課題である。自然選択は内在的な皮質のパターン形成や軸索入力、あるいはその両方に働く可能性がある。視覚経路の聴覚皮質への再編実験や3色覚マウスでの優れた識別能力獲得実験（12.17節）から、新皮質は入力パターンを変化させることで1世代のうちに機能構築を変えうることがわかる。これはおそらく単位となる神経回路モジュールのデザインを変えることによるのであろう（BOX 4-3）。こうした柔軟性により、新皮質は多様な入力パターンに適応することができる。さらに柔軟性は、環境の変化により脳の構造や組織化が変わることを可能にする強力な機構でもある。

BOX 12-4　転写因子FoxP2と言語の進化

　自然選択はヒト脳の進化過程でどの遺伝子に作用してきたのだろうか。満足な回答からはほど遠いが、近年の脳障害の遺伝子解析や種間の遺伝子比較解析からこの疑問が解明されつつある。ここではその一例として、**FoxP2**と言語の進化について説明したい。

　言語はヒト固有のものと思われる。ヒトには生まれながら先天的に言語を使用する能力があるとされるが、最も近縁のチンパンジーはヒト新生児の喃語よりもはるかに原始的な発声を用いてコミュニケーションを行う。発話困難な患者を分子遺伝学的に解析した2001年の研究により、*Foxp2*遺伝子変異をアレルの片方にもつことで、3世代にわたって発症している家系が明らかになった。*Foxp2*遺伝子の欠損は、後になって別の発話性ディスレクシアをもつ複数の患者グループからそれぞれ独立に同定された。名詞を聞かされてそれに対応する動詞を想起させる実験を機能的磁気共鳴画像法（functional magnetic resonance imaging：fMRI）で観察すると、健常者では脳の活動が左半球のブローカ野と線条体の言語関連領域に限局していた。一方、患者では脳の活動領域が両半球に拡散し、関連領域の活動は低下していた（図12-41A）。したがって、適度な発現量の*Foxp2*があることが発話と言語にとって必須なようである。

　*Foxp2*は脊椎動物で高度に保存され、大脳皮質、小脳、大脳基底核を含む脳のさまざまな領域に広く発現する転写因子をコードする。RNAiを用いてキンカチョウのX野におけるFoxP2発現量を低下させると、面白いことに若鳥が教師役の鳥の歌声をうまくまねることができなくなる。したがって、この分子が鳴鳥の発声を制御していることがわかる。なお、X野は大脳基底核にあり、歌の学習と関係する神経核である（BOX 9-1）。ところが、マウスでこの遺伝子をノックアウトすると、ホモ接合体は多彩な障害を呈して、早期に死亡する。これはFoxP2の広範な発現様式からも矛盾のない結果である。したがって、FoxP2は発声特異的な制御よりもはるかに広範囲で機能するものといえる。

　ヒトとマウスでFoxP2のコード領域を比較すると、わずか3アミノ酸しか違わない。そのうち2つは、ヒトに至るクレードがチンパンジーから独立した約650万年前以降という比較的最近になって獲得されたものである。アミノ酸の変化を伴わないヌクレオチド変化を示す**同義置換**（synonymous substitution）に対してアミノ酸の変化を伴うヌクレオチド変化を示す**非同義置換**（non-synonymous substitution）の比をとると、ヒト特異的なアミノ酸は正の選択を経たことが示唆された（図12-41B；同義置換は一般に遺伝的浮動の指標として用いられる）。このアミノ酸変化の機能を調べるために、マウスの当該アミノ酸をヒト特異的な2アミノ酸で置換するノックインマウスを作製した。

（つづく）

BOX 12-4　転写因子FoxP2と言語の進化　(つづき)

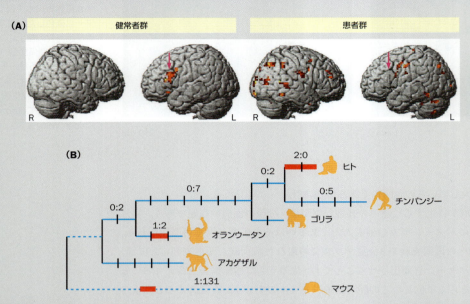

図12-41　言語の進化とFoxP2　(A) 健常な家系(左側の1対)とFoxp2遺伝子座に1つの変異アレルをもつ家系(右側の1対)に心内発話課題をあたえ,機能的磁気共鳴画像法(fMRI)によって測定した皮質活動平均を疑似カラーで示した。矢印は左半球(L)に存在するブローカ野を示したもので,健常者ではここにfMRIの信号が集積する。患者ではブローカ野での信号が減弱し,両半球に拡散している。**(B)** Foxp2遺伝子の同義置換と非同義置換。短い垂直線で分割された青色の線はいずれも同義置換を示す。同義置換とは,コードするアミノ酸配列を変えない,1ヌクレオチドの変化である。赤で示した線はいずれも非同義置換,すなわちアミノ酸配列を変える1ヌクレオチド置換である。同義置換に対する非同義置換の比をとると,正の選択の指標が得られる。この比が大きいことは正の選択が強く働いたことを意味する。(A:Liegeois F, Baldeweg T, Connelly A et al. [2003] Nat Neurosci 6:1230–1237 よりMacmillan Publishersの許諾を得て掲載;B:Enard W, Przeworski M, Fisher SE et al. [2002] Nature 418:869–872よりMacmillan Publishersの許諾を得て掲載)

　この遺伝子改変動物は天寿を全うし,その行動や生理機能もほとんど正常であったが,線条体ニューロンの形態と超音波発声パターンに大きな変化がみられた。つまり,ヒト化されたFoxP2はマウスFoxP2の機能を保持しつつも,独自の性質を獲得したのである。

　ネアンデルタール人とデニソワ人のゲノム配列解読が最近行われた。これらは現生人類に最も近縁の絶滅種である。その結果,ヒト特異なアミノ酸が双方の種にもあることがわかった。したがって,このアミノ酸の変化は現生人類が40万〜80万年前にネアンデルタール人やデニソワ人と分岐する前に起こったに違いない。さらに,ヒト特異的な2アミノ酸を含むFoxp2第7エクソン周辺のDNA配列は,過去5万〜20万年間で**選択的一掃**(selective sweep)の影響を受けたようである。選択的一掃では,近接する染色体座位が非常に強い正の選択を受けたときに,ヌクレオチドの多様性が減少したり失われたりする。この結果を受け,進化の過程でより最近起こったFoxp2の追加変異を探す研究が加速した。第8イントロンのヌクレオチドの1つは転写因子POU3F2の結合領域の一部を形成しており,ネアンデルタール人を含むすべての脊椎動物で保存されている領域である。ここが現生人類のほとんどすべての個体で置換されていることがわかった。祖先の第8イントロンはPOU3F2の存在下で転写活性促進作用をもつが,ヒト型の変異体はこのエンハンサー活性が著しく低下していることがin vitroの研究から明らかとなった。この塩基置換がin vivoでのFoxp2の発現量やパターンを変えるかどうか,またこれが言語の進化にどういった貢献をしたのか,を調べると面白いだろう。

　以上を要約すると,確固たる根拠から転写因子FoxP2がヒトの言語の進化の一因であったことがわかる。自然選択は,新しい機能のために新たなタンパク質を準備するのではなく,多様な機能をもち,進化的にきわめて保存された分子に影響を与えたのだろう。すなわち,FoxP2の特定のアミノ酸配列や調節領域を変えることで,この分子がヒトで新しく進化した機能を担うよう微調整したのである。FoxP2が言語進化において重要な役割を果たしたことは確かだろうが,上流にある調節領域や下流の標的分子など他の多くの役者たちと協働しているはずである。したがって,これらの分子を研究することで新たな洞察が得られるだろう。以上,ここでは学際的な方法を用いることで言語進化のような複雑な問題も解明できることを紹介した。その一方で,FoxP2をめぐるエピソードは進化史を再構築し,因果関係を確立する上での課題も浮き彫りにした。

まとめ

　進化は相互に関連する2つの過程に依存する。第1はDNAレベルで子孫に伝達可能な変異を生み出すことである。遺伝子のコード領域や発現調節領域にみられる変異は、それぞれタンパク質の機能や発現パターンを変化させる。遺伝子重複は、変異が先祖の遺伝子機能とは異なったものを生みだす下地をつくりだす。遺伝子欠損は特定の機能を失わせる。DNAシャッフリングは別々の遺伝子由来のドメインを融合させることで新たなタンパク質機能を創出する。また、タンパク質のコード領域を新たな発現調節配列に隣接させることでこれまでとは違った発現パターンを生み出す。こういった遺伝子変化はかなり高い頻度で起こり、大きな遺伝的多様性をもった集団をつくる。こうして、進化による変化の可能性の豊富な材料を基盤を提供する。

　第2は個体の適応度を向上させる遺伝子変異を選択することである。適応度とは、将来の世代に遺伝子を伝える能力を表す。神経系の機能は強い選択圧に曝されている。餌や仲間を探し、捕食者を避けるのに長け、子育てが上手な動物はその個体がもつ遺伝子変化を次世代に伝えやすい。この2つの過程が過去数億年にわたり動物のすべての系統で繰り返されることで、きわめて多様な神経系がつくりあげられた。

　変異はランダムに起こり、有利な変異の頻度は中立的であったり有害であったりするものに比べると低い。つまり、平均よりもよいというだけで多くの場合十分よいのである。また、変異はそのときの環境要因によっても影響を受ける。これらの特徴が神経系の進化に起こりうることを制限する。この章での事例より得られる知見を以下の9項目にまとめた。

1. 進化による変化は多くの場合、段階的かつ連続的である。電気信号の伝播を例とすると、電位依存性K^+チャネルとCa^{2+}チャネルが活動電位をつくり、電気信号が迅速に細胞間で伝達される。電位依存性Na^+チャネルは信号の伝達速度を増大させ、Ca^{2+}を信号伝達から解放して、細胞での他の現象を制御できるようにした。髄鞘が出現したことで、長距離での信号伝搬の速度と信頼性は格段に向上した。

2. 新機能は新たな遺伝子を使うよりも、既存の遺伝子のコード領域や制御領域を改変することで現れた。例えば、初期のシナプスは神経系をもたない動物のタンパク質からそのほとんどがつくられた。また、神経伝達物質を放出させる最初の仕組みは、分泌に関係する既存の仕組みを採用したと考えられる。

3. 系統樹初期にできた有用な仕組みは、その後の進化史を通じて保存され、これが進化的保存の基盤となる。例えば、背腹軸と前後軸を規定する分子群は後生動物の初期に出現した。脊索動物の進化の初期に背腹軸が逆転することもあったが、それを生きぬいてすべての左右相称動物で保存されている。

4. 新たに生じた問題に対しても既存の有用な仕組みが拡張して応用される。例えば、Gタンパク質共役受容体(GPCR)は真核生物の早期に出現したが、これが外部環境を感知し細胞内のシグナル伝達を修飾する効率的な方法を生み出した。出芽酵母は3種類のGPCRをもち、交配に必要なフェロモンや栄養分を感知するが、哺乳類の多くは数百ものGPCRをもつ。そして周辺環境の化学物質を感知するだけではなく、光を受容し、細胞間伝達で使われる神経伝達物質や神経ペプチド、ホルモンなどの受容にも働く。

5. 異なる系統に属する動物が、同じ課題に対してそれぞれ独立に類似した解決法を発達させることがある。これが収斂進化であるが、分子、細胞、神経回路、生存戦略などさまざまなレベルで起こる。例えば、レチナールを基盤とした光受容システムは原核生物でも多細胞の真核生物でもそれぞれ独立に採用された。脊椎動物も無脊椎動物もそれぞれ別々に髄鞘を獲得した。同じ匂い分子受容体を発現する嗅覚ニューロンは同じ糸球体に軸索投射するという構造は昆虫、脊椎動物の双方で独立に現れたようであ

6. 同じ課題解決のために複数の解決方法が進化しうるし，補助的機能を担うために共存することもある．電気シナプスと化学シナプスは神経系が誕生したころから，ニューロン間での情報伝達の相互に補完的な手段として共存してきた．感桿型，繊毛型視細胞の原型はおそらく刺胞動物と左右相称動物が分岐する前より存在しており，脊椎動物と無脊椎動物の双方の系統で共存してきた．異なった2系統の匂い分子受容体がショウジョウバエの同一個体内で協働する．

7. 進化による変化は過去の事象による制約を受ける．感桿型，繊毛型視細胞はそれぞれ無脊椎動物と脊椎動物の視覚系で優勢である．それはおそらく，これらの動物の祖先が偶然に片方を採用したからであると考えられる．昆虫は嗅覚系でイオンチャネル型受容体ファミリーを拡大させてきたが，これはその祖先がGPCRを使わなかったからである．霊長類は2色覚の祖先から3色覚を改めて獲得した．その理由は，哺乳類がその初期に他の脊椎動物には4つある錐体のオプシン遺伝子のうち2つを失ったからである．

8. 細胞の種類を増やすことが複雑に神経系を進化させるうえで重要なステップとなる．脊椎動物の網膜において視細胞と双極細胞が分化することで，受容器細胞を光感知に，双極細胞を信号処理にそれぞれ特化させることが可能となった．桿体と錐体に分化することで，それぞれの細胞型が感度，速度，ダイナミックレンジにおいて異なる専門的役割を獲得し，視覚信号を検出するうえで複合的な能力を発揮できるようになった．放射状グリア細胞が多様化することで，神経発生や皮質の拡大が促進された．

9. 神経回路の柔軟性は複雑に神経系が進化する手助けとなる．霊長類の網膜中心窩で使われる神経回路は，スペクトル感度の異なる新たな錐体が出現するとすぐに新しい色情報を得ることが可能である．これは旧世界ザルや類人猿，そして1種類の新世界ザルで3色覚の収斂進化が起こったことにも寄与する．新皮質の神経回路がモジュール構造をとること，そしてそれが入力経路の影響を受けて形成されることも新皮質が急速に拡大したことの一因であるかもしれない．

ここにあげた原理の多くはすべての生命システムにあてはまるが，神経系の進化は自然選択が実際に起こっていることを示す特に印象的な例である．「脳がどのように生まれたか（神経発生）」を研究することで，「脳がどう働くか（神経の機能）」の理解が深まる．それは史的な背景から見通したり，脳の機能との生態系の相互関連のなかで考えたりするからである．今，われわれはこういった豊潤かつ複雑な関係性を探求することが可能な，心躍る時代に生きているのである．

参考文献

進化研究における基本概念と方法論

Darwin C (1859) On the Origin of Species by Means of Natural Selection. John Murray.

Jacob F (1977) Evolution and tinkering. *Science* 196:1161–1166.

Kingsley DM (2009) From atoms to traits. *Sci Am* 300:52–59.

Mayr E (1997) The objects of selection. *Proc Natl Acad Sci U S A* 94:2091–2094.

Woese CR, Kandler O & Wheelis ML (1990) Towards a natural system of organisms: proposal for the domains Archaea, Bacteria, and Eucarya. *Proc Natl Acad Sci U S A* 87:4576–4579.

神経系の起源と神経伝達網の進化

Bennett MK & Scheller RH (1993) The molecular machinery for secretion is conserved from yeast to neurons. *Proc Natl Acad Sci U S A* 90:2559–2563.

Chapman JA, Kirkness EF, Simakov O et al. (2010) The dynamic genome of *Hydra*. *Nature* 464:592–596.

Hartline DK & Colman DR (2007) Rapid conduction and the evolution of giant axons and myelinated fibers. *Curr Biol* 17:R29–35.

Moroz LL, Kocot KM, Citarella MR et al. (2014) The ctenophore genome and the evolutionary origin of neural systems. *Nature* 510:109–114.

Novick P, Field C & Schekman R (1980) Identification of 23 complementation groups required for post-translational events in the yeast secretory pathway. *Cell* 21:205–215.

Ryan JF, Pang K, Schnitzler CE et al. (2013) The genome of the ctenophore *Mnemiopsis leidyi* and its implications for cell type evolution. *Science* 342:1242592.

Sollner T, Whiteheart SW, Brunner M et al. (1993) SNAP receptors implicated in vesicle targeting and fusion. *Nature* 362:318–324.

Srivastava M, Simakov O, Chapman J et al. (2010) The *Amphimedon queenslandica* genome and the evolution of animal complexity. *Nature* 466:720–726.

Strong M, Chandy KG & Gutman GA (1993) Molecular evolution of voltage-sensitive ion channel genes: on the origins of electrical excitability. *Mol Biol Evol* 10:221–242.

感覚系の進化

Arendt D (2008) The evolution of cell types in animals: emerging principles from molecular studies. *Nat Rev Genet* 9:868–882.

Arkowitz RA (2009) Chemical gradients and chemotropism in yeast. *Cold Spring Harb Perspect Biol* 1:a001958.

Benton R, Vannice KS, Gomez-Diaz C et al. (2009) Variant ionotropic glutamate receptors as chemosensory receptors in *Drosophila*. *Cell* 136:149–162.

Berg HC & Brown DA (1972) Chemotaxis in *Escherichia coli* analysed by three-dimensional tracking. *Nature* 239:500–504.

Catania KC (2012) Tactile sensing in specialized predators – from behavior to the brain. *Curr Opin Neurobiol* 22:251–258.

Collin SP, Knight MA, Davies WL et al. (2003) Ancient colour vision: multiple opsin genes in the ancestral vertebrates. *Curr Biol* 13:R864–865.

Fernald RD (2006) Casting a genetic light on the evolution of eyes. *Science* 313:1914–1918.

Gorman AL & McReynolds JS (1969) Hyperpolarizing and depolarizing receptor potentials in the scallop eye. *Science* 165:309–310.

Jacobs GH & Nathans J (2009) The evolution of primate color vision. *Sci Am* 300:56–63.

Jacobs GH, Williams GA, Cahill H et al. (2007) Emergence of novel color vision in mice engineered to express a human cone photopigment. *Science* 315:1723–1725.

Julius D & Nathans J (2012) Signaling by sensory receptors. *Cold Spring Harb Perspect Biol* 4:a005991.

Mancuso K, Hauswirth WW, Li Q et al. (2009) Gene therapy for red–green colour blindness in adult primates. *Nature* 461:784–787.

Montell C & Rubin GM (1989) Molecular characterization of the *Drosophila trp* locus: a putative integral membrane protein required for phototransduction. *Neuron* 2:1313–1323.

Nagel G, Szellas T, Huhn W et al. (2003) Channelrhodopsin-2, a directly light-gated cation-selective membrane channel. *Proc Natl Acad Sci U S A* 100:13940–13945.

Nilsson DE & Pelger S (1994) A pessimistic estimate of the time required for an eye to evolve. *Proc Biol Sci* 256:53–58.

Pierce-Shimomura JT, Mores TM & Lockery SR (1999) The fundamental role of pirouettes in *Caenorhabditis elegans* chemotaxis. *J Neurosci* 19:9557–9569.

Porter J, Craven B, Khan RM et al. (2007) Mechanisms of scent-tracking in humans. *Nat Neurosci* 10:27–29.

Ramdya P & Benton R (2010) Evolving olfactory systems on the fly. *Trends Genet* 26:307–316.

Regan BC, Julliot C, Simmen B et al. (2001) Fruits, foliage and the evolution of primate colour vision. *Philos Trans R Soc Lond B Biol Sci* 356:229–283.

Reppert SM, Gegear RJ & Merlin C (2010) Navigational mechanisms of migrating monarch butterflies. *Trends Neurosci* 33:399–406.

Salvini-Plawen LV & Mayr E (1977) On the evolution of photoreceptors and eyes. *Evol Biol* 10:207–263.

Spudich JL, Yang CS, Jung KH et al. (2000) Retinylidene proteins: structures and functions from archaea to humans. *Annu Rev Cell Dev Biol* 16:365–392.

Yau KW & Hardie RC (2009) Phototransduction motifs and variations. *Cell* 139:246–264.

神経系の構造と発生の進化

Carroll SB (2005) Endless Forms Most Beautiful. Norton.

Catania KC & Kaas JH (1995) Organization of the somatosensory cortex of the star-nosed mole. *J Comp Neurol* 351:549–567.

Chenn A & Walsh CA (2002) Regulation of cerebral cortical size by control of cell cycle exit in neural precursors. *Science* 297:365–369.

De Robertis EM & Sasai Y (1996) A common plan for dorsoventral patterning in Bilateria. *Nature* 380:37–40.

Enard W, Przeworski M, Fisher SE et al. (2002) Molecular evolution of FOXP2, a gene involved in speech and language. *Nature* 418:869–872.

Halder G, Callaerts P & Gehring WJ (1995) Induction of ectopic eyes by targeted expression of the eyeless gene in *Drosophila*. *Science* 267:1788–1792.

Hansen DV, Lui JH, Parker PR et al. (2010) Neurogenic radial glia in the outer subventricular zone of human neocortex. *Nature* 464:554–561.

Holley SA, Jackson PD, Sasai Y et al. (1995) A conserved system for dorsal-ventral patterning in insects and vertebrates involving sog and chordin. *Nature* 376:249–253.

Maricic T, Gunther V, Georgiev O et al. (2013) A recent evolutionary change affects a regulatory element in the human FOXP2 gene. *Mol Biol Evol* 30:844–852.

Philippidou P & Dasen JS (2013) *Hox* genes: choreographers in neural development, architects of circuit organization. *Neuron* 80:12–34.

Scott MP (2000) Development: the natural history of genes. *Cell* 100:27–40.

Sharma J, Angelucci A & Sur M (2000) Induction of visual orientation modules in auditory cortex. *Nature* 404:841–847.

第13章

研究の手法

> 科学の進歩を支えるのは，新しい技術，新しい発見，新しいアイディアであり，その順番もおそらくこのとおりだ。
>
> Sydney Brenner（1980）

　いかに新しい技術が神経生物学の原理を解き明かすのに役立ってきたかについては，本書を通じて繰り返し紹介してきた。この最終章では，神経系についての理解を深めるうえで鍵となってきた技術について，より詳細に紹介していく。これらの技術の原理を知っておくことで，本書で紹介されている実験をより深く理解できるようになり，また，最新技術を利用して，神経生物学の新しい地平を切り拓いていくのにも役に立つだろう。この章を読んだ皆さんが，さらに新しい研究手法を開発し，それを活用して新しい発見，新しいアイディア，そして新しい原理の究明へとつなげることに期待している。

神経生物学研究における動物モデル

　神経生物学における究極の目的は，ヒトの脳がどのように働くのかを理解することである。しかし，ヒトの脳はとても複雑であり，また，ヒトを被験体とした場合，倫理規定に抵触するため，統制のよくとれた実験を実施することは困難である。したがって，多くの神経生物学者は動物モデルを使って研究を進める。これまでの章でもみてきたように，動物モデルを使って発見された原理の多くは，どの神経系にも一般的に適用することができ，ヒトもまた例外ではない。同時に，動物モデルごとに異なった点もみられるが（図12-2），これもまた有益な情報といえる。なぜなら，動物がそれぞれに与えられた環境（ニッチ）に，進化の過程で神経系を適応させてきた道筋を知ることができるからである。

　科学者たちはどのような動物モデルを求めているのだろうか。科学者の1人であるWilliam Quinnによれば，神経生物学を研究するうえで理想的な動物とは，「遺伝子の数が3つ以内で，世代を重ねるのに12時間ですみ，チェロを弾けるか，あるいは少なくとも古典ギリシャ文学をそらんじることができて，これらの課題をたった10個の神経細胞からなる神経系でこなし，しかも，それぞれの神経細胞はサイズが大きいうえに別々の色をしていて簡単に区別できるもの」であるという。もちろん，そんな「理想的」な動物は存在しないが，これは神経生物学者が求めている動物モデルの性質を端的に表した表現といえる。つまり，ゲノム構成が単純で世代時間が短ければ，遺伝子操作が容易で遺伝学的な研究も進む。脳の働きや行動が複雑であれば，得られた知見をヒトの脳にあてはめて考えやすい。神経細胞が大きくて同定しやすければ，神経活動の記録や操作が容易で，それが構成する神経回路によって実現される情報処理の原理の研究も容易になるだろう。

　具体的な技術について詳述する前に，その前提となる，よく使われている動物モデルについて概観しておこう。

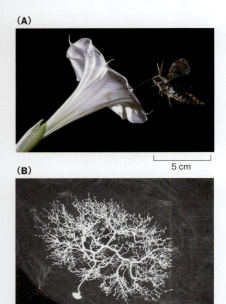

図13-1 大きな神経細胞をもつ無脊椎動物を使えば神経生理学的研究が容易になる
タバコスズメガ（*Manduca sexta*）は，嗅覚とフェロモンを使った信号伝達を研究するための動物モデルとして使われてきた。これは，この動物が非常に優れた嗅覚をもつとともに，大きな嗅覚系神経細胞をもっているため，これらの神経細胞からの電気生理学的な記録が容易だからである。(**A**) 花の蜜を吸うタバコスズメガ。(**B**) 細胞内記録電極を介して蛍光色素を注入して可視化したタバコスズメガの局所在ニューロン。昆虫の脳における一次嗅覚中枢である触角葉 (antennal lobe) に樹状突起を伸ばしている。ショウジョウバエの同様の神経細胞（図13-23C）と大きさを比較すること。(A : John G. Hildebrand, Charles Hedgcockの厚意による；B : Reisenman CE, Dacks AM, Hildebrand JG [2011] *J Comp Physiol A* 197:653–665 よりSpringerの許諾を得て掲載）

13.1 無脊椎動物：大型で同定可能な神経細胞を利用した電気生理学的研究が可能

　個々の神経細胞から電気信号を記録し，神経活動を操作する技術は，神経系がどのように働くのかを明らかにするのに必須である（詳細については13.20～13.25節を参照）。神経細胞が大きければ大きいほど，電極を刺入して神経活動を記録することが容易になる。よい例として，ヤリイカ属（*Loligo*）のイカの巨大軸索があげられる。この巨大軸索を使って，活動電位の発生に伴うイオンの流れが明らかにされた（2.9，2.10節）。また，イカには巨大シナプスも存在するため，シナプス前終末からの細胞内記録が可能である。この標本を使って，神経伝達物質放出におけるCa^{2+}の役割が確認された（3.4節）。

　このように無脊椎動物からの単純な標本は，神経細胞間の情報伝達の基本原理を解明するのに役立ってきた。それに加えて無脊椎動物は，神経回路における情報の処理や保存の機構を研究するのにも利用されてきた。無脊椎動物の神経細胞は，脊椎動物と比較して数が少なく，サイズが大きく，配置が定型的であるという研究上の利点がある。このような性質があるため，電気生理学的な記録や操作が容易であり，しかも，どの細胞から記録しているのか，きっちりと同定することができる。したがって，同じ生物種の別々の個体で行われた実験の結果を比較することも容易である。例えば，アメフラシ（*Aplysia*）のえら引き込み反射の研究により，神経細胞間の信号伝達が強くなったり弱くなったりすると，馴化や感作といった行動上の変化が生じることが明らかになった（10.15節）。また，ザリガニやカニの口胃神経節を使った研究から，中枢パターン発生器が周期的運動を生じさせる機構が解明された（8.5節）。他にも，カタツムリ，ヒル，バッタ，ゴキブリ，ガなど，多くの無脊椎動物が感覚や運動制御の神経基盤を探るのに利用されてきた（例えば，図13-1を参照）。

13.2 ショウジョウバエと線虫：精密な遺伝子操作が可能

　本書を通じて最も多く登場してきた無脊椎動物は，ショウジョウバエ（*Drosophila melanogaster*）と線虫（*Caenorhabditis elegans*）である。これら2種類の無脊椎動物が神経生物学者に人気があるのは，特定の神経細胞群だけを精度よくねらって，遺伝子を効率的に操作できる手法が利用できるためである（13.6～13.12節）。上で述べたような無脊椎動物モデルとは異なり，これらの動物の神経細胞はそれほど大きくない。それどころか，神経生物学の研究によく利用される動物モデルの中で，ショウジョウバエや線虫の神経細胞は最も小さい部類に入る。神経系の複雑さが同程度の動物どうしを比べると，通常，神経細胞の大きさは動物の大きさに相関している。一方で，動物の大きさは世代時間と逆相関することも知られている。遺伝学的な研究には世代時間の短いモデル動物を選んだほうが有利であり，動物の大きさ，したがって神経細胞の大きさは小さくても，世代時間が10日のショウジョウバエや3日の線虫が利用されてきたのである。

　ショウジョウバエは，これまで1世紀以上にわたり，遺伝学におけるモデル動物として使われてきた。ショウジョウバエを使った初期の研究を通して，遺伝子とその変異，染色体の性質や，連鎖解析の原理など，遺伝学上の基本概念の多くが確立された。ショウジョウバエには，およそ10^5個の神経細胞があり，この数はマウス（約10^8個）やヒト（約10^{11}個）に比べればかなり少ないが，それでも精密な神経情報処理と複雑な行動のためには十分な数といえる。ショウジョウバエで行われた研究は，ガ，ミツバチ，アリ，バッタ，カといった別の昆虫で行われた研究と比較することもできる。これらの昆虫の中には，受粉を媒介するものや，農作物の害虫となるもの，あるいはヒトの疾患を媒介するものもいる。考えてみれば，動物界で最も多様性に富んでいるのは昆虫なのである。

　この章の冒頭の言葉を述べたSydney Brennerは，神経系と単純な生物の行動を研究する目的で，1960年代に線虫を使いはじめた。線虫はその後，生物学の他の多くの領域でも

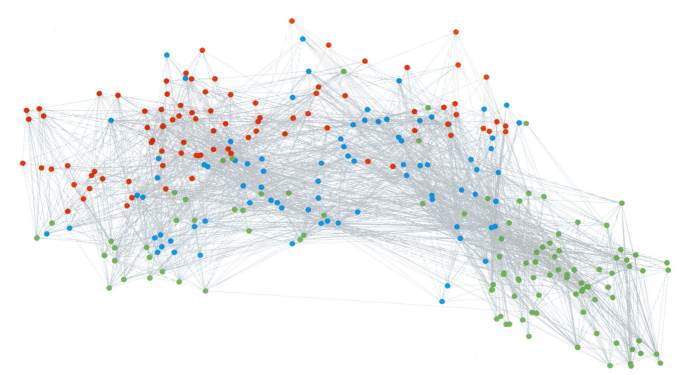

図13-2　線虫の神経結合図　線虫（*C. elegans*）の279個の体性神経細胞（点）と，それらを結ぶシナプス結合（灰色の線，6,393本）を示したもの。連続電子顕微鏡再構成法によって解明された。線虫の神経細胞は302個あるが，そのうち咽頭神経系を形成する20個と，他の神経細胞とシナプスをつくらない3個は，ここには示していない。また，電気シナプスや神経筋シナプスも示していない。赤，感覚ニューロン；青，介在ニューロン；緑，運動ニューロン。縦軸は信号の流れ（上から下に向かって信号が流れる）に対応し，横軸は化学シナプスと電気シナプスの両方を考慮に入れた際の，神経細胞どうしの結合の強さを表している。（Dmitri Chklcvskiiの厚意による。White JG, Southgate E, Thomson JN et al.［1986］*Philos Trans R Soc Lond B Biol Sci* 314:1–340；Varshney LR, Chen BL, Paniagua E et al.［2011］*PLoS Comput Biol* 7:e1001066も参照）

研究に用いられるようになり，例えば，プログラム細胞死やRNA干渉（RNAi）の機構といった基礎生物学上の発見にもつながった。線虫は遺伝子操作が容易なだけでなく，身体が透明なため発生学やイメージングの研究にも使いやすい。また，線虫の神経細胞は302個あるが，これらを結ぶすべてのシナプス結合，すなわち**コネクトーム**（connectome）が連続電子顕微鏡再構成法によって解明されている（図13-2）。そのような生物は今のところ線虫しかない。こうした先駆的な研究に支えられて，発生学や神経回路の研究が発展してきた（例えば，図6-26を参照）。

13.3　多様な脊椎動物：実験手技が容易で特有の能力をもつ

　魚類，両生類，爬虫類といった変温脊椎動物は，安定な組織片を単離して神経生物学上の多くの課題を解明するために利用することができる。哺乳類の組織とは異なり，単離した*in vitro*標本でも，生体内での機能を維持するのに定温で保ったり酸素浸透を維持したりする必要はないことが多い。一方，脊椎動物ではあるので，無脊椎動物とは異なりヒトの神経系と構成がよく似ている。両生類モデルを用いた研究によって，網膜と視蓋の間の神経投射の特異性（5.1，5.2節）やシナプス伝達の機構（3.1，3.2節）など，神経生物学における多くの基本的発見がなされた。近年ではゼブラフィッシュ（*Danio rerio*）が脊椎動物モデルとして広く利用されている。それは，幼生の身体が透明なため発生学やイメージングの研究に使いやすいからである（図13-3）。また，世代時間が比較的短く，遺伝学的な研究にも向いている。

　実験手技の容易さから選ばれた動物モデルがある一方で，その動物のもつ特有の能力か

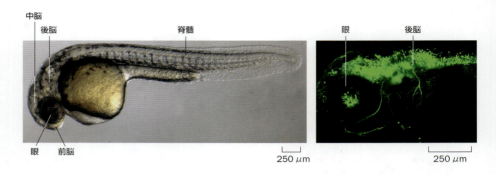

図13-3 ゼブラフィッシュの幼生は透明なため発生学やイメージングの研究に使いやすい　左：受精後36時間のゼブラフィッシュ生体胚の微分干渉顕微鏡像。神経系の主要な構造を示す。右：受精後3日目のゼブラフィッシュ生体の神経細胞に発現させた緑色蛍光タンパク質（GFP）の蛍光（緑色）。（左：Schier AF, Talbot WS [2005] *Annu Rev Genet* 39:561–613よりAnnual Reviewsの許諾を得て掲載；右：Thomas Glenn, William Talbotの厚意による）

ら選ばれたものもある。調べたい行動が最も顕著に現れる動物モデルを選択するというのは，神経行動学の基本指針の1つである。例えば，メンフクロウは聴覚の研究に使われてきたが，これは，この動物が卓越した音源定位能力をもつことによる（1.3，6.26，10.25節）。また，鳴鳥は発声や学習の研究に使われてきたが，これは，個体間の音声コミュニケーションが発達しており，発声（歌）を学習する洗練された仕組みをもっているためである（BOX 9-1）。特定の能力に秀でた動物モデルを使って，その能力を支える神経機構を明らかにすることができれば，他の動物における同種の能力について調べるのにも役立つと考えられる。

13.4 マウス，ラット，ヒト以外の霊長類：哺乳類の神経生物学研究に重要なモデル

哺乳類の中では，ラットとマウスが主要な動物モデルとして使われてきており，神経生物学を含む生物学の多くの領域で活用されている。動物モデルとしてマウスを利用することのおもな利点は，遺伝子改変動物や遺伝子ノックアウト動物を作製する方法が確立している唯一の動物だという点である。そのため遺伝子操作が容易であり，遺伝学的に同定された特定の神経細胞群だけを精度よくねらって，記録をとったり活動を操作したりすることができる（13.6〜13.12節）。一方，ラットはマウスよりも以前から神経生物学研究のモデルとして利用されてきた。オペラント条件づけ（図10-22）のような行動実験パラダイムの多くは，ラットを使って最初に開発された。マウスで開発された遺伝学的ツールの多くは，今やラットにも使われるようになってきており，また逆に，当初はラット用に開発された生理学的実験や行動実験のパラダイムの多くは，マウスにも適用されはじめている。

生きている動物をそのまま扱うのに加えて，複雑な生体システムを簡略化した単離標本もマウスやラットから作製されており，神経生物学研究に広く使われている。例えば，神経細胞は単離して in vitro で培養することができるので，神経細胞極性の形成（図7-16），シナプス形成（図7-25）やシナプス伝達（図3-9）の分子機構といった幅広いテーマの研究に利用されている。急性脳スライス標本や培養脳スライス標本も，神経細胞間の接続（図3-49, 4-46），電気信号伝達（図3-44），シナプス伝達（図3-23），シナプス可塑性（図10-11, 10-18）の研究に広く使われている。これらの in vitro 標本は実験的操作が容易だというメリットがある。例えば，細胞外環境を制御しながら多くの神経細胞からパッチクランプ記録をとることなどが可能になる。

アカゲザルのようなヒト以外の霊長類は，マウスやラットと比べて，脳の構造（図12-36），遺伝子発現パターン，生理学的特性などがヒトによく似ている。また，認知機能も齧歯類に比べてはるかに優れている。意思決定課題（図4-54）のような洗練された心理物理学的課題や認知課題の多くは，霊長類モデルを使って最初に開発された。旧世界ザルや類人猿はヒトのものと非常によく似た3色覚をもっている（図4-19）。また，ヒト以外の霊長類モデルは，他の動物と比べて生理学的特性がヒトによく似ているので，ヒトの疾患や治療薬の試験にも有用である。

動物モデルを使って研究を進めるにあたって，研究者はいくつかの倫理規定を遵守する義務がある。例えば，動物モデルを使う必要がない場合は動物を使わない実験系を使用すること，情報を得るために必要な最小限の数の動物を使うこと，実験動物に与える痛みや不快感を最小限にするためにあらゆる手段を講じること，などである。これらの倫理規定は，とりわけ脊椎動物には厳格に適用されるべきものであり，適正な動物実験は政府および研究機関の管理下に置かれている。

13.5 ヒトにおける研究には医学および実験心理学の長い歴史を通じた蓄積があり，近年のゲノム革命がそれを促進している

ヒトの神経生物学や神経病理学に関する数多くの知見が医学の長い歴史を通じて蓄積されており，神経系についての理解に大きく貢献している。例えば，負傷により脳の損傷を生じた患者を調べることで，ヒトの脳に言語中枢があることがわかった(図1-23)。また，てんかん患者からの電気生理学的記録により，感覚皮質と運動皮質における担当領野の空間分布が解明された(図1-25)。H.M.に代表される健忘症患者の研究からは，種類の異なるいくつかの記憶の存在と脳におけるその担当領野が明らかになった(10.1節)。同様に，健常者を被験者とした実験心理学的な方法は，知覚(図4-3)，認知，行動についての理解に大きく貢献した。機能的脳画像法による研究により，正常な脳における機能分布についての理解が大きく進んだ(図1-24, 10-37, 10-42)。この方法は，疾患の進行(図11-11)や治療の効果(図11-21)のモニターにも利用できる。ヒトの遺伝的多様性は，基本的な神経生物学的過程(例えば，苦味の感知；6.19節)に必須の遺伝子を同定するのに役立った。脳疾患の原因となる遺伝子変異の研究は，正常な神経系の発達と機能に関するわれわれの理解に重要な寄与をしている(第11章)。

ヒトゲノムの配列決定が終了し，配列解析のコストもかなり安価になってきている現在，遺伝的多様性とさまざまな表現型(脳疾患から性格特性に至るまで)との相関に関する大量のデータが得られてくるものと予想される。これらのデータは神経生物学研究の新しい領域を切り拓くための格好な入口となるだろう。

遺伝学的手法と分子生物学的手法

ゲノムを構成する基本的な単位が遺伝子であり，細胞の機能のすべてを担うRNAやタンパク質の構造は遺伝子によって規定されている。多くの生物学的過程は，個々の遺伝子の作用が連鎖した結果であるとみなすことができる。したがって，それぞれの遺伝子を人為的に操作することによって，複雑な生物学的過程を個別の要素に切り分けて調べることが可能になる。そのような遺伝学的アプローチは，神経系の研究を含む生物学のあらゆる領域の研究に基本的な貢献をしてきた。当初，遺伝子を中心としたアプローチは，神経科学の中でも個々の分子や1つ1つの細胞に注目した研究でおもに用いられてきた。しかし，現在では，細胞種を対象とした研究にも遺伝子からのアプローチが適用されるようになっている。このような手法は神経回路や生体システムとしての神経系の機能の研究や，動物の行動の研究にも必須のものである。

最も基本的な遺伝子操作技術は，注目している個々の遺伝子の機能を失わせる方法である。ゲノム中の他の遺伝子に影響を与えることなく，1つの遺伝子だけに**機能喪失変異**(loss-of-function mutation)を導入する。遺伝子とその機能喪失変異によって生じる表現型との間の関連性をみいだすのには，大きく分けて2つのアプローチがとられる。順遺伝学(forward genetics)では，観察された表現型からたどって，どの遺伝子の変異がその表現型の原因となっているかを探る。逆遺伝学(reverse genetics)では，特定の遺伝子に変異

図13-4　順遺伝学と逆遺伝学　順遺伝学では，動物に生じた形質（表現型）の変化を観察し，そのような表現型の原因となっている遺伝子を同定する。逆遺伝学では，特定の遺伝子に変異を導入してその機能を失わせ，それによって生じる表現型を解析する。

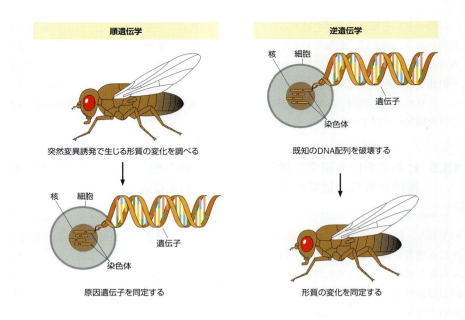

を導入して，それがどのような表現型を生じさせるのかを解析する（図13-4）。

13.6　順遺伝学的スクリーニングではランダム突然変異誘発を利用して複雑な生物学的過程を制御している遺伝子を同定する

　20世紀の大半は**順遺伝学的スクリーニング**（forward genetic screen）によるアプローチが隆盛をきわめた時代で，細胞分裂，タンパク質分泌，多細胞生物の発生など，多くの複雑な生物学的過程を理解するうえで鍵となる知見をもたらした。順遺伝学的スクリーニングでは，**ランダム突然変異誘発**（random mutagenesis）を利用して，特定の生物学的過程を担う遺伝子を同定する。ある生物学的過程に，一連の未知の遺伝子が必須の役割を果たしているとしよう。突然変異誘発物質の投与，放射線照射，トランスポゾン挿入（転位可能なDNA配列を遺伝子に挿入して遺伝子機能を失わせる）などによって，実験動物の一群に突然変異を誘発することができる。これによって各個体は1つないし少数の遺伝子にランダムな変異をもつようになる。変異をもつ動物の子孫に現れる表現型を調べ，対象としている生物学的過程が阻害されている個体について，原因となった変異をスクリーニングする（図13-5）。

　表現型の原因となっている変異は，突然変異原の特性に応じて，さまざまな分子遺伝学的手法によって同定することができる。トランスポゾン挿入によって引き起こされた変異は，挿入部位近傍のDNA配列を調べることで容易に特定することができる。化学物質や放射線によって引き起こされた変異は，**ポジショナルクローニング**（positional cloning）のような分子遺伝学的手法で特定できる。この方法では，まず減数分裂組換えを起こした多数の染色体がつくられる。ゲノム上の位置がすでにわかっている遺伝学的マーカーと変異体の表現型との間の連鎖を利用して，変異遺伝子の位置を特定することができる。すなわち，変異とマーカーの間の距離が短いほど，組換えの際に両者が引き離される確率は低くなるという事実を利用する。表現型の原因となっている遺伝子の候補が実際に原因遺伝子であることを確定するためには，その中に機能喪失につながる変異を同定し，変異のない野生型の導入遺伝子を挿入したときに機能が回復することを確認する必要がある（導入遺伝子については13.10節で述べる）。現在ではハイスループットのゲノム配列解析が可能となっているので（13.14節），変異体と野生型の全ゲノム配列を比較して原因遺伝子を特定することもできるようになった。

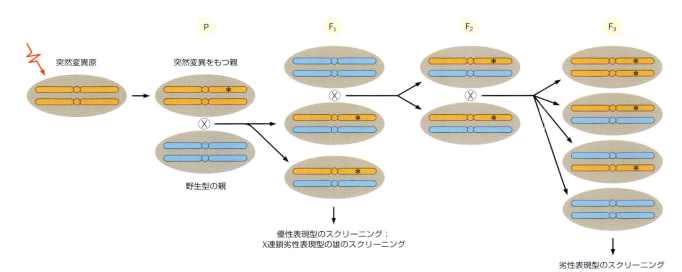

図13-5　特定の表現型の原因となっている単一遺伝子変異を同定するための順遺伝学的スクリーニングの概略図　突然変異原による処理後，変異をもつようになった個体（P）を野生型の個体と交配する。染色体上の変異の位置をアステリスク（＊）で示してある。つぎの世代の子孫（雑種第一代：F_1）では，変異による表現型が優性であれば，変異をもつ個体を直接スクリーニングして変異を同定することができる（最下段の個体）。あるいは，さらに野生型の個体と交配することで，変異をヘテロ接合でもつ子孫（F_2）を増やすことができ，そのような個体どうしを掛け合わせれば，変異をホモ接合でもつ子孫（F_3）が得られ，変異による表現型が劣性の場合でも変異をもつ個体をスクリーニングすることができる（最上段の個体）。表現型がX連鎖劣性であるときはスクリーニングが最も容易である。なぜなら，雄の個体にはX染色体が1つしかないため，F_1の時点で表現型をスクリーニングすることが可能だからである。なお，単純化のためにF_1やF_2の世代では交配によって生まれる子孫の一部しか図示していない。

　どのような細胞がかかわっていて，どのような分子が働くのかがよくわかっていない生物学的過程の解明に，順遺伝学的スクリーニングは特に威力を発揮する。順遺伝学では，まず変異体に現れる表現型に注目し，続いてそのような表現型を生み出す生物学的過程にかかわる遺伝子を同定する。したがって，どのような遺伝子が関与しているのかについては，偏見も予備知識もない状態で研究を進められる。例えば，ショウジョウバエの*Period*遺伝子やマウスの*Clock*遺伝子の同定は，順遺伝学的スクリーニングの成果の好例といえる。これらの発見が礎石となって，概日リズムを制御する分子機構に関する理解が進んだ（図8-45）。人為的に突然変異を誘発して変異体に現れる表現型を調べ，その原因となる遺伝子を同定するという順遺伝学のアプローチは，自然発生変異体の解析にも同じように適用できる。例えば，四肢を振わせる変異型ショウジョウバエ（2.15節），肥満マウス（8.16節），ナルコレプシーイヌ（8.23節），ヒトの遺伝性疾患（第11章）についても，順遺伝学的な研究手法が使われた。

13.7　逆遺伝学では既知の遺伝子を破壊してその機能を探る

　続いて**逆遺伝学**（reverse genetics）について述べることにする。逆遺伝学とは既知の遺伝子を破壊してその効果を調べるアプローチである（図13-4，右）。神経系の働きにかかわる多くの分子が，人為的な変異体や自然発生変異体の順遺伝学的スクリーニング以外の方法で同定されてきた。例えば，Na^+チャネル，シナプトタグミン，ロドプシン，エフリンは，それぞれ，発電器官，シナプス前終末，ウシの網膜，発達期の視蓋に多量に発現するタンパク質を生化学的に精製することにより同定された（2.15，3.6，4.3，5.4節）。温度を感知するTRPチャネル（transient receptor potential channel；一過性受容器電位チャネル）は，発現クローニング（expression cloning）により同定された（6.31節）。また，イオンチャネルや神経伝達物質受容体のほとんどは，機能の似た既知のタンパク質との配列相同性にもとづいて同定されてきた。ほとんどのモデル動物のゲノム配列が完全に決定されている現在では，データベースを検索することで，発現パターンや予想されるタンパク質の配列にも

とづいて特定の機能を担うと予測される候補遺伝子を同定することができる．ある候補遺伝子の生物学的な機能を調べるには，その遺伝子に機能喪失変異を導入し，生まれてきた変異動物の表現型を調べる方法が鍵となる．

　特定の遺伝子を欠失させる方法として最もよく使われているのは，**相同的組換え**(homologous recombination)を利用したものである．この方法では，特定の遺伝子が正しく機能するのに必須のDNA領域を，人工的に設計し試験管内で合成したDNA断片で置き換える．合成したDNA断片の両端の配列は本来のものと一致させてあるため，「相同的」組換えと呼ばれる．相同的組換えは生物に生来そなわっている機構であり，生殖系列細胞が減衰分裂する際に起きる．また，胚性幹細胞(ES細胞)などでも生じることが知られている．相同的組換えを利用して遺伝子を破壊する方法は**ノックアウト**(knockout)と呼ばれ，多細胞生物の中ではマウスで最初に開発された．ノックアウトマウスを作製する手法はすでに確立したものとなっている(図13-6)．その最初のステップは人工的に設計した導入DNA断片を試験管内で合成することである．このDNA断片には薬物耐性遺伝子が組み込まれ，その両端にはノックアウトする遺伝子の両端と同じ配列のDNA断片(相同アーム)を連結させてある．このDNA断片をES細胞に導入すると，2つの相同アームの位置で相同的組換えが生じ，遺伝子の機能に必須の領域が薬物耐性遺伝子で置き換えられることになる(図13-6A)．このようにしてノックアウトアレルをもつようになったES細胞のクローンは，薬物耐性を有することから，組換えの起きていない細胞と区別できる．そこで，組換えを起こしたES細胞のクローンを選別して増殖させ，ホストとなる胚盤胞に注入する．これらの胚を代理母マウスに移植すると，キメラマウスが生まれる．このキメラマウスでは，注入されたES細胞由来の遺伝子をもつ細胞と，ホストとなった胚由来の細胞とが入り交じっており，その生殖系列細胞の一部には組換えを起こしたES細胞由来のものが含まれる．このキメラマウスと野生型マウスを交配すると，すべての細胞がノックアウトアレルをもつ仔が生まれる(図13-6B)．この仔らをさらに交配することで，ホモ接合でノックアウトアレルをもつマウスを作製することができる．

　ノックアウト法の基本的な手順が1980年代に確立されて以来，さまざまな改変や拡張が加えられ，この方法は多様な目的に使われるようになっている．例えば，遺伝子を完全に欠失させるのではなく，1つのヌクレオチドだけを置換することもできる．この方法を使えば，生きているマウス個体を使って，1つ1つのアミノ酸残基がタンパク質の機能にどのように関係しているのかを調べることができる(例えば，図3-9Bを参照)．また，試験管内で合成したどのような導入DNA断片でも，ゲノム上のねらったとおりの座位に挿入することが可能である．この遺伝子操作は**ノックイン**(knock-in)と呼ばれる．ノックイン法にはいろいろな用途があるが，例えば，標的遺伝子のプロモーター領域の下流にマーカー遺伝子を挿入し，標的遺伝子の発現の時空間的パターンを追うことできる(図6-15)．その他，ノックアウト法やノックイン法のさまざまな応用例を以下に述べる．

　ノックアウト技術の拡張のうち最も重要なものの1つは，**コンディショナルノックアウト**(conditional knockout)マウスの作製である．この技術はバクテリオファージのCre/*loxP*システムを使って最初に開発された．**Creリコンビナーゼ**(Cre recombinase)はバクテリオファージ由来の酵素で，2つの特異的なDNA配列(***loxP***)間での組換えを引き起こす．このとき，2つの*loxP*配列が同じ向きであれば，組換えによりその間のDNA配列が除去される(2つの*loxP*配列が逆の向きであれば，組換えによりその間のDNA配列が反転する)．コンディショナルノックアウトでは，標的遺伝子の機能に必須のエクソンの上流と下流のイントロンに，相同的組換えを利用して*loxP*配列を同じ向きで挿入する．2つの*loxP*配列ではさまれた必須のエクソンを含むアレルは，フロックスアレル(floxed allele；flanked by *loxP*の略)と呼ばれる．Creリコンビナーゼによる組換えが生じない条件では，*loxP*配列を含むイントロンはスプライシングにより転写産物から除去されるので，遺伝子の発現に影響を与えることはない．Creリコンビナーゼの活性がある細胞でのみ，遺伝子をノッ

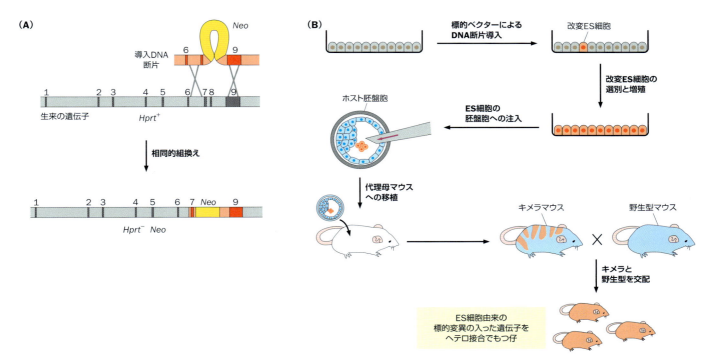

図13-6　マウスでの遺伝子ノックアウト　(A) 胚性幹細胞（ES細胞）での相同的組換えにより，標的遺伝子の機能に必須の領域を，マーカーとなる薬物耐性遺伝子（この例ではネオマイシン耐性遺伝子Neo）で置き換えることができる。ここではヌクレオチド生合成にかかわる酵素をコードするHprt遺伝子の8番目のエクソンがNeoによって置き換えられている。X字型の2つの印の箇所で相同的組換えが起きて，8番目のエクソンに相当するDNA断片が除去される。結果として組換え染色体はHprtを欠くことになり，かつ，ネオマイシンに対する耐性を獲得する。薄い灰色と薄い赤色の領域はHprt遺伝子の相同イントロン，濃い灰色と濃い赤色の領域はHprt遺伝子の相同エクソンを示す。**(B)** 改変ES細胞を使ってノックアウトマウスを作製する手順。改変ES細胞およびそれから派生した細胞を赤色で，ホストとなる胚盤胞を青色で示す。この図で最終的に得られる動物は改変ES細胞の遺伝子についてヘテロ接合体であるが，改変ES細胞の遺伝子マーカーが優性となるもの（例えば，毛色など）であれば，ヘテロ接合体であっても表現型としては赤くなることに注意。（Capecchi MR [1989] *Science* 244:1288–1292より）

クアウト（フロックスアレルを除去）することができる（図13-7）。これまでに数百にも及ぶCreリコンビナーゼ発現マウスの系統が作製されており，これらの動物はさまざまな発達時期やさまざまな細胞種において特異的にCreリコンビナーゼを発現する。したがって，特定の細胞種でのみ，Cre導入遺伝子を発現させて標的遺伝子を欠失させることができる。Cre/loxPシステムに加えて，別の配列特異的なリコンビナーゼを利用したシステムも開発されている。例えば，酵母の**FLPリコンビナーゼ**（FLP recombinase）は，Creリコンビナーゼによる2つのloxP配列間での組換えと類似の機構で，2つの**FRT**（FLP recognition target）配列間での組換えを引き起こす。

コンディショナルノックアウト技術をさらに発展させた重要な技術として，薬物の投与などによりCreリコンビナーゼの活性を人為的に操作する方法が考案されている。そのような方法の1つとして，組換えが起きる核へCreリコンビナーゼが移行するタイミングを制御する手法がある。9.14節で述べたように，エストロゲン受容体は，通常は細胞質に存在するが，エストラジオール（estradiol）存在下では核へ移行することが知られている（図9-24）。**CreER**は，Creリコンビナーゼと，細胞質局在に働くエストロゲン受容体（estrogen receptor）の責任部位との融合タンパク質である。エストロゲン受容体と同様に，CreERもリガンドが結合していない状態では細胞質にとどまるが，エストロゲン類似物質の**タモキシフェン**（tamoxifen）存在下では核へ移行する（CreERのエストロゲン結合部位は，タモキシフェンには結合するが，内因性のエストロゲンには結合しないように改変が加えられている）。したがって，CreER-タモキシフェン系を使えば，フロックスアレルの組換えが起こるタイミングを制御することが可能になり，結果的に標的遺伝子を欠失させるタイミングを正確に制御できるというわけである。

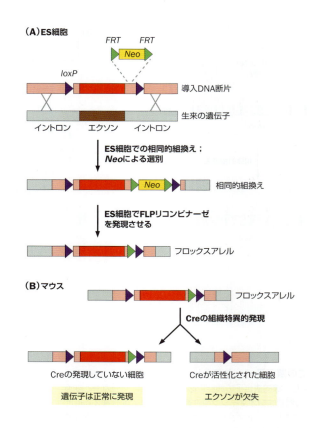

図13-7　マウスでのコンディショナルノックアウト　(A)胚性幹細胞(ES細胞)でのフロックスアレルのつくり方の例。まず導入DNA断片を作製する。それには標的遺伝子の機能に必須のエクソンの上流と下流のイントロンに，それぞれloxP配列を挿入する。さらに，2つのFRT配列ではさんだネオマイシン耐性遺伝子Neoを，一方のイントロンに挿入しておく。X字型の印の箇所で相同的組換えを起こした細胞は，ネオマイシンを使って選別することができる。続いて，細胞にFLPリコンビナーゼを一過性に発現させると，2つのFRT配列間での組換えが起き，Neo遺伝子が除去されてフロックスアレルができあがる。残された2つのloxP配列と1つのFRT配列はいずれもイントロンに挿入されているため，フロックスアレルが標的遺伝子の発現に影響を与えることはない。(B)フロックスアレルとCreリコンビナーゼを発現する導入遺伝子をともにもつマウスにおいて，Creリコンビナーゼの発現していない細胞は通常の細胞と変わらない。しかし，Creリコンビナーゼが活性化された細胞では，Cre/loxPシステムによる組換えが生じ，必須のエクソンが除去される。このようにして標的遺伝子のコンディショナルノックアウトが可能となる。

　マウスに加えて，ショウジョウバエやラットでも相同的組換えを利用して遺伝子を欠失させることに成功している。研究の律速段階となるのは，滅多に起こらない組換えを起こした細胞を選別する作業である。マウスやラットでは，ES細胞の培養系が確立されたので，組換えを起こした細胞を試験管内で選別することができるようになった。ショウジョウバエでは，相同的組換えの手順が十分に効率的になっているので，生きている個体を直接選別することが可能である。一方，これら以外のほとんどのモデル動物では，相同的組換えを利用した遺伝子破壊の技術は，まだ確立されていない。とはいえ，遺伝子操作技術の近年の進展によって，これまで用いられてきたモデル動物以外の生物種でも，ノックアウト動物やノックイン動物の作製といった遺伝子操作ができるようになる可能性が出てきた(**BOX 13-1**)。

BOX 13-1　CRISPR-Cas9システムによるゲノム工学

　ゲノム工学(genome engineering)とは，ゲノム上の特定の位置を改変する技術一般のことを指す。これには，DNAの一部を欠失させたり，外来のDNA断片を挿入したり，特定の塩基対を変更するといった改変が含まれる。13.7節で紹介したノックアウトやノックインは，相同アームを使って特定の箇所で改変が起きるように誘導しながら，生殖系列細胞やES細胞に生来そなわっている機構である相同的組換えを起こさせるゲノム工学の手法である。これとは別の戦略として，ゲノム上の目的の箇所でDNAの2本鎖を切断し，内因性のDNA修復機構を活性化させることで配列に変更を導入する方法がある。ゲノム工学では，特定のDNA配列を特異的な標的とする外来のヌクレアーゼを用いて，DNAの2本鎖を切断する方法がよく用いられる。そのようなヌクレアーゼとしてはZFN(zinc finger nuclease)やTALEN(transcription activator-like effector nuclease)があり，また，最近開発された利用価値の高い方法としてCRISPR-Cas9システムがあげられる。

　2000年代になって明らかにされた**CRISPR**(clustered regularly interspaced short palindromic repeat)とは，多くの細菌や古細菌で適応免疫機構を担っているDNA配列であり，ウイルスやプラスミドといった侵入病原体のゲノムに由来する反復配列を含んでいる。これらの反復配列から短いRNA分子が作り出され，RNA分子は配列特異的な塩基対形成によってヌクレアーゼを誘導し，侵入病原体のゲノ

(つづく)

BOX 13-1　CRISPR-Cas9システムによるゲノム工学　（つづき）

ムを分解させる。この機構のおかげで，過去に病原体に侵入された細菌は，将来，同じ病原体に感染しても素早く防御することが可能となるのである。ゲノムDNAレベルで配列の変化が生じるので，病原体に対する抵抗性は子孫へと引き継がれる。これはDNA配列のランダムではなく指向性のある変化が自然選択の過程に寄与しうるという，まれな例である（12.3節）。

　CRISPRシステムにはいくつかのタイプがあるが，化膿レンサ球菌（*Streptococcus pyogenes*）のような細菌のⅡ型CRISPRシステムでは，**Cas9**（CRISPR-associated 9）という1つのタンパク質を利用している。このタンパク質には2つのヌクレアーゼドメインがあり，2重鎖をそれぞれ切断して2本鎖切断を実現する（図13-8）。人工的に設計した**ガイドRNA**（guide RNA）の働きによって，Cas9は標的DNAの特定の部位へ運ばれる。このガイドRNAには標的DNAと相補的な塩基配列が含まれている（ガイドRNAの配列の一部はCRISPRから転写される）。CRISPR-Cas9システムによって切断されたDNAの2本鎖は，**非相同的末端結合**（nonhomologous end joining）によって修復されうる。ただし，これは鋳型の役割を果たす相同なDNA配列が存在しない場合にのみ働く。非相同的末端結合による修復では，切断部位に塩基配列のわずかな欠失や重複が生じることが多い。したがって，タンパク質コード配列が切断された場合，修復によって3分の2の確率でフレームシフト変異が生じ，切断点以降のコード配列が破壊されてしまう。一方，切断されたDNAの2本鎖は相同的組換えによって修復されることもある。これにはドナーDNAが必要であり，ドナーDNAには切断部位の両側の配列と相同な配列が含まれており，これが鋳型として働く。相同的組換えを利用した修復過程を使えば，DNAに任意の改変を加えることが可能となる。例えば，ゲノム上の特定の位置で単一塩基対を変更したり，*loxP*配列や導入遺伝子を挿入したりすることができる（図13-8）。

　さまざまな細胞において，CRISPR-Cas9システムを使ってゲノム上の特定の位置のDNAの2本鎖を切断し，修復を起こさせることができることが実証されてきた。例えば，**人工多能性幹細胞**（induced pluripotent stem cell；iPS細胞；BOX 11-2）を含むヒトの細胞株や，生きている線虫，ショウジョウバエ，ゼブラフィッシュ，マウス，サルの生殖系列細胞などがこれには含まれる。効率が非常に高いため，マウスの初期胚に複数のガイドRNAを注入して，複数の遺伝子の両コピーに同時に変異を導入することも可能である。ES細胞の培養系を確立し，DNA断片を導入して選別し，胚盤胞へ注入する（図13-6）といった従来のような手間が一切かからないのである。また，CRISPR-Cas9システムを使って2つのガイドRNAではさまれた長い配列を欠失させたり，蛍光タンパク質などをコードする導入遺伝子を挿入したりすることも行われている。1つの欠点はオフターゲット作用（off-target effect）がありうる点である。これは意図した標的配列とよく似た配列がゲノム上のどこかに存在する可能性があることによる。しかし，この点に関しても，オフターゲット作用を最小限にするための改良が行われつつある。以上のように，CRISPR-Cas9システムが有する可能性はすでに明白であり，その開発と改良の速度もめざましいものである。したがって，この技術は今後のゲノム工学の中核をなすことになるだろう。

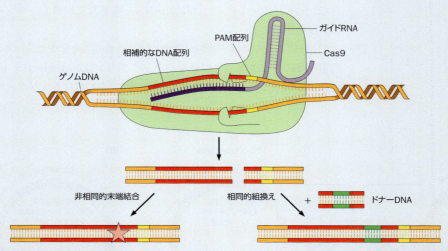

図13-8　ゲノム工学のためのCRISPR-Cas9システム　すべての真核生物のDNAにはPAM（protospacer-associated motif）配列が存在する。これは通常，2～3ヌクレオチドの配列であるため，DNAのあらゆる領域に頻繁にみられる。図に示すように，このPAM配列をCRISPR（clustered regularly interspaced short palindromic repeat）-Cas9（CRISPR-associated 9）システムの標的として利用することができる。標的遺伝子のDNA配列の一部（赤色）に相補的な配列（濃い紫色）をもつガイドRNAが，DNA-RNA間の塩基対形成によって染色体上の標的部位へCas9を誘導する。Cas9の2つのヌクレアーゼドメインが，ゲノムDNAの2本鎖を切断する。切断された2本鎖は非相同的末端結合によって修復されうる。この場合，修復部位に塩基配列のわずかな欠失や挿入が生じる可能性がある（星印）。切断されたDNAの2本鎖は相同的組換えによって修復されることもある。この場合はドナーDNAが鋳型として使われるため，例えば，導入遺伝子（緑色）を挿入するなどの改変を加えることができる。（Charpentier E, Doudna JA [2013] *Nature* 495: 50–51よりMacmillan Publishersの許諾を得て掲載。Ran FA, Hsu PD, Wright J et al. [2013] *Nat Protoc* 8:2281–2308も参照）

13.8 RNA干渉を利用したノックダウンも遺伝子の機能を探るために利用できる

機能喪失表現型を調べるために近年，広く使われている遺伝学的手法として**RNA干渉**（RNA interference：RNAi）があげられる。RNAi技術は，1990年代終盤に線虫で最初に発見された，2本鎖RNA（double-stranded RNA：dsRNA）を効率的に分解するために生物に生来そなわっている機構を利用する。RNAiは本来，ライフサイクルの中で少なくとも一過性にはdsRNAを産生する，ウイルスのような侵入病原体に対する細胞の防御機構として働いている。真核細胞における内因性の**マイクロRNA**（microRNA）の産生と機能のためには，RNAプロセシングの過程で働く一連の酵素や機構が必要で，それらはあらゆる真核細胞の間で高度に保存されている。マイクロRNAとは，タンパク質をコードしない短いRNA（21～26ヌクレオチド）であり，遺伝子発現の制御に用いられている。具体的には，マイクロRNAは相補的な配列をもつmRNAの分解を誘導し，そのタンパク質への翻訳を抑制する。RNAi技術は，こうした酵素や機構を利用しており，外来のdsRNAを導入することで標的遺伝子の発現を抑制する手法である。

遺伝子の発現を人為的に抑制するためには，まず，標的遺伝子と相同な配列のセンスRNAと，相補的な配列のアンチセンスRNAとの間で塩基対を形成させてdsRNAを合成する。合成したdsRNAを微量注入によって標的組織に導入するか，そのRNA鎖をそれぞれコードする2つの遺伝子をウイルスによる形質導入で標的組織に導入して発現させる（**図13-9**A）。あるいは，別の方法でもRNAiを利用した遺伝子発現の抑制は可能である。この方法では，センスRNAをコードする配列とアンチセンスRNAをコードする配列とを直列に連結した配列をもつ導入遺伝子を発現させる。転写物の前半と後半が互いに塩基対を形成してヘアピン構造をつくり，その後のプロセシングを経てdsRNAが産生される（図13-9B）。これらいずれのアプローチも，細胞に生来そなわっているマイクロRNA産生機構を利用する。すなわち，dsRNAの切断により2本鎖の短い**低分子干渉RNA**（short interfering RNA：siRNA）が産生される。siRNAの長さはマイクロRNAと類似しており（21～26ヌクレオチド），標的mRNAと塩基対を形成し，タンパク質複合体によるその分解を誘導する。

RNAiによって遺伝子発現が完全に阻害されることは少なく，それゆえ，この方法は標的遺伝子のノックアウトではなくノックダウン（knockdown）を引き起こすと称される。CRISPR-Cas9システム（BOX 13-1）と同様に，RNAiにもオフターゲット作用がありうる。

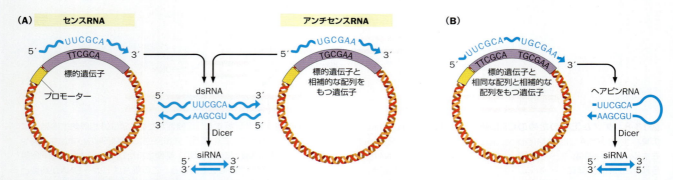

図13-9　RNA干渉（RNAi）による遺伝子ノックダウン　2本鎖の低分子干渉RNA（siRNA）は，相同な配列をもつ標的mRNAの分解を誘導し，その翻訳を抑制する。したがって，内因性の遺伝子発現をノックダウンするためのツールとして，この現象を利用することができる。(**A**) 標的とするDNA配列のセンスRNAをコードする遺伝子と，アンチセンスRNAをコードする遺伝子により，siRNAを産生させることができる。(**B**) siRNAは1つの遺伝子から産生させることもできる。センスRNAをコードする配列とアンチセンスRNAをコードする配列が直列に連結した配列をもつ遺伝子の転写物は，分子内で塩基対を形成してヘアピン構造をつくる。どちらの場合も，マイクロRNAのプロセシングで働く酵素（Dicerなど）によって，2本鎖RNA（dsRNA）分子は切断とプロセシングを受け，siRNAが産生される。

RNAiでは相同なDNA配列ではなくRNA配列を標的としているという違いはあるものの，似たような配列をもつ遺伝子への意図しない干渉が起こりうるからである．したがって，適切な対照実験が不可欠であり，例えば，重なりのない複数の標的配列を使ったり，RNAiに抵抗性のある(使用したdsRNAに相補的な配列を含まない)導入遺伝子の発現によって，RNAiによる表現型が回復するかどうかを確認するなどの方法が考えられる．RNAiが遺伝子ノックアウトに比べて優れている点として，時間がかからず，ハイスループットのスクリーニングが可能であることがあげられる．この長所が，RNAiを逆遺伝学の手法としてのみならず，遺伝学的スクリーニングの手段として利用することを可能にしている．RNAiによるスクリーニングで候補遺伝子が同定された後は，その機能を遺伝子ノックアウトによって検証することがしばしば行われる．

13.9 遺伝的モザイク解析によって遺伝子の機能を担う細胞を特定できる

多細胞生物では，ある遺伝子の作用機序を理解するうえで，どの細胞がその遺伝子の機能を必要としているのかを特定することで重要な情報が得られることがある．上述したような方法で機能喪失変異の導入は可能であるが，それがランダム突然変異誘発を利用した方法であれ，特定の遺伝子をねらった遺伝子工学的手法であれ，ホモ接合の変異体を繁殖させて解析することになる．しかし，この場合，すべての細胞で標的遺伝子が欠失しているため，個体の発生発達，特定の細胞や神経回路の機能，あるいは動物の行動にとって，どの細胞種での遺伝子の働きが重要なのかを特定することができない．特定の組織だけで働くプロモーターの制御下にCreリコンビナーゼを発現させる系を用いたコンディショナルノックアウトにより，標的遺伝子の機能を必要としている組織や細胞集団まで明らかにすることができる．もう1つの手段として，**有糸分裂組換え**(mitotic recombination)を利用して遺伝的モザイクを作り出す方法がある．有糸分裂組換えとは，親となる体細胞の有糸分裂の際に2つの相同染色体の間でDNA組換えが起きることで，その結果，片方の娘細胞の相同染色体の一部は，親細胞の片方の相同染色体のホモ接合体となる．例えば，片方の相同染色体にのみ特定の遺伝子の劣性変異をもつヘテロ接合体の動物がいるとする．劣性変異なので表現型は正常である．ところが，有糸分裂組換えが起きると，片方の娘細胞(および，そのすべての子孫細胞)は両方の相同染色体に変異をもつホモ接合体となることがあり，それらの細胞は変異型の表現型を示すことになる(図13-10)．このようにして

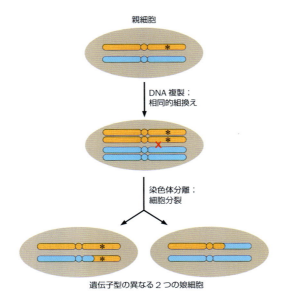

図13-10　有糸分裂組換えにより遺伝的モザイクが作り出される　一対の相同染色体を示してある．親細胞は片方の相同染色体にのみ特定の遺伝子の劣性変異（*）をもつヘテロ接合体であるとする．DNA複製に続いて相同染色体の間で組換えが起きると（赤色の×印），その後の細胞分裂時の染色体分離を経て，娘細胞はそれぞれ別の遺伝子型を示すことになる．左の娘細胞は変異アレルのホモ接合体，右の娘細胞は野生型アレルのホモ接合体である．

遺伝的モザイク動物(genetic mosaic animal)，つまり，1つの個体が複数の遺伝子型の細胞から構成される動物ができる。

遺伝子型の異なる細胞をそれぞれ区別できるように標識しておき，このようなモザイク動物の表現型を解析することで，ある遺伝子が特定の生物学的過程において**細胞自律的**(cell autonomous)に働いているのか，**細胞非自律的**(cell nonautonomous)に働いているのかについての情報が得られる。細胞自律的とは，ある遺伝子の産物がその産生細胞にのみ作用することを指し，細胞非自律的とは，産生細胞以外にも作用が及ぶことをいう。これまでの章で，細胞自律的にも細胞非自律的にも働く遺伝子の例をみてきた。例えば，細胞の運命決定(図5-36)，特異的な神経結合(図5-29，5-38，7-41)，交尾行動(9.8節)などで働く遺伝子があげられる。通常，有糸分裂組換えの起こる確率は非常に低いが，X線照射や，リコンビナーゼ遺伝子とリコンビナーゼ認識配列をゲノムに組み込むことで(上述のCre/loxPシステムやFLP/FRTシステムなど)，その確率を飛躍的に増大させることができる。例えば，2つの相同染色体の同じ位置に同じ向きでリコンビナーゼ認識配列が挿入されている場合，この2つの部位の間で組換えを起こす可能性がある(図13-23)。リコンビナーゼを発現させる細胞やタイミングを制御することにより，有糸分裂組換えの時空間的な制御も可能となる。遺伝的モザイクは特定の遺伝子機能の細胞自律性を判断する目的で用いられるだけではない。個々の細胞を標識したり，細胞系譜を追跡したり，特定の神経細胞群だけをねらって遺伝子操作を行ったりする場合にも，遺伝的モザイクを利用することができる(13.16節)。

13.10 遺伝子改変動物における導入遺伝子の発現は時空間的な制御が可能である

人工的に設計し試験管内で合成したDNA断片を生物に導入することで，**遺伝子改変生物**(transgenic organism)を作製できるようになったことは，生物学における革命であった。タンパク質をコードする**導入遺伝子**(transgene)は通常，4つの領域からなる。すなわち，(1)発現の時空間的パターンを決めるエンハンサー/プロモーター領域，(2)転写開始点の下流に位置する5′非翻訳領域(5′-untranslated region：5′UTR)，(3)産生されるタンパク質を規定するコード配列，(4)mRNAの安定性と核輸送を制御するポリアデニル化シグナルを含む3′非翻訳領域(3′-untranslated region：3′UTR)の4つである(**図13-11**)。

神経生物学研究における遺伝子改変動物の使い道は，大きく分けて2つある。その1つは，生来の遺伝子が担っている機能を生きている動物で調べることである。例えば，機能喪失変異体に野生型のタンパク質をコードする遺伝子を導入することで野生型の表現型が回復するならば，その遺伝子の破壊と特定の表現型との間の因果関係の確証が得られる。また，特定の時空間的パターンで発現するように設計した，ヘアピン構造のRNAを産生する遺伝子を導入すれば，特定のmRNAに対してRNAi作用が生じる(図13-9B)。これを利用して，その遺伝子のノックダウンによる表現型を調べることができる。さらに，特定の遺伝子をさまざまなレベルあるいはさまざまな時空間的パターンで発現させ，その遺伝子の機能を調べる**機能獲得実験**(gain-of-function experiment)も可能である。特定の改変を加えた遺伝子を導入して，生きている動物で機能喪失表現型や機能獲得表現型を調べ，その遺伝子の構造と機能の連関(どのドメイン，どのアミノ酸がタンパク質の機能にとって必須なのか)を探ることも考えられる。

導入遺伝子のもう1つの使い道として，研究を助ける分子ツールを発現させるということがある。例えば，(1)神経細胞の形態や投射パターンを可視化するために細胞マーカーを発現させたり，(2)神経活動を記録できるようにCa^{2+}指示タンパク質や膜電位指示タンパク質を発現させたり，(3)神経活動を抑制もしくは活性化させるために光感受性チャネルや化学物質感受性チャネルを発現させたりすることが考えられる(13.16，13.18，13.21〜

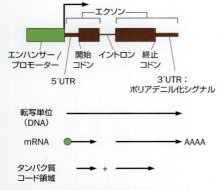

図13-11　導入遺伝子の構成　タンパク質をコードする導入遺伝子は，通常，転写単位の上流に転写の時空間的パターンを決めるエンハンサー/プロモーター領域が配置される。ここに示した導入遺伝子の転写単位は，5′非翻訳領域(5′UTR)，タンパク質コード領域，ポリアデニル化シグナルを含む3′非翻訳領域(3′UTR)からなる。1つもしくは複数のイントロンがコード領域を分断しているが，イントロンは転写後プロセシングの過程で転写産物から取り除かれる。mRNAの中で，タンパク質をコードする領域は，開始コドン(翻訳開始部位)と終止コドン(翻訳終結部位)の間である。転写単位，スプライシング後のmRNA，コード領域の範囲を図の下に示してある。緑色の丸は5′末端のキャップ構造を表す(図2-2，2.1節も参照)。場合によっては，イントロン，5′UTR，3′UTR，あるいは転写単位よりも下流に，発現を制御する追加の配列を含むこともある。

13.25節）。

どちらの使い道にせよ，導入遺伝子の発現パターンを時空間的に制御することが要となる。これは通常，遺伝子のコード配列の上流または下流に配置されたエンハンサー領域によって制御される。遺伝子の本来の発現パターンと類似のパターンで発現させたり，あるいは，人工的な発現パターンを作り出したりするためには，さまざまな機構が利用できる。ある遺伝子の本来の発現パターンを模倣する簡単な方法としては，その遺伝子のコード配列の上流に位置するDNA配列を使って，導入遺伝子の発現を制御することが考えられる（図13-12A）。しかし，コード配列のはるか上流に制御領域が位置していることもある。この場合，何百kbものDNAを組み込むことができるクローニングベクターである**細菌人工染色体**（bacterial artificial chromosome：BAC）を使って導入遺伝子の発現を制御すると，本来の発現パターンをうまく再現できる確率が上がる（図13-12B）。

遺伝子改変動物を作製するには，たいていの場合，初期胚にDNAを注入する方法がとられる（例えば，哺乳類では単一細胞胚の前核に注入する）。注入した導入遺伝子は，宿主染色体のランダムな位置に組み込まれる。多くの場合，導入遺伝子の複数のコピーが直列に挿入されることになるが，このように組み込まれた導入遺伝子の発現は，たまたま挿入された部位の周辺にもともとあった発現調節配列に影響される。したがって，導入遺伝子の発現パターンはばらつきが多く，予想がつかない場合が多い。部位特異的に導入遺伝子を組み込むことができれば，はるかに安定した発現パターンが得られる。部位特異的な遺伝子導入は，インテグラーゼ（integrase）の触媒作用を利用して，ゲノム上のねらった部位に導入遺伝子の単一コピーが挿入されるように工夫することで可能となる。このような組換えを促進するためには，インテグラーゼ認識配列の片方を宿主染色体の目的の部位にノックインし，インテグラーゼ認識配列のもう片方を，導入遺伝子を運ぶベクターに挿入しておく。このようにすれば，2つの認識配列の間でインテグラーゼによる組換えが起こり，ねらった部位に導入遺伝子を挿入することができる（図13-12C）。インテグラーゼ自体は，mRNAとして一緒に注入するか，別の導入遺伝子を使って発現させる。生来の遺伝子発現パターンとなるべく似たパターンで導入遺伝子を発現させたい場合は，その生来の遺伝子のゲノム上の位置そのものに，導入遺伝子をノックインにより挿入する方法が有効である（図13-12D）。ノックイン動物を作製するのは非常に煩雑であり，ショウジョウバエやマウスなど，限られた生物でしか今のところ実現できない。しかし，近年開発されたゲノム工学技術（BOX 13-1）を利用すれば，将来的には，どのような生物に対しても遺伝子導入を迅速に行うことができるようになるものと期待される。

標的遺伝子の発現調節領域とタンパク質コード領域とを別々の導入遺伝子として組み込む方法もあり，このような戦略は**2成分発現**（binary expression）と呼ばれる。例えば，調

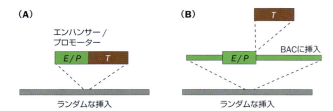
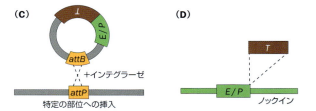

図13-12　導入遺伝子の発現パターンを制御する方法　発現パターンを模倣したい生来の遺伝子のゲノムDNAを緑色で示す。(**A**)エンハンサー／プロモーター配列（*E/P*）の下流に標的転写単位（*T*，茶色）を配置した導入遺伝子は，宿主染色体（灰色）のランダムな位置に挿入される。(**B**)大きなサイズのゲノムDNAの*E/P*の下流に*T*を挿入する。この大きなゲノムDNA断片は，何百kbものDNAを組み込むことができる細菌人工染色体（BAC）クローニングベクターに挿入する。BACを使うことによって，遠く離れた部位の発現調節配列を含ませることが可能になる。BACクローニングベクターに挿入された配列は，宿主染色体のランダムな位置に挿入される。(**C**)*E/P*の制御下に置かれた*T*を，宿主ゲノムのねらった位置に挿入する。これには挿入する側に*attB*配列，宿主ゲノム側の特定の位置に*attP*配列が必要で，バクテリオファージのインテグラーゼを発現させると，この2つの配列の間で不可逆的な組換えが誘導される。(**D**)発現パターンを模倣したい遺伝子の生来の位置そのものに，*T*をノックインにより挿入する（13.7節）。(Luo L, Callaway EM, Svoboda K [2008] *Neuron* 57:634–660よりElsevierの許諾を得て掲載)

節領域を使って酵母由来の転写因子**GAL4**を発現させ，GAL4が結合するDNA配列である**UAS**(upstream activation sequence)の制御下に，標的遺伝子のコード配列を発現させる方法がある(**図13-13**A)．このGAL4/UAS 2成分発現システムは，ショウジョウバエでよく使われている(例えば，図9-6を参照)．マウスでよく使われている2成分発現システムとして，転写因子である**テトラサイクリン調節性トランス活性化因子**(tetracycline-regulated transactivator：tTA)と，その結合配列である**テトラサイクリン応答配列**(tetracycline response element：TRE)の組み合わせがあげられる．TREの制御下に発現する遺伝子は，tTAを発現する細胞でのみ活性化される．このtTAを特定の調節領域で発現させれば，特定の細胞でのみ標的遺伝子を発現させることができる(図13-13B)．さらに，このシステムは薬物でも制御できる．tTAによるTREの活性化は，テトラサイクリン(tetracycline)が存在しないときにのみ起こる(逆に，tTAの変異体である**リバースtTA**〔reverse tTA：rtTA〕は，テトラサイクリン存在下でのみTREを活性化させる)．テトラサイクリンやその類似物質である**ドキシサイクリン**(doxycycline)は小さい分子であり，細胞間や血液脳関門を容易に通過して拡散することができる．そのため，これらの薬物を投与することで，導入遺伝子の発現を時間的に制御することが可能となる．マウスでよく使われるもう1つの2成分発現システムは，すでに紹介したCre/loxPシステムである．この方法では，転写/翻訳の終止配列を*loxP*配列ではさみ(*loxP-stop-loxP*配列と呼ばれる)，その下流に標的遺伝子を置く．*loxP-stop-loxP*配列の上流には，ユビキタス(ubiquitous)なプロモーターを配置する(ユビキタスなプロモーターとは，幅広い細胞，組織，発生発達段階で強力に活性化されるプロモーターをいう)．Creリコンビナーゼの活性がない細胞では，導入遺伝子の転写や翻訳が*stop*配列によって阻止されるため，遺伝子は発現しない．Creリコンビナーゼの活性がある細胞でのみ，転写/翻訳の終止配列は組換えによって除去されるので，ユビキタスなプロモーターの制御下に導入遺伝子が発現する(図13-13C)．13.7節で述べたように，Creリコンビナーゼの代わりにCreERを使うことによって，導入遺伝子の発現を時間的に制御することも可能である．

　図13-13に示したような2成分発現システムは，図13-12に示したような単一導入遺伝子発現システムと比べて，柔軟性が高く多目的に使用できる．例えば，UAS, TRE, プロモーター−*loxP-stop-loxP*配列の制御下にある**レスポンダー導入遺伝子**(responder transgene)をもつ動物と，GAL4, tTA, Creリコンビナーゼを発現するさまざまな**ドライバー導入遺伝子**(driver transgene)をもつ動物を単に交配するだけで，レスポンダー導入遺伝子をさまざまな時空間的パターンで発現する動物を作製することができる．同様に，1つのドライバー導入遺伝子をもつ共通の動物と交配することで，さまざまなレスポンダー導入遺伝子を発現する動物を作製することもできる．具体的な例として，ショウジョウバエのゲノムにはタンパク質をコードする遺伝子がおよそ1万5,000個あるが，そのほとんどについて，UASの制御下にヘアピンRNAを発現する導入遺伝子(図13-9B)をもつ動物が作製されている．これらの動物と，特定の細胞でGAL4を発現するドライバー導入遺伝子をもつ動物

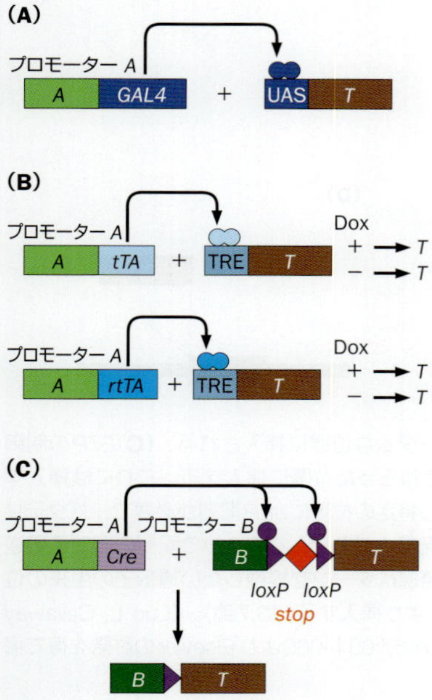

図13-13　導入遺伝子の2成分発現システム　第1の導入遺伝子(ドライバー導入遺伝子)が発現するタンパク質を丸で示しており，そのタンパク質が第2の導入遺伝子(レスポンダー導入遺伝子)に作用して発現を制御する．**(A)**転写単位(*T*)は，GAL4/UASシステムの2つの導入遺伝子の働きを介して，プロモーター*A*による発現制御を間接的に受ける．**(B)***T*は，tTA/TREシステムもしくはrtTA/TREシステムの2つの導入遺伝子の働きを介して，プロモーター*A*による発現制御を間接的に受ける．テトラサイクリン類似物質のドキシサイクリン(Dox)を投与することで，発現を時間的に制御することが可能となる．tTAはDoxが存在しないときにのみ活性があり，逆に，rtTAはDoxの存在下でのみ活性がある．**(C)**Creリコンビナーゼの活性を利用した2成分発現システム．Creリコンビナーゼの作用で2つの*loxP*配列(三角)ではさまれた転写/翻訳の終止配列(菱形)が除去されると，*T*の発現が可能となる．多くの場合，プロモーター*B*としてはどの細胞でも発現するユビキタスなプロモーターが選択される．(Luo L, Callaway EM, Svoboda K [2008] *Neuron* 57:634–660よりElsevierの許諾を得て掲載)

を交配することで，特定の細胞種でのみ標的遺伝子をノックダウンすることができるわけである。このような方法を用いることで，ある生物学的過程に必須の遺伝子を無作為にスクリーニングすることが容易になる。

13.11　導入遺伝子の一過性の発現はウイルスによる形質導入などの方法で実現可能である

　13.10節で紹介した方法では，導入遺伝子を生殖系列細胞に組み込んで遺伝子改変動物を作製する必要があった。この方法では何世代にもわたって，違う個体でも同じ発現パターンを再現することができる。一方，導入遺伝子を一過性に体細胞に発現させる方法も開発されてきた。こうした一過性の方法は，動物の個体ごとに発現のレベルやパターンが変化してしまう可能性があるという欠点がある。しかし，これらの方法は容易で迅速なため，発生期間の長い動物や，生殖細胞系列への遺伝子導入法が確立されていない動物に適用するのに適している。

　このような一過性発現法の1つとして，初期胚のような大きな細胞に標的遺伝子をコードするDNAやmRNAを直接注入する方法がある。宿主の細胞のゲノムにDNAが組み込まれれば，その細胞に由来する子孫細胞のすべてに，その導入遺伝子を発現する能力が与えられる。一方，mRNA注入は，初期発生の研究に限って行われることが多い（mRNAは細胞分裂のたびに薄まっていくし，時間とともに分解されてしまうからである）。もう1つの一過性発現法として，**電気穿孔法**（electroporation）があげられる。この方法では，標的細胞の近傍にDNAを入れた微小ピペットを配置し，電流を流すことで負に荷電しているDNA分子を細胞内へ送りこむ。電気穿孔法により，動物の特定の脳領域の細胞に導入遺伝子を入れることが可能となる。

　ウイルスによる形質導入（viral transduction）は，特に哺乳類で導入遺伝子を一過性に発現させるのに広く利用されている方法である。この方法では，高い力価のウイルスを生成させるために使われるウイルスベクターから導入遺伝子を発現させる。ウイルスベクターは，多くの場合，**定位固定装置による注入**（stereotactic injection）で目的領域に送りこまれる（定位固定装置とは，三次元の座標を指定して，ウイルスのような物質を微小な標的領域に注入することができる装置である）。神経生物学の分野で最も一般的に使われているウイルスとして，**アデノ随伴ウイルス**（adeno-associated virus：AAV），**レンチウイルス**（lentivirus），**単純ヘルペスウイルス**（herpes simplex virus：HSV）などがあげられる。それぞれ特徴的な性質があり，別々の用途に用いられる（**表13-1**）。ウイルスベクターは形質導入に伴う有害作用が最小限になるように設計されている。また，Creリコンビナーゼ依存性の発現システムなどを使って，導入遺伝子の発現を時空間的に制御することもで

表13-1　神経系における人為的な遺伝子発現に一般的に用いられるウイルスベクターの性質

性質	アデノ随伴ウイルス（AAV）	レンチウイルス	単純ヘルペスウイルス（HSV）
遺伝物質	1本鎖DNA	RNA	2本鎖DNA
容量	約5 kb	約8 kb	約150 kb
発現にかかる時間	数週間	数週間	数日
発現の持続時間	数年	数年	数週間～数カ月
細胞指向性（ウイルスによる形質導入を起こしやすい細胞種）	血清型に応じて，幅広い細胞指向性をもつものから，特定の細胞種に非常に特異的に感染するものまで存在する	通常，別のウイルスのコートタンパク質をもつ偽型ウイルス[1]としてつくられ，幅広い細胞指向性をもつ	神経細胞に対して幅広い細胞指向性をもつ

[1] ウイルスを偽型ウイルスにするには，生来のコートタンパク質をコードする遺伝子を欠失させ，別のウイルスのコートタンパク質をコードする遺伝子を共発現させた細胞株でウイルスの構築を行わせる。

データはLuo L, Callaway EM, Svoboda K [2008] *Neuron* 57:634-660より。

きる(例えば、図9-37Aを参照)。DNAを利用して生来の遺伝子発現を改変することでヒト疾患を治療する**遺伝子治療**(gene therapy)でも、もっぱら、ウイルスベクターが用いられている。

13.12 特定の神経細胞種のみを操作することで神経回路の機能解析が容易になる

複雑な神経系においては、個々の神経細胞そのものを情報処理の単位としてとらえるより、神経細胞の中でも特定の種類で括られる神経細胞の集団を神経回路を構成する基本単位としてとらえるほうが、神経情報処理の本質を理解しやすい。したがって、特定の細胞種の神経細胞の活動を、他の細胞と区別して記録したり、操作したりする方法を確立することが、神経回路を解析するうえで本質的に重要である。そこで、遺伝子操作法を利用して、特定の細胞種の活動を記録し、活動を抑制したり亢進させたりする方法が、基盤実験技術として発達してきた(13.21〜13.26節)。最もよく使われる戦略として、まず、注目している特定の細胞種でのみ発現している遺伝子を同定して、その遺伝子の発現調節領域を見つけ出し、その発現調節領域を使ってレスポンダー導入遺伝子を発現させるという方法がある。例えば、個々の嗅覚受容ニューロンは、それぞれ異なった嗅覚受容体を発現しているので、それぞれの嗅覚受容体をコードする遺伝子のプロモーター領域を使えば、特定の種類の嗅覚受容ニューロンにのみ遺伝子操作が可能となる(図6-15, 6-28)。同様に、*fruitless*遺伝子の調節領域を使えば、*fruitless*遺伝子を発現する多くの神経細胞種への特異的な遺伝子操作が可能になるわけである(図9-6)。

*fruitless*遺伝子の発現パターンにみられるように、特定の遺伝子は、1つではなく多くの細胞種で発現されている可能性がある(9.6〜9.9節)。同様に、ほとんどの神経細胞種は、その細胞種だけで発現していて他の細胞種では発現していないような生来の遺伝子をもたない。したがって、調節領域を同定する新たな方法や、特定の神経細胞種の集団のみで遺伝子を操作するための2成分発現システムの改良が行われてきた。1つのやり方として、生来の遺伝子発現のエンハンサー領域のほんの一部だけを使って、導入遺伝子の発現を制御する方法があげられる。1つの調節領域といっても、その部分部分によって、それぞれ別々の細胞種の遺伝子発現を制御している可能性があるからである。もう1つの方法としては、**交差法**(intersectional method)があげられる。例えば、プロモーターAは細胞種XとYの遺伝子発現を誘導し、プロモーターBは細胞種YとZの遺伝子発現を誘導するとする。

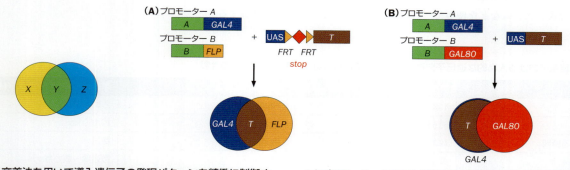

図13-14 交差法を用いて導入遺伝子の発現パターンを精緻に制御する プロモーターAは細胞種XとYの遺伝子発現を誘導し、プロモーターBは細胞種YとZの遺伝子発現を誘導するとする。(**A**) AND論理ゲートを構成すれば、標的遺伝子Tを細胞種Yだけで発現させることができる。これにはGAL4/UAS2成分発現システムと、FLP/FRT組換えシステムを利用する。GAL4を発現する細胞でのみUAS下流の遺伝子の発現が誘導され、FLPリコンビナーゼを発現する細胞でのみ終止配列が除去されるため、プロモーターAとプロモーターBの両方が働いている細胞でのみTが発現する。(**B**) NOT論理ゲートを構成すれば、Tを細胞種Xだけで発現させることができる。GAL80はGAL4の阻害因子である。したがって、GAL80とGAL4の両方を発現する細胞では、UAS下流の遺伝子の転写が抑制される。(Luo L, Callaway EM, Svoboda K [2008] *Neuron* 57:634–660よりElsevierの許諾を得て掲載)

この場合，AND論理ゲート（AでありかつBであればC）を構成すれば，細胞種Yだけに発現を誘導できることになる（図13-14A）。一方，NOT論理ゲート（AでありBでなければC）を構成すれば，細胞種Xだけに発現を誘導できる（図13-14B）。実際，交配行動を規定する*fruitless*回路を調べるにあたって，このような交差法が活用された（例えば，図9-9A）。また，別の方法としては，神経細胞の発生のタイミングと細胞系譜を利用して，特定の細胞種集団の遺伝子操作が可能になる場合がある。発達上の特定のタイミングで発生した神経細胞の集団が1つの細胞種を構成する場合があったり，また，特定の共通祖先に由来するすべての細胞が同じ細胞種を構成したりする場合があるので，このような方法が利用できるというわけである（図7-40，13.16節）。さらに別の方法としては，神経細胞の活動そのものを指標として，特定の細胞種集団の遺伝子操作が可能になる場合もある。例えば，最初期遺伝子（immediate early gene）の活性化を使えば，そうした遺伝子が特定の条件で活性化される細胞にのみ，遺伝子操作ができるというわけである（図10-36）。

13.13　遺伝子発現パターンを同定するための多くの強力な手法がある

これまでの節を通して，何度も繰り返して，生来の遺伝子発現パターンを利用する方法を紹介してきた。しかし，そもそも，生来の遺伝子発現パターンはどのようにして調べられるのだろうか。これまで，いろいろな方法が開発されてきているが，めざすものがmRNAの発現パターンなのか，タンパク質の発現パターンなのかによっても方法が異なるし，どの程度の定量的精度と空間的な解像度が必要なのか，また，1つの遺伝子の発現パターンだけでよいのか，複数の遺伝子発現を同時に調べる必要があるのかによっても，やり方が異なってくる。

まず，第1の方法として，mRNAもしくはタンパク質を特定の脳組織から単離する方法があげられる。脳組織には，さまざまなmRNAやタンパク質が混在しているが，ゲル電気泳動を使えば，それぞれの分子量や総電荷量などの物理的性質に従って分離することができる。引き続いて，ゲル上で分離されたそれぞれの成分をナイロンかニトロセルロースの膜に移してから検査をする。mRNAの場合，特定の遺伝子に特異的な核酸プローブに標識をつけて，これをすでに膜に移したmRNAに反応させ，ハイブリッド形成したものを検出する**ノーザンブロット法**（northern blotting）が利用される（例えば，図6-9Bを参照）。一方，膜に結合したタンパク質の場合は，標識した抗体プローブによる抗原認識反応を利用した**ウェスタンブロット法**（western blotting）が使われる（これらの一連の東西南北の方位にもとづいた命名は，**サザンブロット法**〔Southern blotting〕から派生したものである。ただし，サザンブロット法の場合は開発者のEdwin Southernの名前から命名された。サザンブロット法では，配列特異的なDNAプローブを膜に結合したDNAに反応させ，ハイブリッド形成したものを検出する）。ノーザンブロット法やウェスタンブロット法を使えば，サンプル内のそれぞれ特定のmRNAやタンパク質の分子量や相対的な量についての情報が得られるが，ある程度の広さの脳領域からサンプルを取得するので，組織の種類ごとの違いがわかるにすぎず，空間的な解像度は低い。

組織の中で，それぞれの種類のmRNAがどのように分布しているのかを調べるには，すでに何度も紹介したように*in situ* **ハイブリダイゼーション**（*in situ* hybridization）を用い，遺伝子特異的なプローブを固定した脳組織切片に反応させてハイブリッド形成させる（例えば，図5-7を参照）。近年，マウスのゲノムに存在すると推定されている2万の遺伝子すべてについて，成体マウス脳で網羅的に*in situ*ハイブリダイゼーションが行われ，すべての遺伝子発現パターンのマップがつくられた（図13-15）。これは研究を進めるうえで，非常に有用なデータベースとなっている。タンパク質の分布に関しては，**免疫染色法**（immunostaining）によって同様に調べることができ，本書でも繰り返し紹介してきた。この方法では，特定のタンパク質に結合する**一次抗体**（primary antibody）を脳組織に反応

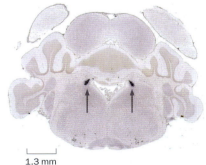

図13-15 *in situ* ハイブリダイゼーションで遺伝子発現パターンを調べる　ドパミンをノルアドレナリンに変換する酵素ドパミンβ-ヒドロキシラーゼの発現パターン。ドパミンβ-ヒドロキシラーゼを産生するmRNAを特異的に認識するプローブを，マウス脳の冠状断切片に反応させてハイブリッド形成させている。矢印は両側の青斑核を示しており，ここに脳内のノルアドレナリン作動性ニューロンのほとんどが存在することが知られている（BOX 8-1）。このような*in situ*ハイブリダイゼーションを使って，マウスのすべての遺伝子の発現パターンが網羅的に調べられている。（Lein ES, Hawrylycz MJ, Ao N et al. [2007] *Nature* 445:168–176よりMacmillan Publishersの許諾を得て掲載。http://mouse.brain-map.orgも参照）

させ，引き続き，特定の動物種でつくられた一次抗体を特異的に認識する**二次抗体**（secondary antibody）を使って標識する。二次抗体に特定の酵素を結合させておけば，酵素の活性により発色させるような処理をすることもできる（例えば，図7-12Aを参照）。二次抗体に蛍光分子を結合させておけば，蛍光を直接観察することで分布を調べることもでき，また，複数のタンパク質に対してそれぞれ別の色の蛍光標識がされるように一次抗体と二次抗体を設計すれば，同時標識による検査をすることができる（例えば，図2-26Bを参照）。これらの方法を使えば，細胞レベルの，あるいは1つの細胞の中でも発現の局在を調べられるほどの解像度が得られる（特に免疫染色法；13.17節も参照）。しかし，*in situ* ハイブリダイゼーションや免疫染色法は，ノーザンブロット法やウェスタンブロット法と異なり，どのくらいの発現レベルがあるのかを定量することは困難である。

　ゲノム全体の完全な配列決定がなされたことにより，特定の組織，あるいは，細胞種ごとに，すべての遺伝子発現のレベルを定量的に調べるといった，新しい方法を使うことができるようになった。例えば，**DNAマイクロアレイ**（DNA microarray）では，遺伝子特異的なオリゴヌクレオチドプローブを固体基板の上にスポット状に固定する。ゲノム全体に含まれるすべての遺伝子配列発現を，おのおの検出できるプローブをスポット状に密に配置し，1つのチップ上に敷き詰めれば，全ゲノム発現情報をおさめることが可能である（このようなチップでは1 cm^2 あたり100万個以上のプローブが配置される）。特定の組織からさまざまなmRNAの混じったものを取り出し，標識してチップ上でハイブリッド形成させれば，すべての遺伝子の発現レベルを，それぞれのスポットのシグナル強度として検出することができる。このような解析ができるのは，シグナル強度はRNA標識のレベルと一致すると考えられるからである。引き続き，似たような発現パターンをもつ遺伝子をグループ化して，発現パターン解析にもち込むこともできる（例えば，**図13-16**）。DNAマイクロアレイ法に代わる最近の解析方法として，**RNA-Seq**があげられる。これは，次世代シークエンサーを用いて，1つの組織から取り出したmRNA分子のすべてを網羅的に，1つ1つ並行的に配列決定していく方法である（13.14節）。1つ1つのmRNA分子からは核酸配列情報が1回だけ装置により読み取られるが，それはmRNAが転写されるもととなった遺伝子を同定するのに十分な情報をもっている。1つの組織から得られる情報は，その組織において，どの遺伝子が発現されているのかという定性的な情報と，それぞれのmRNA分子がいくつあるのかという定量的な情報の両方である。

　マイクロアレイやRNA-Seqといった**遺伝子発現プロファイリング**（gene expression profiling）は，細胞種ごとに分けて解析できれば，より情報量が増えて強力な解析法となる。つまり，特定の細胞種のみの集団を厳選して抽出したうえで，上記解析を適用できればよいのである。これまで，特定の細胞種を抽出する方法はいくつも開発されてきた。例えば，従来の物理的に解剖する方法を拡張して，レーザーによる微細解剖法を用いれば，固定組織切片から，組織学的に同定される細胞種や蛍光標識した細胞などをレーザー光で切り出して，そこだけからmRNAを抽出することも可能である。他にも，特定の細胞を分離するいくつかの方法がある。例えば，(1)単離した細胞を蛍光もしくは細胞表面のマー

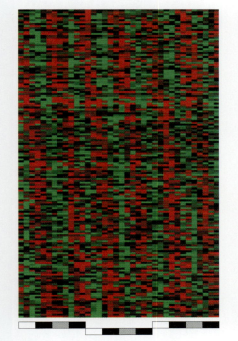

図13-16　マイクロアレイ解析で多くの遺伝子の発現パターンを決定する　個々の行はそれぞれショウジョウバエの1つの遺伝子に対応する。個々の列は概日サイクルのそれぞれの位相に対応し（下段に示した白は日中，黒は夜間，灰色は主観的な日中；主観的な日中とは，概日サイクル的には日中だが，視覚的にはずっと暗闇のままの条件を指す），mRNAの発現レベルが変化していることがわかる。実験は2日間を1回として3回行われ，4時間ごとにショウジョウバエの頭を切り落としてmRNAを抽出し，マイクロアレイ解析でのハイブリッド形成のためのプローブがつくられた。緑は高発現，赤は低発現を意味する。ここに示したすべての遺伝子は，概日サイクルによる発現レベルの変化があり，それぞれ異なった位相でピークを示している。（Claridge-Chang A, Wijnen H, Naef F et al. [2001] *Neuron* 32:657–671よりElsevierの許諾を得て掲載）

カーを使ってソーティングする方法，(2)特定の細胞にのみ，標識したポリ(A)結合タンパク質やリボソームのサブユニットを発現させ，これを使ってその細胞からのmRNAだけを抽出する方法，(3)微小ピペットを使って，遺伝学的に蛍光標識した細胞のみを選択する方法などがあげられる。ポリメラーゼ連鎖反応(PCR)による忠実度の高い増幅と，感度の高い配列解析技術の進歩によって，非常に少ない細胞集団から遺伝子発現プロファイリングを行うことが可能になっており，たった1つの細胞からでさえ解析ができるようになっている。

13.14 ゲノム配列決定により生物種間の関係や疾患に関係する遺伝的多様性を同定することが可能になった

DNA組換え技術とともに，DNA配列解析技術によって，現代の生物学は一変した。DNA配列解析技術そのものは1970年代に誕生したが，1980年代終盤にはじまったヒトゲノム計画によって，この技術は急速に進歩した。その後，20年ほどかけて，特に2000年代なかばより大規模並行配列決定技術が導入されて以来，配列決定のコストは驚異的に下がり，その速度の向上は何桁にも及んだ(図13-17)。

ヒトゲノムのドラフト配列(精度の低い配列情報)は2001年に完成したが，その計画と並行して，生命樹を構成するすべての枝の多くの生物についても，全ゲノム配列が決定された。このデータおよび知識によって得られた研究上のインパクトは計り知れない。例えば，1980年代や1990年代には，1つの遺伝子に注目したとして，似たような遺伝子が同じ生物にいくつあるのか，あるいは，他の生物にも似た遺伝子があるのかどうかを調べるのに何カ月から何年もかかっていた。これがわかれば，その遺伝子と相同遺伝子(ホモログ)との間に，配列類似性がどれだけあるかを調べることができる(例えば，4.12節を参照)。今では，こうした疑問をもったとして，ゲノム配列データベースを検索すれば，ほんの数分で確実な答を調べあげることができる。第12章でも紹介したが，こうした生物種間の差異を調べ

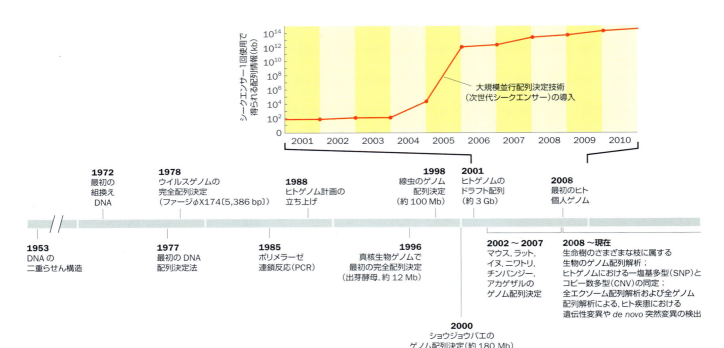

図13-17　ゲノム配列解析技術および関連分野の進歩　画期的な出来事のいくつかを示している。上段のグラフは，ヒトゲノムのドラフト配列(精度の低い配列情報)が発表されてからの10年間で，配列解析技術が指数関数的に進展したことを示している。(上段のグラフはMardis ER [2011] Nature 470:198–203よりMacmillan Publishersの許諾を得て掲載)

る比較遺伝学を使えば，それぞれの遺伝子が進化の過程でどのように生まれてきたのか，また，それぞれの生物が他の生物と生命樹の中でどのような関係にあるのかについて，その実態を理解することにつながる．

同様に，同じ生物種，例えばヒトの間で，それぞれの個人のもつゲノムを比較することで，個性を形づくる遺伝子の役割を理解することにもつながると考えられる．ヒトの個々人の性質のばらつきの遺伝的な背景の理解への道のりはまだ遠いが，すでに比較ヒトゲノム研究によって，遺伝性あるいは de novo 突然変異による脳疾患を含め(BOX 11-3)，疾患の遺伝学的基盤の理解は大きく進展している．また，パーソナル医療の確立という新時代の幕開けも迎えており，今後は個々の症状をみて治療戦略を立てるのではなく，個々人の遺伝学的病因にもとづいた個別の治療戦略が立てられるようになると考えられる．つまり，似たような症状にもとづいて特定の治療法を選択するよりも，似た遺伝学的病因をもつ患者に対してこれまでに成功した治療にもとづいて治療を行ったほうが，高い成功率が得られると考えられるのである．

解剖学的手法

神経系の動作原理を解明するには，その大まかな構成と微細な形態の両方を理解する必要がある．以降の節では，神経系の構造に関するわれわれの知識を進歩させてきた，おもな解剖学的手法を紹介する．まず，神経系の構造の全体像を明らかにするのに使われてきた一般的な組織学的手法について紹介する．つぎに，神経系を構成する基本要素である個々の神経細胞を可視化する技術を概説する．さらに，それぞれの神経細胞の微細な形態を調べる方法も紹介する．最後に，神経細胞どうしがどのように接続して神経系の回路を形成しているのかを調べる方法について述べる．

13.15 組織学的解析により神経系の大まかな構成を明らかにできる

神経系の解剖学的な構成を調べるためには，**組織学的切片**(histological section)が作製されることが多い．凍結または化学固定した組織を，ミクロトームを用いて薄い切片にする．切片の厚さは，目的にあわせて数μmから数百μmとする．このように作製した切片を光学顕微鏡で観察する．第1章で紹介したように，切片を切り出す向きとしては，冠状断，矢状断，水平断の3つが典型的である．これらは，それぞれ，身体の前後軸(吻尾軸)，正中側面軸(内外軸)，背腹軸に対して垂直になる面のことである(図1-8C)．

組織学的切片は，多くの場合，顕微鏡で観察する際のコントラストを上げて特定の構造が強調されるように染色される．in situ ハイブリダイゼーションや免疫染色法といった分子技術(13.13節)が開発されるよりはるかに昔の19世紀には，細胞体，軸索，髄鞘などを標識する染色法が組織学者たちによってつぎつぎと開発された．こうした初期の研究から，中枢神経系の灰白質，白質といった大まかな構成が明らかになり，灰白質の中も，いくつかの領域に分けられることがわかってきた．細胞体を染色する方法の中で最も広く使われているのは，**ニッスル染色**(Nissl stain)である．これにはクレシルバイオレット(cresyl violet)のような塩基性色素(H^+を受容して分子が正の電荷をもつ色素)が用いられる．塩基性色素は負に荷電している核酸分子に強く結合するので，リボソームRNAが豊富に存在する，細胞質内の粗面小胞体がよく染まることになる．脳組織切片をニッスル染色すると，神経細胞やグリア細胞の密度，大きさ，分布などに関する全体像を把握することが可能になるため，脳地図を作製するためによく用いられる．また，ニッスル染色は，in situ ハイブリダイゼーション，免疫染色法，その他の解剖学的手法(いくつかは後述する)において，対比染色(counterstain)としても使用される．ニッスル染色や核染色を使うことに

よって，神経系の構成に関する多くの新しい知見が得られた。例えば，(1)外側膝状体や新皮質の層構造(図4-37, 4-45A)，(2)齧歯類の体性感覚野のヒゲ-バレルパターン(図5-27)，(3)哺乳類の特定の神経核における性的二型性(図9-28)などである。大脳皮質の神経細胞が織りなす層状の構成や，各層での細胞体の密度，各層の厚さなどは脳の部位によって異なるが(**図13-18**A)，こうした違いを探る研究領域は**細胞構築学**(cytoarchitectonics)と呼ばれる。20世紀初頭に活躍した組織学者たちは，細胞構築学によるアプローチで大脳皮質をいくつかのはっきりと区別できる領野に分けたが(図13-18B)，このとき提唱された区分は今日でも使われている。

組織学的切片には染色剤が容易に浸透するため，その切片の範囲においては顕微鏡を使った高解像度の観察が可能で，神経系の構造をイメージングすることも容易である。しかし，広い領域にわたる大規模な神経系の構成を理解するには，二次元の個々の組織切片の情報を三次元空間に再構成する作業が必要となる。例えば，1つの脳領域から別の領野に投射する神経細胞の軸索を追跡する場合には(13.18節)，1つの切片の観察だけではおさまらない。それに対して，**全組織標本**(whole-mount)を使った場合，神経系を全体として見晴らす視点が容易に得られる。また，例えば，解剖して取り出した組織そのものや，動物そのものを，比較的非侵襲的なやり方でみる方法がある。こうした全組織標本を使った場合でも，**共焦点蛍光顕微鏡**(confocal fluorescence microscope)を使えば，高解像度の蛍光イメージングを行うことが可能である。この顕微鏡は「共焦点顕微鏡」と略されることが多く，共焦点とは共通の焦点をもつという意味である。共焦点顕微鏡では，励起レーザー

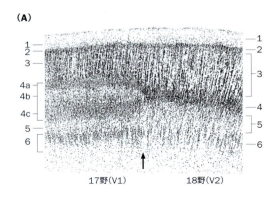
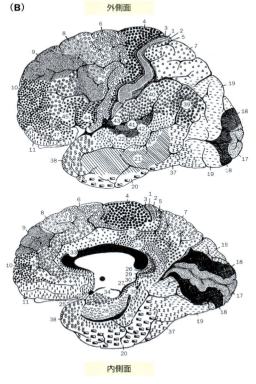

図13-18　ニッスル染色と大脳皮質の領野　(**A**)ニッスル染色によって，ヒトの一次視覚野(17野，もしくは，V1)と二次視覚野(18野，もしくは，V2)との間の境界線がはっきりとみてとれる。V1野の第4層は，さらに3つの区分(4a層，4b層，4c層)に分けることができるが，V2野の場合，第4層に亜層は存在しない。矢印は，V1野とV2野の間の境界を示している。(**B**)(A)で示したような組織染色によって，細胞構築学的な違いを浮かびあがらせることができ，これによって，大脳皮質を明確に区別できる領野に分けていくことが可能となった。例えば，ヒトの大脳皮質は50の領野に分けることができ，この図では，それぞれを別のシンボルで区別してある。(Brodmann K [1909] Vergleichende Lokalisationslehre der Grosshirnrinde in ihren Prinzipien dargestellt auf Grund des Zellenbaues. Barth, Leipzigより)

光を1μm³ほどの体積におさまる大きさの点に絞り，この点から生じる蛍光だけを観察するために蛍光検出器のそばにピンホールを配置し，このピンホールを通して蛍光を取得する（図13-19A）。このようなレーザー光を平面上で走査することで，多数の焦点からの蛍光を集めて画像を構成することが可能となる。共焦点顕微鏡によって得られるのは，厚さが数分の1μmから数μmの薄い光学切片の像である。このようなx-y平面に沿った光学切片像を，z軸（画像平面に対して垂直な軸）に対して，つぎつぎと積み重ねることで，三次元構造を再構成することができる。本書に紹介されている多くの画像は，脳の全組織標本を共焦点顕微鏡で観察して得られたものである（例えば，図6-33を参照）。全組織標本の観察に加えて，まず少し厚い切片を物理的に作製し，共焦点顕微鏡を用いて，その薄い光学切片像を切り出して重ねる方法もよく用いられる。

　全組織標本を使った場合，以前は表面から数百μmほどの深さまでしか観察することができなかった。染色剤はあまり深くまでは浸透できず，また，光の散乱の問題があり，さらに脳組織の透明度があまり高くないこともあって，厚い組織の奥深くまでは観察できないのである。よく使われる全組織標本としては，まったく切り刻んでいない完全体の線虫，解剖して取り出したショウジョウバエの脳と腹神経索，ゼブラフィッシュ幼生やマウスの胚といった発達初期の個体の神経系などがあげられる。近年，いくつもの組織透明化技術

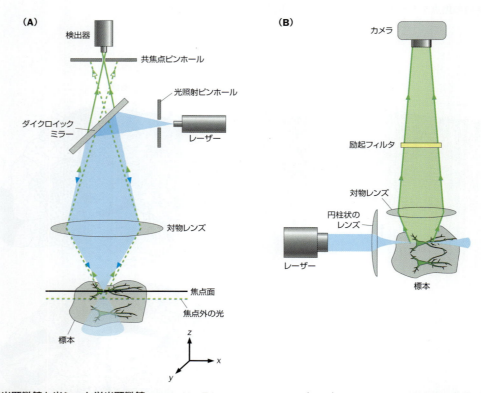

図13-19　共焦点蛍光顕微鏡と光シート蛍光顕微鏡　ここでは，それぞれの顕微鏡システムの特徴を理解しやすいように簡略化して示してある。**(A)** 共焦点顕微鏡では，検出器のそばに小さなピンホールを配置することで，焦点面から生まれた蛍光だけを抽出できるようにし（緑色の実線と矢印），焦点面外からの蛍光（例えば，緑色の破線と矢印）ははじく。ダイクロイックミラーは，短波長の励起光（青色）を反射し，長波長の蛍光（緑色）は通過させる。典型的なイメージング実験では，まず，レーザー光で焦点x-y平面を走査し，検出器の反応を集めて，その焦点面に対する二次元画像を取得する。続いて，焦点面をz軸に沿ってずらし，新たな焦点面に対する二次元画像を取得する。これを繰り返すことで，共焦点像を三次元的に積み重ねた像が得られ，組織標本の三次元空間を再構成することができる。詳細はConchello JA, Lichtman JW（2005）*Nat Methods* 2:920–931参照。**(B)** 光シート蛍光顕微鏡では，組織標本の側面から光をあてる。標本の手前の円柱状のレンズを通して薄いシート状の励起光を照射し，この光シートを観察用の対物レンズの焦点面と一致させる。焦点面の組織だけが励起光にさらされるので，光シートによって励起された焦点面の蛍光をすべて集め，カメラのような二次元検出器を使って画像を取得する。この場合，焦点面からの蛍光を一度に集めるので，二次元画像を得るのに励起光を走査するといった手間は必要ない。対物レンズの焦点面と励起光シートの両方を連動させて，z軸に沿って上下させることで，三次元の積み重ね画像を取得することができ，観察組織標本の三次元空間を再構成することができる。詳細はKeller PJ, Dodt HU（2012）*Curr Opin Neurobiol* 22:138–143参照。

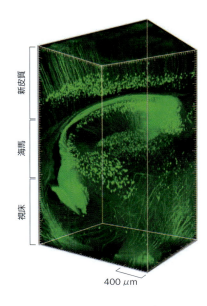

図13-20 **蛍光イメージングを促進する組織透明化技術CLARITY** この方法では，ハイドロゲルの単量体存在下で大きな組織片を固定する。単量体は，DNA，RNA，タンパク質に共有結合する。引き続いて，ハイドロゲルの単量体を重合させるが，その際にできる網目状の構造に，これらの生体物質は固定化される。一方，ハイドロゲルの単量体は脂質には共有結合しない。そのため，脂質は透明化の過程で受動的に拡散して失われるか，界面活性剤の存在下での電気泳動によって除去される。これらの脂質こそが，蛍光イメージングの際に問題となる，組織の不透明さを生み出す元凶である。上記の工程を経た組織は，ほとんど透明になるため，どの軸に対しても数mmにわたり蛍光イメージングをすることが可能となる。図に示してあるのは，*Thy1-Gfp*トランスジェニックマウス(詳細については図13-22を参照)の組織片の共焦点イメージング像の例であり，新皮質，海馬，視床にわたって，標識された神経細胞とその軸索を観察することができる。(Chung K, Wallace J, Kim SY et al. [2013] *Nature* 497:332–337よりMacmillan Publishersの許諾を得て掲載)

が開発されており，大きな組織片を使って高解像度の蛍光イメージングを行うことが可能になり，各軸に沿って数mmほどは見晴らすことができるようになってきた(例えば，図13-20，ムービー13-1)。**光シート蛍光顕微鏡**(light-sheet fluorescence microscope)では，薄いシート状の光を使って標本の側面から焦点面のみを照射するため(図13-19B)，共焦点顕微鏡と比べて，より迅速なイメージングが可能になり(励起レーザー光を走査する手間がいらないため)，蛍光プローブの褪色という問題も少ない(焦点面の外は励起光で照射されないため)。このような特性があるため，大きな組織片や生きている組織の蛍光観察をするのに，光シート蛍光顕微鏡は特に有用であると考えられる。以下に紹介するように，こうした全組織標本のイメージング法を使うことで，神経系の解剖学的な構成をさまざまな角度から研究する手法が，今後，発展していくと考えられる。

13.16 個々の神経細胞を可視化することで神経系の理解に新しい展望が開ける

第1章で紹介したように，ゴルジ染色法が開発されたことにより，個々の神経細胞の形態が可視化され，この技術によって神経生物学は画期的な発展を遂げた。この技術は，Ramón y Cajalとその同時代の研究者たちによって使われてきたが，神経系を構成する基本要素としての神経細胞の地位を確立し，個々の神経細胞間をどのように情報が流れるのかについての洞察を生むのに役立った。現在の神経生物学においても，個々の神経細胞を可視化する方法は，いまだに重要性を失っていない。なぜなら，個々の神経細胞の形態や投射パターンと，それらの細胞の種類，発達上の役割，生理学的特性，神経回路における機能との間の相関を研究するうえで不可欠だからである。

ゴルジ染色は手法が単純であるため，今日でも，例えば，特定の脳領域での神経系の構成の特徴を理解する目的や，遺伝子変異によって神経系の形態がどのように変化するかを解析するといった研究に使われている(図11-44A)。しかし，ゴルジ染色には欠点も少なくない。例えば，(1)長い距離にわたる軸索投射の全長にわたって確実に染色し，微細な軸索終末領域を染色することは困難であり，(2)生きている脳組織の神経細胞を可視化するのには使えず，(3)染色される細胞はランダムであるため，特定の細胞種をねらって染色することができない，といった点があげられる。その後，いくつもの新しい方法が開発され，これらの問題は克服されてきた。

例えば，細胞内記録法(13.22節)を用いる実験の際には，細胞内に色素を注入することによって個々の神経細胞を標識することができる。蛍光色素の**ルシファーイエロー**(Luciferyellow)や**ビオシチン**(biocytin)のような小分子を注入すれば，生きている脳で神経細胞から記録すると同時に，その細胞を可視化することができる。または，実験後に注入してもよい。こうした色素注入法を用いれば，記録した細胞の電気生理学的な特性と，その細胞の形態との間の相関を調べることができる。また，個々の神経細胞の軸索投射を長い距離

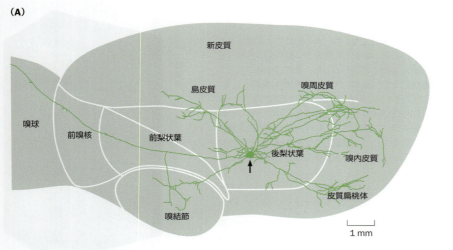
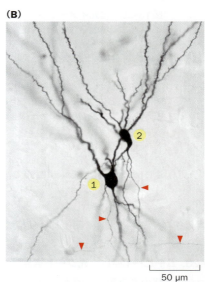

図13-21　細胞内染色による単一神経細胞の軸索投射の追跡
(**A**) ラット後梨状葉の単一錐体神経細胞（細胞体の位置を矢印で示す）の軸索投射は，嗅皮質のみならず，周辺の他の脳領野にも広がる．図示した再構成は，生きている動物の1つの細胞にトレーサーを注入した後，数日の回復期間を待ってから組織学的解析を行った結果である．(**B**) 2つの神経細胞にトレーサーを注入した後，染色したものの写真．それぞれの細胞に番号が振ってある．矢じりは軸索を示す．(Johnson DMG, Illig KR, Behan M et al. [2000] *J Neurosci* 20:6974–6982より Society for Neuroscienceの許諾を得て掲載)

にわたって追跡することも可能である．なぜなら，その組織で標識してあるのは記録した細胞だけであるため，他の細胞の標識と混じってしまい，どちらがどちらの細胞に由来するのかわからなくなってしまうことはないからである（例えば，図13-21）．

　クラゲに発現する**緑色蛍光タンパク質**（green fluorescent protein：GFP）を，生きている細胞における遺伝子発現のマーカーとして使う方法は，生物学の多くの分野で革命的な進歩をもたらした．GFPがマーカーとして最初に使われるようになって以来，他の色の蛍光タンパク質も発見され，人工的な改変体も開発されてきた．これらの蛍光タンパク質と従来の遺伝子操作法を併用することで，生きている脳で個々の神経細胞を可視化することが可能になった．個々の神経細胞を可視化する遺伝子操作法として最も単純なのは，すべての神経細胞ではなく，少数の神経細胞だけに蛍光タンパク質が発現するようなプロモーターを選択し，ある領域に標識された神経細胞が1つだけしかないような状況を作り出すことである．そのような特徴をもつプロモーターは中枢神経系では非常にまれであるが，導入遺伝子をゲノム上のランダムな位置に挿入すると，いまだに理由はよくわかっていないが，ごく少数の神経細胞だけが蛍光タンパク質を発現する場合があることが知られている（図13-22）．13.22節で紹介する2光子顕微鏡法を利用することで，こうしたまばらに標識された個々の神経細胞を生きている脳で可視化することが可能になり，さらに，同じ細胞の樹状突起や樹状突起棘の形態の変化や安定性を長期間にわたって追跡して評価することができるようになった（図10-48）．また，リコンビナーゼを少数の神経細胞でのみ活性

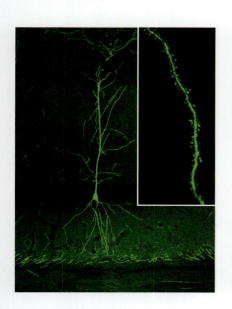

図13-22　*Thy1-Gfp*マウスでの個々の神経細胞の標識　おもに興奮性神経細胞に発現する*Thy1*遺伝子のプロモーターの制御下に緑色蛍光タンパク質（GFP）を発現させている．導入遺伝子はランダムにゲノムに挿入されているので（図13-12A），このトランスジェニックマウスの系統では，海馬錐体神経細胞のうち，ほんの少数のものにしか発現が誘導されず，個々の神経細胞が孤立して観察される．このような特性をもつため，個々の神経細胞の樹状突起や樹状突起棘まで観察することが可能である（挿入図を参照）．(Feng G, Mellor RH, Bernstein M et al. [2000] *Neuron* 28:41–51よりElsevierの許諾を得て掲載)

化させ，リコンビナーゼ依存的にマーカー遺伝子が発現するようにしても（図13-13C），個々の神経細胞を標識することができる．こうした遺伝学的手法は生きている神経細胞を標識できるだけでなく，特定の調節領域の制御下にマーカー遺伝子が発現するように設計しておけば（13.10節），標識する神経細胞の種類を選択することも可能である．

体細胞の相同染色体の間で生じる有糸分裂組換えを利用した遺伝的モザイク法により，個々の神経細胞を標識することも可能である（図13-10）．**MARCM法**（mosaic analysis with a repressible cell marker；**図13-23**）は，ショウジョウバエの個々の神経細胞を標識したり（図1-15E），同じ系譜を共有する一群の細胞を標識したりするのに広く用いられている（図7-40）．個々の神経細胞を標識するだけでなく，MARCM法を使えば，標識された細胞でのみ生来の遺伝子を欠失させたり，導入遺伝子を発現させたりすることもできる．有糸分裂組換えを利用した類似の方法として，MADM法（mosaic analysis with double marker）と呼ばれるものがあり，これは同じような目的でマウスに用いられる．特定の細胞種のみを標識するために，細胞種特異的なプロモーターを利用して，その制御下にリコンビナーゼを発現させる．リコンビナーゼの発現レベル（活性）を調節することで，特定の細胞種のすべての細胞を標識するのか，一部のみを標識するのかを制御することができる．遺伝的モザイク法は多目的に使えるので，特定の種類の個々の神経細胞を標識する目的だけでなく，細胞系譜と神経結合パターンの間の関係を調べたり（図7-40），神経細胞の形態

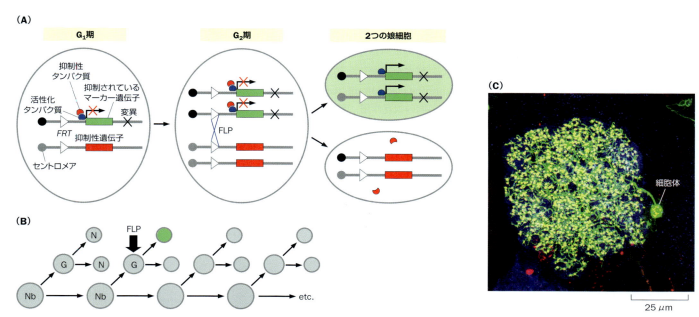

図13-23　MARCM法を用いた単一神経細胞標識と遺伝子操作
(A) MARCM法では，細胞マーカー遺伝子（緑色の棒）は抑制性プロモーターの制御下にある．このプロモーターは，抑制性タンパク質（赤色の丸）がない条件でのみ，活性化タンパク質（青色の丸）によって活性化される．図には3つの細胞周期における相同染色体の対を示してある．DNA複製以前のステージ（G_1期），DNA複製後のステージ（G_2期），細胞分裂後に2つの娘細胞が生まれた後のステージが，それぞれ示されている．抑制性タンパク質をコードする導入遺伝子（赤色の棒）は，注目している遺伝子変異（黒色の×）が存在する染色体と対をなす，もう一方の染色体に挿入されている．FLP/FRTシステムを介した染色体組換えが生じると（中央の図の青色のX字型の印），2つの娘細胞のうちの片方で抑制性の導入遺伝子が失われることになる．したがって，その細胞ではマーカー遺伝子が発現し，注目している変異についてはホモ接合体となっている．当初の方法はGAL4/UAS 2成分発現システムを利用しており，抑制はGAL80が担っていた（図13-13，13-14）．抑制作用を利用した別の2成分発現システムも，その後，開発されている．(B) 昆虫の神経系でよくみられる，神経細胞を生み出す細胞分裂のパターン．神経芽細胞（neuroblast：Nb）は非対称性の細胞分裂を起こし，片方はもう1つの神経芽細胞となり，もう片方は神経母細胞（ganglion mother cell：G）となる．神経母細胞は，さらに分裂して2つの神経細胞（neuron：N）が生み出される．GにおいてFLP/FRTシステムを介した組換えが生じると，単一の神経細胞が標識されることになる．(C) MARCM法によってショウジョウバエの単一の神経細胞を標識した例．この神経細胞は嗅覚系の局所介在ニューロンであり，触角葉全体に枝を伸ばしている．この細胞は，細胞膜に挿入される緑色蛍光タンパク質（GFP）で緑色に標識されており，抗原決定基でタグづけされたシナプトタグミンは赤色で標識されている．シナプトタグミンはシナプス前終末に局在しているので，シナプス前部が標識されていると考えてよい．緑色の細胞の中で赤色で標識されているので，図の上では黄色くみえている．青色は神経網を標識したもの．(A，B：Lee T, Luo L [1999] Neuron 22:451–461よりElsevierの許諾を得て掲載；C：Chou YH, Spletter ML, Yaksi E et al. [2010] Nat Neurosci 13:439–449よりMacmillan Publishersの許諾を得て掲載)

形成や神経結合の特異性における細胞自律的な遺伝子機能を決定したりするのに使われてきた（図5-29，5-38，7-41）。

13.17　微細形態学的研究により神経細胞の分子構成を明らかにできる

　神経系の構造の大半は光学顕微鏡を用いて発見されてきた。光学顕微鏡の解像度の限界は200 nmで，これより小さいものは可視光の回折限界があるため見分けることができない。この程度の解像度さえあれば，神経細胞の細胞体を観察することはできるし（ショウジョウバエや線虫の小さい神経細胞でも細胞体の直径はおよそ3 μm，脊椎動物の典型的な神経細胞ではおよそ10〜20 μm，アメフラシの巨大な神経細胞ではおよそ1 mmにも及ぶ），他にも樹状突起や軸索（直径は数百 nmから数 μm）のほとんどはみることはできる。しかし，神経細胞のさらに微細な構造，例えば，密集して標識されている個々のシナプスなどを観察するためには，より解像度の高い技術が必要となる。

　電子顕微鏡（electron microscope）は，1950年代にはじめて使われて以来，神経生物学に広く貢献してきた。電子顕微鏡がきわめて役に立った例として，(1) シナプス間隙の発見，(2) シナプス前終末へのシナプス小胞の融合の観察，(3) グリア細胞の細胞膜が神経細胞の軸索を巻き包むという事実の発見などがあげられる（図3-3，3-4，2-26）。その他にも，電子顕微鏡は神経細胞のさまざまな細胞生物学的側面の研究に使われてきており，例えば，(1) 細胞骨格の構成，(2) 細胞内輸送（図2-6），(3) 膜区画の構成，(4) シナプス前部と後部の構造などが観察されてきた。本書に紹介されている電子顕微鏡像のほとんどは，**透過型電子顕微鏡**（transmission electron microscope）で撮影されたものである。透過型電子顕微鏡では，生物標本の超薄切片（典型的な例では100 nm以下の厚さ）に対して高圧の電子線を照射し，標本を透過した電子線を使って画像を作り出す。それに対して，**走査型電子顕微鏡**（scanning electron microscope）では，生物標本の表面を電子線で走査し，電子線と標本表面との間の相互作用に関する情報を集めて画像を構成する（例えば，図12-34を参照）。

　13.13節で紹介したように，光学顕微鏡の場合，免疫染色法と組み合わせることで，組織レベルの，あるいは1つの細胞の中での特定のタンパク質の分布を調べることが可能となる。電子顕微鏡の場合も同様に，免疫染色と組み合わせた**免疫電子顕微鏡法**（immunoelectron microscopy）と呼ばれる方法で，特定のタンパク質が細胞の微細構造のどの箇所に分布しているのかを可視化することができる。この方法を用いることで，個々の分子の機能に関する重要な手がかりが得られる（例えば，**図13-24**）。高解像度の電子顕

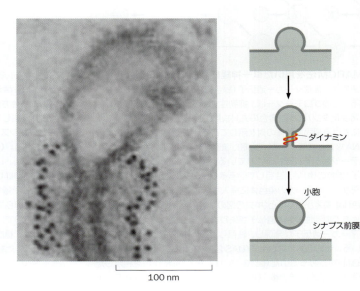

図13-24　免疫電子顕微鏡法を用いたダイナミンの局在解析　ダイナミン分子は，膜の筒状の陥入領域を取り囲むようにコーティングする。ここでは，神経終末部を集めた生体外標本において，ダイナミン分子を金粒子で標識してある。ここで用いた方法は，まず，抗ダイナミン一次抗体でダイナミン分子を認識させ，引き続き，この一次抗体を認識する二次抗体に金粒子を結合させたものを反応させており，このようにして，ダイナミン分子のある場所が金粒子で標識されている。シナプス小胞のエンドサイトーシスの際，細胞膜からシナプス小胞が切り離されるが，免疫電子顕微鏡法の結果から，この切り離しの過程でダイナミンが働いていることが示唆された（右の図：赤色でダイナミンの局在を示す）。ダイナミンにこのような機能があるという考えは，このダイナミンタンパク質を欠損させた場合の機能喪失表現型とも整合性がある（図3-14）。(Takei K, McPherson PS, Schmid S et al. [1995] *Nature* 374:186–190よりMacmillan Publishersの許諾を得て掲載)

微鏡はタンパク質の原子レベルの構造を解析するのにも使われ，この方法でニコチン性アセチルコリン受容体の構造が解析されている（図3-20）。

電子顕微鏡は微細構造を解析する代表的な手段としての地位を確立しているが，近年になって開発されたいくつかの**超解像蛍光顕微鏡法**(super-resolution fluorescence microscopy)では，通常の光学顕微鏡のもつ回折限界を超えた解像度が実現されている。この方法で神経細胞の微細構造を観察すると，非常に印象的な精細画像が得られる。**STORM**(stochastic optical reconstruction microscopy)や**PALM**(photoactivated localization microscopy)と呼ばれる超解像顕微鏡法では，光でオン／オフがスイッチされる蛍光分子のうち，ランダムな小集団のみを同時に光活性化させる。このようにすると，それぞれの蛍光分子の位置を，回折限界で制限された解像度より，はるかに精度よく定めることができる。続いて，これらの蛍光分子に光照射して褪色させることで脱活性化させ，最初のとは別の蛍光分子の小集団を光活性化させ，2回目の像を取得して，ふたたび蛍光分子の位置を測定する。これを何度も繰り返すことで，視野全体の像を再構成することが可能になる。解像度は通常の共焦点顕微鏡と比べてはるかに高く，脳切片ではx-y平面での解像度は20 nm未満，z軸に沿った方向でも50 nm未満である（図13-25A）。例えばSTORMを用いた場合，いくつかのシナプス関連分子が，シナプス間隙からどのくらいの距離にあるのかをそれぞれ計測したり，特定のシナプス関連タンパク質が，シナプス間隙に対してどのような向きに配置されているのかを明らかにしたりすることができる（図13-25B，C）。一方，**STED**(stimulated emission depletion microscopy)では，焦点の周辺で生まれた蛍光を消失させる方法を使い，焦点の中心部分の蛍光だけを生き残らせることで，本来の回折限界を超えた解像度を実現する。この方法を用いて，例えば，ハエの神経筋接合部のシナプス関連分子の空間的分布を再構成することなどが行われた（図3-11）。特定の分子の局在を高い解像度で調べるのに免疫電子顕微鏡法を用いる場合に比べて，超解像顕微鏡法は比較的扱いやすい。また，同じ試料の中で，複数のタンパク質に別々の標識をつけて観察する場合などにも，超解像顕微鏡法のほうが扱いやすい。また，超解像顕微鏡法は，生きている細胞や組織でのタンパク質の動態を調べるのに使えるが，電子顕微鏡では化学固定した組織しか扱えない。

従来の光学顕微鏡，超解像顕微鏡法，電子顕微鏡は，いずれも個々の分子の局在を体系的に調べるのに使え，それぞれの分子と他の分子との相対的な位置関係や，神経細胞内で

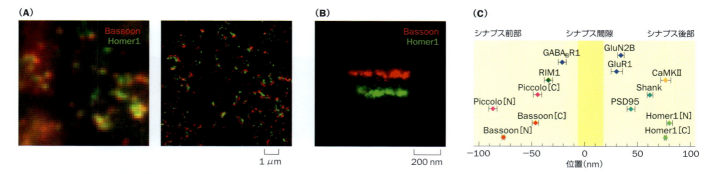

図13-25　超解像蛍光顕微鏡法を用いてシナプス関連タンパク質の構成をマッピングする　(A) マウスの嗅球の糸球体層の切片における，シナプス前部の足場タンパク質Bassoon（赤色）と，シナプス後部の足場タンパク質Homer1（緑色）の二重染色。左は，共焦点顕微鏡を使ったもので，右は，超解像顕微鏡法の1つ，STORMを使った画像。共焦点顕微鏡像の場合，この倍率では赤と緑のシグナルは重なり合ってぼやけてみえるが，STORMを使った場合，赤と緑はそれぞれ別個に分かれた点として観察される。**(B)** STORM画像の高倍率像。BassoonとHomer1は，シナプス間隙をはさんで明確に別れて分布していることがわかる。**(C)** シナプス間隙に対して，各シナプス関連タンパク質がどのように分布しているのかを推定した図。それぞれのタンパク質を抗体を使って染色し，STORMで可視化したデータをもとに再構成したもの。シナプス間隙に対して，どの位置にあるのかの平均値が色つきの点で示されており，エラーバーは標準偏差を表す。いくつかのタンパク質については，タンパク質のN末端に対する抗体（N）とC末端に対する抗体（C）の両方を使い，シナプス間隙に対してタンパク質がどの向きに配置されているのかも調べている。(Dani A, Huang B, Bergan J et al. [2010] *Neuron* 68:843よりElsevierの許諾を得て掲載)

のそれぞれの構造内での局在などを明らかにすることもできる。このような研究を通して、いつの日か、1つの神経細胞の細胞体から、樹状突起、そして軸索に至るすべての分子の複合体として、リアルなモデルを構成することが可能になるかもしれない。こうした分子神経解剖学的な手法は、神経活動に応じて、どのようにタンパク質複合体が変化するのかを調べたり、また、脳疾患において、何がおかしくなるのかを解明したりするのに役立つであろう。

13.18 神経投射を調べれば異なる脳領域間を伝わる情報の流れを追跡できる

　微細構造の解析を行えば、個々の神経細胞の機能に、それぞれの生体分子複合体がどうかかわるのかを推測することは可能となる。しかし、神経系の回路図を解読し、個々の神経細胞がどのように互いにつながっていて、複雑な神経系が成り立っているのかを理解するという試みは、今日の神経生物学の大きな課題となっている。すべての神経細胞は2つのカテゴリーに分類することができる。**投射ニューロン**（projection neuron）は、神経系の1つの領域から他の領域へと情報を送るタイプの細胞であり、一方、**介在ニューロン**（interneuron）と呼ばれることもある（1.9節）**局所ニューロン**（local neuron）の軸索は、特定の脳領域だけにとどまる。今日、神経回路図は、脳全体を含む大規模なスケール、もしくは局所回路だけの小規模なスケールで解析されており、それぞれ、さまざまなレベルの解像度での解析が試みられている。以下では、投射ニューロンの長い距離にわたる投射を調べる方法を紹介する。つぎの節では、投射ニューロンと局所ニューロンとが、局所的な狭い領域で、どのようにシナプス結合をしているのかを調べる方法を紹介する。

　脳全体を含む大規模なスケールで解析を行うための方法としては、**拡散テンソル画像法**（diffusion tensor imaging：DTI）があげられる。この方法は磁気共鳴画像法（magnetic resonance imaging：MRI）の一種であり、非侵襲的なやり方で、異なる脳構造を結び付ける軸索線維の束をイメージングすることができる。基本的な考え方としては、白質での水の拡散は、もっぱら軸索の方向に沿って生じるが、一方、灰白質では、どの方向にもほぼ均等に水の拡散が起きるという事実を利用している。特定の方向への水の拡散に対して強くシグナルが出るやり方で画像を取得し、それをさまざまな方向に対して繰り返し行うことで、白質の特定容積内での水の動きをすべて調べることができる。水の動きの方向は、その容積内での軸索線維の投射方向を示していることになる。したがって、そのような情報を白質全体について網羅的に取得すれば、すべての軸索の束が織りなす軌跡を再構成す

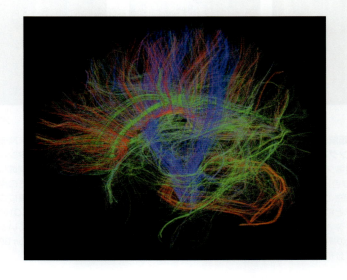

図13-26　拡散テンソルイメージング（DTI）　ヒトの脳の矢状断DTI画像。正中側面軸にそった走行をする軸索束は赤色、前後軸にそった走行のものは緑色、脳幹を通る軸索束は青色で表示してある。（Laboratory of Neuro Imaging and Martinos Center for Biomedical Imaging, Consortium of the Human Connectome Project, www.humanconnectomeproject.orgの厚意による）

ることができる(図13-26)。DTIの解像度は数mm程度なので，ヒトの脳のような大きな脳の白質については，主要な経路を表現できるにすぎない。それでもなおDTIは非常に有用であり，健常者の脳と神経疾患の患者の脳とで大ざっぱな神経の接続がどのように違うのかの比較検討に使われている。

異なる脳領野間を結ぶ神経結合を調べるには，実験動物を脳定位固定装置に固定し，ねらった特定の領域にトレーサーを注入して，その軌跡を追跡する方法が広く用いられている。**順行性トレーサー**(anterograde tracer)は，おもに神経細胞の細胞体や樹状突起で取り込まれ，軸索を伝わって投射先を標識することができる。古典的な順行性トレーサーとしては，放射標識したアミノ酸があげられる。これは軸索終末まで運ばれて神経伝達物質として放出され，シナプス後細胞に取り込まれることもある(図4-43)。別の順行性トレーサーの例としては，フィトヘマグルチニン(phytohemagglutinin：PHA-L)という物質があげられ，これはインゲンマメ(*Phaseolus vulgaris*)由来のレクチンである(図13-27A)。一方，**逆行性トレーサー**(retrograde tracer)は，おもに軸索終末で取り込まれ，細胞体へ向けて輸送される。古典的な逆行性トレーサーとしては，西洋ワサビペルオキシダーゼ(horseradish peroxidase)やコレラ毒素Bサブユニット(cholera toxin subunit B：CTB；図13-27A)などがあげられる。あるトレーサーが，順行性に運ばれるのか，逆行性に運ばれるのかは，おもに経験則にもとづいて明らかにされてきたにすぎない。逆行性トレーサーは，おそらく，軸索終末に豊富に存在する何らかの受容体に結合し，エンドサイトーシスによって細胞内に取り込まれ，生来の逆行性軸索輸送機構で細胞体まで運ばれると考えられる(2.3節)。一方，順行性トレーサーの場合も，やはり細胞体の受容体に結合して取り込まれるか，あるいは非特異的に取り込まれている可能性もある。細胞体のほうが軸索終末より，はるかに大きな容積を占めるという理由だけで，比較的選択的に細胞体に取り込まれるとも考えられる。順行性や逆行性のトレーサーを使った軸索投射の追跡は，*in situ*ハイブリダイゼーションや免疫染色法，ニッスル染色を併用して行われることが多い。

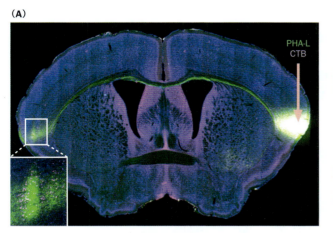

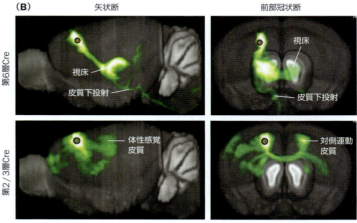

図13-27　長い距離にわたる神経細胞投射を追跡する方法の例
(A)順行性トレーサーのフィトヘマグルチニン(PHA-L，緑色)と，逆行性トレーサーのコレラ毒素Bサブユニット(CTB，紫色)を混ぜて，マウス脳の島皮質(矢印)に注入した。この冠状断の脳切片は，蛍光ニッスル染色によって，すべての細胞体が青く染まっている。PHA-Lによって標識される軸索は左側(対側)の島皮質に投射している。CTBによって標識される細胞体(拡大した挿入図に紫色の点としてみえる)は逆行性に標識された左半球の島皮質の細胞であり，この細胞体からの軸索が，右半球のトレーサー注入部位に投射していることになる。このほかの緑色の領域は，右側の島皮質の神経細胞からの投射箇所を表しており，紫色の領域は，右側の島皮質に投射する軸索が由来する細胞体がある箇所を表している。(B)Creリコンビナーゼ依存的にGFPを発現するアデノ随伴ウイルス(AAV)を，第6層または第2/3層の神経細胞にCreリコンビナーゼを発現するマウス(図13-13C)の運動皮質に注入した。第6層の皮質神経細胞からの投射パターンを上段に，第2/3層の皮質神経細胞からの投射パターンを下段に示す。左側は矢状断，右側は前部冠状断の画像である。注入部位を丸印で示している。Creリコンビナーゼを発現する第6層の神経細胞は，もっぱら同側の視床に投射しており(一部は対側の視床にも投射している)，皮質下にも投射がみられる。一方，Creリコンビナーゼを発現する第2/3層の神経細胞は，ほとんどが新支質内に投射している。(A：Hongwei Dongの厚意による。http://www.mouseconnectome.org/ Zingg B, Hintiryan H, Gou L et al. [2014] *Cell* 156:1096–1111も参照；B：Honghui Zengの厚意による。http://connectivity.brain-map.org/；Oh SW, Harris JA, Ng L et al. [2014] *Nature* 508:207–214も参照)

細胞の位置，軸索投射の具合，遺伝子やタンパク質の発現を指標として，神経細胞の種類が同定される。哺乳類での異なる脳領野間を結ぶ接続の多くは，こうしたトレーサーを使った実験によって明らかにされてきた。

古典的なトレーサーの限界としては，トレーサーを注入した部位にあるすべての細胞にトレーサーが取り込まれるため，この方法で明らかにされる投射パターンは，さまざまな種類の神経細胞の投射が混在したものとなってしまう点があげられる。これまでの研究を通して，同じ1つの領野にはさまざまな種類の細胞が存在することが示されており，こうした異なる細胞は，それぞれにはっきりと違う投射パターンをもつ場合が多い。例えば，少なくとも20種類ほどある網膜神経節細胞は，網膜の中で入り交じっていることが知られており，それぞれ異なる脳領域を標的として軸索を投射している。例えば，さまざまな網膜神経節細胞のうち，視交叉上核に投射するのは内因性光感受性網膜神経節細胞（intrinsically photosensitive retinal ganglion cell：ipRGC）だけである（BOX 4-2）。それに加えて，同じ標的領域に投射する細胞どうしであっても，その標的領域内での接続パターンは，それぞれの細胞種ごとにはっきりと異なることもある。神経細胞どうしの接続を調べるのに，単に特定の部位からの投射というだけでなく，さらに特定の細胞種の投射を調べることができれば，より精緻な投射パターンの地図を作製することができると考えられる。マウスでは，細胞種特異的な順行性トレーシングは，AAVを注入することで実現可能である（表13-1）。Creリコンビナーゼ依存的に何らかのマーカーを発現するようにAAVを設計し，このAAVを特定の細胞種でのみCreリコンビナーゼを発現するトランスジェニックマウスに注入すればよいのである（例えば，図13-27B）。細胞種特異的にCreリコンビナーゼを発現する多くのマウス系統がすでにそろっているので，特定の領野から，異なる細胞種がどのように軸索を投射するのか，それぞれ独立に調べることが可能となっている。

それぞれの神経細胞の投射パターンは，さらにいくつもの手段を使って解明を進めることができる。例えば，ブレインボウ（brainbow）法と呼ばれる遺伝学的手法がマウスで開発され，個々の神経細胞を別々の色で染め分けることができるようになった。これは，Creリコンビナーゼ依存的に発現する3種類の蛍光タンパク質の発現レベルを，確率論的に操作する方法である。多くの神経細胞を別々の色で標識できれば，複数の神経細胞の投射を同じ脳で同時に追跡することが可能になる（図1-12C）。もう1つの方法としては，1つの脳では1つの神経細胞だけを標識し，こうした単一神経細胞の画像を多数集めて，1つの標準脳に対して個々の神経細胞を整列させて重ねていく戦略が考えられる（例えば，図13-28；6.16節も参照）。このようにすれば，それぞれの神経細胞の投射パターンを比較することができるようになるだろう。これがうまくいくかどうかは，脳画像の位置合わせをどれだけ正確に行えるかにかかっているが，この方法には非常に有利な点がある。例えば，

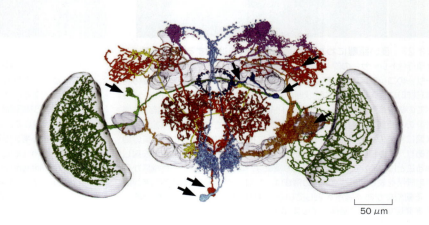

図13-28 画像の位置合わせにより数多くの単一神経細胞の投射パターンを1つの標準脳の上で表示する方法　1つのショウジョウバエの脳からは，たった1つの神経細胞だけを標識する方法を使って，7つのショウジョウバエの脳から，7つの神経細胞の投射パターンを計測し，それを1つの標準脳の上で位置合わせをして重ねて表示してある。1つの神経細胞だけを標識するにはMARCM法を使い，これを7つの異なるGAL4発現ショウジョウバエに適用した。このうちの6つは，それぞれ異なる神経伝達物質の発現を担っている。個々の神経細胞の投射パターンは，全組織標本を使って共焦点顕微鏡で解析した。7つの脳を1つの標準脳にまとめるには，シナプス前部マーカーで対比染色して（図には示していない），それを手がかりとして位置合わせするとともに，画像を多少変形させた。矢印は7つの細胞体の位置を示している。（Chiang AS, Lin CY, Chuang CC et al. [2011] Curr Biol 21:1–11よりElsevierの許諾を得て掲載）

個々の神経細胞を標識するのに，別々の遺伝子発現調節領域を使ってマーカー遺伝子の発現を制御すれば，さまざまな種類の神経細胞の投射を調べることができる点があげられる。この方法により，種類の異なる神経細胞どうしがどのような関係にあるのかを調べることができる。例えば，2つの細胞がシナプス前細胞とシナプス後細胞のように，シナプス結合をしうるパートナーとなっているかどうかも明らかにすることができるのである。しかし，神経細胞Aの軸索が神経細胞Bの樹状突起と重なっているようにみえたとしても，それらが本当にシナプス結合するパートナーといえるかどうかはわからない。シナプス結合が断定できるレベルで神経回路を再構成するには，もっと解像度の高い解剖学的手法を用いる必要があり，つぎの節で詳述する。また，シナプス結合や回路の同定ができる生理学的手法もあり，それについても13.26節で紹介する。

13.19　シナプス結合をマップすれば神経回路を解明できる

2つの神経細胞が本当にシナプス結合しているかどうかを明らかにするのに，最も信頼できる解剖学的手法は電子顕微鏡を使った観察である。電子顕微鏡を使えば神経結合を直接可視化することができる。原理的には，連続電子顕微鏡切片を再構成すれば，シナプスレベルで神経系全体の回路図を描き出すことが可能である（コネクトーム〔connectome〕）。実際，線虫については，この方法で神経系全体の回路図が完全にわかっている（図13-2）。連続電子顕微鏡再構成法によるコネクトームの解明にあたっては，(1)観察したい組織の50 nmもしくはそれよりもさらに薄い切片を作製し，(2)その切片からの画像を取得し，(3)それぞれの画像について，細胞体や軸索や樹状突起といったプロファイルを解析することで個々の神経細胞を区別し，(4)すべての細胞部分がそろうように位置合わせをすることで，ようやく個々の神経細胞を三次元空間上で表現することが可能となる（**図13-29**，**ムービー13-2**）。1枚の超薄切片の電子顕微鏡像を観察すると，2つの神経細胞の間でシナプス結合が形成されているようすがみられることがあるが，三次元再構成ができていると，こ

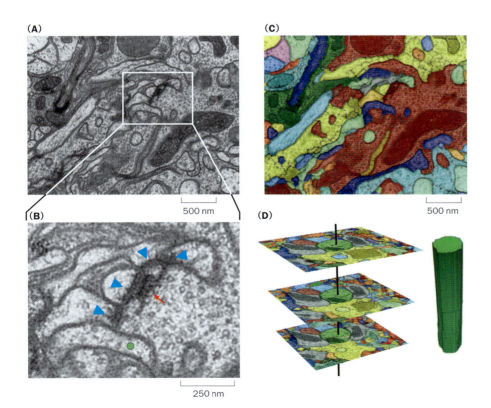

図13-29　連続電子顕微鏡再構成法による神経回路図の構築 (**A**)ショウジョウバエ視葉の視髄の典型的な電子顕微鏡像（光学顕微鏡像と模式図は図5-35を参照）。(**B**)(A)の四角形で囲まれた範囲の拡大図。シナプス前終末（赤色の矢印）と結合する4つのシナプス後部構造（青色の矢じり）が観察される。緑色の丸印で示した細胞には，シナプス後部構造に特徴的なシナプス後肥厚が存在せず，前後の切片でもシナプス後部構造が認められなかったため，赤色の矢印で示したシナプスのパートナーとはいえないと判断された。(**C**)(A)の電子顕微鏡像を解析して軸索や樹状突起を同定し，それぞれに別々の色をつけたもの。(**D**)数千もの切片画像で1つ1つの神経突起のつながりを解析し，それらを再構成すると，右側に示したような三次元の物体を構築することができる（ムービー13-2）。(Takemura S, Bharioke A, Lu Z et al. [2013] *Nature* 500:175-181 より Macmillan Publishersの許諾を得て掲載)

の2つの細胞の全体像を明らかにすることができ，どの細胞由来の軸索と樹状突起とがシナプス結合しているのかが明らかになる。大きな神経系についてこのような解析を進めるのは手間がかかるとともに，上記解析のいずれのステップも高精度な技術レベルが要求されるので気が抜けない。たった1枚の切片でのほんのわずかな誤りですら，軸索や樹状突起プロファイルを追跡するのに影響を与え，前後，数千もの切片の解析に影響は波及し，再構成されたコネクトームの質を損なうことがありうるのである。

質の高い広範囲のコネクトームを解明するという非常に困難な目標を達成するため，各方面で猛烈な努力がなされている。例えば，連続ブロック面走査型電子顕微鏡法(serial block-face scanning electron microscopy)という手法が開発されている。これは超薄切片を作製するミクロトームと走査型電子顕微鏡とを統合した新しい手法であり，まず，組織ブロックの断面を走査型電子顕微鏡でイメージングし，続いて，この組織ブロックの表面をほんのわずかだけ切削し，新たな表面をふたたび走査型電子顕微鏡でイメージングするという作業を繰り返す。連続する画像は1つの組織ブロックから取得したものなので，いわば自動的に位置合わせがされている状態といえる。このような手法や他の手法が開発されたおかげで，マウスの網膜や一次視覚野の数百にも及ぶ神経細胞間のシナプス結合の完全な再構成が達成されており，ハエの視髄についても同様の解析がされている(図13-29)。これらの研究により，例えば，網膜神経細胞が方向選択性のある反応を獲得する機構について，これまでにない新しい洞察が得られている(図4-32)。

連続電子顕微鏡再構成法を用いれば，究極の解剖学的解像度で局所的な領域でのシナプス結合を構築することは確かに可能である。しかし，現時点では，哺乳類の脳のような巨大な神経系を対象として，異なる脳領野間の結合をすべて再構成するのは現実的ではない。2014年の時点でさえ，再構成が実現できた最も大きな体積はおよそ$10^6\,\mu m^3$であり，立方体にすると各辺がヒトの髪の毛の直径ほどの長さのものにすぎない。マウスやヒトの脳全体は，この立方体の体積のそれぞれ10^5倍と10^9倍もある。遠く離れた距離にある神経細胞間のシナプス結合を同定するために，遺伝学的な手法やウイルスを用いたトレーシング法が開発されてきた。局所と遠く離れた結合の両方を解析するには，**トランスシナプス標識法**(trans-synaptic tracing)が1つの強力な手法としてあげられる。理想的なトランスシナプストレーサーは，つぎのような性質をもつものである。まず，1つの**スターター細胞**(starter cell)にトレーサーが発現したとして，逆行性トレーサーの場合，そのトレーサーはスターター細胞のシナプス前細胞となるすべての神経細胞だけに伝達されるものでなければならない。また，順行性トレーサーの場合は，スターター細胞のシナプス後細胞となるすべての神経細胞だけに伝達されるものである必要がある。神経細胞，軸索，樹状突起が，スターター細胞のすぐそばに接していたとしても，スターター細胞とシナプス結合をつくっていない限り，トレーサーが伝達されてはならない。

トランスシナプス標識法は，まだ開発と改良が進められている手法である。これまで使われてきた最も効率的なトレーサーは，神経向性ウイルスからつくられたものであり，例えば**狂犬病ウイルス**(rabies virus)や単純ヘルペスウイルスなどがあげられる。これらのウイルスは，シナプスを越えて感染する性質をもともともっており，宿主の神経系の中で広がっていく。ただし，通常は1つの神経細胞に感染したウイルスは，その細胞と直接シナプス結合をつくるパートナーだけでなく，そのつぎの神経細胞のパートナーにもつぎつぎと感染を広げてしまうので，2つの神経細胞が直接結合しているのか，他の神経細胞を介してつながっているのかを区別することは難しい。そこで，逆行性のトランスシナプス性狂犬病ウイルスを改変して，2つ以上のシナプスを越えて広がらないような工夫が施され，最初に感染したスターター細胞の直接のシナプス前細胞となる細胞だけに感染が限局されるような方法が開発されている(**図13-30**)。こうした感染を実現するため，ウイルスが宿主細胞に入る際に必要なコートタンパク質として働く糖タンパク質をコードする遺伝子を，GFPをコードする遺伝子と入れ替えることが行われている。この狂犬病ウイルスの変

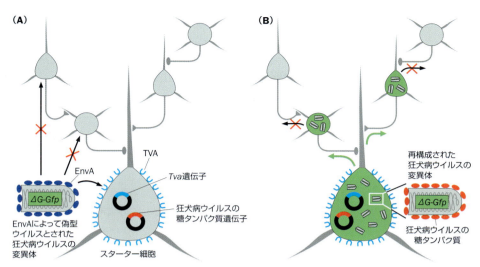

図13-30　1つのシナプスをさかのぼる感染しか起こさないように狂犬病ウイルスを改変する方法　(A) 狂犬病ウイルスの糖タンパク質（G）をコードする遺伝子は，ウイルスが宿主を認識して感染が広がるのに必須であるが，この遺伝子を緑色蛍光タンパク質（GFP）をコードする遺伝子と入れ替えた変異体（ΔG-Gfp，左下）は，通常の哺乳類神経細胞を認識して形質導入することができなくなる（赤色の×印）。この狂犬病ウイルスの変異体は，まず細胞株で合成され（図には示していない），この細胞株からトリウイルスのコートタンパク質EnvA（青色）を供給される。この狂犬病ウイルスの偽型ウイルスは，EnvAの受容体であるTVA（水色）を発現する哺乳類神経細胞に感染することはでき，この細胞は形質導入されてスターター細胞となる。このスターター細胞には，TVAとともに，狂犬病ウイルスの糖タンパク質を発現する導入遺伝子も組み込まれている。スターター細胞内の円は，これらの導入遺伝子を示している。**(B)** 狂犬病ウイルスの変異体がEnvAとTVA間の相互作用を介してスターター細胞に入ると，スターター細胞の作り出す狂犬病ウイルスの糖タンパク質が供給される。そのため，ΔG-Gfp狂犬病ウイルスは，本来の糖タンパク質をまとうことができるようになり（右下），スターター細胞のシナプス前細胞となる細胞に感染することができる。しかし，シナプス前細胞となる細胞は，狂犬病ウイルスの糖タンパク質を発現しないため，ΔG-Gfp狂犬病ウイルスは，そこから先へは感染しない。スターター細胞とそのシナプス前細胞は，GFPによって標識される。通常，スターター細胞には，もう1つ別の標識がされており（図には示していない），シナプス前細胞とスターター細胞の区別がつくようにしてある。（Wickersham IR, Lyon DC, Barnard RJO et al. [2007] *Neuron* 53:639–647よりElsevierの許諾を得て掲載）

異体は，トリウイルスのエンベロープタンパク質（EnvA）を使って偽型ウイルスとされているので（表13-1），哺乳類の細胞には形質導入されない。しかし，EnvAの受容体であるTVA，および，狂犬病ウイルスの糖タンパク質をコードする導入遺伝子が特定の神経細胞で発現していれば（図13-30A），その神経細胞は狂犬病ウイルスの偽型ウイルスによって形質導入されうるので，スターター細胞になることができる。変異体ウイルスのゲノムでは糖タンパク質が欠損しているが，狂犬病ウイルスの糖タンパク質の導入遺伝子が補完されれば，感染性を有する狂犬病ウイルスが組み立てられて，スターター細胞からシナプス前細胞へと広がることができる。しかし，シナプス前細胞となる細胞には狂犬病ウイルスの糖タンパク質が発現していないので，変異体ウイルスは，さらにつぎの細胞へと感染することはない（図13-30B）。このような，特定のスターター細胞からシナプス前細胞を追跡する単一シナプス戦略は，哺乳類神経系のあらゆる箇所でシナプス結合をマッピングするのに使われている（図6-21，8-10）。

　まとめると，さまざまなスケールで多様な解像度をもって神経系の回路図を解明する多くの方法が開発されてきた。例えば，非侵襲的なヒトの脳イメージングといったレベルから，線虫のすべてのシナプス結合の完全な再構成といったレベルまで，広範な方法がある。しかし，もっと大きな神経系のシナプス結合を包括的にマッピングするには，今後，多くの技術的な問題を克服する必要がある。電気シナプスをみつけてマッピングするのには，さらなる挑戦が必要である。というのも，電子顕微鏡を使ったとしても，電気シナプスは化学シナプスほど容易には同定することができないからである。なお，解剖学的な結合にもとづいた神経系の回路図を解明したところで，神経回路の動作を理解するには，まだ及ばない。神経回路がどのように働くのかを解明するためには，(1)個々のシナプスが興奮性なのか抑制性なのか，(2)それぞれのシナプスは，どのくらい強く信号を伝達するのか，

(3) 修飾作用のある伝達物質や神経ペプチドによって，シナプス伝達がどのように影響を受けるのかを明らかにしなければならない（例えば，6.12節を参照）。神経回路の機能を理解するには，動物が行動しているときの神経細胞の活動を記録したり，活動を人為的に操作したりする技術が必要となる。この章のつぎのパートでは，このような方法について紹介する。

神経活動を記録し，操作する方法

神経系を伝わる信号は，もっぱら膜電位の変化として伝わる。したがって，神経系の機能を理解するためには，神経系の活動としての膜電位を計測する方法を開発することが必須である。ここでは，神経活動を記録する主要な方法について紹介する。

なお，観察と計測は新しい発見につながる最も重要な基盤といえるが，一方，対象に攪乱を加える摂動実験も，系を成り立たせている機構を推測するのに必要である。標的神経細胞の活動を抑制したり，活性化させたりする方法で，機能喪失／機能獲得を実現し，これを使って，その特定の神経細胞，もしくは，その神経細胞の織りなす細胞群が，神経回路の機能や動物の行動に果たす役割を同定する方法も紹介する。

13.20　細胞外記録法によって個々の神経細胞の発火を検出する

神経活動を記録するためには，3つの主要な方法が使われてきている。**細胞外記録法**（extracellular recording）では，多くの場合，先端以外は被覆してある金属線でできている電極が使われる。この電極の先端を神経細胞の細胞体のすぐそばに配置すれば，その神経細胞が活動電位を発したときの電位変化を記録することができる（図13-31A）。**細胞内記録法**（intracellular recording）では，多くの場合，ガラスでできた微小電極が使われる。この中空のガラス電極はとても細く引いてあり，中には溶液が先端まで満たしてある。こうした電極を細胞膜に貫通させることで，細胞内の膜電位を直接記録することが可能となる（図13-31B）。**ホールセルパッチ記録法**（whole-cell patch recording）は細胞内記録法の特殊形といえ，ガラス電極の先端と記録する細胞の細胞膜との間を，隙間なくきっちりとつ

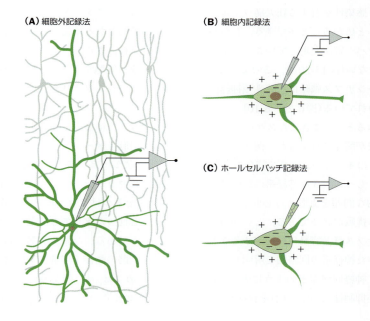

図13-31　電気生理学で使われる3つの主要な記録方法　(A) 細胞外記録法では，電極の先端を神経細胞の細胞体の十分に近くに配置し，神経細胞が活動電位を発したとき細胞外に生じる電位変化を検知する。**(B)** 細胞内記録法では，細胞内に微小電極を刺入し，細胞内の膜電位を直接計測する。**(C)** ホールセルパッチ記録法では，パッチ電極と細胞膜との間でシールが形成されるため，細胞内の膜電位を記録することができる（詳細については図13-37Bを参照）。

なぐ(シールを形成する)方法が使われる(図13-31C)。まず，この節で細胞外記録法を紹介し，続いて，つぎの節では，細胞内記録法およびホールセルパッチ記録法を紹介する。

細胞外記録法は，電気生理学での記録方法の中では最も簡単な方法であるが，それにもかかわらず非常に有力な方法である。神経細胞が活動電位を発生すると，イオンの流れによって，細胞内だけではなく，細胞のごく近傍にも電位変化が生まれる。電極の先端を神経細胞の細胞体のすぐそばに配置すると(図13-31A)，電極ではスパイク状の電位変化が計測され，これは近傍のたった1つの神経細胞の活動を反映している(図13-32A)。1つの活動電位によって生まれる細胞外電位変化は，特定の振幅と波形となり，このような電位変化は「ユニット」と呼ばれる。それゆえ，1つの神経細胞の発火パターンを検知する目的で行われる細胞外記録法は，**単一ユニット記録法**(single-unit recording)と呼ばれる。ときには，1つの細胞外電極で，複数のはっきりと区別できる独特な振幅と波形をもつ電位変化を記録することができ，これは電極先端からさまざまな距離にある神経細胞の活動電位が記録されたものだと考えられる。このように複数の細胞の活動電位を区別して精度よく記録するには，**テトロード**(tetrode)が使われることが多い。これは，4つの独立した線を撚り合わせた細胞外電極で，これを使うと，電極近傍の活動電位を4つの独立した電極で記録することができる。この4つの波形を解析することで，最大で20個もの神経細胞の活動パターンを区別して記録することができる。神経活動の単一ユニット記録法は，神経生物学の考え方を大きく左右するような研究上の進展を数多くもたらした。例えば，第4章で紹介したように，細胞外記録法を使って視覚情報が処理される過程を順に記録していったところ，網膜からはじまった視覚情報が，どのように処理されて視覚野まで運ばれ，脳内に表象される視覚世界が形成されるのかが明らかになった。細胞外記録法は，今日でも，生きている動物で神経活動を記録する主要な方法である。

細胞外記録法を使って，**局所フィールド電位**(local field potential)を計測することも可能である。局所フィールド電位とは，離れた接地電位(グランド)に対する局所的な電位変動を表す。局所フィールド電位は，単一ユニット記録用の電極でも記録することができ，この場合，活動電位などによって生まれる高周波成分は，ローパスフィルタなどのような信号処理を施して除去する。残る低周波数成分は，電極先端近傍での多くの神経細胞の樹状突起やシナプスでの活動の集合を反映している。これまで紹介してきたように，こうした局所フィールド電位記録法は，生きている動物の海馬における長期増強(LTP)の研究(図13-32B；図10-8も参照)や，取り出したばかりの新鮮な脳切片(急性脳スライス標本)を用いた研究などに使われている(図10-10)。

数多くの神経細胞がどのように連携して活動し，情報を符号化して処理するのかを明らかにする目的で，さまざまな種類の**マルチ電極アレイ**(multi-electrode array)が開発されてきており，多くの神経細胞から同時に記録することが可能になっている。数多くの独立した電極を格子状に水平に配置する方法(例えば，図13-33)や，垂直方向に並べることでさまざまな深さから記録する方法(図4-47A)などが開発されている。マルチ電極アレイを使えば，脳スライス標本や外植片(切り出した組織片)のような生体外標本なら，何万個もの神経細胞から同時に記録することも可能である。例えば，数多くの網膜神経節細胞から記録することで，網膜神経活動波の性質を調べることも行われている(図5-21A)。マルチ電極アレイは，生きている動物に移植することも可能であり，覚醒して行動している動物(図8-26，8-29)やヒト(図8-30)から，多くの神経活動を記録することも行われている。

脳波(electroencephalography：EEG)とは，いわば非侵襲的なフィールド電位記録法であり，複数の電極を頭蓋上に配置して記録するので，マルチ電極アレイを使っているともいえる。典型的な脳波記録では，こうした電極は頭皮の表面に貼りつけて使う。脳波電極と記録される神経細胞との間の距離は，通常の細胞外記録法とは異なり，はるかに遠い。したがって，脳波では，数万個あるいはそれ以上の数の神経細胞の同期した活動を記録できるにすぎない。しかし，脳波記録は，さまざまな周波数で振動する「脳波」というものの

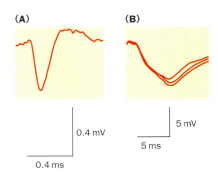

図13-32　単一ユニット記録法とフィールド電位記録法の例　電気生理学における細胞外記録法は，これまでの神経生物学の長い歴史とともに歩んできた技術といえる。(A)光刺激によって惹起された，ネコ網膜神経節細胞の単一スパイク応答を細胞外電極で記録した例。(B)貫通線維の軸索を電気刺激したときに生まれる，歯状回の樹状突起層での興奮性シナプス後電位の局所フィールド電位(fEPSP)応答。(A)は網膜神経節細胞の受容野を調べた論文で使われた実際の記録波形(図4-24)，(B)は長期増強の発見につながった実際の記録波形(図10-8)である。どちらの例でも，細胞外電極で記録される電位は，神経細胞が活性化されるとともに負の電位に触れた。これは，活動電位の立ち上がりの時点(A)，あるいは，シナプス後細胞が脱分極する時点(B)で，陽イオンが細胞内に流れ込むためである。(A)のスパイクの波形は，(B)のfEPSPの波形のタイムコースに比べてはるかに速い。(A：Kuffler SW [1953] *J Neurophysiol* 16:37–68より；B：Bliss TVP, Lømo T [1973] *J Physiol* 232:331–356より)

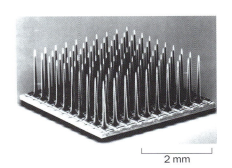

図13-33　マルチ電極アレイ　ここに示されているのと似たようなマルチ電極アレイで，10×10で配列されたシリコンでつくられたプロトタイプは，これまで皮質神経細胞の記録に広く用いられてきた。神経代替機能を発揮するためのインターフェースとしての用途も想定されている(8.11節)。(Campbell PK, Jones KE, Huber RJ et al. [1991] *IEEE Trans Biomed Eng* 38:758–768よりIEEEの許諾を得て掲載)

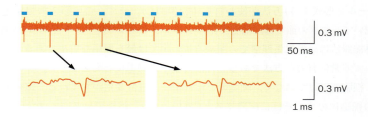

図13-34　細胞外記録において光標識法を使って細胞種を同定する方法　腹側被蓋野(VTA)の神経細胞からの細胞外記録の例。このトランスジェニックマウスでは，ドパミン神経細胞に選択的にCreリコンビナーゼが発現しており，Creリコンビナーゼ依存的にチャネルロドプシン2(ChR2)の発現が誘導されるアデノ随伴ウイルス(AAV)を感染させてある。上段の波形では，光刺激(水色の横棒)に応じて，記録している神経細胞からスパイク活動が生じているのが示されている。この応答のうち，典型的な2つの波形を下段に拡大して示してある。この結果から，記録されている神経細胞はドパミン神経細胞であることが確認された。ドパミン神経細胞に発現するChR2が光刺激されるとChR2が開き，神経細胞が脱分極して，この細胞で活動電位が発生していることであると考えられる。(Cohen JY, Haesler S, Vong L et al.［2012］*Nature* 482:85-88 よりMacmillan Publishersの許諾を得て掲載)

存在の発見につながった。これは，いくつかの睡眠ステージを判定して脳のとりうる状態を調べたり(図8-51A)，てんかんの状態を検出したりする(図11-47)のに，きわめて有用なツールであるといえる。

　細胞外記録法では，通常は，記録されているのは，どの種類の神経細胞の活動なのかわからない。主要な神経細胞や最も活動量の多い神経細胞からの活動に偏って記録してしまう可能性も高い。というのも，細胞外記録を行う場合，研究者は何らかのスパイク活動が拾えるまで電極の位置を徐々にずらしていって，拾えた時点で電極の位置を止めて記録を開始する傾向があるからである。スパイク活動の波形や発火パターンを利用して，記録している細胞の種類を同定することも試みられているが，多くの脳部位では，異なった細胞種であっても似たようなスパイク活動の特性をもつことも少なくないため，こうした分類はあいまいといわざるをえない。近年，この問題は光標識法によって克服されつつある。これは，まず単一ユニット記録を確立した後，特定の神経細胞を光遺伝学(オプトジェネティクス)的に刺激するという方法である(13.25節)。つまり，記録されている細胞が光刺激に反応するかしないかで，特定の細胞種であるかどうかを判定できるというわけである。例えば，腹側被蓋野(ventral tegmental area：VTA)には，ドパミン神経細胞とGABA神経細胞の両方が存在する。GABA神経細胞だけにCreリコンビナーゼが発現するマウスを使って，Creリコンビナーゼが存在するときだけチャネルロドプシン2(channelrhodopsin-2：ChR2)を発現するようなウイルスベクターをVTAに注入すれば，GABA神経細胞だけを選択的に光刺激できるようになる。同様にして，ドパミン神経細胞だけにCreリコンビナーゼが発現するマウスを使えば，ドパミン神経細胞だけを光刺激できる。ドパミン神経細胞とGABA神経細胞とを区別するには，それぞれのマウスを使って，記録しているユニットが光刺激に反応するかどうかを判定すればよい。これまで，実際に，それぞれのCreリコンビナーゼ発現マウスを使って，記録している神経細胞が光刺激で脱分極するかどうかをもとに，GABA神経細胞とドパミン神経細胞を区別する研究が行われてきた(図13-34)。このようなアプローチにより，VTAのドパミン神経細胞とGABA神経細胞は，報酬の提示に対して異なる応答特性をもつことが明らかになった(10.24節)。注意しなければならないのは，このような光標識法では，ChR2発現細胞を光刺激すると，ChR2を発現しない細胞にも間接的に活動が伝わる可能性があることである。光刺激とスパイクの立ち上がりの間の遅延が1 ms程度ときわめて短い場合，あるいは，その細胞の刺激によって局所的には興奮作用が生まれないことが確かな場合にのみ，この方法は細胞を確実に同定する手段として使うことができる。

13.21　細胞内記録法およびホールセルパッチ記録法を用いれば，活動電位の発火パターンを記録するだけでなくシナプス入力も計測できる

　細胞外記録法に比べて，微小電極を用いた細胞内記録法(図13-31B)は，電気信号を検出するにあたって，はるかに感度が高く，またS/N比(信号とノイズの比)も高いといえる。また，細胞内記録法では，活動電位の発火パターンを記録できるだけでなく，閾値下の膜

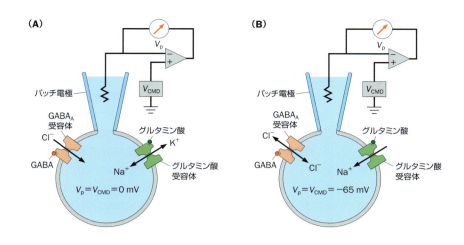

図13-35　抑制性入力と興奮性入力を切り分ける膜電位固定法　(**A**) ホールセル記録法において，膜電位を0 mVで固定すると，この電位はグルタミン酸受容体の逆転電位であるので（3.15節），グルタミン酸分子が結合してグルタミン酸受容体チャネルが開いたところで陽イオンの流入と流出がつりあう。したがって，全体としては細胞膜を横切る電流は記録されない。記録される電流のほとんどは，抑制性のGABA$_A$受容体のGABAに対する応答であり，Cl$^-$の流れのみが記録される。(**B**) 細胞の膜電位を−65 mVで固定した場合，この電位はGABA$_A$受容体やグリシン受容体の逆転電位（すなわち，Cl$^-$の逆転電位；3.17節）であるので，記録される電流は，おもにグルタミン酸受容体チャネルを介した興奮性の入力を反映する。V_{CMD}，コマンド電位；V_P，パッチ電極内電位。

電位変動も記録することができるため，記録している神経細胞の興奮性もしくは抑制性の入力を調べることも可能である。第2章と第3章で紹介したような，神経細胞の信号処理と情報伝達についてのさまざまな発見は，細胞内記録法を用いてもたらされてきたものである。これには，活動電位がどのようなイオンの流れによって発生するのかに関する知見や，シナプス伝達の機構などの重要な発見が含まれる。

ホールセルパッチ記録法（あるいは，単にホールセル記録法と呼ばれることもある；図13-31C）は，パッチクランプ法のなかのさまざまなバリエーションの1つである（**BOX 13-2**）。この方法を使うと，電極の内部は細胞質と連続してつながるため，この電極で細胞膜電位を高感度に記録でき，微小電極法を用いた細胞内記録法よりも優れている。パッチ電極は，細胞へのアクセスがとてもよい。というのも，パッチ電極の先端の径は1 μm程度であり，細胞内記録用の微小電極の先端径と比べて，一桁ほど大きさが違う。したがって，ホールセルパッチ電極は，神経細胞の活動を記録できるだけではなく，神経細胞内に電流を流すことで，神経細胞の膜電位を任意に制御することができ，細胞を膜電位固定することも可能となる（図2-21）。このような方法を用いて，グルタミン酸受容体の逆転電位に膜電位を固定すれば，神経細胞への抑制性入力を抽出して記録することができる。これは，逆転電位では興奮性の入力は電流として記録されないためである（**図13-35**A）。同様にして，Cl$^-$の逆転電位に神経細胞の膜電位を固定すれば，その神経細胞への興奮性入力を抽出して抑制性入力が混じることなく記録することができる（図13-35B）。このようなテクニックは，それぞれの受容体に対する特異的な阻害薬とともに用いられ，スライス標本や外植片などを使った実験で，特定の神経細胞への興奮性と抑制性の入力を切り分けるのに使われる（例えば，図4-31を参照）。図13-35に示したような抑制性と興奮性の入力を切り分ける方法は，生きている動物からの記録でも用いることは可能である。

パッチ電極の中に入れる液は，細胞質と連続してつながることになるので，染色剤や蛍光標識色素といった高分子をパッチ電極液に含めることで，記録した細胞を標識することも可能である（**図13-36**）。さらに，細胞内情報伝達にかかわる分子を含めることで，記録している細胞の性質を変えることも可能である（図10-13B）。このように，ホールセル記録

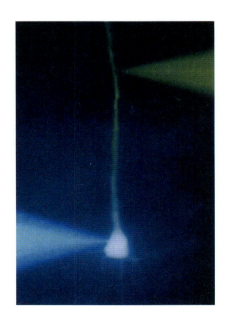

図13-36　ホールセルパッチ記録法の際に樹状突起および細胞体に色素を注入する　この例では，2つのパッチ電極を使って，ラット脳スライス標本の大脳皮質錐体細胞の細胞体（下）と尖端樹状突起（上）からホールセル記録をとっている。同じ神経細胞で同時パッチクランプが確かに成立していることは，それぞれの電極に詰めた色の異なる2種類の蛍光色素が混じっていることから確認できる。このような二重パッチクランプ法は，シナプス電位が樹状突起から細胞体に向けて伝播することを調べたり，逆に，細胞体近傍で発生した活動電位が，細胞体から樹状突起までさかのぼって伝播するようすを調べたりするのに使える。（Stuart GJ, Sakmann B [1994] Nature 367:69–72よりMacmillan Publishersの許諾を得て掲載）

BOX 13-2　パッチクランプ記録法はさまざまな用途に使える

　パッチクランプ記録法では，ガラス製のパッチ電極（もしくはパッチピペット）と，ねらった神経細胞の細胞膜との間に，ギガオーム（10^9 Ω）級の抵抗をもつ非常に強固なシールを形成させなければならない（図13-37A）。このような高い抵抗をもたせることさえできれば，パッチ電極下の膜に存在する個々のイオンチャネルを介した，とても小さな電流を記録することが可能となる。実際，このような**セルアタッチドパッチ記録法**（cell-attached patch recording；図13-37B）こそが，パッチクランプ技術を利用した最初の記録法となったのである（図2-30）。この方法では，単一チャネルコンダクタンスを記録することができ，この場合，記録しているチャネルの細胞「外」区画は，パッチ電極「内」液と等しいため，細胞外溶液環境を完璧に制御した状況といえる。これ以外にも，パッチクランプ技術には，いくつものバリエーション（モード）がある。例えば，電極直下の膜は，そのまま切り抜くことができる（図13-37C）。このような切り抜きパッチは，組成のわかっている溶液にさらすことができるため，この場合，パッチ膜に含まれるイオンチャネルの細胞外および細胞内の溶液環境のどちらも制御することができる。このような**切り抜きパッチ記録法**（excised patch recording）は，イオンチャネルの生物物理学的特性や生化学的特性を調べるのに広く使われている（例えば，図4-9を参照）。また，ホールセル記録法では，まず細胞接着モードを確立し，その後，パッチ電極内に優しく吸引をかけることで，パッチ電極直下の膜を破るという方法がとられる。これによって，パッチ電極の内液と細胞質とが通じるようになり，両者は1つの区画となるわけである（図13-37D）。

　ホールセル記録モードでは，電極内液と細胞質とが連続してつながるので，細胞に本来内在している物質は，長く実験を続けると，しだいにパッチ電極液と混じって薄まってしまう可能性がある。そこで，**穿孔パッチ法**（perforated patch recording）という方法も開発されており，この方法を用いれば，このような問題はほとんど起きないと考えてよい。この方法では，パッチ電極と細胞の間の膜は，ホールセル記録モード時のように，完全に破ってしまうわけではない。電極内液には神経の細胞膜に小さな穴を開ける化学物質を含ませておけば，細胞接着モードをしばらく維持していると，細胞膜に小さな穴が開く。この状態では，パッチ電極を通して，細胞の電流や電位は記録できるが，細胞質を構成する高分子は，ほとんど電極内液側には流れ出ていかないというわけである。もう1つのパッチ記録法のバリエーションとしては，**ルースパッチ記録法**（loose-patch recording）というものがあげられる。この方法では，パッチ電極は細胞膜に押しあてられるが，あえて，ギガオーム級のシールは形成させない。ルースパッチ記録法を用いれば，細胞内の構成を変化させないですむ。しかし，この方法では，閾値下の細胞活動を記録できるほどの感度が得られず，細胞が活動電位を発したかどうかしか記録できない。ルースパッチ記録法は，生きたままの動物からの記録でよく用いられる。この方法は，従来の細胞外記録法に比べて，活動量の高い神経細胞だけに偏って記録するというバイアスはかかりにくい。従来の方法では，活動電位が記録できるところまで電極を近づけていくという方法をとるので，どうしても，活動電位の少ない細胞は見過ごしてしまう。一方，ルースパッチ法では，電極を徐々に動かしていって，突然，電極抵抗が上がる瞬間を見計らって，電極が細胞に十分に近づいたかどうかを判定するので，よく発火する細胞に対する偏りは生じない。また，さらなる応用としては，パッチ電極内液にDNAを含ませ，細胞から電気的な記録をした後，電気穿孔法によって，その細胞だけに特異的にDNAを導入するという方法があげられる。このような単一細胞電気穿孔法の利用例としては，例えば，蛍光タンパク質を発現するDNAを導入しておけば，同じ神経細胞をしばらくたってからみつけて，ふたたび記録する実験をすることもできる。このようにすれば，動物が特定の経験を積んだ後，神経細胞の応答がどう変化するのかを評価することなども可能となる。

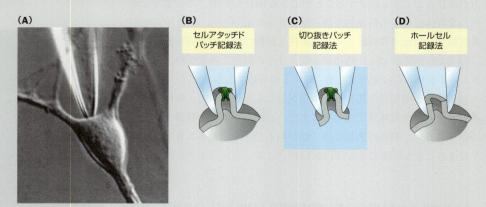

図13-37　パッチクランプ記録法の多様な用途　(A) パッチ電極が培養神経細胞の細胞膜に接しているようすを示す写真。**(B〜D)** パッチクランプ法の3つのモードの概略図。セルアタッチドパッチ記録法(B)では，パッチ電極は，神経細胞の細胞膜との間で強固なシールを形成するため，電極直下のパッチ膜にある単一チャネルを通るイオンの流れを記録することができる。切り抜きパッチ記録法(C)の場合，電極直下の膜を細胞から切り抜くため，組成のはっきりした溶液の中に浸すことができ，チャネルの性質を調べることができるようになる。ホールセル記録法(D)では，電極直下の膜を破るので，電極内液と記録細胞とが1つの区画を形成するようになる。(Neher E, Sakmann B [1992] *Sci Am* 266:44–51よりMacmillan Publishersの許諾を得て掲載)

された細胞は容易に標識できるが，微小電極を使った細胞内記録法でも標識すること自体は可能である。いずれにせよ，このような記録細胞の標識をすることで，記録した細胞の場所，形態，投射パターンなどを解析することができる(図13-1，13-21)。このような情報は，神経細胞の形態と機能の間に，どのような相関があるのかを調べるのにきわめて有用である(例えば，図4-45を参照)。

細胞内記録法のもう1つの利点としては，遺伝的に同定された特定の細胞種をねらって記録することが可能になる点があげられる。どの脳領野をとっても，たいてい，異なる神経細胞種が入り交じっており，それぞれ，さまざまな細胞密度で存在する。前の節でも紹介したように，盲目的に記録しても，どの種類の細胞からの記録なのかを確実に断定することはできないし，また，とても少ない数しか存在しない細胞種からは，まったく記録ができない可能性が高い。遺伝学的な方法を駆使して，ねらいを定めた神経細胞種をあらかじめ蛍光タンパク質で標識しておけば，電気生理学者の苦労は大幅に軽減される。例えば，ショウジョウバエの嗅覚系においては，遺伝学的に標識された特定のシナプス前細胞とシナプス後細胞のペアから記録する方法が開発されている。これを使った実験の結果，シナプス前細胞である嗅覚受容ニューロンから，シナプス後細胞である投射ニューロンへと信号が伝わる際に，嗅覚情報の神経内表現がどのように変化するのかが明らかになった(6.14節)。特定の神経細胞種に対してアクセスする遺伝学的技術が発展したおかげで(13.12節)，ターゲットを定めた電気生理学的実験が可能になり，この方法は，神経回路でどのようにして情報処理が進むのかを明らかにする強力な手段となっている。

13.22　光学イメージングでは数多くの神経細胞の活動を同時に記録できる

交響曲を鑑賞するには，1つ1つの楽器の音を聞くだけでは事たりない。オーケストラのすべての楽器からの音を同時に聞く必要がある。同様にして，神経回路がどのように情報を符号化して処理しているのかを深く理解するには，回路に実装されている数多くの(理想的にはすべての)神経細胞の活動を同時に記録することが望ましい。しかし，マルチ電極アレイを使ってもなお，同時に数百個の神経細胞からしか記録することができない。加えて，記録される神経細胞間の距離は，電極間の空間的な距離によって制限される。単一細胞レベルの解像度で，原理的には特定の領域内のすべての細胞の活動を記録する方法は，今のところ**光学イメージング**(optical imaging)以外には存在しない。この方法では，神経細胞の活動の指標として，蛍光の変化や他の光学的特性の変化を利用する。

神経細胞は膜電位の変化を信号として，互いに情報を交換すると考えられているので，膜電位変化そのものを直接反映した指標が理想的であるといえる。実際，**膜電位感受性色素**(voltage-sensitive dye)の変異体は数多く開発されており，こうした色素は膜電位に応じて，蛍光の強さやその他の光学的特性が変化する。しかし，これまで開発された膜電位感受性色素は，すべてS/N比が低く，光毒性は高いという性質があり，生きている動物を使った細胞レベルの神経活動記録に広く使われるには至っていない。他の光学的センサーも開発されており，神経伝達物質の放出や受容体の立体構造の変化を光学的に計測することで，神経活動の指標の代わりとする方法も考案されている。とはいえ，神経活動の指標として最もよく使われているセンサーは，**Ca^{2+}指示薬**(Ca^{2+} indicator)といえる。こうした分子を使うと，細胞内のCa^{2+}濃度($[Ca^{2+}]_i$)の変化が，蛍光シグナルの変化として現れる。$[Ca^{2+}]_i$の上昇は，多くの場合，神経活動の上昇に伴って生じる。シナプス後部の神経伝達物質受容体が活性化すると，その受容体にCa^{2+}透過性があれば，樹状突起でのCa^{2+}濃度は上昇すると考えられるし，また，脱分極に応じて開く，電位依存性Ca^{2+}チャネルが開けば，細胞体およびシナプス前終末でのCa^{2+}濃度上昇が生じると考えられる。

神経細胞活動を記録するために用いられるCa^{2+}指示分子の中には，合成化学分子のも

のもあるし，また，タンパク質ベースでつくられているものもある．化学分子でつくられる指示薬は，典型的にはCa^{2+}を緩衝する成分と蛍光色素分子を結合させてつくられる．例えば，**fura-2**という化学分子指示薬にCa^{2+}が結合すると，最大蛍光励起波長がおよそ30 nm短波長側にシフトすることが知られている(図13-38A)．したがって，350 nmおよび380 nmの励起波長で励起したときの蛍光強度の比をとれば，$[Ca^{2+}]_i$のよい指標とすることができる．タンパク質ベースのCa^{2+}指示分子は，**遺伝学的にコードされたCa^{2+}指示タンパク質**(genetically encoded Ca^{2+} indicator)とも呼ばれ，特定の細胞種に導入遺伝子を入れ，発現させて使われることが多い．例えば，カメレオン(cameleon)指示分子と呼ばれるものを使うと，**蛍光共鳴エネルギー移動現象**(fluorescence resonance energy transfer：FRET)を利用して，$[Ca^{2+}]_i$を計測できるようになる．FRETとは，2つの蛍光色素分子間で生じるエネルギーの移動現象のことである．FRETが起きる効率は，2つの蛍光色素分子間の距離の6乗に反比例するので，FRET効率を計測すれば，2つの蛍光色素分子間の距離を求めることができる．カメレオン分子は，人工的に設計し試験管内で合成したタンパク質であり，カルモジュリンとその標的であるM13ペプチドとを使って，2つ

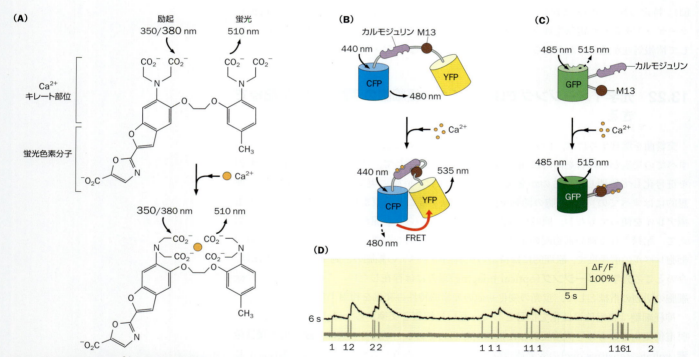

図13-38 化学分子Ca^{2+}指示薬と遺伝学的にコードされたCa^{2+}指示タンパク質 (A)fura-2は化学分子Ca^{2+}蛍光指示薬の一種であり，蛍光色素分子とCa^{2+}緩衝剤であるEGTAのCa^{2+}キレート部位とを融合させてつくったものである．細胞内Ca^{2+}濃度($[Ca^{2+}]_i$)が低いときは，380 nmの波長で励起したほうが，350 nmで励起した場合よりも強い蛍光を発生する(図では，波長の文字を大きく表現してある)．一方，$[Ca^{2+}]_i$が高いときはその逆である．したがって，350/380 nmの励起波長での蛍光強度の比をとってイメージングすることで，$[Ca^{2+}]_i$の感度の高い指標とすることができる．(B)はじめて開発された遺伝学的にコードされたCa^{2+}指示タンパク質である，カメレオン分子のデザイン．$[Ca^{2+}]_i$が上昇すると，カルモジュリンと，カルモジュリンと結合するペプチドであるM13とが結合し，2つの蛍光タンパク質を近い距離に引き寄せる．485 nmの蛍光(蛍光共鳴エネルギー移動現象〔FRET〕なしの成分)に対する535 nmの蛍光(FRETによる蛍光を反映する成分)の比が上昇する．(C)GCaMPのデザインの原理．順番を入れ替えた緑色蛍光タンパク質(GFP)の両端にM13とカルモジュリンを融合させたものが設計された．Ca^{2+}が引き金となってM13とカルモジュリンが結合すると，GFPの本来の立体構造が復元され，蛍光強度が上昇する．GCaMPの蛍光強度を計れば，$[Ca^{2+}]_i$の指標とすることができる．(D)生きているマウスの視覚野の神経細胞で生じる，個々の活動電位によって，惹起されるGCaMP6の蛍光強度変化．この記録では，神経細胞からのルースパッチ記録をとり，神経細胞の個々の活動電位を確実に記録するとともに(下段)，GCaMP6の蛍光強度変化を同時測定している(上段)．ΔF/Fは蛍光強度変化(ΔF)を定常時の蛍光強度(F)で割った値である．確かに個々の活動電位による応答は記録できているが，活動電位が立て続けに生じると(波形下の数字の数は立て続けに起きた活動電位の数を表している)，それぞれの活動電位イベントは，蛍光イメージングの波形ではピークとして分離して検出できない点に注意．(A～C：Grienberger NL, Konnerth A [2011] *Neuron* 73:862-885よりElsevierの許諾を得て掲載；D：Chen TW, Wardill TJ, Sun Y et al. [2013] *Nature* 499:295-300よりMacmillan Publishersの許諾を得て掲載．Grynkiewcz G, Poenie M, Tsien RY [1985] *J Biol Chem* 260:3440-3450；Miyawaki A, Llopis J, Heim R et al. [1997] *Nature* 388:882-887；Nakai J, Ohkura M, Imoto K [2001] *Nat Biotechnol* 19:137-141も参照)

の蛍光タンパク質，シアン蛍光タンパク質(CFP)と黄色蛍光タンパク質(YFP)とをつないだものである。CFPを励起すると蛍光を発するが，もし，YFPがCFPに十分に近い位置にあるならば，FRET現象が生じてYFPから蛍光が生じるようになる。Ca^{2+}濃度が上昇すると，カルモジュリンとM13ペプチドとが結合するようになるため，CFPとYFPの間の距離が短くなり，その結果，YFPからの蛍光の量が増大する(図13-38B)。遺伝学的にコードされたCa^{2+}指示タンパク質の中には，単純に，$[Ca^{2+}]_i$が上がることで，蛍光強度が上がるものも存在する。例えば，**GCaMP**と呼ばれる人工的に設計したタンパク質では，GFPを半分に分けて，その位置を交代させてあり，このような2つのGFP分子の部分どうしをカルモジュリンとM13とを使ってつないである。Ca^{2+}濃度の上昇が引き金となってカルモジュリンとM13が結合すると，GFPの本来の立体構造が回復することで，蛍光強度が上昇する，という仕組みである(図13-38C)。

　これまで何十年もの間，化学分子指示薬のほうが，遺伝学的にコードされた指示タンパク質に比べて，はるかに高い感度を実現できていたので，本書で紹介した多くの実験で広く用いられてきた(図4-42C, 5-21B)。しかし，タンパク質の設計と合成の技術が進歩して，次世代の遺伝学的にコードされたCa^{2+}指示タンパク質，例えば，GCaMP6などが開発されるようになり，化学分子指示薬よりも確実に，生きている動物の脳内での1つ1つの活動電位を検出できるようになった(図13-38D)。これをもって，光学イメージングの1つの一里塚とみなす向きもある。さらにいえば，遺伝学的にコードされたCa^{2+}指示タンパク質は，特定の細胞種だけに発現させることが可能であり，また，同じ神経細胞から何カ月にもわたって，繰り返しイメージングをし続けることも可能である。このようなことは，従来の化学分子指示薬では実現不可能である。こうした新しい分子の開発は，今後，新しい発見をつぎつぎともたらすことが期待される。

　神経活動の指標となる分子を開発することはもちろんだが，光学イメージングを行うには，最適化された顕微鏡を用いる必要がある。この顕微鏡システムに要求される性能としては，生きた組織標本から蛍光変化を高空間解像度で可視化する能力，強くシグナルを検出する能力，それでいて，観察した組織に与える光ダメージが最小であることなどがあげられる。従来の蛍光顕微鏡では，光軸に沿ったz軸方向に対する解像度が低いため，単離網膜標本のような比較的薄い標本の観察には向いている(例えば，図5-21B)。前述したように，レーザー走査型の共焦点顕微鏡の場合は，z軸方向への解像度は非常に優れている。これは，小さなピンホールを介して蛍光を集めて検出するためであり，焦点面以外からの蛍光を遮断することによって実現されている性能である(図13-19A)。とはいえ，焦点面の上下の組織も，レーザー走査による励起光にさらされるのは変わりない。したがって，焦点面を含め，上下の組織も光ダメージを受けることになる。こうしたダメージは，レーザーによって組織が熱せられること，また，蛍光指示分子が褪色することによってもたらされると考えられている。それに加えて，脳組織は光を散乱させる特性があるため，共焦点顕微鏡では，実質的には，組織の表面から$100\mu m$ほどの深さまでしかイメージングすることはできない。

　生きている動物の脳組織の光学イメージングとして，現在，最も広く使われている方法は，**レーザー走査型2光子顕微鏡法**(laser-scanning two-photon microscopy)である。この方法では，長波長の光子2つが蛍光分子に同時に吸収されると，その分子から蛍光が発せられるという現象を利用する(図13-39A)。焦点面でしか光子密度は十分に高くならないので，十分な蛍光が生まれるのは焦点面に限られる。したがって，光ダメージもまた，焦点面でしか生じないことになる(図13-39B)。それに加えて，励起に使用する光の波長は長波長であるため，光を散乱しがちな脳組織であったとしても，励起光が組織深くまで貫通することができる。また，蛍光分子が励起されるのは焦点面に限られるため，出てきた蛍光はピンホールなしで集めることができる。すなわち，感度を上げるためには，光の散乱によって曲げられたものも含めて，対物レンズに入ってくる蛍光はすべて集めるべきな

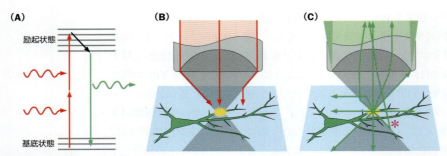

図13-39　レーザー走査型2光子顕微鏡法　2光子顕微鏡の概要図は，共焦点顕微鏡のものとよく似ているが（図13-19A），検出器の前にピンホールがないところがおもな違いといえる。**(A)** 長波長（エネルギー弱，赤色）の光子2つが同時に吸収されると，蛍光標識分子が励起された状態になり，励起状態から戻る際に蛍光を発することになる（緑色）。**(B)** 脳組織標本（水色）の上に配置された顕微鏡の対物レンズの焦点を，神経細胞の樹状突起の一部にあわせたようす。模式図の例では，左側と中央の光路を通った赤外線の光子2つがほぼ同時に吸収されると，焦点面の蛍光分子が励起される。光の散乱により，焦点面以外の箇所にも励起光が到着するが（右側の光路），これらの光は十分な強度がないので，効率的な2光子励起現象を引き起こすことができない。したがって，励起されるのは，焦点面の中でも，その時点でイメージングしている1点でしかない（黄色で表示されている箇所）。**(C)** 励起されて生まれた蛍光のうち，対物レンズで集められるものはすべて集められて，焦点からの蛍光強度シグナルとしてカウントされる。これには例えば，＊印で示しているように，散乱した蛍光が対物レンズに入ったものも含まれる。(Svoboda K, Yasuda R [2006] *Neuron* 50:823–839よりElsevierの許諾を得て掲載。Denk W, Strickler JH, Webb WW [1990] *Science* 248:73–76 も参照)

のである（図13-39C；図13-19Aと比較せよ）。つまり，共焦点顕微鏡に比べて，2光子顕微鏡のほうが，蛍光として出てきた光子をより効率よく集められるといえる。これまでの章で紹介した多くの光学イメージング研究は，2光子イメージング法を用いたものであった。例えば，神経活動に応じたCa^{2+}イメージング（図4-42C）や，神経細胞の形態の構造解析イメージング（図10-48）なども，2光子顕微鏡を使ったものである。しかし，いくら2光子顕微鏡を使ったところで，組織の表面からせいぜい500μmほどの深さまでしか，十分な解像度でイメージングすることができない。このような制限があるため，たとえ対象が小さな哺乳類であるマウスの脳であったとしても，その神経系のほとんどはイメージングできないということになる。例えば，蛍光内視鏡法などを使うことによって，より深い組織のイメージングを可能とする技術も開発されている（種々の方法の比較については**BOX 13-3**を参照）。蛍光イメージング以外の方法，例えば，**内因性信号イメージング**（intrinsic signal imaging；図4-42B，6-16）や，**機能的磁気共鳴画像法**（functional magnetic resonance imaging；fMRI；図1-24，4-51，10-37）などのイメージング法を使っても，神経活動を検出できる。これらの方法では，神経細胞が興奮した領域のそばの血流の変化を神経活動の指標として用いる。すなわち，神経活動が増えると，そのそばの血流が変化したり，酸素濃度が変化したりするという現象を利用するわけである。これらの方法は，個々の神経細胞の蛍光イメージングに比べて，空間解像度も時間解像度も低い。例えば，現在のfMRIの空間解像度は，直線方向に対しておよそ2 mmである。つまり，解像度限界の8 mm^3の組織の中には，数十万個もの神経細胞があることになる。とはいえ，fMRIの重要な特徴として，非侵襲的にイメージングができる点があげられ，ヒトの脳の神経活動をイメージングするのには非常に有用なツールであるといえよう。

13.23　神経活動を不活性化させる手法で，神経回路の機能と動物行動に重要な役割を果たす神経細胞を特定する

　特定の神経細胞集団を不活性化させることができれば，その神経細胞が神経系の通常の機能にとって，必須であるかどうかを調べることができる。神経細胞を不活性化させる方法として最も荒っぽいやり方は損傷法である。これは，神経組織の塊を取り除くか破壊するという方法で，偶然の事故で起きる場合もあるし，ねらって手術で取り除く場合もある。例えば，脳損傷によって生じたブローカ失語症やウェルニッケ失語症の患者（1.10節）や，

BOX 13-3　試験管内標本から覚醒して行動中の動物まで：記録方法の比較

神経活動を記録するには，どのような方法を用いるべきだろうか。どのような生物学上の疑問に答える実験なのか，また，どのような標本を使うのかによって，答は異なる。このBOXでは，13.20～13.22節で紹介した記録方法の長所と短所を比較して，実験標本ごとに最適な方法を考察する。試験管内標本としては，培養神経細胞や脳組織の移植片があげられ，生きている動物標本としては，麻酔下のものから，覚醒して行動中の動物などがあげられるが，それぞれに適した記録方法がある（表13-2）。

電極を使った記録方法は，膜電位を直接計測するので，非常に高い感度と時間解像度を達成できる。この方法は，培養神経細胞や，急性脳スライス標本といった試験管内移植片を用いた研究で広く使われており，個々の神経細胞の特性を理解したり，個々の神経細胞間のシナプス伝達やシナプス可塑性を調べたり，あるいは，神経細胞集団の活動を局所フィールド電位として記録するのにも応用され，これらの研究を進めるうえで重要な役割をはたしてきた。こうした単純な形にした標本なら，標的神経細胞へのアクセスも容易になるので，細胞内記録法が好んで用いられる。なぜなら，細胞内の電位を直接記録すれば，非常に高い感度で閾値下の膜電位変化を記録することができるとともに，電流注入をしたり，分子を注入したりする方法で，記録している細胞の活動等を操作することも可能だからである。細胞内記録法，特に，ホールセル記録法は，哺乳類の脳スライス標本を使った研究で盛んに用いられてきた。一方，光学的な記録方法も，こうした単純な標本にも適用されてきている。光学的方法は，数多くの神経細胞の活動を個別に記録する必要があるとき（例えば，多数の網膜神経細胞間を伝わる波状の神経活動の伝播を記録するとき）や，あるいは，1つの神経細胞内の局所領域での活動を記録する必要があるときに用いられてきた。

生きている動物から記録するのは，どのような方法を用いるにせよ，より挑戦的であるといえる。なぜなら，完全なままの生体システムというは，生来の複雑性を内包しているからである。こうしたありのままの動物を用いる場合，記録したいと思う神経細胞へのアクセスはより難しい場合が多く，また，動物を生かしたままで，あるいは，場合によっては覚醒下で，さらには行動をしている状態を維持しながら，記録をしなければならない。しかし，どうしても，生きていて，しかも覚醒して行動中の動物から記録をとる必要がある場合も多い。例えば，知覚，認知，行動の神経基盤を明らかにするといった神経生物学上の問題を解決するには，こうした複雑系に挑戦するほかない（例えば，4.29節を参照）。細胞外電極を使って記録する方法が，これまで，生きている動物からの記録方法としては，主要な方法として用いられてきた。特に，覚醒して行動中の動物で，かなり安定的な記録を維持でき，同じ細胞群から長い間記録をし続けることが可能であり，また，脳組織深くに電極を挿入することも可能であり，多くの細胞から同時記録できるといった点で重宝されてきた（表13-2）。例えば，海馬での場所細胞の発見や，嗅内皮質での格子細胞の発見は，自由に動き回る齧歯類から，細胞外電極を使って記録できたからこその発見であった（BOX 10-2）。細胞内記録法では，微小電極を用いようがホールセルパッチ電極を用いようが，覚醒して自由に行動している動物から記録を維持することは困難である。なぜなら，物理的な動きによって電極の位置がずれてしまうからである。同様にして，光学的なイメージングも，標本が安定した状態でなければならず，動きがあると途端に記

表13-2　電気生理学的手法と光学イメージングによる神経活動記録の比較

特性	電気生理学		Ca^{2+}指示分子を使った光学イメージング[1]
	細胞外記録法	細胞内記録法	
電気信号に対する感度	活動電位が記録可能	活動電位に加え，閾値下の電気活動も記録可能	一般的にあまり感度は高くない[2]
空間解像度	個々の細胞からネットワーク解析まで可能	個々の細胞から細胞局所の活動まで記録可能[3]	個々の細胞活動に加え，細胞局所の活動も記録可能
時間解像度	1 ms以下	1 ms以下	1枚の光学平面を記録するのに数十～数百ミリ秒
同時に記録できる神経細胞の数	数百個まで	最大でも数個	数千個以上
動きに対する安定性	安定	弱い	弱い
記録の深さ	任意の深さで記録可能	脳表面に近いほど記録が容易	記録できる限界の深さがある[4]
記録時間の長さ	数日から数週間	数十分程度	化学分子指示薬では数時間程度；指示タンパク質では数カ月
特定の細胞種に絞った記録	困難	可能	指示タンパク質では容易
バイアス	活動の高い細胞や，数の多い細胞に記録が偏る	大きな細胞に記録が偏る	化学分子指示薬をよく取り込む細胞や指示タンパク質をよく発現する細胞に記録が偏る

[1] Ca^{2+}以外の指示分子の多くも似たような性質をもつ。
[2] GCaMP6を使えば1つ1つの活動電位を検出できるが，それでも高周波数で発火する活動電位を1つ1つ区別することはできない（図13-38D）。
[3] 大きな樹状突起にはホールセルパッチ記録法を適用することができる（図13-35）。
[4] 個々の細胞が結像できる範囲は，従来の蛍光顕微鏡で深さ10 μm以下，共焦点顕微鏡で100 μm程度，2光子顕微鏡では500 μm程度。

（つづく）

BOX 13-3　試験管内標本から覚醒して行動中の動物まで：記録方法の比較　（つづき）

録ができなくなる．しかし，細胞内記録法は最高に優れた感度を有し，光学イメージングでは数多くの神経細胞から同時に記録でき，かつ，遺伝的に発現させた標識を用いた場合，特に長い間記録できるという利点がある．したがって，これらの方法を用いつつも，生きたままの動物から記録できるように，記録の安定性を工夫することに，多くの研究者たちは取り組んできた．

細胞内記録法にせよ，光学イメージングにせよ，物理的に安定性を得るには，動物の頭部を固定する方法が考えられる．つまり，頭部を拘束して，顕微鏡や電極を保持するマニピュレータと頭部との間で動きが生じにくいようにするという方法である．そもそも，頭部固定法は，覚醒していて行動できる状態のサルの視覚野の神経細胞から，細胞外記録をとるために開発されたものである．サルの頭部を動かせないようにして，かつ，目の前のスクリーンの1点を凝視するようにサルを訓練すれば，スクリーン上に表示される視覚刺激は，必ず網膜上の同じ場所に投影されるようになる（図4-52）．例えば，頭部固定したマウスでも，特定の匂いと飲み水の報酬との間の連合学習をさせることは可能であり，匂い刺激に反応して舌を出して水をすくう行動をするように訓練することもできる．この行動の最中，大脳皮質の運動野の神経細胞を光学的にイメージングすることは可能であり，どのように学習が進むのかを解析することなどに，頭部固定法は利用できる（図13-40A）．より洗練された方法として，仮想現実を使ったフィードバック機構があげられる．例えば，空気圧で浮かんだ状態のボールの上に頭部固定したマウスを置くと，マウスはこのボールを球形のトレッドミルとして使うことができる．マウスがボールを回転させながら歩けば，歩いた距離や方向に応じて，周囲のスクリーンの映像を動かすことができ，マウスにとってみれば本当の環境を自由に歩いている感覚に陥ると考えられる（図13-40B，ムービー13-3）．マウスへの訓練しだいで，まっすぐの道を走るようになったり，あるいは，左右のどちらに曲がるかをその都度選択するような行動をとるようになったりする．頭部を固定されているので，このような仮想現実空間をマウスが歩いている状態でも，神経細胞からホールセルパッチ電極を使って記録したり，2光子イメージング法で観察したりすることが可能である．頭部固定法以外の選択肢としては，小型蛍光顕微鏡を使う方法があげられる．自由に行動するマウスの頭部に固定できるような，小型顕微鏡が開発されている．この装置を使えば，動物が自由に環境を探索する間に，神経活動を記録することが可能になる（図13-40C，ムービー13-4）．今後，こうした記録方法がさらに開発されて，洗練されていけば，さまざまな実験状況下での神経活動を記録できるよう

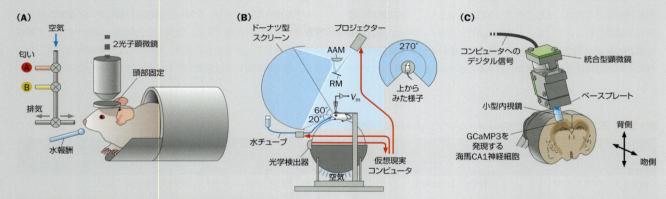

図13-40　行動しているマウスから神経活動を記録する3つの方法　(**A**)この図の例では，マウスの頭部を手術して，鉄製のプレートが取り付けてある．2光子イメージング実験の最中は，この頭部プレートを把持して，顕微鏡にマウントすることで，マウスの頭部が対物レンズに対して動かないようにすることができ，イメージングの画像を安定させることが可能となる．喉を乾かせたマウスの頭部を固定し，匂いBではなく，匂いAが提示されたときのみ，舌を伸ばして水の報酬を受け取るように訓練することもできる．このとき，舌を伸ばす動きを制御する大脳皮質運動野の領域をイメージングすれば，学習が成立する間の神経活動の変化を解析することができる．(**B**)仮想現実（VR）を使った例．この例では，頭部を固定したマウスは，空気圧で宙に浮いているボールの上に乗せられており，周囲の視野はプロジェクターで投射した映像で埋めてある．この状態で，マウスが動けば，ボールは回転する．どちらの方向にどれだけ動いたのかは，ボールに取り付けた光学検出器を使って計測し，動きの情報は，VRを構築するコンピュータに入力され，マウスの動きに応じて，周囲の画像が動くように操作する．このようにすると，マウスは，現実世界を歩いているように感じるはずだと考えられる（ムービー13-3）．この状態で，マウスは，まっすぐの道を走るように訓練することもでき，そのときの海馬の場所細胞からホールセル記録をとって，細胞の膜電位（V_m）を記録したり，あるいは，2光子イメージングをしたりすることも可能である（イメージング装置は図には示していない）．AAM，角度強調ミラー（プロジェクターの像をスクリーンに向けて広げて反射する凸型ミラー）；RM，反射ミラー．(**C**)重さわずか1.9gの小型蛍光顕微鏡は，自由に行動するマウスの頭部に取り付けることができる．さらに，小型内視鏡を取り付けることもできる．この顕微鏡を使えば，1カ月以上の期間にわたり，遺伝的にコードされたCa^{2+}指示タンパク質であるGCaMP3を発現する海馬CA1錐体細胞の場所依存性活動を記録することが可能となる（ムービー13-4も参照）．(A：Komiyama T, Sato TR, O'Connor DH et al. [2010] *Nature* 464:1182–1186よりMacmillan Publishersの許諾を得て掲載；B：Harvey CD, Collman F, Dombeck DA et al. [2009] *Nature* 461:941–946よりMacmillan Publishersの許諾を得て掲載；C：Ziv Y, Burns LD, Cocker ED et al. [2013] *Nat Neurosci* 16:264–266よりMacmillan Publishersの許諾を得て掲載）

（つづく）

BOX 13-3　試験管内標本から覚醒して行動中の動物まで：記録方法の比較　（つづき）

になるだろう。

ただ，たとえ光学イメージングを使って数千にも及ぶ神経細胞の活動を同時に記録できるようになったとしても，脳神経系全体からみれば，記録できているのはごくわずかな数の神経細胞である。脳全体のすべての神経細胞の活動を，個々の細胞レベルの解像度で調べるには，最初期遺伝子の発現をみる方法が考えられる（3.23節）。つまり，動物が何らかの感覚刺激を経験した直後，あるいは，行動課題をこなした直後の最初期遺伝子の発現をみれば，どの神経細胞が活動したのかを知ることができるわけである。気をつけなければならないのは，このような計測は，動物が死んだ後，化学固定して取り出した脳を用いてしか調べることができないという制限がある点である。つまり，神経活動自体はミリ秒単位で変化するのに対して，遺伝子の転写は最低でも数分，多くの場合はもっと時間がかかるので，最初期遺伝子法では非常に低い時間解像度でしか解析することができない。また，神経細胞活動そのものを計測しているわけではなく，最初期遺伝子の発現を介して間接的に神経活動を推測しているにすぎないという点に注意しなければならない。というのも，どのような神経活動パターンが最初期遺伝子の発現を誘導するのかは，いまだによくわかっていないからである。とはいえ，うまく実験デザインを組んで，最初期遺伝子発現の解析を通して，特定の刺激に対する感覚受容体を同定したり（図6-22B），記憶痕跡を追跡して記憶にかかわった細胞のみに遺伝子発現を誘導したりするなどの研究は進んでいる（図10-36）。

H.M.という患者（10.1節）の症例は，ヒトの発話およびエピソード記憶にかかわる重要な脳領域の発見につながった。動物での損傷モデルは，電極に大きな電流を流すことによって作り出すか，あるいは，有毒な化学物質を注入するなどの方法で作り出すことができ，脳定位固定装置を使えば，特定の場所をねらって損傷を作り出すことができる。この方法によって，どの脳領域が脳の機能や動物の行動にとって必須であるかを体系的に調べることが可能である（例えば，図10-40を参照）。なお，損傷という方法では永続的なダメージを脳に与えてしまうが，いくつかの薬物を注入することで，特定の脳領域の神経活動を一時的に不活性化させることも可能である。例えば，ムシモール（muscimol）という$GABA_A$受容体の作動薬を投与することで抑制作用を増大させて神経活動を止める方法や（BOX 3-2），グルタミン酸受容体の拮抗薬を投与することで興奮作用を抑える方法，また，Na^+チャネルに対する阻害薬を投与することで活動電位を抑える方法（例えば，図10-39Bを参照）などがあげられる。こうした損傷や薬物を利用する実験を通して，特定の脳領域の機能を検証することは可能であるが，特定の脳領域内にある，それぞれの神経細胞種の役割を区別することはできない。

いくつかの無脊椎動物では，1つ1つの神経細胞を個別に同定できる場合がある。また，脳回路が正常に機能し，動物が行動を起こすにあたって，それぞれの神経細胞の果たす役割が明確になっている場合も多い。例えば，線虫では個々の神経細胞を同定することが可能であり，高い強度のレーザーを使って個別の神経細胞を破壊することもできる。線虫の身体が透明であり，神経系を構成する神経細胞の数が限られていることから，このような手法を適用することができるわけだが，これまでこの方法は，例えば，揮発性物質の検出といった特定の神経機能にかかわる神経細胞を同定するのに使われてきた（6.11節）。また，大きな神経細胞をもつ動物では，細胞内微小電極やパッチ電極を使って，細胞内に過分極性の電流を注入することで，1つの神経細胞を一過性に不活性化させる方法も用いられている。これらの方法を使って，神経回路が機能したり，動物が行動を起こしたりするにあたり，1つ1つの神経細胞が果たす役割は何であるかが検証されてきた（8.5節）。

例えば，脊椎動物といった，もう少し複雑な神経系をもつ動物に関しては，特定の神経機能は，1つ1つの神経細胞というより，似たような解剖学的な場所に位置する，似たような生理学的な特性をもつ神経細胞の集団によって担われている場合が多い。したがって，個々の神経細胞を不活性化させたところで，神経機能を検証するのは容易ではない。遺伝子を使ったアプローチを用いれば，このような研究上の限界は突破できる。類似した機能をもつ神経細胞の集団は，多くの場合，類似した遺伝子発現パターンをもつ。そこで，分

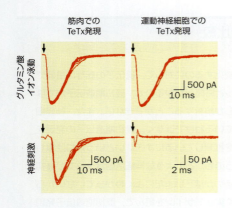

図13-41　遺伝子組換え技術を使って破傷風毒素(TeTx)を発現させると，シナプス伝達を抑制できる　各パネルでは，ショウジョウバエの筋肉を膜電位固定下で記録した電流波形が10試行分ずつ重ねて表示してある．対照実験ではTeTxを筋肉に発現させ(左)，その場合は，グルタミン酸をイオン泳動法で投与したときでも(図3-1)，神経刺激をしたときでも，しっかりとしたシナプス後電流が記録されることが明らかになった．一方，TeTxを運動神経細胞に発現させた場合，筋肉は，グルタミン酸のイオン泳動に対しては反応するが，神経刺激をしてもシナプス後電流が生じることはなかった．つまり，運動神経細胞にTeTxが発現すると，運動神経細胞の軸索終末から，グルタミン酸の放出が起きなくなることを意味する．下向きの矢印はイオン泳動の開始点(上段)もしくは神経刺激の開始点(下段)を示す．(Sweeney ST, Broadie K, Keane J et al. [1995] *Neuron* 14:341-351よりElsevierの許諾を得て掲載)

　子生物学的手法(13.10〜13.12節)によって，こうした神経細胞の集団の大部分，もしくは，その集団を構成するすべての神経細胞の活動を，一度に抑えるやり方が使われてきた．これには，神経細胞間の情報伝達の仕組みに関する知識が利用され(第2, 3章)，神経細胞を不活性化させる方法が，これまでいくつも開発されてきた．例えば，神経伝達物質放出に必須のSNAREタンパク質(図3-8)の1つ，シナプトブレビン(synaptobrevin)を切断する作用がある破傷風毒素というものが知られている(BOX 3-2)．そこで，破傷風毒素を発現する遺伝子を標的神経細胞に導入すれば，その標的神経細胞からのシナプス伝達を阻害することが可能となる(図13-41)．神経細胞を不活性化させるもう1つの広く使われている方法として，$K_{ir}2.1$を過剰発現させて神経細胞の活動電位発火を抑制する方法がある．$K_{ir}2.1$は内向き整流性K^+チャネルであり(BOX 2-4)，K^+の平衡電位は静止膜電位よりも常に過分極側にあるため，K^+のコンダクタンスが上昇すると，その神経細胞はより過分極することになる．したがって，この状態では，たとえ興奮性の入力があったとしても，活動電位を発生する閾値まで膜電位が上昇することは少ない．

　神経細胞を殺してしまったり，長期的に活動抑制したりする方法だと，神経回路に補償的な変化が生じてしまう可能性がある．そこで，神経細胞の活動を急性に，そして，可逆的に抑制する方法があれば，その方法は，その神経細胞の正常な機能を検証するのにきわめて有効な方法であるといえる．例えば，先の破傷風毒素にしろ，$K_{ir}2.1$にしろ，その転写を時間的に制御する方法を使うことが可能であるが(13.10節)，こうした制御方法は，たいてい数時間から数日もかかってしまう．ショウジョウバエを用いた研究では，一過性に標的細胞の活動を抑制するのに，Shibireタンパク質の温度感受性の変異体であるShibire[ts] (Shi[ts])が非常に有力なツールとして使われてきた．この変異体を発現する細胞は，高温にさらされるときに限って，シナプス小胞のリサイクルが可逆的に阻害されることが知られている(図3-14)．したがって，温度を高温にシフトさせるだけで，数分以内にその神経細胞の機能を抑えることが可能となる(例えば，図9-7を参照)．しかし，Shi[ts]を用いた研究戦略は，恒温動物である哺乳類の研究には使えない．

　特定の化学物質に選択的に結合する受容体を神経細胞に発現させ，その化学物質を投与することで，その神経細胞の活動を抑制する方法が開発されている．この方法は，**化学遺伝学**(chemogenetics)という名称で呼ばれており，哺乳類を使った研究で広く使われはじめている．ここでは2つの例を紹介するが，いずれも血液脳関門を通過することができ，非常に速い反応特性と代謝特性をもつ化学物質を使う方法である．最初の例は，DREADD(designer receptor exclusively activated by a designer drug)と名づけられている．この手法では，代謝調節型アセチルコリン(ACh)受容体の変異体であるhM_4Dが使われており，この受容体はクロザピン-N-オキシド(CNO)という化学物質に特異的に結合するが，生来の伝達物質であるAChには結合しない．CNO自体が作用を及ぼす生来の標的はないが，CNOがhM_4Dに結合すると，神経細胞に発現している内向き整流性K^+チャネルが開くことによって，神経細胞が過分極を起こし，hM_4D発現神経細胞は効果的に不活性化されることになる(図13-42A)．2つ目のアプローチでは，イオンチャネル型ACh受

容体のリガンド結合ドメイン（ligand-binding domain：LBD）の変異体を利用する。この変異体はPSEM（pharmacologically selective effector molecule）という化学物質に結合するが，生来のAChには結合しない。この変異型LBDをグリシン受容体のイオン透過ドメインに融合させると，できあがったハイブリッド受容体は，PSEMによって開閉される

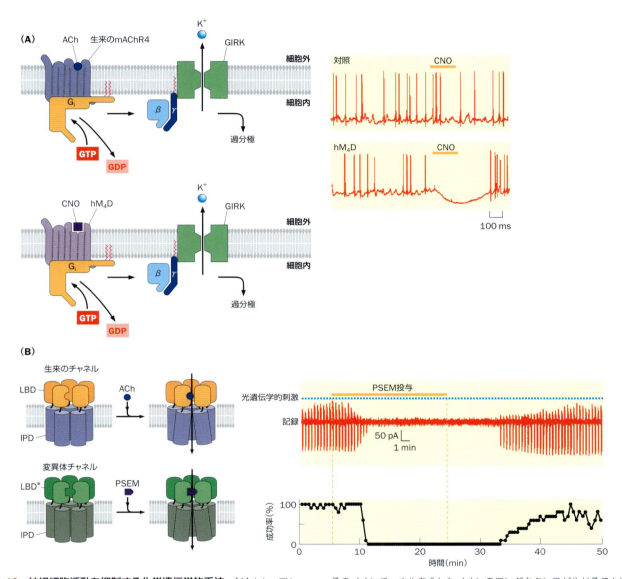

図13-42 神経細胞活動を抑制する化学遺伝学的手法 (A)上左：アセチルコリン（ACh）が生来の代謝調節型ACh受容体（mAChR4）に結合すると，mAChR4にはG$_i$タンパク質が共役しているので，Gタンパク質共役型内向き整流性K$^+$チャネル（GIRK）が活性化され，神経細胞の過分極が誘導される。下左：mAChR4の変異体（hM$_4$D）は，AChにはもはや結合せず，クロザピン-N-オキシド（CNO）と高い親和性をもって結合するようになり，CNOがhM$_4$Dに結合すると，神経細胞の過分極が誘導される。右：膜電位記録。CNO投与（水平のバー）によって，hM$_4$Dを発現する海馬培養神経細胞（下段の波形）では，過分極が誘導され，自発的な神経細胞の活動電位発火が抑制されることが示された。一方，通常の神経細胞には，CNO投与の効果はまったくない（上段の波形）。(B)左：野生型のニコチン性ACh受容体（nAChR）のリガンド結合ドメイン（LBD）は，AChには結合するが，PSEM（pharmacologically selective effector molecule）には結合しない。一方，LBDの変異型（LBD*）は，PSEMに結合するがAChには結合しない。LBD*を，他のチャネルのイオン透過ドメイン（IPD）に融合させ，LBD*にPSEMを結合させると，そのイオンチャネルを介したイオンのコンダクタンスが生じることになる。ここで，LBD*を融合させるIPDを選ぶことで，異なるイオン透過性をもつチャネルを作り出すことができる。上右：脳スライス標本を用いて，視床下部のAgRP神経細胞からセルアタッチドパッチ記録を行った（8.17節）。この神経細胞には，チャネルロドプシン2（ChR2）とグリシン受容体のIPDにLBD*を融合させたものを発現させてある。光遺伝学的刺激によって，神経細胞を発火させることができるが，PSEMを投与することで，神経細胞の発火が完全に抑制されることが示された。青色，光刺激のタイミング（それぞれの四角は，1秒以内に10発の連発光刺激をしたもので，こうした刺激を30秒おきに繰り返した）；黄色バー，PSEMを投与した期間。下右：光遺伝学的刺激によって，神経細胞に引き起こすことのできた活動電位の成功率を定量化したもの。（A：Armbruster BN, Li X, Pausch MH et al. [2007] *Proc Natl Acad Sci U S A* 104:5163–5168より。Copyright National Academy of Sciences, USA；B：Magnus CJ, Lee PH, Atasoy D et al. [2011] *Science* 333:1292–1296より）

Cl⁻透過型イオンチャネルとなる。この受容体を神経細胞に発現させることで，PSEM投与によって神経活動を効果的に止めることが可能となるわけである(図13-42B)。

PSEMを使った方法のような化学遺伝学的手法では，化学物質を投与してから20分以内には，神経細胞の活動を可逆的に抑制することができるようになる(図13-42B)。しかし，さらに時間精度よく，神経活動を操作するには光遺伝学を用いるほうがよく，光遺伝学を用いれば，神経細胞の担う生来の電気信号の時間経過と同等のスピードで活動を操作することが可能となる(13.25節)。

13.24 神経活動を活性化させる手法は，神経回路の機能や動物行動にとって，その神経活動が十分かどうかを検証する手段となる

電気刺激法を使えば，数多くの神経細胞に活性化を引き起こすことができる。実際，神経系が電気信号を使って互いに信号伝達をするという最初の発見は，神経を電気的に刺激したときに筋肉が収縮するという観察によってもたらされた(1.8節)。シナプス伝達とその機構，あるいは，長期可塑性といった神経細胞間の信号伝達機構の根幹にかかわる知見の多くは，神経線維を実験的に刺激する方法を通して得られてきた(例えば，図3-1，10-8)。また，電気刺激を使った実験によって，ヒトの脳内の感覚野と運動野にホムンクルス(小人)と呼ばれる構造があるという発見がもたらされたり(1.11節)，報酬の情報処理にかかわる脳領域がどこにあるのかが示唆されたり(10.24節)，神経活動と視覚との因果関係が明らかにされたりしてきた(4.29節)。また，ヒトでの電気刺激は，パーキンソン病などの脳疾患を治療するのにも使われている(11.13節)。

多くのin vivo標本で，細胞外電極を使って電気刺激を与える実験が行われている。原理的にいえば，電気刺激の強度や周波数を調整することで，生来の神経細胞の発火パターンと類似した刺激を送りこむことができるはずである。しかし，中枢神経系の複雑な内部環境においては，複数の種類の神経細胞や，通過する軸索線維が入り交じっている状態であるため，刺激電極によって刺激される神経細胞の種類を限定することは容易ではない。実際，電極先端のそばにある，興奮性神経細胞，抑制性神経細胞，さらに，どこか別の場所から別の場所に投射する途中の軸索など，そのすべてを電気刺激してしまうことが多いため，特定の種類の神経細胞の刺激が，どのような効果をもたらすのかを特定することは困難である。近年開発されている，遺伝学的にコードされたエフェクター分子(生理活性等の効果を促進する分子)は，特定の神経細胞種に選択的に発現させることができ，その神経細胞種だけを活性化させることができるため(13.10〜13.12節)，これまでの限界を突破するのに使われはじめている。こうしたエフェクター分子は，標的となる神経細胞を脱分極させることができるため，神経細胞の活性化に用いることができる。熱を上げたり，化学物質を投与したり，光を照射することが引き金となって，エフェクター分子は効果を発揮するようになる。こうした引き金なしでは，エフェクター分子が活性化されないことが理想的であり，また，逆に，エフェクター分子が発現していない状況で，引き金となる刺激だけを与えても，対象となる標本に何ら影響がないというのが必要条件である。これらの条件がそろえば，そのエフェクター分子を発現する神経細胞に限って，引き金を与えたときに活性化させることができるようになるというわけである。

例えば，ショウジョウバエにおいて特定の神経細胞を活性化させるには，その神経細胞に，温度に依存して開閉するdTRPA1チャネルを発現する遺伝子を導入する方法が有効である。この場合，温度を上げると神経細胞の脱分極が生じることになる(図13-43)。ショウジョウバエの置かれた環境の温度を単に変えるだけで，自由に行動するショウジョウバエの特定の神経細胞を選択的に刺激することができ，その活動によって行動にどのような変化が生まれるのかを調べることが可能になる(例えば，図9-11Bを参照)。この方法は簡単で非侵襲的ではあるが，注目している行動パターンが温度の変化による影響を受けない

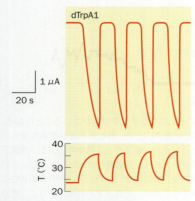

図13-43　熱を脱分極に変える　ショウジョウバエのdTRPA1をツメガエル(Xenopus)の卵母細胞に発現させた例。熱を加えると脱分極が生じる。パルス状の熱刺激(下)に反応して，ツメガエルの卵母細胞で内向きの(脱分極性の)電流が生じた(上)。細胞は−60 mVで膜電位固定した。(Hamada FN, Rosenzweig M, Kang K et al. [2008] Nature 454:217–220よりMacmillan Publishersの許諾を得て掲載)

ことが必要であり，また，哺乳類のような恒温動物には使うことができない。神経活動操作の時間精度は，温度変化をどれだけ速やかに引き起こすことができるかにかかっており，通常は数秒から数分はかかることが多い。

神経細胞は化学物質によっても活性化させることができる。実際，13.23節で紹介した化学遺伝学のどちらの手法を使っても，神経細胞の活動を抑制するのではなく，活性化させることもできる。例えば，代謝調節型ACh受容体のうち，G_iではなくG_sに共役しているものに対してCNOに結合する変異を引き起こせば，CNOを投与することによって細胞内のサイクリックAMP（cAMP）濃度を上昇させることができるようになる。サイクリックヌクレオチド感受性チャネルを発現している細胞であれば，cAMPの上昇に伴ってこのチャネルが開き，細胞は脱分極することになる（図6-4）。また，LBDの変異体を陽イオンチャネルのイオン透過ドメインに融合させれば，PSEM投与によって神経細胞の活性化を引き起こすことができるようになる。

また，化学物質と光の両方を組み合わせて，神経細胞を刺激することも可能である。例えば，ATPによって開閉が制御される哺乳類型$P2X_2$チャネルをショウジョウバエに発現させることで，神経細胞の活動を活性化させる方法が開発されている。ショウジョウバエには，ATPによって開閉が制御されるチャネルは，本来，存在せず，また，ショウジョウバエの生来の細胞外ATP濃度も，導入遺伝子から発現した哺乳類型$P2X_2$チャネルを活性化させるほどの高さにはならない。したがって，ショウジョウバエの神経細胞に，遺伝子組換えによって$P2X_2$チャネルを発現させれば，ATPを投与することによって，この神経細胞を活性化させる引き金とすることができる（**図13-44**A）。ただ，このままのやり方では，ATP投与と除去のタイムコースが遅いため，神経細胞を活性化させる時間精度はあまり高くない。行動している動物の神経細胞を素早く活性化させるには，ケージドATP（caged ATP）を使う方法が考えられる。ケージドATPとは，ATPに化学的に修飾を施すことによって，ATP受容体には結合しない形に変えたものである。具体的には，まず，$P2X_2$チャネルを発現する遺伝子組換えショウジョウバエの中枢神経系にケージドATPを注入する。引き続いて，フラッシュ光を浴びせると，ケージドATPの化学修飾部位がはずれてATPが遊離する。このようなプロセスのことをケージ除去と呼ぶ。すると，遊離したATPによって，$P2X_2$発現神経細胞が素早く活性化されることになるというわけである（図13-44B）。この戦略は，さまざまな行動を誘発するのに有効であることが，これまでに示されてきた。例えば，この方法で嫌悪刺激を模倣したり（図10-29B），求愛歌を歌わせたりすることに成功してきた（図9-13）。どのような行動が誘発されるかは，どのタイプの神経細胞に$P2X_2$チャネルを発現させるかにかかっている。したがって，このような実験において，

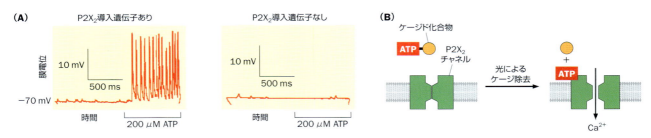

図13-44 ATPによって開閉が制御されるチャネルを発現する神経細胞にATPを投与することで，その神経細胞を活性化させる方法
(A) 切開したショウジョウバエ幼虫の神経筋標本を用いて，筋肉から細胞内記録を行い，ATP投与に対する応答を計測した。左：$P2X_2$をコードする外来遺伝子が運動神経細胞に発現する場合，ATP投与によって運動神経細胞が脱分極し，神経伝達物質が放出され，筋肉からは終板電位が記録される。右：一方，$P2X_2$導入遺伝子がない場合，ATPを投与しても筋肉では終板電位は生じない。どちらの条件でも小さな脱分極性のイベントが観測されるが，これは自発的な伝達物質放出に対する終板応答で，このようなイベントのことを微小終板電位と呼ぶ（3.2節）。**(B)** 自由に動き回るショウジョウバエの神経細胞を活性化させる方法の模式図。まず，ショウジョウバエにはケージドATPを注入する。このケージドATPは，そのままでは$P2X_2$チャネルには結合しない。光照射によってケージ除去を起こすと，遊離したATPは$P2X_2$チャネルに結合し，このチャネルは活性化される。このチャネルを介してCa^{2+}が流入し，$P2X_2$発現神経細胞が活性化されることになる。（Lima SQ, Miesenbock G [2005] *Cell* 121:141–152よりElsevierの許諾を得て掲載）

特定の種類の神経細胞と，その神経細胞が制御する行動との間の因果関係を確立するための方法として，上述のやり方が採用されてきた。

13.25　光遺伝学を使えば，遺伝学的に標識した神経細胞の活動をミリ秒単位の精度で制御できる

　広義でいえば，**光遺伝学**(オプトジェネティクス，optogenetics)とは，ねらいを定めた特定の種類の神経細胞に，遺伝子組換え技術を使ってエフェクター分子を発現させ，このエフェクター分子に光をあてて活性化させることで，その神経細胞の活動を人為的に変える方法のことである。したがって，光を使ってケージドATPからケージ除去し，ATPで開閉が制御されるチャネルを発現する神経細胞を活性化させるような，上記で扱ったばかりの戦略も含まれる。とはいえ，光遺伝学といえば，微生物由来のオプシン(opsin)をエフェクター分子として使った方法のことを指す場合がほとんどである。なぜなら，このアプローチは，とても単純明快で，研究を進めるうえで効果的であり，しかも，さまざまな研究場面に容易に適用可能だからである。この用語がはじめて作り出されたのは2006年であるが，光遺伝学は神経科学の多方面に多大なインパクトをもたらしている。特に，神経回路の機能を評価して，行動における回路の役割を探るのに，もはや，光遺伝学は欠かせない状況になりつつある。

　神経細胞を活性化させるうえで，最も優れていて，広く使われている光遺伝学のエフェクター分子は，**チャネルロドプシン2**(channelrhodopsin-2：ChR2)である。これは，緑藻類のクラミドモナス(*Chlamydomonas reinhardtii*)に発現しているタンパク質である。12.13節で紹介したように，ChR2とは，7回膜貫通型のI型ロドプシン(rhodopsin)である。ただ，Gタンパク質と共役しているわけではなく，このタンパク質自体が陽イオンチャネルとして働き，青色光の照射によってチャネルが開くという性質がある(**図13-45**A；図12-21Bも参照)。ChR2は全*trans*-レチナールを活性化の補因子として必要とするが，哺乳類の神経細胞には十分な量の生来の全*trans*-レチナールがあるので，ChR2は機能できる。したがって，ChR2のみを哺乳類の神経細胞に発現させれば，光刺激に対して十分な脱分極を引き起こし，活動電位が生じるような細胞を作り出すことができる。実際，短いパルス状の青色光を照射することで，ChR2を発現する神経細胞に発火を引き起こすことができ，最大で30 Hz程度の発火頻度を達成することが可能であり(図13-45A，下)，ミリ秒単位の精度で標的神経細胞の発火のタイミングを制御することができる。例えば，ショウジョウバエや線虫の神経系には，十分な量の全*trans*-レチナールがないが，餌からレチナールを供給するだけでChR2は十分に機能するようになる。*in vitro*突然変異誘発法などによって，これまでに多くのChR2の変異体が開発されている。より高発現するタイプや，光電流が大きいもの，また，光刺激に対して速い時定数で閉じるもの，オフ時定数(光を消した後，光電流が減衰するのにかかる時間)の遅いものなどがつくられており，実験の用途に応じて使い分けられている。

　時間的に精度よく，神経細胞を可逆的に抑制する手段としても，光遺伝学的アプローチは有効である。このためには，古細菌由来のI型ロドプシンの1つである**ハロロドプシン**(halorhodopsin)を神経細胞に発現させる方法が用いられている。このタンパク質は，黄色光で活性化される，内向きのCl^-ポンプである(図13-45B)。ハロロドプシンを発現する神経細胞に黄色光を照射すると，神経細胞は過分極するため，たとえ生来の興奮性シグナルが来たとしても，この神経細胞を発火しにくい状態にすることができる(図4-47)。実際，ハロロドプシンを発現する培養神経細胞に短いパルス状の黄色光を照射するだけで，光照射の時間だけ，脱分極性の電流パルスによって生まれるはずの活動電位を抑制することができた(図13-45B，下)。また，やはり古細菌由来の**アーキロドプシン**(archaerhodopsin)は，光によって活性化され，外向きにH^+を排出するポンプであるが，このポンプもまた

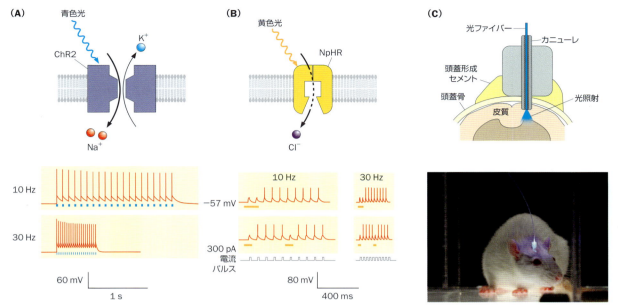

図13-45 光遺伝学を使って神経活動を時間精度よく制御する
(A) 上：本来，緑藻類に発現するチャネルロドプシン2 (ChR2) は，青色光によって開く陽イオンチャネルである。これを神経細胞に発現させて光を照射すれば，細胞は静止膜電位から脱分極する。脱分極するのは，ChR2は，細胞内からのK$^+$流出より，細胞内へのNa$^+$流入を多く招くためである。下：ChR2を発現する培養海馬神経細胞の膜電位記録。10 msの青色光のパルス刺激（波形下部の青い横棒）によって，神経細胞の発火は正確に制御することができ，30 Hzまでの繰り返し刺激の周波数までなら，発火は光刺激に忠実に追随する。(B) 上：古細菌の一種からとれるハロロドプシン (NpHR) は，黄色光によって活性化されるCl$^-$ポンプである。下：培養神経細胞の膜電位記録。脱分極を誘発する電流パルスによって活動電位が誘導される。ここで，黄色光を照射する（波形下部の黄色い横棒）と，ミリ秒単位の精度で活動電位の発生を阻害することができる。(C) 生きている動物での光遺伝学。ここでは，標的とする脳領域に向けて，手術によってカニューレを装着してある。まず，ウイルスベクターを使って，ChR2やNpHRといったオプシンを発現する外来遺伝子を導入する。これには，カニューレを介して，ねらった深さにウイルスベクターを注入する。このように，実験前に，標的とする神経細胞群に光遺伝学分子を発現させておく。実際の実験時には，カニューレを介して光ファイバーを挿入し，青や黄色の光を照射して，光刺激によってどのような行動が誘発されるのかを自由行動下の齧歯類（図の下に示す；ムービー13-5）で調べることができる。(A：Boyden ES, Zhang F, Bamberg E et al. [2005] *Nat Neurosci* 8:1263–1268よりMacmillan Publishersの許諾を得て掲載；B：Zhang F, Wang LP, Brauner M et al. [2007] *Nature* 446:633–639よりMacmillan Publishersの許諾を得て掲載；C：概略図はZhang F, Aravanis AM, Adamantidis A et al. [2007] *Nat Rev Neurosci* 8:577–581よりMacmillan Publishersの許諾を得て掲載。画像はKarl Deisserothの厚意による）

光によって神経細胞の活動を抑制する目的で，光遺伝学のエフェクター分子として広く用いられている。

　光遺伝学を用いて，行動中の動物の神経細胞の活動を促進したり，抑制したりする方法として，光ファイバーをベースとした実験装置が開発されてきた。この場合，脳の特定の領域にウイルスを使って光遺伝学のエフェクター分子を発現させ，その領域をねらって光ファイバーからパルス状のレーザー光を照射する方法がとられる（図13-45C）。エフェクター分子は，遺伝子改変動物で発現させることもできる。光ファイバーは，通常，直径200 μm程度のものが使われ，この程度なら脳へのダメージが最少ですみ，それでいて十分な光量を照射することが可能である。なお，このくらいの直径であれば，光ファイバー先端から1 mm^{3}くらいの領域にあるChR2発現神経細胞を刺激できる。この仕組みを使えば，自由行動下の動物の行動を観察しながら，特定の脳領域の特定の神経細胞群の活動を活性化させたり，抑制したりすることの効果を調べることが可能となるわけである（**ムービー13-5**）。

　光遺伝学を使えば，ミリ秒単位で神経活動を操作することが可能になり，このスピードは，神経細胞を伝わる活動電位のような素早い信号伝達の速度に匹敵するものである。したがって，光遺伝学は，神経の担うシグナルや情報処理の仕組みを探るのに適したツールであるといえる。ただ，研究のターゲットとする一群の神経細胞のうち，かなり多くの数の神経細胞を刺激しないと，生物学的に意味のある効果を生み出すことができないため，光ファイバーを介して，それだけの多くの細胞に光照射をする必要があり，これが簡単に

はいかない。一方，神経細胞を抑制することの効果を調べるには，関連する神経細胞群のほとんどすべてを抑制しなければ，効果が現れない可能性も高い。また，光ファイバーを挿入すれば，必ず物理的なダメージを脳に与えてしまう。比べてみると，13.23節で紹介した化学遺伝学の方法は，神経細胞活動操作の時間精度はあまり高くないものの，関連する受容体を発現した神経細胞のすべての活動を操作することが可能である。化学遺伝学で使う化学物質は，血液脳関門を通過することができるので，脳に侵襲性のあるダメージを与えることはまったくない。また，エフェクター分子を発現していなければ，化学遺伝学に用いる化学物質は，脳に対する副作用もない。このように，光遺伝学と化学遺伝学は，それぞれ特徴があるため，相互に補い合える技術であるといえる。

まとめると，これまで，電気刺激，実験的脳損傷，薬理学的操作などを使って，神経細胞を活性化させたり，抑制したりする方法が研究に用いられてきた。現在では，遺伝子操作によって発現させたエフェクター分子を使って，特定の神経細胞種を，光，熱，化学物質により活性化させたり，抑制したりする方法が使えるようになってきた。しかも，マウスのみならず多くのモデル動物でこれらの手法が使えるようになり，以前の古典的手法を補って，神経活動を操作する手段が増えてきたといえる。加えて，遺伝学的ツールの開発に伴い，特定の細胞種に絞って発現を誘導する手段も，今後，ますます増えていくだろう。こうしたアプローチを組み合わせることで，神経回路がどのように動作し，動物の行動がどのように制御されているのかを明らかにする研究に多大なインパクトが生まれている。

13.26　シナプス接続を生理学的・光遺伝学的方法でマッピングする

ここまでは，神経活動を記録したり，活動を操作したりする方法を紹介してきたが，ここで，13.19節で紹介したような神経結合をマッピングする方法について，もう1度，紹介したい。今度は，生理学的に神経結合をマッピングするという，新たな挑戦を紹介する。

2つの神経細胞がつながっているかどうかを，直接，検証する方法としては，両方の神経細胞にそれぞれ同時に電極を刺入して，片方の神経活動を操作したとき，もう片方に応答が生まれるかどうかを調べるという方法が広く用いられている（図13-46）。神経細胞Aに脱分極性の電流を注入して活動電位を引き起こしたとき，ほんの数ミリ秒後に神経細胞Bが脱分極するのであれば，神経細胞Aは神経細胞Bと直接の興奮性シナプス結合をしているといえる（図13-46A）。逆に，数ミリ秒を超えて，もっと後に応答するとなると，直接結合とはいえず，いくつかのシナプスをまわりまわった応答であることになる。また，神経細胞Aを発火させたときに，数ミリ秒以内に神経細胞Bで過分極応答が生まれるなら，神経細胞Aは神経細胞Bに対して抑制性シナプスを形成しているといえる（図13-46B）。同様にして，神経細胞Bを刺激して神経細胞Aから記録をとれば，BからAへと向かう化学シナプスがあるかどうかを調べることができ，双方向性のシナプス結合の存在を検証できる。もし，神経細胞Aを過分極させたときに神経細胞Bも過分極し，かつ，逆に神経細胞Bを過分極させたときに神経細胞Aも過分極するならば，この2つの神経細胞は電気シナプスによってつながっているといえる（図13-46C）。というのも，化学シナプスは過分極シグナルを伝えないからである（BOX 3-5）。大きな神経細胞をもつ無脊椎動物については，細胞内微小電極法を用いたペア記録実験は多数行われてきており（図8-13），哺乳類の急性脳スライス標本では，ホールセルパッチ記録法を用いたペア記録が行われてきた（図4-46）。こ

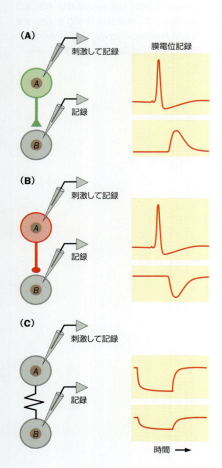

図13-46　ペア記録を使って神経間結合をマッピングする方法　(A)興奮性の神経細胞Aを脱分極させて活動電位を発生させると，シナプス結合をしている神経細胞Bでは，脱分極性の応答が記録される。**(B)**抑制性の神経細胞Aを脱分極させて活動電位を発生させると，シナプス結合をしている神経細胞Bでは，過分極性の応答が記録される。**(C)**神経細胞Aを過分極させると，電気的結合をしている神経細胞Bでは，過分極性の応答が記録される。

うした調べ方をすれば，2つの神経細胞が機能的につながっていることを確実に確かめることができ，かつ，その結合が興奮性か抑制性か電気シナプスかを判定するとともに，シナプス伝達の強度を測定することもできる。しかし，1つ1つペア記録をしていくのは非常にたいへんで，この方法で大規模な神経結合マッピングを行うことは困難であり，長い距離にわたる神経間の結合をマッピングするのには，まったく適さない。

哺乳類の急性脳スライス標本を用いて，ハイスループットの効率的なマッピング方法も開発されており，これには，レーザーを使ったケージ除去によって神経伝達物質を投与する方法が使われる。例えば，急性脳スライス標本をケージドグルタミン酸が含まれる溶液に浸す方法が考えられる。ケージドグルタミン酸とは，グルタミン酸分子を化学的に修飾して，そのままではグルタミン酸受容体を活性化させないようにした分子のことである。局所的にレーザー刺激することによってケージ除去をすることが可能であり，これによりグルタミン酸の化学修飾がはずれて，グルタミン酸分子が局所的に生まれることになる。すると，レーザー刺激をした近傍の神経細胞は，グルタミン酸によって活性化され，活動電位を発生する。1つの神経細胞から細胞内微小電極法，もしくは，ホールセル法によって記録をしていて，別の神経細胞をレーザー刺激したとき，記録している神経細胞で興奮性シナプス後電位応答が生まれた場合，刺激した神経細胞と記録している神経細胞の間には，直接結合があるといえる。レーザー光で脳スライス標本の中を走査することで，走査した領域内にあるすべての興奮性神経細胞と，電気的に記録している神経細胞との間のシナプス結合の二次元マップを描き出すことができる(図13-47A)。

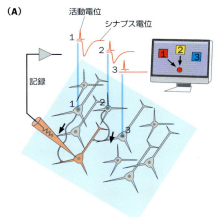
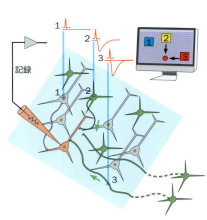

図13-47　神経結合を光学的方法と電気生理学的方法を組み合わせてマッピングするやり方　矢印は信号の流れの方向を指し示す。簡略化のため，記録している神経細胞とシナプス結合しない神経細胞の軸索は描かれていない。(**A**) 光によるケージ除去。脳スライス標本はケージドグルタミン酸に浸してある。脳スライス標本を走査するレーザー(青色)が，記録している神経細胞のシナプス前細胞となる神経細胞に到達すると，レーザーによってケージ除去されたグルタミン酸が近傍の神経細胞に活動電位を発生させることになり，記録している神経細胞からは，興奮性のシナプス後電位が記録される(図では，シナプス後電位と活動電位の波形の縦軸のスケールは同じではない)。スライス全体をレーザーが走査した後には，シナプス入力の二次元マップを描き出すことが可能となる。この図解では，神経細胞1と2は，記録している神経細胞のシナプス前細胞であるといえるが，神経細胞3は，記録している神経細胞とはシナプス結合していない。(**B**) ChR2を使った回路マッピング。この場合，特定の神経細胞集団(緑色)でのみ，チャネルロドプシン2(ChR2)を発現している。青色光刺激によって，この神経細胞でのみ活動電位が発生する。この模式図では，神経細胞1を光刺激しても，記録している神経細胞からは何の応答もとれない。これは，神経細胞1にはChR2が発現していないからである。神経細胞2を光刺激した場合，記録している神経細胞は活性化されるが，これは，神経細胞2がChR2を発現していて，かつ，この細胞間にシナプス結合があるからである。なお，この方法は，脳スライス標本で切り取られた範囲の外に本来ある，ChR2発現神経細胞からの投射をマッピングするのにも使える(下右)。なぜなら，ChR2発現神経細胞の軸索(3)や神経終末部(非表示)を光刺激するだけでも，シナプス後細胞にシナプス応答を惹起することが可能だからである。この模式図では，細胞体刺激と軸索刺激の実験が同時に示されているが，実際の実験では，それぞれ，別個に実験をやる必要がある。というのは，ChR2発現神経細胞が，脳スライス標本外の特定の細胞集団でのみ発現していることが確実な状況でなければ，スライス内の神経細胞を光刺激したのか，スライス外の神経細胞の軸索を光刺激したのかが区別できないためである。(Luo L, Callaway EM, Svoboda K [2008] *Neuron* 57:634–660よりElsevierの許諾を得て掲載。原法はCallaway EM, Katz LC [1993] *Proc Natl Acad Sci U S A* 90:7661–7665；Petreanu L, Huber D, Sobczyk A et al. [2007] *Nat Neurosci* 10:663–668)

神経伝達物質のケージ除去法を，ChR2発現細胞に対する光刺激に置き換えて，上と同様のシナプス結合マッピングをする方法が，近年，広く使われている（図13-47B）。このような方法は，ChR2を使った神経回路マッピングという意味で，CRACM（ChR2-assisted circuit mapping）と呼ばれている。CRACMの利点としては，ChR2を発現させるプロモーターを選択することで，遺伝的に定義された特定のシナプス前細胞のみを刺激することが可能になる点である。さらに，上記で紹介した，ペア記録やレーザー光によるケージ除去とは異なり，脳スライス標本内の神経結合のマッピングだけに限らず，もっと遠い脳領野間の神経結合もマップできる点でも優れている。例えば，脳スライス標本で切り取った部位の外にある特定の脳領域で，特定の神経細胞集団にしかChR2が発現していない場合でも，ChR2を発現する軸索や神経終末は，その脳スライス標本内に含まれることはありうる。この場合，脳スライス標本内の神経細胞から記録して，ChR2を発現する軸索や神経終末部を光刺激して応答が記録できるならば，その神経細胞は，本来，脳スライス標本の外にある神経細胞集団から投射を受けているといえるわけである。

このような生理学的なマッピング方法は，生きている哺乳類の複雑な脳での解析に適用することは容易ではない。したがって，これらの方法は，先に紹介した解剖学的な手法，例えば，連続電子顕微鏡再構成法やトランスシナプス標識法（13.19節）を補う方法と位置づけられ，両者を併用してシナプス結合をマッピングするべきだと考えられる。

行動学的解析

神経生物学の最終的な目標は，行動を理解することである。神経細胞の分子的ならびに細胞生物学的な特徴がどのように行動につながるのだろうか。発達段階によって形成される神経回路の精密な配線，また，経験によって神経回路が修飾される過程が，どのように行動の表現型につながるのだろうか。また，実際に何らかの行動が起こるときの神経活動の時空間的パターンが，行動の表出自体にどうかかわるのだろうか。定量的に動物行動を解析する方法は，神経生物学上の多くの問題を解くにあたって非常に有益である。特に，感覚受容，運動制御，情動，認知の機序を理解するのに，よく考え抜かれた行動解析法がどうしても必要となる。ヒトを用いた実験の場合は，口頭での内観報告でわかることもたくさんあるが，動物実験ではこの方法は使えない。動物実験の場合は，行動の観察，そして測定を通して，動物がどのような感覚を受容したのか，何を感じたのか，どのような学習をして，何を理解したのかを探る必要がある。

神経生物学の研究では，行動解析は3つの目的で行われている。第1には，行動そのものを理解するために行動解析が行われる（例えば，第9章を参照）。動物が生存し，繁殖をするうえで，ある特定の行動は，どのような意味をもつのだろうか。どのような外部要因によってその行動は影響を受けるのだろうか。その行動を引き起こす運動はどのように構成されているのだろうか。また，その行動の基盤となる神経活動はどのようなものだろうか。第2には，脳機能を定量的に評価する手段として，行動解析が使われる場合もある。例えば，特定の脳領域が担う機能は何だろうか。感覚受容（図4-52）や学習，記憶（図10-32）といった神経生物学的過程にとって，特定の神経回路や神経細胞の担う役割は何であるかを探る手段としても，行動解析は有用である。第3には，特定の遺伝子を操作することによって生まれる効果を調べる手段として（図10-33），また，ヒトの脳機能障害の動物モデルを評価する手段として，行動解析が用いられることもある（図11-7）。遺伝子，神経細胞，神経回路，行動の間には，分かちがたいつながりがあるため（図10-7），上にあげた3つの目的は，完全に分けられるものではなく，重なり合うものととらえるべきである。以下の節では，上にあげたすべての目的を果たす上で使える，行動解析の2つのアプローチに焦点をあてる。また，遺伝子の機能や，神経細胞や神経回路の機能を評価したり，ヒ

トの脳機能障害のモデルを評価したりするうえで，共通して使える行動解析評価法を紹介する．

13.27 自然環境下での動物行動を観察することで，行動のパターンを明らかにし，動物が環境に適応するうえで各行動のもつ意義を明らかにできる

　進化論的な観点では，自然選択の結果として各種の行動は生まれると考える．すなわち，環境に適応し，生存と繁殖の確率が高くなるような行動が選ばれるというわけである．したがって，動物の行動を理解するうえでは，自然環境下での行動を観察するという方法が有効である．こうした神経行動学的なアプローチを使うことで，まずは，動物の行動パターンを明らかにすることができる．つまり，動物がどのような行動を示すことが可能なのか，まずは，あらゆるレパートリーを調べあげることが重要であると考えられる．また，それぞれの行動の間の関連性も重要である．例えば，ある行動は，必ず別の行動に先行するか，あるいは遅れて起こるのかといった順番に決まりがあるのかどうか，あるいは，2つの行動は絶対に同時には起きないといった関係性があるのかどうかといった点も，行動観察を通して明らかにできる．さらに，特定の行動のもつ適応上の意義も明らかにできる．

　神経行動学を進めるにあたっては，よく練った研究デザインのもと，野外観察の中で，観察と計測をすることが重要である．ミツバチのダンスの研究を例として，どのように研究を進めるのかを紹介する．ミツバチは社会的な昆虫であり，複雑な行動課題をこなすこともできることが知られている（図10-23）．また，花の蜜を集めるとともに，花粉媒介者としても非常に重要な役割を果たす．まず，採取ハチがよい花の蜜をみつけると，たとえその場所が巣から数kmも離れていたとしても，仲間のハチに連絡をして，新たな採取ハチをリクルートして，同巣の仲間を蜜のある場所へと誘導する．どうやって，ハチはこのような連絡をするのだろうか．研究者は，ハチの巣にガラスの窓を取り付けて，巣の中の環境での採取ハチの行動を観察できるようにした．採取ハチがよい花の蜜をみつけると，巣に帰って，新たな採取ハチをリクルートするべく，ダンスを踊って情報を伝える．蜜のある場所がハチの巣から50m以上離れている場合，採取ハチは尻を振るダンスを踊って，8の字のような軌跡を描くように飛行する（**図13-48**A）．巣から，さまざまな距離とさまざまな方向に匂いのついた餌鉢をおいて，ハチのダンスを解析し，新たな採取ハチが採食に赴くようすを調べあげたところ，研究者はいくつかの結論に達することができた．まず，蜜の豊富さは，ダンスの激しさで表現されているということがわかった．また，蜜までの距離は，8の字の2つの円形運動の間で生じる直線運動中の尻振り行動の持続時間によって表現されていることがわかった（図13-48B）．さらに，8の字ダンスの向きは，巣から蜜に向う際，太陽の向きに対してどの方向に飛行するべきかの方向を指示する，という法則も明らかになった（図13-48C）．最後に，採取ハチの運ぶ匂いは，新たな採取ハチが蜜のそばまで到着した後，どのような種類の蜜を探すべきかを伝えているということがわかった．これらの結論は，採取行動を観察する実験を通して検証された（図13-48D）．蜜の場所を効率的に特定する能力は，ハチの集団が自然適応するうえで，とても価値があることは明白である．また，効率的にハチに蜜を採取してもらうということは，採取の際にハチが授粉してくれるので，その蜜を生産する植物にとってもメリットがあるといえる．

　神経行動学研究のアプローチは，実験室の中でも応用できる．自然環境を模倣した状況を作り出せば，その中で，動物行動を観察し，記録し，定量的に計測することが可能であり，野外観察による研究に比べて，技術的にもはるかに実験がしやすい状況であるといえる．例えば，ショウジョウバエの交配行動を実験室環境下で完全に記録することによって（図9-2，ムービー9-1），交配行動は，いくつかの要素にはっきりと分けられることがわかった．さまざまな行動を定量的に計測して，時間軸に沿って図に起こせば，異なる実験的操

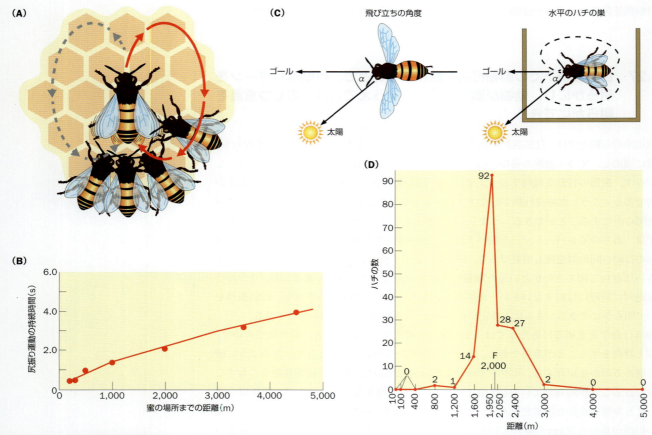

図13-48　ミツバチの蜜採取行動の解析　(A) 観察用の巣の中での採取ハチの8の字ダンスの図。採取ハチは，8の字の右半分（赤の実線矢印と軌跡）と左半分（灰色破線と軌跡）とを交互に繰り返して踊る。4匹の新たな採取ハチは，最初の採取ハチと一緒に動いて，近い距離で接し続けることを通して，情報を取り込む。また，ダンスの中でまっすぐな経路を進むとき，最初の採取ハチは尻振り運動をするが，このとき，他の4匹は，特にダンスに注目しているようにみえる。**(B)** ビデオ記録を通して尻振り運動の持続時間を計測し，それを縦軸にとり，実際の蜜の採取距離を横軸にとったグラフ。**(C)** 蜜の採取場所までいく際，巣から，太陽の向きに対して，どの向き（α）に飛行したらよいのかという情報は，太陽の向きに対しての8の字ダンスの向きにこめられている（水平なハチの巣，右）。**(D)** この実験では，まず，採取ハチは，巣から2,000 m離れた位置の匂いのついた餌鉢（F）で餌を採取した。引き続いて，同じように匂いはついているが，餌の入っていない鉢を，巣からさまざまな距離に配置した。この鉢の距離が横軸である。そして，それぞれの鉢を訪問した新たな採取ハチの数を計測して縦軸にとった。この図をみれば，2,000 mの距離に，新たな採取ハチは好んで訪問していたことがわかる。（von Frisch K [1974] *Science* 185:663–668より）

作を与えられた個体が，どのように行動をするのかを比較することができ，このような行動の基盤となる神経機序を調べることが可能となる（図9-11B）。また，高速ビデオ記録法と自動ビデオ解析法の開発によって，行動観察と計測の感度と効率をさらに上げることが可能となった。

13.28　厳密に統制された条件での行動解析を通して，行動の神経基盤を解明することができる

　行動というのは，さまざまな要因によって左右される。例えば，外部刺激，身体内部からの欲求，脳の状態，個々の個体の遺伝的構成，さらに，それまで生きてきた間の経験などによって，行動は変化する。したがって，神経行動学のアプローチの対局にあるかのようにみえる研究手法かもしれないが，実験的にできるだけ統制された条件で行動を調べるという方法も有効であると考えられる。この方法では，行動に影響があるかもしれない要素を，1つ1つ検証することができるように，他の条件は完全に同一にする必要がある。この条件を満たすため，近交系の動物を使って，遺伝的ばらつきを極力減らしたうえで，行

動実験をすることが多い。近交系では、すべての個体は、基本的には同一の遺伝子群をもっていると考えることができるからである。また、その中でも、同じ性別、同じ日齢や週齢の動物を使い、また、似たような環境で育てられたものを使うことで、経験によるばらつきも減らす工夫をする。行動実験は決まった形の装置で行い（例えば、図10-22を参照）、外部要因によるばらつきを減らす。また、例えば、動物の概日サイクルをそろえて特定の時間帯に実験をするとか、最後に飲食をしてから一定の時間後に実験をするといった方法を通して、内因性の要因を制御して標準化できるように実験計画を組む。

こうした方法での実験は、これまでたいへん示唆に富む結果を生んできた。古典的条件づけ、オペラント条件づけなどの発見や、学習のプロセスに影響するさまざまな要因を同定するにあたって、統制された条件での行動実験は実に有用であった（10.14節）。オペラント条件づけの実験パラダイムは、行動に影響を与える内因性の要因を調べるにあたって、特に有用であった。行動実験パラダイムでは、多くの場合、動物の本来もつ内因性の欲求を利用する。例えば、喉が渇いた動物は、水の報酬が得られる可能性のある学習に強く動機づけされる。学習課題としては、ボタンを押す行動を起こせば報酬が得られるというもの、あるいは、逆に何もしないことで報酬が得られるもの（ゴー/ノーゴー課題〔go/no-go task〕）、また、2つの行動のうち、どちらかを選択すれば報酬が得られるというものがありうる。最後のものは二肢強制選択課題（two-alternative forced choice task）と呼ばれ、2つのターゲットのうち片方に向けて衝動性眼球運動（サッケード）を起こすといった課題のことである。このような課題は、感覚受容、意思決定、行動の実行、記憶といった機能を調べるのに使える（図4-53, 4-54, 6-73, 8-27, 10-46）。こうした行動解析に加えて、関連する神経細胞や神経回路の活動を記録したり、活動操作をしたりすることを組み合わせて（BOX 13-3）、行動と神経細胞活動や神経回路機能との間の因果関係が調べられてきた。

上記の2つのアプローチは相補的なものである。現に、多くの行動実験パラダイムは、どちらのメリットも生かした形でデザインされている。理想的にいえば、自然環境下で動物がとりうる行動レパートリーをまず理解して、それにもとづいて、厳密に統制された実験状況のもとで、動物がとる行動のうちの1つに注目し、その行動をどのように評価するのかを決めるといった実験デザインを組んでいくべきである。例えば、モリス水迷路（Morris water maze；図10-32）は、外界のランドマークを指標として自分の位置を知るという、齧歯類が本来もっている能力を利用する。また、齧歯類は泳ぐのが苦手であるため、早く足のつく場所につきたいという生来の欲求をもつが、モリス水迷路はこれを利用した実験デザインであるともいえる。さらに、動物個体の行動そのものが、そもそも、動物にそうした行動を引き起こすきっかけとなった環境刺激の性質を変えるという状況（例えば、図10-44を参照）、すなわち、**閉ループ**（closed-loop）特性をもつ行動実験デザインを用いれば、厳密に統制された実験状況でありながら、動物が自然に近い仮想現実環境を自由に探索するという状況を作り出せる。例えば、こうした閉ループ特性をもつ実験デザインとして有名なものに、ハエの飛行行動において、視覚による制御がどのように効くのかを調べた研究で用いられた実験装置があげられる。まず、筒の中にハエを配置し、360°のパノラマ視覚刺激を与えることができるようにする。ハエはトルク補正器につないで宙吊りにする。ハエがどちらかの方向に回転して、視覚刺激のある方向に向かおうとすると、このトルク補正器が回転を検出し、それに応じてパノラマ視覚の筒の向きを変える（**図13-49**）。このようにすると、ハエが飛びたいと思う意図に応じてパノラマ視覚刺激が変化することになり、ハエが実在の空間を飛んでいるかのように風景は変わる。このような実験デザインであれば、ハエの実際の位置は固定されているにもかかわらず、自然に近い状況で、ハエが本来発揮する飛行行動を観察することが可能となる。例えば、ハエが何かの物体を追っているとき、厳密に定義された視覚刺激を送りこむこともできるし、また、そのときのハエの行動の出力を定量的に計測することも可能である。また、実際のハエの位置は固定されているので、脳神経細胞から電気生理学的な記録をとることも可能であり、行動の

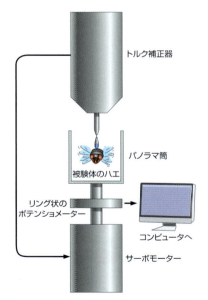

図13-49　ハエの飛行行動を調べる実験の閉ループデザインの簡略模式図　ハエを1匹、トルク補正器につないで宙吊りにする。トルク補正器からの信号を使って、ハエがどの方向に飛びたいのかの意図を定量的に計測することができる。これらの信号はサーボモーターへ送られる。サーボモーターは、リング状のポテンショメーターを介して、ハエにとってのパノラマ風景を映し出す筒を回転させる。したがって、この実験環境は、ハエの意図する行動出力そのものによって、ハエ自身の視覚環境が変わる状況であるといえる。（Reichardt W, Poggio T [1976] Q Rev Biophys 3:311-375より）

基盤となる神経活動を調べることもできる実験状況であるといえる。

ハエの飛行行動を調べるに用いられたのと同様の閉ループ特性をもつ実験デザインは，他の動物の行動解析用にも開発されている。例えば，頭を固定したマウスが，複雑な仮想現実環境を歩き回る状況を実験的に作り出せる。この方法を用いれば，空間認識と歩行にかかわる神経活動を，光学イメージングやホールセル記録法を使って記録することが可能となる（図13-40B）。実空間を自由に歩き回るマウスでは，頭が固定されていないので，こうした記録は容易にはとれない。また，麻痺させたゼブラフィッシュ幼生を用いた実験の場合，実際の運動そのものではなく，運動神経細胞の活動記録からフィードバック信号を得ることができる。この実験では，ゼブラフィッシュ幼生に対して，後ろ向きに流れる縞模様をコンピュータ画面で提示して，水の流れによる風景の変化を模倣した。このような仮想的な水の流れを提示すると，それを補償するかのような前進性の水泳運動が，ゼブラフィッシュに引き起こされる。運動神経細胞の細胞外記録をこの仮想的な運動の指標とし，記録された信号をもとに縞模様のみかけの速さを調整することもできる。こうすれば，閉ループ特性をもつ実験状況が作り出されるというわけである（図13-50A）。このフィードバック信号のゲインを調整すると，仮想的な水の流れの変化にあわせて，ゼブラフィッシュは泳ぐスピードを調整するということがわかった（図13-50B）。この動物の場合，脳の神経細胞にCa^{2+}指示タンパク質を遺伝的に発現させることが可能であり，麻痺させたゼブラフィッシュ幼生の脳全体の神経細胞を光学的に観察することができる。そこで，小脳や下オリーブ核の神経細胞を同定して記録すると（8.8節），それらの神経細胞は，視覚刺激を提示するフィードバック信号のゲインの変化に応じて，泳ぐスピードを調整する際に活動するということが明らかになった。

まとめると，神経行動学的なアプローチによって得られた動物行動そのもの対する知識と，実験環境で厳密な操作ができるという利点を組み合わせることで，洗練された行動実験パラダイムを構築することが可能となる。このような実験パラダイムを使えば，実際の行動や仮想空間での行動を定量的に解析することが可能になり，同時に，神経活動を記録したり，操作したりすることが可能となる。これまでの節で紹介してきたように，さまざまなテクニックが開発されてきた。こうした行動学的な研究手法は，複雑な行動の神経基盤を解明するうえで，ますます威力を発揮するようになるだろう。

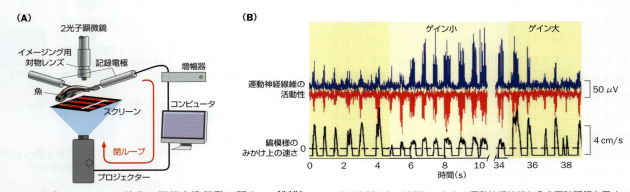

図13-50　ゼブラフィッシュ幼生の仮想水泳行動の閉ループ制御
(A) 実験のセットアップ。麻痺させたゼブラフィッシュ幼生に，コンピュータ画面に映し出された視覚刺激を提示する。画面には縞模様が提示され，動物にとって後ろ向きに縞模様が動き，後ろ向きの水の流れが模倣される（白矢印）。これに応じて生じる，前方に向う仮想的な泳ぎ運動が，運動神経細胞の細胞外記録によって計測される。このシグナルを使って，リアルタイムで，縞模様のみかけ上の動きの速さが制御される。この実験状況では，遺伝的にすべての神経細胞に発現させたCa^{2+}指示タンパク質を2光子顕微鏡で観察し，脳神経活動を光学的に計測することができる。(B) フィードバックのゲインを実験的に調整することで生まれる，ゼブラフィッシュ幼生の反応の例。青の波形と赤の波形は，左右の運動神経線維からの同時記録を示す。みやすいように，赤の波形は，縦軸に沿って反転させてある。ゲインを小さくすると（薄い黄色の背景で示した），ゼブラフィッシュの仮想的な泳ぎ運動のスピードは速くなる。これは，運動神経線維の活動性が高くなることからわかる。ゲインが大きい場合（濃い黄色の背景で示した），ゼブラフィッシュは仮想的な泳ぎ運動のスピードを落とすことになり，このことは，運動神経線維の活動の低下により明らかである。下段の波形は，縞模様のみかけ上の速さを示す。
(Ahrens MB, Li JM, Orger MB et al. [2012] *Nature* 485:471–477 より Macmillan Publishersの許諾を得て掲載)

13.29 行動的な評価方法は，遺伝子や神経細胞の機能を調べるのに使えるとともに，ヒトの脳疾患のモデルをつくるのにも使える

最後の節では，特定の遺伝子を破壊した場合や，特定の神経細胞集団を活性化もしくは不活性化させた場合に生まれる表現型を明らかにする目的で，これまで作り出されてきた行動学的な評価方法を紹介する。こうした評価方法は，ヒトの脳疾患の動物モデルを調べたり，薬理学的な介入による効果を調べたりするのにもよく使われている。ここでは，哺乳類モデルの中でも，最もよく使われているラットやマウス用に開発された評価方法に着目して紹介する(13.4節)。

一般的な感覚運動機能について調べるためも，行動学的な評価方法を用いることはできる。最も簡単に動物の行動を評価する方法としては，ケージ内の動物の行動をビデオカメラで何日にもわたって記録し，その後，そのビデオを手動で，もしくは自動的に解析する方法である。このような記録を通して，実験動物舎の環境の中で動物のとる一般的な運動や活動，概日リズム，摂食，飲水，睡眠，巣作りパターンなどを調べることができる。しかも，動物に触れることなく，最小限の人的介入のもとでの自然な行動が観察できるわけである。もう1つの評価方法は，動物をオープンフィールドで観察する方法である。これは蓋のついていない箱を使った実験であり，この中での動物の行動をビデオ記録して解析し，ある一定時間に動物の歩いた軌跡を定量化するやり方である。運動調節の能力は，足にペンキをつけてから歩かせてできる足跡を調べる方法や(図8-19)，回転する水平な棒の上で，下に落ちずにバランスがとれる時間を計測する方法などで評価できる(図13-51)。この棒の回転速度は一定であってもよいし，しだいに速くなるように設定してもよく，後者の場合は，時がたつにつれしだいに棒の上にいるのが難しくなるという課題になる。このような評価法は，大脳皮質，小脳，大脳基底核，脊髄などの神経系の基本機能を調べるのに使える。特定の感覚機能を調べるのに特化した評価方法もある。例えば，ホットプレートを使った評価方法があり，これは，温度と痛覚との関連を調べるのに使える。具体的には，動物の後肢をプレートに乗せて，しだいにプレートの温度を上げていったとき，尻尾をくるっと回すか，後肢をなめる動作をするまでの時間を計測する。

動物の認知，例えば，学習や記憶などの能力を調べるため，さまざまな行動実験評価法が開発されている。有名なモリス水迷路や，恐怖条件づけ文脈(コンテキスト)学習，もしくは，音連合学習などの装置(図10-32，10-40)は，学習や記憶における海馬や扁桃体の機能を調べるのに広く使われている。放射迷路学習装置も，空間記憶や作業記憶(作動記憶，ワーキングメモリー)を調べる手段としてよく使われる。この迷路は，多くの場合，8本程度の走路を放射状に述べたものであり，走路の端に餌粒を置いて使う(図13-52A)。迷路本体を置いた部屋には，さまざまな視覚的手がかりとなる物体が提示してある。まず，その装置と部屋に馴化させた後，食事制限をしたラットを迷路の中央に配置する。すると，ラットは，放射状に伸びたすべての走路を行ったり来たりしながら，効率的に餌を集めることができ，1度，餌をとった走路に，ふたたび入って行って餌を探すというようなむだなことはしない。行動実験を通してわかったことは，これまで，どの走路を訪問したことがあるのかという記憶と空間認識は，もっぱら，迷路の外にあって，部屋に提示してある物体を視覚的な手がかりとしていることである。迷路の中にある手がかり，例えば，自身の残した匂いの痕とかを頼りにしているわけではなく，また，隣の走路を1つ1つ順番に探索するといった戦略を使っているわけでもないということがわかってきた。放射迷路の中のそれぞれの走路を探索する動物の軌跡を記録することで，空間記憶に必須の役割をもつ海馬の機能や，作業記憶に役割のある前頭前野の機能を評価することが可能である。

ヒトの精神疾患を模擬する動物行動の評価法を編み出すことは，非常に困難である。というのも，はたして，マウスやラットが，統合失調症，うつ病，不安神経症，自閉症などに似た状態を体感しているかどうかを調べることが難しいからである。しかし，こうした

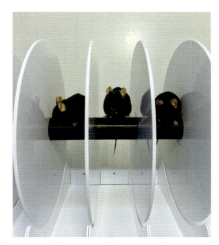

図13-51 回転棒による評価法で運動調節機能を調べる 実験の最初に，止まっている棒の上にマウスを置く。写真にあるように，縦方向に区分けをすることで，複数の動物のテストが同時にできる。この棒はモーターにつないであり，回転速度を自由に調節することができる。典型的な例では，棒を一定の速度で回転させるか(例えば，毎分10回転)，しだいに回転速度が上がる状況(例えば，毎分5回転から30回転まで)で実験を行う。そして，マウスが棒の上に乗っていられる時間を計測する。この実験では，そもそもの運動調整機能を計測できるとともに，運動技能学習の過程も調べることができる(図8-18D)。(Mehrdad Shamlooの厚意による)

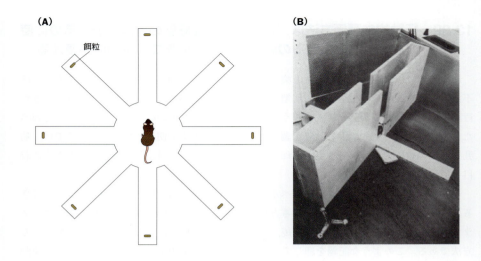

図13-52 記憶と不安を調べるための迷路
(A) 空間記憶と作業記憶のテストに使える放射迷路を上からみた概念図。放射走路の端に餌粒を置く。食事制限をしたラットを迷路の中央に置くと、各走路をめぐって餌粒を食べていくが、1度、訪れた走路は、2度と訪れないという戦略で、極力無駄をなくした歩き方をする。このとき、ラットは、迷路の外にある手がかり（図には示していない）を使って、走路の位置などの空間を把握していることがわかっている。(B) 高架式十字迷路の写真。ラットはちょうど、開いている走路と壁に囲まれた走路の交差点にいる。閉じた走路と開いた走路で過ごした時間の割合を使って、マウスやラットの不安のレベルを定量的に評価することができる。この迷路を使えば、抗不安薬や不安惹起薬の作用を評価することができる。(A：Olton DS, Samuelson RJ [1976] *J Exp Psychol Anim Behav Process* 2:97–116 より American Psychological Association の許諾を得て掲載；B：Pellow S, File SE [1986] *Pharmacol Biochem Behav* 24:525–529 より Elsevier の許諾を得て掲載)

精神状態の一部でも反映していると思われる表現型を計測できる、行動学的な実験パラダイムは開発されている。例えば、不安に似た心理状態を計る方法として、上述したようなオープンフィールド試験を使うこともできる。マウスを何も遮るもののないオープンフィールドに置くと、フィールドの縁を囲む壁のそばに自然とより添う傾向があることが知られている。これは、おそらく、マウスは隠れた場所にいるときより、何もないところで全身がさらされている状態のほうが捕食されやすい傾向があるからで、縁による行動は、自然と身についた習性なのだろう。とはいえ、ふつうのマウスであれば、ときおりフィールドの中央部分に果敢に侵入することはある。したがって、中央に侵入する頻度が低いマウスほど、不安傾向が高いといえる。不安の程度を評価する、もう1つの評価方法としては、高架式十字迷路が広く使われている（図13-52B）。この装置では、マウス（もしくはラット）は、床から高い位置に置かれた迷路の中に入れられ、この迷路には四方に伸びる走路が取り付けられている。このうち、2つの走路は高い壁で三方を囲まれており、2つの走路は壁なしで開けている。マウスは閉じた走路のほうを好むが、ふつうのマウスであれば、やはり開いた走路のほうも、ときおり探索するのに時間を費やす。不安を感じていると想定される場合、マウスは開いた走路で過ごす時間が顕著に短くなる。抗不安薬として知られるベンゾジアゼピン（benzodiazepine；11.17節）を投与すれば、オープンフィールドの中央に来る傾向が増え、高架式十字迷路ならば開いた走路のほうにも訪れる頻度が増える。一方、不安惹起薬を投与すれば、その反対のことが起きる。したがって、これらの行動学的な評価法を使えば、ヒトが感じる不安と関連する現象を調べることにつながると考えられる。

社会的行動を調べる評価方法も開発されている。この評価法は、ヒトの自閉スペクトラム症のマウスモデルを調べるためによく使われる。例えば、マウス用の3チャンバー型社会的相互作用評価装置（図13-53）は、9.24節で紹介したハタネズミの配偶者選択を評価する方法と類似している。まず、マウスを3チャンバー装置に馴化させ、マウスは、この間、3つのチャンバーの間を自由に探索する。続いて、小さな網でできたケージを、左右のチャンバー内に1つずつ設置する。この網ケージの片方には生きているマウスを入れておき、もう片方には何も入れない。ほとんどの系統のマウスでは、空のケージより、同種のマウスが入っているケージのあるチャンバーで時間を過ごすことが多い。したがって、左右2つのチャンバーで過ごした時間の割合を調べることで、社交性の指標とすることができる。マウスの入ったケージのあるチャンバーで過ごした時間が相対的に短ければ、社交性が低いといえる。同装置を使って、社会的新奇探索性をテストすることもできる。この場合、左右のどちらのチャンバーにもマウスの入ったケージを入れるが、片方のケージには、テ

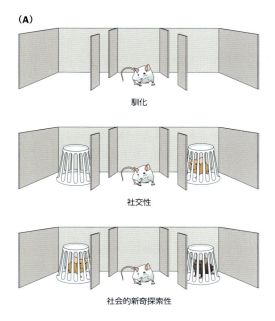
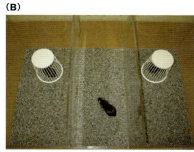

図13-53　3チャンバー型社会的相互作用の評価装置　(A) 実験手続きの模式図。社会的相互作用の機会を与える前に，テストするマウスを装置に入れて，3チャンバー型の環境に馴化させておく。マウスは3つのチャンバー内を自由に行き来することができる（上段）。つぎに，社会的相互作用を調べるため，新しいマウスを追加する。生きている新奇なマウスのいるチャンバーを訪れる回数と総滞在時間を計測し，空のケージの入ったチャンバーと比較することで，被験体マウスの社交性を評価することができる（中段）。一方，社会的新奇探索性を評価するには，なじみのあるマウス（橙色）と新奇なマウス（茶色）のいるチャンバーを訪れる回数と総滞在時間を比較すればよい（下段）。(B) 3チャンバー型社会的相互作用実験装置の写真。ここでは社会的新奇探索性の評価が行われている。(Moy SS, Nadler JJ, Perez A et al. [2004] *Genes Brain Behav* 3:287–302より John Wiley & Sons の許諾を得て掲載)

ストするマウスとなじみのあるマウスをいれ，もう片方のケージには，なじみのない新奇なマウスを入れる。ふつうのマウスであれば，新奇なマウスをよく調べる時間により多くの時間を使うので，2つのチャンバーで過ごした相対的な時間は，社会的新奇性を好むかどうかの指標として使える（図13-53）。観察される行動が本当に社交性と関係したものかどうかを立証するためには，対照実験として，同じ実験装置を使って，社交性と関係のない物体や匂いなどを使った実験も行う必要がある。この対照実験は，マウスが違う匂いや物体を認識したり，区別したりできないという可能性を排除する目的で使える。

　行動というのは，実に多くの要因によって影響を受けるので，上述したような評価方法のいずれを用いる場合でも，それぞれ，実行する際には，十分に実験条件を統制しておく必要がある（13.28節で紹介したように）。すなわち，意図していない要因が行動に影響しうる状況を極力排除する必要がある。また，実験群とともに，考え抜かれた対照群を必ず設けるべきである。さらに，神経系に何らかの摂動を加えたときに生まれる効果が，どのような機構で生じるのかを同定するにあたっては，複数の行動学的な評価方法を組み合わせて使うべきである。なぜなら，複雑な評価方法の場合は，特に，行動異常が生まれる理由を考えていくと，いくつもの解釈の余地が残るのが常だからである。例えば，音連合型恐怖条件づけにおいて異常がみられたとしても，その動物は，音を聞く能力そのものに欠陥があるのかもしれないし，電気刺激を感じる感覚に異常があるのかもしれない。あるいは，この2つを連合させる能力，すなわち学習能力に異常があるのかもしれない。行動異常が生まれる原因として，学習の異常があるという結論を出すためには，聞く能力や電気ショックに対する感受性などを調べる対照実験が必須である。行動実験の結果の解釈は実験的摂動方法の性質によっても左右される。例えば，標的遺伝子を全身でノックアウトしたり，薬物を全身に投与したりするといった摂動法の場合，こうした操作は神経系全体に影響を与えるということを認識しておかなければならない。つまり，たとえ，動物の行動上に何らかの表現型が出たとしても，その原因は，どの脳領域，どの神経細胞種の変化によるものであるかは明らかでない。一方，特定の神経細胞種でのみ遺伝子を条件的ノックアウトしたり，特定の脳領域や特定の神経細胞集団に限って，神経活動を活性化させたり，抑制したりするような操作を用いるならば，その結果として生まれる行動学上の表現型は，実際に操作された脳領域や神経細胞集団に由来すると特定できる。

まとめと今後の展望

　神経生物学研究は，これまで，さまざまな動物モデルを使って進められてきた。これらの動物モデルが選ばれてきたのには，いくつかの理由がある。例えば，神経細胞が記録しやすいとか，遺伝子改変がやりやすいとか，組織片を使った in vitro の実験がやりやすいなど，手技的に研究がしやすいからというのも1つの大きな理由である。また，その動物が特別な能力をもつから，行動が特に洗練されているから，あるいは，ヒトによく似ているからというのも，研究対象として選ばれる理由である。実際，ヒトそのものを使って神経生物学研究を進めることも，近年，盛んになりつつある。近年のゲノミクス研究や，非侵襲的なイメージング方法の革新的な発展に加え，これまでの医学や実験心理学の長い歴史に支えられ，ヒトというのも魅力的な研究対象となったというわけである。神経系の働きを支える分子および細胞生物学的な過程は，多くの生物種間で共有されていることは知られている。しかし，神経系は，それぞれの動物で異なり，複雑性も多様であるため，どの程度，共通した一般原理があるのかは未解明である。特に，回路レベル，あるいはシステムレベルでの情報処理の仕方となると，一般原理をみいだすのは容易ではない。とはいえ，多様な動物モデルを調べるということは，生命の多様性を理解することにつながり，また，神経系の進化の歴史を紐とくことにもつながると考えられる。

　すべての神経生物学的過程は，遺伝子の直接，あるいは，間接的な作用の結果であるといえる。神経生物学研究で用いられる分子遺伝学的な操作方法として，生来の遺伝子を破壊する方法と，外来遺伝子を発現させる方法の2つがあげられる。遺伝子破壊は，順遺伝学的手法で行うこともできるし，また，相同的組換えを用いたノックアウト，あるいは，RNA干渉(RNAi)によるノックダウンを使うこともできる。これまで，時空間的に精緻に制御したやり方で，外来遺伝子を発現させる方法が数多く開発されてきた。遺伝子破壊法と外来遺伝子発現法のどちらも，特定の神経生物学的過程で，遺伝子がどのように働くのかを明らかにするのに使える。また，外来遺伝子発現法は，特定の神経細胞集団への遺伝学的なアプローチをすることを可能とするので，研究を進めるうえで非常に役に立つ。というのも，この方法を使えば，それらの神経細胞集団の解剖学的な分布，生理学的な特徴，あるいは，それらの細胞の活動を操作することによって現れる機能上の影響を明らかにすることができるからである。今後は，ハエやマウスといった遺伝子操作のしやすいモデル動物で，ますます精度よく，特定の細胞種に的を絞った研究を進めることができるようになるだろうが，それにとどまらず，他の動物モデルでも遺伝学的ツールを使えるようにすることに挑戦する必要もある。

　細胞染色，軸索トレーシング，単一細胞標識といった古典的な解剖学的手法は，神経系がどのように組織されているのかを理解するための基盤となる情報を提供してきた。神経系の仕組みについて，さらに深い理解を得るには，分子，神経，脳といったさまざまなレベルを俯瞰する必要がある。そうした試みの最前線の1つとしてあげられるのは，個々の分子がどのように複合体をつくるのかを精緻な構造解析によって明らかにし，これらの分子複合体が神経細胞のどこに局在し，どのようにダイナミックに機能するのかを調べる研究である。これがわかれば，個々の神経細胞の機能を支配する機構についての理解が深まると考えられる。もう1つの最前線としてあげられるのは，複雑な神経系の全回路接続図を描き出すという試みである。究極的には，個々のシナプスが解像できるレベルでの再構成が目標となる。神経回路における情報処理の原理を解明するために，このような回路地図は必須である。

　電気的活動の細胞外記録，細胞内記録，パッチクランプ記録のいずれも，これまで，個々の神経細胞内での信号の流れ，シナプスを越えた信号の伝達，小規模回路における情報の流れ，大規模ネットワークを伝わる情報を理解するにあたって，重要な役割をはたしてきた。これらの電気生理学的な方法に加えて，近年，光学イメージングも活用されている。

特に，遺伝学的にコードされたCa^{2+}指示タンパク質を利用すれば，特定の種類の神経細胞の一群から同時に活動を記録することができ，さらに，長期にわたって記録をし続けることも可能である．今後の挑戦としては，電気生理学の誇る感度と時間解像度と，光学イメージングが得意とする，多くの細胞から同時記録できるという特徴，細胞種を限定して調べることができる点，長期的な記録が可能である点を組み合わせることがあげられる．このような組み合わせができれば，生きていて行動している最中の動物から神経活動を記録するという展開も考えられる．また，豊富なデータを解釈するための概念的な枠組みを開発するのにつながるかもしれない．神経回路の働きの原理と，行動の神経基盤を理解するには，単にデータをとるだけでなく，膨大なデータを読みとく新しい概念を構築することが必須だろう．

神経活動，回路機能，行動を結び付けるための鍵となるアプローチは，神経活動を時空間的に正確に制御する操作法であるといえる．古典的なやり方では，脳損傷法，薬理学的方法，電気刺激法によって，特定の脳領域を不活性化させたり，活性化させたりする方法が用いられてきた．近年，神経活動を光，熱，化学物質によって制御する，洗練された方法が開発され，これらの手法が従来の手法を補いはじめている．特に，最近，作り出された手法で，神経活動を光で制御する方法を使えば，遺伝子的に定義された神経細胞集団を活性化させたり，不活性化させたりすることが可能となり，しかも，この操作のスピードや空間的解像度は，生来の神経信号のスピードや空間特異性に匹敵するほどになってきている．

究極的には，この章で紹介したさまざまな手法を組み合わせるのが理想である．すなわち，ねらいを定めた細胞種でのみ特定の遺伝子を欠失させたり，本来発現のない遺伝子を発現させたりする方法，高い時空間精度で特定の神経細胞集団の活動を計測し，活性化させ，不活性化させる方法，動物行動の定量的な解析法，これらを組み合わせれば，遺伝子，神経細胞，回路，そして，動物行動との間の因果関係を調べあげることが可能となる．このような因果関係がわかってくれば，健常時と病態時における神経系の理解が深まるだろう．研究のツール開発が急速に進んでおり，ツールの応用範囲も確実に広がっている今日，神経生物学研究は，かつてないほどの躍進を遂げるときであると考えられる．

参考文献

総説

Capecchi MR (1989) Altering the genome by homologous recombination. *Science* 244:1288–1292.

Fenno L, Yizhar O & Deisseroth K (2011) The development and application of optogenetics. *Annu Rev Neurosci* 34:389–412.

Jorgenson LA, Newsome WT, Anderson DJ et al. (2015) The BRAIN Initiative: developing technology to catalyse neuroscience discovery. *Philos Trans R Soc Lond B Biol Sci* 370:20140614. http://www.braininitiative.nih.gov/2025/BRAIN2025.pdfも参照

Luo L, Callaway EM & Svoboda K (2008) Genetic dissection of neural circuits. *Neuron* 57:634–660.

Neher E & Sakmann B (1992) The patch clamp technique. *Sci Am* 266:44–51.

Scanziani M & Häusser M (2009) Electrophysiology in the age of light. *Nature* 461:930–939.

von Frisch K (1974) Decoding the language of the bee. *Science* 185:663–668.

分子生物学的，遺伝学的，解剖学的な手法

Brand AH & Perrimon N (1993) Targeted gene expression as a means of altering cell fates and generating dominant phenotypes. *Development* 118:401–415.

Dani A, Huang B, Bergan J et al. (2010) Superresolution imaging of chemical synapses in the brain. *Neuron* 68:843–856.

Denk W & Horstmann H (2004) Serial block-face scanning electron microscopy to reconstruct three-dimensional tissue nanostructure. *PLoS Biol* 2:e329.

Feil R, Wagner J, Metzger D et al. (1997) Regulation of Cre recombinase activity by mutated estrogen receptor ligand-binding domains. *Biochem Biophys Res Commun* 237:752–757.

Feng G, Mellor RH, Bernstein M et al. (2000) Imaging neuronal subsets in transgenic mice expressing multiple spectral variants of GFP. *Neuron* 28:41–51.

Fire A, Xu S, Montgomery MK et al. (1998) Potent and specific genetic interference by double-stranded RNA in *Caenorhabditis elegans*. *Nature* 391:806–811.

Fodor SP, Read JL, Pirrung MC et al. (1991) Light-directed, spatially addressable parallel chemical synthesis. *Science* 251:767–773.

Golic KG & Lindquist S (1989) The FLP recombinase of yeast catalyzes site-specific recombination in the *Drosophila* genome. *Cell* 59:499–509.

Gong S, Zheng C, Doughty ML et al. (2003) A gene expression atlas of the central nervous system based on bacterial artificial chromosomes.

Nature 425:917–925.
Gordon JW, Scangos GA, Plotkin DJ et al. (1980) Genetic transformation of mouse embryos by microinjection of purified DNA. *Proc Natl Acad Sci U S A* 77:7380–7384.
Groth AC, Fish M, Nusse R et al. (2004) Construction of transgenic *Drosophila* by using the site-specific integrase from phage phiC31. *Genetics* 166:1775–1782.
Gu H, Marth JD, Orban PC et al. (1994) Deletion of a DNA polymerase β gene segment in T cells using cell type-specific gene targeting. *Science* 265:103–106.
King DP, Zhao Y, Sangoram AM et al. (1997) Positional cloning of the mouse circadian clock gene. *Cell* 89:641–653.
Lander ES, Linton LM, Birren B et al. (2001) Initial sequencing and analysis of the human genome. *Nature* 409:860–921.
Lee T & Luo L (1999) Mosaic analysis with a repressible cell marker for studies of gene function in neuronal morphogenesis. *Neuron* 22:451–461.
Lein ES, Hawrylycz MJ, Ao N et al. (2007) Genome-wide atlas of gene expression in the adult mouse brain. *Nature* 445:168–176.
Rubin GM & Spradling AC (1982) Genetic transformation of *Drosophila* with transposable element vectors. *Science* 218:348–353.
Sanger F, Nicklen S & Coulson AR (1977) DNA sequencing with chain-terminating inhibitors. *Proc Natl Acad Sci U S A* 74:5463–5467.
Takemura SY, Bharioke A, Lu Z et al. (2013) A visual motion detection circuit suggested by *Drosophila* connectomics. *Nature* 500:175–181.
Wang H, Yang H, Shivalila CS et al. (2013) One-step generation of mice carrying mutations in multiple genes by CRISPR/Cas-mediated genome engineering. *Cell* 153:910–918.
White JG, Southgate E, Thomson JN et al. (1986) The structure of the nervous system of the nematode *Caenorhabditis elegans*. *Philos Trans R Soc Lond B Biol Sci* 314:1–340.
Wickersham IR, Lyon DC, Barnard RJ et al. (2007) Monosynaptic restriction of transsynaptic tracing from single, genetically targeted neurons. *Neuron* 53:639–647.

神経活動の記録，神経活動の操作，行動学的解析

Ahrens MB, Li JM, Orger MB et al. (2012) Brain-wide neuronal dynamics during motor adaptation in zebrafish. *Nature* 485:471–477.
Aravanis AM, Wang LP, Zhang F et al. (2007) An optical neural interface: *in vivo* control of rodent motor cortex with integrated fiberoptic and optogenetic technology. *J Neural Eng* 4:S143–156.
Armbruster BN, Li X, Pausch MH et al. (2007) Evolving the lock to fit the key to create a family of G protein-coupled receptors potently activated by an inert ligand. *Proc Natl Acad Sci U S A* 104:5163–5168.
Boyden ES, Zhang F, Bamberg E et al. (2005) Millisecond-timescale, genetically targeted optical control of neural activity. *Nat Neurosci* 8:1263–1268.
Callaway EM & Katz LC (1993) Photostimulation using caged glutamate reveals functional circuitry in living brain slices. *Proc Natl Acad Sci U S A* 90:7661–7665.
Chen TW, Wardill TJ, Sun Y et al. (2013) Ultrasensitive fluorescent proteins for imaging neuronal activity. *Nature* 499:295–300.

Chow BY, Han X, Dobry AS et al. (2010) High-performance genetically targetable optical neural silencing by light-driven proton pumps. *Nature* 463:98–102.
Cohen JY, Haesler S, Vong L et al. (2012) Neuron-type-specific signals for reward and punishment in the ventral tegmental area. *Nature* 482:85–88.
Denk W, Strickler JH & Webb WW (1990) Two-photon laser scanning fluorescence microscopy. *Science* 248:73–76.
Grynkiewicz G, Poenie M & Tsien RY (1985) A new generation of Ca^{2+} indicators with greatly improved fluorescence properties. *J Biol Chem* 260:3440–3450.
Hamada FN, Rosenzweig M, Kang K et al. (2008) An internal thermal sensor controlling temperature preference in *Drosophila*. *Nature* 454:217–220.
Hamill OP, Marty A, Neher E et al. (1981) Improved patch-clamp techniques for high-resolution current recording from cells and cell-free membrane patches. *Pflugers Arch* 391:85–100.
Harvey CD, Collman F, Dombeck DA et al. (2009) Intracellular dynamics of hippocampal place cells during virtual navigation. *Nature* 461:941–946.
Johns DC, Marx R, Mains RE et al. (1999) Inducible genetic suppression of neuronal excitability. *J Neurosci* 19:1691–1697.
Kitamoto T (2001) Conditional modification of behavior in *Drosophila* by targeted expression of a temperature-sensitive shibire allele in defined neurons. *J Neurobiol* 47:81–92.
Komiyama T, Sato TR, O'Connor DH et al. (2010) Learning-related fine-scale specificity imaged in motor cortex circuits of behaving mice. *Nature* 464:1182–1186.
Lima SQ & Miesenböck G (2005) Remote control of behavior through genetically targeted photostimulation of neurons. *Cell* 121:141–152.
Magnus CJ, Lee PH, Atasoy D et al. (2011) Chemical and genetic engineering of selective ion channel-ligand interactions. *Science* 333:1292–1296.
Maimon G, Straw AD & Dickinson MH (2010) Active flight increases the gain of visual motion processing in *Drosophila*. *Nat Neurosci* 13:393–399.
Miyawaki A, Llopis J, Heim R et al. (1997) Fluorescent indicators for Ca^{2+} based on green fluorescent proteins and calmodulin. *Nature* 388:882–887.
Nakai J, Ohkura M & Imoto K (2001) A high signal-to-noise Ca^{2+} probe composed of a single green fluorescent protein. *Nat Biotechnol* 19:137–141.
Petreanu L, Huber D, Sobczyk A et al. (2007) Channelrhodopsin-2-assisted circuit mapping of long-range callosal projections. *Nat Neurosci* 10:663–668.
Sweeney ST, Broadie K, Keane J et al. (1995) Targeted expression of tetanus toxin light chain in *Drosophila* specifically eliminates synaptic transmission and causes behavioral defects. *Neuron* 14:341–351.
Zhang F, Wang LP, Brauner M et al. (2007) Multimodal fast optical interrogation of neural circuitry. *Nature* 446:633–639.
Ziv Y, Burns LD, Cocker ED et al. (2013) Long-term dynamics of CA1 hippocampal place codes. *Nat Neurosci* 16:264–266.

用語解説

■欧文

2光子顕微鏡法(two-photon microscopy)
顕微鏡技術の1つ。長波長の光子が2つ同時に吸収されると、蛍光分子が励起されるという現象を利用する。共焦点顕微鏡と比べて光毒性は少ない。なぜなら、蛍光を発するのに十分な光子密度が得られるのは、焦点面に限られるからである。共焦点顕微鏡と同様に、レーザー光で焦点面を走査し、光学切片の画像を取得する。(図13-39)

2成分発現(binary expression)
外来遺伝子を発現させる戦略の1つ。調節配列(導入遺伝子を発現させる場所を決める)と、発現させたいコード配列を別々の導入遺伝子として用意し、希望する場所で標的遺伝子を発現させる。(図13-13)

Ⅲ型ニューレグリン1(type Ⅲ neuregulin-1:Nrg1-Ⅲ)
軸索上の細胞表面タンパク質であり、その発現レベルがシュワン細胞による軸索髄鞘形成の程度を決定する。

3色覚(trichromatism)
色覚のためにS, M, Lの3種類の錐体をもつこと。

5-ヒドロキシトリプタミン(5-hydroxytryptamine:5-HT)
セロトニンを参照。

α-シヌクレイン(α-synuclein)
正常ではシナプス前終末に豊富なタンパク質。ほとんどのタイプのパーキンソン病の決定的な病理学的特徴であるレヴィ小体の主要な成分。

αセクレターゼ(α-secretase)
アミロイド前駆体タンパク質(APP)を切断する膜貫通型プロテアーゼの1つ。アミロイドβタンパク質(Aβ)の中央に相当する部位でAPPを切断し、Aβに関連した病理の形成を阻害する。(図11-3)

αブンガロトキシン(α-bungarotoxin)
アマガサヘビの毒液由来のヘビ毒。ニコチン性アセチルコリン受容体の競合阻害薬。

α-メラニン細胞刺激ホルモン(α-melanocyte-stimulating hormone:α-MSH)
弓状核のPOMCニューロンから放出される神経ペプチドで、摂食行動を抑制する。

β2ニコチン性アセチルコリン受容体(β2 nicotinic acetylcholine receptor:β2 nAChR)
ニコチン性アセチルコリン受容体のサブユニットの1つ。多くの機能をもつが、その中でも特にコリン作動性網膜神経活動波の伝播に必須である。**アセチルコリン受容体**も参照。

βセクレターゼ(β-secretase)
アミロイド前駆体タンパク質(APP)を切断する膜貫通型プロテアーゼの1つ。アミロイドβタンパク質(Aβ)のN末端に相当する部位でAPPを切断し、γセクレターゼによる切断とあわせて完全なAβを産生する。(図11-3)

γセクレターゼ(γ-secretase)
アミロイド前駆体タンパク質(APP)を細胞膜内で切断するプロテアーゼ。αまたはβセクレターゼで切断されたAPPを、アミロイドβタンパク質(Aβ)のC末端に相当する部位で切断する。(図11-3)

ωコノトキシン(ω-conotoxin)
海生巻貝由来の小ペプチドで、シナプス前部の電位依存性Ca^{2+}チャネルを特異的にブロックして神経伝達物質の放出を阻害する。

AⅡアマクリン細胞(AⅡ amacrine cell)
アマクリン細胞の一種で、錐体信号を処理する経路に桿体入力型双極細胞をつなぐ。(図4-34)

AgRPニューロン(AgRP neuron)
視床下部弓状核のニューロンで、AgRP(agouti-related protein)とニューロペプチドYという食欲増進作用をもつ2種類の神経ペプチドを放出する。(図8-42)

AMPA受容体(AMPA receptor)
グルタミン酸依存性イオンチャネルで、おもにNa^+とK^+を通過させる。AMPA(2-amino-3-hydroxy-5-methylisoxazol-4-propanoic acid)により選択的に活性化される。4つの遺伝子によってコードされるサブユニット(GluA1, GluA2, GluA3, GluA4)のうち、2種類以上からなるヘテロ四量体である。(図3-24, 3-26)

AP5
2-アミノ-5-ホスホノペンタン酸(2-amino-5-phosphonopentanoic acid)。広く使われているNMDA受容体の選択的拮抗薬。

Arc
シナプス後肥厚に存在する細胞骨格タンパク質であり、グルタミン酸受容体の細胞内輸送を制御する。最初期遺伝子 *Arc* の産物。

Aβ仮説(Aβ hypothesis)
アミロイドβタンパク質の産生増加や蓄積がアルツハイマー病に共通の病因であるとする考え。

Aβ線維(Aβ fiber)
厚く髄鞘形成した体性感覚ニューロンの軸索。(図6-63)

Aδ線維(Aδ fiber)
薄く髄鞘形成した体性感覚ニューロンの軸索。(図6-63)

Aキナーゼアンカータンパク質(A-kinase anchoring protein:AKAP)
プロテインキナーゼA(PKA;サイクリックAMP依存性プロテインキナーゼ、Aキナーゼ)に結合するアンカータンパク質。

Boss(*Bride of sevenless*)
視細胞R7を欠損するショウジョウバエ変異体から同定された遺伝子。R8において細胞非自律的に働いてR7の細胞運命を決定する。Sevenlessというチロシンキナーゼ型受容体に対する膜貫通型のリガンドをコードしている。(図5-36)

Ca²⁺/カルモジュリン依存性プロテインキナーゼⅡ(Ca²⁺/calmodulin-dependent protein kinase Ⅱ：CaMKⅡ)
Ca^{2+}/カルモジュリン依存性のセリン/トレオニンキナーゼ。興奮性シナプスのシナプス後肥厚に豊富に存在し，長期増強のようなシナプス可塑性を制御する。(図3-34, 10-12)

Ca²⁺指示薬(Ca²⁺ indicator)
細胞内Ca^{2+}濃度に応じて光学的特性が変化する分子。神経活動を光学的に計測する指標として用いられる。(図13-38)

cAMP応答配列(cAMP-responsive element：CRE)
CRE結合タンパク質を参照。

Capricious
ロイシンに富む反復配列領域を細胞外にもつショウジョウバエの膜貫通タンパク質。軸索と樹状突起の特異的配線を規定する。(図5-39, 7-41)

Cas9(CRISPR-associated 9)
Ⅱ型CRISPRシステムで鍵となるタンパク質。RNAにガイドされたエンドヌクレアーゼで，2つのヌクレアーゼドメインをもち，結合したガイドRNAに相補的な配列部位でDNAの2本鎖を切断する。細菌はこれを適応免疫のために利用しているが，ゲノム工学の実験にも活用されている。CRISPR，ガイドRNAも参照。(図13-8)

CB1
当初，マリファナ植物からカンナビノイド受容体として同定されたGタンパク質共役受容体。生理的条件下では内因性カンナビノイドの受容体として働く。

cDNAライブラリー(cDNA library)
特定の組織に由来するmRNA鋳型から合成された，クローン化された相補的DNA(cDNA)の集合体。

Cl⁻チャネル(Cl⁻ channel)
Cl^-を選択的に通過させるイオンチャネルファミリー。

Clock
転写活性化因子CLOCKをコードする遺伝子。マウスの概日リズムをつかさどる遺伝子として順遺伝学的スクリーニングで同定された。CLOCKは自身の機能を負にフィードバック制御するような分子群の遺伝子発現を正に制御する。ハエの相同分子も同様の機能をもつ。(図8-45)

CNGチャネル(cyclic nucleotide-gated channel)
サイクリックヌクレオチド依存性チャネル。非選択的な陽イオンチャネルで，その開閉は特定のサイクリックヌクレオチドの細胞内濃度によって制御されている。(図2-34)

Commissureless(Comm)
Roundabout(Robo)の細胞表面への発現を抑制するショウジョウバエの分泌タンパク質。(図7-12)

CreER
Creリコンビナーゼとエストロゲン受容体の一部を融合させたもの。このエストロゲン受容体の一部にリガンドが結合すると，核への移行が誘導される。エストロゲンの類似物質であるタモキシフェンの存在下でのみ，CreERは核へ移行できる。したがって，タモキシフェンの存在下でのみ，組換えが誘導されることになる。

CRE結合タンパク質(CRE-binding protein：CREB)
転写因子であり，標的遺伝子のプロモーター領域に位置するシス調節エレメントであるcAMP応答配列(CRE)に結合する。プロテインキナーゼAを含むいくつかのキナーゼの基質となる。(図3-41)

Creリコンビナーゼ(Cre recombinase)
バクテリオファージ由来の酵素で，2つの*loxP*配列と呼ばれるDNA配列の間での組換えを促進する。(図13-7, 13-13)

CRISPR(clustered regularly interspaced short palindromic repeat)
いくつかの細菌や古細菌のゲノム領域の一部で，反復配列を含み，これはかつて侵入した病原体のゲノムに由来する。細菌はこれを適応免疫のために利用しているが，ゲノム工学の実験にも活用されている。Cas9，ガイドRNAも参照。(図13-8)

C線維(C fiber)
無髄の体性感覚ニューロンの軸索。(図6-63)

DCC/Unc40
ネトリン/Unc6の受容体として機能し，Unc5の非存在下で誘引に働く脊椎動物(DCC, deleted in colon cancer)と線虫(Unc40)の相同タンパク質。ショウジョウバエの相同分子はFrazzled。(図5-10)

*de novo*変異(*de novo* mutation)
親の生殖細胞系列に生じた変異で，この変異はその細胞に由来するすべての細胞に存在する。

Delta
Notchの膜貫通型リガンドで，Notchを活性化させる。(図7-7)

DNAシャッフリング(DNA shuffling)
ある遺伝子のコード配列のすべてあるいは一部が別の遺伝子と融合すること。通常は染色体重複や転座により起こる。転座の切断点が2つの遺伝子のイントロン内に存在するとき，これをエクソンシャッフリングといい，DNAシャッフリングの特殊な場合である。(図12-6)

DNAマイクロアレイ(DNA microarray)
遺伝子を検出するプローブとして，何百万種類ものオリゴヌクレオチドをスポット状に基板に固着させたもの。特定の組織から抽出したmRNAや個人のゲノムDNAといった核酸試料を標識し，DNAマイクロアレイにハイブリッド形成させる。このようにすると，試料中のさまざまな種類の核酸分子の相対量を定量することができる。遺伝子発現パターンや，一塩基多型もしくはコピー数多型のプロファイルを調べるのに用いられる。(図13-16)

Doublesex(*Dsx*)
性特異的な選択的スプライシングによって産生される性特異的転写因子をコードするショウジョウバエの遺伝子。Dsxのアイソフォームは性特異的な体節構造を決定し，また性行動を制御する。(図9-4)

Dscam
ダウン症候群関連細胞接着分子(Down syndrome cell adhesion molecule)。トリソミーがダウン症候群の原因として知られる，ヒトの21番染色体上の遺伝子によってコードされているタンパク質。発生学的に保存されており，昆虫では選択的スプライシングによる数多くのアイソフォームが存在する。(図7-20)

dTRPA1
ショウジョウバエのTRPチャネルの1つで，高温によって活性化される。(図13-43)

E-Iバランス(E-I balance)
興奮-抑制バランス。シナプスの興奮と抑制の相対的な強度。

Eph受容体(Eph receptor)
細胞外ドメインでエフリンと結合する受容体型チロシンキナーゼ。2つのEph受容体サブタイプであるEphAとEphBがそれぞれエフリンAとエフリンBに結合するのが一般的であるが，特異性は絶対的なものではない。逆向性シグナル伝達ではリガンドとしても働く。(図5-7, 5-12)

Eyeless
Paxファミリーに属するショウジョウバエの転写因子で，ホメオドメインおよびペアードドメインをもつ。眼の発生に必要な因子である。触角や翅の原基などで異所性に発現すると，眼が異所性に形成される。Pax6も参照。

Fezf2
皮質下投射ニューロンの投射の特異性を決定する転写因子。(図7-10)

FLPリコンビナーゼ(FLP recombinase)
酵母由来の酵素で，2つの*FRT*(FLP recognition target)配列と呼ばれるDNA配列の間での組換えを促進する。(図13-7, 13-23)

Fmr1
脆弱X症候群を参照。

FMRP
脆弱X症候群を参照。

Fos
転写因子をコードする最初期遺伝子。その発現は最近活性化された神経細胞の指標として用いられる。

Frazzled
DCC/Unc40を参照。

FRT
FLPリコンビナーゼを参照。

Fruitless(*Fru*)
雄の求愛儀式全般を制御するショウジョウバエの遺伝子。転写産物の1つのスプライシングは，性決定スプライシング因子の階層性によって制御される。雌は非機能的なスプライスアイソフォームを発現するが，雄は機能を有するタンパク質(Fru^M)を発現し，これは転写因子として働く。(図9-4)

fura-2
小分子のCa^{2+}指示薬。Ca^{2+}が結合すると最大励起波長が380 nmから350 nmにシフトする。したがって，350 nmと380 nmで励起したときの蛍光強度の比が，Ca^{2+}濃度のよい指標となる。

Fアクチン(F-actin)
線維状アクチン(filamentous actin)，ミクロフィラメント(microfilament)。主要な細胞骨格成分の1つで，2本のアクチン重合体が二重らせん構造を形成している。(図2-5, 8-3)

GABA
γ-アミノ酪酸(γ-aminobutyric acid)。脊椎動物および無脊椎動物における主要な抑制性神経伝達物質として働くグルタミン酸誘導体。(図3-16, 表3-2)

$GABA_A$受容体($GABA_A$ receptor)
GABAにより活性化されるイオンチャネル型受容体。ニューロンの速い抑制に関与する。(図3-21, 11-29)

$GABA_B$受容体($GABA_B$ receptor)
GABAにより活性化される代謝調節型受容体。ニューロンの遅い抑制に関与する。

GAL4
酵母由来の転写因子で，UAS(upstream activation sequence)と呼ばれるDNA配列に結合する。標的遺伝子のプロモーター領域にUASを配置すれば，GAL4がUASに結合したときに転写が活性化される。(図13-13)

GCaMP
緑色蛍光タンパク質(GFP)を改変して設計した，遺伝学的にコードされたCa^{2+}指示タンパク質。Ca^{2+}濃度の上昇に応答して蛍光が増強する。

G_i
抑制性Gタンパク質(inhibitory G protein)。Gαの一種で，アデニル酸シクラーゼに結合してその活性を阻害する。

GluN1, GluN2
NMDA受容体を参照。

G_q
Gαの一種で，ホスホリパーゼCを活性化させ，イノシトールリン脂質シグナル伝達経路の活性化を引き起こす。

G_s
刺激性Gタンパク質(stimulatory G protein)。Gαの一種で，アデニル酸シクラーゼに結合してその活性を刺激する。(図3-33)

GTPアーゼ(GTPase)
GTPを加水分解してGDPに変換する酵素。

GTPアーゼ活性化タンパク質(GTPase activating protein:GAP)
GTPをGDPに変換する内在性のGTPアーゼ活性を促進し，Gタンパク質の機能をオフにするタンパク質。(図3-32)

Gα, Gβ, Gγ
三量体GTP結合タンパク質を参照。

Gタンパク質共役受容体(G-protein-coupled receptor:GPCR)
7回膜貫通ドメインをもつ受容体ファミリーで，リガンドが結合すると三量体Gタンパク質を活性化させ，それが細胞内シグナル伝達カスケードを活性化させる。

HCNチャネル(hyperpolarization-activated cyclic nucleotide-gated channel)
過分極活性化サイクリックヌクレオチド依存性チャネル。非選択的な陽イオンチャネルで，過分極により活性化され，その開閉はさらに特定のサイクリックヌクレオチドの細胞内濃度による影響を受ける。(図2-34)

*Hox*遺伝子(*Hox* gene)
進化的に保存された遺伝子ファミリーのメンバーであり，ゲノム中にクラスターを形成して存在し，ホメオドメインを有する転写因子をコードする。ほとんどの無脊椎動物とすべての脊椎動物の前後軸を決定し，また発生後期には神経細胞の運命決定を制御する。(図12-32)

HVC(high vocal center)
鳴鳥において歌の産生に必要な背側前脳核。(図9-21)

in situ ハイブリダイゼーション(*in situ* hybridization)
組織内におけるmRNAの分布を調べる方法。特定の遺伝子のmRNAのみに結合する標識された核酸プローブを使って，化学固定した組織学的切片または全組織標本にハイブリッド形成させる。

in vitro 突然変異誘発法(*in vitro* mutagenesis)
試験管内において特定の遺伝子の配列を変更させる，分子生物学における手法の1つ。

IP_3受容体(IP_3 receptor)
IP_3により開口する小胞体膜上のCa^{2+}チャネル。(図3-34)

K^+/Cl^-共輸送体(K^+/Cl^- symporter)
K^+とCl^-をともに細胞外に汲み出す輸送体。細胞内外におけるCl^-

の濃度差の維持に寄与している。(図2-12)

K⁺チャネル(K⁺ channel)
K⁺を選択的に通過させるイオンチャネル。最も多様なチャネルファミリーを構成している。(図2-34)

Kiss1R
キスペプチンと結合するGタンパク質共役受容体。以前はGPR54と呼ばれていた。

LKB1
ニューロンの極性を構築する際、軸索の運命決定に必須なプロテインキナーゼ。

LMAN(lateral magnocellular nucleus of the anterior nidopallium)
鳴鳥において歌の学習には必要だが、歌の産生には不要な前脳の核。(図9-21)

loxP
Creリコンビナーゼを参照。

LRP4
低密度リポタンパク質受容体関連タンパク質4(low-density lipoprotein receptor-related protein-4)。MuSKとともに筋肉におけるアグリン受容体として働く。MuSK非依存的な機能として、運動ニューロンの軸索に対して逆向性にシグナルを送り、シナプス前終末の分化を誘導する働きもしている。(図7-24)

MAPキナーゼカスケード(mitogen-activated protein kinase cascade)
低分子量GTPアーゼであるRasやその他のシグナル分子の下流で働くキナーゼカスケード。3つのセリン/トレオニンキナーゼ、すなわちRaf、Mek、Erk(ErkはMAPキナーゼとも呼ばれる)からなる。GTP結合型のRasがRafを活性化させ、RafはMekをリン酸化して活性化させる。続いてMekはErkをリン酸化して活性化させる。(図3-39)

MARCM法(mosaic analysis with a repressible cell marker)
ショウジョウバエで用いられる遺伝的モザイク法。同じ系譜を共有する神経細胞もしくは神経細胞群を標識できる。また同時に、標識された神経細胞の遺伝子を欠失させたり、導入遺伝子を発現させたりすることもできる。(図13-23)

MC4R
α-メラニン細胞刺激ホルモン(α-MSH)によって活性化されるGタンパク質共役受容体。(図8-42)

MeCP2
メチル化CpG結合タンパク質2(methyl-CpG-binding protein 2)。DNAのメチル化されたCpG部位(シトシンとグアニンヌクレオチドが隣接している部位)に結合する核タンパク質。発達期および成体のニューロンに強く発現している。**レット症候群**も参照。(図11-36)

MrgprA3
起痒物質であるクロロキンによって活性化されるGタンパク質共役受容体。

mTOR(mammalian/mechanistic target of rapamycin)
細胞内シグナル伝達経路内の鍵となるタンパク質の1つで、タンパク質の翻訳調節に重要な働きをする。(図11-45)

MT野(middle temporal visual area)
動きの信号を分析するのに特化した背側経路内の高次視覚皮質領域。(図4-48)

MuSK
筋特異的受容体型チロシンキナーゼであり、LRP4とともにアグリン受容体として働き、アセチルコリン受容体のクラスタリングを促進する。(図7-24)

M経路(M pathway)
網膜から視覚皮質に向かう視覚処理経路で、広い受容野をもつ網膜神経節細胞が起点となり、外側膝状体の大細胞層につながる。明るさに関する情報を運び、コントラストと時間分解能がよい。(図4-48)

Na⁺,K⁺-ATPアーゼ(Na⁺,K⁺-ATPase)
ATPの加水分解から得たエネルギーを利用するポンプであり、電気化学的勾配に逆らってNa⁺を細胞外に汲み出し、K⁺を細胞内に汲み入れる。細胞内外におけるNa⁺とK⁺の濃度差の維持に寄与している。(図2-12)

NMDA受容体(NMDA receptor)
グルタミン酸依存性イオンチャネルで、Na⁺、K⁺、Ca²⁺を通過させる。NMDA(*N*-methyl-D-aspartate)により活性化される。開口にはグルタミン酸の結合とシナプス後部の脱分極の両者を要する。GluN1サブユニット2つとGluN2サブユニット2つからなるヘテロ四量体である。GluN1サブユニットをコードする遺伝子は1つしかないが、GluN2サブユニットにはそれぞれ別の遺伝子によってコードされる4つのバリアント(GluN2A, GluN2B, GluN2C, GluN2D)が存在する。(図3-24, 3-25)

Notch
発生過程においてさまざまな細胞の運命決定に広く関与している膜貫通型受容体。リガンドが結合すると、膜貫通ドメインが切断され、細胞内ドメインが放出される。これがその後、核へ移行して遺伝子発現の制御を行う。(図7-7)

null方向(null direction)
刺激の方向に感受性のある視覚系ニューロンの発火頻度が最小となる刺激の動きの方向。

Numb
ショウジョウバエのタンパク質で、感覚器前駆細胞や神経芽細胞の分裂時に、娘細胞に非対称に分配される。非対称細胞分裂でできる2つの娘細胞に、それぞれ異なる運命を与えるのに必須である。(図7-6)

p75NTR
75 kDaのニューロトロフィン受容体。すべてのニューロトロフィンに対して弱い親和性をもち、またすべてのプロニューロトロフィンの受容体としても機能する。(図7-32)

PALM(photoactivated localization microscopy)
超解像蛍光顕微鏡法を参照。

Pax6
Paxファミリーに属する転写因子で、ホメオドメインおよびペアードドメインをもつ。大脳皮質と脊髄のパターン形成を制御し、哺乳類の眼の発生に必要な因子である。ショウジョウバエの相同分子はEyeless。**Eyeless**も参照。

PDZドメイン(PDZ domain)
PSD-95、Discs large(シナプス後肥厚と相互作用し、また細胞増殖との関連も示唆されているショウジョウバエのタンパク質)、ZO-1(上皮細胞の密着結合構成タンパク質)に共通のドメインであることから、それぞれの頭文字をとって命名された。タンパク質間相互作用ドメインを介して、多くの膜貫通型受容体のC末端に存在する特異的なアミノ酸配列モチーフに結合する。

Period
概日リズムを速くしたり，遅くしたり，乱したりするような変異から同定されたショウジョウバエの遺伝子。自身の遺伝子発現を負に制御するような転写因子をコードしている。哺乳類の相同分子も同様の機能をもつ。（図8-45）

POMCニューロン（POMC neuron）
弓状核のニューロンで，プロオピオメラノコルチン（POMC）を発現する。POMCは，食欲抑制作用をもつα-メラニン細胞刺激ホルモン（α-MSH）をはじめとする数多くのペプチドの前駆体ペプチドである。（図8-42）

preferred方向（preferred direction）
刺激の方向に感受性のある視覚系ニューロンの発火頻度が最大となる刺激の動きの方向。

PSD-95（postsynaptic density protein of 95 kilodalton）
シナプス後部の足場タンパク質で，グルタミン酸作動性シナプスに豊富に含まれる。（図3-27, 7-25）

P経路（P pathway）
網膜から視覚皮質に向かう視覚処理経路で，狭い受容野をもつ網膜神経節細胞が起点となり，外側膝状体の小細胞層につながる。高解像度の視覚と色覚に関する情報を運ぶ。（図4-48）

RA（robust nucleus of the acropallium）
鳴鳥において歌の産生に必要な背側前脳核。HVCの下流で働く。（図9-21）

Rab
低分子量の単量体GTPアーゼファミリーのメンバーの1つで，細胞内の小胞輸送に関与する。

Ras
低分子量の単量体GTPアーゼファミリーのメンバーの1つで，細胞の増殖や分化に必須のシグナル伝達経路に関与する。

R-C回路（_R-C_ circuit）
抵抗器とコンデンサの両方を含む回路。（図2-14）

RGS（regulator of G protein signaling）
三量体Gタンパク質にGTPアーゼ活性化タンパク質（GAP）として働くタンパク質。

Rho
低分子量の単量体GTPアーゼファミリーのメンバーの1つで，アクチン細胞骨格の制御に関与する。

RNA-Seq
特定の組織からのRNA分子の配列を，次世代の配列決定法を用いて大規模に並列的に決定する技術。ゲノム全体にわたって，どの遺伝子が発現されているか，どの程度発現しているかを知るために使用される。

RNA干渉（RNA interference：RNAi）
標的遺伝子の配列に対応する2本鎖RNAを作り出すことによって，その遺伝子の発現をノックダウンする遺伝学上の手法。（図13-9）

RNAスプライシング（RNA splicing）
RNA分子からイントロンが取り除かれる過程。選択的スプライシングの場合は，一部のエクソンも同様に取り除かれる。（図2-2）

RNA編集（RNA editing）
転写されたRNAの塩基配列を変更するような転写後修飾。

Roundabout（Robo）
Slitの受容体。（図7-13）

Satb2
脳梁投射ニューロンの個性を決定づける転写因子。（図7-10）

Sema1A, 2A, 2B
セマフォリンファミリーに属する無脊椎動物の軸索ガイダンス分子。Sema1Aは膜貫通型のアイソフォームであるのに対し，Sema2AとSema2Bは分泌型のアイソフォームである。

Sema3A
セマフォリンファミリーに属する脊椎動物の分泌型軸索ガイダンス分子。

Sevenless
視細胞R7を欠損するショウジョウバエ変異体から同定された遺伝子。R7において細胞自律的に働いてR7の細胞運命を決定する。受容体型チロシンキナーゼをコードしている。（図5-36）

Sex lethal（_Sxl_）
ショウジョウバエの性決定の序列の中で，最上位で作用するスプライシング因子をコードする遺伝子。（図9-4）

SH2ドメイン（src homology 2 domain）
多くのシグナルタンパク質に含まれるドメインで，特定のアミノ酸配列中のリン酸化されたチロシンに結合する。

Shaker
ショウジョウバエで同定された変異遺伝子で，筋細胞や神経細胞において，速い一過性のK$^+$電流に異常を引き起こす。電位依存性K$^+$チャネルをコードしている。

Slit
正中の軸索ガイダンスにおける反発性のリガンドとして知られる分泌タンパク質。昆虫から脊椎動物まで多くの種で存在する。（図7-13）

SMタンパク質（SM protein）
酵母のSec1，哺乳類のMunc18に相同なタンパク質で，SNAREに結合して小胞融合に必須の働きをする。

SNAP-25
t-SNAREの一種で，脂質修飾により細胞膜に結合している。（図3-8）

SNARE（soluble NSF attachment protein receptor）
細胞内の小胞膜上および標的膜上に存在するタンパク質で，複合体を形成して膜融合を引き起こす。（図3-8）

Sonic hedgehog（Shh）
モルフォゲンの一種で，多くの発生過程において，それぞれ特定の転写因子の発現を制御することにより細胞運命を決定する。例えば，底板から分泌されたShhは，腹側脊髄の背腹軸に沿った位置の異なる神経前駆細胞が，それぞれ異なる運命決定を受ける過程に関与している。（図7-8）

Sry
Y染色体性決定領域（sex determining region Y）。哺乳類のY染色体上に位置する遺伝子で，精巣の分化やその他の雄特異的な性質を決定する転写因子をコードしている。

STED（stimulated emission depletion microscopy）
超解像蛍光顕微鏡法を参照。

STORM（stochastic optical reconstruction microscopy）
超解像蛍光顕微鏡法を参照。

T1R1
哺乳類のうま味覚受容体として働くGタンパク質共役受容体およびサブユニット(T1R3と二量体を形成する)。(図6-41)

T1R2
哺乳類の甘味受容体として働くGタンパク質共役受容体およびサブユニット(T1R3と二量体を形成する)。(図6-41)

T1R3
哺乳類のうま味受容体および甘味受容体として働くGタンパク質共役受容体および共通サブユニット。(図6-41)

T2R
哺乳類の苦味受容体として働くGタンパク質共役受容体のファミリー。(図6-41)

Tbr1
皮質視床投射ニューロンの投射の特異性を決定する転写因子。(図7-10)

Timeless
概日リズムに影響を与えるような変異から同定されたショウジョウバエの遺伝子。自身の遺伝子発現を負に制御するようなタンパク質をコードしている。(図8-46)

Transformer(*Tra*)
Sex lethal(*Sxl*)の下流で,*Doublesex*(*Dsx*)と*Fruitless*(*Fru*)の上流で働く転写因子をコードするショウジョウバエの遺伝子。(図9-4)

Trk受容体(Trk receptor)
ニューロトロフィン受容体ファミリーの受容体型チロシンキナーゼ。TrkA,TrkB,TrkCが含まれる。(図3-39,7-32)

TRPM8
メントールおよび26℃未満の温度で活性化される非選択的陽イオンチャネル。(図6-68)

TRPV1
カプサイシンおよび43℃以上の温度で活性化される非選択的陽イオンチャネル。(図6-68)

TRPチャネル(transient receptor potential channel)
一過性受容器電位チャネル。非選択的な陽イオンチャネルで,ショウジョウバエのTRPタンパク質と類似の配列を有する。(図2-34)

Tsc1,Tsc2
結節性硬化症を参照。

t-SNARE
標的膜上に存在するSNARE。シンタキシンなど。

T管(transverse tubule:T tubule)
筋細胞の細胞膜が内部まで陥入して広がった細胞膜構造。この構造のおかげで筋細胞膜は筋小胞体の近傍に位置することになり,巨大な筋細胞内のどこで起こった脱分極でも効率的にCa^{2+}放出を誘発することが可能となる。(図8-5)

UAS(upstream activation sequence)
GAL4を参照。

Unc5
ネトリン/Unc6の共受容体。DCC/Unc40とともに働いて反発性作用を仲介する。

Unc6
ネトリン/Unc6を参照。

Unc40
DCC/Unc40を参照。

VORゲイン(VOR gain)
前庭動眼反射において頭部の回転に対する眼の回転の比。

v-SNARE
小胞膜上に存在するSNARE。シナプトブレビンなど。

V型ATPアーゼ(V-ATPase)
シナプス小胞上のH^+ポンプ。ATPの加水分解から得たエネルギーを利用して,電気化学的勾配に逆らってH^+を小胞内へ汲み入れる。(図3-12)

Wnt
分泌タンパク質のファミリーの1つで,モルフォゲンとして作用し,胎生期の組織(例えば,脊椎動物や線虫の前後軸に沿った組織)のパターン形成を促す。軸索のどこにシナプスを形成するかを制御する軸索ガイダンス分子としても働く。

X野(area X)
鳴鳥において歌の学習に必要な大脳基底核の構造。(図9-21)

■あ

青オン型双極細胞(blue-ON bipolar cell)
S錐体と選択的に結合するオン型双極細胞。短波長の光で活性化され,長波長の光で抑制される。(図4-33)

アーキロドプシン(archaerhodopsin)
光によって活性化される古細菌由来の外向きH^+ポンプ。神経細胞に発現させると,光によって神経活動を抑制することができるようになる。光遺伝学も参照。(図13-45)

アグリン(agrin)
運動ニューロンから分泌されるタンパク質で,筋肉におけるアセチルコリン受容体の凝集を誘導する。(図7-24)

味物質(tastant)
味覚を誘発する不揮発性で親水性の分子。

アストログリア(astroglia)
アストロサイト(astrocyte),星状膠細胞。灰白質に存在するグリア細胞。シナプス形成やシナプス機能への関与など,さまざまな役割を果たす。(図1-9)

アセチルコリン(acetylcholine:ACh)
脊椎動物の神経筋接合部から放出される神経伝達物質。中枢神経系そして自律神経系においても,興奮性あるいは調節性の神経伝達物質として用いられる。ショウジョウバエのようないくつかの無脊椎動物では,中枢神経系の主要な興奮性神経伝達物質である。(図3-1,表3-2)

アセチルコリンエステラーゼ(acetylcholinesterase)
コリン作動性シナプスのシナプス間隙に豊富に存在する酵素で,アセチルコリンを分解する。

アセチルコリン受容体(acetylcholine receptor:AChR)
神経伝達物質であるアセチルコリンの受容体。ニコチン性アセチルコリン受容体(nAChR)は非選択性の陽イオンチャネルで,脊椎動物神経筋接合部のシナプス後部の受容体であり,いくつかの中枢神経系のシナプスでは興奮性の受容体として機能する。代謝調節型のアセチル

コリン受容体であるムスカリン性アセチルコリン受容体（mAChR）はGタンパク質共役受容体であり，調節性の機能を果たす。（nAChRについては図3-20）

アデニル酸シクラーゼ（adenylate cyclase）
ATPからサイクリックAMP（cAMP）を合成する膜結合型の酵素。（図3-33）

アデノ随伴ウイルス（adeno-associated virus：AAV）
有糸分裂後の神経細胞に外来遺伝子を導入する目的で広く使われるDNAウイルス。およそ5 kbの外来DNAを保持させることができる。（表13-1）

アドレナリン（adrenaline）
エピネフリン（epinephrine）。おもに副腎のクロム親和性細胞で産生されるホルモン。極限状況に対する全身反応，いわゆる「闘争か逃走か」反応を仲介する。また，脳幹にあるごく一部のニューロンの調節性神経伝達物質としても働いている。（図11-20）

アナログ信号伝達（analog signaling）
情報を表現するのに連続的な値を用いる情報伝達。

アポリポタンパク質E（apolipoprotein E：ApoE）
脳における高密度リポタンパク質（HDL）の構成成分で，脂質の輸送と代謝に関与している。特定の多型アイソフォーム（ε4）はアルツハイマー病の主要なリスク因子である。（図11-9）

アマクリン細胞（amacrine cell）
双極細胞から網膜神経節細胞へ伝達される信号に影響を与える抑制性ニューロン。（図4-28）

甘味（sweet）
食物の糖含量をおもに検出する機能をもつ味覚様式。通常は欲求的に働く。

アミロイドβタンパク質（amyloid β protein：Aβ）
アルツハイマー病でみられるアミロイド斑の主要な成分。39～43アミノ酸残基からなるペプチドで，βシート構造に富む凝集体を非常に形成しやすい。（図11-4）

アミロイド前駆体タンパク質（amyloid precursor protein：APP）
1回膜貫通タンパク質で，プロテアーゼによる切断を受けてアミロイドβタンパク質を生成する。（図11-3）

アミロイド斑（amyloid plaque）
細胞外にみられる沈着物で，おもにアミロイドβタンパク質の凝集体で構成される。（図11-2）

アルツハイマー病（Alzheimer disease：AD）
高齢者によくみられる神経変性疾患。死後脳にアミロイド斑と神経原線維変化がともに多く認められることで特徴づけられる。症状としては，徐々に記憶を失い，認知能力や知的能力が障害されて，日常生活に対処する能力を失ってゆく。（図11-2）

アレル（allele）
対立遺伝子。ある遺伝子の特定のバージョン。

アレル排除（allelic exclusion）
ある遺伝子のmRNAが相同染色体の一方からのみ転写される現象。アレルも参照。

アロステリック作動薬（allosteric agonist）
内因性のリガンドがその受容体に結合するのを促進する分子。内因性のリガンドが結合する受容体上の部位とは異なる部位に結合する。

アロマターゼ（aromatase）
テストステロンをエストラジオールに変換する細胞内酵素。（図9-24）

アンキリンG（ankyrin G）
軸索初節やランヴィエ絞輪に多く集積する細胞内足場タンパク質。

アンドロゲン（androgen）
テストステロンやその誘導体などの男性ホルモン。

アンドロゲン受容体（androgen receptor）
細胞質に存在する受容体で，テストステロンなどのアンドロゲンが結合すると核へ移行し，転写因子として働く。（図9-24）

イオンチャネル（ion channel）
1種ないし複数種の特定のイオンを通過させるチャネル。

イオンチャネル型受容体（ionotropic receptor）
神経伝達物質により開口するイオンチャネルとして働く神経伝達物質受容体。神経伝達物質の結合により，数ミリ秒以内で素早い膜電位変化を引き起こす。（図3-21）

イオントフォレーシス（iontophoresis）
イオンや電荷をもった化学物質を，電流パルスを用いて微小ピペットから局所的に投与する技術。

閾下刺激（sub-threshold stimulus）
神経細胞に活動電位を生じさせるのに不十分な刺激。（図2-18）

閾上刺激（supra-threshold stimulus）
神経細胞に活動電位を生じさせることができる刺激。（図2-18）

閾値（活動電位の；threshold）
活動電位を生じさせるのに必要な膜電位のレベル。（図2-18）

位相固定（phase locking）
聴覚ニューロンのスパイクが，音波の各周期の特定の位相で発生するという特性。（図6-51）

一塩基多型（single nucleotide polymorphism：SNP）
同じ種における個体間で違いのみられるゲノムDNAの1つの塩基。

一次運動皮質（primary motor cortex）
一次運動野。軸索を直接運動ニューロンへ送り，筋肉の収縮を制御する大脳皮質領域。（図1-25）

一次抗体（primary antibody）
目的のタンパク質を選択的に認識する抗体。

一次視覚皮質（primary visual cortex：V1）
一次視覚野。外側膝状体から直接入力を受ける視覚皮質領域。（図4-38，4-45）

一次繊毛（primary cilium）
多くの動物細胞の表面から突出する短い非運動性の単繊毛。しばしばシグナル受容の中心として機能する。

一次体性感覚皮質（primary somatosensory cortex）
一次体性感覚野。身体からの体性感覚情報を最初に受容する大脳皮質領域。（図1-25）

一次聴覚皮質（primary auditory cortex：A1）
一次聴覚野。聴覚情報を最初に受ける大脳皮質領域。（図6-54）

一卵性双生児(monozygotic/identical twins)
同一の受精卵(接合子)に由来する双生児。ゲノムの100％が一致している。

異痛症(allodynia)
炎症を起こしたり傷ついた組織に対して，穏やかな接触または無害な温度が痛みを引き起こす現象。

一過性(phasic)
神経細胞の発火パターンで，特定の刺激に対してバースト状の活動電位が発生するもの。

遺伝学的にコードされたCa^{2+}指示タンパク質(genetically encoded Ca^{2+} indicator)
Ca^{2+}が結合する前後で蛍光特性が変化するタンパク質。Ca^{2+}指示薬も参照。(図13-38)

遺伝子(gene)
いつ，どのように特定のRNAやタンパク質をつくるかという情報を伝えるDNAの一部分。(図2-2)

遺伝子改変生物(transgenic organism)
通常，生殖細胞系列に外来の導入遺伝子をもつ生物体。

遺伝子治療(gene therapy)
DNAやゲノムの修飾を利用した疾患の治療法。

遺伝子発現プロファイリング(gene expression profiling)
マイクロアレイやRNA-Seqなどを用いて，あるサンプル中の遺伝子発現様式を全ゲノムレベルで決定すること。

遺伝的感受性座位(genetic susceptibility locus)
1つあるいは複数のバリアントが存在している遺伝子座で，そのバリアントのキャリアでは，ある形質(疾患など)が現れる確率が増大する場合をいう。

遺伝的浮動(genetic drift)
致死あるいは生殖不能となるような偶発的事象が，小集団からそのアレルを排除し，残されたアレルの出現頻度を高めること。

遺伝的モザイク動物(genetic mosaic animal)
2種類以上の遺伝子型の細胞をもつ動物。(図5-36, 13-10)

遺伝率(heritability)
集団内の形質の差異に対する遺伝的差異の寄与を示す尺度。双生児研究において，2×(一卵性双生児の間の形質の相関－二卵性双生児の間の形質の相関)として算出される。

イネキシン(innexin)
無脊椎動物のギャップ結合を構成するタンパク質。

イノシトール 1,4,5-トリスリン酸(inositol 1,4,5-trisphosphate：IP_3)
小胞体膜上のIP_3受容体に結合し，小胞体に貯蔵されていたCa^{2+}を細胞質へと放出させるセカンドメッセンジャー。(図3-34)

イプロニアジド(iproniazid)
1950年代に偶然発見された最初の抗うつ薬。モノアミンオキシダーゼの阻害薬。(図11-27)

イミプラミン(imipramine)
三環系抗うつ薬の1つ。細胞膜モノアミン輸送体を阻害する。(図11-27)

色収差(chromatic aberration)
光がレンズによって屈折する度合いは波長によって異なるという現象。このためレンズはすべての波長に同じ鮮明さで焦点を結ばせることができない。

色対立型網膜神経節細胞(color-opponent retinal ganglion cell)
スペクトル感度の異なる錐体からの信号を区別する網膜神経節細胞。青-黄対立型網膜神経節細胞(すべての哺乳類がもつ)は短波長と長波長の光信号を区別し，緑-赤対立型網膜神経節細胞(3色覚の霊長類がもつ)は2種類の長波長の光信号を区別する。(図4-33)

陰イオン(anion)
負電荷を帯びたイオン。Cl^-など。

インスリン(insulin)
食後に血糖値の上昇によって膵臓から分泌されるペプチドホルモン。全身の糖質代謝を制御し，また脳内の標的ニューロンに作用して摂食行動を制御する。(図8-43)

イントロン(intron)
スプライシングの過程で取り除かれるRNA配列。(図2-2)

ウイルスによる形質導入(viral transduction)
宿主細胞にウイルスが感染すると，ウイルスのゲノムが宿主細胞に導入される。体細胞で導入遺伝子を人為的に発現させる方法として広く用いられている。

ウェスタンブロット法(western blotting)
タンパク質混合物中の特定のタンパク質の量を調べる方法。ゲル電気泳動によりタンパク質を分離した後，膜に移しとる。つぎに，標識された抗体を使って，抗体と結合した目的のタンパク質を可視化する。この方法でタンパク質の発現パターンを調べることができる。

ウェーバーの法則(Weber's law)
感覚受容において，かろうじて弁別できる2つの刺激の差は刺激の大きさに比例するという特性。

ウェルニッケ野(Wernicke area)
左側頭葉で言語の理解に関与している領域。この領域に病変をもつ患者は言語の理解が困難になる。(図1-23)

氏(nature)
「氏か育ちか」という表現で，脳の機能や行動に対する遺伝要因の寄与を指す。

内向き整流性K^+チャネル(inward-rectifier K^+ channel)
K^+チャネルのサブファミリーで，外向きよりも内向きの電流を選択的に生じる。すなわち，K^+の平衡電位よりも過分極側にある膜電位において内向きの電流を生じ，K^+の平衡電位よりも脱分極側にある膜電位においては外向きの電流をほとんど生じない。(図2-34)

うま味(umami)
食物のアミノ酸含量をおもに検出する機能をもつ味覚様式。通常は欲求的に働く。

運動系(motor system)
骨格筋の収縮を制御することで，身体の動きや姿勢の維持をつかさどる神経系。

運動失調(ataxia)
筋収縮と運動の協調性の異常。

運動前ニューロン(premotor neuron)
脊髄あるいは脳幹のニューロンで，運動ニューロンにシナプス結合することでその発火を直接制御することができる。(図8-10)

運動前皮質（premotor cortex）
運動前野。一次運動皮質の前方の運動皮質領域。ニューロンはおもに一次運動皮質へ軸索を送る。

運動単位（motor unit）
運動ニューロンとその投射する筋線維。（図8-6）

運動単位の大きさ（motor unit size）
運動ニューロンが投射する筋線維の数。

運動ニューロン（motor neuron）
中枢神経系（脊椎動物では脊髄と脳幹）内では樹状突起を伸ばし、軸索は中枢神経系を出て筋肉に投射するニューロン。（図1-15, 8-9）

運動プール（motor pool）
同じ筋肉に投射する運動ニューロンの集団。（図8-6）

運動ホムンクルス（motor homunculus）
身体の各部位の運動を一次運動皮質に対応させた地図。運動皮質内で近接した領域は、近接した身体部位の運動制御を表象している。（図1-25）

エキソサイトーシス（exocytosis）
細胞内小胞が細胞膜と融合することで、分泌タンパク質を細胞外へ放出したり、脂質や膜貫通タンパク質を細胞膜上へ輸送したりする過程。（図2-2）

エクソン（exon）
スプライシング後もmRNAに保持されるRNA配列。（図2-2）

エクソンシャッフリング（exon shuffling）
DNAシャッフリングを参照。

エストラジオール（estradiol）
性的に成熟した雌の卵巣で産生されるステロイドホルモン。テストステロンにアロマターゼが作用することによって卵巣以外でも産生されうる。

エストロゲン（estrogen）
エストラジオールなどの女性ホルモン。

エストロゲン受容体（estrogen receptor）
核内受容体であり、エストラジオールなどのエストロゲンが結合すると転写因子として働く。一方、細胞膜に局在する受容体も存在する。（図9-24）

エピジェネティックな修飾（epigenetic modification）
DNAのメチル化やヒストンに対するさまざまな翻訳後修飾などの、DNAやクロマチンへの分子修飾。DNAの塩基配列は変化させないが、遺伝子発現を変化させることができる。

エフリン（ephrin）
通常はEph受容体に対するリガンドとして働き、軸索ガイダンスにおいて反発作用を担う細胞表面タンパク質。エフリンファミリーは2つのサブファミリーからなる。エフリンAは細胞膜の細胞外面にグリコシルホスファチジルイノシトール（GPI）アンカーによってつなぎ止められており、エフリンBは膜貫通タンパク質である。逆向性シグナル伝達では受容体としても働く。（図5-7, 5-12）

エラひっこめ反射（gill-withdrawal reflex）
アメフラシの反射で、触覚刺激が水管に与えられると、エラが外套の中にひっこめられる。単純な様式の学習記憶の機構を調べるためのモデル系として使われてきた。

遠心性線維（efferent fiber）
中枢神経系から末梢の標的に投射する軸索。また一般化して、中枢神経系内の特定の神経中枢から出力する軸索を指すこともある。

延髄（medulla）
脳幹の最も尾側の部分で、橋と脊髄の間に位置する。

エンドサイトーシス（endocytosis）
細胞膜から細胞内小胞を出芽させることで、細胞が細胞外から液体やタンパク質を取り込んだり、細胞膜から膜貫通タンパク質を回収したりする過程。（図2-2）

エンドソーム（endosome）
エンドサイトーシスによって形成される、膜で囲まれた細胞小器官。新たに取り込んだ細胞外の物質や膜貫通タンパク質を輸送する。（図2-2）

エントレインメント（entrainment）
同調現象。光など外部からの刺激により、概日リズムの位相がリセットされる現象。

塩味（salty）
鹹味。食物の塩含量をおもに検出する機能をもつ味覚様式。通常、低濃度では欲求的に、高濃度では嫌悪的に働く。

黄体形成ホルモン（luteinizing hormone：LH）
性腺刺激ホルモンを参照。

黄斑変性（macular degeneration）
中心窩の視細胞が障害される疾患で、高解像度の視覚が損なわれる。

大きさの原則（size principle）
運動プール内では、運動単位の小さい運動ニューロン（軸索径も細胞体も小さい）は、運動単位の大きいものよりも筋収縮中により早く発火しはじめるという考え。（図8-7）

オキシトシン（oxytocin）
下垂体後葉の視床下部ニューロンや、ある種の中枢神経系ニューロンから放出される神経ペプチドホルモン。母性行動や社会性行動を制御する。

オクトパミン（octopamine）
いくつかの無脊椎動物の神経系で使われている神経伝達物質で、化学的に脊椎動物のノルアドレナリンに類似している。

遅い軸索輸送（slow axonal transport）
0.2〜8 mm/日の速度で移動する細胞内輸送。おもに細胞質タンパク質や細胞骨格成分などが対象となる。（図2-4）

オッズ比（odds ratio）
遺伝学において、ある形質（疾患など）を有する可能性に対して遺伝子のバリアントがもつ効果の尺度。ある形質が遺伝子の変異を有する人に現れる確率を、変異をもたない人にその形質が現れる確率で除して算出する。

オートクリン（autocrine）
シグナルを産生した細胞自身が、そのシグナルを受容するというシグナル伝達の形式。

オピオイド（opioid）
モルヒネのようなオピエートと同様の効果を有する分子。ケシ由来のオピエート、およびエンケファリン、エンドルフィン、ダイノルフィンなどの内因性神経ペプチドが含まれる。

オピオイド受容体(opioid receptor)
オピオイド(モルヒネおよび内因性オピオイド神経ペプチドを含む)の受容体として働くGタンパク質共役受容体のサブファミリー。神経系全体に広く分布している。

オフ型双極細胞(OFF bipolar cell)
イオンチャネル型グルタミン酸受容体を発現し,視細胞から放出されるグルタミン酸で脱分極する双極細胞。膜電位変化は視細胞の信号符号の向きと同じで,光刺激で過分極する。(図4-25)

オプシン(opsin)
多細胞生物の視細胞に発現しているGタンパク質共役受容体(GPCR)。レチナールと結合し,光子を吸収して三量体Gタンパク質を活性化させ。微生物でこれに相当する分子は光により開口するチャネルやイオンポンプであり,GPCRではない。

オペラント条件づけ(operant conditioning)
学習の一様式で,特定の行動(例えばレバー押し)と,強化子(例えば餌)または罰(例えば電気ショック)の付与といった特定の結果との間を被験者が連合形成するもの。

オームの法則(Ohm's law)
電流(I),電圧(V),抵抗(R)の関係を表す方程式。$I = V/R$.

オリゴデンドログリア(oligodendroglia)
オリゴデンドロサイト(oligodendrocyte),乏突起(希突起)膠細胞。中枢神経系のグリア細胞で,その細胞質の伸長した部分でニューロンの軸索に巻きついて髄鞘を形成する。(図1-9)

オレキシン(orexin)
ヒポクレチン(hypocretin)。視床下部外側核の特定のニューロンから放出される神経ペプチド。睡眠や摂食の制御に重要な役割を担う。

オン型双極細胞(ON bipolar cell)
代謝調節型グルタミン酸受容体を発現し,視細胞から放出されるグルタミン酸で抑制される双極細胞。膜電位変化は視細胞の信号符号の向きとは逆で,光刺激で脱分極する。(図4-25)

■か

外群(outgroup)
当該生物にかなり近縁ではあるが異なる集団として分類される生物群。複数の生物群間の系統発生学的関係を決める際の基準になる。

開口確率(open probability)
イオンチャネルが開口して電流が流れる状態にある時間の比率。

介在ニューロン(interneuron)
細胞体と軸索の両方が特定の中枢神経系領域に限定されているニューロンで,局所ニューロンとも呼ばれる。また,運動ニューロンや感覚ニューロンではないニューロンのことを指す場合もある。

概日ペースメーカニューロン(circadian pacemaker neuron)
単離した状態でも,概日リズムのような約24時間周期の電気的活動の振動を示すニューロン。

概日リズム(circadian rhythm)
生物の行動,生理機能,生化学機能にみられる,ほぼ24時間周期の自律的な変動。

外節(outer segment)
桿体と錐体の細胞質の延長部分。密に積み重なったオプシンに富む円盤膜からなる,光の検出に特化した装置を含む。(図4-2)

外側膝状体(lateral geniculate nucleus:LGN)
網膜神経節細胞の軸索から視覚入力を受け,一次視覚皮質に出力を送る視床核。(図4-35, 4-37)

外側頭頂間溝野(lateral intraparietal area:LIP)
特定の方向に眼を動かす決定をする霊長類頭頂葉の大脳皮質領域。(図4-48)

外側放射状グリア細胞(outer radial glial cell:oRG)
脳室下帯に細胞体をもつ放射状グリア細胞で,脳室帯の放射状グリア細胞とともに神経前駆細胞として働く。マウスに比べてヒトの新皮質ではこの細胞の数が非常に多く,大きな新皮質をもつ哺乳類で神経細胞の産生が増大する基盤となっている。**放射状グリア細胞**も参照。(図12-37)

ガイドRNA(guide RNA)
CRISPR/Cas9システムにおいて,Cas9を標的DNA配列に導くRNA分子。標的DNA配列と相補的な塩基配列をもっており,その部位でCas9はDNAの2本鎖を切断する。**Cas9**,**CRISPR**も参照。(図13-8)

介入実験(perturbation experiment)
生物システムにおいて鍵となるパラメータを,通常は実験者の意図のもとに変化させ,その結果を調べる実験。

カイニン酸受容体(kainate receptor)
グルタミン酸依存性イオンチャネルで,Na^+とK^+を通過させる。カイニン酸により選択的に活性化される。

海馬(hippocampus)
側頭葉の皮質表面の内側に位置する構造。顕在記憶の形成や空間の表象における役割が最もよく研究されている。(図1-8, 10-6)

外胚葉(ectoderm)
外側の層の胚葉で,皮膚や神経系の原基となる。(図7-2)

灰白質(gray matter)
中枢神経系の中で,ニューロンの細胞体,樹状突起,軸索終末,シナプスが豊富な部分。灰白色にみえる。

解発要因(releaser)
固定的動作パターンを誘発する刺激に不可欠な特徴。

回復(視細胞の;recovery)
光で活性化された視細胞が暗時の状態に戻る過程。(図4-11)

外分泌系(exocrine system)
分泌腺が汗や涙のような分泌液を特定の導管を通じて局所的に放出するような分泌系。

蓋膜(tectorial membrane)
有毛細胞の頂端側の膜。不動毛に近接している。(図6-50)

下オリーブ核(inferior olive)
延髄の神経核で,小脳に投射する登上線維の起始核である。(図8-20)

化学遺伝学(chemogenetics)
ある分子に特異的に反応するように改変した受容体を神経細胞に発現させ,その分子を使って神経細胞を活性化させたり不活性化させたりする手法。

化学シナプス(chemical synapse)
2つのニューロンあるいはニューロンと筋細胞との間の特殊化した接合部で,神経伝達物質の放出を介して細胞間の情報伝達が行われる。

シナプス前終末とシナプス後肥厚からなり，それらはシナプス間隙で隔てられている。（図1-14, 3-3）

化学親和性仮説（chemoaffinity hypothesis）
伸長中の軸索は，細胞表面タンパク質を用いて進む道筋をみつけ，適切なシナプス相手細胞と結合するという仮説。Roger Sperryによって提唱された。

化学的勾配（chemical gradient）
膜の内外における溶質の濃度差で，溶質が膜内外を移動する向きと程度に寄与する。溶質が電荷を帯びていない場合，化学的勾配のみで移動の向きが決まり，溶質は高濃度側から低濃度側へ移動する。（図2-9）

下丘（inferior colliculus）
脳幹神経核からの聴覚信号を統合する中脳神経核。視床および近くの上丘/中脳蓋に聴覚出力を送る。（図6-54）

蝸牛（cochlea）
内耳におけるらせん状の構造で，液体で満たされたチャンバーとコルチ器を含む。（図6-45）

蝸牛神経核（cochlear nucleus）
聴神経が終止する脳幹神経核で，背側および腹側の蝸牛神経核からなる。（図6-54）

拡散性伝達（volume transmission）
形態学的に定義されるシナプスの境界外への神経伝達物質（通常は調節性神経伝達物質）の分泌。近傍の多くの標的細胞に影響を与える。

拡散テンソル画像法（diffusion tensor imaging：DTI）
磁気共鳴画像法（MRI）の1つ。一定の容積の中で水が拡散する方向を検出することで，非侵襲的に軸索の束をイメージングすることができる。（図13-26）

獲得（記憶の；acquisition）
経験や学習の結果として記憶が最初に形成されること。

かご細胞（basket cell）
GABA作動性ニューロンの一種。軸索を大脳皮質の錐体細胞や小脳皮質のプルキンエ細胞の細胞体に巻きつけている。（図1-15, 3-46）

下垂体（pituitary）
視床下部の腹側に位置する内分泌系の中枢。下垂体後葉には視床下部ニューロンの軸索が投射し，神経終末からホルモンを血中に直接放出する。下垂体前葉には内分泌細胞があり，視床下部ニューロンで産生され下垂体門脈によって前葉へ運ばれたプレホルモンの刺激により，ホルモンを血中に放出する。（図8-35）

下垂体後葉（posterior pituitary）
下垂体を参照。

下垂体前葉（anterior pituitary）
下垂体を参照。

ガストリン放出ペプチド受容体（gastrin-releasing peptide receptor：GRPR）
ガストリン放出ペプチドによって活性化され，痒み信号の処理に関与するGタンパク質共役受容体。

カスパーゼ3（caspase-3）
プログラム細胞死の1つであるアポトーシスを引き起こすのに要となるプロテアーゼ。

家族性アルツハイマー病（familial Alzheimer disease：FAD）
メンデルの遺伝形式（常染色体優性）に従う，一部少数のアルツハイマー病の症例。

偏ったランダムウォーク（biased random walk）
走化性を示す細菌が誘引源に向かう（あるいは忌避源から遠ざかる）ための戦略。誘引源から離れる方向に泳いでいるときは頻繁にタンブリング（再配向）を繰り返す。一方，誘引源に向かって泳いでいるときはタンブリングの頻度は少ない。線虫の走化性の場合も同様である。（図12-15）

活性帯（active zone）
シナプス前終末における電子密度の高い領域で，細胞膜に融合して即時に放出を行いうるシナプス小胞を含んでいる。（図3-3, 3-10）

活動依存的な転写（activity-dependent transcription）
神経活動が遺伝子発現を制御する過程。

活動電位（action potential）
スパイク（spike）。軸索が長い距離にわたって情報を伝えるために利用する神経インパルスの基本単位。全か無かの法則に従って再生的に発生し，かつ一方向性に伝播する。（図2-18, 2-19）

滑脳（lissencephalic）
皮質の表面が平滑であること。（図12-5）

カテコールアミン（catecholamine）
神経伝達物質であるドパミン，ノルアドレナリン，アドレナリンを含む化学物質の一群。（図11-20）

カドヘリン（cadherin）
Ca^{2+}依存性のホモフィリックな細胞接着タンパク質。

過分極（hyperpolarization）
細胞内の電位が負の値側に変化すること。

下方包絡線原理（lower envelope principle）
心理物理学的性能の限界は，最も感度の高い個々のニューロンの感度によって決定されるという考え。（図6-72）

ガラニン（galanin）
子育て行動の促進など多彩な機能をもつ神経ペプチド。

顆粒細胞（granule cell）
細胞が高密度にかたまっているため顆粒状にみえるニューロン。代表的な3つのタイプがある。小脳顆粒細胞は脳において，その数が最も多いニューロンで，細胞体と樹状突起が小脳皮質の顆粒層にあって，苔状線維の入力を受ける。軸索は分子層を上行した後，2つに分かれて平行線維となり，プルキンエ細胞にグルタミン酸作動性の出力を送る（図8-20）。海馬顆粒細胞は歯状回を構成する主要な細胞で，貫通線維を経て嗅内皮質からの入力を受け，CA3錐体細胞へグルタミン酸作動性の出力を送る（図1-12, 10-6）。嗅球顆粒細胞は嗅球の介在ニューロンの主要なサブタイプで，僧帽細胞の二次樹状突起からの入力を受け，GABA作動性の出力を僧帽細胞へ戻している（図6-17）。

カルシトニン遺伝子関連ペプチド（calcitonin gene-related peptide：CGRP）
感覚ニューロンの末梢終末から放出され，炎症を促進する神経ペプチド。（図6-71）

カルモジュリン（calmodulin：CaM）
Ca^{2+}シグナルを多くのエフェクターに伝達するCa^{2+}結合タンパク質。（図3-34）

感覚運動期(sensorimotor stage)
若鳥が自分自身の未熟な歌を作り出しながら歌を学習する期間。まず自分が記憶した先輩の歌と自分の歌を比較する。ついで，自分の歌が先輩の歌に近づくまで，自分の歌を調整する。（図9-21）

感覚期(sensory stage)
若鳥が先輩の鳥の歌を聴き，歌を学習する期間。（図9-21）

感覚器前駆細胞(sensory organ precursor：SOP)
非対称細胞分裂によって異なる外感覚器の細胞(ソケット細胞，有毛細胞，鞘細胞，感覚ニューロン)に分化する能力を有するショウジョウバエの細胞。（図7-6）

感覚性ロドプシン(sensory rhodopsin)
原核生物が走光性のために利用しているI型ロドプシン。（図12-20）

感覚ニューロン(sensory neuron)
光，音，化学的刺激，温度刺激，機械刺激など，外界の刺激に直接反応するニューロン。

感覚ホムンクルス(sensory homunculus)
身体の各部位の感覚を一次体性感覚皮質に対応させた地図。体性感覚皮質内で近接した領域は，近接した体表部位の感覚を表象している。（図1-25）

感桿型視細胞(rhabdomeric type photoreceptor)
視細胞の一種で，オプシンを入れる頂端側の膜が微絨毛になっているもの。（図12-22）

眼球優位コラム(ocular dominance column)
眼球優位性を参照。

眼球優位性(ocular dominance)
一方の眼の受け取るもしくは再現する視覚入力が，もう一方の眼よりも多い(優位である)こと。ネコやサルなどの哺乳類の一次視覚皮質では，垂直方向の同一コラムの細胞は同じ眼球優位性を示し，眼球優位コラムを形成する。（図4-43）

感作(sensitization)
ある刺激に対する反応の大きさが，別の種類の(多くの場合有害な)刺激が与えられた後で増大すること。

冠状断(coronal section)
前頭断(frontal section)，横断面(transverse/cross section)。前後軸(吻尾軸)に垂直な切断面。

間接路(大脳基底核の；indirect pathway)
大脳基底核の主要な神経回路の1つ。線条体の棘状投射ニューロンがまず淡蒼球外節に投射し，この入力を受けた淡蒼球外節のニューロンが視床下核に投射，さらに淡蒼球内節と黒質網様部に投射する回路。（図8-22）

桿体(rod)
脊椎動物の網膜で，桿状の形態をした視細胞。暗所視に特化したきわめて感度のよい光子検出器。（図4-2）

貫通線維(perforant path)
嗅内皮質の表層から海馬に投射する軸索。（図10-6）

カンブリア紀(Cambrian period)
5億4,200万年前から4億8,800万年前までの地質年代。この時期に動物界の主要な門の種類が増したことは，豊富な化石が証明している。（図12-2）

偽遺伝子(pseudogene)
コード配列中の終止コドンによって，またはその他の破壊的変異によって機能しなくなった遺伝子。そのような破壊的変異は広く起こっている。

記憶(memory)
情報を符号化し，貯蔵し，想起する過程。学習した情報を保持する脳内の長期的な変化として定義されることもある。

記憶痕跡(engram，memory trace)
記憶の物質的な基盤。

機械感覚ニューロン(mechanosensory neuron)
機械的な力によって活性化される体性感覚ニューロンで，固有感覚，触覚，および痛覚の一部を担う。

機械変換(mechanotransduction)
感覚細胞で機械刺激が電気信号に変換される過程。

機械変換チャネル(mechanotransduction channel)
機械的な力によって開口するイオンチャネル。

キスペプチン(kisspeptin)
*Kiss1*遺伝子によってコードされている神経ペプチドファミリー。GnRHニューロンの活性化に重要な働きをしている。（図9-27）

拮抗筋(antagonistic muscle)
同じ関節に対する伸筋と屈筋のように，収縮すると反対の作用をする筋肉。（図8-8）

拮抗薬(antagonist)
内在性の分子と相反する機能を有する分子。例えば，クラーレはアセチルコリンと競合してニコチン性アセチルコリン受容体に結合し，その機能を阻害する拮抗薬である。

基底膜(basilar membrane)
蝸牛の有毛細胞の基部にある弾性膜。（図6-50）

キネシン(kinesin)
微小管結合モータータンパク質の1ファミリーで，多くが＋端に向かって動く。（図2-6，2-7）

機能獲得実験(gain-of-function experiment)
特定の要素をシステムに追加するようなタイプの実験。特定の条件において，追加した要素がそのシステムの機能に十分であるかどうかを検討するために行われることが多い。

機能喪失実験(loss-of-function experiment)
特定の要素を破壊する実験。欠失した要素がシステムの機能に必要かどうかを検討するために行われることが多い。

機能喪失変異(loss-of-function mutation)
遺伝子の機能を阻害する変異。

機能的構築(functional architecture)
機能的な特性にもとづいた脳領域中の神経細胞の配置。

機能的磁気共鳴画像法(functional magnetic resonance imaging：fMRI)
非侵襲的な機能的脳イメージングの手法で，局所的な神経活動と密接に関連している血流量の変化によるシグナルをモニターする。BOLD (blood oxygen level dependent) fMRIとも呼ばれる。

キノコ体(mushroom body)
昆虫の脳で嗅覚の学習記憶にかかわる二次嗅覚中枢。側角とともに，

投射ニューロンの軸索が投射する2つの主要な出力先の1つ。（図6-27，10-29）

忌避因子（repellent）
反発因子。軸索を遠ざける作用をもつ分子。（図5-9）

基本周波数（fundamental frequency）
周期的な波形の最低周波数成分の周波数。

逆遺伝学（reverse genetics）
標的とした遺伝子の機能を阻害し，その結果どのような表現型が現れるかを調べる遺伝学上の戦略。（図13-4）

逆向性シグナル伝達（reverse signaling）
通常ではリガンドとして機能するタンパク質が受容体として働き，通常では受容体として機能するタンパク質がリガンドとして働くようなシグナル伝達様式。通常のシグナル伝達様式は順向性シグナル伝達と呼ばれる。（図5-12）

逆転電位（reversal potential：E_{rev}）
イオンチャネルを通る電流の向きが逆転する膜電位。

逆行性（retrograde）
軸索終末から細胞体へ向かう方向。

逆行性スパイク（antidromic spike）
軸索終末から細胞体へ伝播する活動電位。実験的には，軸索や軸索終末を電気的に刺激する人工的な状況で発生する。

逆行性トランスシナプス標識法（retrograde trans-synaptic tracing）
トランスシナプス標識法を参照。

逆行性トレーサー（retrograde tracer）
軸索の接続を追跡するのに用いられる分子。おもに軸索終末に取り込まれ，細胞体まで逆行性に輸送される。（図13-27）

逆行性の流れ（retrograde flow）
成長円錐の周縁部から中心部へのFアクチンの流動。ミオシンモーターによって駆動され，成長円錐のダイナミックな形態変化に貢献する。（図5-15）

キャップ形成（capping）
RNAの5′末端に修飾グアニンヌクレオチドが付加される過程。（図2-2）

ギャップ結合（gap junction）
電気シナプスの形態学的な実体。通常，数百のチャネルが密集したクラスターを形成して2つの細胞の細胞膜を近接させ，イオンや小分子が2つの細胞間を行き来できるようになっている。（図3-38）

求愛条件づけ（courtship conditioning）
正常なショウジョウバエの雄が求愛行動において交尾を試みた雌から繰り返し拒絶された結果，求愛行動を減らすことを学ぶ過程。

嗅覚受容体（odorant receptor）
嗅繊毛上にある受容体で，匂い物質が結合する。（図6-9）

嗅覚受容ニューロン（olfactory receptor neuron：ORN）
嗅覚系の主要な感覚ニューロン。嗅覚受容体タンパク質への匂い物質の結合を，軸索を介して脳へ伝達される電気信号に変換する。（図6-3）

嗅覚処理チャネル（olfactory processing channel）
嗅覚系における個別の情報処理ユニット。特定の嗅覚受容体を発現する嗅覚受容ニューロン，それらの標的糸球体，および同じ糸球体に樹状突起を送る二次ニューロンからなる。

嗅球（olfactory bulb）
脊椎動物の脳における最初の嗅覚処理中枢。（図6-3，6-17）

旧口動物（protostomes）
前口動物。発生過程で口が肛門よりも先に形成される動物。ほとんどの無脊椎動物がここに含まれる。**新口動物**も参照。（図12-2）

弓状核（arcuate nucleus）
視床下部腹内側核の神経核で，摂食行動やエネルギー消費を制御する。

嗅上皮（olfactory epithelium）
嗅覚受容ニューロンが存在する鼻の上皮層。（図6-3）

求心性線維（afferent fiber）
末梢組織から中枢神経系に投射する軸索。また一般化して，中枢神経系内の特定の神経中枢に入力する軸索を指すこともある。

嗅繊毛（olfactory cilium）
嗅覚受容ニューロンの樹状突起で，嗅覚受容体が集積している。（図6-3）

嗅内皮質（entorhinal cortex）
側頭葉皮質の一部で海馬を覆う。海馬への主要な出力元であり，また海馬からの入力を受ける。空間情報の表象に関して主要な役割を担う。（図10-6）

嗅皮質（olfactory cortex）
僧帽/房飾細胞から直接入力を受ける脳領域で，前嗅核，梨状皮質，嗅結節，扁桃体皮質核，嗅内皮質を含む。（図6-19）

橋（pons）
脳幹の中央部分で，中脳の尾側，延髄の吻側に位置する。（図1-8）

狂犬病ウイルス（rabies virus）
神経向性のRNAウイルス。宿主の神経系に感染し，通常，シナプスを伝わって広がる。改変が加えられたウイルスは，逆行性トランスシナプス標識法に用いられている。（図13-30）

共焦点蛍光顕微鏡（confocal fluorescence microscope）
蛍光顕微鏡の一種。蛍光検出器の前にピンホールが配置されており，焦点となる1点からの蛍光のみが検出され，三次元的に焦点からはずれた点からの蛍光はすべて弾かれる。レーザー光で焦点面を走査し，その面にある無数の焦点からの蛍光を集めて記録する。これを再構成することにより，全組織標本や厚い組織切片から，薄い光学切片の画像を取得することができる。（図13-19）

強直間代性発作（tonic clonic seizure）
てんかん発作の1つで，意識を喪失し，決まった順序の運動が出現する。患者はまず体を強直させ，四肢を伸展させる（強直期）。その後，筋肉が交代性に収縮と弛緩をする全身の痙攣が生じる（間代期）。

協同性（長期増強の；cooperativity）
長期増強（LTP）の特性の1つで，特定のシナプスでシナプス前細胞が神経伝達物質を放出したときにシナプス後細胞が脱分極状態にあると，シナプス前細胞からの伝達物質放出だけでは（シナプス後細胞の脱分極なしには）LTPが誘発されない条件下でも，LTPが誘発されるという現象。（図10-9）

恐怖音条件づけ（auditory fear conditioning）
古典的条件づけの1つで，電気ショックのような嫌悪や恐怖を誘発する刺激を音刺激と組み合わせて繰り返し提示すると，動物は音刺激だけでもすくみ反応のような恐怖反応を示すようになる。扁桃体依存性だが，海馬は必要としない。音の代わりに他の感覚的な手がかり（匂

いなど)を用いてもよく，そのような学習手続きを一般に恐怖条件づけという。

恐怖条件づけ(fear conditioning)
恐怖音条件づけ，恐怖文脈条件づけを参照。

起痒物質(pruritogen)
痒みの感覚を引き起こす化学物質。

恐怖文脈条件づけ(contextual fear conditioning)
学習手続きの1つで，ある特定の環境(つまり文脈)において，電気ショックのような嫌悪や恐怖を誘発する刺激に齧歯類が繰り返しさらされる。その後同じ文脈に置かれると，動物はすくみ反応のような恐怖反応を示すようになる。海馬と扁桃体の両方を必要とする。

共役輸送体(cotransporter)
電気化学的勾配に従ったある溶質の移動を利用して，別の溶質を濃度勾配に逆らって移動させる輸送体。

共輸送体(symporter)
複数の溶質を同じ向きに輸送する共役輸送体。(図2-10)

棘状投射ニューロン(spiny projection neuron：SPN)
中型棘状ニューロン。線条体のほとんどを占めるタイプのニューロン。大脳基底核の出力核に直接または間接的に投射するGABA作動性ニューロンである。(図8-22)

局所介在ニューロン(昆虫の嗅覚系の；local interneuron：LN)
神経突起が触角葉内に限定されているニューロン。(図6-27)

局所タンパク質合成(local protein synthesis)
神経細胞において，細胞体の中ではなく，細胞質の伸長した部分(通常，樹状突起)で起こるmRNAからタンパク質への翻訳。

局所ニューロン(local neuron)
介在ニューロンを参照。

局所フィールド電位(local field potential)
遠位の接地点に対する細胞外電極の電位。通常は高い周波数の成分がフィルタでカットされ，電極付近の多数の神経細胞の樹状突起やシナプスの集合的な活動を反映する。(図10-8)

去勢雄(castrated male)
両側精巣を摘除された雄。

切り抜きパッチ記録法(excised patch recording)
パッチクランプ記録法の一種。電極直下のパッチ膜を細胞から切り抜き，組成の決まった溶液の中に配置する。パッチ膜上にあるイオンチャネルの生物物理学的ならびに生化学的な性質を調べるために，よく用いられる。(図13-37)

記録電極(recording electrode)
膜電位の変化を測定するのに使用される電極。

筋萎縮性側索硬化症(amyotrophic lateral sclerosis：ALS)
急速に進行する運動ニューロン疾患で，通常，発症から数年で死に至る。ルー ゲーリッグ病(Lou Gehrig disease)としても知られる。

筋原線維(myofibril)
筋細胞中にある細長い紐のような構造体。サルコメア(筋節)の繰り返しで構成され，筋収縮を担う。(図8-3)

筋小胞体(sarcoplasmic reticulum)
筋細胞全体に広がるように発達した特殊な小胞体。筋小胞体からのCa^{2+}放出が興奮収縮連関の鍵となる。(図8-5)

筋線維(muscle fiber)
筋細胞。

筋紡錘(muscle spindle)
筋の伸展を感知する筋肉内の特殊な装置。固有感覚ニューロンの末梢枝の終末が組み込まれている。(図1-19, 6-63)

グアニル酸シクラーゼ(guanylate cyclase)
GTPからサイクリックGMP(cGMP)を合成する酵素。

グアニル酸シクラーゼ活性化タンパク質(guanylate cyclase activating protein：GCAP)
Ca^{2+}と結合しない状態でグアニル酸シクラーゼに結合し，これを活性化させるCa^{2+}結合タンパク質。

グアニンヌクレオチド交換因子(guanine nucleotide exchange factor：GEF)
GDPをGTPに交換する反応を触媒し，Gタンパク質の機能をオンにするタンパク質。(図3-32)

空間的統合(樹状突起における；spatial integration)
シナプス後細胞において，空間的に異なる領域に存在するシナプスが同時に活性化されることにより生じたシナプス後電位が合算されること。(図3-43)

屈筋(flexor)
収縮すると関節の角度を小さくする方向に作用する筋肉。(図8-8)

駆動力(driving force)
イオンを細胞内へ引き込もうとしたり細胞外へ押し出そうとしたりする力。その大きさは細胞の膜電位とイオンの平衡電位の差に等しい。

クラーレ(curare)
植物毒の一種で，ニコチン性アセチルコリン受容体の競合阻害薬。

グリア細胞(glial cell)
グリア(glia)，膠細胞。神経系の非ニューロン細胞。ニューロンの発達や機能に必須の役割を果たす。

グリコシルホスファチジルイノシトール(glycosylphosphatidylinositol：GPI)
細胞外タンパク質を細胞膜につなぎ止めておくために，そのタンパク質に共有結合で付加された脂質のアンカー。GPIアンカー型タンパク質は，ホスファチジルイノシトールに特異的なホスホリパーゼCによって，GPIとタンパク質の間の結合が切断され，細胞膜から切り離される。

グリシン(glycine)
脊椎動物の脳幹や脊髄の神経細胞の一部から放出され，抑制性神経伝達物質として働くアミノ酸。(図3-16, 表3-2)

グリシン受容体(glycine receptor)
グリシンにより開口するイオンチャネル型受容体。ニューロンの速い抑制に関与する。(図3-21)

クリプトクロム(cryptochrome：CRY)
マウスでは概日リズム遺伝子の発現を負に制御するタンパク質。ハエでは光センサーとして概日リズムのエントレインメントを制御する。(図8-46)

クールー(kuru)
プリオン病を参照。

グルタミン酸(glutamate)
脊椎動物における主要な興奮性神経伝達物質として働くアミノ酸。(図

3-16，表3-2）

グルタミン酸デカルボキシラーゼ（glutamic acid decarboxylase：GAD）
グルタミン酸をGABAに変換する酵素。

クレード（clade）
系統樹で，始祖となる種とその子孫種のすべてを含む分枝。

グレリン（ghrelin）
血糖値の低下によって胃の分泌腺から放出される神経ペプチド。摂食行動を刺激する空腹シグナルとして働く。（図8-43）

クロイツフェルト・ヤコブ病（Creutzfeldt-Jakob disease：CJD）
プリオン病を参照。

クロルプロマジン（chlorpromazine）
第1世代の抗精神病薬で，D_2ドパミン受容体の拮抗薬。

クローン解析（clonal analysis）
細胞の生まれに関する関係性を解析する手法の1つ。1つの前駆細胞を標識して，その子孫がすべて標識されるようにする。

蛍光共鳴エネルギー移動現象（fluorescence/Förster resonance energy transfer：FRET）
2つの蛍光分子の間でエネルギーが移動する現象。エネルギーの移動が起きる効率は，2つの蛍光分子間の距離の6乗に反比例する。この現象を利用して2つの蛍光分子間の距離を実験的に測定することができる。

形成化-活性化モデル（organization-activation model）
内分泌学における中心的原理で，性ホルモンにはタイプの異なる2種類の作用があることを提唱している。発達期における「オーガナイゼーション（形成化）」作用は，性特異的な様式で脳を構築し，成体における「アクティベーション（活性化）」作用は，雄あるいは雌に典型的な行動を促進する。（図9-25）

系統樹（phylogenetic tree）
さまざまな生物種の関係を示した分岐図。DNAの塩基配列やタンパク質のアミノ酸配列などに関して，生物種ごとの類似点と相違点にもとづいてつくられる。

経路統合戦略（path-integration strategy）
動物が自分の運動の速度，時間，方向を用いてスタート地点に対する現在の位置を計算するナビゲーションの戦略。

ゲイン調節（gain control）
システムの入出力関数の傾きの調節。限られたダイナミックレンジに出力を制限するために用いられる。

血液脳関門（blood-brain barrier：BBB）
脳の血管における内皮細胞の密着結合（tight junction）に由来し，この関門のため，血管と脳組織との間で多くの物質の交換ができなくなっている。

結合腕傍核（parabrachial nucleus：PBN）
上小脳脚傍核，腕傍核。内臓感覚系と痛み体性感覚系から，視床，扁桃体，視床下部，脳幹自律神経中枢へ上行性信号を伝達する脳幹神経核。（図6-70，8-33）

欠神発作（absence seizure）
てんかん発作の1つで，短時間（およそ10秒以内）意識を喪失することと姿勢を保持したまま運動が停止することで特徴づけられる。

結節性硬化症（tuberous sclerosis）
mTORを介した翻訳調節の負の制御因子であるTsc1あるいはTsc2をコードする遺伝子の変異によって生じる疾患。脳や他の臓器に発生する良性腫瘍と自閉症症状で特徴づけられる。（図11-45）

結節乳頭核（tuberomammillary nucleus）
視床下部の神経核で，ヒスタミン作動性ニューロンを豊富に含む。（図8-52）

ゲノム工学（genome engineering）
ゲノム中の希望する部位に，DNA配列の欠失，外来DNAの挿入，塩基の置換などの変更を加える方法の総称。

ゲノムワイド関連解析（genome-wide association study：GWAS）
ある特定の形質に関連する遺伝子を同定するための戦略の1つ。その形質をもつ人，もたない人から多くのDNAサンプルを収集して比較し，その形質に強く関連している全ゲノム内の一塩基多型を同定する。

ケーブル特性（cable property）
受動的電気特性を参照。

原核生物（prokaryote）
核をもたない単細胞生物。真正細菌と古細菌を含み，生物界を二分した場合の一方をなす。

顕在記憶（explicit memory）
宣言的記憶（declarative memory）。記憶の一種で，名前，事実，出来事の記憶といった意識的な想起を必要とする。（図10-4）

原腸形成（gastrulation）
胚が細胞の塊から外胚葉，中胚葉，内胚葉という異なる3層の構造に変化する過程。（図7-2）

原腸胚（gastrula）
原腸形成によって形成された胚で，外胚葉，中胚葉，内胚葉の3層からなる。（図7-2）

溝（sulcus）
大脳皮質の領域を分ける，皮質表面の深い陥入。特に深いものは裂（fissure）とも呼ばれる。

高閾値機械受容器（high-threshold mechanoreceptor：HTMR）
強い機械刺激によって引き起こされる痛みを感知する機械感覚ニューロン。（図6-64）

口胃神経節（stomatogastric ganglion：STG）
甲殻類において胃の収縮を制御する神経核。中枢パターン発生器やリズミカルな活動の神経回路機構の研究でモデル系として用いられてきた。（図8-13）

光学イメージング（optical imaging）
蛍光の変化や光学的特性の変化を利用して神経活動の指標とする方法。

光学顕微鏡（light microscope）
生物学で最も広く用いられている顕微鏡。可視光を使って標本の像を結ばせる。光には回折限界があるため，超解像蛍光顕微鏡法を除いて原理的に200 nm以上離れたものしか弁別できない。

後角投射ニューロン（dorsal horn projection neuron）
脊髄後角に位置するニューロンで，軸索を脳幹に投射して接触信号を中継する。（図6-70）

交感神経系（sympathetic nervous system）
例えば緊急応答などの際に，エネルギー消費を促進する方向に制御す

る自律神経系の1つ．交感神経系の活性化は心拍を速くし，血流量を上げ，肺の気道を弛緩させ，唾液や消化液の分泌を抑制し，副腎からのホルモンであるアドレナリンの分泌を促進する．（図8-31，8-32）

交換輸送体（exchanger）
対向輸送体を参照．

後期長期増強（late long-term potentiation）
長期増強の長期的に続く相．通常3時間以上続き，新たなタンパク質合成とおそらくは新たな遺伝子発現を必要とする．

後根（dorsal root）
体性感覚ニューロンの軸索が脊髄に入る部位．（図8-6）

後根神経節（dorsal root ganglion）
脊髄に平行な軸に沿って位置する体性感覚ニューロンの集合で，（顔面ではなく）身体の感覚に関与している．（図6-63）

後索経路（dorsal column pathway）
脊髄から脳幹への軸索経路．固有感覚ニューロンおよびAβ-低閾値機械受容器（LTMR）の上行性分枝，ならびにいくつかの後角投射ニューロンの軸索からなる．（図6-70）

交差法（遺伝学における；intersectional method）
2つの直交する2成分発現システムを使って，導入遺伝子発現のパターンを精緻化する戦略．（図13-14）

格子細胞（grid cell）
嗅内皮質の細胞で，動物の実験箱内の位置に依存して発火する．実験箱の床に敷き詰められた仮想的な六角形の格子の頂点に動物がいるときに発火頻度は最大になる．（図10-31）

高調波（harmonics）
基本周波数の整数倍の周波数をもつ音．

後頭葉（occipital lobe）
大脳皮質の4つの葉の1つ．脳の後部に位置する．（図1-23）

後脳（hindbrain）
胎生期の脳の3区分のうちの最も尾側の部分．ここから，橋，延髄，小脳が発生する．（図1-8，7-3）

興奮収縮連関（excitation-contraction coupling）
筋細胞の活動電位によって筋収縮が誘導される現象．細胞内Ca^{2+}濃度の上昇によって誘発されるアクチン/ミオシンを介した筋収縮による．（図8-5）

興奮性（excitability）
活動電位の発生しやすさを規定する神経細胞の性質．

興奮性細胞（excitable cell）
神経細胞や筋細胞など，活動電位を発生する細胞．情報を受容・統合・伝播・伝達するために電気信号を利用するあらゆる細胞を指すこともある．

興奮性シナプス後電位（excitatory postsynaptic potential：EPSP）
興奮性シナプス後電流（EPSC）に伴う一過性のシナプス後細胞の脱分極．（図3-23）

興奮性シナプス後電流（excitatory postsynaptic current：EPSC）
興奮性神経伝達物質が受容体に結合することで生じる内向き電流．（図3-23）

興奮性シナプス後場電位（field excitatory postsynaptic potential：fEPSP）
細胞外電極の先端付近の神経細胞集団から記録される興奮性シナプス後電位（EPSP）．刺激された入力線維と記録電極付近の神経細胞との間のシナプス伝達強度の指標としてしばしば使われる．（図10-8）

興奮性神経伝達物質（excitatory neurotransmitter）
シナプス後部の標的細胞を脱分極させ，活動電位を発生しやすくする神経伝達物質．

興奮性ニューロン（excitatory neuron）
活性化するとシナプス後部の標的細胞を脱分極させ，活動電位を発生しやすくするニューロン．

興奮毒性（excitotoxicity）
グルタミン酸のような興奮性神経伝達物質による過度の刺激によって生じる，ニューロンに対する毒性．細胞内Ca^{2+}濃度の大きな，または持続的な上昇による．

交連ニューロン（commissural neuron）
体の反対側に軸索を投射する神経細胞．脊椎動物の脊髄における交連ニューロンの正中交差は，軸索ガイダンスを研究するためのモデルとして用いられてきた．

小型二層性網膜神経節細胞（small bistratified retinal ganglion cell）
青−黄対立型網膜神経節細胞．**色対立型網膜神経節細胞**も参照．（図4-33）

個眼（ommatidium）
節足動物の複眼の繰り返し単位．ショウジョウバエでは，それぞれの個眼は8個の視細胞を含む．（図5-35）

黒質（substantia nigra）
中脳の構造で，健常者のドパミン作動性ニューロンにはメラニン色素が豊富に存在することから，このように名づけられた．**黒質緻密部**，**黒質網様部**も参照．（図11-16）

黒質緻密部（substantia nigra pars compacta：SNc）
中脳の神経核で，線条体背側部におもに投射するドパミン作動性ニューロンがある．（図8-22）

黒質網様部（substantia nigra pars reticulata：SNr）
大脳基底核の2つの主要な出力核のうちの1つ．視床，上丘，脳幹の運動制御神経核などに投射するGABA作動性ニューロンがある．（図8-22）

孤束核（nucleus of the solitary tract：NTS）
味覚系からの入力と内臓からの感覚情報を受け取る脳幹の核．（図6-35）

骨形成タンパク質（bone morphogenetic protein：BMP）
分泌タンパク質のファミリーの1つで，モルフォゲンとして機能し，胎生期の組織（終脳の前後軸に沿った組織や脊髄の背腹軸に沿った組織など）のパターン形成を促す．

骨相学（phrenology）
Franz Joseph Gallによって創始された学問分野で，頭蓋骨の隆起や稜の形や大きさを研究することによって，脳の諸領域の機能をマッピングすることを目的としていた．これらの頭蓋骨の特徴が個々人の才能や人格特性と相関するものと考えられていた．（図1-22）

固定化（記憶の；consolidation）
新しく獲得した記憶が定着すること．獲得と貯蔵の間の過程．

固定された(fixed)
集団を構成する個体すべてが，特定のアレルに対してホモ接合体になった状態のこと。

固定的動作パターン(fixed action pattern)
本能的な行動の連鎖。大部分は固定的なもので，いったん誘発されると最後まで進んでゆく。

古典的条件づけ(classical conditioning)
パブロフ型条件づけ(Pavlovian conditioning)。学習の一様式で，条件刺激(CS)と無条件刺激(US)を組み合わせて繰り返し提示すると，被験者はCSに対して新たな条件反応(CR)を示すようになる。学習前にはCSはCRを引き起こさないが，学習後のCRは条件づけなしでUSに対して起こる無条件反応(UR)に似た反応となる。

コネキシン(connexin)
脊椎動物のギャップ結合を構成するタンパク質。(図3-48)

コネクトーム(connectome)
研究対象とする神経細胞群の間で形成される，すべてのシナプス結合を調べあげて，全配線図を表現したもの。(図7-28, 13-2)

孤発性(sporadic)
ヒトの疾患で，同定可能な家族歴なしにその疾患が発生すること。

コピー数多型(copy number variation：CNV)
染色体の一部分の欠失または重複。その長さは500塩基から数百万塩基とさまざまで，1つの遺伝子のコード配列の一部のみを含む場合から多数の遺伝子を含む場合まである。

鼓膜(eardrum)
哺乳類の外耳と中耳との交点にある膜で，その振動は中耳の骨によって内耳の蝸牛へ伝達される。(図6-45)

固有感覚(proprioception)
身体の位置と動きの感覚。

固有感覚ニューロン(proprioceptive neuron)
筋紡錘，腱，関節に埋め込まれた末梢終末をもつ体性感覚ニューロンで，筋肉の伸縮と緊張の感覚に関与している。(図6-63)

ゴルジアウトポスト(Golgi outpost)
ニューロンの樹状突起に局在するゴルジ体の断片。(図7-18)

ゴルジ染色(Golgi staining)
組織学的染色法。硝酸銀と二クロム酸カリウムの溶液を用いる。これらは反応して黒色の沈着物(クロム酸銀の微細な結晶)を形成するが，それが確率論的に少数の神経細胞にのみ形成されるため，神経細胞体とその精緻な突起のほとんどないしはすべてが，染色されていない組織を背景として可視化される。

コルチ器(organ of Corti)
蝸牛内の器官で，有毛細胞，周囲の支持細胞，基底膜からなる。(図6-45)

ゴールドマン・ホジキン・カッツの式(Goldman-Hodgkin-Katz equation)
平衡状態の膜電位と，複数のイオンの透過性および膜内外における濃度との関係を表す方程式。変形すると，平衡状態の膜電位と，各イオンの平衡電位およびコンダクタンスとを関連づけられる。

コレシストキニン(cholecystokinin：CCK)
脂肪酸濃度の上昇によって小腸で産生される神経ペプチド。摂食行動を抑制する満腹シグナルとして働く。(図8-43)

コンダクタンス(conductance：g)
物体や物質が電流を通す度合い。抵抗の逆数であり，$g = 1/R$ の関係がある。

コンディショナルノックアウト(conditional knockout)
特定の時空間的パターンに従って，特定の遺伝子を欠失させる方法。コンディショナルノックアウトマウスを作製する方法としてよく用いられるのは，Cre/*loxP*システムを利用した組換えである。通常，標的遺伝子の必須エクソンの上流と下流を囲むイントロンに*loxP*配列を1つずつ挿入する。この場合，Creリコンビナーゼが発現している細胞でのみ，標的遺伝子が欠失することになる。Creリコンビナーゼが発現していた細胞を前駆細胞とする細胞でも，遺伝子の欠失は受け継がれる。(図13-7)

コンデンサ(capacitor)
絶縁体の層をはさんで平行に置かれた2つの導体から構成される電気素子。電荷を蓄える装置として働く。(図2-13)

コンパクトミエリン(compact myelin)
グリア細胞の細胞膜が軸索を密に巻き包むことで形成される層構造。

■さ

細菌人工染色体(bacterial artificial chromosome：BAC)
クローニングベクターの一種。細菌の細胞内で増殖させることができる環状DNA分子で，数百キロ塩基対もの外来DNAを保持させることができる。(図13-12)

サイクリックAMP(cyclic AMP：cAMP)
細胞内セカンドメッセンジャーの1つで，アデニル酸シクラーゼによりATPから合成される。(図3-33)

サイクリックAMP依存性プロテインキナーゼ(cAMP-dependent protein kinase)
プロテインキナーゼAを参照。

サイクリックGMP(cyclic GMP：cGMP)
GTP由来のサイクリックヌクレオチド。機能の1つとして，暗所における脊椎動物視細胞のCNGチャネルの活性化がある。(図4-10)

最初期遺伝子(immediate early gene)
タンパク質の新たな合成を必要とせずに，外部刺激によって速やかに転写が誘導される遺伝子の一群。

再生(軸索の；regeneration)
損傷した軸索がふたたび伸びること。もとの相手細胞とシナプスを形成することを含む。

再生的(regenerative)
ランヴィエ絞輪に発現するNa$^+$，K$^+$チャネルによって活動電位がつぎつぎと誘発されることで軸索を伝播する性質。活動電位に特徴的な性質の1つ。**跳躍伝導**も参照。(図2-25)

最大節約法(maximum parsimony)
想定できるあらゆる可能性の中から，進化による変化の数を最少と仮定して実験データを解釈することで系統発生の予測を行う方法。

再取り込み(神経伝達物質の；reuptake)
シナプス間隙の神経伝達物質が近傍のグリア細胞に取り込まれる過程。あるいはシナプス前細胞質を経てシナプス小胞へと戻される過程。(図3-12)

細胞移植治療(cell-replacement therapy)
*in vitro*で分化させた細胞を体内に移植し，パーキンソン病におけるドパミン作動性ニューロンのような，死にゆく細胞と置き換える治療

戦略。

細胞運命（cell fate）
発生過程において将来どのような細胞になるかが決定されていること。その細胞の運命。

細胞外記録法（extracellular recording）
細胞外空間における電位変化を記録する方法の1つで、1つの神経細胞の活動電位、もしくは複数の神経細胞のシナプス活動を記録する目的で使われる。多くの場合、絶縁素材で被覆した金属製の線の先端だけが露出しているものを電極として用いる。この電極を神経細胞の細胞体の近傍、もしくはシナプスの豊富な場所に配置して記録に用いる。（図13-31）

細胞系譜（cell lineage）
ある細胞と、その細胞が由来したすべての前駆細胞を含む発生履歴。

細胞構築学（cytoarchitectonics）
細胞の密度や分布の違いにもとづいて組織の構築を記述するアプローチ。（図13-18）

細胞自律的（cell autonomous）
ある遺伝子が、その産物を産生する細胞において作用を示すこと。

細胞説（cell theory）
すべての生物は細胞を基本的な単位として構成されているとする考え。

細胞接着分子（cell adhesion molecule）
相対する細胞に発現する相手分子や細胞外基質と結合する細胞表面タンパク質。細胞どうし、または細胞と基質の接着を促進する。

細胞体（cell body, soma）
ニューロン、あるいはその他のあらゆる細胞の本体。

細胞内記録法（intracellular recording）
細胞の膜電位を記録する方法。細胞質まで届くように細胞内に電極を刺入して記録に用いる。（図13-31）

細胞内小胞（intracellular vesicle）
真核細胞の細胞質に存在する、膜で囲まれた小さな細胞小器官。（図2-2）

細胞非自律的（cell nonautonomous）
ある遺伝子が、その産物を産生しない細胞において作用を示すこと。

細胞表面受容体（cell-surface receptor）
細胞外のリガンドを結合する膜タンパク質で、シグナルを受容細胞に伝える。（図3-38）

細胞膜神経伝達物質輸送体（plasma membrane neurotransmitter transporter）
シナプス前部やグリア細胞の細胞膜に存在する膜貫通タンパク質で、電気化学的勾配に従ってNa^+を共輸送することによって得たエネルギーを利用して、神経伝達物質を細胞外から細胞内へ取り込む。（図3-12）

細胞膜ドパミン輸送体（plasma membrane dopamine transporter）
細胞膜モノアミン輸送体を参照。

細胞膜モノアミン輸送体（plasma membrane monoamine transporter：PMAT）
シナプス前細胞膜に存在するタンパク質のファミリーで、シナプス間隙からシナプス前細胞質へ、セロトニン、ドパミン、ノルアドレナリンを輸送する。それぞれセロトニン輸送体、ドパミン輸送体、ノルア

ドレナリン輸送体と呼ばれる。**細胞膜神経伝達物質輸送体**も参照。（図11-24）

サイレントシナプス（silent synapse）
シナプス後膜にNMDA受容体はあるがAMPA受容体はないグルタミン酸作動性シナプス。シナプス前細胞からのグルタミン酸放出とシナプス後細胞の脱分極のタイミングが一致すると活性化されるが、グルタミン酸放出のみでは活性化されない。

作業記憶（working memory）
作動記憶、ワーキングメモリー。事実の一時的な保持のような短期的な顕在記憶。（図10-4）

坐骨神経（sciatic nerve）
脚に投射する感覚ニューロンおよび運動ニューロンの軸索からなる神経。

サザンブロット法（Southern blotting）
DNA混合物中の特定のDNAの量を調べる方法。ゲル電気泳動によりDNA分子を分離した後、膜に移しとる。つぎに、標識された核酸プローブを膜にハイブリッド形成させて、抗体と結合した目的のDNA分子を可視化する。

作動薬（agonist）
神経伝達物質のような内在性の分子と類似した機能を有する分子。

サブスタンスP（substance P）
感覚ニューロンの末梢終末から放出され、炎症を促進する神経ペプチド。（図6-71）

左右相称動物（bilaterian）
左右相称で三胚葉をもつ動物。現生しているすべての脊椎動物とほとんどの無脊椎動物がここに含まれる。（図12-2）

サルコメア（sarcomere）
筋節。筋原線維を構成する収縮性のある構造体で、Fアクチン（細い線維）とミオシン（太い線維）が重なり合って並んでいる。（図8-3）

三叉神経節（trigeminal ganglion）
脳幹付近の体性感覚ニューロンの集合で、顔面の感覚に関与している。

酸味（sour）
おもに食物が腐敗していることを動物に警告する機能をもつ味覚様式。通常は嫌悪的に働く。

三量体GTP結合タンパク質（trimeric GTP-binding protein）
Gタンパク質（G protein）。GTP結合タンパク質の複合体で、$G\alpha$, $G\beta$, $G\gamma$のサブユニットからなり、このうち$G\alpha$にはGTPアーゼ活性がある。多くのバリアントが存在し、それぞれ異なるGPCRに結合し、異なるシグナル伝達経路を誘導する。G_i, G_q, G_sも参照。

ジアシルグリセロール（diacylglycerol：DAG）
セカンドメッセンジャーとして働く脂質で、プロテインキナーゼC（PKC）に結合してこれを活性化させる。（図3-34）

視蓋（optic tectum）
両生類と下等脊椎動物の脳における、網膜神経節細胞の主要な標的組織。哺乳類の上丘と相同の中脳構造である。（図5-5）

視蓋前域（optic pretectum）
網膜神経節細胞の軸索からの入力を受け、瞳孔、水晶体、眼球運動反射を制御する脳幹の構造。（図4-35）

視覚皮質（visual cortex）
視覚野。視覚情報を処理するための大脳皮質領域。

時間的統合（樹状突起における；temporal integration）
一定の時間内に生じたシナプス後電位が合算されること。（図3-43）

色素細胞（pigment cell）
視細胞外節に隣接する網膜色素上皮層の細胞。光を反射し、全*trans*-レチナールを11-*cis*-レチナールに変換して桿体の回復を助ける。

糸球体（glomerulus）
脊椎動物の嗅球または昆虫の触角葉における球状の構造で、嗅覚受容ニューロンの軸索がシナプス後標的ニューロンの樹状突起とシナプスを形成する。（図6-3, 6-17）

軸索（axon）
ニューロンの細く長い突起。しばしば細胞体からはるか遠くまで伸び、信号を伝播して、そのシナプス前終末で他のニューロンや筋に信号を伝達する。（図1-9）

軸索ガイダンス分子（axon guidance molecule）
標的組織や標的細胞へ軸索を導く細胞外分子や細胞表面受容体。（図5-9）

軸索初節（initial segment of the axon）
ニューロンの細胞体に最も近い軸索の部分。通常、この部位で活動電位が発生する。

軸索髄鞘形成（axon myelination）
伝導速度を上昇させるために、グリア細胞がその細胞質の伸長した部分で軸索を巻き包む過程。（図2-27）

シグナル伝達（signal transduction）
細胞外シグナルが細胞内経路によりリレーされていき、多様なエフェクターに特定の生物学的効果を発揮させる過程。

刺激前後時間ヒストグラム（peri-stimulus time histogram：PSTH）
刺激開始後の時間の関数としてニューロンの発火頻度を示したグラフ。

刺激電極（stimulating electrode）
神経細胞内に電流を注入するのに使用される電極。通常、神経細胞やその神経突起の膜電位を変えることを目的とする。

嗜好価値（hedonic value）
快もしくは不快を与える程度のこと。動物にとって利益もしくは害を与える可能性と通常は相関する。

視交叉（optic chiasm）
網膜神経節細胞の軸索の一部がその起始となる眼と対側の脳側に交叉する正中部の構造。（図4-35）

視交叉上核（suprachiasmatic nucleus：SCN）
視床下部の神経核で、哺乳類の概日リズムや光エントレインメントの制御中枢として働く。（図8-34, 8-49）

自己回避（self-avoidance）
同じニューロンから出た軸索や樹状突起の分枝が、支配領域の重複を避けるために互いに反発しあうこと。

視細胞（photoreceptor）
光受容細胞、光受容器。光を電気信号に変換する細胞。（図4-2, 12-23）

視索（optic tract）
視交叉以遠の網膜神経節細胞の軸索の束。（図4-35）

視床（thalamus）
大脳皮質と中脳の間に位置する構造。大脳皮質への感覚信号および運動信号を、皮質との広範な双方向性の結合を通して中継する。（図1-8）

歯状回（dentate gyrus）
海馬の入力部位で、顆粒細胞とその樹状突起から構成され、嗅内皮質からの入力を受ける。（図10-6）

視床下核（subthalamic nucleus：STN）
大脳基底核の間接路にある中継核。淡蒼球内節と黒質網様部に投射するグルタミン酸作動性ニューロンがある。これらのニューロンは淡蒼球外節からGABA性入力を、大脳皮質からグルタミン酸性入力を受けている。（図8-22）

糸状仮足（filopodia）
フィロポディア。束になったFアクチンからなる、成長円錐の細い突き出た突起。（図5-15）

視床下部（hypothalamus）
視床の腹側に位置する神経核の集合体。摂食、消化、代謝、飲水、塩分摂取、生殖、体温、緊急応答、概日リズムなど、多くの身体機能を調節している。これらの機能の多くは、自律神経系や神経内分泌系の制御を介して行われている。（図1-8, 8-34）

視床下部腹内側核（ventromedial hypothalamic nucleus：VMH）
視床下部の神経核で、雌のロードシスおよび雄のマウント行動と攻撃行動を制御することがよく知られている。（図9-32）

矢状断（sagittal section）
正中側面軸（内外軸）に垂直な切断面。

視床皮質軸索（thalamocortical axon：TCA）
大脳皮質に投射する視床ニューロンの軸索。

視小葉複合体（lobula complex）
昆虫の複眼において、視髄の下にある神経網。（図5-35）

視神経（optic nerve）
眼から脳に視覚情報を送る網膜神経節細胞の軸索の束。（図4-35）

視髄（昆虫の視覚系の；medulla）
昆虫の複眼において、視葉板の下にある神経網。（図5-35）

シス調節エレメント（*cis*-regulatory element）
同一染色体上にある遺伝子の発現を制御する、エンハンサー、リプレッサー、インシュレーターなどのDNAエレメント。

耳石器（otolith organ）
前庭系の感覚器で、直線加速度および静的な頭部の傾斜を感知する。（図6-59）

自然選択（natural selection）
進化の鍵となる仕組み。繁殖成功率の高い遺伝的バリアントの集団における出現頻度が時間とともに増す過程。（図12-1）

耳側（網膜部位再現地図の；temporal）
こめかみに近い側。

持続的（tonic）
神経細胞の発火パターンで、定期的なタイミングで繰り返し起こるもの。

膝蓋腱反射（knee-jerk reflex）
大腿四頭筋（伸筋）の収縮と大腿部膝屈筋（屈筋）の弛緩による下腿の不

随意な前方への運動。膝(膝蓋腱)を軽く叩打すると，大腿四頭筋内の筋紡錘が伸展し，固有感覚ニューロンが活性化する。感覚ニューロンの活性化は，大腿四頭筋を支配する運動ニューロンを単シナプス性に興奮させ，大腿部膝屈筋を支配する運動ニューロンを2シナプス性に抑制する反射を引き起こす。(図1-19)

失敗したシナプス伝達(synaptic failure)
シナプス前細胞に生じた活動電位がシナプス後細胞の反応を引き起こさない現象。

室傍核(paraventricular hypothalamic nucleus：PVH)
視床下部の神経核で，オキシトシンやバソプレッシンを産生し，下垂体後葉に投射した軸索を介して血中へ放出する。また自律神経系機能の下行性制御など，さまざまな生理機能に関与している。(図8-43)

時定数(time constant：τ)
R-C回路の抵抗と静電容量の積。電流が変化したときに，どれだけ速くコンデンサが電荷を蓄積または放出するか，あるいはどれだけ速くコンデンサにかかる電圧が変化するかを示す値。ニューロンでは，電流の急激な変化に応答して，膜電位がその最大値の約63%$(1-1/e)$に達するのに要する時間に相当する。

シナプス(synapse)
あるニューロンから別のニューロンあるいは筋へ情報が伝達される部位。シナプス間隙で隔てられた，シナプス前終末とシナプス後部構造からなる。

シナプス重み行列(synaptic weight matrix)
入力ニューロン集団と出力ニューロン集団の間のシナプスネットワークのこと。それぞれのシナプス強度(重み)は0(結合なし)から1(最大結合強度)までの値をとる。(図10-5)

シナプス可塑性(synaptic plasticity)
シナプス効率が変化できる特性。たいていは経験あるいは神経活動に対して起こる。

シナプス間隙(synaptic cleft)
ニューロンのシナプス前終末をその標的細胞から隔てている20〜100 nmの間隙。(図1-14，3-3)

シナプス後肥厚(postsynaptic density/specialization)
シナプス後部の標的細胞でシナプス前終末に近接した部位の構造。神経伝達物質受容体，シグナル分子や足場タンパク質に富む。電子顕微鏡像上で電子密度が高いため，シナプス後肥厚と呼ばれる。

シナプス効率(synaptic efficacy)
シナプス伝達効率(efficacy of synaptic transmission)。シナプス結合の強さであり，通常はある特定のシナプス前細胞刺激に対するシナプス後細胞の応答の平均振幅で測定される。

シナプス小胞(synaptic vesicle)
膜に包まれた小さな(典型的には直径約40 nm)細胞小器官で，シナプス前終末に豊富に存在する。神経伝達物質が含まれており，刺激を受けると細胞膜と融合し，シナプス間隙に神経伝達物質を放出する。(図3-4，3-7)

シナプス除去(synapse elimination)
発生過程において余剰のシナプスが除去されること。脊椎動物の神経筋接合部で最もよく研究されており，複数の運動ニューロンが投射した筋細胞では，余剰のニューロンが生後の発達期に除去され，成熟個体ではそれぞれの筋細胞に投射するニューロンは1つだけとなる。(図7-27)

シナプス前終末(presynaptic terminal)
軸索の終末あるいは本幹にみられる，標的細胞に神経伝達物質を放出するために特殊化した構造。(図1-9)

シナプス前促通(presynaptic facilitation)
細胞Aから細胞Bのシナプス前終末へ放出された神経伝達物質が，細胞Bからの神経伝達物質の放出を増加させる過程。

シナプス前抑制(presynaptic inhibition)
細胞Aから細胞Bのシナプス前終末へ放出された神経伝達物質が，細胞Bからの神経伝達物質の放出を減少させる過程。

シナプスタグ(synaptic tagging)
長期増強(LTP)の誘発がある特定のシナプスに「タグ(標識)」をつける，という仮説。このタグによって，新たに合成されたLTPの固定化に必要な高分子が特定のシナプスに選択的に捕捉されることになる。この仮説により，LTPの固定化に必要な高分子が新しく合成されたあとで細胞全体に広がるにもかかわらず，LTPの入力特異性が維持されることを説明できる。

シナプス電位(synaptic potential)
段階的電位の一種で，シナプス前のパートナーからの神経伝達物質の放出に反応して，シナプス後部で発生する。

シナプス伝達(synaptic transmission)
シナプス前細胞から放出された神経伝達物質がシナプス後細胞により受容される過程。

シナプトタグミン(synaptotagmin)
シナプス小胞膜上に存在するCa^{2+}結合膜貫通タンパク質で，神経伝達物質の放出を引き起こすCa^{2+}センサーとして働く。

シナプトブレビン(synaptobrevin)
VAMP(vesicle-associated membrane protein)。シナプス小胞膜上に存在する膜貫通型SNARE(すなわちv-SNAREである)。(図3-8)

自発神経活動(spontaneous neuronal activity)
環境からの刺激がない状態で神経細胞が示す発火。

自閉スペクトラム症(autism spectrum disorder：ASD)
神経発達障害の1つで，コミュニケーションと対人的相互反応の障害で特徴づけられる。患者はまた，興味の対象の局限や反復的な行動といった症状も呈する。

刺胞動物(cnidarians)
ヒドラ，クラゲ，サンゴなど放射相称性をもつ動物。(図12-2)

視野(visual field)
ある時点でみることのできる外界の領域。

シャッファー側枝(Schaffer collateral)
海馬のCA3錐体細胞の軸索分枝で，CA1錐体細胞へシナプスをつくる。(図10-6)

シャルコー・マリー・トゥース病(Charcot-Marie-Tooth disease)
末梢神経系の脱髄疾患。進行性の感覚・運動障害を呈し，長い軸索をもつニューロンが影響を受けやすいことが特徴である。原因として約30種類の遺伝子変異が同定されている。

シャンデリア細胞(chandelier cell)
大脳皮質のGABA作動性ニューロンの一種で，皮質錐体細胞の軸索初節にシナプスを形成する。(図3-46)

集団ベクトル(運動制御における；population vector)
個々のニューロンの方向嗜好性ベクトルを，それぞれの細胞の運動中の発火頻度で補正したうえで合算したもの。個々のニューロンの方向嗜好性は，異なる方向の運動の最中にそのニューロンの発火頻度が最

大になるような運動方向として，三次元空間におけるベクトルとして算出することができる。（図8-27）

終脳(telencephalon)
前脳の前部で，嗅球，大脳皮質，海馬，大脳基底核を含む。（図7-3）

皺脳(gyrencephalic)
皮質が脳回や脳溝をもつこと。（図12-5）

周波数地図(tonotopic map)
周波数同調特性にもとづいた，物理的空間における聴覚系細胞の規則正しい配置様式。蝸牛および複数の脳領域が周波数地図を有している。（図6-49）

周波数チューニング(frequency tuning)
聴覚系の細胞が特定の周波数の音によって最も活性化されるという性質。通常，周波数-振幅プロット上にV字型の曲線として表される。

終板電位(end-plate potential：EPP)
活動電位に反応して運動ニューロンのシナプス前部から放出されたアセチルコリンによって生み出される，シナプス後部の筋細胞の脱分極。（図3-1）

終板電流(end-plate current)
運動ニューロンのシナプス前部からのアセチルコリン放出に反応して生じる，筋細胞膜を横切って流れる電流。

収斂進化(convergent evolution)
系統樹の異なったクレードに属する動物が，類似した形質をそれぞれ独立に進化させること。

樹状突起(dendrite)
ニューロンの太く分枝の多い突起。他のニューロンからのシナプス入力を受け，それを統合する。（図1-9）

樹状突起間シナプス(dendrodendritic synapse)
2つのニューロンの樹状突起間のシナプス。嗅球の顆粒細胞樹状突起と僧帽細胞の二次樹状突起との間の相互シナプスは，最初に発見された例である。（図6-18）

樹状突起棘(dendritic spine)
棘突起。ある種のニューロンの樹状突起にみられる小さな突起で，他のニューロンからのシナプス入力を受ける。その頸部が細いために，それぞれの樹状突起棘が化学的，電気的なコンパートメントをなし，近傍の樹状突起棘から独立して制御されることを可能にしている。（図1-9，3-45）

樹状突起のタイリング(dendritic tiling)
特定の種類の神経細胞の樹状突起が，全領域の情報を重複なく取得できるように全領域を正確に一度だけ覆うこと。例えば，ある種の網膜ニューロンは網膜を正確に一度だけ覆う。ある種の体性感覚ニューロンは体表を正確に一度だけ覆う。（図4-29）

受精(fertilization)
精子と卵子が融合して遺伝学的に新しい個体が作り出されること。（図7-2）

主成分分析(principal component analysis)
データセットの次元数を減らすために使用される統計手法。縮小されたデータセットの軸は主成分と呼ばれ，縮小されていない空間におけるその向きは，各主成分に沿ったデータの広がりを最大にするように選択される。軸に沿ったデータの広がりが最も大きい主成分を第1主成分，そのつぎに大きいものを第2主成分という。

受精卵(zygote)
接合子。受精した卵子。（図7-2）

受動的電気特性(passive electrical property)
ケーブル特性(cable property)。電位依存性のコンダクタンス成分を欠く膜の性質。2つの顕著な例として，(1)電気信号の急激な変化(例えば電流パルス)は，膜容量の影響により，神経突起上を伝導するにつれて時間的に緩やかな変化となる。(2)電気信号の大きさは，膜コンダクタンスの影響により，距離に応じて減衰する。（図2-16）

受動輸送(passive transport)
溶質がチャネルや輸送体を介して，電気化学的勾配に従った向きに膜内外を移動する輸送様式。（図2-8）

受容器電位(receptor potential)
段階的電位の一種で，感覚刺激によって感覚ニューロンの末梢の神経終末で誘発される。

受容体(receptor)
特異的なシグナル分子に結合して応答を起こすタンパク質。

受容体型チロシンキナーゼ(receptor tyrosine kinase：RTK)
N末端側に細胞外リガンド結合ドメイン，C末端側に細胞内チロシンキナーゼドメインをもつ膜貫通タンパク質。リガンドが結合すると標的タンパク質のチロシン残基にリン酸基を付加する。

主要尿タンパク質(major urinary protein：MUP)
尿中に存在する非常に安定なタンパク質。長期間にわたり個体の縄張りを標識するために，いくつかの種によって使用されている。

受容野(receptive field)
視覚系では，あるニューロンの活動に影響を与える視野内の領域をいう。体性感覚系では，刺激がニューロンの発火に影響を与える体の領域をいう。

シュワン細胞(Schwann cell)
末梢神経系のグリア細胞で，その細胞質の伸長した部分でニューロンの軸索に巻きついて髄鞘を形成する。（図2-27）

順遺伝学的スクリーニング(forward genetic screen)
特定の生物学的過程に必須の遺伝子を同定する方法。通常，下記の手順を踏む。(1)放射線照射，トランスポゾン挿入，突然変異誘発物質の投与などによって，実験動物の一群に突然変異を誘発する。これによって各個体は1つないし少数の遺伝子にランダムな変異をもつようになる。(2)変異が生じた動物の仔について，どのような表現型が現れているかを調べる。対象としている生物学的過程が阻害されている個体をみつけ，阻害の原因となった遺伝子を同定する。（図13-4）

馴化(habituation)
繰り返し提示された刺激に対して反応の大きさが減少すること。

順行性(anterograde)
細胞体から軸索終末へ向かう方向。

順向性シグナル伝達(forward signaling)
逆向性シグナル伝達を参照。

順行性トレーサー(anterograde tracer)
軸索の接続を追跡するのに用いられる分子。おもに神経細胞の細胞体と樹状突起に取り込まれ，軸索を輸送されて投射先を標識できる。（図13-27）

順応(感覚系の；adaptation)
バックグラウンドの感覚入力のレベルによってシステムの感受性が調節されること。

視葉(optic lobe)
網膜，視葉板，視髄，視小葉複合体からなる昆虫の脳の一領域。視覚情報を解析するために働く。(図5-35)

上オリーブ核(superior olivary nucleus)
左耳および右耳からの聴覚信号が最初に収束する哺乳類の脳幹神経核。内側上オリーブ核(medial superior olivary nucleus：MSO)は両耳間時間差を分析し，外側上オリーブ核(lateral superior olivary nucleus：LSO)は両耳間レベル差を分析する。(図6-57)

上丘(superior colliculus)
網膜神経節細胞の軸索や他の感覚系からの入力を受ける哺乳類中脳の多層構造。頭位と眼球運動を制御し，哺乳類以外の脊椎動物の視蓋に相当する。(図4-35)

消去(extinction)
古典的条件づけにおいて，無条件刺激なしの条件刺激の繰り返し提示によって条件づけられた反応が低下すること。オペラント条件づけでは，行動が繰り返し強化されなかったり罰を与えられなかったときのもともと強化された行動の減少や罰を受けた行動の増加。

条件刺激(conditioned stimulus：CS)
古典的条件づけを参照。

条件反応(conditioned response：CR)
古典的条件づけを参照。

上行性覚醒系(ascending arousal system)
脳幹と視床下部から前脳に投射する複数の並列経路から構成され，覚醒状態の維持に必須の役割を担う神経系。被蓋核から投射するコリン作動性ニューロン，青斑核からのノルアドレナリン作動性ニューロン，縫線核からのセロトニン作動性ニューロン，結節乳頭核からのヒスタミン作動性ニューロン，視床下部外側野からのオレキシン作動性ニューロンなどがある。(図8-52)

症候性の障害(syndromic disorder)
一連の行動，認知，身体の症状の存在によって規定される障害。

常染色体(autosome)
性染色体以外の染色体。

常染色体優性(autosomal dominant)
遺伝子の変異のうち，メンデルの遺伝形式に従い，常染色体上に存在するある遺伝子の，一方のアレルの変異のみで表現型を形成するのに十分である場合を指す。これは，変異したアレルの機能獲得効果の有害な影響か，残っている野生型のアレルから産生される正常な遺伝子産物の量が不十分なことによる機能喪失効果のために生じる。(図11-34)

常染色体劣性(autosomal recessive)
遺伝子の変異のうち，メンデルの遺伝形式に従い，常染色体上に存在するある遺伝子の，両方のアレルの変異が表現型を形成するのに必要である場合を指す。これは通常，変異による機能喪失効果の結果である。(図11-34)

焦点発作(focal seizure)
脳の比較的小さな限局した領域を侵す発作。

衝動性眼球運動(saccade)
サッケード。固視点の間の急速な眼の動き。

小脳(cerebellum)
橋と延髄の背側に位置する構造。協調運動，運動学習，認知機能に重要な役割を果たしている。(図1-8，8-20)

視葉板(昆虫の視覚系の；lamina)
昆虫の複眼において，網膜の下にある最初の神経網。(図5-35)

上皮Na⁺チャネル(epithelial Na⁺ channel：ENaC)
上皮細胞によるNa⁺再吸収に関与するNa⁺チャネルの一種。哺乳類では低濃度の塩味感知のためにも必須である。無脊椎動物におけるホモログは機械変換に関与している。(図6-41)

鋤鼻系(vomeronasal system)
副嗅覚系を参照。

小胞神経伝達物質輸送体(vesicular neurotransmitter transporter)
シナプス小胞に存在する膜貫通タンパク質で，電気化学的勾配に従ってH⁺を共輸送することによって得たエネルギーを利用して，神経伝達物質をシナプス前細胞質から小胞内へ取り込む。(図3-12)

小胞体(endoplasmic reticulum：ER)
真核細胞内に存在する，膜で囲まれた区画網。分泌タンパク質や膜貫通タンパク質がつくられ，輸送される。また，細胞内Ca²⁺を貯蔵する役割を担っている。(図2-2)

小胞モノアミン輸送体(vesicular monoamine transporter：VMAT)
シナプス小胞に存在する膜貫通タンパク質で，シナプス前細胞質からシナプス小胞内へ，ドパミン，ノルアドレナリン，セロトニンを輸送する。小胞神経伝達物質輸送体も参照。(図11-24)

触角葉(antennal lobe)
昆虫の脳における一次嗅覚中枢。(図6-27)

鋤鼻器(vomeronasal organ：VNO)
鼻の前部に位置する特別な構造。副嗅覚系の感覚ニューロンを有する。(図6-22)

自律神経系(autonomic nervous system)
内臓の機能，平滑筋と心筋の収縮，腺の活動などをつかさどる神経系。

侵害受容感覚(nociception)
痛みの感覚。

侵害受容ニューロン(nociceptive neuron)
痛みを感知する体性感覚ニューロン。

真核生物(eukaryote)
遺伝物質を他の細胞成分から隔離する核膜をもつ細胞で構成される生物。

心筋(cardiac muscle)
心臓の拍動を担う筋肉。

伸筋(extensor)
収縮すると関節の角度を大きくする方向に作用する筋肉。(図8-8)

神経インパルス(nerve impulse)
軸索に沿って伝播する，膜電位の一過性の変化を指す歴史的な名称。活動電位と同義。

神経栄養仮説(neurotrophic hypothesis)
発生過程のニューロンの生存は，それが投射する先のシナプス後標的から産生される栄養因子に依存するという考え。

神経回路(neural circuit)
特定の機能を遂行するために一緒に活動する，互いに結合したニューロンの集団。

神経芽細胞(neuroblast)
神経細胞の前駆細胞。

神経可塑性(neural plasticity)
経験や学習によって生じる神経系の変化。

神経管(neural tube)
神経外胚葉の層に囲まれた中空の管で，胎生期の脊椎動物に存在し，将来中枢神経系になる。（図7-2）

神経管形成(neurulation)
脊椎動物の胎生期の発達において，神経管が形成される過程。神経管からは将来神経系がつくられる。（図7-2）

神経機能代替デバイス(neural prosthetic device)
病気や事故で障害された感覚あるいは運動機能を代償するためのデバイス。例えば，運動皮質ニューロンの集団活動を用いて，ロボットアームやコンピュータのカーソルといった外部の装置を操作するなど，麻痺や運動ニューロン疾患に苦しむ患者の補助を行う。（図8-29）

神経筋接合部(neuromuscular junction)
運動ニューロンのシナプス前終末と骨格筋細胞間のシナプス。（図3-1, 7-28）

神経原性炎症(neurogenic inflammation)
感覚ニューロンの末梢終末から放出される，サブスタンスPやカルシトニン遺伝子関連ペプチドなどの神経ペプチドによって引き起こされる炎症。

神経原線維変化(neurofibrillary tangle)
細胞内にみられる微細線維で，過剰にリン酸化されたタウ（微小管結合タンパク質の1つ）の異常な集積で構成される。（図11-2）

神経行動学(neuroethology)
自然な環境において動物がとる行動の研究に重きを置く科学の一分野。

神経細胞極性(neuronal polarity)
軸索と樹状突起の間にみられる差異。

神経軸(neuraxis)
中枢神経系の軸。吻尾神経軸は胎生期の神経管の湾曲に沿っている。背腹神経軸は吻尾神経軸に垂直な軸である。（図1-8）

神経成長因子(nerve growth factor：NGF)
ニューロトロフィンファミリーの原型であり，軸索の標的から分泌されるタンパク質で，感覚ニューロンや交感神経ニューロンの生存や軸索伸長を支えている。（図7-31, 7-32）

神経節(ganglion)
末梢神経系にあるニューロンの細胞体の集合。

神経線維(nerve)
末梢神経系において，軸索がつくる個々の束。

神経前駆細胞(neural progenitor)
ニューロンとグリア細胞を生み出す分裂細胞。脊椎動物では一般に発達期の脳室周辺に存在する。（図7-4）

神経堤細胞(neural crest cell)
神経管の背側とそれを覆う上皮細胞の間に存在する特殊な細胞。神経管から移動して，末梢神経系などのさまざまな細胞を生み出す。（図7-2）

神経伝達物質(neurotransmitter)
シナプス前終末に存在するシナプス小胞（神経ペプチドの場合には有芯小胞）に貯蔵されている分子で，シナプス前部の脱分極によりシナプス間隙へと放出され，シナプス後部の標的細胞のイオンチャネル型あるいは代謝調節型の受容体を活性化させる。（図3-16, 表3-2）

神経突起(neuronal process)
ニューロンの細胞質が伸長した部分。

神経内分泌系(neuroendocrine system)
ホルモン分泌を制御することで，感覚刺激や脳内の状態に応じて動物の生理機能や行動を制御する神経系。

神経板(neural plate)
脊索を覆う外胚葉の層で，神経管形成期に陥入して神経管となる。（図7-2）

神経ペプチド(neuropeptide)
神経伝達物質として働く，数残基から数十残基のアミノ酸からなるポリペプチド。

神経変性疾患(neurodegenerative disorder)
シナプス脱落，樹状突起や軸索の萎縮，ニューロンの細胞死といった神経障害が徐々に進行する疾患。

神経網(neuropil)
おもにシナプスからなる構造。

人工多能性幹細胞(induced pluripotent stem cell)
iPS細胞。さまざまな方法によって，分化した細胞から実験的につくられる多能性細胞。胚性幹細胞（ES細胞）の多能性の維持に鍵となる転写因子群の強制発現などによる。（図11-23）

新口動物(deuterostomes)
後口動物。発生過程で肛門が口よりも先に形成される動物。すべての脊椎動物がここに含まれる。旧口動物も参照。（図12-2）

真正後生動物(eumetazoan)
刺胞動物や左右相称動物，およびこれらに最も近い共通祖先を含むタクソン（分類群）。（図12-2）

シンタキシン(syntaxin)
標的細胞膜上に存在する膜貫通型SNARE（すなわちt-SNAREである）。（図3-8）

新皮質(neocortex)
哺乳類の大脳皮質で最大かつ進化的に最も新しい領域。通常は6層からなる。

深部小脳核(deep cerebellar nucleus)
小脳の出力核で，プルキンエ細胞の軸索，苔状線維や登上線維の軸索側枝から入力を受ける。（図8-20）

深部脳刺激(deep brain stimulation：DBS)
いくつかの神経疾患や精神疾患で用いられている治療戦略の1つ。外科的に電極を埋め込み，脳の特定の神経核のニューロンや軸索を刺激する。

心理測定関数(psychometric function)
物理刺激パラメータと被験者の応答や認知との間の定量的な関係性。

心理物理学的研究(psychophysical study)
物理刺激と刺激で生じる感覚や行動の間の関係を特徴づける実験的アプローチ。

髄鞘(myelin sheath)
ミエリン鞘。オリゴデンドログリアやシュワン細胞の細胞質が伸長した部分。グリア細胞の細胞膜が軸索を何重にも巻き包むと，抵抗の増加と静電容量の低下により活動電位の伝播が促進される。**軸索髄鞘形成**も参照。(図2-26，2-27)

錐体(cone)
脊椎動物の網膜で，円錐の形態をした視細胞。高解像度の視覚，動きの視覚，色覚に寄与している。(図4-2)

錐体細胞(pyramidal cell)
錐体ニューロン(pyramidal neuron)。グルタミン酸作動性ニューロンの一種で，ピラミッド様の形をした細胞体に1本の尖端樹状突起と分岐の多い複数の基底樹状突起を有している。哺乳類の大脳皮質や海馬によくみられる。(図1-15)

水平細胞(horizontal cell)
視細胞から双極細胞へ伝達される信号に影響する脊椎動物網膜の抑制性ニューロン。(図4-26)

水平断(horizontal section)
背腹軸に垂直な切断面。

水平伝播(遺伝子の；horizontal transmission)
生殖以外の手段で，ある生物から別の生物に遺伝子が伝播すること。ウイルス感染などがこれにあたる。

睡眠相前進症候群(advanced sleep phase syndrome)
起床時刻の顕著な前進と入眠時刻の前進を特徴とする睡眠障害。

スクレイピー(scrapie)
プリオン病を参照。

スターター細胞(starter cell)
トランスシナプス標識法を参照。

スターバーストアマクリン細胞(starburst amacrine cell：SAC)
網膜のGABA作動性抑制性ニューロンの一種で，アセチルコリンも放出する。方向選択性網膜神経節細胞の応答の形成に重要な細胞。視覚系の活動依存的な回路構築に必要な網膜神経活動波の形成にも関与する。(図4-31)

スパイク(spike)
活動電位を参照。

スパイクタイミング依存性可塑性(spike-timing-dependent plasticity：STDP)
シナプス前細胞と後細胞が限局した時間枠の中で繰り返し発火したときにシナプス効率が変化すること。シナプス前細胞が後細胞より先に発火するとシナプス効率は増強し，その逆では抑圧される。

スペクトル感度(spectral sensitivity)
(光感受性の細胞や分子の)応答と刺激光の波長の関係。

スミス・マゲニス症候群(Smith-Magenis syndrome)
神経発達障害の1つで，軽度から中等度の知的障害と，言語発達の遅れ，睡眠障害，衝動性のコントロールの障害およびその他の行動上の問題で特徴づけられる。*Rai1*(retinoic acid induced 1)と呼ばれる遺伝子1コピーの機能喪失変異，あるいは*Rai1*を含む染色体領域1コピーの欠失によって生じる。

静止電位(resting potential)
静止状態(すなわち，活動電位やシナプス入力が存在しない状態)にある神経細胞の膜電位。通常，細胞外液に対して-50 mVから-80 mVの間の値をとる。(図2-11)

脆弱X症候群(fragile X syndrome)
遺伝性の知的障害の主要な原因で，*Fmr1*遺伝子の5′非翻訳領域における3ヌクレオチドリピートの伸長によって生じる。*Fmr1*遺伝子はFMRP(fragile X mental retardation protein)と呼ばれるRNA結合タンパク質をコードしている。

精神刺激薬(psychostimulant)
一過性に多幸感を生じ，疲労感を抑える薬物。

精神病(psychosis)
幻覚や妄想によって特徴づけられる精神状態。

性腺刺激ホルモン(gonadotropin)
黄体形成ホルモン(LH)と卵胞刺激ホルモン(FSH)を含むホルモンファミリー。下垂体前葉の内分泌細胞から放出され，思春期においては雄の精巣や雌の卵巣の成熟を促進する。成体においては精巣からのテストステロン，卵巣からのエストラジオールの放出を刺激する。(図9-27)

性腺刺激ホルモン放出ホルモン(gonadotropin-releasing hormone：GnRH)
視床下部のニューロン(GnRHニューロン)から放出される前駆ホルモンで，下垂体前葉の内分泌細胞からの性腺刺激ホルモンの放出を刺激する。(図9-27)

性染色体(sex chromosome)
その存在や数によって生物の性を決定する染色体。

正中側面軸(medio-lateral axis)
内外軸。正中から側面の方向の体軸。

成長円錐(growth cone)
発達過程の神経細胞の突起の先端にある動的な構造物。突起の伸長を可能にし，伸びる方向に導く。

性的二型性(sexually dimorphic)
雌と雄とで異なる特徴を有すること。

静電容量(capacitance：C)
コンデンサが電荷を蓄える能力。コンデンサにかかる電圧をV，その際蓄えられる電荷をQとして，$C = Q/V$で定義される。

生得的(innate)
習性や行動が遺伝的にプログラムされていること。したがって，生まれながらにして個体にそなわっており，経験によって獲得されるものではない。

生得的な歌(innate song)
鳴禽が歌を学習する感覚期に音から隔離された状態で育てられた場合に歌う歌。

正の選択(positive selection)
生物にとって有利なアレルが集団の中で優勢になること。

青斑核(locus coeruleus)
脳幹の神経核で，脳内に広く投射するノルアドレナリン作動性ニューロンを豊富に含む。(図8-54)

性ペプチド(sex peptide)
交尾中に雄の精子とともに雌に移行するショウジョウバエのペプチド。求愛に対する雌の受容を減少させる。

脊索(notochord)
胎生期の脊椎動物の脊髄腹側正中線上に位置する中胚葉の構造で，脊髄のパターン形成の手がかりとなる分子を分泌する。(図7-2，7-8)

脊索動物(chordate)
脊索をもつ動物。(図12-2)

脊髄(spinal cord)
脊椎動物の中枢神経系の尾側部で，脊柱に囲まれる。(図1-8)

脊髄頸髄路経路(spinocervical tract pathway)
脊髄背側部から外側頸髄核への軸索経路で，接触信号(特に有毛皮膚からの)の一部を中継する。

脊髄後角(dorsal horn)
体性感覚情報の処理に特化した脊髄灰白質の背側部。(図6-70)

脊髄小脳失調症(spinocerebellar ataxia)
運動失調などの運動障害が共通してみられる一群の神経変性疾患。いくつかのタンパク質におけるポリグルタミンリピートの伸長によって引き起こされる。(表11-1)

脊髄前角(ventral horn)
脊髄灰白質の腹側であり，運動ニューロンが位置している。(図8-6)

絶縁体(insulator)
電流を通さない物体や物質。無限大の抵抗をもつ抵抗器に等しい。

節後ニューロン(postganglionic neuron)
末梢神経系の交感神経節や副交感神経節に細胞体があり，平滑筋や心筋，腺などに軸索を投射するニューロン。(図8-32)

接触感覚ニューロン(touch sensory neuron)
低閾値機械受容器を参照。

節前ニューロン(preganglionic neuron)
中枢神経系に細胞体があり，軸索は交感神経節や副交感神経節の節後ニューロンにシナプスを形成するニューロン。(図8-32)

節約(saving)
動物が以前に学習し，いったん忘却したことを再学習するときに，以前より少ない努力で達成できる現象。

セマフォリン(semaphorin)
進化的に保存され，広く使われている軸索ガイダンス分子。分泌型のものと膜貫通型のものがあり，ほとんどは忌避因子として働く。膜貫通型の一部は受容体としても機能する。(図5-9)

セリン/トレオニンキナーゼ(serine/threonine kinase)
標的タンパク質の特定のセリンあるいはトレオニン残基にリン酸基を付加する酵素。

セル・アセンブリ(cell assembly)
神経細胞集団で，発火パターンが全体として環境内の動物の位置などの情報を符号化するもの。

セルアタッチドパッチ記録法(cell-attached patch recording)
セルアタッチド記録法(cell-attached recording)。パッチクランプ記録法の一種。ガラス電極(パッチピペット)と細胞膜との間に高い抵抗のシールを形成させる。電極下の細胞に存在する少数ないし単一のチャネルを介するイオンの流れを測定できる。(図2-30，13-37)

セロトニン(serotonin)
5-ヒドロキシトリプタミン(5-hydroxytryptamine：5-HT)。おもに調節性神経伝達物質として働くモノアミン神経伝達物質の1つで，アミノ酸のトリプトファンから合成される。(図3-16，表3-2)

線維芽細胞増殖因子(fibroblast growth factor：FGF)
分泌型増殖因子ファミリーの1つで，発生の過程で初期胚のパターン形成にかかわるモルフォゲンとして機能する。

全か無か(all-or-none)
起こり方が2通りである性質。活動電位の場合，誘導刺激が閾値を超えてさえいれば，その刺激強度に関係なく同じ振幅と波形を示す。

先行音効果(precedence effect)
最初に到着した音が後から到着する音の知覚を抑制する現象。

前後軸(antero-posterior axis)
吻尾軸(rostro-caudal axis)。鼻先から尾の方向の体軸。

前根(ventral root)
運動ニューロンの軸索が脊髄から出る部位。(図8-6)

潜在記憶(implicit memory)
手続き記憶(procedural memory)，非宣言的記憶(non-declarative memory)。記憶の一種で，過去の経験が意識的な想起を必要とせずに課題成績向上を促進する。(図10-4)

線条体(striatum)
大脳基底核の神経核で，大脳皮質や視床から収束した入力を受ける。尾状核-被殻(caudate-putamen)とも呼ばれるが，これは一部の生物種では線条体が尾状核と被殻という2つの領域に分けられるからである。(図8-22)

前側索経路(anterolateral column pathway)
脊髄から脳幹への軸索経路。脊髄対側の第1層後角投射ニューロンの軸索からなる。おもに，痛み，痒み，温度信号を脳に伝達する。(図6-70)

全組織標本(whole-mount)
切片として切り出されていない組織標本。

前帯状皮質(anterior cingulate cortex：ACC)
前頭葉の正中線付近の新皮質領域。海馬と密な結合をしており，長期記憶の貯蔵に関与しているとされる。

選択性フィルタ(selectivity filter)
さまざまなイオン種を区別し，特定のイオンのみがチャネルを通過できるようにする，イオンチャネルのポアの一部。(図2-33)

選択的一掃(selective sweep)
染色体上で近接する座位が強い正の選択を受けたときに，ヌクレオチドレベルの多様性が減少したり失われたりする現象。

選択的セロトニン再取り込み阻害薬(selective serotonin reuptake inhibitor：SSRI)
細胞膜セロトニン輸送体の阻害薬。シナプス間隙におけるセロトニンの作用を延長させる。

前庭系(vestibular system)
頭部の動きと方向を感知し，この情報を使用して，バランス，空間的な向き，頭位と眼球運動の協調，および自己運動の知覚を含むさまざまな機能を調節する神経系。

前庭神経(vestibular nerve)
前庭神経節ニューロンからの軸索の集合で，前庭情報を脳幹に伝達する。(図6-59)

前庭神経核(vestibular nucleus)
前庭神経が終止する脳幹神経核。体性感覚系のような他の感覚系からの入力も受ける。(図6-60)

前庭神経節ニューロン(vestibular ganglion neuron)
双極ニューロンの一種で，その末梢軸索は耳石器または半規管内の細胞から前庭情報を受け取り，中枢軸索が前庭神経の一部として脳幹に情報を伝達する。

前庭動眼反射(vestibulo-ocular reflex：VOR)
頭部の動きとは反対の方向に眼を動かすことによって，頭部の動きに対して，網膜上の像を安定させる反射的な眼球運動。（図6-61）

前頭眼野(frontal eye field：FEF)
背側経路と腹側経路から大量のフィードフォワード結合を受け，多くの視覚皮質領域にフィードバック投射する新皮質領野。（図4-48）

前頭前皮質(prefrontal cortex)
前頭前野。運動皮質の前方にある新皮質領域。多種類の感覚情報を統合したり，作業記憶を仲介したり，目的の選定や意思決定といった複雑な機能を遂行したりする中枢部。

前頭葉(frontal lobe)
大脳皮質の4つの葉の1つ。脳の前部，中心溝の吻側に位置する。（図1-23）

セントラルドグマ(central dogma)
遺伝情報がDNAからRNAへ，そしてタンパク質へと伝わるという原理。

前脳(forebrain)
胎生期の脳の3区分のうちの最も吻側の部分。ここから，大脳皮質，大脳基底核，海馬，扁桃体，視床，視床下部が発生する。（図1-8, 7-3）

全般発作(generalized seizure)
脳の両半球の複数の領域を侵す発作。

前腹側室周囲核(anteroventral periventricular nucleus：AVPV)
視床下部の視索前野の神経核で，雌の排卵周期を制御するのに重要な働きをしている。（図9-27）

繊毛型視細胞(ciliary type photoreceptor)
視細胞の一種で，オプシンが一次繊毛由来の外節にあるもの。（図12-22）

走化性(chemotaxis)
化学物質源に向かったり，そこから遠ざかったりする行動。

想起(記憶の；retrieval)
記憶を思い起こすこと。

双極細胞(網膜の；bipolar cell)
視細胞からの情報をアマクリン細胞と網膜神経節細胞に伝達する興奮性ニューロン。（図4-25, 4-28）

双極性(bipolar)
細胞体から2本の突起が出ていること。

双極性障害(bipolar disorder)
躁病相（誇大的で，疲れを感じないことで特徴づけられる）とうつ病相（物悲しく，空虚で，価値がないと感じることで特徴づけられる）とが交代する気分障害の1つ。

走光性(phototaxis)
光源に向かったり，そこから遠ざかったりする行動。

走査型電子顕微鏡(scanning electron microscope)
電子顕微鏡の一種。生物標本の表面を電子線で走査して，電子線と表面との間で生まれる相互作用を検出し，画像として表現する。

層状核(nucleus laminaris：NL)
両耳間時間差を分析するメンフクロウの脳幹神経核。哺乳類の内側上オリーブ核に類似している。

相同的組換え(homologous recombination)
2つの同一の，もしくは非常によく似たDNA分子の間でヌクレオチド配列が交換される現象。生殖細胞では減数分裂組換えの際に自然に起きる現象である。ゲノム工学の実験ではこの現象を人為的に利用することがあり，例えばアレルのノックアウトやノックインに使われる。（図13-6, 13-8）

僧帽細胞(mitral cell)
脊椎動物の嗅球における二次ニューロンで，嗅覚受容ニューロンからの入力を受けて出力を嗅皮質へ送る。房飾細胞も同じく脊椎動物の嗅球における二次ニューロンであるが，嗅球における細胞体の位置と嗅皮質への軸索投射パターンが僧帽細胞とは異なる。（図6-17）

瘙痒感覚(pruriception)
痒みの感覚。

側角(lateral horn)
昆虫の脳で嗅覚依存的な本能行動にかかわる二次嗅覚中枢。キノコ体とともに，投射ニューロンの軸索が投射する2つの主要な出力先の1つ。（図6-27）

側坐核(nucleus accumbens)
腹側線条体の主要な部分。おもに前頭前皮質，視床，海馬，扁桃体から入力を受ける。（図11-31）

側枝(collateral)
軸索の枝。

即時放出可能プール(readily releasable pool)
シナプス小胞のごく一部の画分で，活性帯に付着しており，ATP依存的な過程によりSNAREがすでに会合した高エネルギー状態になっている。

促通(シナプスの；facilitation)
シナプス前部に連続的な活動電位が発生した際，シナプス後部の反応が大きくなっていくこと。（図3-15）

側頭葉(temporal lobe)
大脳皮質の4つの葉の1つ。脳の側部に位置する。（図1-23）

側方抑制(情報処理の；lateral inhibition)
抑制性ニューロンが，1つあるいは複数の並行して走る興奮性ニューロンからの入力を受け，抑制性の出力をその興奮性ニューロンのシナプス後標的の多くあるいはすべてに送る回路モチーフ。感覚系において広く用いられている。（図1-21）

側方抑制(細胞の運命決定の；lateral inhibition)
隣接する細胞が同じ細胞に分化する運命が，細胞どうしの相互作用によって阻害される過程。Notch/Deltaなどでみられる。（図7-7）

組織学的切片(histological section)
凍結あるいは化学固定した組織の切片。ミクロトームを用いて数μmから数百μmの厚さのものが作製される。さまざまな方法で染色し，光学顕微鏡を用いて観察できる。

育ち(nurture)
「氏か育ちか」という表現で，脳の機能や行動に対する環境要因の寄与を指す。

ソマトスタチン(somatostatin)
神経ペプチドの1つで，サイクリックAMP(cAMP)，プロテインキナーゼA(PKA)，CRE結合タンパク質(CREB)を含むシグナル伝達カスケードにより転写が制御されている。ある種の皮質GABA作動性ニューロンのマーカーである。

■た

大うつ病(major depression)
持続的な悲哀感，空虚感，無価値感で特徴づけられる気分障害の1つ。

ダイカップリング(dye-coupling)
ある細胞からギャップ結合を介して別の細胞へと低分子量の色素が拡散すること。2つの細胞間にギャップ結合が存在することを示す証拠となる。

対向輸送体(antiporter)
交換輸送体(exchanger)。複数の溶質をそれぞれ逆の向きに輸送する共役輸送体。(図2-10)

体細胞変異(somatic mutation)
前駆細胞に生じた変異で，その前駆細胞に由来する細胞にのみ変異が存在する。

代謝調節型受容体(metabotropic receptor)
細胞内シグナル伝達カスケードを介してイオンチャネルのコンダクタンスを間接的に制御する神経伝達物質受容体。数十ミリ秒から数秒の単位で膜電位を調節する。(図3-22)

苔状線維(mossy fiber)
終末が複雑に分岐した軸索で，代表的な2つのタイプは小脳と海馬にみられる。小脳苔状線維は小脳皮質の顆粒層に終止し，顆粒細胞にシナプスを形成する。橋，延髄，脊髄のニューロンから軸索を投射する(図8-20)。海馬苔状線維は歯状回顆粒細胞の軸索で，CA3錐体細胞の樹状突起にシナプスを形成する(図10-6)。

体性感覚系(somatosensory system)
身体感覚を提供する神経系の総称。

対側(contralateral)
正中線の反対側。例えば，対側軸索投射とは，軸索が正中交差し，細胞体とは反対側の神経系に終止することをいう。

ダイナミカルシステム(dynamical system)
将来の状態が，現在の状態および入力やノイズなどによって規定されると考えられるような物理系。状態空間における神経活動状態の時間的変化として表現される。**符号化空間**も参照。(図8-28)

ダイナミカル状態(dynamical state)
ある時点でのダイナミカルシステムの状態を表現するような状態空間内の点。**符号化空間**も参照。(図8-28)

ダイナミックレンジ(dynamic range)
感覚系において，検知され弁別できる感覚刺激の同じ次元における最大値と最小値の間の比率。

ダイニン(dynein)
微小管結合モータータンパク質で，一端に向かって動く。(図2-6)

大脳基底核(basal ganglia)
大脳皮質の内側にある神経核の集合体。線条体，淡蒼球，視床下核，黒質が含まれ，運動の開始と制御，習慣の形成，報酬にもとづく学習に必須である。(図1-8, 8-22)

大脳基底核原基(ganglionic eminence)
発生期の腹側終脳の構造で，内側基底核原基(MGE)，尾側基底核原基(CGE)，外側基底核原基(LGE)が存在する。MGEおよびCGEからは，大脳皮質のGABA作動性ニューロン，および大脳基底核，扁桃体のGABA作動性介在ニューロンが生み出される。LGEからは嗅球の介在ニューロンと，線条体のGABA作動性投射ニューロンの大部分が生み出される。(図7-5)

大脳皮質(cerebral cortex)
哺乳類の脳の吻側部における神経組織の外側の層。知覚，認知，随意運動の制御など，高次の機能と関連している。(図1-8, 1-23)

タウ(tau)
軸索に非常に豊富な微小管結合タンパク質。

タウオパチー(tauopathy)
過剰にリン酸化されたタウの凝集体で構成される神経原線維変化の存在によって特徴づけられる神経変性疾患。

ダウン症候群(Down syndrome)
21番染色体のコピーが1つ余分にあるために生じる症候群。遺伝学的な病因が明らかになっている知的障害では，最も頻度が高い。

多極性(multipolar)
細胞体から3本以上の突起が出ていること。

多型(polymorphism)
遺伝学の文脈において，同じ種における個体間のDNA配列の違い。

多種感覚ニューロン(polymodal neuron)
体性感覚系において，複数の感覚様式の刺激に応答するニューロン。

脱髄疾患(demyelinating disease)
髄鞘の損傷によりランヴィエ絞輪間の軸索膜抵抗が低下する疾患。絞輪部におけるイオンチャネルの破綻と，活動電位の伝導速度の低下を呈する。

脱分極(depolarization)
細胞内の電位が正の値側に変化すること。

脱抑制(disinhibition)
抑制性ニューロンの抑制性の出力が減弱すること。(図1-21)

多能性細胞(pluripotent cell)
胚のすべての種類の細胞に分化する可能性を有する細胞。

多発性硬化症(multiple sclerosis)
成人期に発症する一般的な中枢神経系の脱髄疾患。免疫細胞がミエリンを攻撃することで生じる白質における炎症性沈着物の存在が特徴である。原因はまだほとんどわかっていない。

タモキシフェン(tamoxifen)
CreERを参照。

単為生殖(parthenogenesis)
未受精卵から胚が発生する生殖様式で，遺伝物質の交換が含まれない。

単一チャネルコンダクタンス(single channel conductance：γ)
単一のイオンチャネルが開口したときのコンダクタンス。

単一ユニット記録法(single-unit recording)
1つの神経細胞の発火パターンのみを細胞外記録する方法。**細胞外記録法**も参照。(図13-31)

段階的電位(graded potential)
局所電位(local potential)。活動電位のもつ全か無かの性質とは対照的に，連続的な値をとって変化しうる膜電位。(図2-18)

短期記憶(short-term memory)
秒から分の単位で持続する記憶。(図10-4)

短期シナプス可塑性(short-term synaptic plasticity)
ミリ秒から分の単位で持続するシナプス効率の変化。

単極性(unipolar)
細胞体から出ている突起が1本で，それが分岐して樹状突起の枝と軸索の枝を形成していること。(図1-15)

短距離作用分子(軸索ガイダンスの；short-range cue)
それを発現する細胞と軸索が接触したときのみ軸索ガイダンス効果を示す細胞表面タンパク質。(図5-9)

単純型細胞(simple cell)
一次視覚皮質の第4層に豊富な，機能的に定義された神経細胞の型。特定の方位をもつスリット光に反応し，同時に刺激されると互いの効果を打ち消しあう独立したオン領域とオフ領域をもつ。(図4-39)

単純ヘルペスウイルス(herpes simplex virus：HSV)
有糸分裂後の神経細胞に外来遺伝子を導入する目的で広く使われるDNAウイルス。およそ150 kbの外来DNAを保持させることができる。(表13-1)

淡蒼球外節(globus pallidus external segment：GPe)
大脳基底核の間接路にある中継核。淡蒼球内節，黒質網様部，視床下核に投射するGABA作動性ニューロンがある。(図8-22)

淡蒼球内節(globus pallidus internal segment：GPi)
大脳基底核の2つの主要な出力核のうちの1つ。視床に投射するGABA作動性ニューロンがある。(図8-22)

タンパク質(protein)
アミノ酸がペプチド結合で直鎖状につながったもので，それぞれ固有のアミノ酸配列をもつ。

遅延線(delay line)
標的ニューロンへ聴覚信号を運ぶ細い軸索線維で，標的ニューロンの位置によって各軸索は異なる時間遅延をもつ。(図6-55)

知覚内容(percept)
具体的に知覚される物体または物体の脳表現。

逐次処理(serial processing)
情報処理の方法の1つ。情報処理の単位が逐次的なステップに沿って配列している。

知的障害(intellectual disability)
推論，問題解決，プランニング，抽象的思考，判断，学習など，一般的知能の障害によって特徴づけられる状態。

チャネル(channel)
水性ポアをもつ膜貫通タンパク質やタンパク質複合体で，開口時に特定の溶質のみを直接通過させる。(図2-8)

チャネルロドプシン(channelrhodopsin)
単細胞の緑藻の走光性を担う光感受性陽イオンチャネルのファミリー。**チャネルロドプシン2**も参照。(図12-21)

チャネルロドプシン2(channelrhodopsin-2：ChR2)
単細胞の緑藻で発見された光感受性陽イオンチャネル。他の生物に導入して光によって神経細胞を活性化させるために広く利用されている。**光遺伝学**も参照。(図12-21，13-45)

チャネロパチー(channelopathy)
イオンチャネルの変異によって生じる疾患。

注意(attention)
感覚情報の一部を，他の情報を捨てて，さらなるプロセシングへと進める認知機能。

中間前駆細胞(intermediate progenitor)
放射状グリア細胞から分裂してできた前駆細胞。これらはさらに分裂して，分裂後ニューロンを生み出す。(図7-4)

中間部分枝(interstitial branching)
伸長している突起の横から出てきた側枝。(図7-19)

中心窩(fovea)
霊長類の網膜の中心部で，錐体密度が高い。(図4-14)

中心周辺拮抗型受容野(center-surround receptive field)
受容野中心部の光刺激と受容野中心部のすぐ外側の光刺激が対立的であるという視覚系ニューロンの受容野特性。この概念は視覚系以外にも拡張されている。(図4-24)

中枢神経系(central nervous system)
脊椎動物における脳と脊髄。ある種の無脊椎動物では脳と神経索を指す。

中枢パターン発生器(central pattern generator：CPG)
感覚フィードバックを必要とせず，リズミカルな出力によって異なる筋肉の収縮を協調的に制御する中枢の神経回路。(図8-12，8-13)

中脳(midbrain/mesencephalon)
脳幹の最も吻側の部分。背側部の視蓋(哺乳類では上丘と下丘)，腹側部の被蓋が含まれる。また，胎生期の脳の3区分のうちの中央の部分で，前脳の尾側，後脳の吻側に位置する。(図1-8，7-3)

中脳水道周囲灰白質(periaqueductal gray：PAG)
中脳水道を取り囲む中脳灰白質構造。痛みの下行性制御や，すくみ反応などの防御行動の実行を含む多くの機能を果たす。(図6-70)

中脳歩行誘発野(mesencephalic locomotor region：MLR)
電気刺激により歩行活動を誘発する中脳の領域。

中胚葉(mesoderm)
中央の層の胚葉で，骨格系，結合組織，筋肉，循環系の原基となる。(図7-2)

超解像蛍光顕微鏡法(super-resolution fluorescence microscopy)
光の回折限界以下の解像度で標本をイメージングすることができる蛍光顕微鏡技術の総称。例えば，STED(stimulated emission depletion microscopy)では，焦点の蛍光分子を励起し，焦点の周りの蛍光をリング状に消失させることによって，回折限界以下の領域のみから蛍光を取り出す方法を使い，超解像を実現している。STORM(stochastic optical reconstruction microscopy)やPALM(photoactivated localization microscopy)では，蛍光が出るか出ないかの状態が光でスイッチする蛍光分子を使う。組織内にある蛍光分子のうち，ランダムな集団が蛍光を発するようになるように，光でスイッチを入れて蛍光画像を取得する。蛍光分子の位置の推定は，回折限界で制限された解像度より，はるかに高い精度で行うことができる。何度も繰り返すことで，視野全体の像を超解像度で再構成することが可能になる。(図13-25)

聴覚皮質(auditory cortex)
聴覚性の感覚入力を受容する大脳皮質領域。側頭葉に位置する。(図1-23)

腸管神経系(enteric nervous system)
自律神経系の一部であるが，消化管に付随しており，腸管神経系以外の自律神経系からはほぼ独立して消化を制御する。

長期記憶(long-term memory)
時間から年の単位で持続する記憶。(図10-4)

長期シナプス可塑性(long-term synaptic plasticity)
数時間から動物の一生にわたり持続するシナプス効率の変化。

長期増強(long-term potentiation：LTP)
シナプス効率の長期的な増強。入力する軸索の高頻度刺激など，さまざま条件で実験的に誘発できる。(図10-8)

長期抑圧(long-term depression：LTD)
シナプス効率の長期的な抑圧。特定の刺激条件で実験的に誘発できる。

長距離作用分子(軸索ガイダンスの；long-range cue)
それを発現する細胞から離れて作用することのできる分泌タンパク質。(図5-9)

聴神経(auditory nerve)
らせん神経節ニューロンからの軸索の束で，聴覚情報を脳幹に伝達する。また，おもに外有毛細胞にシナプスを形成する脳幹からの遠心性線維も含む。(図6-49)

調節性神経伝達物質(modulatory neurotransmitter)
神経修飾物質(neuromodulator)。シナプス後部の標的細胞の膜電位，興奮性，神経伝達物質の放出を双方向性に変化させうる神経伝達物質。

調節性ニューロン(modulatory neuron)
調節性神経伝達物質を放出するニューロン。興奮性ニューロン，抑制性ニューロンのいずれにも作用し，それらの興奮性やシナプス伝達を促進あるいは抑制の制御を行う。

超並列処理(massively parallel processing)
情報処理の方法の1つ。数多くの素子が，協調した演算を並行して行う。この方法は神経系の重要な特徴である。

跳躍伝導(saltatory conduction)
有髄軸索において，活動電位がランヴィエ絞輪から隣の絞輪へと「跳躍」して伝わる過程。(図2-26)

直接路(大脳基底核の；direct pathway)
大脳基底核の主要な神経回路の1つ。線条体の棘状投射ニューロンが直接淡蒼球内節・黒質網様部に投射する回路。(図8-22)

貯蔵(記憶の；storage)
記憶が神経系のどこかで持続的な表象として符号化されること。獲得と想起の間の過程。

貯蔵プール(reserve pool)
軸索終末に存在するシナプス小胞の大部分を占める画分で，即時放出可能プールを補充することができる。

チロシンヒドロキシラーゼ(tyrosine hydroxylase)
L-チロシンをL-ドパに変換する酵素。カテコールアミン生合成経路の律速酵素。(図11-20)

低閾値機械受容器(low-threshold mechanoreceptor：LTMR)
接触の感覚に関与する体性感覚ニューロンで，皮膚の毛包，特殊化した上皮細胞，および被包化された小体を神経支配する。振動，圧迫，皮膚の伸展，体毛の動きやなびきに反応する。(図6-63)

定位固定装置による注入(stereotactic injection)
三次元の座標を指定できる装置を用いて，動物の組織の小さな標的領域にウイルスのような物質を注入する方法。

定型的軸索除去(stereotyped axon pruning)
余剰に投射した軸索が除去されること。

抵抗(resistance：R)
物体や物質が電流の通過を制限する度合い。コンダクタンスの逆数であり，$R = 1/g$ の関係がある。

抵抗器(resistor)
電流の通過を制限する電気素子。抵抗器を流れる電流は両極間に電位差を生じさせる。(図2-13)

低性腺刺激ホルモン性性腺機能低下症(hypogonadotropic hypogonadism)
性腺刺激ホルモンレベルの低下による思春期発来の遅延，低下，欠損を特徴とする障害。

ティップリンク(tip link)
隣接する不動毛間の接続。より長い不動毛上のカドヘリン23と，より短い不動毛上のプロトカドヘリン15とで構成されている。(図6-47)

底板(floor plate)
脊髄の正中腹側にある構造。(図5-10，7-8)

低分子干渉RNA(short interfering RNA：siRNA)
マイクロRNA(21～26ヌクレオチド長)と似た長さの2本鎖RNA。タンパク質複合体を誘導して相補的配列をもつ標的mRNAを分解に導く。**RNA干渉**も参照。

ティモシー症候群(Timothy syndrome)
電位依存性Ca^{2+}チャネルである$Ca_v1.2$をコードする遺伝子の変異によって生じる症候群。不整脈と自閉症症状で特徴づけられる。(図11-45)

デオキシリボ核酸(deoxyribonucleic acid：DNA)
ヌクレオチドが連結してできた長い2本鎖分子。ヌクレオチドは糖であるデオキシリボース，リン酸基に加え，アデニン(A)，シトシン(C)，グアニン(G)，チミン(T)のうちいずれか1つの窒素塩基より構成される。

適応(進化における；adaptation)
特定の環境において生物の個体およびその子孫が生存し繁殖する可能性を高めるような，遺伝的もしくは形質上の変化。

適応度(fitness)
集団における1世代の自然選択の前後で，ある特定のアレル(または形質)の選択前の出現頻度に対する選択後の出現頻度の比。あるいは個体に関していうと，第2世代で特定のゲノムをもつことが期待される子孫の数。

デジタル信号伝達(digital signaling)
情報を表現するのに離散的な値(0と1)を用いる情報伝達。

テストステロン(testosterone)
ステロイドホルモンの一種で，雄の生殖システムの発達を促進(雄性化)し，雌の生殖システムの発達を阻害(脱雌性化)する。成体におい

ては性行動を刺激する。(図9-24)

テトラエチルアンモニウム(tetraethylammonium：TEA)
電位依存性K^+チャネルを選択的に阻害する薬物。

テトラサイクリン応答配列(tetracycline-responsive element：TRE)
テトラサイクリン調節性トランス活性化因子(tTA)またはリバースtTA(rtTA)が結合するDNA配列。**テトラサイクリン調節性トランス活性化因子**も参照。(図13-13)

テトラサイクリン調節性トランス活性化因子(tetracycline-regulated transactivator：tTA)
細菌由来の転写因子で，トランスジェニックマウスを含む異種系において導入遺伝子の発現を制御する目的で広く使われている。tTAは，プロモーター領域にテトラサイクリン応答配列(TRE)を含んだ標的遺伝子の発現を誘導する。ただし，テトラサイクリンまたは類似物質であるドキシサイクリンの存在下では，tTAの作用は抑制される。tTAの変異体であるリバースtTA(reverse tTA：rtTA)は，ドキシサイクリン存在下ではTREを活性化させて導入遺伝子を発現させるが，ドキシサイクリン非存在下では発現を誘導しない。(図13-13)

テトロード(tetrode)
4本の線で構成される細胞外電極。線の先端近傍の神経細胞の発火活動を，4本の線で独立に記録することができる。活動電位の振幅や波形にもとづいて分類すると，最大で20個前後の神経細胞の発火パターンを分離することができる。

テトロドトキシン(tetrodotoxin：TTX)
生物種を超えて電位依存性Na^+チャネルを強力に阻害し，また，実験では神経細胞の発火を抑えるのに使われる毒素。フグ，ある種のイモリやタコなどの共生細菌によって産生される。(図2-29)

電位依存性Ca^{2+}チャネル(voltage-gated Ca^{2+} channel)
Ca^{2+}を選択的に通過させるイオンチャネル。そのコンダクタンスは膜電位によって制御されている。(図2-34)

電位依存性イオンチャネル(voltage-gated ion channel)
膜電位に応じてコンダクタンスが変化するイオンチャネル。単一チャネルレベルでは，チャネルは開いているか閉じているかのどちらかの状態をとり，膜電位がその開口確率を変化させる。(図2-30)

電位固定法(voltage clamp)
膜電位を一定に維持(「固定」)している間に膜を通過するイオン電流を測定するために利用される実験技術。(図2-21)

てんかん(epilepsy)
反復する発作を特徴とする医学的状態。**発作**も参照。

電気運動性(electromotility)
蝸牛の外有毛細胞の特性で，細胞は長軸方向に過分極によって長くなり，脱分極によって短くなる。(図6-52)

電気回路(electrical circuit)
少なくとも1つの閉回路を形成するように配線された電気素子。

電気化学的勾配(electrochemical gradient)
化学的勾配と電気的勾配を組み合わせたもので，電荷を帯びた溶質が膜内外を移動する向きと程度を決定する。(図2-9)

電気シナプス(electrical synapse)
ギャップ結合において，豊富にみられる細胞間接合部。2つの細胞の間で脱分極性および過分極性の信号を(通常，双方向性に)伝達する。**ギャップ結合**も参照。(図1-14)

電気穿孔法(electroporation)
導入遺伝子を含むDNAを細胞内に導入する方法の1つ。DNA分子は負に荷電しているので，電流を流すと細胞内に導入できる。動物でこれを行うには，DNA分子を入れた微小ピペットを標的細胞の傍に配置し，ピペット内から電流を流す。

電気的勾配(electrical gradient)
膜内外の電位差で，電荷を帯びた溶質が膜内外を移動する向きと程度に寄与する。電荷を帯びた溶質が，その逆の電荷をもつ側へ移動するのを促進する。(図2-9)

電子顕微鏡(electron microscope)
顕微鏡技術の1つ。電子線を使って標本の像を結ばせる。光学顕微鏡と比べて，はるかに高い解像度が得られ，1 nm以下しか離れていないものも弁別できる。**走査型電子顕微鏡**，**透過型電子顕微鏡**も参照。

転写(transcription)
RNAポリメラーゼがDNAを鋳型としてRNAを合成する過程。(図2-2)

転写因子(transcription factor)
標的遺伝子の転写を制御するDNA結合タンパク質。

転写単位(transcription unit)
RNA合成の鋳型として働く遺伝子の一部分。(図2-2)

電池(battery)
両極間の電位差(電圧)を一定に保ち，エネルギー供給源として働くことができる電気素子。(図2-13)

電流-電圧曲線(I-V curve)
イオンチャネルを含む膜を流れる電流(I)と膜内外の電位差(V)との間の関係をグラフに表したもの。(図3-17)

透過型電子顕微鏡(transmission electron microscope)
電子顕微鏡の一種。生物標本の超薄切片(通常は100 nm以下)を透過する高圧電子線を用いて画像を形成する。

透過性(permeability)
特定のイオンを透過させる膜の能力で，おもに，そのイオンを透過させることができる開口チャネルの数によって決定される。

同義置換(synonymous substitution)
DNAがコードするタンパク質のアミノ酸を変化させないようなヌクレオチド置換。遺伝的浮動を算出する際に利用される。

統合失調症(schizophrenia)
精神疾患の1つで，陽性症状(幻覚や妄想など健常者には存在しない症状)，陰性症状(社交性の回避，意欲の欠如など，正常では存在すべきいくつかの特性を喪失していることを反映した症状)，認知障害(記憶，注意，遂行機能の障害など)といった一連の症状で特徴づけられる。

同時性検出器(シナプス伝達の；coincidence detector)
神経伝達物質の結合とシナプス後細胞の脱分極が同時に起こったときにのみ活性化する受容体。NMDA受容体など。

同時性検出器(聴覚系の；coincidence detector)
左耳と右耳からの同時の聴覚信号によって最も活性化される細胞。

投射ニューロン(projection neuron：PN)
ニューロンの細胞体が位置する中枢神経系領域の外に投射する軸索をもつニューロン。昆虫の嗅覚系では，嗅覚受容ニューロンの軸索からの入力を受け，脊椎動物の僧帽/房飾細胞に類似した，より高次の嗅覚中枢に出力を送る二次ニューロンである。(図6-27)

同側(ipsilateral)
正中線の同じ側。例えば，同側軸索投射とは，軸索が正中交差せず，細胞体と同じ側の神経系に終止することをいう。

導体(conductor)
電流を通す物体や物質。

頭頂葉(parietal lobe)
大脳皮質の4つの葉の1つ。前頭葉の後方，後頭葉の上方に位置する。（図1-23）

同定ニューロン(identified neuron)
存在部位や大きさ，形態などの共通性から，同じ種のすべての個体に存在しているとみなせるニューロン。

動的極性化説(theory of dynamic polarization)
おのおののニューロンは(1)受容のための構造（細胞体と樹状突起），(2)信号の伝導のための構造（軸索），(3)エフェクターとしての構造（軸索終末）を有するという考え。Ramón y Cajalによって最初に提唱されたこの理論によると，ニューロンの信号は，樹状突起から細胞体を経て軸索へ流れることになる。

導入遺伝子(transgene)
生物の体細胞や生殖細胞に導入する目的で，試験管内で作製された遺伝子。（図13-11）

島皮質(insular cortex)
味覚，痛み，内受容感覚を担う大脳皮質領域。（図6-35，8-33）

頭方位細胞(head direction cell)
動物の環境内の位置にかかわらず，空間内の特定の方向に頭部が向いたときに発火する細胞。

ドキシサイクリン(doxycycline)
テトラサイクリンの類似物質で，細胞膜や血液脳関門を容易に通過する。tTA/rtTA/TREシステムで遺伝子発現を時間的に制御するのに広く使われている。（図13-13）

特徴周波数(characteristic frequency)
聴覚系の特定の細胞にとって最も感度が高い音周波数。

登上線維(climbing fiber)
個々のプルキンエ細胞の樹状突起の主枝を「登って」シナプスを形成する軸索。下オリーブ核にあるニューロンからの軸索枝である。（図8-20）

L-ドパ(L-dopa)
カテコールアミン生合成経路において，チロシンとドパミンの間に位置する中間代謝物。（図11-20）

ドパミン(dopamine)
アミノ酸であるチロシンに由来するモノアミン神経修飾物質。（図11-20，表3-2）

ドプラ効果(Doppler effect)
音源が観察者に近づいていると検出される音の周波数が高くなり，遠ざかっていると低くなる現象。

トポグラフィックマップ(topographic map)
外界あるいは動物の外界との相互作用の特徴を，脳の領域に対応させて表象したもの。例えば，**運動ホムンクルス**，**感覚ホムンクルス**，**網膜部位再現**を参照。

ドライバー導入遺伝子(driver transgene)
2成分発現システムで使われる一対の導入遺伝子の片方。特定の組織でのみ働くプロモーター，または時間的に発現が制御されるプロモーター下に，転写因子またはリコンビナーゼを発現する。（図13-13）

トランスサイトーシス(transcytosis)
膜貫通タンパク質や細胞外タンパク質が，エンドサイトーシスによってある細胞区画から回収された後，エキソサイトーシスによって別の細胞区画へ運ばれる過程。

トランスシナプス標識法(trans-synaptic tracing)
神経細胞もしくは神経細胞群（スターター細胞もしくはスターター細胞群）がシナプス結合をする相手を標識する方法。逆行性トランスシナプストレーサーは，スターター細胞のシナプス前細胞にあたる細胞を標識する。一方，順行性トランスシナプストレーサーは，スターター細胞のシナプス後細胞にあたる細胞を標識する。（図13-30）

トランスデューシン(transducin)
脊椎動物視細胞において，光で活性化されたロドプシン（または錐体オプシン）とホスホジエステラーゼの活性化をつなぐ三量体Gタンパク質。（図4-8）

トロンボスポンジン(thrombospondin：TSP)
種々の機能を有する分泌タンパク質ファミリーに属するタンパク質。アストログリアから産生され，シナプス形成を誘導する。

■な

内因性カンナビノイド(endocannabinoid)
アナンダミドや2-アラキドノイルグリセロールなど，親油性の分子である内因性のカンナビノイド。ある種のシナプス後細胞で細胞内Ca^{2+}濃度の上昇に応答して産生され，シナプスを拡散し，Gタンパク質共役受容体CB1に結合してシナプス前細胞からの伝達物質放出に影響を与える。

内因性信号イメージング(intrinsic signal imaging)
活性化したニューロン周辺の組織の光学的特性の変化を利用して神経活動を測定する方法。光学的特性の変化は基本的にその領域の血中酸素飽和度の変化で起こる。（図4-42）

内因性光感受性網膜神経節細胞(intrinsically photosensitive retinal ganglion cell：ipRGC)
メラノプシンを発現し，光で直接脱分極させることができる網膜神経節細胞。（図4-36）

内在的特性(intrinsic property)
ニューロンが発現するイオンチャネルの構成，密度，細胞内局在，生物物理学的特性によって規定される，細胞の電気生理学的な特性。

内受容感覚(interoception)
内臓の状態の感覚。

内臓運動系(visceral motor system)
自律神経系を参照。

内臓運動ニューロン(visceral motor neuron)
自律神経系の節前ニューロンと節後ニューロン。

内臓感覚ニューロン(visceral sensory neuron)
末梢側の側枝は内臓に投射し，中枢側の側枝は脊髄や脳幹に投射する感覚ニューロン。（図8-33）

内側視索前野(medial preoptic area：MPOA)
前視床下部に位置する性的二型核で，雄の求愛行動を制御する。（図9-28，9-32）

内側膝状体(medial geniculate nucleus)
聴覚信号を処理して聴覚皮質に伝達する視床核。(図6-54)

内側扁桃体(medial amygdala)
嗅覚扁桃体複合体の一部で,副嗅球の僧帽細胞から直接入力を受ける。性的二型性を有し,雄の求愛行動を制御する。(図9-32)

内胚葉(endoderm)
内側の層の胚葉で,肝臓,腸管の内側,気管といったさまざまな臓器や組織の原基となる。(図7-2)

内分泌(endocrine)
離れた部位で産生されたシグナルが血流を循環し,受容細胞へと作用するようなシグナル伝達の形式。

内分泌系(endocrine system)
分泌腺から産生されたホルモンが血流に乗って全身を循環するような分泌系。

長さ定数(length constant:λ)
空間定数(space constant)。電気信号の受動的電気特性を規定する重要な指標の1つ。神経突起において,膜電位変化の大きさが,最初の値の約37%(1/e)まで減衰する距離に相当する。

ナルコレプシー(narcolepsy)
昼間でも起きていることが困難になる睡眠障害であり,特に喜んだり興奮した後に症状が顕著となる。神経ペプチドであるオレキシンの欠乏やオレキシン作動性ニューロンの障害によって起こる。

匂い物質(odorant)
嗅覚を誘発する一般的には揮発性の分子。

苦味(bitter)
おもに有毒物質である可能性を動物に警告する機能をもつ味覚様式。通常は嫌悪的に働く。

二項分布(binomial distribution)
離散確率分布の1つで,n回の独立した試行のうちk回の事象が起きる頻度fを記述する。それぞれの試行においてある事象が起きる確率をpとすると,$f(k; n, p)=n!/[k!(n-k)!]p^k(1-p)^{n-k}$と表される。(BOX 3-1)

ニコチン性アセチルコリン受容体(nicotinic acetylcholine receptor:nAChR)
アセチルコリン受容体を参照。

二次抗体(secondary antibody)
一次抗体を選択的に認識する抗体。通常,蛍光分子,または着色物質を産生する酵素を結合させてある。

二次樹状突起(secondary dendrite)
横方向に伸びる僧帽細胞の樹状突起で,顆粒細胞および他の嗅球介在ニューロンとの相互シナプスを形成し,異なる嗅覚処理チャネルに情報を広げるために使用される。糸球体へ伸びている僧帽細胞の一次(頂端)樹状突起とは異なる。(図6-17)

ニッスル染色(Nissl stain)
核酸を標識する染色法で,細胞質内の粗面小胞体などがよく標識される。クレシルバイオレットのような塩基性色素が用いられる。核酸分子は負に荷電しているので,H^+を受容し正に荷電している塩基性色素に染まりやすい。(図13-18)

入力特異性(長期増強の;input specificity)
長期増強(LTP)の特性の1つで,LTPを誘発できる刺激を受けたシナプスのみで起こり,同じ樹状突起の刺激を受けていない別のシナプスでは起こらないという現象。(図10-9)

ニューレキシン(neurexin)
シナプス前膜に局在するタンパク質で,シナプス接着を担う。おもな結合相手としてニューロリギンが知られる。(図7-25)

ニューロトロフィン(neurotrophin)
分泌型のシグナルタンパク質ファミリーの1つで,標的ニューロン上の特異的な受容体に結合してその生存,形態,生理を制御する。哺乳類のニューロトロフィンには神経成長因子(NGF),脳由来神経栄養因子(BDNF),ニューロトロフィン3(NT3),ニューロトロフィン4(NT4)が含まれる。p75NTR,Trk受容体も参照。(図3-39, 7-32)

ニューロトロフィン3(neurotrophin-3:NT3)
ニューロトロフィンを参照。

ニューロトロフィン4(neurotrophin-4:NT4)
ニューロトロフィンを参照。

ニューロピリン1(neuropilin-1:Nrp1)
セマフォリンの共受容体。

ニューロファシン(neurofascin)
免疫グロブリンスーパーファミリーに属する分子でさまざまな機能をもつが,プルキンエ細胞においては,軸索ガイダンスキューとして働き,かご細胞の軸索とシナプス前終末を正しく投射させる。

ニューロフィラメント(neurofilament)
脊椎動物の神経細胞内に存在する中間径フィラメント(細胞骨格をなす重合体であり,Fアクチンと微小管の中間の直径を有する)。軸索内に集積してその安定性に寄与している。

ニューロリギン(neuroligin)
シナプス後膜に局在するタンパク質で,シナプス接着を担う。おもな結合相手としてニューレキシンが知られる。(図7-25)

ニューロン(neuron)
神経細胞(nerve cell)。電気的興奮細胞で,神経系の機能単位として情報を受容,統合,伝播,伝達する。

ニューロン説(neuron doctrine)
個々のニューロンが神経系の機能単位であるとする考え。

二卵性双生児(dizygotic/non-identical twins)
同胞双生児(fraternal twins)。別々の精子によって受精した2つの別々の受精卵(接合子)に由来する双生児。遺伝子の50%しか一致していない。

認知学習(cognitive learning)
単に行動の変化というより,新たな知識の獲得としての学習を重要視する学習理論。

熱感覚(thermosensation)
温度の感覚。

熱感覚ニューロン(thermosensory neuron)
温度を感知する体性感覚ニューロン。

ネトリン/Unc6(netrin/Unc6)
脊椎動物(ネトリン)では生化学的に,線虫(Unc6)では遺伝学的スクリーニングで同定された分泌型の相同タンパク質。脊椎動物と線虫を用いた正中での軸索ガイダンスの研究過程で最初に発見された,多くの生物種で使われている軸索ガイダンス分子である。(図5-10)

ネマトシン（nematocin）
脊椎動物のオキシトシンやバソプレッシンに相当する線虫の分子。（図9-45）

ネルンストの式（Nernst equation）
あるイオンの平衡電位と、膜内外における濃度との関係を表す方程式。

脳（brain）
中枢神経系の吻側部で、頭部に位置し、神経系が機能するための指令中枢をなす。（図1-8）

脳幹（brainstem）
中脳、橋、延髄からなる構造。（図1-8）

脳室（ventricle）
神経管の管腔からできる空洞。脳脊髄液で満たされている。（図7-5）

脳室帯（ventricular zone）
脳室に接した細胞の層。（図7-4）

脳スライス標本（brain slice）
脳組織を切り出した新鮮な切片（通常は数百 μ m の厚さ）で、三次元構造がほぼ維持されており、神経細胞や神経回路特性を in vitro で生理学的に研究するために用いられる。

能動的電気特性（active electrical property）
電位依存性のイオンコンダクタンス変化にもとづく膜の性質。受動的電気特性によって生じる、距離に応じた電気信号の減衰を軽減ないしは回避しうる。

能動輸送（active transport）
溶質が輸送体を介して、電気化学的勾配に逆らった向きに膜内外を移動する輸送様式。ATPの加水分解、光、あるいは他の溶質の移動などの外部エネルギーを利用する。（図2-8）

脳波（electroencephalography：EEG）
頭皮上の特定の場所に置かれた表面電極間の電位差を記録する方法。表面電極の下にある多数の大脳皮質ニューロンの集合的電気活動が測定される。（図8-51、11-47）

脳由来神経栄養因子（brain-derived neurotrophic factor：BDNF）
Trk受容体、ニューロトロフィンを参照。

脳梁（corpus callosum）
2つの大脳半球を連結する軸索の束からなる脳の中の構造。（図7-10）

脳梁投射ニューロン（callosal projection neuron：CPN）
脳梁を越えて対側の大脳皮質に軸索を伸長する大脳皮質のニューロン。（図7-10）

ノーザンブロット法（northern blotting）
RNA混合物中の特定のRNAの量を調べる方法。ゲル電気泳動によりRNAを分離した後、膜に移しとる。つぎに、標識された核酸プローブを膜にハイブリッド形成させて、プローブとハイブリッド形成した目的のRNA分子を可視化する。この方法でRNAの発現パターンを調べることができる。（図6-9）

ノックアウト（knockout）
ゲノム工学の手法の1つで、特定の遺伝子を不活性化させる方法。マウスを用いた実験では、通常、胚性幹細胞（ES細胞）で相同的組換えを引き起こし、標的遺伝子に変異を作り出すことで、その遺伝子が発現しないようにする。このようにして作製される変異マウスは、その特定の遺伝子のノックアウトマウスと呼ばれる。（図13-6）

ノックイン（knock-in）
ゲノム工学の手法の1つで、外来遺伝子あるいは内在遺伝子のバリアントなどの改変遺伝子を、ゲノム上の特定の位置に挿入する手法。内在遺伝子に1塩基対レベルからの変異を導入することができる。

ノルアドレナリン（noradrenaline）
ノルエピネフリン（norepinephrine）。ドパミンから合成されるモノアミン神経修飾物質。（図11-20、表3-2）

ノンレム睡眠（non-REM sleep）
急速眼球運動を伴わない睡眠状態、すなわちレム睡眠以外の睡眠状態を指す。（図8-51）

■は

バイオマーカー（biomarker）
正常な生物学的過程や病原的過程、治療的介入に対する反応の指標として、客観的に測定され評価される生物学的特性。（図11-10）

胚性幹細胞（embryonic stem cell）
ES細胞。発生初期の胚に由来する多能性細胞で、in vitro で無限に増殖し、in vivo において、胚のすべての種類の細胞を生み出すことができる。（図11-23）

背側経路（dorsal stream）
一次視覚皮質から頭頂葉へ向かう視覚処理経路。動きと奥行きの弁別に関与し、"where" 経路とも呼ばれる。（図4-48）

背側皮質（dorsal cortex）
哺乳類の新皮質の進化的な原型で、爬虫類に存在する。哺乳類の新皮質が6層からなるのに対し、背側皮質は薄い3層からなる。

背腹軸（dorso-ventral axis）
背から腹の方向の体軸。

パーキンソン病（Parkinson disease：PD）
よくみられる神経変性疾患の1つで、黒質のドパミン作動性ニューロンの死によって引き起こされる。おもに運動のコントロールが障害され、振戦、筋の固縮、動作の緩慢、歩行困難などの症状を呈する。（図11-16）

白質（white matter）
中枢神経系の中で、オリゴデンドログリアと有髄線維が豊富な部分。ミエリンは脂質を多く含むため白くみえる。

バクテリオロドプシン（bacteriorhodopsin）
光で駆動される古細菌の H^+ ポンプ。（図12-20）

破傷風毒素（tetanus toxin）
破傷風菌（Clostridium tetani）により産生されるプロテアーゼ。シナプトブレビンを特定の部位で切断して神経伝達物質の放出を阻害する。

場所細胞（place cell）
海馬の細胞で、動物が環境内の特定の位置にいるときに発火頻度が最大になる。

場所受容野（place field）
ある環境内で特定の場所細胞の発火頻度が最大になるような物理的な位置。

バソプレッシン（vasopressin）
下垂体後葉の視床下部ニューロンや、ある種の中枢神経系ニューロンから放出される神経ペプチドホルモン。水分バランスと社会性行動を制御する。

パチニ小体(pacinian corpuscle)
順応が速いⅡ型(RA Ⅱ)低閾値機械受容器(LTMR)の末梢終末と密接に関連した被包化構造体。(図6-64)

発現クローニング(expression cloning)
遺伝子をクローニングする戦略の1つ。相補的DNA(cDNA)のプールを細胞に遺伝子導入し,機能アッセイにより目的のcDNAを含むプールを同定する。cDNAプールを分割してアッセイを繰り返すことによって,単一のcDNAを同定する。(図6-68)

発色団(chromophore)
分子の光吸収部分。

発生期軸索変性(developmental axon degeneration)
正常な発生過程において軸索が断片化し,周囲のグリア細胞に飲み込まれる過程。

パッチクランプ記録法(patch clamp recording)
電気生理学的な記録方法の1つ。ガラス電極(パッチピペット)と細胞膜との間に高い抵抗のシールを形成させる。その後の操作の違いで,セルアタッチドパッチ記録法,切り抜きパッチ記録法,ホールセルパッチ記録法などに分かれる。(図13-37)

パッチピペット(patch pipette)
パッチクランプ記録法を参照。

速い軸索輸送(fast axonal transport)
50〜400 mm/日の速度で移動する細胞内輸送。細胞小器官,膜貫通タンパク質,分泌タンパク質などが対象となる。(図2-4)

パラクリン(paracrine)
ある細胞が産生したシグナルを,近傍の細胞が受容するというシグナル伝達の形式。

バレル(barrel)
樽状構造。齧歯類の一次体性感覚皮質の第4層にある,ヒゲに対応して区分けされた解剖学的単位構造。すべてのヒゲに対するバレルを含む大脳皮質領域をバレル皮質(barrel cortex)と呼ぶ。脳幹と視床にある同様の区分けされた単位構造をそれぞれ,バレレット(barrelette)およびバレロイド(barreloid)と呼ぶ。(図5-27)

バレル皮質(barrel cortex)
バレルを参照。

ハロロドプシン(halorhodopsin)
光によって活性化される古細菌由来の内向きCl^-ポンプ。神経細胞に発現させると,光によって神経活動を抑制することができるようになる。光遺伝学も参照。(図13-45)

パワーストローク(power stroke)
ミオシン線維とアクチン線維が相対的に動く過程。ATPの加水分解による化学エネルギーを,ミオシンモーターによる機械エネルギーへと変換することが原動力となる。(図8-4)

反回抑制(recurrent inhibition)
交差抑制(cross inhibition)。2つの並行して走る興奮性の経路が,抑制性介在ニューロンを介して,互いに他を抑制する回路モチーフ。(図1-21)

半規管(semicircular canal)
前庭系の感覚器で,特定の平面における角加速度を感知する。(図6-59)

半球(hemisphere)
脳の吻側部の左右2つの部分それぞれを指す。

反響定位(echolocation)
自ら発信した超音波パルスの反響をもとに物体の位置を探る能力で,特定の種にそなわる。

伴性(sex-linked)
遺伝子の変異のうち,性染色体上に存在する遺伝子に特徴的なメンデルの遺伝形式に従うもの。(図11-34)

ハンチンチン(huntingtin)
ハンチントン病を参照。

ハンチントン病(Huntington disease:HD)
優性遺伝する疾患で,通常は中年期に発症する。発症当初は,うつや気分の変動が特徴的だが,やがて線条体ニューロンの変性のため,異常な運動が出現する。ハンチンチンタンパク質におけるポリグルタミンリピートの伸長によって引き起こされる。(図11-14)

ピエゾ(Piezo)
各サブユニットが30以上の膜貫通領域を有する機械感受性イオンチャネル。(図6-66)

光遺伝学(optogenetics)
オプトジェネティクス。光を使って神経活動を操作する方法の総称。エフェクター分子を神経細胞に発現させて,光によってこれを活性化させる。エフェクター分子としては多くの場合,微生物由来のオプシン(例えば,チャネルロドプシン2,アーキロドプシン,ハロロドプシン)が使われる。(図13-45)

光シート蛍光顕微鏡(light-sheet fluorescence microscope)
蛍光顕微鏡の一種。焦点面(z軸に対して垂直な平面)のみが,横からの薄いシート状のレーザー光によって照射される。その焦点面から生じるすべての蛍光を,検出器で同時に検出する。(図13-19)

光変換機構(phototransduction)
光の吸収で引き起こされる生化学反応。(図4-10)

ピクロトキシン(picrotoxin)
植物毒の一種で,$GABA_A$受容体の強力な阻害薬。

皮質下投射ニューロン(subcerebral projection neuron:SCPN)
大脳皮質第5層のニューロンで,軸索を橋,上丘,脊髄など皮質下の標的に対して投射する。(図7-10)

皮質視床投射ニューロン(corticothalamic projection neuron:CTPN)
大脳皮質第6層のニューロンで,軸索を視床に投射する。(図7-10)

微小管(microtubule)
主要な細胞骨格成分の1つで,αチューブリンとβチューブリンからなる13本のプロトフィラメントが集まって中空の円筒状構造を形成している。(図2-5)

微小刺激法(microstimulation)
近隣の限られたニューロンを活性させるために細胞外電極を通じて微量の電流を与えること。

微小終板電位(miniature end-plate potential:mEPP)
運動ニューロンからの自発的な神経伝達物質放出によって生じる筋細胞の小さな脱分極。(図3-2)

微小神経電図(microneurography)
覚醒しているヒトを対象として末梢神経の神経活動を記録するために使用される神経生理学的技術。

ヒスタミン(histamine)
調節性神経伝達物質として働くモノアミン類で,アミノ酸のヒスチジ

ンから合成される。(図3-16, 表3-2)

非相同的末端結合(nonhomologous end joining)
DNA修復機構の1つ。2本鎖切断の起きたDNA分子の切断端をふたたび結合させる。修復の過程で配列の微小な欠失や重複がしばしば起きる。(図13-8)

鼻側(網膜部位再現地図の；nasal)
鼻に近い側。

非対称細胞分裂(asymmetric cell division)
2つの娘細胞が生まれたときから異なった細胞種になるような細胞分裂。

非同義置換(non-synonymous substitution)
DNAがコードするタンパク質のアミノ酸を変化させるようなヌクレオチド置換。

非発火ニューロン(non-spiking neuron)
情報を伝えるために活動電位ではなく段階的電位を利用するニューロン。

不安障害(anxiety disorder)
精神疾患の1つのカテゴリーで, 全般性不安障害(不幸に見舞われるのではないかと常に心配していることで特徴づけられる), 恐怖症, パニック障害(非合理的な恐怖で特徴づけられる), 強迫性障害などが含まれる。

フィードバック抑制(feedback inhibition)
興奮性ニューロンが, 抑制性ニューロンに出力を与え, またその抑制性ニューロンからの入力を受ける回路モチーフ。(図1-21)

フィードフォワード興奮(feedforward excitation)
直列に結合した興奮性ニューロンが, 脳の複数の領域に情報を伝播させる回路モチーフ。(図1-21)

フィードフォワード抑制(feedforward inhibition)
シナプス後ニューロンが, シナプス前ニューロンからの直接の興奮性入力と, この興奮性ニューロンから抑制性介在ニューロンを介した, 2シナプス性の抑制性入力を受ける回路モチーフ。(図1-21)

風味(flavor)
味覚と嗅覚の合成されたもの。

フェロモン(pheromone)
同種の個体間においてある特定の反応を惹起する物質。

不応期(refractory period)
活動電位の発生後, 別の活動電位を発生することができない時間帯。(図2-25)

不活性化(イオンチャネルの；inactivation)
チャネルのイオンコンダクタンスが最初に上昇したのち, 低下する現象。不活性化したチャネルは, 閉じているチャネルとは状態が異なる。

副嗅覚系(accessory olfactory system)
鋤鼻系(vomeronasal system)。解剖学的ならびに生化学的に主嗅覚系とは異なる系で, フェロモンや天敵の手がかりとなるような不揮発性の化学物質やペプチドを検出して分析する。(図6-22)

副嗅球(accessory olfactory bulb)
嗅球に隣接する脳領域で, 鋤鼻器からの感覚ニューロンの軸索投射先である。(図6-22)

副交感神経系(parasympathetic nervous system)
エネルギー消費を節約する方向に制御する自律神経系の1つ。副交感神経系の活性化は心拍を遅くし, 血流量を下げ, 肺の気道を収縮させ, 唾液や消化液の分泌を促進する。(図8-31, 8-32)

複雑型細胞(complex cell)
一次視覚皮質の第4層以外のすべての層に存在する, 機能的に定義された神経細胞の型。互いの効果を打ち消しあうオン領域とオフ領域をもたず, 暗い背景中の明るいスリット光や明るい背景中の暗いスリットに反応する。刺激に用いるスリット光は特定の方位をもっていなければならないが, 刺激は受容野内のどこに加えてもよい。(図4-40)

腹側経路(ventral stream)
一次視覚皮質から側頭葉へ向かう視覚処理経路。形と色の解析に関与し, "what"経路とも呼ばれる。(図4-48)

腹側神経索(ventral nerve cord)
無脊椎動物の中枢神経系の構造で, 脳の後ろに位置する。脊椎動物の脊髄に相当する。(図7-11, 7-12)

腹側淡蒼球(ventral pallidum)
側坐核からのGABA作動性投射ニューロンの主要な標的となる大脳基底核領域。(図9-44)

腹側被蓋野(ventral tegmental area：VTA)
中脳の神経核で, おもに腹側線条体(側坐核)と前頭前皮質に投射するドパミン作動性ニューロンを有する。(図8-22, 11-31)

符号(sign)
感覚生理学において, 刺激によってニューロンの活動や膜電位が変化する方向(例えば, 刺激でニューロンが脱分極すれば符号は+, 刺激でニューロンが過分極すれば符号は-)。

符号化空間(coding space)
ニューロン集団の活動を記述するために使用される理論上の空間。集団内の各ニューロンの発火頻度が空間内の1つの次元(軸)を構成し, 集団全体の活動状態はこの空間内の点として表される。(図6-30)

不動毛(stereocilium)
有毛細胞の頂端表面上に配置された, Fアクチンの束からできたかたい円柱。同じ有毛細胞の不動毛は, 階段のように少しずつ高くなるように配列している。(図6-47, 6-50)

ブラジキニン(bradykinin)
炎症の際に放出されるペプチド。侵害受容ニューロンの末梢終末上の特異的なGタンパク質共役受容体に結合する。(図6-71)

プラセボ効果(placebo effect)
痛み知覚の文脈において, 痛みを軽減する治療を受けたという誤った信念によって, 一部の患者で痛みの感覚が減少する現象。

プリオン仮説(prion hypothesis)
スクレイピーにおける感染性の因子はタンパク質そのものであるとする考え。

プリオン病(prion disease)
プリオンタンパク質(PrP)が特定のコンホメーション(PrP^{Sc})をとって, 脳内で増殖してゆくことで特徴づけられる疾患。PrP^{Sc}は凝集し, 広範な神経変性と神経細胞死を引き起こす。PrP^{Sc}はその無害なコンホメーションのPrP(PrP^C)と結合し, コンホメーションの変化を誘導してPrP^{Sc}へと変換させることによって広がってゆく。ヒツジやヤギのスクレイピー, ウシの狂牛病, クールー(儀式的食人が行われていたある部族で発生したヒトの疾患), 遺伝性クロイツフェルト・ヤコブ病(*Prp*遺伝子の変異により, PrP^CがPrP^{Sc}のコンホメーションを自然にとりやすくなるヒトの疾患)がある。(図11-13)

フルオキセチン(fluoxetine)
広く使用されている抗うつ薬で，選択的セロトニン再取り込み阻害薬として作用する。プロザックはその商品名の1つ。**選択的セロトニン再取り込み阻害薬**も参照。(図11-27)

プルキンエ細胞(Purkinje cell)
小脳皮質のGABA作動性ニューロンで，高度に分岐した樹状突起を平面状に伸ばしている。平行線維(小脳顆粒細胞の軸索)と下オリーブ核ニューロンに由来する登上線維から興奮性入力を受け，深部小脳核に出力を送る。(図1-11，8-20)

プレキシン(plexin)
軸索ガイダンス分子であるセマフォリンの受容体として働く一群のタンパク質。

プレスチン(prestin)
蝸牛の外有毛細胞の電気運動性を仲介するタンパク質。

プレセニリン(presenilin)
γセクレターゼ複合体のサブユニットとして機能する複数回膜貫通タンパク質のファミリー(プレセニリン-1およびプレセニリン-2)。家族性アルツハイマー病を引き起こす変異の研究で最初に同定された。(図11-5)

ブローカ野(Broca area)
左前頭葉で言語の産生に関与している領域。この領域に病変をもつ患者は発話が困難になる。(図1-23)

プログラム細胞死(programmed cell death)
アポトーシス(apoptosis)。細胞死の一形態であり，細胞がみずから細胞死プログラムを開始することによって死ぬ。

プロスタグランジン(prostaglandin)
炎症の際に放出される脂質の一種。侵害受容ニューロンの末梢終末上の特異的なGタンパク質共役受容体に結合する。(図6-71)

プロテイノパチー(proteinopathy)
タンパク質のコンホメーション，相互作用，ホメオスタシスの変化によって起こる疾患。

プロテインキナーゼA(protein kinase A：PKA)
サイクリックAMP依存性プロテインキナーゼ(cAMP-dependent protein kinase)，Aキナーゼ(A-kinase)。セリン/トレオニンキナーゼの一種で，2つの調節サブユニットと2つの触媒サブユニットからなる。サイクリックAMP(cAMP)が調節サブユニットに結合すると触媒サブユニットが解離し，基質をリン酸化できるようになる。(図3-33)

プロテインキナーゼC(protein kinase C：PKC)
セリン/トレオニンキナーゼの一種で，ジアシルグリセロールとCa^{2+}が結合すると活性化され，広範な基質をリン酸化する。(図3-34)

プロテインホスファターゼ(protein phosphatase)
キナーゼとは逆に，リン酸化されたタンパク質からリン酸基を除く酵素。

プロトカドヘリン(protocadherin)
構造および生化学的性質がカドヘリンに類似した，脊椎動物の細胞接着分子クラスの1つ。

分界条床核(bed nucleus of stria terminalis：BNST)
性的二型核で，副嗅球の僧帽細胞から直接入力を受ける。雄の求愛行動を制御するなど多様な機能がある。(図9-32)

分岐成分分析(cladistic analysis)
系統樹での関係性にもとづいて生物の形質の出現や変化を解析する研究。

分散地図(discrete map)
神経地図の一種で，糸球体や層構造などでみられるように，入力や標的ニューロンやその突起が，異なる単位(細胞の種類など)ごとに空間的に収束するもの。(図7-33)

分子時計(molecular clock)
遺伝子の塩基配列の変化する速度を用いて，化石による記録で補正して2つの生物種が分岐した時期を推定する方法。

分泌タンパク質(secreted protein)
細胞外へ搬出されるタンパク質。(図2-2)

平滑筋(smooth muscle)
消化器，呼吸器，血管，排泄器，生殖器などの動きを制御する筋肉。

平行線維(parallel fiber)
顆粒細胞の軸索の一部であり，軟膜表面に対して平行に走行しプルキンエ細胞の樹状突起のなす平面に対して直角に入力する。(図8-20)

平衡電位(equilibrium potential)
膜を通過するイオンに働く互いに逆向きの電気的駆動力と化学的駆動力とがつりあい，正味の移動がなくなったときの膜電位。

並体結合(parabiosis)
2匹の動物の循環系を外科的に結合することで，循環血液中の物質を共有させる実験手法。

閉ループ(closed-loop)
系の出力が系の入力に直結していること。例えば，行動実験パラダイムに関していえば，動物に影響を与え行動を促すような環境刺激があるとする。この動物が何らかの行動を起こすと，その行動によって動物を囲む環境が変化するような状況。

ペースメーカ(pacemaker)
入力なしでもリズミカルな出力を作り出すことができる細胞。

ヘテロフィリックな結合(heterophilic binding)
2種類の異なるタンパク質間の結合。通常，近接する細胞に発現する2種類の異なる膜タンパク質が細胞接合部で結合することをいう。

ヘブ型シナプス(hebbian synapse)
シナプス前細胞と後細胞の同時活性化によって結合強度が増強するシナプス。

ヘブ則(Hebb's rule)
学習がどのようにして永続的な記憶へと変化するかを述べたDonald Hebbによる仮説。「細胞Aの軸索が細胞Bを興奮させるのに十分なほど近く，繰り返しまたは常にその発火に関係するとき，何らかの成長過程または代謝的な変化が片方もしくは両方の細胞で起こり，その結果，Bを発火させる細胞としてのAの効率は増大する」。

変異(mutation)
1つ以上の塩基対の挿入，欠失，置換などによるDNAの変化。

変化(variation)
遺伝子や子孫に伝達可能な形質の個体間での違い。

ベンゾジアゼピン(benzodiazepine)
$GABA_A$受容体のアロステリック作動薬として作用する一群の薬物。不安，疼痛，てんかん，睡眠障害の治療に広く使用されている。(図11-29)

扁桃体(amygdala)
側頭葉の内側に位置するアーモンド型の構造。情動に関連した情報処理における役割が最もよく知られている。(図1-8, 10-41)

扁桃体基底外側核群(basolateral amygdala)
外側核と基底核の2つの下位核からなる脳領域。視床,皮質,海馬から入力を受け,扁桃体中心核や他の脳領域に出力を送る。情動に関連した行動制御に関与する。(図10-41)

扁桃体中心核(central amygdala)
扁桃体複合体の出力核。扁桃体基底外側核群から入力を受け,脳幹神経核,自律神経系,視床下部,神経調節系にGABA作動性の出力を送る。情動に関連した行動制御に関与する。(図10-41, 10-43)

扁桃体皮質核(cortical amygdala)
嗅覚扁桃体複合体の一部で,僧帽細胞から直接入力を受ける。(図6-19)

ポアソン分布(Poisson distribution)
離散確率分布の1つで,k回の事象が起きる頻度fを単一のパラメータλで記述することができる(λは事象が起きる平均頻度で,二項分布におけるnとpとの積に等しい)。$f(k;\lambda)=(\lambda^k/k!)e^{-\lambda}$と表される。これは$n$が大きく$p$が小さい場合の二項分布の近似式である。(BOX 3-1)

方向選択性網膜神経節細胞(direction-selective retinal ganglion cell:DSGC)
刺激の動きの方向で発火パターンが影響される網膜神経節細胞。(図4-30)

傍糸球体細胞(periglomerular cell)
多様な種類の介在ニューロンの1つで,嗅覚受容ニューロンの軸索または僧帽細胞の尖端樹状突起から直接入力を受け,同じ糸球体内の標的または近くの糸球体内の標的に(ほとんどの場合,抑制性の)出力を送る。(図6-17)

放射状グリア細胞(radial glial cell)
脳室帯にある前駆細胞で,脳室および発生過程の大脳皮質の軟膜表面の両方向へ放射状に突起を伸ばす。この放射状突起はニューロン移動の足がかりとなる。(図7-4)

報酬予測誤差(reward prediction error)
実際に与えられる報酬と予測された報酬との差を表す理論上の値。中脳のドパミン作動性ニューロン集団によって表象される。

放出確率(release probability)
活動電位に反応して活性帯から1つ以上のシナプス小胞が放出される確率。

房飾細胞(tufted cell)
僧帽細胞を参照。

紡錘状顔領域(fusiform face area)
人間の顔の画像により選択的に活性化されるヒト側頭葉の特別な領域。

縫線核(raphe nucleus)
脳幹の神経核で,脳内に広く投射するセロトニン作動性ニューロンを豊富に含む。(図8-54)

胞胚(blastula)
卵割の結果できた初期胚で,数千の細胞からなる中空の細胞塊である。(図7-2)

ポジショナルクローニング(positional cloning)
染色体上の特定の位置にある分子的・遺伝学的マーカーを利用して,疾患や表現型の原因遺伝子を同定する分子遺伝学的手法。

ポジトロンエミッション断層撮影法(positron emission tomography:PET)
非侵襲的な三次元イメージング技術の1つで,ポジトロン(陽電子)を放射するプローブを体内に投与してその分布を測定する。

ホスホジエステラーゼ(phosphodiesterase:PDE)
サイクリックAMP(cAMP)をAMPに,サイクリックGMP(cGMP)をGMPに加水分解する酵素。

ホスホリパーゼC(phospholipase C:PLC)
G_qにより活性化され,イノシトールリン脂質を分解してイノシトール1,4,5-トリスリン酸(IP_3)とジアシルグリセロール(DAG)を産生する膜結合型の酵素。

ボーダー細胞(border cell)
嗅内皮質の細胞で,動物が実験箱の特定の端にいるときに発火する。

発作(seizure)
ニューロンの大きな集団の異常な同期発火によって生じる事象。(図11-47)

ボツリヌス毒素(botulinum toxin)
ボツリヌス菌(*Clostridium botulinum*)により産生されるプロテアーゼ。アイソフォームが存在し,シナプトブレビン,シンタキシン,SNAP-25をそれぞれ特定の部位で切断する。

ポトツキ・ラプスキ症候群(Potocki-Lupski syndrome)
神経発達障害の1つで,軽度の知的障害と自閉スペクトラム症の症状で特徴づけられる。*Rai1*(retinoic acid induced 1)や他の多くの遺伝子を含む染色体領域の重複によって生じる。逆に,同領域の欠失ではスミス・マゲニス症候群が生じる。

ホメオスタシス(homeostasis)
生理的あるいは行動学的な応答のフィードバック制御機構によって,血圧や体温,栄養状態などの生理的パラメータが定常状態に維持されること。(図8-34)

ホメオティック変異(homeotic transformation)
相同異質形成変異。体のある部位が別の部位の構造に変化する変異のこと。例えば,一対の触角が一対の脚になるショウジョウバエの*Antennapedia*変異体など。

ホメオドメイン(homeodomain)
すべてのHoxタンパク質や,それ以外にも数多くの転写因子に共通して存在するDNA結合ドメイン。欠損すると体の一部が別の部分になってしまうタンパク質から最初にみつかった。ホメオドメインをコードしているDNA配列はホメオボックス(homeobox)と呼ばれる。

ホモフィリックな結合(homophilic binding)
同じタンパク質間の結合。通常,近接する細胞に発現する同じ膜タンパク質が細胞接合部で結合することをいう。

ポリアデニル化(polyadenylation)
RNAの3′末端にアデニンヌクレオチドの長鎖配列が付加される過程。(図2-2)

ポリメラーゼ連鎖反応(polymerase chain reaction:PCR)
一対のオリゴヌクレオチドプライマーに対応する配列間のDNA領域を,DNA複製を繰り返すことで増幅する高感度DNA増幅技術。

ホールセルパッチ記録法(whole-cell patch recording)
ホールセル記録法(whole-cell recording)。細胞内記録法の一種。ガラス電極(パッチピペット)と細胞膜との間に高い抵抗のシールを形成させる。シールが形成されてから電極直下の膜を破ると、電極の内部の液と細胞質が1つの区画となってつながる。**パッチクランプ記録法**も参照。(図13-37)

ボールとチェーンモデル(ball-and-chain model)
電位依存性チャネルの不活性化を説明するモデルで、ポリペプチド鎖によってチャネルタンパク質につながれた細胞質側の部位(「ボール」)が、イオンチャネル開口後にチャネルポアを閉塞する。(図2-32)

ポンプ(pump)
ATPの加水分解や光などの外部エネルギーを利用する輸送体。膜内外の電気化学的勾配に逆らった向きに溶質を能動的に輸送する。(図2-10)

翻訳(translation)
タンパク質合成を行うためにmRNAがリボソームによって解読される過程。(図2-2)

■ま

マイクロRNA(microRNA)
真核生物の遺伝子発現制御で広く使われているRNA。21〜26ヌクレオチドと短く、タンパク質をコードしない。相補的配列をもつmRNAの分解を促し、その翻訳を阻害する。**RNA干渉**も参照。

マイスナー小体(Meissner corpuscle)
順応が速いⅠ型(RA Ⅰ)低閾値機械受容器(LTMR)の末梢終末と密接に関連した特殊な構造。(図6-64)

マウント(mount)
齧歯類の雄が性的に覚醒した際にとる姿勢。交尾を促進する。

膜貫通タンパク質(transmembrane protein)
膜の脂質二重層に局在するタンパク質。(図2-2)

膜電位(membrane potential)
細胞内外の電位差。

膜電位感受性色素(voltage-sensitive dye)
膜電位変化に応じて光学的特性が変化する分子。

末梢神経系(peripheral nervous system)
中枢神経系の外側にある神経組織とニューロンの細胞体。中枢神経系と身体や内臓をつなぐ神経線維と、中枢神経系の外側にある個々の神経節が含まれる。

マルチ電極アレイ(multi-electrode array)
多くの神経細胞の発火活動を同時に記録するためのデバイス。多数の電極が水平もしくは垂直に配置されている。(図4-47, 13-33)

マルティノッティ細胞(Martinotti cell)
大脳皮質のGABA作動性ニューロンの一種で、皮質錐体細胞の遠位樹状突起にシナプスを形成する。(図3-46)

ミオシン(myosin)
Fアクチン結合能をもつモータータンパク質。(図8-3)

味覚受容細胞(taste receptor cell)
舌と口腔の表面上の感覚ニューロン。味覚受容体タンパク質への味物質の結合を、味覚神経の末梢終末へ伝達される電気信号に変換する。(図6-35)

味覚神経(gustatory nerve)
味覚受容細胞の基端部に由来する軸索の束。脳幹の孤束核に投射し、舌から脳への味覚情報を中継する。(図6-35)

ミクログリア(microglia)
神経系に常在して免疫細胞として働くグリア細胞。損傷した細胞やその破片を貪食する。(図1-9)

味孔(taste pore)
味蕾において、味覚受容細胞の頂端部が集まった穴状構造。(図6-35)

ミジェット細胞(midget ganglion cell)
狭い受容野をもつ網膜神経節細胞で、高解像度の視覚と緑-赤の色覚に使われる。(図4-33)

ミュラー細胞(Müller cell)
網膜のグリア細胞で、全 trans-レチナールを11-cis-レチナールに変換して錐体の回復を助ける。

味蕾(taste bud)
数十種類の味覚受容細胞の集合体で、その頂端部は舌の表面に面している。(図6-35)

無嗅覚(anosmic)
匂いを感知することができないこと。

ムシモール(muscimol)
キノコ由来の毒物で、$GABA_A$受容体の強力な活性化薬。

無条件刺激(unconditioned stimulus:US)
古典的条件づけを参照。

無条件反応(unconditioned response:UR)
古典的条件づけを参照

ムスカリン性アセチルコリン受容体(muscarinic acetylcholine receptor:mAChR)
アセチルコリン受容体を参照。

迷走神経(vagus nerve)
副交感神経系の脳神経の1つ。脳幹と内臓をつなぐ。(図8-32)

メッセンジャーRNA(messenger RNA:mRNA)
成熟したRNA分子。前駆体分子の5′末端はキャップ形成、3′末端はポリアデニル化を受け、スプライシングによりイントロンが取り除かれて、タンパク質合成のために細胞質へ放出される。(図2-2)

メラノプシン(melanopsin)
脊椎動物の内因性光感受性網膜神経節細胞(ipRGC)に発現しているオプシンの一種。無脊椎動物の視覚系で広く使われているc-オプシンサブファミリーのメンバーの1つ。

メルケル細胞(Merkel cell)
真皮と表皮の接合部にある特殊化した上皮細胞。順応が遅いⅠ型(SA Ⅰ)低閾値機械受容器(LTMR)の末梢終末と密接に関連している。(図6-64)

免疫グロブリンスーパーファミリー細胞接着分子(immunoglobulin superfamily cell adhesion molecule:IgCAM)
細胞外に免疫グロブリンドメインをもつ細胞接着分子。

免疫染色法(immunostaining)
化学固定した組織内におけるタンパク質の分布を、抗体を使って可視化する染色法。最もよく用いられている方法では、2種類の抗体を順

番に適用する。まず，一次抗体を標的タンパク質に結合させる。つぎに，蛍光分子または酵素を結合させた二次抗体を，一次抗体に結合させる。蛍光または二次抗体に結合させた酵素によって産生される着色物質により，タンパク質の分布を可視化することができる。

免疫電子顕微鏡法(immunoelectron microscopy)
免疫染色法と電子顕微鏡を組み合わせて，それぞれのタンパク質分子が微細構造のどの箇所に分布しているのかを可視化する方法。（図13-24）

網状説(reticular theory)
神経細胞の突起は互いに融合して巨大な細網を形成しており，この細網が神経系の機能単位であるとする考え。この考えはほぼ否定されているが，例外は電気シナプスで，そこでは他のニューロンとの間で限定的ではあるがイオンや小分子のやりとりが可能である。

網膜(retina)
脊椎動物の眼の後部にある層状構造で，5種類の主要な神経細胞（視細胞，水平細胞，双極細胞，アマクリン細胞，網膜神経節細胞）と支持細胞からなる。これらの細胞は光を電気信号に変換し，視細胞の出力から生物学的に意味のある信号を抽出して脳へ送る。（図4-2）

網膜神経活動波(retinal wave)
発達過程の網膜における，神経節細胞とアマクリン細胞を含む網膜神経細胞の自発的な興奮の広がり。（図5-21）

網膜神経節細胞(retinal ganglion cell：RGC)
眼から脳への情報を伝達する網膜の出力細胞。（図4-2，4-28）

網膜部位再現(retinotopy)
目的とする細胞に信号を送る網膜神経節細胞の位置に従って，目的とされる細胞が視覚経路内で空間的に配置されること。

モザイク解析(mosaic analysis)
ある遺伝子の機能がどの細胞において重要であるかを解析する手法の1つ。違いがわかるように標識した，野生型の細胞と変異型の細胞を両方もつ遺伝的モザイク動物を作製して行われる。

モータータンパク質(motor protein)
ATPの加水分解から得たエネルギーを利用して細胞骨格上を移動するタンパク質。

モノアミンオキシダーゼ(monoamine oxidase)
ドパミン，ノルアドレナリン，セロトニンを酸化し，それらを分解に導く酵素。（図11-24）

モノアミン神経伝達物質(monoamine neurotransmitter)
セロトニン，ドパミン，ノルアドレナリン，ヒスタミンのような，芳香族アミノ酸に由来する神経伝達物質。

モリス水迷路(Morris water maze)
進路決定課題の1つ。ラットやマウスは，ミルク色をしたプールに隠されたプラットフォームの位置を，実験室内の離れた場所に提示されている手がかりを利用して学習する。

モルヒネ(morphine)
オピエートの有効成分。

モルフォゲン(morphogen)
拡散性のシグナルタンパク質で，分泌される細胞からの距離の違いによって異なる分化を誘導する。

紋切り型，定型的(stereotype)
習性や行動が個体間でほとんど同じであること。

■や

薬物依存(drug addiction)
長期間にわたる好ましくない結果にもかかわらず，強迫的な薬物の使用が持続すること。しばしば，自分自身をコントロールできなくなっており，再発する傾向がある。

薬物動態学(pharmacokinetics)
薬物に対する身体の生物学的過程の効果。薬物の吸収，分布，代謝，排泄など。

薬力学(pharmacodynamics)
薬物の体内における効果。薬物の標的とする分子やプロセスへの効果とともに，意図しない副作用も含まれる。

誘引因子(attractant)
軸索を引きつける作用をもつ分子。（図5-9）

有糸分裂組換え(mitotic recombination)
有糸分裂の際に起きる，母親由来と父親由来の相同染色体の一部の組換え。母親由来または父親由来の染色体の一部がホモ接合となった娘細胞が作り出される。（図13-10，13-23）

有芯小胞(dense-core vesicle)
細胞内の小胞で神経ペプチドを含む。小分子の神経伝達物質を含むシナプス小胞より大きく，電子密度が高い。

誘導(induction)
細胞運命が決定される機構の1つ。姉妹細胞や従兄弟細胞と，いくつかの種類の細胞になることができるという点で同じ潜在能力をもって生まれ，その運命が外からのシグナルを受けることによって獲得される（その細胞の運命が，外的な因子によって「誘導」されるという）。

有毛細胞(hair cell)
聴覚のための主要な感覚細胞で，その頂端表面上の不動毛の動きにより機械刺激を電気信号に変換する。（図6-47，6-50）

輸送体(transporter)
開閉が順次起こる2つの独立したゲートをもつ膜貫通タンパク質やタンパク質複合体で，溶質を膜の一方から他方へ移動させる。（図2-8）

ユビキチン-プロテアソーム系(ubiquitin-proteasome system)
すべての真核生物に存在するタンパク質分解システム。

陽イオン(cation)
正電荷を帯びたイオン。K^+やNa^+など。

溶質(solute)
無機イオン，栄養素，代謝物，神経伝達物質などの水溶性分子。

葉状仮足(lamellipodia)
ラメリポディア。枝分かれ構造をとるFアクチンからなる，成長円錐の膜様の網目構造。（図5-15）

抑圧(シナプスの；depression)
シナプス前部に連続的な活動電位が発生した際，シナプス後部の反応が小さくなっていくこと。（図3-15）

抑制性シナプス後電位(inhibitory postsynaptic potential：IPSP)
抑制性シナプス後電流(IPSC)に伴う一過性のシナプス後細胞の過分極。

抑制性シナプス後電流(inhibitory postsynaptic current：IPSC)
抑制性神経伝達物質が受容体に結合することで生じる外向き電流。速い成分は通常，$GABA_A$受容体またはグリシン受容体からのCl^-の流

入による。

抑制性神経伝達物質(inhibitory neurotransmitter)
シナプス後部の標的細胞を過分極させ，活動電位を発生しにくくする神経伝達物質。

抑制性ニューロン(inhibitory neuron)
活性化するとシナプス後部の標的細胞を過分極させ，活動電位を発生しにくくするニューロン。

余剰な結合(exuberant connection)
大人の時期までは維持されない，発達過程で形成される余分な結合。

■ら

らせん神経節ニューロン(spiral ganglion neuron)
双極ニューロンの一種で，その末梢軸索は蝸牛の有毛細胞から聴覚情報を受け取り，中枢軸索が聴神経の一部として脳幹に情報を伝達する。(図6-49)

ランヴィエ絞輪(node of Ranvier)
軸索の髄鞘に存在する周期的な間隙部分。通常，$200\,\mu m$ ないし$2\,mm$の間隔で存在し，その部分では軸索表面が細胞外のイオン環境に露出している。電位依存性のNa^+チャネルとK^+チャネルが密集しており，これらのチャネルは活動電位を再生成させる。(図2-26)

卵割(cleavage)
初期胚の形成期に連続して起こる速い細胞分裂で，1つの大きな受精卵が数千個の小さな細胞に分割される。(図7-2)

卵巣摘出雌(ovariectomized female)
両側卵巣を摘出された雌。

ランダム突然変異誘発(random mutagenesis)
順遺伝学的スクリーニングを参照。

ランダムなX染色体不活性化(random X-inactivation)
哺乳類の雌の発生初期に，それぞれの細胞に2つ存在するX染色体の一方がランダムに不活性化される過程。

ランドマークにもとづく戦略(landmark-based strategy)
動物が外部の手がかりを用いて場所を特定するナビゲーションの方略。

卵胞刺激ホルモン(follicle-stimulating hormone:FSH)
性腺刺激ホルモンを参照。

リアノジン受容体(ryanodine receptor)
小胞体膜上のCa^{2+}チャネルの一種。細胞内Ca^{2+}濃度の上昇により活性化され，したがって細胞内Ca^{2+}シグナルを増幅する。植物由来の作動薬であるリアノジンによっても活性化される。(図3-41)

リガンド(ligand)
受容体に結合する分子。

リガンド依存性イオンチャネル(ligand-gated ion channel)
神経伝達物質やその他のリガンドの結合に反応して直接にイオンを通過させる膜貫通タンパク質複合体。

梨状皮質(piriform cortex)
最も大きな嗅皮質領域。より背側に位置する新皮質から嗅脳溝によって分離された3層の皮質である。(図6-19)

リソソーム(lysosome)
タンパク質分解に必要な酵素を含む，膜で囲まれた細胞小器官。(図2-2)

リドカイン(lidocaine)
麻酔薬の一種で，電位依存性Na^+チャネルを阻害することで活動電位の伝播を抑制する。

リバースtTA(reverse tTA:rtTA)
テトラサイクリン調節性トランス活性化因子を参照。

両眼視(binocular vision)
同じ視野に関する情報を伝える2つの眼からの入力を統合して生じる視覚。奥行きの知覚に重要。

量子仮説(神経伝達物質放出の;quantal hypothesis)
神経伝達物質はサイズが比較的そろった独立したパッケージとして放出されるという仮説。

両耳間時間差(interaural time difference:ITD)
左耳および右耳への音の到着時間の差で，音源定位に使用される。

両耳間レベル差(interaural level difference:ILD)
左耳および右耳に受信される音量差で，音源定位に使用される。

量子収率(quantal yield)
1つの活動電位に反応してエキソサイトーシスによって放出されるシナプス小胞の数。

緑色蛍光タンパク質(green fluorescent protein:GFP)
青色の励起光によって緑色の蛍光を発するクラゲ由来のタンパク質。遺伝子発現のマーカーや生体内イメージングなどに広く用いられる。

臨界期(critical period)
脳の配線が形成される際，経験が重要な役割を担う発達過程の一定期間。

ルースパッチ記録法(loose-patch recording)
パッチクランプ記録法の一種。ガラス電極(パッチピペット)を細胞膜に押しあてるが，あえて高い抵抗のシールを形成させない方法。活動電位の発火を記録することはできるが，閾値下の活動は記録できない。一方，ホールセルパッチ記録法とは異なり，記録した細胞の細胞内環境を乱すことはない。

ルフィニ終末(Ruffini ending)
順応が遅いII型(SA II)低閾値機械受容器(LTMR)の末梢終末と密接に関連した被包化構造体。(図6-64)

レヴィ小体(Lewy body)
ほとんどのタイプのパーキンソン病の決定的な病理学的特徴である細胞内封入体。

レーザー走査型2光子顕微鏡法(laser-scanning two-photon microscopy)
2光子顕微鏡法を参照。

レスポンダー導入遺伝子(responder transgene)
2成分発現システムで使われる一対の導入遺伝子の片方。発現させたいタンパク質またはRNAをコードする配列を含む。ドライバー導入遺伝子にコードされている転写因子の結合部位やリコンビナーゼの作用部位も含まれている。(図13-13)

レセルピン(reserpine)
第1世代の抗精神病薬で，小胞モノアミン輸送体を阻害する。

レチナール(retinal)
オプシンに共有結合する発色団で，光子を吸収すると立体構造を変化

させる。（図4-6，12-20）

レット症候群（Rett syndrome）
MeCP2をコードするX染色体上の遺伝子の異常によって生じる，女児の神経発達障害。患者は通常，生後6〜18カ月までは正常に発達するが，その後，発達は遅くなり，停止し，退行する。対人的相互反応の低下，言語の喪失，運動症状などの重篤な障害を呈する。**MeCP2**も参照。

レプチン（leptin）
脂肪組織から分泌されるホルモン。脳内の標的ニューロンに作用して摂食行動を負に制御する。（図8-38）

レム睡眠（REM sleep）
急速眼球運動を特徴とする睡眠状態。（図8-51）

連合学習（associative learning）
学習の一様式で，2つの事象の間の連合形成を含むもの。例えば古典的条件づけにおける無条件刺激と条件刺激の間の連合形成，あるいはオペラント条件づけにおける行動と強化子の間の連合形成。

連合性（長期増強の；associativity）
長期増強（LTP）の特性の1つで，あるシナプスでの活動がLTPを誘発するには弱くても，同時に同一シナプス後細胞上の別のシナプスでLTPを誘発するのに十分強い活動が起こった場合，LTPが起こるという現象。（図10-9）

連合皮質（association cortex）
連合野。多くの感覚領野からの情報を統合し，感覚系を運動出力と結び付ける大脳皮質領域。

連続性地図（continuous map）
神経地図の一種で，隣接するニューロンが，投射先でも隣接したニューロンに投射するもの。例として網膜と視蓋の間の神経投射が知られている。（図7-33）

連続電子顕微鏡再構成法（serial electron microscopic reconstruction）
連続した超薄切片の電子顕微鏡像の位置をそろえて積み重ねることで，三次元像を構成する方法。（図13-29）

レンチウイルス（lentivirus）
有糸分裂後の神経細胞に感染するレトロウイルス。およそ8 kbの外来DNAを保持させることができる。（表13-1）

ロードシス（lordosis）
齧歯類の雌が性的に覚醒した際にとる姿勢。交尾を促進する。

ロドプシン（rhodopsin）
桿体の光感受性分子で，ビタミンA由来の発色団であるレチナールと，それに共有結合したオプシンからなる。（図4-6）

■わ

ワーラー変性（wallerian degeneration）
軸索が切断されたとき，細胞体からみて遠位側の軸索断片が除去される過程。

索引

- 欧文（数字，ギリシャ文字，アルファベット），和文の順に収載。
- 語頭が欧文の用語は，すべて欧文索引に含めた。
- b は BOX，f は図，t は表を表す。

【欧文索引】

■ 数字

I 型ロドプシン　551f
2-amino-3-hydroxy-5-methylisoxazol-4-propanoic acid receptor　94
2-amino-5-phosphonovaleric acid（AP5）　433
2-アミノ-5-ホスホノ吉草酸（AP5）　433
II 型ロドプシン　551f
2 光子 Ca^{2+} イメージング，方位選択性コラムの観察　154f
2 光子顕微鏡，レーザー走査型 2 光子顕微鏡法　618f
2 色覚動物，追加の錐体オプシンの導入　559
2 色覚リスザル，追加の錐体オプシンの導入　560f
2 成分発現　589, 590f
III 型ニューレグリン 1　55b
3 色覚　134
　　霊長類での進化　557, 558f
3 色覚マウス　560f
3 チャンバー型社会的相互作用評価装置　636, 637f
3 つ目の眼　186f
5-HT（5-hydroxytryptamine）　86, 87t
7T（炭化水素）　394f
8 の字ダンス　632f
11-cis-バクセニルアセテート（cVA）　235, 393
11-cis-レチナール　125f

■ ギリシャ文字

α-bungarotoxin　77b
α-melanocyte-stimulating hormone（α-MSH）　367
α-secretase　480
α-synuclein　492
α アドレナリン受容体　106f
α シヌクレイン　492, 493f
α ブンガロトキシン　77b
α-メラニン細胞刺激ホルモン（α-MSH）　367
α セクレターゼ　479f, 480
$\beta 2$ nicotinic acetylcholine receptor（$\beta 2$ nAChR）　196
$\beta 2$ ニコチン性アセチルコリン受容体（$\beta 2$ nAChR）　196
β セクレターゼ　479f, 480
γ-aminobutyric acid（GABA）　86
γ セクレターゼ　479f, 480
τ　→　タウ
ω コノトキシン　77b

■ A

AII amacrine cell　147
$A\beta$（amyloid β protein）　479, 479f, 481f
$A\beta$ fiber　264
$A\beta$ hypothesis　482
$A\beta_{42}$ オリゴマー　482f
$A\beta$ 仮説　482
$A\delta$ fiber　264
AAV（adeno-associated virus）　591
absence seizure　523b
accessory olfactory bulb　225b
accessory olfactory system　225b
acetylcholine（ACh）　69
acetylcholine receptor（AChR）　90
acetylcholinesterase　81
ACh（acetylcholine）　69
AChR（acetylcholine receptor）　90
acquisition　427
action potential　14, 48
active electrical property　49
active transport　37
active zone　73
activity regulated cytoskeleton-associated protein　111
activity-dependent transcription　111
AD（Alzheimer disease）　477
adaptation　130, 535
adeno-associated virus（AAV）　591
adenylate cyclase　102
adrenaline　102, 360
Adrian, Edgar　14
advanced sleep phase syndrome　376
afferent fiber　16
agonist　93
agrin　302
AgRP ニューロン　368, 368f
A-kinase anchoring protein（AKAP）　103
allele　535
allelic exclusion　218
allodynia　274
all-or-none　53
allosteric agonist　505
all-trans-レチナール　→　全 trans-レチナール
ALS（amyotrophic lateral sclerosis）　491
Alzheimer, Alois　478
Alzheimer disease（AD）　477
amacrine cell　122
AMPA 受容体　94, 95f
ampulla　258b
amygdala　6, 362
amyloid β protein（Aβ）　479
amyloid plaque　478
amyloid precursor protein（APP）　479
amyotrophic lateral sclerosis（ALS）　491
analog signaling　24
androgen　404
androgen receptor　405
anion　39
ankyrinG　301
anosmic　213
antagonist　91
antagonistic muscle　338
antennal lobe　230
anterior cingulate cortex　464
anterior pituitary　363
anterior semicircular canal　258b
anterograde　31, 158
anterograde tracer　411, 605
anterolateral column pathway　272
antero-posterior axis　6
anteroventral periventricular nucleus（AVPV）　408, 408f
antidromic spike　54
antiporter　38
anxiety disorder　504
AP5（2-amino-5-phosphonovaleric acid）　433, 459
apical dendrite　12
ApoE（apolipoprotein-E）　484
ApoE $\varepsilon 4$　484, 485f
apoptosis　309
APP（amyloid precursor protein）　479
APP$_{SWE}$　481, 483f, 484f
App 遺伝子　481f
Arc　111
archaerhodopsin　157b, 626
arcuate nucleus　366
area X　401f, 402b
aromatase　405
ascending arousal system　378
ASD（autism spectrum disorder）　513
association cortex　164
associativity　433
astrocyte　8
astroglia　8
asymmetric cell division　203
ataxia　349
ATP 駆動ポンプ　38f
attention　160
attractant　178b
auditory cortex　20
auditory fear conditioning　465
auditory nerve　244

autism spectrum disorder（ASD） 513
autocrine 108b
autonomic nervous system 87, 333
autosomal dominant 510b
autosomal recessive 510b
autosome 389
AVPV（anteroventral periventricular nucleus） 408, 408f
AWA感覚ニューロン 228f
AWC感覚ニューロン 229f
axon 7
axon guidance molecule 178b
axon myelination 54
Aキナーゼアンカータンパク質（AKAP） 103

B

bacterial artificial chromosome（BAC） 589
bacteriorhodopsin 552
ball-and-chain model 61
barbiturate 504
barrel 193b
barrel cortex 193b
barrelette 193b
barreloid 193b
basal dendrite 12
basal forebrain 378
basal ganglia 6, 351
basilar membrane 244
basket cell 13, 116
basolateral amygdala 465
battery 41
BBB（blood-brain barrier） 488b
BDNF（brain-derived neurotrophic factor） 111, 310
bed nucleus of stria terminalis（BNST） 409
Benzer, Seymour 372
benzodiazepine 504
biased random walk 546b
bilaterian 531
binary expression 589
binding problem 160
binocular vision 154
binomial distribution 72b
biocytin 599
biomarker 487
bipolar 13
bipolar cell 122
bipolar disorder 502
bitter 238
blastula 282
blood-brain barrier（BBB） 488b
blue-ON bipolar cell 145
BMP（bone morphogenetic protein） 283
BNST（bed nucleus of stria terminalis） 409
bone morphogenetic protein（BMP） 283
border cell 457b
Boss 203
botulinum toxin 77b
bradykinin 274
brain 6

brain slice 94, 432
brain stem 6
brainbow法 606
brain-derived neurotrophic factor（BDNF） 111, 310
brain-machine interface 357
Brenner, Sydney 576
Bride of sevenless 203
Broca area 19
Bruchpilot 80, 81f, 84t

C

C fiber 264
CA1ニューロン 433f, 440f
Ca^{2+}
　神経伝達物質の放出制御 74
　神経伝達物質の放出にかかわる分子 84t
Ca^{2+} indicator 615
Ca^{2+}/カルモジュリン依存性プロテインキナーゼII（CaMK II） 31f, 105, 214, 435
Ca^{2+}指示薬 615, 616f
Ca^{2+}センサー，シナプトタグミン 79f
Ca^{2+}流入 74f, 75f
CA3→CA1シナプス 438f
CA3ニューロン 433f
cable property 48
cadherin 80, 178b
Caenorhabditis elegans，動物モデルとしての 576
caged ATP 625
calcitonin gene-related peptide（CGRP） 274
callosal projection neuron 290
calmodulin（CaM） 104
Cambrian period 532
CaMK II（Ca^{2+}/calmodulin-dependent protein kinase II） 31f, 105, 214, 435, 436f, 437f
cAMP（cyclic AMP） 102
　短期および長期促通への関与 452f
cAMP-dependent protein kinase 103
cAMP/PKAシグナル伝達経路 460f
cAMP応答配列（CRE） 112
capacitance 42
capacitor 42
capping 28
Capricious 206, 207f, 320, 321f
cardiac muscle 359
Cas9 585b
CASK 304f
caspase-3 416
castrated male 404
catecholamine 495
cation 39
caudate-putamen 351
CB1 441
CCK（cholecystokinin） 370
CDH23 245
cDNAライブラリー 60
cell adhesion molecule 178b
cell assembly 456b
cell autonomous 203, 588

cell body 7
cell fate 203
cell lineage 203
cell nonautonomous 588
cell replacement therapy 496
cell theory 8
cell-attached patch recording 58, 613b
cell-surface receptor 108b
center-surround receptive field 138
central amygdala 465
central dogma 28
central nervous system 6
central pattern generator（CPG） 342
cerebellum 6, 348
cerebral cortex 6
cGMP（cyclic GMP） 103, 125, 127f
CGRP（calcitonin gene-related peptide） 274
chandelier cell 116
channel 37
channelopathy 524b
channelrhodopsin 552
channelrhodopsin-2（ChR2） 157b, 626
characteristic frequency 246
Charcot-Marie-Tooth disease 56b
CheAヒスチジンキナーゼ 546f
CheBメチルトランスフェラーゼ 546f
chemical gradient 37
chemical synapse 11
chemoaffinity hypothesis 172
chemogenetics 622
chemotaxis 545b
CheRメチルトランスフェラーゼ 546f
CheWアダプター 546f
CheZホスファターゼ 546f
Chlamydomonas reinhardtii 626
chlorpromazine 500
cholecystokinin（CCK） 370
cholera toxin subunit B（CTB） 605
chordate 532
ChR2（channelrhodopsin-2） 157b, 470b, 626, 627
chromatic aberration 134
chromophore 124
ciliary type photoreceptor 552
circadian pacemaker neuron 375
circadian rhythm 371
circumvallate papilla 238f
cis-regulatory element 537
CJD（Creutzfeldt-Jakob disease） 489
Cl^-コンダクタンス，抑制効果 99f
Cl^-チャネル 64b
clade 533
cladistic analysis 534
CLARITY 599f
classical conditioning 445
cleavage 282
climbing fiber 349
Clock 372
clonal analysis 203
closed-loop 357, 633
clustered regularly interspaced short

palindromic repeat　584b
CMT1A　56b
CMT1B　57b
CMTX1　57b
Cnemidophorus uniparens　414b
*Cnga2*変異マウス　412
CNGチャネル　64b, 127, 213f, 214f
cnidarian　531
CNV（copy number variation）　511b
CO_2感受性嗅覚受容ニューロン　235f
cochlea　243
cochlear nucleus　247
coding space　233
cognitive learning　447
coincidence detector　95, 252
collateral　17b
color-opponency hypothesis　133
color-opponent retinal ganglion cell　145
Comm　292, 292f, 293f
commissural neuron　178b
Commissureless　292, 292f
compact myelin　54
complex cell　151
complexin　78
conditional knockout　582
conditioned response　446
conditioned stimulus　445
conductance　41
conductor　41
cone　122
confocal fluorescence microscope　597
connectome　226, 307, 577, 607
connexin　117b
consolidation　427
contextual fear conditioning　461b
continuous map　312
contralateral　147, 181
convergent evolution　541
cooperativity　432
copy number variation（CNV）　511b
coronal section　6
corpus callosum　290
cortical amygdala　224
corticothalamic projection neuron　290
cotransporter　38
counterstain　596
courtship conditioning　400
CPG（central pattern generator）　342
CpGアイランド　514
CRACM（ChR2-assisted circuit mapping）　630
CRE（cAMP-responsive element）　112
Cre recombinase　582
CREB（CRE-binding protein）　111
CreER　583
cresyl violet　596
Creutzfeldt-Jakob disease（CJD）　489
CRE結合タンパク質（CREB）　111
Creリコンビナーゼ　582
CRISPR　584b
CRISPR-associated 9　585b
CRISPR-Cas9システム　584b, 585f

critical period　184
cross inhibition　18b
cross section　6
CRY　374
cryptochrome　373
CTB（cholera toxin subunit B）　605
cued fear conditioning　465
cupula　259f
curare　77b
cVA（11-*cis*-vaccenyl acetate）　393, 394f
cyclic AMP（cAMP）　102
cyclic GMP（cGMP）　103, 125
cyclic nucleotide-gated channel　64b, 127
cytoarchitectonics　597

■ D

DA9ニューロン　302f
DAG（diacylglycerol）　104
Danio rerio　577
Darwin, Charles　530
*Db/Db*マウス　365, 366f
Dbx1　345
DCC　178, 293, 294f
*de novo*体細胞変異　510b
*de novo*変異　510b
decapentaplegic　561
declarative memory　426
deep brain stimulation　495
deep cerebellar nucleus　349
delay line　252
deleted in colon cancer　178, 293
Delta　287, 287f
demyelinating disease　56b
dendrite　7
dendritic spine　7
dendritic tiling　143
dendrodendritic synapse　222
dense-core vesicle　88
dentate gyrus　429
depolarization　38
depolarization-induced suppression of excitation（DSE）　442
depolarization-induced suppression of inhibition（DSI）　441
depression　85
Descartes, René　425
deuterostome　531
developmental axon degeneration　308
DHT（ジヒドロテストステロン）　405
diacylglycerol（DAG）　104
diffusion tensor imaging（DTI）　604, 604f
digital signaling　24
direct pathway　351
direction-selective retinal ganglion cell（DSGC）　143
discrete map　312
disinhibition　18b, 141
dizygotic twins　2
DNA　28
DNA microarray　594

DNA shuffling　536
DNAシャッフリング　536
DNAマイクロアレイ　594
Dobzhansky, Theodosius　1, 530
L-dopa　495
dopamine　86
dopamine receptor D_2　509
Doppler effect　257
Doppler-shifed constant frequency（DSCF）領域　258
dorsal column pathway　272
dorsal cortex　565
dorsal horn　271
dorsal horn projection neuron　272, 283
dorsal root　340
dorsal root ganglion　13, 261
dorsal stream　158
dorsolateral striatum　351
dorsomedial striatum　351
dorso-ventral axis　6
Doublesex　390, 398
Down syndrome　482
Down syndrome cell adhesion molecule　199
doxycycline　590
Dpp　561
Dravet syndrome　524b
*Drd2*遺伝子　509
DREADD（designer receptor exclusively activated by a designer drug）　622
driver transgene　590
driving force　40
Drosophila melanogaster，動物モデルとしての　576
drug addiction　506
Dscam　199, 200f, 298, 299f
Dscam-like　200f
DSCF（Doppler-shifed constant frequency）領域　258
DSE（depolarization-induced suppression of excitation）　442
DSGC（direction-selective retinal ganglion cell）　143
DSI（depolarization-induced suppression of inhibition）　441
Dsx　390
Dsx^{GAL4}　398
DTI（diffusion tensor imaging）　604, 604f
dTRPA1　392
dTRPA1チャネル　624
dunce　453
dye-coupling　117b
dynamic range　129
dynamical state　355
dynamical system　355
dynamin　83
dynein　33
dynorphin　275

■ E

eardrum　243

echolocation 256
ectoderm 282
EEG (electroencephalogram) 377, 522b, 611
efferent fiber 16
E-Iバランス 524b
electrical circuit 41
electrical gradient 37
electrical synapse 12
electrochemical gradient 37
electroencephalogram (EEG) 377, 522b, 611
electromotility 249
electron microscope 11, 602
electroolfactogram 213f
Electrophorus electricus 60
electroporation 591
ELKS 84t
embryonic stem cell (ES細胞) 497b
Emx2 283
ENaC (epithelial Na$^+$ channel) 241
endocannabinoid 441
endocrine system 359
endocytosis 30
endoderm 282
endoplasmic reticulum (ER) 29
endorphin 275
endosome 30
end-plate current 89
end-plate potential (EPP) 70
Engrailed2 180, 288
engram 461
enkephalin 275
enteric nervous system 359
entorhinal cortex 22
entrainment 374
Eph receptor 174
EphA
　相補的な濃度勾配 180f
　発現勾配 198f
EphB1 183f
ephexin 183b
ephrin 174
Eph受容体 174
　軸索投射位置の決定 179f
　発現の勾配 175f
epibatidine 188
epigenetic modification 3, 112
epilepsy 20, 522b
epithelial Na$^+$ channel (ENaC) 241
EPP (end-plate potential) 70
EPSC (excitatory postsynaptic current) 94, 94f
EPSP (excitatory postsynaptic potential) 94, 94f, 113f
equilibrium potential 40
ER (endoplasmic reticulum) 29
E_{rev} (reversal potential) 89
estradiol 405
estrogen 405
estrogen receptor 405
ES細胞 (embryonic stem cell) 497b
eukaryote 531
eumetazoan 533b

exchanger 38
excised patch recording 613b
excitability 86
excitable cell 38
excitation-contraction coupling 335
excitatory neuron 16
excitatory neurotransmitter 86
excitatory postsynaptic current (EPSC) 94
excitatory postsynaptic potential (EPSP) 94
excitotoxicity 524b
exocrine system 359
exocytosis 29
exon 28
exon shuffling 536
explicit memory 426
expression cloning 268
extensor 338
extinction 447
extracellular recording 610
extrasynaptic receptor 93
exuberant connection 170
Eyeless 563, 564f

■ F

face recognition cell 160
facilitation 85
F-actin 32, 334
familial Alzheimer disease (FAD) 480
fast axonal transport 31
fast-spiking inhibitory neuron 54
fate 286
feedback inhibition 18b
feedforward excitation 17b
feedforward inhibition 18b
feedforward model 152
fEPSP (field excitatory postsynaptic potential) 431, 611f
fertilization 282
Fezf2 291
fibroblast growth factor (FGF) 180, 283
field excitatory postsynaptic potential (fEPSP) 431
filamentous actin 32, 334
filopodia 181, 182b
fissure 19
fitness 535
fixed 535
fixed action pattern 4
flavor 238
flexor 338
floor plate 178b
FLP recognition target 583
FLP recombinase 583
FLPリコンビナーゼ 583
fluorescence resonance energy transfer (FRET) 616
fluoxetine 503
Fmr1 518
fMRI (functional magnetic resonance imaging) 20, 160, 618

FMRP 518, 518f, 519f, 520f
focal seizure 523b
foliate papilla 238f
follicle-stimulating hormone (FSH) 407
forebrain 6, 283
forward genetic screen 580
forward genetics 579
forward signaling 179
Fos 110
fovea 122
FoxP2 569b
　言語の進化と―― 570f
fragile X mental retardation 1 518
fragile X syndrome 518
Frazzled 206, 207f
frequency tuning 246
FRET (fluorescence resonance energy transfer) 616
Frizzled3受容体 294
frontal eye field 160
frontal lobe 19
frontal section 6
frontotemporal dementia with parkinsonism (FTDP) 483
FRT (FLP recognition target) 583
Fru 389
Fru^{GAL4}ニューロン 397, 397f
Fruitless 389
　転写産物 389f
*Fruitless*変異体 389f
Fru^M 390, 401f
　運動ニューロンの 399f
　条件的不活性化 392f
　発現と機能を調べる方法 391f
Fru^{M}感覚ニューロン 393
Fru^{M}ニューロン 391, 393f
　P1クラスターの活性化 395f
　人工的な活性化 392f
Fru^{M}味覚ニューロン 394f
FSH (follicle-stimulating hormone) 407
FTDP (frontotemporal dementia with parkinsonism) 483
functional architecture 153
functional magnetic resonance imaging (fMRI) 20, 160, 618
fundamental frequency 256
fungiform papilla 238f
fura-2 616
fusiform face area 160
Fアクチン 32, 33f, 182f, 334, 335f

■ G

G protein 100
GABA (γ-aminobutyric acid) 86, 87t
GABA$_A$受容体 98, 504f, 506f
　Cl$^-$コンダクタンスによる抑制効果 99f
GABA$_B$受容体 99
GABA作動性ニューロン 285f, 516f
GAD (glutamic acid decarboxylase) 86
gain control 157b, 223

gain-of-function experiment　25, 588
GAL4　590
galanin　417
Gall, Franz Joseph　18
Galvani, Luigi　14
ganglion　6
ganglionic eminence　285
GAP（GTPase activating protein）　102b
gap junction　12, 117b
gastrin-releasing peptide receptor（GRPR）　270
gastrulation　282
GCaMP　617
GCAP（guanylate cyclase activating protein）　128
GEF（guanine nucleotide exchange factor）　102b, 183b
Genainの4つ児　509f
gene　28
gene expression profiling　594
gene therapy　592
generalized seizure　523b
genetic drift　535
genetic mosaic animal　588
genetic susceptibility locus　484
genetically encoded Ca^{2+} indicator　616
genome engineering　584b
genome wide association study（GWAS）　510b
Geoffroy Saint-Hilaire, Étienne　561
GFP（green fluorescent protein）　600, 600f
ghrelin　370
G_i　104
gill-withdrawal reflex　448
$Gjb1$遺伝子　57b
glial cell　6
globus pallidus external segment　351, 492
globus pallidus internal segment　351, 492
glomerulus　212
GluN1サブユニット　96
glutamate　86
glutamic acid decarboxylase（GAD）　86
glycine　86
glycine receptor　98
glycosylphosphatidylinositol（GPI）　173
GnRH（gonadotropin-releasing hormone）　407
Goldman-Hodgkin-Katz equation　40
Golgi, Camillo　9, 10b
Golgi cell　349
Golgi outpost　297
Golgi staining　9
gonadotropin　407
gonadotropin-releasing hormone（GnRH）　407
GPCR（G-protein-coupled receptor）　100, 212
GPCRシグナル伝達　104f
　　cAMPとPKAを介した　103f
GPI（glycosylphosphatidylinositol）　173
G-protein-coupled receptor（GPCR）　100, 212
G_q　104
Gr21a　235
graded potential　14
granule cell　222, 349, 429
gray matter　8

green fluorescent protein（GFP）　600
grid cell　456b
growth cone　11, 182b
GRPR（gastrin-releasing peptide receptor）　270
G_s　103
GTPase activating protein（GAP）　102b
GTPアーゼ　101
GTPアーゼ活性化タンパク質（GAP）　102b
GTPアーゼサイクル　102f
guanine nucleotide exchange factor（GEF）　102b, 183b
guanylate cyclase　125
guanylate cyclase activating protein（GCAP）　128
guide RNA　585b
gustatory nerve　238
GWAS（genome wide association study）　510b
gyrencephalic　534
$G\alpha$　100
$G\alpha_{olf}$　213
$G\beta$　100
$G\beta\gamma$，心筋K^+チャネルに対する直接作用　105f
$G\gamma$　100
Gタンパク質　100, 102b
Gタンパク質共役受容体（GPCR）　100, 212
　　構造とシグナル伝達カスケード　101f
　　進化　547
Gタンパク質共役受容体経路　548f
Gタンパク質共役受容体スーパーファミリー，分子系統樹　100f

■ H

H.M.（Henry Molaison）　426f
habituation　445
hair bundle motility　249f
hair cell　244
halorhodopsin　157b, 552, 626
harmonics　256
HCNチャネル　64b
HD（Huntington disease）　490
head direction cell　457b
Hebb, Donald　191
Hebb's rule　191
Hebbian synapse　433
Hecht, Selig　122
hedonic value　228
hemisphere　6
Hering, Ewald　133
heritability　2
Hermann grid　141
hermaphrodite　421b
herpes simplex virus（HSV）　591
heterophilic binding　80
HH（hypogonadotropic hypogonadism）　408
high vocal center（HVC）　401f, 402b
high-threshold mechanoreceptor　264
hindbrain　6, 283
hippocampus　6, 427
histamine　86
histological section　596

Hodgkin, Alan　50
homeobox　563
homeodomain　288
homeostasis　363
homeotic transformation　562
homologous recombination　582
homophilic binding　80, 298
homunculus　21
Hooke, Robert　8
horizontal cell　122
horizontal section　6
horizontal semicircular canal　258b
horizontal transmission　539
horseradish peroxidase　605
Hox遺伝子　563
Hox遺伝子群，前後軸のパターン形成　562f
Hoxタンパク質，脊髄髄節と運動ニューロンの分化制御　563f
$Hprt$遺伝子　583f
HSV（herpes simplex virus）　591
hT2R16　242
Hubel, David　150
huntingtin　490
Huntington, George　490
Huntington disease（HD）　490
Huxley, Andrew　50
HVC（high vocal center）　401f, 402b
hyperpolarization　38
hyperpolarization-activated cyclic nucleotide-gated channel　64b
hypocretin　381
hypogonadotropic hypogonadism（HH）　408
hypothalamus　6, 362

■ I

ID（intellectual disability）　512
identical twins　2
identified neuron　291
IgCAM（immunoglobulin superfamily cell adhesion molecule）　178b
ILD（interaural level difference）　254
imipramine　503
immediate early gene　110
immunoelectron microscopy　602
immunoglobulin superfamily cell adhesion molecule（IgCAM）　178b
immunostaining　593
implicit memory　427
$in\ situ$ ハイブリダイゼーション　30, 218, 593, 593f
$in\ vitro$ 突然変異誘発法　62
inactivation　52
incus　243f
indirect pathway　351
induced pluripotent stem cell（iPS細胞）　497b
induction　203
inferior colliculus　250
inferior olive　349
inhibitory G protein　104
inhibitory interneuron　16

inhibitory neurotransmitter 86
inhibitory postsynaptic current（IPSC） 98
inhibitory postsynaptic potential（IPSP） 98
initial segment of the axon 15
innate 3
innate song 402b
inner hair cell 247
innexin 117b, 543
inositol 1,4,5-trisphosphate（IP$_3$） 104
input specificity 432
input-timing-dependent plasticity（ITDP） 440
instrumental conditioning 446
insular cortex 238, 362
insulator 42
insulin 369
integrase 589
intellectual disability（ID） 512
intelligence quotient（IQ） 2, 512
interaural level difference（ILD） 254
interaural time difference（ITD） 252
intermediate progenitor 285
interneuron 604
interoception 261
interoceptive 363
intersectional method 592
interstitial branching 298
intracellular recording 38, 610
intracellular vesicle 29
intrinsic property 342
intrinsic signal imaging 153, 618
intrinsically photosensitive retinal ganglion cell（ipRGC） 148b, 148f
intron 28
inward-rectifier K$^+$ channel 64b
ion channel 37
ionotropic receptor 93
iontophoresis 70
IP$_3$（inositol 1,4,5-trisphosphate） 104
IP$_3$受容体 104
ipRGC（intrinsically photosensitive retinal ganglion cell） 148b, 148f
iproniazid 502
IPSC（inhibitory postsynaptic current） 98
ipsilateral 148, 181
IPSP（inhibitory postsynaptic potential） 98, 98f
iPS細胞（induced pluripotent stem cell） 497b, 497f, 585b
IQ（intelligence quotient） 2, 512
Ishihara color plates 136f
Isl1 289
ITD（interaural time difference） 252
ITDP（input-timing-dependent plasticity） 440
I-V curve 89

■ J

Jeffress model 252

■ K

K$^+$/Cl$^-$共輸送体 39, 39f
K$^+$コンダクタンス 52f
K$^+$チャネル 63f, 64b
kainate receptor 94
Katz, Bernard 71
Kcsチャネル 63f
KIF1a 34f
kinesin 33
Kirrel2 318
Kirrel3 318
kiss and run 82, 83f
Kiss1R 408
Kiss1ニューロン 408f
kisspeptin 408
knee-jerk reflex 15
knock-in 582
knockout 582
Kuffler, Stephen 137
kuru 489

■ L

lamellipodia 181, 182b
lamina 201
landmark-based strategy 456b
Lar 206f
laser scanning two-photon microscopy 144, 617
late long-term potentiation 443b
lateral geniculate nucleus（LGN） 149
lateral horn 236
lateral inhibition 18b, 141f, 287
lateral intraparietal area（LIP） 163
lateral lemniscus 250
lateral magnocellular nucleus of the anterior nidopallium（LMAN） 401f, 402b
Lawrenceの筋肉 399f
LCR（locus control region） 558
length constant 47
lentivirus 591
leptin 366
Lewy body 492
LGN（lateral geniculate nucleus） 149
LH（luteinizing hormone） 407
LHRH（luteinizing hormone-releasing hormone） 407
lidocaine 464
ligand 108b, 178b
ligand-gated ion channel 92
light microscope 11
light-sheet fluorescence microscope 599
Lim1 289
LIM転写因子 289f
LIP（lateral intraparietal area） 163
lissencephalic 534
LKB1 296, 296f
LLDp（posterior dorsal lateral lemniscus） 254
LMAN（lateral magnocellular nucleus of the anterior nidopallium） 401f, 402b
lobula complex 201
local field potential 611
local interneuron 231
local neuron 604
local potential 14
local protein synthesis 30
locus coeruleus 379
locus control region（LCR） 558
Loligo 576
long-range cue 178b
long-term depression（LTD） 350, 437
long-term memory 427
long-term potentiation（LTP） 431
long-term synaptic plasticity 85
loose-patch recording 614b
lordosis 403
loss-of-function experiment 25
loss-of-function mutation 579
Lou Gehrig disease 491
lower envelope principle 276
low-stringency hybridization 135
low-threshold mechanoreceptor 263
loxP 582
LRP4 302, 303f
LTD（long-term depression） 350, 437
LTP（long-term potentiation） 431
Lucifer yellow 599
luteinizing hormone（LH） 407
luteinizing hormone-releasing hormone（LHRH） 407
lysosome 30

■ M

M pathway 158
Mach bands 141
mAChR（muscarinic acetylcholine receptor） 93
macular degeneration 132
MADM法 601
magnocellular layer 149
major depression 502
major urinary protein 226b
malleus 243f
Manduca sexta 576f
MAPキナーゼ 109b
MAPキナーゼカスケード 110f
MARCM法 319, 321f, 601, 601f, 606f
Martinotti cell 115
massively parallel processing 23
Mastermind 287
maximum parsimony 534
MC4R 367
MDMA（3,4-methylenedioxy-N-methylamphetamine） 507
meadow vole 418
mechanosensory neuron 262
mechanotransduction 244
mechanotransduction channel 244
MeCP2（methyl-CpG-binding protein 2） 514, 516f, 517f

索 引 M〜N **689**

*Mecp2*遺伝子　514, 515f
*Mecp2*ノックアウトマウス　515f, 517f
*Mec*遺伝子群　265b
medial amygdala　409
medial geniculate nucleus(MGN)　251, 568
medial preoptic area(MPOA)　381, 409
medio-lateral axis　6
medulla　6, 201, 272
medullary reticular formation ventral part　347
Meissner corpuscle　263
melanocortin-4 receptor　367
melanopsin　148b
membrane potential　14, 38
memory　425
memory trace　461
Mendel, Gregor　531
mEPP(miniature end-plate potential)　71, 71f
Merkel cell　263
mesencephalic locomotor region(MLR)　346
mesencephalon　6
mesoderm　282
messenger RNA(mRNA)　28
metabotropic receptor　93
methyl-CpG-binding protein 2(MeCP2)　514
mGluR　520f
MGN(medial geniculate nucleus)　568
microfilament　32
microglia　8
microneurography　276
microRNA　586
microstimulation　161
microtubule　32
midbrain　6, 283
middle temporal visual area　162
midget ganglion cell　146
miniature end-plate potential(mEPP)　71, 71f
mitogen-activated protein kinase　109b
mitogen-activated protein kinase cascade　110f
mitotic recombination　587
mitral cell　219
MLR(mesencephalic locomotor region)　346
modulatory neuron　18b
modulatory neurotransmitter　86, 379b
Molaison, Henry(H.M.)　426f
molecular clock　531
monoamine neurotransmitter　86
monoamine oxidase　494, 501
monozygotic twins　2
morphine　275
morphogen　283
Morris water maze　458
mosaic analysis　203
mosaic analysis with a repressible cell marker　319
mossy fiber　349, 429
motor homunculus　21
motor neuron　13
motor pool　337
motor protein　33, 334
motor system　333
motor unit　337

motor unit size　337
mount　403
Mountcastle, Vernon　275
MPOA(medial preoptic area)　381, 409
MPTP(1-methyl-4-phenyl-1,2,3,6-tetrahydropyridine)　494
*Mpz*遺伝子　57b
MrgprA3　270
mRNA(messenger RNA)　28
mTOR(mammalian/mechanistic target of rapamycin)　521
MTニューロン　163f
MT野　162
Müller cell　129
multi-electrode array　355, 611
multiple sclerosis　56b
multipolar　13
Munc18　84t
muscarinic acetylcholine receptor(mAChR)　93
muscimol　77b, 621
muscle fiber　337
muscle spindle　15
mushroom body　236
MuSK　302, 303f
mutation　535
myelin protein zero　57b
myelin sheath　8, 54
myofibril　334
myosin　34, 334
M経路　158, 159f

■N

Na^+,K^+-ATPアーゼ　39, 39f
Na^+コンダクタンス　52f
nAChR(nicotinic acetylcholine receptor)　93
narcolepsy　381
nasal　147, 172
natural selection　530
nature, ── versus nurture　2
N-cadherin　206
nematocin　420b
*Nematocin*遺伝子　421b
neocortex　565
Nernst equation　40
nerve　6
nerve cell　6
nerve growth factor(NGF)　310
nerve impulse　14
N-ethylmaleimide-sensitive factor　76
netrin　178b, 206
neural circuit　15
neural crest cell　282
neural plasticity　5
neural plate　282
neural progenitor　282
neural prosthetic device　357
neural tube　282
neuraxis　6
neurexin　80, 303

neuroblast　319
neurodegenerative disease　477
neuroendocrine system　334
neuroethology　4
neurofascin　301
neurofibrillary tangle　478
neurofilament　32
neurogenic inflammation　274
neuroligin　80, 303
neuromodulator　86, 379b
neuromuscular junction　69
neuron　6
neuron doctrine　9
neuronal polarity　32
neuronal process　6
neuropeptide　87
neuropil　201
neuropilin-1(Nrp1)　315
neurotransmitter　11, 69
neurotrophic hypothesis　310
neurotrophin　108b, 310
neurotrophin-3(NT3)　310
neurotrophin-4(NT4)　310
neurulation　282
NFYC　207f, 208
NGF(nerve growth factor)　310
nicotinic acetylcholine receptor(nAChR)　93
Nissl stain　596
NMDA受容体　94, 192, 433, 433f
　　電流-電圧曲線　95f
　　特性　95f
　　バレル皮質のパターン形成　195f
N-methyl-D-aspartate receptor　94
nociception　261
nociceptive neuron　264
node of Ranvier　55
*NompC*遺伝子　265b
non-declarative memory　427
nonhomologous end joining　585b
non-identical twins　2
non-REM sleep　377
non-spiking neuron　15
non-synonymous substitution　569b
Noonan syndrome　521
noradrenaline　86
northern blotting　593
Notch　287, 287f
note　401b
notochord　282
Nrp1(neuropilin-1)　315, 316
NRXN1β　304f
NSF　84t
NT3(neurotrophin-3)　310
NT4(neurotrophin-4)　310
nuclear factor Y complex subunit　208
nucleus accumbens　351, 468, 506
nucleus laminaris　252
nucleus of the solitary tract　238, 362
null方向　143
Numb　286, 286f
nurture, nature versus ──　2

N-エチルマレイミド感受性因子 76
Nカドヘリン 206, 206f

O

*Ob/Ob*マウス 365, 366f
occipital lobe 19
octopamine 87
ocular dominance 154, 184
ocular dominance column 154, 184
odds ratio 510b
odorant 212
odorant receptor 212
Odr10 228
OFF bipolar cell 139
off-target effect 585b
Ohm's law 41
olfactory bulb 212
olfactory cilium 212
olfactory cortex 219
olfactory epithelium 212
olfactory processing channel 221
olfactory receptor 549
olfactory receptor neuron 212
oligodendrocyte 8
oligodendroglia 8
oligophrenin 513
ommatidium 201
ON bipolar cell 139
open probability 58
operant conditioning 446
opioid 275
opioid receptor 275
opsin 124
optic chiasm 147, 180
optic lobe 201
optic nerve 122
optic pretectum 148
optic tectum 172
optic tract 148
optical imaging 615
optogenetics 157b, 626
OR7D4 217f
orexin 381
oRG (outer radial glial cell) 566
organ of Corti 244
organization-activation model 406
orientation-selective column 153
otolith 258b
otolith organ 258b
outer hair cell 247
outer radial glial cell (oRG) 566
outer segment 123
outgroup 534
ovariectomized female 405
oxytocin 363, 418

P

P pathway 158
P1ニューロン，プログラム細胞死 398f
P2X$_2$チャネル 625
p75NTR 310
pacinian corpuscle 264
PALM (photoactivated localization microscopy) 603
Papaver somniferum 275
parabiosis 364
parabrachial nucleus 362
paracrine 108b
parallel fiber 349
parasympathetic nervous system 105, 359
paraventricular hypothalamic nucleus (PVH) 369
parietal lobe 19
Parkin 494
Parkinson disease (PD) 491
Parkinson, James 491
parthenogenesis 414b
parvocellular layer 149
*Par*遺伝子 296
passive electrical property 47
passive transport 37
patch clamp recording 58
patch pipette 58
path-integration strategy 456b
Pavlovの実験 446f
Pax6 283, 563
PCDH15 245
*Pcdhg*クラスター 300
PCR (polymerase chain reaction) 216
PD (Parkinson disease) 491
PDE (phosphodiesterase) 108, 125
PDE1C (phosphodiesterase 1C) 214
PDG (phenyl-β-D-glucopyranoside) 242
PDZドメイン 97
percept 218
perforant path 429
perforated patch recording 614b
periaqueductal gray 272
periglomerular cell 222
Period 372
peripheral myelin protein 22 56b
peripheral nervous system 6
peri-stimulus time histogram 232
permeability 38
perturbation experiment 25
PET (positron emission tomography) 487
PHA-L (phytohemagglutinin) 605
pharmacodynamics 487b
pharmacokinetics 487b
pharmacologically selective effector molecule 347
phase locking 247
phenyl-β-D-glucopyranoside (PDG) 242
pheromone 225b
phosphatidylinositol 4,5-bisphosphate (PIP2) 104
phosphatidylinositol-specific phospholipase C (PI-PLC) 173
phosphodiesterase (PDE) 108, 125
phosphodiesterase 1C (PDE1C) 214
phospholipase C (PLC) 104
phosphotyrosine-binding domain 109b
photoreceptor 122
phototaxis 551
phototransduction 125
phrenology 18
phylogenetic tree 531
phytohemagglutinin (PHA-L) 605
picrotoxin 77b
Piezo 65b, 266
pigment cell 129
Pink1 494
PIP2 (phosphatidylinositol 4,5-bisphosphate) 104
PI-PLC (phosphatidylinositol-specific phospholipase C) 173
piriform cortex 224
pituitary 363
PKA (protein kinase A) 103, 452f
PKC (protein kinase C) 104
PKD1L3 241
PKD2L1 241
place cell 456b
place field 456b
placebo effect 275
plasma membrane dopamine transporter 507
plasma membrane monoamine transporter (PMAT) 500
plasma membrane neurotransmitter transporter 81
PLC (phospholipase C) 104, 104f
plexin 199
pluripotent cell 497b
PMAT (plasma membrane monoamine transporter) 500
*Pmp22*遺伝子 56b
Poisson distribution 71
polyadenylation 28
polycystic kidney disease 241
polymerase chain reaction (PCR) 216
polymodal neuron 264
polymorphism 218
polyQリピート 490, 490f
POMCニューロン 367
pons 6
population vector 355
positional cloning 61, 366, 580
positive selection 537
positron emission tomography (PET) 487
posterior dorsal lateral lemniscus (LLDp) 254
posterior pituitary 363
posterior semicircular canal 258b
postganglionic neuron 360
postsynaptic density 11, 73
postsynaptic density protein of 95 kilodalton 97
postsynaptic specialization 11
Potocki-Lupski syndrome 511b
power stroke 334
prairie vole 418
precedence effect 251

preferred 方向　143, 162f
prefrontal cortex　160, 502
preganglionic neuron　360
premotor cortex　354
premotor neuron　339
presenilin-1　482
presenilin-2　482
prestin　250
presynaptic facilitation　107
presynaptic inhibition　107, 233
presynaptic terminal　7
primary antibody　593
primary auditory cortex　256
primary cilium　552
primary motor cortex　16, 354
primary somatosensory cortex　16
primary visual cortex (V1)　149
principal component analysis　234
prion　488
prion disease　490
prion hypothesis　489
procedural memory　427
progesterone　405
programmed cell death　309
projection neuron　16, 231, 319, 604
prokaryote　531
proprioception　261
proprioceptive neuron　263
Prospero　207, 207f
prostaglandin　274
protein　28
protein kinase A (PKA)　103
protein kinase C (PKC)　104
protein phosphatase　108
proteinopathy　488
protocadherin　300
protostome　531
PrP^{Sc}　489
pruriception　261
pruritogen　270
PSD-95　97
PSEM　347
pseudogene　217
pseudounipolar　13
psychometric function　123
psychophysical study　122
psychosis　500
psychostimulant　502
PTB ドメイン　109b
pump　38
Purkinje cell　13, 349
PVH (paraventricular hypothalamic nucleus)　369
pyramidal cell　12
pyramidal neuron　12
P経路　158, 159f

■Q

quantal hypothesis　71
quantal yield　73

■R

R7 細胞　203, 204f, 205f
R7 軸索　206f
R8 細胞　205f, 207f
R8 軸索　207f
RA (robust nucleus of the acropallium)　401f, 402b
Rab3　80, 84t
Rab3-interacting molecule　80
rabies virus　608
radial glia　285
Ramón y Cajal, Santiago　9, 10b, 182b
random mutagenesis　580
random X-inactivation　510b
raphe nucleus　379
R-C 回路　42, 43b, 43f
readily releasable pool　82
receptive field　137
receptor　178b
receptor potential　15
receptor tyrosine kinase (RTK)　108b, 174
Rechtschaffen, Allan　382
recording electrode　45
recovery　128
rectifying electrical synapse　117b
recurrent inhibition　18b
refractory period　53
regeneration　171
regenerative　53
reinforcer　446
release probability　85
releaser　4
REM sleep　377
Remak Schwann cell　55b
repellent　178b
reserpine　500
reserve pool　82
resistance　41
resistor　41
responder transgene　590
resting potential　38
reticular theory　9
retina　122
retinal　124
retinal densitometry　134
retinal ganglion cell (RGC)　122, 169
retinal wave　187
retinotopic map　170
retinotopy　149
retrieval　427
retrograde　31, 158
retrograde flow　182b
retrograde tracer　411, 605
retrograde trans-synaptic tracing　224
Rett syndrome　514
reuptake　81
reversal potential (E_{rev})　89
reverse genetics　579, 581
reverse signaling　179
reverse tTA (rtTA)　590

reward prediction error　468
RGC (retinal ganglion cell)　122, 169
rhabdomeric type photoreceptor　553
Rho GTPアーゼシグナル伝達　513f
rhodopsin　124
RIM　80, 84t
RIM-BP　80
RIM 結合タンパク質　80, 84t
RNA-Seq　594
RNA 干渉 (RNAi)　266, 395, 586, 586f
RNA スプライシング　28
RNA 編集　96
Robo　292, 292f, 293, 293f, 294f
robust nucleus of the acropallium (RA)　401f, 402b
rod　122
rod bipolar cell　147
rostro-caudal axis　6
Roundabout　292, 292f
RTK (receptor tyrosine kinase)　108b, 174
rtTA (reverse tTA)　590
Ruffini ending　264
rutabaga　453
ryanodine receptor　111

■S

SAC (starburst amacrine cell)　143
saccade　162
saccule　258b
SAD キナーゼ　297
sagittal section　6
saltatory conduction　55
salty　238
sarcomere　334
sarcoplasmic reticulum　335
Satb2　291
saving　474
scala media　243f
scala tympani　243f
scala vestibuli　243f
scanning electron microscope　602
Schaffer collateral　430
schizophrenia　500
Schleiden, Matthias　8
Schwann, Theodor　8
Schwann cell　8, 55b
sciatic nerve　57b
SCN (suprachiasmatic nucleus)　148b, 375
scrapie　489
Sec1　84t
Sec1/Munc18-like protein　76
secondary antibody　594
secondary dendrite　222
secondary visual cortex (V2)　158
secreted protein　29
seizure　522b
selective serotonin reuptake inhibitor (SSRI)　504
selective sweep　570b
selectivity filter　62

self-avoidance　299
Sema1A　320, 321f
Sema2A　320, 322f
Sema2B　320, 322f
Sema3A　294, 316
semaphorin　178b, 199
semicircular canal　258b
Senseless　207, 207f
sensitization　445
sensorimotor stage　402b
sensory homunculus　21
sensory neuron　13
sensory organ precursor (SOP)　286
sensory rhodopsin　551
sensory stage　402b
serial block-face scanning electron microscopy　608
serial electron microscopic reconstruction　144
serial processing　23
serine/threonine kinase　103
serotonin　86
Sevenless　203
*Sevenless*変異細胞　204f
sex chromosome　387
sex determining region Y　403
Sex lethal　390
sex peptide　397
sex-linked　510b
sexually dimorphic　387
SH2 ドメイン　109b
Shaker　61
Sherrington, Charles　9, 16
Shh　288, 288f
Shibire　84t
Shibire[ts]　83, 83f, 392, 622
*Shibire*遺伝子　83
shmoo　547
short gastrulation　561
short interfering RNA (siRNA)　586
short-range cue　178b
short-term memory　427
short-term synaptic plasticity　85
Sidekick　199, 200f
signal transduction　108b
silent sense　258b
silent synapse　434
simple cell　151
single channel conductance　59
single nucleotide polymorphism (SNP)　510b
single-unit recording　137, 611
siRNA (short interfering RNA)　586, 586f
size principle　337
Slit　292, 293, 294f
slow axonal transport　31
slow wave sleep　377
small bistratified retinal ganglion cell　145
small GTPase　102b
Smith-Magenis syndrome　511b
smooth muscle　359
SMタンパク質　84t
SNAP-25　76, 84t

SNAREタンパク質　76
SNP (single nucleotide polymorphism)　510b
Sog　561
soluble NSF attachment protein receptor (SNARE)　76
solute　37
soma　7
somatosensory system　13
somatostatin　111
Sonic hedgehog　288, 288f
SOP (sensory organ precursor)　286
sour　238
Southern, Edwin　593
Southern blotting　593
space constant　47
spatial integration　113
spectral sensitivity　133
Sperry, Roger　171
spike　49
spike-timing-dependent plasticity (STDP)　438, 439f
spinal cord　6
Spineless　205f
spinocerebellar ataxia　490
spinocervical tract pathway　272
spiny projection neuron　351
spiral ganglion neuron　244
spontaneous neuronal activity　187
sporadic　480
src homology 2 domain　109b
Sry (sex determining region Y)　403
SSRI (selective serotonin reuptake inhibitor)　504
Stab2　290f
stapes　243f
starburst amacrine cell (SAC)　143
starter cell　608
STDP (spike-timing-dependent plasticity)　438, 439f
STED (stimulated emission depletion microscopy)　603
stellate cell　349
stereocilium　244
stereotactic injection　591
stereotype　4, 221
stereotyped　387
stereotyped axon pruning　307
stimulating electrode　45
stimulatory G protein　103
stomatogastric ganglion　342
storage　427
STORM (stochastic optical reconstruction microscopy)　603
STORM画像　603f
striatum　351
stripe assay　173
subcerebral projection neuron　290
substance P　274
substantia nigra　491
substantia nigra pars compacta　352, 468
substantia nigra pars reticulata　351, 492

subthalamic nucleus　351
sub-threshold stimulus　49
sulcus　19
superior colliculus　149
superior olivary nucleus　250
super-resolution fluorescence microscopy　603
Suppressor of Hairless　287
suprachiasmatic nucleus (SCN)　148b, 375
supra-threshold stimulus　49
Swedish変異　481, 483f
sweet　238
syllable　401b
sympathetic nervous system　103, 359
symporter　38
synapse　9
synapse elimination　306
synapsin　82
synaptic cleft　11
synaptic efficacy　84, 431
synaptic failure　72
synaptic plasticity　84, 430
synaptic potential　14
synaptic tagging hypothesis　443b
synaptic transmission　15, 69
synaptic vesicle　11, 72
synaptic weight matrix　429
synaptobrevin　76, 622
synaptosomal-associated protein with a molecular weight of 25 kDa　76
synaptotagmin　78
syndromic disorder　512
synonymous substitution　569b
syntaxin　76

■ T

T tubule　335
T1R1　238, 238f
T1R2　238
T1R3　238
T2R　240
tail current　75
TALEN　584b
tamoxifen　583
tastant　237
taste bud　238
taste pore　238
taste receptor cell　237
tau　221, 479
tauopathy　479
tauP301L　484f
Tbr1　291
TCA (thalamocortical axon)　185, 193b
TDP-43　491f
TEA (tetraethylammonium)　58
tectorial membrane　244
temporal　148, 172
temporal integration　113
temporal lobe　19
Ten-a　323
Ten-m　323

testosterone 404
tetanus toxin 77b
tetracycline 590
tetracycline response element(TRE) 461b, 590
tetracycline-regulated transactivator(tTA) 461b, 590
tetraethylammonium(TEA) 58
tetrode 611
tetrodotoxin(TTX) 58
TeTx 622f
thalamocortical axon(TCA) 185, 193b
thalamus 6
theory of dynamic polarization 13
thermosensation 261
thermosensory neuron 264
threshold 49
thrombospondin 305
*Thy1-Gfp*マウス 600f
tight junction 488b
time constant 42
*Timeless*遺伝子 373
Timothy syndrome 521
tip link 244
Tmc1 245
Tmc2 245
tonic 352
tonic-clonic seizure 523b
tonotopic map 247
topographic map 21
touch sensory neuron 263
Tra 390
transcription activator-like effector nuclease 584b
transcription factor 109b
transcription unit 28
transcytosis 30
transducin 126
Transformer 390
transgene 588
transgenic organism 588
transient receptor potential channel 64b, 225b, 241
translation 28
transmedullary neuron 201
transmembrane channel-like 245
transmembrane protein 29
transmission electron microscope 602
transporter 37
trans-synaptic tracing 154, 608
transverse section 6
transverse tubule 335
*Trcp2*変異マウス 412
TRE(tetracycline response element) 461b, 590
TREM2(triggering receptor expressed on myeloid cell 2) 485
*Trembler*遺伝子 57f
*Trembler*マウス 57b
trichromatism 134
trigeminal ganglion 261
trimeric GTP-binding protein 100
Trk 310

Trk受容体 109b
TRPC2 225b
TRPM8 268
TRPV1 268
TRPチャネル 64b, 225b, 241, 267, 268f
Tsc1 521
Tsc2 521
t-SNARE 76
tTA(tetracycline-regulated transactivator) 461b, 590
TTX(tetrodotoxin) 58, 58f
tuberomammillary nucleus 379
tufted cell 219
tympanic membrane 243
type III neuregulin-1 55b
T管 335

■U

UAS 590
ubiquitin-proteasome system 308
umami 238
Unc5 178
Unc6 178b
Unc40 178
unconditioned response 445
unconditioned stimulus 445
unipolar 13
uniporter 38
upstream activation sequence 590
utricle 258b

■V

V0脊髄介在ニューロン 346f
V1(primary visual cortex) 149
V1R受容体 226f
V2(secondary visual cortex) 158
V2R受容体 226f
vagus nerve 105, 360
van Gogh, Vincent 502
variation 531
vasopressin 363, 418
V-ATPase 81
VE-DIC顕微鏡 35b
ventral horn 272
ventral nerve cord 291
ventral pallidum 419
ventral root 340
ventral stream 158
ventral striarum 506
ventral tegmental area(VTA) 352, 419, 467, 506
ventricle 282
ventricular zone 284
ventrolateral preoptic area(VLPO) 381
ventromedial hypothalamic nucleus(VMH) 364, 411
vesicular monoamine transporter(VMAT) 501
vesicular neurotransmitter transporter 81

vestibular ganglion neuron 259b
vestibular nerve 259b
vestibular nucleus 259b
vestibular system 258b
vestibuloocular reflex(VOR) 259b
video-enhanced differential interference contrast 35b
viral transduction 591
visceral motor neuron 360
visceral motor system 359
visceral sensory neuron 361
visual cortex 149
visual field 131
VLPO(ventrolateral preoptic area) 381
VMAT(vesicular monoamine transporter) 501
VMH(ventromedial hypothalamic nucleus) 364, 411
voltage clamp 50
voltage-gated Ca^{2+} channel 64b
voltage-gated ion channel 52
voltage-sensitive dye 615
volume transmission 87
vomeronasal organ 225b
vomeronasal system 225b
VOR(vestibuloocular reflex) 259b
VORゲイン 260b
v-SNARE 76
VTA(ventral tegmental area) 419, 506
VTAドパミン作動性ニューロン 507f, 508f
V型ATPアーゼ 81, 84t

■W

Waller, Augustus 308
Weber's law 130
Weber-Fechner law 130
Wernicke area 19
western blotting 593
whiptail lizard 414b
white matter 8
whole-cell patch recording 78, 143, 610
whole-mount 597
Wiesel, Torsten 150
Wnt 283, 302f
Wnt-Frizzledシグナル 295f
working memory 427

■X

X野 401f, 402b

■Y

Young, Thomas 134

■Z

ZFN 584b
zinc finger nuclease 584b
zygote 282

【和文索引】

■あ

青オン型双極細胞　145, 146f
アカゲザル　578
アーキロドプシン　157b, 626
アクチン線維　336f
アグリン　302, 303f
味物質　237
アストログリア　8, 8f, 304, 305f
アストロサイト　8
アセチルコリン(ACh)　69, 87t
　　心拍数の低下　105f
　　非選択的陽イオンチャネルの開口　90f
アセチルコリンエステラーゼ　81, 84t
アセチルコリン受容体(AChR)　90
　　構造と開口モデル　91f
　　組成　91f
アセチルコリン誘発電流　89f
アデニル酸シクラーゼ　102
アデノ随伴ウイルス(AAV)　591, 591t
アドレナリン　102, 360
アナログ信号伝達　24
アブバエ　396f
アブミ骨　243f
アポトーシス　309
アポリポタンパク質E(ApoE)　484
アマクリン細胞　122, 142f
甘味　238
甘味受容体　239f
アミロイドβタンパク質(Aβ)　479
アミロイド前駆体タンパク質(APP)　479, 479f
アミロイド斑　478, 478f, 483f, 485f
アミロライド　241
アメフラシ，馴化と感作　448
アメリカハタネズミ　418, 419f, 420f
アルツハイマー病(AD)　477, 478f
　　家族性アルツハイマー病　481f
　　進行　486f
　　治療　486
　　治療薬発見のためのプロセス　488f
　　脳切片　477f
アレル　535
アレル排除　218
アロステリック作動薬　504f, 505
アロマターゼ　404f, 405
アロマターゼ発現ニューロン　410f
アンキリンG　301
アンドロゲン　404
アンドロゲン受容体　404f, 405
アンドロステノン　217f

■い

イオンチャネル　37
　　系統樹　65f
　　コードする遺伝子の数　64t
　　さまざまな──　63b
　　進化過程　540f
　　てんかんを引き起こす変異　523t

イオンチャネル型グルタミン酸受容体，構成　96f
イオンチャネル型受容体　93, 93f
　　3つのファミリー　92f
　　シグナル伝達経路　109f
　　ヒトゲノム中の　94t
イオントフォレーシス　70, 91f
イカ巨大軸索　50f
閾下刺激　49
閾上刺激　49
閾値　49
石原式色覚異常検査表　136f
位相固定　247
位相固定特性　248f
痛み
　　中枢経路　273f
　　末梢および中枢における調節　274f
一塩基多型(SNP)　510b
一次運動皮質　16, 354, 355f
一次抗体　593
一次視覚皮質(V1)　149
一次視覚野　149
　　眼球優位コラム　154f, 185f
　　情報の流れ　155f
　　単純型細胞の受容野　151f
　　網膜神経活動波の伝播　190f
　　網膜部位再現　150f
一次繊毛　552
一次体性感覚皮質　16
一次体性感覚野，興奮性ニューロン間の結合　156f
一次聴覚皮質　256
一次聴覚野　256
一卵性双生児　2
異痛症　274
一過性受容器電位チャネル　64b, 225b, 241
遺伝学的にコードされたCa^{2+}指示タンパク質　616, 616f
遺伝子　28
遺伝子改変生物　588
遺伝子重複　535
遺伝子治療　592
遺伝子ノックアウト　583f
遺伝子ノックダウン　586f
遺伝子発現プロファイリング　594
遺伝的感受性座位　484
遺伝的浮動　535
遺伝的モザイク　587f
遺伝的モザイク動物　588
遺伝要因，知能指数への寄与　2f
遺伝率　2
移動
　　GABA作動性ニューロンの　285f
　　興奮性ニューロンの　284f
イトヨ，表現型の進化　537f
イネキシン　117b, 543
イノシトール 1,4,5-トリスリン酸(IP_3)　104
イプロニアジド　502
イミプラミン　503
イモリ，視神経再生実験　171f
色収差　134

色対立型網膜神経節細胞　145
色対立システム，青-黄および緑-赤の　146f
陰イオン　39
陰茎，支配運動ニューロンの性的二型性　410f
インスリン　369
インテグラーゼ　589
イントロン　28

■う

ウイルスによる形質導入　591
ウイルスベクター　591t
ウェスタンブロット法　593
ウェーバーの法則　130
ウェーバー・フェヒナーの法則　130
ウェルニッケ野　19, 19f
氏，──か育ちか　2
氏と育ち，鳥の歌での　401b
内向き整流性K^+チャネル　64b, 317
うま味　238
運動技能学習，H.M.の　426f
運動系　333
　　──と自律神経系の出力システムの比較　360f
運動経路，模式図　17f
運動失調　349, 349f
運動制御，階層的な構成　334f
運動前ニューロン　339
運動前皮質　354
運動単位　337, 337f, 338f
運動ニューロン　12f, 13, 399f
　　興奮から骨格筋収縮まで　336f
　　軸索投射　289f
運動ニューロンコラム　339f
運動皮質ニューロン　356f
運動プール　337, 337f, 339f
運動ホムンクルス　21, 21f
運命　286

■え

栄養因子　410f
エキソサイトーシス　29, 29f
エクソン　28
エクソンシャッフリング　536
エストラジオール　404f, 405, 406f
エストロゲン　405
　　単性トカゲの変動　414b
　　マーキング行動への影響　407f
エストロゲン受容体　404f, 405
エストロゲン受容体1発現ニューロン，視床下部腹内側核の　416
エピジェネティックな修飾　3, 112
エピバチジン　188, 189f, 190f
エフェキシン　183b
エフリン　174, 196
　　発現の勾配　175f
　　網膜-上丘間の地図形成　197f
エフリンA
　　遺伝学的手法による機能の確認　176f
　　相補的な濃度勾配　180f

　　　　発現勾配　198f
　　　　網膜部位再現地図　198f
エフリンB2　183f
エラ引き込み反射　448
　　　アメフラシの　448f
　　　神経機構　449f
エングラム　461
エンケファリン　275
遠心性線維　16
延髄　6, 272
延髄網様体腹側部　347
エンドサイトーシス　29, 29f
エンドソーム　30
エンドルフィン　275
エントレインメント　374, 374f
塩味　238

■お

黄体形成ホルモン（LH）　407
黄体形成ホルモン放出ホルモン（LHRH）　407
横断面　6
黄斑変性　132
オオカバマダラ　545f
大きさの原則　337
オキシトシン　363, 418, 420b
オクトパミン　87
雄特異的な性行動　390f
遅い軸索輸送　31, 32f
オッズ比　510b
オートクリン　108b
オピオイド　275
オピオイド受容体　275
オフ型双極細胞　139
オプシン　124, 135f
オプシン遺伝子，組換え　136f
オプシン遺伝子ファミリー，系統関係　557f
オプシンタンパク質，模式図　135f
オフターゲット作用　585b
オプトジェネティクス　157b, 626
オープンフィールド試験　636
オペラント条件づけ　446
オペラント箱　446f
オームの法則　41
オリゴデンドログリア　8, 8f
オリゴデンドロサイト　8
オリゴフレニン　513, 513f
オレキシン　381, 382f
オレキシン作動性ニューロン　382f
オン-オフ型方向選択性網膜神経節細胞　144f
オン型双極細胞　139
音源定位，哺乳類における　255f
音節　401b
音素　401b

■か

外群　534
開口確率　58
介在ニューロン　604
概日ペースメーカニューロン　375

概日リズム　371
　　　ホメオスタシス制御　377f
　　　マウスの　372f
概日リズム変異体　372f
外節　123
外側コンパートメント，扁桃体中心核の　467b
外側膝状体（LGN）　149, 187f, 568f
　　　細胞層　149f
外側上オリーブ核　255
外側頭頂間溝野（LIP）　163, 164f
外側放射状グリア細胞（oRG）　566
外側毛帯　250
回転棒，運動調節機能の評価　635f
ガイドRNA　585b
ガイド因子　321f
介入実験　25
カイニン酸受容体　94
海馬　6, 7f, 427
　　　神経回路　429f
外胚葉　282
海馬顆粒細胞　10f
灰白質　8
解発要因　4
海馬場所細胞　456f
回復　128
　　　GCAPノックアウトマウスにおける　131f
　　　機構　129f
　　　嗅覚の　214
外分泌系　359
蓋膜　244
海綿状脳症　489
外有毛細胞　247, 247f, 249, 249f
回路形成，神経系の　281
回路モチーフ，ニューロンによる　18f
顔認識細胞　160, 161f
顔認識小領域　161f
顔認識領域　161f
下オリーブ核　349
化学遺伝学　622
化学遺伝学的手法，神経細胞活動を抑制する——
　　　623f
化学感覚受容体　549
化学感受性GPCR　549f
化学シナプス　11
　　　刺胞動物の　543f
　　　電子顕微鏡像　11f
化学親和性仮説　172
化学的勾配　37
下丘　250
蝸牛　243, 243f
下丘外側核　254f
蝸牛神経核　247
拡散性伝達　87
拡散テンソル画像法（DTI）　604, 604f
学習　445, 461f
覚醒状態，維持する神経系　378f
獲得　427
駈歩　340, 340f
カーゴ　34f
かご細胞　12f, 13, 115f, 116, 301f
下垂体　363, 363f, 363t

下垂体後葉　363
下垂体前葉　363
ガストリン放出ペプチド受容体（GRPR）　270
カスパーゼ3　416
仮想現実，神経活動を記録する方法　620f
仮想水泳行動　634f
家族性アルツハイマー病（FAD）　480, 481f
片半球睡眠　382
偏ったランダムウォーク　546b
活性帯　73
活動依存的な転写　111
活動電位　14, 14f, 48
　　　イオン的基盤　52f
　　　閾値　48f
　　　逆行性伝播　114f
　　　軸索髄鞘形成による伝導速度の上昇　55f
　　　軸索に沿ったの伝播　53f
滑脳　534
カテコールアミン　495, 495f
カドヘリン　80, 84t, 178b
カドヘリン23　245
カナリア，RA神経核　402f
カプサイシン　268f
カプサイシン受容体　268
過分極　38
過分極活性化CNGチャネル　64b
下方包絡線原理　276
カメレオン指示分子　616
痒み　269
痒み感知経路　271f
ガラガラヘビ　545f
ガラニン　417
ガラニン発現ニューロン　418f
顆粒細胞　222, 222f, 349, 429
カルシトニン遺伝子関連ペプチド（CGRP）　274
カルモジュリン（CaM）　104, 214f
感覚運動期　402b
感覚期　402b
感覚器，細胞運命の決定　286f
感覚器前駆細胞（SOP）　286
感覚系，進化　544
感覚経路，模式図　17f
感覚終末　263f
感覚性ロドプシン　551
感覚ニューロン　12f, 13
感覚ニューロン閾値　276f
感覚フィードバック　341f
感覚ホムンクルス　21, 21f
感桿型視細胞　553, 553f, 554f
眼球，断面図　121f
眼球優位コラム　154, 184, 185f
　　　一次視覚野の　154f
眼球優位性　154, 184, 184f
環境要因，知能指数への寄与　2f
感作　445
　　　アメフラシの　448f
　　　神経機構　449f
冠状断　6, 7f
関節　338f
間接路　351, 352f, 353f, 492
桿体　122, 122f

順応 130f
錐体経路への便乗 147f
単一光子応答 124f
網膜における分布 132f
桿体入力型双極細胞 147
貫通線維 429, 440f
カンブリア紀 532
鹹味 238

■き

偽遺伝子 217
記憶 425
　——の分類 427f
　シナプス重み行列 428f
記憶痕跡 461
機械感覚ニューロン 262, 263f
機械刺激，電気信号に変換する機構 245f
機械変換 244, 267f
機械変換チャネル 244, 265b, 265f, 266f
キスペプチン 408, 408f
偽単極性 13
拮抗筋 338
拮抗薬 91
基底樹状突起 12
基底膜 244
キヌタ骨 243f
キネシン 33, 34f, 35f
機能獲得実験 25, 588
機能喪失実験 25
機能喪失変異 579
機能的構築 153
機能的磁気共鳴画像法(fMRI) 20, 160, 618
キノコ体 236
キノコ体ニューロン 453
忌避因子 178b
基本周波数 256
逆遺伝学 579, 580f, 581
逆向性シグナル伝達 179
逆向性メッセンジャー 440
逆転電位(E_{rev}) 89
逆行性 158
　——の輸送 31
逆行性スパイク 54
逆行性伝播 114f
逆行性トランスシナプス標識法 224
逆行性トレーサー 411, 605
逆行性の流れ 182b
キャップ形成 28
ギャップ結合 12, 117b, 543, 543f
ギャップ結合チャネル，構造 117f
求愛儀式，キイロショウジョウバエの 388f
求愛行動，単性トカゲの 414b
求愛受容，雌の 397f
求愛の条件づけ 400, 401f
球海綿体脊髄核 410f
嗅覚
　C. elegansの 227
　個人差 217
嗅覚系
　構成のモデル 219f

昆虫と哺乳類の類似点 230
中枢—— 223f
マウスとハエの嗅覚系の模式図 230f
嗅覚系神経回路 312
嗅覚受容体 212, 314f, 315f, 549
　一次構造 216f
　昆虫の 550f
　多型 217f
　匂い物質の符号化 231
　発現 216f
嗅覚受容体遺伝子 217f, 218f
嗅覚受容ニューロン 212, 212f, 213f, 215f, 218f, 220f, 233f, 318f, 323f
　軸索伸長時の選別 316f
　軸索の収束 220f
　軸索の投射 314f
　段階的な軸索間相互作用 322f
　投射の制御 315f
　発火頻度 234f
嗅覚条件づけ
　ショウジョウバエの 452, 453f
　神経回路とメカニズム 455f
嗅覚情報，伝達経路 213f
嗅覚処理チャネル 221
嗅覚ニューロン，C. elegansの 228f
嗅球 212
　内因性信号イメージング 221f
　網膜との神経回路の比較 222f
球形嚢 258b
旧口動物 531
給餌行動 3f
弓状核(ARC) 366, 368f, 369f, 370f, 408f
嗅上皮 212, 220f
求心性線維 16
球脊髄性筋萎縮症 490t
嗅繊毛 212
嗅電図 213f
嗅内皮質 22, 456b
嗅皮質 219
橋 6
強化学習 469f
強化子 446
狂牛病 489
狂犬病ウイルス 608, 609f
競合結合実験 501f
競合的シナプス選別 306f
共焦点蛍光顕微鏡 597, 598f
強直間代性発作 523b
協同性 432
恐怖音条件づけ 465, 465f
恐怖記憶，光遺伝学的な刺激による想起 462f
恐怖条件づけ 466f
起痒物質 270
恐怖文脈条件づけ 461b, 465f
　海馬と新皮質の相互作用 464f
共役輸送体 38, 38f
共輸送体 38
棘状投射ニューロン 351
局所介在ニューロン 231
局所タンパク質合成 30
局所電位 14

局所ニューロン 604
局所フィールド電位 611
棘突起 7
去勢雄 404
巨大軸索 35f, 50f
切り抜きパッチ記録法 613b, 614f
記録電極 45
筋萎縮性側索硬化症(ALS) 491, 491f
キンカチョウ，RA神経核 402f
筋原線維 334
筋細胞，分子構成 335f
筋収縮 335f, 341f
筋小胞体 335
筋節 334
筋線維 337
筋肉特異的受容体型チロシンキナーゼ 302
筋紡錘 15

■く

グアニル酸シクラーゼ 125, 126f
グアニル酸シクラーゼ活性化タンパク質
　(GCAP) 128, 131f
グアニンヌクレオチド交換因子(GEF) 102b, 183b
空間記憶と作業記憶，ラットでの評価方法 636f
空間定数 47
空間的統合 113
屈筋 338, 338f
駆動力 40
クプラ 259f
組み合わせ，神経回路形成分子の 327
クラスター型プロトカドヘリン 300f
クラスリン 84t
クラスリン依存性エンドサイトーシス 83f
クラミドモナス 552f, 626
クラーレ 77b, 91f
グリア細胞 6, 8f
グリコシルホスファチジルイノシトール(GPI) 173
グリシン 86, 87t
グリシン受容体 98
クリプトクロム 373
クール― 489
グルタミン作動性シナプス，シナプス後肥厚 97f
グルタミン酸 86, 87t
グルタミン酸デカルボキシラーゼ(GAD) 86
グループI代謝調節型グルタミン酸受容体 519
クレシルバイオレット 596
クレード 533
グレリン 370
クロイツフェルト・ヤコブ病(CJD) 489
クロルプロマジン 500
クローン解析 203

■け

蛍光共鳴エネルギー移動現象(FRET) 616
形成化-活性化モデル 406, 406f
系統樹 531, 532f

経路統合戦略　456b
ゲイン調節　157b, 223
ケシ　275
ケージドATP　625
ケージドCa^{2+}　75
血液脳関門（BBB）　488b
結合腕傍核　272, 362
欠神発作　523b
結節乳頭核　379
ゲノム工学　584b
ゲノム配列解析技術　595f
ゲノムワイド関連解析（GWAS）　510b
ケーブル特性　48
原核生物　531
言語，進化　569b, 570f
顕在記憶　426
原腸形成　282
原腸胚　282f

■こ

溝　19
高閾値機械受容器　264
口胃神経節　342, 343f
抗うつ薬　503f
光学イメージング　615, 619t
光学顕微鏡　11
後角投射ニューロン　272, 283
高架式十字迷路　636f
交感神経系　103, 359, 361f
交換輸送体　38
後期長期増強　443b, 444f
後口動物　531
後根　340
後根神経節　13, 261
後索経路　272
交差法　592, 592f
交差抑制　18b
格子細胞　456b, 457f
抗精神病薬　501f
高調波　256
行動学的解析方法　630
後頭葉　19
後脳　6, 283
交配，酵母の　548f
後半規管　258b
交尾，主嗅覚系の関与　412f
高頻度刺激　431b
高頻度発火型抑制性ニューロン　54
興奮収縮連関　335
興奮性　86
興奮性細胞　38
興奮性シナプス後電位（EPSP）　94, 94f, 113f
興奮性シナプス後電流（EPSC）　94, 94f
興奮性シナプス後場電位（fEPSP）　431, 444f
興奮性神経伝達物質　86
興奮性ニューロン　16, 284f
興奮毒性　524b
酵母，交配　548f
後方背側外側毛帯（LLDp）　254
コウモリ　545f

交連軸索　294f, 295f
交連ニューロン　178b
小型蛍光顕微鏡　620f
小型二層性網膜神経節細胞　145
個眼　201, 202f
黒質　491
黒質緻密部　352, 468
黒質網様部　351, 492
子殺し行動，交尾後の経過日数による変化　417f
鼓室階　243f
孤束核　238, 362, 370f
子育て行動　417f, 418f
骨格筋収縮　336f
骨形成タンパク質（BMP）　283
骨相学　18, 19f
固定　427
固定された　535
固定の動作パターン　4
古典的条件づけ　445, 446f
コネキシン　117b
コネキシン-26，構造　117f
コネクトーム　226, 307, 307f, 577, 607
孤発性　480
コピー数多型（CNV）　511b
鼓膜　243
コマンド電位　51f
固有感覚　261
固有感覚ニューロン　262
ゴルジアウトポスト　297, 297f
ゴルジ細胞　349
ゴルジ染色　9, 9f
ゴルジ染色法　599
コルチ器　244, 247f
ゴールドマン・ホジキン・カッツの式　40
コレシストキニン（CCK）　370
コレラ毒素Bサブユニット（CTB）　605
コンダクタンス　41, 52f
コンディショナルノックアウト　582, 584f
コンデンサ　41f, 42
コンパクトミエリン　54
コンピュータ
　　神経系との比較　22f
　　ヒトの脳との比較　23t
コンプレキシン　78, 84t
コンホメーション　489f

■さ

細菌人工染色体（BAC）　589
サイクリックAMP（cAMP）　102
サイクリックAMP依存性プロテインキナーゼ　103
サイクリックGMP（cGMP）　103, 125
サイクリックヌクレオチド依存性チャネル　64b
最初期遺伝子　110
再生　171
再生的　53
最大節約法　534
座位調節領域（LCR）　558
再取り込み　81
細胞移植治療　496

細胞運命　203
細胞外記録法　610, 610f, 612f
細胞極性，分子カスケード　296f
細胞系譜　203
細胞構築学　597
細胞骨格，──の構成と軸索輸送　34f
細胞自律的　203, 588
細胞説　8
細胞接着分子　178b
細胞体　7
細胞内記録法　38, 610, 610f, 612
細胞内小胞　29
細胞非自律的　588
細胞表面受容体　108b
細胞膜神経伝達物質輸送体　81, 82f, 84t
細胞膜ドパミン輸送体　507
細胞膜モノアミン輸送体（PMAT）　500, 500f
サイレントシナプス　434, 435f
サウンドスペクトログラム　401f
作業記憶　427
サケ，母川回帰　211f, 212f
坐骨神経　57b
サザンブロット法　593
サッケード　162
作動記憶　427
作動薬　93
サブスタンスP　274
左右相称動物　531
サルコメア　334, 335f
三環系抗うつ薬　503
三叉神経節　261
三叉神経体性感覚　243
酸味　238
三量体GTP結合タンパク質　100

■し

ジアシルグリセロール（DAG）　104
ジェフレスのモデル　252
視蓋　172
　　エフリン発現の勾配　175f
視蓋前域　148
視覚経路
　　並列的な構築　159f
　　眼から脳までの──　147f
視覚地図，──と聴覚地図のずれの調整　4f, 5f
視覚皮質　149
視覚野　149
耳側　148, 172
時間-周波数サウンドスペクトログラム　401f
時間的統合　113
色覚異常，オプシン遺伝子の組換えによる　136f
色覚異常検査表　136f
色素細胞　129
糸球体　212, 319f
糸球体投射　318f
軸索　6, 8f
　　──と樹状突起の分化　296f
　　伸長　11f
軸索ガイダンス　177b
　　分子機構　178f

軸索ガイダンス機構　178f
軸索ガイダンス分子　178b, 288
軸索終末形成，長期増強時の　443f
軸索初節　15
軸索髄鞘形成　54, 55f
軸索投射
　　2つの機構　170f
　　追跡方法　600f
　　特異性を決定する転写因子　290f
軸索誘導　→　軸索ガイダンス
軸索輸送，放射標識したタンパク質の追跡　32f
シグナル伝達　108b
シグナル伝達機構，ニューロトロフィンの　311f
シグナル伝達経路
　　一般的な――　109f
　　シナプスから核への　111f
刺激強度，活動電位の頻度によるコード　14f
刺激性Gタンパク質　103
刺激前後時間ヒストグラム　232
刺激電極　45
嗜好価値　228
視交叉　147, 180, 181f
視交叉上核(SCN)　148b, 375, 375f, 376f
自己回避　299, 299f, 300f
視細胞　122, 122f, 142f
　　繊毛型と感桿型　553f, 554f
視細胞色素褪色計　134
視索　148
四肢麻痺　358f
視床　6, 7f
歯状回　429
歯状回顆粒細胞　462f
歯状回赤核淡蒼球ルイ体萎縮症　490t
視床下核　351
糸状仮足　181, 182b
視床下部　6, 7f, 362, 363f
　　構造　362f
　　主および副嗅覚系と視床下部をつなぐ回路　412f
　　分泌されるホルモン　363t
視床下部腹内側核(VMH)　364, 411, 413, 415f
視床下部腹内側核ニューロン　415f, 416f
矢状断　6, 7f
茸状乳頭　238f
視床皮質軸索(TCA)　185, 193b
視小葉複合体　201
視神経　122
視神経再生実験，イモリの　171f
視髄　201
視髄間神経細胞　201
静かな感覚　258b
シス調節エレメント　537
耳石　258b
耳石器　258b
自然選択　530, 530f, 538f
持続的　352
膝蓋腱反射　15, 16f
失敗したシナプス伝達　72
室傍核(PVH)　369
時定数　42, 48t
四頭筋　339f

シナプシン　82, 84t
シナプス　9
　　核へのシグナル伝達経路　111f
　　起源　542
　　構造の電子顕微鏡写真　73f
　　――後肥厚の構成　97f
　　促通と抑圧　85f
シナプス重み行列　428f, 429
シナプス重み行列仮説　460
シナプス外受容体　93
シナプス可塑性　84, 350f, 430
シナプス間隙　11
シナプス構成タンパク質，起源　542f
シナプス後肥厚　11, 73, 97f
シナプス効率　84, 431
シナプス小胞　11, 72
　　分子構成　76f
　　融合の電子顕微鏡写真　74f
　　融合のモデルと構造的基盤　77f
シナプス小胞サイクル　83f
シナプス除去　306
シナプス接続，マッピング方法　628
シナプス前終末　7, 80f, 301f, 302f
シナプス前促通　107, 107f
シナプス選別　306
シナプス前抑制　107, 107f, 233
シナプスタグ仮説　443b, 444f
シナプス電位　14
シナプス伝達　15, 69
シナプス入力
　　細胞内分布　116f
　　時間的・空間的統合の模式図　113f
シナプトタグミン　78, 79f, 84t
シナプトブレビン　76, 622
シナプトブレビン/VAMP　84t
自発神経活動　187
自発神経発火，網膜神経細胞の　188f
ジヒドロテストステロン(DHT)　405
自閉スペクトラム症(ASD)　513
刺胞動物　531
視野　131
社会的行動，評価方法　636
シャッファー側枝　430, 440f
シャッフリング　536f
シャルコー・マリー・トゥース病　56b
シャンデリア細胞　115f, 116
重合核形成，微小管の　297f
集団ベクトル　355, 356f
雌雄同体　421b
皺脳　534
周波数地図　246f, 247
周波数チューニング　246
終板電位(EPP)　70
終板電流　89
収斂進化　541
主嗅覚系　412, 412f
樹状突起　7, 8f
　　軸索と樹状突起の分化　296f
　　――上でのタンパク質合成　31f
　　――と糸球体間の選択性　319f
樹状突起間シナプス　222, 222f

樹状突起棘　7, 9f, 115f, 442f, 473f
樹状突起棘密度，性周期による変化　411f
樹状突起のタイリング　143
受精　282
主成分分析　234
受動的電気特性　46f, 47
受動輸送　37, 37f
種の起源　530
シュムー　547
受容器電位　15
受容体　178b
受容体型チロシンキナーゼ(RTK)　108b, 174
主要尿タンパク質　226b, 226f
受容野　137
シュワン細胞　8, 55b, 56f, 57f
順遺伝学　579, 580f
順遺伝学的スクリーニング　580, 581f
馴化　445
　　アメフラシの　448f
　　神経機構　449f
順行性　158
　　――の輸送　31
順向性シグナル伝達　179
順行性トレーサー　411, 605
順応　130
　　GCAPノックアウトマウスにおける　131f
　　嗅覚の　214
　　ヤモリ桿体の　130f
視葉　201, 202f
上オリーブ核　250
上丘　148, 190f
消去　447
条件刺激　445
条件反応　446
上行性覚醒系　378
症候性の障害　512
小細胞層　149
上小脳脚傍核　362
ショウジョウバエ
　　動物モデルとしての　576
　　眼と視覚系神経回路　202f
常染色体　389
常染色体優性　510b
常染色体劣性　510b
焦点発作　523b
衝動性眼球運動　162
小脳　6, 348
　　シナプス可塑性　350f
　　障害による運動失調　349f
　　神経回路　349f
視葉板　201
上皮Na^+チャネル(ENaC)　241
小分子神経伝達物質，構造　86f
小胞神経伝達物質輸送体　81, 82f, 84t
小胞体(ER)　29
小胞モノアミン輸送体(VMAT)　501
小胞輸送，細胞内小胞輸送の模式図　29f
初期発生，カエル胚の　282f
触覚，中枢経路　273f
触覚知覚　277f
触角葉　230, 319f

徐波睡眠　377
鋤鼻器　225b, 226f
鋤鼻系　225b
鋤鼻受容体　226f
自律神経系　87, 333, 360f, 362f
進化
　　感覚系の　544
　　神経系の　529, 561
侵害受容感覚　261
侵害受容ニューロン　264
真核生物　531
伸筋　338, 338f
心筋　359
神経線維　6
神経インパルス　14
神経栄養仮説　310
神経回路　15
神経回路形成，特異性を決定する戦略　325t
神経回路モチーフ　17b
神経芽細胞　319
神経可塑性　5
神経活動記録，方法の比較　619t
神経管　282
　　パターン形成　283f
神経管形成　282
神経機能代替デバイス　357, 358f
神経筋接合部　69, 303f
　　研究　70f
　　タンパク質構成のモデル　81f
神経系，出現時期　533f
神経結合図，線虫の　577f
神経原性炎症　274
神経原線維変化　478, 478f
神経行動学　4
神経細胞　6
神経細胞極性　32
神経細胞投射，追跡方法　605f
神経軸　6
神経修飾ニューロン，投射　380f
神経修飾物質　86, 379b
神経成長因子(NGF)　310, 310f
神経節　6
神経前駆細胞　282
神経地図　312
神経堤細胞　282
神経伝達物質　11, 69
　　Ca^{2+}による放出制御　74
　　一般的な──　87t
　　構造　86f
　　除去とリサイクル　82f
　　放出にかかわる分子　84t
神経突起　6
神経内分泌系　334
神経ネットワーク活動　344f
神経胚　282f
神経発達障害　512, 521f
神経板　282
神経ペプチド　87, 87t
神経変性疾患　477
神経網　201
人工多能性幹細胞(iPS細胞)　497b, 497f, 585b

新口動物　531
真正後生動物　533b
シンタキシン　76, 84t
新皮質
　　顕在記憶の長期の貯蔵　463
　　進化　565
深部小脳核　349
深部脳刺激　495
心理測定関数　123
心理測定関数プロット　123f
心理物理学的研究　122

■ す

髄鞘　8, 8f, 54, 541
髄鞘形成，収斂進化　541f
水槽-円盤実験装置　383f
錐体　122, 122f
　　3種類の錐体の空間的分布　135f
　　スペクトル感度　134f
　　網膜における分布　132f
錐体経路，桿体による便乗　147f
錐体細胞　12
　　形態　12f
　　抑制性の入力　115f
錐体ニューロン　12
水平細胞　122, 140f, 142f
水平断　6, 7f
水平伝播　539
水平半規管　258b
睡眠　377, 377f
睡眠相前進症候群　376
睡眠状態，維持する神経系　378f
スクレイピー　489
スターター細胞　608, 609f
スターバーストアマクリン細胞(SAC)　143, 144f, 145f, 300f
ステロイドホルモン　404
ストライプアッセイ　173
スパイク　48
スパイクタイミング依存性可塑性(STDP)　438, 439f
スペクトル感度　133
　　サル桿体の　133f
　　錐体の　134f
スペクトル識別能，3色覚マウスの　560f
スペクトル識別能力，マウスの　559
スミス・マグニス症候群　511b
巣戻し行動　417f
スライディング線維モデル　335f

■ せ

性決定
　　ショウジョウバエの　389f
　　哺乳類の　403f
性行動
　　雄特異的な　390f
　　哺乳類での制御　403
静止電位　38
　　イオン的基盤　39f

測定　39f
脆弱X症候群　518, 518f
星状細胞　349
精神刺激薬　502
精神疾患　499
　　関連する候補遺伝子　509t
精神病　500
性腺刺激ホルモン　407
性腺刺激ホルモン放出ホルモン(GnRH)　407
性染色体　387
正中交差，網膜神経節細胞の　181f, 183f
正中側面軸　6
正中バンドルニューロン　395t
成長円錐　11, 181f, 182b, 182f
性的二型核　412f
性的二型　387
　　回路形成　399
　　鳥の歌での　401b
　　内側視索前野の　409f
　　ニューロンの数の　398
　　発声制御領域の　402f
　　哺乳類のニューロンの数　409
静電容量　42
生得的　3
　　──な逃避反応　3f
正の選択　537
青斑核　379
性ペプチド　397, 397f
性ホルモン　404f
西洋ワサビペルオキシダーゼ　605
生来の歌　402b
整流電気シナプス　117b
脊索　282
脊索動物　532
脊髄　6
脊髄頸髄路経路　272
脊髄後角　271
脊髄小脳失調症　490
脊髄前角　272
脊髄ニューロン　339f
脊椎動物，動物モデルとしての　577
絶縁体　42
接合子　282
節後ニューロン　360
接触感覚ニューロン　263
摂食行動　364
　　神経回路　370f
　　抑制するフィードバックシグナル　365f
節前ニューロン　360
節約　474
ゼブラフィッシュ　577, 578f
セマフォリン　178b, 199, 316f
セマフォリン3A　316
セリン/トレオニンキナーゼ　103
セル・アセンブリ　456b
セルアタッチドパッチ記録法　58, 59f, 106f, 613b, 614f
セロトニン　86, 87t, 451f
全 *trans*-レチナール　125f
線維芽細胞増殖因子(FGF)　180, 283
線維状アクチン　32, 334

全か無かの法則 53
宣言的記憶 426
先行音効果 251
前口動物 531
穿孔パッチ法 614b
前後軸 6
前根 340
潜在記憶 427
線条体 351
線条体ニューロン 353f
前側索経路 272
全組織標本 597
前帯状皮質 464
選択性フィルタ 62
選択的一掃 570b
選択的セロトニン再取り込み阻害薬(SSRI) 504
尖端樹状突起 12
線虫
　　神経結合図 577f
　　動物モデルとしての 576
前庭階 243f
前庭感覚器 259f
前庭系 258b
前庭神経 259b
前庭神経核 259b
前庭神経節ニューロン 259b
前庭信号 260f
前庭動眼反射(VOR) 259b, 260f, 350
前頭眼野 160
前頭前皮質 160, 502
前頭側頭型認知症パーキンソニズム(FTDP) 483
前頭断 6
前頭葉 19
セントラルドグマ 28, 29f
前脳 6, 283
前脳基底部 378, 380f
前半規管 258b
全般発作 523b
前腹側室周囲核(AVPV) 408, 408f
前部内側扁桃体 412f
繊毛型視細胞 552, 553f, 554f

■ そ

走化性 545b, 545f
　　細菌での仕組み 546f
想起 427
双極細胞 122, 138, 142f
　　オフ型とオン型 139f
　　起源 556
双極性 13
双極性障害 502
走光性 551
走査型電子顕微鏡 602
層状核 252
双生児研究，知能指数 2f
相同異質形成変異 562
相同的組換え 582
双方向性シグナル伝達 180f
僧帽細胞 219, 222f

瘙痒感覚 261
側角 236, 237f
側坐核 351, 468, 506
側枝 17b
即時放出可能プール 82
促通 85
　　アメフラシの 452f
　　シナプスの促通と抑圧 85f
側頭葉 19
側方抑制 18b, 140f, 141f, 287, 287f
組織学的切片 596
組織透明化技術 599f
育ち，氏か育ちか 2
ソマトスタチン 111

■ た

第2言語，母語と第2言語の脳内の表象 20f
大うつ病 502
ダイカップリング 117b
台形体内側核 255
対向輸送体 38
大細胞層 149
代謝調節型グルタミン酸受容体 519, 519f
代謝調節型受容体 93, 93f
　　シグナル伝達経路 109f
　　ヒトゲノム中の 94t
苔状線維 349, 349f, 429
体性感覚 261
体性感覚系 13
　　感覚ニューロンのタイプ 263t
　　構成 262f
対側 147, 181
ダイナミカルシステム 355, 357f
ダイナミカル状態 355
ダイナミックレンジ 129
ダイナミン 83, 84t, 602f
ダイニン 33, 34f
大脳基底核 6, 7f, 351, 352f
大脳基底核原基 285
大脳皮質 6, 7f, 597f
ダイノルフィン 275
対比染色 596
タイリング，樹状突起の 143
タウ 221, 478f, 479
タウオパチー 479, 483
ダウン症候群 482
ダウン症候群関連細胞接着分子 199
多極性 13
多型 218
多種感覚ニューロン 264
脱髄疾患 56b
タッピング 388f
脱分極 38
脱分極誘導性脱興奮(DSE) 442
脱分極誘導性脱抑制(DSI) 441, 441f
脱抑制 18b, 141
多能性細胞 497b
タバコスズメガ 576f
多発性硬化症 56b
多発性嚢胞腎 241

タモキシフェン 583
樽状構造 193b
単為生殖 414b
単一 Na$^+$ チャネル電流 59f
単一桿体，フラッシュ光応答 133f
単一光子応答，桿体の 124f
単一神経細胞標識 601f
単一錐体，フラッシュ光応答 133f
単一チャネルコンダクタンス 59
単一ユニット記録，方位選択性コラムの観察 154f
単一ユニット記録法 137, 150, 611, 611f
段階的電位 14
短期記憶 427
短期シナプス可塑性 85
単極性 13
短距離作用分子 178b
単純化回路モデル，電気信号の減衰 47f
単純型細胞 151
　　受容野 151f
　　受容野構築のモデル 153f
単純ヘルペスウイルス(HSV) 591, 591t
単性トカゲ 414b
男性ホルモン 404
淡蒼球外節 351, 492
淡蒼球内節 351, 492
タンパク質 28
タンパク質合成，樹状突起上での 31f
タンブリング 545f
単輸送体 38

■ ち

遅延線 252
遅延見本合わせ課題 447
知覚閾値 276f
知覚内容 218
逐次処理 23
知的障害(ID) 512, 513f
知能指数(IQ) 2, 2f, 512
チャネル 37
チャネルロドプシン 470b, 552
チャネルロドプシン2(ChR2) 157b, 190f, 626, 627
チャネロパチー 524b
注意 160
中間前駆細胞 285
中間部分枝 298
中心窩 122, 132f
中心階 243f
中心周辺拮抗型受容野 138, 140f
中枢嗅覚系 223f
中枢神経系 6, 7f
中枢聴覚経路 251f
中枢時計機構 373f
中枢パターン発生器(CPG) 342, 345
中脳 6, 283
中脳水道周囲灰白質 272
中脳ネコ 347f
中脳歩行誘発野(MLR) 346, 347f
中胚葉 282

チューブリン 33f
超音波パルス 257f
超解像蛍光顕微鏡法 603, 603f
聴覚 243
聴覚空間地図 254f
聴覚経路，中枢―― 251f
聴覚地図 4
　　視覚地図と聴覚地図のずれの調整 4f, 5f
聴覚地図調節 472f
聴覚皮質 20
聴覚野，ヒゲコウモリの 257f
腸管神経系 359
長期感作 451f
長期記憶 427
　　海馬と大脳皮質間の相互作用モデル 464f
　　想起中に再活性化される感覚皮質 463f
長期シナプス可塑性 85
長期増強（LTP） 431, 431f, 433f, 436f, 437f, 442f, 443f, 460f
　　学習による誘発 461f
　　阻害 459f
長期抑圧（LTD） 350, 437, 438f
長距離作用分子 178b
聴神経 244
調節性神経伝達物質 86, 379b
調節性ニューロン 18b
聴皮質，回路再編成 568f
超並列処理 23
跳躍伝導 55, 541
直接路 351, 352f, 353f, 492
貯蔵 427
貯蔵プール 82
L-チロシン 495

■つ

つがい形成 420f
ツチ骨 243f

■て

低閾値機械受容器 263
定位固定装置による注入 591
定型的 387
定型的軸索除去 307, 308f, 309f
抵抗 41
抵抗器 41, 41f
低性腺刺激ホルモン性性腺機能低下症（HH） 407
ティップリンク 244, 245f
底板 178b
低分子干渉RNA（siRNA） 586, 586f
低分子量GTPアーゼ 102b
低密度リポタンパク質受容体関連タンパク質4 302
ティモシー症候群 521
手がかり恐怖条件づけ 465
適応 535
適応度 535, 538
デジタル信号伝達 24
テストステロン 404, 404f, 406f

手続き的記憶 427
テトラエチルアンモニウム（TEA） 58
テトラサイクリン 590
テトラサイクリン応答配列（TRE） 461b, 590
テトラサイクリン調節性トランス活性化因子（tTA） 461b, 590
テトロード 611
テトロドトキシン（TTX） 58, 58f
テニューリン 323, 323f
テール電流 75
電位依存性Ca^{2+}チャネル 64b, 84t
電位依存性K^+チャネル，構造 60f
電位依存性Na^+チャネル 60, 60f
電位依存性 Shaker K^+チャネル 62
電位依存性イオンチャネル 52
　　不活性化 61f
電位依存性陽イオンチャネル，進化過程 540f
電位固定法 50
　　Ca^{2+}流入の研究 74f
　　Na^+電流とK^+電流の分離 51f
　　アセチルコリン誘発電流の特性の測定 89f
　　概略図 51f
てんかん 20, 522b, 523t
てんかん発作 523f
デンキウナギ 60
電気運動性 249, 250f
電気回路 41, 41f
　　時間的ダイナミクス 43f
電気回路モデル，神経細胞の細胞膜に等価な 44f
電気化学的勾配 37, 37f
電気シナプス 12, 117b
　　電子顕微鏡像 11f
　　抑制性神経細胞間の 118f
電気信号の減衰，モデル 47f
電気生理学的手法，神経活動を記録する方法の比較 619t
電気穿孔法 591
電気的勾配 37
電気特性，神経細胞の受動的―― 46f
電子顕微鏡 11, 602
転写因子 109b
　　軸索投射の特異性を決定する―― 290f
転写単位 28
電池 41
電流-電圧曲線 89
　　NMDA受容体の 95f

■と

透過型電子顕微鏡 602
透過性 38
同義置換 569b
道具的条件づけ 446
瞳孔 121f
統合失調症 500
同時性検出器 95, 252
投射運動ニューロン 307f
投射ニューロン 16, 231, 233f, 319, 604
　　軸索の終止パターン 236f
　　発火頻度 234f

投射パターン，標準脳の上で表示する方法 606f
同側 148, 181
導体 41
同調現象 374
頭頂葉 19
同定ニューロン 291
動的極性化説 13
導入遺伝子 588
　　2成分発現システム 590f
　　一過性の発現方法 591
　　構成 588f
　　発現パターンを制御する方法 589f
島皮質 238, 242f, 362
逃避反応
　　生得的な―― 3f
　　ゼブラフィッシュ幼生の 27
頭部固定法 620b
動物界，系統樹 532f
動物モデル 123b
　　神経生物学研究における 575
頭方位細胞 457b, 457f
ドキシサイクリン 590
特徴周波数 246
登上線維 349, 349f
突然変異原 581f
L-ドパ 495
ドパミン 86, 87t, 379f
ドパミンD_2受容体 509
ドパミン作動性ニューロン 469f, 492f, 496f
ドプラ効果 257
ドプラシフト定常周波数領域 257f, 258
トポグラフィックマップ 21
ドライバー導入遺伝子 590
ドラベ症候群 524b
トランスサイトーシス 30
トランスシナプス標識法 154, 608
トランスデューシン 126
トロンボスポンジン 305

■な

内因性カンナビノイド 441, 441f
内因性信号イメージング 153, 154f, 618
内因性光感受性網膜神経節細胞（ipRGC） 148b, 148f
内外軸 6
内在性リボソームエントリー配列 314f
内在的特性 342
内受容感覚 261
内受容的 363
内臓運動系 359
内臓運動ニューロン 360
内臓感覚ニューロン 361
内側コンパートメント，扁桃体中心核の 467b
内側視索前野（MPOA） 381, 409, 409f, 418f
内側膝状体（MGN） 251, 568, 568f
内側扁桃体 409
内胚葉 282
内分泌系 359
内有毛細胞 247, 247f, 248f
長さ定数 47, 48t

■な

常歩 340, 340f
ナルコレプシー 381
ナルコレプシーイヌ 382f

■に

匂い物質 212
　化学構造式 215f
　内因性信号イメージング 221f
　符号化 215f
苦味 238
苦味受容体 240, 240f
二項分布 72b
ニコチン性アセチルコリン受容体(nAChR) 93
二酸化炭素感受性嗅覚受容ニューロン 235f
二次抗体 594
二次視覚皮質(V2) 158
二次視覚野 158
二次樹状突起 222
ニッスル染色 596, 597f
乳児重症ミオクロニーてんかん 524b
入力タイミング依存性可塑性(ITDP) 440, 440f
入力特異性 432
ニューレキシン 80, 84t, 303, 304f
ニューレグリンシグナル伝達 56f
ニューロトロフィン 108b, 310, 311f
ニューロトロフィン3(NT3) 310
ニューロトロフィン4(NT4) 310
ニューロトロフィン受容体，シグナル伝達 110f
ニューロピリン 316f
ニューロピリン1(Nrp1) 315
ニューロファシン 301, 301f
ニューロフィブロミン1 521
ニューロフィラメント 32
ニューロリギン 80, 84t, 303, 304f
ニューロン 6
　作製方法 498f
　情報伝達のステップ 15f
　情報の流れ 13f
　代表的な── 12f
　分化過程 281f
　模式図 8f
ニューロン説 9
二卵性双生児 2
認知学習 447
　ミツバチの 447f

■ぬ

ヌーナン症候群 521

■ね

熱感覚 261
熱感覚ニューロン 264
ネトリン 178b, 178f, 206, 294f
ネマチシン 420b, 421f
ネルンストの式 40

■の

脳 6
　初期哺乳類における構造 565f
　代表的な哺乳類の 565f
脳回と脳溝，哺乳類での系統発生 534f
脳幹 6
　神経修飾ニューロン 380f
脳幹運動制御神経核 348f
脳室 282
脳室帯 284
脳スライス 432
脳スライス標本 94
能動的電気特性 49
能動輸送 37, 37f, 38f
脳波(EEG) 377, 377f, 522b, 523f, 611
脳由来神経栄養因子(BDNF) 110, 310
脳梁 290
脳梁投射ニューロン 290
ノーザンブロット法 593
ノックアウト 582
ノックアウトマウス 78
ノックイン 582
ノックインマウス 78
ノルアドレナリン 86, 87t, 106
　GPCRシグナル伝達 103f
　再取り込み阻害 503f
　シナプス前部Ca^{2+}チャネルへの局所的効果 106f
ノンレム睡眠 377

■は

バイオマーカー 487
背外側線条体 351
胚性幹細胞(ES細胞) 497b
背側 7f
背側経路 158
背側皮質 565
背内側線条体 351
背腹軸 6, 561f
バインディング問題 160
パーキンソン病(PD) 491, 492f, 496f
白質 8
バクテリオロドプシン 552
破傷風毒素 77b, 622f
場所細胞 456b, 456f
場所受容野 456b
ハシリトカゲ 414b
バソプレシン 363, 418, 420b
　──投与によるつがい形成 419f
バソプレシン1a受容体 420f
パチニ小体 264
発火パターン，同期性 190f
発現クローニング 268
発色団 124, 551
発生期軸索変性 308
発生期神経変性 309f
発声制御領域 402f
パッチクランプ 59f
パッチクランプ記録法 58, 613b, 614f
パッチ電極 58
パッチピペット 58
ハドリング 418, 419f
ハナバチラン 387f
速歩 333f, 340, 340f
速い軸索輸送 31, 32f
パラクリン 108b
バルビツール酸 504
バレル 193b
　ヒゲとバレルをつなぐ神経回路 194f
バレル皮質 193b, 194f, 195f
バレレット 193b
バレロイド 193b
ハロロドプシン 157b, 552, 626, 627
パワーストローク 334, 336f
反回抑制 18b
半規管 258b
半球 6
反響音 257f
反響定位 256
反射，膝蓋腱── 16f
伴性 510b
反対色説 133
ハンチンチン 490
ハンチントン病(HD) 490

■ひ

ピエゾ 65b, 266, 266f
ビオシチン 599
光遺伝学 157b, 626, 627f
光エントレインメント 374f
光駆動ポンプ 38f
光シート蛍光顕微鏡 598f, 599
光受容器，進化のシミュレーション 555b
光受容機構 128f
光受容細胞 → 視細胞
光標識法 612f
光変換機構 125, 126f
ピクロトキシン 77b
ヒゲ，──とバレルをつなぐ神経回路 194f
皮質下投射ニューロン 290, 308f
皮質形成，齧歯類とヒトの 566f
皮質-視床投射ニューロン 290
皮質体皮質核 224, 225f
微小回路，新皮質の 156b
尾状核-被殻 351
微小管 32, 33f
微小刺激法 161
微小終板電位(mEPP) 71, 71f
微小神経電図 276
ヒスタミン 86, 87t
非宣言的記憶 427
非選択的陽イオンチャネル，アセチルコリンによる開口 90f
非相同的末端結合 585b
尾側 7f
鼻側 147, 172
非対称細胞分裂 203
非対称分配 286f
ピッツバーグ化合物B 487f

ピット器官　545f
ビデオ強化型微分干渉コントラスト顕微鏡　35b
非同義置換　569b
鼻粘膜上皮　313
非発火ニューロン　15
皮膚分節地図　261f
ヒポクレチン　381
標的認識，投射ニューロンの樹状突起の　321f
ピルエット　545f

■ふ

不安障害　504
フィードバック電流　51f
フィードバック抑制　18b
フィードフォワード興奮　17b
フィードフォワードモデル　152
フィードフォワード抑制　18b
フィトヘマグルチニン（PHA-L）　605
フィールド電位記録法　611f
フィロポディア　181, 182b
風味　238
フェニル-β-D-グルコピラノシド（PDG）　242
フェニルチオカルバミド　240f
フェネチルアルコール　212f
フェロモン　225b
フェロモン処理経路，性的二型　400f
不応期　53
不活性化　52
不均等交差　536f
フグ　58f
腹外側視索前野（VLPO）　381
副嗅覚系　225b, 226f, 412
　　交尾パートナーの識別　413f
　　主および副嗅覚系と視床下部をつなぐ回路　412f
副嗅球　225b
副交感神経系　105, 359, 361f
複雑型細胞　151
　　受容野　152f
　　受容野構築のモデル　153f
腹側　7f
腹側経路　158
腹側神経索　291f, 292f
　　Fru^{M}ニューロン　396
　　求愛歌の産生　396
腹側線条体　506
腹側淡蒼球　419
腹側被蓋野　352, 370f, 419, 467, 506
腹部神経索　291
符号化，匂い物質の　215f, 234f
符号化空間　233, 234f
物体選択性，ニューロンの　160f
不動毛　244, 245f
ブラジキニン　274
プラセボ効果　275
プリオン　488
プリオン仮説　489
プリオン病　489f, 490
プリズム，視覚地図のずれ　4f
フルオキセチン　503

プルキンエ細胞　9f, 13, 349, 349f
ブレインボウ法　10f, 606
ブレインマシンインターフェース　357, 358f
プレキシン　199
プレスチン　250, 250f
プレセニリン　481f
プレセニリン1　482
プレセニリン2　482
プレーリーハタネズミ　418, 419f, 420f
ブローカ野　19, 19f
プログラム細胞死　309, 398f
プロゲステロン　405, 414b
プロゲステロン受容体　415f
プロスタグランジン　274
フロックスアレル　584f
プロテイノパチー　488
プロテインキナーゼA（PKA）　103
プロテインキナーゼC（PKC）　104
プロテインホスファターゼ　108
プロトカドヘリン　300
プロトカドヘリン15　245
分界条床核（BNST）　409, 412f
分岐成分分析　534, 534f
分散型地図　312, 312f
分枝，樹状突起や軸索の　298f
分子スイッチ　102b
分子時計　531
吻側　7f
分泌系，酵母とニューロンで保存されている──　544f
吻尾軸　6
分泌タンパク質　28

■へ

ペア記録　628
閉回路　41
平滑筋　359
平行線維　349
平衡電位　40
並体結合実験　364, 365f, 366f
閉ループ　357, 633
　　ハエの飛行行動を調べる実験　633f
閉ループ制御　634f
ペースメーカ細胞　342
ヘテロフィリックな結合　80
ヘブ型シナプス　433
ヘブ則　191
　　眼特異的な結合　192f
　　模式図　191f
ヘルマン格子　141
変異　535
変化　531
片眼遮蔽　183, 184f, 185f, 473f
ベンゾジアゼピン　504, 504f
ベンゾチアゾール　487f
扁桃体　6, 7f, 362, 466f
扁桃体基底外側核群　465
扁桃体中心核　465, 467b

■ほ

ポアソン分布　71
方位選択性コラム　153, 154f
方位選択性細胞　155f
方向選択性網膜神経節細胞（DSGC）　143, 143f, 145f
傍糸球体細胞　222
放射状グリア細胞　285, 566f
放射迷路　636f
報酬学習　467
報酬中枢　468f
報酬予測誤差　468, 469f
放出確率　85
房飾細胞　219
紡錘状顔領域　160
縫線核　379
膨大部　258b
胞胚　282, 282f
母語，──と第2言語の脳内の表象　20f
歩行運動　340
歩行運動制御　345
ポジショナルクローニング　61, 366, 580
ポジトロンエミッション断層撮影法（PET）　487
ホシバナモグラ　545f, 569f
ホスファチジルイノシトール4,5-ビスリン酸（PIP2）　104
ホスファチジルイノシトール特異的ホスホリパーゼC（PI-PLC）　173
ホスホジエステラーゼ（PDE）　108, 125, 126f
ホスホジエステラーゼ1C（PDE1C）　214
ホスホリパーゼC（PLC）　104, 104f
母川回帰，サケの　211f, 212f
ボーダー細胞　457b, 457f
発作　522b
ボツリヌス毒素　77b
ポトツキ・ラプスキ症候群　511b
ボトックス　77b
ホムンクルス　21
ホメオスタシス　363
ホメオスタシス機能　362f
ホメオティック変異　562
ホメオドメイン　288
ホメオボックス　563
ホモフィリックな結合　80, 298
ホモフィリックな誘引　323f
ポリアデニル化　28
ポリグルタミンリピート　490, 490f, 490t
ポリメラーゼ連鎖反応（PCR）　216
ホールセル記録法　613f, 614f
ホールセルパッチ記録法　78, 117b, 143, 610, 610f
ボールとチェーンモデル　61, 61f
ホルモン，視床下部および下垂体から放出される──　363t
本能行動　3
ポンプ　38
翻訳　28

■ま

マイクロRNA　586
マイクロアレイ解析　594f
マイスナー小体　263
マウス，動物モデルとしての　578
マウント　403
マーキング行動，マウスの　407f
膜貫通タンパク質　29
膜電位　14, 38
膜電位感受性色素　615
膜電位固定法　613f
末梢嗅覚系　212f
末梢神経系　6
末梢ミエリンタンパク質22　56b
マッハバンド　141
マルチ電極アレイ　355, 611, 611f
マルティノッティ細胞　115, 115f

■み

ミエリンタンパク質ゼロ　57b
ミオシン　34, 34f, 334, 335f
ミオシン線維　336f
味覚　237
味覚系，構成　238f
味覚受容細胞　237
味覚受容体，まとめ　241f
味覚受容ニューロン，性的二型性回路形成　399f
味覚神経　238
味覚地図　242f
ミクログリア　8, 8f
ミクロフィラメント　32
味孔　238, 238f
ミジェットオン型双極細胞　146f
ミジェット細胞　146
密着結合　488b
ミツバチ
　　蜜採取行動　632f
　　見本合わせ課題　447f
見本合わせ課題，遅延——　447
耳，構造　243f
ミヤマシトド　401f
ミュラー細胞　129
味蕾　238, 238f

■む

無嗅覚　213
ムシモール　77b, 621
無条件刺激　445
無条件反応　445
ムスカリン性アセチルコリン受容体（mAChR）　93
無脊椎動物，動物モデルとしての　576

■め

眼，進化　554b
迷走神経　105, 360
鳴鳥　578

メチル化CpG結合タンパク質2（MeCP2）　514, 515f
メッセンジャーRNA（mRNA）　28
眼特異的な軸索の分離　190f
眼特異的な層，外側膝状体における　187f
メモリー・パレス法　458b
メラノコルチン-4受容体　367
メラノプシン　148b
メルケル細胞　263, 267f
免疫グロブリンスーパーファミリー細胞接着分子（IgCAM）　178b
免疫染色法　593
免疫電子顕微鏡法　602, 602f
メンデルの法則　510f
メントール　268f
メンフクロウ　4, 4f, 254f, 578

■も

網状説　9
毛束運動性　249f
盲点　121f
網膜　122
　　Eph受容体発現の勾配　175f
　　桿体と錐体の分布　132f
　　構造　122f
　　細胞種の多様化　555, 556f
　　層特異的な回路　200f
網膜細胞，哺乳類での種類　142f
網膜神経活動波　187, 189f, 190f, 201f
　　網膜-上丘間の地図形成　197f
　　網膜部位再現地図　198f
網膜神経節細胞（RGC）　122, 142f, 169, 169f
　　2つのタイプの受容野　138f
　　Eph受容体の発現レベル　179f
　　色対立型網膜神経節細胞　145
　　オン-オフ型方向選択性網膜神経節細胞　144f
　　小型二層性網膜神経節細胞　145
　　軸索の正中交差　181f
　　ストライプアッセイ　174f
　　正中交差　183f
　　投射の再生　172f
　　内因性光感受性網膜神経節細胞　148b
　　ネコの　142f
　　方向選択性網膜神経節細胞　143f
網膜部位再現　149, 150f
網膜部位再現地図　170, 170f, 197, 198f
モザイク解析　203
モータータンパク質　33, 34f, 334
モチーフ，神経回路——　17b
モノアミンオキシダーゼ　494, 501
モノアミンオキシダーゼ阻害薬　503
モノアミン神経伝達物質　86, 500f
モリスの水迷路課題　458, 458f, 459f
モルヒネ　275
モルフォゲン　283, 288f
モルホリン　212f
紋切り型　4, 221

■や

薬物依存　506
薬物動態学　487b
薬力学　487b
ヤリイカ属　576

■ゆ

誘引因子　178b
有郭乳頭　238f
有糸分裂組換え　587, 587f
有芯小胞　88
誘導　203
有毛細胞　244, 244f, 245f
幽門神経回路　343f
輸送体　37
指，一次運動皮質と指の運動の対応部位　355f
ユビキチン-プロテアソーム系　308

■よ

陽イオン　39
溶質　37
葉状仮足　181, 182b
葉状乳頭　238f
抑圧　85, 85f
抑制性Gタンパク質　104
抑制性介在ニューロン　16
抑制性シナプス後電位（IPSP）　98, 98f
抑制性シナプス後電流（IPSC）　98
抑制性神経伝達物質　86
余剰な結合　170

■ら

らせん神経節ニューロン　244, 248f
ラット，動物モデルとしての　578
ラメリポディア　181, 182b
卵　282f
卵割　282
卵形嚢　258b
卵巣除去した雌　405
ランダム突然変異誘発　580
ランダムドット表示　162f
ランダムなX染色体不活性化　510b
ランダムな活性化，皮質ニューロンの　470b
ランドマークにもとづく戦略　456b
ランニングホイール　372f
卵胞刺激ホルモン（FSH）　407
乱用薬物　507f, 508f

■り

リアノジン受容体　111
リガンド　108b, 178b
リガンド依存性イオンチャネル　92
リガンド開口型イオンチャネル　550f
梨状皮質　224, 224f, 225f
リソソーム　30

リッキング　388f
リドカイン　464
リバースtTA（rtTA）　590
両眼視　154
量子仮説　71
両耳間時間差（ITD）　252, 253f, 254f
両耳間レベル差（ILD）　254, 254f
量子収率　73
量子的放出，統計学的解析　71f
領野，ニッスル染色と大脳皮質の――　597f
緑色蛍光タンパク質（GFP）　600, 600f
臨界期　184

■ る

ルー ゲーリッグ病　491
ルシファーイエロー　599
ルースパッチ記録法　614b
ルフィニ終末　264

■ れ

霊長類，動物モデルとしての　578
レヴィ小体　492, 493f
レーザー走査型2光子顕微鏡法　144, 617, 618f
レスポンダー導入遺伝子　590
レセルピン　500, 500f
レチナール　124, 551f
裂　19
レット症候群　514, 515f
レプチン　366, 366f, 368f, 369f
レマク・シュワン細胞　55b
レム睡眠　377
連合性　433
連合皮質　164
連鎖反射　341
連続型地図　312, 312f
連続電子顕微鏡再構成法　144, 607f
連続ブロック面走査型電子顕微鏡法　608

レンチウイルス　591, 591t

■ ろ

ローストリンジェンシーハイブリダイゼーション　135
ロードシス　403, 415f
ロドプシン　124
　　I型とII型の相違点　551f
　　構造　125f
ロボットアーム　358f

■ わ

ワーキングメモリー　427
ワーラー変性　309f
腕傍核　362

スタンフォード神経生物学

定価：本体 12,000 円＋税

2017 年 8 月 8 日発行　第 1 版第 1 刷 ©

著　者　リチェン　ルオ

監訳者　柚﨑　通介
　　　　岡部　繁男

発行者　株式会社　メディカル・サイエンス・インターナショナル
　　　　代表取締役　金子　浩平
　　　　東京都文京区本郷 1-28-36
　　　　郵便番号 113-0033　電話　(03)5804-6050

印刷：株式会社　日本制作センター／装丁：岩崎邦好デザイン事務所

ISBN 978-4-89592-888-5　C 3047

本書の複製権・翻訳権・上映権・譲渡権・貸与権・公衆送信権（送信可能化権を含む）は㈱メディカル・サイエンス・インターナショナルが保有します。本書を無断で複製する行為（複写，スキャン，デジタルデータ化など）は，「私的使用のための複製」など著作権法上の限られた例外を除き禁じられています。大学，病院，診療所，企業などにおいて，業務上使用する目的（診療，研究活動を含む）で上記の行為を行うことは，その使用範囲が内部的であっても，私的使用には該当せず，違法です。また私的使用に該当する場合であっても，代行業者等の第三者に依頼して上記の行為を行うことは違法となります。

JCOPY　〈㈳出版者著作権管理機構　委託出版物〉

本書の無断複写は著作権法上での例外を除き禁じられています。複写される場合は，そのつど事前に，㈳出版者著作権管理機構（電話 03-3513-6969，FAX 03-3513-6979，info@jcopy.or.jp）の許諾を得てください。